SINUS FLOOR ELEVATION
上颌窦底提升

QUINTESSENCE PUBLISHING

Berlin | Chicago | Tokyo
Barcelona | London | Milan | Mexico City | Paris | Prague | Seoul | Warsaw
Beijing | Istanbul | Sao Paulo | Zagreb

SINUS FLOOR ELEVATION

上颌窦底提升

主编　宿玉成

北方联合出版传媒（集团）股份有限公司
辽宁科学技术出版社
沈 阳

图文编辑

刘　菲　刘　娜　康　鹤　肖　艳　王静雅　纪凤薇　刘玉卿　张　浩　曹　勇　杨　洋

图书在版编目（CIP）数据

上颌窦底提升 / 宿玉成主编. —沈阳：辽宁科学技术出版社，2022.11

ISBN 978-7-5591-2746-4

Ⅰ. ①上…　Ⅱ. ①宿…　Ⅲ. ①上颌窦—种植牙　Ⅳ. ①R782.12

中国版本图书馆CIP数据核字（2022）第170345号

出版发行：辽宁科学技术出版社
（地址：沈阳市和平区十一纬路25号　邮编：110003）
印 刷 者：凸版艺彩（东莞）印刷有限公司
经 销 者：各地新华书店
幅面尺寸：210mm × 285mm
印　　张：46.25
插　　页：4
字　　数：920 千字
出版时间：2022 年 11 月第 1 版
印刷时间：2022 年 11 月第 1 次印刷
策划编辑：陈　刚
责任编辑：殷　欣　苏　阳　金　烁　杨晓宇　张丹婷
封面设计：周　洁
版式设计：宿玉成　颖溢图文
责任校对：李　霞

书　　号：ISBN 978-7-5591-2746-4
定　　价：1398.00 元

投稿热线：024-23280336
邮购热线：024-23280336
E-mail:cyclonechen@126.com
http://www.lnkj.com.cn

谨以此书

献给一直热爱和支持口腔种植事业的人们！

本书提示

编写本书的目的是推广口腔种植学的基础与临床知识，为口腔医学本科生、研究生和口腔医生从事科学研究与临床工作提供参考。本书所提出的观点是基于循证医学的文献和作者本人的观点。本书的主编、编委和出版社并不保证本书内容的完美性或绝对准确性，对使用本书信息所引起的任何损害（包括直接、间接或特殊损害，意外性损害，经济损失等）产生的后果不负有任何责任。本书内容并不能取代医生对患者的个体评价，因此，当医生将其用于临床治疗时，治疗后果由医生自己负责。

口腔种植治疗的特点之一是必须使用种植体系统、骨增量材料和其他修复相关性材料。因此，在本书叙述临床技术时一定会涉及产品和材料，但并不代表作者和出版社推荐与认可其价值、特点或生产者的观点。

本书提及产品时，尽量客观附带生产者的名称，并非代表本书在宣传其产品或产品生产者。同时声明，没有任何生产者向本书提供支持。

为避免产生歧义，本书的牙位描述均采用纯文字叙述的方式。

编者名单

主　编

宿玉成　教授

中国医学科学院北京协和医院，北京口腔种植培训中心（BITC）

编　委（按姓名首字笔画为序）

王　瞳　医学博士

北京大学口腔医院

戈　怡　副主任医师

中国医学科学院北京协和医院

皮雪敏　副主任医师

北京瑞城口腔医院，北京口腔种植培训中心（BITC）

任　斌　主治医师

北京瑞城口腔医院，北京口腔种植培训中心（BITC）

刘　倩　副主任医师

北京瑞城口腔医院，北京口腔种植培训中心（BITC）

李翠英　教授

北京大学口腔医院

汪　霞　副主任医师

北京瑞城口腔医院，北京口腔种植培训中心（BITC）

陈德平　副主任医师

北京瑞城口腔医院，北京口腔种植培训中心（BITC）

林润台　主任医师

中国医学科学院北京协和医院

耿　威　教授

首都医科大学附属北京口腔医院

唐素霞　主治医师

北京瑞城口腔医院，北京口腔种植培训中心（BITC）

彭玲燕　主任医师

北京瑞城口腔医院，北京口腔种植培训中心（BITC）

谭包生　教授

首都医科大学附属北京口腔医院，北京口腔种植培训中心（BITC）

潘　红　主治医师

北京瑞城口腔医院，北京口腔种植培训中心（BITC）

绘　图

翟　菲

北京口腔种植培训中心（BITC）

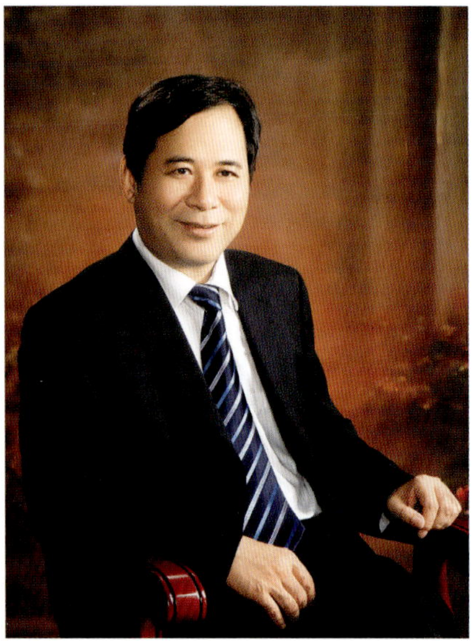

主编简介

宿玉成

BDS，MS，PhD，EMBA，教授，主任医师，博士研究生导师
中国医学科学院北京协和医院（PUMCH）口腔种植中心首席专家
北京口腔种植培训中心（BITC）首席教官
BITC口腔种植大平台总策划
1993年起享受国务院政府特殊津贴

主要教育背景

- 医学学士　佳木斯医学院口腔医学系，1978.4—1982.8
- 医学硕士　白求恩医科大学口腔医学系，1985.9—1988.8
- 医学博士　吉林大学口腔医学院，2005.9—2008.8
- 工商管理硕士　上海中欧工商管理学院，2002.10—2005.7
- 访问学者　日本九州大学齿学部，1997.10—1998.10

主要工作背景

- 佳木斯医学院／佳木斯大学（1982—1999年）　助教、住院医师，讲师、主治医师，副教授、副主任医师，教授、主任医师，硕士研究生导师，硕士研究生培养点和黑龙江省口腔医学研究所创始人。曾任佳木斯医学院口腔医院颌面外科主任、医院院长、口腔系主任、党委书记，黑龙江省口腔医学研究所所长，佳木斯大学医学院副院长。1991年破格晋升为副教授、副主任医师，1994年破格晋升为教授、主任医师，黑龙江省教委口腔颌面外科重点学科带头人。1993年起享受国务院政府特殊津贴。主要研究领域为正颌外科学
- 邮电总医院（1999—2002年）　教授、主任医师，硕士研究生导师。曾任口腔科主任、副院长。主要研究领域为口腔种植学与正颌外科学
- 中国医学科学院北京协和医院（2002年至今）　教授、主任医师，硕士研究生导师。曾任口腔科主任、口腔种植中心主任、副院长，现任口腔种植中心首席专家。主要研究领域为口腔种植学
- 北京瑞城口腔医院（2005年至今）　北京瑞城口腔医院（Citident）首席专家
- 北京口腔种植培训中心（2006年至今）　BITC首席教官，BITC口腔种植大平台总策划
- 佳木斯大学口腔医学院（2017年至今）　博士研究生导师、名誉院长、省重点实验室主任

主要学术兼职

- 佳木斯大学口腔医学院名誉院长，佳木斯大学口腔医学院省重点实验室主任
- 白求恩精神研究会副会长，白求恩精神研究会口腔医学分会会长
- 中华口腔医学会理事，中华口腔医学会第六届口腔种植专业委员会主任委员
- 北京口腔医学会第三届口腔种植专业委员会主任委员
- 国际口腔种植学会资深专家组成员（ITI Senior Fellow），国际牙医师学院院士（ICD Fellow），国际种植牙医师

学会荣誉院士（ICOI Honorary Fellow）

- 《中国口腔种植学杂志》总编辑，《口腔医学研究》杂志副主编，《中华口腔医学杂志》等杂志编委

口腔种植学相关的主要课题和研究成果

- 牙列缺损与缺失种植修复的临床研究　“十五”国家攻关计划项目（2004BA720A27，2004），首席专家
- 高强度低模量新型种植体研发　“十三五”国家重点研发计划项目（2016YFC1102600，2016），首席专家
- 黑龙江省头雁团队计划项目　2019—2024年，团队带头人
- 口腔颌面种植的基础与临床研究　2007年，北京市科技进步三等奖，第一完成人

口腔种植学相关的主要发明与专利

- 颅颌面种植系统及其配套的手术器械　国家发明专利（ZL 2005 1 0072388.7），第一完成人
- 微螺钉种植支抗系统　国家实用新型专利（ZL 2005 2 0107564.1），第一完成人
- 一种抗骨吸收种植体　国家发明专利（ZL 2018 1 0638321.2），第一完成人
- 一种种植牙即刻修复辅助定位携带体　国家发明专利（ZL 2022 1 0339968.1），第二完成人

口腔种植学相关的主要著作

- 主编《现代口腔种植学》　北京：人民卫生出版社，2004年
- 主编《口腔种植学》第2版　北京：人民卫生出版社，2014年
- 主编《口腔种植外科手术经典》　北京：人民卫生电子音像出版社，2018年。获第七届中华优秀出版物提名奖，2019年
- 主编《口腔种植学词典》　北京：人民卫生出版社，2020年
- 主编《牙种植体植入的标准操作流程》　沈阳：辽宁科学技术出版社，2021年
- 执行主编《中国口腔种植临床精萃》年卷版　北京/沈阳：人民军医出版社/辽宁科学技术出版社，主编王兴、刘宝林，2013年至今
- 参编《口腔种植学》　全国口腔医学研究生教材，北京：人民卫生出版社，第1版：2011年，第2版：2014年

口腔种植学相关的主要译著

- 主译《国际口腔种植学会（ITI）口腔种植临床指南》第1卷～第12卷　北京/沈阳：人民军医出版社/辽宁科学技术出版社，2008—2022年
- 主译《牙种植学的SAC分类》　北京/沈阳：人民军医出版社/辽宁科学技术出版社，2009年/2019年
- 主译《牙种植学的引导骨再生——20年的进展》　北京：人民军医出版社，2011年
- 主译《引导骨再生——30年的理论与临床》　沈阳：辽宁科学技术出版社，即将出版

口腔种植学相关的主要教育项目

- 口腔颌面外科学和口腔种植学方向的硕士与博士研究生培养（1993年至今）
- 国家级口腔种植学继续教育项目（2007年至今）　北京口腔种植培训中心（BITC）的口腔种植培训课程。迄今为止，已举办320期培训课程
- BITC口腔种植大奖赛（2012年至今）　每年举办一次，名誉主席王兴、刘宝林，执行主席宿玉成
- 千人口腔种植培训课程（2021年）　获“吉尼斯世界纪录™称号”，课程策划、组织与执行

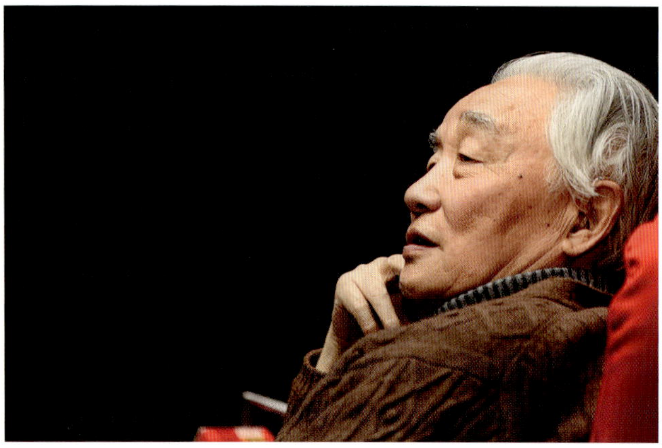

邱蔚六 序

邱蔚六

中国工程院院士，中国医学科学院学部委员，上海市临床口腔医学中心名誉主任，上海交通大学口腔医学院名誉院长、口腔颌面外科教授、主任医师，博士研究生导师。曾任上海第二医科大学口腔医学系主任、口腔医学院院长、附属第九人民医院院长、国际口腔颌面外科医师学会（IAOMS）理事等职。现任中华医学会总会理事，中华口腔医学会口腔颌面外科专业委员会名誉主任委员，中国抗癌协会头颈肿瘤专业委员会名誉主任委员，中国香港牙医专科学院名誉院士及日本大阪齿科大学名誉教授。获国际牙医师学院大师称号（MICD），国际口腔颌面外科医师学会（IAOMS）杰出院士奖（Distinguished Fellow Award）。《中国口腔颌面外科杂志》主编，北京口腔种植培训中心（BITC）名誉主席，享受国务院政府特殊津贴。

口腔种植学是口腔医学历史上一项开创性的、从“0”到“1”的划时代的成就。它既有骨结合（osteointegration）理论的指导，也有近半个世纪临床应用结果的成功证据。一项成功的医疗技术，需要时间和循证医学的考验。回顾几十年来临床治疗的结果，可以再一次肯定口腔种植治疗良好的安全性和有效性。口腔种植的成功从理论和实践上改变了以前牙及牙列缺失或缺损的修复重建理念，实现了修复治疗效果的跨越式提升，改善了患者的生存与生活质量。同时也促进了口腔修复学、口腔颌面外科学、牙周病学等多个学科理念的更新和技术的更替，推动了口腔医学的全面发展和进步。口腔种植的确可以被称为口腔医学中继全身麻醉、氟素防龋之后的第三次技术革命，这一技术革命应当归功于当代科学技术的飞速发展和创新。作为一个多学科交叉的新兴学科，口腔种植学离不开口腔医学诸学科与材料学、技术工艺学、生物力学、美学等多学科间的密切结合。从这个意义上说，口腔种植当之无愧是一颗口腔医学中的“上帝粒子”，具有开创性、变革性和创新性的重要意义，影响深远。

应宿玉成教授之邀，我在2004年为《现代口腔种植学》作序，在2014年为《口腔种植学》（第2版）作序，今天为《上颌窦底提升》作序，这些著作均是我国口腔种植学飞速发展和进步的历史见证与代表。《口腔种植学》（第2版）卷帙宏大、系统全面、内容丰富、图文并茂，其形其质开国内之先河，也令我慨叹国内学术作品终于“可与国外顶尖口腔种植学专著相媲美”！时隔8年，即将出版的《上颌窦底提升》令我再次慨叹，耳目一新！可以说是在《口腔种植学》（第2版）的高度上的自我突破，更上一层楼！

本书全面论述了上颌窦底提升的相关基础理论和临床实践，包括上颌窦的应用解剖和放射线诊断、上颌窦底提升方案的决策原则和设计，并对穿牙槽嵴上颌窦底提升和侧壁开窗上颌窦底提升两种临床程序进行深入阐述，对于窦底间隔、上颌窦囊肿等临床常见的疑难问题的诊治处理有专门章节介绍，并对于上颌窦底提升的并发症如黏骨膜穿孔、术后感染等予以高度重视和充分讨论。全书大量实验研究和临床资料严谨翔实，临床照片和组织病理学结果、电子内镜照片完备，体现出宿玉成教授及其团队科学、求实的精神。宿玉成教授带领的团队二三十年来，持续进行口腔种植的基础和临床研究，积累了大量的病例资料和临床经验，取得了一系列科研和医疗成果。2006年设立北京口腔种植培训中心（BITC）以来，已经举办国家级口腔种植学继续教育项目320期，连续10年举办BITC口腔种植大奖赛，为我国口腔种植医疗水平的提高和口腔种植学人才的培养起到了巨大的推动作用。这种医教研一体的模式十分宝贵，值得推广和借鉴。

当前世界即将进入第六次科技革命，即以生命科学、医学科学为主题，仿生、创生和再生的科技革命时代。口腔种植学已经走在路上，但仍任重道远。与基础医学和临床医学相比，口腔医学的“上帝粒子”尚还稀如星凤。但我相信，口腔医学工作者秉持初心、砥砺奋进、开拓视野、广纳博学，在口腔医学今后的发展中会出现更多的“上帝粒子”，更多闪亮的新星！

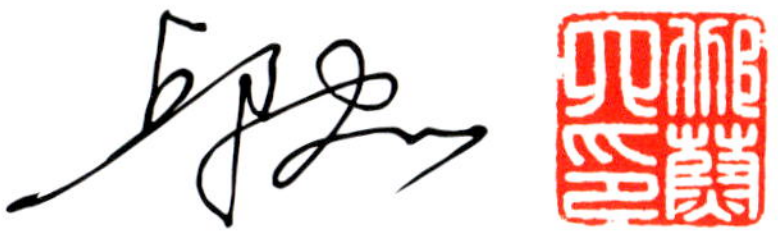

2022年10月8日于上海

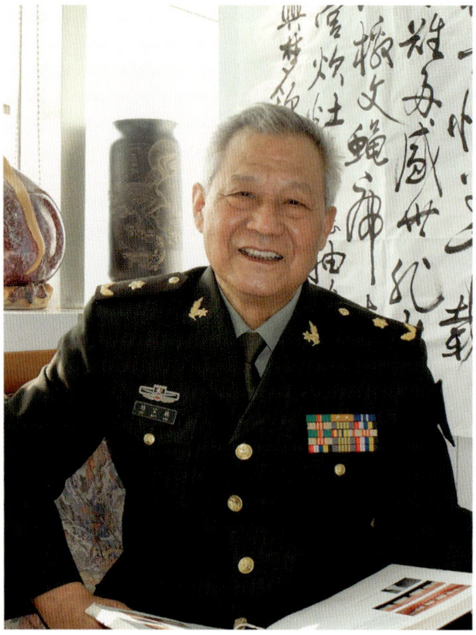

刘宝林

空军军医大学口腔医学院一级教授、主任医师，博士研究生导师，国际口腔颌面外科医师学会（IAOMS）会员，全军口腔医学专业学会学术顾问。曾首任中华医学会口腔科分会口腔种植协作组组长及中华口腔医学会口腔种植专业委员会名誉主任委员，中华口腔医学会口腔颌面外科专业委员会副主任委员，中国生物医学工程学学会人工器官分会颅颌面种植学组副主任委员，《中国口腔颌面外科杂志》副主编及《中华口腔医学杂志》等11本杂志编委。

刘宝林 序

上颌后牙区的牙种植经常面临骨量不足等问题。由于上颌窦的存在和多变性，使上颌窦底提升成为风险比较高的一项技术。上颌窦底提升的病例甄别、方案设计、临床效果和并发症等均与上颌窦解剖、上颌窦病变和剩余骨量等因素密切相关，但目前尚缺系统、全面的研究资料。宿玉成教授的这本《上颌窦底提升》正是这样一本填补空白、满足临床学习需要的重要著作！

宿玉成教授此前编写的《现代口腔种植学》（2004）、《口腔种植学》（第2版）（2014）和《口腔种植外科手术经典》（2018）对国内口腔种植学的发展产生了深远影响。受人民卫生出版社委托，宿玉成教授带领全国几十所医学院校的180位口腔种植学及相关领域专家，历时2年编纂的《口腔种植学词典》于2020年末出版，对学科的规范化发展更起到了巨大的推动作用。宿玉成教授带领的团队，砥砺琢磨、刻苦奋进，一直深耕于口腔种植医疗、专业教育和培训第一线，在大量的基础研究和临床经验基础上，编译了许多国外著名专家的口腔种植领域专著，出版了多项手术视频教材，于2006年建立的BITC（北京口腔种植培训中心）举办了320期BITC口腔种植培训课程（国家级口腔种植学继续教育项目）、36次全国巡讲、连续10年的BITC口腔种植大奖赛等；2017年建立了BITC线上教育大平台，已成为业界学术交流、培训和继续教育方面的重要线上平台，享誉海内外，为提高口腔种植医疗临床技术水平所做的贡献，功不可没！

继《口腔种植学词典》出版2年后的今天，宿玉成教授又亲自一字一字、一图一图地撰写了这部厚达700余页、又有近3000张图片的专业巨著《上颌窦底提升》，而且这次专门只针对种植手术的一个难点——涉及上颌窦底提升相关的知识和信息，关于上颌窦的应用解剖、上颌窦黏骨膜的组织学结构、上颌后部骨缺损的分类、骨增量原则和方案设计、不同外科程序的手术技术、上颌窦病变、并发症等均有详细阐述和全程图解资料，最后还有对各类情况下上颌窦底提升的建议、经验教训和提示。难能可贵的是，宿玉成教授主编的这部专著中对上颌窦底并发症的预防和处理做了详尽的论述，并附有非常全面的病例资料，如上颌窦黏骨膜穿孔、种植体脱入上颌窦、术后上颌窦及骨增量材料感染等。书中几乎所有资料均出自宿玉成教授及其团队，包括基于临床经验的自绘图，可以看出他们20余年来一直在口腔种植学临床研究和教育培训中所做的踏实工作，这是一部在国内外都难得的上颌窦相关的理论与实践相结合的优秀巨著！在其即将出版之际，笔者向广大读者诚恳推荐此书，并且希望国内今后出现更多这样有高度、有深度、有系统、有细节的论著！

宿玉成教授主编的这部《上颌窦底提升》是口腔种植领域，尤其是在上颌窦底提升方面的一部重要专著，进一步充实和丰富了口腔种植学类专著的文库，将为国内口腔种植学的人才培养、学术发展和医疗水平提升起到极大的助力作用。短短几十年间，国内口腔种植学飞速发展，业界同仁朝气蓬勃、百花齐放、硕果累累，宿玉成教授的《上颌窦底提升》这一专业巨著正可见证我国口腔种植学发展已经达到一个新的高度！

值此宿玉成教授主编的《上颌窦底提升》出版之际，谨致由衷的祝贺！并祝愿我国口腔种植事业走向更加辉煌的明天！

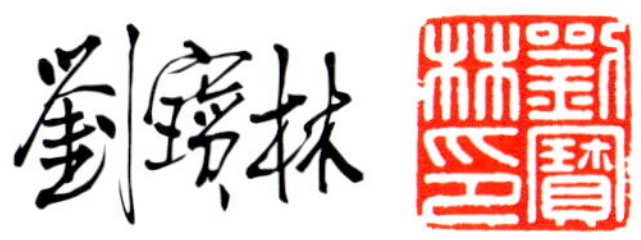

2022年10月1日于西安

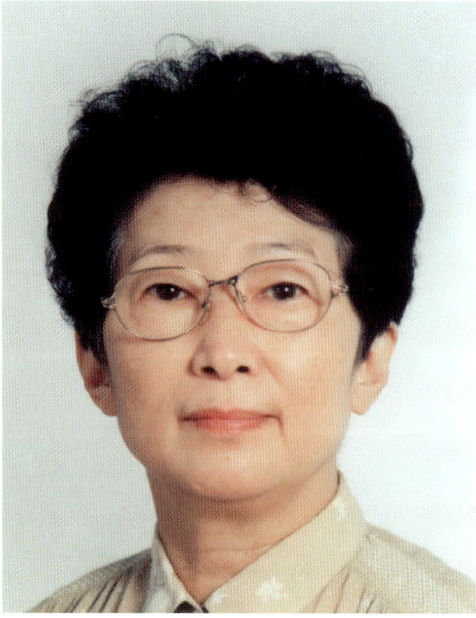

于世凤 序

伴随着我国国力稳步增强、国民经济快速发展、经济实力不断提升，中国卫生健康事业获得了长足发展，国家高度重视，把人民健康放在优先发展的战略地位，人们对于健康的认识和追求不断提高。近些年来，我国口腔种植学飞速发展和普及，和人们对于修复缺失牙、改善生活质量的要求相互推动，口腔种植事业盛况空前，成果日新月异。

在种植治疗中，不可避免地会遇到上颌后部解剖结构的问题。由于毗邻上颌窦，骨量不足和手术并发症等问题一直是临床工作上的难点。国内外口腔种植学的专家学者们相继提出一系列解决方案，但由于上颌窦解剖结构等相关条件变化千差万别，这类手术仍存在一定的挑战性。关于上颌窦底提升配合牙种植治疗的相关专著，是广大口腔临床医生增进知识、提高临床治疗水平的迫切需要。由此，宿玉成教授及其团队总结了多年来的基础研究结果和临床实践经验，撰写了这部总结性论著《上颌窦底提升》，又为我国口腔种植学专业文库中增加了一颗亮眼的新星！

宿玉成教授2004年主编《现代口腔种植学》、2014年主编《口腔种植学》（第2版）、2018年主编《口腔种植外科手术经典》、2020年主编《口腔

于世凤

北京大学口腔医学院主任医师、教授，博士研究生导师。现任中华口腔医学会口腔病理学专业委员会顾问，日本朝日大学客座教授。曾任中华口腔医学会第一届和第二届口腔病理学专业委员会主任委员，北京大学口腔医学院病理科主任。主要研究方向为口腔组织病理学和骨代谢调控研究等。

种植学词典》。应宿玉成教授之邀，我分别为上述部分作品作序，每每阅览，感受很深。今天又为《上颌窦底提升》动笔写序，心生感慨，宿玉成教授及其团队已经达到了一个新的高度，也将我国口腔种植学的专业论著水平带到了一个新的高度！《上颌窦底提升》为我们展现了大量的、全面的病例资料，收集留存严谨科学、研究分析透彻入微，这非一朝一夕之功，而是日积月累、滴水穿石的勤奋和坚持。博观约取，厚积薄发。从中可以看出宿玉成教授对口腔种植学的深深挚爱和执着钻研。非学无以广才，非“痴”无以成学。正是宿玉成教授在他痴迷的上颌窦领域的数十年深耕，才为我们带来这样一部超出预期的专著。

《上颌窦底提升》基于相关文献和共识性论述，全面阐述了上颌窦底提升的基础理论与临床实践。书中对于上颌窦的应用解剖和放射线诊断、上颌窦底提升的决策原则和方案设计，以及穿牙槽嵴上颌窦底提升和侧壁开窗上颌窦底提升两种临床程序进行了系统、详尽的论述，见解透彻、观点独到，配以大量病例加以说明。令我欣喜的是，本书学术严谨扎实，在论述与上颌窦底提升的相关疾病时，例如上颌窦囊肿，有充分的组织学检查证实和临床所见，并基于这些证据翔实论述了疾病的诊断与治疗原则，并对上颌窦囊肿提出了新的见解。又如，采用电子内镜使术区可视化，清晰、直观地显示手术造成的上颌窦黏骨膜穿孔，在此基础上进行分类和处理。这种求真务实的钻研精神非常可贵！更为难得的是，宿玉成教授及其团队毫无保留地将积累、研究、探索和总结的知识与临床经验坦诚地奉献、传递给广大读者，包括失败病例的经验、反思和警示，为广大读者提供了珍贵的学习资料。

这一著作的出版，将对上颌窦底提升的临床治疗的进一步普及和规范化起到巨大的推动作用，为口腔种植临床工作者提供上颌后牙区种植修复的诊治思路、专家共识、临床指南和参考标准，提升这类有难度的口腔种植治疗的成功率，为我国广大的缺失牙患者带来更多福音。

诚挚祝贺《上颌窦底提升》的出版，并祝愿宿玉成教授及其团队不断进取、再接再厉，在口腔种植学研究中更上新台阶！

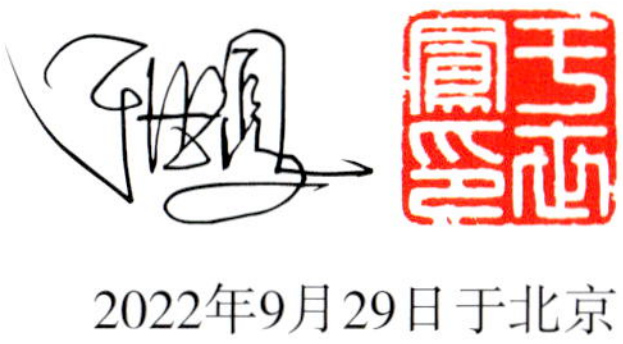

2022年9月29日于北京

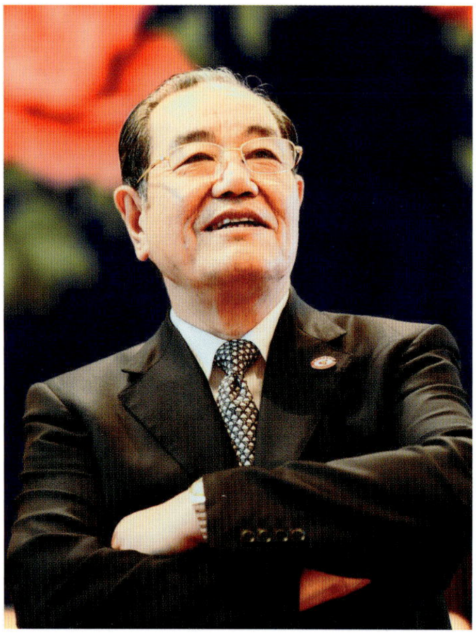

王兴

北京大学口腔医学院教授，博士研究生导师。现任中华口腔医学会名誉会长，中国科协全国委员会荣誉委员，中国香港专科医师学院名誉院士，中国香港大学牙科学院名誉教授，美国牙医师协会（ADA）名誉会员，国际牙科研究会会员，国际牙医师学院院士（ICD Fellow）。曾任中华口腔医学会会长，北京大学口腔医学院副院长。享受国务院政府特殊津贴。

王兴 序

在国际口腔种植发展历史上，20世纪80年代直到90年代初，上颌后牙区都被视为口腔种植禁区。因为上颌窦气化和缺牙后骨吸收造成的骨量不足，再加上这一部位骨密度低的特点，种植体的失败率较高。上颌窦底提升的问世，为打开这一手术禁区，彻底改变上颌后牙区种植体失败率高的历史提供了具有里程碑意义的创新技术。当然这一技术具有一定的操作难度，术中和术后都可能出现一些直接影响种植效果的并发症，例如感染、窦底黏骨膜穿孔、出血和种植体脱入上颌窦等。因此，如何减少这些并发症，使这一技术更加广泛、安全地应用于口腔种植临床，就成为诸多口腔种植专家研究、探讨的重要课题。

宿玉成教授在近年来连续出版《现代口腔种植学》、《口腔种植学》（第2版）、《口腔种植外科手术经典》和《口腔种植学词典》之后，又送来他最新编著的《上颌窦底提升》一书并请我为之作序，不得不让我为宿玉成教授及其团队的不懈努力、刻苦钻研、拼搏奉献的精神所深深感动！

端着有700余页的又一部“大部头”，与8年前给《口腔种植学》（第2版）写序时的感受既有相同，也有不同。感受相同的是，看了看书的厚度依然是那么厚，里面的图片又是近3000张，文字仍是堪称海量。书中共有8章，纳入了大量文献证据，除了上颌窦底提升方案和分类原则外，通过实际临床病例来加以论述和总结，收纳了百余例各类病例的全部诊治信息，资料实属难得。感受不同的是，这是一本媲美甚至超过国外同一领域的上颌窦底提升的专著，是上颌窦底提升临床程序以及相关病变处理的一个合集：对疾病诊断和处理，应用了放射线诊断学、组织学和电子内镜等多种方法。毫无疑问的是，这么多珍贵的临床资料和系列经验总结，可以看出宿玉成教授及其团队一点一滴日积月累的严谨、科学的资料留存，勤奋钻研与认真分析总结的辛勤付出，这的确是一个巨大的工作量！

仔细翻看其章节结构，特别是书中展示的各种术前、术中和术后种植外科资料、内镜结果和组织学检查等，可以显见其中凝聚了宿玉成教授及其团队的求真与心血！该著作基础研究与临床实践兼备，病例资料收集完整、多种检查图像互相印证、成功与失败结果坦诚展示、经验与警示无私奉献，无疑为本书增添了较高程度的可读性、可信性和可借鉴性！其内容之丰富全面、编辑之用心，尤其仅仅上颌窦底提升一个方面的研究就这样详尽、全面，还对各种不同临床情况提出了很好的诊疗指导原则和建议，为上颌窦底提升和上颌窦部分疾病研究提供了难能可贵的资料，相信这样的专著在国内外都不多见。我再次为其赞叹！

我亲眼所见宿玉成教授及其团队的成长与成熟过程。天道酬勤，他们以勤奋和拼搏进取精神不断勇攀高峰，获得了一系列成果，每每令我惊叹，由衷地为之骄傲与自豪！今天又见证一部如此系统全面、专门针对上颌窦底提升这一专业性更强、更有特色、更有临床指导意义的专著即将出版。本书为解决上颌窦底提升各种并发症的难题提供了极好的学习资料和参考标准，是一部国内外尚不多见的如此系统、翔实的专科类著作！我相信阅读这样的专著，一定会对从事口腔种植的同道们有所帮助！

中国口腔种植学已经以不可阻挡的速度在飞速发展。在取得巨大成功的同时，我们也要清醒地认识到预防和治疗各类并发症的重要性，这对患者健康和我国从种植大国向种植强国的过渡极其重要！本书对上颌窦底提升的并发症浓描重笔，又为今后口腔种植学临床研究开了个好头！

我相信，宿玉成教授主编的这本《上颌窦底提升》必将为口腔种植学临床高级人才的培养、更精更强专家团队的打造提供有力的支持与帮助！我愿意向各位热心的读者推荐这本专著，相信大家会从阅读这本专著中受益，从基础理论到临床实践都得到收获和启发！

在此，我再次衷心希望宿玉成教授及其团队再接再厉，为中国口腔种植事业的健康发展贡献更多力量！

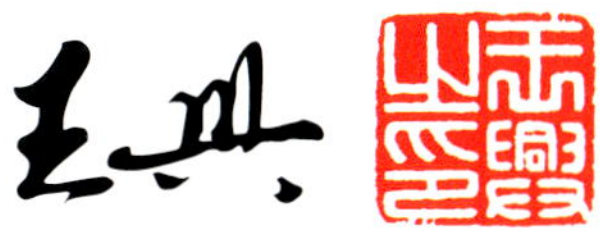

2022年9月30日于北京

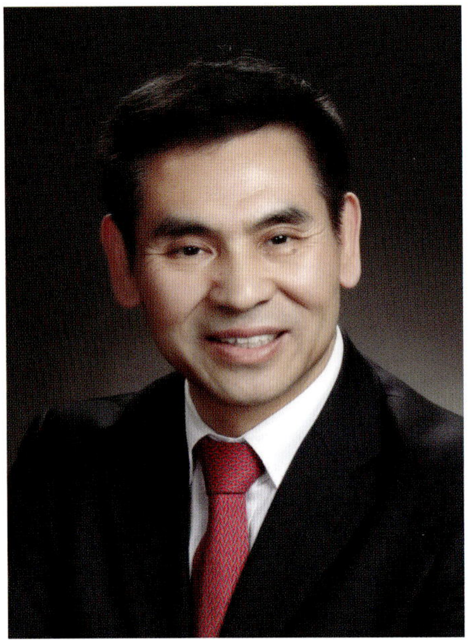

俞光岩 序

俞光岩

北京大学口腔医学院教授，博士研究生导师。现任中华口腔医学会名誉会长，中国医师协会副会长，《Chinese Journal of Dental Research》主编，国际牙医师学院院士（ICD Fellow）。曾任北京大学口腔医学院院长，第十一届亚洲口腔颌面外科医师协会主席，第五届中华口腔医学会会长。

自从Brånemark教授提出骨结合理论奠定了现代口腔种植学的基础后，口腔种植学作为一个具有划时代意义的新兴学术领域，一直是口腔医学界的发展前沿和热点，涌现出大量新知识、新技术和新成果。在我国，口腔种植虽然起步较晚，但普及和发展极为迅速。国家也对口腔种植的规范、有序发展给予高度重视。进一步提高口腔种植医疗水平，开展规范化的继续教育和技术培训，培养更多专业人才，是我国口腔种植事业发展的关键。对于学界而言，加强学术交流，推出更多的高水平专业教材、专著则尤为重要。欣闻宿玉成教授主编的《上颌窦底提升》即将出版，笔者应邀为其作序，相信这本书将会成为口腔种植领域，尤其是上颌窦底提升方面的一部重要著作！

宿玉成教授是我国口腔种植学第二代领军人物，在临床医疗、学术研究、教育教学和专业著述等方面均深有造诣。他主编的《现代口腔种植学》（2004）、《口腔种植学》（第2版）（2014）、《口腔种植外科手术经典》（2018）和《口腔种植学词典》（2020），主译的《国际口腔种植学会（ITI）口腔种植临床指南》系列（第1卷～第12

卷），均为口腔种植学领域的经典著作，是口腔种植临床工作者的必读书、案头书，对提高我国口腔种植医疗水平起到了极大的推动作用。宿玉成教授带领其团队一直奋战在口腔种植专业教育与培训一线，在2006年建立了BITC（北京口腔种植培训中心），在2017年建立了BITC线上教育大平台，连续10年开展BITC口腔种植大奖赛，在普及推广规范化的口腔种植医疗技术、培养口腔种植专业人才方面做出了巨大的贡献。

宿玉成教授曾任中华口腔医学会第六届口腔种植专业委员会主任委员，也正是笔者任中华口腔医学会会长期间。在宿玉成教授的带领下，口腔种植专业委员会的工作成绩卓著，连续3年获得中华口腔医学会优秀专业委员会荣誉称号。专业委员会举办的一系列丰富多彩的学术研讨和交流会议，起到了活跃学术气氛、交流学术成果、推广创新经验的效果，而且学术活动在内涵和形式上逐年大幅度提升。2021年在厦门召开的第十二次全国口腔种植学学术年会，参会人数近7000名，设立了50多个分会场专题讨论会，规模宏大、盛况空前。这些都凸显了在口腔种植专业委员会的带动下，口腔种植领域人才济济、欣欣向荣，学术多元发展，成果日新月异，令人赞叹！

《上颌窦底提升》是宿玉成教授及其团队对于上颌后部种植、上颌窦底提升这一专题的基础研究成果和临床诊治经验的全面系统性总结。书中对于上颌窦的应用解剖和影像诊断、上颌窦底提升方案设计、不同方案的外科程序、上颌窦病变和术后并发症的预防与处理进行了详尽的论述，病例丰富、图文并茂。这一著作的出版，将为广大口腔种植临床医生提供一部关于上颌窦底提升的临床指南，对临床上提高上颌窦底提升手术的成功率、降低手术并发症的风险起到重要作用。这部著作是我国口腔种植学领域取得的又一精彩成就！谨将这本好书推荐给口腔医学界的同行，也衷心期待宿玉成教授为我们带来更多这样的高水平著作，为我国口腔种植事业增光添彩！

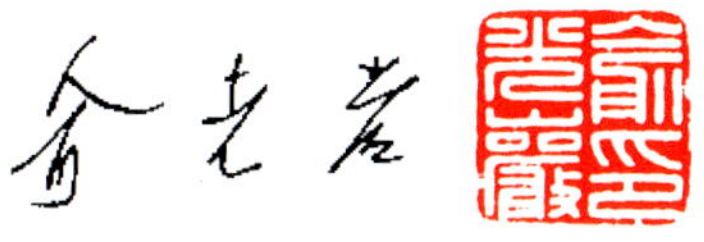

2022年10月2日于北京

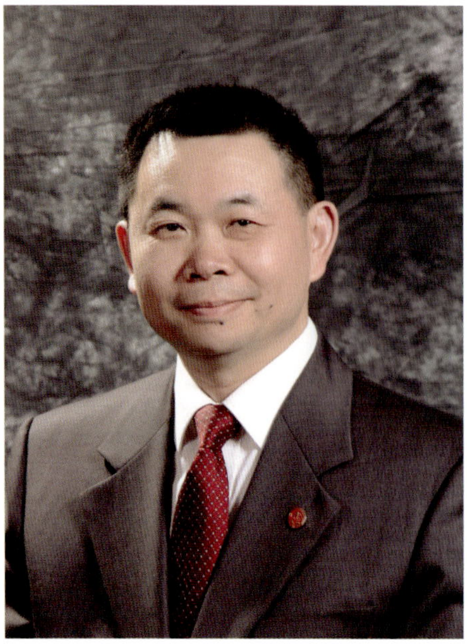

郭传瑸 序

郭传瑸

北京大学口腔医学院教授，博士研究生导师。现任北京大学口腔医（学）院院长，中华口腔医学会会长，中国医师协会会长，《现代口腔医学杂志》和《中国口腔医学继续教育杂志》总编辑，国际牙医师学院院士（ICD Fellow）。享受国务院政府特殊津贴。

宿玉成教授2014年出版的《口腔种植学》（第2版），曾给我留下深刻的印象。这部著作系统全面地论述了口腔种植学的基础知识、科研成果、临床种植治疗程序和技术，内容丰富、图文并茂，十分精致，可与国际顶级口腔种植学专著相媲美。今天宿玉成教授带给我们的《上颌窦底提升》，专注于上颌后部种植、上颌窦底提升这一主题深耕精研，又是一部精品专著！

阅览《上颌窦底提升》这一著作，我有很多感慨。举凡一部优秀的学术著作，无论来自哪个学科领域，都有其共通之处。其一，是学术基础。作者必学术渊博，胸有丘壑，才能以小题目做大学问、大文章。将一个专题写精、写透、写细，并不比写大题目容易，甚至还要更难一些，既要高屋建瓴之“高”，又要析毫剖芒之“细”，知微知彰，深入透彻，洞察独到，方成著作。其二，是结构编排。一部著作必以章节条目提纲挈领。有时学术叙述的思路不免受到以往的经典著作的影响，出现一些雷同；也有一些作品，由于是多位学者合著，虽有统筹规划，但也不免出现诸多重复。《上颌窦底提升》结构清晰，一气呵成，条理顺畅，毫无冗余，体现出作者精心的条分缕析，一目了然，如手指路。其三，是文字表达。作者必极深研几，方能深入浅出。文字不繁难、不晦涩，简练精辟，明白如话，既有利于知识传承、答疑解惑，也使读者易读、爱读，这样的作品才有长久的生命力，有口皆碑。其四，是图文并茂。《上颌窦底提升》中结合文字内容配有近3000张高清临床照片。这些宝贵的临床资料令人目不暇接！同时，宿玉成教授还采用电子内镜为我们展现了上颌窦底在术中的实时影像。由于此前在上颌窦底提升术中，无法直视术野，对于解剖学的看法仍受限于对概念的理解。受惠于科技的发展和进步，通过电子内镜，可以清晰、直观、实时地观察上颌窦黏骨膜的术中状态和手术反应，大大提高了临床上对于这一手术以及相关知识的认识。这本书还为读者专门编绘了大量示意图。众所周知，示意图可以准确地表达文字和照片难以叙述的内容，为读者传递信息有事半功倍的效果，但示意图的编绘并不容易，一幅看似简单的示意图往往需要精心设计、多次修改，以达到简明扼要、清晰准确，此中苦心实在难得。综上所述，我对宿玉成教授的这一精彩著作由衷感叹！相信这部著作将会对临床上开展上颌窦底提升、上颌后部牙缺失种植提供十分有益的指导和帮助。

经过几代学者的砥砺前行，业界同行的团结努力，我国口腔种植学飞速发展，迅速普及。伴随着我国经济高速发展、综合国力不断提高，口腔种植事业的发展可以说是恰逢其时。把握历史机遇，与时俱进，响应人民群众对于口腔健康和生活质量的需求，进一步健康、规范地发展好我国的口腔种植事业成为我们的责任。我欣喜地看到，我国优秀的口腔种植学者已经在国际学术舞台上展示风采，丰硕的学术成果不断涌现，令人瞩目。借此，我也祝愿我国口腔种植事业创新发展，更加辉煌！

2022年10月15日于北京

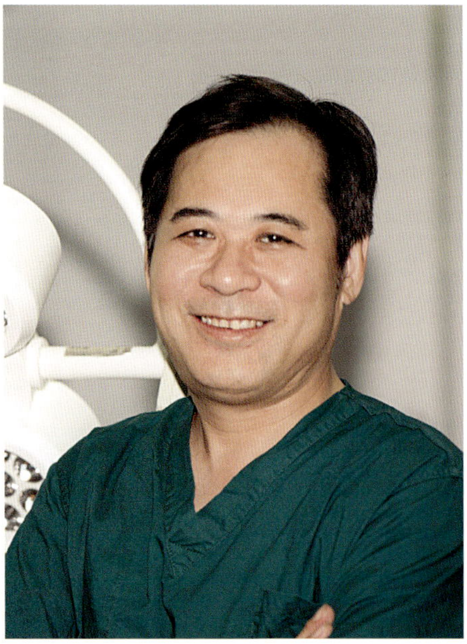

宿玉成

BDS，MS，PhD，EMBA，教授，主任医师，博士研究生导师

中国医学科学院北京协和医院（PUMCH）口腔种植中心首席专家

北京口腔种植培训中心（BITC）首席教官

BITC口腔种植大平台总策划

1993年起享受国务院政府特殊津贴

前言

就上颌后部种植而言，多数患者的上颌窦底剩余骨高度不足，上颌窦底提升已经成为解决这一问题的标准方案，在上颌窦底提升的临床指征、骨增量方案、负荷时机和并发症防治等多方面已经达成了专家共识，例如骨结合学会（Academy of Osseointegration，AO）于1996年11月在美国韦尔斯利召开的共识研讨会[1-2]、国际口腔种植学会（International Team for Implantology，ITI）于2008年8月在德国斯图加特召开的共识研讨会[3-4]。在国内中华口腔医学会口腔种植专业委员会于2021年5月在天津也启动了上颌窦底提升共识研讨会[5-11]。并且在基于循证医学的专家共识的基础上，产生上颌窦底提升的临床指南，例如国际口腔种植学会（ITI）口腔种植临床指南第5卷——《上颌窦底提升的临床程序》[4]。

从专业术语的统一，也体现出该领域的逐步成熟与规范，例如在2000年之前这一临床程序多被称为“上颌窦底骨移植 grafting of the maxillary sinus floor”[12]、“上颌窦增量 sinus augmentation”[13]、“上颌窦底提升 sinus floor elevation”[14]、“上颌窦骨移植 sinus bone graft”[2]、“上颌窦底增量 sinus floor augmentation”[15]和“上颌窦提升 sinus lift”[16]等。2004年笔者主编《现代口腔种植学》[17]时请王兴教授审校和作序，王兴教授提出“提升的是上颌窦底、并非上颌窦，应当将这一临床技术称之为上颌窦底提升”。目前，在国内外的文献中已通用“上颌窦底提升（sinus floor elevation）”这一术语，并分为穿牙槽嵴上颌窦底提升和侧壁开窗上颌窦底提升两种临床程序。

尽管上颌窦底提升已经成为窦底剩余骨高度不足牙种植的标准解决方案，但仍面临复杂的骨缺损类型、较低的骨密度、术前窦内病变、术中和术后并发症等临床挑战。在许多方面已取得了共识，但仍存在一些争议，其原因是对上颌窦的组织学、解剖学、生理学和病理学的了解尚不完善，甚至存在误区。本书的作者团队基于对上颌窦底提升的基础与临床研究，并参考相关的文献和共识性论述，全面阐述了上颌窦底提升的基础理论与临床实践。

本书共计有8章（第1章：上颌窦应用解剖和放射线诊断；第2章：上颌窦底提升方案的决策原则；第3章：穿牙槽嵴上颌窦底提升；第4章：侧壁开窗上颌窦底提升；第5章：上颌窦底间隔与侧壁开窗上颌窦底提升；第6章：上颌窦囊肿与侧壁开窗上颌窦底提升；第7章：上颌窦底提升黏骨膜穿孔与二次开窗；第8章：上颌窦底提升的术后感染），文内配合近3000张图片和表格。本书纳入近70个完整病例，这些病例基本上完成于北京口腔种植培训中心（Beijing Implant Training College，BITC）。

半个多世纪以来，口腔种植学的理论和实践均有飞速的发展。百年之后来看，人们也许会发现，这是一个不平凡的时代。它改变了口腔医学史和人类生活中的某些东西。就“上颌窦底提升”这一专题来说，上颌窦底提升这一手术已从神秘、高不可及，发展、推广到了广泛普及应用，但一项医学水平质的变化，必须做到以下几点：清晰揭示上颌窦的生理和病理机制；获得上颌窦对手术创伤和种植体、生物材料的反应机制的充分认识；对生物结构、生物力学、生物重建和咬合方案的重新审视；在这一基础上建立的医疗共识、临床指南和评价标准；掌握实现精准控制的方法、路径和手段。如今，在上颌窦底提升用于口腔种植方面，量变已经发生，但这一通向“质变”的道路仍需上下求索。

上颌窦是一个神秘而精彩的世界！“神秘”在于对上颌窦生理机制和病理变化存在未知与误区，激发我们去探索；“精彩”则在于上颌窦底骨重建效果优异，疾病的放射线表现、内镜下的宏观表现和组织学的微观表现异彩纷呈、美妙绝伦，吸引我们为之耕耘。本书愿为所有热爱口腔种植事业、希望了解上颌窦底提升的读者介绍这一专题的深入知识，以及引发通向“质变”的一些思考。

本书是在家人的支持和鼓励下完成的。在此，感谢家人对我的支持与理解。你们理解我将时间和精力奉献于我所热爱的口腔种植事业。没有你们的分担与时间上的宽容，就没有我的口腔种植事业，就没有本书。

本书也是我们团队关于上颌窦底提升临床研究的总结。在此，感谢团队的所有成员。本书的每一个文字、每一张图片、每一个病例和每一个观点都凝聚着你们的辛苦与汗水，都是赠予我的永恒回忆，没有你们对事业的追求与忠诚，没有你们在临床中的日积月累，就没有本书。

本书也是我们团队与精萃出版社和辽宁科学技术出版社的合作结晶。在此感谢本书的责任编辑和排版老师，没有你们的辛苦与努力，就没有本书。

本书也是各位学术泰斗和同行朋友对我们团队支持的结果。在此，感谢邱蔚六老师、刘宝林老师、于世凤老师和王兴老师长期以来对我们的教诲与帮助，并亲笔为本书写序，没有你们的支持就没有本书。感谢俞光岩教授和郭传瑸教授在百忙之中为本书作序。中国口腔种植事业的发展始于前辈的努力及其对我们的引导与激励[18–22]。

医学知识的研究、积累、发展和传承，是医者薪火相传的责任，也是笔者的平生心愿。本书疏失不当之处，敬请各位专家与广大读者批评斧正。

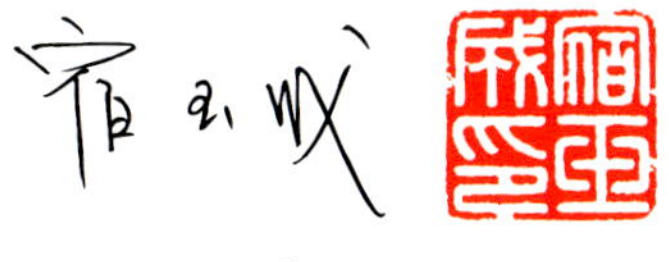

2022年8月6日于北京

目录

第1章　上颌窦应用解剖和放射线诊断（宿玉成　陈德平　耿　威）…… 1

1.1 引言 …… 2

1.1.1 鼻腔解剖概述 …… 3

1.1.2 鼻窦解剖概述 …… 4

1.2 上颌窦发育与气化 …… 8

1.2.1 上颌窦气化 …… 8

1.2.2 上颌窦发育不良或上颌窦发育不全 …… 12

1.3 上颌窦解剖 …… 16

1.3.1 一般性描述 …… 16

1.3.2 上颌窦开口 …… 18

1.3.3 上颌窦底形态 …… 20

1.3.4 上颌窦外侧壁厚度 …… 23

1.3.5 上颌窦外侧壁形态 …… 24

1.3.6 上颌窦底皮质骨不全 …… 24

1.4 鼻窦的血液供应 …… 26

1.4.1 额窦、筛窦和蝶窦的血液供应 …… 26

1.4.2 上颌窦的血液供应 …… 26

1.5 上颌窦黏骨膜与黏膜 …… 34

1.5.1 上颌窦黏骨膜与上颌窦黏膜的表述含义 …… 34

1.5.2 上颌窦黏骨膜的组织学结构 …… 34

1.5.3 上颌窦黏膜表面的黏液毯 …… 35

1.5.4 上颌窦黏骨膜的血管生成和骨生成能力 …… 37

1.5.5 上颌窦黏骨膜的厚度 …… 37

1.5.6 上颌窦黏骨膜的物理性质 …… 37

第2章 上颌窦底提升方案的决策原则（宿玉成 皮雪敏 汪 霞）…… 39

2.1 上颌后部骨量与骨密度 …… 40
2.1.1 窦底剩余骨高度 …… 40
2.1.2 窦底剩余骨高度不足的病因 …… 40
2.1.3 窦底剩余骨密度 …… 41
2.1.4 窦底剩余骨宽度 …… 42
2.1.5 上颌后部种植体尺寸的界定 …… 42

2.2 上颌后部骨增量方案 …… 42
2.2.1 影响上颌后部骨缺损分类的变量因素 …… 43
2.2.2 上颌后部骨缺损分类与骨增量方案 …… 44
2.2.3 上颌窦底提升或牙槽嵴骨增量的决策原则 …… 50
2.2.4 上颌窦底提升的替代方案 …… 50
2.2.5 上颌后部垂直向牙槽嵴骨增量 …… 53

2.3 无牙颌上颌窦底提升与替代方案 …… 56
2.3.1 上颌无牙颌的骨吸收 …… 56
2.3.2 上颌无牙颌的骨缺损分类 …… 58
2.3.3 典型病例简介 …… 63

2.4 上颌窦底提升的风险评估 …… 72
2.4.1 系统性风险因素 …… 72
2.4.2 局部风险因素 …… 73

2.5 穿牙槽嵴或侧壁开窗上颌窦底提升的决策因素 …… 74
2.5.1 上颌窦底提升的定义 …… 74
2.5.2 上颌窦底提升的临床目标 …… 75
2.5.3 窦底形态与术式选择 …… 75

2.5.4 窦底剩余骨高度与术式选择 …… 78
2.5.5 牙槽嵴顶形态与种植体构型的选择 …… 82

2.6 穿牙槽嵴上颌窦底提升的种植体留存率 …… 86
2.6.1 总体留存率 …… 86
2.6.2 窦底剩余骨高度与种植体留存率 …… 86
2.6.3 骨增量材料与种植体留存率 …… 86
2.6.4 骨增量材料与新生骨的稳定性 …… 87
2.6.5 BITC的建议 …… 87

2.7 侧壁开窗上颌窦底提升的种植体留存率 …… 87
2.7.1 总体留存率 …… 87
2.7.2 同期与分阶段种植的种植体留存率 …… 88
2.7.3 窦底剩余骨高度与种植体留存率 …… 88
2.7.4 骨增量材料与种植体留存率 …… 88
2.7.5 侧壁开窗覆盖屏障膜与种植体留存率 …… 89
2.7.6 生物材料与种植体留存率 …… 89
2.7.7 骨增量材料与新生骨的稳定性 …… 90
2.7.8 BITC的建议 …… 90

2.8 两种上颌窦底提升技术的指征与优缺点 …… 90
2.8.1 穿牙槽嵴上颌窦底提升 …… 90
2.8.2 侧壁开窗上颌窦底提升 …… 91

2.9 上颌窦底提升的种植体负荷方案 …… 91

第3章 穿牙槽嵴上颌窦底提升（宿玉成 刘 倩 彭玲燕） …… **93**

3.1 穿牙槽嵴技术的概述 …… 94
3.1.1 骨凿挤压技术 …… 94
3.1.2 骨凿技术 …… 95
3.1.3 球囊技术 …… 95
3.1.4 水压技术 …… 95

3.2 穿牙槽嵴上颌窦底提升的临床程序 …… 96
3.2.1 基本临床程序 …… 96
3.2.2 评估窦底骨板和黏骨膜的状态 …… 106

3.3 穿牙槽嵴上颌窦底提升并发症 …… 112
3.3.1 窦底黏骨膜穿孔 …… 112
3.3.2 骨增量材料未能充分包绕种植体 …… 116
3.3.3 种植体脱入上颌窦 …… 122
3.3.4 术中不适 …… 124
3.3.5 良性阵发性位置性眩晕 …… 124
3.3.6 种植体初始稳定性不足 …… 126
3.3.7 术中和术后出血 …… 127
3.3.8 骨增量材料无菌性炎症和成骨欠佳 …… 127
3.3.9 术后上颌窦感染 …… 129

3.4 穿牙槽嵴上颌窦底提升的病例报告 …… 130
病例之一：平坦型窦底的穿牙槽嵴上颌窦底提升 …… 130
病例之二：倾斜型窦底的穿牙槽嵴上颌窦底提升 …… 136
病例之三：倾斜型合并狭窄型窦底的穿牙槽嵴上颌窦底提升 …… 142
病例之四：窦底走行血管的穿牙槽嵴上颌窦底提升 …… 148
病例之五：穿牙槽嵴上颌窦底提升，同期摘除囊肿 …… 154
病例之六：穿牙槽嵴上颌窦底提升，不摘除囊肿 …… 160
病例之七：穿牙槽嵴上颌窦底提升，窦底骨膜破裂 …… 166
病例之八：穿牙槽嵴上颌窦底提升，骨增量材料未充分包绕种植体 …… 170
病例之九：穿牙槽嵴上颌窦底提升，无菌性炎症 …… 176

第4章 侧壁开窗上颌窦底提升（宿玉成 戈 怡 唐素霞） …… **181**

4.1 侧壁开窗上颌窦底提升的方案设计 …… 182
4.1.1 侧壁开窗技术概述 …… 182
4.1.2 侧壁开窗技术的替代方案 …… 182
4.1.3 侧壁开窗的骨窗类型 …… 182
4.1.4 侧壁开窗的骨窗设计 …… 183
4.1.5 侧壁开窗的工具与方法 …… 186
4.1.6 窦底黏骨膜剥离 …… 188

4.2 骨增量材料的选择与种植体的选择 …… 190
4.2.1 是否需要植入骨增量材料 …… 190
4.2.2 骨代用品 …… 190

4.2.3 自体骨 …… 191
4.2.4 修复性骨再生的生物学机制 …… 193
4.2.5 侧壁开窗上颌窦底的成骨机制 …… 193
4.2.6 BITC的建议 …… 198

4.3 侧壁开窗上颌窦底提升的外科程序 …… 202
4.3.1 基本临床程序 …… 202
4.3.2 术后护理及用药 …… 207
4.3.3 外科程序的补充建议 …… 207
4.3.4 术中黏骨膜状态 …… 208

4.4 侧壁开窗上颌窦底提升并发症 …… 210
4.4.1 术中黏骨膜穿孔 …… 210
4.4.2 术后上颌窦感染 …… 210
4.4.3 术中和术后出血 …… 210
4.4.4 术后面部肿胀和淤血 …… 213
4.4.5 术后创口裂开 …… 213
4.4.6 骨增量和种植效果欠佳或失败 …… 213
4.4.7 术后纤毛囊肿 …… 215
4.4.8 双膦酸盐和放疗对上颌骨的影响 …… 215

4.5 侧壁开窗上颌窦底提升的病例报告 …… 224
病例之一：Ⅱ型骨缺损，单颗牙位点侧壁开窗上颌窦底提升，同期种植 …… 224
病例之二：Ⅱ型骨缺损，单颗牙位点侧壁开窗上颌窦底提升，同期种植 …… 228
病例之三：Ⅱ型骨缺损，单颗牙位点侧壁开窗上颌窦底提升，同期种植 …… 238
病例之四：Ⅱ型骨缺损，两颗牙位点侧壁开窗上颌窦底提升，同期种植 …… 244
病例之五：Ⅱ型骨缺损，3颗牙位点侧壁开窗上颌窦底提升，同期种植 …… 250
病例之六：Ⅱ型骨缺损，单颗牙位点侧壁开窗上颌窦底提升、水平向骨增量，同期种植 …… 256
病例之七：Ⅱ型骨缺损，多颗牙位点侧壁开窗上颌窦底提升、水平向骨增量，同期种植 …… 264
病例之八：Ⅲ型骨缺损，多颗牙位点侧壁开窗上颌窦底提升、垂直向骨增量，分阶段种植 …… 270

第5章 上颌窦底间隔与侧壁开窗上颌窦底提升（宿玉成 任 斌 谭包生） …… **281**

5.1 上颌窦间隔 …… 282
5.1.1 间隔的定义 …… 282
5.1.2 间隔形成的原因 …… 282

5.1.3 间隔的发生率 …… 282
5.1.4 间隔的位置 …… 282
5.1.5 间隔的分型 …… 282
5.1.6 小间隔 …… 283
5.1.7 上颌窦外生性骨疣 …… 286

5.2 存在窦底间隔的上颌窦底提升的病例报告 …… 288
病例之一：未处理间隔，上颌窦底提升同期种植 …… 288
病例之二：Ⅰ型间隔，上颌窦底提升同期种植 …… 292
病例之三：Ⅱ型间隔，上颌窦底提升同期种植 …… 298
病例之四：Ⅳ型间隔，上颌窦底提升同期种植 …… 306
病例之五：Ⅰ型间隔，上颌窦底提升分阶段种植 …… 314
病例之六：Ⅰ型间隔合并囊肿，上颌窦底提升同期种植 …… 326
病例之七：小间隔，上颌窦底提升同期种植 …… 336

第6章 上颌窦囊肿与侧壁开窗上颌窦底提升（宿玉成 李翠英） …… **347**

6.1 上颌窦内的囊肿 …… 348
6.1.1 突入上颌窦内的颌骨囊肿 …… 348
6.1.2 上颌窦囊肿和囊肿样病变 …… 352
6.1.3 上颌窦假性囊肿 …… 354
6.1.4 上颌窦潴留囊肿 …… 358
6.1.5 上颌窦黏液外渗症 …… 362
6.1.6 上颌窦黏液外渗症的鉴别诊断示例 …… 363

6.2 存在囊肿的上颌窦底提升的病例报告 …… 368
病例之一：侧壁开窗摘除上颌骨黏液囊肿 …… 368
病例之二：侧壁开窗摘除上颌窦假性囊肿，非种植病例 …… 374
病例之三：侧壁开窗摘除上颌窦假性囊肿，非种植病例 …… 396
病例之四：摘除上颌窦假性囊肿，同期上颌窦底提升 …… 404
病例之五：摘除上颌窦假性囊肿，同期上颌窦底提升 …… 410
病例之六：摘除上颌窦假性囊肿，同期上颌窦底提升 …… 416
病例之七：摘除上颌窦假性囊肿，同期上颌窦底提升 …… 426
病例之八：摘除上颌窦假性囊肿，分阶段上颌窦底提升 …… 434
病例之九：未摘除上颌窦假性囊肿，上颌窦底提升 …… 442

病例之十：摘除上颌窦潴留囊肿，同期上颌窦底提升 ……448
病例之十一：摘除上颌窦潴留囊肿，同期上颌窦底提升 ……454
病例之十二：摘除上颌窦潴留囊肿，同期上颌窦底提升 ……462
病例之十三：摘除上颌窦潴留囊肿，同期上颌窦底提升 ……470
病例之十四：摘除上颌窦潴留囊肿，同期上颌窦底提升 ……478
病例之十五：摘除上颌窦两个潴留囊肿，同期上颌窦底提升 ……484
病例之十六：摘除上颌窦潴留囊肿，同期上颌窦底提升，囊肿复发 ……492
病例之十七：未摘除上颌窦潴留囊肿，上颌窦底提升 ……496
病例之十八：侧壁开窗治疗上颌窦黏液外渗症 ……506
病例之十九：侧壁开窗治疗复发性上颌窦黏液外渗症，分阶段上颌窦底提升 ……522
病例之二十：穿牙槽嵴治疗上颌窦黏液外渗症 ……530

第7章 上颌窦底提升黏骨膜穿孔与二次开窗（宿玉成 潘 红 林润台） …… **541**

7.1 上颌窦底提升的黏骨膜穿孔 …… 542
7.1.1 侧壁开窗上颌窦底提升的黏骨膜状态 ……542
7.1.2 术中黏骨膜穿孔 ……543
7.1.3 黏骨膜穿孔位置与穿孔大小的分类 ……545
7.1.4 黏骨膜穿孔的BITC分类 ……545
7.1.5 黏骨膜穿孔的治疗 ……545

7.2 二次开窗上颌窦底提升 …… 547
7.2.1 手术时机 ……547
7.2.2 侧壁开窗要点 ……547

7.3 侧壁开窗上颌窦底提升黏骨膜穿孔的病例报告 …… 548
病例之一：上颌窦底提升，Ⅲ类黏骨膜穿孔 ……548
病例之二：上颌窦底提升，Ⅲ类黏骨膜穿孔 ……556
病例之三：上颌窦底提升，Ⅲ类黏骨膜穿孔 ……562
病例之四：上颌窦底提升，Ⅲ类黏骨膜穿孔 ……568
病例之五：上颌窦底提升，Ⅲ类黏骨膜穿孔 ……574

病例之六：二次开窗上颌窦底提升，Ⅱ类黏骨膜穿孔 ……584
病例之七：二次开窗上颌窦底提升，Ⅰ类黏骨膜穿孔 ……590

第8章 上颌窦底提升的术后感染（宿玉成 王 瞳） …… **609**

8.1 鼻-鼻窦炎 …… 610
8.1.1 鼻-鼻窦炎的一般性概述 ……610
8.1.2 鼻-鼻窦炎的放射线诊断 ……611

8.2 术后上颌窦黏骨膜增厚 …… 614

8.3 术后上颌窦感染 …… 616
8.3.1 一般性论述 ……616
8.3.2 术后上颌窦感染的分类 ……618
8.3.3 术后急性上颌窦炎 ……618
8.3.4 术后慢性上颌窦炎 ……621
8.3.5 术后骨增量材料感染 ……621

8.4 术后上颌窦感染的病例报告 …… 624
病例之一：慢性鼻-鼻窦炎，非种植病例 ……624
病例之二：复发性急性鼻-鼻窦炎，非种植病例 ……632
病例之三：穿牙槽嵴上颌窦底提升的术后急性上颌窦炎 ……648
病例之四：穿牙槽嵴上颌窦底提升的术后急性上颌窦炎 ……656
病例之五：穿牙槽嵴上颌窦底提升的术后慢性上颌窦炎 ……662
病例之六：侧壁开窗上颌窦底提升的术后急性上颌窦炎 ……670
病例之七：侧壁开窗上颌窦底提升的术后急性上颌窦炎 ……678

跋（宿玉成） …… **692**

编辑手记（陈 刚） …… **696**

参考文献 …… **698**

Chapter 1

Applied Anatomy and Radiological Diagnosis of Maxillary Sinus

Su Yucheng, Chen Deping, Geng Wei

第1章

上颌窦应用解剖和放射线诊断

宿玉成　陈德平　耿　威

1.1 引言

上颌窦底提升的病例甄别、方案设计、临床效果和并发症等均与上颌窦解剖、上颌窦病变和剩余骨量等因素密切相关。术前要获得相关信息，除了有限的临床检查之外，主要依靠放射线检查。因此，放射线检查是了解上颌窦的重要手段。

总体而言，上颌窦的放射线检查技术包括根尖放射线片、曲面体层放射线片、华氏位放射线片、多层螺旋计算机体层成像（MSCT）和锥形束计算机体层成像（CBCT）等。根尖放射线片可以显示上颌窦底，但是不能显示全部的上颌窦形态，故只作为种植体周围骨高度的基线记录和复诊时的放射线检查手段。曲面体层放射线片和华氏位放射线片多用于显示双侧上颌窦的结构与病变，但由于解剖结构重叠，对上颌窦进行详细的检查受到限制。只有三维成像技术（MSCT和CBCT）才能准确提供上颌窦的空间关系、解剖细节和病变等。而CBCT具有放射线辐射剂量小等优点，是上颌窦放射线检查的常规手段。笔者使用的CBCT主要有两种型号：①ORTHOPHOS SL 3D（Dentsply Sirona，德国），视野11cm×10cm，空间分辨率0.08mm；②ORTHOPHOS XG 3D Ceph（Dentsply Sirona，德国），视野8cm×8cm，空间分辨率0.1mm/0.16mm。

本章中，笔者将与上颌窦底提升相关的鼻腔、上颌窦及其他鼻窦解剖和CBCT断层对应讨论，有利于读

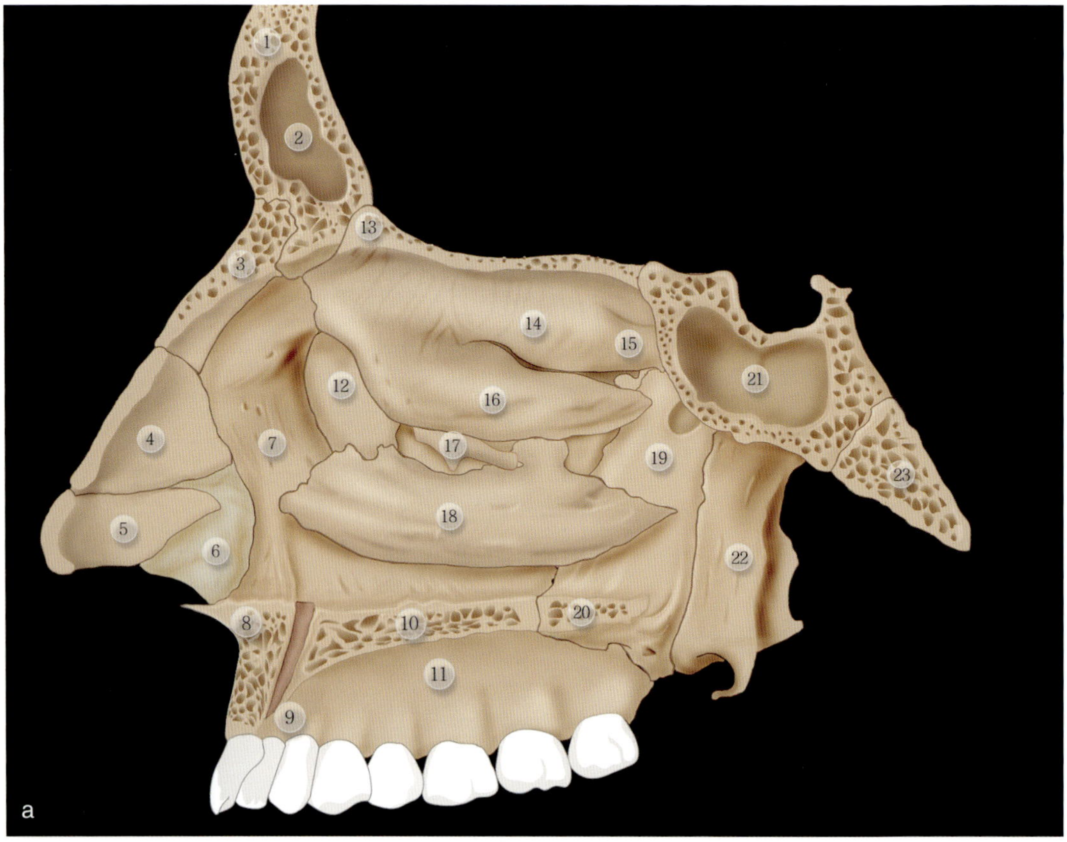

图1-1　鼻腔外侧壁模式图

a. 侧面观。1. 额骨；2. 额窦；3. 鼻骨；4. 鼻中隔软骨外侧突；5. 鼻大翼软骨；6. 鼻翼纤维脂肪组织；7. 上颌骨额突；8. 前鼻棘；9. 切牙管；10. 上颌骨腭突；11. 牙槽突；12. 泪骨；13. 筛板；14. 上鼻甲；15. 蝶筛隐窝；16. 中鼻甲；17. 钩突；18. 下鼻甲；19. 腭骨垂直板；20. 腭骨水平板；21. 蝶窦；22. 蝶骨翼突；23. 枕骨基底部。（参考Norton[1]绘制）

者理解。其中上颌窦是讨论的重点，包括：

- **上颌窦底** 包括窦底骨高度、窦底走行与间隔等。
- **侧壁** 包括侧壁形态、厚度以及牙槽上颌窦动脉的位置等。
- **牙槽突** 包括牙槽突维度、骨弓轮廓以及是否存在邻牙根尖病变等。
- **上颌窦黏骨膜** 包括是否存在黏骨膜增厚、感染、囊肿以及上颌窦开口是否通畅等。
- **鼻腔及其他鼻窦** 包括是否存在鼻中隔弯曲、鼻甲肥大、窦口-鼻道复合体和其他鼻窦的感染等。

1.1.1 鼻腔解剖概述

上颌窦与鼻腔以及其他鼻窦之间的感染性疾病可以相互影响，必须完全掌握这些结构的解剖和影像学特点，才能为上颌窦底提升的病例甄别、方案选择以及对术后感染的治疗做出正确的判断。

通常，口腔种植医生缺乏鼻腔检查的条件，CBCT是便捷、可靠的检查手段。诊断上颌窦与其他鼻窦疾病的放射线影像学要点包括：

- 鼻腔及鼻窦的解剖学形态、结构和变异分析，包括是否存在鼻中隔弯曲、鼻甲肥大以及窦口-鼻道复合体肿胀或堵塞等。
- 黏骨膜增厚的特征，鉴别囊肿、肿瘤和感染性疾病，以及对周围解剖结构是否有挤压或侵蚀等。
- 鼻窦开口是否堵塞。

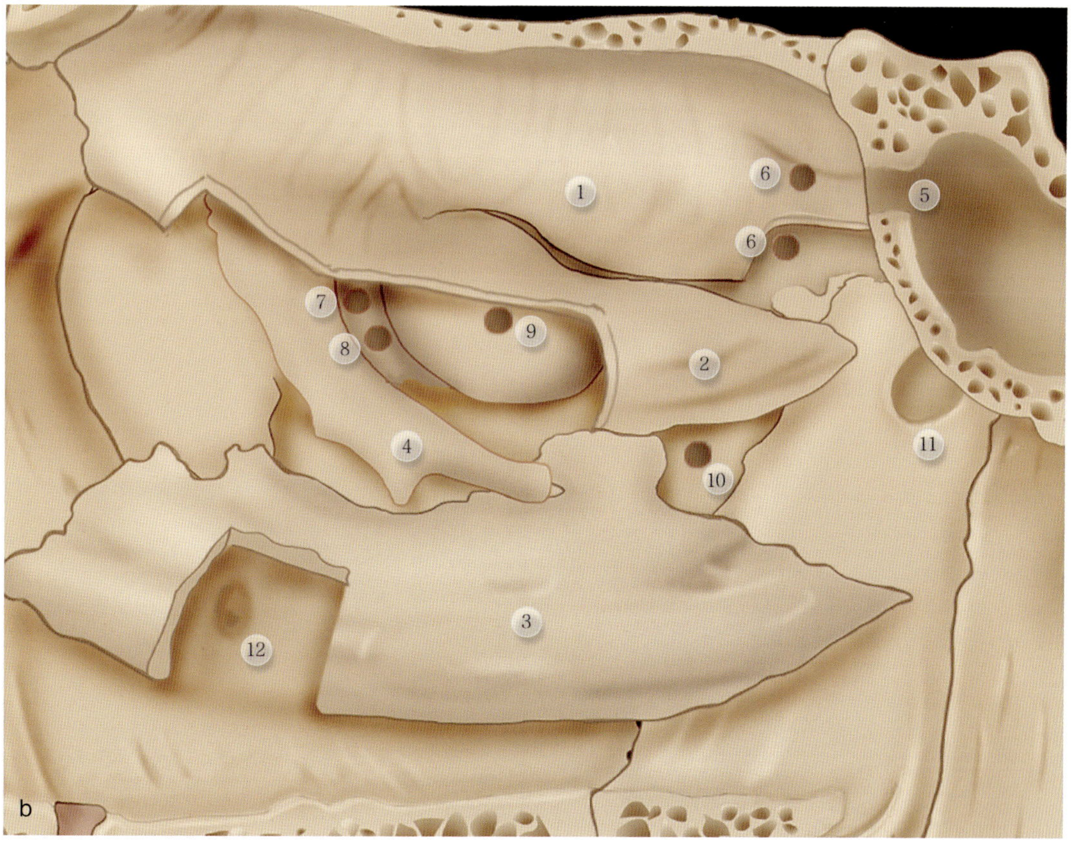

图1-1 鼻腔外侧壁模式图（续）

b. 图1-1a的局部放大图，模拟切除部分上鼻甲、中鼻甲和下鼻甲之后暴露的深面结构与鼻窦开口。1. 上鼻甲；2. 中鼻甲；3. 下鼻甲；4. 钩突；5. 蝶窦开口；6. 后组筛窦开口；7. 额窦开口；8. 前组筛窦开口；9. 中组筛窦开口；10. 上颌窦开口；11. 蝶窦孔；12. 鼻泪管开口。（参考Norton[1]绘制）

鼻腔（nasal cavity）位于颅底与口腔之间，与鼻窦相连，冠状面呈三角形，顶窄底宽，鼻中隔将其分为左右两部分。鼻翼所围成的空间为鼻前庭，之后为固有鼻腔。每侧固有鼻腔有上、下、内、外4个壁。

- **上壁（即顶壁）** 较为狭窄，与颅前窝相邻，由鼻骨、额骨、筛骨筛板和蝶骨构成。
- **下壁（即底壁）** 为硬腭的鼻腔面，与口腔相隔，由上颌骨腭突和腭骨水平板所构成。
- **内侧壁（即鼻中隔）** 由鼻中隔软骨、筛骨正中板、犁骨和上颌骨腭突共同构成，鼻中隔多偏向一侧，偏向左侧者多见。
- **外侧壁** 构造复杂，由上颌骨、泪骨、鼻甲骨、筛骨（内壁）、腭骨垂直板及蝶骨翼突所构成。外侧壁与上颌窦关系密切，其下部参与上颌窦内壁的构成（图1-1a）。

鼻腔外侧壁从下向上有3个呈阶梯状排列的长条骨片，表面被覆黏膜，分别称之为下鼻甲、中鼻甲和上鼻甲。其大小依次缩小约1/3、前端位置依次后移约1/3。每个鼻甲下方与鼻腔外侧壁形成一个裂隙状的空间，自下而上依次为下鼻道、中鼻道和上鼻道。在中鼻道钩突和筛泡这两个突起之间形成一个弧形裂隙，为半月裂孔。半月裂孔向前下和外上逐渐扩大形成一个漏斗状的空间，称之为筛漏斗（ethmoid infundibulum），从前上向后下依次有额隐窝、额鼻管、前组筛窦开口和上颌窦开口。围绕筛漏斗形成窦口-鼻道复合体（图1-1b）。窦口-鼻道复合体（ostiomeatalex，ostiomeatal complex，OMC）并非有明确边界的独立的解剖结构，而是以筛漏斗为中心、由诸多相邻结构和空隙组成的特殊区域（图1-1b），包括中鼻甲及其基板、钩突、筛漏斗、筛泡、前组筛窦、中鼻道半月裂孔及上颌窦自然窦开口等结构，是筛窦、上颌窦、额窦引流和通气的最终共同通路。该部位易受鼻及鼻窦炎性病变的侵犯，而且具有易引起和加重各鼻窦慢性炎症临床表现的特点。

1.1.2 鼻窦解剖概述

鼻窦（nasal sinus），也称之为副鼻窦（paranasal sinus），与鼻腔相通的含气空腔，左右对称排列，包括上颌窦、额窦、筛窦和蝶窦（图1-2）。

- 每个鼻窦都以其所在的骨命名。
- 每个鼻窦窦腔都内衬呼吸上皮（即假复层纤毛柱状上皮），并与鼻腔相延续。
- 每个鼻窦的形态和体积变化均很大。
- 每个鼻窦的被覆黏膜血管丰富。
- 尽管引流区域不同，但所有鼻窦都引流至鼻腔。

仅仅依靠患者的主诉和临床检查，很难判断患者鼻腔和鼻窦的临床状态，尤其是对于口腔种植专业的医生。CBCT可对任何兴趣区进行三维重建，包括依据医生的需求任意选择断层或利用CBCT所设置的程序对某一兴趣区进行标准断面的三维断层（包括冠状面、矢状面和水平面）。可以通过CBCT了解上颌窦底和其他鼻窦的状态，尤其是术前是否存在鼻窦感染和其他疾病。一旦发生术后感染，可以做出准确的诊断，采取相应的治疗手段，并防止炎症的进一步扩散。

上颌窦

上颌窦（maxillary sinus，MS）是位于双侧面中部和上颌后部的一对与鼻腔相通的含气空腔，左右各一。上颌窦的上方为眶底，下方为牙槽突，后方为颞下窝和翼腭窝，内侧为鼻腔，外侧为颊部。上颌窦开口于中鼻道（图1-3a）。

额窦

额窦（frontal sinus）是位于眉弓后方额骨内的一对与鼻腔相通的含气空腔，左右各一，通常不对称。额窦的上方为前颅窝，下方为眼眶、前组筛窦和鼻腔，前方为前额和眉弓，后方为颅后窝，内侧为对侧额窦。额窦开口于中鼻道（图1-3e）。

筛窦

筛窦（ethmoidal sinus）是位于鼻腔外侧壁上方与两眶之间的筛骨迷路内的海绵状含气空腔。主要位于筛骨侧壁，还与额骨、上颌骨、泪骨、蝶骨和腭骨等毗邻。筛窦的上方为前颅窝，内侧为鼻腔，外侧为眼

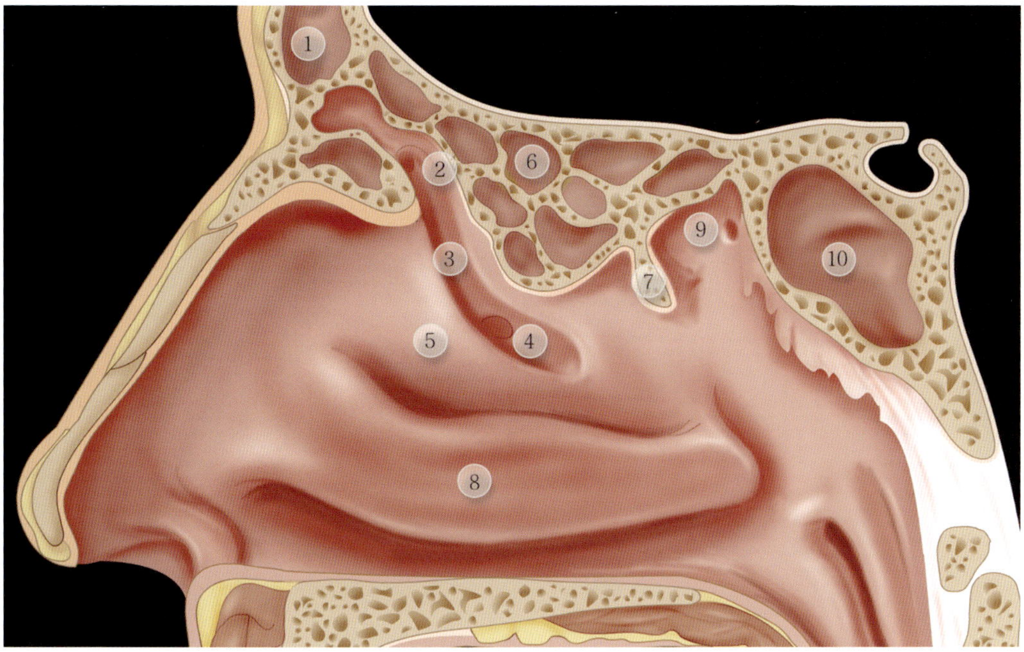

图1-2　部分鼻窦的位置及开口模式图

1. 额窦；2. 额鼻管开口；3. 半月裂孔；4. 上颌窦开口；5. 中鼻甲；6. 筛窦；7. 钩突；8. 下鼻甲；9. 蝶窦开口；10. 蝶窦。（参考Norton[1]绘制）

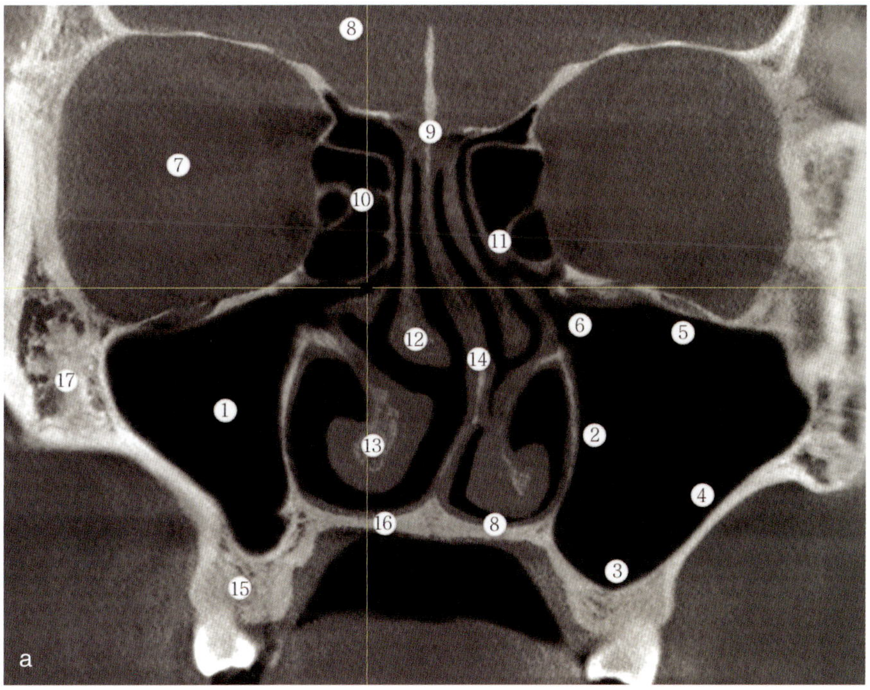

图1-3　鼻窦与鼻窦开口的CBCT检查

a～e. 23岁健康女性，CBCT扫描。a. 以上颌窦开口（十字线交叉点）为兴趣区的冠状面断层。1. 上颌窦；2. 上颌窦内壁；3. 上颌窦下壁（窦底）；4. 上颌窦前壁（外侧壁）；5. 上颌窦上壁；6. 上颌窦开口；7. 眼球；8. 前颅窝；9. 鼻中隔（筛骨垂直板）；10. 中组筛窦；11. 上鼻甲；12. 中鼻甲；13. 下鼻甲；14. 鼻中隔（筛骨垂直板）；15. 牙槽突；16. 硬腭（腭骨）；17. 颧骨。鼻中隔向左侧严重偏曲。

眶。每侧存在3～18个气房，分为前、中、后3组（也有文献将其分为前、后2组），互相以薄骨片相隔，前组筛窦和中组筛窦开口于中鼻道，后组筛窦开口于上鼻道（图1-3b，d，e）。

蝶窦

蝶窦（sphenoidal sinus）是位于蝶骨体内的一对鼻窦，被不规则的内板隔为两个较大而且形状不规则的含气空腔。蝶窦的上方为垂体窝、垂体和视交叉，下方为鼻咽和翼管，前方为鼻腔顶的后段及筛窦后壁，内侧为骨性蝶窦中隔，外侧为海绵窦、颈内动脉和部分颅神经，后壁与颅后窝相邻。每侧蝶窦向前开口于蝶筛隐窝，与鼻腔的上鼻道相连通（图1-3d）。

图1-3是通过一位健康青年女性的CBCT扫描来显示各组鼻窦及鼻窦开口。其中图1-3a～c是以上颌窦

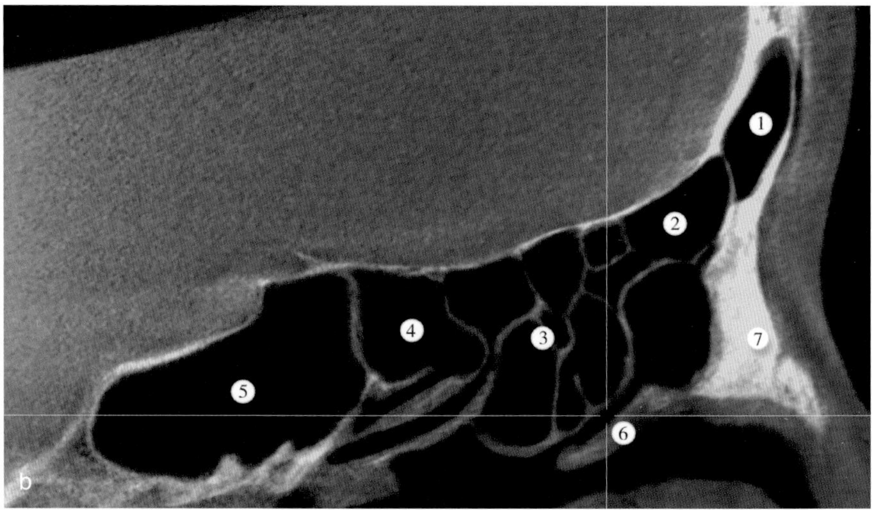

图1-3 鼻窦与鼻窦开口的CBCT检查（续）
b. 以上颌窦开口（十字线交叉点）为兴趣区的矢状面断层。1. 额窦；2. 前组筛窦；3. 中组筛窦；4. 后组筛窦；5. 蝶窦；6. 上颌窦开口；7. 鼻骨。

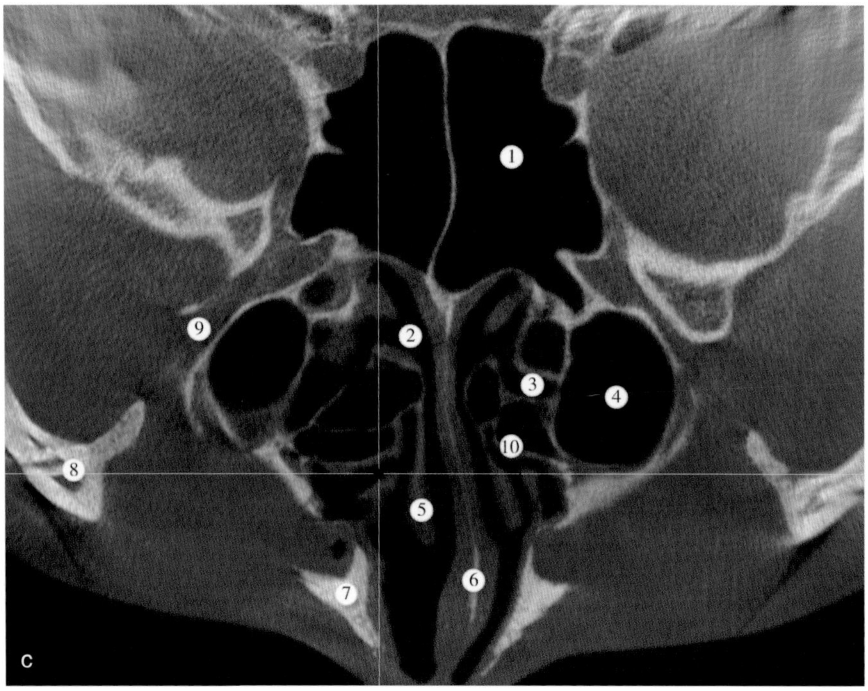

图1-3 鼻窦与鼻窦开口的CBCT检查（续）
c. 以上颌窦开口（十字线交叉点）为兴趣区的水平面断层。1. 蝶窦；2. 后组筛窦开口；3. 筛窦；4. 上颌窦；5. 中鼻甲；6. 鼻中隔；7. 鼻骨；8. 颧骨；9. 翼上颌裂；10. 上颌窦开口。

开口为兴趣区的断层，包括冠状面、矢状面和水平面断层；图1-3d和e为以其他标志点为兴趣区的断层。

在同一个体的不同发育时期，鼻窦形态、体积、开口位置以及对称程度可能会存在差异；在同一个体左右两侧的鼻窦形态、体积、开口位置以及对称程度也可能存在一定差异；在不同个体的鼻窦形态、体积以及开口位置也可能存在一定差异。

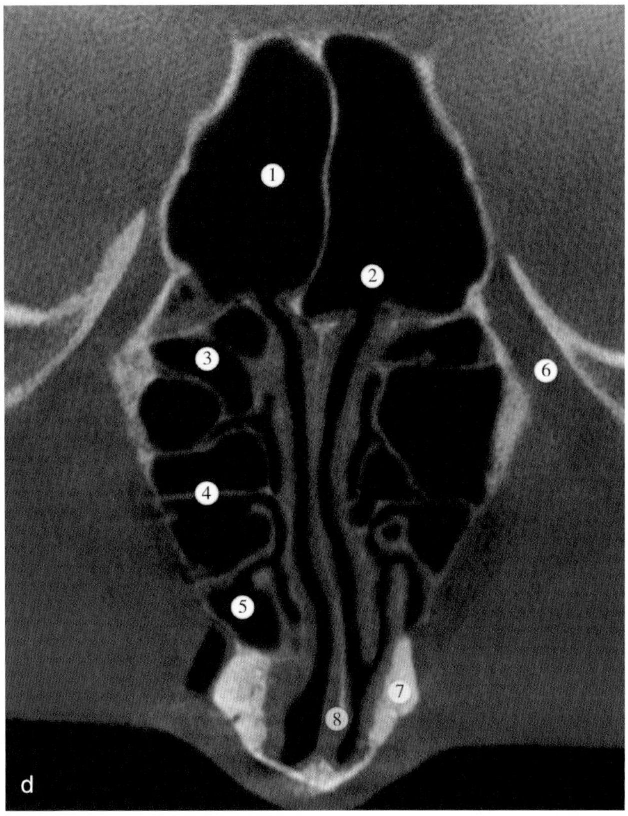

图1-3　鼻窦与鼻窦开口的CBCT检查（续）
d. 以鼻根下方为兴趣区的水平面断层。1. 蝶窦；2. 蝶窦开口；3. 后组筛窦；4. 中组筛窦；5. 前组筛窦；6. 翼上颌裂；7. 鼻骨；8. 鼻中隔。

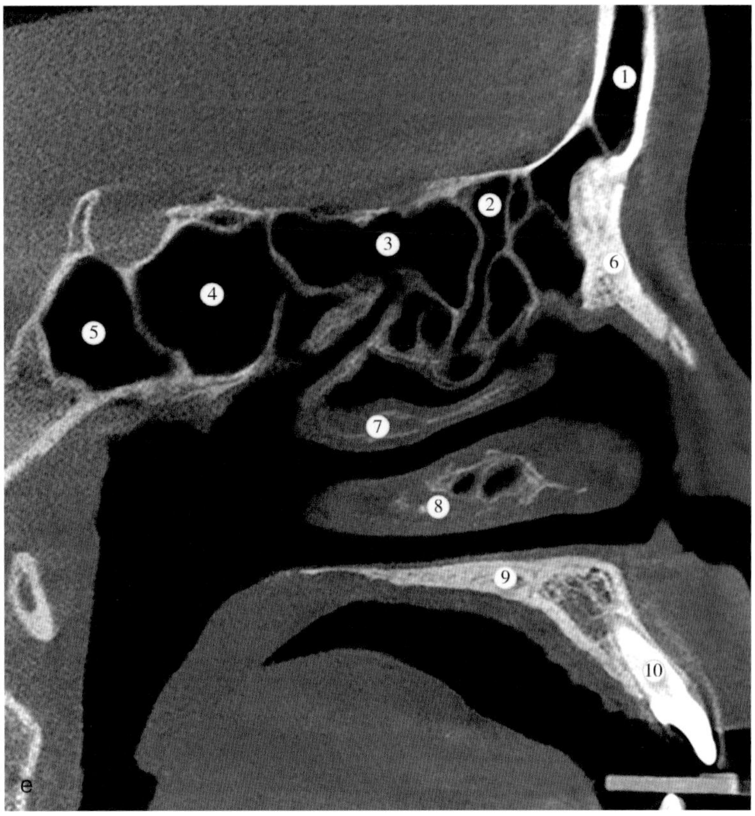

图1-3　鼻窦与鼻窦开口的CBCT检查（续）
e. 以上颌右侧侧切牙为兴趣区的矢状面断层。1. 额窦；2. 前组筛窦；3. 中组筛窦；4. 后组筛窦；5. 蝶窦；6. 鼻骨；7. 中鼻甲；8. 下鼻甲；9. 硬腭；10. 侧切牙。

1.2 上颌窦发育与气化

上颌窦首先由英国外科医生Nathaniel Highmore发现并详细描述，所以也称之为海默尔窦（antrum of Highmore）。上颌窦的功能尚不完全明晰，已知的功能包括声音共振、部分嗅觉、对吸入空气的温热和湿润以及减轻头颅的重量等[2]。

上颌窦腔的扩大是发育和气化的结果（图1-4，图1-5）。作为胚胎发育的第一个窦，上颌窦大约从妊娠10周开始发育[3]。妊娠第5个月时扩展成上颌窦腔，窦腔内充满液体，出生时充气。婴儿的上颌窦腔高约8mm、深约4mm、宽约4mm，在出生之后的第1年迅速扩张，而且在整个儿童期持续扩张[4]。在恒牙萌出之前，窦腔并未占据大量的空间，但在整个青春期伴随恒牙的发育与萌出过程，窦腔发生显著的进行性气化，约在14岁达到成人大小[5]。

1.2.1 上颌窦气化

上颌窦发育完成之后，上颌窦气化仍在持续发展，上颌窦腔体积持续增大，其原因如下：

- **窦内气压变化因素** 呼气时，空气通过位于中鼻道的上颌窦开口被压入上颌窦腔内，窦内气压升高，形成正压。吸气时，窦内空气通过上颌窦开口被吸出窦腔，窦内气压降低，形成负压。这种交替性的强大压力变化导致上颌窦骨壁不断吸收，窦腔不断扩大（图1-5）。
- **窦底骨密度因素** 与颌骨的其他部位相比，上颌窦底骨密度较低，抗吸收能力差，将加速上颌窦气化所导致的窦底骨吸收。
- **缺牙位点的失用性因素** 上颌后牙缺失之后，局部咬合功能丧失，咀嚼力对窦底骨的生理性刺激降低，可能发生牙槽骨失用性萎缩。此时，窦底

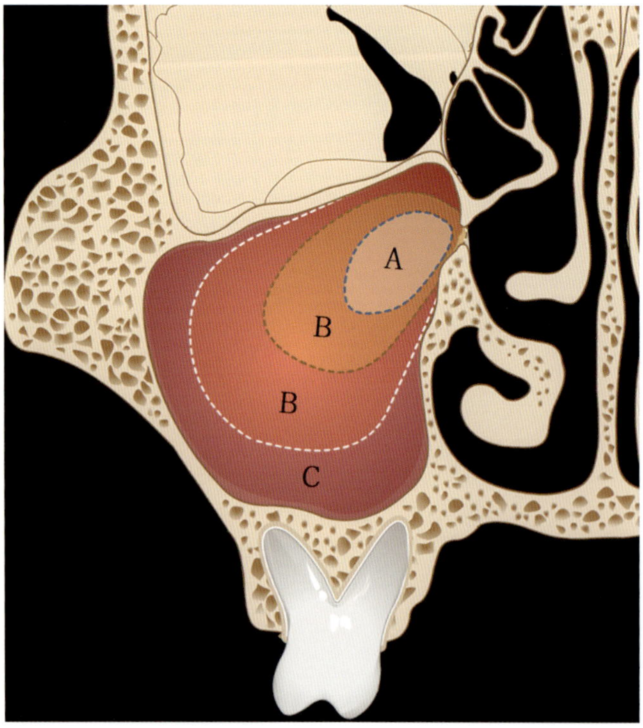

图1-4 上颌窦发育模式图
伴随着生长发育，上颌窦腔不断扩张。窦腔发育初期（A）、中期（B）、成年（C）阶段。（参考Al-Faraje[6]绘制）

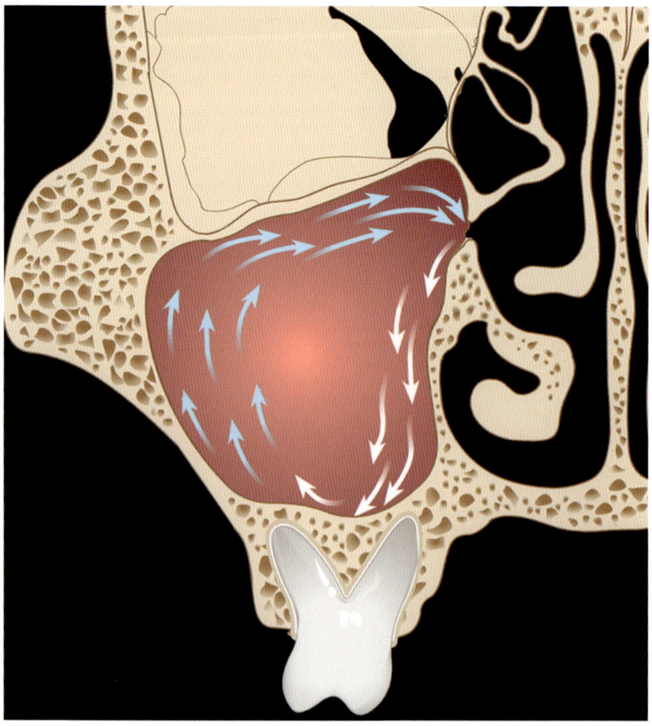

图1-5 上颌窦气化模式图
通过上颌窦开口进入上颌窦的空气压力增加，导致上颌窦骨壁受压、吸收，窦腔不断扩大。（参考Al-Faraje[6]绘制）

骨对气化的抵抗力下降，进一步放大气化效应。

通常，双侧上颌窦对称，但也存在个体差异。发育完成之后的上颌窦容积差别较大，Arx和Lozanoff[7]对9篇关于尸体解剖测量、CT或CBCT测量的文献进行了综述报道，上颌窦的近远中向平均长度为28.9～47.6mm，垂直向平均高度为30～43.7mm，颊舌向平均宽度为9.3～35.3mm，上颌窦的平均体积为10.5～18cm^3（mL）。因此，上颌窦最大径为近远中向长度，其次为垂直向高度，最小径为颊舌向宽度。

在生长发育和上颌窦气化过程中，窦腔不断扩张，容积不断扩大，窦底位置变化更为显著。Sharan和Madjar[8]的研究显示，在12～13岁时，窦底与鼻底平齐；在20岁时，窦底扩展至鼻底下5～10mm处。

除窦底的牙槽突外，上颌窦腔骨壁通常完全是由皮质骨构成，而窦底的牙槽突内为疏松的松质骨。上

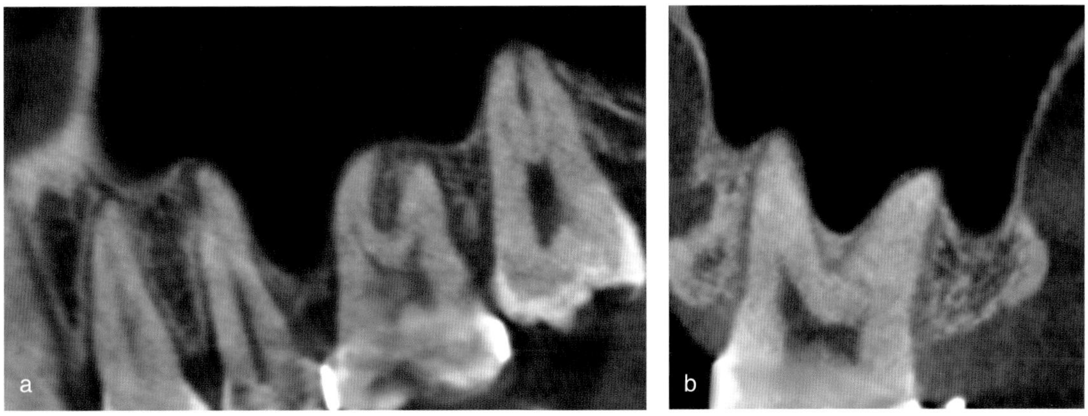

图1-6　严重气化上颌窦的CBCT检查

a. 严重气化的上颌窦侵犯窦底牙槽突，在第二前磨牙和第一磨牙之间形成“牙间陷凹”。b. 严重气化的上颌窦侵犯窦底牙槽突，第一磨牙腭根周围形成“根周陷凹”，牙根突入上颌窦内。

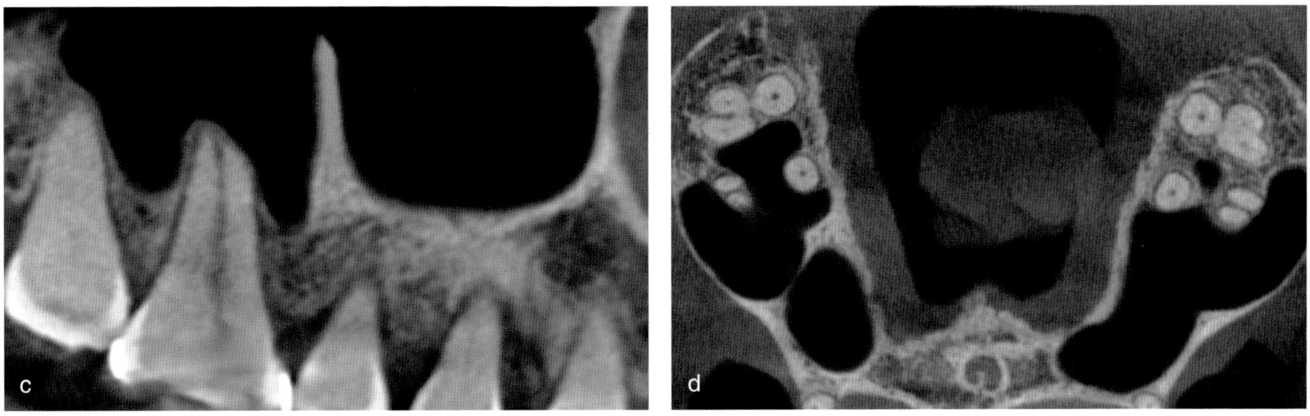

图1-6　严重气化上颌窦的CBCT检查（续）

c. 严重气化的上颌窦侵犯窦底牙槽突，牙根周围形成“根周陷凹”，牙根突入上颌窦内，右侧第一磨牙更明显。d. 上颌窦均严重气化，在第一磨牙两个颊根与腭根之间形成“根间陷凹”。

颌窦气化效应沿窦底牙槽突扩展，气化异常严重者形成如下特征性表现：

- 向前，窦腔至尖牙或侧切牙的根方，甚至接近面中线。此时，往往在窦底前部形成狭窄型窦底。
- 向下，窦底气化至根尖周，形成窦底“陷凹”：“牙间陷凹”，在相邻牙之间的窦底骨吸收，形成裂隙样骨陷凹（图1-6a）；“根周陷凹”，牙根周围骨吸收，牙根呈圆锥状“伸入”窦腔（图1-6b，c）；“根间陷凹”，磨牙牙根之间的骨吸收，形成第一磨牙或第二磨牙3个牙根之间的陷凹（图1-6d）。这些陷凹周围的牙根表面仍然被覆薄层骨板。但此类病例，一旦牙缺失会发生严重的窦底骨吸收。
- 窦底的最低点通常在第一磨牙区，但多数牙缺失可能会打破这一规律。
- 有时整个牙槽骨被完全气化，只有纸样薄层骨板将上颌窦黏骨膜和口腔黏骨膜隔离，甚至出现窦底骨板缺失（图1-7e）。

如前所述，在发育过程或上颌窦气化过程中，窦底的位置（或称之为窦底相对位置）不断下降，降至鼻底水平、鼻底下水平，腭鼻隐窝也越来越明显。腭鼻隐窝较低时，预示着上颌窦气化更加明显、窦底剩余骨高度不足（图1-7）。

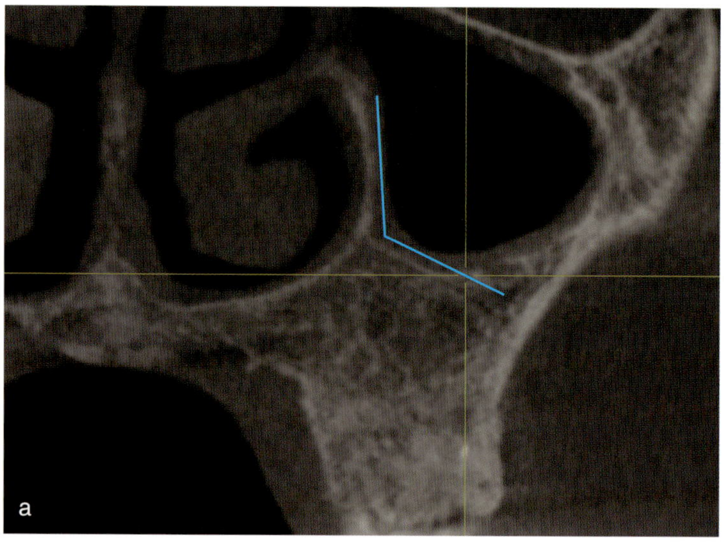

图1-7　窦底的相对位置

通常用鼻底水平界定窦底相对位置的高低。a. 窦底高于鼻底水平，腭鼻隐窝通常成钝角。

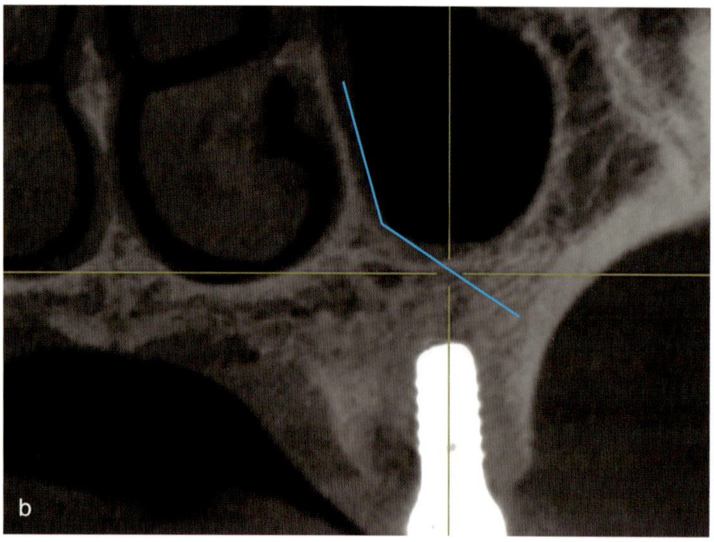

图1-7　窦底的相对位置（续）

通常用鼻底水平界定窦底相对位置的高低。b. 窦底略高于鼻底水平，腭鼻隐窝通常成钝角。

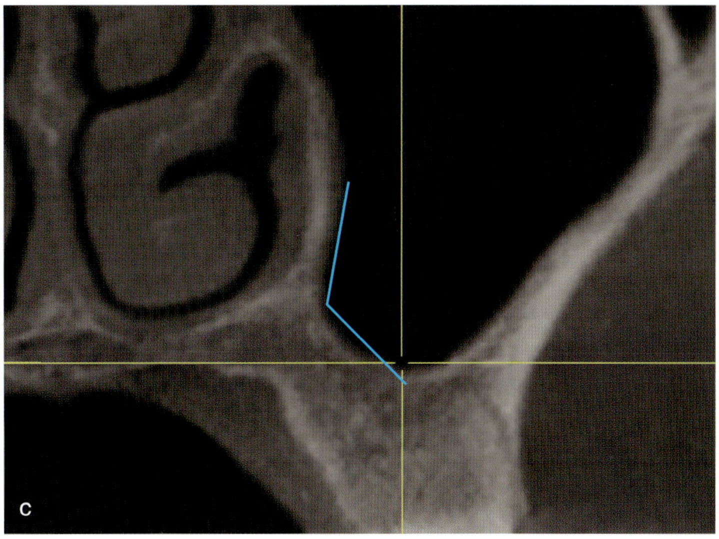

图1-7　窦底的相对位置（续）
通常用鼻底水平界定窦底相对位置的高低。c. 窦底低于鼻底水平，腭鼻隐窝通常成钝角。

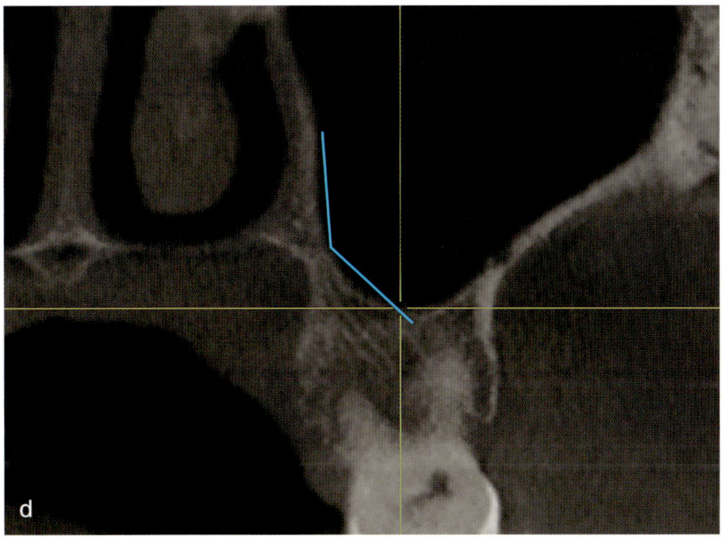

图1-7　窦底的相对位置（续）
通常用鼻底水平界定窦底相对位置的高低。d. 窦底低于鼻底水平，腭鼻隐窝通常成钝角。

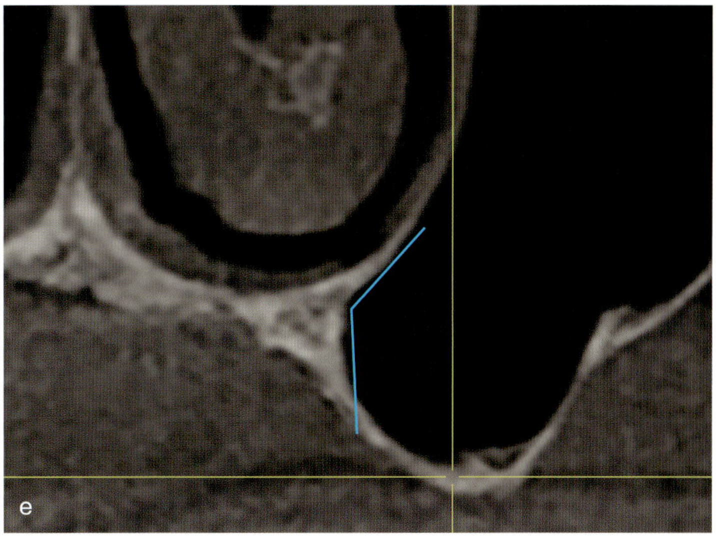

图1-7　窦底的相对位置（续）
通常用鼻底水平界定窦底相对位置的高低。e. 窦底显著低于鼻底水平。

1.2.2 上颌窦发育不良或上颌窦发育不全

尽管在文献上认为上颌窦发育不良（maxillary sinus aplasia，MSA）和上颌窦发育不全（maxillary sinus hypoplasia，MSH）不同，但事实上对上颌窦重度发育不全和上颌窦发育不良病因及临床表现的描述并不存在实质性的区别。上颌窦发育不良和上颌窦发育不全可以发生于双侧上颌窦，也可以发生于单侧上颌窦，其发病机制并不清晰，通常认为钩突发育异常会导致上颌窦发育受损[9]。理论上，上颌窦发育不良和上颌窦发育不全可能与骨吸收不足、鼻窦腔不能充分通气有关[7]，胚胎、婴幼儿和儿童上颌窦发育时期的创伤等也可能是重要的相关因素，也可能是某些全身性疾病（如Treacher-Collins综合征）的局部临床表现。

有文献认为，与上颌窦发育不全相比，上颌窦发育不良是较为罕见的鼻窦发育异常，上颌窦容积显著低于正常，并经常具有下壁和侧壁的大量骨增厚[9]。

诊断上颌窦发育不全主要是依据放射线检查，如MSCT和CBCT扫描。上颌窦发育不全的发生率为4%～5%[5]，放射线表现包括窦腔变小、窦底位置高于鼻底、眼眶增大、上颌窦骨壁增厚、钩突异常、尖牙窝较高、眶下管移位、眶上裂和翼腭裂扩大等[10]。

进行性上颌窦发育不全（progressive maxillary sinus hypoplasia）则为更罕见的上颌窦发育性疾病，上颌窦骨壁向心性缩进、上颌窦体积持续减小[11]。

Bolger等[9]将上颌窦发育不全分为以下3种不同类型：

- **轻度发育不全** 伴有充分发育的筛漏斗部和正常的钩突。
- **中度发育不全** 筛漏斗通道不明显，钩突发育不全或无钩突。
- **重度发育不全** 可以形成鼻腔外侧壁的浅裂隙，钩突结构缺如。

图1-8为两例上颌窦重度发育不全，窦腔显著变

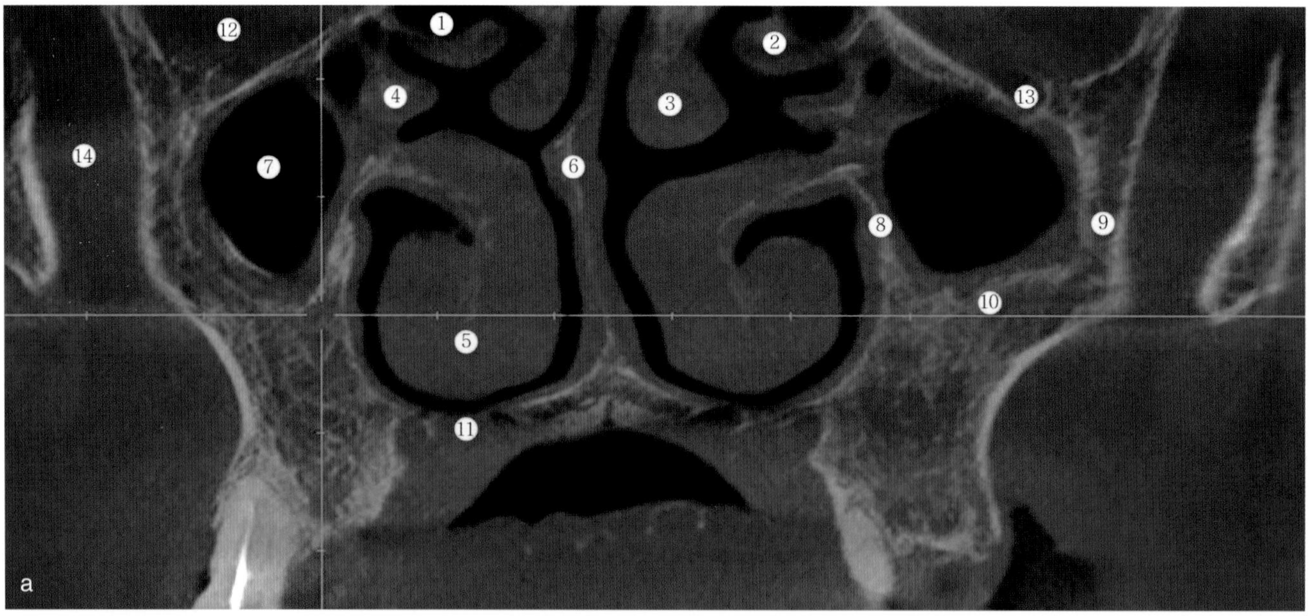

图1-8 上颌窦重度发育不全

a. 71岁女性患者，上颌窦重度发育不全，CBCT扫描。以右侧窦底（十字线交叉点）为兴趣区的冠状面断层。双侧上颌窦腔及周围结构呈对称状态。上颌窦腔显著缩小，窦底位置高于鼻底，眶下管扩大，上颌窦外侧壁和下壁显著增厚，但内壁无明显增厚，翼腭裂和鼻腔显著扩大，骨密度低。与文献中的相关描述不同的是，钩突未见显著异常。1. 筛窦；2. 上鼻甲；3. 中鼻甲；4. 钩突；5. 下鼻甲；6. 鼻中隔；7. 上颌窦；8. 上颌窦内壁；9. 上颌窦前外侧壁；10. 上颌窦底（下壁）；11. 鼻底；12. 眼球；13. 眶下管；14. 翼上颌裂。

小、窦底明显高于鼻底、侧壁和下壁明显增厚、眶下管移位、翼腭裂显著扩大，但钩突未见明显异常。

目前，尚无关于上颌窦发育不良或上颌窦发育不全对天然牙的影响和种植治疗成功率的文献报道。似乎此类病例上颌后部骨高度和骨宽度非常充足，有利于植入足够长度和直径的种植体。但通常存在较低的骨密度，对种植体长期留存率的影响缺乏循证依据。

我们可能并不关心筛窦、蝶窦和额窦的发育异常，因为这并不影响种植治疗。但我们应当了解鼻腔结构的发育异常，例如鼻中隔弯曲和鼻甲发育异常，这些征象与术后上颌窦感染的诊断密切相关。图1-9为一例中鼻甲发育异常的病例。

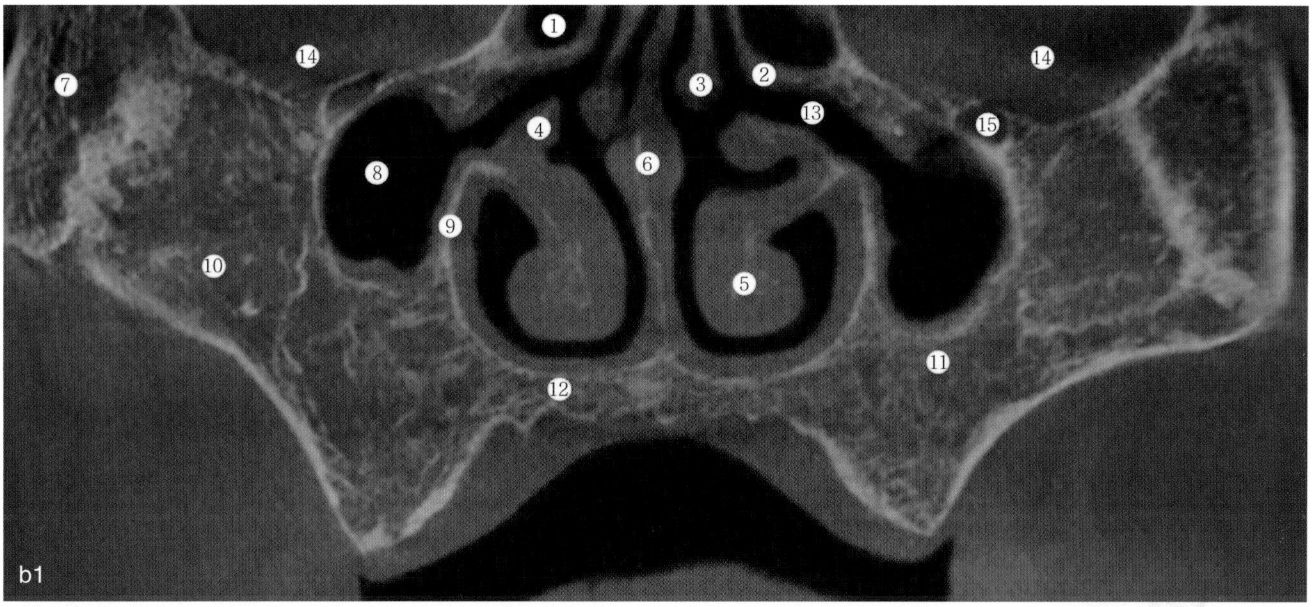

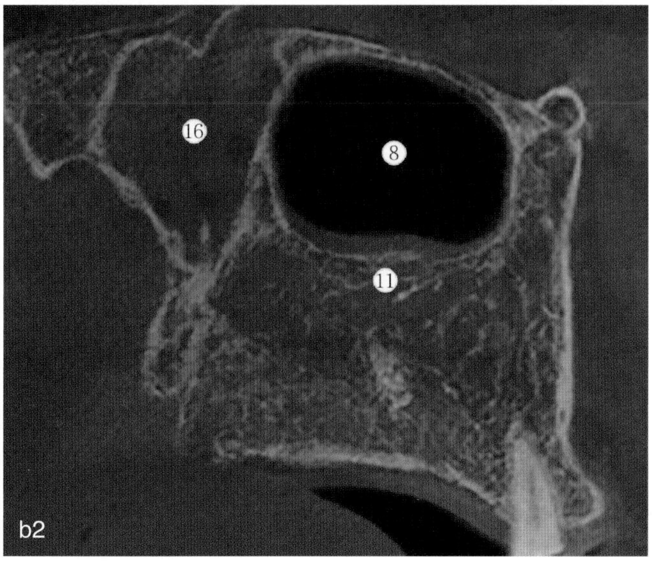

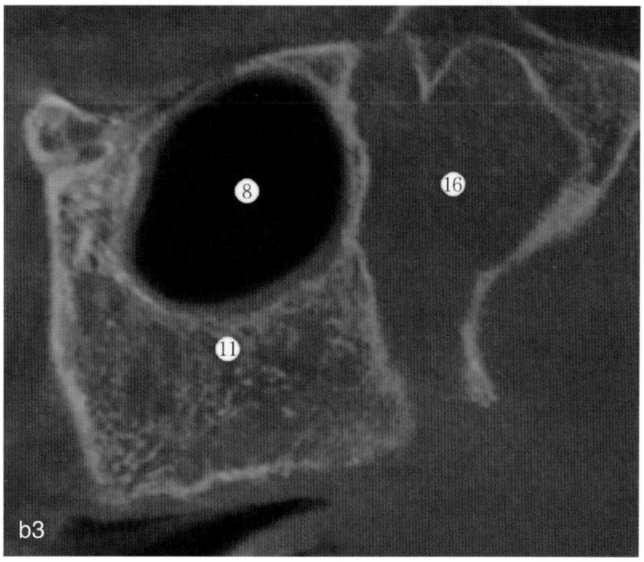

图1-8　上颌窦重度发育不全（续）

b. 55岁男性患者，上颌窦重度发育不全，CBCT扫描。依次以上颌窦开口为兴趣区的冠状面断层（b1）、以右侧第一磨牙（b2）和以左侧第一磨牙（b3）为兴趣区的矢状面断层。双侧上颌窦腔及周围结构对称，窦腔变小，窦底位置高于鼻底，上颌窦内壁、外侧壁和下壁显著增厚，眶下管扩大，翼腭裂和鼻腔显著扩大，骨密度低，钩突未见显著异常，上颌窦开口通畅。1. 筛窦；2. 上鼻甲；3. 中鼻甲；4. 钩突；5. 下鼻甲；6. 鼻中隔；7. 颧骨；8. 上颌窦；9. 上颌窦内壁；10. 上颌窦前外侧壁；11. 上颌窦底（下壁）；12. 鼻底；13. 上颌窦开口；14. 眼球；15. 眶下管；16. 翼上颌裂。

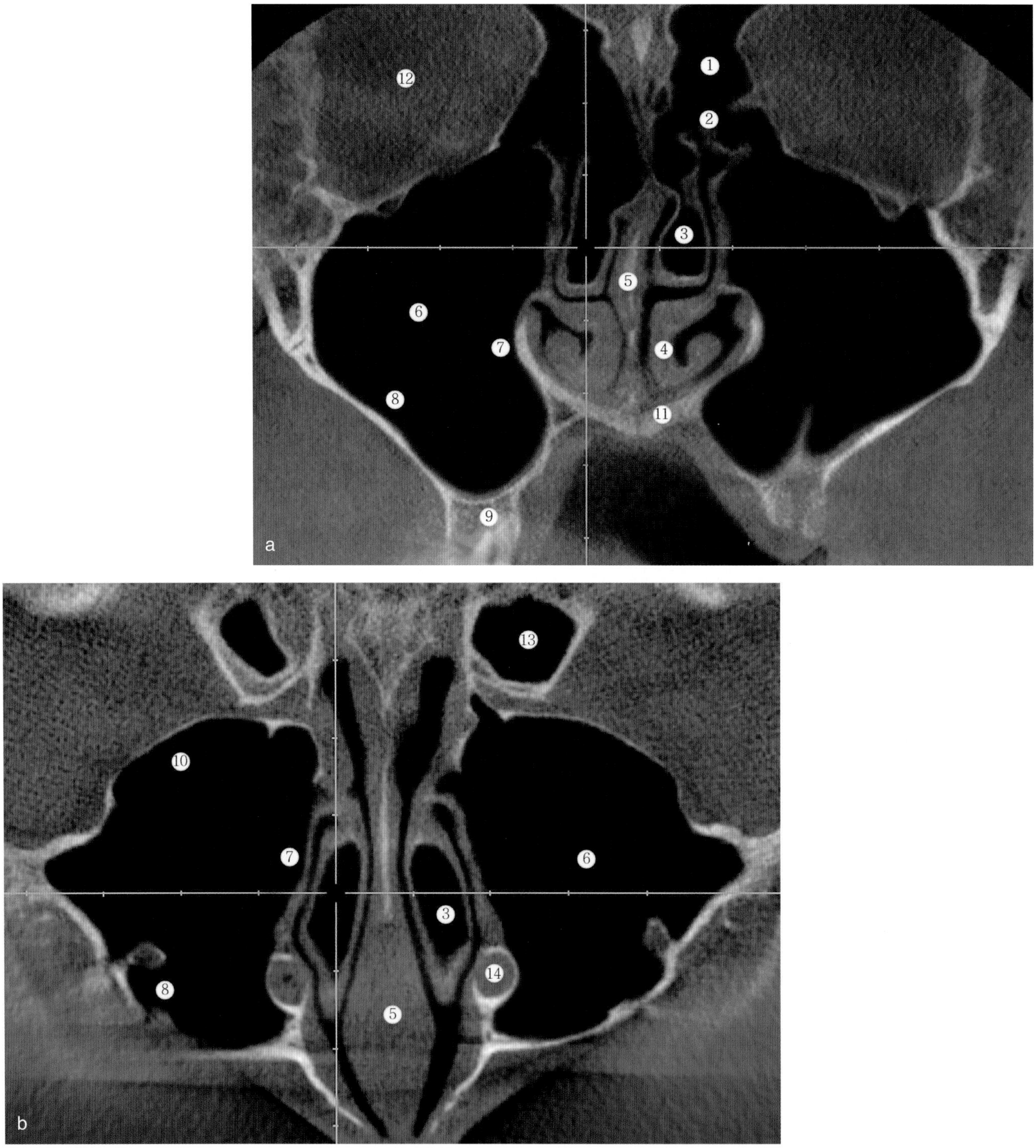

图1-9　中鼻甲发育异常

a～d. 26岁女性患者，CBCT扫描。依次以中鼻甲（十字线交叉点）为兴趣区的冠状面断层（a）、水平面断层（b）。中鼻甲肥大，呈中空状。1. 筛窦；2. 上鼻甲；3. 中鼻甲；4. 下鼻甲；5. 鼻中隔；6. 上颌窦；7. 上颌窦内壁；8. 上颌窦前外侧壁；9. 上颌窦底（下壁）；10. 上颌窦后壁；11. 鼻底；12. 眼球；13. 蝶窦；14. 鼻泪管。

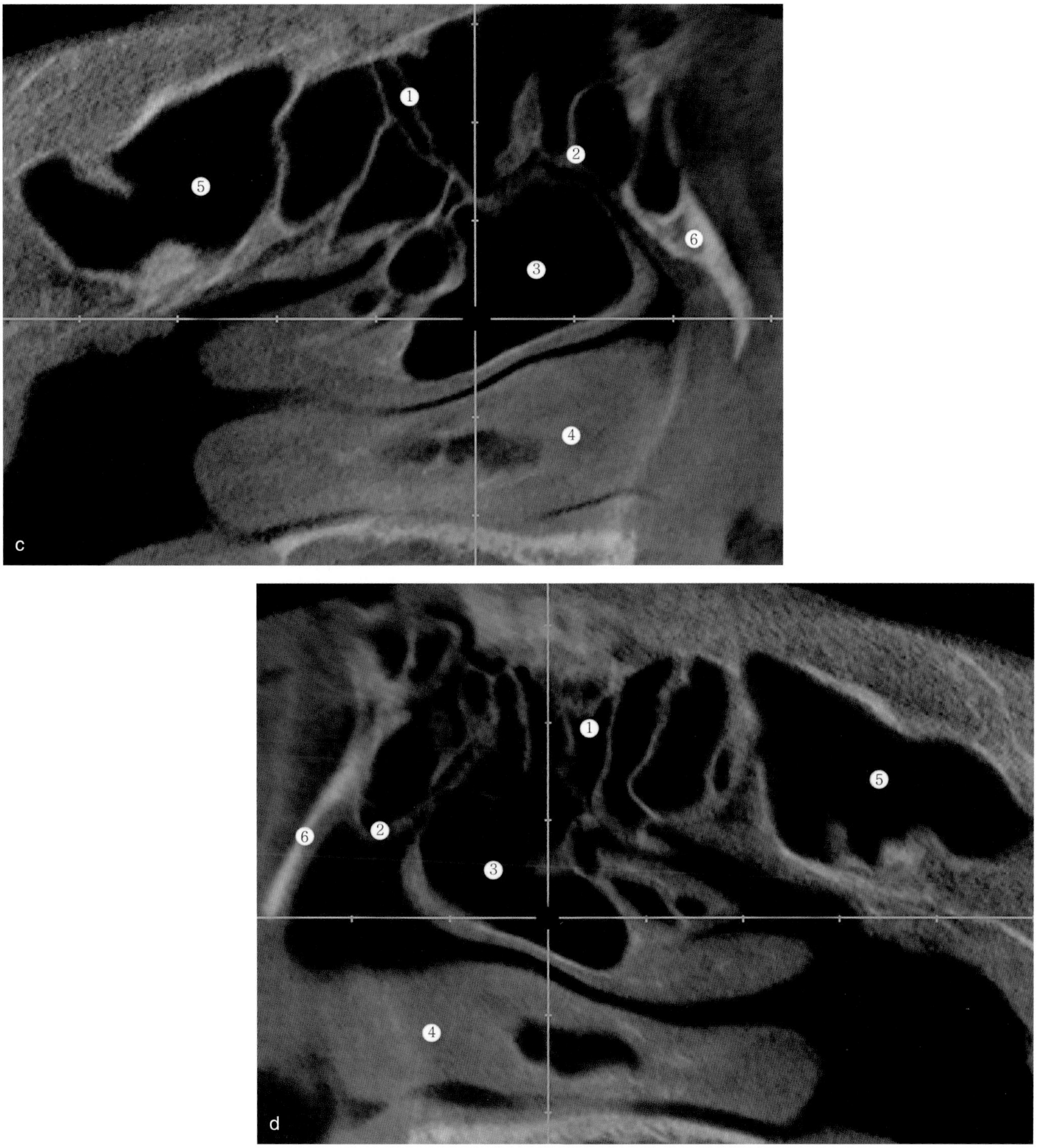

图1-9　中鼻甲发育异常（续）
c，d. 以中鼻甲（十字线交叉点）为兴趣区的矢状面断层。中鼻甲肥大，呈中空状。1. 筛窦；2. 上鼻甲；3. 中鼻甲；4. 下鼻甲；5. 蝶窦；6. 犁骨。

1.3 上颌窦解剖

1.3.1 一般性描述

上颌窦（sinus，maxillary sinus）是位于双侧上颌骨内的一对含气空腔，类似于一个横置的锥形，鼻腔外侧壁为其基底，尖端朝向颧突。通常将上颌窦描述为5个壁（图1-10，图1-11）：

- **内壁** 为上颌骨的内面，毗邻固有鼻腔。
- **前壁** 又称面壁，为上颌骨的前面，毗邻面颊。
- **后壁** 为上颌骨的后面，毗邻颞下窝和翼腭窝。
- **上壁** 即眶壁，为上颌骨的上面，毗邻眼眶和眶下神经血管束。

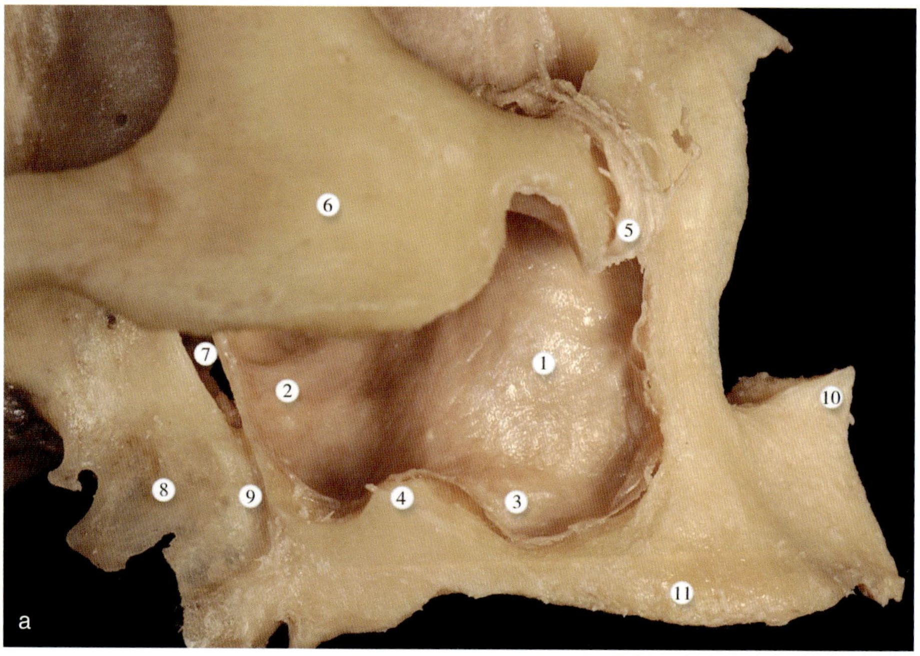

图1-10 上颌窦大体解剖
a. 解剖标本矢状面，向内观。1. 上颌窦内壁；2. 上颌窦后壁；3. 上颌窦下壁（窦底）；4. 窦底间隔；5. 眶下神经血管束；6. 颧骨；7. 翼上颌裂；8. 翼外板；9. 翼上颌连接；10. 前鼻棘；11. 牙槽突。

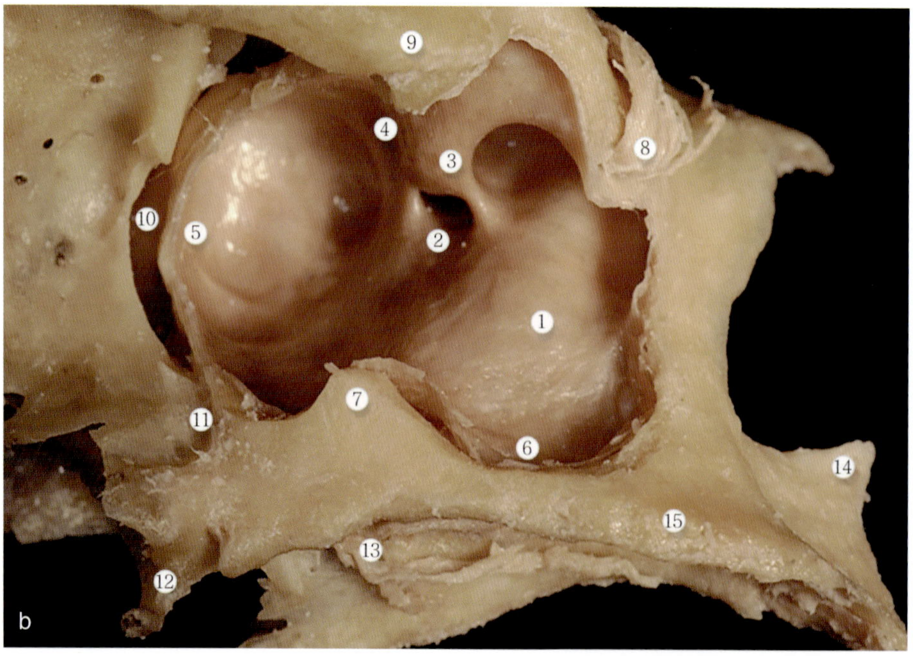

图1-10 上颌窦大体解剖（续）
b. 解剖标本矢状面，向内上观。1. 上颌窦内壁；2. 上颌窦开口；3. 钩突；4. 上颌窦上壁（眶壁）；5. 上颌窦后壁；6. 上颌窦下壁（窦底）；7. 窦底间隔；8. 眶下神经血管束；9. 颧骨；10. 翼上颌裂；11. 翼上颌连接；12. 翼突钩；13. 腭大神经血管束；14. 前鼻棘；15. 牙槽突。

● **下壁** 又称上颌窦底，为上颌骨的下面，与上颌骨牙槽突相对应，毗邻前磨牙和磨牙牙根。在窦腔显著向前扩张者，也可毗邻前牙牙根。

但在口腔颌面外科临床中，通常将颧牙槽嵴之前的上颌窦前壁称之为“上颌窦前外侧壁”、颧牙槽嵴之后的上颌窦前壁称之为“上颌窦后外侧壁”，将两者合称之为“上颌窦侧壁”或“上颌窦外侧壁”。由此，产生了“侧壁开窗”或“侧壁开窗上颌窦底提升”这一临床术语。

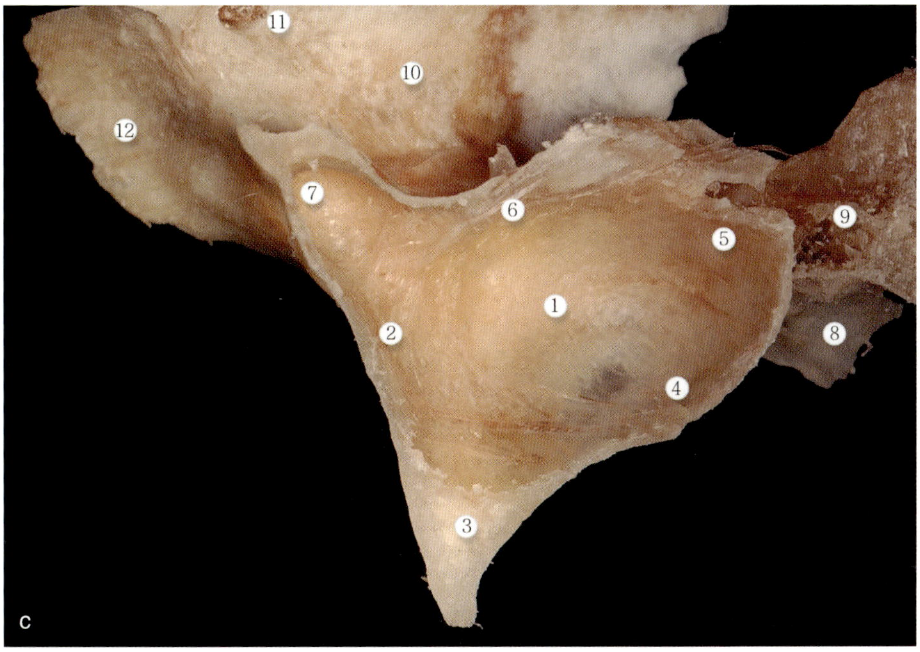

图1–10 上颌窦大体解剖（续）
c. 解剖标本水平面，向下观，窦底黏骨膜已去除。1. 上颌窦下壁（窦底）；2. 上颌窦前外侧壁；3. 颧牙槽嵴；4. 上颌窦后外侧壁；5. 上颌窦后壁；6. 上颌窦内壁；7. 上颌窦前壁与内壁交角；8. 翼外板；9. 翼突；10. 鼻底；11. 鼻腭管；12. 牙槽突。

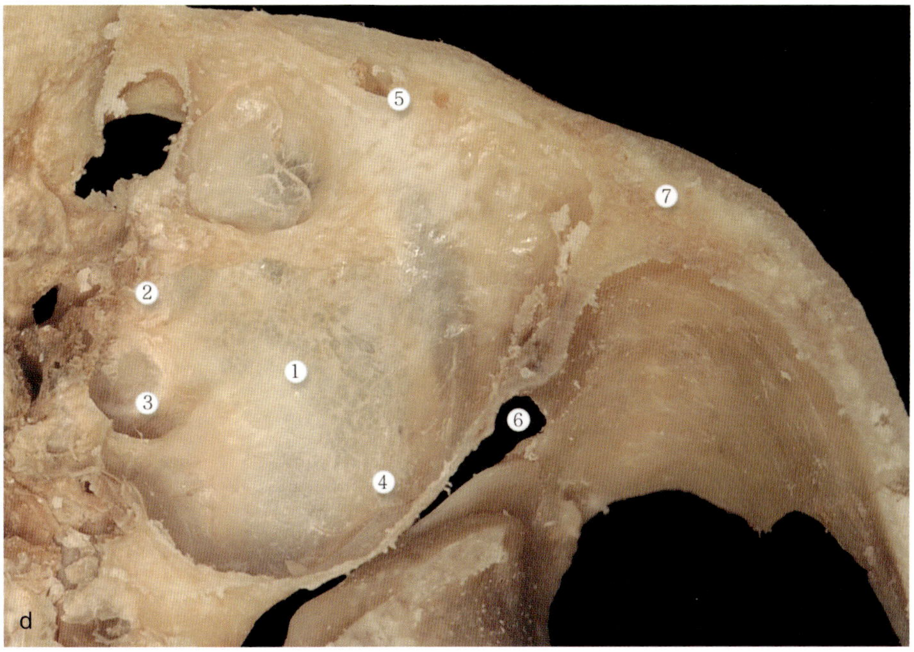

图1–10 上颌窦大体解剖（续）
d. 解剖标本水平面，向上观，窦底黏骨膜已去除。1. 上颌窦上壁（眶壁）；2. 上颌窦内壁；3. 上颌窦开口；4. 上颌窦后壁；5. 上颌窦前壁；6. 翼上颌裂；7. 颧骨。

上颌窦内壁

上颌窦内壁的构成较为复杂，由上颌体内面、下鼻甲上颌突、腭骨上颌突以及筛骨钩突等共同组成。在相当于中鼻道后部，有从上颌窦腔通向鼻腔两个大而不规则的骨性开口，被骨片状的钩突隔开，除上颌窦自然开口外，骨性开口的其余部分被双层黏膜和致密结缔组织形成的软组织屏障所封闭（图1–12）。

1.3.2 上颌窦开口

上颌窦开口（maxillary ostium，maxillary hiatus）

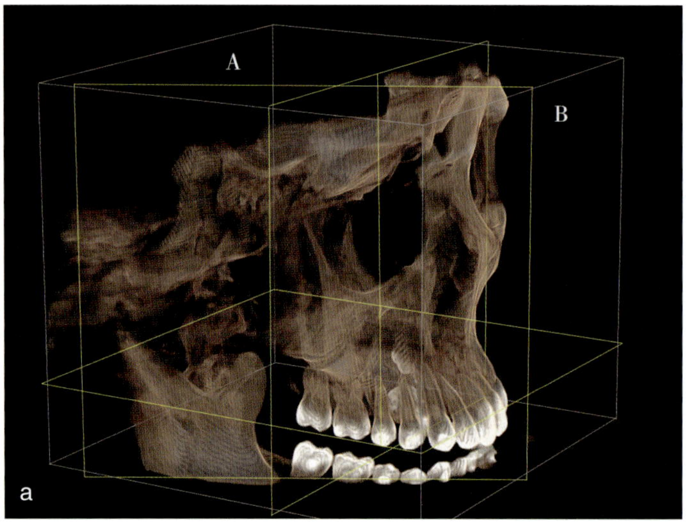

图1–11　上颌窦的CBCT扫描
a～d. 23岁健康女性，CBCT扫描。a. 三维重建立体图像。

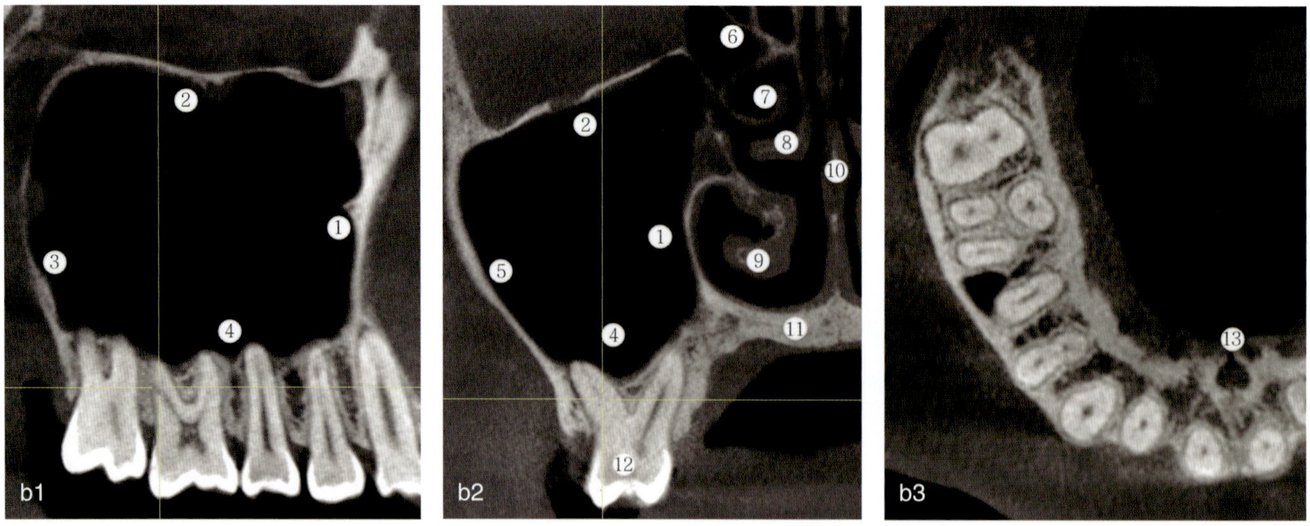

图1–11　上颌窦的CBCT扫描（续）
b. 以上颌右侧第一磨牙远中颊根为兴趣区的近远中向断层（b1）、颊舌向断层（b2）和第一磨牙根分歧根方的水平面断层（b3）。1. 上颌窦内壁；2. 上颌窦上壁（眶壁）；3. 上颌窦后壁；4. 上颌窦下壁（窦底）；5. 上颌窦外侧壁；6. 筛窦；7. 上鼻甲；8. 中鼻甲；9. 下鼻甲；10. 鼻中隔；11. 硬腭；12. 第一磨牙；13. 鼻腭管。

也称之为上颌窦裂口，为上颌窦的引流口，与中鼻道相通（图1-13～图1-15）。其下界为下鼻甲附着处，后界为腭骨垂直板，前界为下鼻甲的泪突和泪骨下端，上界是与筛窦连接的上颌窦上壁。简而言之，上颌窦开口先进入狭窄的筛漏斗，然后通过半月裂孔进入中鼻道，换言之，是进入窦口-鼻道复合体（OMC）。上颌窦开口的直径为1～17mm，平均直径为2.4mm[12]。通常，上颌窦只有一个开口（图1-13），有时会发现也开口于中鼻道的上颌窦副开口（accessory ostium），但在临床中较为少见（图

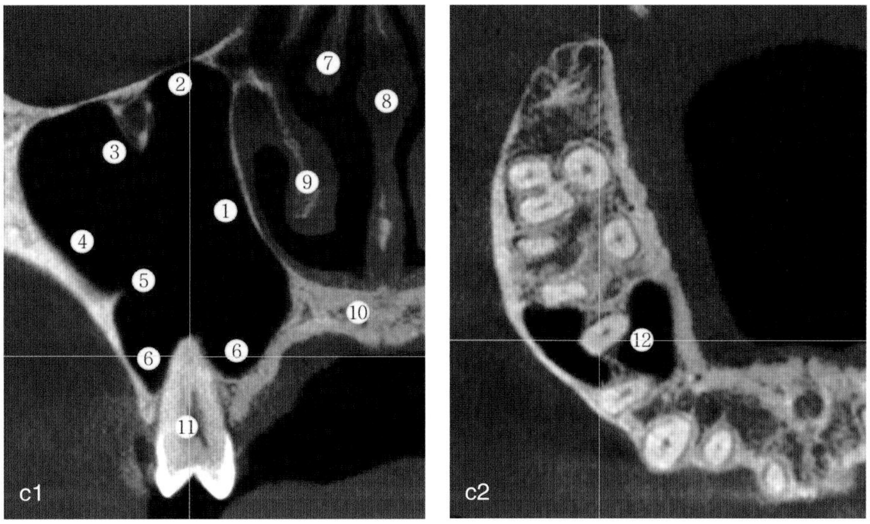

图1-11 上颌窦的CBCT扫描（续）

c. 以上颌右侧第二前磨牙牙根为兴趣区的颊舌向断层（c1）和根尖的水平面断层（c2）。1. 上颌窦内壁；2. 上颌窦上壁（眶壁）；3. 眶下管；4. 上颌窦外侧壁；5. 上颌窦间隔；6. 上颌窦底；7. 中鼻甲；8. 鼻中隔；9. 下鼻甲；10. 硬腭；11、12. 第二前磨牙。第二前磨牙根尖周的窦底严重气化（只在根尖的近中和远中存在少许的骨），牙根呈圆锥状“伸入”窦腔。

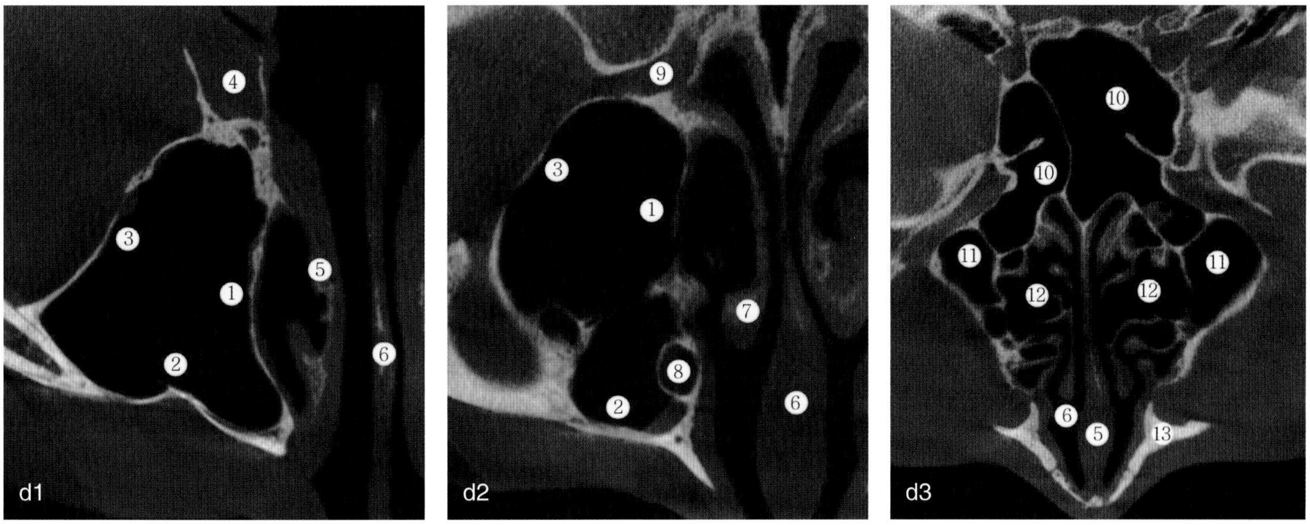

图1-11 上颌窦的CBCT扫描（续）

d. 以鼻底上方（d1）、眶下缘下方（d2）和鼻根下方（d3）为兴趣区的水平面断层，清晰显示上颌窦、筛窦和蝶窦。1. 上颌窦内壁；2. 上颌窦前壁；3. 上颌窦后壁；4. 舟状窝；5. 下鼻甲；6. 鼻中隔；7. 中鼻甲；8. 鼻泪管；9. 翼上颌裂；10. 蝶窦；11. 上颌窦；12. 筛窦；13. 鼻骨。

1-14）。上颌窦开口呈圆形、椭圆形或狭缝状，为水平或倾斜走行（图1-14，图1-16）。上颌窦开口于中鼻道，在水平向位于上颌窦内壁与眶壁的交界处，在前后向位于前壁与后壁之间正中的位置。就上颌窦而言，上颌窦开口位于内壁的最高处，距离窦底最低点的平均距离为28.5mm[13]，距离鼻底的平均距离为25.6mm[14]，距离上颌窦前壁的平均距离为12mm[15]。如此之高的开口位置，容易导致引流不畅而发生上颌窦感染。但开口位置较高为上颌窦底提升提供了解剖学基础，避免发生开口堵塞。上颌窦底提升之后，不但不会影响上颌窦的正常功能，还可能通过缩短窦底与开口之间的距离来增加窦内黏液排空能力，并且改善上颌窦黏膜的充血和炎症。

1.3.3 上颌窦底形态

上颌窦底的解剖形态与上颌窦底提升时的窦底黏骨膜剥离的难易程度、黏骨膜穿孔的发生率和骨增量效果密切相关。

窦底形态分类

文献中有多种窦底形态分类。2015年，French等[16]基于骨凿技术的穿牙槽嵴上颌窦底的提升，将窦底形态分为平直型、凹陷型、角度型和间隔型4类，其中平直型和凹陷型较为多见。2018年，牛力璇等[17]将窦底形态分为5类。A型：深锥形；B型：锥形；C型：卵圆形；D型：平底方形；E型：不规则形（牙根突入上颌窦、上颌窦间隔、上颌窦底不平整）。

BITC（Beijing Implant Training College，北京口腔种植培训中心，在本书中简称BITC）将上颌窦底形态分为平坦型窦底、倾斜型窦底、狭窄型窦底和间隔型窦底4种类型，该分类简单、实用。

- **平坦型窦底**　窦底宽大而平坦，有利于窦底黏骨膜剥离和提高窦底高度（详见第2章）。
- **倾斜型窦底**　窦底宽大但存在斜坡，不利于窦底黏骨膜剥离和提高窦底高度（详见第2章）。
- **狭窄型窦底**　窦底陡峭、狭窄，不利于窦底黏骨

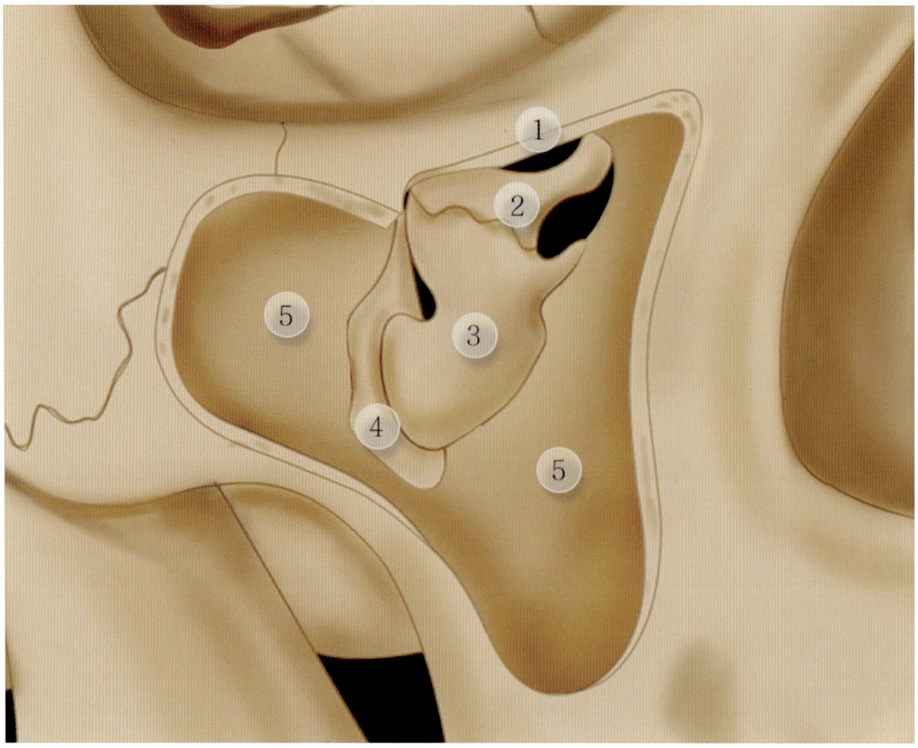

图1-12　上颌窦内壁结构
窦内壁骨性结构模式图。1. 半月裂孔；2. 钩突；3. 下鼻甲上颌突；4. 腭骨上颌突；5. 上颌骨内面。（参考Al-Faraje[6]绘制）

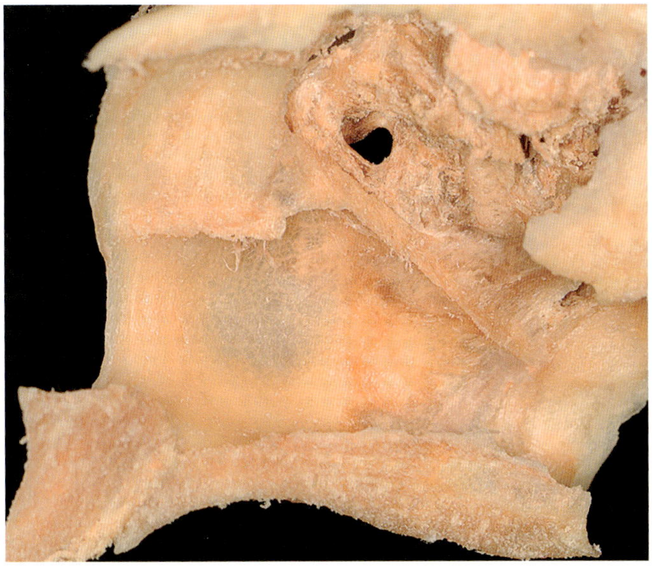

图1–13　上颌窦开口

头颅标本的鼻腔外侧壁，一个上颌窦开口，位于中鼻甲上方的中鼻道。

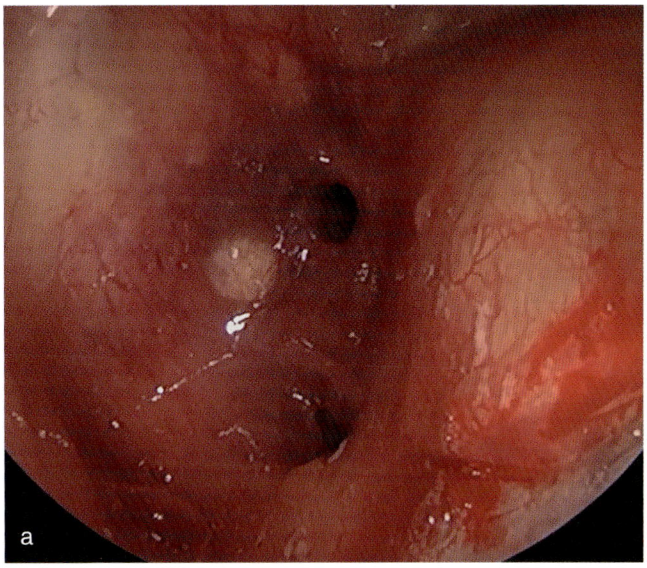

图1–14　上颌窦双开口

上颌窦双开口的患者。a. 术中照片，电子内镜检查，可见上下排列的两个上颌窦开口。

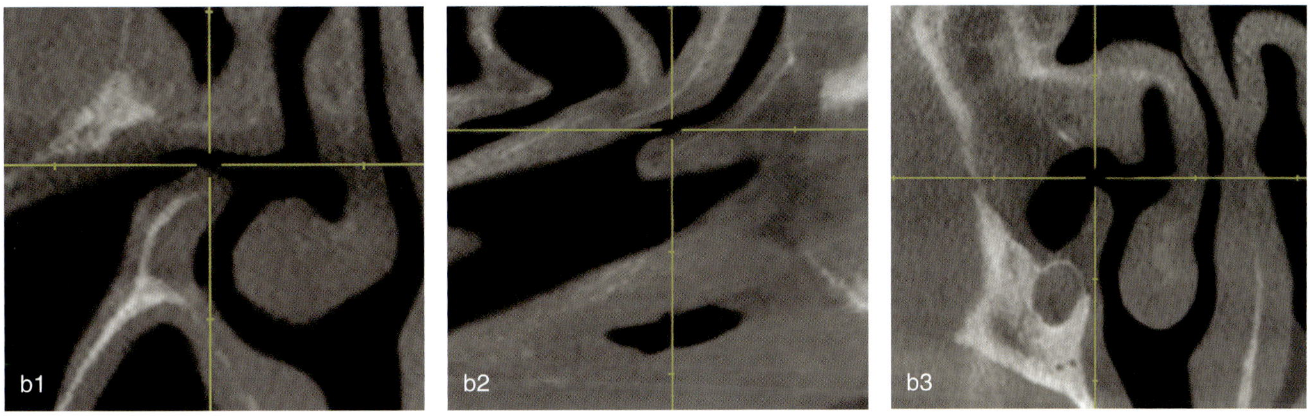

图1–14　上颌窦双开口（续）

上颌窦双开口的患者。b. CBCT扫描，以上部上颌窦开口为兴趣区（十字线交叉点）的冠状面断层（b1）、矢状面断层（b2）和水平面断层（b3）。上颌窦开口通畅。

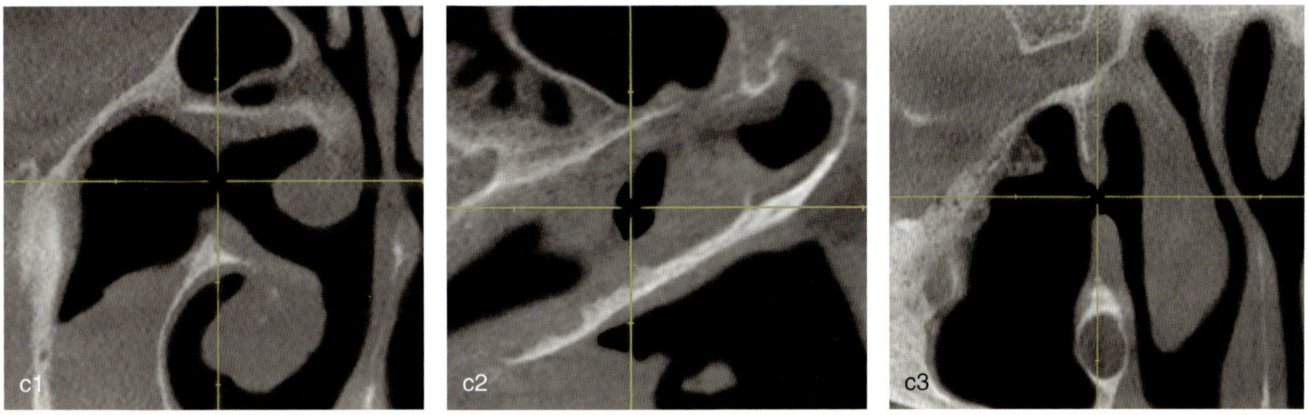

图1–14　上颌窦双开口（续）

上颌窦双开口的患者。c. CBCT扫描，以下部上颌窦开口为兴趣区（十字线交叉点）的冠状面断层（c1）、矢状面断层（c2）和水平面断层（c3）。上颌窦开口通畅。

膜剥离和提高窦底高度（详见第2章）。

- **间隔型窦底**　种植位点的窦底存在间隔。间隔类型和对侧壁开窗上颌窦底提升的影响详见第5章。

上颌窦底解剖形态与侧壁开窗和穿牙槽嵴上颌窦底提升密切相关，详见第2章。

上颌窦底宽度

上颌窦底宽度是指窦腔内壁与外侧壁之间的距离，通常是后部窦底宽于前部窦底。窦底宽度越小，源自周围骨壁的血供越好、血管原细胞和骨原细胞的来源越丰富，骨再生的速度与能力越强，尤其是有利于大范围窦底骨增量的新骨形成和提高新骨质量。

上颌窦底夹角

上颌窦底夹角是指窦腔内壁与外侧壁之间的夹角。Kang等[18]用CBCT测量了150位上颌后部缺失牙患者（平均年龄49.4岁）的窦底夹角，窦底夹角＞60°者占52.4%，窦底夹角为30°～60°者占42.8%，窦底夹角＜30°者占4.8%。通常是前部窦底夹角小于后部窦底夹角，夹角越窄、越尖，窦底黏骨膜剥离就越困难；无尖锐、狭窄夹角者有利于窦底黏骨膜的剥离。

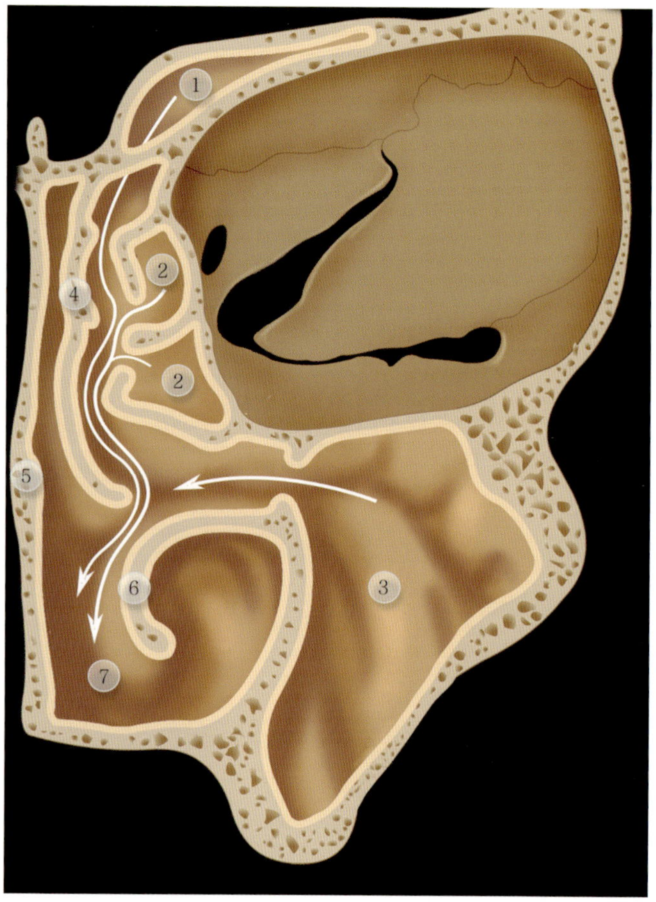

图1-15　鼻窦引流的模式图

矢状面模式图。1. 额窦；2. 筛窦；3. 上颌窦；4. 中鼻甲；5. 鼻中隔；6. 下鼻甲；7. 鼻腔。（参考Al-Faraje[6]绘制）

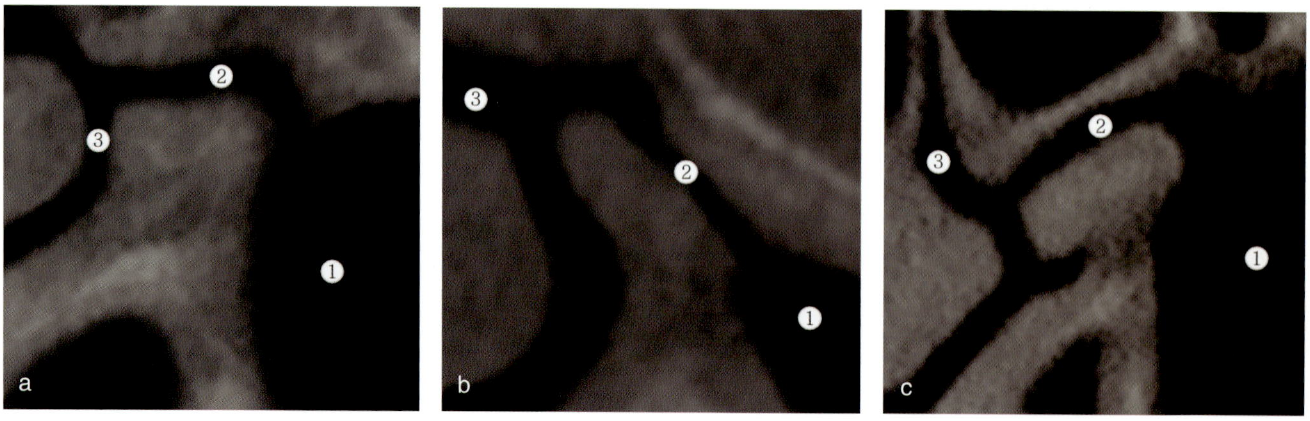

图1-16　上颌窦开口走行

a～c. CBCT扫描，冠状面断层。a. 水平向走行。从窦内至鼻腔呈水平向走行。b. 倾斜走行。从窦内至鼻腔呈由低向高的方向走行。c. 倾斜走行。从窦内至鼻腔呈由高向低的方向走行，上颌窦开口通畅。1. 上颌窦；2. 上颌窦开口；3. 中鼻道。

腭鼻隐窝

Chan等[19]将上颌窦内壁与硬腭之间的凹陷称之为腭鼻隐窝（palatonasal recess，PNR），用CBCT评估了225位患者的274个缺牙位点。腭鼻隐窝＜90°者，在第二前磨牙、第一磨牙和第二磨牙位点，分别为15%、8.2%和2.4%。成锐角的腭鼻隐窝会增加黏骨膜穿孔的风险（图1–17）。

1.3.4 上颌窦外侧壁厚度

上颌窦外侧壁厚度与侧壁开窗的难易程度、损伤黏骨膜的风险以及从侧壁获取骨屑的能力密切相关。

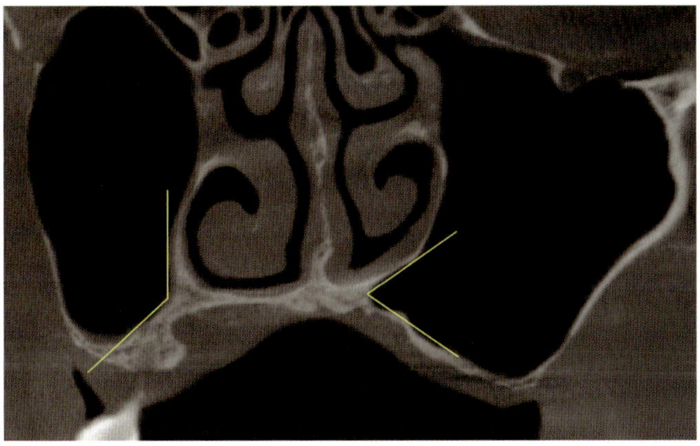

图1–17 腭鼻隐窝

双侧上颌窦极度不对称，左侧窦腔向前扩张接近中线，窦底及窦腔的其他骨壁均菲薄。右侧腭鼻隐窝＞90°，而左侧腭鼻隐窝＜90°。

上颌窦外侧壁厚度的个体差异很大，在同一个体的不同位置差异也很大。在上颌窦底上方3mm处（通常为侧壁开窗的下缘），外侧壁的厚度从不足1mm到超过5mm不等，平均为1～2mm。2017年，Danesh–Sani等[20]分析了430位患者的860个上颌窦，上颌窦外侧壁的平均厚度在第二磨牙位点为（1.21 ± 1.07）mm、第一磨牙位点为（1.98 ± 1.87）mm、第二前磨牙位点为（2.02 ± 1.53）mm、第一前磨牙位点为（2.16 ± 1.25）mm，厚度差异较为明显。

依据侧壁开窗的难易程度和从侧壁获取骨屑的能力，BITC将上颌窦外侧壁的骨厚度分为薄骨壁（＜1mm）、中厚骨壁（1～2.5mm）和厚骨壁（＞2.5mm）3种类型。较薄的上颌窦侧壁开窗较为容易，操作时间较短；而较厚的上颌窦侧壁，开窗较为困难，操作时间较长，但可以刮取到丰富的皮质骨骨屑，与骨代用品混合为骨增量材料。图1–18为头颅解剖照片，显示的是上颌窦薄骨壁与厚骨壁。

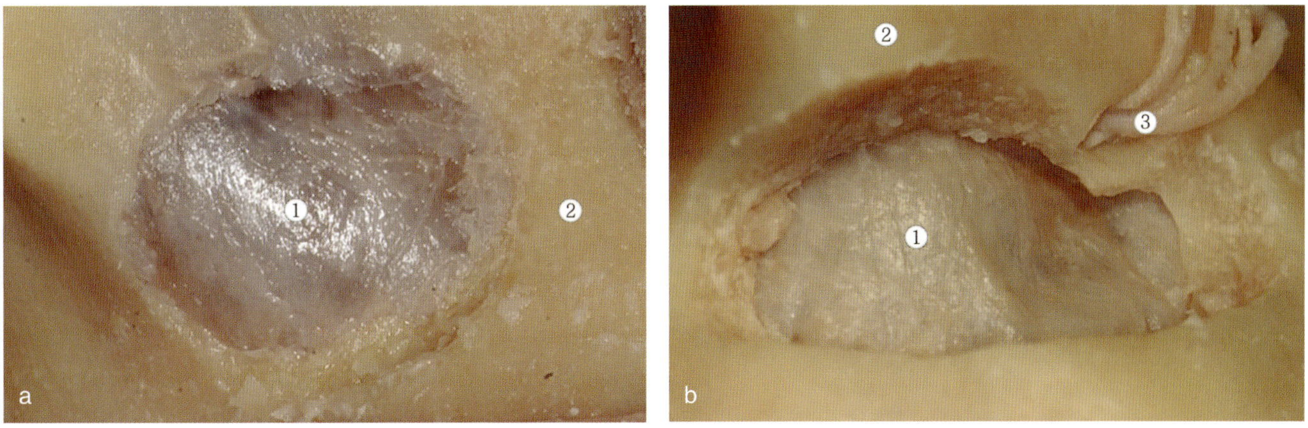

图1–18 上颌窦外侧壁的厚度

头颅解剖照片。a. 上颌窦外侧壁的薄骨壁类型，骨壁厚度＜1mm。b. 上颌窦外侧壁的厚骨壁类型，骨壁厚度＞2.5mm。1. 上颌窦黏骨膜；2. 上颌窦外侧壁；3. 眶下神经血管束。

1.3.5 上颌窦外侧壁形态

上颌窦外侧壁的形态与侧壁开窗的难易程度和损伤黏骨膜的风险密切相关。

在个体之间，上颌窦外侧壁形态的差异较大。笔者将上颌窦外侧壁的形态分为平直型、外凸型和内凹型3种类型，其中外凸型和平直型的侧壁开窗较为容易。伴有中厚或较厚的内凹型骨壁的开窗较为困难。

1.3.6 上颌窦底皮质骨不全

理论上，上颌窦底由皮质骨构成，骨壁光滑，只有与窦底黏骨膜相交通的小血管所形成的小孔隙（图1–19）。但事实上，许多病例的窦底存在程度不一的皮质骨不全，窦底凸凹不平，直接与牙槽突松质骨贯通（图1–20），增加窦底黏骨膜剥离时的穿孔风险。

窦底皮质骨不规则性吸收的机制尚不明晰，可能与窦底不均匀气化、上颌窦囊肿对窦底的压迫、上颌窦感染对窦底的侵蚀和窦底皮质骨较薄等因素相关。

窦底皮质骨不全会带来3个方面的问题：

- 窦底皮质骨不全会放大气化效应，加速窦底骨吸收。
- 原本就剩余骨高度不足的窦底皮质骨丧失，失去了“种植体双层皮质骨固位”的机会，获得种植体初始稳定性的能力下降。
- 窦底的黏骨膜穿入骨小梁中，导致窦底黏骨膜剥离困难，无论是侧壁开窗还是穿牙槽嵴上颌窦底提升，均增加了骨膜破裂和黏骨膜穿孔的风险。

电子内镜是鼻窦的重要检查手段，也是上颌窦底提升的重要辅助工具。笔者使用的是莱夫凯尔电子内镜（HDC3068HD，中国）：①超高清内镜摄像系统，3840×2160UHD分辨率，有效像素830万，4K高清图像；②LED冷光源；③高性能光纤；④全高清内镜。

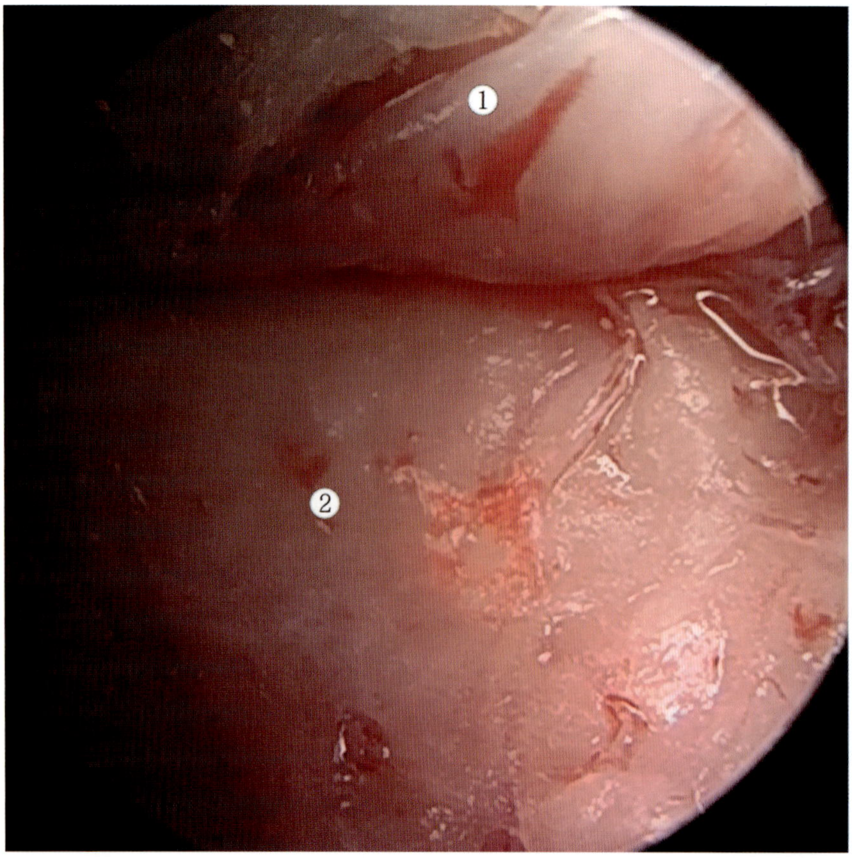

图1–19　窦底皮质骨完整
侧壁开窗上颌窦底提升的术中电子内镜照片。剥离窦底黏骨膜之后，可见窦底皮质骨骨板完整、致密。1. 窦底黏骨膜；2. 窦底骨壁。

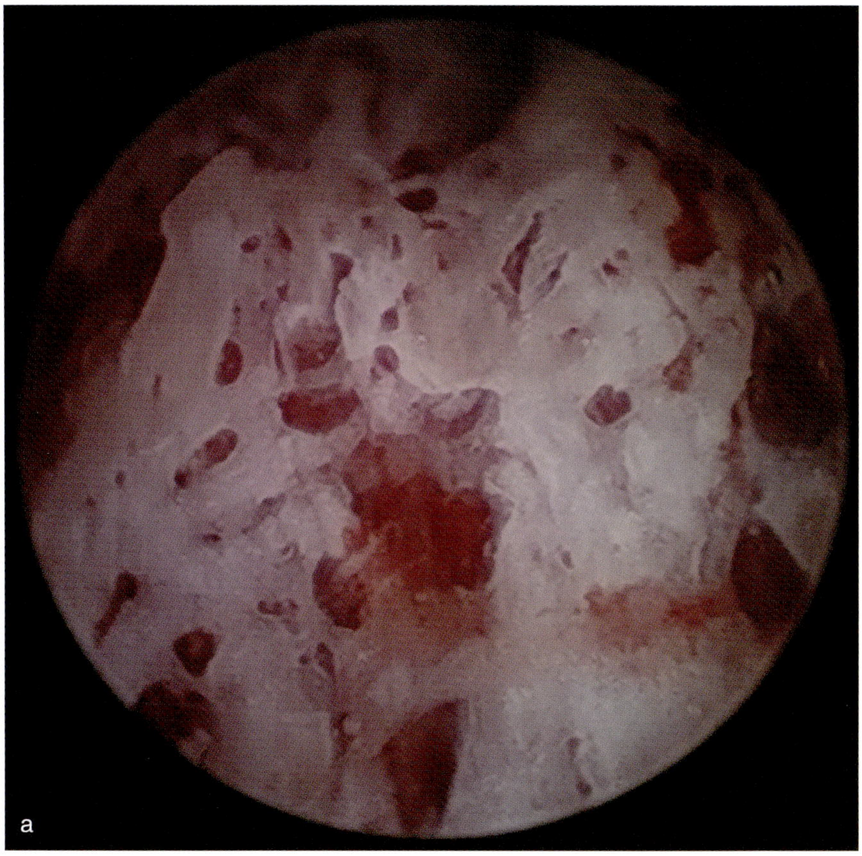

图1-20　窦底皮质骨不全
侧壁开窗上颌窦底提升的术中电子内镜照片。a. 剥离窦底黏骨膜之后，可见窦底皮质骨骨板疏松、凸凹不平。

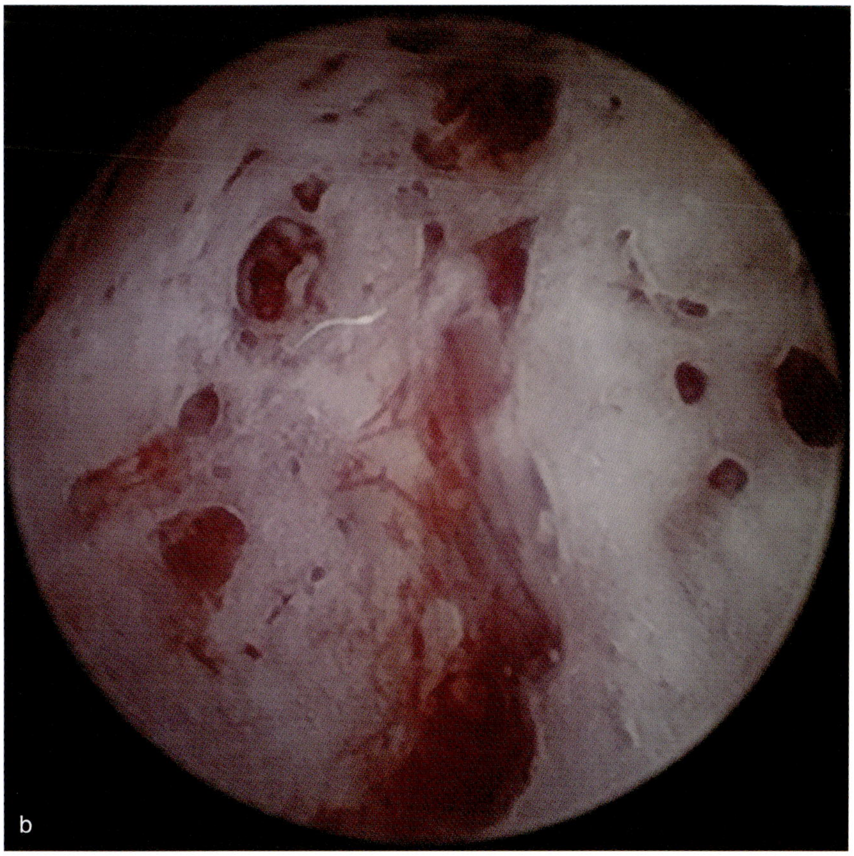

图1-20　窦底皮质骨不全（续）
侧壁开窗上颌窦底提升的术中电子内镜照片。b. 剥离窦底黏骨膜之后，可见窦底皮质骨骨板疏松、不连续。

1.4 鼻窦的血液供应

1.4.1 额窦、筛窦和蝶窦的血液供应

鼻窦的血液供应（简称血供）均来自上颌动脉的分支。

- **额窦** 由筛前、眶下和鼻后外侧等动脉提供血供，静脉回流入筛静脉，也可经板障静脉、硬脑膜的静脉入矢状窦。
- **筛窦** 由筛前、筛后、眶上和鼻后外侧等动脉提供血供，静脉回流入筛前、筛后静脉，也回流到硬脑膜的静脉和嗅球、额叶的静脉丛。
- **蝶窦** 由颈外动脉的咽升动脉、上颌动脉咽支和蝶腭动脉的小分支等提供血供，静脉回流入蝶腭静脉，并有静脉与位于蝶鞍两侧的海绵窦相通。

1.4.2 上颌窦的血液供应

上颌窦的血供十分丰富（图1–21），为获得窦内骨增量的理想效果奠定了生理学基础。上颌窦的血供主要来自上颌动脉（图1–22），由来自蝶腭动脉的鼻后外侧动脉、上牙槽后动脉、眶下动脉和腭大动脉等提供血供，静脉回流入蝶腭静脉和翼丛。但也有少部分血供来自筛前动脉和上唇动脉。

上颌窦底的血供来自腭大动脉、腭小动脉和蝶腭

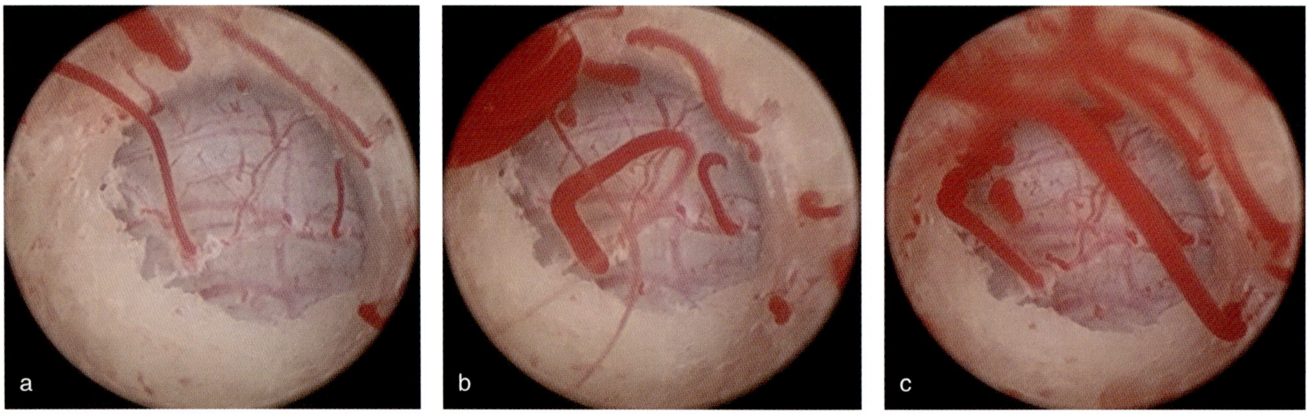

图1–21 上颌窦底血供

a～c. 为同一病例，术中电子内镜照片，窦底血供丰富。本病例磨除窦底皮质骨骨板之后，可见黏骨膜血管分布丰富，窦底黏骨膜和皮质骨骨板活跃性出血。

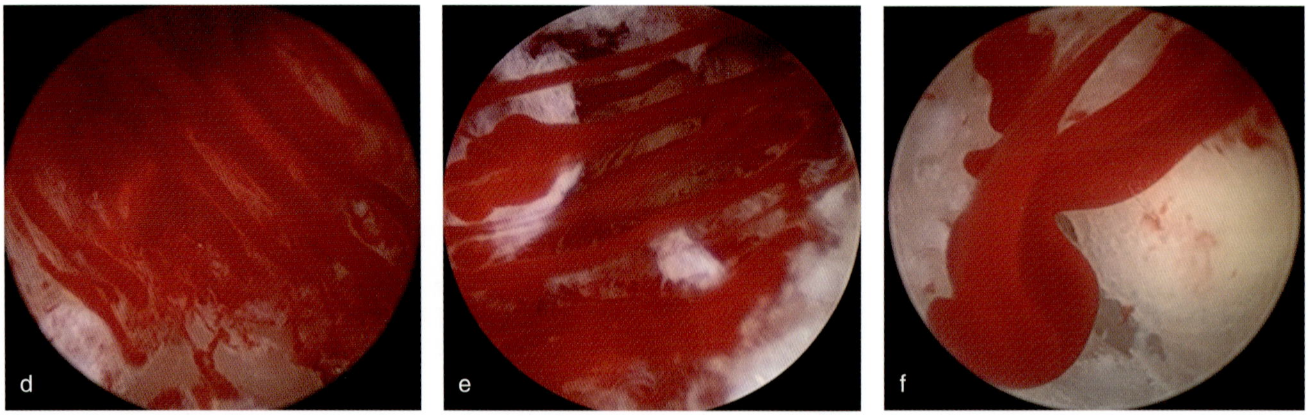

图1–21 上颌窦底血供（续）

d～f. 为3个不同的病例，术中电子内镜照片，窦底血供丰富。d，e. 种植窝预备尚未达到窦底皮质骨骨板，松质骨内的小动脉被切断之后的出血犹如“瀑布”。f. 种植窝预备达到窦底皮质骨骨板，小动脉破裂之后的出血犹如“泉涌”。

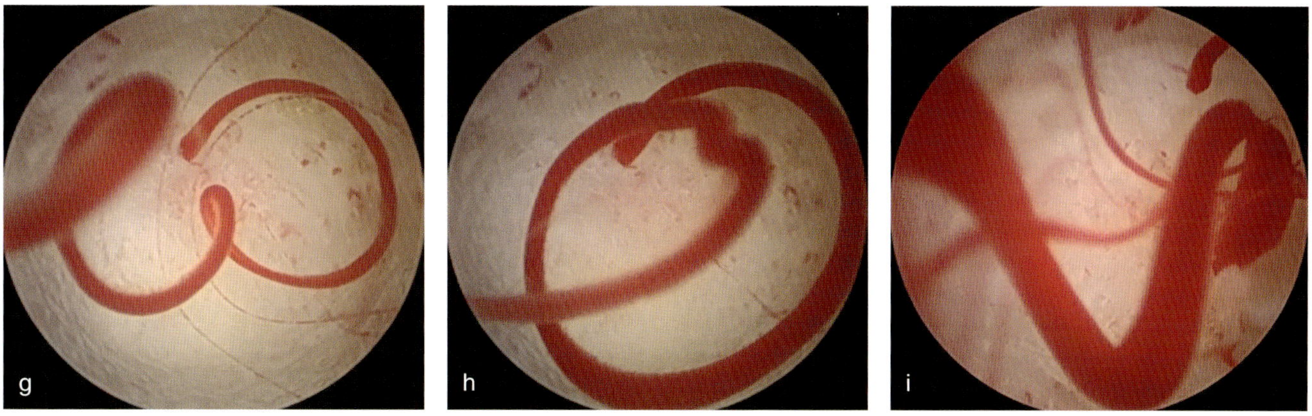

图1-21 上颌窦底血供（续）

g～i. 为同一病例，术中电子内镜照片，窦底血供丰富。本病例，种植窝预备至窦底皮质骨骨板，来自窦底黏骨膜的小血管被切断之后，可见较大压力导致的出血犹如“飘带舞动”。

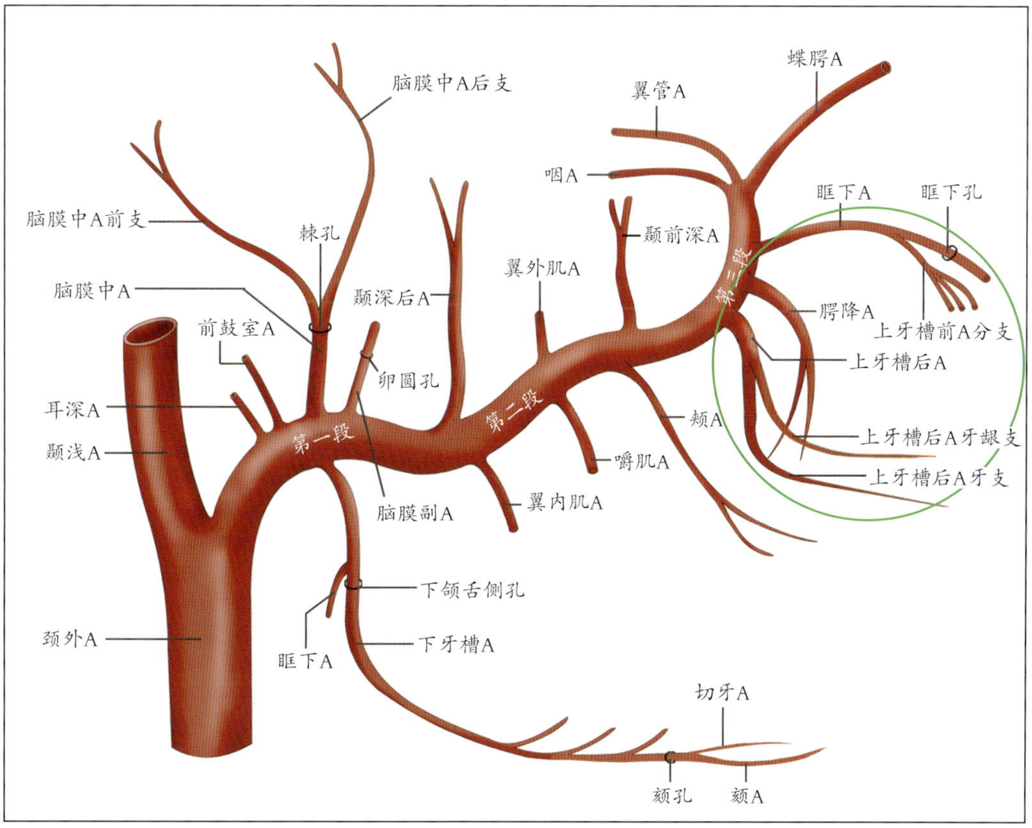

图1-22 上颌动脉分支的模式图

基于Al-Faraje[6]重新绘制的上颌动脉分支的模式图。第一段为下颌段；第二段为翼肌段；第三段为翼腭段。圆圈为上颌窦区域，“A”为动脉（artery）的英文缩写。

动脉，血管穿过腭骨发出分支分布于上颌窦的内壁、前壁和窦底。

上牙槽后动脉

上牙槽后动脉（posterior superior alveolar artery，PSAA），在上颌动脉经翼上颌裂进入翼腭窝时发出，直径大约为2mm，在上颌骨后面紧贴骨面下行8mm时，发出牙龈支和牙支两个分支，均与眶下动脉的分支发生骨外和骨内吻合（图1-23）。

- **牙龈支** 沿骨面行向前下，分布于上颌磨牙及前磨牙颊侧区域的黏骨膜、颊肌和牙龈。这个分支与出眶下孔的眶下动脉在上颌骨外侧壁的颊侧发生骨外吻合（extraosseous anastomosis，EA）。
- **牙支** 在上颌骨后面进入上颌窦后壁，在上颌窦后壁和侧壁骨内向前走行，与未出眶下孔的眶下动脉发出的上牙槽前动脉，在上颌骨外侧壁的内侧或骨内发生骨内吻合（intraosseous anastomosis，IA），称之为牙槽上颌窦动脉（alveolar antral artery，AAA）。该动脉发出分支，经过牙槽管，分布于上颌磨牙、前磨牙及上颌窦黏骨膜。

眶下动脉

眶下动脉（infraorbital artery，IOA），紧邻上颌动脉发出上牙槽后动脉之后，或与上牙槽后动脉共干发出，随眶下神经经眶下裂入眶，沿眶下沟、眶下管前行。在出眶下孔之前，从眶下管内发出上牙槽中动脉和上牙槽前动脉两个分支，经上颌窦内壁的骨管下行至牙槽突供应上颌前牙、牙周组织及上颌窦黏骨

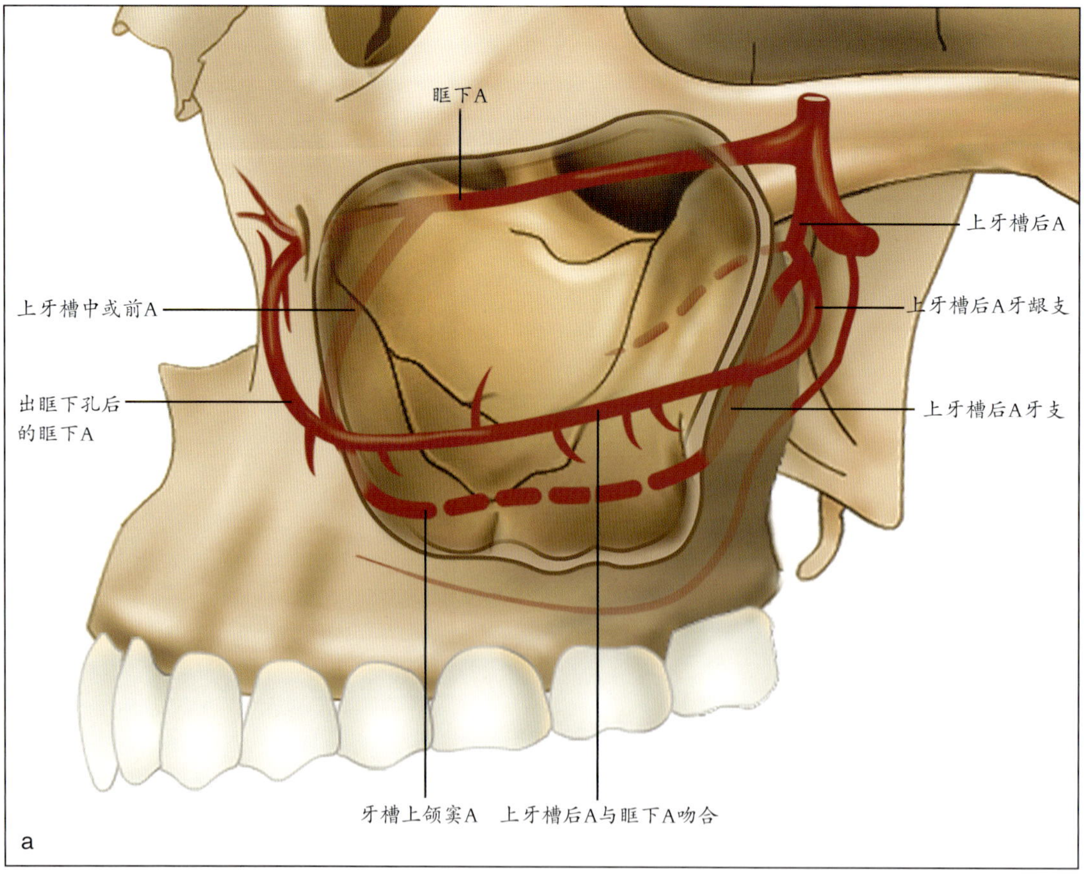

图1-23 牙槽上颌窦动脉

a. 上牙槽后动脉与眶下动脉吻合的模式图。基于Solar等[20]的上颌动脉分支的模式图，与图1-22圆圈所示的区域相当。“A”为动脉（artery）的英文缩写。

膜。两个分支的一支（通常是上牙槽前动脉）与上牙槽后动脉的牙支发生吻合，形成牙槽上颌窦动脉。

上牙槽后动脉与眶下动脉的骨外吻合

上牙槽后动脉的牙龈支与出眶下孔的眶下动脉在上颌骨外侧壁的颊侧发生骨外吻合（EA），距离牙槽嵴顶23～26mm，尸体标本的检出率只有44%[21]。因为该骨外吻合（EA）位于上颌窦外侧壁颊侧的软组织内，在侧壁开窗上颌窦底提升时，与外侧壁颊侧的黏骨膜瓣一同向上翻起，该动脉几乎不会发生出血。

牙槽上颌窦动脉（AAA）

1934年，Strong[22]首先发现并描述了牙槽上颌窦动脉（AAA），1999年，Solar等[21]详细描述了该动脉的走行和位置（图1–23）。在发现初期，牙槽上颌窦动脉并未得到解剖学界、耳鼻喉科和口腔颌面外科的广泛注意，但因上颌窦底提升的普及而受到重视。

上牙槽后动脉的牙支与眶下动脉发出的上牙槽前动脉或中动脉在上颌骨外侧壁的内侧或骨内发生骨内吻合（IA），即牙槽上颌窦动脉（AAA），与牙槽嵴顶的距离是11.25～26.9mm，与上颌窦底的距离是5.8～10.4mm，其中距离牙槽嵴顶和上颌窦底的最短距离分别是2.8mm和0mm[23]，在尸体标本的检出率是100%[24–25]。牙槽上颌窦动脉的直径为0.2～3.5mm，＞2mm的比例为4%～21.2%[26–27]，随着上颌窦外侧壁厚度的增加，血管直径也随之增加[18]，血管直径男性显著大于女性[28]。

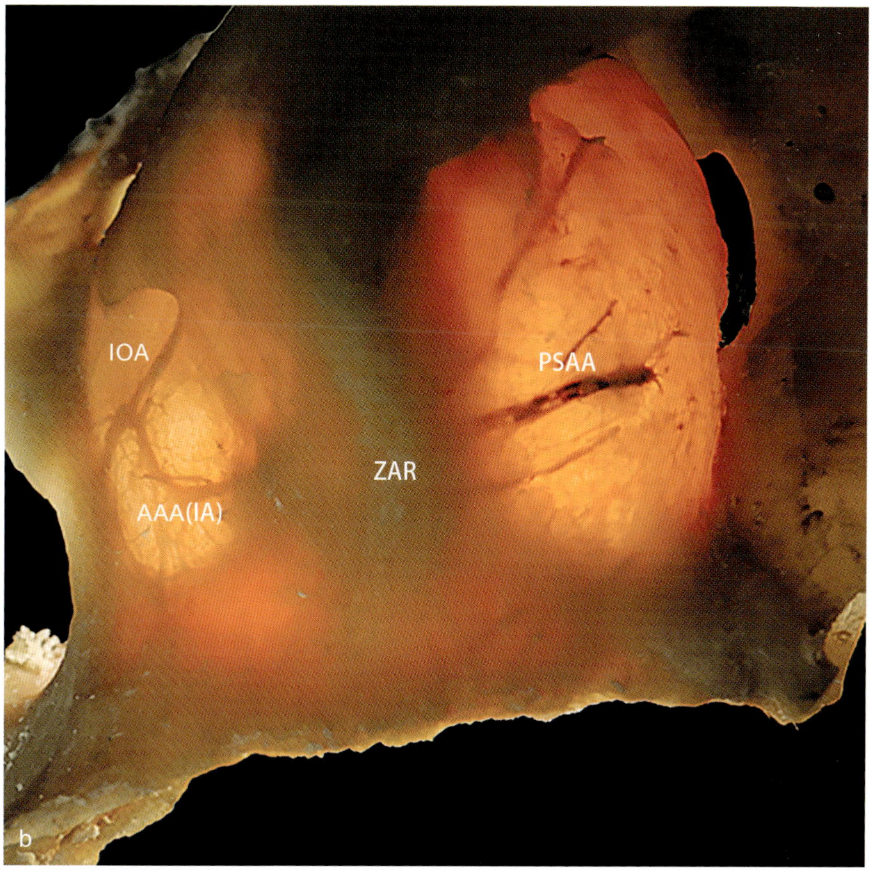

图1–23　牙槽上颌窦动脉（续）

b. 上牙槽后动脉与眶下动脉骨内吻合的头颅解剖照片。PSAA：上牙槽后动脉；IOA：眶下动脉；AAA：牙槽上颌窦动脉；IA：骨内吻合；ZAR：颧牙槽嵴。

在侧壁开窗位置，牙槽上颌窦动脉（AAA）与上颌窦侧壁的关系分为4种类型（图1–24）：

- **Ⅰ型** 即骨内型。动脉走行于上颌窦外侧壁内的骨管内，CBCT成像清晰可见（图1–25）。
- **Ⅱ型** 即部分骨内型。动脉走行于上颌窦外侧壁的凹槽或切迹内，切迹开口朝向窦腔黏骨膜，CBCT成像清晰可见（图1–26）。
- **Ⅲ型** 即骨外型。动脉走行于上颌窦外侧壁与窦腔骨膜之间或黏骨膜内，CBCT成像不显现（图1–27）。
- **Ⅳ型** 即混合型。在侧壁开窗处，动脉同时存在两种或两种以上的走行（图1–28）。

基于临床所见，在Ⅱ型和Ⅲ型牙槽上颌窦动脉（AAA）中，牙槽上颌窦动脉与骨膜呈现两种位置关系：

- 位于骨膜内，但与骨膜相连（图1–26）。
- 位于骨膜外（图1–27）。

通常，牙槽上颌窦动脉的前后走行呈水平向或略微前高后低，但也存在呈坡度较大的前后走行，并且十分接近窦底（图1–28），会影响到上颌窦底提升。

牙槽上颌窦动脉与上颌窦底提升的术中和术后出血密切相关。通过CBCT扫描可以明确牙槽上颌窦动脉的走行，Ⅱ型和Ⅲ型牙槽上颌窦动脉即使在术中损伤或断裂，可以通过血管收缩自行止血，通常不需要血管结扎等处理。但如果是Ⅰ型，即侧壁骨管内型，因为血管位于骨管内无法通过断裂血管自行收缩止血，会引发严重出血。因此，开窗部位存在直径较大的Ⅰ型牙槽上颌窦动脉时，要谨慎处置。

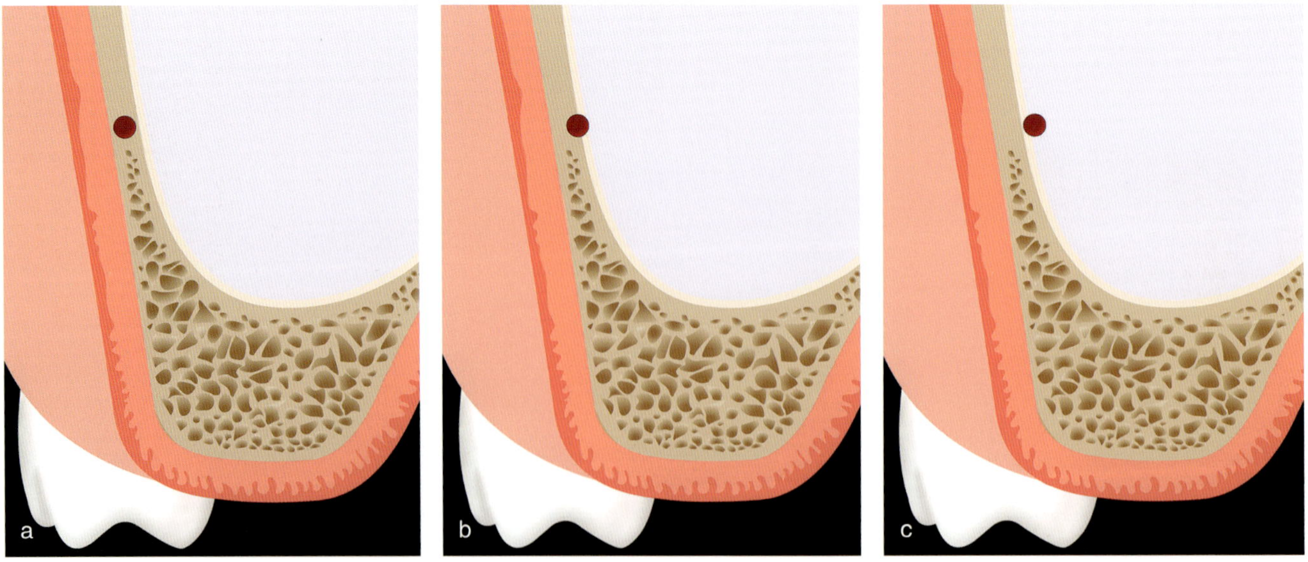

图1–24 牙槽上颌窦动脉与骨壁的位置关系

模式图。a. Ⅰ型，即骨内型，走行于上颌窦外侧壁皮质骨所形成的骨管内。b. Ⅱ型，即部分骨内型，走行于上颌窦外侧壁的切迹内，切迹开口朝向窦腔内。c. Ⅲ型，即骨外型，走行于上颌窦外侧壁与窦腔骨膜之间。

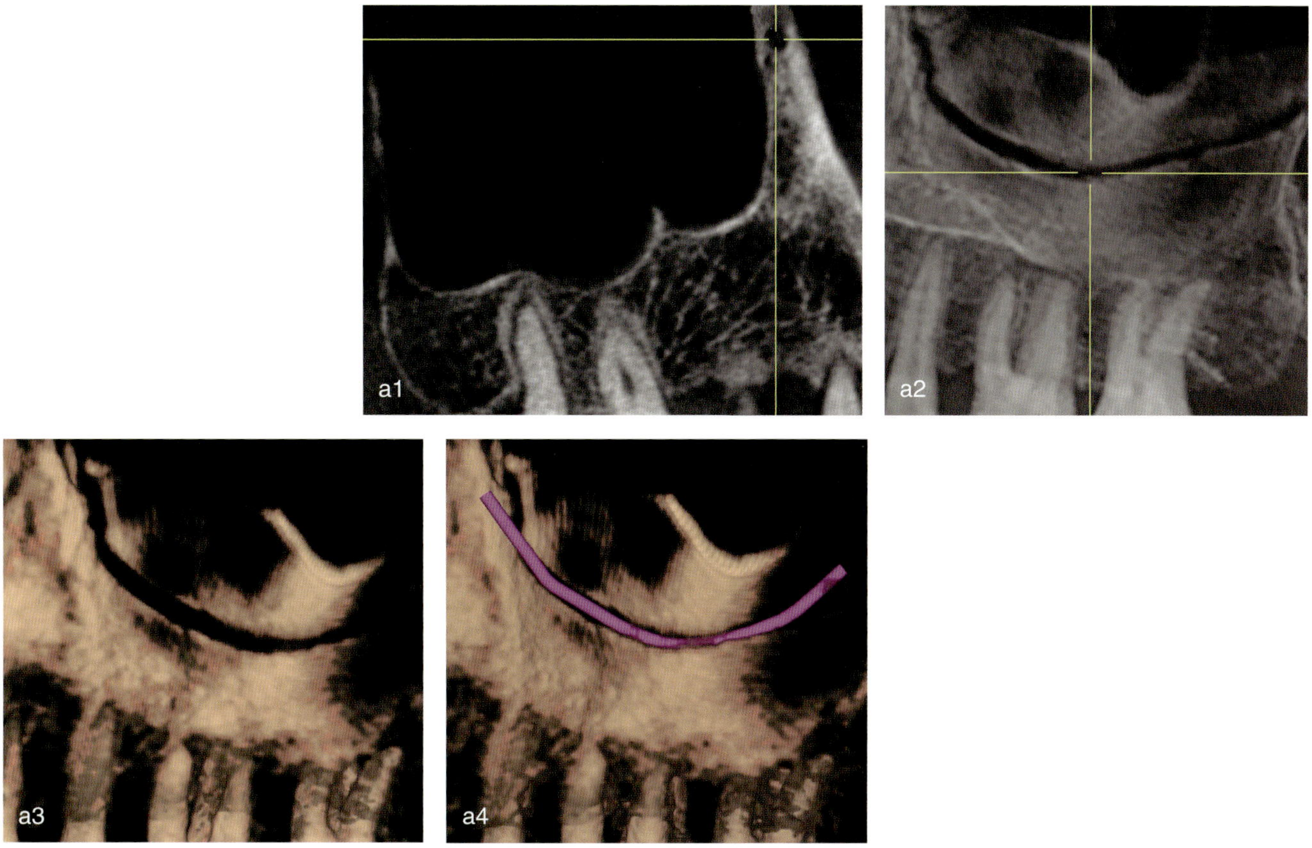

图1-25　Ⅰ型牙槽上颌窦动脉

a. 病例之一。上颌左侧CBCT扫描，以牙槽上颌窦动脉（十字线交叉点）为兴趣区的近远中向断层（a1）和CBCT扫描的三维重建影像（a2）。在前外侧壁的骨管内可见粗大的牙槽上颌窦动脉，直径约2.3mm。a3. CBCT扫描的三维重建立体影像，“骨管”所导致骨壁变薄，在三维重建立体影像上呈透射影像。a4. CBCT扫描的三维重建立体影像，牙槽上颌窦动脉走行路径描记。

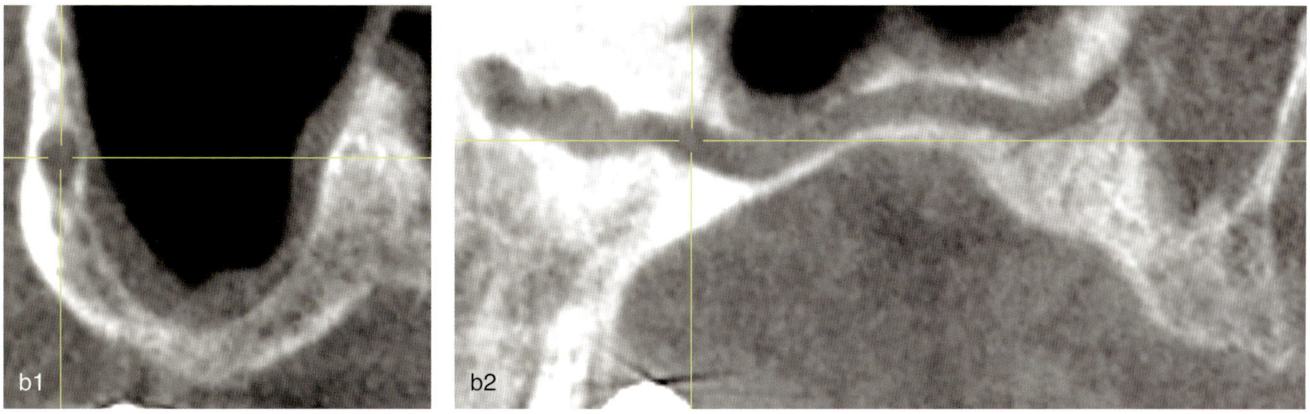

图1-25　Ⅰ型牙槽上颌窦动脉（续）

b. 病例之二。上颌左侧CBCT扫描，以牙槽上颌窦动脉（十字线交叉点）为兴趣区的颊舌向断层（b1）和近远中向断层（b2）。在前外侧壁的骨管内可见粗大的牙槽上颌窦动脉，直径高达3.4mm。

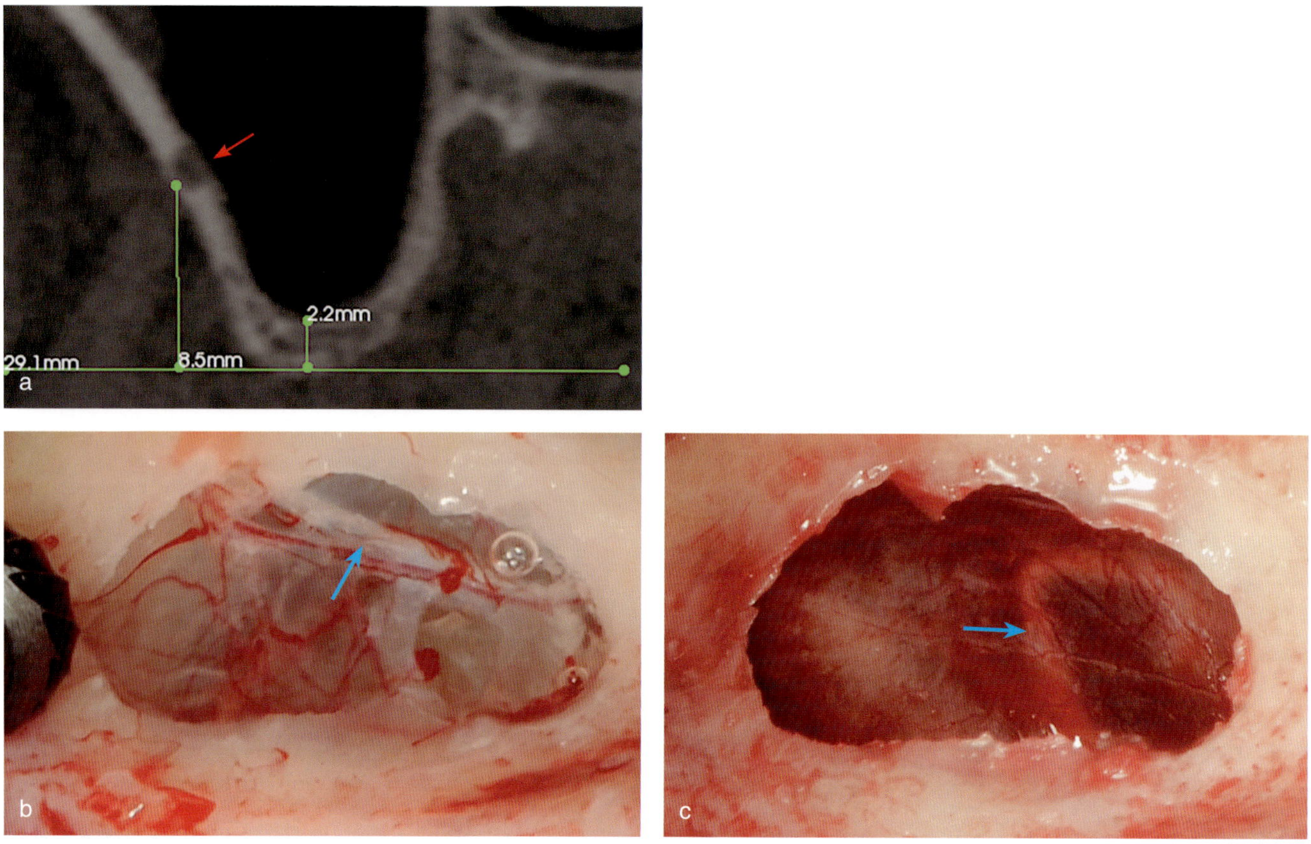

图1-26 Ⅱ型牙槽上颌窦动脉

a. 上颌左侧多颗后牙缺失患者的术前CBCT扫描，第一磨牙位点的颊舌向断层。牙槽上颌窦动脉（箭头所示）位于骨壁的切迹内，距离窦底的高度约6.3mm。侧壁较厚，牙槽上颌窦动脉导致的切迹较为宽大。b. 侧壁开窗之后，清晰暴露出沿上颌窦侧壁前后走行的Ⅱ型牙槽上颌窦动脉（箭头所示），位于骨膜的内侧。c. 窦底黏骨膜剥离之后，黏骨膜随吸气上提，清晰可见牙槽上颌窦动脉（箭头所示）位于骨膜内侧。

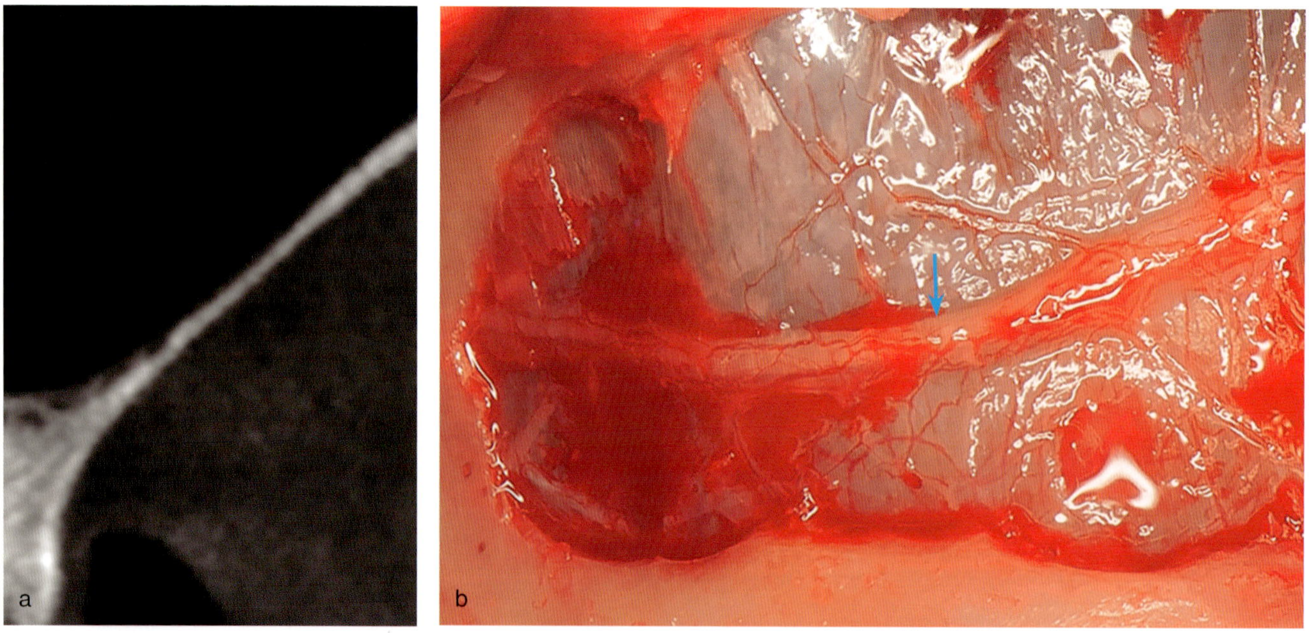

图1-27 Ⅲ型牙槽上颌窦动脉

a. 上颌右侧第一磨牙缺失患者的术前CBCT扫描，第一磨牙位点的+上颌窦侧壁无明显切迹。b. 侧壁开窗之后，清晰可见沿上颌窦侧壁前后走行的Ⅲ型牙槽上颌窦动脉（箭头所示）位于骨膜的外侧。

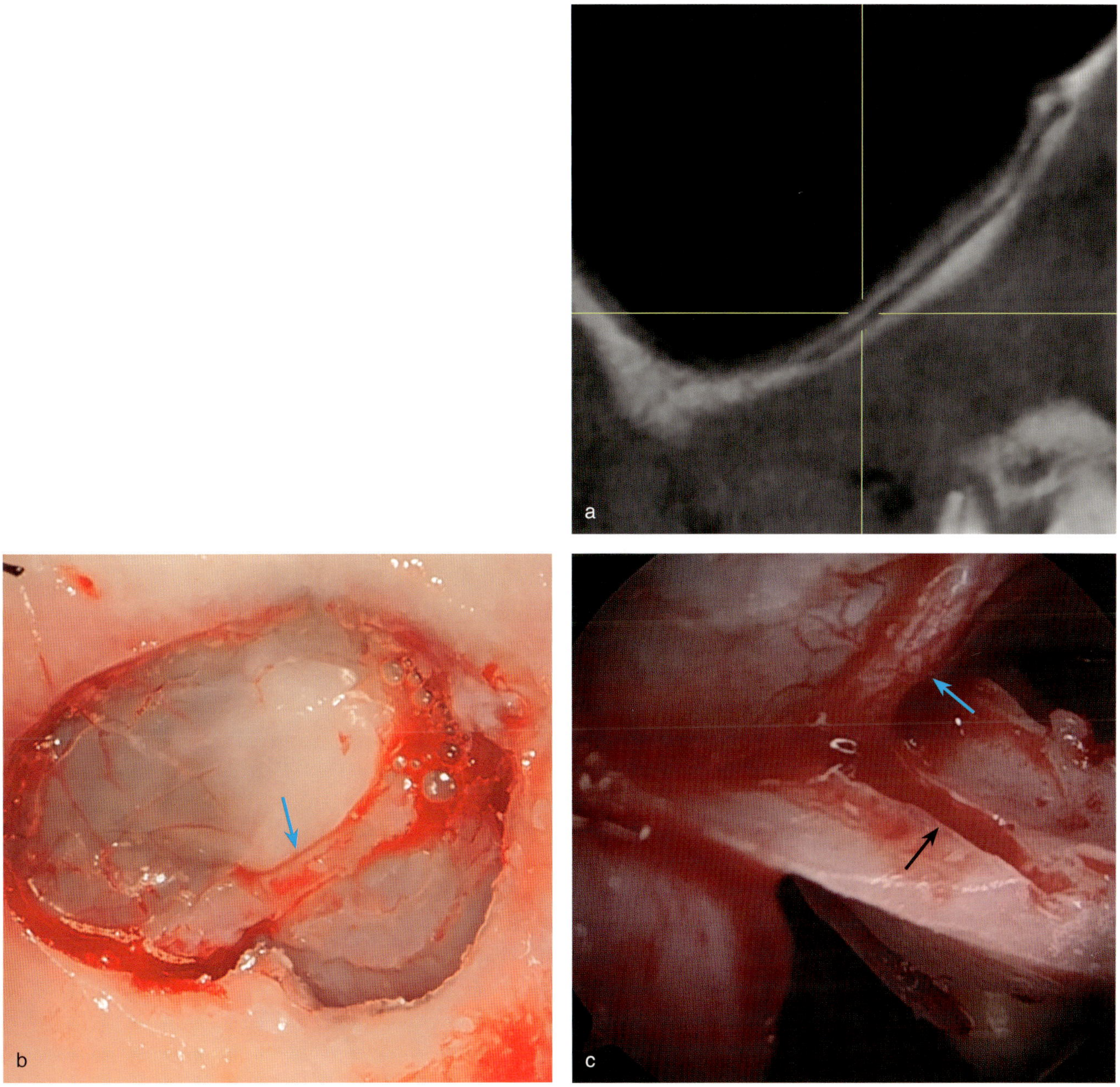

图1-28 Ⅳ型牙槽上颌窦动脉

牙槽上颌窦动脉沿上颌窦外侧壁向后、向下走行于骨壁的骨管内（Ⅰ型），在第一前磨牙位点接近窦底时走行于切迹内（Ⅱ型）。a. 患者的术前CBCT扫描。b. 用球钻侧壁开窗，磨除“骨管”外侧的骨壁，可见位于“骨壁”表面的牙槽上颌窦动脉（箭头所示）。c. 在窦底，牙槽上颌窦动脉（蓝色箭头所示）走行于骨壁切迹中（黑色箭头所示），剥离窦底黏骨膜时，将其与黏骨膜一同向上掀起。

1.5 上颌窦黏骨膜与黏膜

上颌窦衬里为上颌窦黏骨膜（maxillary sinus mucoperiosteum），首先由德国解剖学家Conrad Victor Schneider详细描述，又称之为施耐德膜（Schneiderian membrane），也称之为上颌窦膜（maxillary sinus membrane）。伴随上颌窦底提升的发展和对并发症的理解，人们对上颌窦黏骨膜的研究兴趣日益提高，对上颌窦黏骨膜的组织学结构、生物学性能、生理性变化和病变特点也日益清晰。

1.5.1 上颌窦黏骨膜与上颌窦黏膜的表述含义

对上颌窦衬里的表述分为两种情况：上颌窦黏骨膜和上颌窦黏膜。

- **上颌窦黏骨膜** 上颌窦底提升时，将上颌窦衬里视为一层，从窦腔骨壁表面剥离，以保持黏骨膜完整性。因此，描述上颌窦底提升时剥离的是“全层黏骨膜”，所发生的穿孔也是“黏骨膜”的穿孔，此时用“黏骨膜（mucoperiosteum）”、施耐德膜或上颌窦膜描述上颌窦衬里。
- **上颌窦黏膜** 描述某些上颌窦内的病变，例如感染和囊肿时，因为病变发生于上皮层和固有层，此时用“黏膜（mucosa）”描述上颌窦衬里。

1.5.2 上颌窦黏骨膜的组织学结构

上颌窦黏骨膜分为3层（图1–29，图1–30），由表及里为上皮层、固有层和骨膜层[1]。在上颌窦健康状态下，上颌窦黏骨膜菲薄、厚约1mm，略呈淡蓝色，具有一定的弹性和可拉伸性。

- **上皮层** 上皮层（epithelial layer）为假复层纤毛柱状上皮，具有加湿和过滤吸入鼻腔空气的功能。上皮层由假复层纤毛柱状上皮的柱状细胞、杯状细胞、基底细胞和基底膜所构成。基底细胞具有增殖和分化能力，可以分化为杯状

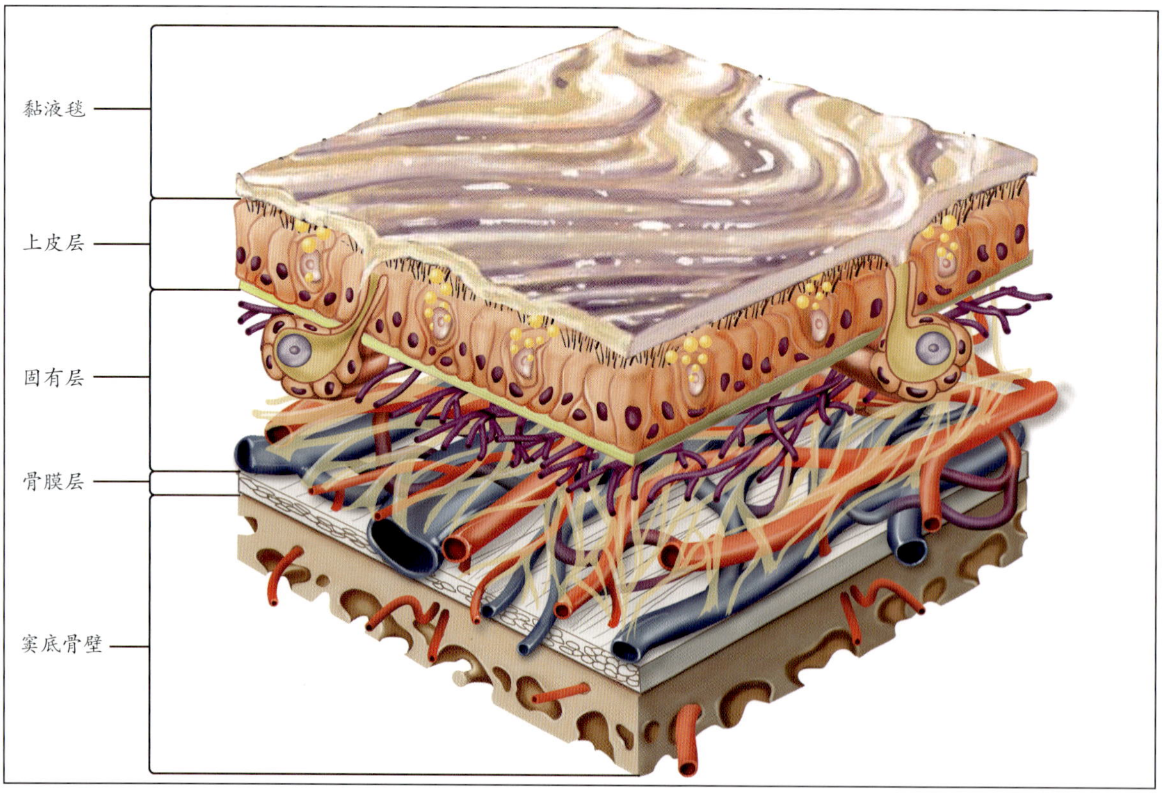

图1–29 上颌窦黏骨膜模式图

基于Norton[1]重新绘制的上颌窦黏骨膜模式图。上皮层由假复层纤毛柱状上皮的柱状细胞、杯状细胞、基底细胞和基底膜所构成；固有层由疏松结缔组织所构成，内含小动脉、小静脉、淋巴管、纤维结缔组织和黏液腺等；骨膜层为菲薄的致密纤维结缔组织。

细胞和纤毛细胞。杯状细胞是产生黏蛋白的分泌细胞，而纤毛细胞是具有纤毛的柱状上皮细胞，通过摆动将黏蛋白向上颌窦开口运送，并引流至鼻腔。

- **固有层** 固有层（lamina propria）富含血管网的固有层由疏松结缔组织所构成，内含小动脉、小静脉、末梢神经、淋巴管、纤维结缔组织（包括纤维、细胞和间质）和黏液腺等。黏液腺通过上皮层开口于上颌窦腔。具有这种特殊结构的固有层，既有维护黏膜健康的作用，也会形成各具特征的某些疾病，例如黏膜囊肿、息肉和感染等。
- **骨膜层** 骨膜层（periosteal layer）为菲薄的纤维结缔组织，但较为致密，也称之为骨膜样层。虽然骨膜层菲薄，但仍包括紧邻固有层的纤维层（fibrous layer）和紧邻窦壁的生发层（cambium layer），二层并无截然分界。纤维层的胶原纤维束彼此交织成网，有些纤维穿入上颌窦骨壁起固定黏骨膜的作用。生发层的纤维成分少，排列疏松，血管和细胞丰富，有成骨能力，故又称成骨层（osteogenic layer），其细胞成分有骨原细胞、成骨细胞、破骨细胞和血管内皮细胞等。

1.5.3 上颌窦黏膜表面的黏液毯

黏液毯（mucous blanket）是上颌窦黏膜分泌的黏蛋白，覆盖于上颌窦黏膜表面，为双层分泌毯[29]。

- **内层** 也称之为溶胶层（sol layer），为一层薄薄的浆液，富含蛋白质、免疫球蛋白和补体。疏松的固有层是高度血管化的结缔组织，通过这些丰富的血管分布，让淋巴细胞和免疫球蛋白能够进入黏膜与窦腔，有助于维持黏骨膜的健康状态。
- **表层** 也称之为凝胶层（gel layer），是杯状细胞分泌的一种黏稠的黏液，漂浮在较薄的溶胶层

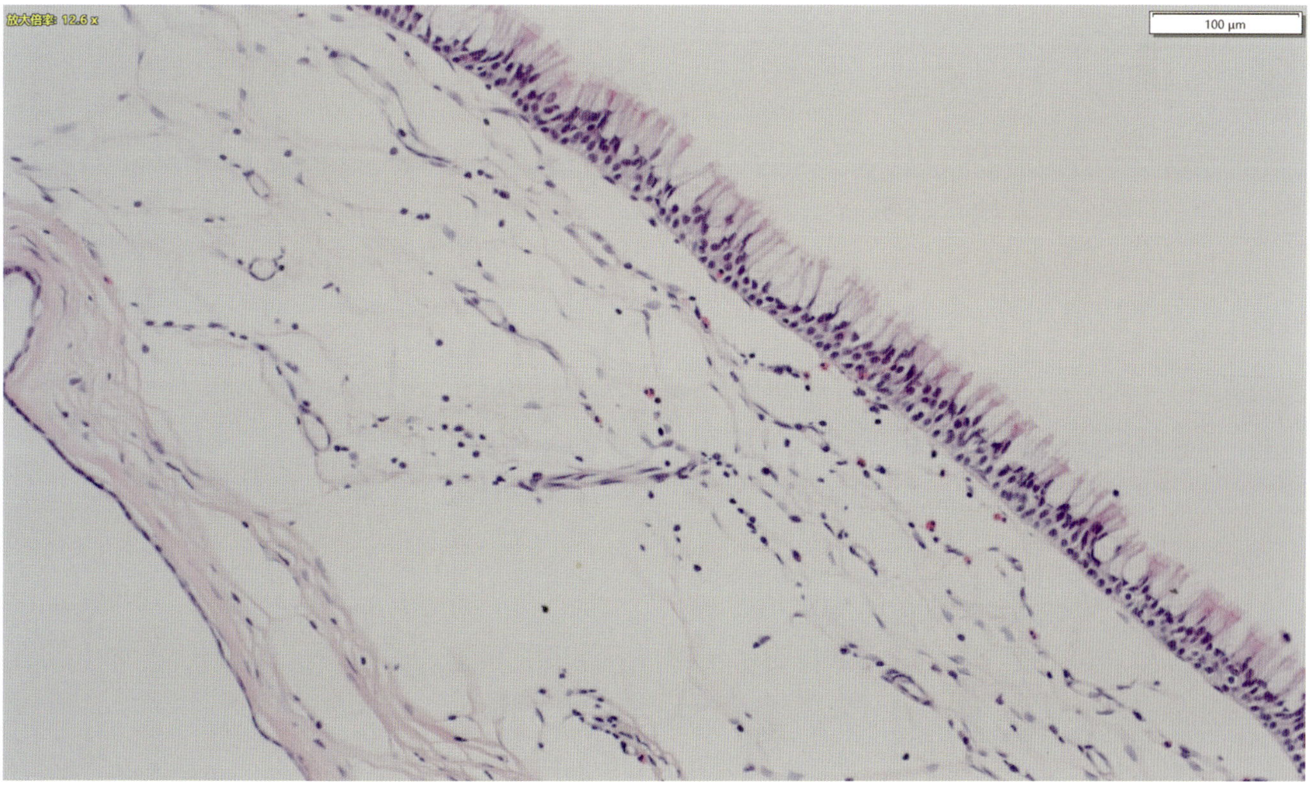

图1-30 上颌窦黏骨膜
上颌窦黏骨膜由上皮层、固有层和骨膜层所组成。上皮层由假复层纤毛柱状上皮的柱状细胞、杯状细胞、基底细胞和基底膜所构成，固有层的结缔组织疏松，骨膜层的纤维结缔组织菲薄致密。

表面，具有湿润黏膜、加湿吸入的空气及捕获灰尘、颗粒和细菌等功能。纤毛柱状上皮细胞的纤毛向上穿过溶胶层、扫过凝胶层，形成流动速度为3～25mm/min的黏液流，从窦底下部和外侧开始，将黏膜表面的物质扫向上颌窦开口，再将其输送到鼻腔。这种运输能力是仅限于分泌物和极小的异物颗粒（如灰尘），不能去除较大的异物，如进入上颌窦的牙根、种植体、大量的骨增量材料等。如果黏膜功能被破坏，例如严重感染，运输能力会被破坏，甚至丧失，会导致黏液滞留、上颌窦开口堵塞或进一步加重窦内感染。事实上，伴随呼吸通过上颌窦开口所产生的涡流，在窦内分泌物清除中起重要作用（图1-5）。

图1-31为一拔牙时暴露窦底黏骨膜骨膜层的病例。因未受到种植窝预备时窦底皮质骨磨削和窦底黏骨膜剥离的影响，可以将其视为“天然”状态下的窦底黏骨膜的骨膜层。本病例，拔除了上颌左侧无保留价值的第二前磨牙、第一磨牙和第二磨牙的残根，可见第二磨牙颊根与周围的束状骨及根端的窦底皮质骨骨板粘连，被一同拔除（图1-31a～c）。用电子内镜观察第二磨牙近中颊根的牙槽窝，可见窦底皮质骨骨板缺失，骨膜层菲薄，黏骨膜血管网络丰富、小血管出血活跃。由于牙根与窦底皮质骨骨板粘连，导致部分骨膜层破裂，但固有层完整、未发生黏骨膜穿孔。这些所见与以上对黏骨膜组织学的部分描述相一致（图1-31d～f）。

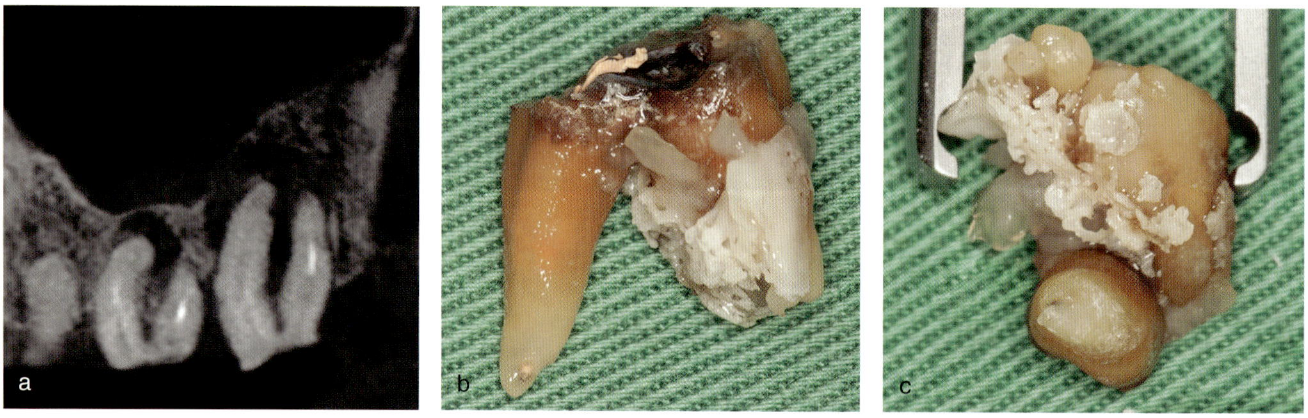

图1-31　从拔牙窝观察的黏骨膜状态

a. 本病例，上颌左侧第二前磨牙、第一磨牙和第二磨牙的残根均无保留价值。b，c. 将其拔除之后，可见第二磨牙近中颊根与其周围及根端粘连的牙槽骨被一同拔除。

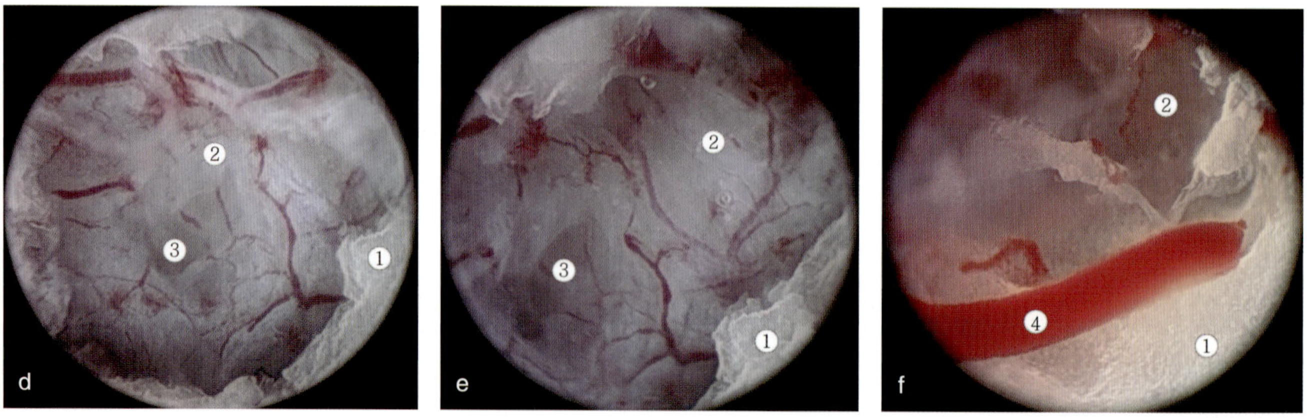

图1-31　从拔牙窝观察的黏骨膜状态（续）

d～f. 术中的电子内镜照片，第二磨牙近中颊根的窦底皮质骨骨板缺失，黏骨膜血管网络丰富，部分骨膜破裂，但固有层完整，骨膜层菲薄，窦底骨壁小动脉活跃性出血。1. 窦底皮质骨骨板；2. 骨膜层；3. 骨膜层破裂；4. 窦底黏骨膜出血。

1.5.4 上颌窦黏骨膜的血管生成和骨生成能力

近年来，人们特别感兴趣上颌窦黏骨膜的生物学特点，摘选部分较为有影响的实验研究，仅供参考。

- **认为有成血管性**　目前，关于上颌窦黏骨膜血管生成（vasculogenesis）能力的研究较少。2015年，Derjac-Arama等[30]通过8例成年人活检样本的免疫组化研究，发现了丝状伪足投射的内皮尖端细胞（ETC）和单核细胞衍生细胞，首次证明上颌窦黏骨膜具有血管生成性。
- **认为无成骨性**　2015年，Jungner等[31]在9只成年雄性卷尾猴的双侧上颌窦底提升的实验研究中，进行了植骨（胫骨骨颗粒）与不植骨、切除与不切除窦底黏骨膜的对比研究，硬组织磨片或脱钙切片的免疫组化的观察结果显示，所有样本的骨形成从窦底开始，并沿着种植体表面长入提升的空间中，窦底黏骨膜似乎没有表现出骨诱导潜力。
- **认为有成骨性**　2009年，Srouji等[32]将从人体获得的上颌窦黏骨膜（hMSSM）进行细胞培养，然后完成了体外和体内（无胸腺裸鼠）实验。结果表明，hMSSM细胞可以被诱导表达碱性磷酸酶、骨形态发生蛋白-2、骨桥蛋白、骨连接蛋白和骨钙素，并使其细胞外基质矿化。体内实验进一步证明了hMSSM衍生细胞的固有成骨潜力，这表明hMSSM衍生细胞移植后在异位部位形成了组织学证实的骨。2006年，Palma等[33]用4只卷尾猴进行了上颌窦底提升植骨（取自胫骨的骨颗粒）与不植骨、光滑表面与粗糙表面种植体的对比研究，发现在不植骨组，新骨也沉积在与上颌窦黏骨膜接触的部位，认为上颌窦黏骨膜具有骨诱导潜力。

1.5.5 上颌窦黏骨膜的厚度

伴随上颌窦内生理病理性变化，上颌窦黏骨膜的固有层会发生相应的变化。因此，难以准确判断上颌窦黏骨膜的“生理性厚度”。2008年，Aimetti等[34]在耳鼻喉手术时对20例被认为上颌窦黏骨膜无病变的患者，取窦底黏骨膜进行活检。结果显示，黏骨膜的平均厚度为（0.97 ± 0.36）mm，但存在0.45 ~ 1.40mm的较大个体差异。有趣的是，Aimetti等发现上颌窦黏骨膜厚度与牙龈生物型呈正相关，厚龈生物型者的黏骨膜平均厚度显著高于薄龈生物型者。

很多学者基于CBCT扫描的测量，获得了一些对临床具有参考价值的信息：男性的黏骨膜平均厚度显著高于女性；窦底最低点处的黏骨膜平均厚度显著高于外侧壁和内壁；根尖周病患者的黏骨膜厚度显著增加；黏骨膜厚度与上颌窦间隔存在显著负相关，间隔可能导致上颌窦黏骨膜变薄；未发现年龄、鼻腔疾病、吸烟、牙髓和牙周状态、拔牙后时间以及拍摄CBCT的季节等因素对黏骨膜厚度有显著影响。

在正常情况下，黏骨膜厚度约1mm。在CBCT中，如此菲薄的黏骨膜厚度并不显影，一旦显见，即被视为黏骨膜增厚（mucoperiosteal membrane thickening）。其中，<3mm为轻度增厚，3 ~ 10mm为中度增厚，>10mm为重度增厚。黏骨膜增厚表现为如下3种类型：

- **均匀性增厚**　上颌窦黏骨膜均匀性增厚，与周围黏膜没有界限，通常为黏膜炎症的表现。
- **规则性隆起**　上颌窦黏骨膜局部隆起，呈球形、半球形或不规则形，与周围黏膜界限清晰，形成90°以下的夹角，通常为上颌窦假性囊肿的表现。如果夹角接近或大于90°，通常为潴留囊肿的表现。
- **不规则性隆起**　上颌窦黏骨膜不规则性局部隆起，与周围黏骨膜界限不清，通常为发生于或侵入上颌窦的肿瘤的表现，例如内翻性乳头状瘤。

1.5.6 上颌窦黏骨膜的物理性质

2009年，Pommer等[35]研究了取自20具新鲜尸体的上颌窦黏骨膜的物理性质。黏骨膜与上颌窦骨壁之间的平均黏合力为（0.05 ± 0.025）N/mm^2，黏骨膜的平均厚度为（90 ± 45）μm（范围为24 ~ 350μm）。黏骨膜厚度的增加显著提高其负荷强度，穿孔发生时的平均张力为（7.3 ± 4.2）N/mm^2。黏骨膜可以在一维方向被拉伸至（132.6 ± 112.3）%，在二维方向被拉伸至（124.7 ± 104.7）%。该研究显示，黏骨膜的拉伸能力并没有人们想象的那么理想。

Chapter 2

The Decision-making Principle of Sinus Floor Elevation

Su Yucheng, Pi Xuemin, Wang Xia

第2章

上颌窦底提升方案的决策原则

宿玉成　皮雪敏　汪　霞

2.1 上颌后部骨量与骨密度

2.1.1 窦底剩余骨高度

窦底剩余骨高度（residual bone height，RBH）是指缺牙位点的牙槽嵴顶至窦底的垂直距离。鉴于上颌后部牙槽嵴骨密度较低等生理与解剖特点，目前仍以位于骨内10mm作为种植体植入的标准长度，由此界定是否需要上颌窦底提升。上颌后部的种植治疗病例约占所有种植病例的1/3，其中绝大多数病例的窦底剩余骨高度不足以植入足够长度的种植体，需要进行上颌窦底骨增量。在Cha等[1]报道的322例上颌后部种植病例中，没有骨增量的病例为120例，占37.3%；引导骨再生的病例为22例，占6.8%；块状自体骨移植的病例为5例，占1.6%；而上颌窦底提升联合窦底骨增量的病例为175例，占54.3%。

2.1.2 窦底剩余骨高度不足的病因

窦底骨高度是上颌窦底提升以及选择穿牙槽嵴或侧壁开窗技术的主要决策因素之一。窦底剩余骨高度不足的病因包括：①单纯上颌窦气化；②单纯垂直向牙槽嵴吸收；③上颌窦气化合并垂直向牙槽嵴吸收。

单纯上颌窦气化

上颌窦气化通常被归类为生理性因素，当窦底剩余骨高度＜10mm时，需要进行上颌窦底提升。只是上颌窦气化导致的窦底骨高度不足，临床表现为上颌窦底骨高度降低，但牙槽嵴顶的垂直向解剖位置及殆龈距离正常。骨增量方案通常为上颌窦底提升，并不需要进行牙槽嵴顶的垂直向骨增量。

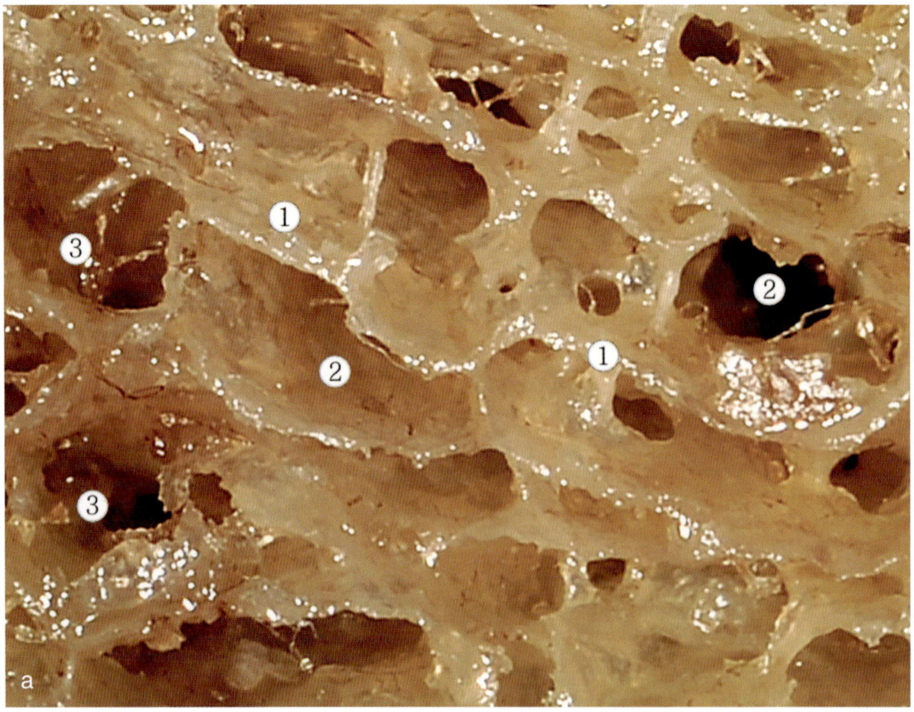

图2-1　骨小梁的疏松程度

a. 新鲜尸体标本。目前临床上采用的是Lekholm-Zarb骨密度分类，本图显示的是下颌后部Ⅱ类或Ⅲ类骨密度的致密骨小梁，骨小梁较为粗大，排列较为规律。该标本已经去除了部分骨髓，暴露出部分骨小梁和骨髓腔。在本标本中，也保存了部分骨髓。1. 骨小梁；2. 骨髓腔；3. 骨髓。

单纯垂直向牙槽嵴吸收

上颌后部牙槽嵴垂直向骨缺损通常被归类为病理性因素。与通常有2个牙根的下颌磨牙不同，上颌后部骨密度低，上颌磨牙发育为3个根，使上颌磨牙获得理想的稳定性，只有牙槽嵴发生严重骨破坏时（如重度牙周病的骨吸收）才出现牙松动。因此当患者同意拔除患牙时，通常已经发生了严重的垂直向骨缺损。临床表现为牙槽嵴顶的垂直向高度降低、殆龈距离过大。如果上颌窦底剩余骨高度尚可，骨增量方案通常为牙槽嵴外置法块状自体骨移植或引导骨再生。

上颌窦气化合并垂直向牙槽嵴吸收

临床和放射线表现为上颌窦底相对位置降低和殆龈距离过大等，骨增量方案通常为上颌窦底提升同期或分阶段外置法块状自体骨移植和/或引导骨再生。

2.1.3 窦底剩余骨密度

目前采用的是Lekholm-Zarb骨密度分类[2]。其中，Ⅰ类骨密度，几乎均由皮质骨构成，只有极少量的密集骨小梁；Ⅱ类骨密度，较厚皮质骨包绕密集排列的骨小梁；Ⅲ类骨密度，薄层皮质骨包绕密集排列的骨小梁；Ⅳ类骨密度，薄层皮质骨包绕疏松排列的骨小梁。图2-1a显示的是下颌骨后部的致密骨小梁。

磨牙区通常为Ⅲ类和Ⅳ类骨密度，皮质骨较薄，甚至不完整。松质骨的骨小梁疏松，上颌结节区的松质骨往往呈粗网状。在前磨牙区偶尔可见为Ⅱ类骨密度。由于骨密度低，通常需要选择直径较大或颈部膨大的种植体（如软组织水平种植体）来增加种植体初始稳定性，并防止在愈合期种植体脱入上颌窦腔。图2-1b显示的是上颌磨牙区疏松骨小梁。

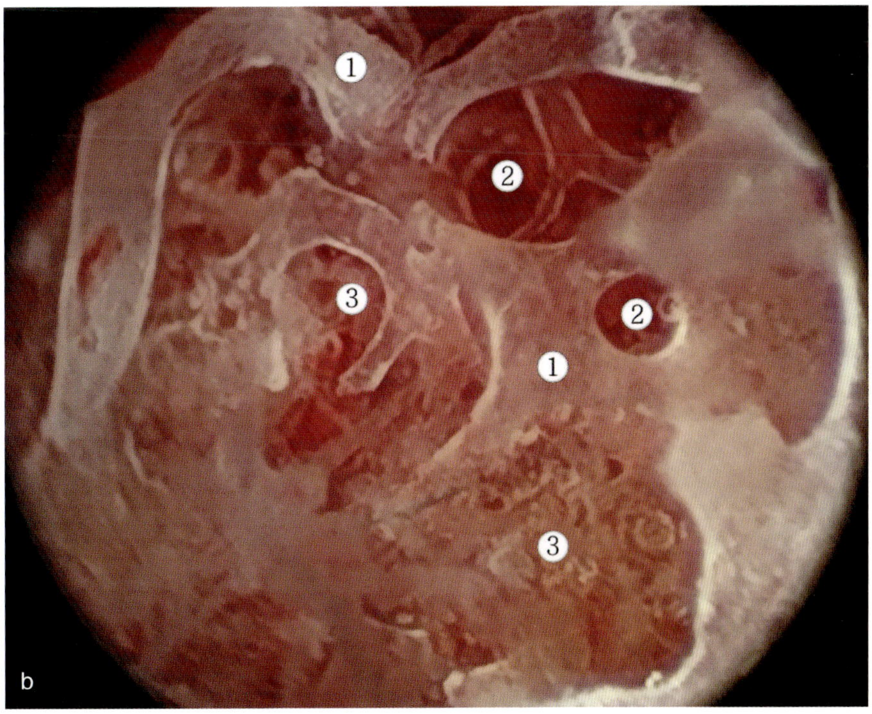

图2-1　骨小梁的疏松程度（续）

b. 上颌后部种植窝预备时松质骨的电子内镜照片。本图显示的是上颌后部为Ⅳ类骨密度，骨小梁疏松排列，致密程度远远低于Ⅲ类骨密度，含有大量骨髓腔。因此，需要足够长度的种植体以获得长期稳定性。同时，希望植入粗直径种植体以获得充分的骨-种植体接触（bone-implant contact，BIC）。1. 骨小梁；2. 骨髓腔；3. 骨髓。

2.1.4 窦底剩余骨宽度

病理性因素同样会发生颊侧或腭侧的牙槽嵴水平向骨吸收，导致难以植入足够直径的种植体或水平向的颌位关系异常，骨增量方案通常为块状自体骨移植或引导骨再生。由于上颌后部牙槽嵴较宽，牙槽嵴顶的轮廓较为圆钝，很少出现刃状牙槽嵴。刃状牙槽嵴往往出现在因牙周病导致的长期牙列缺失的病例。

2.1.5 上颌后部种植体尺寸的界定

将种植体位于骨内10mm界定为种植体长度的标准，主要是基于上颌后部种植体的留存率和生理及解剖因素的考量。

- 有文献报道，长度＜10mm的种植体独立支持修复体的留存率有所降低[3]。
- 上颌后部牙槽嵴的骨密度低，通常为Ⅲ类或Ⅳ类骨密度，皮质骨薄，甚至不完整，骨小梁疏松。因此，从上颌后部解剖结构特点考量，在此位点种植体的长度应该≥10mm。
- 一个尚无法解释的生理现象是多数下颌磨牙只存在近中及远中根，而上颌磨牙除近中及远中颊根之外还存在一个粗大的腭根。所以从生物力学角度推测，在此位点种植体的尺寸要求应该大于下颌磨牙位点。
- 基于以上原因，在上颌磨牙位点通常选择长度≥10mm和标准直径或粗直径的种植体。目前尚无证据表明可以通过增加种植体直径来降低其长度。

2.2 上颌后部骨增量方案

“10mm”的窦底骨高度只是描述是否能够植入足够长度种植体的一个数值表达，但确定上颌后部种植的外科方案与骨缺损类型和骨缺损程度密切相关。

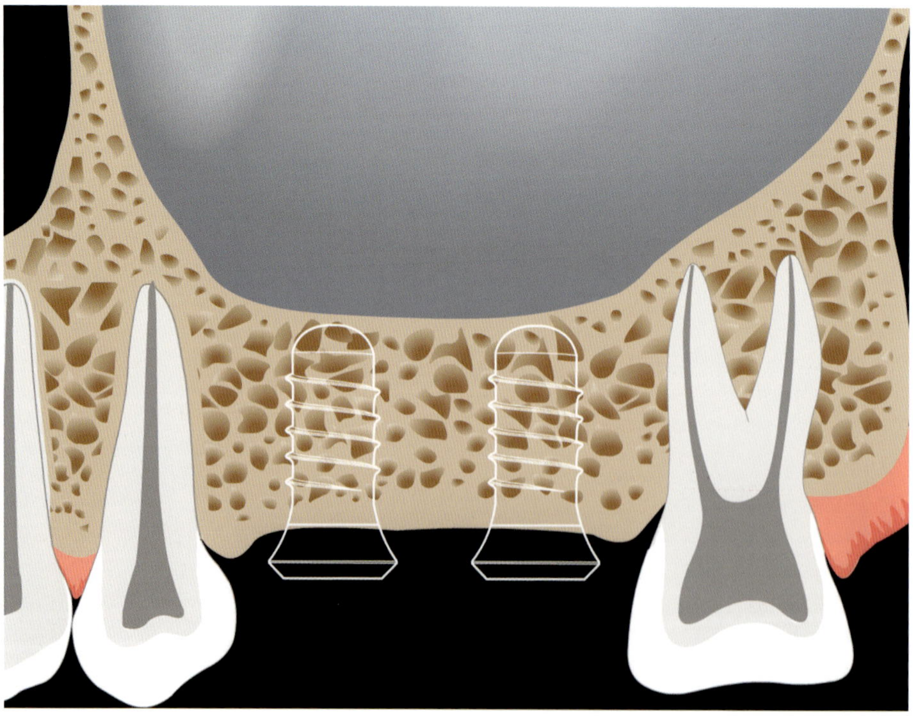

图2-2 上颌后部骨量充足模式图

近远中向断层的模式图。窦底骨高度和骨宽度充足，窦底相对位置、牙槽嵴顶相对位置以及三维颌位关系均正常。因为不存在骨缺损，可以直接植入足够长度与直径的种植体，无需骨增量（模拟植入的种植体为软组织水平种植体，种植体长度10mm、种植体直径4.8mm、平台直径6.5mm、光滑颈部高度1.8mm）。

2.2.1 影响上颌后部骨缺损分类的变量因素

上颌后部骨缺损分类与窦底相对位置、牙槽嵴顶相对位置和三维颌位关系等变量因素密切相关（图2-2～图2-4）。

- **变量因素之一** 窦底相对位置，是指上颌窦底相对于牙槽嵴顶正常生理位置的距离。牙槽嵴顶位置正常（牙槽嵴顶未发生明显的骨吸收）时，窦底剩余骨高度＞10mm窦底相对位置为正常，≤10mm为降低。
- **变量因素之二** 牙槽嵴顶相对位置，是指牙槽嵴顶相对于牙槽嵴顶的正常生理高度的位置。与牙槽嵴顶生理高度一致为牙槽嵴顶相对位置正常，发生明显的垂直向骨吸收为降低。
- **变量因素之三** 牙槽嵴宽度。未发生牙槽嵴水平向骨吸收为正常，发生水平向骨吸收（颊侧和/或腭侧）为降低。
- **变量因素之四** 三维颌位关系。三维颌位关系包括牙槽嵴与正常的下颌骨骨弓之间的垂直向和水平向的三维位置关系。牙槽嵴顶高度显著降低，为殆龈距离过大；存在显著的颊侧或腭侧牙槽嵴骨吸收，则为水平向颌位关系异常。
- **变量因素之五** 窦底剩余骨高度，即窦底至牙槽嵴顶之间的垂直向距离（也称之为窦嵴距），＞10mm为正常，≤10mm为不足。
- **变量因素之六** 窦底剩余骨宽度，即颊舌向牙槽嵴宽度。能够在正常位置并以理想的轴向植入标准直径的种植体为窦底剩余骨宽度正常，否则为不足。

简而言之，窦底剩余骨高度和骨宽度充足，窦底相对位置、牙槽嵴顶相对位置以及三维颌位关系均正常，被界定为不存在骨缺损，可以直接植入足够长度与直径的种植体（图2-2），否则需要骨增量。

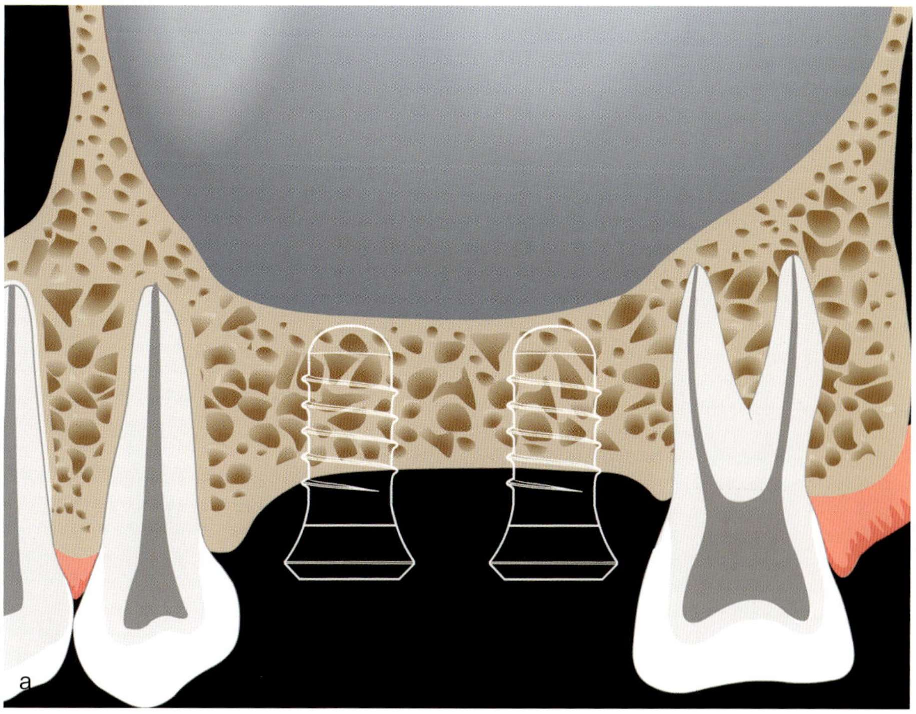

图2-3 上颌后部骨缺损分类模式图

近远中向断层的模式图。a. Ⅰ型骨缺损：窦底相对位置正常，牙槽嵴高度不足，三维颌位关系异常，骨增量方案为垂直向和/或水平向牙槽嵴增量，无需上颌窦底提升。此类型骨缺损非本书的讨论重点（模拟植入的种植体为软组织水平种植体，种植体长度10mm、种植体直径4.8mm、平台直径6.5mm、光滑颈部高度1.8mm）。

2.2.2 上颌后部骨缺损分类与骨增量方案

基于上颌后部牙槽嵴毗邻上颌窦这一特殊解剖结构，骨缺损分类的核心为窦底剩余骨高度，即是否存在垂直向骨量不足（即垂直向骨缺损），其次为是否存在水平向骨量不足（即水平向骨缺损）。由此，BITC依据“窦底剩余骨高度”将上颌后部骨缺损分为3种类型，并依据是否存在“牙槽嵴水平向骨缺损”设立1个亚分类，在设计上颌后部增量方案时简洁、清晰、实用（表2-1）。

- **Ⅰ型骨缺损**　窦底相对位置正常，牙槽嵴顶相对位置降低（牙槽嵴顶骨高度降低），三维颌位关系异常。其发生原因是牙槽嵴的病理性骨吸收，并非上颌窦气化。骨增量方案是垂直向牙槽嵴骨增量（图2-3a）。
- **Ⅱ型骨缺损**　窦底相对位置降低，牙槽嵴顶相对位置正常（牙槽嵴顶骨高度正常），窦底剩余骨高度不足，三维颌位关系尚可（尚未达到必须实施牙槽嵴骨增量的程度）。主要发生原因是上颌窦气化，牙槽嵴无显著的垂直向病理性骨吸收。骨增量方案为上颌窦底提升（图2-3b）。
- **Ⅲ型骨缺损**　窦底相对位置降低，牙槽嵴顶相对位置降低（牙槽嵴顶骨高度降低），窦底剩余骨高度不足，三维颌位关系异常。除上颌窦气化所导致的窦底相对位置降低之外，还存在因病理性骨吸收所导致的垂直向牙槽嵴严重骨缺损。骨增量方案为上颌窦底提升联合垂直向牙槽嵴骨增量（图2-3c）。
- **骨缺损分类的亚分类**　即以上任何一种骨缺损类型中同时存在水平向骨缺损，需要同时进行水平向骨增量，以获得理想的骨弓轮廓（图2-4a）。

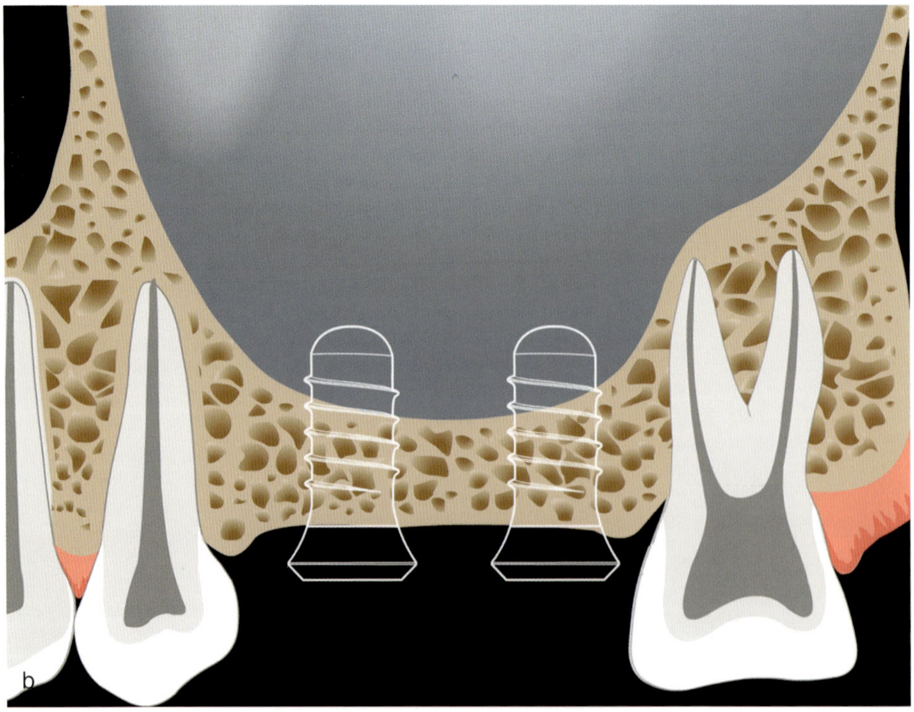

图2-3　上颌后部骨缺损分类模式图（续）

近远中向断层的模式图。b. Ⅱ型骨缺损：窦底相对位置降低，牙槽嵴顶相对位置正常，牙槽嵴高度正常，窦底剩余骨高度不足，三维颌位关系正常，骨增量方案为上颌窦底提升。此类型骨缺损是本书的讨论重点（模拟植入的种植体为软组织水平种植体，种植体长度10mm、种植体直径4.8mm、平台直径6.5mm、光滑颈部高度1.8mm）。

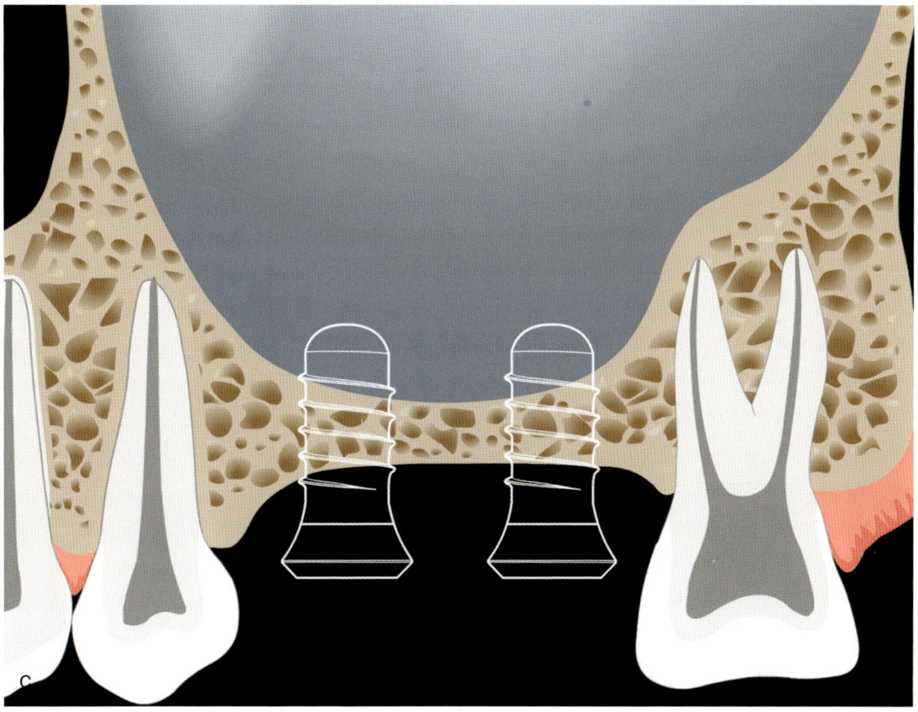

图2-3　上颌后部骨缺损分类模式图（续）

近远中向断层的模式图。c. Ⅲ型骨缺损：窦底相对位置降低，牙槽嵴高度不足，三维颌位关系异常，骨增量方案为上颌窦底提升联合牙槽嵴骨增量。本书，将在例举的病例中讨论此类型骨缺损的临床程序和治疗效果（模拟植入的种植体为软组织水平种植体，种植体长度10mm、种植体直径4.8mm、平台直径6.5mm、光滑颈部高度1.8mm）。

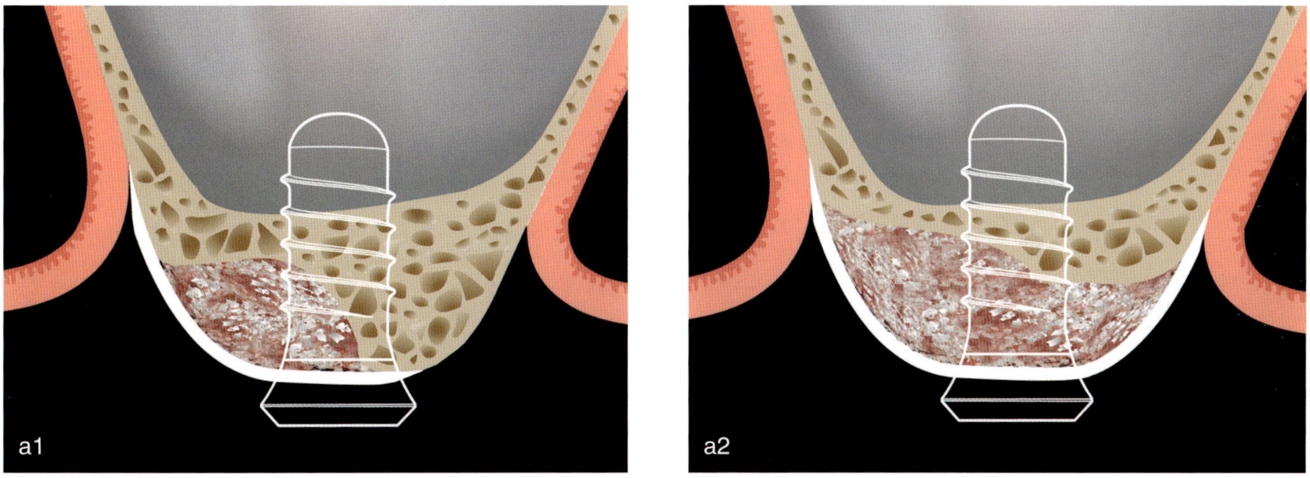

图2-4　上颌后部骨缺损分类的亚分类

颊舌向断层的模式图。a1. Ⅱ型骨缺损的亚分类：牙槽嵴垂直向高度正常，但存在水平向骨缺损，需要进行牙槽嵴水平向骨增量。a2. Ⅲ型骨缺损的亚分类：牙槽嵴混合型骨缺损，牙槽嵴顶垂直向高度降低，并存在水平向骨缺损，需要进行牙槽嵴垂直向联合水平向骨增量（模拟植入软组织水平种植体，种植体长度10mm、种植体直径4.8mm、平台直径6.5mm、光滑颈部高度1.8mm）。

基于以修复为导向种植治疗理念，设计上颌后部骨缺损的骨增量方案时，应当重视骨缺损分类的亚分类。就牙槽嵴的水平向骨宽度而言，骨量不足存在以下两种情况：①骨宽度不足，植入种植体之后存在水平向的种植体表面暴露；②骨宽度尚可，但在与对颌牙以理想的位置和轴向植入种植体之后，存在水平向的种植体表面暴露或骨板厚度不足。就牙槽嵴的垂直向骨高度而言，垂直向骨缺损是指在植入种植体之后种植体周围均存在种植体表面暴露、无骨壁。因此，Ⅱ型或Ⅲ型骨缺损存在亚分类时，应当在上颌窦底提升同期进行牙槽嵴水平向和/或垂直向骨增量。

本书的讨论重点是上颌窦底提升。在此，仅以以下病例例举上颌后部Ⅱ型骨缺损的亚分类。65岁女性患者，上颌右侧第二前磨牙缺失，其正畸医生将扭转的第一前磨牙矫正到正常位置，并推第一和第二磨牙向后形成理想的缺牙间隙。口内检查可见，𬌗龈距离和颌位关系良好，附着龈质量良好，唇侧骨弓轮廓存在水平向凹陷。在以修复为导向的三维位置与轴向上虚拟植入直径4.1mm的标准径软组织水平种植体，种植窝中心骨高度约8.3mm，唇侧骨板厚度约0.85mm（图2-4b1～b4）。种植外科方案为穿牙槽嵴上颌窦底提升联合水平向骨增量，同期植入软组织水

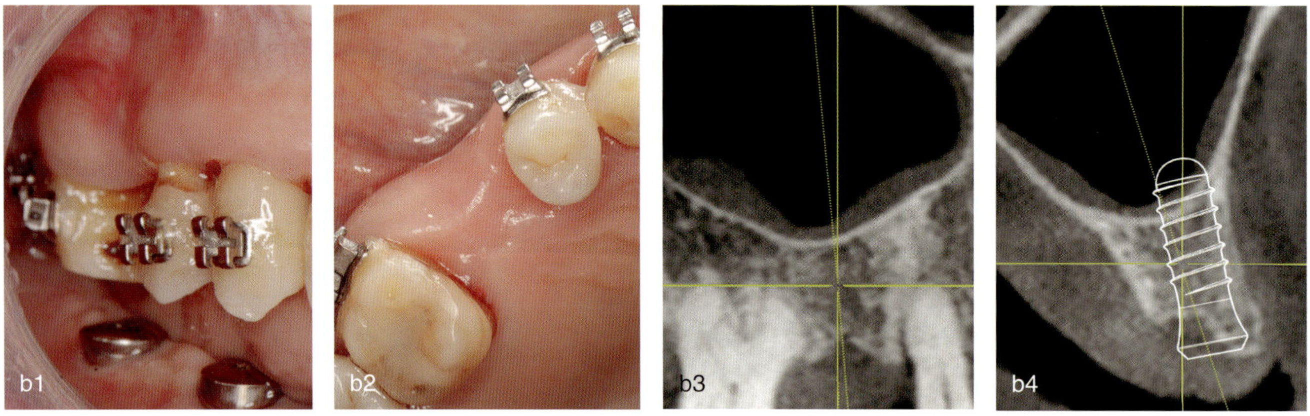

图2-4　上颌后部骨缺损分类的亚分类（续）
b. 病例例举。b1，b2. 口内照片。b1. 侧面观。b2. 𬌗面观。附着龈质量良好，唇侧骨弓轮廓存在水平向凹陷。b3，b4. 上颌右侧CBCT扫描。b3. 沿后牙牙弓的近远中向断层。b4. 沿第二前磨牙位点的颊舌向断层。种植体唇侧骨板厚度＜1.0mm。

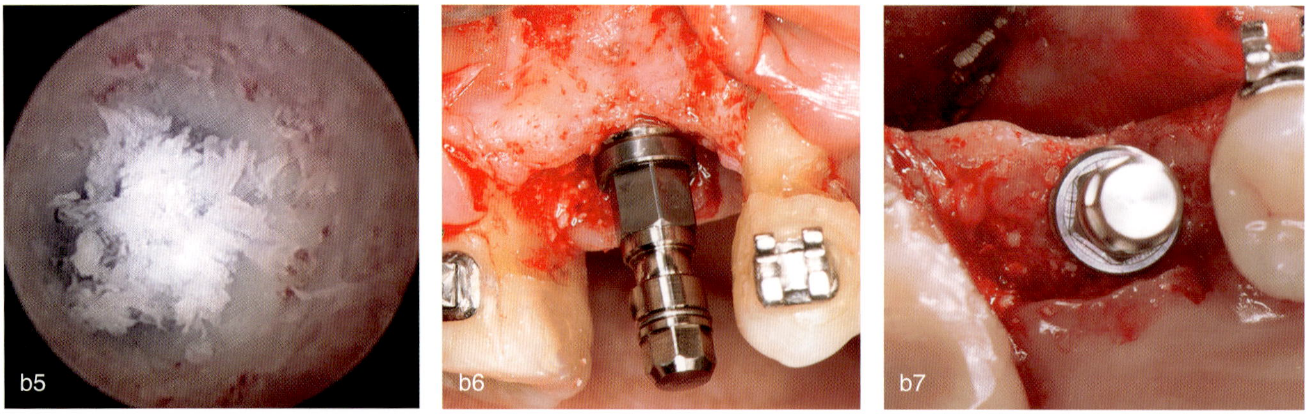

图2-4　上颌后部骨缺损分类的亚分类（续）
b. 病例例举。b5. 术中电子内镜照片。种植窝预备至窦底，仅残留部分菲薄的皮质骨骨板，并“漂浮”一些骨屑。b6. 术中照片颊侧观。b7. 术中照片𬌗面观。窦底骨增量之后，植入种植体。可见种植体的三维位置与轴向理想，唇侧骨弓存在水平向凹陷。

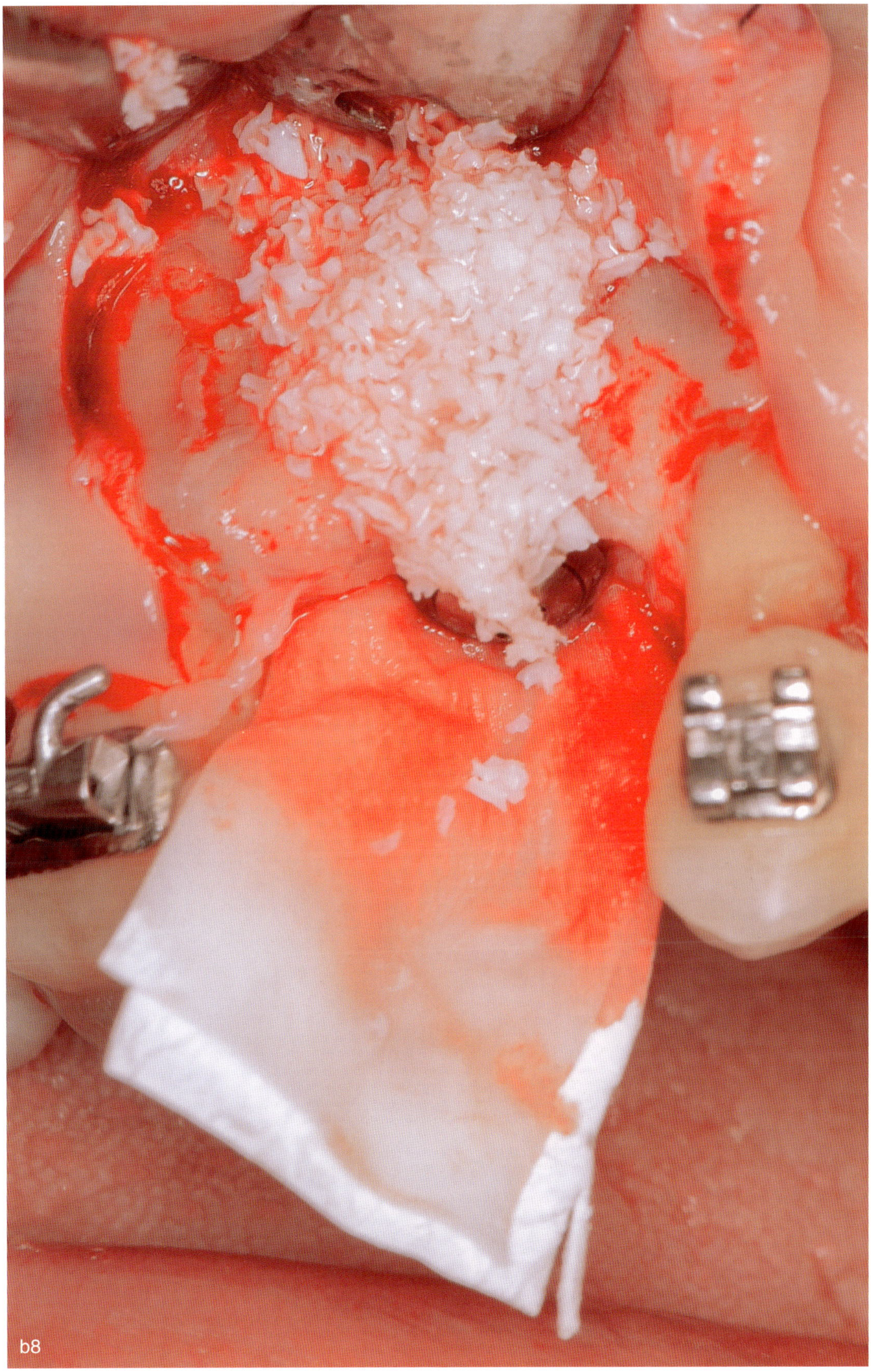

图2-4　上颌后部骨缺损分类的亚分类（续）

b. 病例例举。b8. 术中照片。植入种植体之后，开放牙槽嵴颊侧骨髓腔。先将双层生物可吸收性胶原膜置于腭侧黏骨膜瓣的下方，然后植入细颗粒去蛋白牛骨矿物质（DBBM）。

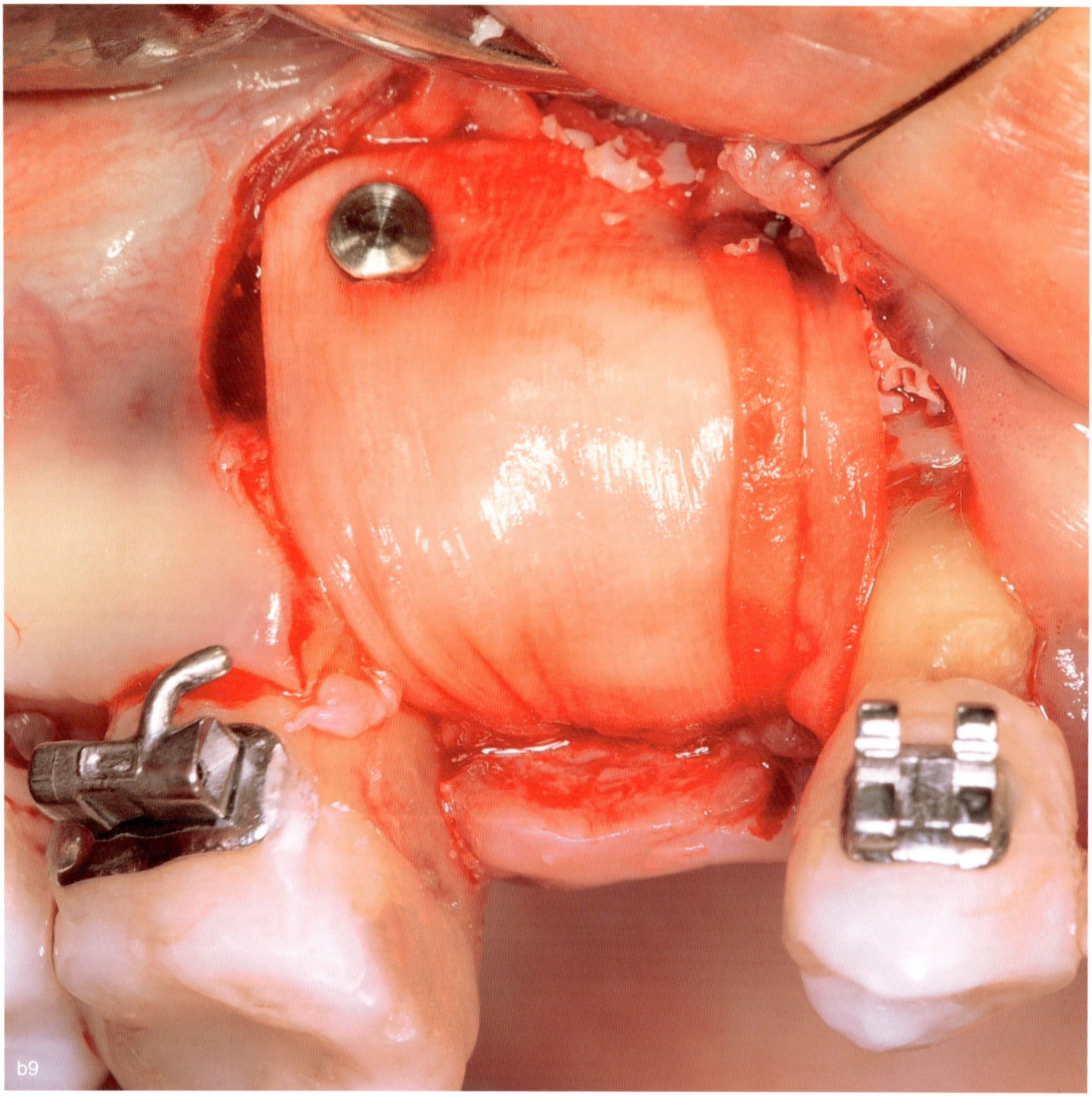

图2-4 上颌后部骨缺损分类的亚分类（续）

b. 病例例举。b9. 术中照片。将双层生物可吸收性胶原膜向上反折，覆盖细颗粒去蛋白牛骨矿物质（DBBM）。用膜钉固定胶原膜，黏骨膜瓣减张后无张力创口初期关闭。

平种植体。切开黏骨膜，翻黏骨膜瓣，暴露术区。按照术前设计，种植窝预备至窦底，只残留部分非薄的皮质骨骨板，将其凿断后植入100mg骨胶原（Bio-Oss Collagen，Geistlich，瑞士），然后植入直径4.1mm、平台直径4.8mm、长度10mm、光滑颈部高度2.8mm的软组织水平种植体（TL，SLActive，S，RN，TiZr，Straumann，瑞士），种植体的部分光滑颈部位于骨内，种植体的三维位置与轴向理想，最终植入扭矩＞25Ncm。开放牙槽嵴颊侧骨髓腔，植入250mg细颗粒去蛋白牛骨矿物质（Bio-Oss，Geistlich，瑞士），表面覆盖双层生物可吸收性胶原膜（Bio-Gide，Geistlich，瑞士），并用膜钉固定。切断黏骨膜瓣蒂部的骨膜层，复位黏骨膜瓣，无张力关闭创口，潜入式愈合（图2-4b5～b9）。

术后即刻CBCT扫描显示，提升之后的窦底呈帐篷样隆起，骨增量材料充分包绕种植体，窦腔内无渗出物，黏骨膜无增厚，增量后的种植体唇侧骨板厚度超过3.0mm（图2-4b10，b11）。

愈合6个月后，进入修复程序。软组织愈合良好，用软组织环切刀暴露种植体，种植体稳定性好，ISQ平均值为80。由于第一和第二磨牙因松动被拔除，因此制作并戴入螺钉固位的临时修复体，待磨牙区植入种植体后一起制作最终修复体。

戴入临时修复体2.5年之后，在新冠疫情有所缓解之际，患者再次复诊，准备在磨牙区植入种植体。术前的CBCT扫描显示，提升之后的窦底呈帐篷样隆起，新骨质量非常理想、充分包绕种植体。种植体唇侧骨板轮廓稳定，厚度仍然超过3.0mm。上颌窦黏骨膜无增厚，窦腔内无渗出物（图2-4b12，b13）。

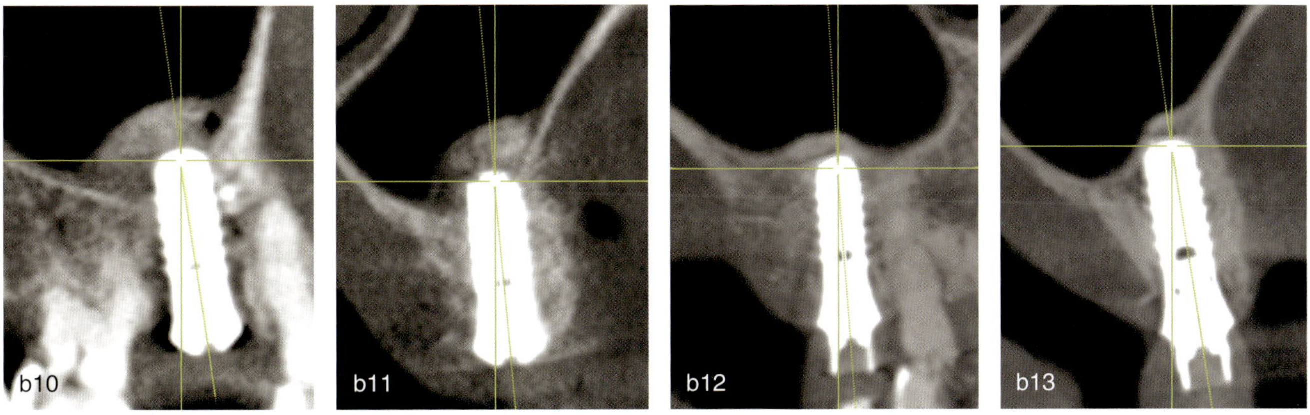

图2-4　上颌后部骨缺损分类的亚分类（续）

b. 病例例举。b10，b11. 术后即刻CBCT扫描。b12，b13. 戴入临时修复体2.5年时的CBCT扫描。分别为沿后牙牙弓的近远中向断层和沿第二前磨牙位点的颊舌向断层。戴入临时修复体2.5年时的窦底仍然呈帐篷样隆起，唇侧骨板轮廓稳定，骨板厚度＞3mm。

外科程序：宿玉成、潘红；修复程序：汪霞；术中摄像和照相：陶丹；手术配合：陶丹、刘敏、吴利利；放射线诊断程序：苑秋华、王倩；病例完成时间：2019年

2.2.3 上颌窦底提升或牙槽嵴骨增量的决策原则

窦底剩余骨高度，是决策上颌后部骨增量方案的重要因素，但并非唯一因素。我们必须清楚，严重的垂直向和/或水平向牙槽嵴缺损，会导致三维颌位关系的变化，而上颌窦底提升本身并非牙槽嵴骨重建程序，不能重建理想的牙槽嵴骨弓轮廓。对于严重骨吸收，无法获得可以接受的三维颌位关系时，必须通过牙槽嵴的垂直向和/或水平向骨增量来改善三维颌位关系，以获得理想的种植体植入位置和具有理想颌位关系的种植修复体。当然，上颌后部为非美学区，当轻度骨吸收所导致的三维颌位关系变化可以被接受时，通常选择上颌窦底提升作为唯一的骨增量方案。

如前所述，上颌后部骨增量包括窦内的骨增量（上颌窦底提升）和窦外的骨增量（牙槽嵴骨增量）两类手术。对严重牙槽嵴骨缺损的病例，后者的复杂程度较高和骨增量效果的可预期性变数较大，其主要原因如下：

- 伴随上颌后部的病理性牙槽嵴吸收，牙槽嵴表面的黏膜往往也同时萎缩，龈颊沟变浅，难以充分减张。因此，骨增量之后创口关闭时黏骨膜瓣往往存在较大张力，有创口裂开的风险。
- 鉴于上颌后部的解剖特点，牙槽嵴缺损通常为不利型骨缺损。
- 通常需要块状自体骨移植或联合应用骨代用品和屏障膜。与其他部位相比，手术操作复杂，块状自体骨固定比较困难。
- 开口度有限时，骨增量手术操作变得更加复杂。

目前临床上存在一种妥协现象，即只注重通过上颌窦底提升和窦底骨增量来获得植入种植体所需要的骨量，而忽略恢复牙槽嵴吸收所导致的水平向和/或垂直向牙槽嵴骨缺损，存在并发症的风险。例如种植体平台位置过深、龈颊沟过浅、附着龈缺失和种植体颈部暴露等。因此，对存在上颌窦气化合并严重牙槽嵴顶吸收所导致的上颌窦底剩余骨高度不足，只选择上颌窦底提升一种术式，避免上颌窦内骨增量联合上颌窦外骨增量（牙槽嵴骨增量）的“双向作战”的想法存在发生远期并发症风险。

2.2.4 上颌窦底提升的替代方案

目前，替代上颌窦底提升的方法，包括短种植体、倾斜种植、颧种植和翼种植等，并未形成共识性结论，在此略作叙述以供读者参考。

短种植体

短种植体（short implant）通常是指体部长度≤6mm的种植体。但在上颌后部，鉴于将种植体的标准长度界定为10mm，短种植体是指种植体位于骨内部分长度＜10mm的种植体。伴随种植体表面处理（如亲水表面种植体）的进步，短种植体的研究进入人们的视野。有文献报道，在下颌后部粗糙表面单颗短

表2-1 上颌后部骨缺损分类、病因、诊断要素与骨增量方案

分类	病因	诊断要素	骨增量方案
骨量充足		窦底相对位置、牙槽嵴顶相对位置、剩余骨高度和骨宽度以及三维颌位关系均正常	无需骨增量
Ⅰ型骨缺损	牙槽嵴吸收	窦底相对位置正常，牙槽嵴高度不足，三维颌位关系异常	骨增量方案之一：垂直向牙槽嵴骨增量
Ⅱ型骨缺损	上颌窦气化	窦底相对位置降低，牙槽嵴顶相对位置正常，牙槽嵴顶骨高度正常，窦底剩余骨高度不足，三维颌位关系正常	骨增量方案之二：上颌窦底提升
Ⅲ型骨缺损	上颌窦气化 牙槽嵴吸收	窦底相对位置降低，牙槽嵴高度不足，三维颌位关系异常	骨增量方案之三：上颌窦底提升联合垂直向牙槽嵴骨增量

注：当骨缺损存在亚分类，即存在水平向骨缺损时，骨增量方案需联合水平向牙槽嵴骨增量。

种植体留存率接近长度≥10mm的种植体。但鉴于上颌后部骨密度较低等解剖特点，目前关于短种植体应用的研究较少。因此，国际口腔种植学会（ITI）[4]建议：在上颌后部应用单颗短种植体，应等待更多的临床研究和明确的研究结论；如果植入两颗或更多短种植体，应当考虑粗直径种植体，修复体为联冠修复。

倾斜种植

倾斜种植（tilted implant），或称之为角度种植（angled implant，angulated implant），其定义为植入的种植体与邻近种植体或天然牙长轴形成角度的种植体植入技术。其目的是避开上颌窦、鼻底及下颌管等解剖结构，避免骨增量，提高种植体与可用骨的接触面积和种植体稳定性，减小或消除修复体远中悬臂。倾斜种植方案包括紧贴上颌窦前壁的角度种植（如All-on-4）和紧贴上颌窦后壁的角度种植（如种植体穿上颌结节-翼上颌连接）。由于种植体倾斜，种植体和基台连接的生物力学发生了变化，存在种植体体部断裂或颈部折断风险，目前尚不能视其为常规方案（图2-5）。

颧种植

颧种植（zygomatic implant approach）的定义为颧种植体（zygomatic implant）斜行植入颧骨的种植技术，常用于上颌骨严重萎缩、发育不良、缺损或缺失病例[6]。换言之，颧种植可以用于局部解剖条件不能进行上颌窦底提升的病例，并非上颌窦底提升的常规替代方案。开展颧种植，临床医生必须充分掌握局部解剖结构和具备充分的临床条件（如手术室的无菌条件和

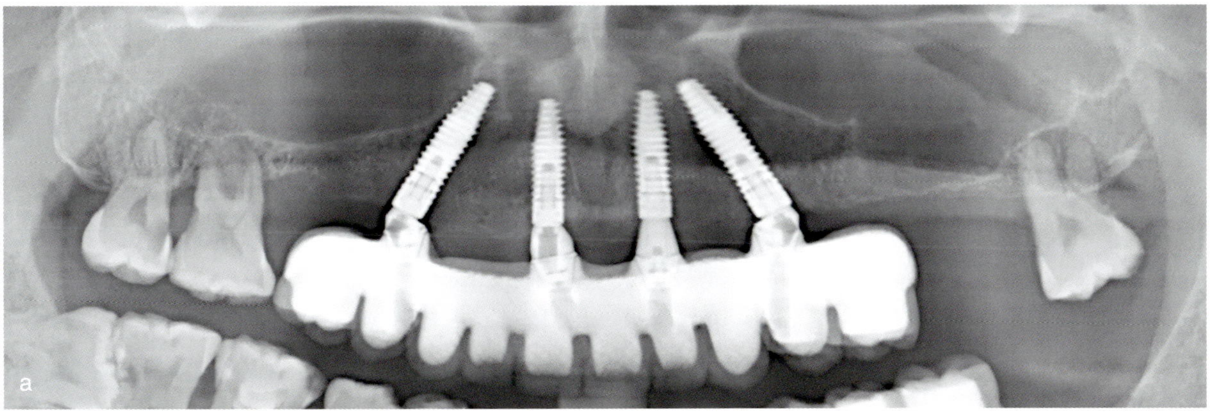

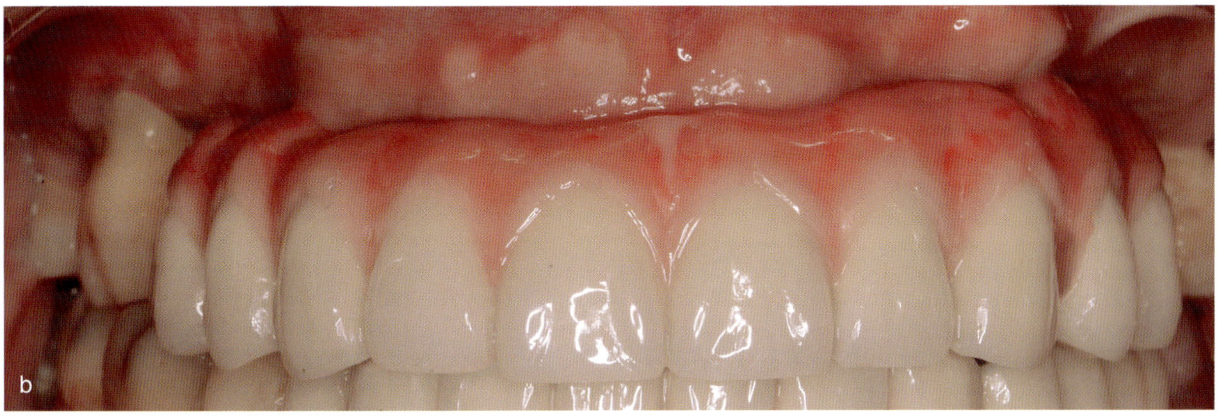

图2-5　窦间区的倾斜种植

42岁男性患者，窦底剩余骨高度不足，窦间区植入4颗种植体，其中2颗远中种植体倾斜植入，避免了上颌窦底提升。a. 戴入最终修复体的曲面体层放射线片。b. 戴入最终修复体的口内照片，正面观。

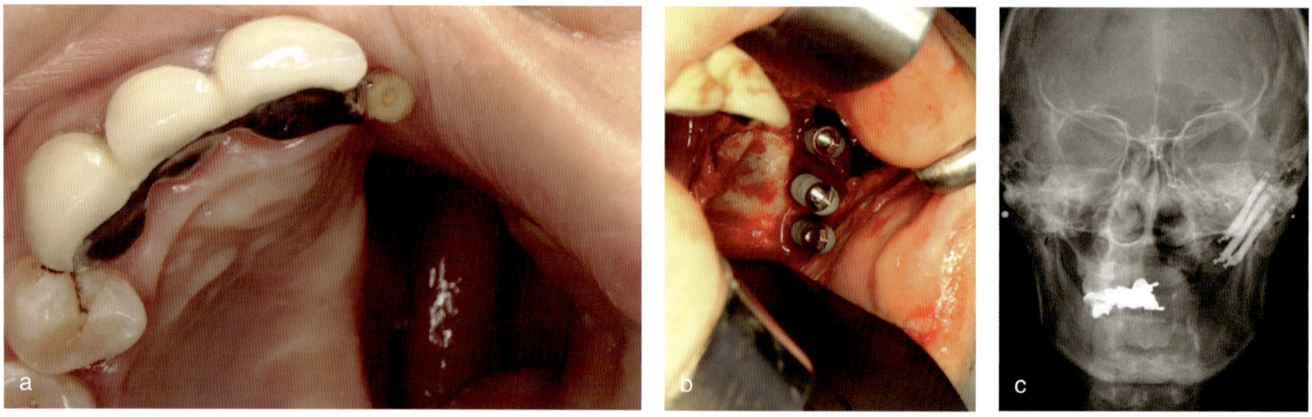

图2-6　左侧上颌骨缺失的颧种植

30岁女性患者，左侧上颌骨外伤性骨缺失，植入3颗颧种植体支持式固定修复体。a，b．术中照片。c．术后正位头颅放射线片。（引自：Wu YQ, et al. 2021[5]；感谢吴轶群教授授权使用本图片）

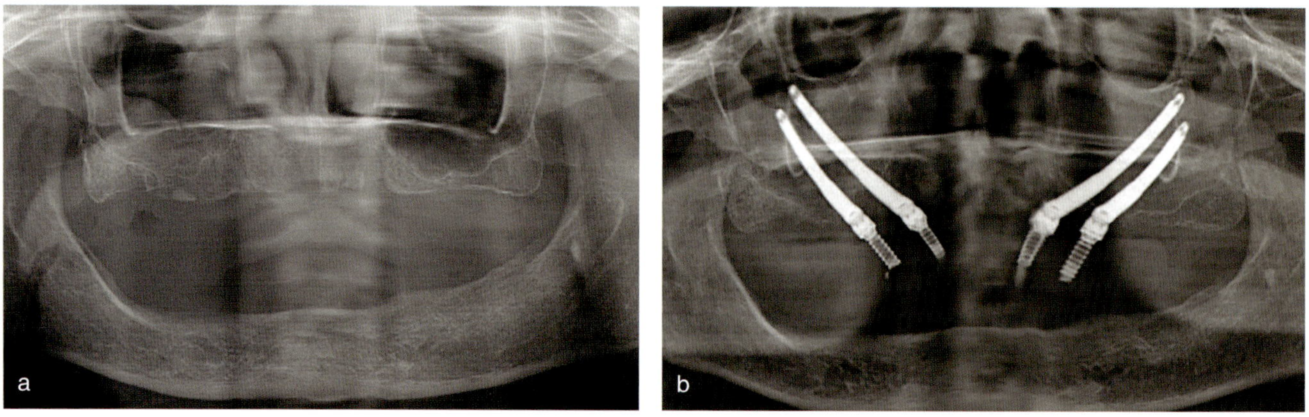

图2-7　上颌无牙颌的颧种植

65岁女性无牙颌患者，剩余骨量严重不足，上颌行颧种植，每侧植入2颗颧种植体，下颌为颏孔间区倾斜种植。a．术前曲面体层放射线片。b．戴入临时修复体的曲面体层放射线片。

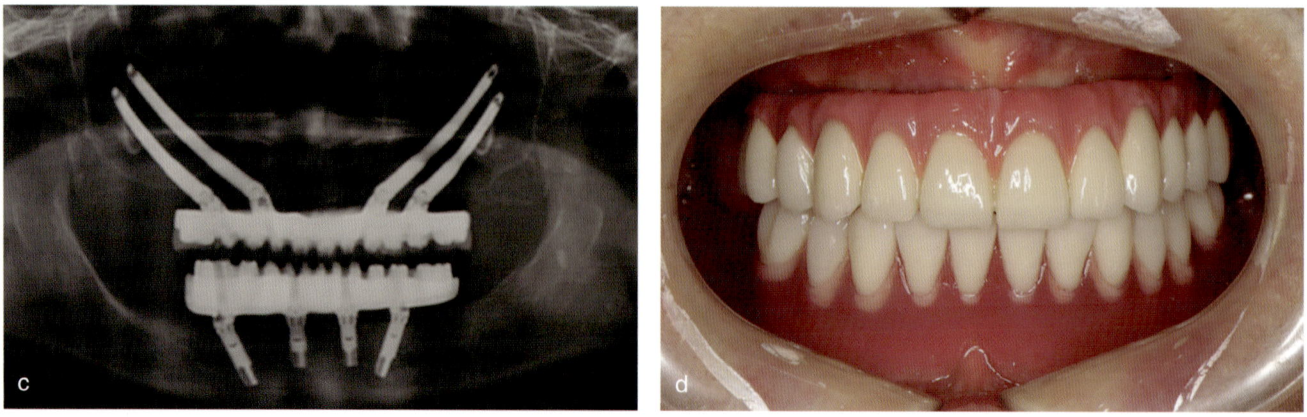

图2-7　上颌无牙颌的颧种植（续）

c．戴入最终修复体的曲面体层放射线片。d．戴入最终修复体的口内照片，正面观。（引自：Wu YQ, et al. 2021[5]；感谢吴轶群教授授权使用本图片）

麻醉条件等），避免出血、眼损伤和术后上颌窦感染等相关并发症。在国内，上海交通大学医学院附属第九人民医院张志勇教授和吴轶群教授团队对此具有丰富的临床经验和深入的临床研究（图2-6，图2-7）。

翼种植

翼种植（pterygoid implant）的定义是可用于上颌骨后部骨量严重不足患者的种植技术。翼种植起自第一磨牙或第二磨牙区域，斜向后上，穿过上颌结节直至翼板区，从而避免上颌后牙区植骨或修复体末端的悬臂[6]。翼种植是种植体倾斜穿过上颌结节和翼上颌连接，进入翼内板和翼外板之间的舟状窝。在术前必须进行CBCT扫描，经详细规划种植体的植入路径。种植体有脱入颞下间隙和咽旁间隙的风险（图2-8），上颌结节骨密度低、种植体初始稳定性欠佳和植入路径错误是种植体脱位的主要因素。翼种植只适用于局部解剖条件不能进行上颌窦底提升的病例，并非上颌窦底提升的常规替代方案。

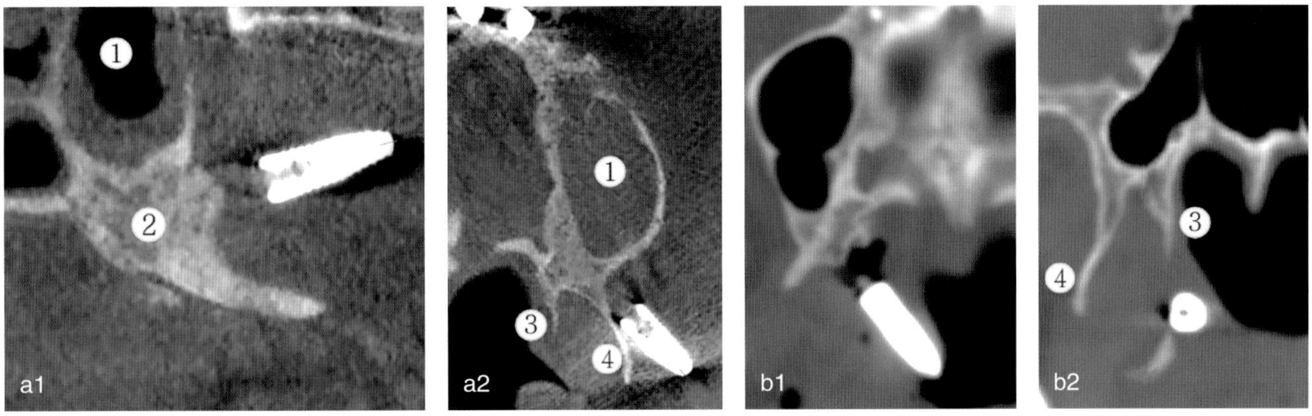

图2-8　翼种植的种植体脱位

a. 中年男性患者，上颌左侧翼种植，术中发现种植体脱入颞下间隙。b. 中年男性患者，上颌右侧翼种植，术中发现种植体脱入咽旁间隙。1. 上颌窦；2. 上颌结节；3. 翼内板；4. 翼外板。（感谢院外同道为本书提供此病例）

2.2.5 上颌后部垂直向牙槽嵴骨增量

上颌后部垂直向骨增量的临床程序包括块状自体骨移植和引导骨再生。在后者，骨增量材料通常是骨代用品与颗粒状自体骨1：1混合物；屏障膜为生物可吸收性胶原膜、3D打印的个性化钛网联合胶原膜或钛加强的膨体聚四氟乙烯膜。如前所述，上颌后部垂直向骨增量通常存在无张力创口关闭困难和创口裂开的风险，但优点在于基骨宽大和血供丰富。

本书为上颌窦底提升的专著，着重讨论上颌后部Ⅱ型和Ⅲ型骨缺损的临床解决方案。在此，只例举一例上颌后部Ⅰ型骨缺损病例（图2-9），用块状自体骨进行垂直向牙槽嵴骨增量，并同期种植。49岁男性患者，上颌右侧后牙因慢性牙周炎拔除数年，行可摘局部义齿修复，现就诊要求种植修复。局部检查可见上颌右侧第一磨牙和第二磨牙缺失，牙槽嵴重度骨吸收、显著凹陷，高度降低，殆龈距离过大。曲面体层放射线片检查显示上颌窦底相对位置正常，牙槽嵴顶相对位置显著降低，窦底剩余骨高度约3mm。临床诊断为上颌后部Ⅰ型骨缺损，治疗方案为从髂嵴取块状自体骨，进行上颌后部垂直向牙槽嵴骨增量，并用同期植入的种植体固定骨块，延期修复。本病例，选择块状自体骨移植同期种植的先决条件包括：①具备一定的窦底剩余骨高度，坚固固定骨块；②采用颈部膨大设计的种植体以获得骨块的稳定性。在右侧髂嵴取骨。分层切开皮肤和皮下脂肪层，分离阔筋膜，暴露骨面，用超声骨刀预备截骨线，深度约为10mm。将各条截骨线相连，用薄双刃骨凿沿截骨线撬动，完整取出骨块。用明胶海绵填塞供区，分层缝合创口。修整骨块之后，植入上颌右侧后部骨缺损的受区，松质骨面朝向受区骨面。因为窦底尚存3.0mm的骨高度，用两颗直径4.1mm、平台直径4.8mm、光滑颈部高度2.8mm、长度12mm的软组织水平种植体（TL，S，SLA，RN，Ti，Straumann，瑞士）固定骨块，最终植入扭矩＞35Ncm。骨块与受区之间的间隙充填去蛋白牛骨矿物质（Bio-Oss，Geistlich，瑞士），表面覆盖

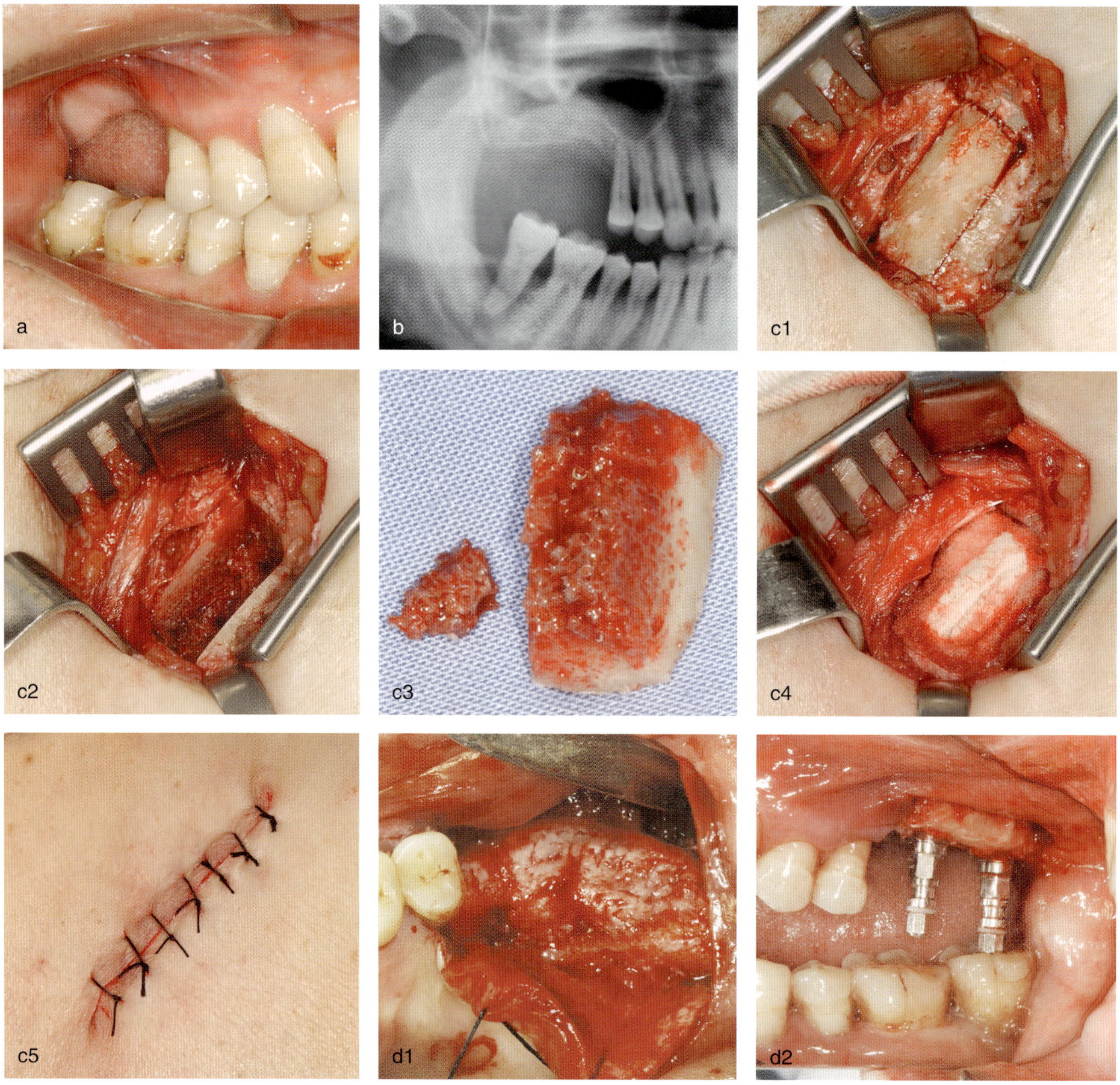

图2-9　上颌后部Ⅰ型骨缺损，块状自体骨垂直向骨增量同期种植

a. 术前侧面观，殆龈距离增大。b. 术前曲面体层放射线片，可见窦底相对位置正常，牙槽嵴顶相对位置显著降低，窦底剩余骨高度约3mm，骨密度尚可。c. 获取髂骨骨块。c1. 分层切开皮肤和皮下脂肪层，分离阔筋膜，用专用拉钩牵拉创口，暴露髂嵴骨面。c2，c3. 用超声骨刀预备截骨线，深度约10mm，并将各条截骨线相连，用薄双刃骨凿沿截骨线撬动，完整取出骨块，供区形成保留髂嵴各骨壁的槽状骨缺损。c4. 在骨缺损内填塞明胶海绵。c5. 分层缝合创口。d. 上颌后部右侧垂直向骨增量。d1. 翻开黏骨膜瓣，可见牙槽嵴宽度理想。d2. 修整骨块之后植入受区，松质骨朝向受区骨面。窦底尚存3.0mm的骨高度，用两颗长度12mm的软组织水平种植体固定骨块，重建牙槽嵴高度，种植体的最终植入扭矩>35Ncm。

胶原膜（Bio-Gide，Geistlich，瑞士）。颊侧骨膜减张，拉拢缝合、关闭创口。6个月后创口愈合良好，但颊侧龈颊沟变浅，颊侧角化黏膜消失。二期手术，可见新骨形成，原骨块已经和牙槽骨融为一体。种植体平台位置显示，移植的骨块无吸收。同期采用带蒂腭黏膜瓣移植，重建龈颊沟。2个月后，可见深度理想的龈颊沟和质地完美的种植体周围附着黏膜。戴入粘接固位的金属烤瓷联冠修复体，曲面体层放射线片显示两颗种植体位于新骨内，牙槽嵴高度得以重建，殆龈距离恢复正常。

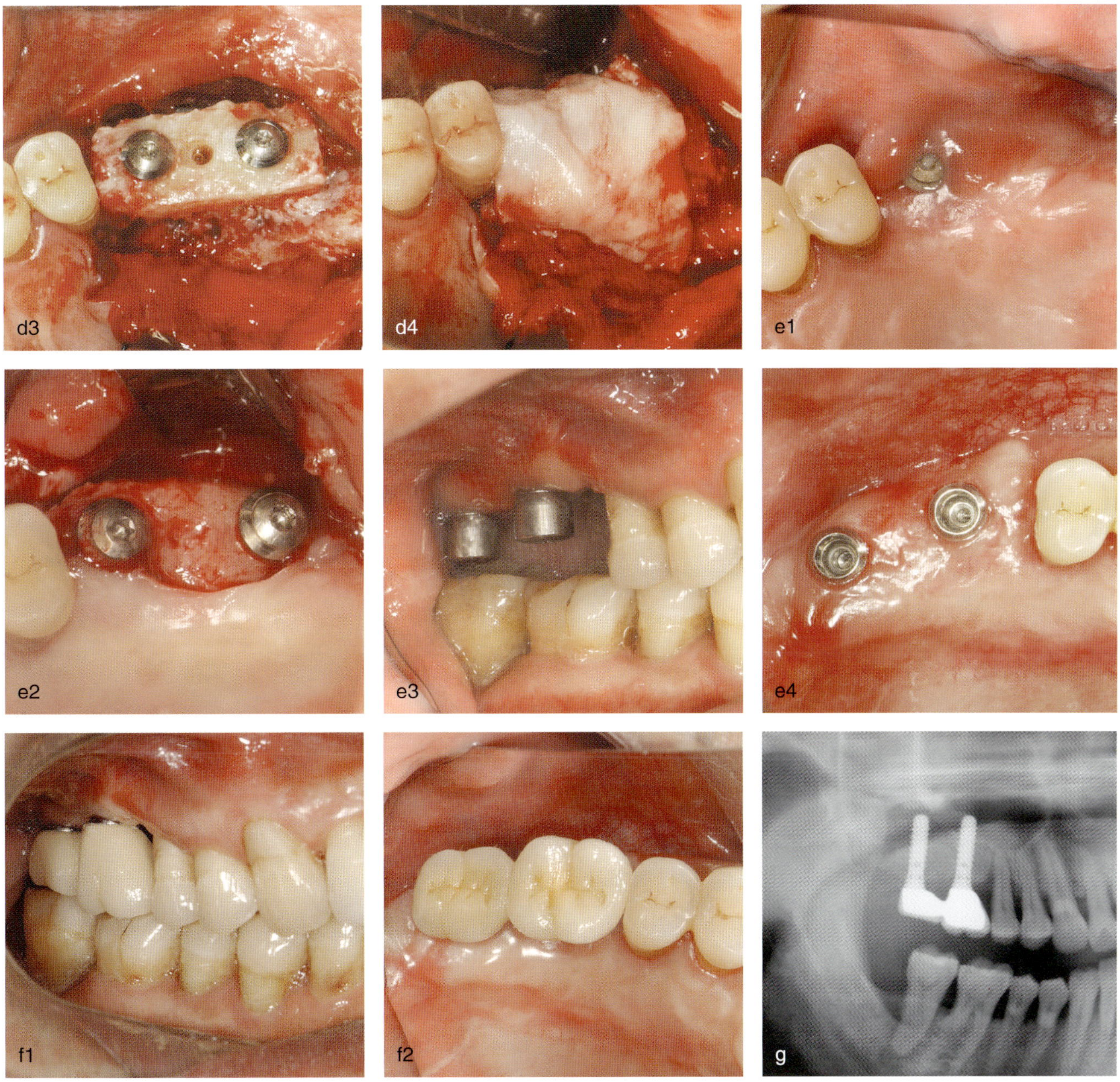

图2-9　上颌后部Ⅰ型骨缺损，块状自体骨垂直向骨增量同期种植（续）

d. 垂直向骨增量。d3，d4. 骨块与受区之间充填去蛋白牛骨矿物质，覆盖胶原膜，拉拢缝合、关闭创口。e. 龈颊沟重建。e1. 6个月后行二期手术。颊侧龈颊沟变浅，颊侧角化黏膜消失，为牙槽黏膜附着。e2. 二期手术，可见新骨形成，移植的骨块无吸收。同期采用带蒂腭黏膜瓣移植，重建龈颊沟。e3，e4. 二期手术2个月后，可见理想的龈颊沟和种植体周围附着黏膜。f. 戴入修复体。f1. 侧面观。f2. 殆面观。戴入粘接固位的金属烤瓷联冠修复体，种植体周围软组织健康。g. 术后即刻曲面体层放射线片显示，两颗种植体位于新骨内，骨结合良好，牙槽嵴高度得以重建，殆龈距离恢复正常。（种植外科程序：宿玉成、林润台、徐刚、戈怡；种植修复程序：耿威；技工室程序：姜秀瑛；病例完成时间：2002年）

2.3 无牙颌上颌窦底提升与替代方案

上颌牙列缺失往往伴有大量骨缺损，同样会存在窦底剩余骨量不足，需要进行上颌窦底提升。与个别牙缺失不同，牙全部缺失之后的种植治疗不再受余留牙的限制，似乎可以任意“摆放”种植体。文献中描述了各种各样的种植治疗设计方案，包括上颌窦底提升、牙槽嵴骨增量以及骨增量替代方案。本章节中，重点讨论涉及上颌窦底的上颌无牙颌种植方案设计。

2.3.1 上颌无牙颌的骨吸收

上颌牙列缺失后：①会加快牙槽嵴骨吸收，高度降低；②会加速上颌窦气化，导致窦底剩余骨高度严重不足，窦底向前扩张可以接近中线（图2-10a）。

上颌前部

上颌前部牙槽嵴骨吸收量可高达70%，导致严重的水平向和/或垂直向骨缺损。上颌前牙牙槽窝唇侧骨板菲薄（通常＜1.0mm），为皮质骨所构成，并且承受口唇的压力，牙缺失后牙槽窝唇侧骨板的吸收速度明显高于后牙区。因为垂直向骨吸收的速度接近水平向骨吸收的2倍，致密的内外层骨板常常融合，中

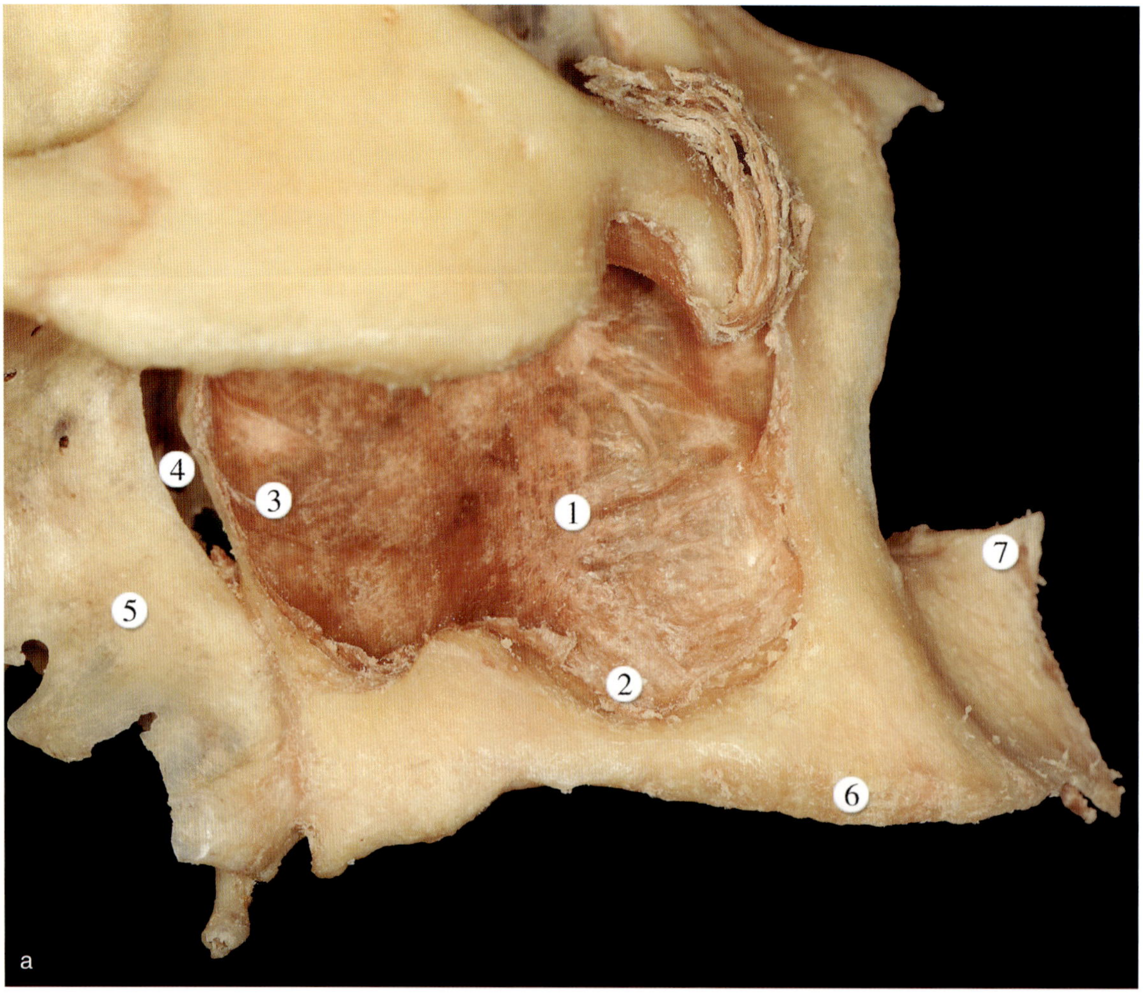

图2-10 无牙颌上颌骨标本

a. 无牙颌上颌骨侧面观。去除上颌窦外侧壁之后的无牙颌右侧上颌骨侧面观。上颌窦显著气化，窦底相对位置降低，明显低于鼻底，上颌前部水平向严重骨吸收。1. 上颌窦内壁；2. 上颌窦底；3. 上颌窦后壁；4. 翼上颌裂；5. 翼外板；6. 牙槽嵴顶；7. 前鼻棘。

间只有少量，甚至没有松质骨间隔，形成只有几毫米宽的刃状牙槽嵴。虽然牙槽嵴唇侧向内轻度凹陷，但总的骨宽度从牙槽嵴顶到基底部不断增宽。当牙槽骨严重萎缩时，切牙孔的位置相对变浅，切牙管的平均长度可从18.0mm缩短到6.0mm（图2-10b1～b3）。

上颌后部

上颌前磨牙区牙槽嵴骨吸收的特点介于前牙区和磨牙区之间，既可能出现水平向和垂直向骨吸收导致的牙槽嵴颊舌向宽度和垂直向高度不足，也会因上颌窦气化而发生垂直向骨高度不足，或两者兼而有之。

上颌磨牙区水平向骨吸收和垂直向骨吸收几乎相等，很少出现刃状牙槽嵴，牙槽嵴顶轮廓较为圆钝。单就牙槽嵴骨吸收量而言，上颌磨牙区丧失的骨量相比前牙区少，但受到进行性上颌窦气化的影响，骨丧失绝对量高于前牙区，可高达80%。牙丧失加速了上颌窦气化，窦腔可向前和向后扩张，侵入牙槽骨，有时整个牙槽骨被完全气化，只有纸样薄层骨板将上颌窦和口腔黏膜分开（图2-10b4～b6）。

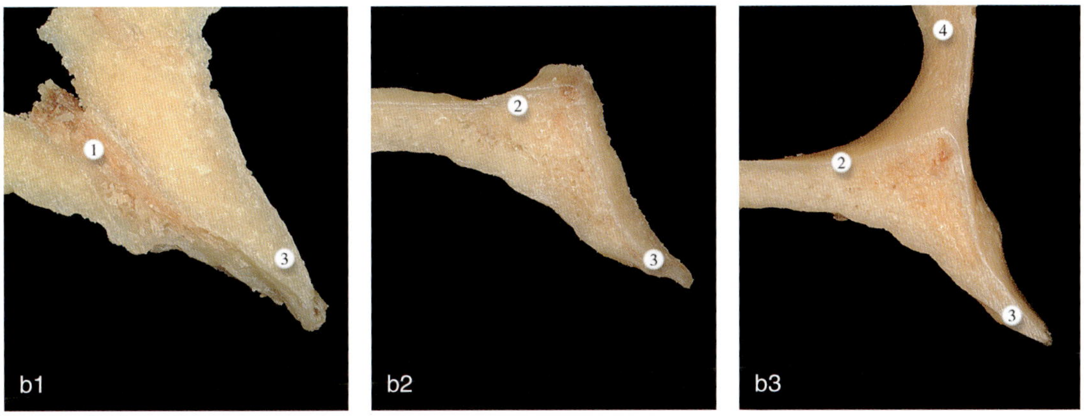

图2-10　无牙颌上颌骨标本（续）

b. 无牙颌上颌骨的颊舌向断面。b1. 中切牙位点近中及切牙管颊舌向断面。b2. 侧切牙位点颊舌向断面。b3. 尖牙颊舌向断面。水平向严重骨吸收，形成刃状牙槽嵴。1. 切牙管；2. 鼻底；3. 牙槽突；4. 鼻腔前壁。

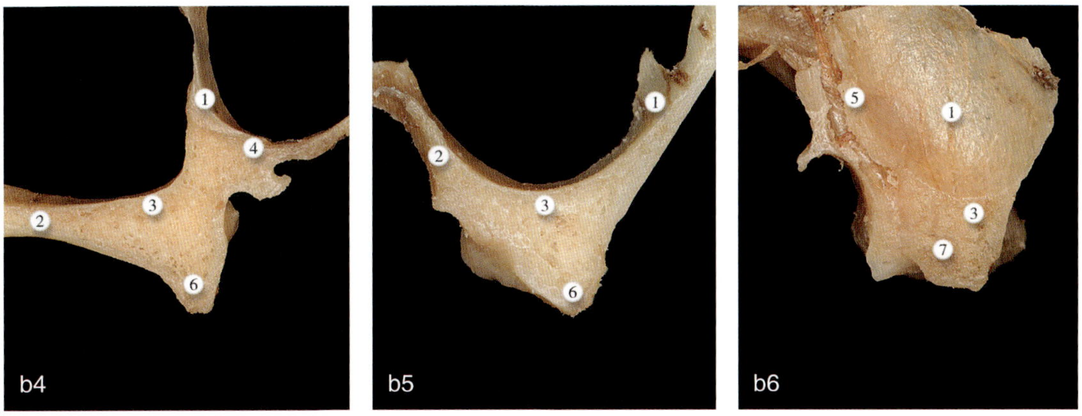

图2-10　无牙颌上颌骨标本（续）

b. 无牙颌上颌骨的颊舌向断面。b4. 前磨牙颊舌向断面。b5. 磨牙颊舌向断面。b6. 上颌结节处的颊舌向断面。1. 上颌窦内壁；2. 上颌窦外侧壁；3. 上颌窦底；4. 鼻底；5. 上颌窦后壁；6. 牙槽突；7. 上颌结节。（解剖标本：宿玉成，2003年）

上颌结节区对应的上颌窦底位置比磨牙区要高，窦底和牙槽嵴一般都能保持相对稳定，偶尔受上颌窦气化的影响，骨量减少也可达到60%。当上颌结节的骨高度和宽度充足时也可作为种植位点，但我们必须清楚的是其内部结构为粗网状松质骨，只是表面被薄层皮质骨包绕，用于种植位点时应当谨慎处置。

2.3.2 上颌无牙颌的骨缺损分类

牙缺失之后，牙槽骨会发生近远中向、颊舌向和垂直向的三维形态变化，无牙颌的表现往往更加明显。剩余牙槽嵴（residual alveolar ridge）的形态、骨量和骨密度是种植体获得初始稳定性和长期骨结合的重要解剖学基础。通常按照窦底剩余骨高度描述上颌后部骨量状态，按照水平向骨缺损和/或垂直向骨缺损来描述种植体植入时可能出现的牙槽嵴唇舌向和/或冠根向骨量不足。有许多学者尝试进行无牙颌的上颌骨和下颌骨分类，但本书的焦点是上颌窦底提升，在此只关注上颌骨变化，只探讨无牙颌上颌骨分类。

Cawood-Howell的牙槽嵴分类

1988年，英国学者Cawood和Howell[7]基于300个干颅骨样本进行的随机横断面研究显示，下颌骨和上颌骨基底的形状保持相对稳定，牙槽嵴形状在垂直向和水平向变化非常显著。研究包括上颌与下颌，均分为

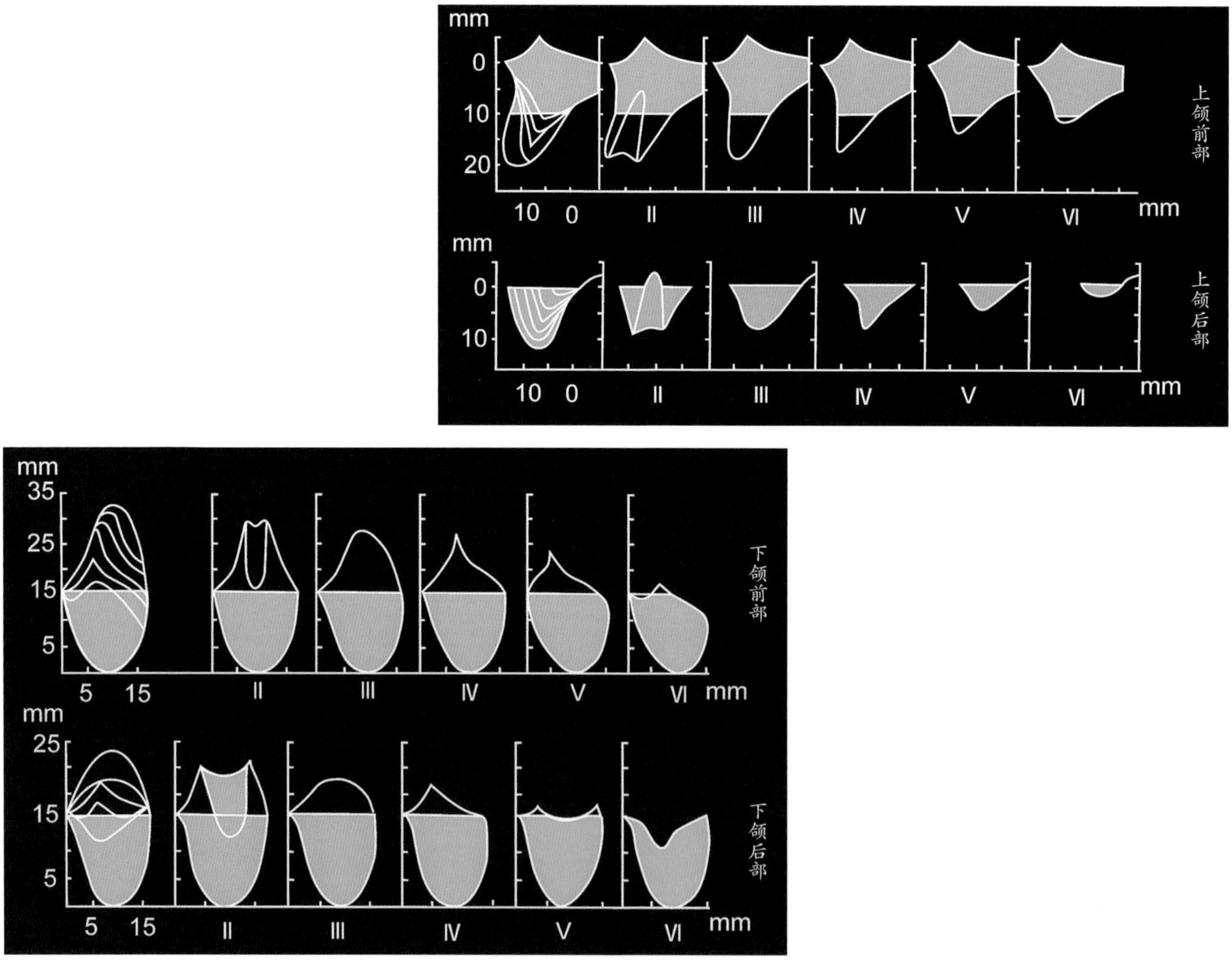

图2-11 Cawood-Howell牙槽嵴分类

Ⅰ类牙槽嵴：含牙牙槽嵴；Ⅱ类牙槽嵴：牙齿拔除之后的即刻牙槽嵴；Ⅲ类牙槽嵴：圆钝牙槽嵴，高度和宽度充足；Ⅳ类牙槽嵴：刃状牙槽嵴，高度充足、宽度不足；Ⅴ类牙槽嵴：扁平牙槽嵴，高度和宽度均不足；Ⅵ类牙槽嵴：向基骨凹陷的牙槽嵴，并存在显著的基骨丧失。［参考Cawood-Howell原图重新绘制。模式图绘制：袁苏（北京口腔种植培训中心）］

6种类型（图2-11）：

- Ⅰ类牙槽嵴　含牙牙槽嵴。
- Ⅱ类牙槽嵴　牙齿拔除之后的即刻牙槽嵴。
- Ⅲ类牙槽嵴　圆钝牙槽嵴，高度和宽度充足。
- Ⅳ类牙槽嵴　刃状牙槽嵴，高度充足、宽度不足。
- Ⅴ类牙槽嵴　扁平牙槽嵴，高度和宽度均不足。
- Ⅵ类牙槽嵴　向基骨凹陷的牙槽嵴，并存在显著的基骨丧失。

在研究上颌时，Cawood和Howell将标本分为3组：有牙颌、中度和重度骨吸收的无牙颌。研究结果显示，无牙颌的牙槽嵴形状在水平向和垂直向上均发生显著变化；这些变化具有规律性；牙缺失之后，无牙颌上颌骨的骨丧失发生于水平向和垂直向，其中水平向骨丧失发生于唇颊侧。Cawood和Howell的研究只关注牙槽嵴的轮廓变化，未涉及上颌窦腔的变化。

Bedrossian的无牙颌分类

2008年，Bedrossian等[8]在曲面体层放射线片上将无牙颌上颌骨分为3个放射线区（图2-12）：Ⅰ区为上颌前牙区；Ⅱ区为前磨牙区；Ⅲ区为磨牙区。该分类强调的是如何基于上颌骨的可用骨量来选择倾斜植入，尤其是颧种植的病例，同时提出了一个建议："最佳种植外科方案指南"（表2-2）。

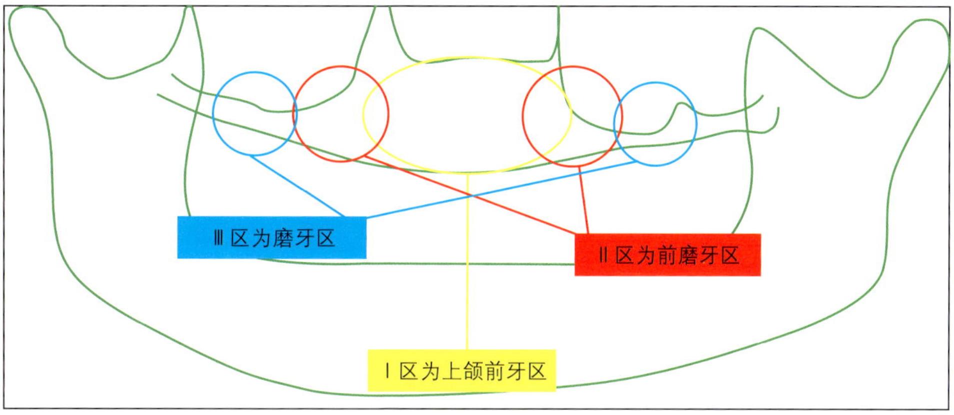

图2-12　Bedrossian的无牙颌分类

将无牙颌上颌骨分为3个放射线区：Ⅰ区为上颌前牙区；Ⅱ区为前磨牙区；Ⅲ区为磨牙区。（图片基于Bedrossian重新绘制。Bedrossian E, et al. 2008[8]）

表2-2　最佳种植外科方案指南

存在种植骨量的区域	上颌后部的外科方案
Ⅰ区，Ⅱ区，Ⅲ区	常规种植
Ⅰ区，Ⅱ区	上颌后部倾斜种植 上颌前部常规种植
仅Ⅰ区	上颌后部颧种植或 上颌窦底提升常规种植 上颌前部常规植入
任何区域骨量均不足	植入4颗颧种植体或 Brånemark马蹄形植骨常规种植

改编自：Bedrossian E, et al. 2008[8]

Jensen的无牙颌分类

2014年，Jensen等[9]为萎缩无牙颌即刻负荷提出的一种包括颧种植在内所有种植体均倾斜的All-on-4种植外科方案，在上颌共分为A、B、C、D 4类（图2-13），简述如下：

- A类上颌骨　腭侧骨壁较厚，可以将种植体植入其中，避开紧邻的窦腔，在曲面体层放射线片中呈"M"形、所有4颗种植体均成30°角。因此，也被称之为"M-4"种植。
- B类上颌骨　上颌骨中度萎缩，窦腔较大，腭壁相对较薄，种植体紧邻窦腔前壁。
- C类上颌骨　牙槽突缺失，窦腔显著向前扩大，需要剥离上颌窦前部的黏骨膜，使上颌两侧后部的种植体穿过上颌窦达到犁骨边缘，而前部的两颗种植体根端在鼻嵴处会聚。因为所有种植体均呈倒置的“V”形向中线会聚，也称之为“V-4”种植。

- **D类上颌骨** D类上颌骨与Cawood Howell Ⅴ类和Ⅵ类骨萎缩相对应，上颌前部选择倒“V”形种植，后部选择颧种植。如果在上颌前部无可用骨量，需要植入4颗颧种植体。

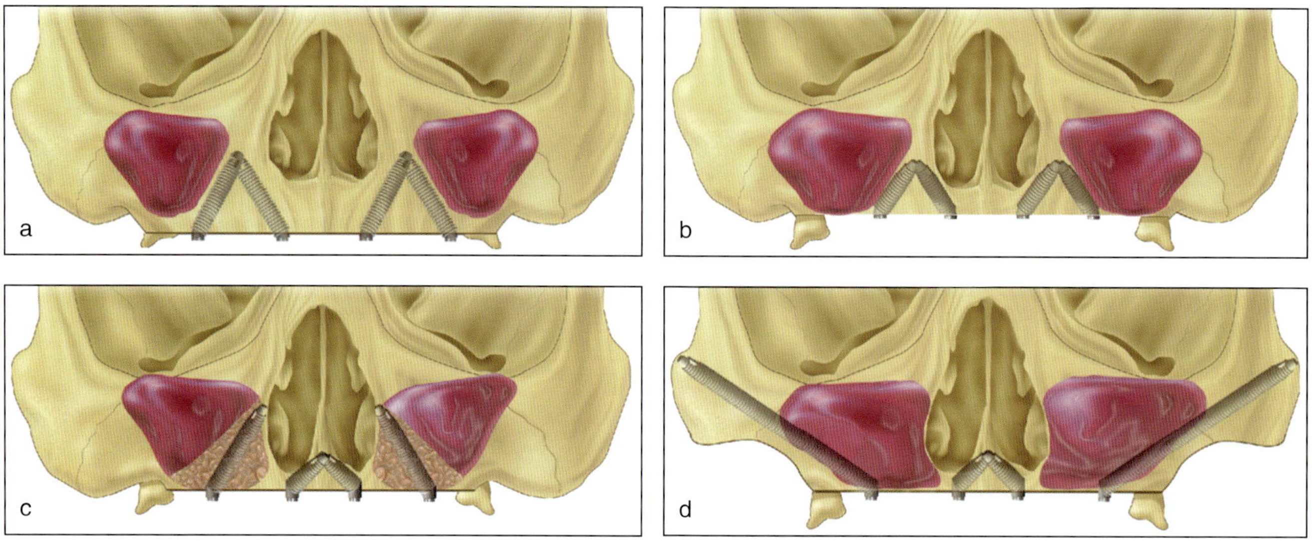

图2-13 Jensen的无牙颌分类

Jensen的无牙颌上颌骨分类和对应的种植外科方案。a. A类上颌骨。b. B类上颌骨。c. C类上颌骨。d. D类上颌骨。（图片引自：Jensen OT. 2014[9]）

Caramês的无牙颌分类

2019年，Caramês[10]通过150例上颌无牙颌患者和150例下颌无牙颌患者的CBCT扫描，基于颌骨前部和后部的可用骨高度与宽度，提出了Caramês无牙颌分类（Caramês Classification，CC），将上颌无牙颌分为5类（CCⅠ类～CCⅤ类），在综合考量种植体数量、分布、位置和最终植骨程序的基础上，对每一类病例均给出了两种固定修复和一种覆盖义齿修复的解决方案（图2-14a）。

- **CCⅠ类** 上颌前部可用骨高度＞16mm、骨宽度＞6mm；上颌后部可用骨高度＞12mm、骨宽度＞6mm。
- **CCⅡ类** 上颌前部可用骨高度＞16mm、骨宽度＞6mm；8mm＜上颌后部可用骨高度＜12mm、骨宽度＞6mm。
- **CCⅢ类** 上颌前部可用骨高度12～16mm、骨宽度＞6mm；上颌后部可用骨高度4～8mm、骨宽度＞6mm。
- **CCⅣ类** 上颌前部可用骨高度8～12mm、骨宽度＞6mm；上颌后部可用骨高度4～8mm或骨宽度＜6mm。
- **CCⅤ类** 上颌前部可用骨高度＜8mm或骨宽度＜6mm；上颌后部可用骨高度＜4mm或宽度＜6mm。

2021年，Caramês等[11]报道了以上分类的种植体留存率，纳入了2004—2020年的882位患者共6042颗种植体（种植体支持式固定修复体，即刻负荷），平均随访时间为（3.8±2.7）年。上颌与下颌的2年和5年累积种植体留存率分别为98.2%和97.9%；上颌2年和5年累积种植体留存率分别为97.7%和97.3%，下颌分别为99.8%和98.6%；上颌累积种植体留存率显著低于下颌（图2-14b）。

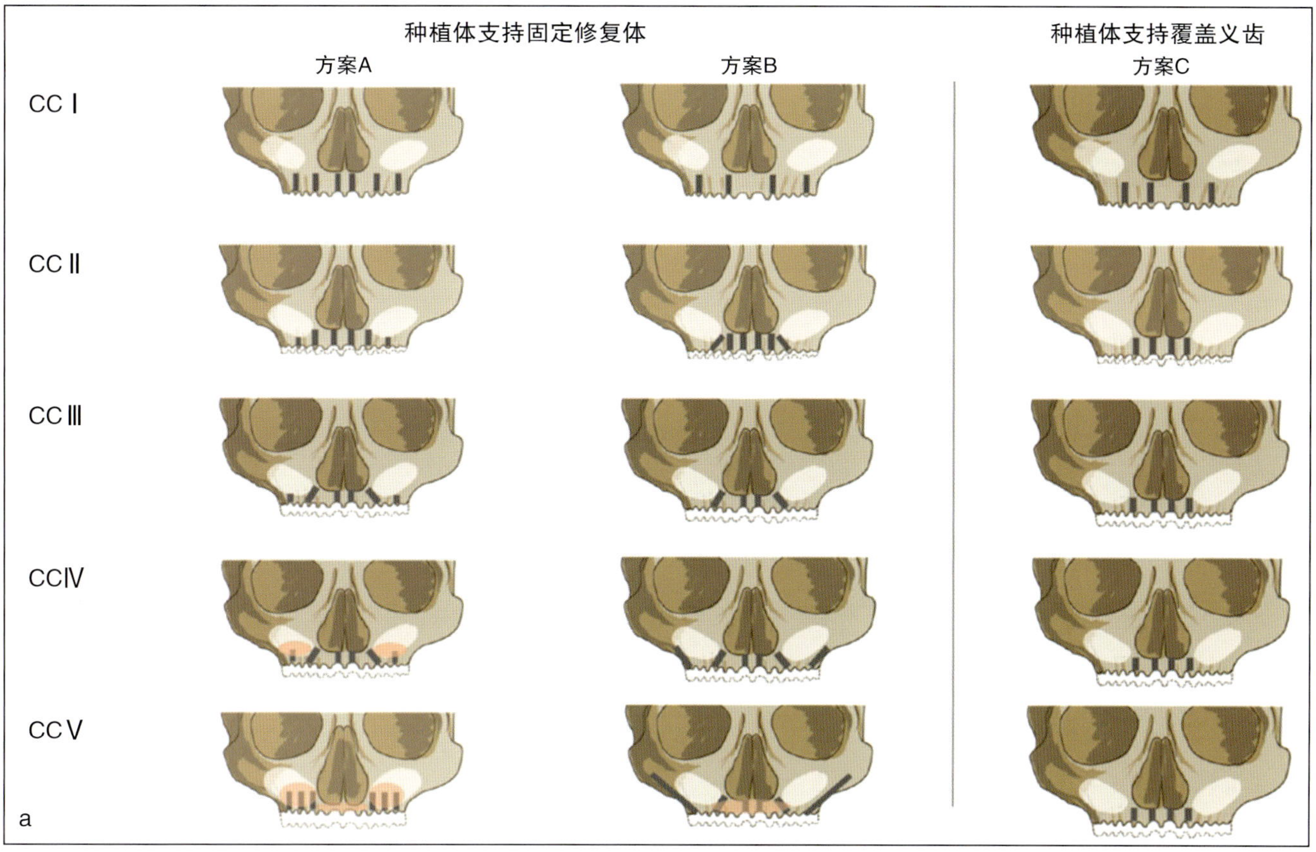

图2-14　Caramês上颌无牙颌分类

a. Caramês分类（Caramês Classification，CC）和相应的治疗方案。（图片引自：Caramês J. 2019[10]）

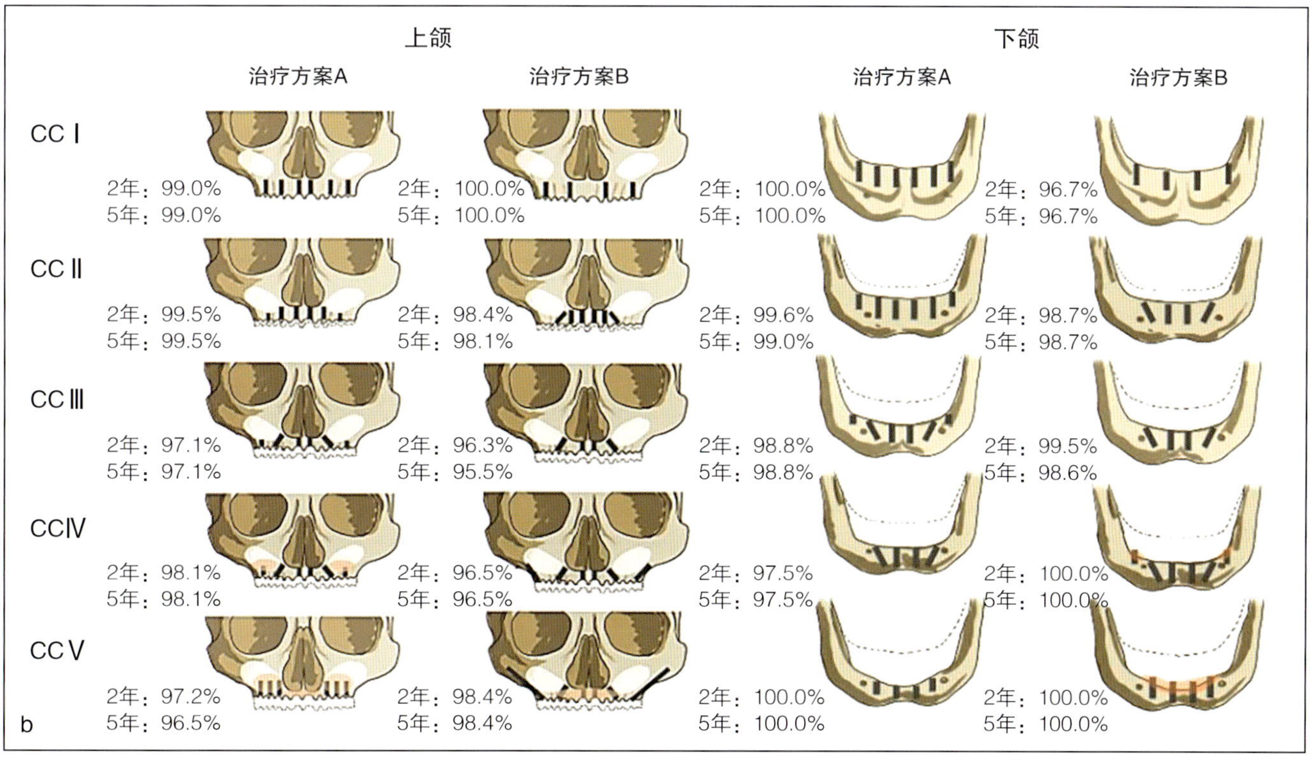

图2-14　Caramês上颌无牙颌分类（续）

b. 与Caramês分类相应的固定修复的2年和5年累积种植体留存率。（图片引自：Caramês JMM, et al. 2021[11]）

BITC的无牙颌上颌骨分类与方案设计

无疑，许多学者的无牙颌分类是基于对某种外科方案的喜好。BITC在日常的临床中基于以下要点分类无牙颌上颌骨：①6～8颗种植体支持固定修复体，4～6颗种植体支持覆盖义齿；②种植体均匀分布，理想的状态是种植体存在一定的距离，例如在侧切牙-第一前磨牙-第一磨牙或中切牙-尖牙-第二前磨牙-第二磨牙，有利于种植体之间的骨稳定和便于患者的自我维护；③鉴于窦底剩余骨高度是影响外科方案的主要因素之一，而且许多病例的上颌窦扩展至前磨牙位点，甚至尖牙或切牙位点，将无牙颌上颌骨分为两个区域：上颌窦底区和上颌窦间区；④种植体倾斜植入是避免骨增量的替代方案；⑤目前，骨量充足的定义仍然为骨高度＞10mm、骨厚度＞6mm。由此，将无牙颌上颌骨分为4类（图2-15）。

- **BITCⅠ类无牙颌上颌骨**　上颌窦底区与上颌窦间区可用骨高度和厚度充足，不需要进行骨增量，外科方案为常规植入种植体（图2-15a）。
- **BITCⅡ类无牙颌上颌骨**　上颌窦间区可用骨量充足，上颌窦底区剩余骨高度不足，外科方案为上颌窦底提升同期或分阶段种植。如果存在上颌窦间区的水平向骨缺损，骨增量方案包括上颌窦底提升和水平向骨增量。在某些病例，可以将上颌窦间区的倾斜种植视为避免上颌窦底提升的骨增量替代方案（图2-15b）。
- **BITCⅢ类无牙颌上颌骨**　上颌窦间区和/或上颌

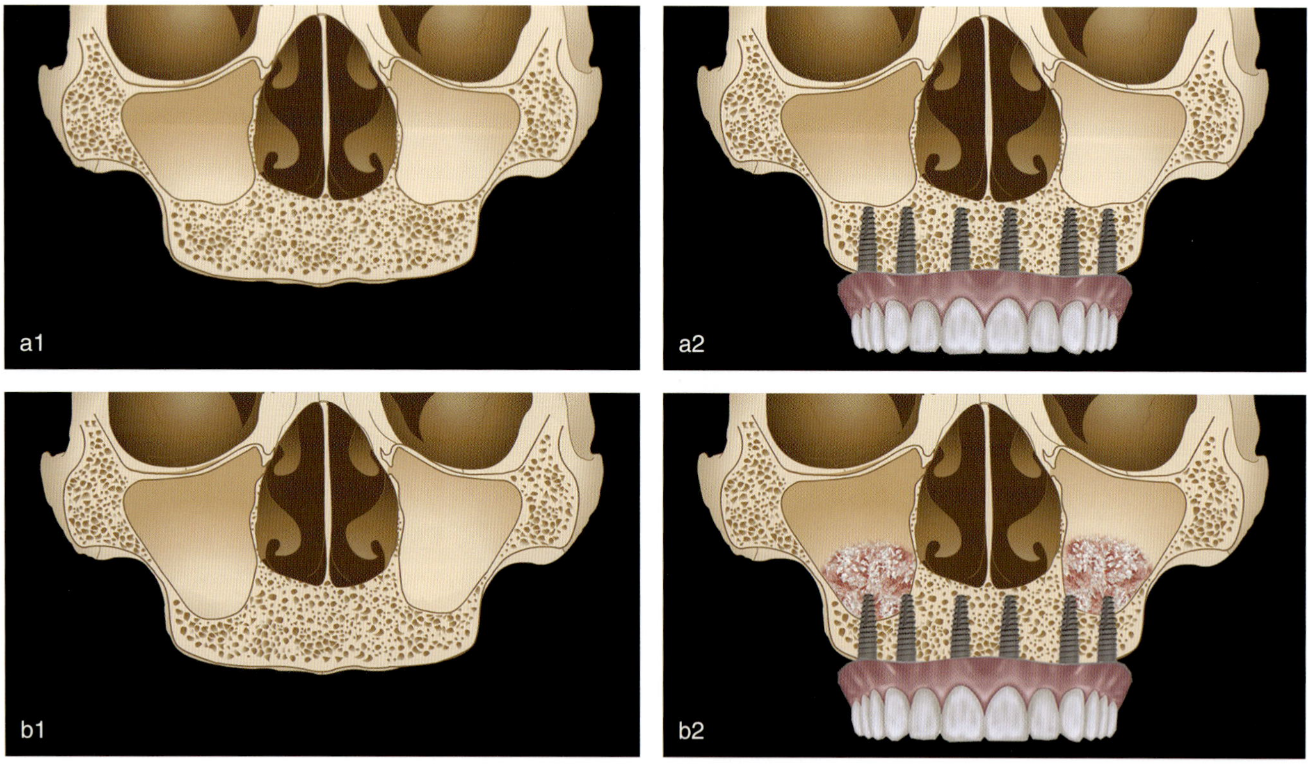

图2-15　BITC的无牙颌上颌骨分类

无牙颌上颌骨的BITC分类，分类简洁、实用。a1，a2．BITCⅠ类无牙颌上颌骨。上颌窦底区与上颌窦间区可用骨高度和厚度充足，不需要进行骨增量，外科方案为常规植入种植体。b1，b2．BITCⅡ类无牙颌上颌骨。上颌窦间区可用骨量充足，上颌窦底区剩余骨高度不足，外科方案为上颌窦底提升同期或分阶段种植。如果存在上颌窦间区的水平向骨缺损，骨增量方案包括上颌窦底提升和水平向骨增量。

窦底区尚存一定骨量，外科方案为上颌窦底和牙槽嵴垂直向骨增量，分阶段种植；颧种植或采用Jensen的“M-4”种植方案（图2-15c）。

- **BITC Ⅳ类无牙颌上颌骨**　上颌窦底区和上颌窦间区无可用骨量，外科方案为颧种植或采用传统总义齿的保守修复（图2-15d）。

2.3.3 典型病例简介

以下用6个病例解释BITC Ⅱ类无牙颌上颌骨种植治疗的部分方案设计。鉴于本章的讨论重点是“上颌窦底提升方案的决策原则”，每个病例所展示的图片均围绕与上颌窦底提升相关的临床程序。由此，可以节省篇幅，并有利于读者的阅读与理解。

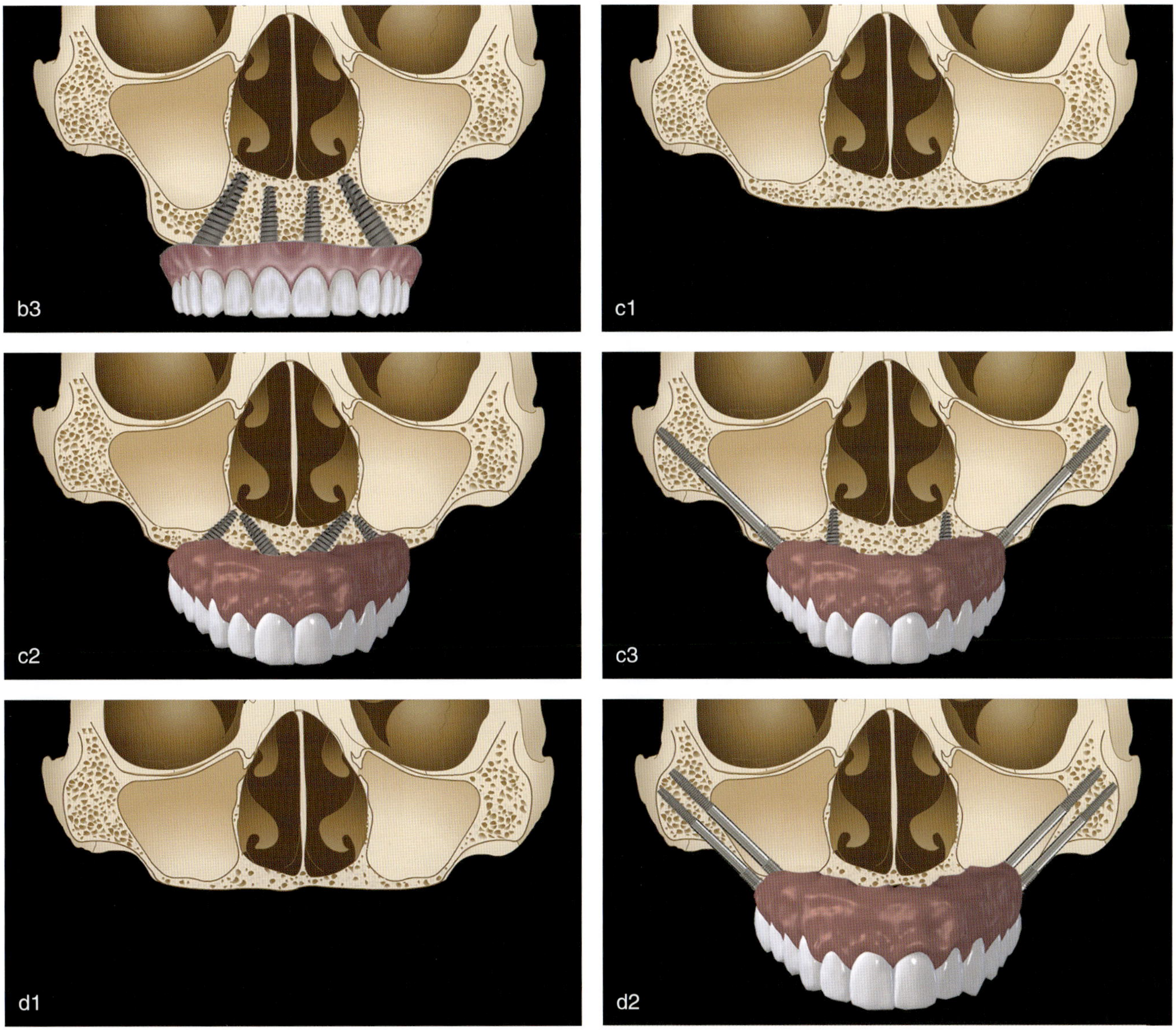

图2-15　BITC的无牙颌上颌骨分类（续）

b3．BITC Ⅱ类无牙颌上颌骨。在某些病例，可以将上颌窦间区的倾斜种植视为避免上颌窦底提升的骨增量替代方案。c1～c3．BITC Ⅲ类无牙颌上颌骨。上颌窦底区和/或上颌窦间区尚存一定骨量，外科方案为上颌窦底和牙槽嵴垂直向骨增量，分阶段植入种植体或采用Jensen的“M-4”种植方案。d1，d2．BITC Ⅳ类无牙颌上颌骨。上颌窦底区和上颌窦间区无可用骨量，外科方案为颧种植或传统总义齿修复。

病例之一：BITC Ⅱ类无牙颌上颌骨，穿牙槽嵴上颌窦底提升

50岁女性患者，上颌及下颌牙列缺失，上颌窦间区骨高度和骨宽度充足，上颌右侧第一磨牙位点窦底剩余骨高度＜10mm（约为8.7mm）。诊断为BITC Ⅱ类无牙颌上颌骨，外科方案为穿牙槽嵴上颌窦底提升。

在上颌和下颌各植入6颗软组织水平种植体（TL，SLActive，Ti，Straumann，瑞士），最终植入扭矩均＞35Ncm。在上颌右侧第一磨牙位点行穿牙槽嵴上颌窦底提升。术后即刻戴入临时修复体，3个月后戴入全牙弓一体式螺钉固位的纯钛支架烤塑修复体（图2-16）。鉴于本章的讨论重点是“上颌窦底提升方案的决策原则”，本病例仅展示切题的相关临床照片。

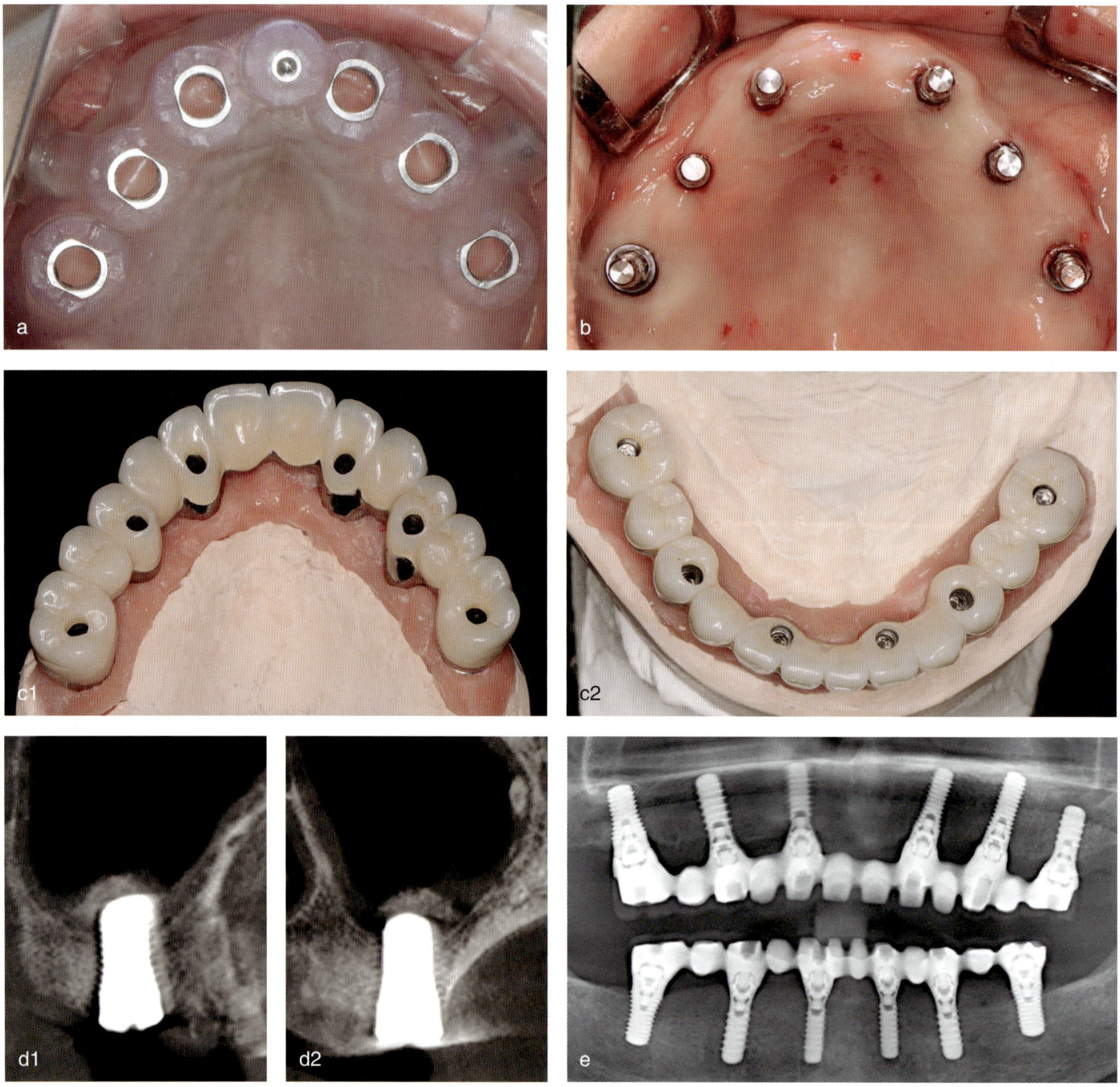

图2-16　BITC Ⅱ类无牙颌上颌骨，穿牙槽嵴上颌窦底提升

a. 戴入外科导板。b. 不翻瓣植入软组织水平种植体。c1，c2. 全牙弓一体式螺钉固位的纯钛支架烤塑修复体，螺钉通道位置非常理想。d1，d2. 第一磨牙位点穿牙槽嵴上颌窦底提升术后即刻近远中向和颊舌向CBCT断层。e. 戴入最终修复体后的曲面体层放射线片。（外科程序：宿玉成、皮雪敏；修复程序：汪霞、唐素霞；病例完成时间：2018年）

病例之二：BITC Ⅱ类无牙颌上颌骨，侧壁开窗上颌窦底提升

55岁男性患者，上颌及下颌牙列缺失，上颌窦间区骨高度和骨宽度充足、上颌窦底区骨高度不足。诊断为BITC Ⅱ类无牙颌上颌骨，外科方案为双侧上颌窦侧壁开窗上颌窦底提升同期种植。

在外科导板引导下，上颌和下颌各植入6颗软组织水平种植体（TL，SLActive，Ti，Straumann，瑞士），最终植入扭矩均＞30Ncm。术后9个月戴入全牙弓一体式螺钉固位的纯钛支架全瓷修复体，CBCT扫描显示新骨质量理想、充分包绕种植体（图2-17）。鉴于本章的讨论重点是“上颌窦底提升方案的决策原则”，本病例仅展示切题的相关临床照片。

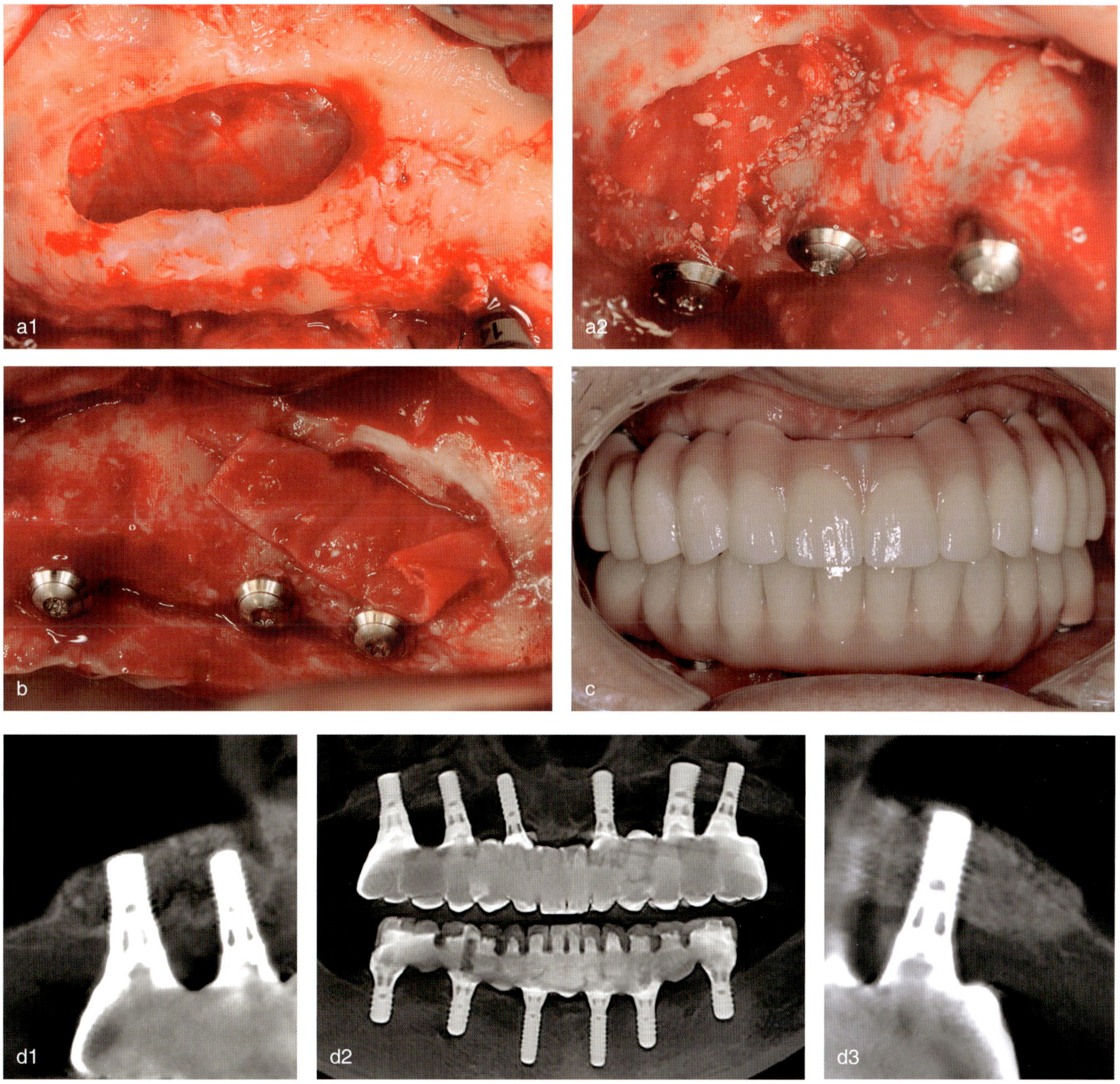

图2-17　BITC Ⅱ类无牙颌上颌骨，侧壁开窗上颌窦底提升，植入6颗种植体

a1，a2. 右侧上颌窦侧壁开窗。b. 左侧上颌窦侧壁开窗。c. 术后9个月时戴入全牙弓一体式螺钉固位的纯钛支架全瓷修复体。d. 戴入修复体后的CBCT扫描，双侧上颌窦底骨量充分，新骨质量理想、充分包绕种植体。d1，d3. 上颌右侧和左侧窦底的近远中向断层。d2. 曲面体层重建影像。（外科程序：宿玉成、岳新新；修复程序：岳新新；病例完成时间：2020年）

病例之三：BITC Ⅱ类无牙颌上颌骨，侧壁开窗上颌窦底提升

50岁男性患者，上颌及下颌牙列缺失，上颌窦间区骨高度和骨宽度充足、上颌窦底区骨高度不足。诊断为BITC Ⅱ类无牙颌上颌骨，外科方案为双侧上颌窦侧壁开窗上颌窦底提升同期种植。

在外科导板引导下在上颌植入8颗、下颌植入6颗软组织水平种植体（TL，SLActive，TiZr，Straumann，瑞士），最终植入扭矩均＞30Ncm。术后CBCT扫描显示，上颌窦底提升效果理想。术后9个月戴入全牙弓一体式粘接固位的全瓷修复体（图2-18）。鉴于本章的讨论重点是“上颌窦底提升方案的决策原则”，本病例仅展示切题的相关临床照片。

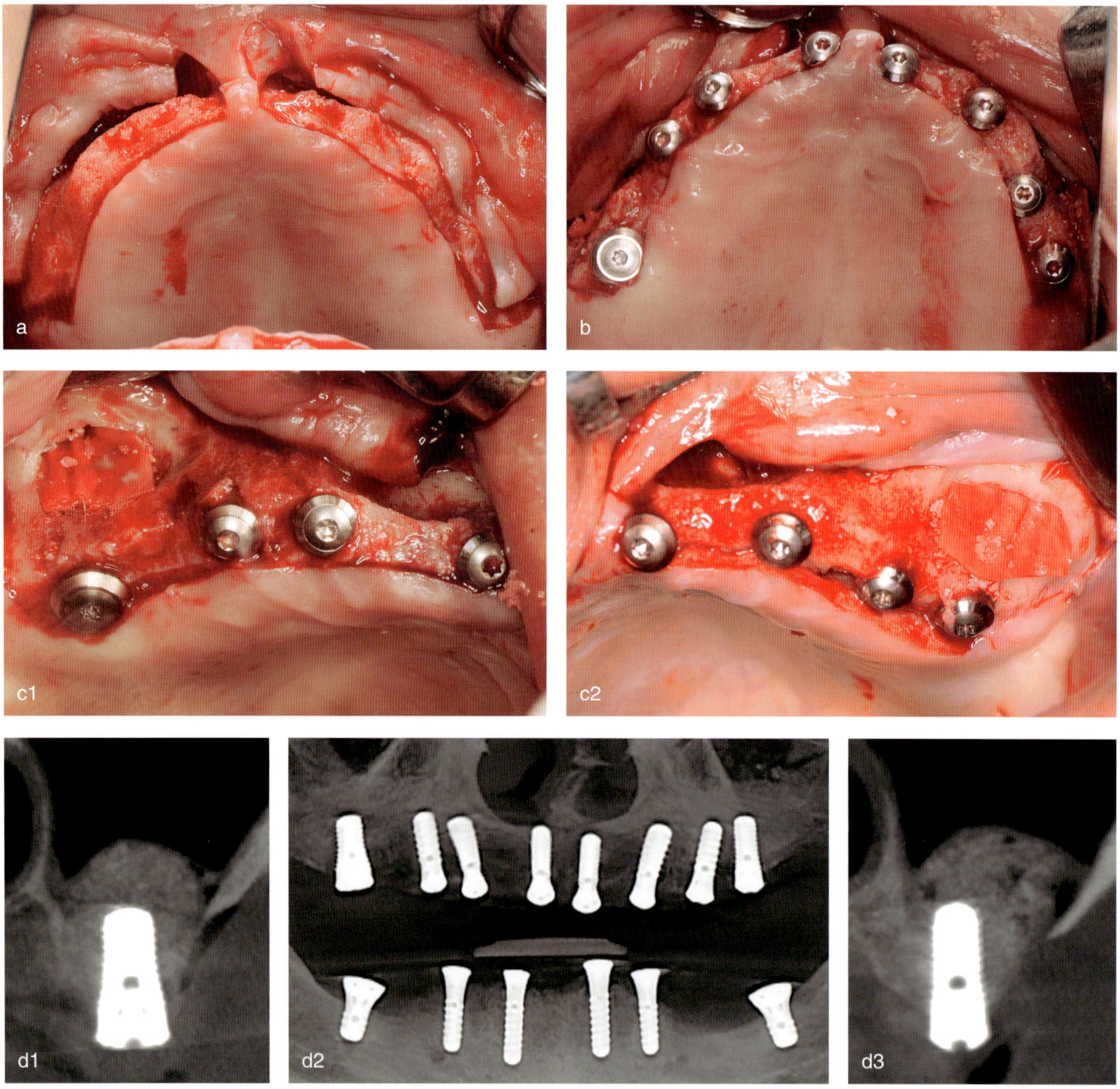

图2-18 BITC Ⅱ类无牙颌上颌骨，侧壁开窗上颌窦底提升，植入8颗种植体

a. 翻黏骨膜瓣。b. 植入8颗种植体之后的殆面观。c1，c2. 右侧和左侧侧壁开窗上颌窦底提升同期种植的侧面观。d. 术后即刻CBCT扫描，双侧上颌窦底骨量充分，新骨质量理想、充分包绕种植体。d1，d3. 上颌右侧和左侧窦底的近远中向断层。d2. 曲面体层重建影像。（外科程序：宿玉成、皮雪敏；修复程序：汪霞；病例完成时间：2021年）

病例之四：BITC Ⅱ类无牙颌上颌骨，倾斜种植、即刻负荷

63岁男性患者，上颌牙列缺失，上颌窦间区骨高度和骨宽度充足、上颌窦底区骨高度不足。诊断为BITC Ⅱ类无牙颌上颌骨，外科方案为避免上颌窦底提升的倾斜种植（All-on-4，即两颗远中种植体紧贴上颌窦前壁和内壁交界处向远中倾斜植入），即刻修复。告知患者，如果任何一颗种植体失败，该治疗方案则演变为“All-on-0”，需要再次植入种植体。外科导板引导下植入4颗钛锆合金骨水平种植体（BLT，SLActive，TiZr，Straumann，瑞士），最终植入扭矩均＞35Ncm，即刻戴入临时修复体，6个月后戴入全牙弓一体式纯钛支架烤塑修复体（图2-19）。钛锆合金强度较高，降低了种植体体部折断、颈部断裂的风险。

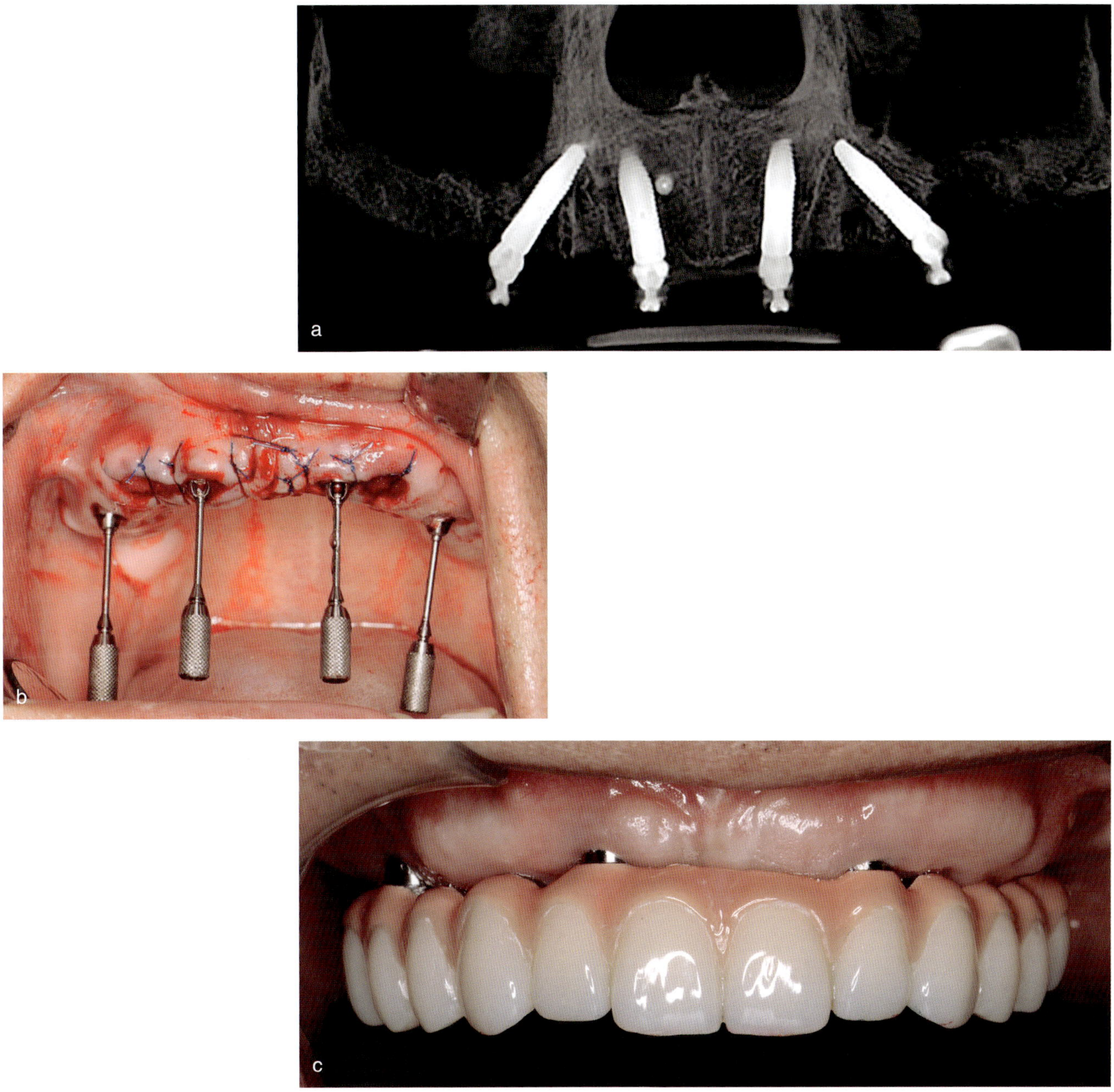

图2-19　BITC Ⅱ类无牙颌上颌骨，倾斜种植、即刻负荷

a. 术后即刻CBCT扫描，曲面体层重建影像，远中的两颗种植体向远中倾斜。b. 术中安放螺钉固位基台（SRA），准备戴入术前制作的临时修复体。c. 戴入临时修复体6个月后，戴入全牙弓一体式螺钉固位的纯钛支架烤塑修复体，修复体远中各有一个单位的悬臂。（外科程序：宿玉成、皮雪敏；修复程序：汪霞；病例完成时间：2018年）

病例之五：BITC Ⅱ类无牙颌上颌骨，倾斜种植、常规负荷

48岁女性患者，上下颌牙列缺失，上颌窦间区骨高度和骨宽度充足、上颌窦底区骨高度不足。诊断为BITC Ⅱ类无牙颌上颌骨，外科方案为避免上颌窦底提升的倾斜种植（All-on-4，即两颗远中种植体紧贴上颌窦前壁和内壁交界处向远中倾斜植入），常规修复。告知患者，如果任何一颗种植体失败，该治疗方案则演变为“All-on-0”，需要再次植入种植体。外科导板引导下植入4颗钛锆合金骨水平锥柱状种植体（BLT，SLActive，TiZr，Straumann，瑞士），最终植入扭矩均＞35Ncm，3个月后戴入全牙弓一体式螺钉固位的纯钛支架烤塑修复体（图2-20）。钛锆合金强度较高，降低了种植体体部折断、颈部断裂的风险。

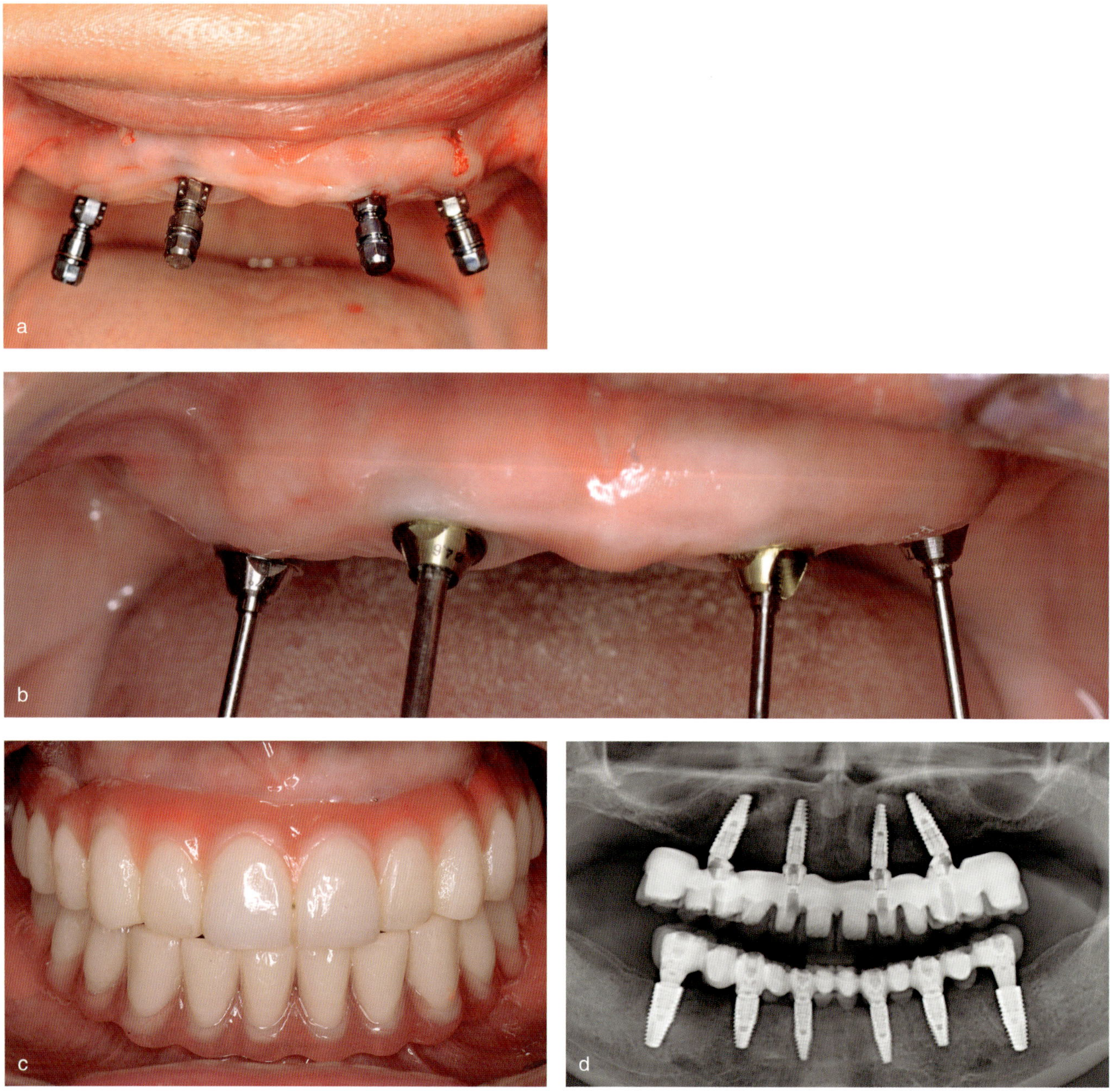

图2-20　BITC Ⅱ类无牙颌上颌骨，倾斜种植、常规负荷

a. 在外科导板的引导下，上颌植入4颗种植体，远中的两颗种植体向远中倾斜。b. 3个月后安放SRA基台。c. 戴入全牙弓一体式螺钉固位的纯钛支架烤塑修复体，修复体远中各有一个单位的悬臂。d. 戴入修复体后的曲面体层放射线片。（外科程序：宿玉成、皮雪敏；修复程序：彭玲燕；病例完成时间：2016年）

病例之六：BITC Ⅱ类无牙颌上颌骨，侧壁开窗上颌窦底提升、上颌窦间区水平向骨增量

62岁女性患者。上颌窦严重气化，向前扩展至中切牙位点，窦底剩余骨高度不足。上颌窦间区骨高度尚可，但存在重度水平向骨缺损。诊断为BITC Ⅱ类无牙颌上颌骨，外科方案为双侧上颌窦底提升、上颌窦间区水平向骨增量，分阶段种植，延期负荷。本病例经历了5次手术（图2-21）：左侧和右侧侧壁开窗上颌窦底提升（间隔1个月）、上颌窦间区水平向骨增量（3个月后）、种植体植入（14个月后）和二期手术（4个月后）。

第一次手术：左侧侧壁开窗上颌窦底提升

骨增量材料为2.5g粗细颗粒混合的去蛋白牛骨矿

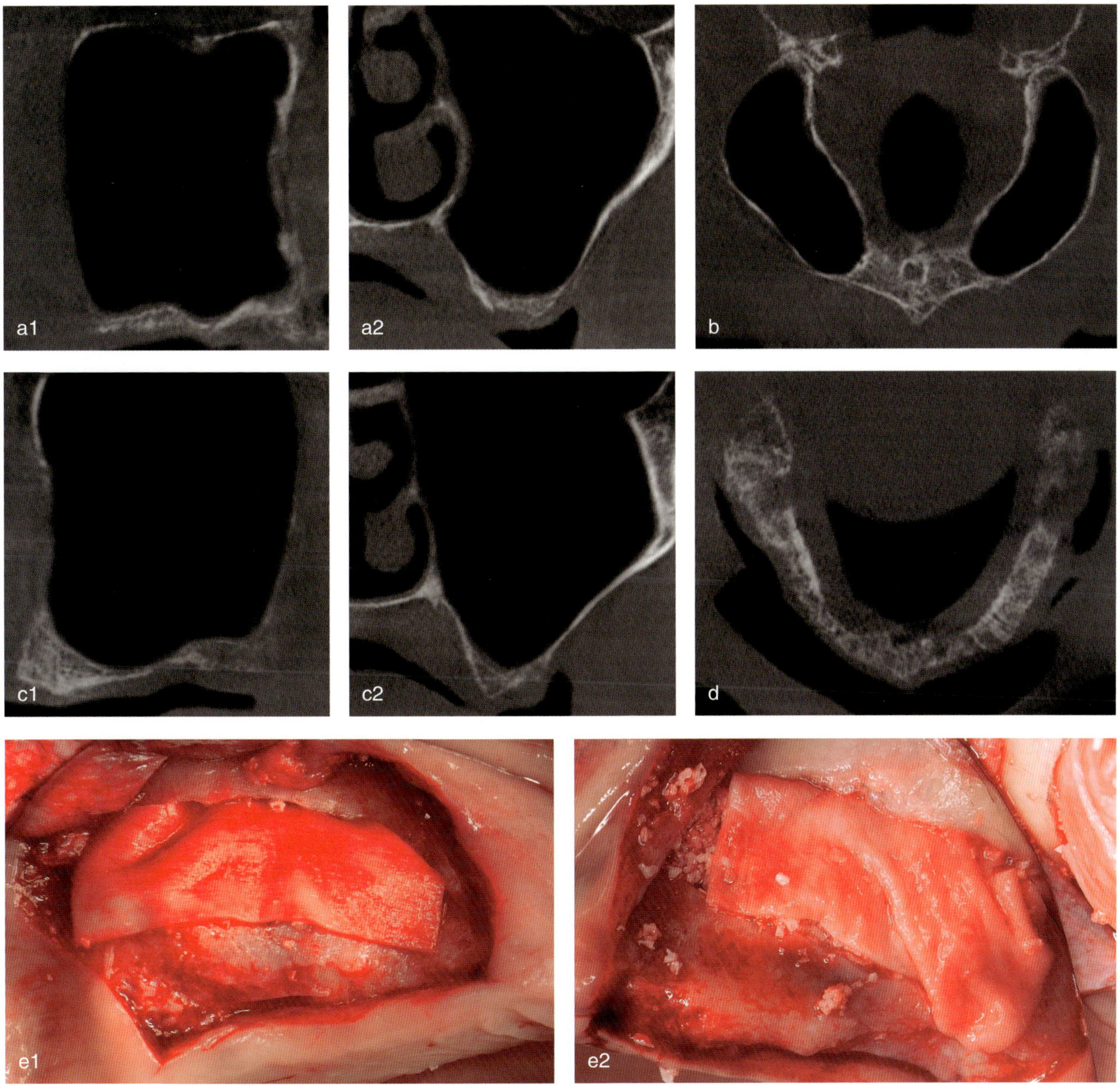

图2-21　BITC Ⅱ类无牙颌上颌骨，侧壁开窗上颌窦底提升、上颌窦间区水平向骨增量

a～d. 窦腔扩展至中切牙位点，牙槽嵴水平向骨量不足。a1，a2. 术前右侧上颌窦的近远中向和颊舌向断层。b. 术前上颌窦的水平向断层。c1，c2. 术前左侧上颌窦的近远中向和颊舌向断层。d. 术前牙槽嵴的水平向断层。e1，e2. 右侧和左侧侧壁开窗上颌窦底提升，分阶段种植。（外科程序：宿玉成、皮雪敏；修复程序：彭玲燕；病例完成时间：2022年）

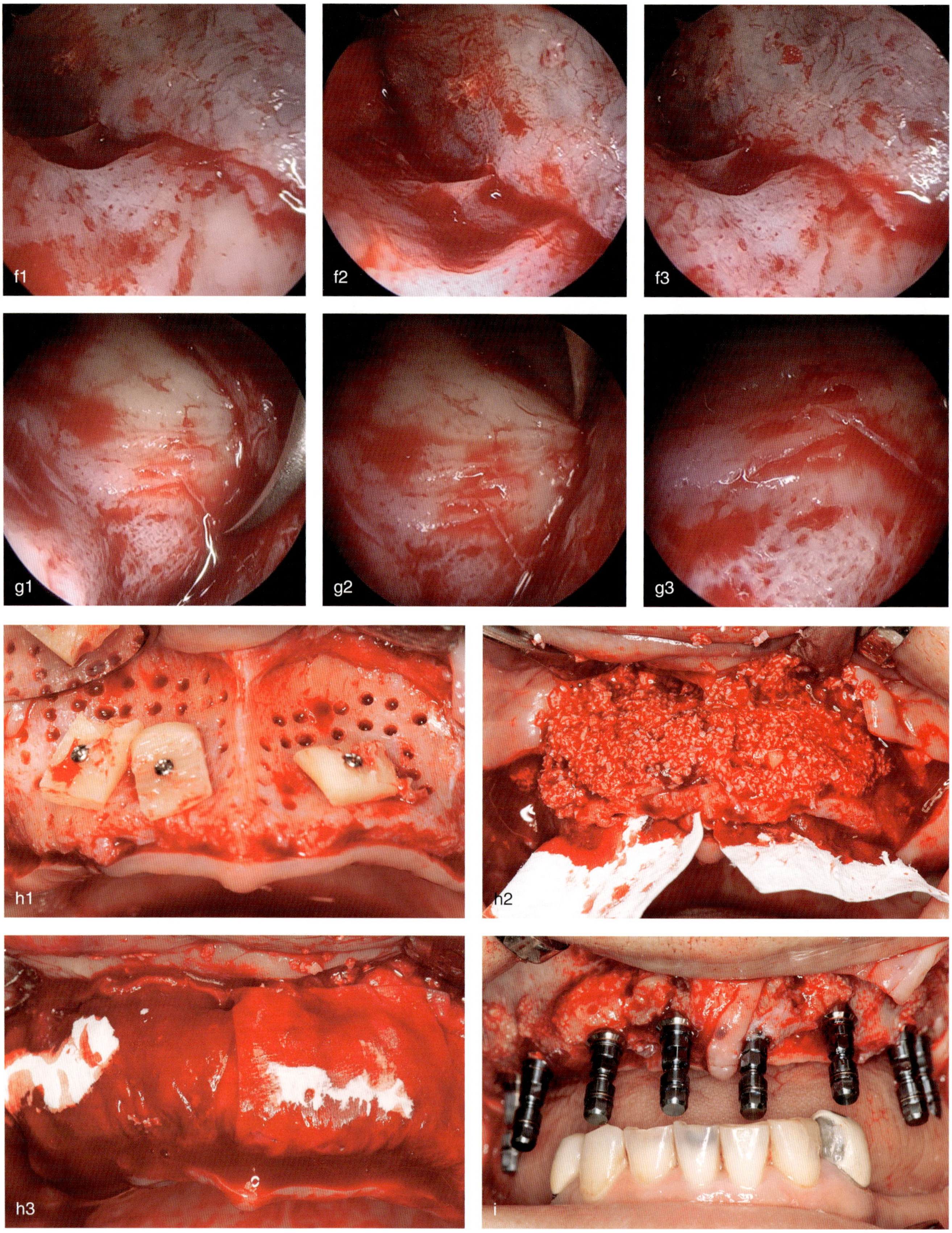

图2-21 BITC Ⅱ类无牙颌上颌骨，侧壁开窗上颌窦底提升、上颌窦间区水平向骨增量（续）

f，g．术中照片，电子内镜检查。f．右侧窦底存在小间隔，窦底黏骨膜无损伤。g．左侧窦底不平整，骨壁粗糙，窦底骨膜损伤。h．窦间区牙槽嵴水平向骨增量。植入块状自体骨和去蛋白牛骨矿物质，覆盖双层胶原膜，膜钉固定。i．植入8颗软组织水平种植体。

物质（Bio-Oss，Geistlich，瑞士）。

第二次手术：右侧侧壁开窗上颌窦底提升

骨代用品量与第一次相同，但混合颗粒状自体骨。

第三次手术：上颌窦间区水平向骨增量

骨增量材料为1.0g的细颗粒去蛋白牛骨矿物质（Bio-Oss，Geistlich，瑞士）和块状自体骨。

第四次手术：种植体植入

植入8颗软组织水平种植体（TL，SLActive，TiZr，Straumann，瑞士），最终植入扭矩理想。

CBCT扫描显示骨增量效果理想，新骨质量良好、充分包绕种植体，只是左侧种植体根方骨密度欠佳。鉴于本章的讨论重点是“上颌窦底提升方案的决策原则”，本病例仅展示切题的相关临床照片。

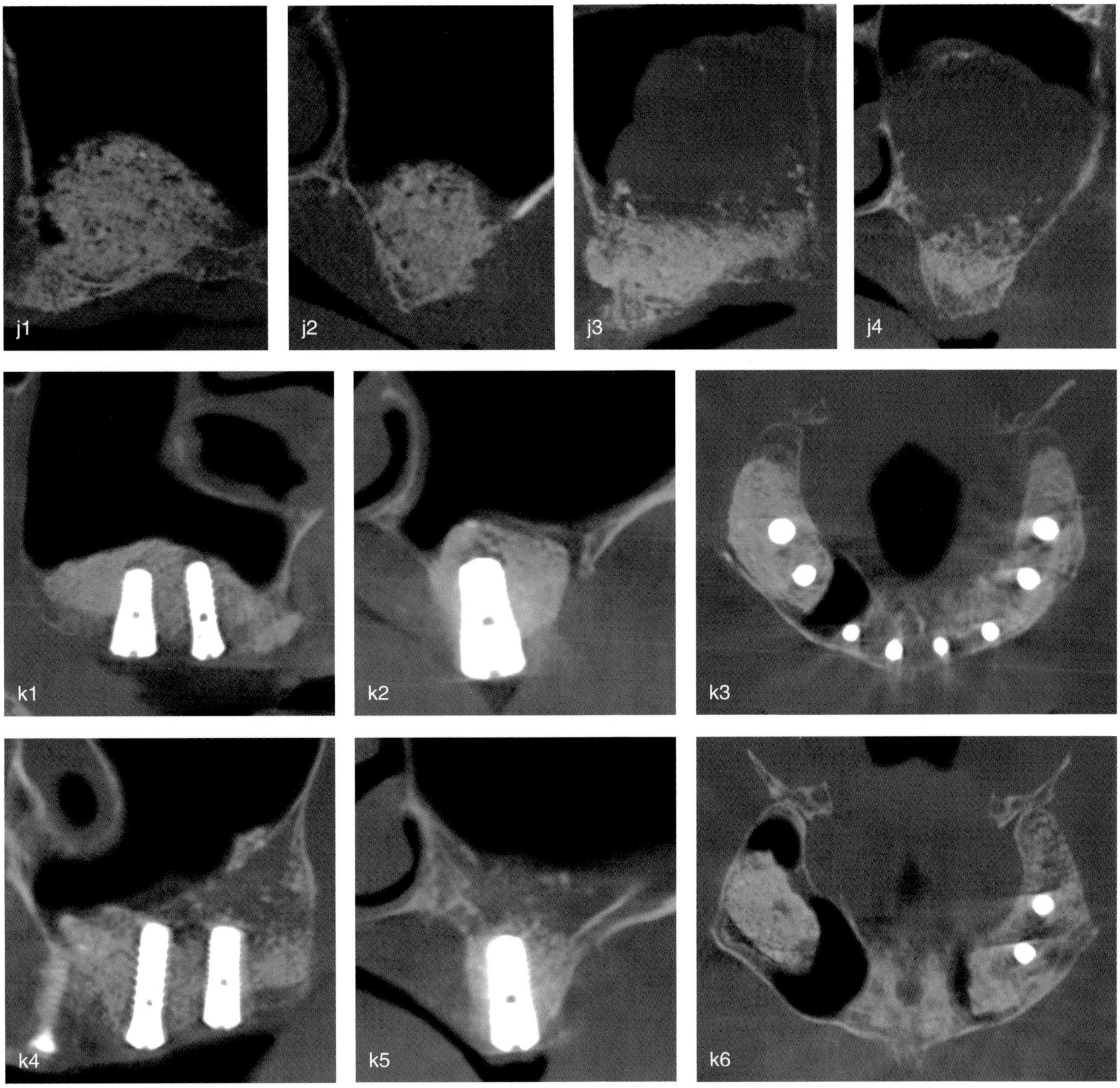

图2-21　BITC Ⅱ类无牙颌上颌骨，侧壁开窗上颌窦底提升、上颌窦间区水平向骨增量（续）

j. 术后即刻CBCT扫描。j1，j2. 右侧黏骨膜无增厚。j3，j4. 左侧疑似骨膜层破裂导致窦底黏骨膜显著增厚，骨粉颗粒“漂浮”其中。k. 二期手术时的CBCT扫描。k1～k3. 右侧窦底呈帐篷样隆起，骨密度理想。k4～k6. 左侧窦底黏骨膜增厚，骨密度略低。

2.4 上颌窦底提升的风险评估

2.4.1 系统性风险因素

与单纯的种植体植入和其他部位的骨增量手术相比，上颌窦底提升的主要风险为术后上颌窦感染、骨增量及种植体骨结合失败。因此决策上颌窦底提升之前，必须全面了解患者的全身和局部疾病史，排除相关性风险因素。通常，许多患者并不理解上颌窦底提升的复杂程度，可能会无意识的隐匿一些重要疾病的信息。因此应当认真地向患者了解其系统性疾病史、系统性用药史和耳鼻喉科病史等，排除所有可能影响骨愈合、导致上颌窦感染的局部或全身系统性疾病。

全身状况的禁忌证包括未控制的糖尿病、头颈部放疗史、免疫功能低下、双膦酸盐长期或大剂量用药史、吸烟或酗酒、存在影响骨代谢的疾病（如原发和继发性骨质疏松症）、患者依从性差和精神病患者。

糖尿病

严重糖尿病患者，增加了骨增量材料感染和新骨质量降低的风险，为上颌窦底提升的相对禁忌证；而控制良好的糖尿病患者依然可以进行上颌窦底提升治疗。

头颈部放疗

照射野包括或累及颌骨的头颈部放疗史患者，存在因上颌骨放射性血供障碍所导致的骨增量失败和骨结合失败的风险。颈部放疗史可能会发生远期放射性颌骨坏死，由此导致种植体失败。因此，接受全剂量头颈部放疗的患者，为上颌窦底提升的绝对禁忌证。

免疫抑制治疗

长期或大量接受免疫抑制剂治疗的患者（如预防器官移植排斥反应和化疗），存在免疫抑制剂抑制上颌窦骨增量的新骨形成和种植体骨结合的风险，通常为上颌窦底提升的相对禁忌证，必须慎重考量。

双膦酸盐类药物治疗

静脉滴注或长期口服双膦酸盐的患者（如治疗骨质疏松和恶性肿瘤骨转移），存在因上颌骨药物性血供障碍所导致骨增量失败、种植体骨结合失败和药物性颌骨坏死的风险。因此，静脉滴注双膦酸盐和长期口服双膦酸盐的患者为上颌窦底提升的绝对禁忌证。

吸烟

尽管有许多关于吸烟与不吸烟患者上颌窦底提升种植体长期留存率的研究报道，但这些研究结果存在较大差异。目前，吸烟是否是上颌窦底提升的相对禁忌证，尚存争议，例如，以下两项大样本研究结果不同。2006年，Peleg等[12]的一项研究评估了731例上颌窦底提升同期植入种植体的患者，共植入2132颗种植体，其中吸烟组226例、非吸烟组505例。9年随访的种植体留存率为97.9%，吸烟组与非吸烟组之间无统计学差异。2008年，Pjetursson等[13]的一项系统评价纳入了5篇关于上颌窦底提升的种植体留存率的文献，吸烟组的种植体数目为863颗，年失败率为3.54%；非吸烟组的种植体数目为2159颗，年失败率为1.86%。显然，吸烟者的种植体失败率显著高于非吸烟者。

尽管大量吸烟未被视为上颌窦底提升的禁忌证，但必须告知患者此种情况加大了成骨不良、骨增量失败、种植体骨结合失败、种植体脱落以及种植体周围骨和软组织感染的风险。应当告知患者，因为存在这些潜在的并发症风险，应当尽量戒烟，至少要减量。

应用抗凝药物

对于预防性服用抗凝药物的患者，通常不需要在术前停药，因为停药所带来的系统性风险，远大于术中出血的风险。当然任何用药的调整都必须取得患者内科医生的同意。应用抗凝药物的主要风险是增加术中的出血和术后的渗血以及面部皮肤和口腔黏膜的瘀斑。

依从性

不能遵循术后医嘱，或口腔卫生不佳的患者不适合进行上颌窦底提升治疗。

2.4.2 局部风险因素

与其他的种植治疗所进行的常规检查相比，上颌窦底提升的特殊之处在于：

- 将鼻腔和上颌窦检查作为一个独立的诊断要素。
- 是从修复的角度评估三维颌位关系。

鼻腔疾病

应当尽量详细地了解患者鼻腔疾病的既往史。过敏性鼻炎、严重的鼻中隔弯曲（偏向手术侧）、鼻甲肥大和上颌窦开口堵塞，会影响术后鼻腔通气和上颌窦内分泌物排出，必要时，应当进行耳鼻喉科会诊。

鼻-鼻窦炎

鼻-鼻窦炎（rhinosinusitis，rhino-sinusitis）是由细菌、病毒、真菌、自身免疫、异物、牙或种植体等原因引起的上颌窦内感染性疾病，包括急性和慢性鼻-鼻窦炎。急性鼻-鼻窦炎（acute rhinosinusitis，ARS）是上颌窦黏膜的急性炎症，临床表现为发热、面痛、头痛、磨牙叩痛、鼻塞和脓涕等。急性鼻-鼻窦炎可由口腔疾病引起，如牙髓炎、根尖周炎、牙周炎、种植体周炎和口腔上颌窦瘘等。急性鼻-鼻窦炎是上颌窦底提升的绝对禁忌证。

慢性鼻-鼻窦炎（chronic rhinosinusitis，CRS）是由细菌、病毒、真菌、过敏或自身免疫等多种因素引起的上颌窦黏膜的慢性炎症，牙源性疾病（如根尖炎和牙周炎等）也是常见病因。通常，多数慢性鼻-鼻窦炎患者在稳定期的症状不明显，偶尔有鼻塞、脓涕和面部胀痛等症状，为上颌窦底提升的相对禁忌证。

上颌窦黏骨膜增厚

正常厚度的上颌窦黏骨膜在放射线检查时并不显现。只要显影，则定义为上颌窦黏骨膜增厚（maxillary sinus mucoperiosteum thickening）或上颌窦黏膜增厚（maxillary sinus mucosal thickening），表现为沿窦壁较为均匀的弥漫性密度增高影像，病理表现为黏骨膜固有层内腺体和纤维结缔组织增生或水肿。轻度上颌窦黏骨膜增厚，通常无临床症状，并非上颌窦底提升的禁忌证。但在术前应当甄别病因，如果疑似牙源性因素（如上颌窦底区存在患牙），应在术前给予治疗。

黏膜增厚可能会干扰上颌窦腔的正常通气与黏膜纤毛的异物和黏液清除功能，上颌窦底提升术后有黏液淤积和继发感染的风险，临床上还是要谨慎应对。

上颌窦内的囊肿和囊肿样病变

上颌窦内的囊肿有两种情况：①较为常见的是上颌窦囊肿（maxillary sinus cyst），特指原发于上颌窦黏膜的囊肿（包括上颌窦假性囊肿、上颌窦潴留囊肿）和囊肿样变（上颌窦黏液外渗症）；②上颌骨囊肿，如根尖囊肿、含牙囊肿和牙源性角化囊肿等，膨胀性地突入上颌窦内。较大的上颌窦内的囊肿会影响骨增量的效果，甚至在术后堵塞上颌窦开口，应当在上颌窦底提升术前或同期将其摘除。

上颌窦间隔

上颌窦间隔或小间隔会增加上颌窦底提升的难度和黏骨膜穿孔的概率，在术前应确认其位置与走行。

上颌窦血管

在术前应确认牙槽上颌窦动脉（AAA）的走行及其与侧壁开窗部位的关系，防止术中发生严重出血。

三维颌位关系

如果存在三维颌位关系异常，即存在牙槽嵴水平向和/或垂直向骨缺损，应当合理地设计骨增量方案，必要时采取水平向和/或垂直向牙槽嵴骨增量。

影响手术操作的因素

这是医生经常忽略的风险因素。患者开口度不大或咽反射强烈等，均会给手术操作带来极大的困难和不确定因素，术前应当认真检查，谨慎地选择治疗方案。

2.5 穿牙槽嵴或侧壁开窗上颌窦底提升的决策因素

2.5.1 上颌窦底提升的定义

上颌窦底提升（sinus floor elevation，SFE；maxillary sinus floor elevation，MSFE），已经成为上颌窦底骨增量的标准临床程序，具有较高的骨增量成功率和种植体留存率。上颌窦底提升包括穿牙槽嵴和侧壁开窗两种技术。

上颌窦底提升的定义：将上颌窦底黏骨膜自窦底及周围骨壁分离，形成一个隔离的空间，植入骨增量材料以增加窦底骨高度，同期或分阶段植入种植体。包括穿牙槽嵴上颌窦底提升和侧壁开窗上颌窦底提升两种外科程序[6]。

穿牙槽嵴上颌窦底提升（transalveolar technique for sinus floor elevation），也被简称为穿牙槽嵴技术或上颌窦底内提升（internal sinus floor elevation）。

穿牙槽嵴上颌窦底提升的定义：预备种植窝至上颌窦底，通过此入路抬起窦底黏骨膜并植入骨增量材料，增加窦底骨高度，同期植入种植体[6]。

侧壁开窗上颌窦底提升（lateral window technique for sinus floor elevation），也被简称为侧壁开窗技术或上颌窦底外提升（external sinus floor elevation）。与穿牙槽嵴上颌窦底提升相比，临床程序较为复杂，但临床指征更为宽泛，骨增量效果也更加可靠。

侧壁开窗上颌窦底提升的定义：在上颌窦外侧壁开骨窗，获得进入上颌窦的入路，剥离并抬起上颌窦底及其周围黏骨膜，植入骨增量材料，增加窦底骨高度，同期或分阶段植入种植体[6]。

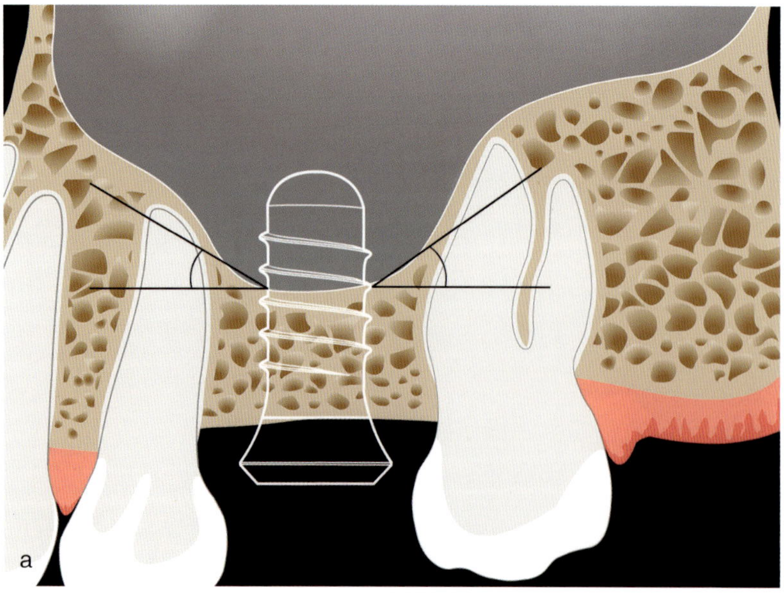

图2-22 平坦型窦底

a. 近远中向断层的模式图。窦底平坦，窦底近中和/或远中倾角 < 45° 。

2.5.2 上颌窦底提升的临床目标

尽管对上颌窦底提升的研究已经比较充分，但对临床程序的选择（如穿牙槽嵴或侧壁开窗上颌窦底提升）、骨增量材料的选择以及是否植入骨增量材料等诸多方面业界既存在共识，也仍然存在一些争议。事实上，如果医生能够遵循如下临床目标，就能够找到满足不同临床条件的合理外科方案。

上颌窦底提升的临床目标：

- 上颌窦底黏骨膜提升高度的可操控性。
- 骨增量材料充分包绕种植体的可操控性。
- 对黏骨膜穿孔的预防与修复的可操控性。
- 种植体周围新骨形成与稳定的可预期性。

2.5.3 窦底形态与术式选择

除窦底剩余骨高度之外，窦底形态是决策穿牙槽嵴或侧壁开窗上颌窦底提升的重要因素之一，而牙槽嵴形态和窦底骨高度是决策种植体类型的重要因素。

为避免其他因素干扰，本章节的论述与讨论限定于“上颌后部Ⅱ型骨缺损的窦底形态分类对术式选择的影响”，其他因素的影响将在其他章节中讨论。

窦底形态分类

如前所述，BITC将上颌窦底形态分为平坦型窦底、倾斜型窦底、狭窄型窦底和间隔型窦底4种类型。同样，该分类与窦底剩余骨高度均为决策穿牙槽嵴或侧壁开窗上颌窦底提升的重要指征。

- **平坦型窦底**　具有如下特点：①窦底宽大而平缓，种植窝骨高度差＜1.5mm，没有明显的凸凹不平或间隔；②窦底近中、远中、颊侧和腭侧倾角均＜45°（图2-22，图2-26）。

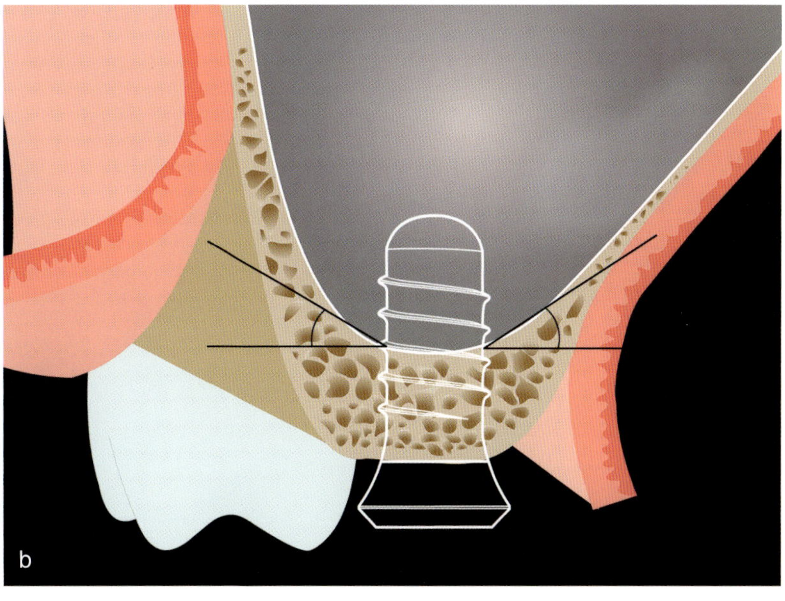

图2-22　平坦型窦底（续）
b. 颊舌向断层的模式图。窦底平坦，窦底颊侧和/或腭侧倾角＜45°。

- **倾斜型窦底** 窦底宽大但存在斜坡，种植窝骨高度差≥1.5mm，窦底近中、远中、颊侧或腭侧的任意一个倾角或多个倾角均≥45°（图2-23）。
- **狭窄型窦底** 窦底陡峭、狭窄，种植窝骨高度差≥1.5mm，紧邻种植窝或窦底近中、远中、颊侧和腭侧的任意一个倾角或多个倾角均≥45°（图2-24，图2-27）。
- **间隔型窦底** 种植位点的窦底存在窦底间隔。通常，种植体可能位于间隔上或种植体毗邻间隔，间隔与窦底形成接近90°的倾角（图2-25）。

术式选择的相关考量

显然，在选择穿牙槽嵴或侧壁开窗上颌窦底提升术式时，窦底形态也是重点考量的因素之一。

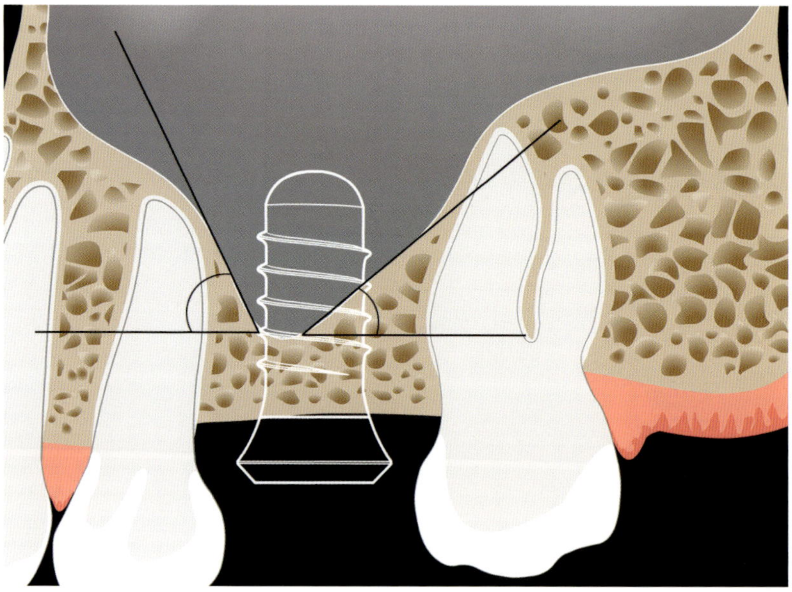

图2-23 倾斜型窦底

近远中向断层的模式图。窦底不平坦，窦底近中和/或远中倾角≥45°。

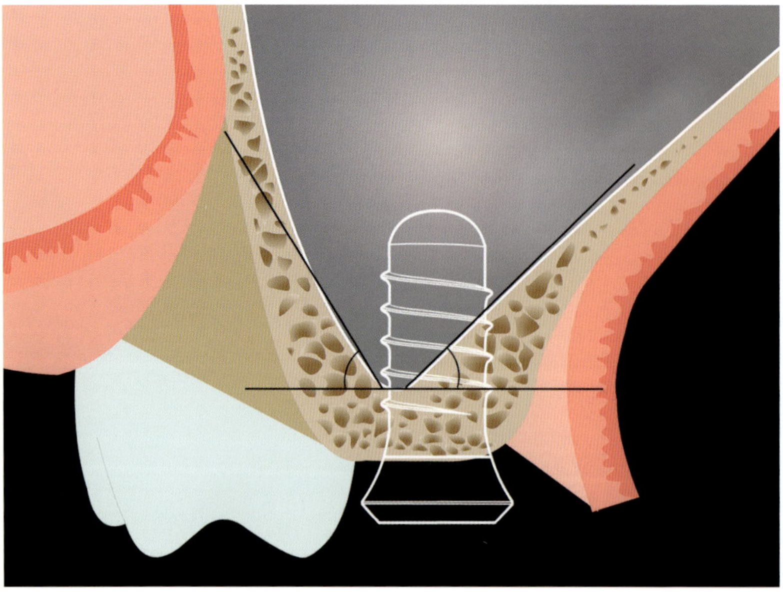

图2-24 狭窄型窦底

颊舌向断层的模式图。窦底狭窄，窦底颊侧和/或腭侧倾角≥45°。

- **平坦型窦底** 进行穿牙槽嵴或侧壁开窗上颌窦底提升时，窦底黏骨膜剥离的操作难度和窦底黏骨膜穿孔的风险均较低。
- **倾斜型窦底** 通常建议选择侧壁开窗上颌窦底提升，因为增加了窦底黏骨膜剥离难度和窦底黏骨膜穿孔的风险。并且骨凿在倾斜窦底的较低位置先进入窦内，在较高位置依然存在阻力，较大的敲击力导致患者不适，并有引发耳石症的风险。
- **狭窄型窦底** 通常建议选择侧壁开窗上颌窦底提升，因为敲击后骨壁所形成的锐利边缘有刺破黏骨膜的风险。
- **间隔型窦底** 强烈建议选择侧壁开窗上颌窦底提升，因为其解剖条件比倾斜型窦底和狭窄型窦底更加苛刻。

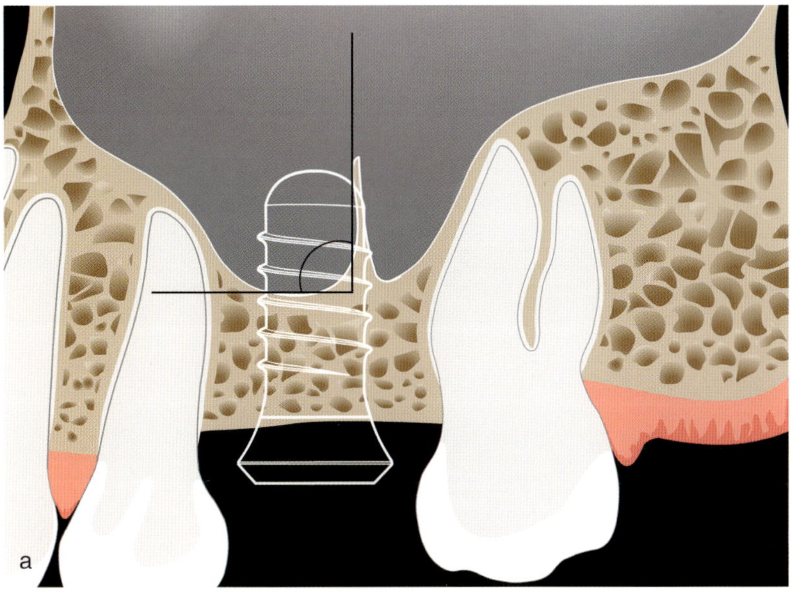

图2-25 间隔型窦底
a. 近远中向断层的模式图，Ⅰ型间隔（详见第5章）。窦底存在间隔，窦底倾角接近90°。

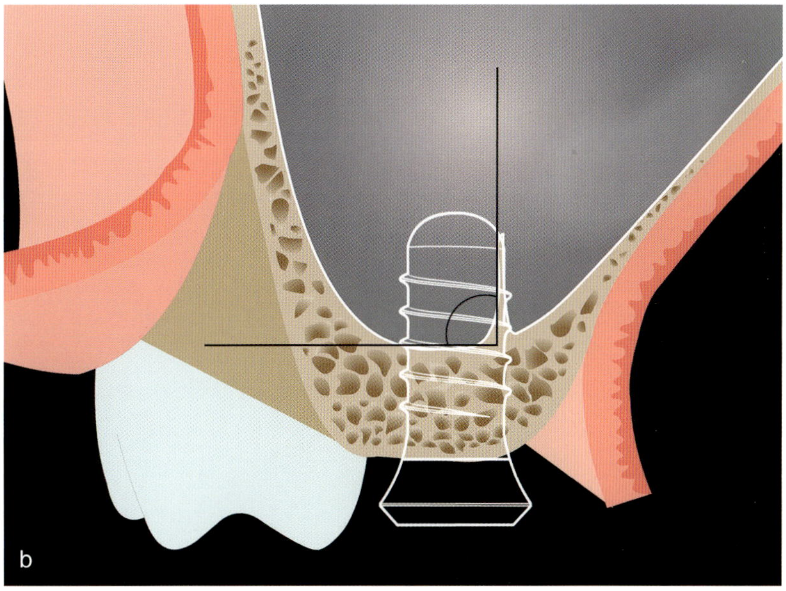

图2-25 间隔型窦底（续）
b. 颊舌向断层的模式图，Ⅱ型间隔（详见第5章）。窦底存在间隔，窦底倾角接近90°。

2.5.4 窦底剩余骨高度与术式选择

为避免其他因素干扰，本章节的论述与讨论限定于“上颌后部Ⅱ型骨缺损的窦底剩余骨高度对术式选择的影响”，其他因素的影响将在其他章节中讨论。

窦底剩余骨高度

在以往的文献中，通常使用“窦底剩余骨高度（residual bone high，RBH）”或“窦底骨高度”笼统地表达窦底至牙槽嵴顶的距离（或称之为“窦嵴距”）。事实上，窦底剩余骨高度是一个较为宽泛的概念。基于窦底形态和牙槽嵴顶形态的多种变化以及虚拟植入种植体后的三维位置关系，BITC将窦底剩余骨高度细化为“种植窝相对骨高度”和“种植窝骨高度差”的临床概念，并注重这些临床概念对上颌窦底提升术式选择的影响。因此，窦底剩余骨高度包括种植窝相对骨高度和种植窝骨高度差两个方面的概念。

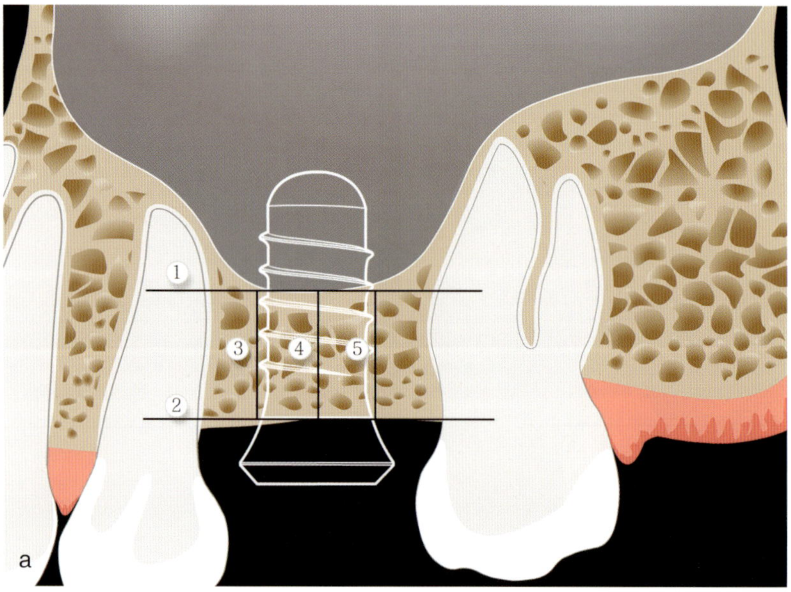

图2–26 平坦型窦底与窦底剩余骨高度的关系

a. 近远中向断层的模式图。1. 窦底；2. 牙槽嵴顶；3. 种植窝近中骨高度；4. 种植窝中心骨高度；5. 种植窝远中骨高度。本模式图显示的是平坦型窦底和平直型牙槽嵴顶，窦底剩余骨高度一致，种植窝中心骨高度、种植窝近中和远中骨高度几乎相等，种植窝骨高度差＜1.5mm。

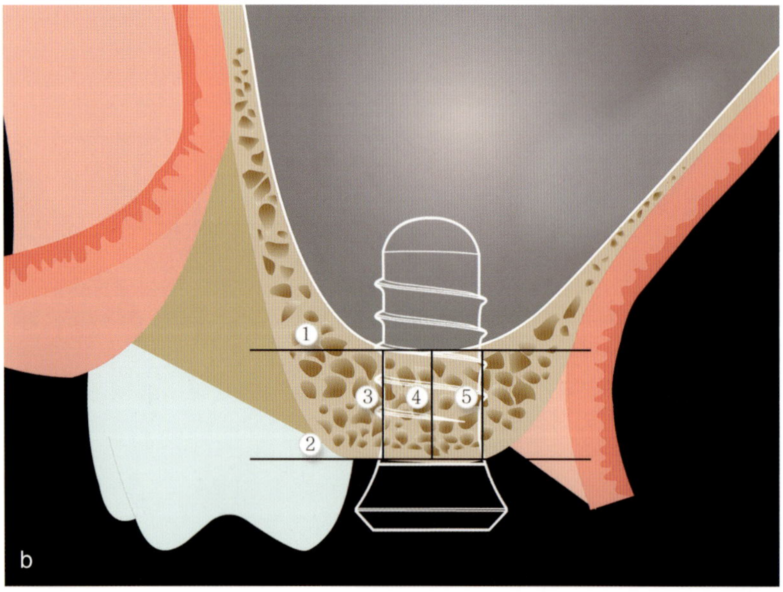

图2–26 平坦型窦底与窦底剩余骨高度的关系（续）

b. 颊舌向断层的模式图。1. 窦底；2. 牙槽嵴顶；3. 种植窝颊侧骨高度；4. 种植窝中心骨高度；5. 种植窝腭侧骨高度。本模式图显示的是平坦型窦底和平直型牙槽嵴顶，窦底剩余骨高度一致，种植窝中心骨高度、种植窝颊侧和腭侧骨高度几乎相等，种植窝骨高度差＜1.5mm。

种植窝相对骨高度

种植窝相对骨高度，也将其称之为窦底相对骨高度，是影响上颌窦底提升术式选择的重要因素之一。种植窝相对骨高度包括：种植窝中心骨高度、种植窝近中骨高度、种植窝远中骨高度、种植窝颊侧骨高度和种植窝腭侧骨高度（图2–26，图2–27）。

种植窝中心骨高度是指种植位点的窦底至牙槽嵴顶之间的垂直距离，是以种植位点为中心，且与种植体平行的直线测量值。种植窝近中、远中、颊侧和腭侧骨高度分别为各自骨壁的垂直向直线测量值。

种植窝骨高度差

种植窝骨高度差，也将其称为窦底骨高度差，是指种植窝最低窦底和最高窦底之间的差值，包括近远中向和颊舌向种植窝骨高度差（图2–28）。种植窝

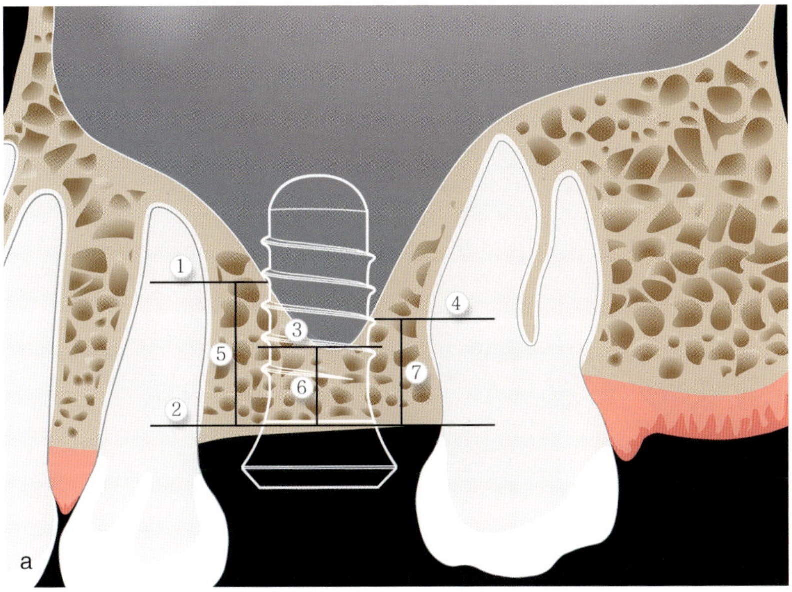

图2–27　狭窄型窦底与窦底剩余骨高度的关系
a. 近远中向断层的模式图。1. 种植窝近中窦底；2. 牙槽嵴顶；3. 种植窝最低窦底；4. 种植窝远中窦底；5. 种植窝近中骨高度；6. 种植窝中心骨高度；7. 种植窝远中骨高度。本模式图显示的是狭窄型窦底和平直型牙槽嵴顶，窦底剩余骨高度不一致，种植窝中心骨高度、种植窝近中和/或远中骨高度不相等，种植窝骨高度差≥1.5mm。

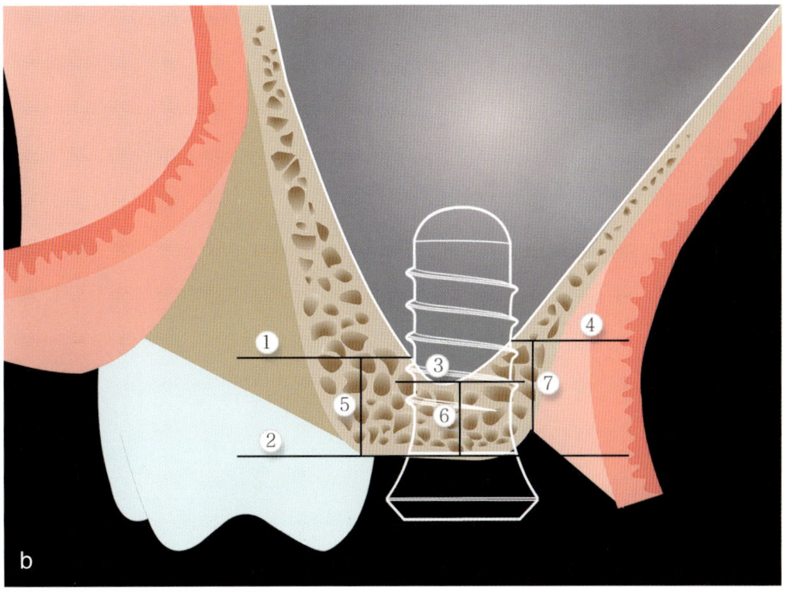

图2–27　狭窄型窦底与窦底剩余骨高度的关系（续）
b. 颊舌向断层的模式图。1. 种植窝颊侧窦底；2. 牙槽嵴顶；3. 种植窝最低窦底；4. 种植窝腭侧窦底；5. 种植窝颊侧骨高度；6. 种植窝中心骨高度；7. 种植窝腭侧骨高度。本模式图显示的是狭窄型窦底和平直型牙槽嵴顶，窦底剩余骨高度不一致，种植窝中心骨高度、种植窝颊侧和/或腭侧骨高度不相等，种植窝骨高度差≥1.5mm。

骨高度差＜1.5mm，被界定为平坦型窦底；种植窝骨高度差≥1.5mm，被界定为倾斜型或狭窄型窦底。

近远中向和颊舌向种植窝骨高度差均＜1.5mm或≥1.5mm，被视为窦底骨高度一致；如果一个种植窝骨高度差≥1.5mm、另一个＜1.5mm将被视为不一致。

术式选择的相关考量

有许多因素影响上颌窦底提升的术式选择，窦底剩余骨高度是一项量化指标，目前文献中的观点较为一致。

- **Jensen方案** 1999年，Jensen[14]将窦底剩余骨高度（RBH）分为A～E 5类（A类～E类）。其中，

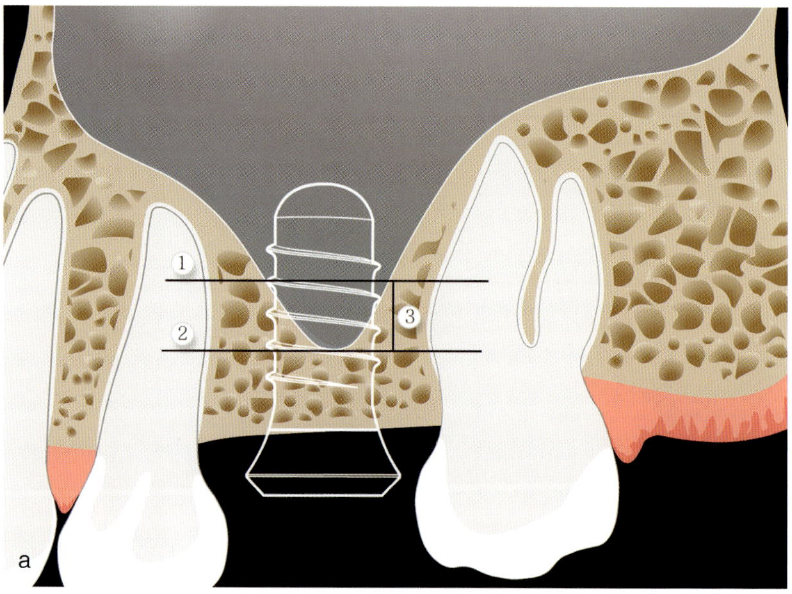

图2-28 种植窝骨高度差

a. 近远中向断层的模式图。1. 种植窝最高窦底；2. 种植窝最低窦底；3. 种植窝骨高度差。本模式图显示的是狭窄型窦底，种植窝骨高度差≥1.5mm。

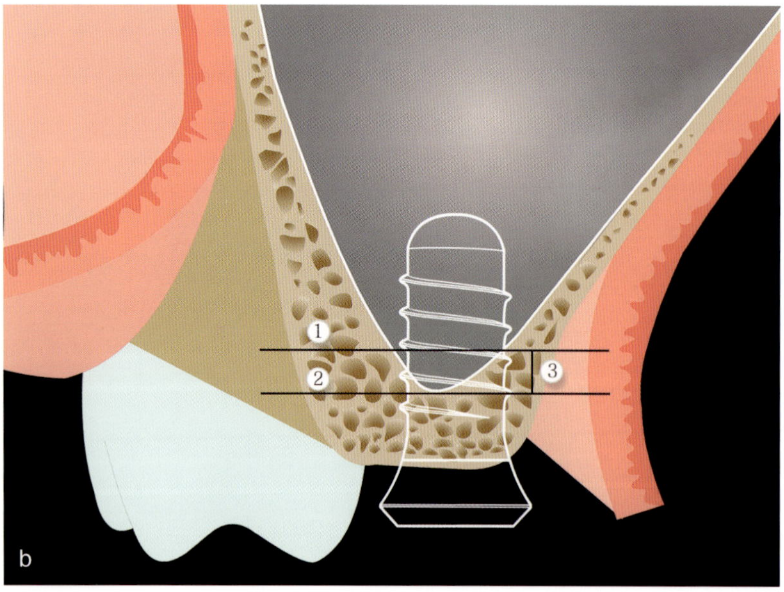

图2-28 种植窝骨高度差（续）

b. 颊舌向断层的模式图。1. 种植窝最高窦底；2. 种植窝最低窦底；3. 种植窝骨高度差。本模式图显示的是狭窄型窦底，种植窝骨高度差≥1.5mm。

表2-3　Jensen[14]与Chen[15]等分别提出的上颌窦底提升术式选择

	穿牙槽嵴上颌窦底提升	侧壁开窗上颌窦底提升	
种植时机	同期种植	同期种植	分阶段种植
窦底剩余骨高度	7～9mm*	4～6mm*	＜3mm*
	＞6mm**	3～6mm**	＜3mm**

注：*：Jensen, 1999[14]；**：Chen（ITI）, 2009[15]

表2-4　穿牙槽嵴或侧壁开窗上颌窦底提升方案选择的主要影响因素（BITC，2018）

窦底骨高度	修正因素	临床程序	种植体植入时机
≥5mm	平坦型窦底，无间隔和/或囊肿	穿牙槽嵴技术	同期种植
≥5mm	狭窄型窦底，存在间隔和/或囊肿	侧壁开窗技术	同期种植
＜5mm		侧壁开窗技术	同期种植（初始稳定性好） 分阶段种植（初始稳定性差）

A类：RBH≥10mm；B类：RBH 7～9mm；C类：RBH 4～6mm；D类：RBH 1～3mm；E类：上颌窦先天缺失或手术切除。同时，Jensen提出了相应的临床方案。其中，A类和B类：穿牙槽嵴上颌窦底提升，同期植入种植体，潜入式愈合；C类：侧壁开窗上颌窦底提升，同期或分阶段植入种植体，潜入式愈合；D类：侧壁开窗上颌窦底提升，分阶段植入种植体，潜入式愈合。Jensen方案代表的是骨结合学会（Academy of Osseointegration，AO）的专家共识。

- **国际口腔种植学会（ITI）的方案**　2009年，Chen等[15]发表了国际口腔种植学会（ITI）于2008年10月在德国斯图加特召开的第四届共识研讨会的一项共识性声明。其中，关于上颌窦底提升的专家共识是："牙槽嵴宽度充足，初始骨高度≥5mm，并且窦底相对平坦者，推荐穿牙槽嵴上颌窦底提升……而且，使用该技术的先决条件是能够获得种植体初始稳定性"。但在2011年，出版的ITI第5卷《上颌窦底提升的临床程序》中，却描述了两种方案[4]：

  ◎ 初始骨高度≥5mm，选择穿牙槽嵴上颌窦底提升。＜5mm，选择侧壁开窗上颌窦底提升。

  ◎ 初始骨高度＞6mm，选择穿牙槽嵴技术。≤6mm，选择侧壁开窗技术：3～6mm，同期植入种植体；＜3mm，分阶段植入种植体（表2-3）。该方案与1999年Jensen方案（即AO专家共识）如出一辙，可见学界对选择穿牙槽嵴上颌窦底提升的临床指征仍持较为谨慎的态度。

- **Starch-Jensen的方案**　2017年，Starch-Jensen[16]在一篇文献综述中建议窦底剩余骨高度＜5mm时，选择侧壁开窗上颌窦底提升。

- **BITC的方案**　基于以上共识性论述、种植体长期留存率的文献报道和多年的临床经验，笔者团队从2018年开始将窦底剩余骨高度5mm界定为穿牙槽嵴和侧壁开窗上颌窦底提升的分界值，即：窦底剩余骨高度≥5mm时采取穿牙槽嵴技术，窦底剩余骨高度＜5mm时则采取侧壁开窗技术（表2-4）。

事实上，尽管窦底剩余骨高度≥5mm，如果是种植窝骨高度差≥1.5mm或更大时（图2-28）的倾斜型或狭窄性窦底，种植窝预备在一侧接近窦底，而另一侧还远离窦底，增加了磨除窦底皮质骨骨板和提升窦底黏骨膜的难度，甚至存在黏骨膜穿孔或因敲击力量过大产生良性阵发性位置性眩晕等并发症的风险。

2.5.5 牙槽嵴顶形态与种植体构型的选择

窦底形态和窦底骨高度是决策穿牙槽嵴或侧壁开窗上颌窦底提升的重要因素，而牙槽嵴顶形态则是决策软组织水平或骨水平种植体的重要因素，与种植体初始稳定性和避免种植体脱入窦内密切相关。

为避免其他因素干扰，本章节的论述与讨论限定于“牙槽嵴顶形态分类对种植体构型选择的影响”，其他因素的影响将在其他章节中讨论。

牙槽嵴顶形态分类

BITC将上颌后牙区牙槽嵴顶的形态分为平直型、倾斜型和凹陷型3种类型。

- **平直型牙槽嵴顶** 种植位点的牙槽嵴顶在近远中向和颊舌向均平直。种植窝肩台在近远中向和颊舌向位于同一平面上。由此，种植体平台可以位

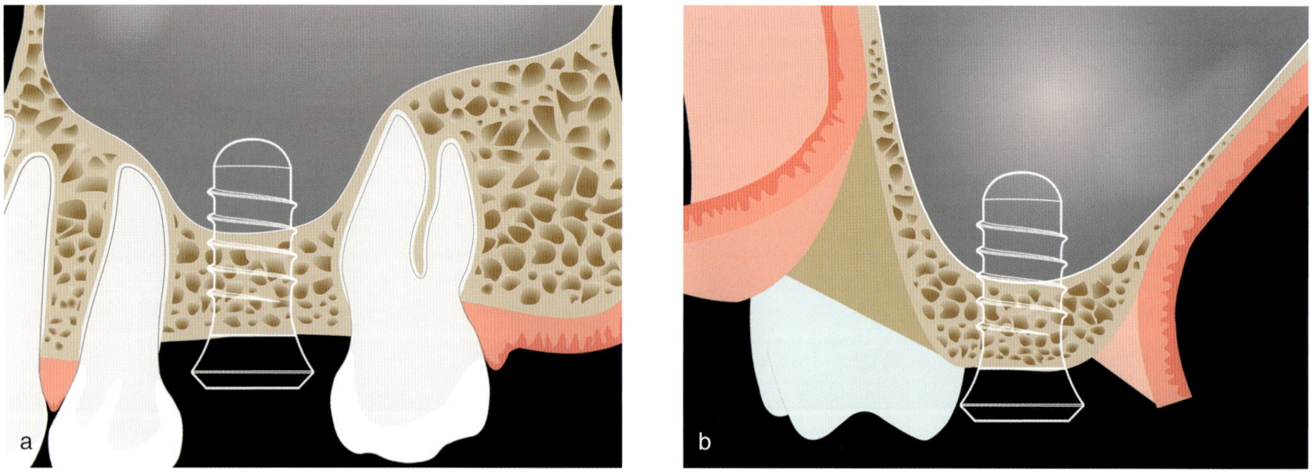

图2-29 平直型牙槽嵴顶与软组织水平种植体平台之间的关系

a. 近远中向断层的模式图。b. 颊舌向断层的模式图。牙槽嵴顶在近远中向和颊舌向均平直，种植体平台可以位于同一平面上。选择软组织水平种植体的优势是将光滑颈部位于软组织内，种植体平台冠向转移，有利于种植体周围的卫生维护。

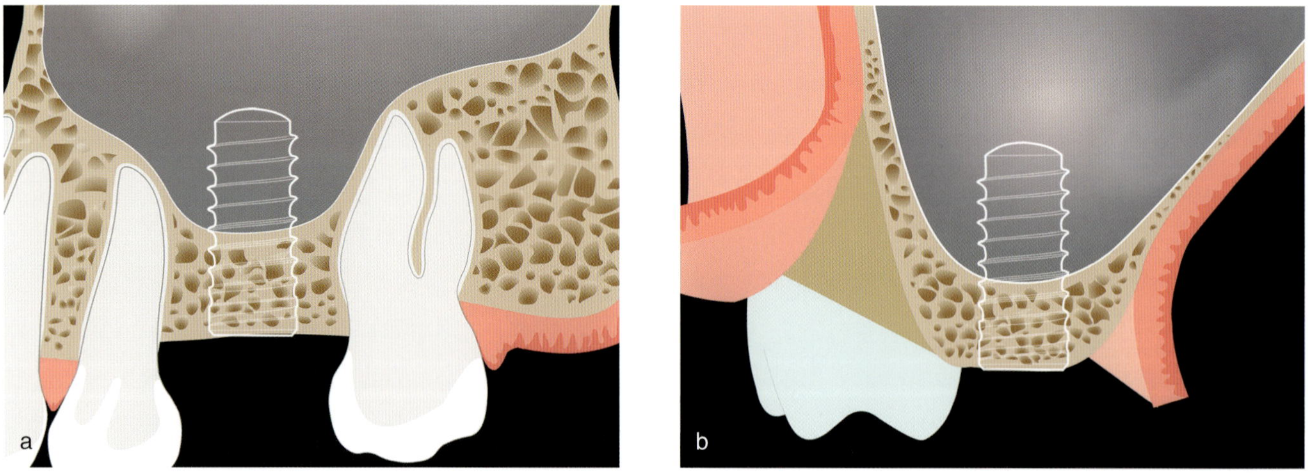

图2-30 平直型牙槽嵴顶与骨水平种植体平台之间的关系

a. 近远中向断层的模式图。b. 颊舌向断层的模式图。牙槽嵴顶在近远中向和颊舌向均平直，种植体平台可以位于同一平面上。可以选择骨水平种植体，但缺乏软组织水平种植体有利于种植体周围的卫生维护的优势。

于同一平面上（图2-29，图2-30）。

- **倾斜型牙槽嵴顶**　种植位点的牙槽嵴顶在近远中向和/或颊舌向呈倾斜状态，种植窝肩台在近远中向或颊舌向并非位于同一平面上。由此，种植体平台无法位于同一平面上（图2-31，图2-32）。
- **凹陷型牙槽嵴顶**　种植位点的牙槽嵴顶中央呈根向凹陷，种植窝肩台在近远中向和颊舌向无法位于同一平面上。由此，种植体平台需要向牙槽嵴顶的根方移动以位于骨内（图2-33，图2-34）。

种植体构型选择的考量

上颌后部属于非美学区，主要的临床目标是追求种植体的骨结合、种植修复的功能效果以及种植体周围维护和种植体周围软硬组织的长期稳定。因此，如果牙槽嵴顶相对位置尚可（即：没有明显的牙槽嵴顶骨吸收，三维颌位关系尚可），笔者团队首选具有颈

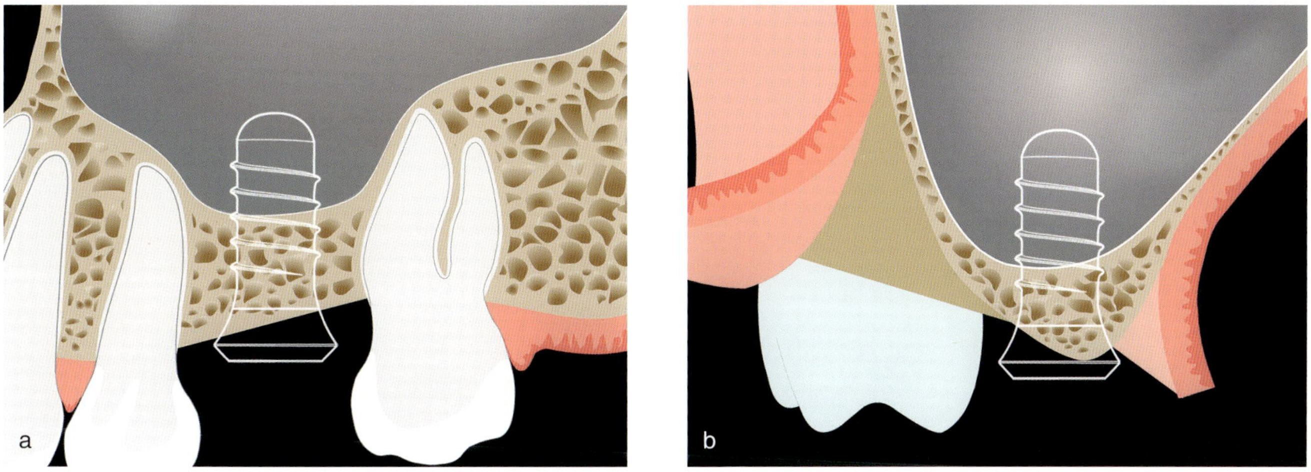

图2-31　倾斜型牙槽嵴顶与软组织水平种植体平台之间的关系
a. 近远中向断层的模式图。b. 颊舌向断层的模式图。牙槽嵴顶在近远中向和/或颊舌向呈倾斜状态。选择软组织水平种植体的优势是将骨高度不足一侧的种植体光滑颈部位于软组织内，将骨高度充足一侧的种植体光滑颈部位于骨内，避免了骨增量程序。

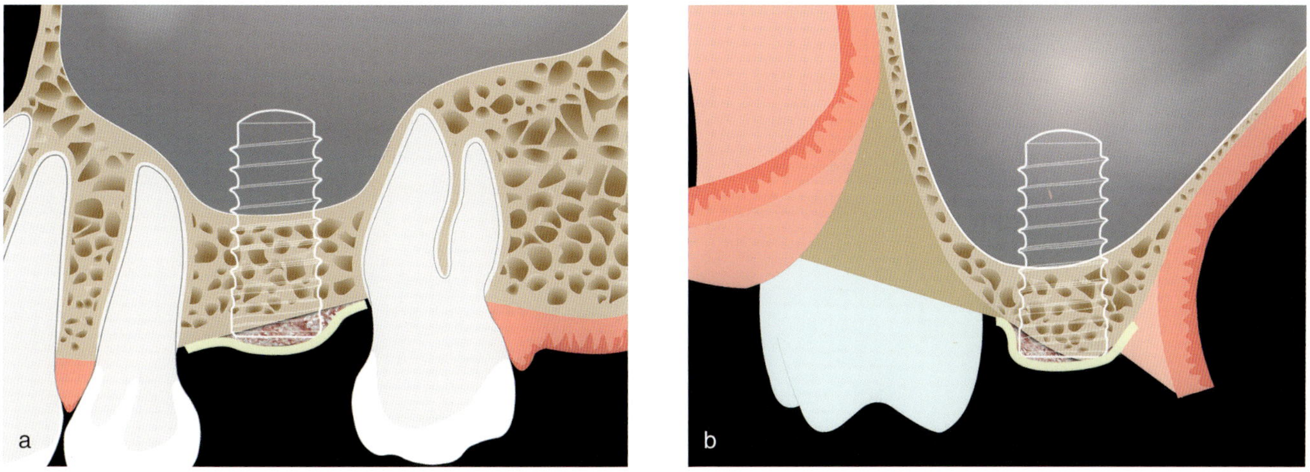

图2-32　倾斜型牙槽嵴顶与骨水平种植体平台之间的关系
a. 近远中向断层的模式图。b. 颊舌向断层的模式图。牙槽嵴顶在近远中向和/或颊舌向呈倾斜状态。选择骨水平种植体的不利之处在于：如果保持种植体平台的理想位置，骨高度不足的一侧会存在种植体表面暴露，因此需要辅助性骨增量程序。

部膨大设计的软组织水平种植体，其优势如下：

- **平直型牙槽嵴顶的软组织水平种植体优势**　就平直型牙槽嵴顶而言，可以选择软组织水平或骨水平种植体。但选择软组织水平种植体的优势在于可以将平台位置向冠方转移，有利于种植体周围的卫生维护（图2-29，图2-30）。
- **倾斜型和凹陷型牙槽嵴顶的软组织水平种植体优势**　就倾斜型牙槽嵴顶而言，如果种植窝近中与远中和/或颊侧与腭侧肩台高度差别 < 2.5mm，软组织水平种植体有利于控制种植体平台的垂直向位置，将其部分光滑颈部位于骨内，既避免了牙槽嵴顶骨增量程序，又避免了种植体粗糙表面的暴露（图2-31～图2-34）。如果选择骨水平种植体，存在两个问题：

◎ 如果将种植体平台置于垂直向的理想水平，则需辅助性骨增量的临床程序。

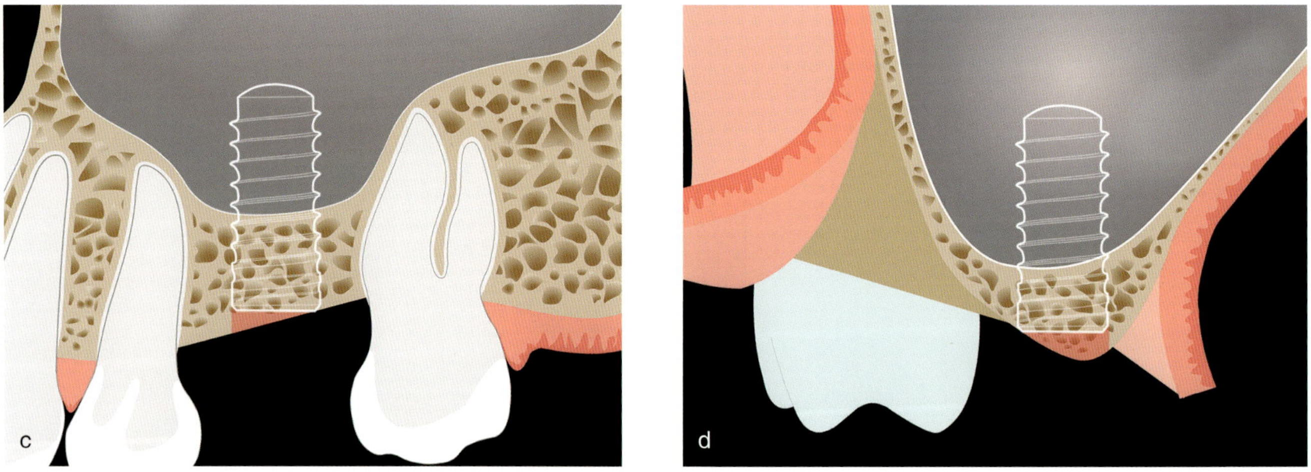

图2-32　倾斜型牙槽嵴顶与骨水平种植体平台之间的关系（续）
c. 近远中向断层的模式图。d. 颊舌向断层的模式图。牙槽嵴顶在近远中向和/或颊舌向呈倾斜状态。选择骨水平种植体的不利之处在于：如果避免骨增量程序，既损失了有限的窦底骨高度，又将种植体平台置于较深的位置，不利于种植体周围的卫生维护。

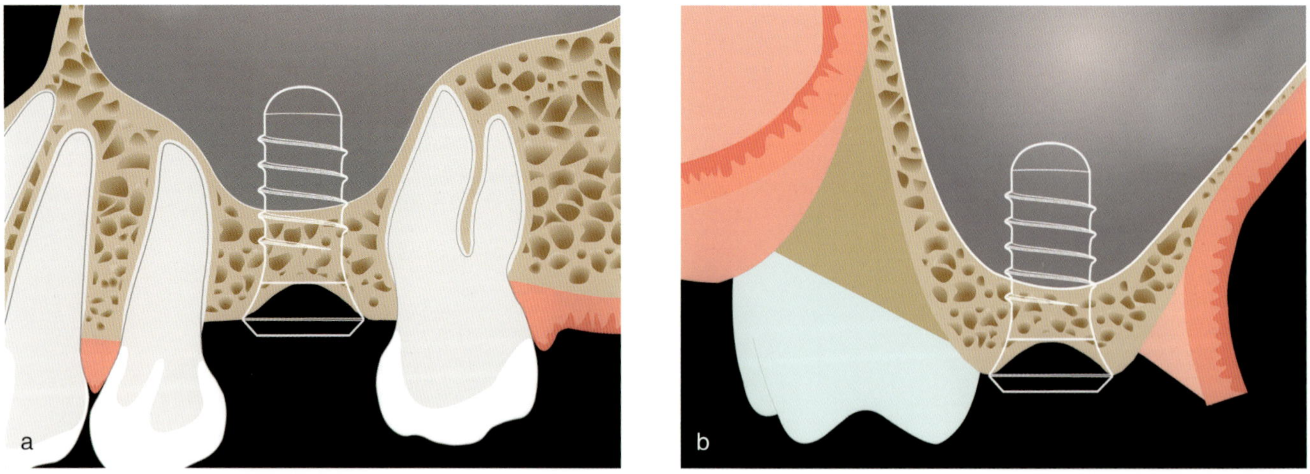

图2-33　凹陷型牙槽嵴顶与软组织水平种植体平台之间的关系
a. 近远中向断层的模式图。b. 颊舌向断层的模式图。牙槽嵴顶中央呈凹陷状态。选择软组织水平种植体的优势是在近远中向将种植体光滑颈部位于骨内，在颊舌向将种植体光滑颈部位于软组织内，避免了骨增量程序。

◎ 如果不进行骨增量，则需将种植体平台置于倾斜牙槽嵴顶的最低处（近中、远中、颊侧或腭侧），使有限的窦底剩余骨高度进一步降低，同时加大了修复体与种植体平台之间的冠根比例，并且不利于种植体周围的卫生维护和菌斑控制。

无论是平直型还是倾斜型或凹陷型牙槽嵴顶，软组织水平种植体均有利于依靠膨大设计的颈部获得种植体的初始稳定性，降低种植体脱入窦内的风险。

基于生物力学和机械力学的原理，软组织水平种植体膨大设计的颈部，增加种植体与种植窝骨壁之间的机械啮合作用，既有利于获得种植体的初始稳定性，又降低了在愈合期种植体脱入上颌窦内的风险，甚至可以在窦底骨高度低于3mm时，在确保种植体初始稳定性的前提下可以同期植入种植体。

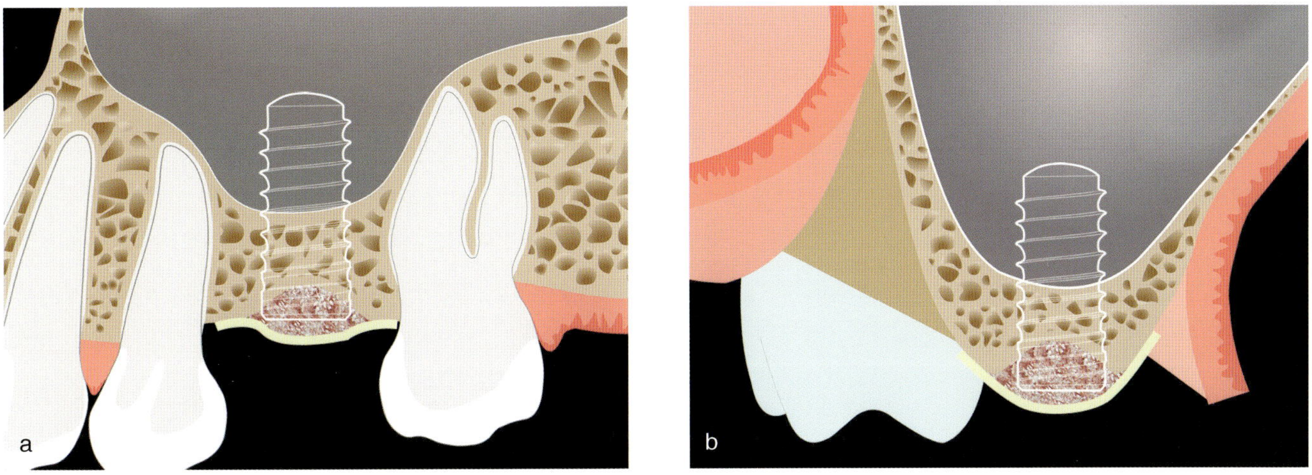

图2-34　凹陷型牙槽嵴顶与骨水平种植体平台之间的关系

a. 近远中向断层的模式图。b. 颊舌向断层的模式图。牙槽嵴顶中央呈凹陷状态。选择骨水平种植体的不利之处在于：如果保持种植体平台的理想位置，骨高度不足的一侧会存在种植体表面暴露，因此需要辅助性骨增量程序。

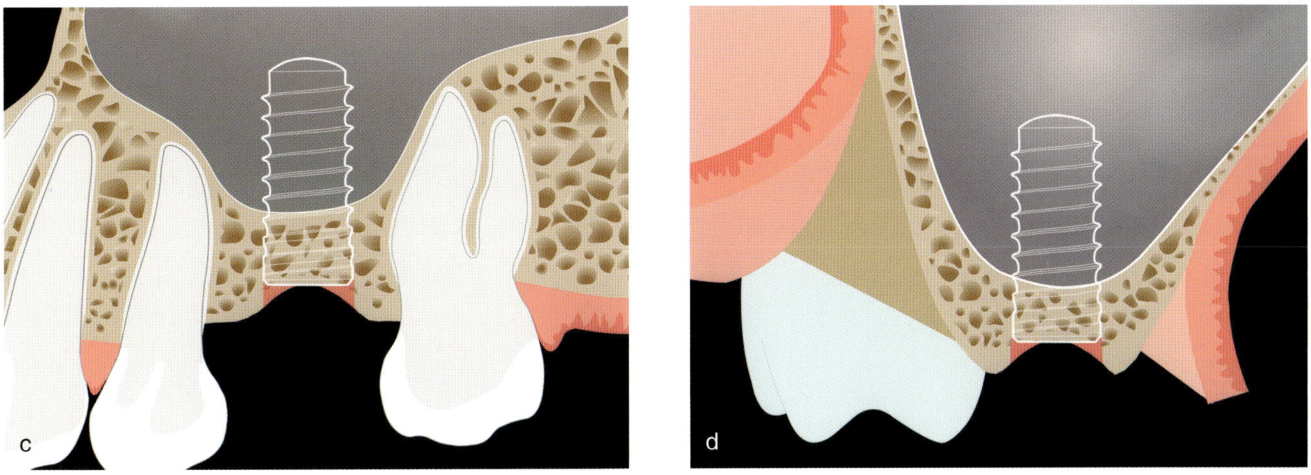

图2-34　凹陷型牙槽嵴顶与骨水平种植体平台之间的关系（续）

c. 近远中向断层的模式图。d. 颊舌向断层的模式图。牙槽嵴顶中央呈凹陷状态。选择骨水平种植体的不利之处在于：如果避免辅助性骨增量程序，既损失了有限的窦底骨高度，又将种植体平台置于较深的位置，不利于种植体周围的卫生维护。

2.6 穿牙槽嵴上颌窦底提升的种植体留存率

2.6.1 总体留存率

2005年，Emmerich等[17]发表了第一篇关于穿牙槽嵴上颌窦底提升的荟萃分析，纳入了8项研究共1139颗种植体，在6、12、24和36个月后种植体失败率分别为1.8%、2.5%、4.3%和9.1%。

2007年，Shalabi等[18]发表了第二篇关于穿牙槽嵴上颌窦底提升的荟萃分析，纳入了5项研究共349颗种植体，负荷前的失败率为2%，负荷56个月后失败率为1%，但仍有18位患者的41颗种植体处于失败中。

2008年，Tan等[19]发表了第三篇关于穿牙槽嵴上颌窦底提升的荟萃分析，纳入了穿牙槽嵴上颌窦底提升的19项研究，荟萃分析的结果显示，功能性负荷3年后，种植体的年失败率为2.48%，换算为留存率约为92.8%（87.4% ~ 96.0%）；从患者数目角度分析，年失败率为3.71%，意味着3年后10.5%的患者将发生种植体脱落。

2011年，国际口腔种植学会（ITI）[4]发表了第四篇关于穿牙槽嵴上颌窦底提升的荟萃分析，纳入了与穿牙槽嵴上颌窦底提升种植体留存率相关的18项研究，在1096位患者中植入了1744颗种植体。在功能性负荷12 ~ 64个月（均数为27.1个月，中位数为24个月）之后，留存率为83% ~ 100%（均数为95.9%，中位数为97.3%）。

2.6.2 窦底剩余骨高度与种植体留存率

Rosen等[20]在1999年发表了1篇关于穿牙槽嵴上颌窦底提升的多中心回顾性研究，纳入101位患者共174颗种植体。当剩余骨高度≥5mm时，种植体留存率为96%；当剩余骨高度≤4mm时，留存率降至85.7%。

Pjetursson等[21]在2009年的一项的前瞻性研究中，有20%的种植体植入剩余骨高度 < 5mm的位点，剩余骨高度≤4mm时，种植体留存率为91.3%；剩余骨高度为4 ~ 5mm时，种植体留存率为90%；剩余骨高度 > 5mm时，种植体留存率为100%。此外，6mm长的短种植体，种植体留存率仅为48%。这些结果清晰地显示，窦底剩余骨高度≥5mm，并且种植体长度≥8mm时，穿牙槽嵴上颌窦底提升效果最为可靠，提示该技术的局限性。

2.6.3 骨增量材料与种植体留存率

Tatum[22]在1986年最早描述穿牙槽嵴方法的文献中，未使用任何骨增量材料来维持提升空间。

Rosen等[20]在1999年发表了1篇关于穿牙槽嵴上颌窦底提升的多中心回顾性研究，纳入101位患者共174颗种植体，由每位医生自己决定使用骨增量材料的种类，包括单独或联合使用自体骨、同种异体骨和异种骨，结论是骨增量材料的种类不影响种植体留存率。

国际口腔种植学会（ITI）[4]在2011年发表了关于穿牙槽嵴上颌窦底提升中使用不同骨增量材料种植体留存率的系统性评述。

- **不使用骨增量材料** 纳入了初始骨高度相关的8项研究，平均初始骨高度为5.8mm，上颌窦底提升未应用骨移植材料（249位患者共443颗种植体）。负荷12 ~ 36个月（均数为23.3个月，中位数为23个月），留存率为91.4% ~ 100%（均数为95.6%，中位数为96.5%）。
- **只使用去蛋白牛骨矿物质** 纳入了只使用去蛋白牛骨矿物质作为骨增量材料的4项研究，122位患者共植入了195颗种植体，平均初始骨高度为7.5mm。负荷后随访12 ~ 45个月，留存率为95% ~ 100%（中位数为99%）。
- **只使用自体骨移植材料** 纳入了只使用自体骨移植材料的2项研究，489位患者共植入了771颗种植体，窦底平均初始骨高度为6.6mm。负荷后随访20 ~ 54个月，留存率为93.8% ~ 97.8%（中位数为94.8%）。

2.6.4 骨增量材料与新生骨的稳定性

穿牙槽嵴上颌窦底提升新骨稳定性也是关于该技术的研究焦点之一。

- **植入去蛋白牛骨矿物质和不植入骨增量材料的对照研究**　Pjetursson等[23]在2009年的一项前瞻性研究中，纳入252颗种植体，其中35%植入去蛋白牛骨矿物质（颗粒大小为0.25～1mm），65%未植入骨增量材料。5年随访的放射线检查结果显示，植入骨增量材料的种植体周围平均骨量增加为（4.1±2.4）mm，显著高于未植入骨增量材料者（1.7±2.0）mm。
- **不植入骨增量材料**　Nedir等[24]在2010年的一项研究中，植入25颗10mm长的种植体，不植入骨增量材料，种植体进入上颌窦内的平均长度为4.9mm，5年后种植体在上颌窦内的平均长度降低至1.5mm。结论是种植体进入上颌窦内部分有3.4mm（70%）的自发性骨形成。
- **植入异种骨和自体骨的混合材料**　Brägger等[25]在2004年的一项研究中，植入25颗种植体，植入的骨增量材料为异种骨和自体骨混合物。放射线根尖片显示术后即刻种植体根方窦底平均骨高度为1.57mm；术后3个月时降低至1.24mm；术后12个月时降低至0.29mm。结论是种植体根方骨增量区发生萎缩和重建，窦底的初始轮廓最终被新生皮质骨骨板所取代。

2.6.5 BITC的建议

因为穿牙槽上颌窦底提升的窦底黏骨膜的提升高度有限，为保证种植体留存率，基于文献所报道的研究结论和笔者团队的经验，建议如下：

- **骨增量材料**　只植入低替代率的骨代用品，如去蛋白牛骨矿物质（DBBM）、同种异体脱矿冻干骨（DFDBA）或骨胶原（去蛋白牛骨矿物质和动物源性胶原的混合物）。
- **种植体植入时机**　同期植入种植体。
- **种植体构型**　首选颈部膨大设计的种植体，有利于获得理想的种植体初始稳定性。

2.7 侧壁开窗上颌窦底提升的种植体留存率

2.7.1 总体留存率

1996年，美国骨结合学会（AO）[26]“上颌窦共识研讨会”通过38位医生收集了10年内的回顾性数据，共植入2997颗种植体，多数种植体随访3年以上，种植体脱落229颗，留存率为90.0%。但本研究掺杂了不同的骨增量材料、种植体类型和种植时机等因素，种植体留存率数据具有较大的变数。

2003年，Wallace和Froum[27]发表了一篇系统性评述。纳入标准是至少包含20位患者，功能性负荷1年以上。结果显示，侧壁开窗上颌窦底提升的种植体留存率为61.7%～100%，平均为91.8%；种植体留存率不低于以往报道未进行上颌窦底提升的种植体；粗糙表面种植体留存率高于机械光滑表面种植体；上颌窦内移植颗粒状自体骨的种植体留存率高于移植块状自体骨；屏障膜覆盖侧壁开窗的种植体留存率更高；使用自体骨或包含自体骨的复合材料作为移植材料，种植体留存率无差异。

2008年，Pjetursson等[13]一项包含48篇前瞻性研究和回顾性研究的系统性评述中，共有12020颗侧壁开窗上颌窦底提升植入的种植体，年失败率为3.48%，转换为3年的种植体留存率为90.1%（置信区间为86.4%～92.8%）。就发生种植体失败的患者数而言，年失败率为6.04%，意味着3年后有16.6%的患者会发生种植体脱落。荟萃分析的结论是种植体表面显著影响种植体留存率，机械光滑表面和粗糙表面种植体的年失败率分别为6.86%和1.20%，具有显著性差异。

2011年，国际口腔种植学会（ITI）[4]发表的一篇荟萃分析中，纳入了与侧壁开窗上颌窦底提升种植体留存率相关的85项研究，在4807位患者中共植入了14944颗种植体。在功能性负荷12～107个月（均数为31.2个月，中位数为29个月）之后，留存率为61.2%～100%（均数为94.2%，中位数为95%）。粗糙表面种植体（钛浆喷涂、酸蚀和/或喷砂，或羟基磷灰石涂层）与机械光滑表面种植体的留存率分别为88.6%～100%（均数为97.7%，中位数为98.8%）和61.2%～100%（均数为87.9%，中位数为89%）。就粗糙表面种植体而言，因窦底骨高度不足采取上颌窦底提升和窦底骨高度充足常规种植的种植体留存率相类似。

2.7.2 同期与分阶段种植的种植体留存率

2000年，Wannfors等[28]一项比较侧壁开窗上颌窦底提升同期或分阶段植入种植体的随机对照临床研究中，纳入40位患者，剩余骨高度为2～7mm。功能性负荷1年后，同期种植的75颗种植体留存率为85.5%，分阶段种植的74颗种植体留存率为90.5%，但是结果没有统计学差异。

2008年，Pjetursson等[13]一项比较侧壁开窗上颌窦底提升同期或分阶段种植的系统性评述中，24项同期种植的研究包含5672颗种植体，24项分阶段种植的研究包含3560颗种植体，两种方法的年失败率相似，分别为4.07%和3.19%。

2008年，Del Fabbro等[29]一项比较侧壁开窗上颌窦底提升种植体留存率的系统性评述中，纳入59项研究，同期或分阶段植入种植体的种植体留存率无差异。作者认为如果剩余骨可以为种植体提供足够的初始稳定性，则可以同期种植。否则应该分阶段种植。

2.7.3 窦底剩余骨高度与种植体留存率

1998年，Peleg等[30]用1：1混合的自体骨和脱矿冻干骨作为骨增量材料为窦底剩余骨高度1～2mm的患者进行侧壁开窗上颌窦底提升、同期种植，共植入55颗种植体。负荷2年后，种植体留存率为100%。1999年，Peleg等[31]用同样的方法为窦底剩余骨高度3～5mm的患者植入160颗种植体，负荷4年后，种植体留存率为同样100%。

2.7.4 骨增量材料与种植体留存率

国际口腔种植学会（ITI）[4]在2011年发表了侧壁开窗上颌窦底提升使用不同骨增量材料种植体留存率的系统性评述。系统性评述分为两组，第一组只使用一种骨代用品，19项研究（740位患者共2481颗种植体）；第二组只使用自体骨，或自体骨与一种骨代用品混合，36项研究（1210位患者共4128颗种植体）。

- **只使用骨代用品**　来自第一组的数据，平均窦底骨高度为3.3mm，种植体负荷12～107个月后的留存率为82%～100%（均数为96.3%，中位数为97.5%）。来自第二组的数据，平均窦底骨高度为4.0mm，种植体负荷长达42个月的留存率为88.6%～100%（均数为96.6%，中位数为96.8%）。
- **只使用自体骨**　来自第二组的数据，平均窦底骨高度为4.0mm，种植体负荷长达60个月的留存率为61.2%～100%（均数为92.0%，中位数为94.4%）。
- **使用自体骨和骨代用品混合材料**　来自第二组的数据，平均窦底骨高度为4.0mm，混合使用颗粒状自体骨和骨代用品，种植体负荷长达60个月的留存率为96%～100%（均数为99.4%，中位数为100%）。

由此可见，侧壁开窗上颌窦底提升时应用不同骨增量材料的种植体留存率由高至低循序为：颗粒状自体骨与骨代用品混合、只用骨代用品、只用自体骨。

在以上的文献中，3项以上的研究记录了上颌窦底提升的8种骨增量方案。

- **只使用去蛋白牛骨矿物质（DBBM）**　11项研究中（565位患者共1771颗种植体），其中4项研究的初始骨高度平均为2.8mm（70位患者共215颗种植体）。种植体负荷12～68个月后的留存率为85%～100%（均数为96.2%，中位数为97%）。
- **去蛋白牛骨矿物质（DBBM）与颗粒状自体骨混合**　在另外8项研究中（411位患者共1061颗种植体），5项研究的平均初始骨高度为4.4mm。种植体负荷12～60个月的留存率为89%～100%（均数为95.6%，中位数为94.9%）。
- **只使用块状自体骨**　10项研究中均为取自髂嵴的块状自体骨，其中5项研究纳入15位患者，同期植入560颗种植体；4项研究纳入85位患者，分阶段植入351颗种植体；1项研究没有区分是分阶段还是同期植入种植体。种植体负荷长达58个月的总体留存率为61.2%～94.4%（均数为83.5%，中位数为84.9%）。其中同期或分阶段种植的种植体留存率分别为61.2%～92.2%（均数为78.7%，中位数为79%）和76.9%～94.4%（均数为87.4%，中位数为89.1%）。

- **只使用颗粒状自体骨** 7项研究中（205位患者共850颗种植体），种植体负荷12～54个月的留存率为82.4%～100%（均数为95.1%，中位数为99.5%）。
- **颗粒状自体骨与同种异体脱矿冻干骨（DFDBA）混合** 4项研究中（94位患者共338颗种植体，其中2项研究没有报告患者数量），种植体负荷长达42个月的留存率为100%。
- **颗粒状异质羟基磷灰石（HA）** 3项研究中（56位患者共135颗种植体），种植体负荷长达36个月的留存率为96%～100%（均数为98.7%，中位数为100%）。
- **同种异体脱矿冻干骨（DFDBA）与去蛋白牛骨矿物质（DBBM）混合** 3项研究中（113位患者共283颗种植体，其中1项研究没有报告患者数量），种植体负荷长达107个月的留存率为82.1%～96.8%（均数为90.1%，中位数为90.7%）。
- **不使用骨增量材料** 3项研究中（63位患者共110颗种植体），用同期植入的种植体作为所提升的黏骨膜的帐篷支柱，血凝块占据空间，种植体负荷12～27.5个月后的留存率为97.7%～100%（均数为99.2%，中位数为100%）。

2.7.5 侧壁开窗覆盖屏障膜与种植体留存率

新骨形成和种植体留存率与侧壁开窗是否覆盖屏障膜相关。

Tarnow等[32]在2000年的一项随机临床对照试验中，纳入12位双侧上颌窦底提升的患者，一侧覆盖、另一侧不覆盖屏障膜。12个月后对侧壁骨窗进行组织学样本检测。结果表明，覆盖屏障膜一侧的新骨平均形成率为25.5%，而不覆盖屏障膜一侧仅为11.9%。另一项临床对照试验的研究结果相类似，在113个移植了异种骨或同种异体骨联合自体骨增量的上颌窦中，覆盖屏障膜时的新骨平均形成率为27.6%，不覆盖屏障膜时的新骨平均形成率则为16%。

Pjetursson等[13]在2008年的一项系统评价中，侧壁骨窗覆盖和不覆盖屏障膜的种植体年失败率分别为0.79%和4.04%。

国际口腔种植学会（ITI）[4]在2011年发表的系统性评述中，16项研究（660位患者共1975颗种植体），用屏障膜覆盖侧壁开窗；28项研究（1020位患者共3185颗种植体），没有覆盖屏障膜。覆盖与不覆盖屏障膜，在种植体负荷长达60～107个月后的留存率分别为92%～100%（均数为97.8%，中位数为99.1%）和61.2%～100%（均数为92.9%，中位数为94.9%）。其中粗糙表面种植体应用屏障膜组，种植体负荷长达60个月后的留存率为92%～100%（均数为98.5%，中位数为100%）；而不应用屏障膜组，种植体负荷长达36个月后的留存率为93%～100%（均数为98.5%，中位数为100%）。

2.7.6 生物材料与种植体留存率

生物材料对修复性骨再生的骨诱导作用一直是人们关注的热点。但是，对引导骨再生和上颌窦骨增量的临床研究进展却较为缓慢。

- **骨形态发生蛋白（BMP）** 一项涉及21个医疗机构和160位患者的多中心研究显示[33]，与窦内植入自体骨相比较，植入重组人骨形态发生蛋白-2/可吸收性胶原海绵（rhBMP-2/ACS）骨高度增加较少且移植材料收缩增加，即使联合应用成熟的骨增量材料（如异种骨和同种异体骨），骨增量材料的收缩也会持续存在。
- **血小板生长因子（PDGF）** 在一项研究中，对双侧上颌窦底提升患者进行组织形态计量分析[34]。在4～5个月时，单独使用无机牛骨基质（ABBM）的窦内存在11.8%新骨和33.6%残余移植材料；另一侧无机牛骨基质（ABBM）与重组人血小板衍生生长因子（rhPDGF）混合使用，新骨和残余移植材料分别为21.1%和24.8%。

- **间充质干细胞** 与单独使用同种异体含细胞骨基质（ACBM）相比，将天然间充质干细胞和骨祖细胞添加到ACBM中可以促进骨生长并减少残留的移植材料。在平均愈合时间为3.7个月后进行的活检研究发现，后者的新骨和残留移植材料分别为32.5%和4.9%，而前者分别为18.3%和25.8%[35]。
- **浓缩血浆制品** 富血小板血浆（PRP）和富血小板纤维蛋白（PRF）与骨移植材料混合，可能会加速同种异体移植材料的重塑和新骨形成的速度，但未观察到种植体留存率的显著性差异[36]。

有限的研究显示，在骨增量材料中添加生长因子可以加快新骨形成，但也会加快骨增量材料的减少，由此降低骨增量后的骨弓轮廓。因此，骨增量材料中是否添加生长因子有待于进一步的研究。

2.7.7 骨增量材料与新生骨的稳定性

1996年，Jensen等[26]通过曲面体层放射线片评估349颗种植体窦底骨增量材料高度的稳定性，平均随访3.2年后，骨高度的平均减少量分别为0.8mm（自体骨和同种异体骨的混合物）和2.1mm（自体骨）。结果表明，所有骨增量材料似乎都比较稳定，3年后移植骨高度减少仅1～2mm。Block等[37]的研究（1998）以及Hatano等[38]的研究（2004）也获得了类似的结果。

2.7.8 BITC的建议

侧壁开窗上颌窦底提升的黏骨膜提升高度与空间较大，植入的骨增量材料较多，为保证种植体留存率，基于文献所报道的研究结论和笔者团队的经验，建议如下：

- **骨增量材料** 低替代率的骨代用品与自体骨联合应用。
- **骨代用品** 低替代率的骨代用品，如去蛋白牛骨矿物质（DBBM）和同种异体脱矿冻干骨（DFDBA），具有亲水性能，可以有效地维持骨增量空间，稳定血凝块，并且可以降低或消除自体骨的吸收倾向。
- **自体骨** 可以从侧壁骨窗刮取自体骨骨屑，而更大量的自体骨颗粒可以取自下颌骨外斜线、颏部或髂嵴。自体骨中含有骨原细胞、骨形态发生蛋白（BMP）和纤维蛋白原，可以潜在发挥骨生成、骨诱导和骨引导机制，显著促进新骨形成，缩短愈合时间。同期植入种植体时，自体骨有利于骨增量区的种植体骨结合。
- **屏障膜** 在侧壁窗口覆盖生物可吸收性胶原膜。
- **种植体植入时机** 只要能够获得初始稳定性，则可同期植入种植体。
- **种植体构型** 首选颈部膨大设计的种植体，有利于获得理想的种植体初始稳定性。
- **种植体表面** 首选亲水表面种植体，有利于加快种植体骨结合的速度。

2.8 两种上颌窦底提升技术的指征与优缺点

2.8.1 穿牙槽嵴上颌窦底提升

在此，对穿牙槽嵴上颌窦底提升的临床指征以及优缺点的评价是相对侧壁开窗技术而言。

- **临床指征** 穿牙槽嵴上颌窦底提升的临床指征受局部解剖条件的限制，其中包括：
  - ◎ 窦底剩余骨高度≥5mm。
  - ◎ 平坦型窦底。
  - ◎ 不存在窦底间隔。
  - ◎ 不存在上颌窦囊肿。
- **优点** 与侧壁开窗技术相比，因为穿牙槽嵴技术操作简便、手术时间短、术后肿胀和疼痛较轻，受到许多医生的青睐。
- **缺点** 穿牙槽嵴技术无法在直视下剥离窦底黏骨膜。盲视下提升黏骨膜和骨增量的局限性在于：
  - ◎ 提升窦底黏骨膜的能力受限。文献中穿牙槽嵴技术通常增加2～3mm的骨高度[17]，尽管笔者认为这是一个相对保守的评价，但试图更高地提升黏骨膜，会增加穿孔的风险。

◎ 对窦底黏骨膜穿孔的预防和判断能力下降。

◎ 骨增量材料充分包绕种植体的可操控性差。

◎ 有位置性眩晕病史的患者为禁忌证。

◎ 有文献报道，在窦底骨高度＜5mm时，穿牙槽嵴上颌窦底提升的种植体留存率显著下降[18]。

2.8.2 侧壁开窗上颌窦底提升

在此，对侧壁开窗上颌窦底提升的临床指征以及优缺点的评价是相对穿牙槽嵴技术而言。

- **临床指征**　侧壁开窗技术几乎不受任何局部解剖条件的限制，其中包括：

◎ 窦底剩余骨高度＜5mm。

◎ 任何类型的窦底形态，包括平坦型、倾斜型、狭窄型和间隔型窦底形态。

◎ 存在上颌窦囊肿，例如假性囊肿或潴留囊肿。

- **优点**　直视下提升窦底黏骨膜和骨增量的优点在于：

◎ 可以充分提升窦底黏骨膜，获得理想的骨增量空间。

◎ 能够预防和判断窦底黏骨膜是否穿孔，如果发现穿孔有同期修补的机会。

◎ 无需顾虑上颌窦间隔和囊肿等病变，如有必要可以在术中同期处理。

◎ 通过两步法骨增量，骨增量材料可以充分包绕种植体。

◎ 如发生术中出血，便于找到出血源以对症处理。

- **缺点**　与穿牙槽嵴技术相比，侧壁开窗技术操作复杂、手术时间长、术后肿胀和疼痛较重。

2.9 上颌窦底提升的种植体负荷方案

国际口腔种植学会（ITI）在2011年提出了上颌窦底提升的种植体负荷方案[4]。在此基础上，BITC在2018年提出的负荷方案则更为简便。种植体负荷时机主要取决于窦底剩余骨高度。但是，选择的术式（穿牙槽嵴或侧壁开窗技术）、骨增量材料（是否混合自体骨）、种植体构型、初始稳定性和种植体表面等修正因素可以缩短或延长愈合期（表2-5）。

- **窦底骨高度和术式选择**　窦底剩余骨高度是决定术式的主要因素之一。通常，当窦底骨高度≥5mm时，选择穿牙槽嵴上颌窦底提升，负荷时机为3个月以上；当窦底骨高度＜5mm时，选择侧壁开窗上颌窦底提升，负荷时机为6个月以上。
- **骨增量材料**　就侧壁开窗上颌窦底提升而言，如果应用1：1混合的自体骨和骨代用品，可缩短愈合期，同期种植的负荷时机为6个月以上，分阶段种植的种植体植入时机为9个月以上。如果是单独应用骨代用品，均需显著延长以上时间。
- **种植体构型与初始稳定性**　选择颈部膨大的锥柱状种植体可以提高种植体初始稳定性。如果种植体的植入扭矩＞15Ncm，可以采取以上时间表，否则要适当延长愈合期。
- **亲水表面种植体**　尽管缺乏种植体亲水表面与上颌窦底提升负荷时机之间的相关文献，但鉴于亲水表面种植体可以加快骨结合的速度，可以考虑适当缩短种植体的负荷时机。

表2-5　上颌窦底提升的种植体负荷方案（BITC，2018）

窦底剩余骨高度	第一阶段手术	骨增量材料	第二阶段手术时机	修复时机
RBH≥5mm	穿牙槽嵴，同期种植	骨代用品	无	第一阶段手术3个月后
RBH＜5mm	侧壁开窗，稳定性好，同期种植	1：1混合	无	第一阶段手术6个月后
		骨代用品	无	第一阶段手术9个月后
RBH＜5mm	侧壁开窗，稳定性差，分阶段种植	1：1混合	9个月后	第二阶段手术3个月后
		骨代用品	12个月后	

注：“RBH”：窦底剩余骨高度；“穿牙槽嵴”：穿牙槽嵴上颌窦底提升；“侧壁开窗”：侧壁开窗上颌窦底提升；“1：1混合”：自体骨与骨代用品1：1混合

Chapter 3

Transalveolar Technique for Sinus Floor Elevation

Su Yucheng, Liu Qian, Peng Lingyan

第3章

穿牙槽嵴上颌窦底提升

宿玉成　刘　倩　彭玲燕

3.1 穿牙槽嵴技术的概述

1986年，Tatum[1]描述了经牙槽嵴入路的上颌窦底提升技术。1994年，Summers[2]最先提出了用一系列不同尺寸的锥柱状骨凿（而不是钻针）经牙槽嵴入路逐级预备种植窝的上颌窦底提升技术，并称之为Summers技术。之后，该技术称之为穿牙槽嵴上颌窦底提升（transalveolar technique for sinus floor elevation），也简称为穿牙槽嵴技术（transalveolar technique）或上颌窦底内提升（internal sinus floor elevation）。

穿牙槽嵴上颌窦底提升的定义：预备种植窝至上颌窦底，通过此入路抬起窦底黏骨膜并植入骨增量材料，增加窦底骨高度，同期植入种植体[3]。

穿牙槽嵴上颌窦底提升包括以下临床技术：骨凿挤压技术、骨凿技术、球囊技术和水压技术等。

3.1.1 骨凿挤压技术

骨凿挤压技术（osteotome compaction technique）或称之为Summers技术（Summers technique），即Summers[2]提出的骨凿挤压法上颌窦底提升（bone-added osteotome sinus floor elevation，BAOSFE），是最早的穿牙槽嵴上颌窦底提升技术。先用先锋钻预备种植窝至窦底1～2mm处，用直径不断增加的锥柱状骨凿，逐级挤压种植窝，增加种植窝骨壁的骨密度以提高种植体初始稳定性，并凿断上颌窦底骨板，达到提升窦底骨壁和黏骨膜的目的。在使用每一级骨凿之前植入少量骨增量材料，用骨凿将其推入窦内（图3-1a）。

与骨凿技术相比，骨凿挤压技术的局限在于：

- 骨挤压的目的是为了获得理想的种植体初始稳定性，但是过大的骨挤压，具有导致种植窝骨壁骨损伤的风险。伴随种植体构型的进步，通过骨挤压来获得种植体初始稳定性的需求降低。
- 骨挤压时骨凿易于向骨密度较为疏松处偏斜，使种植体偏离预期的轴向。
- 锥柱状骨凿的骨挤压加大了骨阻力，增加敲击力量会导致患者不适，甚至发生良性阵发性位置性眩晕（BPPV）的风险。

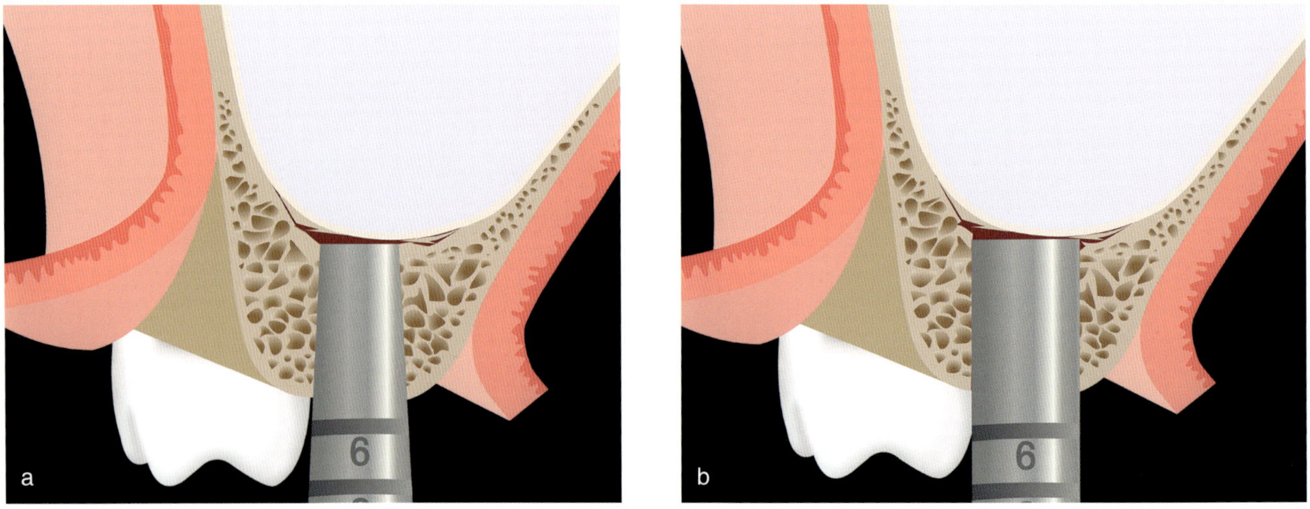

图3-1　穿牙槽嵴上颌窦底提升技术模式图

a. 骨凿挤压技术，骨凿为侧壁向工作端缩窄的锥柱状。b. 骨凿技术，骨凿为侧壁平行的圆柱状，本技术详见章节3.2.1。

3.1.2 骨凿技术

骨凿技术（osteotome technique），或称之为骨凿法上颌窦底提升（osteotome sinus floor elevation，OSFE），也称之为冲顶技术，演变于Summers提出的骨凿挤压法上颌窦底提升。骨凿技术与骨凿挤压技术所使用的骨凿形态不同，前者使用圆柱状骨凿，后者使用锥柱状骨凿（图3-1b）。

骨凿技术的定义：预备种植窝至上颌窦底，用顶端为臼形的圆柱状骨凿冲击上颌窦底剩余骨板使其骨折，植入骨代用品并通过推压和敲击，抬起窦底黏骨膜，同期植入种植体[3]。

骨凿技术是穿牙槽嵴上颌窦底提升的常规临床程序，但由于盲视无法直接观察到窦底骨和黏骨膜的状态，学者们对该临床程序的理解与描述也不相同。在章节3.2中，将详细介绍笔者团队所建议的临床程序。

3.1.3 球囊技术

2006年，Kfir等[4-5]提出穿牙槽嵴上颌窦底提升球囊技术（balloon technique），用球囊抬起窦底黏骨膜（图3-1c）。与骨凿技术相比，临床应用并不普遍。

球囊技术的定义：制备种植窝，穿过窦底皮质骨，将专用球囊置入种植窝，向球囊注入生理盐水或空气使其逐渐扩张，进而抬起上颌窦底黏骨膜，植入骨增量材料，同期植入种植体[3]。

3.1.4 水压技术

2006年，Wainwright等[6]提出穿牙槽嵴上颌窦底提升的水压技术（hydraulic pressure technique）（图3-1d），在封闭的种植窝内注入生理盐水，水的压力使窦底黏骨膜与窦底骨壁分离，达到窦底黏骨膜提升的目的。与骨凿技术相比，临床应用并不普遍。

水压技术的定义：制备种植窝，穿过窦底皮质骨，将专用的配套注射器嵌入种植窝，并注入生理盐水向窦底均匀施加液压，抬起上颌窦底黏骨膜，植入骨增量材料，同期植入种植体[3]。

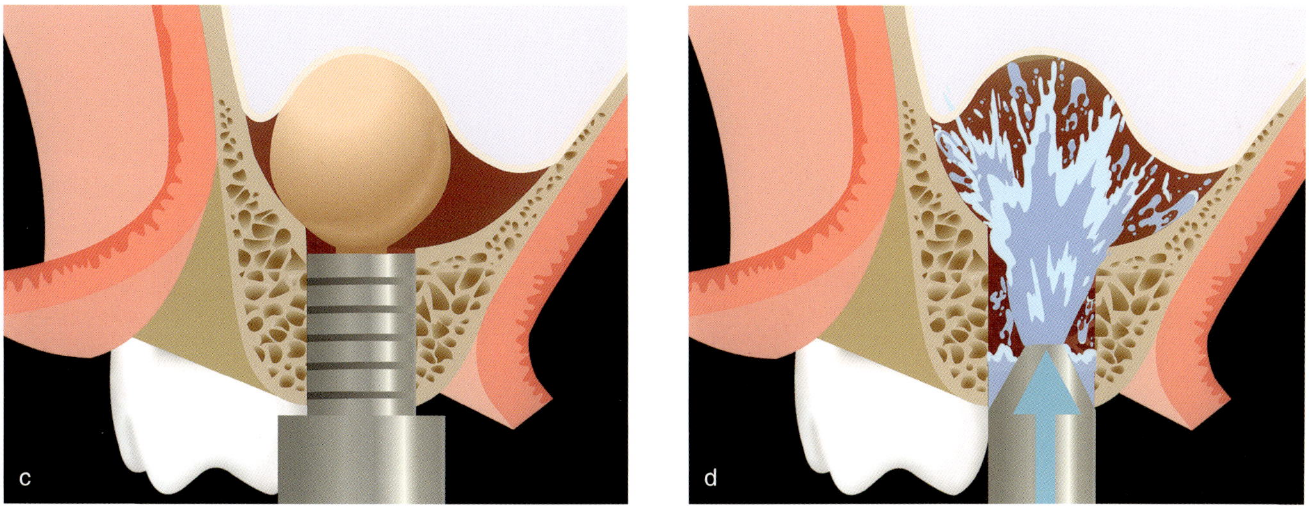

图3-1 穿牙槽嵴上颌窦底提升技术模式图（续）

c. 球囊技术，通过球囊的扩张提升窦底黏骨膜。d. 水压技术，通过注水的压力提升窦底黏骨膜。

3.2 穿牙槽嵴上颌窦底提升的临床程序

3.2.1 基本临床程序

本书，在描述穿牙槽嵴上颌窦底提升时，如果没有标示为“骨凿挤压技术”、“球囊技术”和“水压技术”时均指“骨凿技术”。因此，在此讨论的基本临床程序是指穿牙槽嵴上颌窦底提升的骨凿技术。

骨凿技术起源于1994年Summers最初提出的骨凿挤压技术[2]。基于临床经验的积累、Summers骨凿的改良和电子内镜的引入，骨凿技术已经成为穿牙槽嵴上颌窦底提升的常规技术。与骨凿挤压技术、球囊技术和水压技术相比，骨凿技术是穿牙槽嵴上颌窦底提升的基础和精髓所在，是目前效果最为可靠的临床方法。但是，不同的医生和团队对骨凿技术的理念与理解并不完全相同，操作程序也存在一定的差异，这可能会导致术中和术后并发症，并影响种植体留存率。

因此，以下将描述笔者团队所建议的骨凿技术的外科程序（图3–2）。因为笔者团队在术中引入了电子内镜，也可以将其称之为电子内镜介导的骨凿技术。

图3–2为描述骨凿技术外科程序的模式图，对骨缺损类型和临床条件假定如下：上颌后部Ⅱ型骨缺损，平坦型窦底，平直型牙槽嵴顶，窦底相对位置降低，牙槽嵴顶相对位置正常（牙槽嵴顶骨高度正常），窦底剩余骨高度不足，三维颌位关系尚可，种植窝中心骨高度为5mm，种植窝近中、远中、颊侧与腭侧骨高度几乎相等，种植窝骨高度差 < 1.5mm。

术前准备

术前应当进行病灶牙的处理和口腔卫生维护。术前24小时口服阿莫西林或阿莫西林–克拉维酸，每次

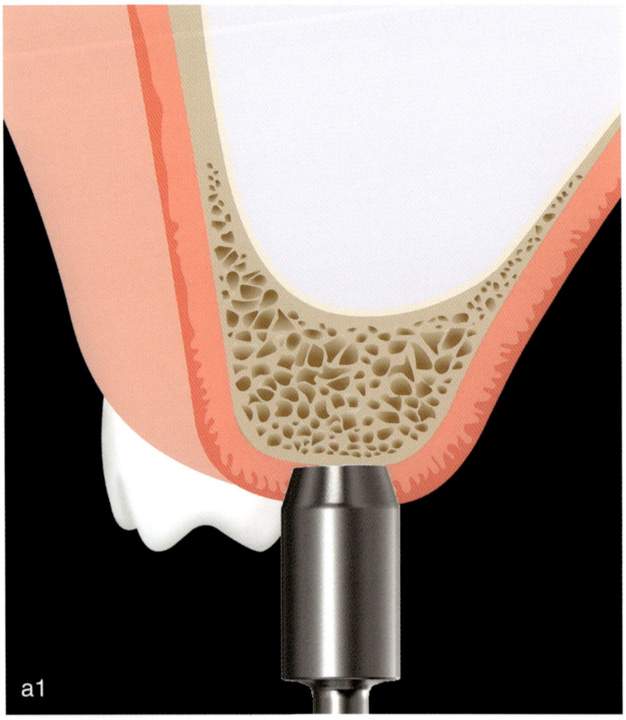

图3–2　穿牙槽嵴上颌窦底提升的外科程序
a. 外科程序之一：暴露术区，模式图。a1. 采取黏骨膜环切暴露牙槽嵴顶。

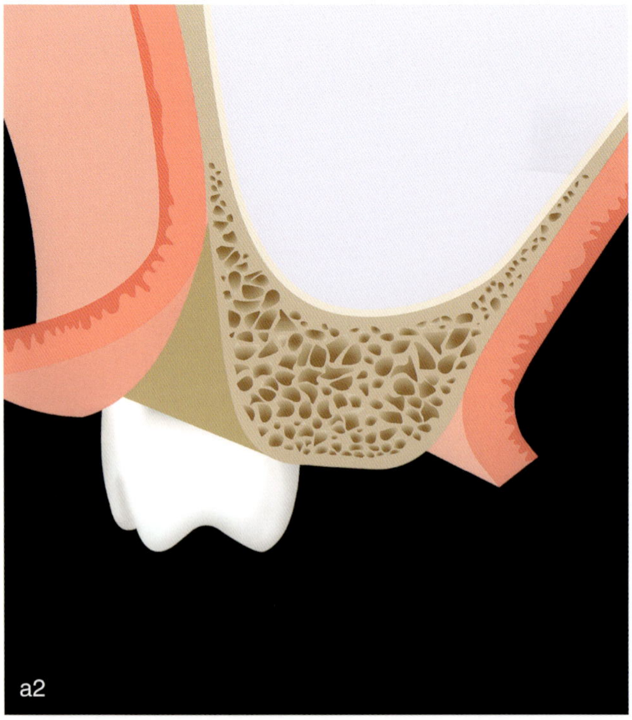

图3–2　穿牙槽嵴上颌窦底提升的外科程序（续）
a. 外科程序之一：暴露术区，模式图。a2. 采取翻黏骨膜瓣暴露牙槽嵴顶，为本模式暴露牙槽嵴顶的方法。

1.0g，每天2次。青霉素过敏者，口服克拉霉素，每次0.25g，每天2次，同时口服甲硝唑每次0.5g、每天3次。

消毒

常规进行面部及口腔内消毒，铺无菌巾。

麻醉

在种植位点的颊侧和腭侧进行骨膜上局部浸润麻醉，麻醉药通常为阿替卡因肾上腺素注射液。因为局部浸润麻醉效果理想，无需进行神经阻滞麻醉。

外科程序之一：暴露术区

鉴于上颌后部为非美学区以及窦底剩余骨高度≥5mm，穿牙槽嵴上颌窦底提升的术区暴露方法有翻黏骨膜瓣与不翻黏骨膜瓣两种选项：

- **黏骨膜环切** 如无需辅助性牙槽嵴骨增量，可以选择黏骨膜环切，进行种植窝预备、窦底提升、骨增量，种植体非潜入式愈合（图3-2a1）。但前提是选择颈部带有膨大设计的种植体（如软组织水平种植体），来确保理想的种植体初始稳定性。
- **翻黏骨膜瓣** 做牙槽嵴顶略偏腭侧的水平切口，依据是否进行辅助性骨增量做或不做垂直向松弛切口，翻黏骨膜瓣，种植窝预备，窦底提升，骨增量，种植体潜入式或非潜入式愈合（图3-2a2）。

外科程序之二：种植窝预备

必须严格按照种植窝预备的步骤进行种植窝预备，包括确定种植窝的三维位置、轴向和深度，逐级扩大种植窝，确保种植体初始稳定性（图3-2b）。显然，外科导板有利于提高种植窝预备的精准性。

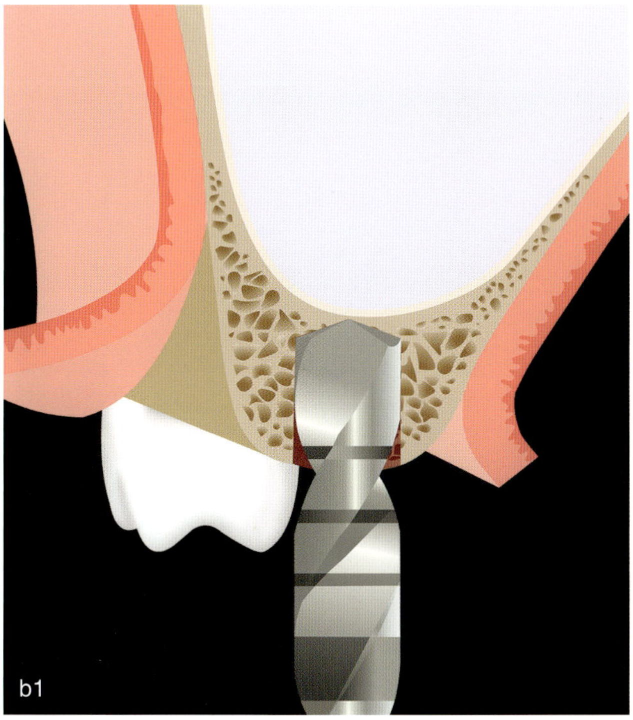

图3-2 穿牙槽嵴上颌窦底提升的外科程序（续）
b. 外科程序之二：种植窝预备，模式图。b1. 理想的种植窝预备深度为磨除窦底皮质骨（或部分皮质骨）。

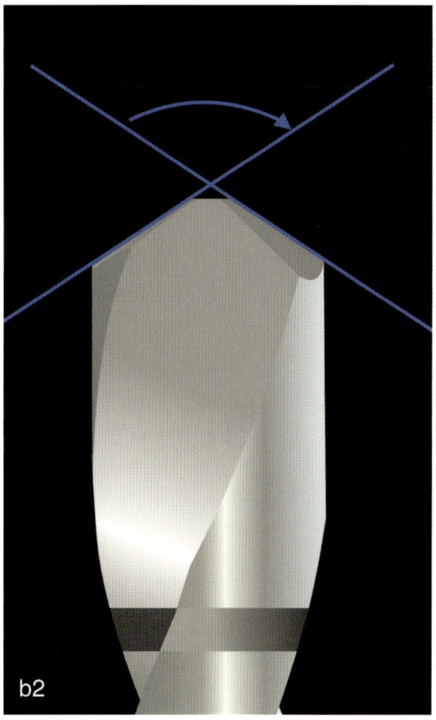

图3-2 穿牙槽嵴上颌窦底提升的外科程序（续）
b. 外科程序之二：种植窝预备，模式图。b2. 预备种植窝的麻花钻的切割刃高度和峰角模式图。

种植窝的直径

种植窝预备的最后直径与常规的种植窝预备一致。例如，植入体部直径4.1mm的Straumann软组织水平种植体，种植窝预备的最后直径为3.5mm。

种植窝的深度

种植窝预备的深度与凿断窦底皮质骨骨板时患者的体验和对黏骨膜的保护密切相关。

- **电子内镜辅助的种植窝深度预备** 在电子内镜的辅助观察下，理想的状态是磨除全部或部分窦底皮质骨并且不损伤窦底黏骨膜。
- **无电子内镜辅助的种植窝深度预备** 如果没有电子内镜，完全依靠术前CBCT测量和手感控制，将种植窝预备至窦底下方约1mm的距离即可。在盲视下，强行突破窦底皮质骨骨板存在损伤窦底黏骨膜的风险。也有种植窝预备至窦底下方约2mm的建议，但凿断如此之厚的皮质骨骨板，需要较大敲击力，患者存在不舒适感和发生耳石症的风险。

种植窝预备的深度控制

无论是否具备拥有电子内镜辅助检查种植窝窦底骨板和黏骨膜的条件，在种植窝预备时，必须准确控制其预备深度。

- **术前CBCT评估** 就种植窝预备的深度控制而言，术前的CBCT评估包括3个方面：
  - ◎ 窦底剩余骨高度，有利于准确把控种植窝预备的深度。
  - ◎ 窦底骨密度，有利于准确把控钻的行进速度并精细调整停钻的位置。
  - ◎ 窦底皮质骨骨板质量，有利于准确把控钻是否达到皮质骨骨板。
- **种植窝预备的止停环** 为了控制种植窝预备的深度，许多种植体系统都开发了与麻花钻相匹配的止停环，控制进钻深度，防止钻针突然穿破窦底

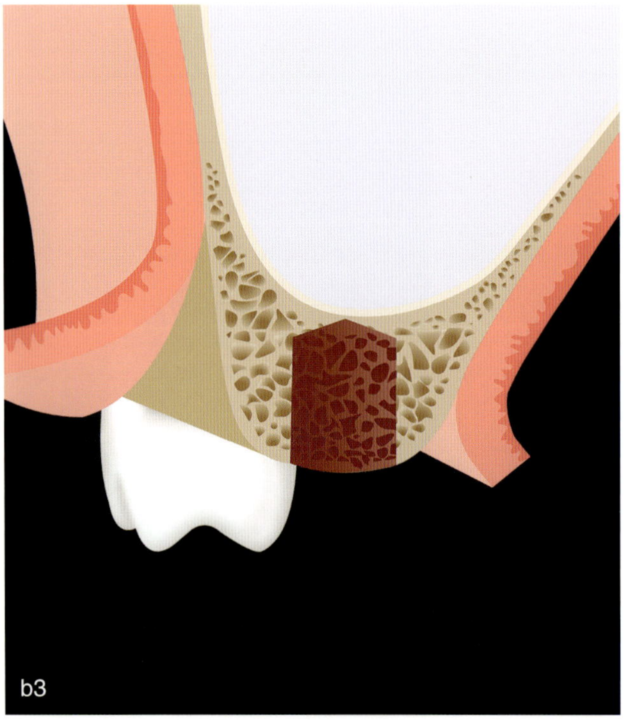

图3-2 穿牙槽嵴上颌窦底提升的外科程序（续）
b. 外科程序之二：种植窝预备，模式图。b3. 麻花钻预备完成，尚待使用窦底皮质骨磨除钻。

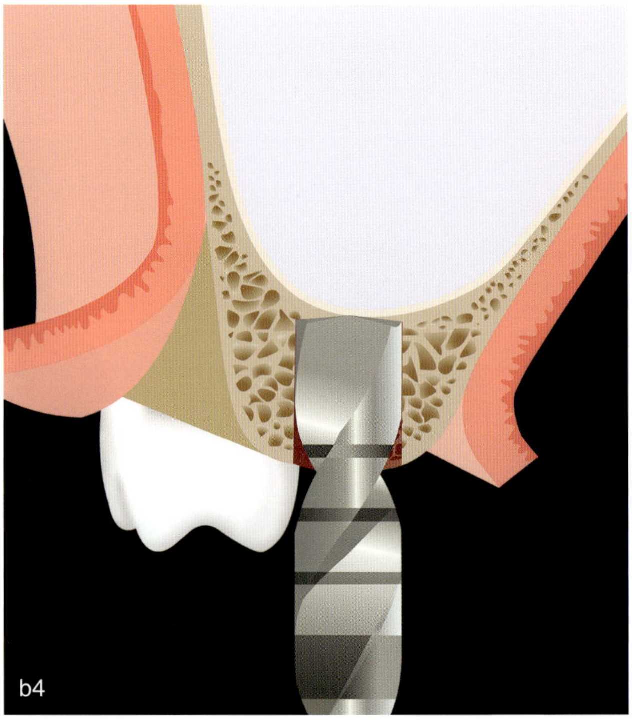

图3-2 穿牙槽嵴上颌窦底提升的外科程序（续）
b. 外科程序之二：种植窝预备，模式图。b4. 用窦底皮质骨磨除钻磨除全部或部分窦底皮质骨骨板。

骨板，损伤或穿破窦底黏骨膜，但鲜有应用。原因是现在的种植体系统的麻花钻上都标记了深度刻度，在术中清晰可见并易于控制进钻深度。

- **种植窝预备的阻力手感**　无疑，基于术前CBCT检查评估以及术者的经验和手感，控制种植窝的预备深度，来判断钻针是否达到或磨穿窦底皮质骨骨板：钻针行进至松质骨内时阻力很小（通常，上颌后部为Ⅲ类或Ⅳ类骨密度，并且Ⅳ类骨密度者居多），抵达皮质骨时阻力显著增加，磨除皮质骨之后有明显的压力释放感。
- **窦底皮质骨磨除钻的转速控制**　接近窦底皮质骨时，窦底皮质骨磨除钻的转速＜150rpm，有利于掌控钻的行进速度和对窦底皮质骨磨削程度的感觉控制。

磨除窦底皮质骨骨板的器械

种植窝预备到达窦底皮质骨骨板时，选择合适的窦底皮质骨骨板磨除器械，防止损伤窦底黏骨膜。

- **窦底皮质骨磨除钻**　即使为平坦型窦底，也依然希望均匀地磨除全部或大部分窦底皮质骨骨板。由于常规用于种植窝预备的麻花钻的切割刃高度较大（图3-2b2，b3），常常形成种植窝中心的窦底皮质骨骨板已经磨除，四周却仍然留有较厚皮质骨骨板的状态。窦底皮质骨磨除钻的设计是降低了切割刃高度、加大了峰角的角度（图3-2b4，b5），尽可能达到均匀磨除窦底皮质骨骨板并且不损伤窦底黏骨膜的目的（图3-2b6）。
- **超声骨刀**　理论上，用超声骨刀磨除窦底剩余的皮质骨骨板可以降低窦底黏骨膜穿孔的风险。但通常没有与种植窝直径相匹配的超声骨刀刀头，导致种植窝与种植体的直径不匹配和种植窝形态不规则，影响种植体初始稳定性；在较深的种植窝内水冷不完善可能导致种植窝骨壁热损伤，有危害种植体骨结合的风险。

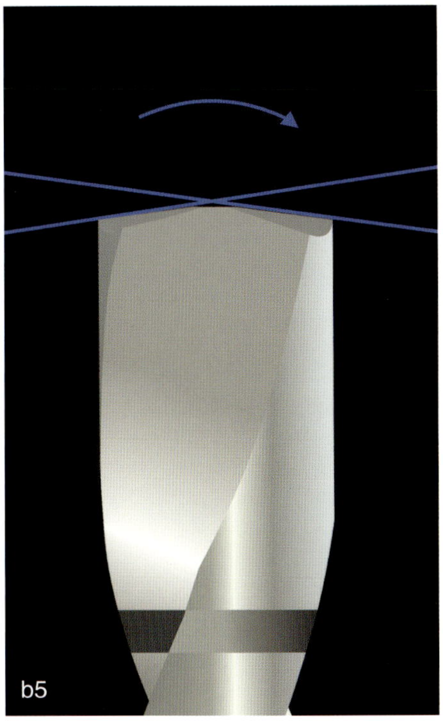

图3-2　穿牙槽嵴上颌窦底提升的外科程序（续）
b. 外科程序之二：种植窝预备，模式图。b5. 窦底皮质骨磨除钻的切割刃高度和峰角模式图。

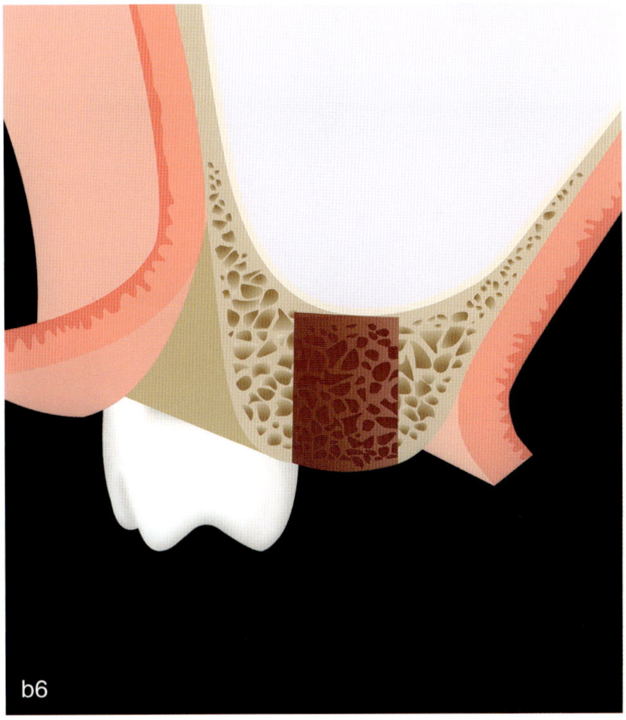

图3-2　穿牙槽嵴上颌窦底提升的外科程序（续）
b. 外科程序之二：种植窝预备，模式图。b6. 用窦底皮质骨磨除钻几乎磨除了全部窦底皮质骨骨板，完成了种植窝预备。

外科程序之三：评估窦底骨板和黏骨膜的状态

在预计种植窝预备已经达到所预定的深度时，应当判断骨板的磨除状态和窦底黏骨膜的状态。

- **评估窦底皮质骨骨板的磨除状态** 电子内镜是皮质骨骨板磨除状态的客观检查手段（图3-2c1，c2）。如果没有电子内镜，可以用深度测量尺，通过手感进行评估（图3-2c3）。
- **评估窦底黏骨膜状态** 电子内镜检查可以准确发现窦底黏骨膜是否损伤或穿孔。如果没有电子内镜，可以通过Valsalva试验（捏鼻鼓气试验）进行检验。如果有气体或气-血混合物从种植窝内喷出（即Valsalva试验阳性），则疑似黏骨膜穿孔。此时应当考量是否进行侧壁开窗，直视下剥离窦底黏骨膜，修补穿孔，或植入长度较短的种植体。

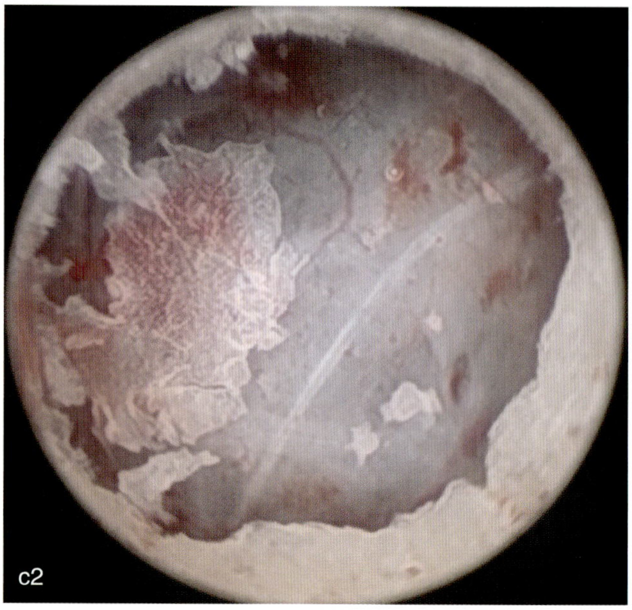

图3-2 穿牙槽嵴上颌窦底提升的外科程序（续）
c. 外科程序之三：评估窦底骨板和黏骨膜的状态。c2. 电子内镜照片，磨除了大部分窦底皮质骨骨板、骨膜完整。

外科程序之四：断裂窦底皮质骨骨板

尽管在电子内镜检查的辅助下可以完全磨除窦

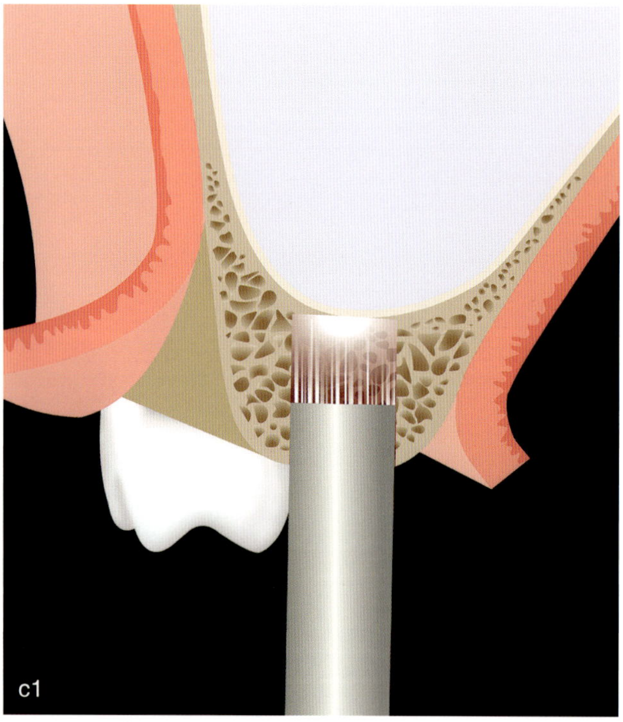

图3-2 穿牙槽嵴上颌窦底提升的外科程序（续）
c. 外科程序之三：评估窦底骨板和黏骨膜的状态，模式图。c1. 用电子内镜检查窦底骨板和黏骨膜状态。

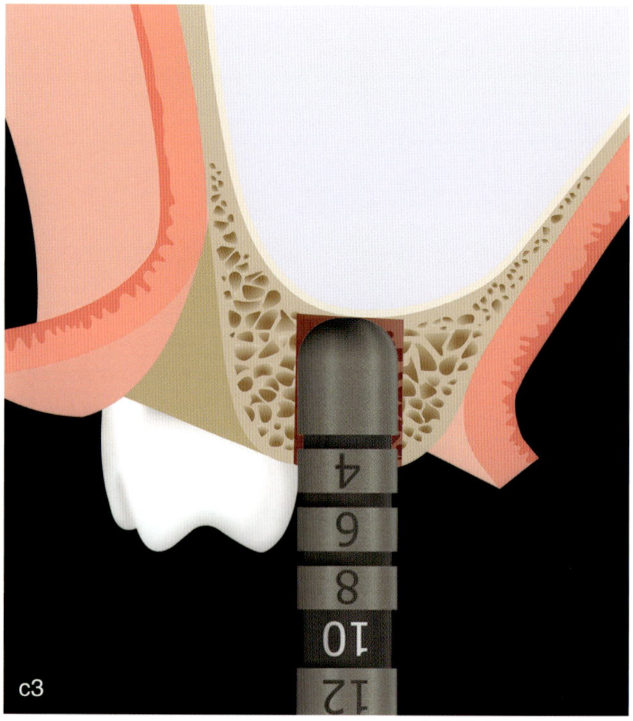

图3-2 穿牙槽嵴上颌窦底提升的外科程序（续）
c. 外科程序之三：评估窦底骨板和黏骨膜的状态，模式图。c3. 用深度测量尺评估窦底骨板和黏骨膜状态。

底皮质骨骨板，但由于许多病例的窦底并非是完全的“平直平面”结构，并且窦底皮质骨磨除钻的切割刃仍具有一定的高度，往往窦底较低的位置会先磨除皮质骨骨板、暴露黏骨膜。此时，需要用配套的骨凿断裂未磨除的皮质骨骨板（图3-2d1，d2）。

- **骨凿的直径** 所谓“配套的骨凿”，是指骨凿直径与种植窝预备直径相同的圆柱状骨凿，如种植窝的直径为3.5mm，骨凿的直径也为3.5mm。因此，许多种植体生产厂家提供与其种植体系统相“配套”的骨凿产品。
- **骨凿的切割刃** 骨凿顶端为凹面，带有锋利的切割刃（图3-2d3），易于凿断窦底剩余骨板。
- **骨凿的形状** 骨凿的工作端为平行壁的圆柱状（图3-1b，图3-2d3），而非向工作端聚拢的锥柱状（图3-1a）。锥柱状的工作端会挤压种植窝骨壁产生较大的阻力，增加敲击时患者的不适感和发生耳石症等并发症的风险。骨凿工作端与手柄

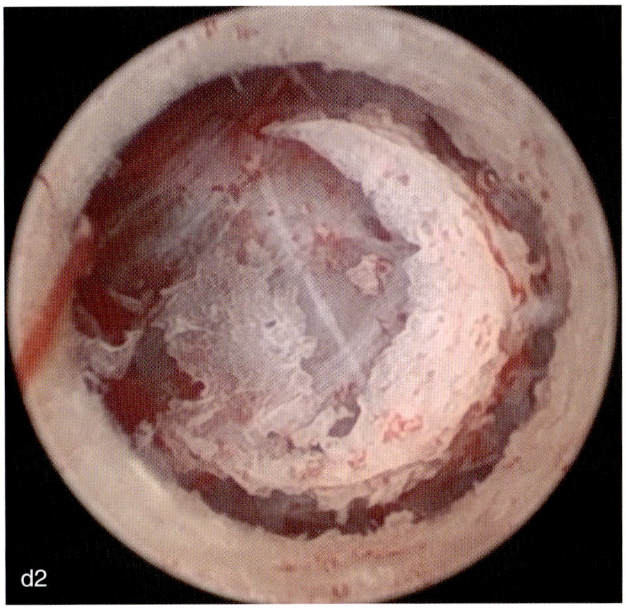

图3-2 穿牙槽嵴上颌窦底提升的外科程序（续）
d. 外科程序之四：断裂窦底皮质骨骨板。d2. 电子内镜照片，用圆柱状骨凿断裂窦底的剩余皮质骨骨板。

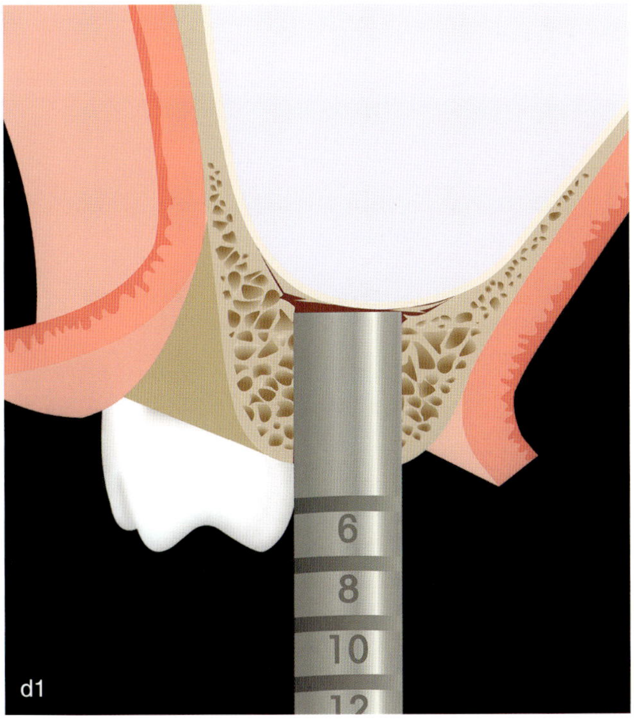

图3-2 穿牙槽嵴上颌窦底提升的外科程序（续）
d. 外科程序之四：断裂窦底皮质骨骨板，模式图。d1. 用圆柱状骨凿断裂窦底的剩余皮质骨骨板。

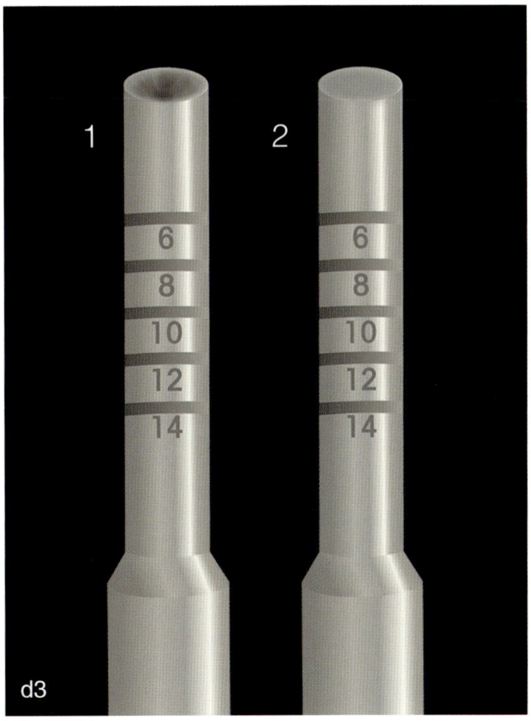

图3-2 穿牙槽嵴上颌窦底提升的外科程序（续）
d. 外科程序之四：断裂窦底皮质骨骨板，模式图。d3. 骨凿和推送器。1. 圆柱状骨凿；2. 骨增量材料推送器。

为直线形或成90°，后者方便在上颌后部操作。

应当切记只是用骨凿凿断窦底的残余骨片（图3-2d1），然后用推入窦底的骨增量材料来抬起黏骨膜。换言之，骨凿只是凿断窦底残余骨片，并非进入窦内“顶起”黏骨膜，以避免损伤或顶穿黏骨膜。

凿断窦底皮质骨骨板的操作仍然存在黏骨膜损伤和穿孔的风险，此时需要对窦底黏骨膜状态进行再次评估，确认是否发生黏骨膜穿孔，评估方法如前。

外科程序之五：保护窦底黏骨膜

浓缩生长因子（CGF）成骨作用的证据不足，但有利于软组织愈合。因此，可以在种植窝内植入圆形的膜片状浓缩生长因子（图3-2e1），其直径略大于种植窝直径，并用骨增量材料推送器将其推送至窦底、覆盖黏骨膜（图3-2e2，e3），用于保护，甚至修复损伤或破裂的骨膜，并将骨增量材料与窦底黏骨膜相隔离，避免骨增量材料对黏骨膜固有层的刺激。

骨增量材料推送器的直径与骨凿相同，但工作端为平面（图3-2d3）。与工作端为凹面并带有锋利切割刃的骨凿相比，推送器有利于铺平膜片状浓缩生长因子（CGF），并将骨增量材料及其包含的血液向窦底四周释放，有助于窦底黏骨膜“剥离”和提升。

外科程序之六：植入骨增量材料

植入膜片状浓缩生长因子（CGF）之后植入骨增量材料（图3-2f1），用与种植窝直径一致的推送器，通过轻轻敲击的方法把骨增量材料向窦底方向轻轻地推送（图3-2f2，f3）。再次植入骨增量材料（图3-2f4），再次向窦底方向推进（图3-2f5，f6）……

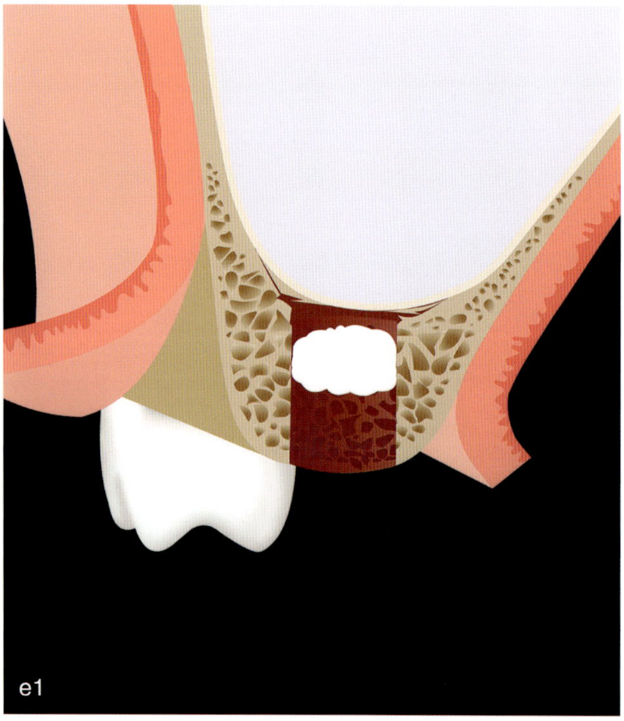

图3-2　穿牙槽嵴上颌窦底提升的外科程序（续）
e. 外科程序之五：保护窦底黏骨膜，模式图。e1. 在种植窝顶端植入膜片状浓缩生长因子（CGF）。

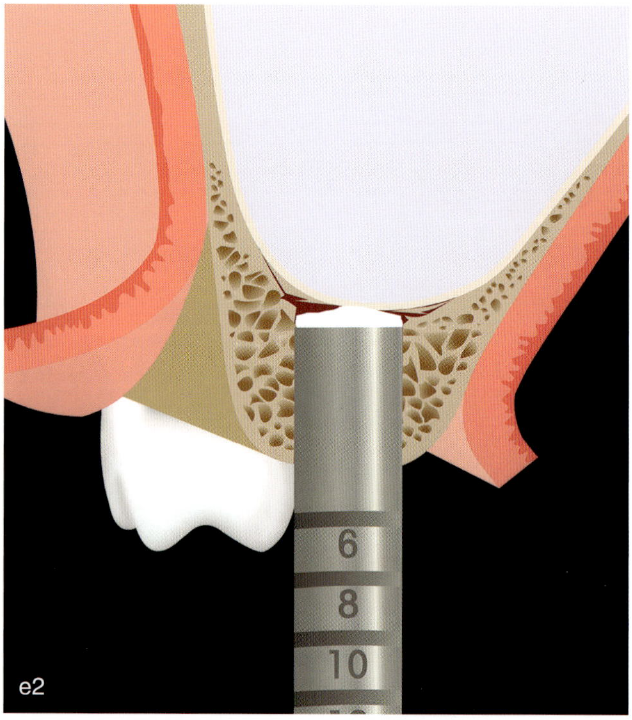

图3-2　穿牙槽嵴上颌窦底提升的外科程序（续）
e. 外科程序之五：保护窦底黏骨膜，模式图。e2. 用推送器将膜片状浓缩生长因子（CGF）推送至窦底。

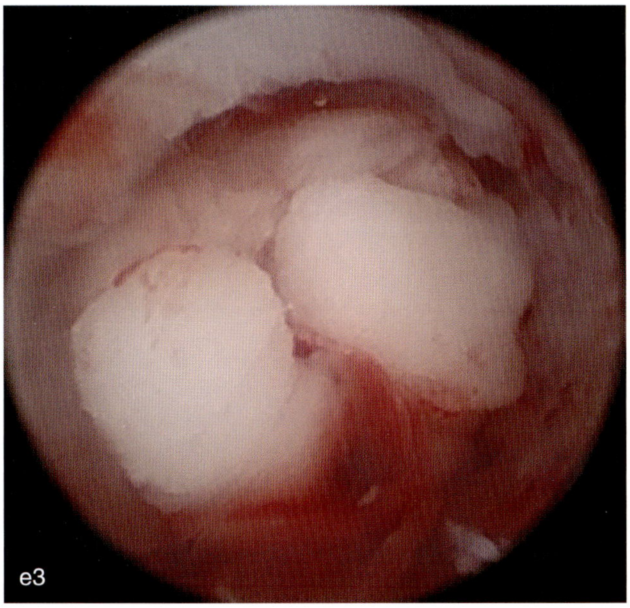

图3-2　穿牙槽嵴上颌窦底提升的外科程序（续）
e. 外科程序之五：保护窦底黏骨膜。e3. 电子内镜照片，膜片状浓缩生长因子（CGF）覆盖于窦底黏骨膜。

经过几次重复动作，完成窦底骨增量。每次推送骨增量材料时，推送器顶端均不要越过窦底进入窦内。

鉴于穿牙槽嵴上颌窦底提升病例的窦底剩余骨高度均在5mm以上，需要提升的窦底黏骨膜高度有限，并不需要植入大量骨增量材料，只植入骨代用品即可。通常，细颗粒去蛋白牛骨矿物质（DBBM）的植入量＜0.25g，骨胶原的植入量＜150mg。笔者建议首选骨胶原，因为骨胶原中的胶原成分也有助于修复受损伤的窦底黏骨膜。

我们必须理解，并非是骨凿顶端进入上颌窦内将黏骨膜“顶起”，而是推送器向植入种植窝内的骨增量材料施加推送压力，骨增量材料释放所浸润的血液，产生一种液压效应。这种液压效应将骨增量材料及其释放的血液向窦底及四周方向推进，将种植窝周

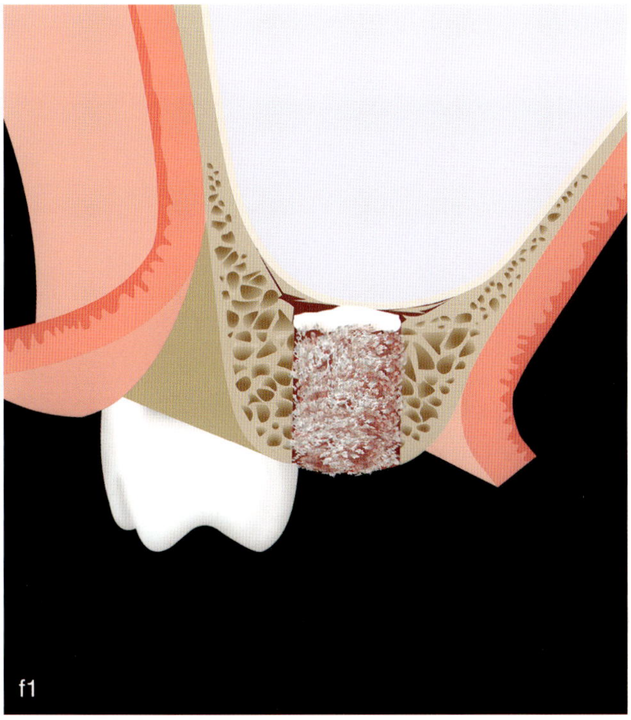

图3-2　穿牙槽嵴上颌窦底提升的外科程序（续）
f. 外科程序之六：植入骨增量材料，模式图。f1. 初次在种植窝内植入骨增量材料。

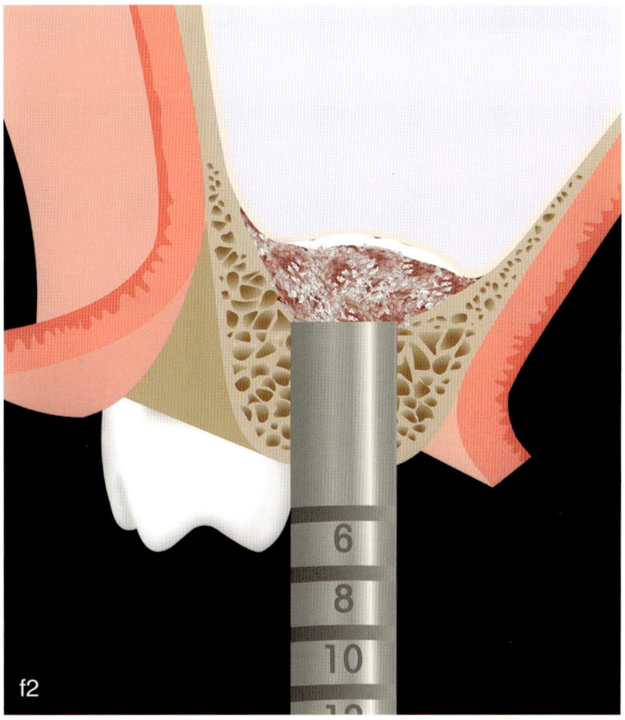

图3-2　穿牙槽嵴上颌窦底提升的外科程序（续）
f. 外科程序之六：植入骨增量材料，模式图。f2. 用推送器将骨增量材料向窦底推送，推送器不要超越窦底水平。

围的窦底黏骨膜从窦底骨壁“撕脱”，将断裂的窦底残余骨板和黏骨膜一起撑起，从而形成一定高度的帐篷样结构，为植入骨增量材料和种植体创造空间。

上颌窦底提升的临床目标之一是骨增量材料充分包绕种植体。有文献支持如果窦底提升只有2～3mm时，可以不植入骨增量材料[7]，只是依靠种植体根端将窦底黏骨膜顶起的“帐篷”来稳定血凝块，由此形成新骨。但是，存在新骨形成的不确定性，因为上颌窦内的气体压力会压缩血凝块，不利于提升空间的稳定，窦底黏骨膜会塌陷，压缩新骨形成的空间。因此，笔者不赞成上颌窦底提升不植入骨增量材料。

外科程序之七：植入种植体

鉴于窦底剩余骨高度不足和骨密度较低，为了获得良好的种植体初始稳定性和防止种植体脱入窦内，文献中通常推荐使用颈部带有膨大设计和锥度设计的

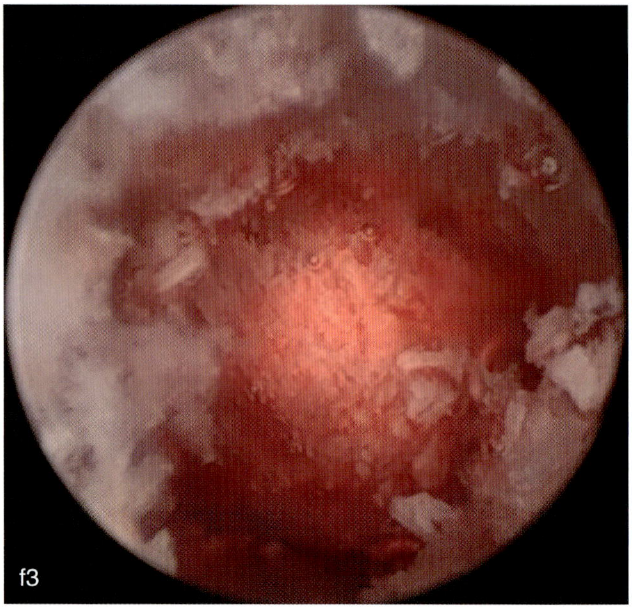

图3-2 穿牙槽嵴上颌窦底提升的外科程序（续）
f. 外科程序之六：植入骨增量材料。f3. 电子内镜照片，初次在种植窝内植入骨增量材料。

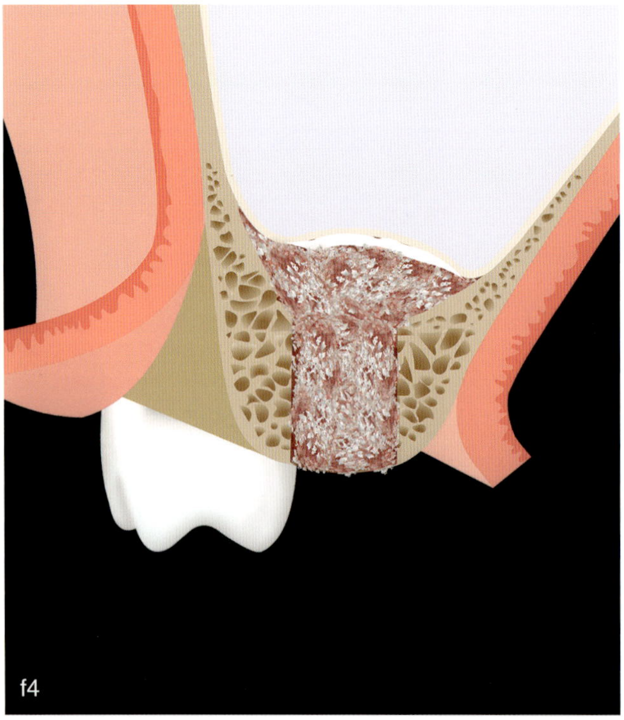

图3-2 穿牙槽嵴上颌窦底提升的外科程序（续）
f. 外科程序之六：植入骨增量材料，模式图。f4. 再次植入骨增量材料。

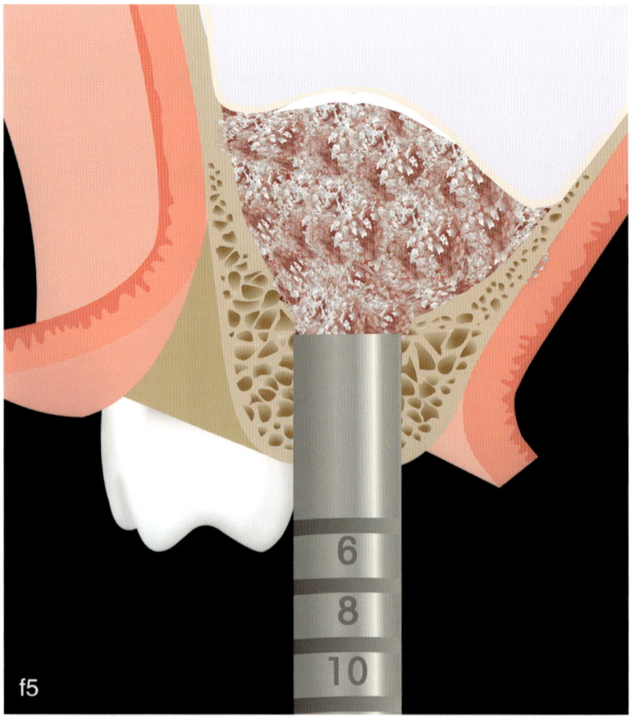

图3-2 穿牙槽嵴上颌窦底提升的外科程序（续）
f. 外科程序之六：植入骨增量材料，模式图。f5. 用推送器将骨增量材料向窦底推送，推送器不要超越窦底水平。

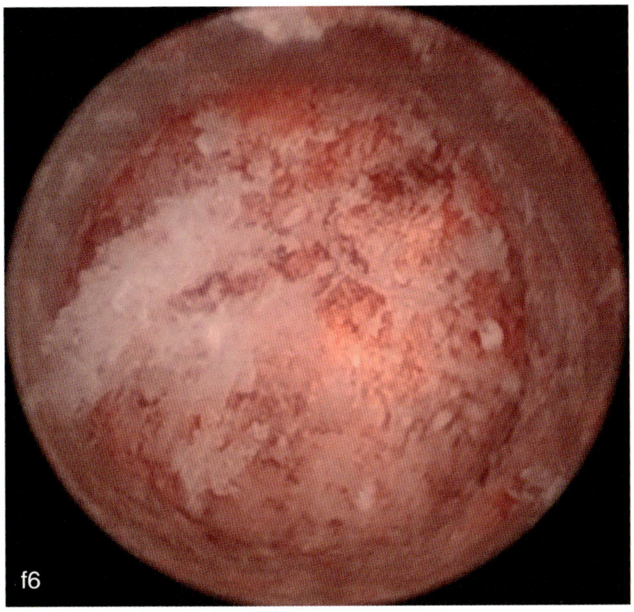

图3-2　穿牙槽嵴上颌窦底提升的外科程序（续）
f. 外科程序之六：植入骨增量材料。f6. 电子内镜照片，再次在种植窝内植入骨增量材料。

种植体，如Straumann软组织水平种植体（图3-2g），其中美学种植体和锥柱状种植体能够充分利用窦底剩余骨，获得更好的初始稳定性。此外，可以让部分光滑颈部进入骨内，弥补牙槽嵴顶不平整的临床条件。

外科程序之八：关闭创口

通常，采用颈部带有膨大设计或锥度设计的软组织水平种植体，均可获得良好的种植体初始稳定性，可以选择潜入式或非潜入式愈合方式（图3-2h）。

术后护理及用药

嘱患者避免擤鼻、打喷嚏和剧烈咳嗽等。术后口服阿莫西林每次1.0g、每天3次（或口服克拉霉素每次0.25g、每天2次，甲硝唑每次0.5g、每天3次），持续5天。呋麻滴鼻液滴鼻3天，每天2次；复方葡萄糖酸氯己定含漱液含漱，每天3次，直至10天后拆线。如果是软组织环切的不翻瓣种植，含漱5天。

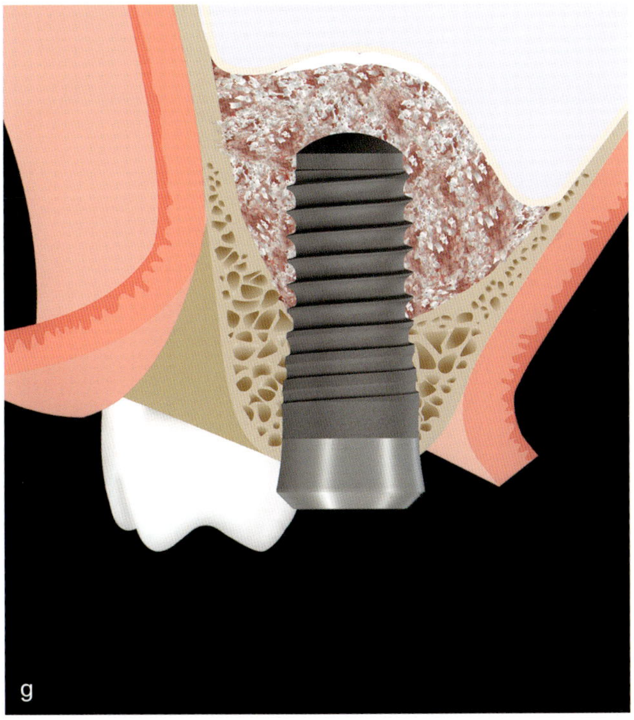

图3-2　穿牙槽嵴上颌窦底提升的外科程序（续）
g. 外科程序之七：植入种植体，模式图。植入颈部膨大设计的种植体（例如，Straumann软组织水平锥柱状种植体）。

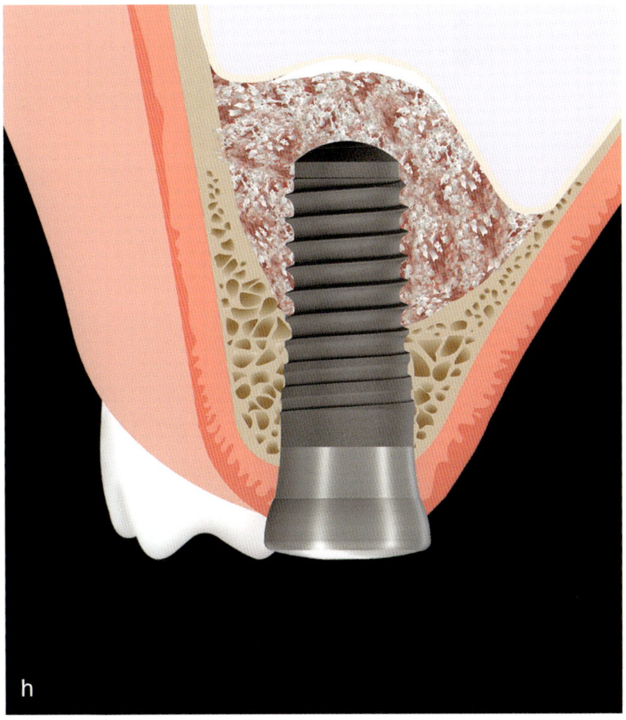

图3-2　穿牙槽嵴上颌窦底提升的外科程序（续）
h. 外科程序之八：关闭创口，模式图。本示例安放2mm的愈合帽，选择非潜入式愈合。

3.2.2 评估窦底骨板和黏骨膜的状态

“评估窦底骨板和黏骨膜的状态”，是“穿牙槽嵴上颌窦底提升”的重要步骤之一。在电子内镜的辅助下，进行正确的评估并不困难，因为内镜可以进入种植窝“直视”窦底。但是，目前多数医疗机构并未配置电子内镜，只能依靠经验或深度尺之类的器械检查，往往会出现偏差，增加了发生并发症的风险。

评估窦底骨板磨除状态

评估窦底骨板磨除状态的目的是观察是否全部或部分磨除了皮质骨骨板，降低凿断骨板时患者的不适感、避免发生良性阵发性位置性眩晕以及黏骨膜的损伤与穿孔。种植窝预备完成之后进行窦底骨板磨除状态评估时可能有如下表现：

- **状态之一：完全磨除窦底皮质骨骨板**　是最为理想的状态，皮质骨骨板被全部磨除，或在窦底边缘只残余少量骨板（图3-3a）。前者可以直接植入膜片状浓缩生长因子（CGF）和骨增量材料，而后者则需要轻轻敲击骨凿，将残余的骨板断裂，由于敲击力较小，患者不会有明显的不适感。
- **状态之二：部分磨除窦底皮质骨骨板**　也为理想的状态，皮质骨骨板被部分磨除、部分残余（图3-3b），其原因通常是不完全的平坦型窦底。此时，可以继续磨除剩余的骨，如果担心产生的皮

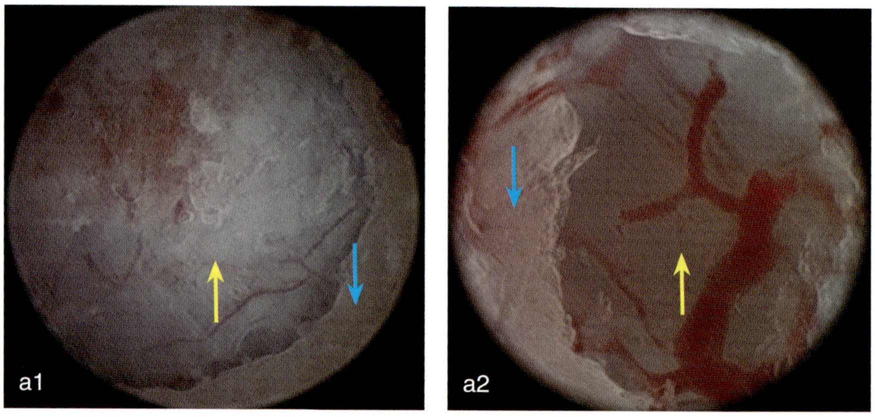

图3-3　评估窦底骨板磨除状态
a. 状态之一：窦底皮质骨骨板被全部磨除，或在窦底边缘只残余少量骨板（a1与a2为不同病例的术中电子内镜照片）。黄色箭头所示：窦底黏骨膜；蓝色箭头所示：剩余骨板。

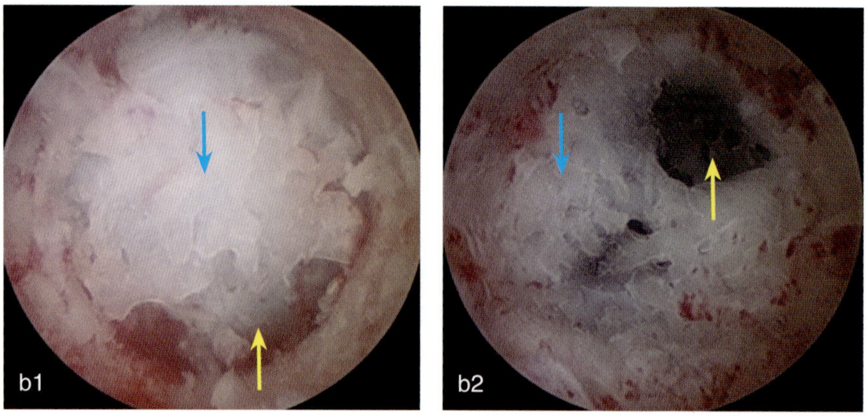

图3-3　评估窦底骨板磨除状态（续）
b. 状态之二：只部分磨除了窦底皮质骨骨板，仍残余部分窦底皮质骨骨板（b1与b2为不同病例的术中电子内镜照片）。黄色箭头所示：窦底黏骨膜；蓝色箭头所示：剩余骨板。

质骨碎片二次损伤窦底黏骨膜，可以选择直接敲击骨凿即可断裂剩余的皮质骨。此时，由于敲击力较大，患者会有明显的不适感。

- **状态之三：遗留薄层窦底皮质骨骨板**　也为理想的状态，只剩余极其菲薄且较为均匀的皮质骨骨板（图3-3c）。可以将其继续磨除，或选择直接敲击骨凿将其断裂。此时，由于敲击力较小，患者不会有明显的不适感。
- **状态之四：遗留较厚的窦底皮质骨骨板**　窦底剩余较厚的皮质骨骨板，应当继续将其磨除，达到“状态之一、之二或之三”。如果强行将其凿断（图3-3d），由于敲击力过大，患者会有强烈的不适感，甚至发生良性阵发性位置性眩晕，以及有黏骨膜的损伤与穿孔的风险。
- **状态之五：磨除部分窦底皮质骨骨板、剩余部分松质骨**　皮质骨骨板被部分磨除，部分种植窝还停留在松质骨内（图3-3e），这种情况多发生于狭窄型或间隔型窦底。这是一种进退两难的临床状态：如果继续磨除窦底剩余骨板，则担心钻的切割刃直接损伤或磨削所产生的碎骨片间接损伤已暴露的黏骨膜；如果强行敲击骨凿直接断裂剩余的窦底骨板（图3-3e2），往往对骨凿的敲击力过大，患者会有强烈的不适感，甚至发生良性阵发性位置性眩晕，以及有黏骨膜的损伤与穿孔的

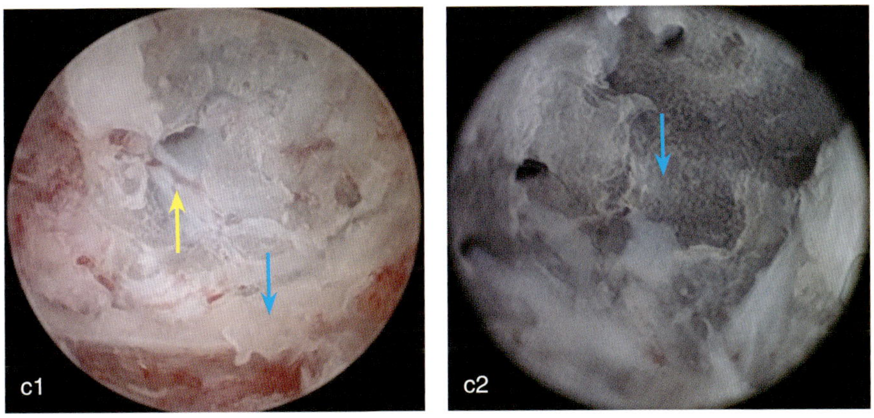

图3-3　评估窦底骨板磨除状态（续）
c. 状态之三：只剩余部分窦底皮质骨骨板，或极其菲薄的窦底皮质骨骨板（c1与c2为不同病例的术中电子内镜照片）。黄色箭头所示：窦底黏骨膜；蓝色箭头所示：剩余骨板。

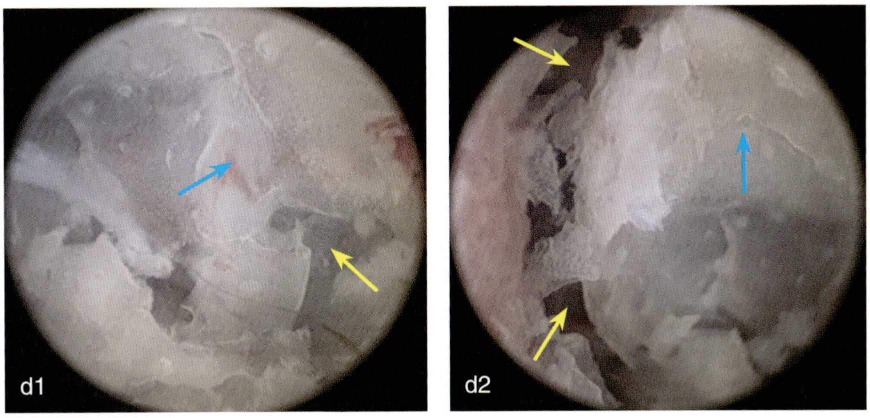

图3-3　评估窦底骨板磨除状态（续）
d. 状态之四：剩余较厚的窦底皮质骨骨板，或厚薄掺杂的窦底皮质骨骨板（d1与d2为同一病例的术中电子内镜照片）。黄色箭头所示：窦底黏骨膜；蓝色箭头所示：剩余骨板。

风险。因此，应当正确地选择穿牙槽嵴上颌窦底提升的临床指征，避免发生这种尴尬的局面。

- **状态之六：种植窝的深度在松质骨内** 种植窝的预备深度根本就没有达到皮质骨骨板，而是停留在松质骨内（图3-3f）。此时，很难凿断窦底骨板（图3-3f3），甚至骨凿的切割刃无法抵达窦底皮质骨骨板。即使能够将窦底皮质骨骨板凿断（图3-3f4），也要使用过大的敲击力，患者会有强烈的不适感，甚至发生良性阵发性位置性眩晕，以及有黏骨膜损伤与穿孔的风险。发生这种临床状态的原因通常是术前对窦底剩余骨高度测量有误。此时，应当继续预备种植窝以达到或磨除窦底皮质骨骨板，然后再凿断剩余窦底皮质骨骨板，达到之前所述的“状态之一、之二或之三”。

当然，只有将电子内镜深入种植窝进行检查，才能准确发现窦底皮质骨骨板的不同临床状态。如果种植窝预备未达到窦底皮质骨骨板，则进行进一步的种植窝预备，只有在达到如前所述的前3种临床状态时，才进入“断裂窦底皮质骨骨板”的临床步骤。

如果读者没有电子内镜，可以通过阅读以上分

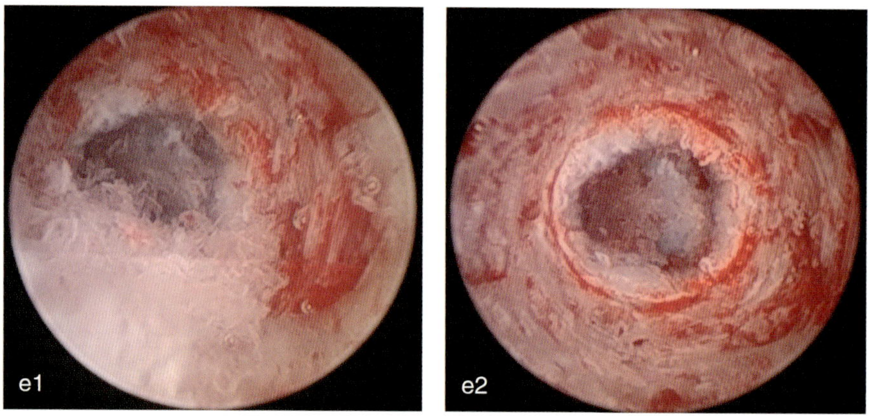

图3-3 评估窦底骨板磨除状态（续）
e. 状态之五：磨除部分窦底皮质骨骨板、剩余部分松质骨（e1与e2为同一病例的术中电子内镜照片）。

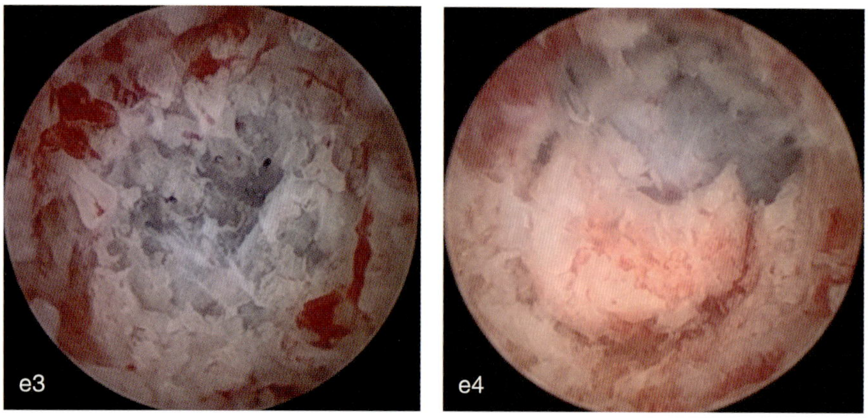

图3-3 评估窦底骨板磨除状态（续）
e. 状态之五：磨除部分窦底皮质骨骨板、剩余部分松质骨（e3与e4为不同病例的术中电子内镜照片）。

类，掌握种植窝预备或用深度测量尺时手感所代表的临床状态，逐步积累经验，减少发生并发症的风险。

评估窦底黏骨膜状态

应当谨慎地评估术中上颌窦底黏骨膜的状态，至少包括种植窝预备完成之后和断裂剩余窦底皮质骨骨板之后这两个时段，评估方法包括将电子内镜深入种植窝直接观察窦底和通过Valsalva试验判断两种方法。Valsalva试验，又称之为捏鼻鼓气试验，是以Antonio Maria Valsalva名字命名的临床测试方法：捏鼻和闭口并用力呼气，增加对咽鼓管和中耳的压力，从而使鼓膜向外移动，用于测试咽鼓管通畅性。目前，将其引入上颌窦底提升的术中：捏鼻和闭口并用力呼气，增加对种植窝表面黏骨膜的外向压力，用于测试种植窝的窦底黏骨膜完整性。如果发生黏骨膜穿孔，则有气体、气-血或气-血-水混合物从种植窝内喷出，为Valsalva试验阳性，否则为Valsalva试验阴性。

种植窝预备完成之后，将注水的电子内镜伸入种植窝内进行窦底观察，清晰可见窦底黏骨膜的状态。术中窦底黏骨膜的状态可以分为以下4类（图3-4）：

- **Ⅰ类黏骨膜状态** 骨膜完整（图3-4a），黏骨膜

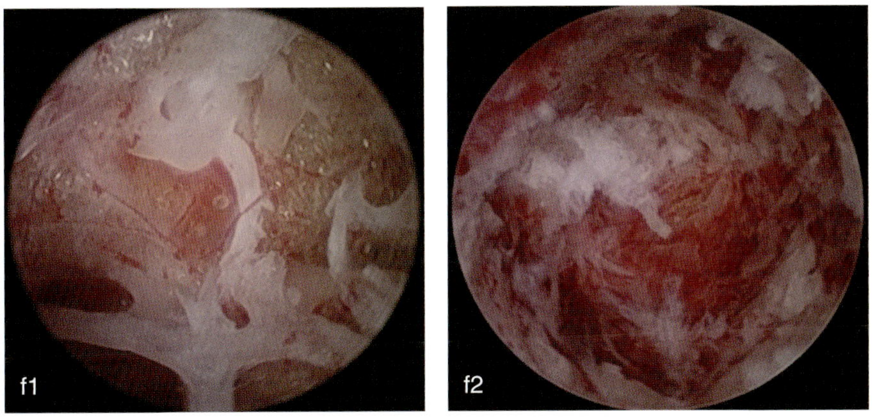

图3-3 评估窦底骨板磨除状态（续）
f. 状态之六：种植窝的深度在松质骨内（f1与f2为不同病例的术中电子内镜照片）。

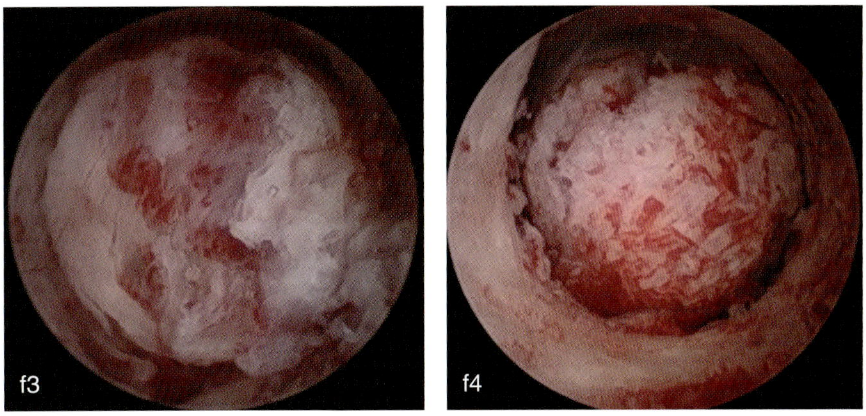

图3-3 评估窦底骨板磨除状态（续）
f. 状态之六：种植窝的深度在松质骨内（f3与f4为不同病例的术中电子内镜照片）。

无损伤、无穿孔，Valsalva试验阴性。

- **Ⅱ类黏骨膜状态** 骨膜损伤（图3-4b），固有层未暴露，黏骨膜无穿孔，Valsalva试验阴性。
- **Ⅲ类黏骨膜状态** 骨膜破裂（图3-4c），固有层暴露，黏骨膜无穿孔，Valsalva试验阴性。
- **Ⅳ类黏骨膜状态** 黏骨膜穿孔（图3-4d），骨膜层、固有层和黏膜层均破裂，在吸气的瞬间种植窝骨壁和窦底黏骨膜的出血通过黏骨膜穿孔呈湍流样漂入上颌窦内（图3-4d2，d3），Valsalva试验阳性。这是最为糟糕的临床状态。

显然，只通过Valsalva试验无法确定上述窦底黏骨膜状态的类型，但可以判断窦底黏骨膜是否穿孔。如果发生黏骨膜穿孔，Valsalva试验阳性，但也存在某些病例假阳性的可能。同样应当注意的是，即使发生了黏骨膜穿孔，也可能存在Valsalva试验假阴性。

如果是Ⅰ类～Ⅲ类黏骨膜状态，应该在凿断窦底残余的皮质骨之后先植入膜片状浓缩生长因子（CGF）保护黏骨膜，然后再植入骨增量材料。尤其是无法用电子内镜检查准确判断黏骨膜状态时，浓

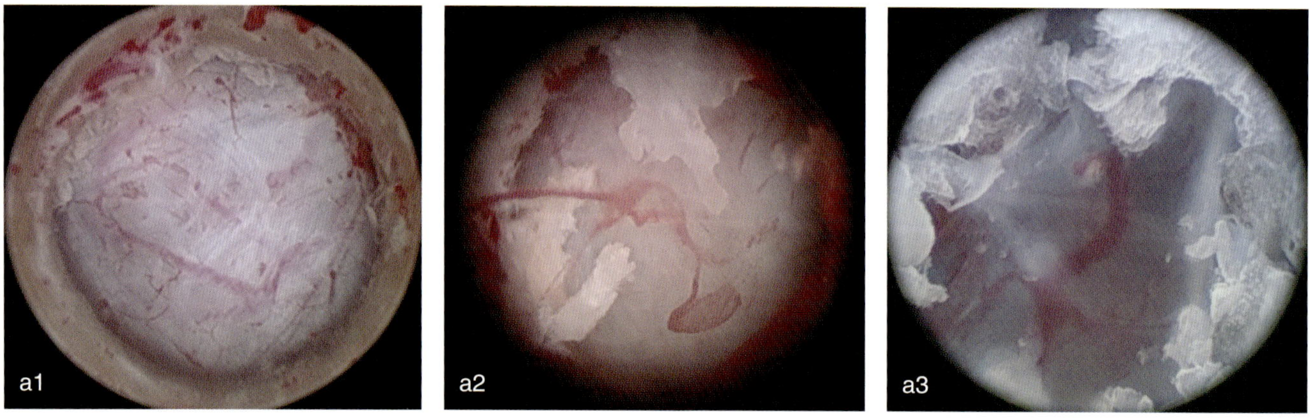

图3-4 评估窦底黏骨膜状态

a. Ⅰ类黏骨膜状态：骨膜完整、无损伤（a1、a2和a3为不同病例的术中电子内镜照片）。

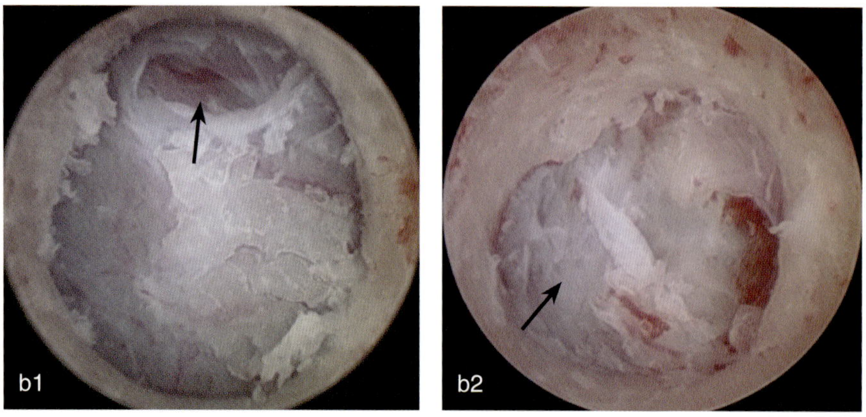

图3-4 评估窦底黏骨膜状态（续）

b. Ⅱ类黏骨膜状态：骨膜损伤（箭头所示），固有层未暴露（b1与b2为不同病例的术中电子内镜照片）。

缩生长因子（CGF）将发挥一种“补偿”作用。

如果黏骨膜穿孔，即Ⅳ类黏骨膜状态，则陷入“进退两难”的境地，只能是尝试如下选项：

- 用膜片状浓缩生长因子（CGF）修补黏骨膜，不植入骨增量材料，选择“一定长度”的种植体，即依据窦底剩余骨高度植入6～10mm的种植体，这种妥协方案无法保证种植体的长期留存率。
- 将术式改变为侧壁开窗，修补黏骨膜穿孔之后完成上颌窦底提升。因此，术者必须具备侧壁开窗上颌窦底提升的临床经验。
- 终止手术，3个月后进行侧壁开窗上颌窦底提升。

我们必须清楚，在上颌后部应用短种植体，目前获得种植体长期留存率的文献证据并不充分。因此，笔者建议如果选择使用短种植体，尽量选择宽直径的种植体；如果是连续多颗种植体，选择联冠修复体。

术中应当尽可能地甄别黏骨膜的状态，因为黏骨膜损伤或穿孔是术后发生上颌窦炎的主要原因。

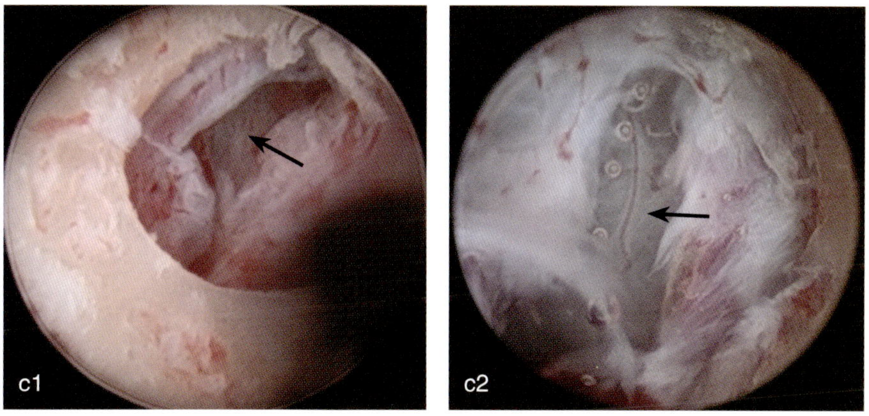

图3-4 评估窦底黏骨膜状态（续）
c. Ⅲ类黏骨膜状态：骨膜破裂（箭头所示），固有层暴露（c1与c2为不同病例的术中电子内镜照片）。

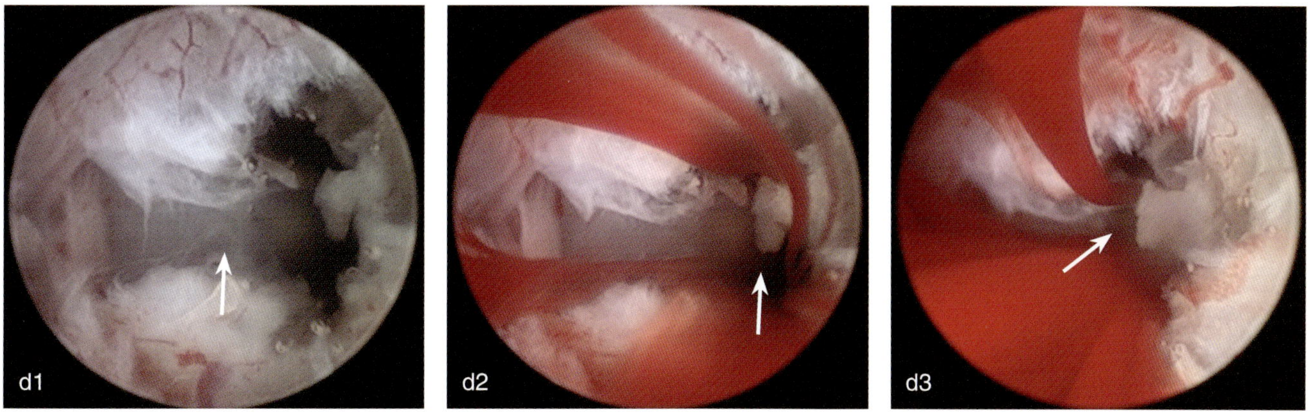

图3-4 评估窦底黏骨膜状态（续）
d. Ⅳ类黏骨膜状态：黏骨膜穿孔（箭头所示），吸气时种植窝出血漂入窦内（d1～d3为同一病例的术中电子内镜照片）。

3.3 穿牙槽嵴上颌窦底提升并发症

与侧壁开窗技术相比，报道穿牙槽嵴上颌窦底提升并发症的文献较少，所报道的发生率也较低，其原因包括：

- 病例数量显著低于侧壁开窗上颌窦底提升，因为窦底剩余骨高度＜5mm或窦底存在间隔等病变的病例多采用侧壁开窗技术。
- 盲视下操作，术中很难准确判断黏骨膜状态。
- 发表文献的偏倚，即发表阳性结果的频率高于阴性结果，临床医生甚至在公开论坛上也不愿分享他们的次优经验。

就种植并发症而言，治疗的时间、精力、成本和效果，难以预期，并且多数病例难于治愈，最终以牺牲种植体和骨增量失败而告终。因此，预防胜于治疗。

穿牙槽嵴上颌窦底提升并发症包括术中并发症和术后并发症。其中，术中并发症包括黏骨膜穿孔、种植体初始稳定性不足、骨增量材料不能有效包绕种植体、术中不适和出血等；术后并发症包括良性阵发性位置性眩晕、出血、上颌窦感染、骨增量材料感染、成骨欠佳、骨结合失败和种植体脱入上颌窦内等。

不难发现，多数文献采用的是骨凿挤压法上颌窦底提升（BAOSFE）。而笔者团队自2006年起就采用骨凿法上颌窦底提升（OSFE），并发明了相关器械，自2016年起将电子内镜引入其中，实现了穿牙槽嵴上颌窦底提升的精准治疗，明晰了窦底骨板磨除和黏骨膜提升的机制，显著降低了并发症、提高了成功率。

因此，读者在阅读本书和实践“穿牙槽嵴上颌窦底提升”时，要掌握笔者的骨凿法穿牙槽嵴上颌窦底提升（OSFE）的优势，并辨明与文献中骨凿挤压法上颌窦底提升（BAOSFE）存在的不同之处。

3.3.1 窦底黏骨膜穿孔

上颌窦底提升的临床目标之一是对黏骨膜穿孔的预防与修复的可操控性。黏骨膜穿孔（mucoperiosteum

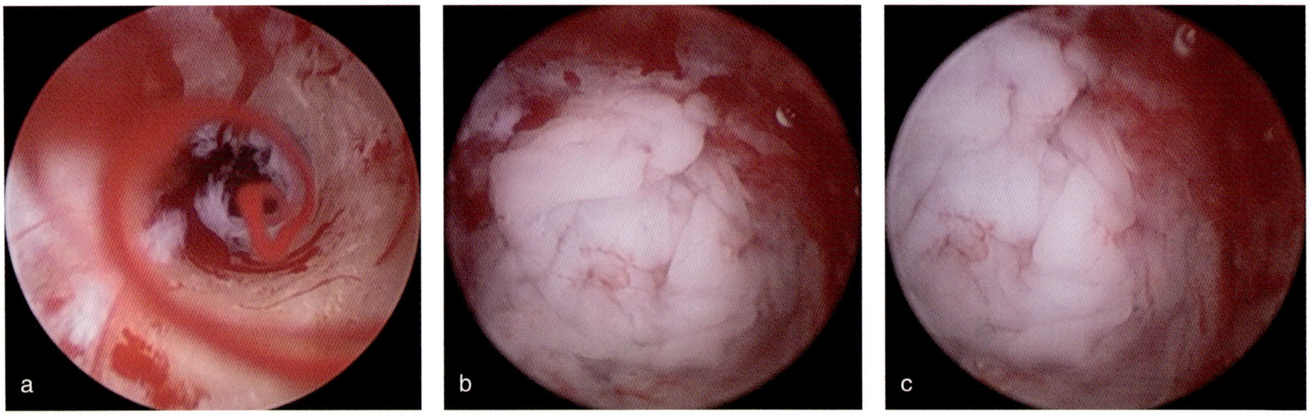

图3-5 术中发现窦底黏骨膜穿孔

穿牙槽嵴上颌窦底提升术中电子内镜照片（同一病例）。a. Ⅳ类黏骨膜状态，即黏骨膜穿孔，骨膜层、固有层和上皮层均破裂，吸气时种植窝出血漂入上颌窦内。b，c. 用膜片状浓缩生长因子修补黏骨膜穿孔。

perforation）是穿牙槽嵴上颌窦底提升最令人棘手的术中并发症，难以经种植窝修补。因此，术前认真筛查患者、术中认真操作，是避免黏骨膜穿孔的关键所在。

不同文献所报道的黏骨膜穿孔发生率的偏差较大，但一些系统性评述发现还是具有一定的规律性。2008年，Tan等[8]在一项关于穿牙槽嵴上颌窦底提升的系统评价中，纳入8项研究共1621颗种植体，黏骨膜穿孔的发生率为0～21.4%，平均为3.8%；2010年，Froum等[9]在文献回顾报道，黏骨膜穿孔的发生率为4%～25%；2014年，Pjetursson和Lang[10]在文献评述中，黏骨膜穿孔的发生率为0～24%，平均为3.8%。实际上，这些研究并未使用电子内镜评估窦底黏骨膜状态，会存在穿孔漏诊，因此其发生率往往被低估。

临床表现

事实上，穿牙槽嵴上颌窦底提升的黏骨膜穿孔并发症比人们想象或文献报道的更为常见，诊断要素如下：

- **电子内镜检查**　术中电子内镜检查是最为直观和准确的检查手段（图3-5）。
- **Valsalva试验**　术中Valsalva试验阳性。但应当注意，有些病例会出现Valsalva试验假阴性。
- **液体进入鼻腔**　术中患者主诉鼻腔内出现液体，说明种植窝预备过程中的生理盐水或水-血混合物通过黏骨膜穿孔进入上颌窦，再通过上颌窦开口进入了中鼻道。
- **CBCT检查**　CBCT检查可见上颌窦内出现液平面和/或漂浮的骨增量材料（图3-6）。
- **鼻腔出血**　术后即刻或术后几天内，患者主诉鼻腔出现出血、血凝块、血痂或颗粒状材料。
- **术后感染**　如果发生术后急性上颌窦炎（诊断要素包括症状和CBCT诊断），则首先怀疑发生了术中黏骨膜穿孔、骨增量材料进入窦腔（图3-7）。

病因

发生黏骨膜穿孔的原因可能有很多，应当考虑到如下因素：

- **操作不当**　敲击力过大，骨凿进入窦内，通常是

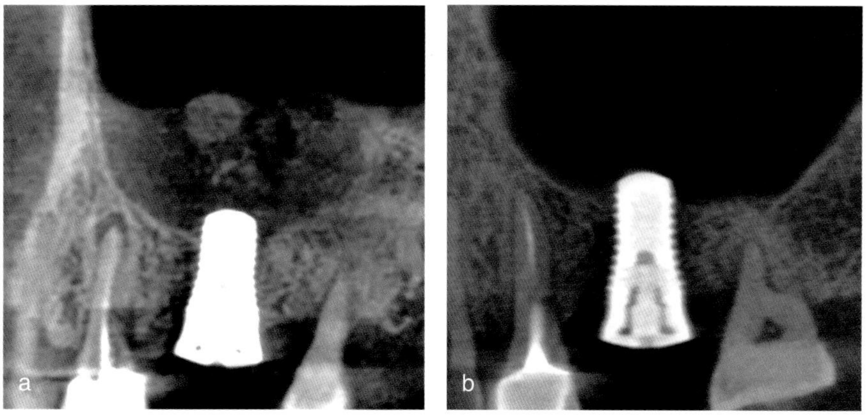

图3-6　术后发现黏骨膜穿孔

上颌左侧第一磨牙位点骨凿技术穿牙槽嵴上颌窦底提升。a. 术后即刻CBCT扫描。在上颌窦内出现液平面，团块状的骨增量材料（骨胶原）漂浮于其中，诊断为黏骨膜术中穿孔。b. 术后3个月的CBCT扫描。种植体根端位于上颌窦内，黏骨膜无增厚。

由于窦底不平坦、种植窝深度预备不充分、窦底骨高度计算不准确等导致的敲击力控制失误。

- **解剖因素** 窦底存在小间隔，黏骨膜与其附着紧密且难于分离，无法将其从窦底骨壁“撕脱”。
- **过度提升** 黏骨膜提升超出其拉伸能力也会导致其撕裂，或骨增量材料“撑破”黏骨膜。
- **适应证选择错误** 适应证选择错误。如狭窄型窦底、间隔型窦底或邻牙牙根突入上颌窦内等因素导致窦底倾角过大。
- **术中继发性损伤** 种植窝预备钻和骨凿所形成的窦底皮质骨碎片，或尖锐的颗粒状骨增量材料对窦底黏骨膜的继发性损伤，导致黏骨膜破裂。
- **骨凿选择不当** 骨凿挤压技术使用的骨凿，工作端呈锥柱状，具有“捅破”窦底黏骨膜的风险。

预防

受手术入路的影响，穿牙槽嵴上颌窦底提升一旦发生黏骨膜穿孔，难以在盲视下将其修补，或难以保证修复的效果。因此，应当采取尽可能的措施防止黏骨膜穿孔的发生。

- **适应证选择** 平坦型窦底是穿牙槽嵴上颌窦底提升的适应证，狭窄型和间隔型窦底是侧壁开窗上颌窦底提升的临床指征。
- **术前测量** 术前必须准确地测量和分析剩余骨高度，种植窝预备停止于距离窦底约1mm处。
- **骨凿进深** 用骨凿凿断窦底骨板即可，不要将骨凿伸入到窦内。切记，是“推送器”推送骨增量材料产生的挤压效果提升了窦底黏骨膜，并非“骨凿”推起了黏骨膜。可以通过骨凿标记来参照骨凿的深度，也可以通过附加于骨凿的深度止停环限制骨凿的深度。
- **黏骨膜的拉伸能力** 必须清楚：限于上颌窦黏骨膜的可拉伸程度，当黏骨膜与窦底骨壁结合紧密时，过度提升黏骨膜的高度，可能会将黏骨膜“撕裂”。Fugazzotto[11]提出了一个有趣的假设，即2x-2公式，认为窦底黏骨膜提升的最大高度是牙槽嵴顶至窦底骨高度的2倍减去2mm，并认为遵循这个公式可以减少黏骨膜穿孔。
- **电子内镜检查** 电子内镜是检查和判断窦底骨板磨除状态和窦底黏骨膜状态的有效手段。Nkenke

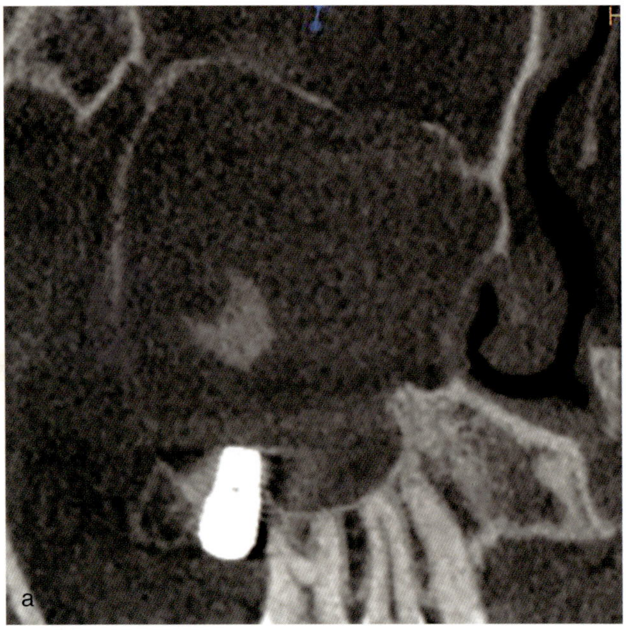

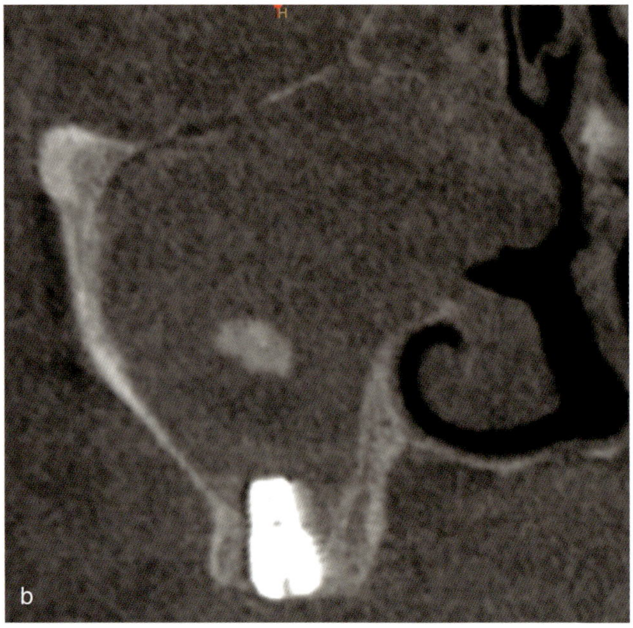

图3-7 术后发现黏骨膜穿孔并发急性上颌窦炎

上颌右侧第二磨牙位点穿牙槽嵴上颌窦底提升，术后10天的CBCT扫描。a. 近远中向断层。b. 颊舌向断层。上颌窦内为弥漫性黏骨膜增厚影像，团状的骨增量材料漂浮于其中，诊断为黏骨膜术中穿孔并发急性上颌窦炎。（感谢院外同道为本书提供此病例）

等[12]建议当提升黏骨膜的高度>3mm时，应该在电子内镜介导下提升上颌窦黏骨膜。

- **窦底黏骨膜保护**　凿断窦底骨板后，可以在种植窝内植入膜片状浓缩生长因子（CGF），覆盖在窦底黏骨膜表面，修复骨膜损伤、破裂，甚至微小的黏骨膜穿孔。同时，可以将颗粒状骨增量材料与窦底黏骨膜相隔离，防止将黏骨膜“刺破”。

处理

依据黏骨膜穿孔的发生和发现时机，原则上有两类处理方法。

- **术中**　在术中发现黏骨膜穿孔，将不再植入骨增量材料，处理选项如下：用膜片状浓缩生长因子（CGF）修补黏骨膜（图3-5），植入较短的种植体；将术式改变为侧壁开窗，修补黏骨膜之后完成上颌窦底提升；放弃此次手术，3个月后进行侧壁开窗上颌窦底提升。
- **术后**　在术后发现黏骨膜穿孔，需要加强用药，防止上颌窦内感染。如果发生了急性上颌窦炎，应当及时应对，处理方法将在第8章中详细讨论。

一旦黏骨膜穿孔，建议静脉滴注克林霉素5天，每天1次，每次0.6g；静脉滴注地塞米松注射液3天，每天1次，每次10mg；呋麻滴鼻液滴鼻5天，每天2次；复方葡萄糖酸氯己定含漱液含漱，每天3次，直至10天后拆线。应指导患者尽可能避免擤鼻涕。麻黄素类滴鼻剂，有利于保持上颌窦开口通畅，排出上颌窦内分泌物和漏出到上颌窦内的骨增量材料。

Reiser等[13]用福尔马林固定的头颅标本进行穿牙槽嵴上颌窦底提升的实验研究，在22侧上颌窦内提升25个位点，其中6个位点发生黏骨膜穿孔：Ⅰ类穿孔≤2mm，发生于3个位点；Ⅱ类穿孔≥2mm，发生于3个位点，并且与种植窝靠近上颌窦内壁和窦底间隔有关。Ⅰ类黏骨膜穿孔，并未失去帐篷样隆起，剩余的骨增量材料和血凝块作为重要的支架，可能会使黏骨

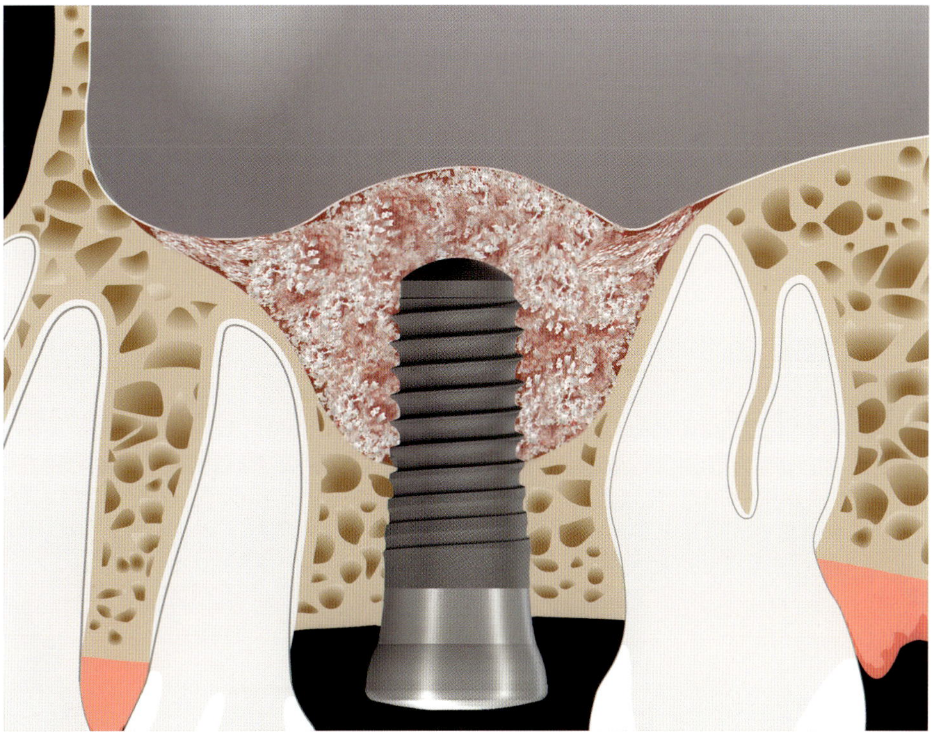

图3-8　骨增量材料充分包绕种植体的模式图
上颌左侧第一磨牙位点穿牙槽嵴上颌窦底提升，近远中向断层。窦底黏骨膜从窦底骨壁充分剥离，形成帐篷样隆起，骨增量材料充分包绕在种植体的近中和远中（如本模式图）以及颊侧和腭侧是上颌窦底提升的临床目标之一。

膜自发愈合。而Ⅱ类黏骨膜穿孔，失去帐篷样隆起，则会发生种植体失败。在临床中，这种分类和论述并不一定适用，但具有一定的启发和参考意义。

3.3.2 骨增量材料未能充分包绕种植体

上颌窦底提升的临床目标之一是骨增量材料包绕种植体的可操控性。换言之，能够将窦底黏骨膜从窦底骨壁充分剥离，骨增量材料均匀地分布于种植体周围，所形成的新骨能够充分包绕种植体（图3-8）。如果骨增量材料未能充分包绕种植体，则无法保证充分的骨-种植体接触率，会影响种植体长期留存率。

穿牙槽嵴上颌窦底提升，即使有电子内镜，术中也只能观察到黏骨膜的状态，判断骨增量材料是否充分包绕种植体则必须依靠术后的CBCT检查来确认。

病因

骨增量材料未能充分包绕种植体可以发生于种植窝预备时的每一种黏骨膜状态。

- **发生于Ⅰ类黏骨膜状态** 骨膜完整，未发生骨膜损伤或破裂。但是，可能存在两种情况：
  - ◎ 窦底黏骨膜从窦底骨壁的分离不充分，种植窝近中、远中、颊侧和腭侧的窦底黏骨膜剥离不均匀，如一侧从窦底骨壁剥离，而另一侧仍附着于窦底骨壁，未形成容纳骨增量材料的有效空间，骨增量材料只是被挤入已经从窦底剥离的一侧（图3-9，图3-10）。
  - ◎ 尽管黏骨膜提升高度理想，但在盲视下，仍然无法确保骨增量材料均匀分布在抬起的窦底空间内，充分包绕种植体（图3-11）。
- **发生于Ⅱ类黏骨膜状态** 骨膜损伤，并未发生破裂，种植窝预备和窦底黏骨膜提升过程中，出血和盐水未进入固有层。但是，窦底黏骨膜剥离不充分时，骨增量材料对黏骨膜施加的压力超过了黏骨膜的拉伸能力，撑破受损伤的骨膜，进入固有层，抬起拉伸能力较强的上皮层。CBCT扫描影

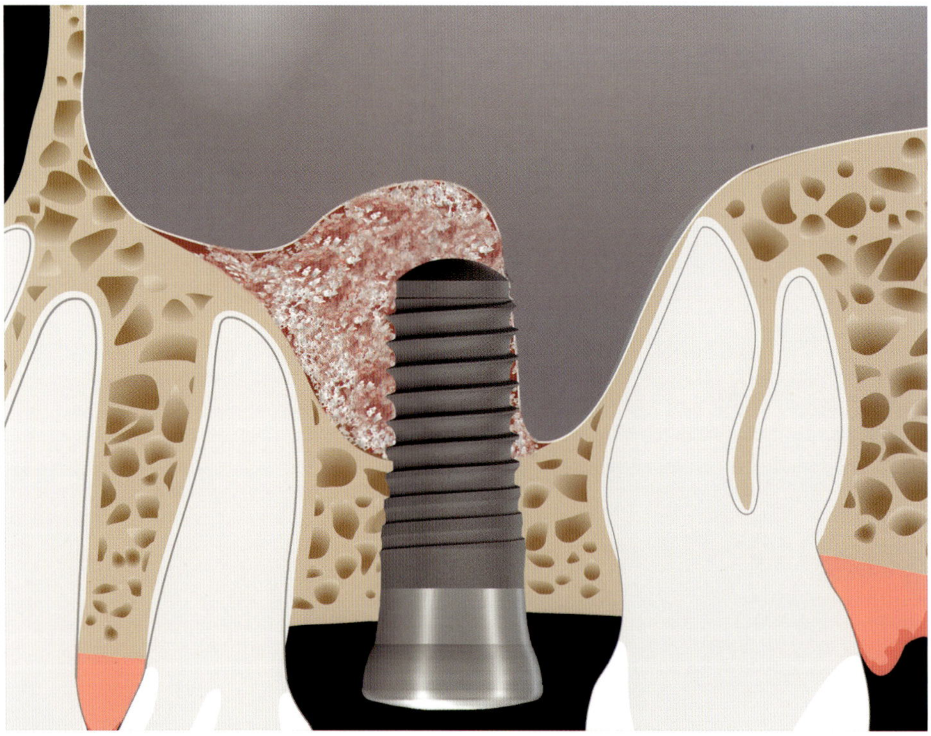

图3-9 骨增量材料未充分包绕种植体的模式图
上颌左侧第一磨牙位点穿牙槽嵴上颌窦底提升，近远中向断层。窦底黏骨膜从窦底骨壁未充分剥离，骨增量材料只包绕在已经抬起的黏骨膜所形成的空间内。本模式图显示种植体远中的窦底黏骨膜未抬起，无骨增量材料包绕，未实现上颌窦底提升的临床目标。

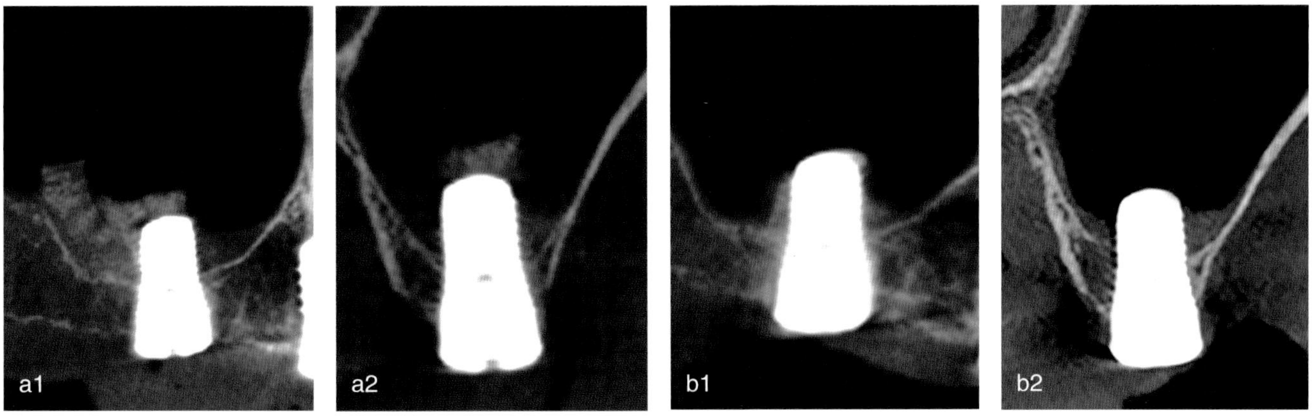

图3-10 骨增量材料未能充分包绕种植体的病例之一

上颌右侧第一磨牙位点穿牙槽嵴上颌窦底提升（骨凿技术）。a. 术后即刻CBCT扫描。a1. 近远中向断层。a2. 颊舌向断层。只是在窦内种植体根部的远中存在大量骨胶原，而在根方较少，在近中、颊侧和腭侧则完全缺乏。b. 术后3个月修复前的CBCT扫描。b1. 近远中向断层。b2. 颊舌向断层。位于窦内的种植体周围缺乏充分的骨包绕。

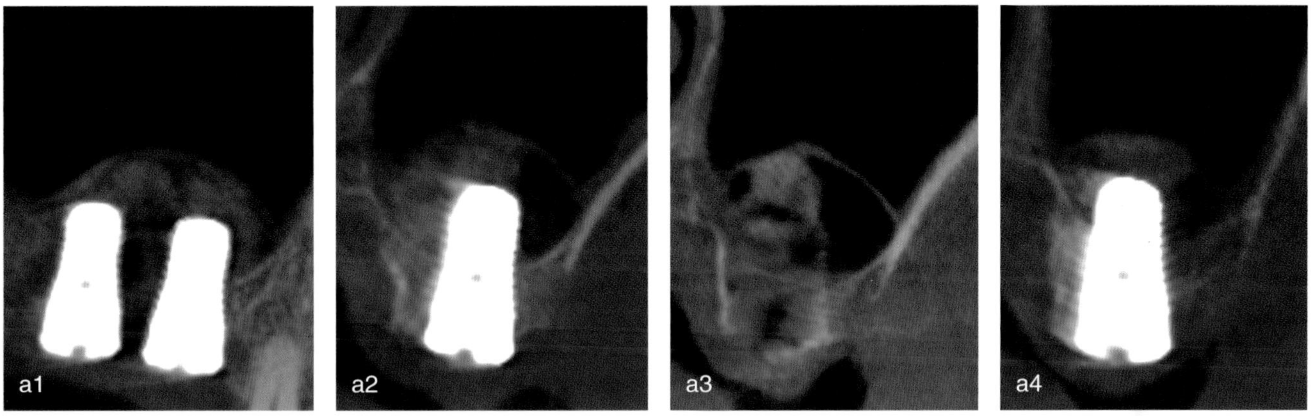

图3-11 骨增量材料未能充分包绕种植体的病例之二

上颌右侧第一磨牙和第二磨牙位点穿牙槽嵴上颌窦底提升（骨凿技术）。a. 术后即刻CBCT扫描。a1. 近远中向断层。a2. 第一磨牙位点的颊舌向断层。a3. 第一磨牙和第二磨牙位点之间的颊舌向断层。a4. 第二磨牙位点的颊舌向断层。窦底呈完美的帐篷样隆起，但在第一磨牙位点种植体的颊侧及其远中颊侧缺乏骨增量材料（骨胶原），骨增量材料未充分包绕种植体。

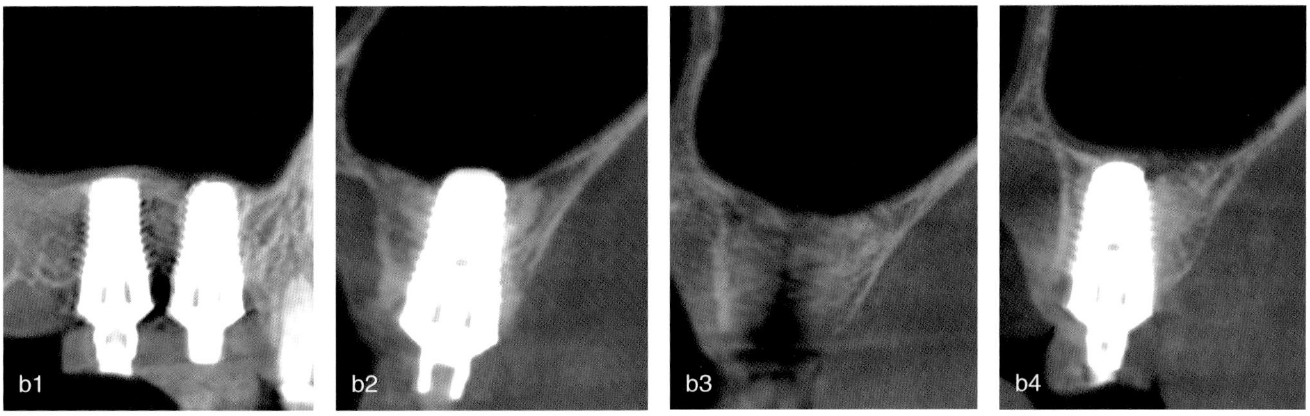

图3-11 骨增量材料未能充分包绕种植体的病例之二（续）

3个月后修复，鉴于两颗种植体ISQ值较低，戴入临时修复体进行渐进式负荷。b. 戴入临时修复体后的CBCT扫描，断层部位与术后即刻CBCT扫描相同。种植体颊侧缺乏骨增量材料区域形成新骨，但骨密度较低，增量的窦底骨高度显著下降，第一磨牙位点的窦底略低于种植体根尖水平，第二磨牙位点的窦底与种植体根尖水平相当，与骨增量材料未充分包绕种植体有关。

像则表现为不规则隆起（图3-12，图3-13）。

- **发生于Ⅲ类黏骨膜状态** 骨膜破裂，固有层暴露，上皮层未破裂。位于黏骨膜固有层的部分小血管未断裂，出血和生理盐水混合物进入固有层时未发生黏骨膜穿孔，但骨膜破裂，生理盐水与出血混合物将黏骨膜的上皮层顶起，骨增量材料漂浮于固有层内（图3-14）。
- **发生于Ⅳ类黏骨膜状态** 窦底黏骨膜穿孔，骨增量材料脱入窦腔内（图3-6），无法包绕在种植体周围，甚至导致术后急性上颌窦炎。

预防

目前，预防骨增量材料未能充分包绕种植体这一并发症主要在于避免窦底黏骨膜穿孔和充分抬起黏骨膜。因为是盲视下手术，目前尚无经种植窝均匀抬起窦底黏骨膜的有效方法，即使用电子内镜也是如此。

处理

在术后，通过CBCT检查发现骨增量材料未能充分包绕种植体是最令人无奈的术中并发症，只能是束手无策，因为事情已经发生，手术也已经结束。

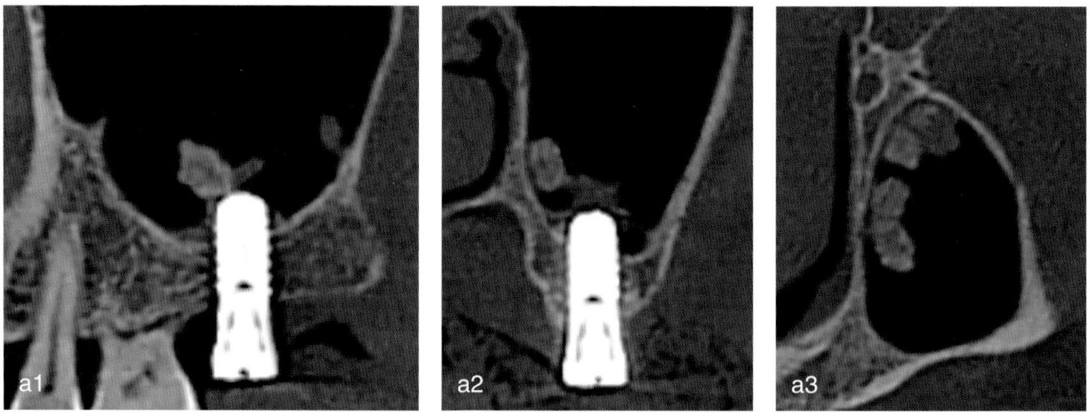

图3-12 骨增量材料进入固有层的病例之一

上颌左侧第一磨牙位点骨凿挤压技术穿牙槽嵴上颌窦底提升。a. 术后即刻CBCT扫描，依次为近远中向断层、颊舌向断层和水平面断层。团块状的骨增量材料（Bio-Oss Collagen，Geistlich，瑞士）漂浮于黏骨膜固有层，未能包绕种植体。窦底黏膜不规则隆起，窦腔内无渗出物，黏骨膜无增厚，由此判断未发生黏骨膜穿孔，骨增量材料通过破裂的骨膜进入固有层中。

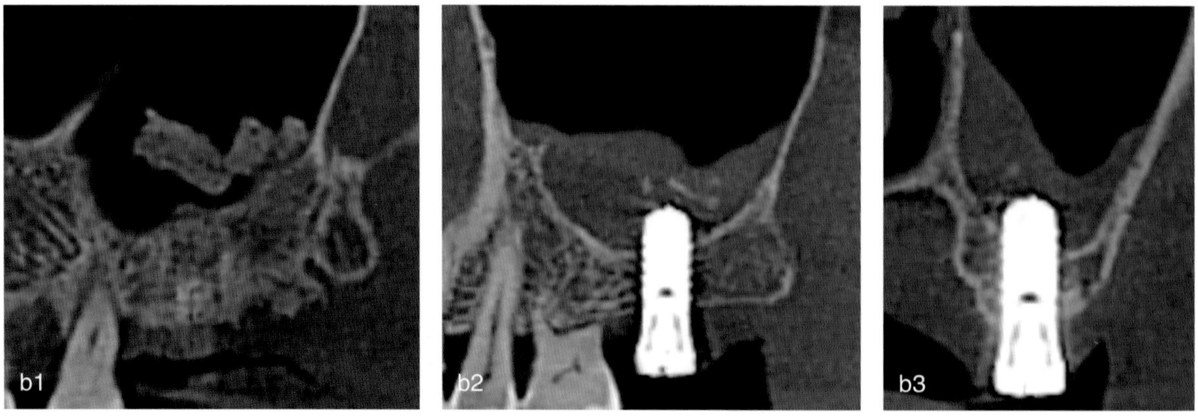

图3-12 骨增量材料进入固有层的病例之一（续）

b1. 术后即刻CBCT扫描偏腭侧的近远中向断层，团块状的骨增量材料通过破裂的骨膜进入固有层中。b2，b3. 术后4天的CBCT扫描，黏骨膜水肿，位于固有层内的骨增量材料（Bio-Oss Collagen，Geistlich，瑞士）几乎完全被吸收，窦腔内无渗出物。（感谢院外同道为本书提供此病例）

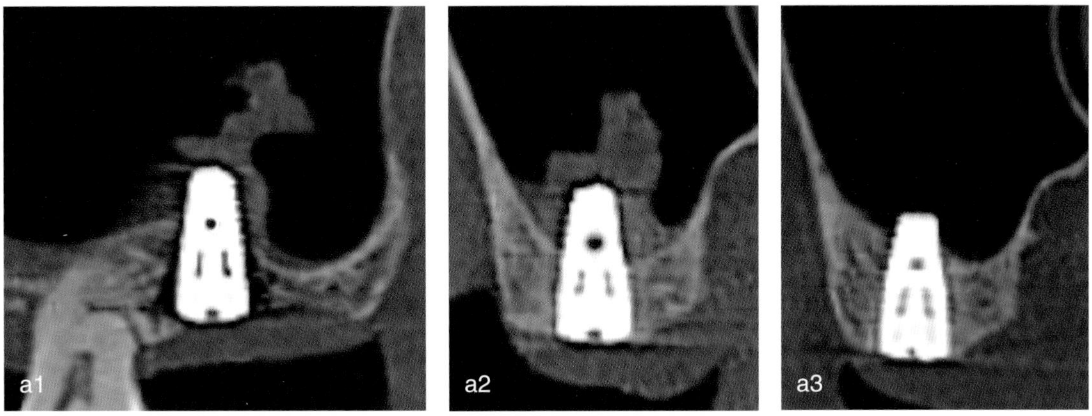

图3-13　骨增量材料进入固有层的病例之二

上颌双侧第二磨牙位点骨凿挤压技术穿牙槽嵴上颌窦底提升。a. 上颌右侧位点。a1，a2. 术后即刻CBCT扫描的近远中向断层和颊舌向断层。在种植窝内植入胶原膜（Bio-Gide，瑞士）和CGF，窦底黏膜呈不规则隆起，窦腔内无渗出物，黏骨膜无增厚，由此判断未发生黏骨膜穿孔，植入材料通过破裂的骨膜进入固有层中。a3. 3天后的CBCT扫描，植入物完全被吸收，黏骨膜无增厚。

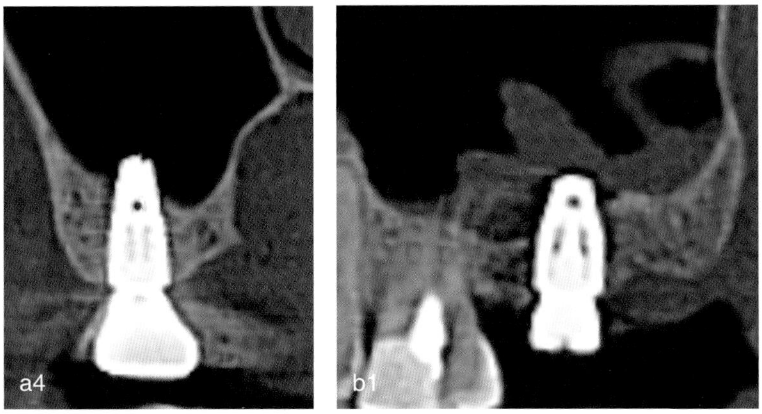

图3-13　骨增量材料进入固有层的病例之二（续）

a4. 17个月后戴入右侧位点的种植修复体。CBCT扫描的近远中向断层，可见种植体根尖位于窦腔内，黏骨膜无增厚。b. 上颌左侧位点。b1. 术后即刻CBCT扫描的近远中向断层。在种植窝内植入胶原膜（Bio-Gide，瑞士）和CGF，窦底黏膜呈不规则隆起，窦腔内无渗出物，黏骨膜无增厚，由此判断未发生黏骨膜穿孔，植入材料通过破裂的骨膜进入固有层中。

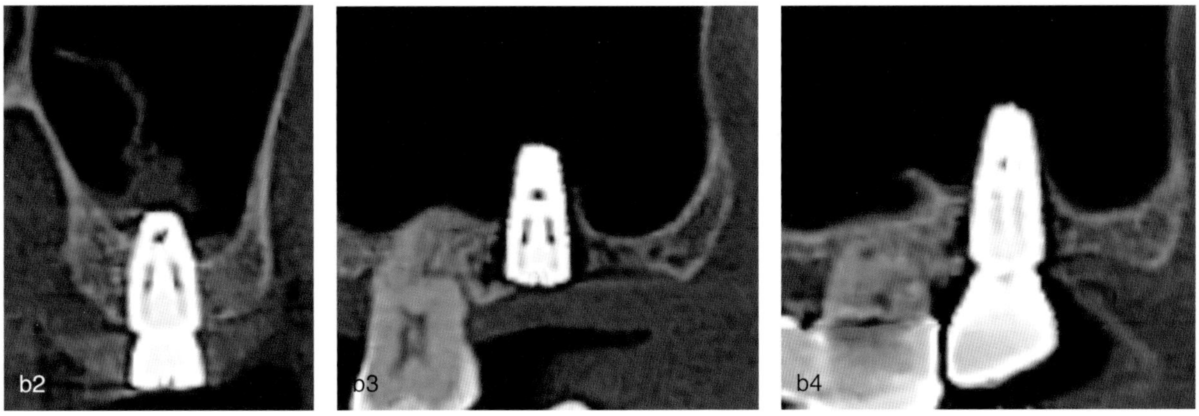

图3-13　骨增量材料进入固有层的病例之二（续）

b2. 术后即刻CBCT扫描的颊舌向断层。窦底黏膜呈不规则隆起，窦腔内无渗出物，黏骨膜无增厚。b3. 3天后的CBCT扫描，植入物完全被吸收，窦腔内无渗出物，黏骨膜无增厚。b4. 17个月后戴入右侧位点的种植修复体。CBCT扫描的近远中向断层，可见种植体根尖位于窦腔内，黏骨膜无增厚。（感谢院外同道为本书提供此病例）

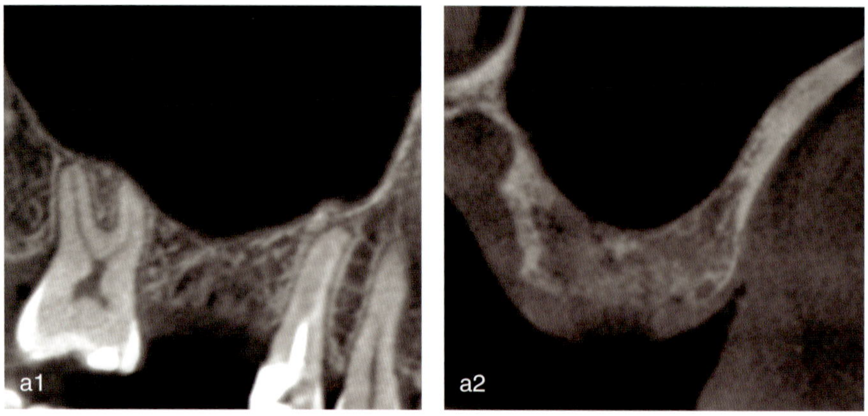

图3-14 骨增量材料进入固有层的病例之三

a. 上颌右侧第一磨牙位点穿牙槽嵴上颌窦底提升（骨凿技术），术前CBCT扫描。a1. 上颌后牙牙弓的近远中向断层。a2. 上颌第一磨牙位点的颊舌向断层。窦底骨高度＞5mm，骨密度低，窦底及牙槽嵴顶皮质骨骨板不清晰、不连续。

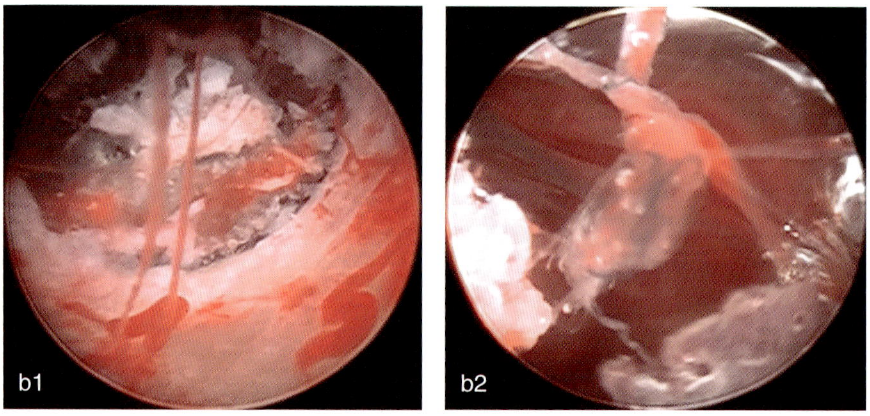

图3-14 骨增量材料进入固有层的病例之三（续）

b. 上颌右侧第一磨牙位点穿牙槽嵴上颌窦底提升（骨凿技术），术中电子内镜照片。b1，b2. Ⅲ类黏骨膜状态，即骨膜破裂，固有层暴露，上皮层未破裂。位于黏骨膜固有层的部分小血管未断裂，出血和生理盐水混合物进入固有层。

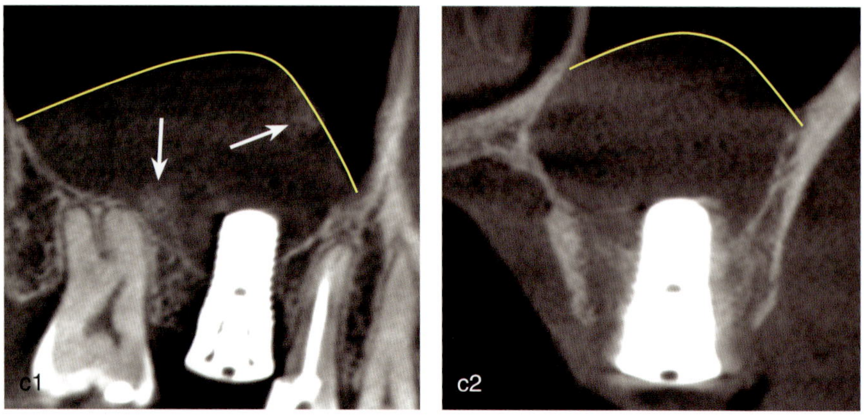

图3-14 骨增量材料进入固有层的病例之三（续）

c. 上颌右侧第一磨牙位点穿牙槽嵴上颌窦底提升（骨凿技术），术后即刻CBCT扫描。c1. 上颌后牙牙弓的近远中向断层。c2. 上颌第一磨牙位点种植体的颊舌向断层。窦底上皮层（并非黏骨膜）的提升高度＞10mm，呈帐篷样隆起，骨增量材料（骨胶原）漂浮于固有层内和位于种植体近中（箭头所示）。

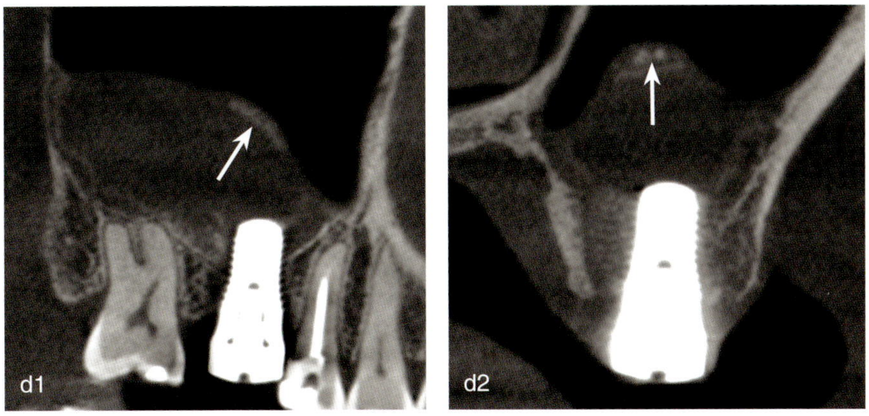

图3-14　骨增量材料进入固有层的病例之三（续）

d. 上颌右侧第一磨牙位点穿牙槽嵴上颌窦底提升（骨凿技术），术后3个月修复之前的CBCT扫描。d1. 沿上颌后牙牙弓的近远中向断层。d2. 沿上颌第一磨牙位点的颊舌向断层。窦底软组织增厚影像的高度＞10mm，呈帐篷样隆起，在增厚软组织顶端可见骨样组织（箭头所示），在颊舌向断层可见窦底骨高度增加。

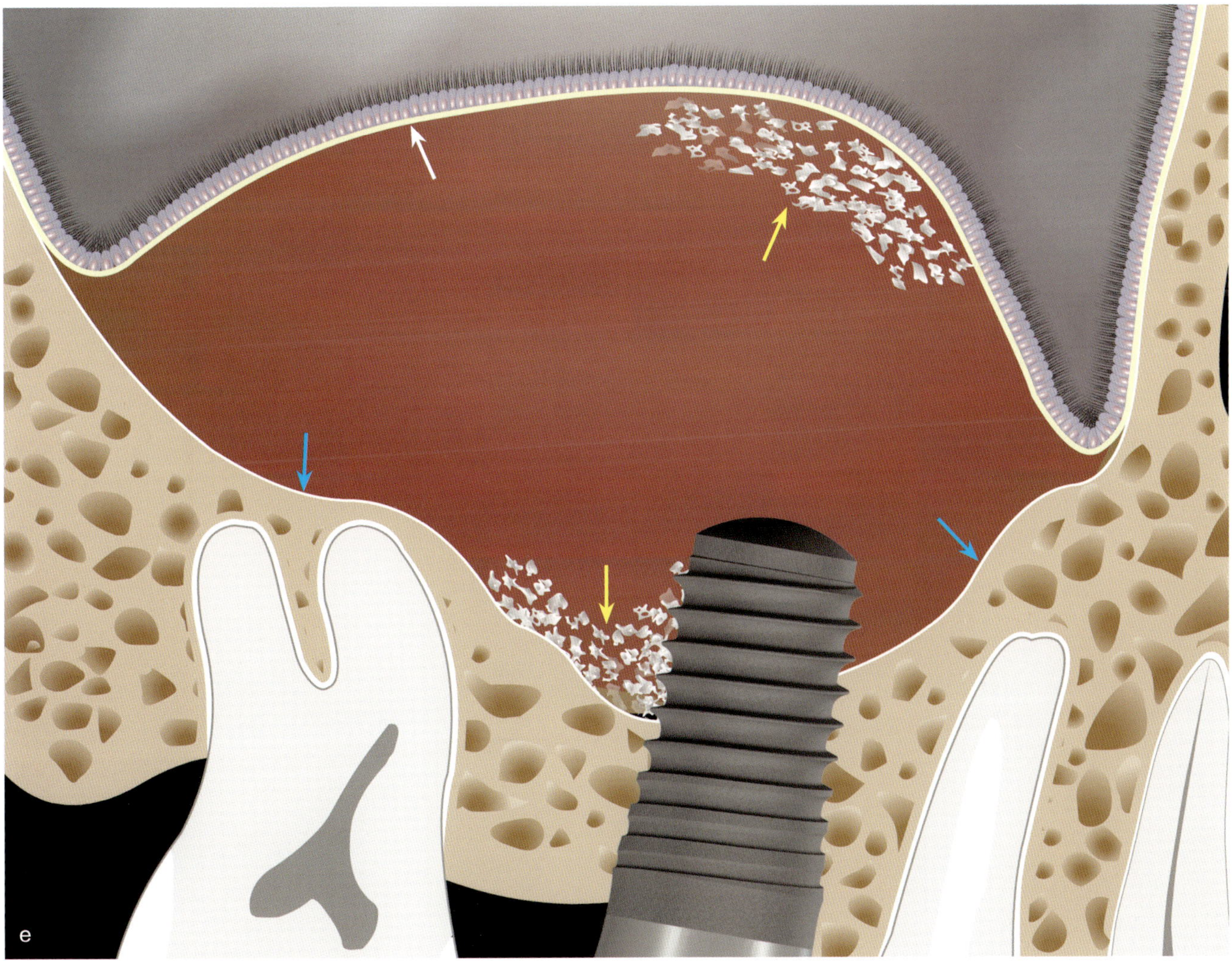

图3-14　骨增量材料进入固有层的病例之三（续）

e. 上颌右侧第一磨牙位点穿牙槽嵴上颌窦底提升（骨凿技术），骨膜破裂（图3-14c1）的模式图。1. 黏骨膜的上皮层隆起（白色箭头所示）；2. 骨膜层并未抬起（蓝色箭头所示）；3. 固有层内充满生理盐水和出血的混合物；4. 漂浮于固有层内的骨胶原（黄色箭头所示）。（外科程序：宿玉成、皮雪敏；手术配合：陶丹、刘敏；放射线诊断程序：苑秋华、王倩；病例完成时间：2017年）

3.3.3 种植体脱入上颌窦

目前文献中，缺乏关于穿牙槽嵴上颌窦底提升种植体脱入上颌窦（implants displaced into the maxillary sinus）的发生率的报道。患者通常无自觉症状，可以通过放射线检查来确认。Safadi等报道了24例种植体脱入窦内的患者，有11例（占46%）并发慢性上颌窦炎[14]。发现种植体脱入上颌窦之后，应当将其取出，防止从上颌窦开口脱出误入消化道或气管，危及生命[15]，取出路径包括内镜下经鼻道和经口腔入路[14-16]。

病因

种植体脱入上颌窦内的发生和发现时机包括术中、愈合期或种植修复后。

- **术中种植体脱入上颌窦**　术中种植体脱入上颌窦内与如下因素有关：
  - ◎ 操作失误。由于窦底骨高度和骨密度较低，种植体的过大推力使种植体脱入上颌窦内。
  - ◎ 种植窝预备的精准度不足或骨凿挤压技术使种植窝直径超过预期，在种植体失去机械啮合作用的状态下，种植体被误推入上颌窦内。
  - ◎ 种植体脱入上颌窦内的另一个前提条件是种植窝预备或凿断窦底骨板时发生了黏骨膜穿孔或种植体顶穿了窦底黏骨膜。
- **愈合期种植体脱入上颌窦**　在穿牙槽嵴上颌窦底提升愈合期，种植体脱入上颌窦内与如下因素有关：①骨结合失败，其原因包括种植体初始稳定性不足、种植窝骨壁损伤和种植体周感染等；②上颌窦内气压变化。伴随呼气与吸气，空气通过上颌窦开口压入或吸出上颌窦腔，上颌窦内气压呈正压和负压的交替变化。骨结合失败的种植体会伴随窦腔内压力的交替变化进入窦底黏骨膜与窦底骨壁之间，黏骨膜破裂之后进入上颌窦内。图3-15和图3-16为骨凿挤压法上颌窦底提升（BAOSFE），修复时发现种植体脱入上颌窦。
- **种植修复后种植体脱入上颌窦**　戴入修复体后发生的种植体脱入上颌窦内，与愈合期种植体脱入上颌窦的原因相似，种植体周炎和咬合力分布不均是骨结合失败的主要原因。通常，与基台连接稳固的骨结合失败种植体不会进入上颌窦内，但与基台失去连接的骨结合失败种植体则存在进入上颌窦内的风险。图3-17为骨凿挤压法上颌窦底提升（BAOSFE）的病例，戴入修复体15年后复诊时发现一颗种植体与基台脱离、脱入上颌窦内。

种植体脱入上颌窦内之后，由于纤毛的摆动、上颌窦腔内的气流变化和体位变化，种植体可以在上颌窦内移动，在不同的时间可能会位于不同的位置（图3-16），甚至卡入上颌窦开口（图3-18）。如果上颌窦开口很大，也存在从开口脱入鼻腔的可能。2021年，何蔓婷等[17]报道了一例上颌植入6颗种植体的无牙颌

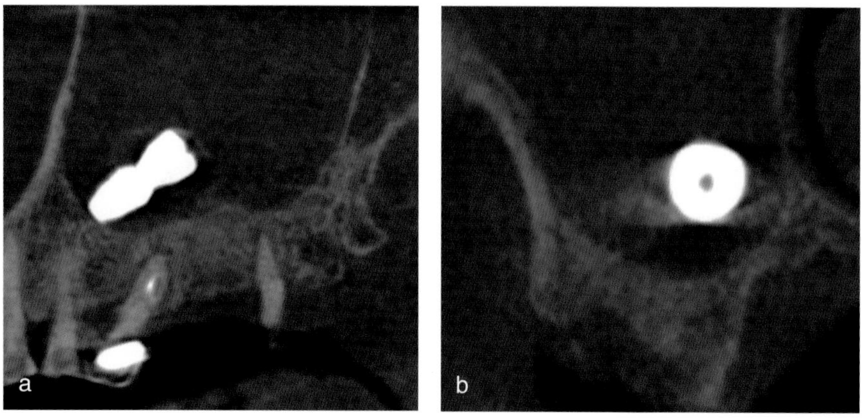

图3-15　种植体脱入上颌窦内的病例之一

上颌左侧第一磨牙位点种植体脱入上颌窦内，并发术后上颌窦感染。CBCT扫描。a. 近远中向断层。b. 颊舌向断层。骨凿挤压技术穿牙槽嵴上颌窦底提升，在术后6个月进行种植体修复时，发现种植体脱入上颌窦内，位于上颌窦内壁与前壁之间的转折处，种植体与愈合基台相连，窦腔内充满密度增高影像。（感谢院外同道为本书提供此病例）

病例，种植体均为直径4.1mm、长度10mm。其中，右侧穿牙槽嵴上颌窦底提升位点植入的种植体，在术后3个月戴入修复体时的CBCT检查发现脱入上颌窦内，患者不同意取出种植体。戴入修复体4个月复诊时CBCT检查发现种植体移位。戴入修复体6年复诊时曲面体层放射线片未见脱位的种植体。上颌窦开口的直径较大，约4.51mm，疑似种植体从上颌窦开口脱出。

脱入窦内的种植体表面会黏附黏液，并引起上颌窦黏骨膜水肿、增厚，甚至急性或慢性上颌窦感染。

预防

基于对种植体脱入上颌窦的病因分析，应当考虑如下要点：

- **种植体构型的选择** 选择颈部膨大设计的种植体，如Straumann软组织水平种植体，提高种植体初始稳定性。
- **窦底提升技术的选择** 采取骨凿技术，而不是骨凿挤压技术的穿牙槽嵴上颌窦底提升，防止种植窝骨壁热损伤所导致的骨结合失败。
- **提高种植窝预备的精度** 精确的种植窝预备，防止种植窝直径扩大所导致的种植体初始稳定性下降。
- **术后维护**
  - ◎ 术后口服抗生素5天，在拆线前用复方葡萄糖酸氯己定含漱液漱口，降低创口感染导致种植体周围感染的风险。
  - ◎ 在种植体愈合期，避免戴入可摘局部义齿，降低种植体微动导致骨结合失败的风险。
- **避免过大船力** 戴入修复体后，认真调船，避免早接触，降低咬合创伤导致骨结合失败的风险。

处理

如果疑似种植体脱入上颌窦内，要拍摄CBCT以确认种植体在窦腔内的位置，并尽快取出，避免继发上颌窦感染和种植体从上颌窦开口脱出误入呼吸道的风险。临床上有如下几种种植体取出方法：

- **经侧壁开窗入路** 经侧壁开窗入路取出种植体的优点在于术野较为清晰，操作简便。如果在电子内镜的辅助下，手术将更为简便（图3-15）。该术式的另一个优点是可以在取出种植体之后修补穿孔的窦底黏骨膜，同期完成上颌窦底提升手术。
- **经上颌窦开口入路** 在电子内镜下经上颌窦开口入路取出种植体，是耳鼻喉科医生常常采取的术式。笔者认为该术式对患者的损伤并不小于经侧壁开窗入路取出种植体，因为必须切除部分鼻中隔软骨和扩大上颌窦开口之后电子内镜才能够进入到上颌窦内，并且需要在全麻下手术。
- **经下鼻道入路** 在电子内镜下，通过下鼻道外侧壁（即上颌窦内壁）的造口入路取出种植体。

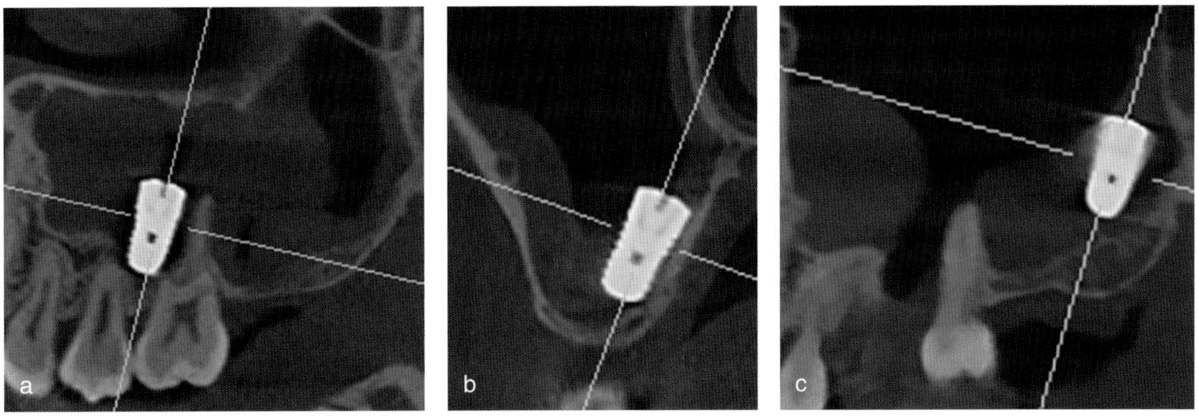

图3-16 种植体脱入上颌窦内的病例之二

上颌左侧第二磨牙位点种植体脱入上颌窦内，并发术后黏骨膜增厚。CBCT扫描。a. 近远中向断层。b. 颊舌向断层。c. 近远中向断层。骨凿挤压技术穿牙槽嵴上颌窦底提升，在术后10个月进行种植体修复时，发现种植体脱入上颌窦内（a，b），位于第二前磨牙和第一磨牙之间的窦底，3个月后种植体位置发生了变化（c），在第三磨牙位点的窦底。（感谢院外同道为本书提供此病例）

笔者不建议选择此术式，因为电子内镜的视角限制或存在较深的腭鼻隐窝（palatonasal recess）时，难以发现和取出种植体。

- **经种植窝入路** 在术中种植体脱入上颌窦时，可以尝试经种植窝入路取出种植体，如果“碰巧”，可以用合适的吸引器吸出种植体。为避免对种植窝的破坏，当无法发现种植体或取出困难时，不要扩大种植窝，应果断地将术式变更为侧壁开窗入路取出种植体，为再次种植创造条件。

无论哪一种方法取出种植体，术后均应该全身应用抗生素、麻黄素类滴鼻液滴鼻。

图3-18为一例取出脱入上颌窦内种植体的老年患者。68岁男性患者，因种植体脱入上颌窦内而转入我院，寻求将其取出。该患者2.5年前在上颌植入5颗种植体（种植体系统不详），其中上颌右侧前磨牙位点行穿牙槽嵴上颌窦底提升（骨凿挤压技术），半年后戴入种植体独立支持式覆盖义齿。戴入修复体2年后患者感觉有鼻塞症状，在当地医院检查发现右侧前磨牙位点的种植体脱入上颌窦内。CBCT检查显示种植体根端卡在上颌窦开口处，窦底黏骨膜增厚。局部浸润下行柯-陆术，侧壁开窗后切开上颌窦黏骨膜，电子内镜检查发现种植体嵌入上颌窦开口，将其取出。同时部分切除窦底增厚的黏骨膜，术后无异常。

3.3.4 术中不适

在文献报道中，骨凿挤压技术进行穿牙槽嵴上颌窦底提升时的较大骨凿敲击力可导致不适、严重头痛、迷路炎和良性阵发性位置性眩晕（BPPV）[18-19]。

Pjetursson等[20]在2009年对穿牙槽嵴上颌窦底提升的163位患者的问卷调查显示，23%的患者认为手术经历令人不愉快，5%的患者感到手术过程中头过于后倾，5%的患者有术后眩晕、恶心、方向分辨不清等症状。然而，90%的患者愿意再次接受种植治疗。

3.3.5 良性阵发性位置性眩晕

良性阵发性位置性眩晕（benign paroxysmal positional vertigo，BPPV），又称之为耳石症（otolithiasis），症状包括眩晕、眼震、失衡和恶心，可周期性加重或缓解，病程时间长短不一，具有自限性。

BPPV分为特发性和继发性，继发性BPPV多与头部外伤、震动引起耳石脱落有关。BPPV具体机制不明，最被认可的学说有二：管结石症学说认为，脱落的耳石聚集于半规管长臂近壶腹处的内淋巴中，随着头部的运动，尤其是当头部处于激发体位时，耳石颗粒沿与壶腹相反的方向运动，这些颗粒本身质量可以造成重力作用，带动内淋巴液流动而对壶腹嵴产生兴奋性刺激，进而引发眼震和眩晕（图3-19）。嵴帽

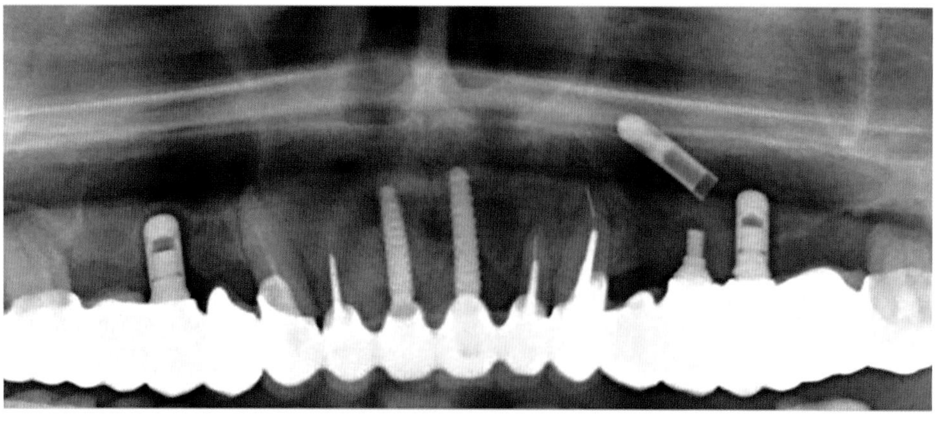

图3-17 种植体脱入上颌窦内的病例之三

上颌左侧第二前磨牙位点种植体脱入上颌窦内，曲面体层放射线片。上颌左侧种植位点行穿牙槽嵴上颌窦底提升（骨凿挤压技术，BLB种植体），戴入修复体15年后发现种植体脱入上颌窦内（脱入窦内的具体时间无从估算），种植体脱入窦内的可能原因为种植体骨结合失败。（感谢院外同道为本书提供此病例）

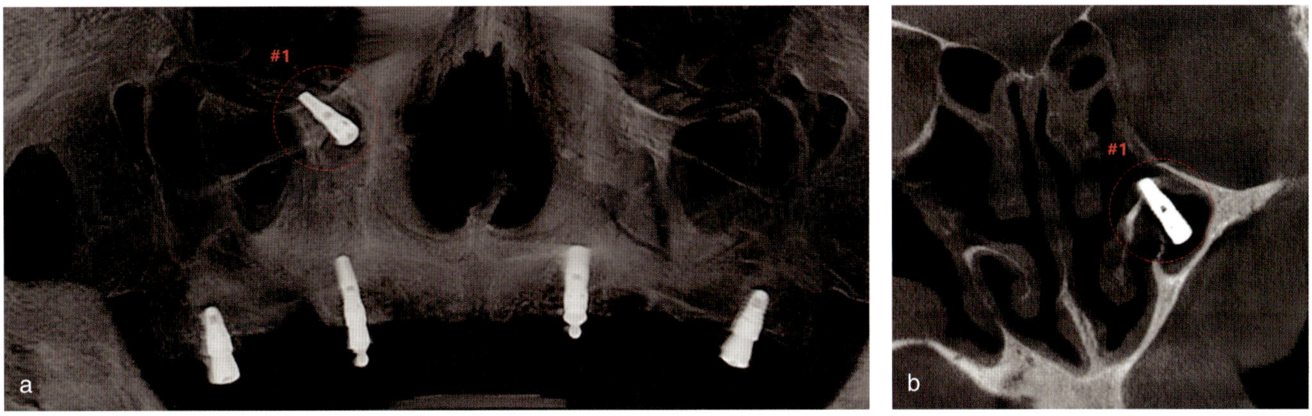

图3-18 种植体脱入上颌窦内的病例之四

右侧前磨牙位点的种植体脱入上颌窦内，CBCT扫描。a. 曲面体层重建影像。b. 水平向断层。种植体脱入上颌窦内，种植体根端卡在上颌窦开口处（种植体系统不详）。

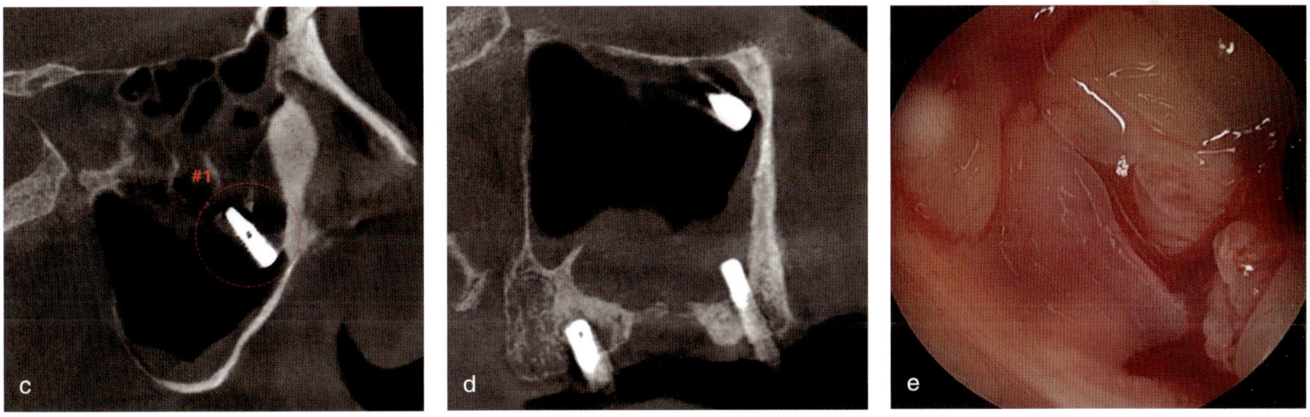

图3-18 种植体脱入上颌窦内的病例之四（续）

CBCT扫描。c. 颊舌向断层。d. 近远中向断层。上颌右侧前磨牙位点种植体脱入上颌窦内，窦底黏骨膜水肿、不规则性增厚。e. 术中电子内镜可见黏膜水肿，呈炎症状态。

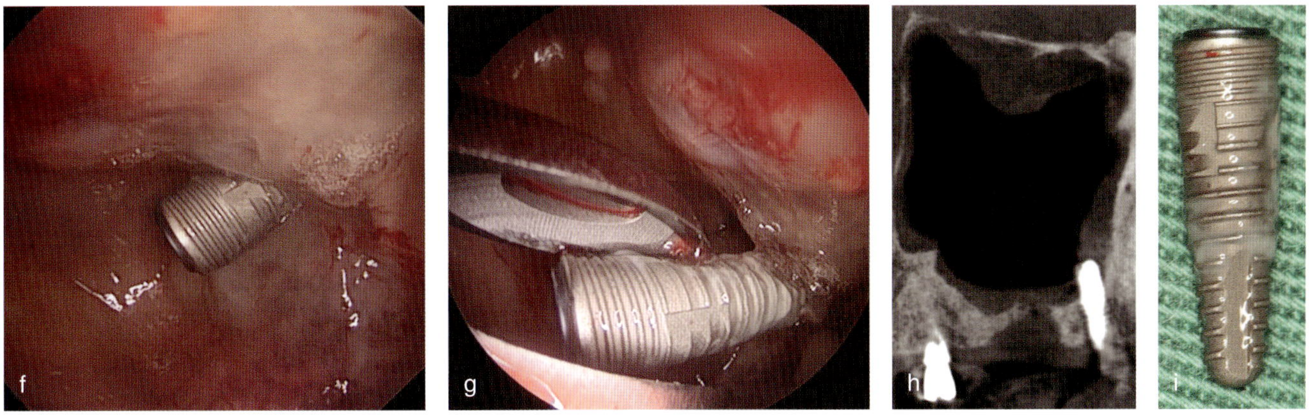

图3-18 种植体脱入上颌窦内的病例之四（续）

f，g. 术中电子内镜可见种植体根端卡在上颌窦开口处，周围黏膜呈水肿状态，用上颌窦组织钳将其取出。h. 术后即刻CBCT，沿上颌后牙弓的近远中向CBCT断层，显示种植体已经取出，并且去除了部分增厚的窦底黏骨膜。i. 取出的种植体，表面有黏液黏附。（种植体取出外科程序：宿玉成、皮雪敏；病例完成时间：2019年）

结石症学说认为，脱落的耳石黏附于后半规管壶腹嵴半规管侧的嵴帽，使其对重力变化的敏感性增加，从而出现相应症状和体征。良性阵发性位置性眩晕（benign paroxysmal positional vertigo）是穿牙槽嵴上颌窦底提升并发症之一，其病因、预防和处理如下。

病因

并发于穿牙槽嵴上颌窦底提升的原因包括：

- 患者有良性阵发性位置性眩晕病史。
- 使用锥柱状骨凿，敲击时种植窝骨壁阻力太大。
- 窦底皮质骨的磨除不到位，或倾斜型窦底的窦底皮质骨磨除不均匀，敲击时窦底骨板阻力太大。

预防

在穿牙槽嵴上颌窦底提升的病例筛查和术式选择时，应当考虑到本并发症。

- 禁忌对良性阵发性位置性眩晕病史患者有过大力量的窦底敲击。
- 建议采用骨凿技术，并选择与种植窝直径匹配的圆柱状骨凿。
- 充分磨除窦底皮质骨。如果计划预留部分窦底皮质骨骨板，厚度不要超过1mm[13]。
- 禁忌狭窄型和间隔型窦底采取穿牙槽嵴上颌窦底提升，此类病例是侧壁开窗技术的适应证。

处理

基于患者术中和术后的症状，一旦疑似并发良性阵发性位置性眩晕（BPPV），应转诊耳鼻喉科进行诊断与治疗。BPPV具有自限性，症状在6个月内消退或消失，1个月内自愈者约占50%，但可反复发作。通常，最为简单有效的治疗方法是手法耳石复位[21]。

3.3.6 种植体初始稳定性不足

就上颌窦底提升而言，由于窦底剩余骨高度不足和骨密度较低，种植体初始稳定性不足会导致种植体骨结合失败和种植体脱入窦内，致使种植治疗失败。

病因

就穿牙槽嵴上颌窦底提升而言，导致种植体初始稳定性不足的相关原因如下：

- **与窦底骨高度相关** 窦底初始骨高度不足导致种植体的机械啮合能力下降，初始稳定性降低。

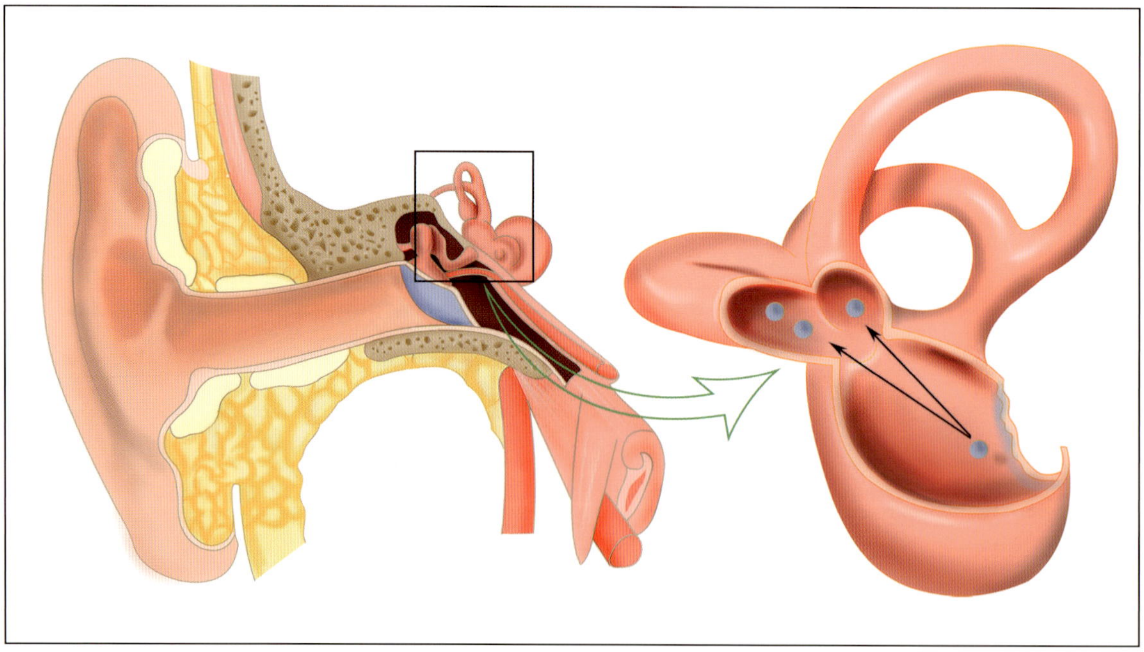

图3-19 耳石脱落的模式图

脱落的耳石聚集于半规管长臂近壶腹处的内淋巴中，随着头部的运动，尤其是当头部处于激发体位时，耳石颗粒沿与壶腹相反的方向运动，这些颗粒本身质量可以造成重力作用，带动内淋巴液流动而对壶腹嵴产生兴奋性刺激，进而引发眼震和眩晕。

- **与骨密度相关** 上颌后部通常为Ⅳ类骨密度，一些医生认为使用骨凿挤压种植窝，将Ⅳ类骨密度转变为Ⅱ类或Ⅲ类骨密度，增加骨与种植体的接触，提高种植体的初始稳定性。事实上，这种挤压会产生种植窝骨壁损伤的风险。
- **与潜在性种植体过早负荷相关** 佩戴可摘局部义齿可能会导致种植体过早负荷，破坏骨结合。
- **与种植窝预备相关** 通常认为骨凿挤压法上颌窦底提升（BAOSFE）可以通过锥柱状骨凿的挤压增加种植窝的骨密度，提高种植体的初始稳定性，但事实上可能并非如此。2003年，Büchter等[22]在离体模型中证明，与使用骨凿挤压法相比，传统技术植入的种植体旋出扭矩值显著增加。2005年，Büchter等[23-24]在体内试验中进一步证实这种现象：在种植第28天时，传统技术植入的种植体的旋出扭矩显著高于骨凿挤压法上颌窦底提升。

预防

基于对种植体稳定性不足的病因分析，在临床中应当注意如下要点：

- **种植体构型的选择** 选择颈部膨大设计的种植体，如Straumann软组织水平种植体，在窦底骨高度有限和密度较低的种植窝内，通过膨大的种植体颈部与种植窝的机械啮合作用获得理想的种植体初始稳定性。
- **提升技术的选择** 建议使用骨凿法上颌窦底提升（OSFE），而不是骨凿挤压法上颌窦底提升（BAOSFE）。骨凿技术在种植窝预备完成之后，只是用圆柱状骨凿折断窦底骨壁，不会损伤到种植窝骨壁。而骨凿挤压技术，使用锥柱状骨凿对种植窝骨壁的过度挤压可能会导致骨小梁骨折和种植窝骨壁的热损伤，增加了种植体骨结合失败的风险，导致种植体脱入上颌窦内。
- **负荷时机和方法的选择** 在种植体愈合期不要佩戴可摘局部义齿，避免种植体过早负荷，发生种植体微动、破坏骨结合。如果必须佩戴可摘局部义齿，要调整局部义齿的组织面，以确保在愈合期的任何时候都不会对种植体施加潜在压力。

3.3.7 术中和术后出血

穿牙槽嵴上颌窦底提升发生术中和术后出血的概率较低。尽管如此，术前也必须通过CBCT检查确认牙槽上颌窦动脉（AAA）是否存在变异，是否走行于上颌窦底，是否位于种植窝预备的区域。如果走行于种植窝和窦底提升区域，应在电子内镜辅助下预备种植窝，尽量避开该动脉。如果术后从鼻腔排出陈旧性血凝块，应考虑发生了术中窦底黏骨膜穿孔。此时，应进行CBCT检查，确认窦腔内的状态，对症治疗。

3.3.8 骨增量材料无菌性炎症和成骨欠佳

选择穿牙槽嵴上颌窦底提升时，通常具有5mm以上的窦底骨高度，窦底黏骨膜提升高度有限、植入的骨增量材料较少、手术时间较短，发生骨增量材料感染性炎症的风险较低。但是，存在发生骨增量材料无菌性炎症（aseptic inflammation）和成骨欠佳的风险。

病因与预防

目前，缺乏关于穿牙槽嵴上颌窦底提升后发生骨增量材料无菌性炎症和成骨欠佳的文献报道，发病机制尚不清晰，很可能与系统性因素与局部因素相关。局部因素与血管原细胞和骨原细胞来源不足有关：

- 骨膜完整，但种植体周围的窦底黏骨膜并未抬起，骨增量材料位于依靠黏骨膜的弹性拉伸所形成的空间内，阻断了来自窦底骨壁的血管原细胞和骨原细胞长入。
- 骨膜破裂，但黏骨膜未穿孔，骨增量材料堆积在骨膜层与上皮层的固有层内，缺乏骨原细胞的来源。
- 在有限的空间内，植入过多的骨增量材料的再血管化不足。
- 骨增量材料类型的影响。通常，具有亲水能力的去蛋白牛骨矿物质（DBBM）有利于稳定血凝块。

处理

骨增量材料的无菌性炎症，通常没有临床症状、多发现于放射线检查时。由于是没有病原菌的炎症，因而抗生素治疗无效。如果继发化脓性感染，需要进

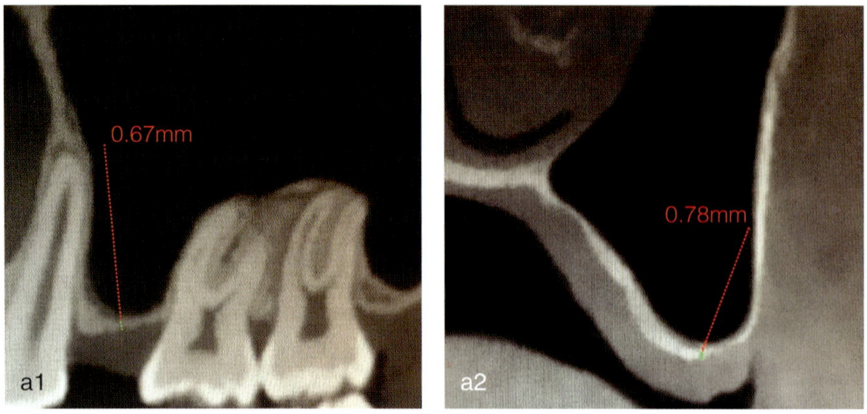

图3-20 骨增量材料无菌性炎症和成骨欠佳

上颌左侧第二前磨牙位点穿牙槽嵴上颌窦底提升（骨凿挤压技术）。a1，a2. 术前CBCT扫描，依次为上颌后牙牙弓的近远中向断层和上颌第二前磨牙位点的颊舌向断层，平坦型窦底，窦底剩余骨高度＜1mm。

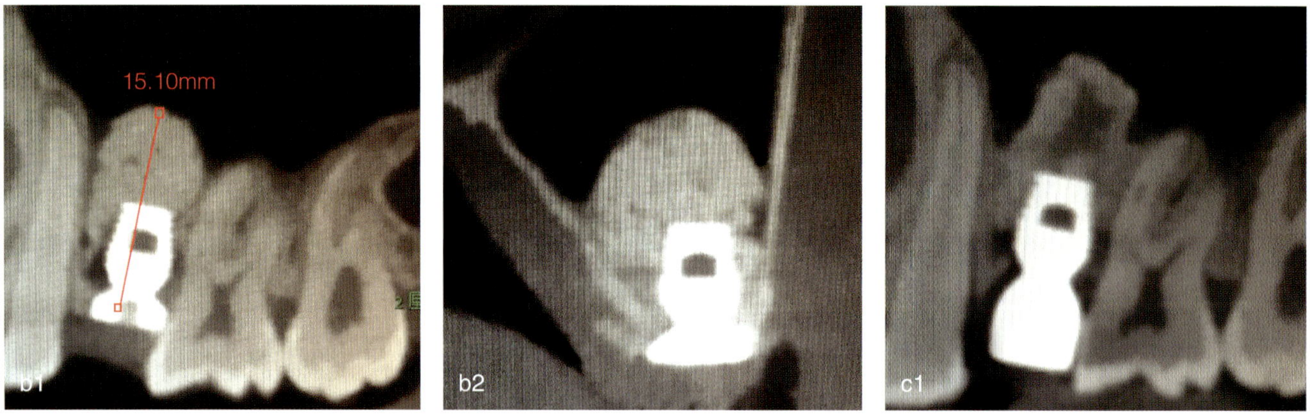

图3-20 骨增量材料无菌性炎症和成骨欠佳（续）

上颌左侧第二前磨牙位点穿牙槽嵴上颌窦底提升（骨凿挤压技术）。b1，b2. 术后即刻CBCT扫描，依次为近远中向和颊舌向断层。窦底呈“完美”的帐篷样隆起，提升高度＞15mm，骨代用品致密，与四周的骨壁之间存在缝隙，种植体平台位于牙槽嵴顶根方3mm处。c1. 术后6个月修复时的CBCT扫描，近远中向断层。窦底骨高度稳定，靠近窦底部分新骨质量良好，种植体根方的新骨中存在大范围的密度降低区。

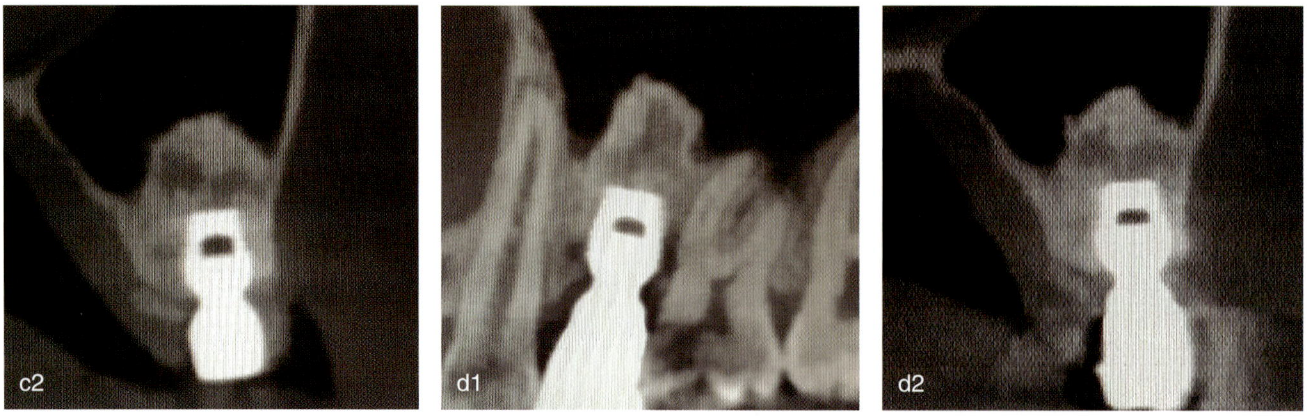

图3-20 骨增量材料无菌性炎症和成骨欠佳（续）

上颌左侧第二前磨牙位点穿牙槽嵴上颌窦底提升（骨凿挤压技术）。c2. 术后6个月修复时的CBCT扫描，颊舌向断层。窦底骨高度稳定，靠近窦底部分新骨质量良好，种植体根方新骨中存在大范围的密度降低区，牙槽嵴顶骨高度吸收近3mm。d1，d2. 戴入修复体6个月时的CBCT扫描，依次为近远中向和颊舌向断层。窦底骨高度、新骨质量、种植体根方新骨中的密度降低区以及牙槽嵴顶骨高度与6个月前相似。

行侧壁开窗的清创手术；如果未继发化脓性感染，只是成骨欠佳，随访观察即可，并适当延迟负荷时机。

图3-20为窦底剩余骨高度<1mm的病例（图3-20a），通过穿牙槽嵴上颌窦底提升（骨凿挤压技术）植入大量的细颗粒骨代用品（品牌不详）。术后即刻CBCT显示窦底黏骨膜的“提升”高度>15mm，骨增量材料异常致密，窦腔内无渗出物，种植体平台位于牙槽嵴顶根方3mm处（图3-20b）。术后6个月修复时和戴入修复体6个月时的CBCT显示提升的窦底骨高度稳定，靠近窦底的新骨质量良好，但在种植体根方的骨增量材料中存在大范围的密度降低区，在种植体颈部的近中与远中也存在低密度区，种植体周围牙槽嵴发生明显骨吸收，高度近3mm（图3-20c，d）。

显然，本病例发生了骨增量材料无菌性炎症和成骨欠佳的并发症，图3-20e显示了可能的原因：

- 窦底提升的高度并非黏骨膜从窦底剥离后抬起的高度，而是依靠黏膜的弹性拉伸所抬起的高度。
- 黏骨膜拉伸超过15mm的能力存疑，怀疑骨代用品位于的空间是上皮层拉伸后形成的空间，而不是窦底黏骨膜抬起的空间。
- 大量骨代用品位于种植体周围，窦底来源的血管原细胞和骨原细胞有限。
- 骨代用品颗粒过细可能导致骨增量材料过于致密、缺乏间隙和血凝块不足而影响再血管化。

3.3.9 术后上颌窦感染

术后上颌窦感染是穿牙槽嵴上颌窦底提升的最为严重的术后并发症，通常会导致骨增量失败或降低种植体留存率，将在本书的第8章详细讨论穿牙槽嵴上颌窦底提升的术后上颌窦感染。

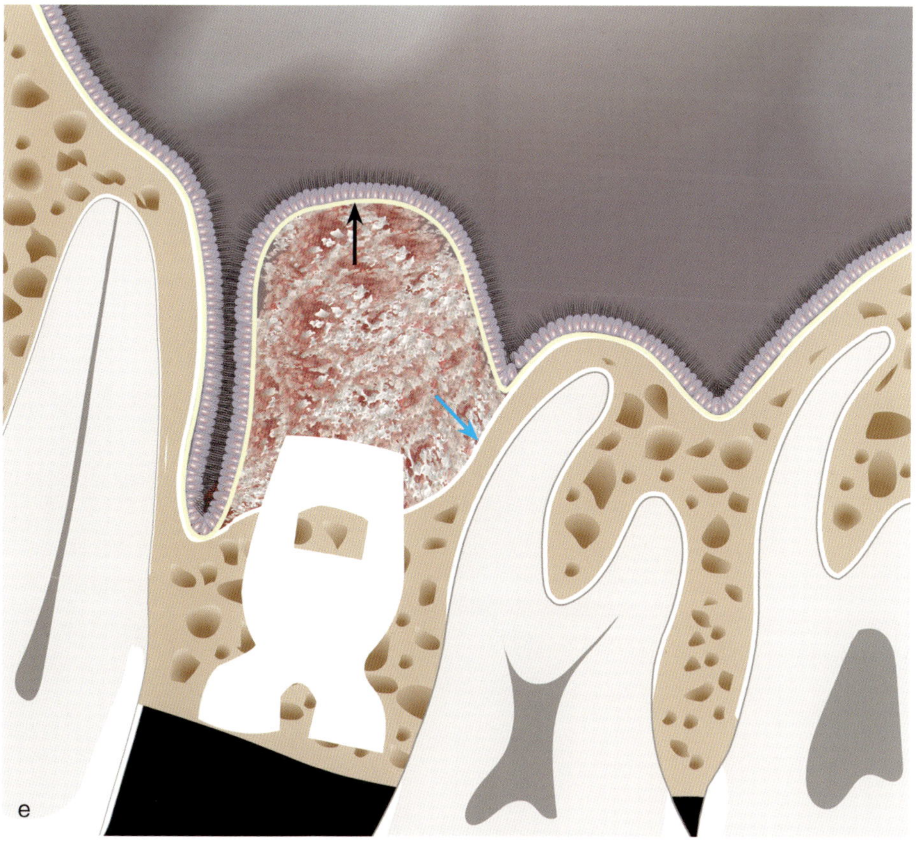

图3-20　骨增量材料无菌性炎症和成骨欠佳（续）
e. 上颌左侧第二前磨牙位点穿牙槽嵴上颌窦底提升（骨凿挤压技术），术后即刻CBCT扫描的近远中向断层（图3-20b1）的模式图。黏骨膜的骨膜层（蓝色箭头所示）并未抬起，抬起的是黏骨膜的上皮层（黑色箭头所示），致密的骨代用品填充于固有层内，导致血供不足。（感谢院外同道为本书提供此病例）

3.4 穿牙槽嵴上颌窦底提升的病例报告

病例之一：平坦型窦底的穿牙槽嵴上颌窦底提升

38岁女性患者，6个月前拔除金属全冠修复体失败和化脓性根尖炎的上颌左侧第一磨牙（图3-21a），现计划进行种植修复。

患者一般状态良好，无全身系统性疾病史，不吸烟、不饮酒，无副功能习惯。口腔检查可见口腔卫生良好，上颌左侧第一磨牙缺失。缺牙位点附着龈质量良好，殆龈距离及颌位关系尚可（图3-21b）。CBCT扫描显示窦底平坦，与拔牙前CBCT断层相比，窦底相对位置进一步降低。牙槽嵴顶相对位置尚可，拔牙窝愈合不良，牙槽嵴顶皮质骨不连续，近远中向为凹陷型、颊舌向为平直型牙槽嵴顶。窦底骨宽度约为10.1mm，缺牙间隙的近远中向距离约为11mm，Ⅳ类骨密度。种植窝中心骨高度约为4.6mm，虚拟植入直

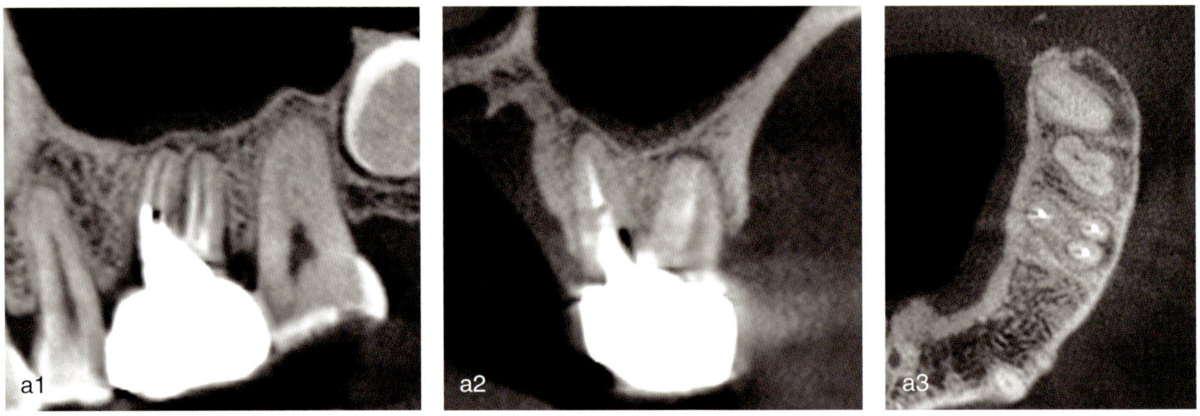

图3-21　平坦型窦底的穿牙槽嵴上颌窦底提升

a. 6个月前患者就诊，拔除上颌左侧第一磨牙之前的上颌左侧CBCT扫描。a1. 上颌后牙牙弓的近远中向断层。a2. 第一磨牙的颊舌向断层。a3. 牙根水平的水平面断层。根尖和颊根颊侧均存在低密度影像，窦底黏骨膜增厚约为2mm。

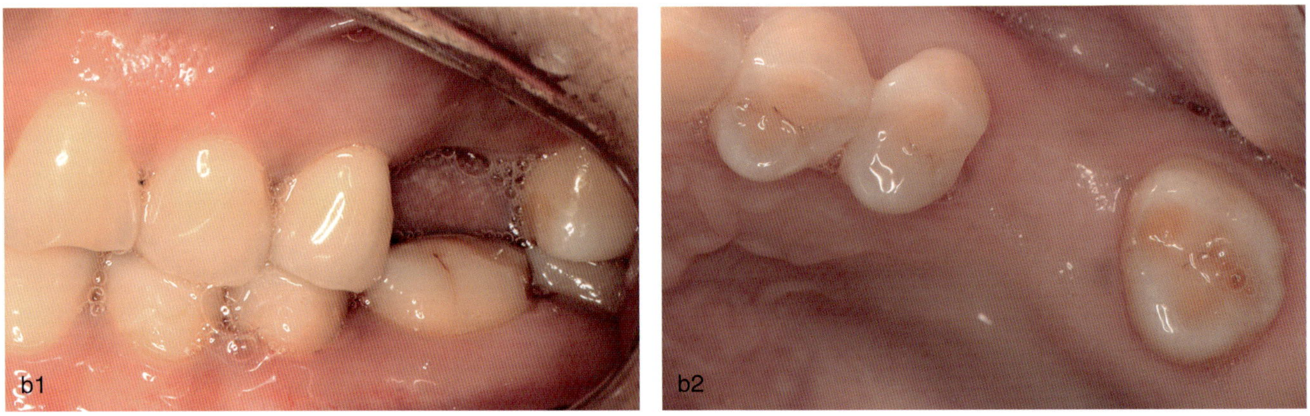

图3-21　平坦型窦底的穿牙槽嵴上颌窦底提升（续）

b. 术前的口内照片。b1. 颊侧观。b2. 殆面观。上颌左侧第一磨牙缺失，殆龈距离尚可，颌位关系正常。缺牙位点的宽度良好，附着龈质量尚可。

径4.8mm的宽径种植体，种植窝近中、远中、颊侧和腭侧骨高度分别约为6.5mm、7mm、4mm和3mm近远中向种植窝骨（图3-21c）。近远中向和颊舌向的种植窝骨高度差均＜1.5mm。

综上所述，本病例分类为上颌后部Ⅱ型骨缺损，平坦型窦底。治疗计划为穿牙槽嵴上颌窦底提升，同期植入软组织水平种植体，5个月后进行修复。

通过软组织环切暴露用于种植窝预备的牙槽嵴顶，按照植入直径4.8mm锥柱状种植体的种植窝预备步骤预备种植窝。用电子内镜确认磨除了松质

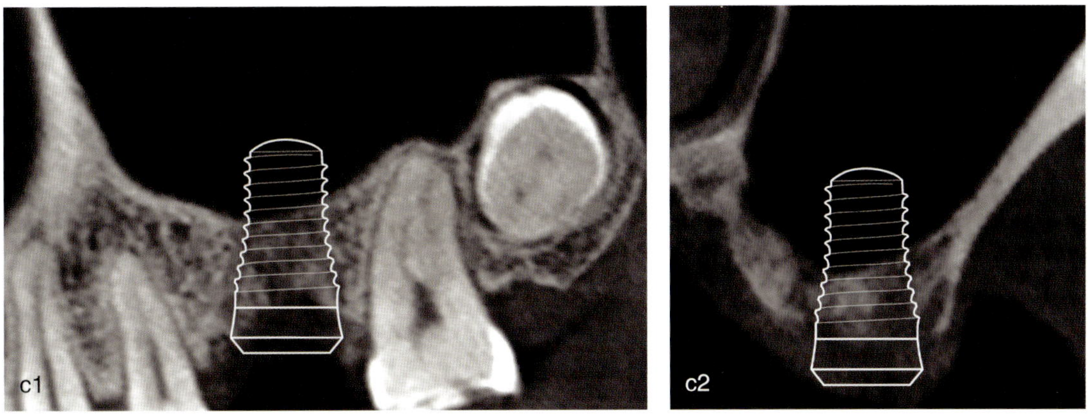

图3-21　平坦型窦底的穿牙槽嵴上颌窦底提升（续）
c. 方案设计。术前的上颌左侧CBCT扫描。c1. 上颌后牙牙弓的近远中向断层。c2. 第一磨牙位点的颊舌向断层。窦底相对位置降低，牙槽嵴顶相对位置尚可，窦底黏骨膜无增厚。拔牙窝愈合不良，牙槽嵴顶皮质骨不连续，向根方凹陷。

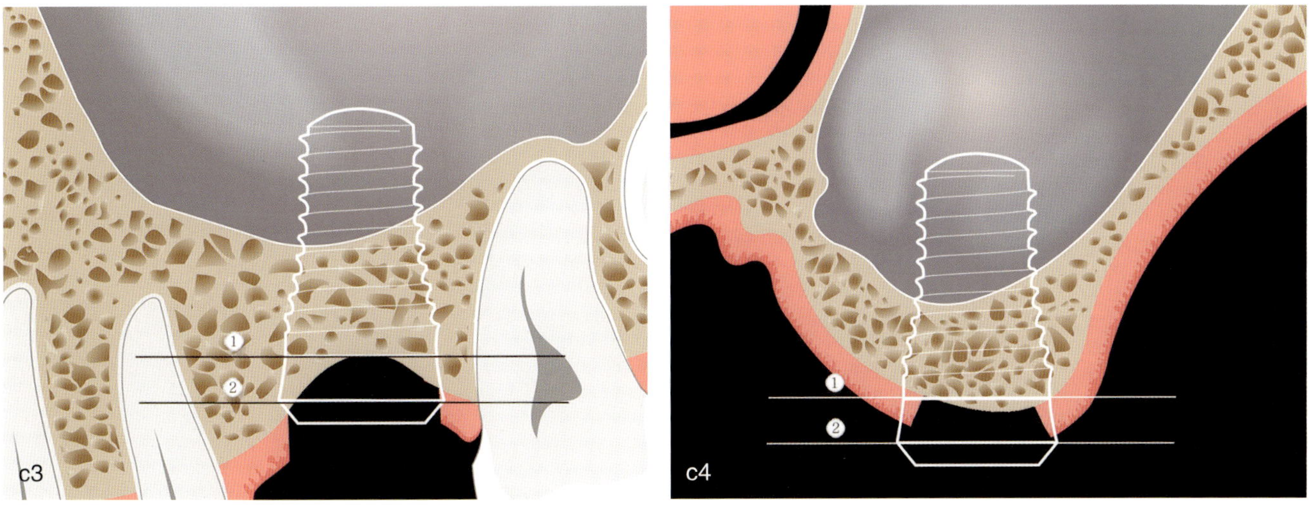

图3-21　平坦型窦底的穿牙槽嵴上颌窦底提升（续）
c. 方案设计。c3，c4. 种植体构型选择与植入深度的模式图。牙槽嵴顶在近远中向为倒“V”形骨缺损，选择光滑颈部高度1.8mm的软组织水平种植体，颊舌向种植体的粗糙表面位于骨内、光滑颈部位于软组织内，近远中向种植体的粗糙面和光滑颈部均位于骨内。

骨、到达皮质骨骨板之后，用窦底皮质骨磨除钻磨除窦底皮质骨骨板，窦底骨膜完整，为Ⅰ类黏骨膜状态。用圆柱状骨凿折断窦底剩余骨板之后，在种植窝内植入膜片状浓缩生长因子（CGF）。分3次植入120mg骨胶原（Bio-Oss Collagen，Geistlich，瑞士），每次均用推送器向窦底轻轻推送，然后植入直径4.8mm、平台直径6.5mm、长度10mm、光滑颈部高度1.8mm的软组织水平锥柱状种植体（TL，TE，SLActive，WN，TiZr，Straumann，瑞士）。在近远中向，种植体的光滑颈部全部位于骨内；在颊舌向，种植体的粗糙面位于骨内、光滑颈部位于软组织内。种植体获得了理想的三维位置与轴向，最终植入扭矩＞35Ncm，非潜入式愈合（图3-21d）。

术后口服阿莫西林每次1.0g，每天3次，持续5天；呋麻滴鼻液滴鼻3天，每天2次；复方葡萄糖酸氯己定含漱液含漱5天，每天3次。

术后即刻CBCT扫描显示提升之后的窦底呈帐篷样隆起，距离种植体根尖约3.5mm，骨增量材料充分

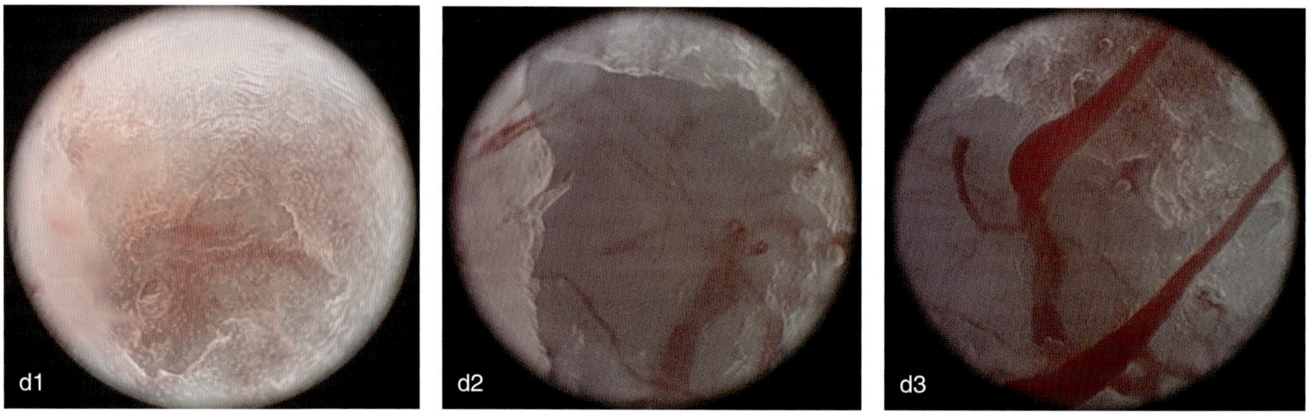

图3-21　平坦型窦底的穿牙槽嵴上颌窦底提升（续）
d. 术中照片，电子内镜检查。d1. 磨除种植窝松质骨之后，可见半透明的菲薄皮质骨骨板。d2. 用窦底皮质骨磨除钻完美地磨除了窦底皮质骨骨板，可见黏骨膜从周边残余骨板自动剥离，随吸气与呼气上下扇动。d3. 窦底黏骨膜出血活跃、呈飘带样涌出。

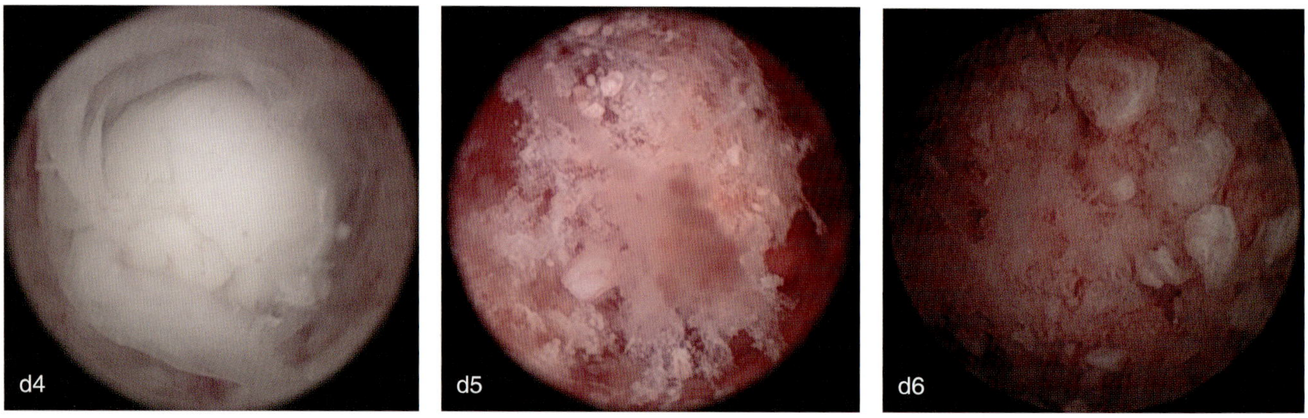

图3-21　平坦型窦底的穿牙槽嵴上颌窦底提升（续）
d. 术中照片，电子内镜检查。d4. 用圆柱状骨凿断裂剩余的皮质骨骨板之后，植入膜片状浓缩生长因子。d5. 第一次植入骨胶原，并用推送器向窦底轻轻地推送。d6. 第二次植入骨胶原，并用推送器向窦底轻轻地推送。

包绕种植体，黏骨膜无增厚（图3-21e）。

愈合5个月后，进入修复程序。CBCT扫描显示提升之后的窦底呈帐篷样隆起，距离种植体根尖约2.6mm。新骨质量非常理想、充分包绕种植体。上颌窦黏骨膜无增厚，窦腔内无渗出物（图3-21f）。

软组织愈合良好，覆盖部分种植体平台和封闭螺钉，用软组织环切刀将其切除。种植体稳定性好，ISQ平均值为82.5。2周后取印模，制作并戴入螺钉固位的全瓷修复体（Variobase基台）。种植体轴向理想，固位螺钉通道开口于𬌗面中央窝（图3-21g1）。

戴入修复体后的根尖放射线片显示，修复体被动就位、种植体周围骨高度正常（图3-21g2）。

戴入修复体1年和3年时复诊时的CBCT扫描分别显示，骨增量轮廓稳定，呈完美的帐篷样隆起，骨密度进一步增加，新骨质量理想、充分包绕种植体，牙槽嵴顶骨高度稳定，黏骨膜无增厚（图3-21h，i）。

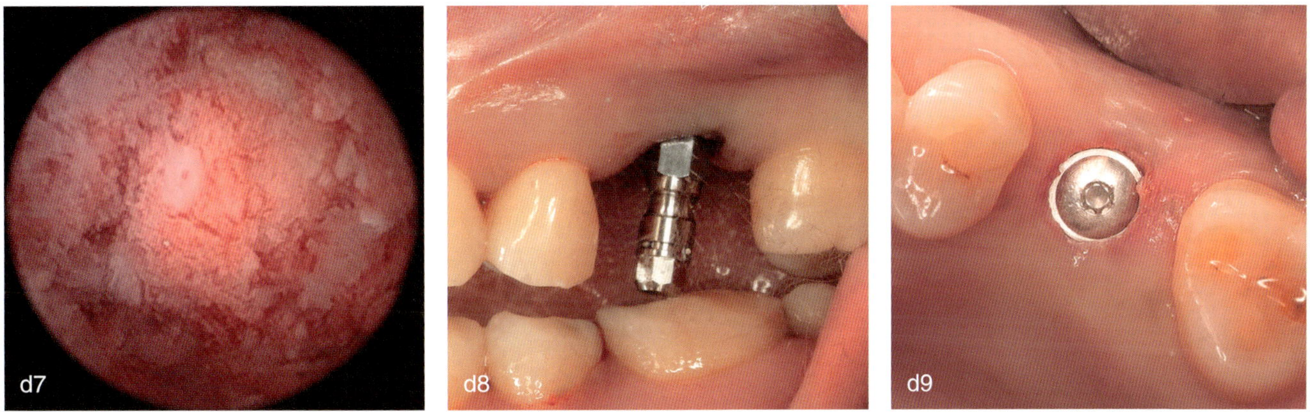

图3-21　平坦型窦底的穿牙槽嵴上颌窦底提升（续）
d. 术中照片。d7，电子内镜检查，第三次植入骨胶原，并用推送器向窦底轻轻地推送。d8. 颊侧观，种植体的三维位置与轴向较为理想。d9. 𬌗面观，种植体非潜入式愈合。

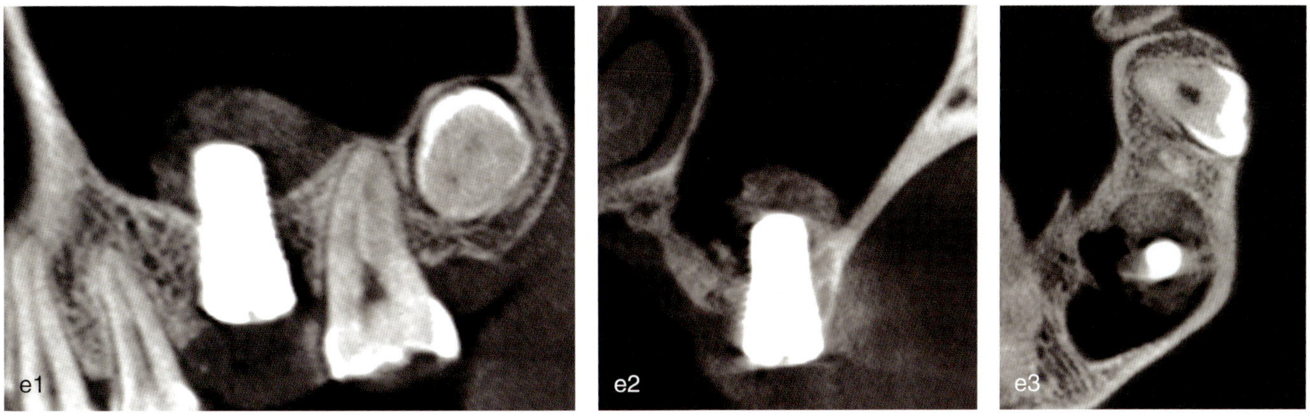

图3-21　平坦型窦底的穿牙槽嵴上颌窦底提升（续）
e. 术后即刻上颌左侧CBCT扫描。e1. 上颌后牙牙弓的近远中向断层。e2. 第一磨牙位点的颊舌向断层。e3. 种植体根尖的水平面断层。提升之后的窦底呈帐篷样隆起，距离种植体根尖约3.5mm，窦腔内无异常。

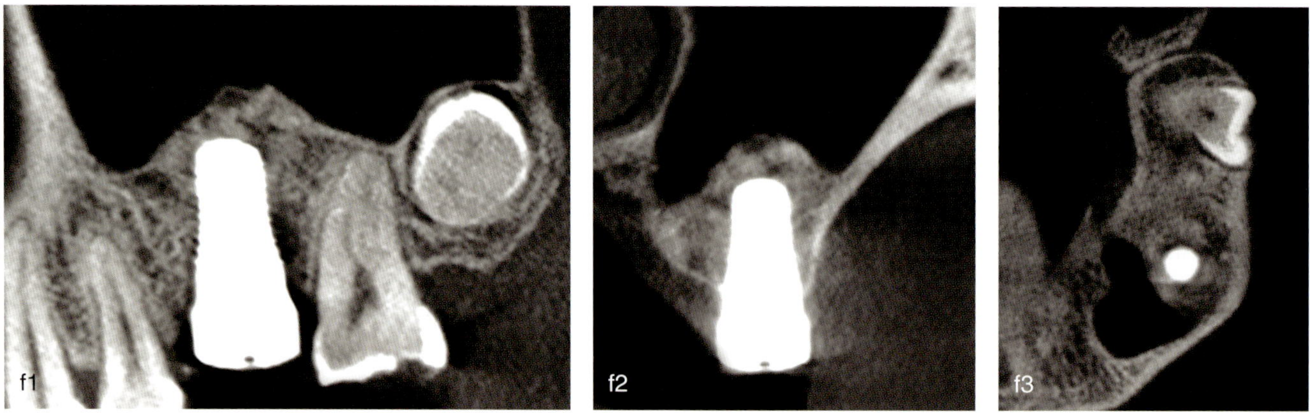

图3-21　平坦型窦底的穿牙槽嵴上颌窦底提升（续）

f. 术后5个月时的上颌左侧CBCT扫描。f1. 上颌后牙牙弓的近远中向断层。f2. 上颌第一磨牙位点种植体的颊舌向断层。f3. 种植体根尖的水平面断层。提升之后的窦底呈帐篷样隆起，距离种植体根尖约2.6mm，新骨质量理想、充分包绕种植体。

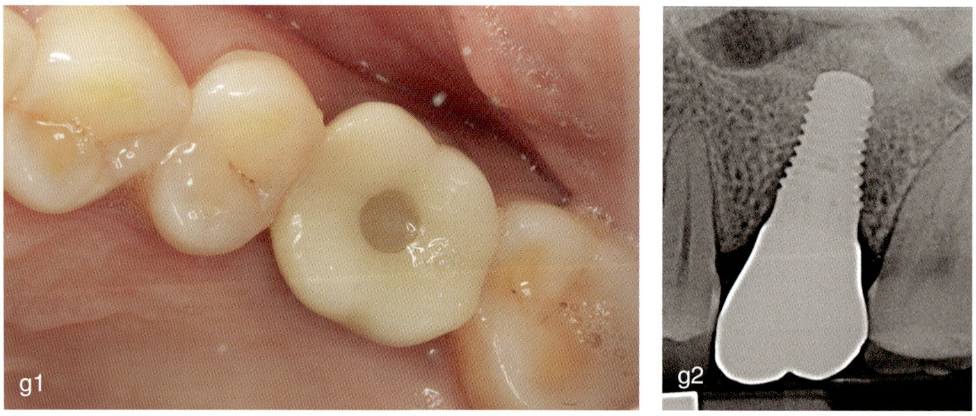

图3-21　平坦型窦底的穿牙槽嵴上颌窦底提升（续）

g. 术后5个月时进入修复程序。g1. 戴入修复体，殆面观，戴入螺钉固位的全瓷修复体。g2. 即刻拍摄的根尖放射线片，种植体周围骨高度稳定，窦底呈完美的隆起。

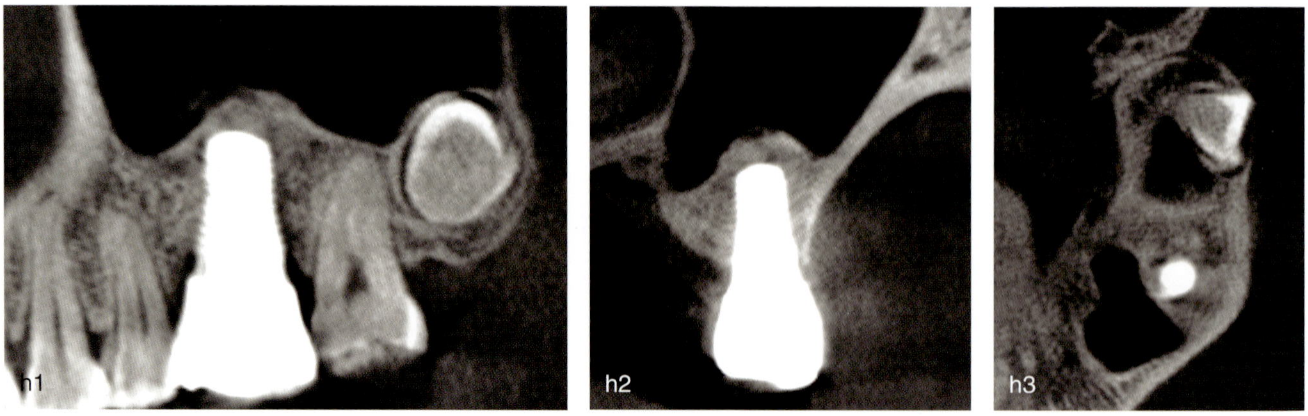

图3-21　平坦型窦底的穿牙槽嵴上颌窦底提升（续）

h. 戴入修复体1年后的上颌左侧CBCT扫描。h1. 上颌后牙牙弓的近远中向断层。h2. 上颌第一磨牙位点种植体的颊舌向断层。h3. 种植体根尖的水平面断层。窦底呈帐篷样隆起，骨高度稳定，新骨质量进一步成熟、充分包绕种植体。

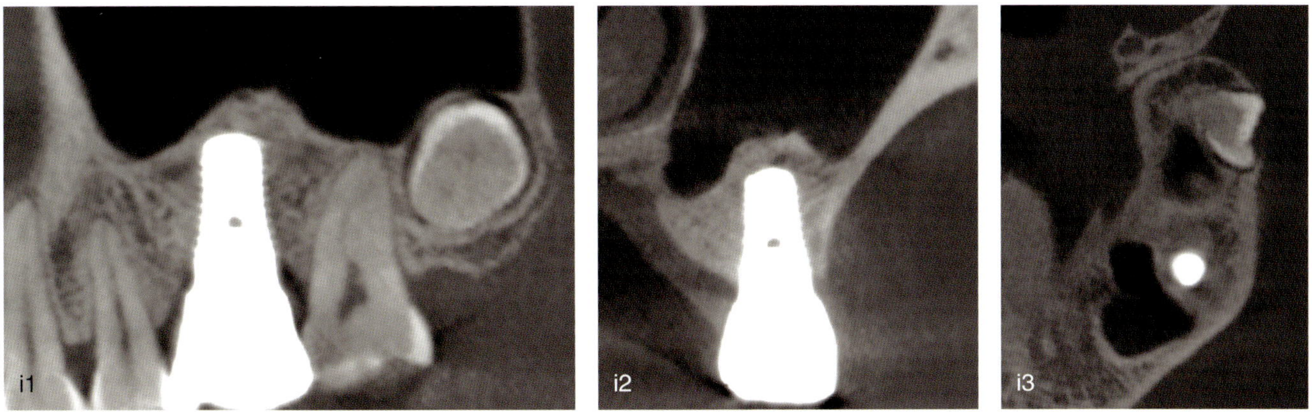

图3-21　平坦型窦底的穿牙槽嵴上颌窦底提升（续）

i. 戴入修复体3年后的上颌左侧CBCT扫描。i1. 上颌后牙牙弓的近远中向断层。i2. 上颌第一磨牙位点种植体的颊舌向断层。i3. 种植体根尖的水平面断层。窦底呈帐篷样隆起，骨高度稳定，新骨质量进一步成熟、充分包绕种植体。

讨论

本病例获得了理想的骨增量效果。尽管种植窝颊侧和腭侧骨高度<5mm，但近中和远中骨高度均>5mm，且为平坦型窦底，近远中向和颊舌向的种植窝骨高度差均<1.5mm，采取了穿牙槽嵴上颌窦底提升。本病例显示了种植窝预备过程中窦底皮质骨骨板状态、黏骨膜状态以及骨增量过程（图3-21j）。

- **现象之一**　拔牙前和拔牙6个月后的CBCT断层显示，牙缺失之后加快了上颌窦底的气化，窦底剩余骨高度进一步降低（图3-21a，c）。
- **现象之二**　牙槽窝近中和远中骨高度均>6.5mm，但因牙槽窝愈合不良，牙槽嵴顶的中心部分凹陷，导致种植窝颊侧和腭侧骨高度均≤4mm（图3-21c）。因此，种植体的植入深度为种植体平台在近远中向与牙槽嵴顶平齐、光滑颈部位于骨内，而在颊舌向，则粗糙面位于骨内、光滑颈部位于软组织内，避免了牙槽嵴顶的骨增量程序。因为颊舌向骨高度显著低于5mm，5个月后开始修复程序。
- **现象之三**　术后的CBCT扫描显示，窦底骨增量区获得了完美的帐篷样隆起，骨增量材料充分包绕种植体（图3-21e）。5个月后的CBCT扫描显示，骨增量轮廓稳定，窦底骨高度只下降了0.9mm。新骨质量理想，并充分包绕种植体（图3-21f），戴入修复体后的根尖放射线片也显现良好的骨密度和窦底帐篷样隆起（图3-21g）。

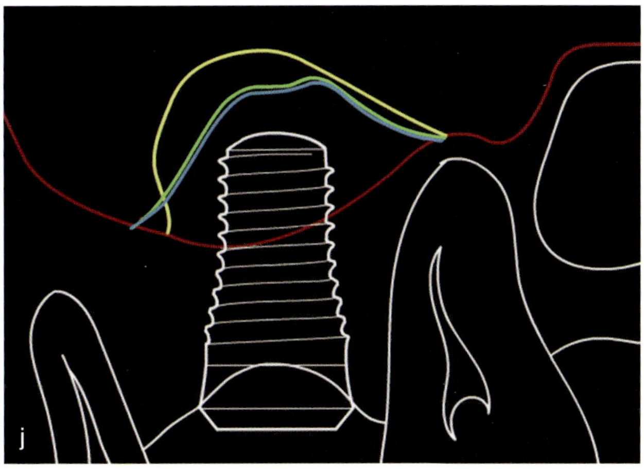

图3-21　平坦型窦底的穿牙槽嵴上颌窦底提升（续）

j. 骨增量轮廓变化模式图，显示出窦底骨增量轮廓的变化。红线：术前窦底轮廓；黄线：骨增量术后即刻的窦底轮廓；绿线：戴入修复体1年后的窦底轮廓；蓝线：戴入修复体3年后的窦底轮廓，窦底骨高度理想，骨增量轮廓稳定。

- **现象之四**　戴入修复体1年和3年时的CBCT显示，骨增量轮廓和骨高度稳定，窦底呈完美的帐篷样隆起，理想的新骨质量和种植体骨结合，牙槽嵴顶骨高度稳定（图3-21h，i），显示出穿牙槽嵴上颌窦底提升的最佳临床效果。

外科程序：宿玉成、皮雪敏；修复程序：汪霞、武明彤；术中摄像和照相：陶丹；手术配合：陶丹、刘敏、吴利利；放射线诊断程序：苑秋华、王倩；病例完成时间：2017年

病例之二：倾斜型窦底的穿牙槽嵴上颌窦底提升

69岁女性患者，上颌及下颌多颗牙缺失3～7个月，未曾佩戴可摘局部义齿，现要求种植修复。

患者一般状态良好，无全身系统性疾病史，不吸烟、不饮酒，无副功能习惯。口腔专科检查可见口腔卫生良好，上颌右侧第一前磨牙及其远中的所有牙缺失，上颌左侧第一前磨牙及磨牙缺失，下颌左侧第二前磨牙及磨牙缺失。缺牙位点附着龈质量良好，殆龈距离尚可，颌位关系尚可（图3-22a）。

本病例，在同一天完成了双侧上颌和左侧下颌缺牙位点的种植手术。3个月后，也是在同一天完成两侧的种植修复。

在此，只报道上颌右侧穿牙槽嵴上颌窦底提升同期种植，省略上颌左侧牙种植和下颌左侧牙种植。

CBCT扫描显示第一前磨牙及其远中的所有牙缺失，窦底相对位置降低，牙槽嵴顶相对位置尚可。近

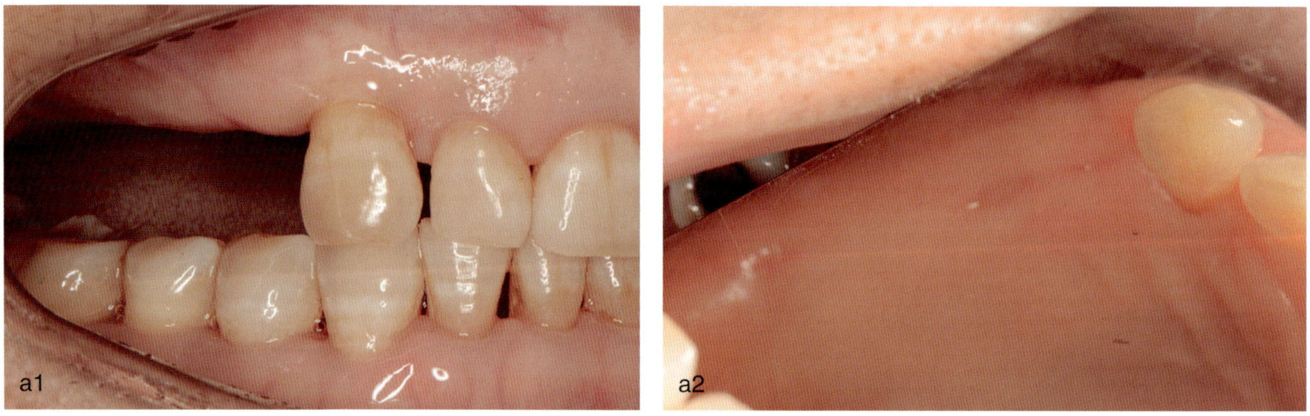

图3-22　倾斜型窦底的穿牙槽嵴上颌窦底提升

a. 术前检查，口内照片。a1. 颊侧观。a2. 殆面观。上颌右侧前磨牙和磨牙缺失，殆龈距离正常，颌位关系正常，缺牙位点宽度尚可，附着龈质量良好。

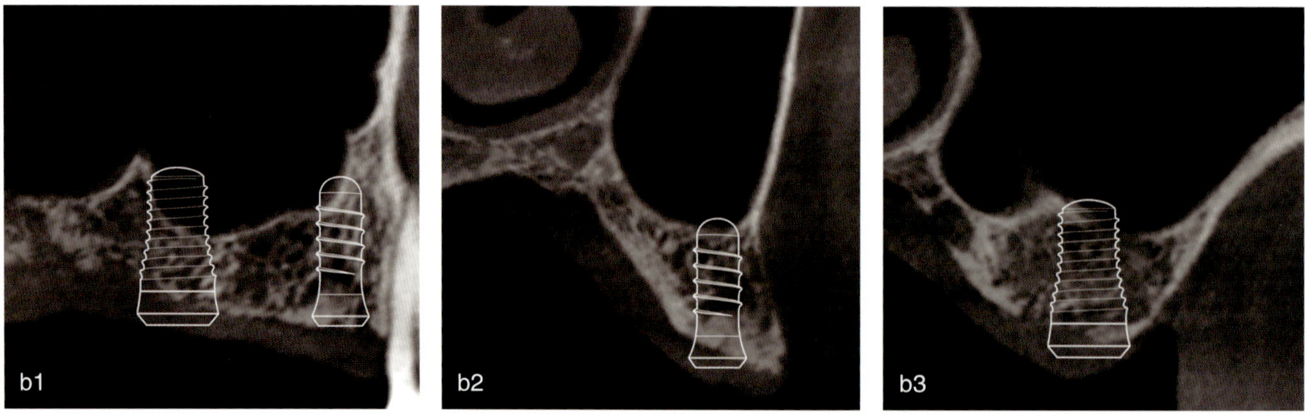

图3-22　倾斜型窦底的穿牙槽嵴上颌窦底提升（续）

b. 术前检查，上颌右侧CBCT扫描，依次为后牙牙弓的近远中向断层（b1）、第一前磨牙位点的颊舌向断层（b2）和第一磨牙位点的颊舌向断层（b3）。窦底相对位置降低，牙槽嵴顶相对位置尚可，第一磨牙位点窦底倾斜，角度接近45°，窦底黏骨膜无增厚。

远中向与颊舌向均为倾斜型窦底、倾斜型牙槽嵴顶。第一前磨牙位点的窦底骨宽度约8mm，种植窝中心骨高度约9.6mm，虚拟植入直径4.1mm的标准直径种植体之后，种植窝近中、远中、颊侧和腭侧骨高度分别约为10.8mm、9.2mm、10.8mm和9.5mm，近远中向种植窝骨高度差约为1.6mm，颊舌向的种植窝骨高度差接近0。第一磨牙位点的窦底骨宽度约12mm，种植窝中心骨高度约6.5mm，虚拟植入直径4.8mm的宽径种植体之后，种植窝近中、远中、颊侧和腭侧骨高度分别约为6.5mm、11.5mm、8.5mm和9.5mm，近远中向种植窝骨高度差约为4.5mm，颊舌向的种植窝骨高度差约为1.5mm（图3-22b）。

上颌右侧被分类为上颌后部Ⅱ型骨缺损，种植外科计划为右侧第一前磨牙和第一磨牙位点穿牙槽嵴上颌窦底提升，同期植入种植体。种植修复计划为两颗种植体支持式三单位修复体，愈合3个月后进行修复。

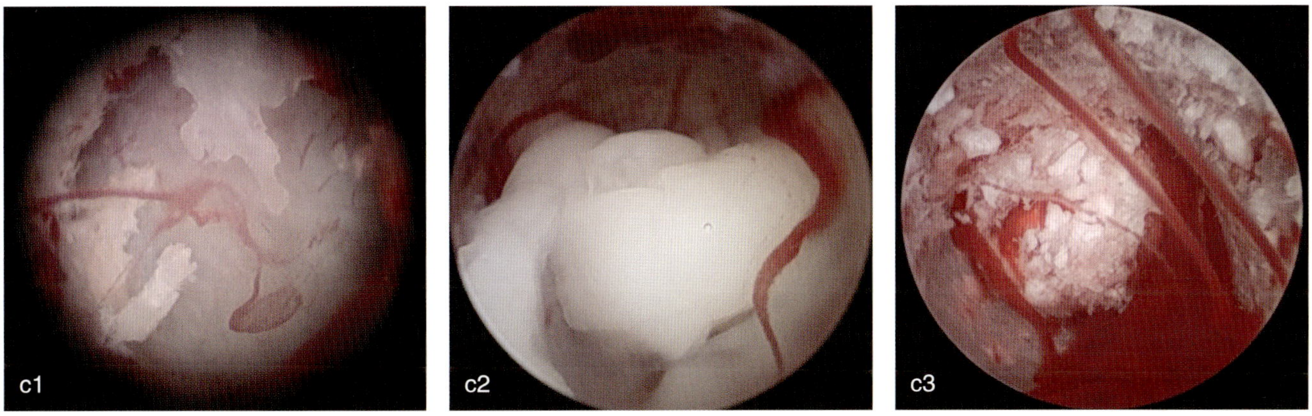

图3-22　倾斜型窦底的穿牙槽嵴上颌窦底提升（续）
c. 术中照片，第一前磨牙位点种植窝的电子内镜检查。c1. 种植窝预备完成之后，窦底骨膜无损伤。c2. 用膜片状浓缩生长因子（CGF）覆盖窦底黏骨膜。c3. 植入骨胶原，可见窦底血供丰富。

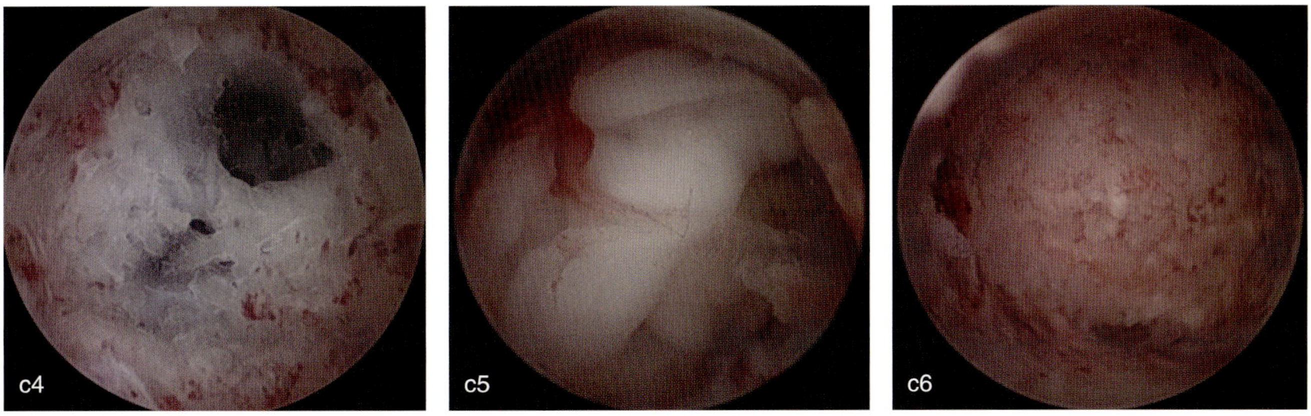

图3-22　倾斜型窦底的穿牙槽嵴上颌窦底提升（续）
c. 术中照片，第一磨牙位点种植窝的电子内镜检查。c4. 种植窝预备完成，可见厚薄不一的窦底皮质骨骨板。c5. 凿断皮质骨骨板之后，植入膜片状浓缩生长因子（CGF）。c6. 植入骨胶原，并用输送器向窦底推送。

通过软组织环切暴露用于第一前磨牙和第一磨牙种植窝预备的牙槽嵴顶。按照植入直径4.1mm美学种植体的步骤预备第一前磨牙位点的种植窝。用窦底皮质骨磨除钻将窦底皮质骨骨板磨除，将电子内镜插入种植窝进行检查，窦底骨膜无损伤（图3-22c1）。用圆柱状骨凿凿断残余的窦底骨板之后，植入膜片状浓缩生长因子（图3-22c2）。植入40mg骨胶原（Bio-Oss Collagen，Geistlich，瑞士），并用输送器向窦底轻轻地推送（图3-22c3）。然后植入直径4.1mm、平台直径4.8mm、长度10mm、光滑颈部高度1.8mm的软组织水平美学种植体（TL，SP，SLActive，RN，TiZr，Straumann，瑞士），部分光滑颈部位于骨内（图3-22c7～c9）。

按照植入直径4.8mm的Straumann锥柱状种植体的步骤预备第一磨牙位点的种植窝。将带有注水功能的电子内镜插入种植窝内，可见厚薄不一窦底皮质骨骨板（图3-22c4）。鉴于窦底骨高度差较大，没有继续磨除窦底皮质骨骨板，用圆柱状骨凿将其折断，在种植窝内植入膜片状浓缩生长因子（图3-22c5）。分次植入120mg骨胶原（Bio-Oss Collagen，Geistlich，瑞士），并用输送器向窦底轻轻地推送（图3-22c6）。

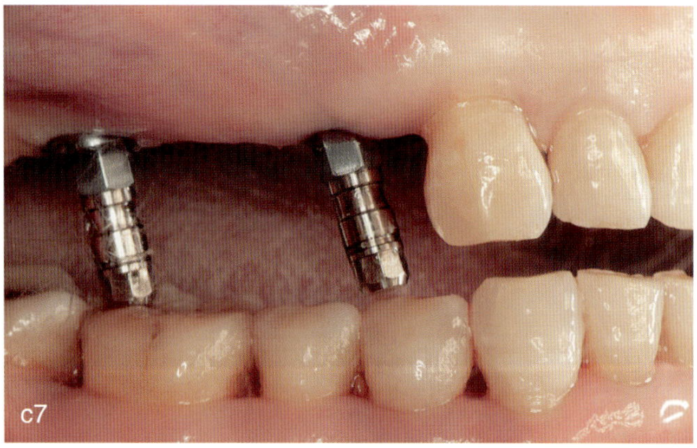

图3-22　倾斜型窦底的穿牙槽嵴上颌窦底提升（续）
c. 术中照片。c7. 颊侧观，两颗种植体的三维位置与轴向理想，为实现修复体的螺钉固位创造了基础。

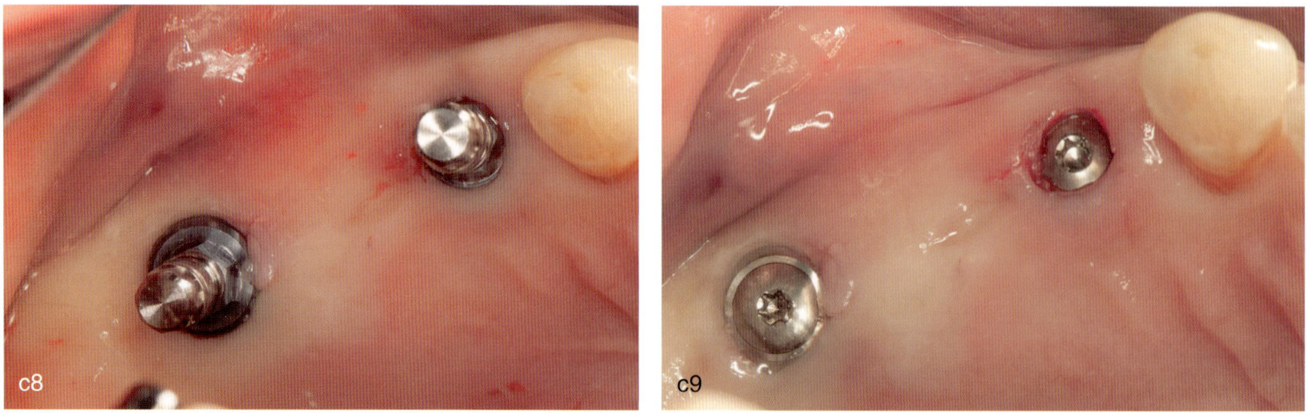

图3-22　倾斜型窦底的穿牙槽嵴上颌窦底提升（续）
c. 术中照片。c8，c9. 殆面观，种植体的分布理想，位置与轴向均位于牙弓中的理想位置，第一前磨牙位点种植体平台略位于黏膜下，第一磨牙位点种植体平台与黏膜平齐，种植体非潜入式愈合。

然后植入直径4.8mm、平台直径6.5mm、长度10mm、光滑颈部高度1.8mm的软组织水平锥柱状种植体（TL，TE，SLActive，RN，TiZr，Straumann，瑞士），部分光滑颈部位于骨内（图3-22c7～c9）。

两颗种植体的最终扭矩均超过35Ncm，种植体三维位置理想，非潜入式愈合（图3-22c7～c9）。

术后口服阿莫西林每次1.0g，每天3次，持续5天；呋麻滴鼻液滴鼻3天，每天2次；复方葡萄糖酸氯己定含漱液含漱5天，每天3次。

术后即刻CBCT扫描显示在第一前磨牙位点提升之后的窦底向窦内隆起，距离种植体根尖约1.8mm；在第一磨牙位点提升之后的窦底呈不规则样向窦内隆起，距离种植体根尖约2.3mm，种植体近中的提升高度接近8mm，两颗种植体之间的窦底黏骨膜增厚约4mm，骨增量材料充分包绕种植体，窦腔内无渗出物（图3-22d）。

愈合3个月后，进入修复程序。CBCT扫描发现术后即刻CBCT扫描显示在第一前磨牙位点提升后窦底略向窦内的隆起，以及第一磨牙位点提升后的窦底不

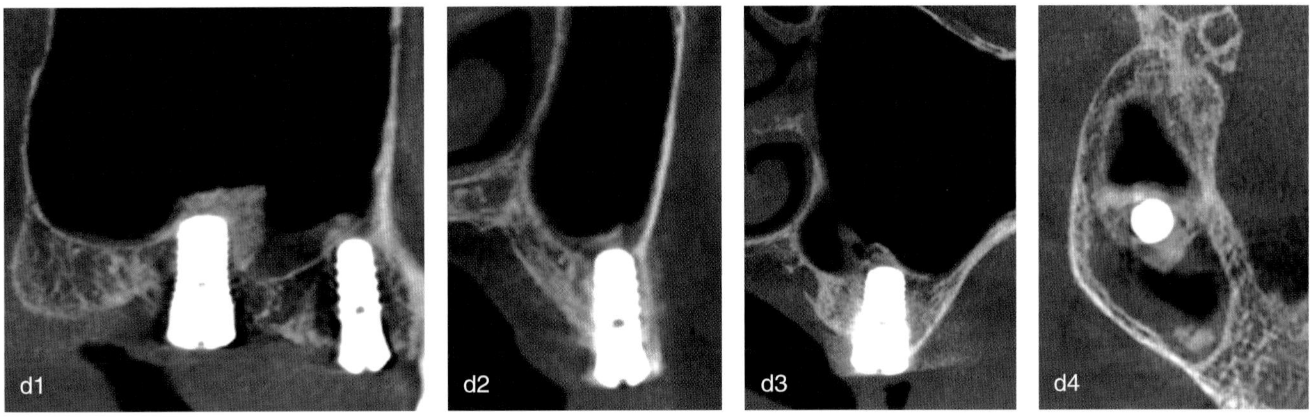

图3-22 倾斜型窦底的穿牙槽嵴上颌窦底提升（续）
d. 术后即刻上颌右侧CBCT扫描，依次为后牙牙弓的近远中向断层（d1）、第一前磨牙位点（d2）和第一磨牙位点（d3）种植体的颊舌向断层、种植体根尖的水平面断层（d4）。第一前磨牙窦底略微隆起，第一磨牙窦底呈不规则样隆起，窦腔内无渗出物。

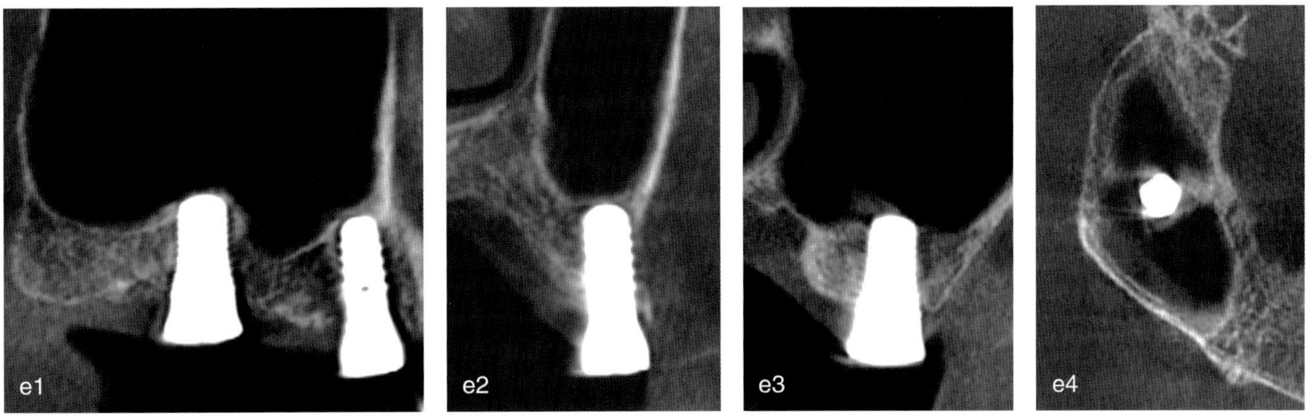

图3-22 倾斜型窦底的穿牙槽嵴上颌窦底提升（续）
e. 术后3个月时的上颌右侧CBCT扫描，依次为后牙牙弓的近远中向断层（e1）、第一前磨牙位点（e2）和第一磨牙位点（e3）种植体的颊舌向断层、种植体根尖的水平面断层（e4）。窦底的不规则样隆起均已被“吸收”，只有薄层新骨包绕种植体。

规则样隆起，均被“吸收”，只有薄层新骨包绕种植体，黏骨膜无增厚，窦腔内无渗出物（图3-22e）。

软组织愈合良好，覆盖部分种植体平台与封闭螺钉，用环切刀将其切除（图3-22f1）。种植体稳定性良好，第一前磨牙位点种植体的ISQ平均值为76.8，第一磨牙位点种植体的ISQ平均值为80.5。2周后制取印模、制作并戴入螺钉固位的全瓷修复体（Variobase基台），修复体理想（图3-22f2，f3）。

戴入修复体后即刻拍摄的平行投照的根尖放射线片显示，两颗种植体支持式桥修复体被动就位、两颗种植体位置分布理想，近中与远中的骨高度均非常理想（图3-22f4）。

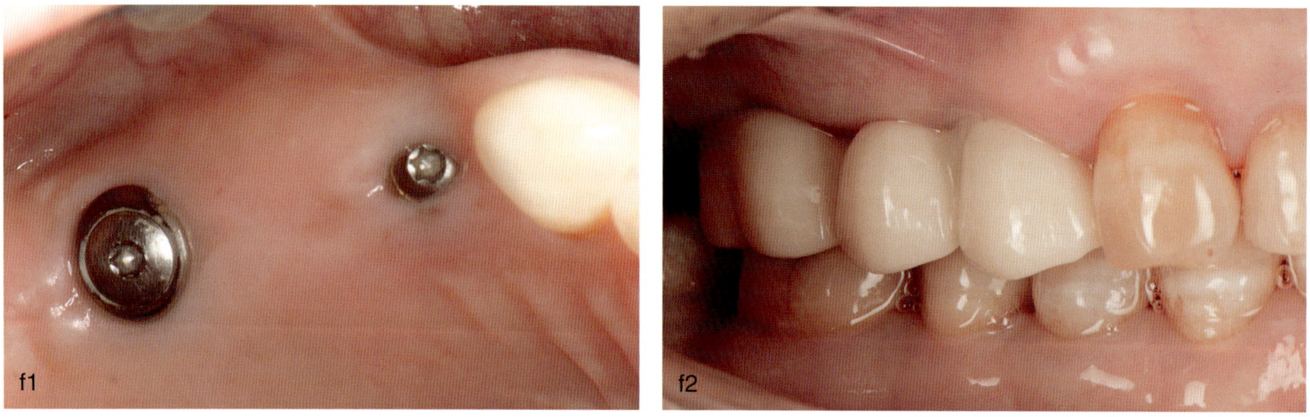

图3-22 倾斜型窦底的穿牙槽嵴上颌窦底提升（续）

f. 术后3个月时进入修复程序。f1. 殆面观，附着龈质量良好，牙龈覆盖部分种植体平台及封闭螺钉。f2. 戴入修复体，侧面观。修复体周围龈乳头及龈缘高度尚可，附着龈质量良好。

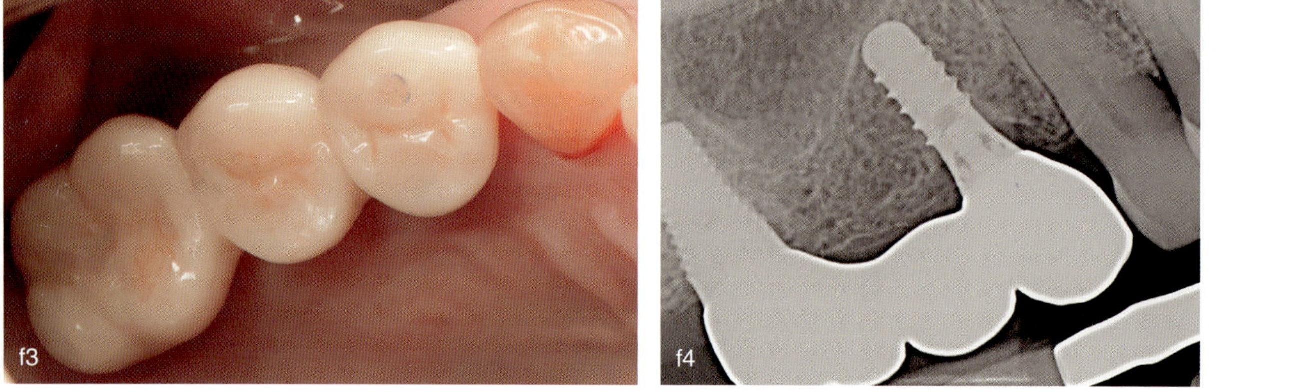

图3-22 倾斜型窦底的穿牙槽嵴上颌窦底提升（续）

f. 术后3个月时进入修复程序。f3. 戴入修复体，殆面观。两颗种植体支持式三单位螺钉固位的全瓷修复体。f4. 戴入修复体后即刻拍摄的根尖放射线片，两颗种植体周围骨高度理想，修复体与种植体密合。

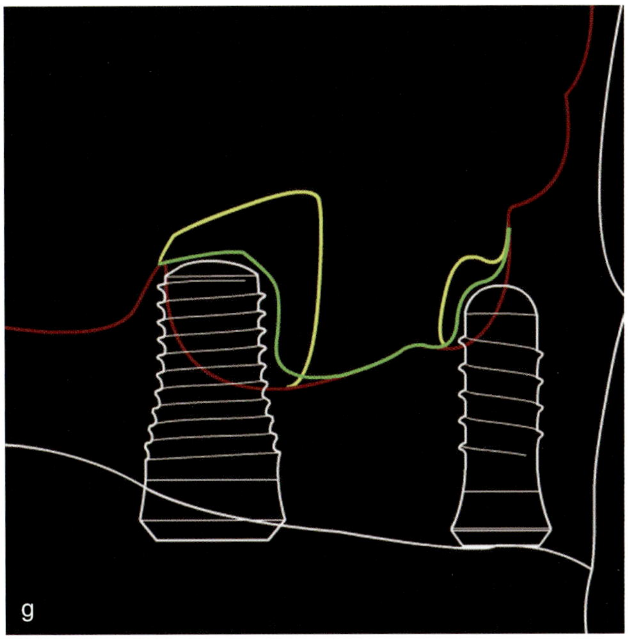

图3-22　倾斜型窦底的穿牙槽嵴上颌窦底提升（续）
g. 骨增量轮廓变化模式图，显示出窦底骨增量轮廓的变化。红线：术前窦底轮廓；黄线：骨增量术后即刻的窦底轮廓；绿线：术后3个月、戴入修复体前的窦底轮廓。窦底骨高度明显，但根尖上方的大部分骨增量材料已经被吸收。

讨论

本病例，两个种植位点的近远中向窦底均为倾斜型窦底，进行了穿牙槽嵴上颌窦底提升，如下现象值得注意和深思。

- **思考之一：穿牙槽嵴上颌窦底提升的指征**　上颌右侧第一磨牙位点的种植窝骨高度差约为4.5mm，按照侧壁开窗或穿牙槽嵴上颌窦底提升的决策标准，应当选择侧壁开窗技术。但基于患者的年龄和窦底剩余骨量等因素，笔者选择了穿牙槽嵴技术，显然欠妥当，存在黏骨膜穿孔的风险。
- **思考之二：骨增量材料吸收**　上颌右侧第一磨牙位点的穿牙槽嵴上颌窦底提升，手术顺利，植入120mg骨胶原，术后CBCT扫描检查窦腔内无渗出物，窦底提升高度满意，窦底呈不规则样隆起，骨增量材料充分包绕种植体（图3-22f）。愈合3个月后，在种植体根尖水平的窦底骨高度理想，呈隆起状态，但仍有大部分骨移植材料被“吸收”，只有薄层新骨包绕种植体（图3-22g）。术中窦底黏骨膜无穿孔、术后无感染，对这种低替代率的“骨增量材料丢失”（图3-22g）现象可能有如下原因：①窦底黏骨膜并未充分提起，而是依靠黏骨膜的弹性，由骨增量材料撑起了一个空间，窦底骨壁来源的血管原细胞和骨原细胞不足，影响了新骨形成的速度；②“骨胶原”中胶原蛋白的吸收导致骨增量材料的体积收缩；③上颌窦气化压力导致骨增量材料的体积收缩。
- **思考之三：倾斜型窦底与成骨之间的关联**　目前，尚无倾斜型窦底可能影响成骨能力的文献报道。但笔者认为对窦底形态复杂的病例，无法准确地预期种植体周围窦底黏骨膜均匀、充分剥离的程度，骨增量材料中血管原细胞和骨原细胞来源不足，会影响新骨形成的速度并导致骨增量材料的吸收。

外科程序：宿玉成、戈怡；修复程序：戈怡；术中摄像和照相：陶丹；手术配合：陶丹、刘敏、吴利利；放射线诊断程序：苑秋华、王倩；病例完成时间：2019年

病例之三：倾斜型合并狭窄型窦底的穿牙槽嵴上颌窦底提升

51岁男性患者，上颌右侧第一磨牙因冠根折拔除6个月余，现要求种植修复。

患者一般状态良好，无全身系统性疾病史，不吸烟、不饮酒，无夜磨牙和紧咬牙等副功能习惯。口腔专科检查可见口腔卫生良好，上颌右侧第一磨牙缺失。缺牙位点附着龈质量良好，殆龈距离正常，颌位关系正常（图3-23a）。

CBCT扫描显示窦底相对位置降低，牙槽嵴顶相对位置正常，Ⅲ类骨密度，缺牙间隙的近远中向距离约9.6mm，窦底骨宽度约9.1mm，种植窝中心骨高度约5.6mm。模拟植入直径4.8mm的宽径种植体之后，种植窝近中、远中、颊侧与腭侧骨高度分别约为5mm、8.5mm、6mm和6mm。在近远中向断层，为近中窦底较低、远中窦底较高的倾斜型窦底，种植窝骨高度差接近4mm。在颊舌向断层，种植窝骨高度差接

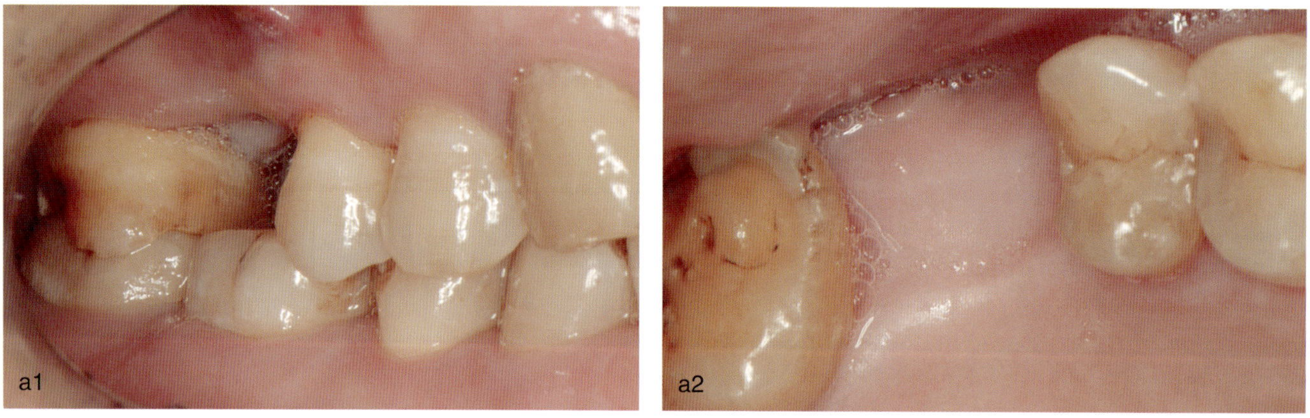

图3-23　倾斜型合并狭窄型窦底的穿牙槽嵴上颌窦底提升

a. 术前的口内照片。a1. 颊侧观。a2. 殆面观。上颌右侧第一磨牙缺失，殆龈距离正常，颌位关系正常，缺牙位点的宽度和附着龈质量良好，第二前磨牙牙冠的远中似乎做过片切处理。

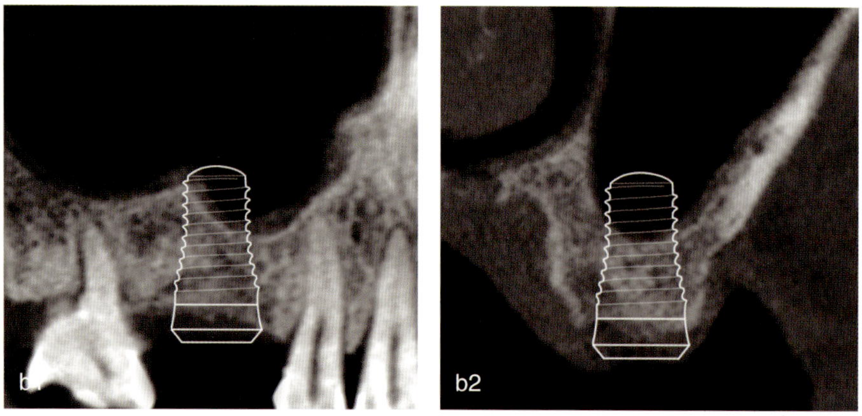

图3-23　倾斜型合并狭窄型窦底的穿牙槽嵴上颌窦底提升（续）

b. 方案设计，术前的上颌右侧CBCT扫描。b1. 沿上颌后牙牙弓的近远中向断层。b2. 沿上颌第一磨牙位点的颊舌向断层。窦底相对位置降低，牙槽嵴顶相对位置正常，近远中向断层可见间隔存在，但间隔并不陡峭。黏骨膜均匀性增厚，约2mm。

近0，但窦底狭窄，颊侧和腭侧倾角均超过45°，为狭窄型窦底（图3-23b）。

综上所述，本病例被分类为上颌后部Ⅱ型骨缺损，为倾斜型（近远中向）和狭窄型（颊舌向）窦底，种植窝骨高度差高达4mm，应该选择侧壁开窗上颌窦底提升。但是，由于笔者的一时“糊涂”，选择了穿牙槽嵴上颌窦底提升。

行盐酸阿替卡因骨膜上浸润麻醉之后，通过软组织环切暴露用于种植窝预备的牙槽嵴顶。按照植入直径4.8mm的Straumann软组织水平锥柱状种植体的步骤预备种植窝。基于手感，认为已经磨穿窦底皮质骨骨板，将电子内镜插入种植窝内，可见种植窝近中的大部分窦底皮质骨骨板已经被磨除、暴露出的骨膜完整。但是，在远中还留有大量的松质骨，骨密度较高，并未暴露出皮质骨骨板和窦底骨膜（图3-23c1）。此时，

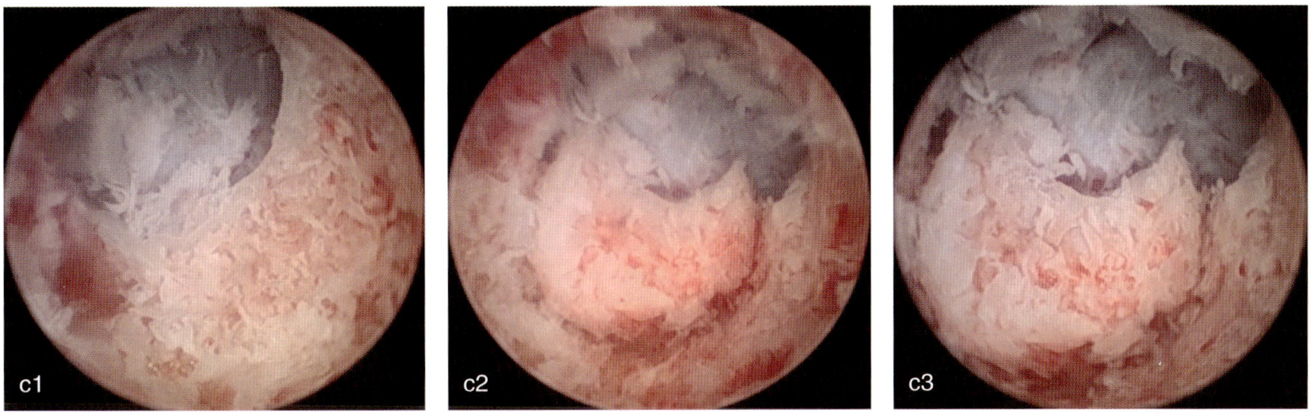

图3-23　倾斜型合并狭窄型窦底的穿牙槽嵴上颌窦底提升（续）
c. 术中照片，电子内镜检查。c1. 种植窝预备完成之后，种植位点近中的窦底骨板已经被部分磨除，骨膜完整，但远中尚残余大量的松质骨，未达到皮质骨骨板。c2，c3. 骨凿在窦底骨板形成明显的切割痕迹，但无法将其凿断。

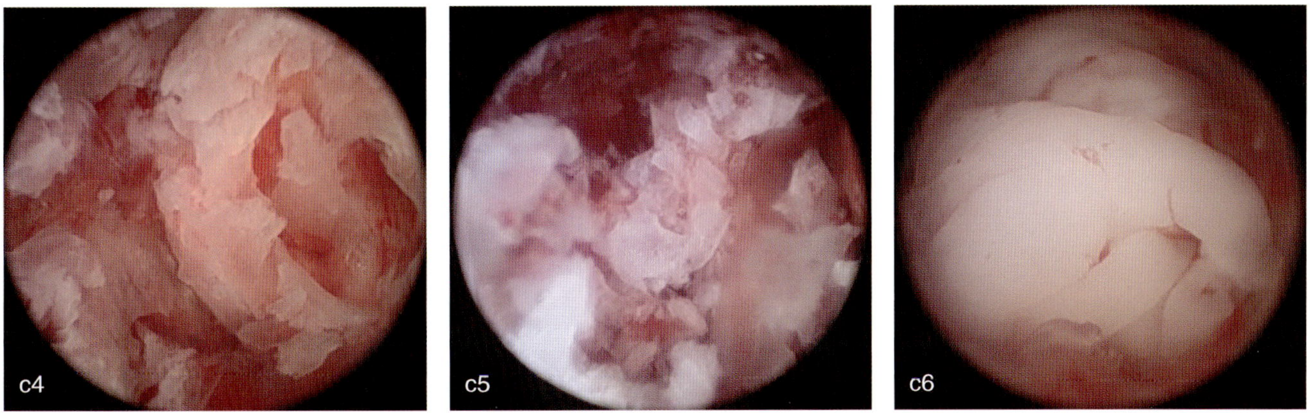

图3-23　倾斜型合并狭窄型窦底的穿牙槽嵴上颌窦底提升（续）
c. 术中照片，电子内镜检查。c4. 骨凿敲击无法折断窦底剩余骨板，甚至无法达到窦底皮质骨骨板。c5. 用麻花钻轻轻地磨除已经被骨凿“凿碎”的松质骨之后，可见漂浮于种植窝底部的骨碎屑。c6. 植入膜片状浓缩生长因子（CGF）。

如果继续磨除窦底剩余骨，则有损伤骨膜或黏骨膜穿孔的风险。因此，只能用骨凿敲击窦底剩余骨壁。但阻力相当之大，敲击力量导致患者不适。骨凿无法将窦底凿断，只能在窦底切割出沟槽（图3-23c2，c3）。由于窦底骨高度差太大，加大敲击力骨凿依然无法凿断窦底骨板（图3-23c4）。本病例的凿断敲击力量之大，已经导致术中患者的严重不适，此时笔者意识到本病例的术式选择失误。用麻花钻在低转速下轻轻切割窦底，尽量多地去除松质骨，降低窦底远中与近中的差距（图3-23c5）。为保护已经暴露的骨膜，防止其意外损伤，在窦底覆盖膜片状浓缩生长因子（图3-23c6）。将膜片状浓缩生长因子与剩余的骨板一起敲击，折断窦底剩余骨板（图3-23c7），未发现有黏骨膜穿孔。分次植入150mg骨胶原（Bio-Oss Collagen，Geistlich，瑞士），用骨粉推送器小心翼翼地将其向窦底推送（图3-23c8，c9）。植入直

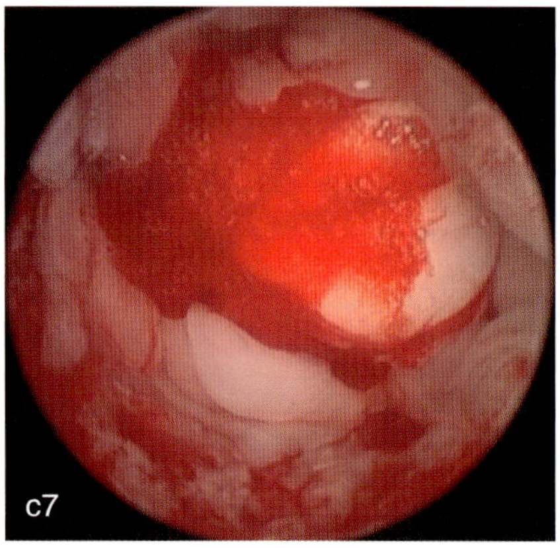

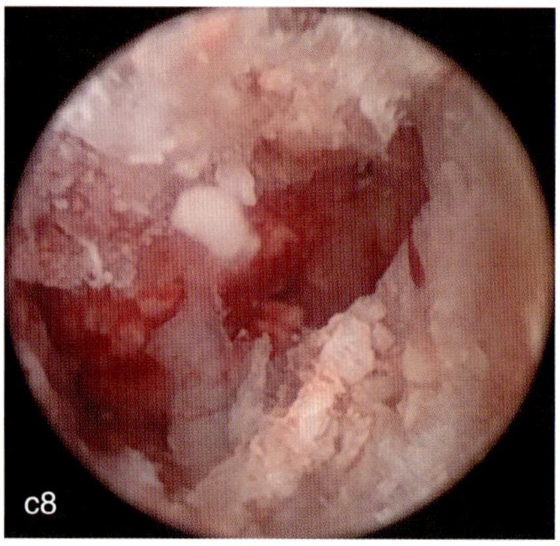

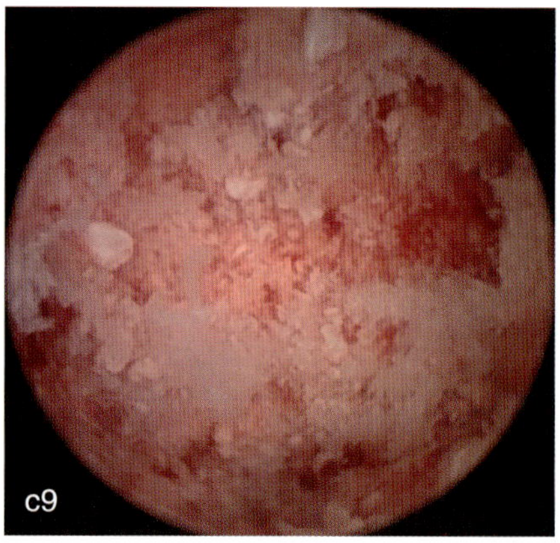

图3-23 倾斜型合并狭窄型窦底的穿牙槽嵴上颌窦底提升（续）
c. 术中照片，电子内镜检查。c7. 将膜片状浓缩生长因子（CGF）与剩余的骨板一起敲击，折断窦底剩余骨板，此时血凝块已经凝固于膜片状浓缩生长因子（CGF）表面。c8，c9. 分次植入骨胶原，连同膜片状浓缩生长因子（CGF）向窦底推进。

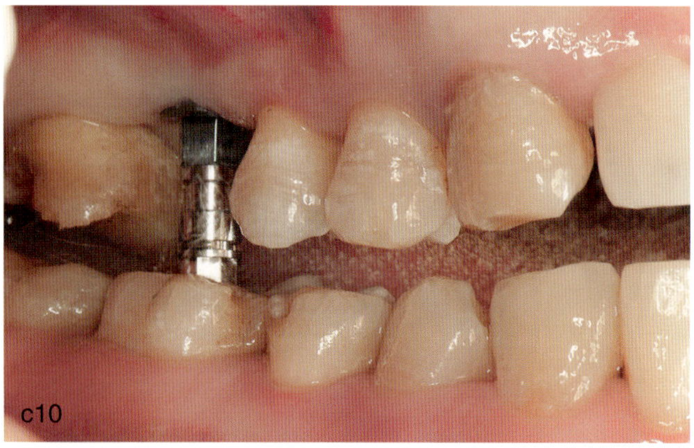

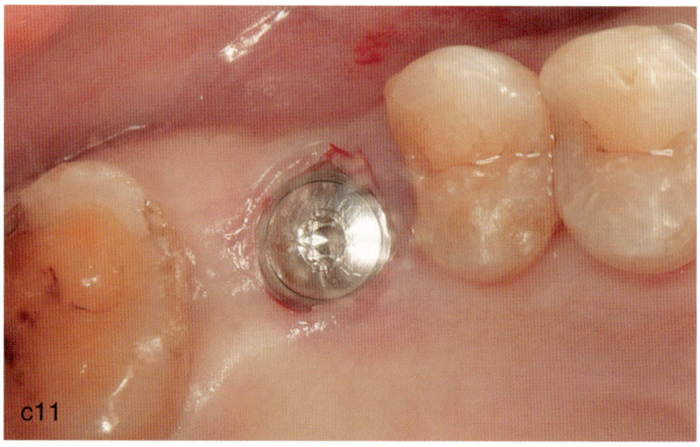

图3-23 倾斜型合并狭窄型窦底的穿牙槽嵴上颌窦底提升（续）
c. 术中照片。c10. 颊侧观，种植体的三维位置与轴向较为理想，与对颌牙之间的关系理想。c11. 𬌗面观，种植体非潜入式愈合，光滑颈部位于软组织内，平台与龈缘平齐。

径4.8mm、平台直径6.5mm、长度10mm、光滑颈部高度1.8mm的软组织水平亲水表面锥柱状种植体（TL，TE，SLActive，WN，TiZr，Straumann，瑞士），部分光滑颈部位于骨内，最终植入扭矩＞35Ncm。种植体三维位置理想，非潜入式愈合（图3-23c10，c11）。

术后口服阿莫西林每次1.0g，每天3次，持续5天；呋麻滴鼻液滴鼻3天，每天2次；复方葡萄糖酸氯己定含漱液含漱5天，每天3次。

术后即刻CBCT扫描显示，提升之后的窦底呈帐篷样隆起，距离种植体根尖约4.5mm，骨增量材料充分包绕种植体，黏骨膜无增厚，窦腔内无渗出物（图3-23d）。

愈合3个月后，进入修复程序。CBCT扫描显示窦

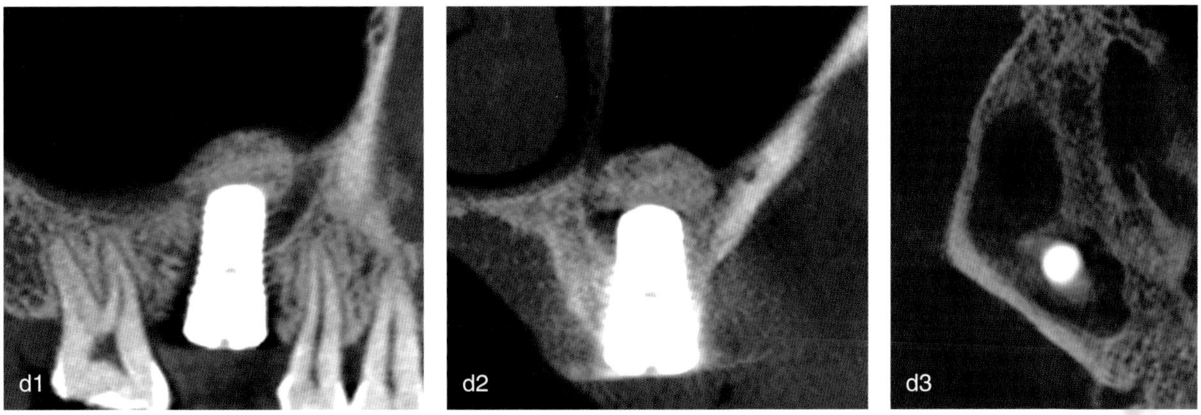

图3-23　倾斜型合并狭窄型窦底的穿牙槽嵴上颌窦底提升（续）

d. 术后即刻上颌右侧CBCT扫描。d1. 上颌后牙牙弓的近远中向断层。d2. 上颌第一磨牙位点种植体的颊舌向断层。d3. 种植体根尖的水平面断层。提升之后的窦底呈帐篷样隆起，距离种植体根尖约4.5mm。上颌窦腔内无异常。

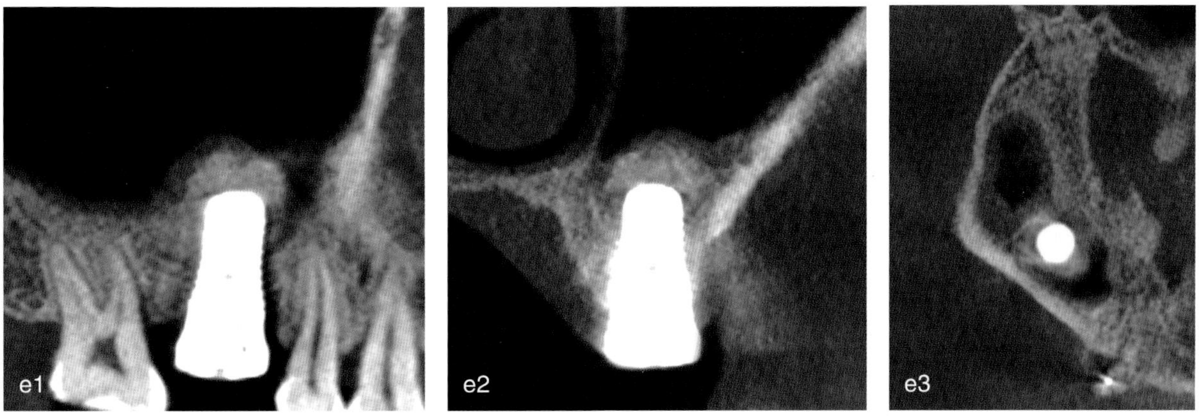

图3-23　倾斜型合并狭窄型窦底的穿牙槽嵴上颌窦底提升（续）

e. 术后3个月时的上颌右侧CBCT扫描。e1. 上颌后牙牙弓的近远中向断层。e2. 上颌第一磨牙位点的颊舌向断层。e3. 种植体根尖的水平面断层。提升之后的窦底呈帐篷样隆起，距离种植体根尖约3mm。上颌窦黏骨膜均匀性增厚，约2mm，与初诊时相似。

底呈帐篷样隆起，距离种植体根尖约3mm，新骨充分包绕种植体。上颌窦黏骨膜均匀性增厚，约2mm，与初诊时相似（图3-23e）。软组织愈合良好，覆盖部分种植体平台与封闭螺钉，用环切刀将其切除。种植体稳定性良好，ISQ平均值为85。2周后制取印模、制作并戴入螺钉固位的全瓷修复体（Variobase基台），可见基台穿出的方向未从修复体中央窝穿出，而是略偏远中，但尚可接受（图3-23f1）。

戴入修复体后，即刻拍摄的根尖放射线片，显示修复体与种植体密合，种植体周围骨密度理想，种植体近中与远中的牙槽嵴骨高度正常（图3-23f2）。

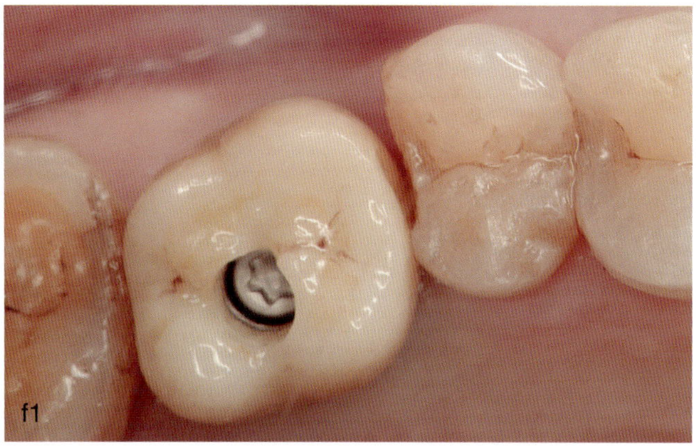

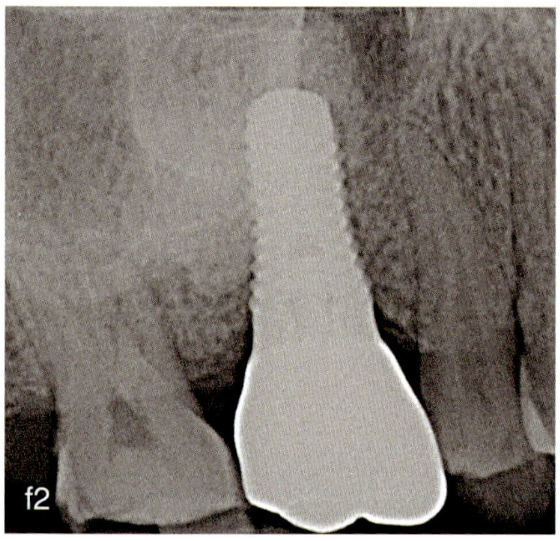

图3-23　倾斜型合并狭窄型窦底的穿牙槽嵴上颌窦底提升（续）
f. 术后3个月时进入修复程序。f1. 戴入修复体，殆面观。螺钉固位的全瓷修复体。f2. 戴入修复体后即刻拍摄的根尖放射线片，种植体周围骨高度稳定，修复体与种植体密合。

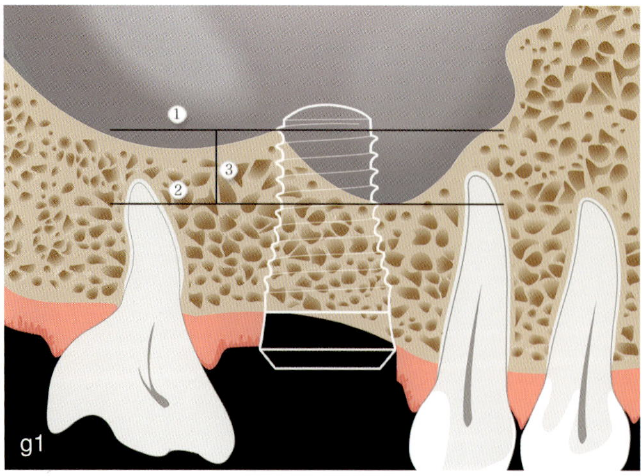

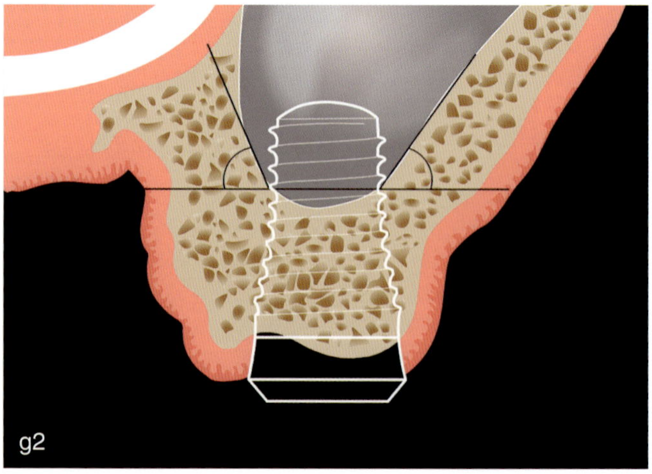

图3-23　倾斜型合并狭窄型窦底的穿牙槽嵴上颌窦底提升（续）
g. 本病例术前CBCT扫描的模式图。g1. 近远中向模式图，可见窦底骨高度差接近4mm。g2. 颊舌向模式图，窦底倾角＜45°，种植体接近腭侧骨壁。1. 种植窝最高骨高度；2. 种植窝最低骨高度；3. 种植窝骨高度差。

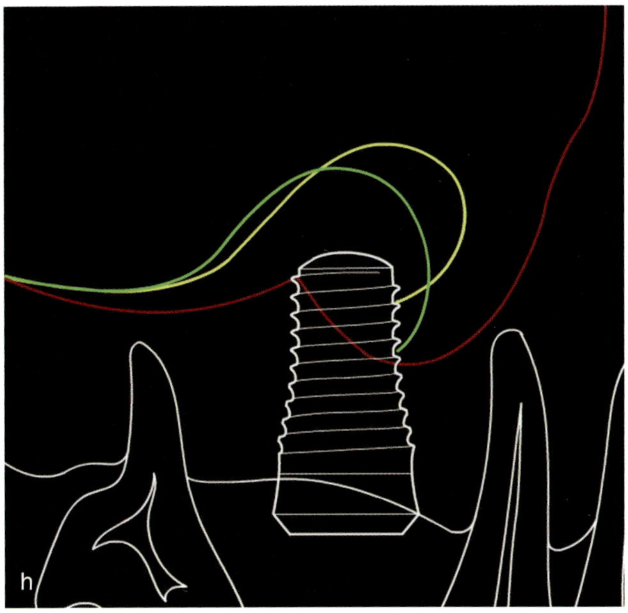

图3-23　倾斜型合并狭窄型窦底的穿牙槽嵴上颌窦底提升（续）
h. 骨增量轮廓变化模式图，显示出理想的窦底轮廓变化。红线：术前窦底轮廓；黄线：骨增量术后即刻的窦底轮廓；绿线：术后3个月时、戴入修复体前的窦底轮廓。

讨论

本病例的诊断为倾斜型窦底、狭窄型窦底，窦底骨高度差接近4mm。

基于临床诊断，应该选择侧壁开窗上颌窦底提升。但考虑到本病例的窦底剩余骨高度在5～8mm之间，选择了穿牙槽嵴上颌窦底提升，这是一念之差。尽管获得了理想的骨增量效果，但有些方面需要我们认真思考（图3-23h）。

- **思考之一：窦底提升的难度**　由于近远中向种植窝骨高度相差接近4mm（图3-23g1），颊舌向窦底狭窄（图3-23g2），在种植窝预备时窦底近中松质骨和皮质骨磨除、骨膜暴露，但窦底远中松质骨尚存。这导致窦底骨板难以折断，甚至在"敲碎"了松质骨之后仍未抵达皮质骨骨板（图3-23c2～c4）。只有通过电子内镜观察，才能清楚地发现这些变化。由此，磨除部分"凿碎"的松质骨（图3-23c5），才得以折断窦底皮质骨骨板，提升窦底。因此，如果没有电子内镜观察，难以判断窦底的状态，具有窦底黏骨膜穿孔的风险。因此，本病例不是穿牙槽嵴上颌窦底提升的指征。
- **思考之二：患者术中感受**　本病例，敲击时尽管患者没有发生良性阵发性位置性眩晕，但患者抱怨头部阵痛，产生严重的不适感。尽管如此，开始的敲击也未能折断窦底剩余的骨板。因此，本病例不是穿牙槽嵴上颌窦底提升的指征。在电子内镜的辅助下，才清楚地了解到窦底的状态，进一步磨除部分剩余骨之后得以完成后续的操作步骤。
- **思考之三**　本病例获得了完美的帐篷样隆起，骨增量材料充分包绕种植体，实现了上颌窦底提升的临床目标。但是，我们必须清楚该结果得益于术中电子内镜的不断观察和对手术过程的不断调整，否则存在发生良性阵发性位置性眩晕和窦底黏骨膜穿孔的风险。笔者仍然告诫读者并非每个同类型的病例都会如此幸运。

外科程序：宿玉成、张彩月；修复程序：武明彤；术中摄像和照相：陶丹；手术配合：陶丹、刘敏、吴利利；放射线诊断程序：范秋华、王倩；病例完成时间：2019年

病例之四：窦底走行血管的穿牙槽嵴上颌窦底提升

44岁女性患者，3个月前拔除冠根折的上颌右侧第一磨牙，现要求种植修复。拔牙之前的CBCT扫描可见上颌窦的窦底、前壁、外侧壁和后壁存在广泛的黏骨膜增厚影像，疑似上颌窦黏膜炎症，上颌窦前外侧壁存在向窦底走行的牙槽上颌窦动脉，走行于骨管内，骨管直径约1mm（图3-24a）。

种植治疗之前进行系统性评估。患者一般状态良好，无全身系统性疾病史，不吸烟、不饮酒，无副功能习惯。口腔专科检查可见口腔卫生良好，上颌右侧第一磨牙缺失。缺牙位点附着龈质量良好，三维颌位关系尚可（图3-24b）。

CBCT扫描可见窦底相对位置降低，牙槽嵴顶相对位置尚可，近远中向和颊舌向均为平坦型窦底，近远中向和颊舌向的种植窝骨高度差均＜1.5mm，近远中向和颊舌向均为倾斜型牙槽嵴顶。Ⅳ类骨密度，窦底黏骨膜轻度增厚。缺牙间隙的近远中向距离约

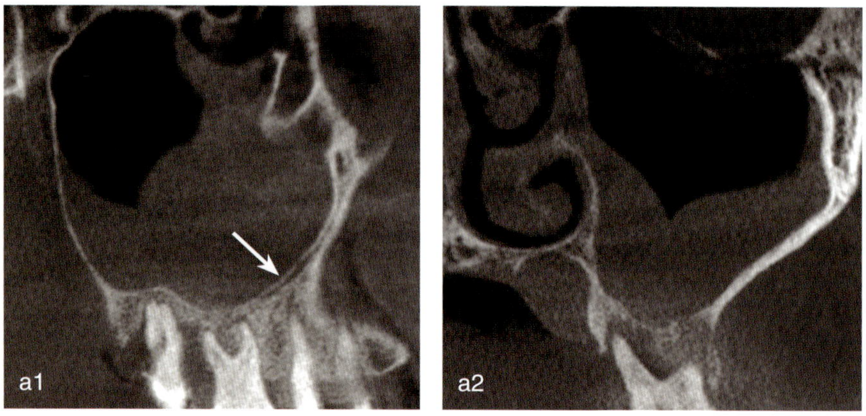

图3-24　窦底走行血管的穿牙槽嵴上颌窦底提升
a. 3个月前拔牙时的上颌右侧CBCT扫描。a1. 牙槽上颌窦动脉的近远中向断层。a2. 第一磨牙的颊舌向断层。窦底、前壁、外侧壁和后壁存在广泛的黏骨膜增厚影像，牙槽上颌窦动脉向窦底走行（箭头所示）。

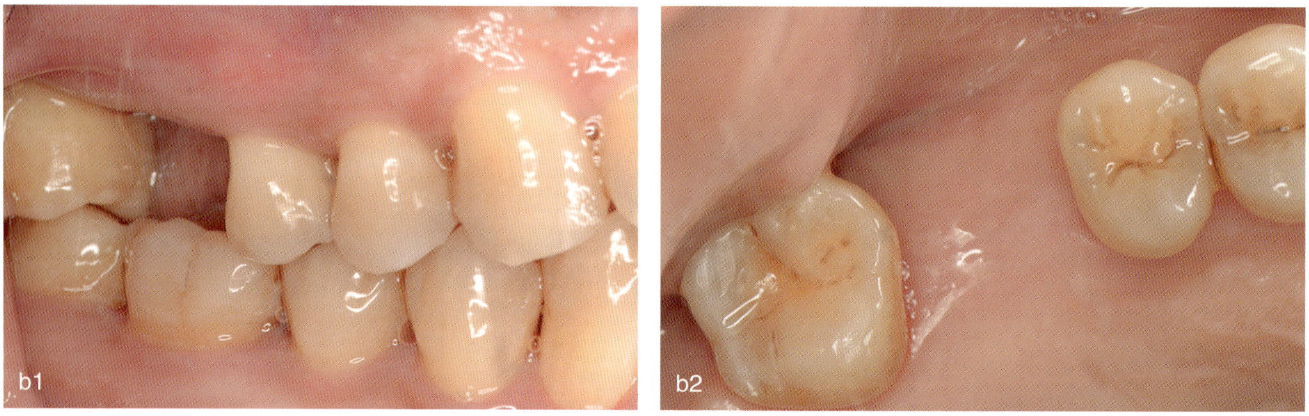

图3-24　窦底走行血管的穿牙槽嵴上颌窦底提升（续）
b. 术前检查，口内照片。b1. 颊侧观。b2. 殆面观。上颌右侧第一磨牙缺失，殆龈距离正常，颌位关系正常，缺牙位点的宽度和附着龈质量良好。

为9.7mm，窦底骨宽度约为9.4mm，种植窝中心骨高度约为6.8mm。虚拟植入直径4.8mm的宽径种植体之后，种植窝近中、远中、颊侧和腭侧骨高度分别约为6.5mm、6.2mm、8.7mm和5.1mm。牙槽上颌窦动脉在骨管内走行，沿上颌窦前壁向下，进入上颌窦底，经过上颌窦底提升的区域（图3-24c）。

综上所述，本病例被分类为上颌后部Ⅱ型骨缺损，平坦型窦底。治疗计划为穿牙槽嵴上颌窦底提升，同期植入种植体，愈合5个月后进行修复。

通过软组织环切暴露用于种植窝预备的牙槽嵴顶，按照植入直径4.8mm的Straumann软组织水平锥柱状种植体的步骤预备种植窝。因为牙槽上颌窦动脉的走行穿过上颌窦底提升的区域，在磨除窦底皮质骨时要小心谨慎，避免将其损伤。在窦底皮质骨骨板处停止磨削。经电子内镜确认达到窦底皮质骨骨板之后（图3-24d1），用窦底皮质骨磨除钻将其完全磨除，

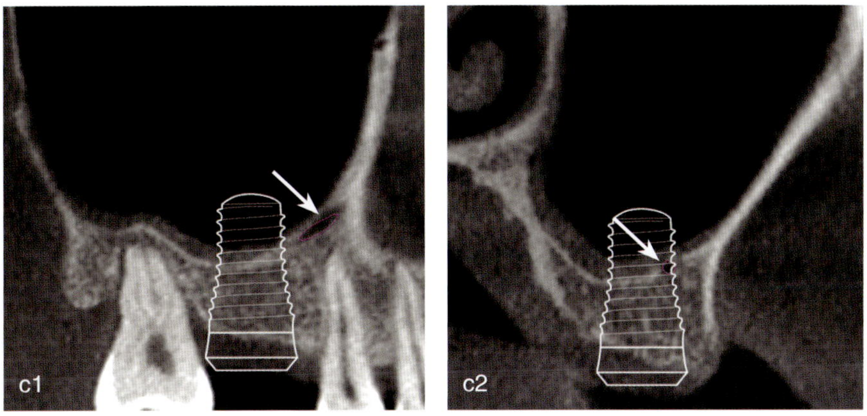

图3-24　窦底走行血管的穿牙槽嵴上颌窦底提升（续）
c. 术前检查，上颌右侧CBCT扫描。c1. 上颌后牙牙弓的近远中向断层。c2. 第一磨牙位点的颊舌向断层。上颌窦底较为平坦，窦底黏骨膜轻微增厚。牙槽上颌窦动脉位于窦底（箭头所示），经过上颌窦底提升的窦底区域。

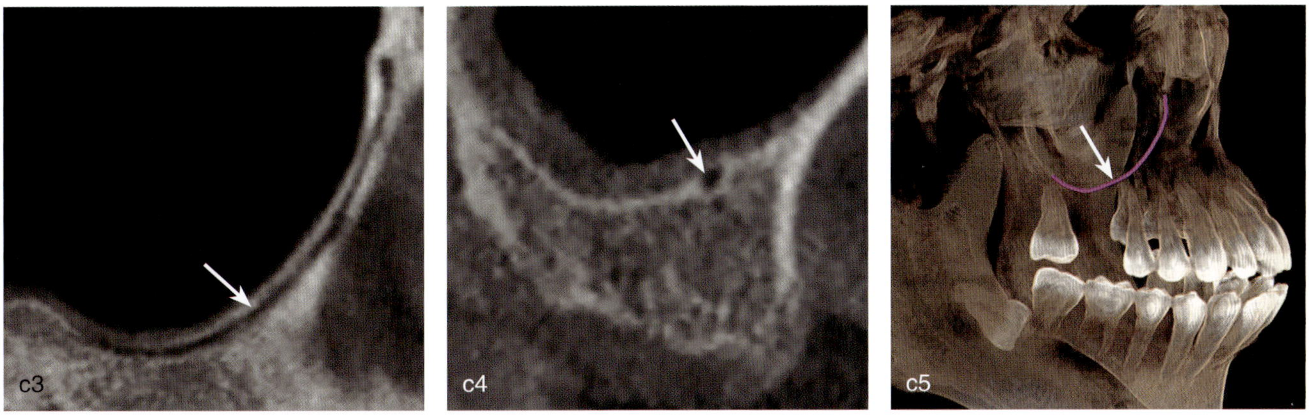

图3-24　窦底走行血管的穿牙槽嵴上颌窦底提升（续）
c. 术前检查，上颌右侧CBCT扫描。c3. 牙槽上颌窦动脉的近远中向断层。c4. 牙槽上颌窦动脉的颊舌向断层。c5. 三维重建的立体图像。牙槽上颌窦动脉（箭头所示）在骨管内走行，沿上颌窦前壁向下，跨过窦底进入上颌窦后壁，经过上颌窦底提升的区域。

窦底骨膜无损伤（图3-24d2）。此时在窦底上部骨壁，出现犹如“泉涌”的波动性出血（图3-24d3，d4）。根据出血的位置和压力，判断为牙槽上颌窦动脉（AAA）的分支出血。因为窦底骨板的磨除非常彻底，省略“骨凿折断窦底剩余骨板”这一步骤，避免敲击骨凿可能导致的牙槽上颌窦动脉（AAA）破裂引发严重出血的风险。在种植窝内植入膜片状浓缩生长因子（CGF），可见明显的止血效应（图3-24d5），但仍有少量出血自四周“漂出”，附着于浓缩生长因子（CGF）表面（图3-24d6）。分次植入100mg骨胶原（Bio-Oss Collagen，Geistlich，瑞士），并向窦底轻轻地推送，此时出血进一步减少（图3-24d7）。植入直径4.8mm、平台直径6.5mm、长度10mm、光滑颈部高度1.8mm的软组织水平亲水表面锥柱状种植体（TL，TE，SLActive，WN，TiZr，Straumann，瑞士），部分光滑颈部位于骨内。最终植入扭矩>35Ncm，非潜入式愈合（图3-24d8，d9）。

术后口服阿莫西林每次1.0g，每天3次，持续5天；呋麻滴鼻液滴鼻3天，每天2次；复方葡萄糖酸氯

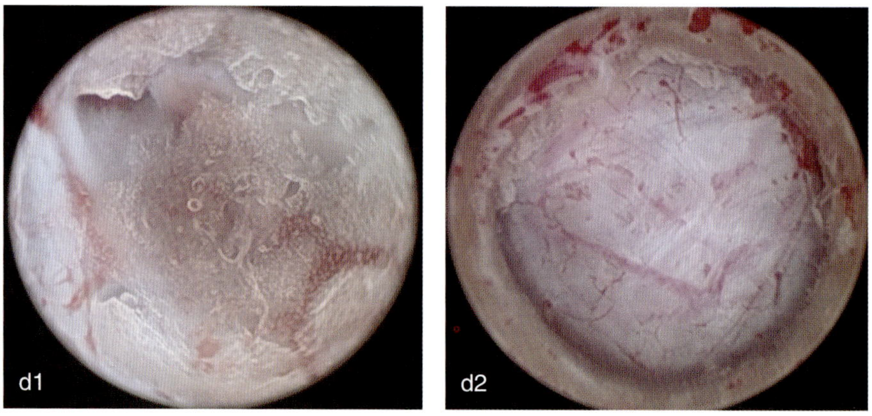

图3-24　窦底走行血管的穿牙槽嵴上颌窦底提升（续）
d. 术中照片，电子内镜检查。d1. 种植窝预备至窦底最低点处，可见薄层的窦底皮质骨骨板，透过皮质骨骨板可见黏骨膜内的小血管。d2. 用窦底皮质骨磨除钻将窦底皮质骨骨板磨除，骨膜无损伤，并可见黏骨膜内的血管分布。

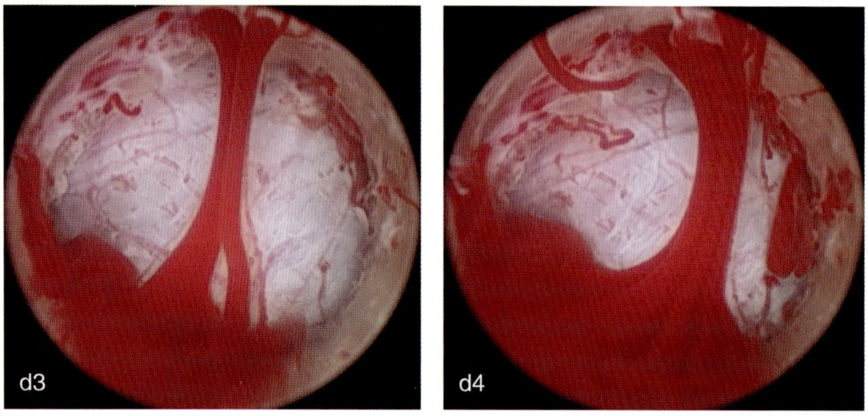

图3-24　窦底走行血管的穿牙槽嵴上颌窦底提升（续）
d. 术中照片，电子内镜检查。d3，d4. 窦底骨膜完整。在种植窝窦底上方的骨壁，可见波动性出血犹如“泉涌”，推断为较粗的动脉血管，疑似牙槽上颌窦动脉或其分支。

已定含漱液含漱5天，每天3次。

术后即刻拍摄的CBCT扫描显示窦底黏骨膜略微隆起，上颌窦底提升高度约4mm，窦腔内无渗出物，说明未发生窦底黏骨膜穿孔和牙槽上颌窦动脉破裂。走行牙槽上颌窦动脉的骨管依然清晰，中断于所提升的窦底的近中（图3-24e）。

愈合5个月后，进入修复程序。CBCT扫描显示窦底新骨达到种植体的根尖水平，新骨质量理想、充分包绕种植体。走行牙槽上颌窦动脉的骨管依然清晰，中断于所提升的窦底的近中。窦腔内无渗出物，窦底黏骨膜轻度增厚（图3-24f）。

软组织愈合良好，覆盖部分种植体平台，用软组织环切刀将其切除。种植体稳定性良好，ISQ平均值为80。戴入螺钉固位的金属烤瓷修复体（图3-24g），被动就位。即刻拍摄的平行投照的根尖放射线片显示修复体与种植体密合，种植体近中与远中的骨高度正常（图3-24h）。

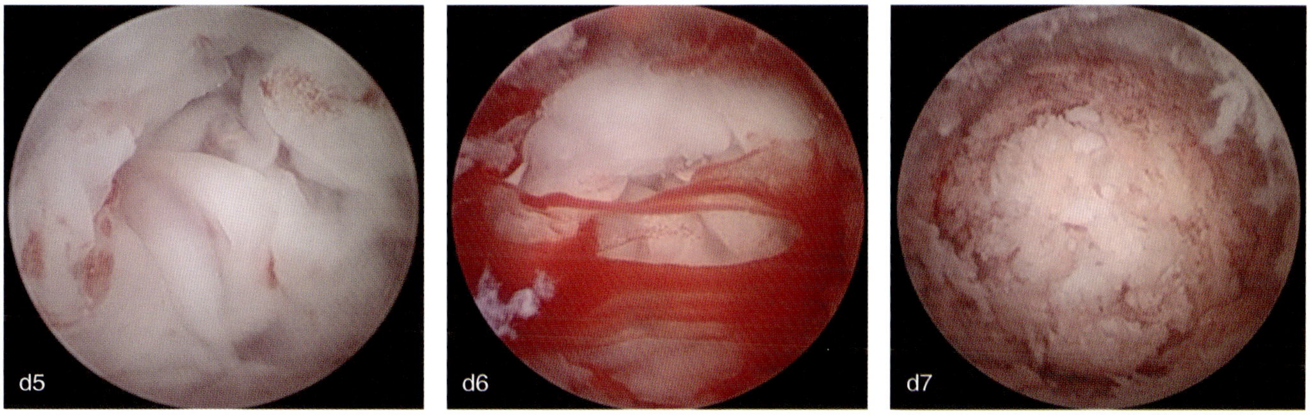

图3-24　窦底走行血管的穿牙槽嵴上颌窦底提升（续）
d. 术中照片，电子内镜检查。d5. 植入膜片状浓缩生长因子之后，出血减少。d6. 在窦底骨壁仍见有血液“漂出”，覆盖于生长因子表面。d7. 植入骨胶原之后出血进一步减少。

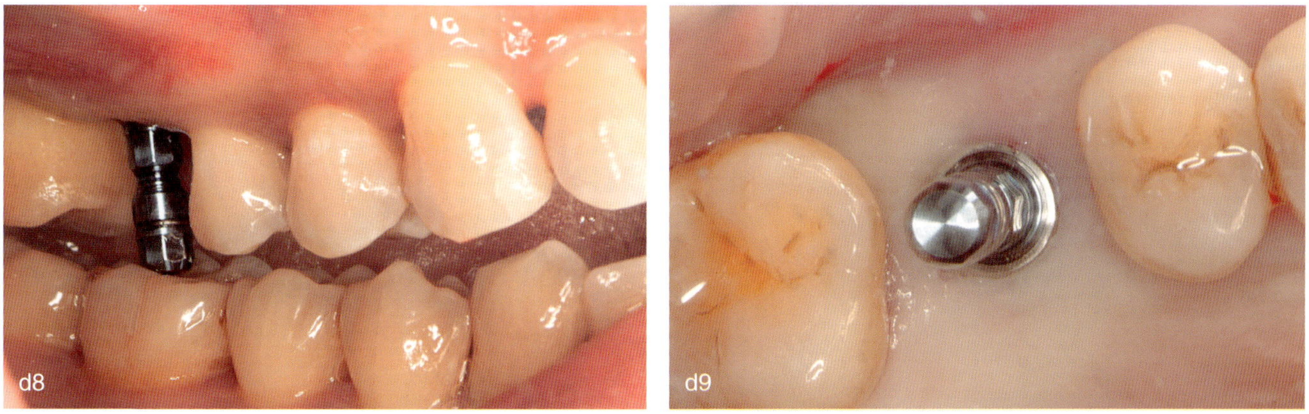

图3-24　窦底走行血管的穿牙槽嵴上颌窦底提升（续）
d. 术中照片。d8. 颊侧观。d9. 殆面观。植入软组织水平亲水表面锥柱状种植体，种植体获得了理想的三维位置与轴向，种植体平台与附着龈平齐，种植体非潜入式愈合。

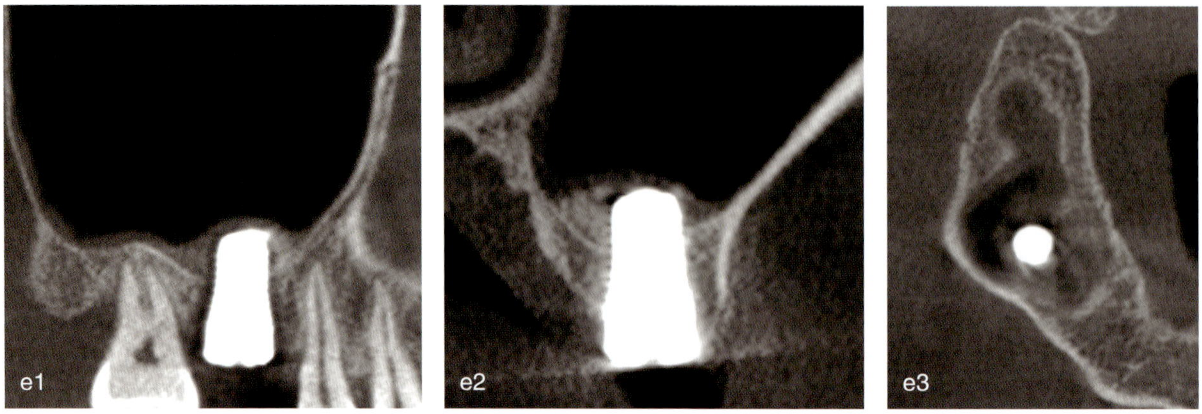

图3-24 窦底走行血管的穿牙槽嵴上颌窦底提升（续）

e. 术后即刻CBCT扫描。e1. 上颌后牙牙弓的近远中向断层。e2. 上颌第一磨牙位点种植体的颊舌向断层。e3. 种植体根尖的水平面断层。窦底黏骨膜轻微隆起，上颌窦腔内无渗出物。

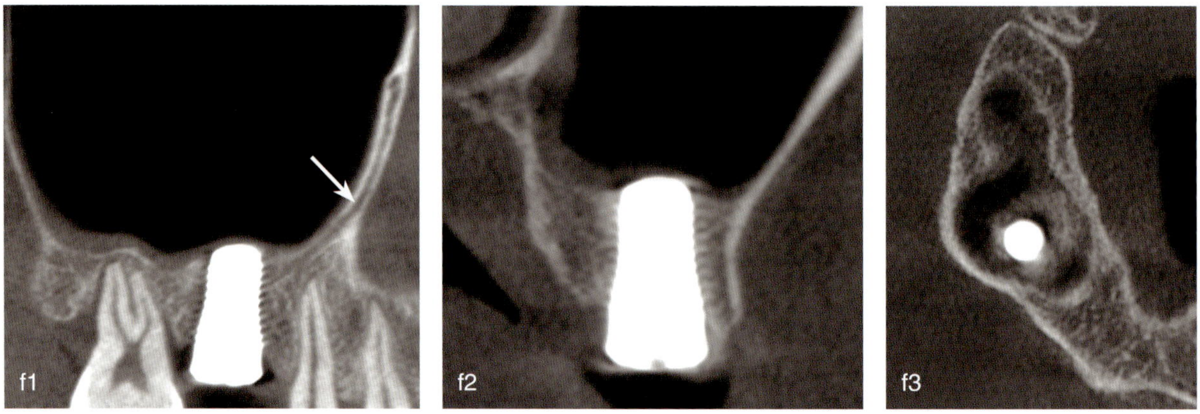

图3-24 窦底走行血管的穿牙槽嵴上颌窦底提升（续）

f. 术后5个月时的CBCT扫描。f1. 上颌后牙牙弓的近远中向断层。f2. 上颌第一磨牙位点种植体的颊舌向断层。f3. 种植体根尖的水平面断层。新骨达到种植体根尖水平，牙槽上颌窦动脉（箭头所示）终止于骨增量区之外。

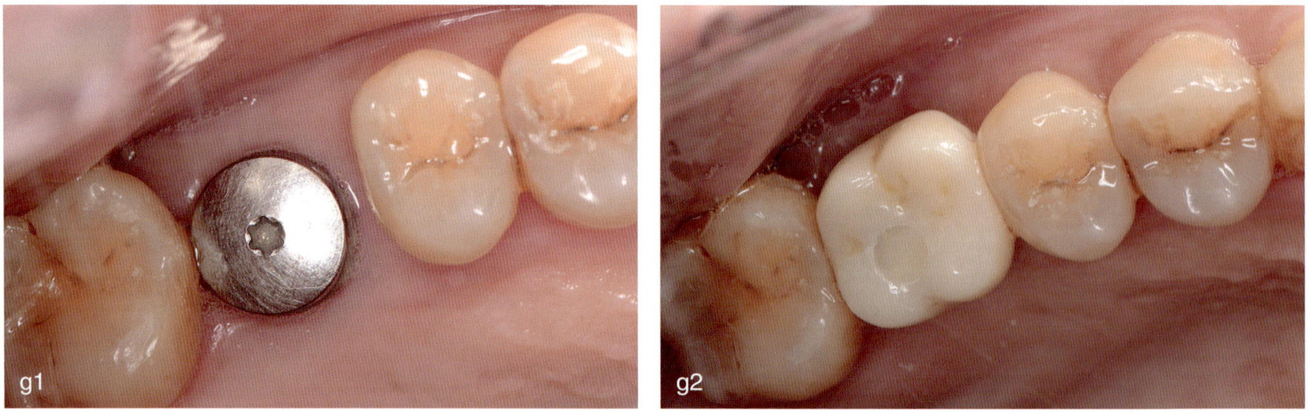

图3-24 窦底走行血管的穿牙槽嵴上颌窦底提升（续）

g. 术后5个月修复时的口内照片。g1. 殆面观，种植体非潜入式愈合，种植体周围软组织健康。g2. 戴入修复体后的殆面观，螺钉固位通道略偏远中。

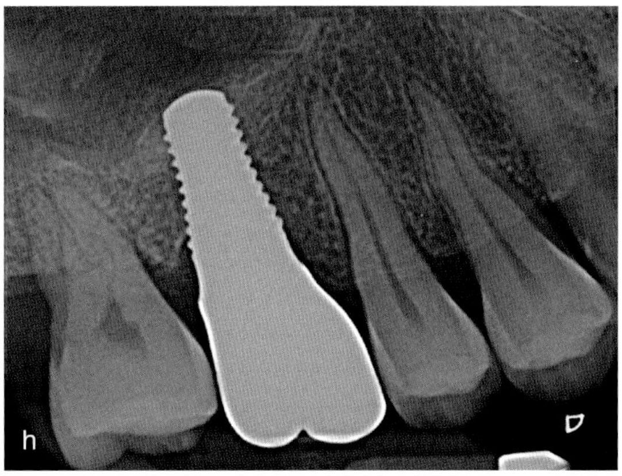

图3-24 窦底走行血管的穿牙槽嵴上颌窦底提升（续）
h. 戴入修复体后即刻拍摄的根尖放射线片显示，种植体周围骨高度稳定，修复体与种植体密合。

讨论

本病例，牙槽上颌窦动脉在骨管内走行，沿上颌窦前壁向下，进入上颌窦底。牙槽上颌窦动脉的这种走行非常罕见，目前未见有详细的文献报道。

基于本病例，对牙槽上颌窦动脉走行于窦底时有如下思考：

- **存在严重出血的风险** 当牙槽上颌窦动脉走行于窦底，并穿过预备的种植窝或上颌窦底提升的窦底区域时，存在牙槽上颌窦动脉损伤和严重出血的风险。此时，可能存在两种可能：①黏骨膜完整，向种植窝内释放血液，血管破裂处被植入的膜片状浓缩生长因子、骨增量材料以及种植体根端压迫而止血，破裂的血管闭塞；②如果黏骨膜破裂，既存在由种植体压迫血管破裂处止血的可能，也存在血管破裂处压迫失效，向上颌窦内释放出血的可能。后者可能会导致持续性大量出血，止血非常困难，甚至难以实施，存在危及生命的危险。此时，可能需要侧壁开窗、快速找到血管破裂处，并采取相应的止血手段。
- **血管走行变异的原因** 目前尚无法解释为什么在上颌窦底不断气化的过程中，牙槽上颌窦动脉和包绕的骨管能够存在于窦底这个位置。
- **本病例的启发** 因为有电子内镜的辅助检查，发现：①窦底骨壁有异常丰富的动脉出血，疑似牙槽上颌窦动脉分支破裂。当在窦底植入膜片状浓缩生长因子和骨胶原之后，异常活跃的出血显著减轻。②完全磨除了窦底皮质骨骨板，无需用骨凿敲击，避免了牙槽上颌窦动脉主干破裂。③术后即刻和5个月的CBCT扫描证实，窦底的血管已经完全闭塞，推断牙槽上颌窦动脉被膜片状浓缩生长因子、骨增量材料以及种植体根端成功堵塞。

外科程序：宿玉成、皮雪敏；修复程序：武明彤；术中摄像和照相：陶丹；手术配合：陶丹、刘敏、杨清；放射线诊断程序：苑秋华、王倩；病例完成时间：2021年

病例之五：穿牙槽嵴上颌窦底提升，同期摘除囊肿

33岁男性患者，上颌右侧第一磨牙拔除6个月余，现要求种植修复。

患者1.5年前在本院进行其他口腔治疗时的CBCT扫描显示存在较大的密度增高影像，大小接近25mm（垂直向）×34mm（近远中向）×28mm（颊舌向），印象诊断为右侧上颌窦假性囊肿（图3-25a）。因无任何症状未进行处理。

6个月前，因上颌右侧第一磨牙劈裂无法保留而拔除。拔牙之前和拔牙之后未进行放射线检查，无法判断1年前所发现的上颌窦囊肿此时的状态。

此次检查所见患者一般状态良好，无全身系统性疾病史，不吸烟、不饮酒，无副功能习惯。口腔卫生良好，上颌右侧第一磨牙缺失。缺牙位点附着龈质量良好（图3-25b1），但颊侧骨弓轮廓有明显的凹陷，殆龈距离良好，颌位关系良好。

CBCT扫描显示窦底相对位置降低，牙槽嵴顶相

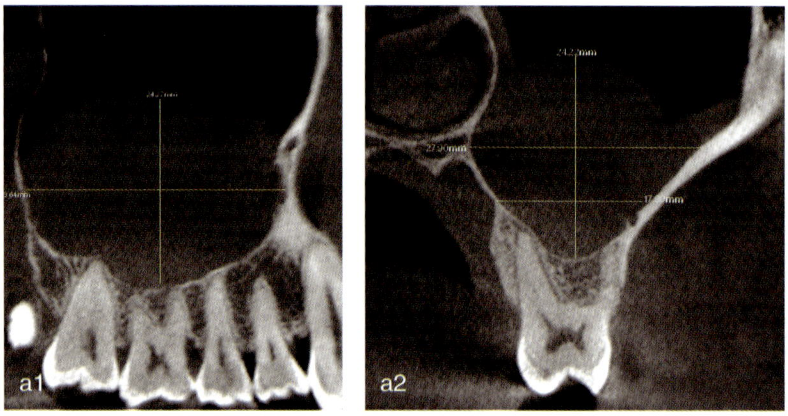

图3-25　穿牙槽嵴上颌窦底提升，同期摘除囊肿
a. 1.5年前的上颌右侧CBCT扫描。a1. 沿上颌后牙牙弓的近远中向断层。a2. 沿上颌第一磨牙的颊舌向断层。窦底存在黏膜囊肿样密度增高影像，垂直向约25mm、近远中向约34mm、颊舌向约28mm。

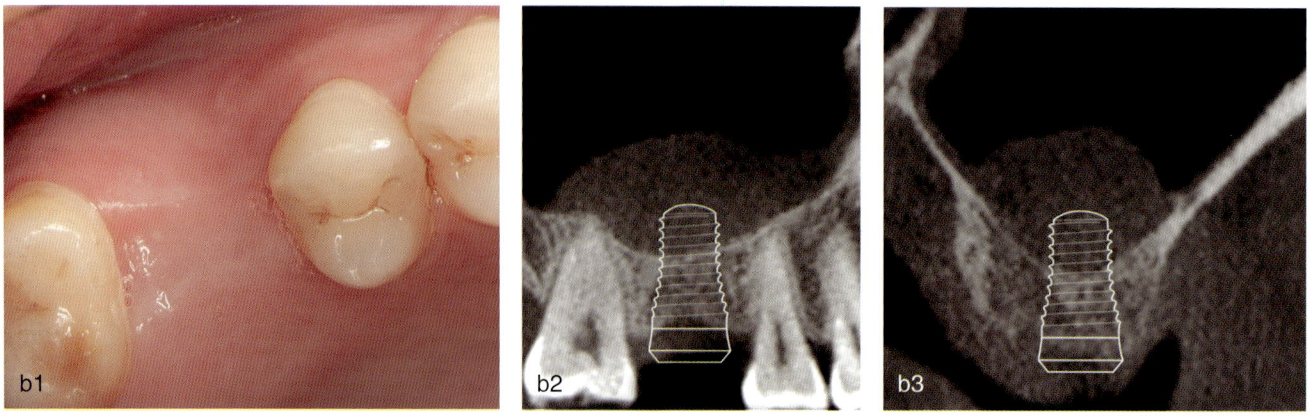

图3-25　穿牙槽嵴上颌窦底提升，同期摘除囊肿（续）
b. 术前检查。b1. 口内照片，殆面观。上颌右侧第一磨牙缺失，附着龈质量良好，颊侧骨弓轮廓略凹陷。b2. 沿后牙牙弓的近远中向CBCT断层。b3. 沿第一磨牙位点的颊舌向CBCT断层。窦底的囊肿样密度增高影像，垂直向高度约为8mm。

对位置尚可。1.5年前所见的上颌窦囊肿明显缩小，大小接近8mm（垂直向）×18mm（近远中向）×8.5mm（颊舌向），只局限于窦底。第一磨牙位点骨量不足，种植窝中心骨高度约为5.3mm，窦底骨宽度约为12mm，Ⅳ类骨密度，平坦型窦底，近远中向和颊舌向的种植窝骨高度差均＜1.5mm，平直型牙槽嵴顶，牙槽嵴顶皮质骨不连续，牙槽上颌窦动脉距离约4.5mm。虚拟植入直径4.8mm的宽径种植体之后，种植窝近中、远中、颊侧和腭侧骨高度分别约为7.1mm、5.8mm、6.9mm和5.8mm（图3-25b2，b3）。

鉴于在1.5年之间上颌窦囊肿显著缩小，决定尝试通过穿牙槽嵴上颌窦底提升处理囊肿，同期植入种植体，愈合3个月后进行修复。

通过软组织环切暴露第一磨牙位点的牙槽嵴顶，按照植入直径4.8mm的Straumann软组织水平锥柱状种植体的步骤预备种植窝。种植窝预备至窦底皮质骨骨板（图3-25c1），用皮质骨磨除钻将其完全磨除，可见窦底黏骨膜完整、血管网络丰富（图3-25c2）。用40mL注射器针头穿刺囊腔，抽吸出约

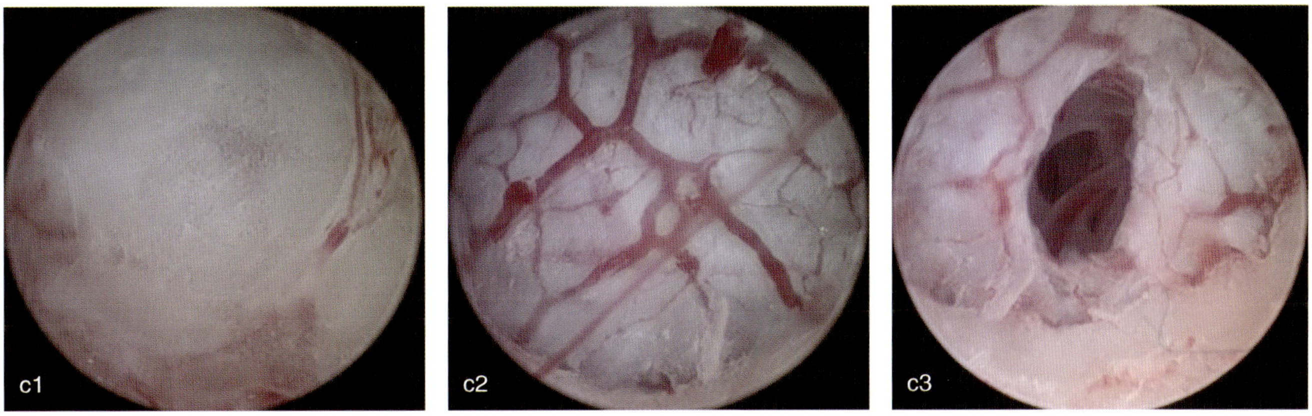

图3-25　穿牙槽嵴上颌窦底提升，同期摘除囊肿（续）
c. 术中照片，电子内镜检查。c1. 种植窝预备达到窦底皮质骨骨板。c2. 将种植窝的窦底皮质骨骨板完全磨除，窦底黏骨膜完整。c3. 用40mL注射器针头穿刺囊腔，抽吸出约2mL清亮囊液之后，可见骨膜破裂孔及黏骨膜内的血管。

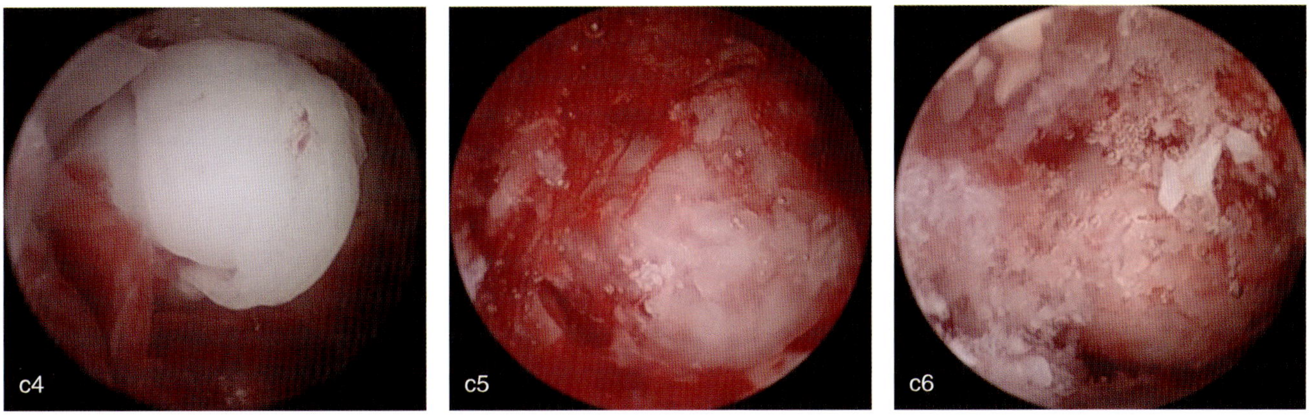

图3-25　穿牙槽嵴上颌窦底提升，同期摘除囊肿（续）
c. 术中照片，电子内镜检查。c4. 用膜片状浓缩生长因子（CGF）封堵囊肿穿刺的骨膜破裂孔。c5. 浓缩生长因子（CGF）黏附血凝块之后，稳定地封闭了骨膜破裂孔。c6. 分次植入骨胶原。

2mL清亮囊液之后，可见骨膜破裂孔及黏骨膜内的血管（图3-25c3）。用生理盐水冲洗囊腔之后，用膜片状浓缩生长因子（CGF）封堵囊肿穿刺的骨膜破裂孔（图3-25c4）。浓缩生长因子（CGF）黏附血凝块之后，稳定地封闭了骨膜破裂孔（图3-25c5），然后植入100mg骨胶原（Bio-Oss Collagen，Geistlich，瑞士），用推送器向窦底推送（图3-25c6）。植入直径4.8mm、平台直径6.5mm、长度10mm、光滑颈部高度1.8mm的软组织水平亲水表面锥柱状种植体（TL，SP，SLActive，RN，TiZr，Straumann，瑞士），部分光滑颈部位于骨内。最终植入扭矩＞35Ncm，种植体的三维位置理想，非潜入式愈合（图3-25d1）。

术后静脉滴注克林霉素5天，每天1次，每次0.6g；静脉滴注地塞米松注射液3天，每天1次，每次10mg；呋麻滴鼻液滴鼻3天，每天2次；复方葡萄糖酸氯己定含漱液含漱5天，每天3次。

术后即刻CBCT显示窦底呈帐篷样隆起，骨增量材料包绕种植体，囊肿影像显著缩小，窦腔内无渗出物和液体，说明黏骨膜无穿孔（图3-25d2，d3）。

术后10天时再次拍摄CBCT。此时发现种植体根方的骨增量呈帽状隆起，但密度降低。窦底黏膜呈显著的弥漫性增厚，边界清晰，窦腔内无渗出物（图

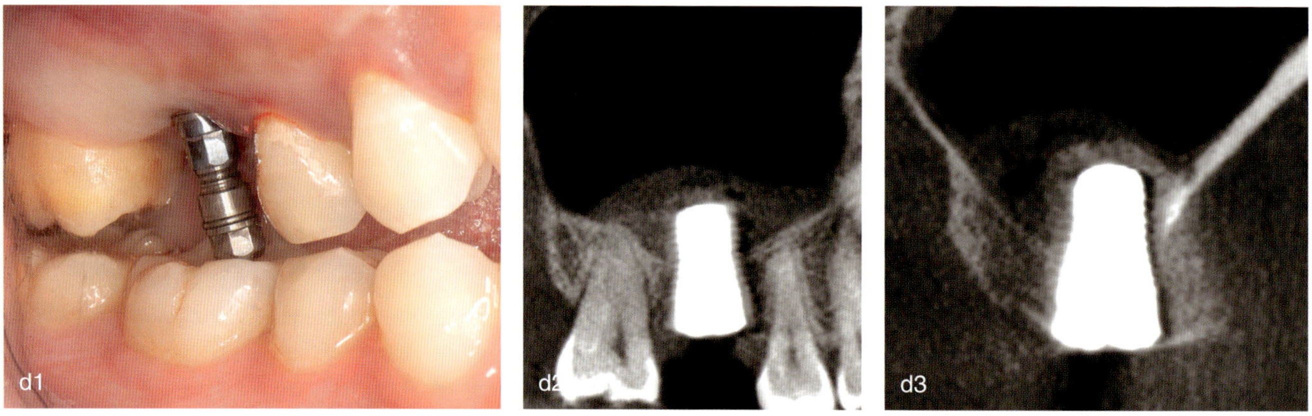

图3-25　穿牙槽嵴上颌窦底提升，同期摘除囊肿（续）
d. 术后检查。d1. 种植体的轴向和三维位置良好。d2，d3. 沿上颌后牙牙弓的近远中向CBCT断层和沿第一磨牙位点的颊舌向CBCT断层。窦底呈帐篷样隆起，距离种植体根尖约1.3mm，骨增量材料包绕种植体，术前的囊肿影像显著缩小，窦腔内无液体。

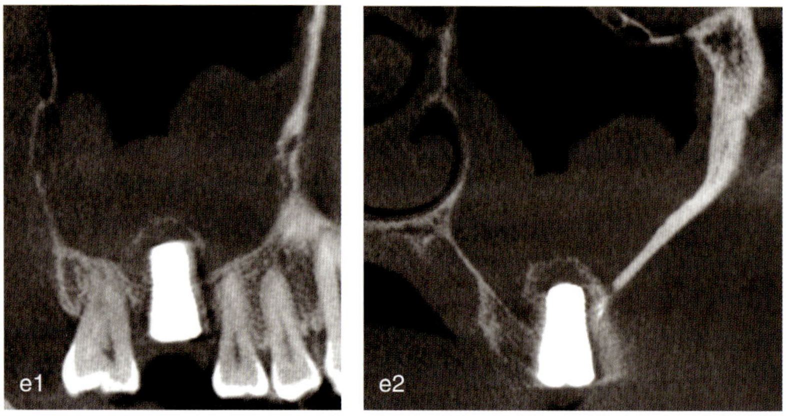

图3-25　穿牙槽嵴上颌窦底提升，同期摘除囊肿（续）
e. 术后10天时的上颌右侧CBCT，依次为沿上颌后牙牙弓的近远中向断层（e1）和沿第一磨牙位点的颊舌向断层（e2）。种植体根方的骨增量呈帽状隆起，密度较低，窦底黏膜呈显著的弥漫性增厚，边界清晰，窦腔内无渗出物。

3–25e），诊断为窦底黏膜水肿。患者无自觉症状，嘱患者口服抗生素3天。

愈合3个月后，进入修复程序。CBCT扫描显示提升后的窦底在种植体的远中、腭侧和颊侧的相对骨高度增加约3.5mm，近中的相对骨高度增加约1.7mm，种植体根端的近中约2mm、远中约1mm无骨包绕，囊肿影像仍然存在，但小于术前（图3–25f）。

口腔内检查可见软组织愈合良好，用环切刀切除覆盖部分种植体平台和覆盖封闭螺钉的软组织。种植体稳定性良好，ISQ平均值为80。2周后戴入螺钉固位全瓷修复体（Variobase基台），修复体被动就位，螺钉通道的位置接近骀面中央窝（图3–25g1 ~ g3）。

戴入修复体即刻拍摄的平行投照根尖放射线片显示修复体与种植体密合，骨密度理想，种植体近中与远中的牙槽嵴骨高度正常（图3–25g4）。

戴入修复体1年后复诊，CBCT扫描显示新骨高度达到种植体根尖水平，新骨充分包绕种植体，骨密度理想。囊肿影像完全消失，窦腔内无渗出物，窦底黏骨膜无增厚，双侧上颌窦开口通畅，窦口–鼻道复合体影像清晰（图3–25h）。

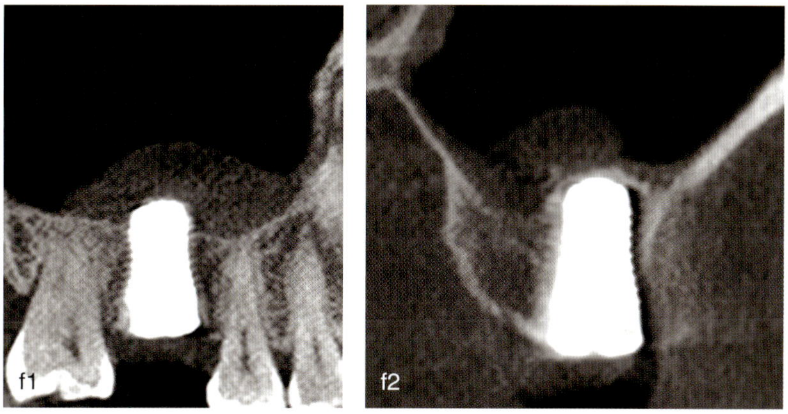

图3–25　穿牙槽嵴上颌窦底提升，同期摘除囊肿（续）
f. 术后3个月时的上颌右侧CBCT，依次为近远中向断层（f1）和颊舌向断层（f2）。种植体远中、腭侧和颊侧相对骨高度增加约3.5mm，近中的相对骨高度增加约1.7mm，种植体根端的近中约2mm、远中约1mm无骨包绕，囊肿影像小于术前。

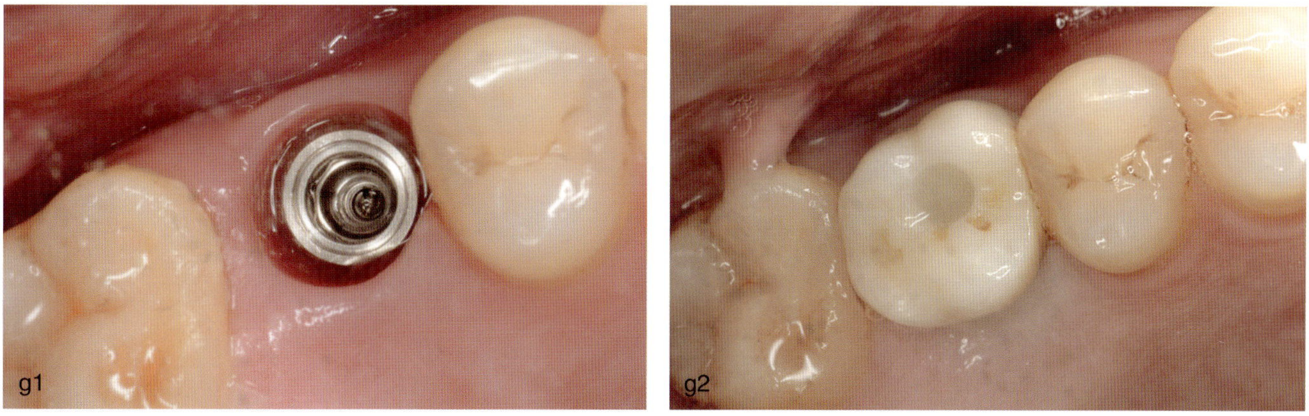

图3–25　穿牙槽嵴上颌窦底提升，同期摘除囊肿（续）
g. 3个月后复诊，进入修复程序，口内照片。g1. 种植体周围软组织健康，附着黏膜质量良好，种植体平台位于龈缘根方1mm处。g2. 骀面观。螺钉固位的全瓷修复体，螺钉通道的位置接近骀面中央窝。

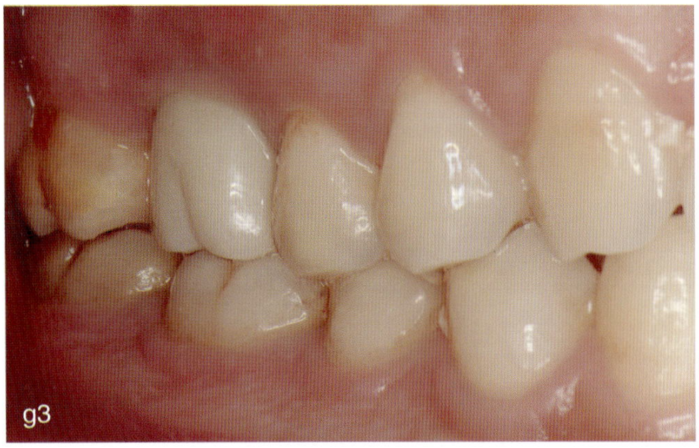

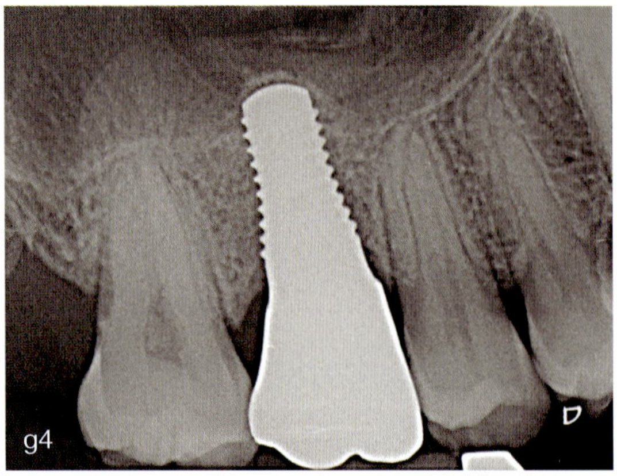

图3-25 穿牙槽嵴上颌窦底提升，同期摘除囊肿（续）
g. 3个月后复诊，进入修复程序。g3. 口内照片，侧面观。附着黏膜质量良好，龈乳头高度正常，龈缘位置略低于正常。g4. 戴入修复体后的即刻平行投照根尖放射线片，种植体周围骨高度良好。

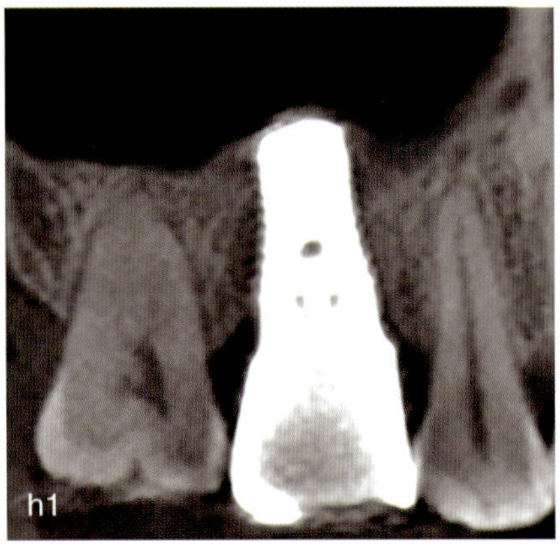

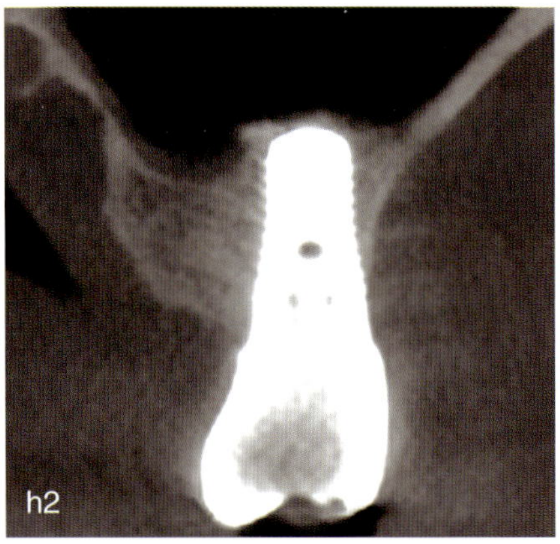

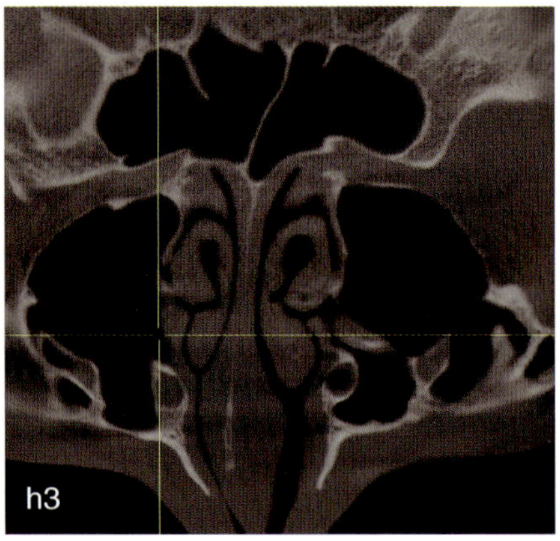

图3-25 穿牙槽嵴上颌窦底提升，同期摘除囊肿（续）
h. 戴入修复体1年后拍摄的上颌右侧CBCT扫描。h1. 沿上颌后牙牙弓的近远中向断层。h2. 沿上颌第一磨牙位点的颊舌向断层。新骨高度达到种植体根尖水平，充分包绕种植体，囊肿影像完全消失，黏骨膜无增厚。h3. 以右侧上颌窦开口为兴趣区的水平面断层，双侧上颌窦开口通畅。

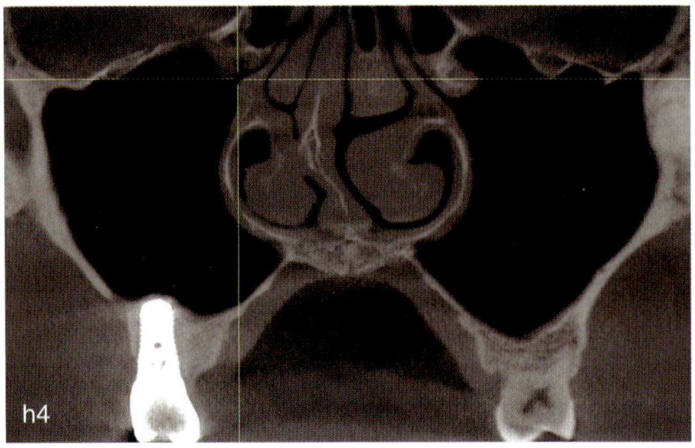

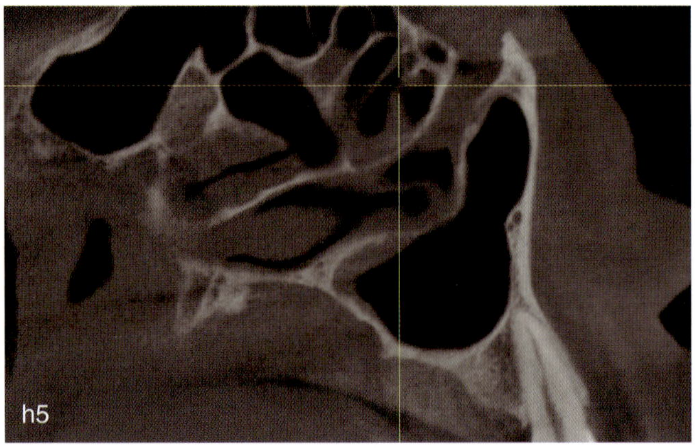

图3-25 穿牙槽嵴上颌窦底提升，同期摘除囊肿（续）
h. 戴入修复体1年后拍摄的上颌右侧CBCT扫描。以右侧上颌窦开口为兴趣区的冠状面断层（h4）和矢状面断层（h5），双侧上颌窦开口通畅，窦底黏骨膜无增厚，囊肿影像已经完全消失。鼻甲及鼻中隔肥大，鼻中隔向右侧明显弯曲。

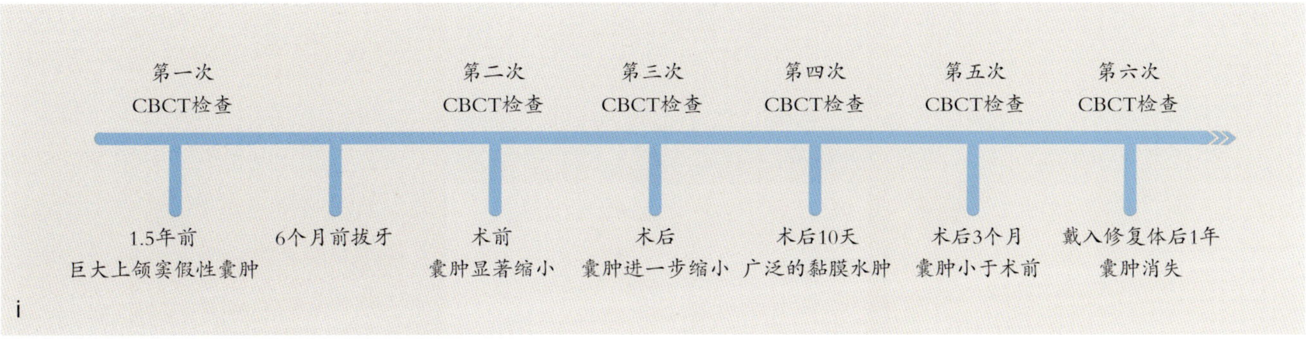

图3-25 穿牙槽嵴上颌窦底提升，同期摘除囊肿（续）

i. 本病例种植治疗和CBCT检查时间轴。

讨论

本病例，为上颌右侧第一磨牙位点穿牙槽嵴上颌窦底提升。在术前存在上颌窦假性囊肿，戴入修复体1年后囊肿消失。

以下将以不同治疗阶段的6次CBCT检查为轴（图3-25i），来探讨囊肿的变化、黏骨膜的变化和骨增量的效果等。

- **第一次CBCT检查** 种植手术的1.5年前，目的是进行其他牙检查。此时上颌右侧第一磨牙尚未拔除，发现右侧上颌窦内存在巨大的假性囊肿影像，大小接近25mm×34mm×28mm（图3-25a）。因无任何症状未进行处理。
- **第二次CBCT检查** 种植术前，目的是进行种植术前评估。此时上颌右侧第一磨牙已于6个月前拔除，发现囊肿显著缩小，大小接近8mm×18mm×8.5mm（图3-25b），囊肿缩小的原因与机制不明晰。
- **第三次CBCT检查** 种植术后即刻，术中抽吸出2mL清亮的囊液，拍摄目的是评估手术效果。发现囊肿显著小于术前，提升的窦底呈帐篷样隆起，窦腔内无液平面，说明未发生黏骨膜穿孔（图3-25d）。
- **第四次CBCT检查** 种植手术10天后，目的是评估上颌窦腔的变化，决定是否需要继续口服抗生素。发现窦底黏膜广泛水肿，提升的窦底呈帐篷样隆起，但呈中空的帽状影像，说明部分骨增量材料被吸收（图3-25e）。黏膜广泛水肿的可能原因是黏膜对抽吸囊液或冲洗囊腔的激惹反应，而骨增量材料的吸收原因疑似囊液遗留所导致的炎症反应。
- **第五次CBCT检查** 种植术后3个月开始修复时，目的是评估上颌窦黏骨膜和囊肿的变化。发现囊肿仍然存在，体积小于术前、与术后即刻相当（图3-25f）。其余黏骨膜无增厚（其可能原因是黏膜水肿的消退），部分骨增量材料被进一步吸收（其可能原因是骨增量材料的感染）。
- **第六次CBCT检查** 戴入修复体1年后，目的是评估上颌窦的变化和骨增量效果。此时发现上颌窦囊肿已经完全消失，黏骨膜无增厚，新骨质量良好，骨高度达到种植体根尖水平，新骨充分包绕种植体（图3-25h），实现了穿牙槽嵴上颌窦底提升的临床目标。

戴入修复体1年后的CBCT检查，即第六次CBCT检查，发现囊肿消失，可能原因是上颌窦底提升的同时隔绝或消除了其病因，而目前尚无法解释新骨的逆势生长的原因。

外科程序：宿玉成、刘倩；修复程序：唐素霞；术中摄像和照相：陶丹；手术配合：刘敏、吴利利；放射线诊断程序：苑秋华、王倩；病例完成时间：2020年

病例之六：穿牙槽嵴上颌窦底提升，不摘除囊肿

69岁女性患者，上颌及下颌多颗牙缺失3～7个月，未曾佩戴可摘局部义齿，现要求种植修复。

患者一般状态良好，无全身系统性疾病史，不吸烟、不饮酒，无副功能习惯。口腔专科检查可见口腔卫生良好，上颌右侧第一前磨牙及其远中的所有牙缺失，上颌左侧第一前磨牙及磨牙缺失，下颌左侧第二前磨牙及磨牙缺失。缺牙位点附着龈质量良好，殆龈距离尚可，颌位关系尚可（图3-26a）。

本病例在同一天完成了双侧上颌和左侧下颌缺牙位点的种植手术。3个月后，也是在同一天完成两侧的种植修复。在此，只报道上颌左侧穿牙槽嵴上颌窦底提升同期种植，省略上颌右侧和下颌左侧牙种植。

上颌左侧CBCT扫描显示第一前磨牙及磨牙缺失，窦底相对位置降低，牙槽嵴顶相对位置尚可。第一前磨牙位点的种植窝中心骨高度约15mm，窦底骨宽度约6.5mm，虚拟植入直径3.3mm的软组织

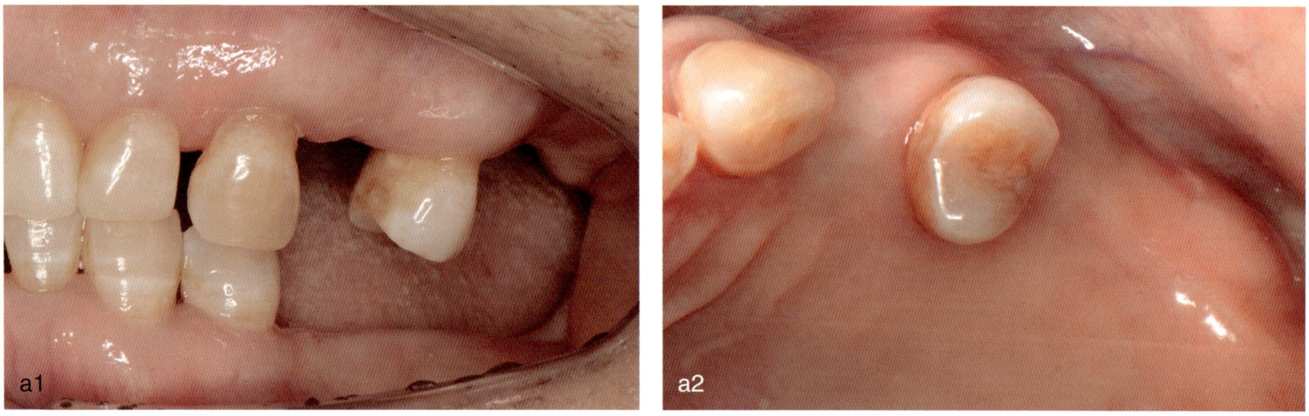

图3-26 穿牙槽嵴上颌窦底提升，不摘除囊肿

a. 术前检查，口内照片。a1. 颊侧观。a2. 殆面观。上颌左侧第一前磨牙和磨牙缺失，殆龈距离正常，颌位关系正常，缺牙位点宽度尚可，附着龈质量良好。

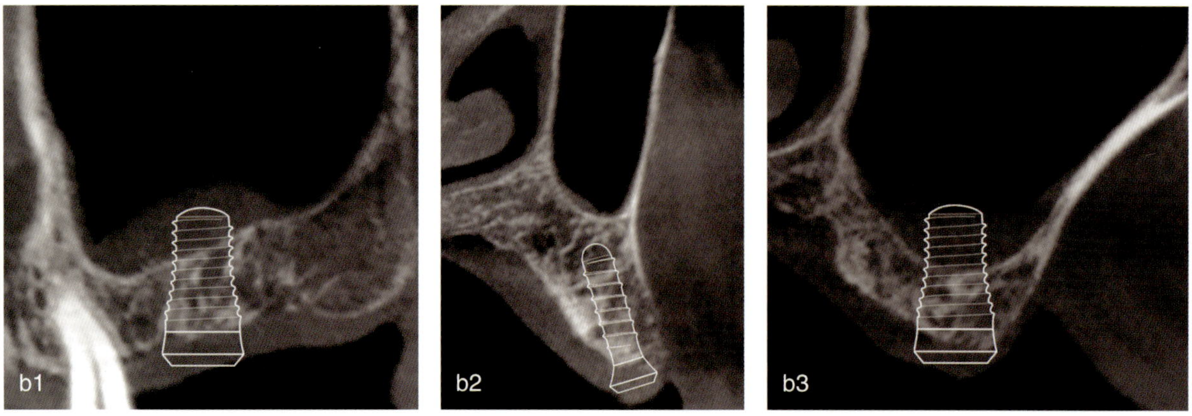

图3-26 穿牙槽嵴上颌窦底提升，不摘除囊肿（续）

b. 术前检查。上颌左侧CBCT扫描，依次为沿后牙牙弓的近远中向断层（b1）、沿第一前磨牙位点的颊舌向断层（b2）和沿第一磨牙位点的颊舌向断层（b3）。窦底骨密度极低，磨牙位点的窦底存在局限性囊肿影像，高度约4.5mm。

水平标准直径种植体之后，种植窝近中、远中、颊侧和腭侧骨高度分别约为15mm、14mm、15mm和14mm。第一磨牙位点，近远中向为倾斜型窦底、种植窝骨高度差接近1.7mm，颊舌向为平坦型窦底，种植窝骨高度差接近0，近远中向和颊舌向均为倾斜型牙槽嵴顶。第一磨牙位点的种植窝中心骨高度约6.5mm，窦底骨宽度约11mm，虚拟植入直径4.8mm的软组织水平宽径种植体之后，种植窝近中、远中、颊侧和腭侧骨高度分别约为6mm、7.5mm、5.9mm和5mm。在磨牙位点的窦底可见囊肿样影像，高约4.5mm、近远中向约15mm，疑似潴留囊肿，其余窦底黏骨膜无增厚（图3-26b）。

上颌左侧被分类为上颌后部Ⅱ型骨缺损，种植外科计划为左侧第一前磨牙和第一磨牙位点植入种植体，第一磨牙位点需要穿牙槽嵴上颌窦底提升。因为囊肿较小，决定不进行外科处理。种植修复计划为两颗种植体独立支持修复体，愈合3个月后进行修复。

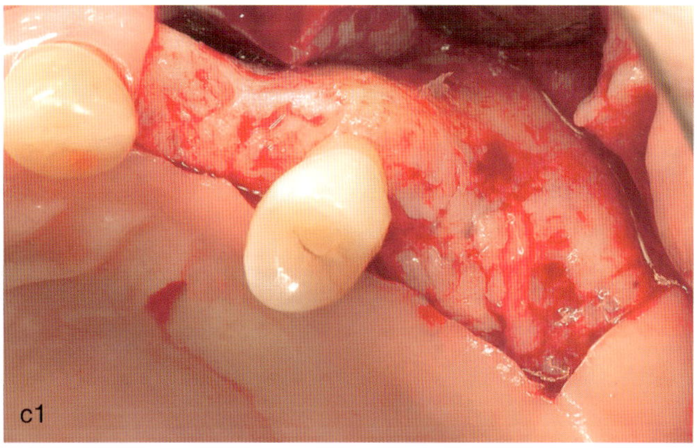

图3-26 穿牙槽嵴上颌窦底提升，不摘除囊肿（续）
c. 术中照片。c1. 殆面观。翻黏骨膜瓣，暴露第一前磨牙种植位点和第一磨牙位点。

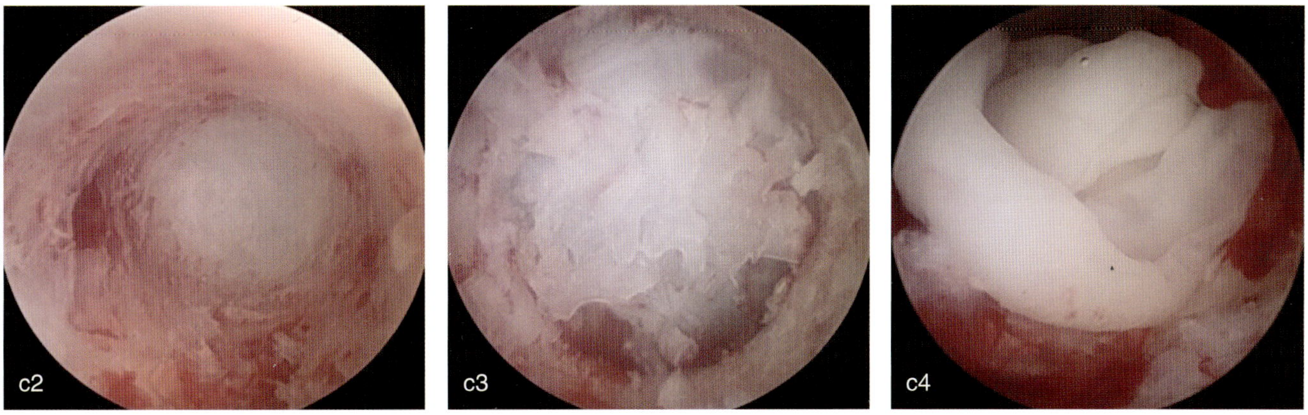

图3-26 穿牙槽嵴上颌窦底提升，不摘除囊肿（续）
c. 术中照片，电子内镜检查。c2. 第一磨牙位点种植窝预备至窦底皮质骨骨板。c3. 用窦底皮质骨磨除钻磨除窦底皮质骨，然后用圆柱状骨凿凿断剩余的窦底皮质骨骨板。c4. 凿断窦底剩余的皮质骨骨板之后，在种植窝内植入膜片状浓缩生长因子（CGF）。

做牙槽嵴顶略偏腭侧的水平切口、第一前磨牙近中和第一磨牙远中垂直向松弛切口以及第二前磨牙龈沟内切口，翻黏骨膜瓣，暴露第一前磨牙和第一磨牙位点的牙槽嵴顶（图3-26c1）。按照植入直径3.3mm的Straumann软组织美学种植体的步骤预备第一前磨牙位点种植窝，植入直径3.3mm、平台直径4.8mm、长度12mm、光滑颈部高度1.8mm的种植体（TL，SP，SLActive，RN，TiZr，Straumann，瑞士），部分光滑颈部位于骨内，最终植入扭矩为30Ncm。种植体三维位置与轴向理想，潜入式愈合（图3-26c8，c9）。

按照植入直径4.8mm软组织水平锥柱状种植体的步骤预备第一磨牙位点的种植窝。将带有注水功能的电子内镜插入种植窝内，可见种植窝预备已经达到窦底皮质骨骨板（图3-26c2）。用窦底皮质骨磨除钻小心翼翼地磨薄窦底皮质骨，然后用圆柱状骨凿凿断剩余的窦底皮质骨骨板，可见骨膜完整、无损伤，部分皮质骨薄片仍附着于骨膜上（图3-26c3，c4）。因为剩余的皮质骨骨板菲薄，敲击时患者没有明显的不适。在种植窝内植入膜片状浓缩生长因子，分次植入120mg骨胶原（Bio-Oss Collagen，Geistlich，瑞士），

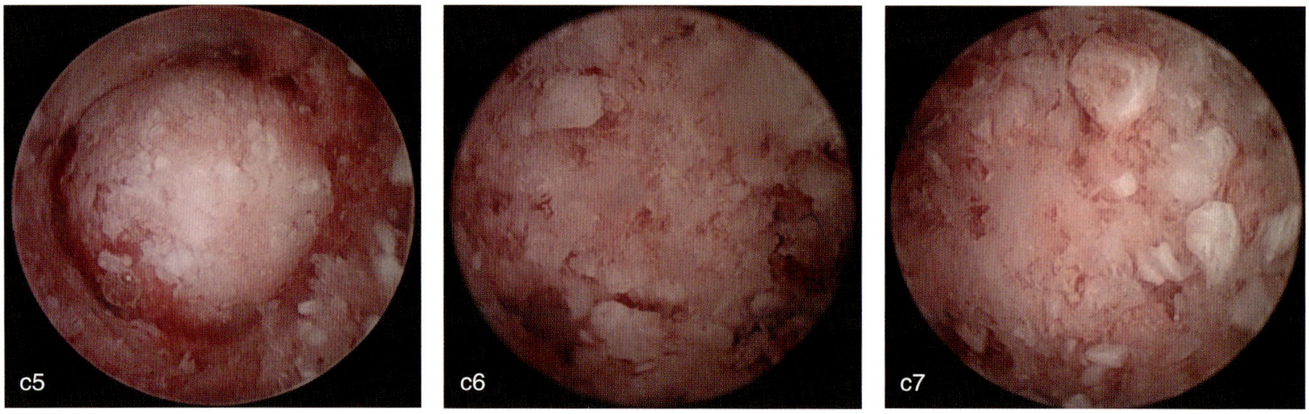

图3-26 穿牙槽嵴上颌窦底提升，不摘除囊肿（续）
c. 术中照片，电子内镜检查。c5～c7. 分次植入骨增量材料（骨胶原）。c5. 第一次植入骨增量材料。c6. 第二次植入骨增量材料。c7. 第三次植入骨增量材料。

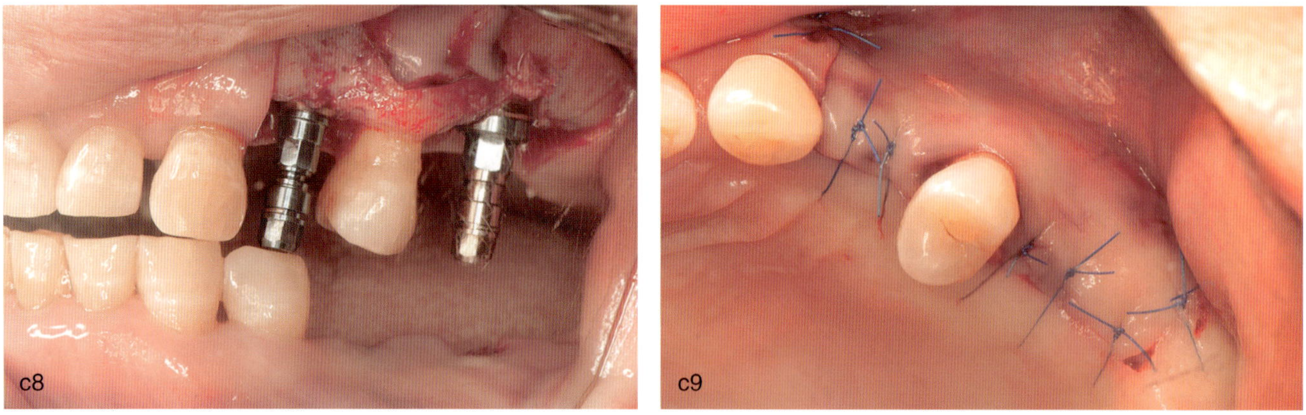

图3-26 穿牙槽嵴上颌窦底提升，不摘除囊肿（续）
c. 术中照片。c8. 颊侧观，两颗软组织水平种植体的三维位置与轴向理想，与对颌之间的颌位关系理想。c9. 殆面观，间断缝合，无张力初期创口关闭，种植体潜入式愈合。

并用输送器向窦底轻轻地推送、覆盖窦底黏骨膜（图3-26c5～c7）。然后植入直径4.8mm、平台直径6.5mm、长度10mm、光滑颈部高度1.8mm的软组织水平亲水表面锥柱状种植体（TL，TE，SLActive，WN，TiZr，Straumann，瑞士），部分光滑颈部位于骨内。最终植入扭矩＞35Ncm。种植体三维位置与轴向理想，潜入式愈合（图3-26c8，c9）。

术后口服阿莫西林每次1.0g，每天3次，持续5天；呋麻滴鼻液滴鼻3天，每天2次；复方葡萄糖酸氯己定含漱液含漱，每天3次，直至10天后拆线。

术后即刻CBCT扫描显示在第一磨牙位点提升之后的窦底呈帐篷样向窦内隆起，距离种植体根尖约2.1mm，骨增量材料充分包绕种植体。骨增量材料的近中存在密度增高影像，疑似术前存在的窦底囊肿，窦腔内无渗出物（图3-26d）。

但在术后1个月时，进行上颌右侧种植手术的术前CBCT检查时发现，左侧上颌窦底黏骨膜显著增

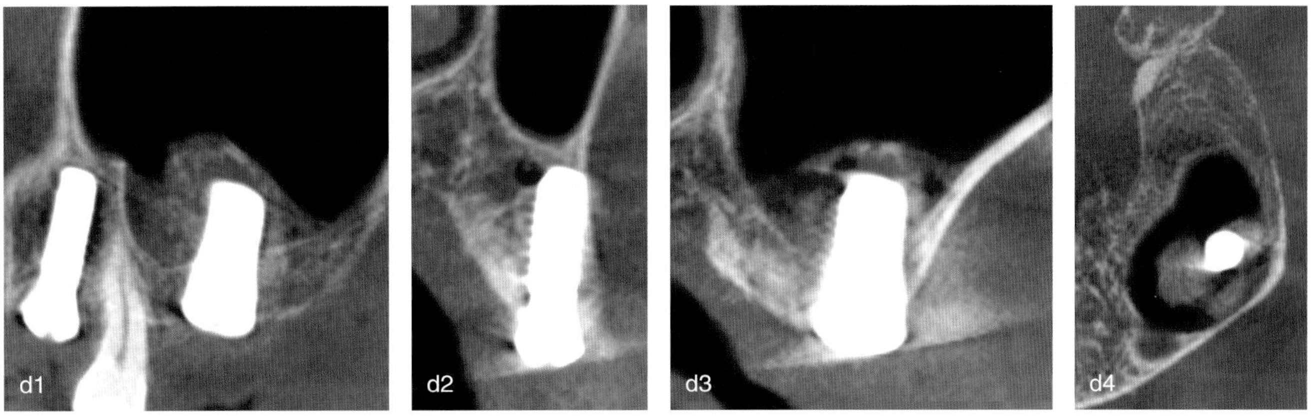

图3-26　穿牙槽嵴上颌窦底提升，不摘除囊肿（续）

d. 术后即刻上颌左侧CBCT扫描，依次为后牙牙弓的近远中向断层（d1）、第一前磨牙（d2）和第一磨牙位点（d3）的颊舌向断层、第一磨牙位点种植体根尖的水平面断层（d4）。窦底呈帐篷样隆起，骨增量材料充分包绕种植体，窦腔内无渗出物。

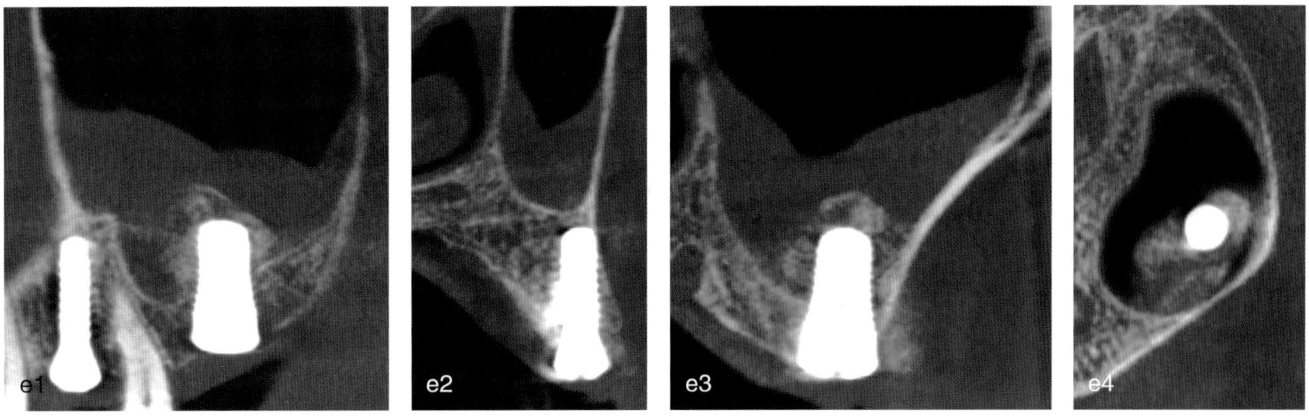

图3-26　穿牙槽嵴上颌窦底提升，不摘除囊肿（续）

e. 术后1个月时的上颌左侧CBCT扫描，依次为后牙牙弓的近远中向断层（e1）、第一前磨牙（e2）和第一磨牙位点（e3）的颊舌向断层、第一磨牙位点种植体根尖的水平面断层（e4）。窦底黏骨膜显著增厚，但与呈帐篷样隆起的骨增量材料界限清晰。

厚、形态不规则，但与其上方（包括内壁、后壁和外侧壁）未增厚的黏骨膜分界清晰（图3-26e）。

术后3个月时进入修复程序。CBCT扫描显示在第一磨牙位点的窦底依然呈帐篷样隆起，新骨充分包绕种植体，但骨密度较低。骨增量材料的近中存在密度增高影像，与术后即刻CBCT检查类似，窦腔内无渗出物，黏骨膜略增厚（图3-26f）。

种植体周围软组织愈合良好，部分覆盖种植体平台与封闭螺钉，用软组织环切刀将其切除。种植体稳定性良好，第一前磨牙和第一磨牙位点种植体的ISQ平均值分别为76.8和80.5。2周后戴入螺钉固位的全瓷修复体（Variobase基台），修复体被动就位，固位螺钉通道位置理想，咬合关系正常（图3-26g）。

戴入修复体即刻拍摄的平行投照根尖放射线片显示修复体与种植体密合，骨密度理想，提升的窦底轮廓清晰，两颗种植体近中与远中的牙槽嵴骨高度均正常（图3-26h）。

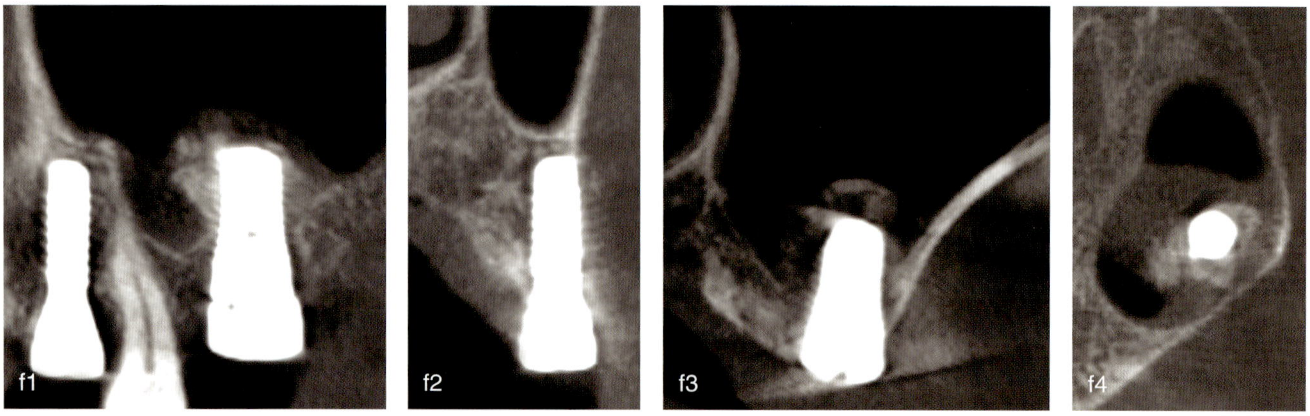

图3-26　穿牙槽嵴上颌窦底提升，不摘除囊肿（续）

f. 术后3个月时进入修复程序，上颌左侧CBCT扫描。依次为后牙牙弓的近远中向断层（f1）、第一前磨牙（f2）和第一磨牙位点（f3）的颊舌向断层、第一磨牙位点种植体根尖的水平面断层（f4）。窦底依然呈帐篷样向窦内隆起、骨密度较低，其近中有黏骨膜增厚影像，窦腔内无渗出物。

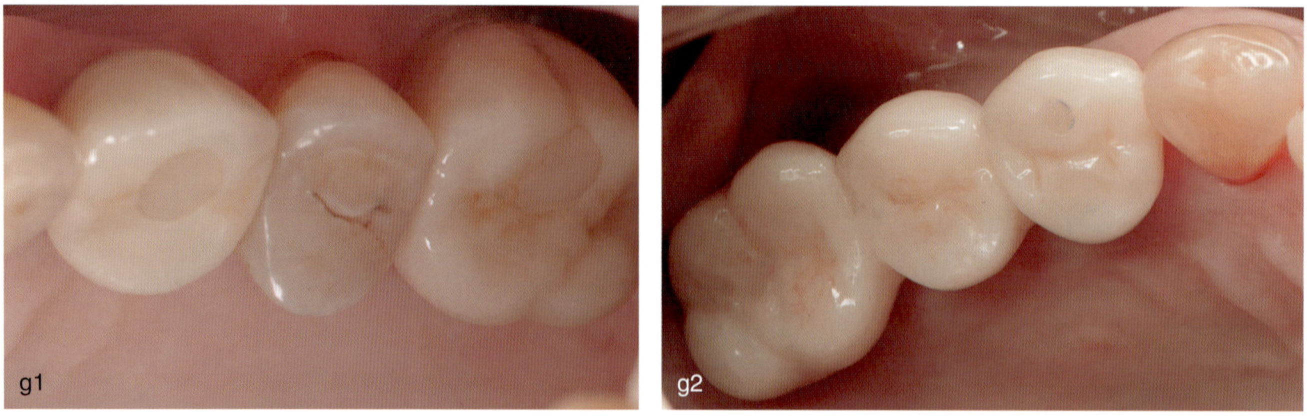

图3-26　穿牙槽嵴上颌窦底提升，不摘除囊肿（续）

g. 术后3个月时进入修复程序。g1. 戴入修复体，上颌左侧殆面观，第一前磨牙位点与第一磨牙位点为螺钉固位的全瓷修复体。g2. 上颌右侧殆面观，也已经戴入了两颗种植体支持式三单位修复体。

讨论

本病例，进行了上颌左侧第一磨牙位点的穿牙槽嵴上颌窦底提升，对窦底存在较小的囊肿未进行任何处理，根据术后的CBCT检查所见有值得注意和深思的几个现象。

- **现象之一：囊肿的诊断**　术前的CBCT扫描显示，存在窦底黏骨膜密度增高影像，高约4.5mm、长约15mm，界限清楚，其他位置的黏骨膜无增厚，疑似潴留囊肿（图3-26b）。
- **现象之二：术后囊肿的位置**　术后即刻CBCT扫描显示，在骨增量材料的近中存在密度增高影像，可能是黏骨膜提升之后将囊肿向近中推移，窦腔内无渗出物（图3-26d）。
- **现象之三：术后1个月时的窦底黏骨膜增厚**　术后1个月的CBCT检查时发现，左侧窦底黏骨膜显著增厚、形态不规则。基于如下几个征象（图3-26e），认为是上颌窦黏骨膜水肿，并非黏骨膜感染：①与其上方（包括内壁、后壁和外侧壁）未增厚的黏骨膜分界清晰；②窦底依然呈帐篷样隆起，窦底提升的轮廓清晰，骨增量材料充分包绕种植体，与增厚的黏骨膜界限清楚；③窦腔内无渗出物。因为黏骨膜增厚发生于术后1个月时的CBCT检查，因而无法判断黏骨膜增厚的起始时间和病变进程。
- **现象之四：黏骨膜增厚的消失**　术后发现窦底黏骨膜显著增厚之后，只是口服了3天抗生素，未进行其他干预。在术后3个月进行种植体修复时，CBCT检查发现黏骨膜增厚已经消失，只是在帐篷样隆起的近中仍然存在少量密度增高影像，疑似术前的囊肿（图3-26f）。目前无法解释黏骨膜突然显著增厚的原因，也无法解释黏骨膜增厚迅速消失的原因，尚不清楚是否与囊肿存在相关联。

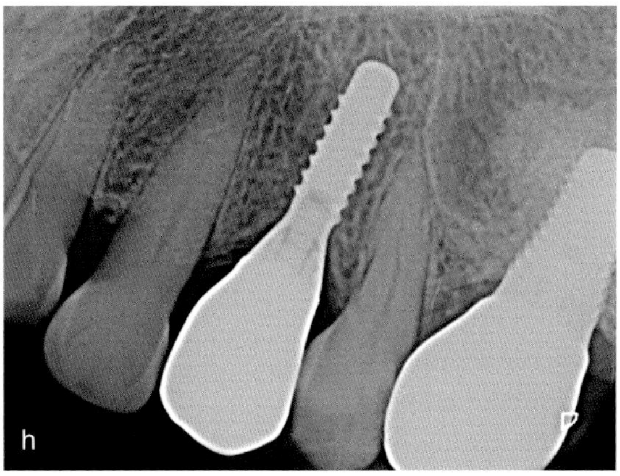

图3-26　穿牙槽嵴上颌窦底提升，不摘除囊肿（续）
h. 戴入修复体后的即刻平行投照根尖放射线片，两颗种植体周围骨高度稳定。

- **现象之五：新骨的骨密度**　术后3个月进入修复程序时的CBCT扫描显示，窦底帐篷样隆起的新骨密度较低（图3-26f），植入骨增量部位的第一磨牙位点种植体的ISQ平均值为80.5，目前尚不清楚是否与囊肿存在或术后曾发生窦底黏骨膜显著增厚相关联。

目前还没有必须术中或术前处理的囊肿大小的临界值。笔者报道本病例的目的是提醒读者，不处理囊肿可能存在术后黏骨膜水肿和感染的风险及影响新骨形成的能力。

外科程序：宿玉成、戈怡；修复程序：戈怡；术中摄像和照相：陶丹；手术配合：陶丹、刘敏、杨梦蝶；放射线诊断程序：苑秋华、王倩；病例完成时间：2019年

病例之七：穿牙槽嵴上颌窦底提升，窦底骨膜破裂

47岁女性患者，上颌右侧第一磨牙3个月前因牙冠劈裂不能保留而拔除，现要求种植修复。

患者一般状态良好，无全身系统性疾病史，不吸烟、不饮酒，无副功能习惯。口腔卫生良好，上颌右侧第一磨牙缺牙位点附着龈质量良好，殆龈距离尚可（图3-27a）。CBCT检查显示窦底相对位置降低，牙槽嵴顶相对位置尚可，种植窝中心骨高度约10mm，窦底骨宽度约为9.1mm，缺牙间隙约为10.5mm，Ⅳ类骨密度，平坦型窦底，近远中向和颊舌向种植窝骨高度差接近0，近远中向倾斜型牙槽嵴顶。虚拟植入直径4.8mm的宽径种植体之后，种植窝近中、远中、颊侧与腭侧骨高度分别约为10.8mm、9.8mm、9.7mm和9.7mm，窦底剩余骨高度略显不足（图3-27b）。

综上所述，本病例被分类为上颌后部Ⅱ型骨缺损，平坦型窦底。治疗计划为穿牙槽嵴上颌窦底提升。因提升高度不足1.0mm，不植入骨增量材料，同期植入种植体，愈合3个月后修复。

通过软组织环切暴露用于种植窝预备的牙槽嵴顶，在外科导板的引导下，预备种植窝（图

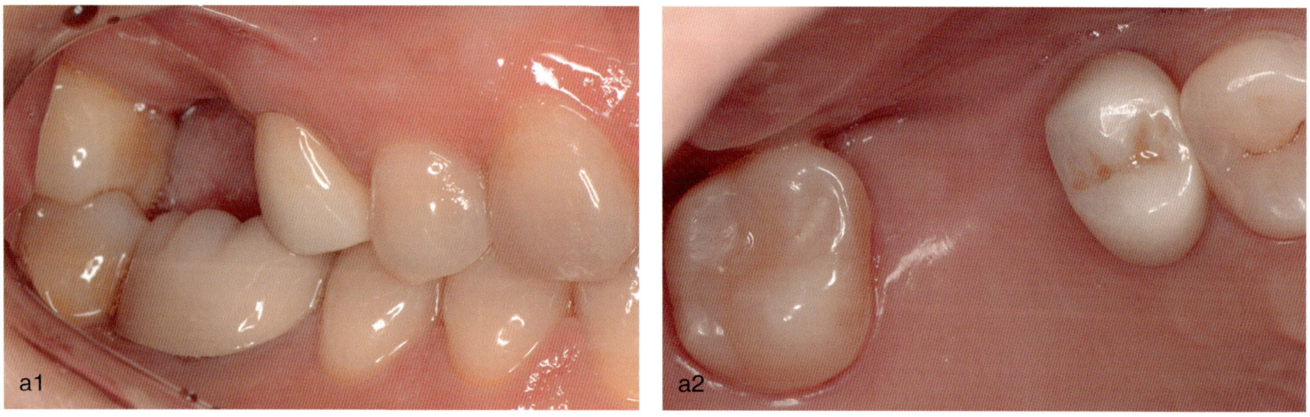

图3-27　穿牙槽嵴上颌窦底提升，窦底骨膜破裂

a. 就诊时的口内照片。a1. 颊侧观。a2. 殆面观。上颌右侧第一磨牙缺失，殆龈距离尚可，颌位关系正常，缺牙位点附着龈质量良好。

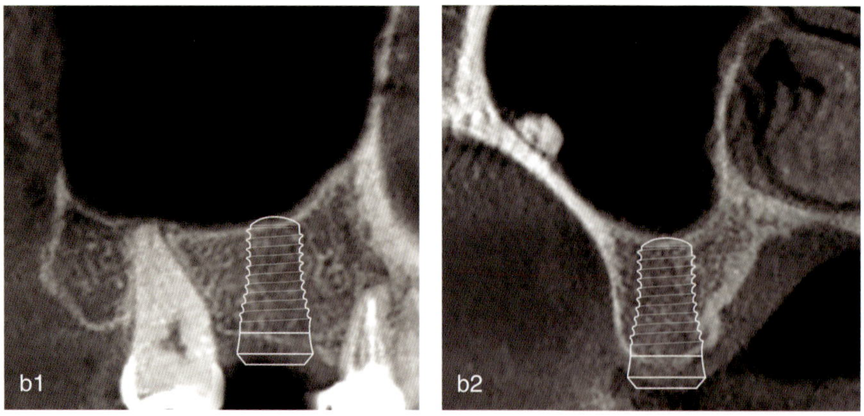

图3-27　穿牙槽嵴上颌窦底提升，窦底骨膜破裂（续）

b. 就诊时的上颌右侧CBCT扫描。b1. 上颌后牙牙弓的近远中向断层。b2. 上颌第一磨牙位点的颊舌向断层。窦底相对位置略微降低，牙槽嵴顶相对位置尚可，上颌窦底平坦，牙槽嵴顶呈近远中向倾斜，窦底黏骨膜无增厚。

3-27c1）。电子内镜检查，可见种植窝底部的窦底骨壁已磨除，窦底骨膜意外破裂，但黏骨膜未穿孔（图3-27c2）。在种植窝内植入膜片状浓缩生长因子（CGF），不植入骨增量材料（图3-27c3）。然后植入直径4.8mm、平台直径6.5mm、长度10mm、光滑颈部高度1.8mm的软组织水平锥柱状种植体（TL，TE，SLActive，WN，TiZr，Straumann，瑞士），部分光滑颈部位于骨内。最终植入扭矩>35Ncm，非潜入式愈合（图3-27c4，c5）。

术后口服阿莫西林每次1.0g，每天3次，持续5天；呋麻滴鼻液滴鼻3天，每天2次；复方葡萄糖酸氯己定含漱液含漱5天，每天3次。

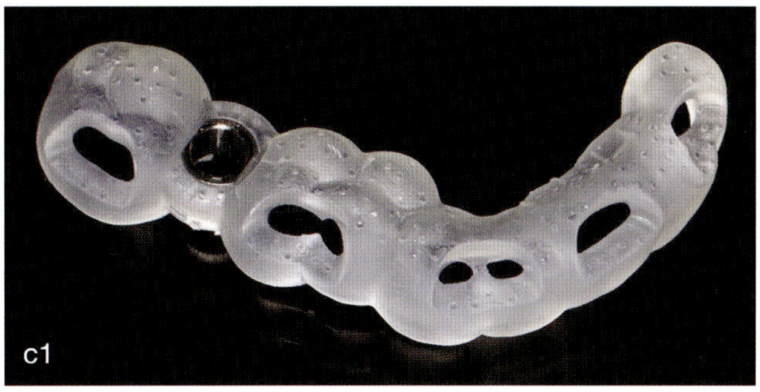

图3-27　穿牙槽嵴上颌窦底提升，窦底骨膜破裂（续）
c. 术中照片。c1. 牙支持式外科导板。

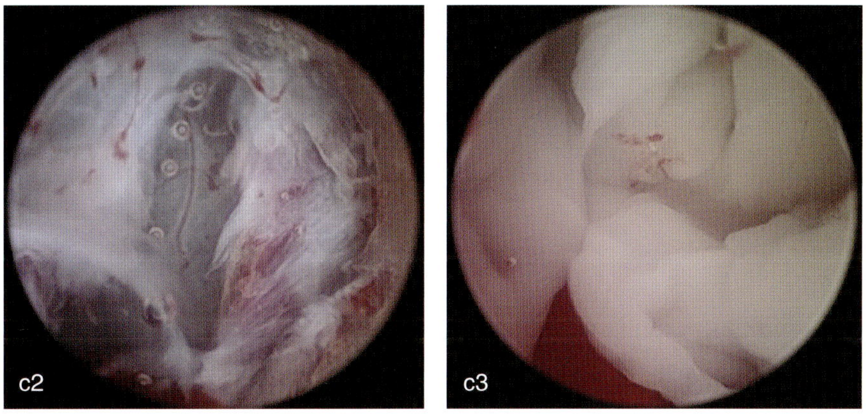

图3-27　穿牙槽嵴上颌窦底提升，窦底骨膜破裂（续）
c. 术中照片，电子内镜检查。c2. 种植窝预备完成之后，电子内镜检查可见窦底骨膜破裂，固有层完整。c3. 植入膜片状浓缩生长因子。

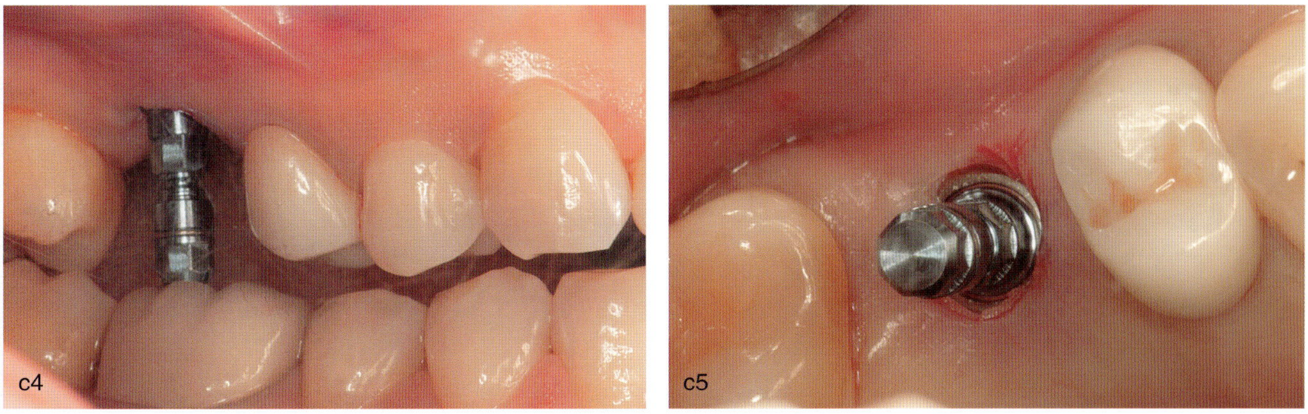

图3-27　穿牙槽嵴上颌窦底提升，窦底骨膜破裂（续）
c. 术中照片。c4. 颊侧观。c5. 殆面观。未翻瓣植入种植体，种植体的三维位置与轴向以及与对颌牙的关系理想，但未来的龈缘位置根向移位。种植体非潜入式愈合。

术后即刻CBCT扫描显示约0.2mm的种植体根尖突破窦底骨板，窦腔内无渗出物（图3-27d）。

愈合3个月后进入修复程序。CBCT检查显示约0.2mm的种植体根尖突破窦底骨板（图3-27e）。口腔内检查可见软组织愈合良好，覆盖部分种植体平台（图3-27f1），用软组织环切刀将其去除。种植体稳定性良好，ISQ平均值为88.5。2周后戴入螺钉固位的全瓷修复体（Variobase基台）。种植体的轴向良好，固位螺钉通道开口于殆面中央窝（图3-27f2，f3）。

戴入修复体即刻拍摄的平行投照根尖放射线片显示修复体与种植体密合，种植体近中与远中的骨高度正常（图3-27g）。

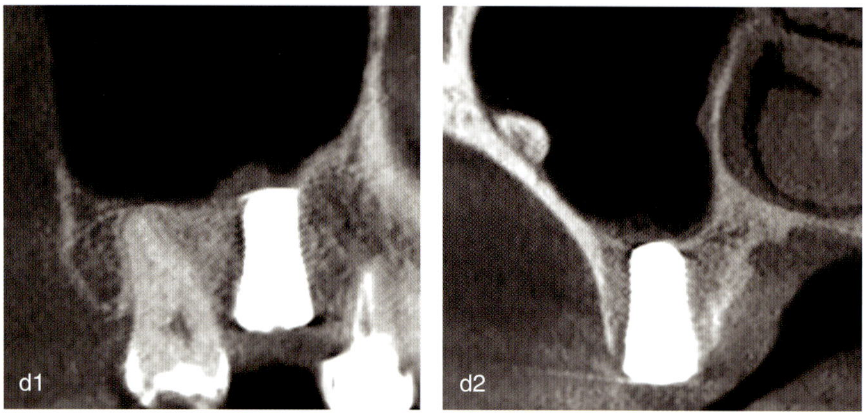

图3-27　穿牙槽嵴上颌窦底提升，窦底骨膜破裂（续）

d. 术后即刻上颌右侧CBCT扫描。d1. 上颌后牙牙弓的近远中向断层。d2. 上颌第一磨牙位点的颊舌向断层。0.2mm的种植体根尖突破窦底骨板，窦底黏骨膜略微隆起，窦腔内无渗出物。

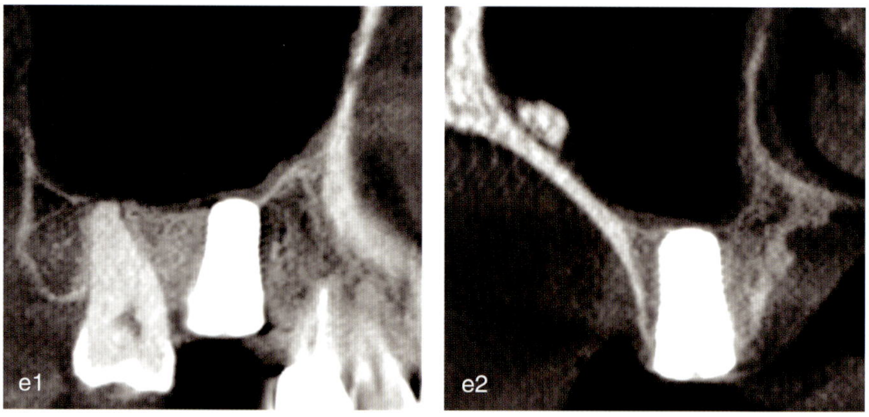

图3-27　穿牙槽嵴上颌窦底提升，窦底骨膜破裂（续）

e. 术后3个月时的上颌右侧CBCT扫描。e1. 上颌后牙牙弓的近远中向断层。e2. 上颌第一磨牙位点的颊舌向断层。约0.2mm的种植体根尖突破窦底骨板，黏骨膜无增厚。

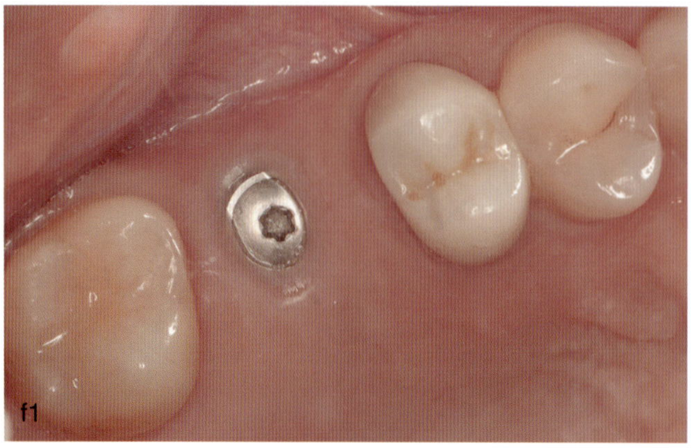

图3-27　穿牙槽嵴上颌窦底提升，窦底骨膜破裂（续）

f. 3个月后进入修复程序。f1. 殆面观，种植体周围软组织健康，附着龈覆盖部分种植体平台与封闭螺钉。

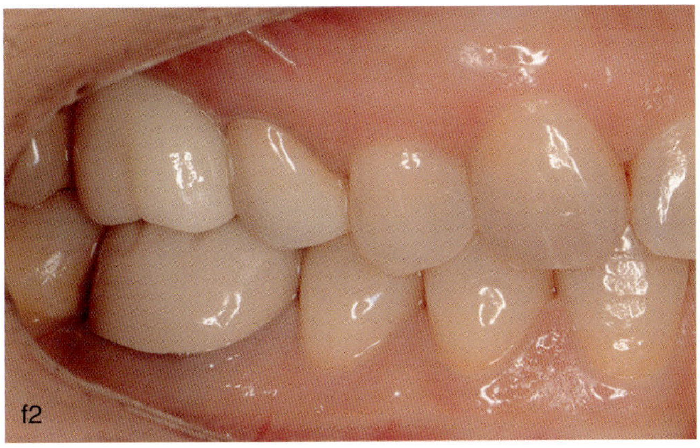

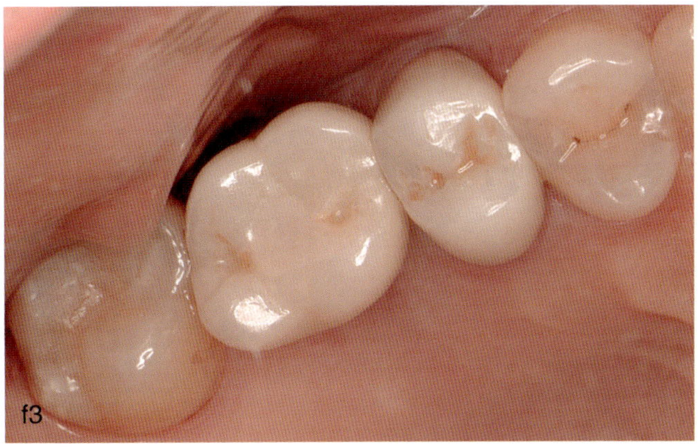

图3-27　穿牙槽嵴上颌窦底提升，窦底骨膜破裂（续）
f. 3个月后进入修复程序。f2. 侧面观。f3. 殆面观。戴入螺钉固位的全瓷修复体，龈乳头高度正常，龈缘“退缩”约2mm。

讨论

本病例只磨除了种植窝的窦底皮质骨骨板，并未植入骨增量材料，因此并非标准定义的穿牙槽嵴上颌窦底提升。

但是，通过对如下现象的观察，会提供给我们一些思考。

- **现象之一**　本病例清晰地解释了种植窝近中和远中骨高度之间的关联性。如图3-27b所示，尽管种植窝近中骨高度为10mm，但因为牙槽嵴顶的近远中向根方倾斜，导致种植窝远中骨高度＜10mm，因此需要磨除窦底骨板才能使种植体远中的粗糙面与远中的牙槽嵴顶平齐。由此，种植体近中的光滑颈部位于骨内，而远中、颊侧与腭侧的粗糙面与牙槽嵴顶平齐（图3-27b）。
- **现象之二**　本病例也体现了种植体光滑颈部设计的又一个临床意义：具备“调整”倾斜型牙槽嵴顶的能力，在保证种植体平台的近中不深入骨内的情况下，远中与骨平面平齐。
- **现象之三**　本病例窦底平坦，易于窦底骨板磨除。但是，在磨除过程中发生了骨膜破裂（图3-27c2），用膜片状浓缩生长因子保护（图3-27c3），降低了黏骨膜穿孔以及种植体根尖刺激黏骨膜固有层的风险。

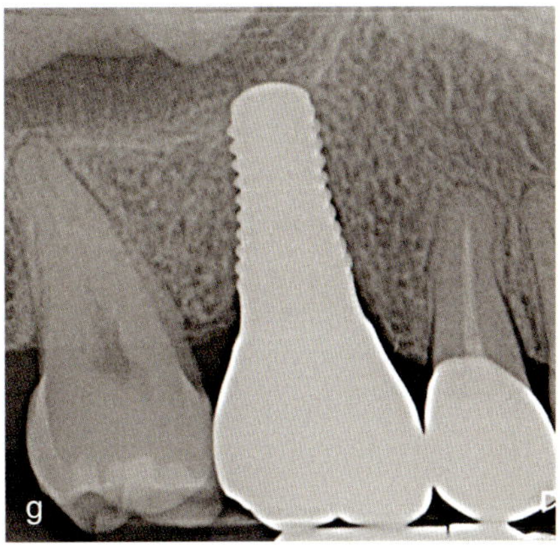

图3-27　穿牙槽嵴上颌窦底提升，窦底骨膜破裂（续）
g. 戴入修复体后即刻根尖放射线片，种植体周围骨高度理想，修复体与种植体密合。

- **现象之四**　种植体植入之后的CBCT扫描显示窦底黏骨膜有一定的隆起，但在3个月后又趋于平坦，未见新骨形成。因此，“上颌窦底提升2～3mm会发生自发性骨再生”并不会发生于每一个病例。

外科程序：宿玉成、潘红；修复程序：武明彤；术中摄像和照相：陶丹；手术配合：陶丹、刘敏、杨梦蝶；放射线诊断程序：苑秋华、王倩；病例完成时间：2019年

病例之八：穿牙槽嵴上颌窦底提升，骨增量材料未充分包绕种植体

62岁女性患者，上颌右侧前磨牙、磨牙及下颌磨牙拔除2年余，现要求种植修复。

患者一般状态良好，无全身系统性疾病史，不吸烟、不饮酒，无副功能习惯。口腔专科检查可见口腔卫生良好，上颌右侧前磨牙、磨牙以及下颌磨牙缺失。缺牙位点附着龈质量良好，殆龈距离良好，颌位关系良好（图3-28a）。本病例仅报道上颌右侧牙种植，省略下颌右侧牙种植。

术前CBCT扫描显示窦底相对位置降低，牙槽嵴顶相对位置尚可。第一前磨牙位点骨量丰富，骨高度充足。第一磨牙位点窦底剩余骨高度不足，颊舌向均为平坦型窦底，近远中向和颊舌向种植窝骨高度差接近0，近远中向和颊舌向均为倾斜型牙槽嵴顶。种植窝中心骨高度约6mm，窦底骨宽度约10mm，Ⅳ类骨密度，牙槽嵴顶及窦底皮质骨连续，窦底平坦，牙槽嵴顶倾斜。虚拟植入直径4.8mm的宽径种植体之后，种植窝近中、远中、颊侧和腭侧骨高度分别

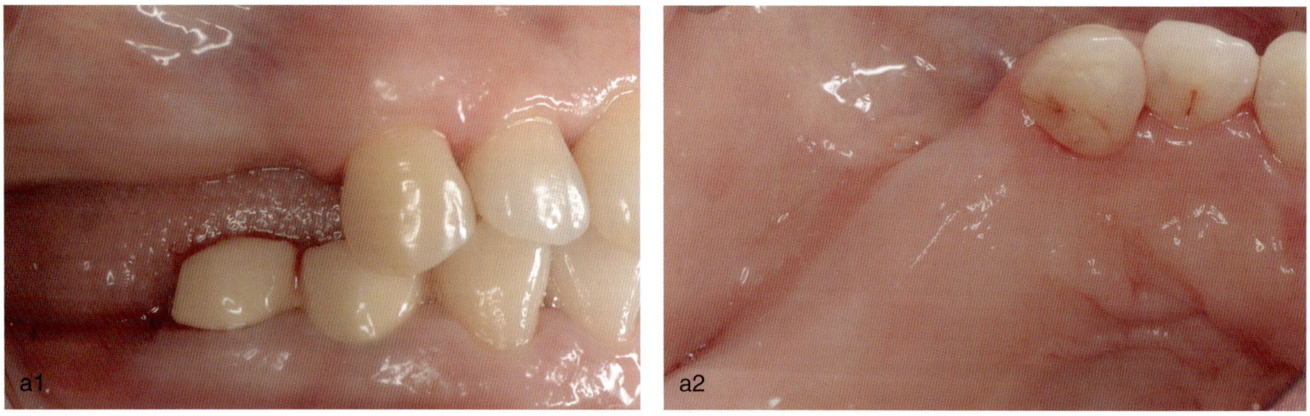

图3-28　穿牙槽嵴上颌窦底提升，骨增量材料未充分包绕种植体

a. 术前临床检查，口内照片。a1. 颊侧观。上颌右侧前磨牙及磨牙缺失，殆龈距离正常，颌位关系正常，下颌右侧磨牙缺失（在同一次手术中，先完成了下颌右侧第一磨牙的不翻瓣种植）。a2. 殆面观。附着龈质量良好。

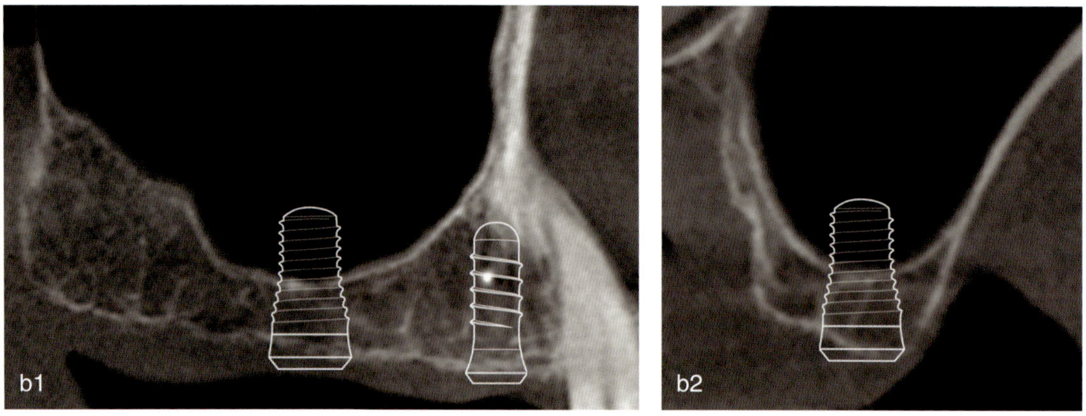

图3-28　穿牙槽嵴上颌窦底提升，骨增量材料未充分包绕种植体（续）

b. 术前CBCT检查。b1. 上颌后牙牙弓的近远中向断层。b2. 上颌第一磨牙位点的颊舌向断层。窦底相对位置略微降低，牙槽嵴顶相对位置尚可，窦底平坦，黏骨膜无增厚。

约为7.1mm、5.8mm、6.9mm和5.8mm（图3-28b）。

综上所述，本病例被分类为上颌后部Ⅱ型骨缺损，计划在第一前磨牙和第一磨牙位点植入种植体，由两颗种植体支持式三单位修复体。第一磨牙位点穿牙槽嵴上颌窦底提升，同期植入种植体，愈合3个月后进行修复。

通过软组织环切暴露用于种植窝预备的第一前磨牙和第一磨牙位点的牙槽嵴顶，首先按照植入直径4.1mm的Straumann软组织水平美学种植体的步骤预备第一前磨牙位点的种植窝，植入直径4.1mm、平台直径4.8mm、长度10mm、光滑颈部高度1.8mm的软组织水平美学种植体（TL，SP，SLActive，RN，TiZr，Straumann，瑞士），部分光滑颈部位于骨内。

按照植入直径4.8mm的Straumann软组织水平锥柱状种植体的步骤预备第一磨牙位点的种植窝。将带

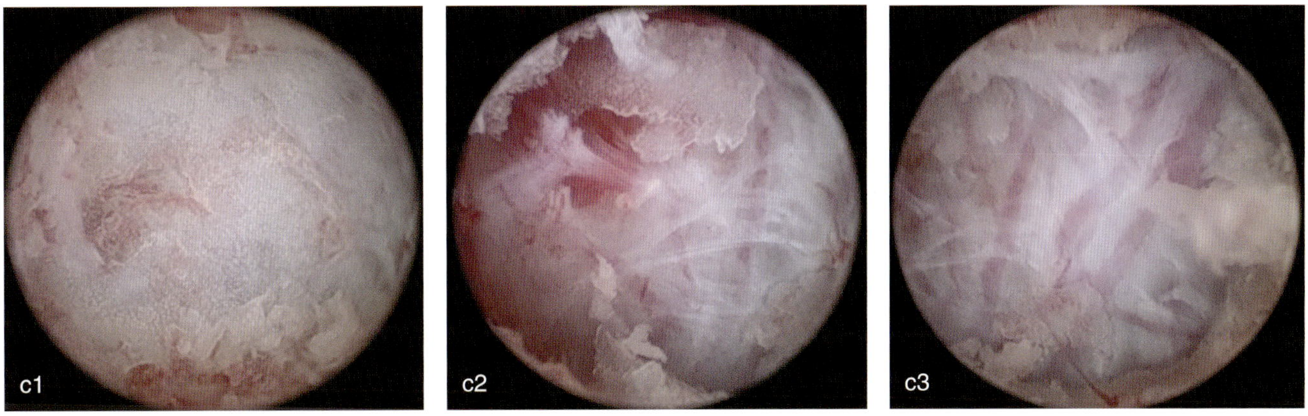

图3-28　穿牙槽嵴上颌窦底提升，骨增量材料未充分包绕种植体（续）
c. 术中照片，电子内镜检查。c1. 第一磨牙位点种植窝预备，已经抵达皮质骨骨板。c2. 用窦底皮质骨磨除钻磨除窦底皮质骨骨板。c3. 窦底骨膜完整、无损伤。

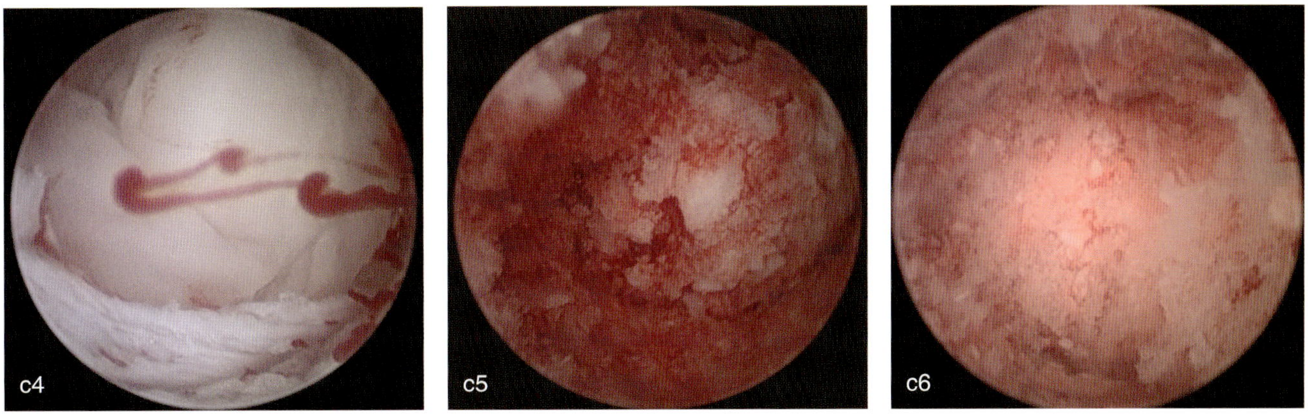

图3-28　穿牙槽嵴上颌窦底提升，骨增量材料未充分包绕种植体（续）
c. 术中照片，电子内镜检查。c4. 用圆柱状骨凿凿断剩余骨板之后，植入膜片状浓缩生长因子。c5，c6. 植入膜片状浓缩生长因子之后，分次植入骨胶原，并用输送器向窦底推送。此时，只能观察到骨增量材料铺满窦底，但无法判断黏骨膜从窦底剥离的状态。

有注水功能的电子内镜插入种植窝内，可见菲薄的窦底皮质骨骨板（图3-28c1）。用窦底皮质骨磨除钻磨除窦底皮质骨骨板，可见窦底骨膜完整、无损伤（图3-28c2，c3）。用圆柱状骨凿凿断剩余的窦底骨板之后，植入膜片状浓缩生长因子（图3-28c4）。分次植入100mg骨胶原（Bio-Oss Collagen，Geistlich，瑞士），并用推送器将其轻轻地向窦底推送（图3-28c5，c6）。然后植入直径4.8mm、平台直径6.5mm、长度10mm、光滑颈部高度1.8mm的软组织水平锥柱状种植体（TL，TE，SLActive，WN，TiZr，Straumann，瑞士），部分光滑颈部位于骨内。两颗种植体的最终植入扭矩均＞35Ncm，三维位置与轴向理想，非潜入式愈合（图3-28c7，c8）。

术后口服阿莫西林每次1.0g，每天3次，持续5天；呋麻滴鼻液滴鼻3天，每天2次；复方葡萄糖酸氯己定含漱液含漱5天，每天3次。

术后的CBCT扫描显示在第一磨牙位点提升之后的窦底呈不规则状向窦内隆起，在种植体根方有约2mm的骨胶原，在种植体远中有约14mm的骨胶原，类似于“L”形，种植体的近中则无骨胶原，

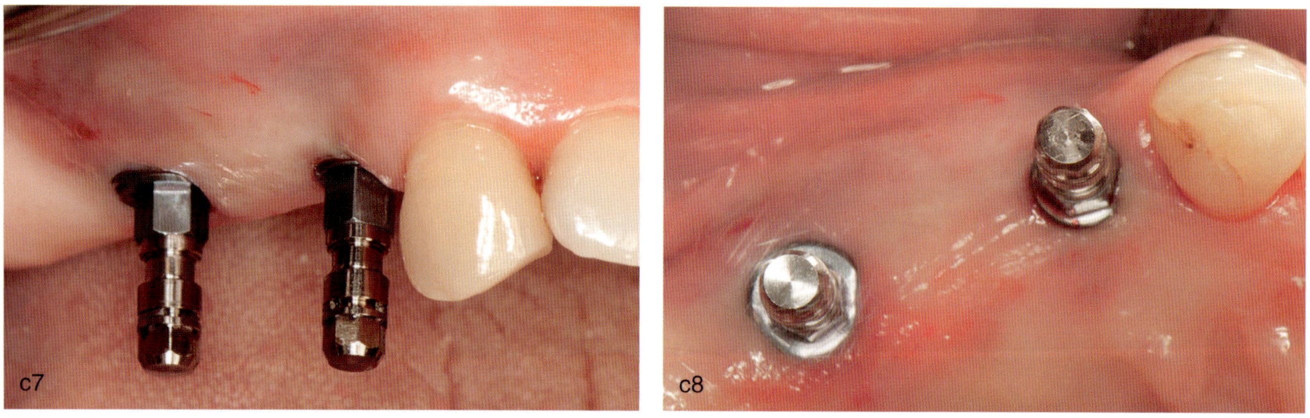

图3-28　穿牙槽嵴上颌窦底提升，骨增量材料未充分包绕种植体（续）

c. 术中照片。c7. 颊侧观，两颗种植体的三维位置与轴向理想，为实现修复体的螺钉固位创造了基础。c8. 殆面观，两颗种植体位置与轴向均位于牙弓中的理想位置，种植体非潜入式愈合。

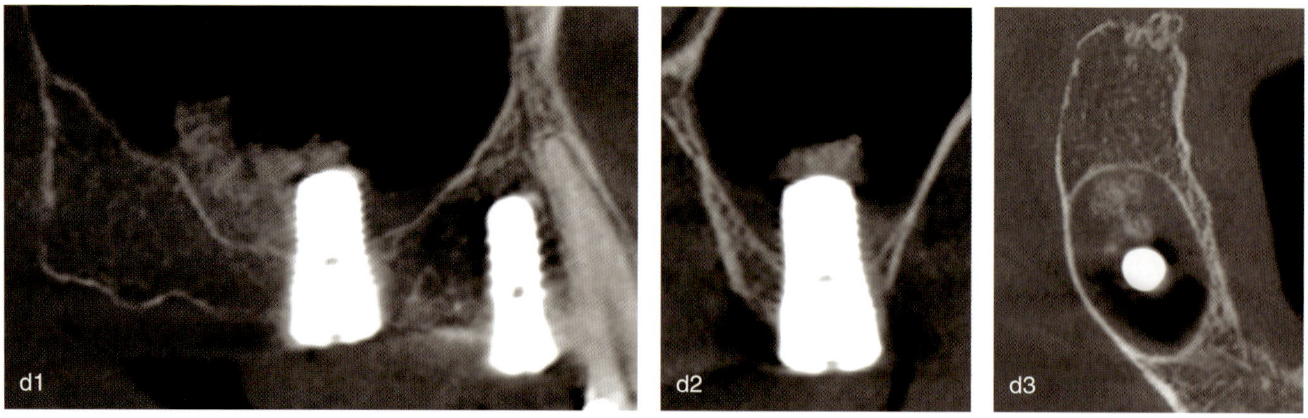

图3-28　穿牙槽嵴上颌窦底提升，骨增量材料未充分包绕种植体（续）

d. 术后即刻上颌右侧CBCT扫描。d1. 上颌后牙牙弓的近远中向断层。d2. 第一磨牙位点种植体的颊舌向断层。d3. 种植体根尖的水平面断层。窦底呈不规则状隆起，在种植体根方及远中有骨胶原，种植体的近中、颊侧及腭侧均无骨胶原，窦腔内无渗出物。

且有约2mm的黏骨膜增厚，种植体的颊侧及腭侧均无骨胶原，骨增量材料未能充分包绕种植体。由于窦腔内无渗出物和液体，窦底黏骨膜无明显增厚（图3-28d），由此推断窦底骨膜无破裂，黏骨膜无穿孔，骨增量材料未能充分包绕种植体的原因是窦底黏骨膜未能从窦底骨壁均匀地剥离。

嘱患者口服抗生素，麻黄素类萘甲唑啉滴鼻液滴鼻，复方葡萄糖酸氯己定含漱液含漱，第2天复诊。

患者24小时之后复诊时主诉，术后无不适，鼻腔无异常分泌物。鉴于术后即刻拍摄的CBCT扫描显示骨增量材料未能充分包绕种植体，再次拍摄CBCT。此时发现种植体根方的骨胶原已经消失，远中的骨胶原体积缩小，种植体的颊侧及腭侧依然无骨胶原，种植体颊侧和腭侧窦底黏骨膜轻度增厚（图3-28e）。

愈合3个月后，进入修复程序。CBCT扫描显示植入的骨胶原几乎完全消失，只在种植体远中有少量的存在，已经谈不上“骨增量材料包绕种植体”，腭侧骨壁表面的弥漫性的黏骨膜增厚也基本消失（图3-28f）。种植体周围的软组织愈合良好，几乎完全

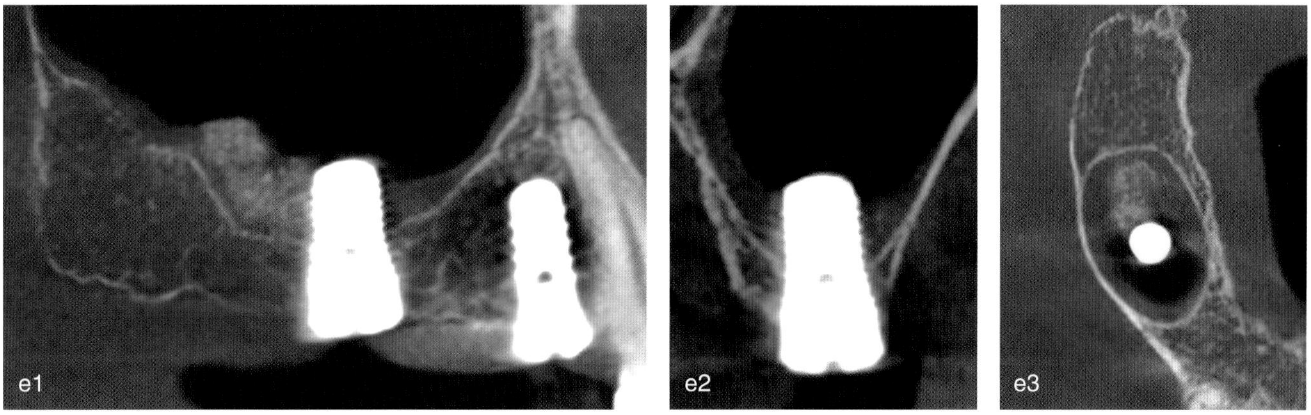

图3-28　穿牙槽嵴上颌窦底提升，骨增量材料未充分包绕种植体（续）
e. 术后24小时的上颌右侧CBCT扫描。e1. 上颌后牙牙弓的近远中向断层。e2. 第一磨牙位点种植体的颊舌向断层。e3. 种植体根尖的水平面断层。根方的骨胶原消失，远中的骨胶原体积缩小，种植体颊侧及腭侧无骨胶原，上颌窦腭侧壁的黏骨膜明显增厚。

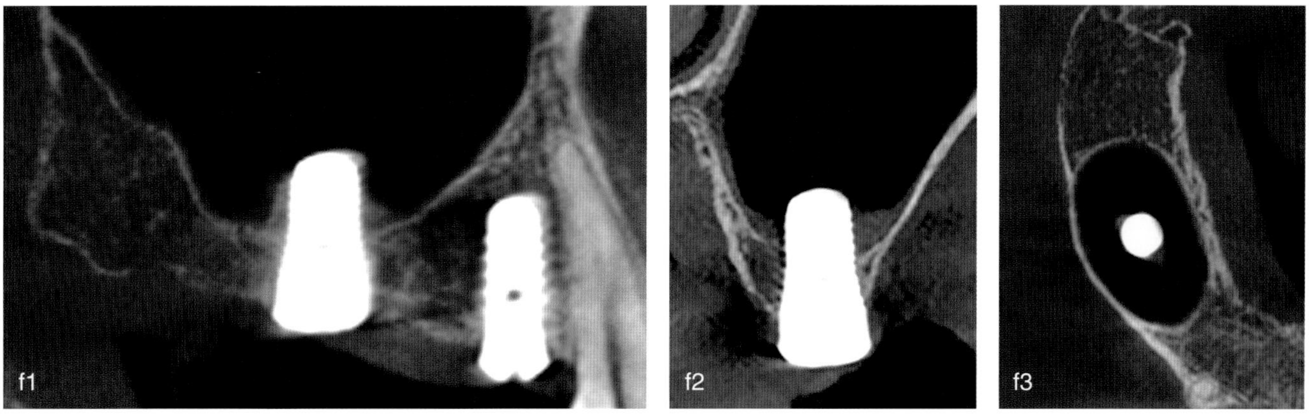

图3-28　穿牙槽嵴上颌窦底提升，骨增量材料未充分包绕种植体（续）
f. 术后3个月时的CBCT扫描。f1. 上颌后牙牙弓的近远中向断层。f2. 第一磨牙位点种植体的颊舌向断层。f3. 种植体根尖的水平面断层。植入的骨胶原几乎完全消失，只在种植体的远中有少量的存在，腭侧骨壁表面的黏骨膜增厚基本消失。

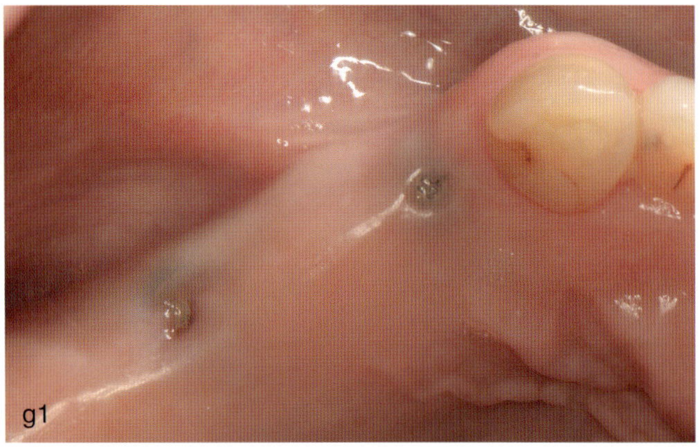

图3-28 穿牙槽嵴上颌窦底提升，骨增量材料未充分包绕种植体（续）
g. 术后3个月时进入修复程序。g1. 殆面观，附着龈质量良好，几乎完全覆盖种植体平台及封闭螺钉。

覆盖种植体平台与封闭螺钉（图3-28g1），用环切刀将其切除，第一前磨牙和第一磨牙位点种植体的ISQ平均值分别为78.5和70.3。2周后制取印模、制作并戴入粘接固位的全瓷修复体（八角直基台），种植体周围软组织稳定，附着龈质量以及龈缘和龈乳头位置尚可（图3-28g2，g3）。

戴入修复体2年后复查，种植体周围软组织状态良好。CBCT扫描显示种植体周围牙槽嵴高度无明显降低。种植体根端远中的少量新骨稳定，颊侧及腭侧依然无新骨形成，但在近中出现新骨样组织（图3-28h）。

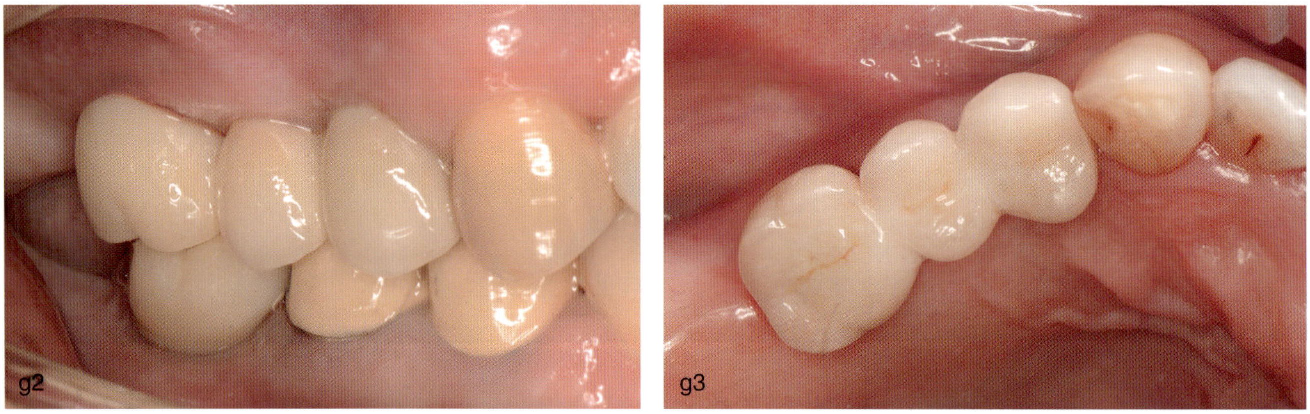

图3-28 穿牙槽嵴上颌窦底提升，骨增量材料未充分包绕种植体（续）
g. 术后3个月时进入修复程序。戴入修复体。g2. 侧面观，修复体周围龈乳头及龈缘高度尚可，附着龈质量良好。g3. 殆面观，两颗种植体支持式三单位粘接固位的全瓷修复体。

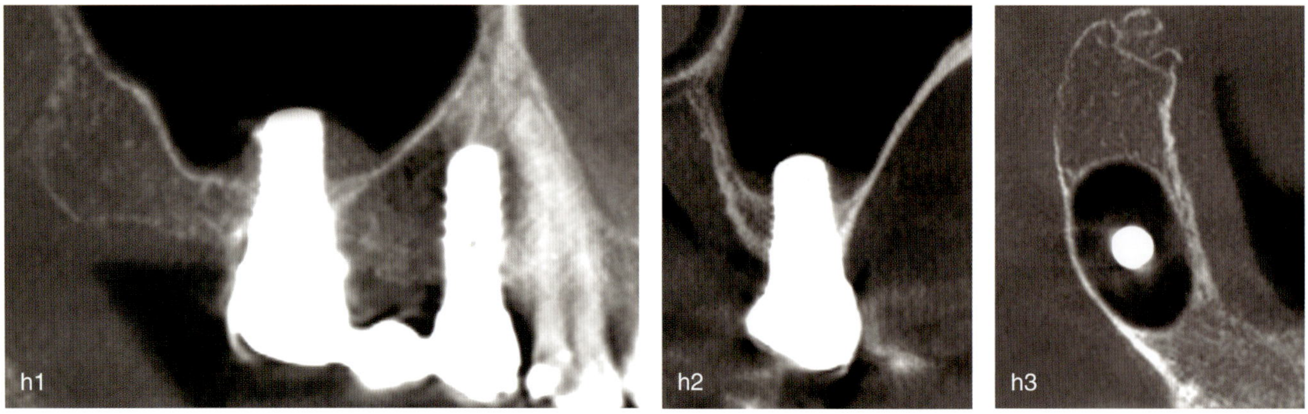

图3-28 穿牙槽嵴上颌窦底提升，骨增量材料未充分包绕种植体（续）
h. 戴入修复体2年后的上颌右侧CBCT扫描。h1. 沿上颌后牙牙弓的近远中向断层。h2. 沿第一磨牙位点的颊舌向断层。h3. 种植体根尖的水平面断层。种植体周围牙槽嵴高度无降低，根端远中的少量新骨稳定，颊侧及腭侧依然无新骨形成。

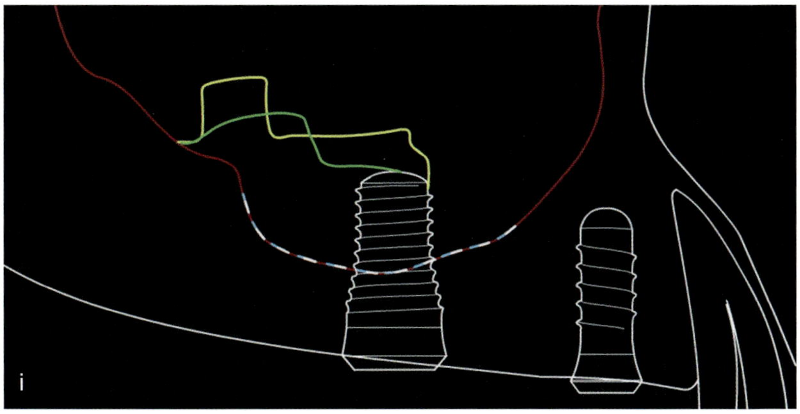

图3-28 穿牙槽嵴上颌窦底提升，骨增量材料未充分包绕种植体（续）

i. 骨增量轮廓变化模式图，显示出窦底轮廓变化。红线：术前窦底轮廓；黄线：骨增量术后即刻的窦底轮廓；绿线：24小时之后的窦底轮廓；白波折线：术后3个月时窦底轮廓；蓝波折线：戴入修复体2年时窦底轮廓。可见窦底骨增量材料全部吸收，窦底骨高度无任何增加。

讨论

上颌窦底提升的临床目标：

- 上颌窦底黏骨膜提升高度的可操控性。
- 骨增量材料充分包绕种植体的可操控性。
- 对黏骨膜穿孔的预防与修复的可操控性。
- 种植体周围新骨形成与稳定的可预期性。

基于上颌窦底提升的临床目标，本病例暴露了穿牙槽嵴上颌窦底提升的诸多不确定性因素。

- **窦底黏骨膜的提升高度** 本病例，术后即刻CBCT扫描显示，只有种植体远中的黏骨膜成功地从窦底剥离，而种植体近中、颊侧和腭侧的黏骨膜未能从窦底剥离（图3-28d）。由此可见，在完成种植窝预备之后，尽管窦底骨膜无明显损伤、无破裂（图3-28c），但这并不意味着在盲视下一定能够将种植窝周围的窦底黏骨膜均匀地剥离。
- **骨增量材料充分包绕种植体的能力** 本病例，骨增量材料未能充分包绕种植体：①术后的CBCT扫描显示只在种植体根方和远中存在骨增量材料的“包绕”（图3-28d）。②24小时之后的CBCT扫描显示种植体的根方骨增量材料的“消失”，远中骨增量材料的体积“收缩”（图3-28e）。目前，尚无法解释骨增量材料在如此短的时间内，发生如此显著的变化。③3个月后的CBCT扫描显示只存在于种植体远中的骨增量材料也完全“消失”（图3-28f）。在术后24小时与3个月之间，没有进行CBCT检查，因此无法判断骨增量材料完全被吸收的时间段。在没有黏骨膜穿孔、没有上颌窦内感染和骨增量材料感染的情况下，无法解释骨胶原在3个月内完全被吸收的现象。
- **骨增量材料的新骨形成质量和成骨能力** 本病例，因为未能实现三维空间的窦底黏骨膜提升，骨增量材料未能均匀地分布于种植体周围、有效地包绕种植体，新骨形成的能力和质量受到影响。戴入修复体2年后的CBCT扫描显示，无新骨形成，在近中、远中和颊侧只有轻度的黏骨膜增厚（图3-28h）。

本病例，没有实现上颌窦底提升的临床目标，窦底骨高度无任何增加（图3-28i），存在种植体留存率降低的风险。

本病例，暴露了穿牙槽嵴上颌窦底提升的一个局限性：只能通过不同阶段的CBCT扫描来预测和评估窦底黏骨膜的有效提升高度、骨增量材料充分包绕种植体的能力以及新骨形成的质量，缺乏侧壁开窗上颌窦底提升的术中掌控能力。

外科程序：宿玉成、潘红；修复程序：汪霞；术中摄像和照相：陶丹；手术配合：陶丹、吴利利、王倩；放射线诊断程序：苑秋华、田悦；病例完成时间：2018年

病例之九：穿牙槽嵴上颌窦底提升，无菌性炎症

37岁女性患者，上颌左侧第一磨牙3个月前因牙冠劈裂不能保留而拔除，现要求种植修复。

患者一般状态良好，无全身系统性疾病史，不吸烟、不饮酒，无副功能习惯。口腔卫生良好，上颌左侧第一磨牙缺失。缺牙位点附着龈质量良好，殆龈距离及颌位关系良好。

CBCT扫描显示窦底相对位置降低，近远中向为倾斜型窦底，种植窝骨高度差约为1.8mm；颊舌向的种植窝骨高度差接近0，但窦底腭侧倾角＞45°，为狭窄型窦底。牙槽嵴顶相对位置尚可，牙槽窝愈合不佳，牙槽嵴顶皮质骨不连续，近远中向为凹陷型牙槽嵴顶，颊舌向为平直型牙槽嵴顶。种植窝中心骨高度约为7.8mm，骨宽度约为9.7mm，缺牙间隙约为10.9mm，Ⅳ类骨密度。窦底黏骨膜广泛性的均匀增厚，约为1mm。虚拟植入直径4.8mm的软组织水平种植体，光滑颈部在近远中向位于骨内，在颊舌向位于软组织内。种植窝近中、远中、颊侧和腭侧骨高度分别约为8.6mm、10mm、8.7mm和6.6mm（图3-29a）。

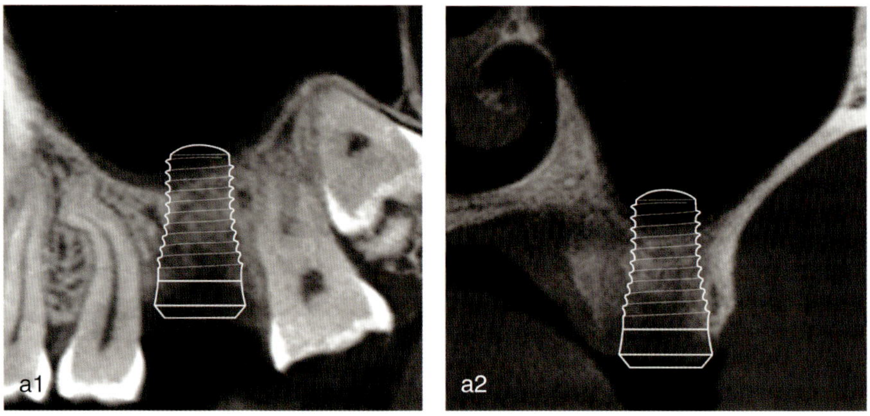

图3-29　穿牙槽嵴上颌窦底提升，无菌性炎症

a. 就诊时的上颌左侧CBCT，依次为上颌后牙牙弓的近远中向断层（a1）和上颌第一磨牙位点的颊舌向断层（a2）。窦底相对位置降低，牙槽嵴顶相对位置尚可，牙槽窝愈合不良，牙槽嵴顶皮质骨不连续，窦底黏骨膜广泛性的均匀增厚，约为1mm。

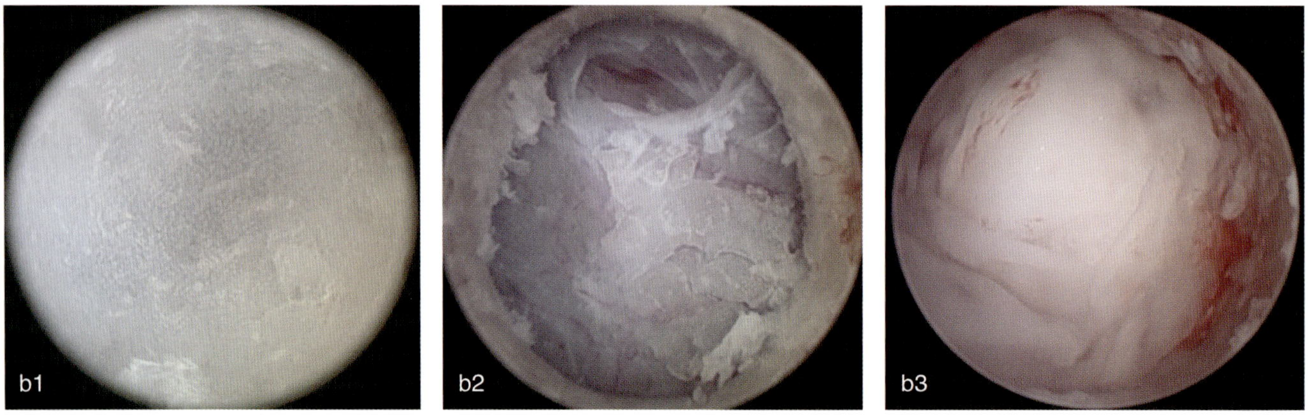

图3-29　穿牙槽嵴上颌窦底提升，无菌性炎症（续）

b. 术中照片，电子内镜检查。b1. 种植窝预备，已经磨除松质骨，到达窦底皮质骨骨板。b2. 用窦底皮质骨磨除钻磨除窦底皮质骨骨板，可见骨膜损伤。b3. 用圆柱状骨凿凿断剩余皮质骨骨板，植入膜片状浓缩生长因子（CGF）覆盖损伤的窦底骨膜。

综上所述，本病例被分类为上颌后部Ⅱ型骨缺损，近远中向为倾斜型窦底，颊舌向为狭窄型窦底。按照规范，本病例应该采取侧壁开窗上颌窦底提升。但笔者考虑到窦底剩余骨高度较为理想，将治疗计划变更为穿牙槽嵴上颌窦底提升，同期植入种植体，愈合3个月后进行修复。

通过软组织环切暴露种植窝预备的牙槽嵴顶，按照植入直径4.8mm的Straumann软组织水平锥柱状种植体的步骤预备种植窝，直至窦底皮质骨。用窦底皮质骨磨除钻磨除窦底皮质骨骨板，电子内镜检查可见窦底骨膜损伤，为Ⅱ类黏骨膜状态。用圆柱状骨凿凿断残余的窦底骨板之后，用浓缩生长因子（CGF）覆盖损伤的黏骨膜，分次植入120mg骨胶原（Geistlich，瑞士），并用输送器向窦底轻轻地推送。植入直径4.8mm、平台直径6.5mm、长度10mm、光滑颈部高度1.8mm的软组织水平锥柱状种植体（TL，TE，SLActive，WN，TiZr，Straumann，瑞士），最终植入扭矩＞35Ncm。在近远中向种植体光滑颈部全部位于骨内，在颊舌向种植体粗糙面

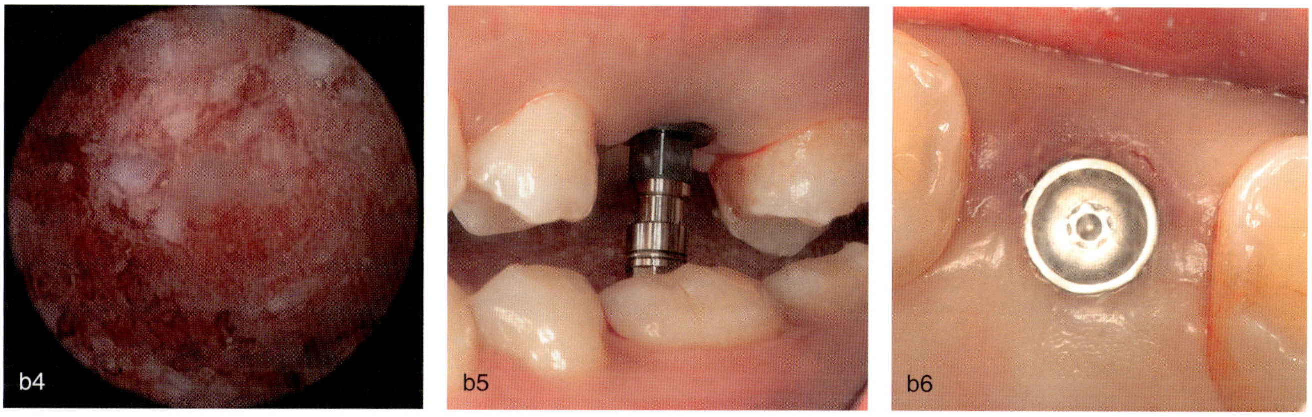

图3-29　穿牙槽嵴上颌窦底提升，无菌性炎症（续）
b. 术中照片。b4. 电子内镜检查，分次植入骨胶原。b5. 颊侧观。种植体三维位置与轴向理想，与对颌牙呈尖窝相对的关系。b6. 𬌗面观。种植体平台与龈缘相平齐，种植体非潜入式愈合。

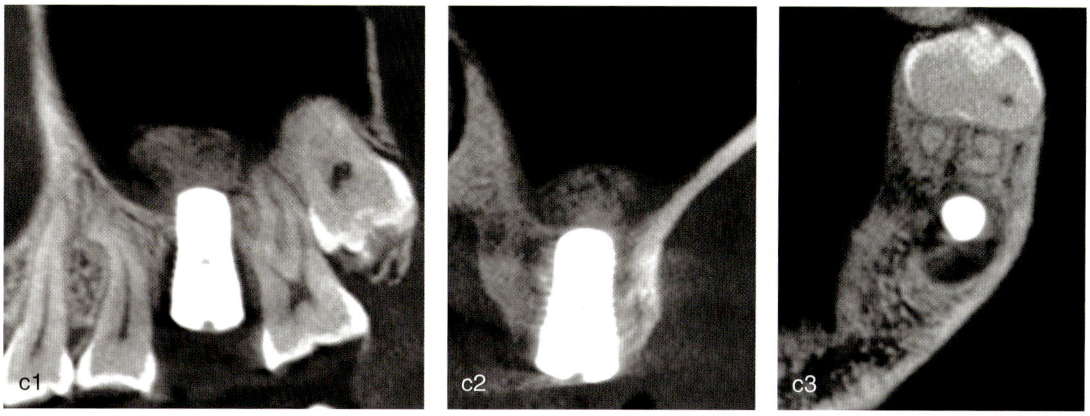

图3-29　穿牙槽嵴上颌窦底提升，无菌性炎症（续）
c. 术后即刻上颌左侧CBCT扫描，依次为上颌后牙牙弓的近远中向断层（c1）、上颌第一磨牙位点的颊舌向断层（c2）和种植体根尖的水平面断层（c3）。在近远中向，骨增量材料呈蘑菇状隆起于种植体根方；在颊舌向，窦底呈帐篷样隆起，黏骨膜略增厚。

位于骨内、光滑颈部位于软组织内。种植体的三维位置与轴向理想，非潜入式愈合（图3-29b）。

术后口服阿莫西林每次1.0g，每天3次，持续5天；呋麻滴鼻液滴鼻3天，每天2次；复方葡萄糖酸氯己定含漱液含漱5天，每天3次。

术后即刻CBCT扫描显示骨增量材料呈蘑菇状隆起于种植体的根方，窦底黏骨膜的提升高度接近8mm。与术前相比，窦底黏骨膜略微增厚，窦腔内无渗出物（图3-29c）。

愈合3个月后，进入修复程序。种植体ISQ平均值为80。CBCT扫描显示蘑菇状的窦底隆起，已经变得比较平滑。新骨达到种植体根端水平，周围的新骨质量尚可。但种植体根方的骨胶原部分消失、新骨密度较低、骨质量欠佳，甚至有明显的黏骨膜增厚影像。种植体周围的牙槽嵴顶骨高度稳定（图3-29d）。

制取印模，制作修复体。戴入螺钉固位的全瓷修复体（Variobase基台），种植体周围软组织健康。根尖放射线片显示种植体周围骨高度理想，修复体与种植体平台密合（图3-29e）。

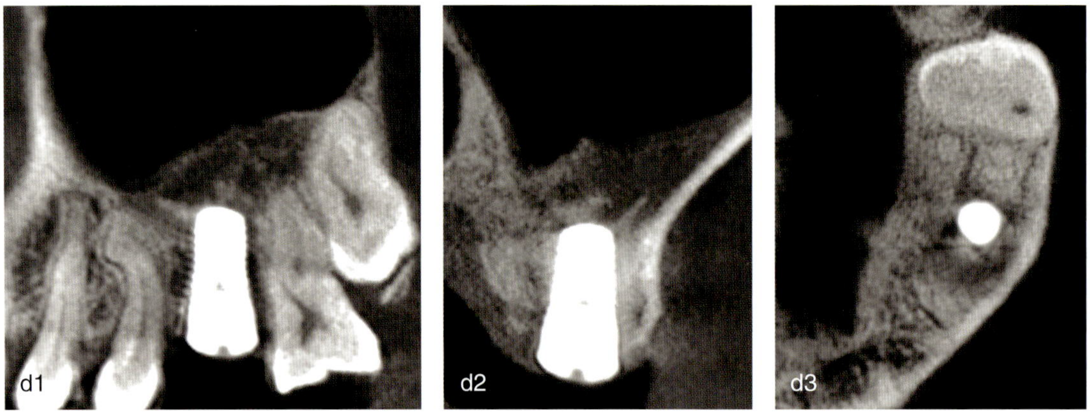

图3-29　穿牙槽嵴上颌窦底提升，无菌性炎症（续）
d. 3个月时的上颌左侧CBCT扫描，依次为上颌后牙牙弓的近远中向断层（d1）、上颌第一磨牙位点的颊舌向断层（d2）和种植体根尖的水平面断层（d3）。新骨达到种植体根端水平、质量尚可，但根方的新骨质量欠佳，黏骨膜明显增厚。

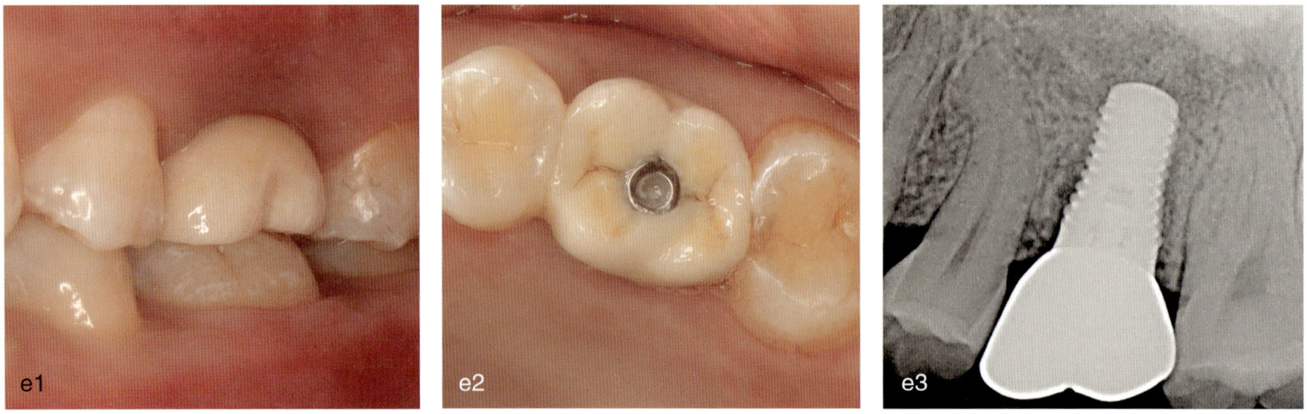

图3-29　穿牙槽嵴上颌窦底提升，无菌性炎症（续）
e. 戴入修复体后的口内照片。e1. 侧面观。种植体周围软组织健康，龈乳头和龈缘的高度正常。e2. 殆面观。螺钉固位的全瓷修复体，与相邻牙的邻接良好。e3. 戴入修复体后的根尖放射线片。种植体周围骨高度良好，修复体与种植体密合。

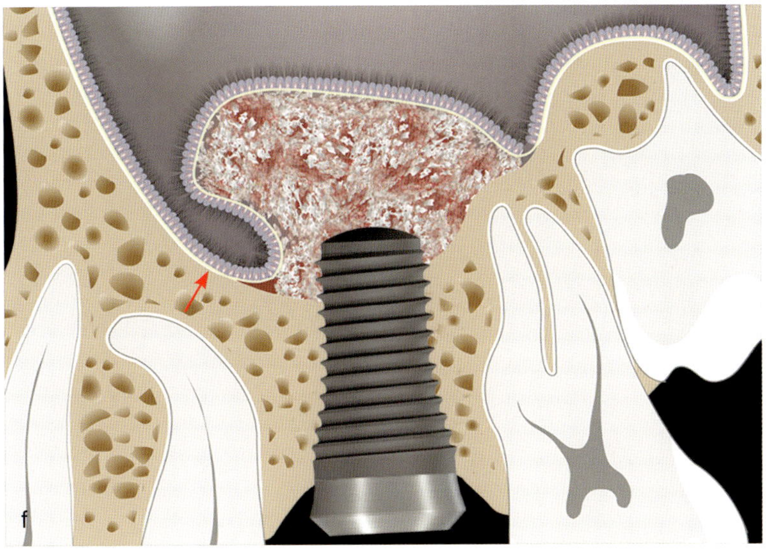

图3-29 穿牙槽嵴上颌窦底提升，无菌性炎症（续）
f. 图3-29c1的模式图。种植体近中的窦底黏骨膜并未被抬起（箭头所示），这可能是导致新骨形成欠佳的因素之一。

讨论

显然，本病例发生了骨增量材料无菌性炎症和成骨欠佳的并发症，需要思考如下问题：

- **思考之一** 种植体周围的窦底黏骨膜并未真正从窦底骨壁分离，只是种植体窝上方的具有一定弹性黏骨膜被骨胶原硬性撑起，在种植体根方形成一个接近8mm高的蘑菇状隆起（图3-29f），并非真正的帐篷样隆起，骨增量材料缺乏和窦底骨的直接接触，缺乏血管原细胞和骨原细胞的来源。
- **思考之二** “悬浮”于窦底黏骨膜下方的一团骨代用品，由于缺乏血管原细胞，骨增量材料的再血管化受到影响，发生无菌性炎症，被增生的结缔组织所取代；骨原细胞来源受到限制，影响到新骨形成的质量，并导致骨增量材料的吸收。而种植体根端周围血管原细胞和骨原细胞丰富，新骨形成达到根端水平。
- **思考之三** 骨膜损伤可能会发生固有层反应性水肿，可能会导致骨增量材料吸收和黏膜增生。
- **思考之四** 本病例为倾斜型和狭窄型窦底，应该为侧壁开窗技术的指征。但考虑到窦底剩余骨高度较大，骨高度差只有1.8mm，选择了穿牙槽嵴技术。尽管在电子内镜的介导下，完整去除了窦底皮质骨骨板，但发生了窦底骨膜损伤。

外科程序：宿玉成、皮雪敏；修复程序：汪霞；术中摄像和照相：陶丹；手术配合：陶丹、刘敏、吴利利；放射线诊断程序：苑秋华、王倩；病例完成时间：2019年

Chapter 4
Lateral Window Technique for Sinus Floor Elevation

Su Yucheng, Ge Yi, Tang Suxia

第4章

侧壁开窗上颌窦底提升

宿玉成　戈　怡　唐素霞

4.1 侧壁开窗上颌窦底提升的方案设计

4.1.1 侧壁开窗技术概述

20世纪80年代之前，因窦底剩余骨高度不足和骨密度较低，上颌后部曾被认为是种植治疗的禁区。

侧壁开窗上颌窦底提升源自一个浪漫的起点。传说在20世纪六七十年代，Boyne、Tatum在学术报告中报道了用侧壁开窗上颌窦底提升改善殆龈距离：采用上颌窦根治的柯-陆术（Caldwell-Luc operation）进行上颌窦侧壁开窗，剥离并提升上颌窦底黏骨膜，植入自体松质骨颗粒；3个月后，再次手术，切除术前存在的上颌窦底牙槽嵴。其目的并非种植治疗，而是提高殆龈距离以改善传统可摘义齿的修复空间不足。

1980年，Boyne和James[1]发表了第一篇关于上颌窦底提升外科技术和种植治疗效果的详尽报道。与Boyne之前描述的方法基本一致：应用柯-陆术进行上颌窦侧壁开窗，剥离并提升窦底黏骨膜，植入自体松质骨颗粒；3个月后再次手术，植入叶片状种植体。

1986年，Tatum[2]采用同样的侧壁开窗技术提升上颌窦底，但未去除侧壁骨窗的骨板，将其向提升空间的内上翻转，作为上颌窦底提升后的新窦底的骨壁。

1996年，骨结合学会（Academy of Osseointegration，AO）在美国巴布森学院（Babson College）召开了关于上颌窦底提升的共识研讨会（Sinus Consensus Conference），内容涉及骨增量材料、种植体类型、种植体植入时机、种植体失败分析、放射线分析、适应证和禁忌证、修复过程和专用术语等诸多方面，将侧壁开窗上颌窦底提升定义为常规的骨增量技术[3]。

2008年，国际口腔种植学会（ITI）在德国斯图加特召开了共识研讨会（Sinus Consensus Conference），全面评述了侧壁开窗和穿牙槽嵴上颌窦底提升，并在上颌后部骨缺损类型、临床指征、术式选择、骨增量材料、种植体类型、种植体植入和修复时机以及并发症等诸多方面提出了临床建议[4]。

经过多年的临床实践和经验积累，侧壁开窗上颌窦底提升已经成为上颌窦气化所导致的窦底骨高度不足的标准骨增量方案，具有理想的种植体留存率。

4.1.2 侧壁开窗技术的替代方案

在某些情况下通过侧壁开窗进入上颌窦可能会受到限制，如创伤性拔牙导致的牙龈与窦底黏骨膜粘连、先前侧壁开窗手术失败导致的颊侧骨膜与上颌窦黏骨膜粘连、牙槽上颌窦动脉走行于侧壁开窗的位置、存在前后方向走行的间隔以及先前上颌窦底提升手术植入的骨增量材料没有延伸到上颌窦内壁等。在此情况下也可以选择侧壁开窗的替代方案：牙槽嵴顶开窗和牙槽嵴顶腭侧开窗。

- **牙槽嵴顶开窗** 牙槽嵴顶开窗（crestal window）技术[5]有利于从窦底剥离和提起黏骨膜，有利于避免损伤牙槽上颌窦动脉所导致的意外出血，但该程序的一个缺点是一旦窗口裂开，会暴露下面的屏障膜和骨增量材料，具有导致骨增量材料感染和骨增量失败的风险。
- **牙槽嵴顶腭侧开窗** 如果先前上颌窦底提升植入的骨增量材料没有延伸到上颌窦内壁时，可以选择牙槽嵴顶腭侧开窗（palatal window），再次植入骨增量材料，以确保植入种植体时能够获得充足骨量。Stübinger等[6-7]的研究结果显示，牙槽嵴顶腭侧开窗的上颌窦底提升黏骨膜穿孔率和种植体留存率与侧壁开窗相似；与前庭切口组相比，腭部组织的术后炎症和瘢痕较少。Wagner等[8]的一项CT研究表明，窦底剩余骨高度＜4mm时，有利于腭侧入路；而Jensen等[9]认为窦底剩余骨高度＞5mm或具有较厚的腭侧骨壁时，这种入路受限。显然，牙槽嵴顶腭侧开窗是一种补充技术。

4.1.3 侧壁开窗的骨窗类型

侧壁骨窗是进入窦内的入路，骨窗类型包括揭盖式骨窗、铰链式骨窗、岛状骨窗和薄片式岛状骨窗等。目前，尚无骨窗类型与骨增量效果和种植体留存率的相关文献，选择骨窗类型通常是基于术者偏好。

揭盖式骨窗

揭盖式骨窗是源自Boyne和James[1]所提出的侧壁开窗技术（图4–3）。用球钻或超声骨刀制备骨窗，切割完成之后骨窗与上颌窦脱离接触，将骨窗去除，直接暴露骨窗下方的黏骨膜，然后进行骨窗四周和窦底黏骨膜剥离，黏骨膜向窦内上翻转之后形成窦底骨增量空间。揭盖式骨窗可以用于上颌窦底提升的任何临床状态，其优势为：

- 便于剥离骨窗周围的黏骨膜。
- 便于处理窦底间隔和剥离附着于间隔的黏骨膜。
- 便于切开黏骨膜以处理窦内囊肿和感染等。
- 发生黏骨膜穿孔时，因无骨窗干扰，便于修补。

铰链式骨窗

铰链式骨窗是源自Wood和Moore[10]所提出的侧壁开窗技术。用球钻或超声骨刀制备骨窗，完成骨窗前缘、后缘和下缘的骨切割之后，在骨窗上缘制作数个孤立的骨穿孔，敲击骨窗使其上缘骨折，形成上铰链。剥离窦底黏骨膜之后，将岛状骨窗与黏骨膜一起向窦腔内上翻转，形成新的窦底。在敲断骨窗上缘时必须要加以小心，因为锋利的边缘可能会导致黏骨膜损伤或穿孔。目前，铰链式骨窗的临床应用较少。

岛状骨窗

岛状骨窗是改良的铰链式骨窗（图4–1）。用球钻或超声骨刀制备骨窗，骨切割完成后骨窗与上颌窦外侧壁脱离接触，但仍然与其内衬黏骨膜相连，剥离其周围和窦底黏骨膜，形成岛状骨窗。将内衬黏骨膜的岛状骨窗向窦内上翻转，形成新窦底。其优势为：

- 血管化的上颌窦外侧骨壁形成了新的窦底，并有利于骨增量材料内血管长入和新骨形成。
- 骨窗形成部分窦底，有利于骨增量空间的稳定。
- 在某些情况下，有利于保护牙槽上颌窦动脉。
- 如果尝试不植入骨增量材料，可以认为种植体支撑岛状骨窗形成一个相对稳定的空间，增强对窦腔气压的抵抗力，维持血凝块稳定和新骨形成。

与揭盖式骨窗一样，因为有与黏骨膜相连的骨窗骨板的干扰，不适合同期处理上颌窦内病变的病例。

薄片式岛状骨窗

薄片式岛状骨窗是对岛状骨窗的改良（图4–2）。用球钻制备骨窗，磨除窗口表面的大部分皮质骨，形成皮质骨薄片，然后切断骨窗与上颌窦外侧壁的接触，但仍然与其内衬的黏骨膜相连，剥离窦底黏骨膜之后，将薄片式岛状骨窗与黏骨膜一起向窦腔内上翻转，形成新的窦底。其优势是：

- 血管化的上颌窦外侧骨壁形成了新的窦底，并有利于骨增量材料血管长入和新骨形成。
- 骨增量空间的上方有来自血管化活骨的血管原细胞、骨原细胞和生长因子（如骨形态发生蛋白）。
- 骨窗磨削之后，有利于激活骨再生，并暴露和释放生长因子。
- 在某些情况下，有利于保护牙槽上颌窦动脉。

薄片式岛状骨窗具备理想的生理学与组织学优势。但是，与岛状骨窗和铰链式骨窗一样，因为有与黏骨膜相连的骨板存在，不适合同期处理上颌窦内病变的病例，例如存在上颌窦假性囊肿和潴留囊肿等。

此外，依据不同的临床条件，也有一些改良的技术。如Testori等[11]提出了一种简化式上颌窦开窗设计（simplified antrostomy design，SAD），在上颌窦前外侧壁开一个小骨窗，小范围地剥离窦底黏骨膜，应对All–on–4中倾斜植入种植体进入上颌窦内的临床状态。

4.1.4 侧壁开窗的骨窗设计

骨窗设计原则是有利于黏骨膜的剥离、降低黏骨膜穿孔的风险，包括侧壁开窗位置、大小和形状等。

侧壁开窗的位置

侧壁骨窗位置的设计取决于控制出血和黏骨膜穿孔的发生，应考虑到如下因素：缺失牙的位置；窦底黏骨膜剥离和提升的范围；间隔位置以及牙槽上颌窦动脉的位置与走行。

- **骨窗前缘**　骨窗前缘位置与拟提升窦底位置有关，如果接近上颌窦的前方，骨窗前缘应位于上颌窦前外侧壁远端3mm内。因为上颌窦前部狭窄、解剖条件受限，窦底的内壁和外侧壁形成锐角，需要为上颌窦黏骨膜剥离子提供能够变换剥离角度的更大操作空间[12]。
- **骨窗下缘**　骨窗下缘应位于窦底上方2～3mm处。如果距离窦底太高，不利于黏骨膜的剥离，增加了黏骨膜损伤和穿孔的风险；如果过于接近窦底，不利于稳定窦内的骨增量材料和新骨形成。
- **骨窗上缘**　骨窗上缘应位于骨窗下缘上方5～8mm处，有利于黏骨膜剥离子运行，降低黏骨膜损伤和穿孔的风险。

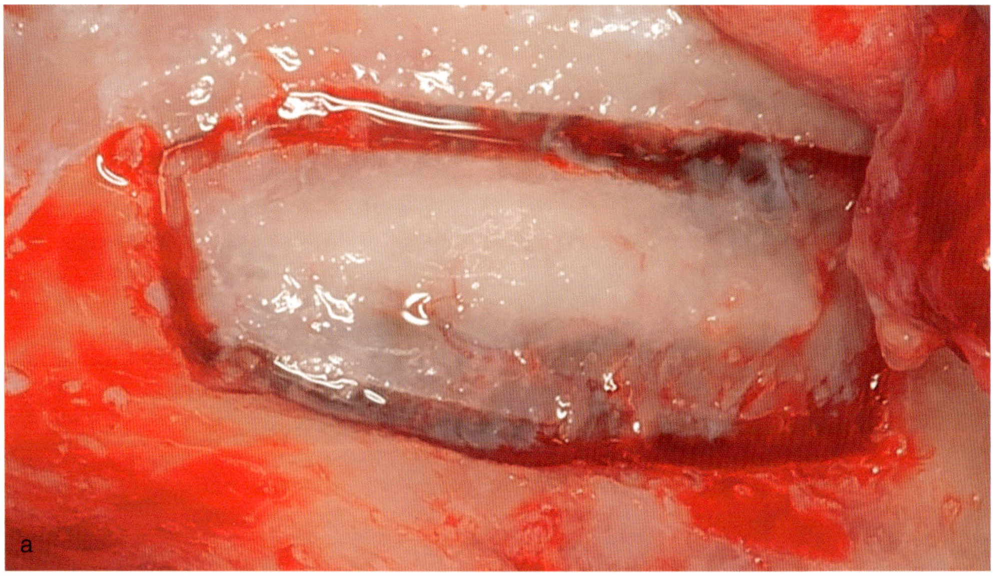

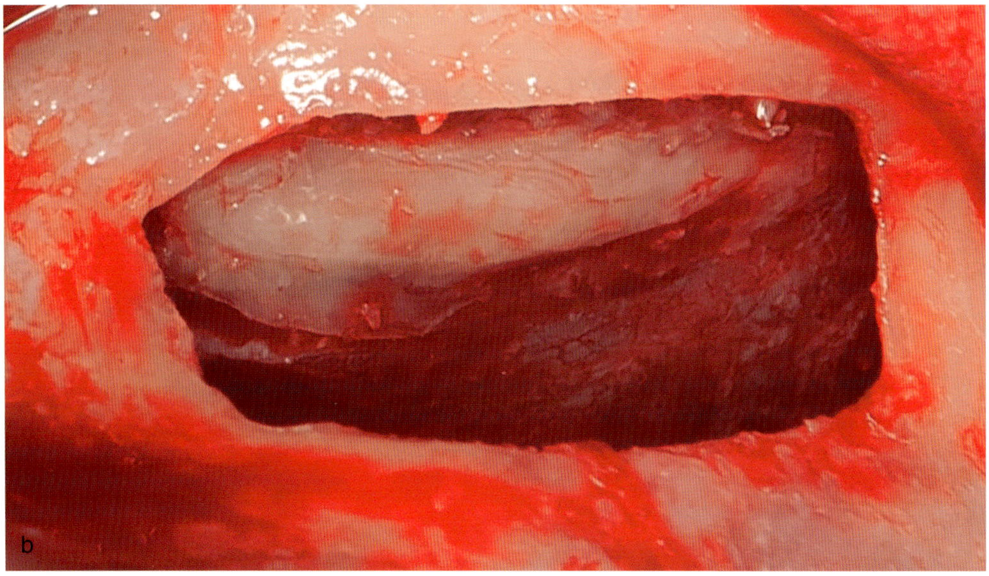

图4–1　岛状骨窗
本病例的上颌窦外侧壁较厚，先用钨钢球钻研磨骨窗边缘，然后用超声骨刀的扁形金刚砂刀头，切割骨窗边缘形成岛状骨窗（a），将其与上颌窦黏骨膜一起向窦腔内上翻转，形成新的窦底（b）。

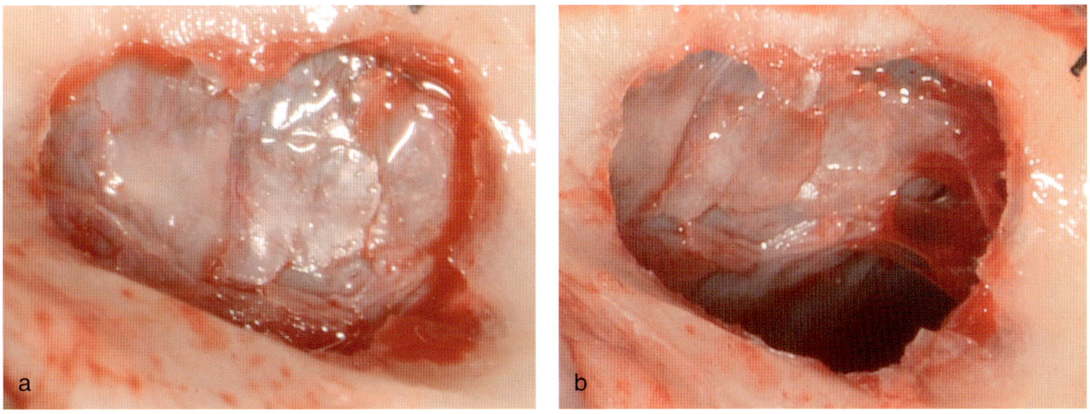

图4-2　**薄片式岛状骨窗**

本病例的上颌窦外侧壁较厚，先用钨钢球钻研磨骨窗表面，再用金刚砂球钻磨削骨窗边缘，形成薄片式岛状骨窗（a），将其与上颌窦黏骨膜一起向窦腔内上翻转，形成新的窦底（b）。

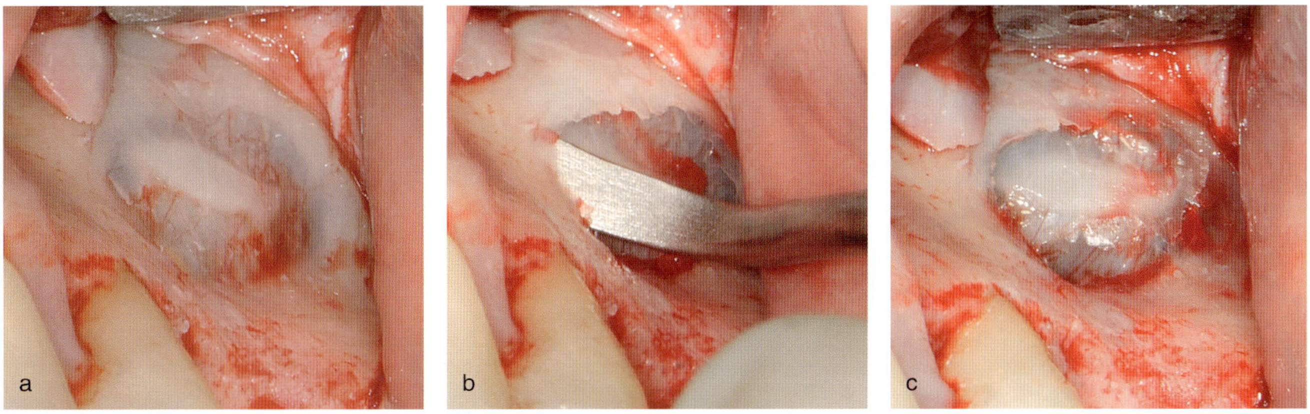

图4-3　**揭盖式骨窗**

a. 用钨钢球钻和金刚砂球钻完成骨窗预备。骨窗四周可见淡蓝色上颌窦黏骨膜，只在骨窗的中间部位残留骨岛。b. 用上颌窦剥离子初步剥离黏骨膜。c. 完成骨窗四周的黏骨膜剥离。如果此时继续剥离黏骨膜，黏骨膜与骨窗一起向窦内上翻转，则为“岛状骨窗”。

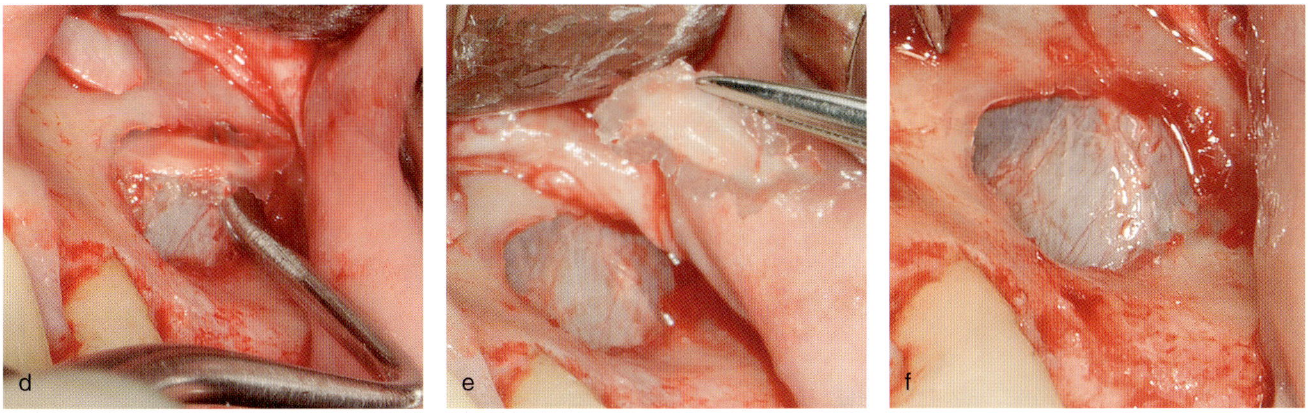

图4-3　**揭盖式骨窗（续）**

d. 用剥离子将骨岛从上颌窦黏骨膜表面取出，此时则为“揭盖式骨窗”。e. 将骨窗取出之后。f. 侧壁开窗上颌窦底提升完成之后，暴露出完整的淡蓝色上颌窦黏骨膜。

- **骨窗后缘** 通常，上颌窦后部较为宽大，易于剥离黏骨膜，因此能够满足骨增量的空间即可。

侧壁开窗的大小

侧壁骨窗的大小取决于窦底黏骨膜剥离和提升的范围、预防黏骨膜穿孔可操作性和间隔位置及走行等。较大的骨窗将为提升窦底黏骨膜提供更好的入路，尤其是存在间隔的情况下。然而，较大的骨窗会减少骨增量材料的血供。Avila-Ortiz等[13]认为骨窗大小与新骨生成成反比关系，但对种植体留存率没有显著影响。目前，成功骨结合所需的新骨量仍然未知。

侧壁开窗的形状

侧壁骨窗的形状设计取决于窦底形态和窦底黏骨膜剥离及提升的范围。通常，将侧壁开窗的形状分为椭圆形、圆形、矩形和不规则形。

- **椭圆形骨窗** 较为常见，尤其是缺失多颗牙的病例，易于剥离周围的黏骨膜，适用于较大范围的窦底黏骨膜剥离和提升。
- **圆形骨窗** 通常用于单颗牙位点的上颌窦底提升。
- **矩形骨窗** 通常不推荐矩形骨窗，去除骨窗或剥离黏骨膜时，可能会发生黏骨膜穿孔。
- **不规则形骨窗** 多见于窦底存在间隔时。

4.1.5 侧壁开窗的工具与方法

侧壁开窗的器械主要有两种：传统的电动马达旋转动力系统（各种钨钢钻和金刚砂钻）和超声骨刀。

球钻开窗

1980年，Boyne和James[1]发表的文献中，使用钨钢球钻进行上颌窦底提升的侧壁开窗。之后，球钻（构型也在不断改进）一直是侧壁开窗的主要器械。

所使用的球钻有两种：钨钢球钻和金刚砂球钻，直径均在4.5mm左右。球钻与直手机相连，转速为10000～20000rpm，在充分水冷下磨削骨壁。钨钢球钻切割力大，磨削效率高、速度快，但是对硬组织和软组织的损伤无区别。金刚砂球钻切割力小、磨削效率低、速度慢，但是接近黏骨膜时较为安全，只要施力适当，即使与上颌窦表面接触也不会损伤黏骨膜（图4-4a～c）。为了保证上颌窦黏膜安全，一定要保证球钻锋利。依据不同类型的骨窗设计，有如下两种磨削方法：

- **预备揭盖式骨窗和岛状骨窗** 按照骨窗的设计，首先用钨钢球钻沿骨窗边缘磨削，当接近上颌窦外侧壁黏骨膜时，用金刚砂球钻磨除剩余骨板，断开骨窗与周围上颌窦侧壁的连接，形成岛状骨

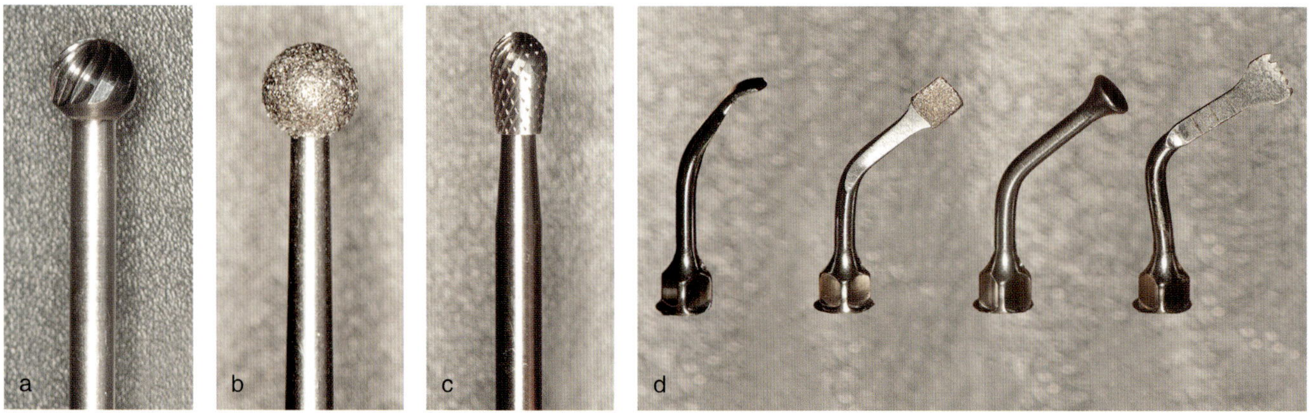

图4-4 侧壁开窗的工具
侧壁开窗骨切割的主要工具。a. 钨钢球钻。b. 金刚砂球钻。c. 钨钢椭圆形球钻。d. 常用于侧壁开窗的超声骨刀刀头，从左至右依次为刮骨刀头、扁平状金刚砂刀头、蝶形刀头和锯齿状刀头。

窗（图4-5b1，b2）。如果将“骨岛”（即骨窗的骨板）去除，则形成揭盖式骨窗。

- **预备薄片式岛状骨窗**　按照骨窗的设计，首先用钨钢球钻磨削侧壁骨窗，只留下薄层骨板，其下方的淡蓝色黏骨膜依稀可见。然后，用金刚砂球钻磨除剩余骨板的骨窗边缘，断开骨窗与周围上颌窦侧壁的连接，形成薄片状岛状骨窗。如果此时将“薄片状骨岛”（即骨窗的薄片状骨板）去除，也可形成揭盖式骨窗。

目前，也有一些改良型的产品用于临床，例如大直径的卵圆形球钻和半球形的大直径金刚砂球钻（dentium advanced sinus kit，DASK），以期改善侧壁磨削效率和降低黏骨膜穿孔的风险（图4-5b3）。

超声骨刀开窗

超声骨刀的振动频率为29～32kHz，功率为2.8～16W，振动幅度为60～200μm，选择性地切割硬组织，而对软组织无切割效率[14]。因此，在侧壁开窗

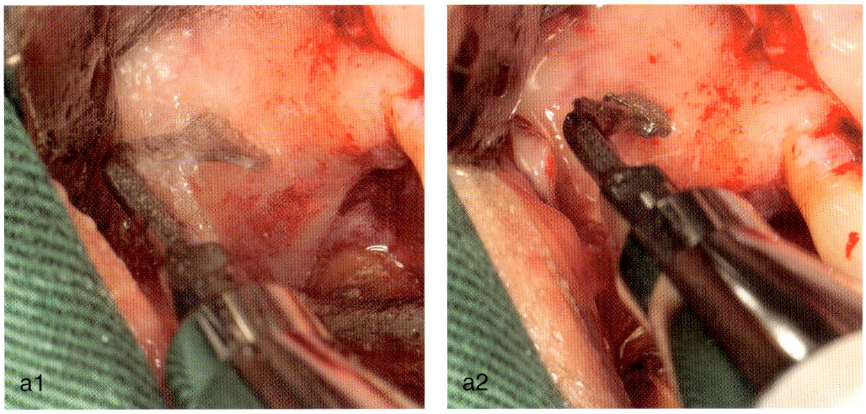

图4-5　侧壁开窗的骨切割

a. 超声骨刀开窗。a1. 用超声骨刀的锯齿状刀头切割侧壁骨窗（动态状态）。a2. 用超声骨刀的扁平状金刚砂刀头切割侧壁骨窗（动态状态）。

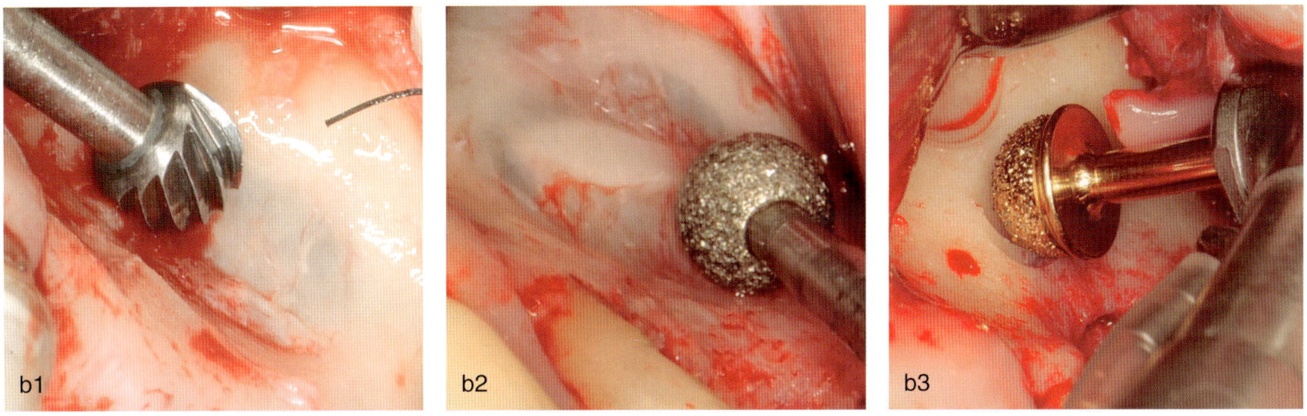

图4-5　侧壁开窗的骨切割（续）

b. 球钻开窗。b1. 用直径4.5mm的钨钢球钻磨削侧壁骨窗（静态状态），然后再使用直径4.5mm的金刚砂球钻继续磨削。b2. 用直径4.5mm的金刚砂球钻磨削骨窗（静态状态）。b3. 用DASK钻研磨侧壁骨窗（静态状态）。

时即使刀头接触到上颌窦黏骨膜也不会导致其穿孔。

用于侧壁开窗的超声骨刀刀头，有锯齿状刀头、扁平状金刚砂刀头和球形金刚砂刀头等（图4-4d，图4-5a）。按照骨窗的设计，首先使用锯齿状刀头沿骨窗边缘切割。当接近上颌窦黏膜时，透过薄层的纸样骨板可见淡蓝色的黏骨膜。然后用金刚砂刀头切割剩余骨板，暴露上颌窦黏骨膜。锯齿状刀头切割力大、效率高、速度快。金刚砂球刀头切割力小、效率低、速度慢，不会损伤黏骨膜。只要操作得当，无论是锯齿状刀头还是金刚砂刀头，都不会损伤上颌窦黏膜。为了保证上颌窦黏膜安全，一定要保证刀头锋利。因为刀头变钝之后，需要施加压力、提高切割效率，这会增加黏骨膜穿孔的风险。

一些文献报道认为，与旋转动力系统相比，超声骨刀可以显著降低对牙槽上颌窦动脉的损伤和黏骨膜穿孔率[15]。Schwarz等[16]和Kasabah等[17]报道的旋转器械侧壁开窗技术的黏骨膜穿孔率为20%～25%。Wallace等[18]、Blus等[19]和Toscano等[20]报道的超声骨刀侧壁开窗技术的黏骨膜穿孔率为3.6%～5%。但也有文献认为两者之间并无差别[21]。目前还没有证实超声骨刀优于传统技术。与电动马达相比，超声骨刀切割效率较低、预备骨窗的时间较长，因此更适用于骨壁较薄的侧壁开窗[22]。超声骨刀技术可用于预备揭盖式、岛状和铰链式骨窗，不适合预备薄片式岛状骨窗。

4.1.6 窦底黏骨膜剥离

上颌窦底黏骨膜剥离是上颌窦底提升最为关键的步骤之一，既要充分剥离骨窗周围和窦底深处的黏骨膜，创造骨增量的空间，又要防止黏骨膜穿孔。上颌窦底黏骨膜剥离的工具有两种：剥离子和超声骨刀。

剥离子剥离黏骨膜

使用专门的上颌窦黏骨膜剥离子（图4-6），仔细剥离骨窗周围和上颌窦底深处的黏骨膜。上颌窦黏骨膜剥离子的工作端具有不同的弯曲和弧度，以适用窦底的不同解剖形态和特点，其锋利程度也不相同。

先剥离窗口周围的黏骨膜，然后将剥离子插入窗口周围黏骨膜与骨壁之间的缝隙内，紧贴骨面向纵深推进，将黏骨膜从骨壁表面“剥脱”。向纵深推进剥离子时，禁忌剥离子脱离骨面，直接与黏骨膜接触，防止剥离子将黏骨膜穿孔（图4-8）。

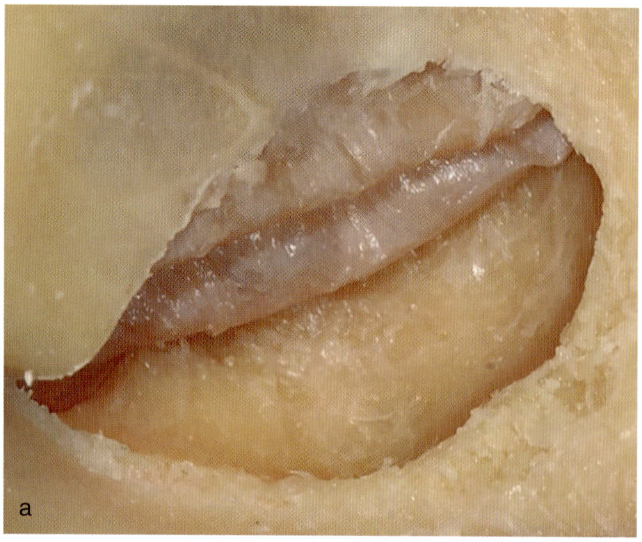
a

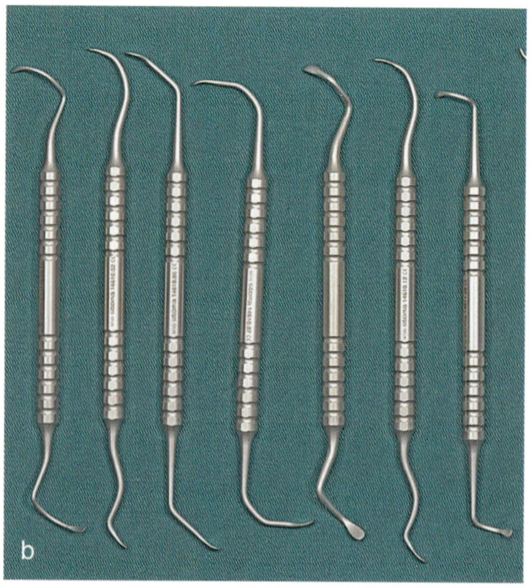
b

图4-6 窦底黏骨膜剥离

a. 在冰鲜头骨上进行侧壁开窗上颌窦底提升。用直径4.5mm的钨钢球钻和金刚砂球钻侧壁开窗之后，去除骨岛，形成揭盖式骨窗，用剥离子剥离窦底黏骨膜，形成骨增量空间。因为是在尸体头骨上进行研究，开窗范围较大。b. 上颌窦黏骨膜剥离子照片。

剥离子紧贴骨壁前后滑行，术者可以通过触觉反馈来感知窦底骨壁是否光滑。当窦底皮质骨不全或存在小间隔时，术者能够感知到黏骨膜与窦底紧密附着或粘连所带来的阻力。此时，应当改变剥离子的位置和方向，先剥离阻力较小的黏骨膜，再尝试剥离阻力较大的区域，以减小黏骨膜损伤或穿孔的风险。切记，剥离子紧贴骨壁滑行是动作要点。

电子内镜介导的黏骨膜剥离

当窦底不平坦、黏骨膜剥离遇到阻力或遇到狭窄的窦底，尤其是剥离窦底深处的黏骨膜时，可以在电子内镜的辅助观察下进行剥离，能够清晰可见窦底黏骨膜的状态，显著降低黏骨膜损伤或穿孔的风险。

超声骨刀剥离子剥离黏骨膜

超声骨刀有专门用于剥离骨窗周围黏骨膜的碟形刀头，在超声振动和超声气水流的作用下，剥离上颌窦黏膜非常容易、安全（图4–7）。目前设计的碟形刀头，剥离宽度只能达到2～3mm，然后使用上颌窦剥离子进行深度剥离（图4–8）。

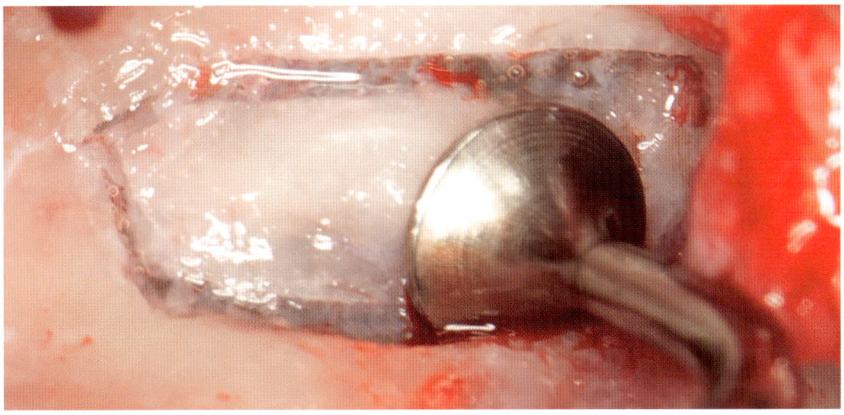

图4–7　超声骨刀剥离骨窗周围黏骨膜
用超声骨刀的蝶形刀头剥离骨窗周围的黏骨膜（静态状态）。

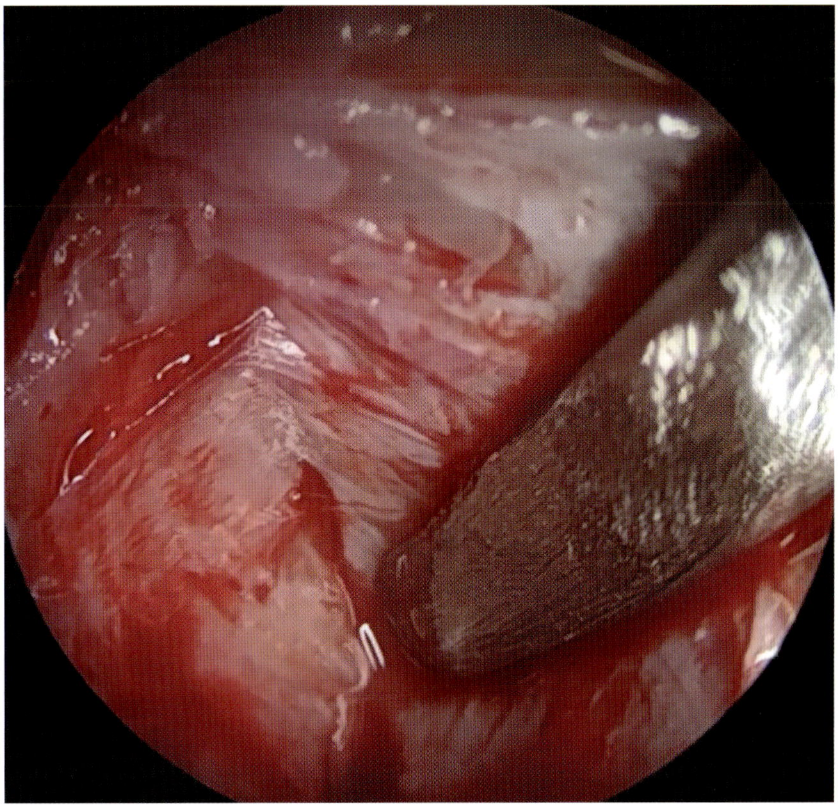

图4–8　剥离子剥离窦底黏骨膜
用黏骨膜剥离子剥离窦底深部的黏骨膜（动态状态），剥离子要紧抵骨面向前推进。

4.2 骨增量材料的选择与种植体的选择

4.2.1 是否需要植入骨增量材料

上颌窦底提升的临床目标：

- 上颌窦底黏骨膜提升高度的可操控性。
- 骨增量材料充分包绕种植体的可操控性。
- 对黏骨膜穿孔的预防与修复的可操控性。
- 种植体周围新骨形成与稳定的可预期性。

尽管已有文献证实只用种植体支持帐篷样隆起的上颌窦黏骨膜，维持黏骨膜下方血凝块的空间，可获得高度为2～3mm新生骨，似乎这种临床场景就可以不植入骨增量材料。但是，这种临床建议存在以下问题：①在上颌窦内的气体压力变化会导致窦底黏骨膜塌陷，维持血凝块稳定的能力下降；②无法预期新生骨骨量，并且无法预测新骨是否会充分包绕种植体；③如果种植体周围缺乏足够的新骨，加大了上颌窦底再气化的可能性；④既然已经进行侧壁开窗，没有必要通过省略骨增量来增加新骨形成的不确定性。

因此，笔者认为侧壁开窗上颌窦底提升应当植入骨增量材料，以获得可以预期的骨增量效果，实现上颌窦底提升的临床目标，提高种植体的长期留存率。

用于上颌窦底提升的骨增量材料的分类（图4-9），与引导骨再生完全相同，被分类为自体骨和骨代用品，后者包括同种异体骨、异种骨和异质骨。

4.2.2 骨代用品

尽管在上颌窦底提升共识性声明[3,42]和文献中，并未发现不同种类骨代用品对种植体留存率有显著影响，但这并不代表这些骨代用品的生物学特性相同。

同种异体骨移植材料

同种异体骨移植材料（allograft）是从同物种类的其他个体获得的骨移植材料，通常从尸体骨中获得。同种异体骨有3种类型：新鲜冷冻骨（fresh frozen bone，FFB）、同种异体冻干骨（freeze-dried bone allograft，FDBA）和同种异体脱矿冻干骨（demineralized freeze-dried bone allograft，DFDBA）。

因为新鲜冷冻骨的免疫原性和传播疾病的高风险，并未被应用于引导骨再生和上颌窦底提升。同种异体冻干骨（FDBA）和同种异体脱矿冻干骨（DFDBA）经过脱脂、脱矿、盐酸胍以及X线处理之后，其免疫原性已经显著降低。理论上，同种异体脱矿冻干骨含有生长因子（如骨形态发生蛋白），可以诱导未分化的间充质细胞转化为成骨细胞，形成新骨。但是，无法确切地证实这种骨诱导潜能[23]。同时，还存在与自体骨类似的吸收问题[24]（吸收率、速度难以掌控）和传播疾病的风险[25]。

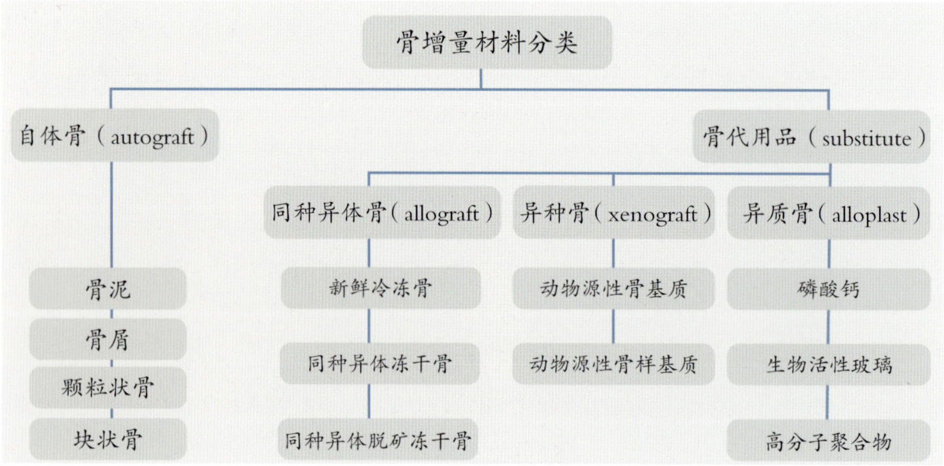

图4-9 骨增量材料分类
骨增量材料分类，包括自体骨和骨代用品两大类型。

异种骨移植材料

异种骨移植材料（xenograft）包括源自动物的骨基质或源自钙化珊瑚和海藻的骨样基质。这两种材料的化学成分均为羟基磷灰石，已经可以通过化学或物理方法完全去除骨组织或骨样组织中的有机成分，以消除免疫原性或传播疾病的风险。

- **动物源性骨基质** 动物源性骨基质（animal-derived bone minerals）为提取自异种生物（如牛或猪）的骨基质，其生物学性能已经获得实验和临床研究充分证实。目前，在临床中占主导地位的产品是去蛋白牛骨矿物质（deproteinized bovine bone mineral，DBBM），包括皮质骨和松质骨颗粒，尤其是牛骨松质颗粒表现出与人类松质骨极其近似的特点，具有良好的生物相容性和骨引导性[26-27]。在侧壁开窗上颌窦底提升中，去蛋白牛骨矿物质（DBBM）的优势：①牛骨基质与人体骨结构相似，内表面积大、亲水性强、可操作性好，可促进吸附生长因子及生物蛋白质；②骨基质的内部结构中有大小不一的孔隙，这种结构能够促进血凝块的稳定和血管的再生；③牛骨基质保留了天然骨的多孔结构及骨小梁，从而提供了特别的骨引导支架，有助于新骨的形成；④牛骨基质与骨结合后，由于其保留了与人体骨相同的无机成分而具有与骨组织相似的机械强度和硬度，因此具有有效的空间维持作用；⑤牛骨基质的化学成分与人体骨相似，与人工合成材料相比，牛骨基质所含的羟基少、碳酸盐多，有助于其与患者自体骨迅速结合；⑥牛骨基质的小晶体尺寸（10～60nm）与人体骨相当，可以被吸收而促进骨重建。骨胶原含有90%的牛骨基质和10%的胶原，遇到水和血液之后体积迅速膨胀，使骨增量空间内的骨基质减少，主要用于穿牙槽嵴上颌窦底提升，很少用于侧壁开窗上颌窦底提升。
- **动物源性骨样基质** 通常是指源自珊瑚和藻类的骨样基质（coral- and algae-derived bonelike minerals）。以下解释将其称之为“骨样基质（bonelike minerals）”的原因：①珊瑚碳酸钙要经过与磷酸的水热交换反应转变为羟基磷灰石；②海藻经过与磷铵的交换反应转变为含氟羟基磷灰石。动物源性骨样基质的骨引导性较低[28-29]。

异质骨移植材料

异质骨移植材料（alloplast）为人工合成材料。目前，用于骨增量的人工合成材料主要是双相磷酸钙（羟基磷灰石和β-磷酸三钙的不同比例混合材料）。

磷酸钙（calcium phosphates）中的羟基磷灰石（hydroxyapatite，HA）和β-磷酸三钙（β-tricalcium phosphate，TCP）的化学成分接近于骨的无机成分[30]，这两种材料生物学特性的显著差异在于羟基磷灰石不可吸收，而β-磷酸三钙遇到水或体液时迅速降解。因此，将羟基磷灰石和β-磷酸三钙混合成为双相磷酸钙（biphasic calcium phosphates），通过调整两者的比例，控制双相磷酸钙的降解速率。但目前的主要问题在于，人工合成的磷酸钙仍难以复制天然骨的表面粗糙度、表面特性和骨基质的内部结构。尽管如此，业界一刻都没有停止研发和改进的脚步，希望最终用人工合成的引导骨再生材料替代其他引导骨再生材料。

4.2.3 自体骨

尽管在过去10年间，在引导骨再生的临床程序中自体骨已受到了骨代用品的挑战，然而骨代用品仍然不能完全替代自体骨。移植自体骨后，自体骨所含有的骨刺激生长因子和活性成骨细胞被带到受区[31]。

自体骨移植材料的特点

由于供区的自体骨与受区的自体骨具备相同的组织结构和生物学特点，以及类似的机械性能，自体骨移植依然是修复性骨再生和骨缺损重建的金标准。

- **具有骨生成性** 自体骨移植材料含有活性成骨细胞和骨原细胞，可以由骨原细胞转化的成骨细胞直接分泌类骨质形成新骨，具有骨生成性。

- **具有骨诱导性** 自体骨移植材料含有多种生长因子［如骨形态发生蛋白（BMP）］，可以刺激间充质细胞分化为骨原细胞，加速新分化的成骨细胞的成骨作用，具有骨诱导性。此外，自体骨含有非胶原性蛋白，如骨钙蛋白、降钙素、骨桥蛋白和涎蛋白等，参与和促进新骨成熟。
- **具有骨引导性** 自体骨移植材料含有大量纤维蛋白原，形成纤维蛋白网络支架，引导血管原细胞和骨原细胞长入，具有骨引导性。自体骨还含有活性微血管系统，能够加速新骨的再血管化。

在侧壁开窗上颌窦底提升需要大量骨增量时，自体骨的优势不容忽视。但是自体骨抗吸收能力较弱，应将自体骨与骨代用品联合应用，可以扬长避短。

自体骨移植材料的分类

侧壁开窗上颌窦底提升中移植的自体骨是指非血管化的自体骨移植，包括骨泥、骨屑、颗粒状骨和块状骨4种类型。

- **骨泥** 骨泥（bone slurry）是指种植窝预备时麻花钻切削种植窝产生的骨颗粒，并且被直接旋入窦底（图4-10）。曾经用连接于吸引器上的骨收集器收集，但存在细菌污染的风险，而且经过生理盐水的冲刷，骨泥的骨生成和骨诱导能力并不确定，因此在临床上已很少应用。
- **骨屑** 可以在侧壁开窗的部位刮取骨屑（bone chips）。骨屑呈细条状，通常在250μm至1mm之间。可以用刮骨刀或超声骨刀刮取，具有如下优势：①操作方便，不需要额外的供骨区；②不额外增加患者的痛苦、费用和并发症风险；③刮骨刀或超声骨刀切取骨屑几乎不存在热损伤，保存了细胞活性，保存了骨基质中胶原和非胶原蛋白的活性。侧壁开窗上颌窦底提升中，骨屑通常与骨代用品联合应用（图4-11，图4-12）。
- **颗粒状骨** 颗粒状骨（particulate bone），又称之为骨颗粒，是用骨磨将获取的骨块粉碎为较小的骨颗粒，或直接用取骨环钻获取颗粒状骨（图4-13，图4-15）。侧壁开窗上颌窦底提升中，颗粒状骨通常与骨代用品联合应用（图4-14）。
- **块状骨** 块状自体骨（block graft），又称之为骨块，包括皮质骨骨块、松质骨骨块和皮质-松质骨骨块，通常取自下颌支、下颌颏部和髂骨的髂嵴。侧壁开窗上颌窦底提升中，通常是用骨磨将块状骨粉碎为颗粒状骨，与骨代用品联合应用。

获取自体骨的部位

侧壁开窗上颌窦底提升的供骨区主要来源于口腔内，包括上颌结节、下颌支、下颌颏部和侧壁骨窗。供区不同，所获取的骨量不同，皮质骨和松质骨的构成也不相同：①下颌支：为皮质骨；②下颌颏部：为皮质-松质骨，以皮质骨为主；③侧壁骨窗：为皮质骨；④上颌结节：主要为松质骨。后两者获取的骨量较少。

用于侧壁开窗上颌窦底提升的自体骨移植材料多为骨屑和骨颗粒，通常选择皮质骨或皮质-松质骨。其优点是稳定性好，抗吸收能力强，含有大量的生长因子，具有显著的骨诱导性，与骨代用品混合使用。

侧壁开窗上颌窦底提升中，获取颗粒状自体骨的传统方法是从供骨区获取块状骨，然后用骨磨将其粉碎为颗粒状自体骨，但目前主要使用如下获取方法。

从侧壁开窗处刮取骨屑

从侧壁开窗处刮取自体骨骨屑有两种方法：用刮骨刀刮取骨屑和超声骨刀刮取骨屑。

- **刮骨刀刮取骨屑** 用锋利的刮骨刀从侧壁开窗处刮取自体骨骨屑有如下优点：①不需要开辟供骨区，避免了患者的不适和供区并发症；②刮取的骨屑团块（osseous coagulum）为骨屑与血液混合存在的团块，具有较高的生物活性；③刮取这一冷切割方法，可以有效地保护自体骨的活性成分，如生长因子和骨原细胞；④只要侧壁具备一定的厚度，可以获得充足的骨量。
- **超声骨刀刮取骨屑** 用超声骨刀从侧壁开窗处刮取自体骨骨屑的优点是省力，缺点是超声气水流会冲掉骨屑中的血液，无法形成骨屑团块，影响其生物活性。因此，这种技术在临床中较少应用。

从下颌支获取颗粒状自体骨

当上颌窦外侧壁较薄或需要大量的自体骨时，可以用颗粒状自体骨取骨环钻从下颌支外斜线获取颗粒状自体骨。用这种环钻来取骨，是一种临床新技术。

用颗粒状自体骨取骨环钻从下颌支外斜线取骨有如下优点：①可以获得充分的骨量，完全能够满足与骨代用品1∶1混合的要求；②颗粒状自体骨均为皮质骨，具有较高的抗吸收能力，并且含有丰富的生长因子和骨原细胞，具有较高的生物活性；③术后无明显不适，无出血、创口裂开和术后感染等并发症风险。

从颏部获取颗粒状自体骨

当上颌窦外侧壁较薄或需要大量的颗粒状自体骨时，也可以用颗粒状取骨环钻从颏部获取颗粒状自体骨。优点是术野清晰，获得的骨量充分；缺点是术后颏部软组织肿胀感，易损伤下颌切牙神经导致下颌前牙敏感，并有损伤颏神经导致下唇麻木的风险。

4.2.4 修复性骨再生的生物学机制

骨缺损重建的引导骨再生和上颌窦底提升的骨增量，均遵循生理状态下的修复性骨再生的3种基本生物学机制：骨生成、骨诱导和骨引导，这3种生物学机制，缺一不可。

- **骨生成** 骨生成（osteogenesis）是在骨原细胞的协同作用下，诱发骨发生、骨再生和骨改建的机制与过程。骨原细胞（osteogenic cell）和成骨细胞（osteoblast）引入骨损伤与骨缺损处，通过直接成骨机制在骨缺损区建立骨形成中心，并在此基础上进行骨塑形和骨改建。
- **骨诱导** 骨诱导（osteoinduction）是激活骨再生之后，骨形态发生蛋白（BMP）等生长因子诱导局部的未分化间充质细胞分化为骨原细胞和成骨细胞，分泌类骨质形成新骨的机制与过程。当然，成纤维细胞生长因子、血小板生长因子、血管内皮生长因子、胰岛素样生长因子、生长激素等生长因子也参与了新骨形成。
- **骨引导** 骨引导（osteoconduction）是纤维蛋白原形成纤维蛋白网络支架，引导血管原细胞和骨原细胞长入，成骨细胞分泌类骨质从而形成新骨。

4.2.5 侧壁开窗上颌窦底的成骨机制

侧壁开窗上颌窦底提升的骨增量与骨缺损重建的引导骨再生的性质相同，但成骨机制各有特点，例如激活骨再生、骨增量材料血管化和形成新骨等方面。

激活骨再生

侧壁开窗或穿牙槽嵴上颌窦底提升，通过黏骨膜剥离、骨窗制备和种植窝预备等一系列创伤性外科程序，激活骨再生，启动窦底新骨形成的过程。骨再生激活之后，从窦底骨壁、磨削的骨窗、骨窗周围骨壁和预备的种植窝释放生长因子，诱导区域内的未分化间充质细胞分化为骨原细胞和成骨细胞，分泌类骨质，形成新骨。

骨增量材料的再血管化

骨增量材料（包括自体骨和骨代用品）所饱含的血凝块在24~48小时机化，形成充分的纤维蛋白网络系统，引导周围的血管原细胞长入，使骨增量材料再血管化，形成类似于天然骨的血供系统。如果不能充分地再血管化，会发生因缺血所导致的骨增量材料的无菌性炎症，进而发生骨增量材料的吸收。与牙槽嵴骨增量有所不同，因多数上颌窦骨壁菲薄，无法通过开放骨髓腔为骨增量材料提供充足的血供。此时，混合性骨增量材料中的自体骨颗粒（或骨屑）所含有的活性微血管系统和血凝块机化所形成的纤维蛋白网络，对加速骨增量材料的再血管化发挥重要作用。

形成新骨

骨（bone）由骨膜（periosteum）、骨髓（marrow）和骨组织（osseous tissue）构成。骨组织是骨的结构主体，是坚硬而有一定韧性的结缔组织，主要由骨组织细胞和骨基质组成。

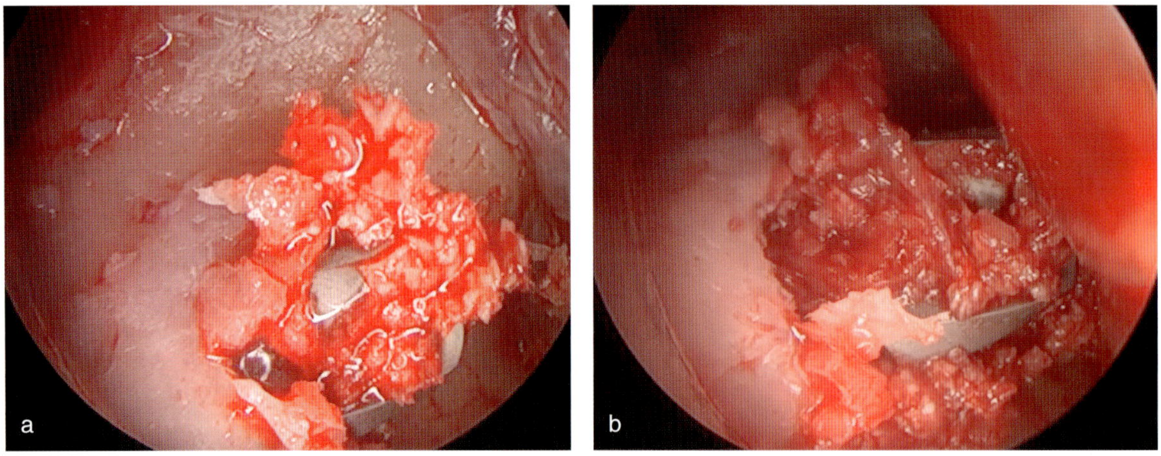

图4-10　骨泥

种植窝预备时，麻花钻突破窦底，将骨泥推入窦内。依据麻花钻的不同直径与构型，骨泥的颗粒大小不同。a. 用直径2.2mm的麻花钻进行种植窝预备。b. 用直径2.8mm的麻花钻进行种植窝预备。

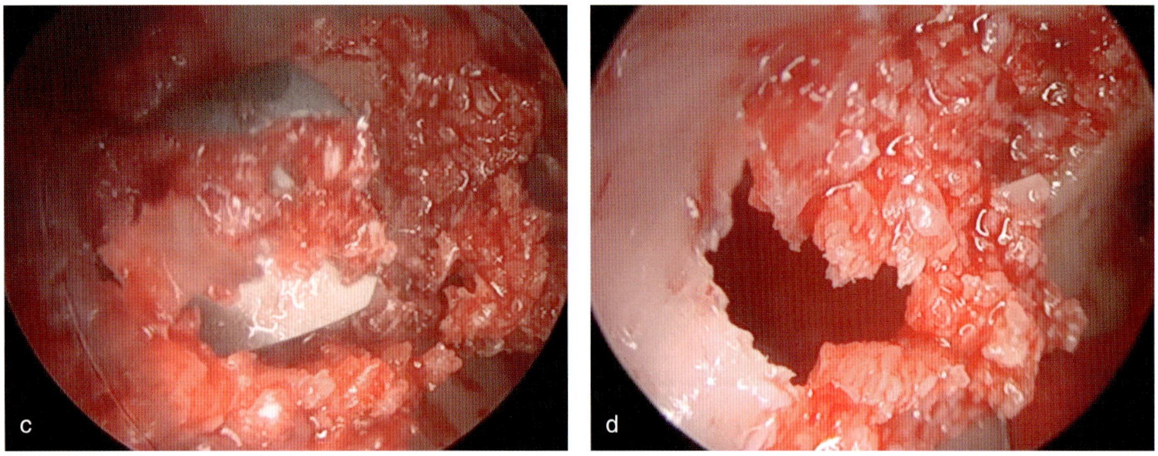

图4-10　骨泥（续）

c. 用直径3.5mm的麻花钻进行种植窝预备。d. 种植窝预备完成之后，由麻花钻推入窦内的骨泥滞留在种植窝周围，骨泥的量依据窦底剩余骨高度有所不同。

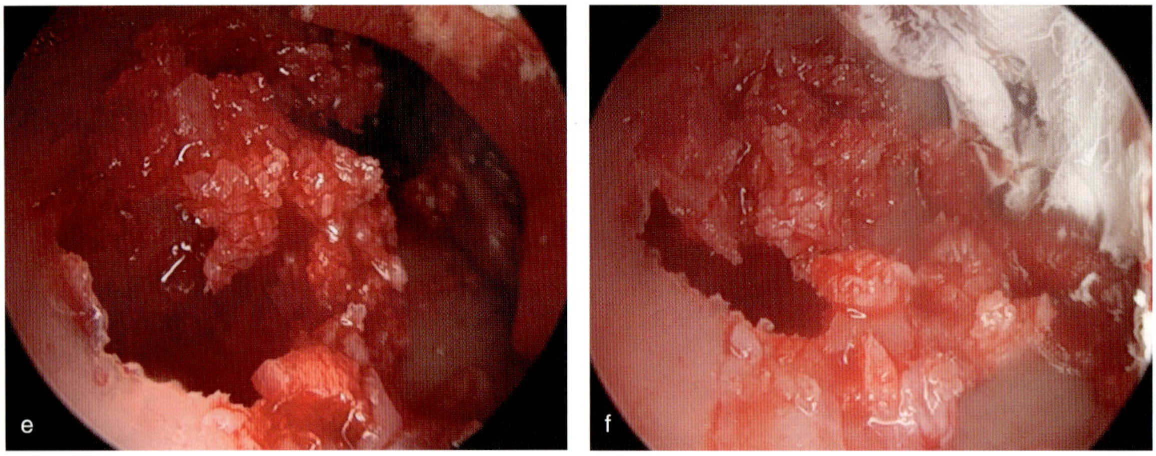

图4-10　骨泥（续）

e. 种植窝预备完成之后，由麻花钻推入窦内的骨泥滞留在种植窝周围。f. 本病例用生物可吸收性胶原膜覆盖窦底黏骨膜，尽量使骨泥滞留于原位。

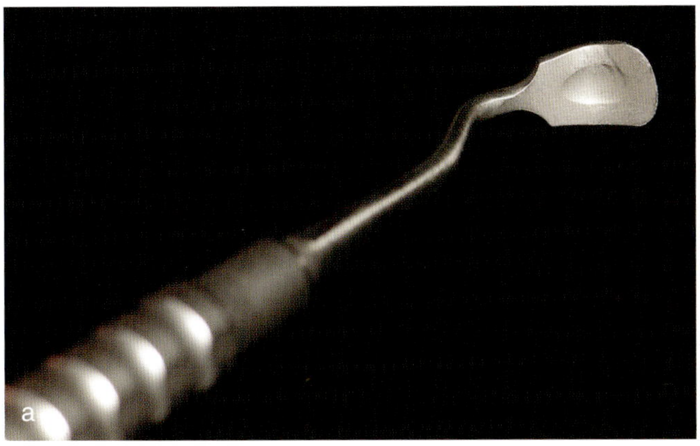

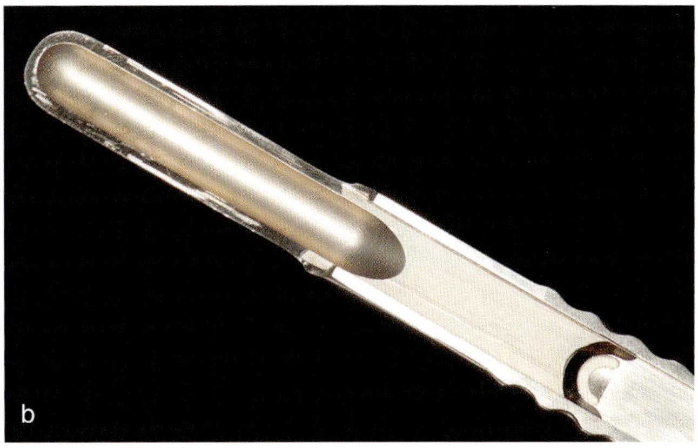

图4-11　刮取骨屑的刮骨刀

用于刮取骨屑的刮骨刀。a. 常见类型的刮骨刀。b. 带骨屑收集槽的刮骨刀。

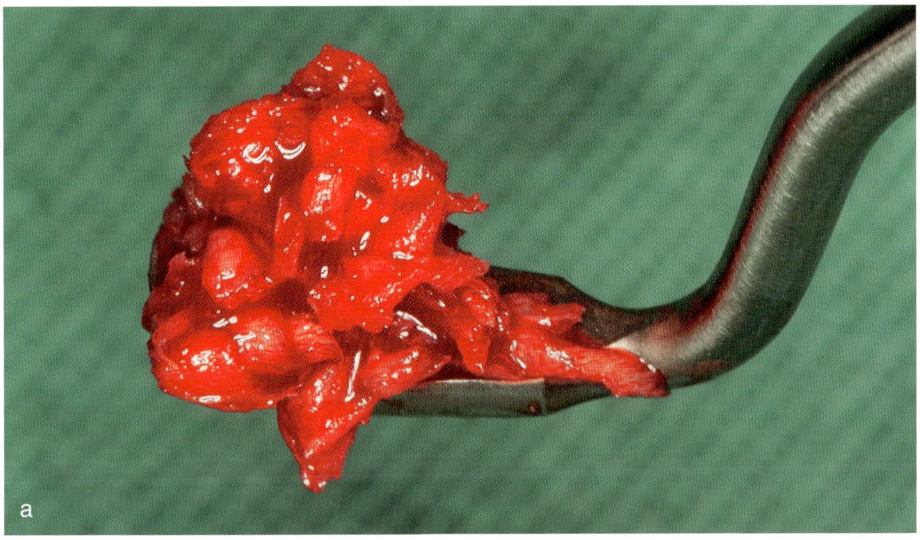

图4-12　骨屑

a. 用刮骨刀从侧壁开窗部位刮取的自体骨骨屑团块。

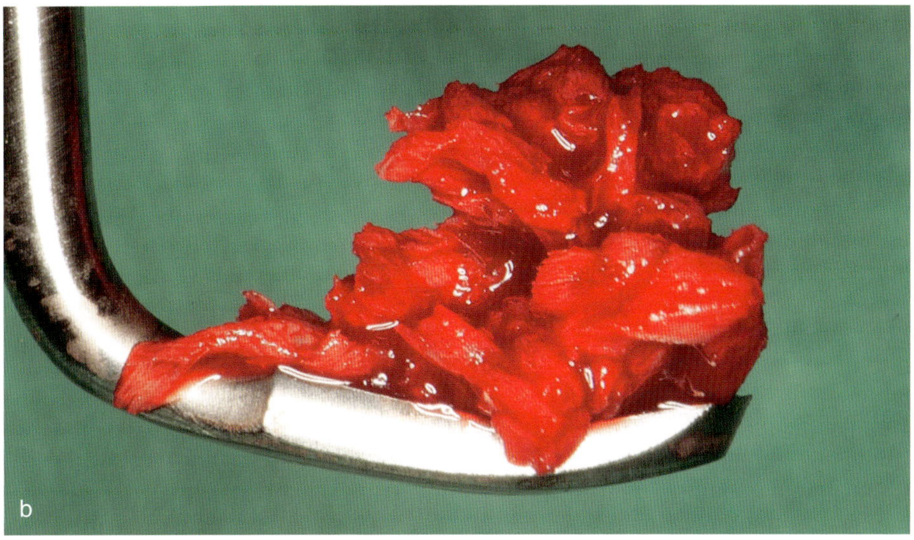

图4-12　骨屑（续）

b. 用刮骨刀从侧壁开窗部位刮取的自体骨骨屑，出血中的纤维蛋白将骨屑凝聚在一起，形成骨屑团块。

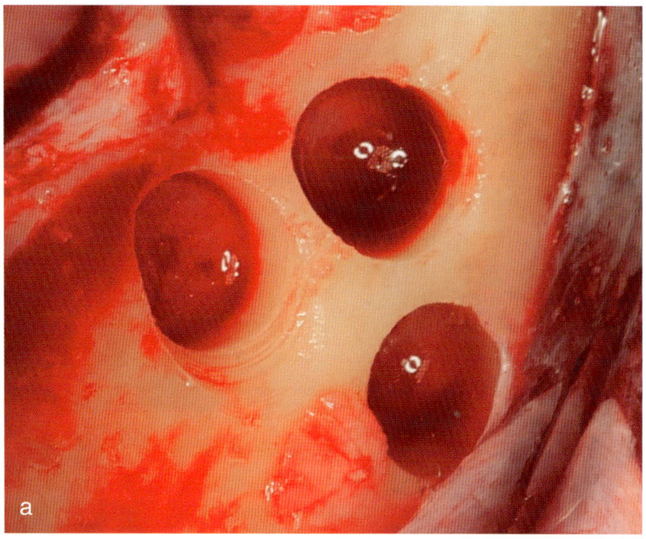

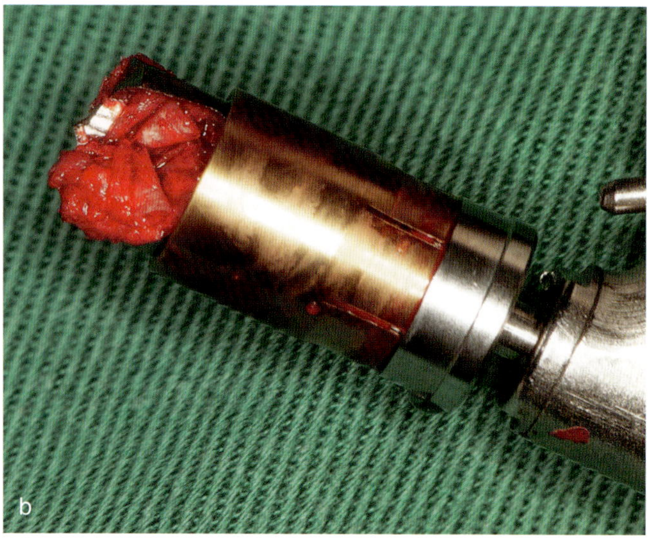

图4-13 颗粒状骨

a. 用颗粒状自体骨取骨环钻从下颌支取骨，通常为皮质骨骨屑。b. 骨屑尚未从取骨环钻内取出。

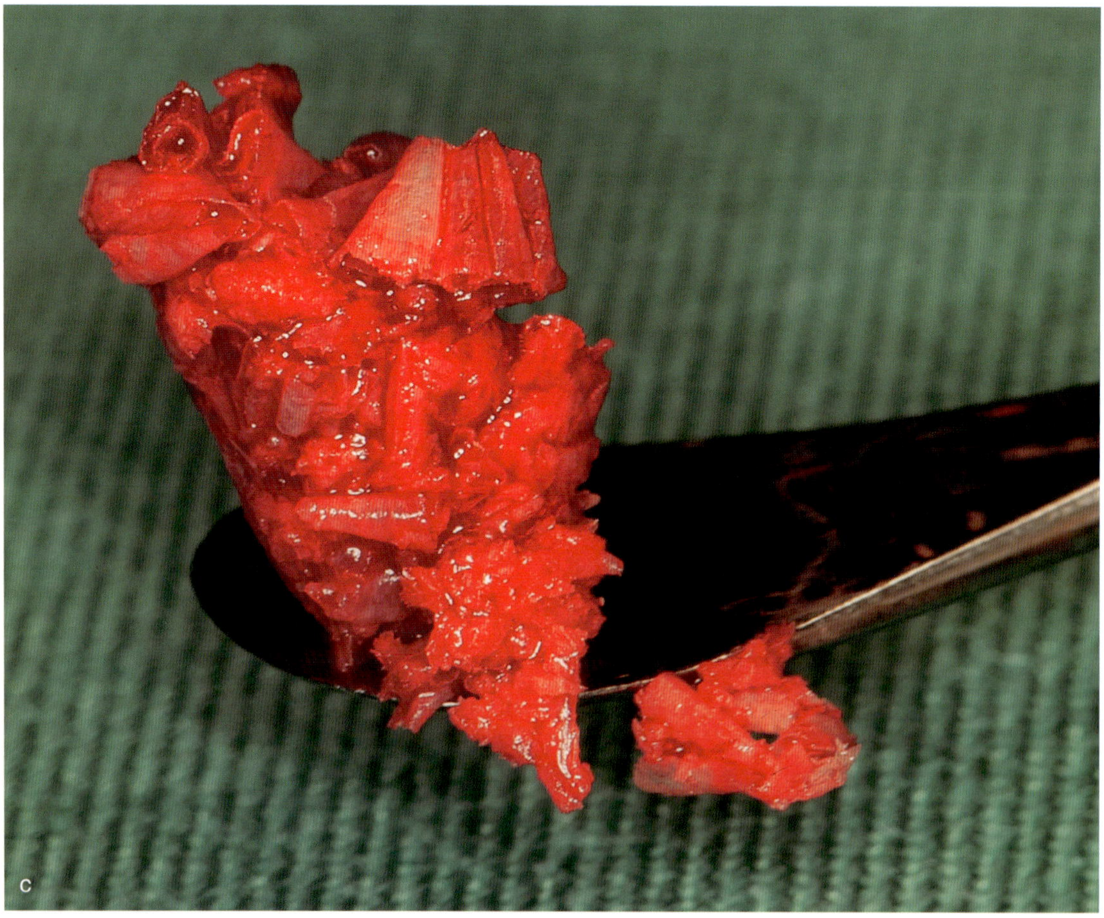

图4-13 颗粒状骨（续）

c. 用颗粒状自体骨取骨环钻从下颌支获取的颗粒状骨，出血中的纤维蛋白将颗粒状骨凝聚在一起，形成骨颗粒团块。

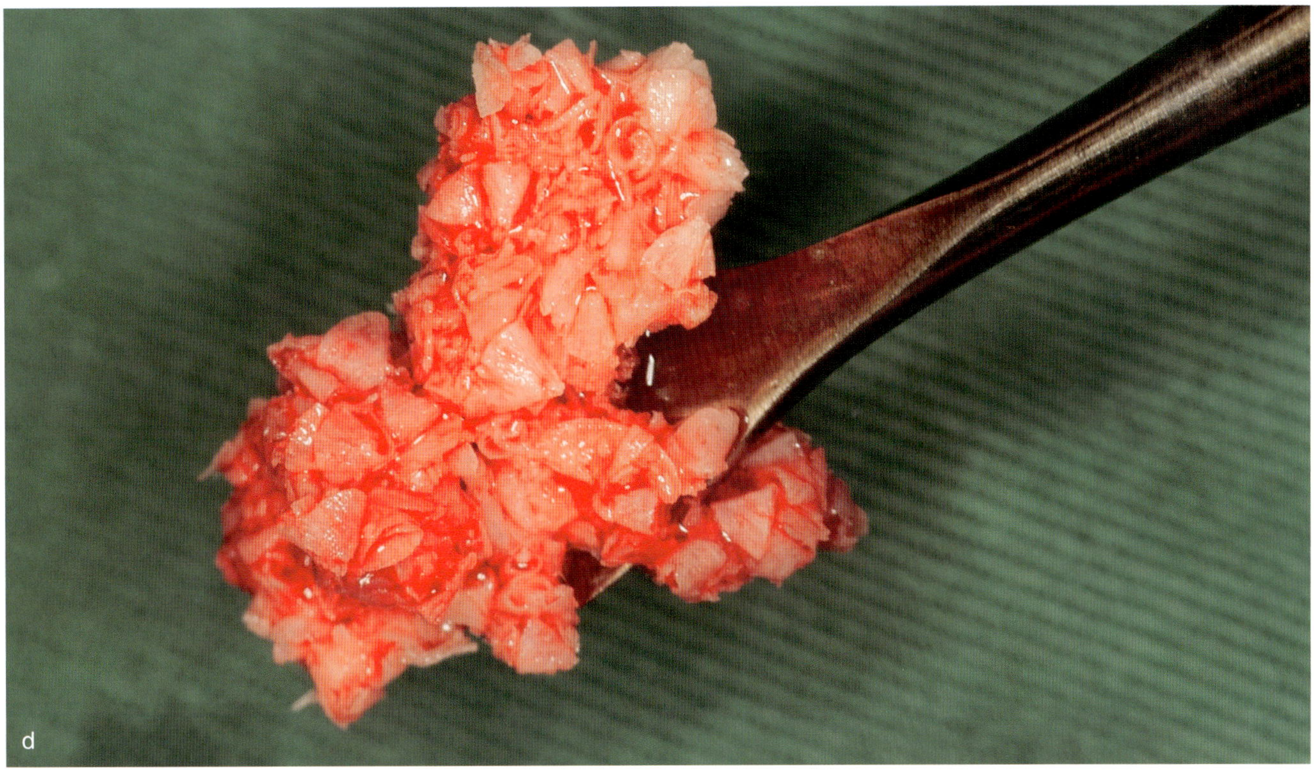

图4-13 颗粒状骨（续）
d. 用颗粒状自体骨取骨环钻从下颌支获取的颗粒状骨，依据取骨环钻的不同构型设计，颗粒状骨的大小不同。

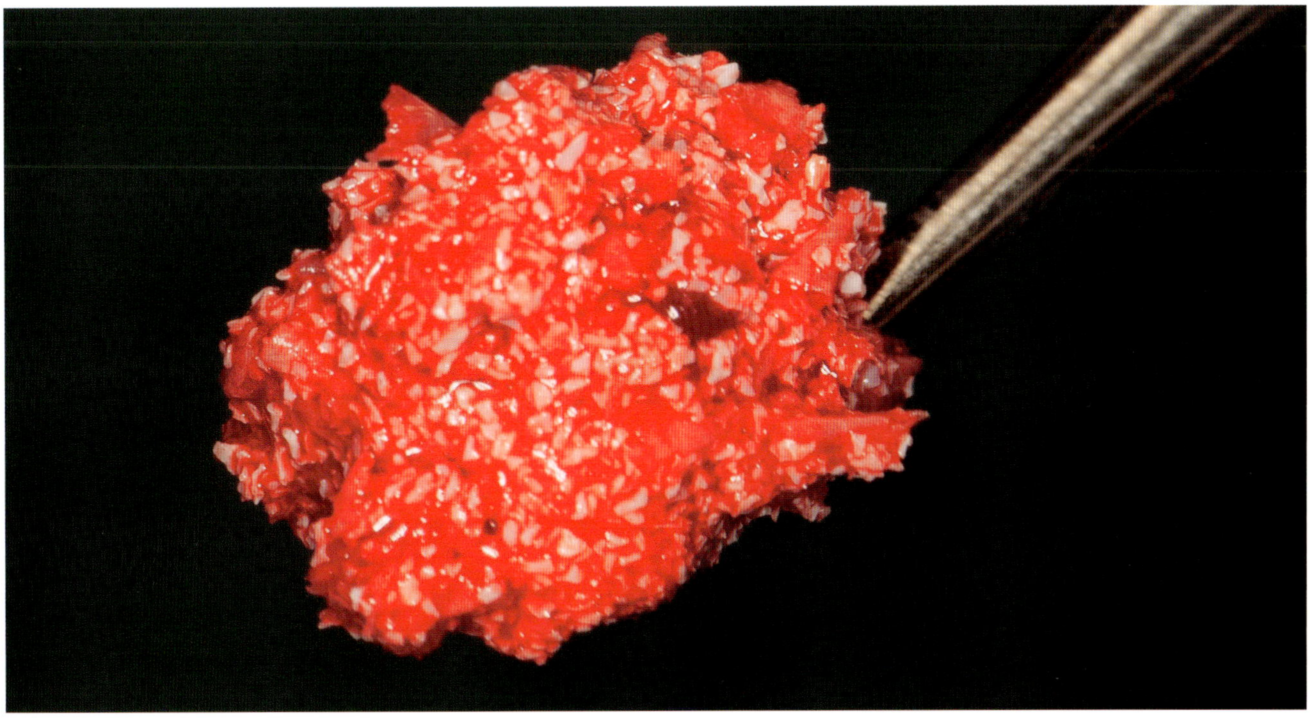

图4-14 颗粒状骨与骨代用品的混合移植物
颗粒状骨与去蛋白牛骨矿物质（DBBM）1∶1混合，并用从术区收集的血液调拌，形成团块状混合性骨增量材料。

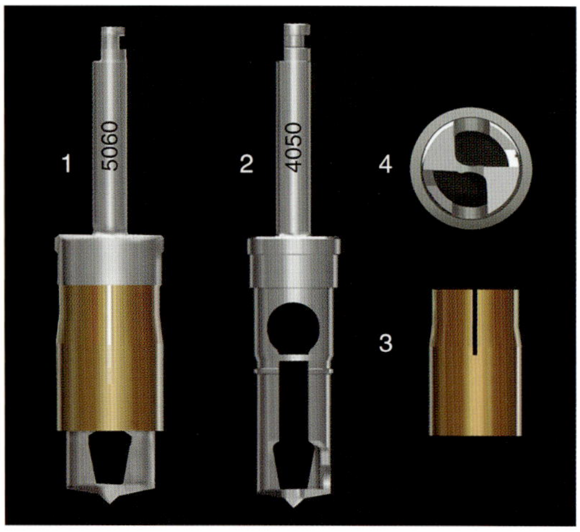

图4-15 颗粒状自体骨的取骨器械

颗粒状自体骨取骨环钻（Megagen，韩国），环钻内芯的直径在2.5～7.0mm之间。1. 取骨环钻；2. 环钻内芯；3. 环钻外套；4. 切割刃。

侧壁开窗上颌窦底骨增量的组织学目标是形成与天然骨结构类似的新骨，支持种植体骨结合的长期稳定（图4-16～图4-19）。成骨机制如下：①来源于窦腔骨壁和窦底黏骨膜血管细胞，使骨增量材料再血管化；②在窦腔骨壁、骨窗周围和种植窝周围窦底骨壁，成骨细胞分泌类骨质，原位成骨；③植入骨屑或颗粒骨所含的成骨细胞分泌类骨质，原位成骨；④来源于骨增量材料周围骨壁的骨原细胞沿纤维蛋白网络向骨增量材料的内部迁徙，分泌类骨质，形成新骨；⑤移植的自体骨中的骨原细胞向周围迁徙，分泌类骨质，形成新骨；⑥在种植窝预备时，麻花钻向窦内推移的骨泥，含有丰富的生长因子、成骨细胞和骨原细胞，具备较高质量的成骨能力；⑦低替代率的骨代用品维持骨增量轮廓的长期稳定；⑧新骨与种植体发生骨结合；⑨迄今尚不能确定窦底黏骨膜的成骨能力。

基于以上讨论，清晰可见修复性骨再生的3个生物学机制（骨生成、骨诱导、骨引导）和骨增量材料再血管化是侧壁开窗上颌窦底提升新骨形成的生物学基础。由此，读者就可以理解BITC的如下临床建议。

4.2.6 BITC的建议

基于以上讨论，对于植入骨增量材料较多的上颌窦底提升病例，BITC的建议如下：

骨增量材料

使用骨代用品与自体骨混合的骨增量材料。

- 使用低替代率的去蛋白牛骨矿物质（DBBM），增强窦底提升空间的维持能力，抵御上颌窦底的再气化。去蛋白牛骨矿物质（DBBM）与人体骨小梁结构和表面张力相似，颗粒之间所形成的微观空间和其亲水表面有利于吸附和稳定血凝块中的纤维蛋白原，引导血管原细胞和骨原细胞长入。
- 混合一定比例的自体骨骨屑和自体骨颗粒，可以有效地利用存在于自体骨中的生长因子（如骨形态发生蛋白）、细胞（如血管原细胞和骨原细胞）和纤维蛋白支架，加快新骨形成的速度，缩短愈合时间，提高新骨的质量和种植体留存率，预防骨增量区域的无菌性炎症。
- 用术区收集到的出血调拌骨代用品和自体骨，有效地利用血液中的纤维蛋白原。
- 单纯移植自体骨存在骨吸收的风险，将自体骨和低替代率的骨代用品混合应用，既可降低或消除自体骨的吸收倾向，又可发挥骨再生的生物学机制。

侧壁骨窗覆盖屏障膜

迄今为止，关于侧壁骨窗是否覆盖屏障膜的研究结果互为矛盾，有些研究结果倾向于侧壁骨窗覆盖屏障膜，认为有利于新骨形成和降低种植体失败率；而有些研究则认为屏障膜对新骨形成不存在任何效果。

BITC仍然建议用生物可吸收性胶原膜覆盖侧壁骨窗，目的是防止骨增量材料的外溢和提高成骨质量。

种植体的选择

尽管种植体并非骨增量材料，在此讨论原因是种植体的稳定性和骨结合能力对侧壁开窗上颌窦底提升的骨增量效果也非常重要，包括种植体的构型和表面处理。

- **种植体构型** 上颌窦底提升的临床指征是窦底剩余骨高度不足，再叠加上颌后部骨密度欠佳的因素，强烈建议选用带有颈部膨大设计或具有锥形轮廓的种植体（如Straumann软组织水平种植体），可以有效地利用剩余骨量，最大限度提高种植体的初始稳定性。

- **种植体表面处理**　文献证实粗糙表面种植体的留存率显著高于机械光滑表面种植体，微粗糙表面种植体可以缩短愈合时间。尽管尚无证据表明化学改良的微粗糙亲水表面种植体在上颌窦底提升中的优势，但不争的事实是这种表面的种植体可以加快骨结合的速度，进一步缩短愈合时间。

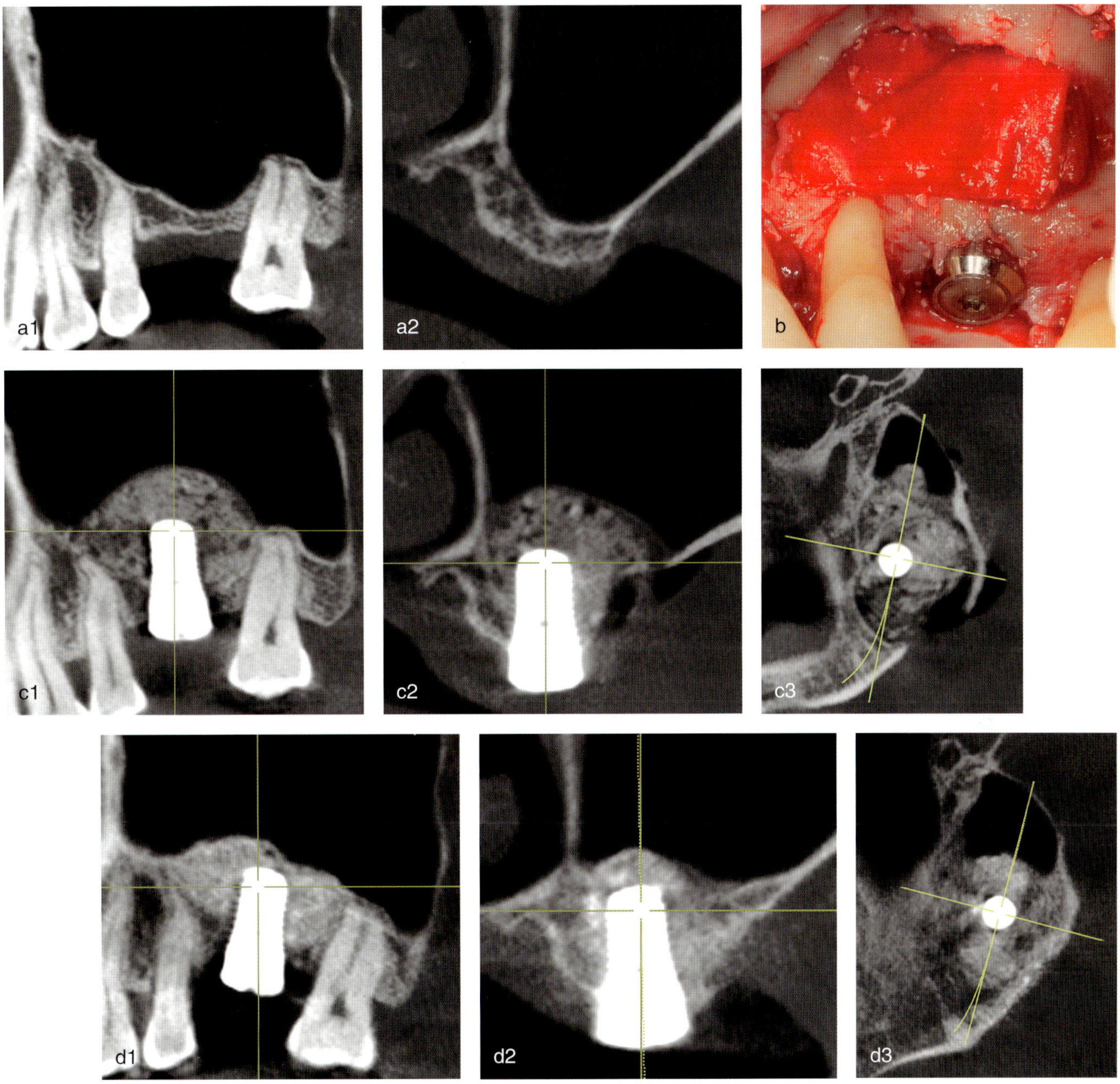

图4-16　侧壁开窗上颌窦底骨增量材料的成熟

a. 术前上颌左侧CBCT扫描，后牙牙弓的近远中向断层和第一磨牙位点的颊舌向断层。近远中向和颊舌向均为倾斜型窦底，近远中向平直型牙槽嵴顶、颊舌向倾斜型牙槽嵴顶。b. 侧壁开窗上颌窦底提升。骨增量材料为粗细颗粒混合的去蛋白牛骨矿物质与自体骨骨屑的1∶1混合，并用术区收集的出血调拌。生物可吸收性胶原膜覆盖窦底黏骨膜，反折之后覆盖骨窗。软组织水平锥柱状种植体，光滑颈部高度为1.8mm，部分光滑颈部位于骨内。c. 术后即刻上颌左侧CBCT扫描，后牙牙弓的近远中向断层、第一磨牙位点种植体的颊舌向断层和种植体根尖的水平面断层。骨增量向窦内帐篷样隆起，充分包绕种植体。在侧壁开窗处，可见胶原膜悬空所形成的空隙。在骨增量材料的表面依稀可见胶原膜的迹象，黏骨膜无增厚，窦腔内无渗出物。d. 术后即刻上颌左侧CBCT扫描，后牙牙弓的近远中向断层、第一磨牙位点种植体的颊舌向断层和种植体根尖的水平面断层。窦底呈完美的帐篷样隆起，新骨质量理想、充分包绕种植体。黏骨膜无增厚，窦腔内无渗出物，窦底骨增量高度略有降低，为上颌窦气体压力将骨增量材料压实的表现。

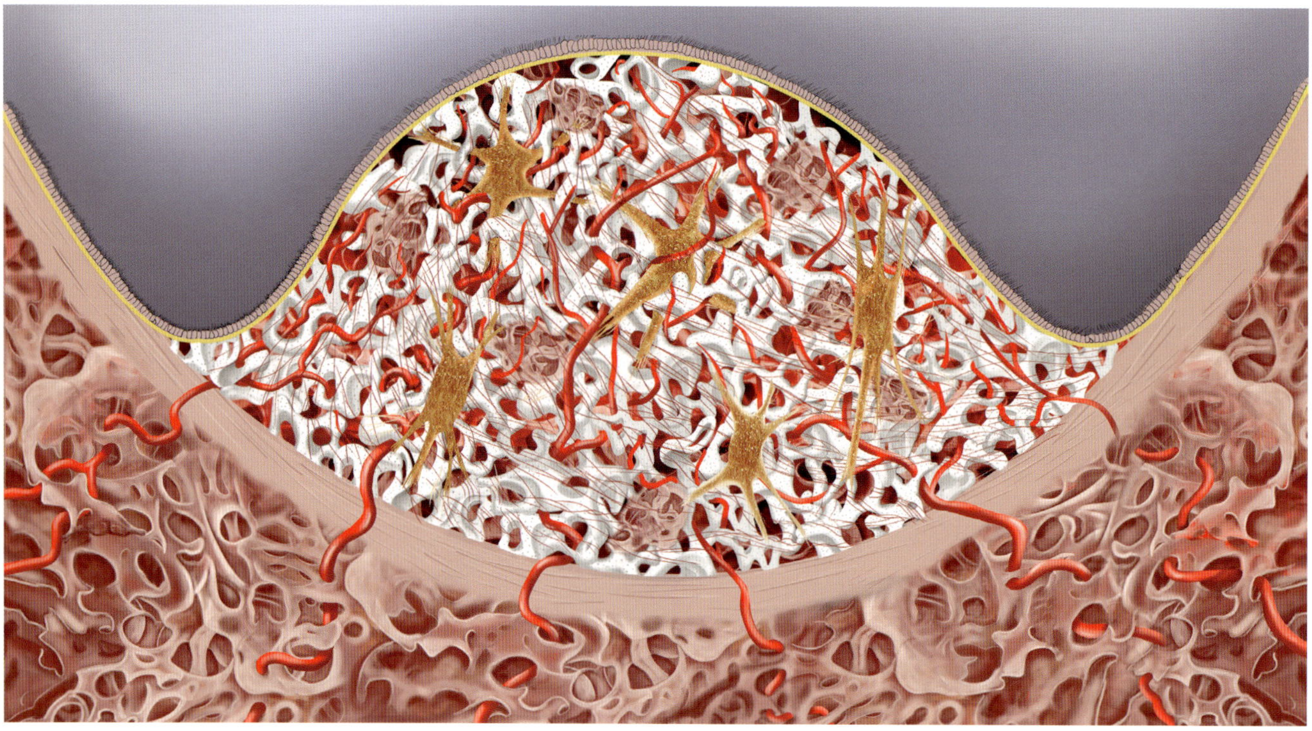

图4-17 上颌窦底提升新骨形成的模式图

来源于窦底和周围骨壁的血供实现骨增量材料的再血管化；来源于窦底和周围骨壁以及骨增量材料中自体骨所含的成骨细胞分泌类骨质，原位成骨；来源于窦底和周围骨壁以及自体骨所含的骨原细胞沿纤维蛋白网络向骨增量材料内部迁徙，分化为成骨细胞，分泌类骨质，形成新骨。

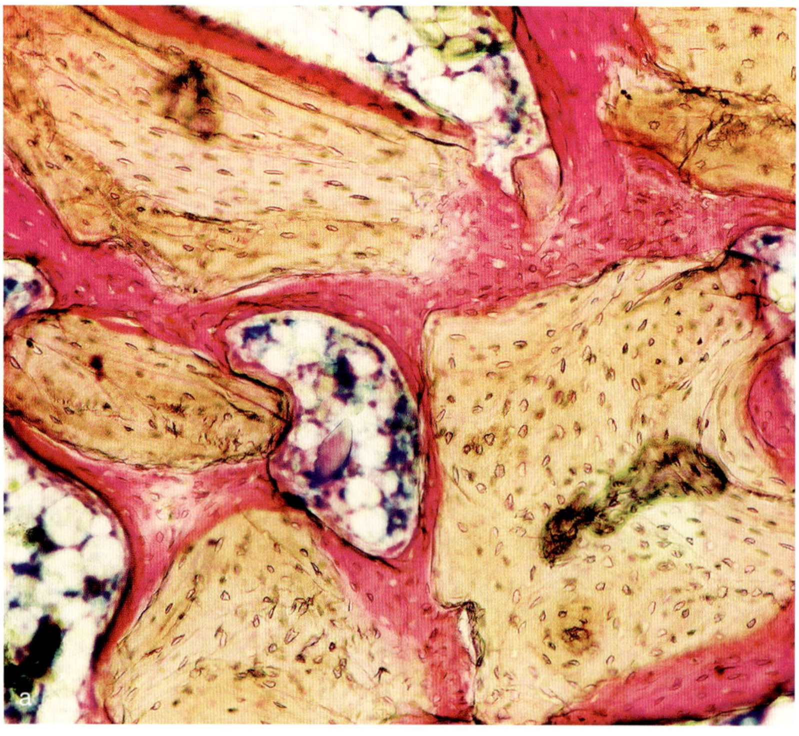

图4-18 上颌窦底提升的新骨形成

a. 去蛋白牛骨矿物质（DBBM）颗粒与新生骨之间形成桥联样结构[32]。［实验动物：新西兰兔；去蛋白牛骨矿物质（Bio-Oss，Geistlich）；实验地点：首都医科大学实验动物研究所；组织学读片：李翠英（北京大学口腔医学院中心实验室）；实验时间：2000年；耿威，徐钢，宿玉成］

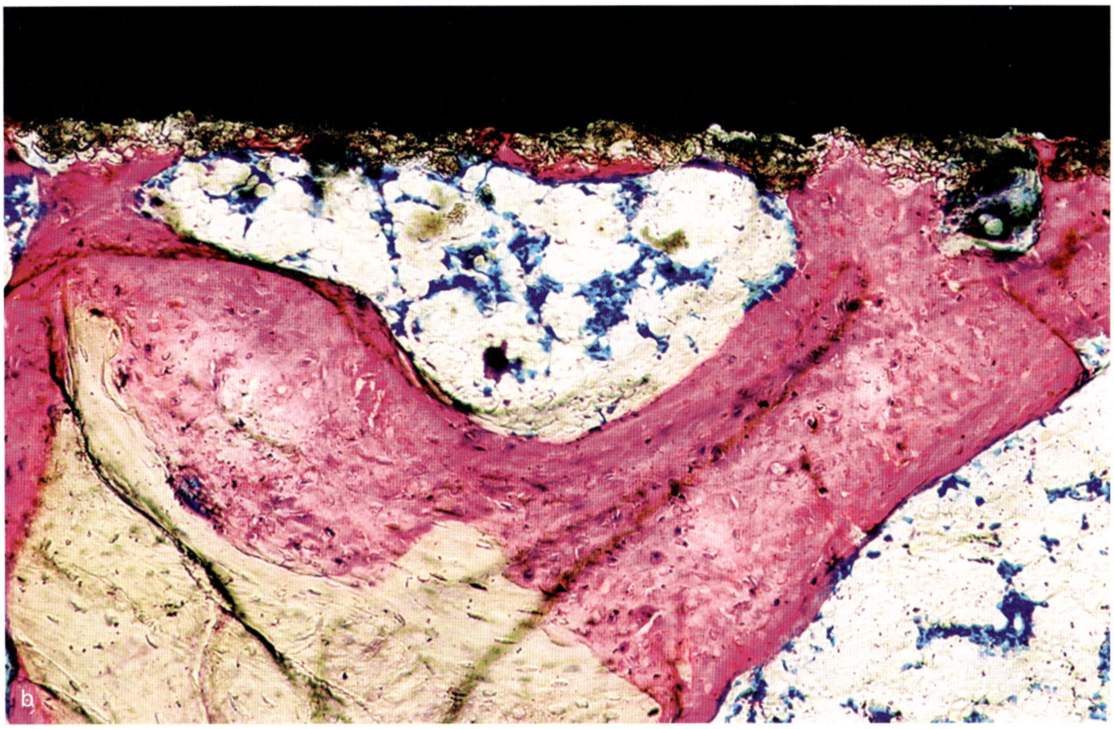

图4-18　上颌窦底提升的新骨形成（续）

b. 新骨在去蛋白牛骨矿物质（DBBM）颗粒与种植体之间形成桥联样结构，发生骨结合[32]。［实验动物：新西兰兔；骨代用品：去蛋白牛骨矿物质（Bio-Oss，Geistlich，瑞士）；组织学读片：李翠英（北京大学口腔医学院中心实验室）；实验时间：2000年；耿威，徐钢，宿玉成］

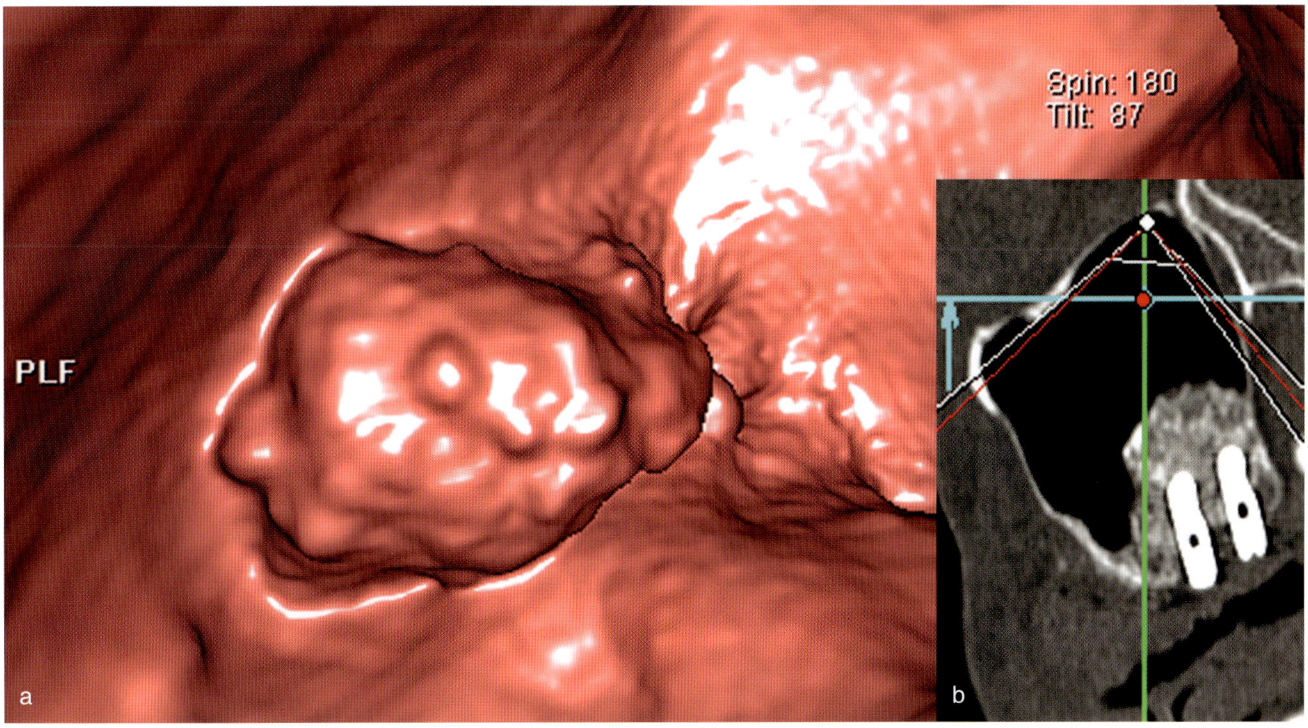

图4-19　上颌窦底提升的窦底隆起

左侧侧壁开窗上颌窦底提升术后6个月后的螺旋CT检查，骨增量材料为粗细颗粒混合的去蛋白牛骨矿物质（DBBM），种植体系统为BLB种植体。a. 通过螺旋CT断层重建的上颌窦底仿真内镜图像。b. 螺旋CT扫描的近远中向断层，显示仿真内镜视角。可见骨增量材料向窦内隆起，窦底黏骨膜无感染，窦腔内无渗出物。（研究时间：2000年；戈怡，宿玉成）

4.3 侧壁开窗上颌窦底提升的外科程序

上颌窦底提升的临床目标：

- 上颌窦底黏骨膜提升高度的可操控性。
- 骨增量材料充分包绕种植体的可操控性。
- 对黏骨膜穿孔的预防与修复的可操控性。
- 种植体周围新骨形成与稳定的可预期性。

4.3.1 基本临床程序

侧壁开窗技术已经成为上颌窦底提升的常规技术之一，它起源于柯-陆术（Caldwell-Luc operation）。但在黏骨膜瓣和开窗的设计等方面与原术式有很大不同，例如将翻黏骨膜瓣的水平切口移至略偏腭侧的牙槽嵴顶。近年来，基于临床经验的积累和相关设备的引入（如超声骨刀、电子内镜等），外科程序也在不断地改进。不同的医生和团队对侧壁开窗技术的理念和理解并不完全相同，操作程序存在一定的差异。以下，将描述笔者团队所建议的侧壁开窗技术的外科程序（图4-20）。笔者团队在术中引入电子内镜，也可以将本术式称之为电子内镜辅助的侧壁开窗技术。

图4-20为描述侧壁开窗技术外科程序的模式图，骨缺损类型和临床条件假定如下：上颌后部Ⅱ型骨缺损，平坦型窦底，平直型牙槽嵴顶，窦底相对位置降低，牙槽嵴顶相对位置正常（牙槽嵴顶骨高度正常），窦底剩余骨高度不足，三维颌位关系尚可，窦底剩余骨高度＜5mm。本模式图显示了：刮取自体骨骨屑、球钻侧壁开窗，形成揭盖式骨窗，窦底黏骨膜剥离，种植窝预备，两步法植入骨增量材料，电子内镜检查窦底黏骨膜和同期植入种植体等外科步骤。

术前准备

术前应当进行病灶牙处理和口腔卫生维护。术前24小时口服阿莫西林每次1.0g、每天2次（或口服克拉霉素每次0.25g、每天2次，甲硝唑每次0.5g、每天3次）。

消毒

常规面部及口腔内消毒，铺无菌巾。

麻醉

在种植位点的颊侧和腭侧进行骨膜上局部浸润麻醉，麻醉药通常为阿替卡因肾上腺素注射液，没有必要进行神经阻滞麻醉。

外科程序之一：暴露术区

通常采用的切口包括牙槽嵴顶略偏腭侧的水平

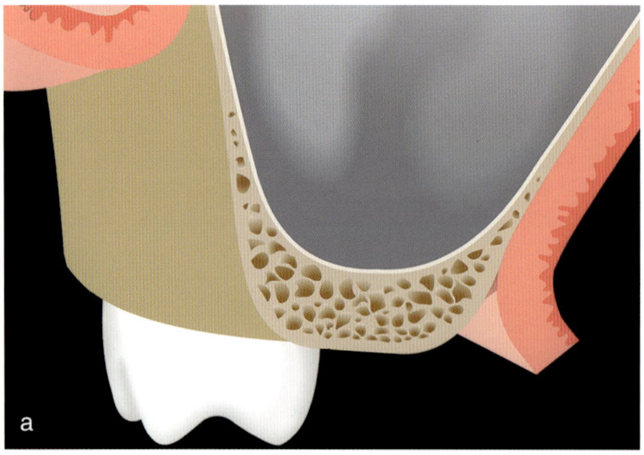

图4-20 侧壁开窗上颌窦底提升基本外科程序模式图
a. 外科程序之一：暴露术区。切开黏骨膜，翻黏骨膜瓣，暴露牙槽嵴顶和上颌窦外侧壁。

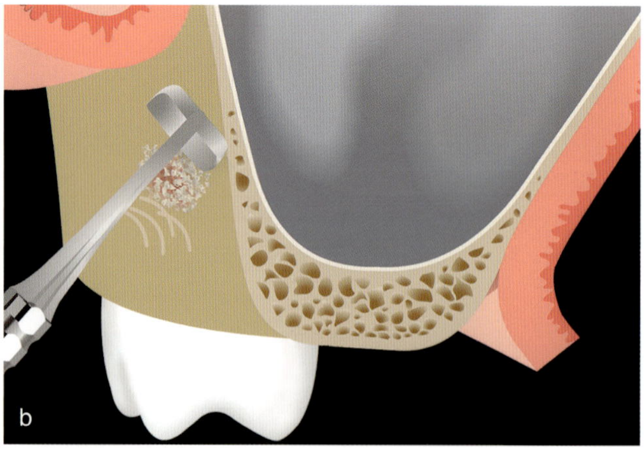

图4-20 侧壁开窗上颌窦底提升基本外科程序模式图（续）
b. 外科程序之二：刮取自体骨骨屑。用刮骨刀从上颌窦外侧壁刮取自体骨骨屑。

向切口、近中和远中的垂直向松弛切口。近中和远中垂直向松弛切口的位置与范围，取决于侧壁开窗的位置，通常在骨窗两侧5.0mm之外，保证侧壁开窗术野清晰并防止侧壁开窗时对骨窗边缘黏骨膜的损伤。松弛切口延伸至颊侧前庭沟，以便翻起全厚黏骨膜瓣。

全层切开黏骨膜、切口直达骨面。剥离颊侧黏骨膜瓣，暴露上颌窦外侧骨壁（图4–20a）。上颌窦前外侧壁光滑，没有肌肉附丽，易于剥离、出血少、术野清晰。用4–0缝线将黏骨膜瓣和同侧颊黏膜缝在一起，有利于牵引、暴露术区，并避免牵拉所导致的黏骨膜瓣的过度损伤。通常，牙槽嵴顶的骨膜与骨面附着紧密，原因是表面的皮质骨常常不完整。

外科程序之二：刮取自体骨骨屑

用锋利的手动刮骨刀或超声骨刀的刮骨刀从侧壁开窗的位置刮取自体骨骨屑，本模式图显示用手动刮骨刀刮取骨屑（图4–20b）。在刮取过程中，骨屑和出血（含有胶原蛋白等成分）混为一团，形成的骨屑团块（osseous coagulum）具有理想的成骨特性（包括骨生成性、骨诱导性和骨引导性），与骨代用品混合能够加快新骨形成速度、提高新生骨质量；如果是同期种植，可以加快骨结合速度、提高骨结合质量。

如果上颌窦外侧壁为中厚骨壁（1～2.5mm）和厚骨壁（＞2.5mm）通常可以获得充足的骨量；如果为薄骨壁（＜1mm）或窦底提升的范围广泛，则需要从其他供区（如下颌支或下颌颏部）获取足够的颗粒状自体骨。笔者建议自体骨与骨代用品以1：1混合。

外科程序之三：侧壁开窗

本模式图选择钨钢球钻和金刚砂球钻开窗，揭盖式骨窗（图4–20c）。

- **骨窗设计**　骨窗设计为椭圆形骨窗，骨窗下缘位于窦底上方2～3mm处，骨窗前缘和后缘分别位于第一前磨牙和第二磨牙的根方，骨窗上缘应位于骨窗下缘上方的5～8mm处。
- **球钻开窗**　使用钨钢球钻和金刚砂球钻开窗。球钻的直径为4.5mm，与直手机相连，转速为10000～20000rpm，在充分水冷下磨削骨壁。按照骨窗的设计，首先用钨钢球钻沿骨窗边缘磨削，当接近上颌窦外侧壁黏骨膜时，透过薄层的纸样骨板可见淡蓝色的骨黏膜。然后用金刚砂球钻磨除剩余骨板，断开骨窗与周围上颌窦侧壁的连

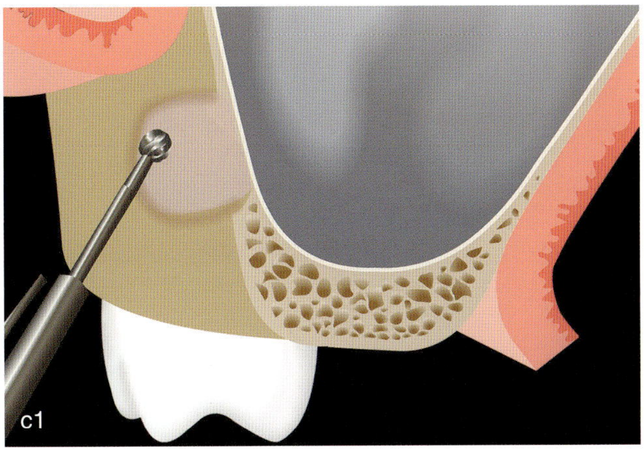

图4–20　侧壁开窗上颌窦底提升基本外科程序模式图（续）
c. 外科程序之三：侧壁开窗。c1. 按照骨窗设计，用钨钢球钻和金刚砂球钻研磨骨窗。本模式图为球钻开窗。

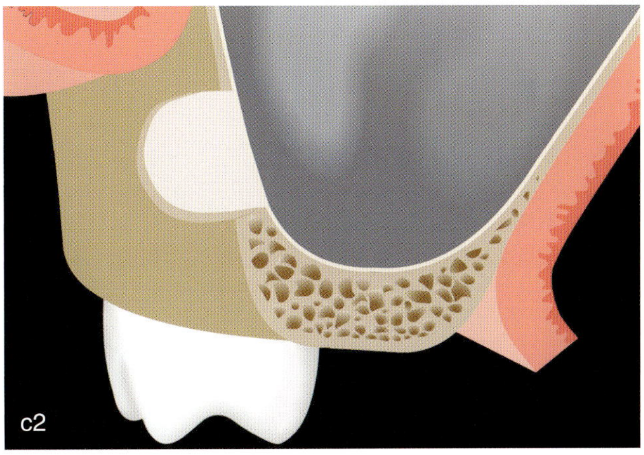

图4–20　侧壁开窗上颌窦底提升基本外科程序模式图（续）
c. 外科程序之三：侧壁开窗。c2. 将骨窗去除，形成揭盖式骨窗。本模式图为揭盖式骨窗设计。

接，将“骨岛”（即骨窗的骨板）去除，形成揭盖式骨窗。用球钻磨削骨壁时，手法要流畅，避免过大压力所导致的黏骨膜损伤或黏骨膜穿孔。

外科程序之四：剥离窦底黏骨膜

本模式图选择用上颌窦底提升剥离子进行窦底黏骨膜剥离（图4-20d）。通常按照先剥离窗口周围的黏骨膜，然后剥离窦底黏骨膜，再剥离窗口两侧黏骨膜的顺序进行操作。依据不同的窦底状态，可以交替变换以上顺序。剥离时，要将剥离子插在黏骨膜与骨壁之间的缝隙内，紧贴骨面向纵深推进，将黏骨膜从骨壁表面“剥脱”。接近腭侧骨壁或窦底狭窄时，因骨壁转折，剥离较为困难。向纵深推进剥离子时，禁忌剥离子脱离骨面，直接与黏骨膜接触，防止剥离子将黏骨膜穿孔。

至此，已完成上颌窦底提升的关键步骤。上颌窦黏骨膜厚度只有1.0mm左右，因此，开窗和黏骨膜剥离需要十分的认真、百倍的小心，在操作过程中要本着“如临深渊，如履薄冰”的谨慎态度。

外科程序之五：评估窦底黏骨膜状态

在侧壁开窗、上颌窦底黏骨膜剥离过程之中和剥离完成之后，一个重要的临床步骤是分别评估窦底的黏骨膜状态，要及时发现黏骨膜是否有损伤或穿孔。

评估窦底黏骨膜是否损伤和穿孔方法包括肉眼观察、Valsalva试验和电子内镜检查等。

- **肉眼观察** 直视下的侧壁开窗上颌窦底提升，易于判断黏骨膜状态。如果未发生黏骨膜穿孔，可以看到黏骨膜随吸气和呼气而上下扇动。穿孔之后，“漏气”导致黏骨膜无法上下扇动或幅度减小。在窦底深部的穿孔，因为无法直视或黏骨膜折叠，可能会发生漏诊。
- **Valsalva试验** 如果在窦底深部发生肉眼不可见的穿孔，Valsalva试验（捏鼻鼓气试验）可能为阳性，有气体或气-血混合物从窦底深部喷出。但是，存在假阳性和假阴性的概率较高，Valsalva试验评估黏骨膜穿孔的意义不大。
- **电子内镜检查** 电子内镜检查可以准确发现窦底黏骨膜是否损伤或穿孔，尤其是窦底深处难以直视的部位（图4-20e），是最为客观的评价方法。

如果发现黏骨膜损伤或穿孔可以采取相应的修补措施。如果无法修复黏骨膜穿孔，应当放弃后续的外科步骤，3个月后进行二次开窗上颌窦底提升。黏骨

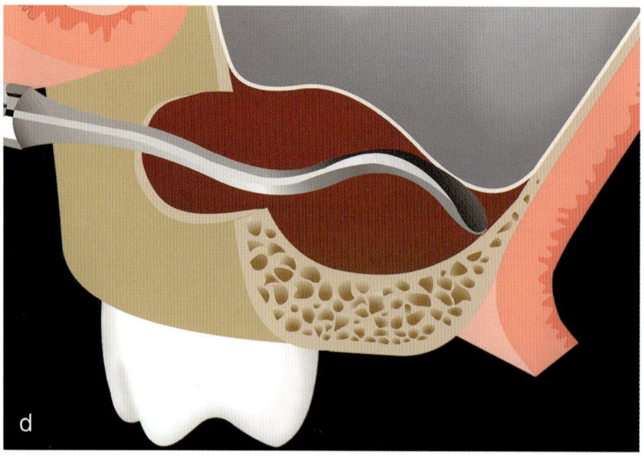

图4-20 侧壁开窗上颌窦底提升基本外科程序模式图（续）
d. 外科程序之四：剥离窦底黏骨膜。向窦底纵深剥离黏骨膜，剥离子要紧贴骨壁。

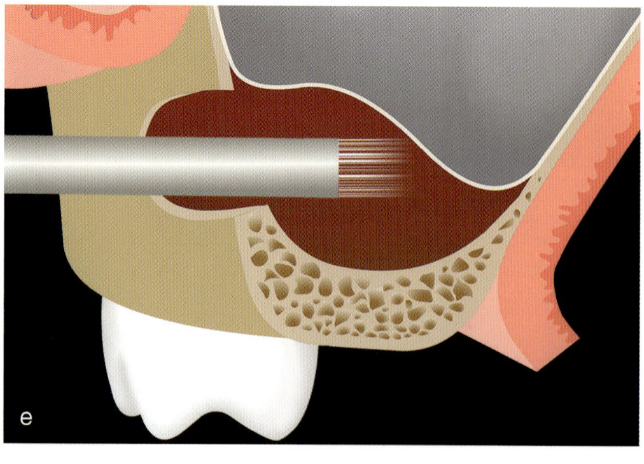

图4-20 侧壁开窗上颌窦底提升基本外科程序模式图（续）
e. 外科程序之五：评估窦底黏骨膜状态。用电子内镜检查窦底黏骨膜状态。

膜穿孔的处理方法将在第7章详细讨论。

外科程序之六：种植窝预备

在种植窝预备之前，在窦底的提升空间内置入明胶海绵（图4-20f），在种植窝预备时对窦底黏膜起到临时性保护作用。种植窝预备完成之后，取出明胶海绵。不要用纱布代替明胶海绵，因为在种植窝预备过程中钻针会缠绕纱布，导致黏骨膜损伤甚至穿孔。

因为侧壁开窗上颌窦底提升的窦底剩余骨高度通常＜5.0mm，要严格按照操作程序准确地预备种植窝，为同期种植时获得种植体初始稳定性创造条件。

外科程序之七：初步骨增量

侧壁开窗上颌窦底提升采取两步法骨增量，在种植窝预备完成之后、种植体植入之前进行“初步骨增量”（图4-20g），在种植体植入之后进行“再次骨增量”。目的是在提升空间内有效地分布骨增量材料，使其与周围骨壁充分接触并充分包绕种植体。

用术中收集的出血调拌骨增量材料，将其填入窦底，充满整个骨增量空间，避免与四周黏骨膜存在缝隙。初步植入的骨增量材料与骨窗窗口平齐，尤其填满腭侧、近中和远中区域。因为种植体植入之后再向这些部位添加材料，将难以获得预期的效果。同时，在种植体旋转植入时，可以与骨增量材料充分接触。

以前笔者团队只使用骨代用品作为窦内骨增量材料。随着许多文献报道不断证实骨代用品与自体骨混合作为侧壁开窗上颌窦底提升的骨增量材料，可以获得更加理想的种植体留存率。BITC近10年来常规将自体骨与骨代用品1：1混合，作为侧壁开窗技术的骨增量材料。

- **骨代用品**　将粗颗粒与细颗粒的去蛋白牛骨矿物质（如Bio-Oss，粗颗粒和细颗粒的大小分别为1.0～2.0mm和0.2～0.5mm）按照1：1的比例混合，并用局部收集的血液调拌。窦底提升高度较小时，也可以单独使用粗颗粒或细颗粒的去蛋白牛骨矿物质。亲水性的去蛋白牛骨矿物质颗粒混合自体血液或生理盐水之后，立即黏附成团块状，易于植入操作。
- **自体骨**　笔者团队常规在侧壁骨窗刮取自体骨骨屑团块（osseous coagulum），如果需要更多的自体骨则从下颌支或颏部获取颗粒状骨。将自体骨骨屑或颗粒状骨与以上骨代用品1：1混合形成混合性骨增量材料，并使用从术区收集的血液调拌。

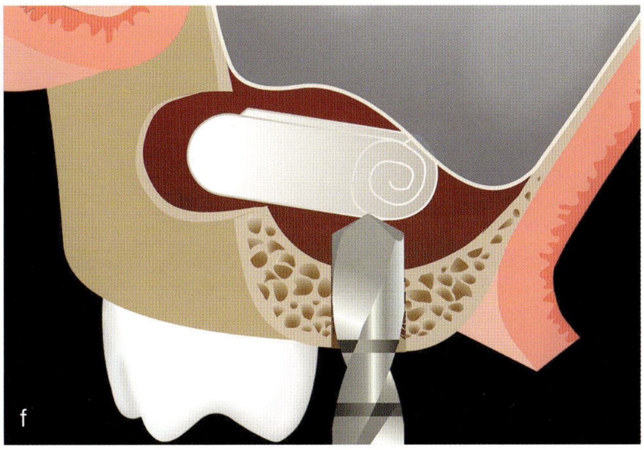

图4-20　侧壁开窗上颌窦底提升基本外科程序模式图（续）
f. 外科程序之六：种植窝预备。在窦底的提升空间内置入明胶海绵，防止种植窝预备的钻针损伤窦底黏骨膜。

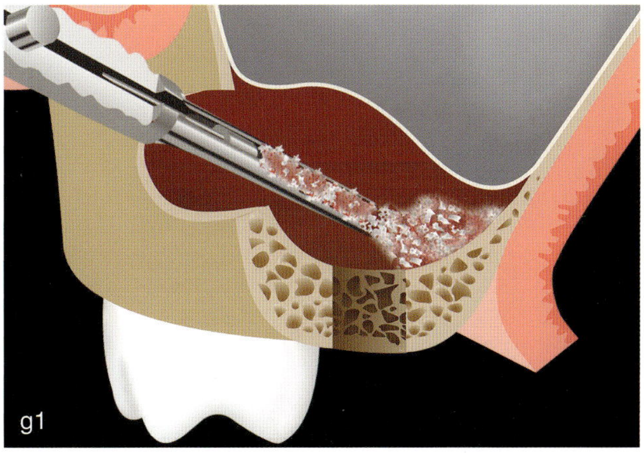

图4-20　侧壁开窗上颌窦底提升基本外科程序模式图（续）
g. 外科程序之七：初步骨增量。用专门的输送器向窦底提升空间推入骨增量材料（g1）。

无疑，自体骨与骨代用品1∶1混合，再混合从骨切割处收集的出血所形成的骨增量材料“团块”，可以稳定血凝块，引导血管原细胞和骨原细胞长入，发挥骨生成、骨诱导和骨引导特性，能够加快新骨形成速度，提高新生骨质量，加快种植体骨结合速度，提高骨结合质量，缩短植骨愈合期和种植体负荷时机。

用专门输送器便于将骨增量材料推送到提升空间的深处（图4-20g），既节约骨增量材料的植入时间，也可降低骨增量材料被污染的风险。因为骨增量材料“团块”中含有颗粒状骨代用品、自体骨和血液，可以用专门的器械将其压实。

外科程序之八：植入种植体

十分小心地植入种植体，确保种植体轴向正确和最大限度地获得种植体初始稳定性。因为窦底可用骨高度不足，通常选择颈部特殊设计的种植体（如颈部为锥柱状的种植体）提高初始稳定性（图4-20h）。

外科程序之九：再次骨增量、覆盖屏障膜

植入种植体后再次植入骨增量材料，在种植体表面和可视的周围间隙内植入骨增量材料，骨增量材料

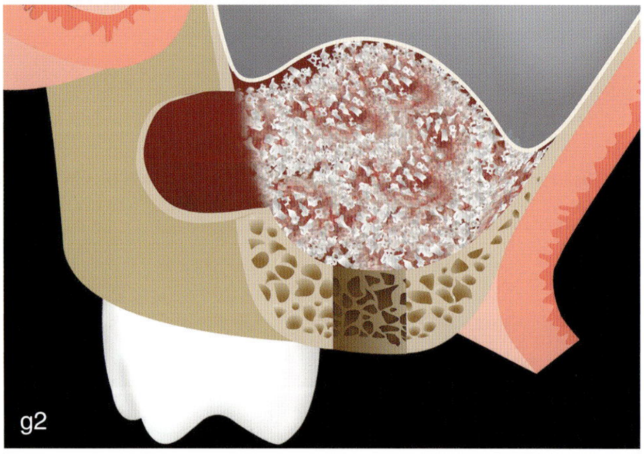

图4-20　侧壁开窗上颌窦底提升基本外科程序模式图（续）
g. 外科程序之七：初步骨增量。将骨增量材料推入窦底提升空间的深处（g2）。

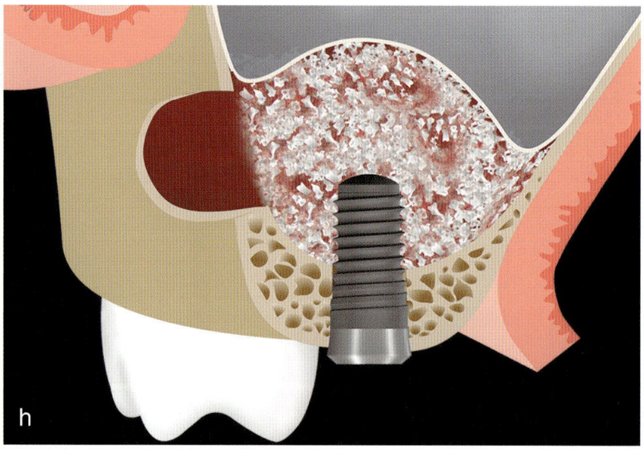

图4-20　侧壁开窗上颌窦底提升基本外科程序模式图（续）
h. 外科程序之八：植入种植体。植入颈部膨大设计的种植体（如Straumann软组织水平锥柱状种植体）。

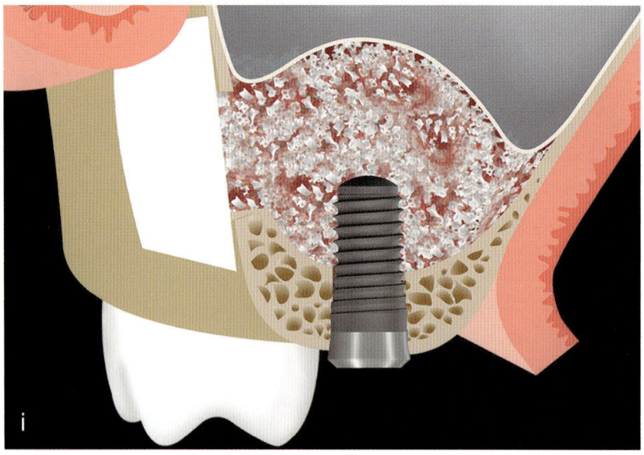

图4-20　侧壁开窗上颌窦底提升基本外科程序模式图（续）
i. 外科程序之九：再次骨增量、覆盖屏障膜。植入种植体后，再次植入骨增量材料并覆盖生物可吸收性胶原膜。

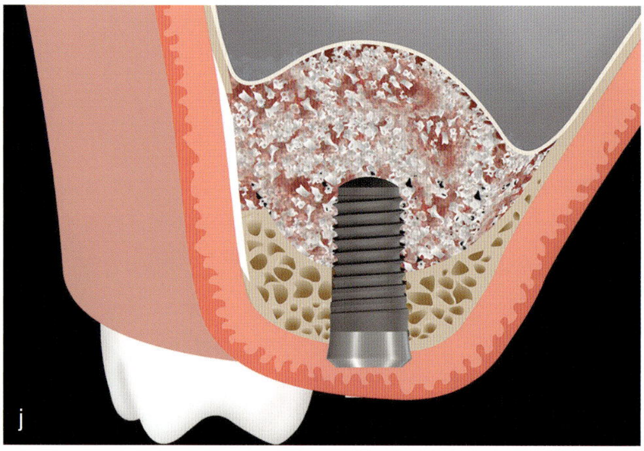

图4-20　侧壁开窗上颌窦底提升基本外科程序模式图（续）
j. 外科程序之十：关闭创口。本示例安放封闭螺钉，黏骨膜瓣复位，种植体非潜入式愈合。

与骨窗窗口平齐。植入骨增量材料之后，用生物可吸收性胶原膜（如Bio-Gide胶原膜）覆盖骨窗和骨增量材料，覆盖的范围超出窗口边缘5.0mm（图4-20i）。

外科程序之十：关闭创口

间断缝合，关闭创口。侧壁开窗技术的黏骨膜瓣复位通常不存在张力，易于创口关闭（图4-20j）。

4.3.2 术后护理及用药

嘱患者避免擤鼻、打喷嚏和剧烈咳嗽等。上颌窦底提升属于污染区的骨重建手术，而且术后通常会出现局部水肿反应，术后用药建议如下：

- **术中无黏骨膜穿孔** 静脉滴注克林霉素3天，每天1次，每次0.6g；静脉滴注地塞米松注射液2天，每天1次，每次10mg；呋麻滴鼻液滴鼻3天，每天2次；复方葡萄糖酸氯己定含漱液含漱，每天3次，直至10天后拆线。
- **术中黏骨膜穿孔** 将抗生素的用药时间调整为静脉滴注克林霉素5天，每天1次，每次0.6g；静脉滴注地塞米松注射液3天，每天1次，每次10mg。对发生黏骨膜穿孔的病例，应加强随访，一旦发生上颌窦感染，应及时治疗，详见本书第8章。

4.3.3 外科程序的补充建议

用生物可吸收性胶原膜保护黏骨膜，通常用于以下情况：骨膜损伤或疑似损伤时；骨膜破裂或疑似破裂时；黏骨膜穿孔或疑似穿孔时；黏骨膜菲薄，担心骨增量材料“撑破”黏骨膜时；侧壁开窗上颌窦底提升经验不足的医生，无法准确判断黏骨膜状态时。

通常将生物可吸收性胶原膜修剪出能够卡在骨窗近中和远中骨壁的“豁口”，然后将胶原膜向窦底深处推送，到达窦底提升空间的四周，覆盖提升的窦底黏骨膜。另一部分则留在骨窗外，覆盖骨窗（图4-21）。我们将此覆盖方法称之为“胶原膜反折覆盖法”。

植入带有致密层和粗糙层的生物可吸收性胶原膜，如Bio-Gide（Geistlich，瑞士），要将较为致密的光滑面朝向窦底黏骨膜、较为疏松的粗糙面朝向骨增量区，以利于纤维蛋白原附着于胶原膜粗糙表面。

通常，生物可吸收性胶原膜只覆盖窦底黏骨膜和穿孔，不要覆盖窦底骨壁，使骨增量材料与窦底骨壁有广泛的接触，以利于骨增量材料的再血管化和骨原细胞向骨增量材料内迁徙形成新骨。

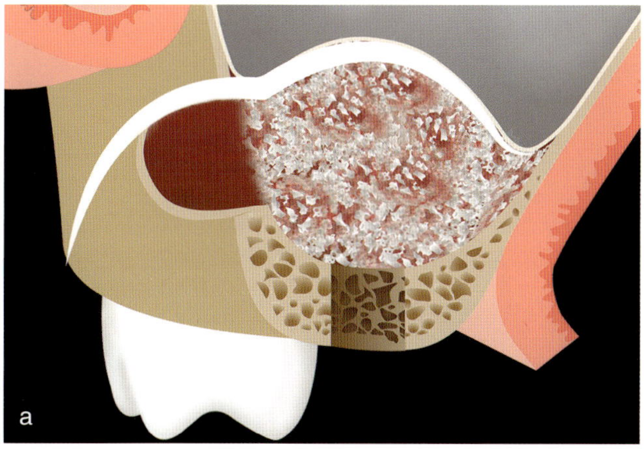

图4-21 侧壁开窗上颌窦底提升外科程序的补充建议
a. 在窦底黏骨膜已经损伤或担心其损伤的情况下，可以在窦底植入屏障膜（通常建议生物可吸收性胶原膜），以保护黏骨膜。

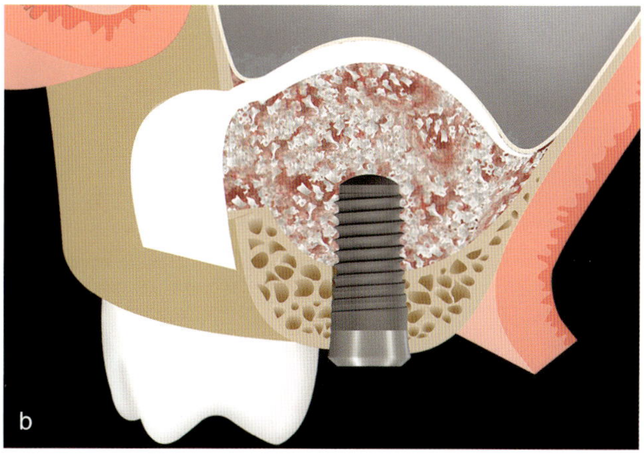

图4-21 侧壁开窗上颌窦底提升外科程序的补充建议（续）
b. 植入骨增量材料之后，将生物可吸收性胶原膜反折，覆盖骨增量材料和骨窗。

4.3.4 术中黏骨膜状态

如前所述，术中必须谨慎、严格地评估窦底黏骨膜状态。电子内镜被引入上颌窦底提升之前，只能通过肉眼观察和Valsalva试验来判断术中黏骨膜状态。电子内镜被引入上颌窦底提升之后，明确了侧壁开窗上颌窦底提升的黏骨膜状态分类和相应的临床对策。

2020年，皮雪敏等[33]的一项临床研究中，纳入了侧壁开窗上颌窦底提升的66位患者，共72个上颌窦。这些病例均在术中使用电子内镜，术前CBCT评估无窦底黏骨膜增厚、上颌窦囊肿和感染。将术中上颌窦底黏骨膜状态分为4类（图4-22）：Ⅰ类占比25%（18个窦），Ⅱ类占比39%（28个窦），Ⅲ类占比5%（4个窦），Ⅳ类占比31%（22个窦）。评估的主要目的是防止骨膜损伤或破裂发展为黏骨膜穿孔。

- **Ⅰ类黏骨膜状态** 骨膜完整，黏骨膜无损伤。从窦底骨面完整剥离骨膜，黏骨膜随患者呼吸上下扇动，弹性良好，Valsalva试验阴性。
- **Ⅱ类黏骨膜状态** 骨膜损伤，固有层未暴露。从窦底骨面剥离骨膜，可见骨膜损伤，但无破裂。

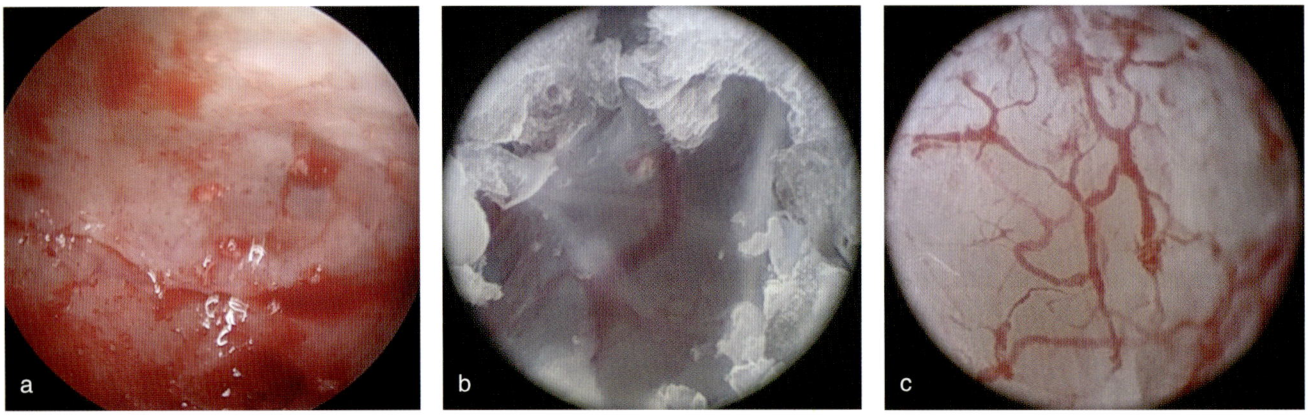

图4-22 术中黏骨膜状态分类
术中照片，电子内镜检查。a. Ⅰ类黏骨膜状态：骨膜完整。b. Ⅱ类黏骨膜状态：骨膜损伤。c. Ⅲ类黏骨膜状态：骨膜破裂。

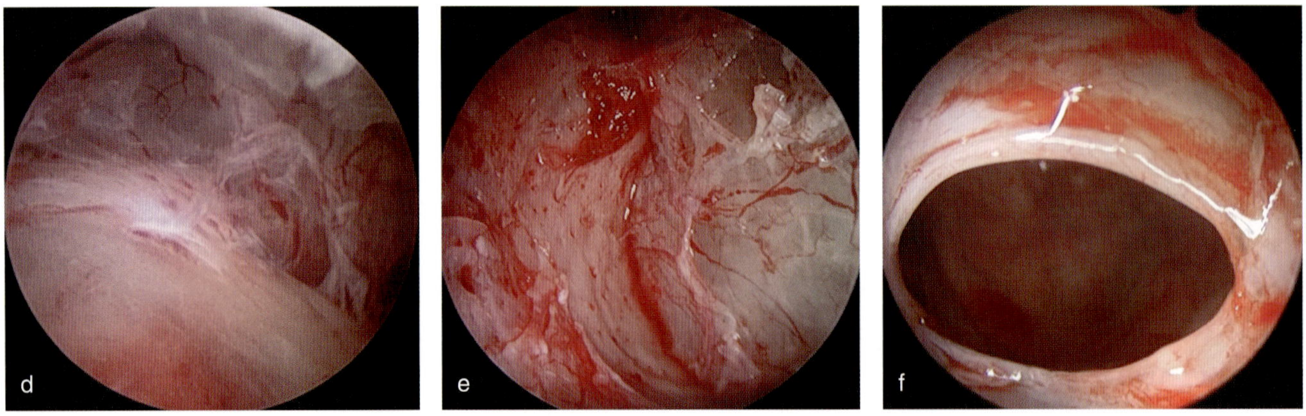

图4-22 术中黏骨膜状态分类（续）
术中照片，电子内镜检查。d. Ⅲ类黏骨膜状态：骨膜破裂。e. Ⅲ类黏骨膜状态：骨膜破裂。f. Ⅳ类黏骨膜状态：黏骨膜穿孔。

黏骨膜随患者呼吸上下扇动，弹性良好，Valsalva试验阴性。

- **Ⅲ类黏骨膜状态** 骨膜破裂，固有层暴露。未从窦底骨面完整剥离骨膜，部分骨膜破裂，暴露黏骨膜固有层甚至黏膜层，黏骨膜未穿孔。骨膜破裂之后的“黏骨膜”随患者呼吸上下扇动幅度降低，弹性降低，Valsalva试验阴性。
- **Ⅳ类黏骨膜状态** 黏骨膜穿孔，骨膜层、固有层和黏膜层均破裂。穿孔之后的“黏骨膜”不能随患者呼吸上下扇动，Valsalva试验阳性或阴性。

窦底骨膜损伤、破裂和黏骨膜穿孔是术后发生上颌窦感染和影响成骨效果的重要因素。因此建议：Ⅱ类和Ⅲ类黏骨膜状态，需要用生物可吸收性胶原膜或膜片状浓缩生长因子（CGF）保护黏骨膜，防止骨膜损伤进一步发展为骨膜破裂和黏骨膜穿孔；Ⅳ类黏骨膜状态需要用生物可吸收性胶原膜修补，或同时用膜片状浓缩生长因子（CGF）辅助性修补，如果无法修补将终止本次手术，3个月后进行二次开窗上颌窦底提升。图4-23为术中黏骨膜穿孔的病例，用胶原膜隔离穿孔，继续完成窦底提升、骨增量和种植体植入。

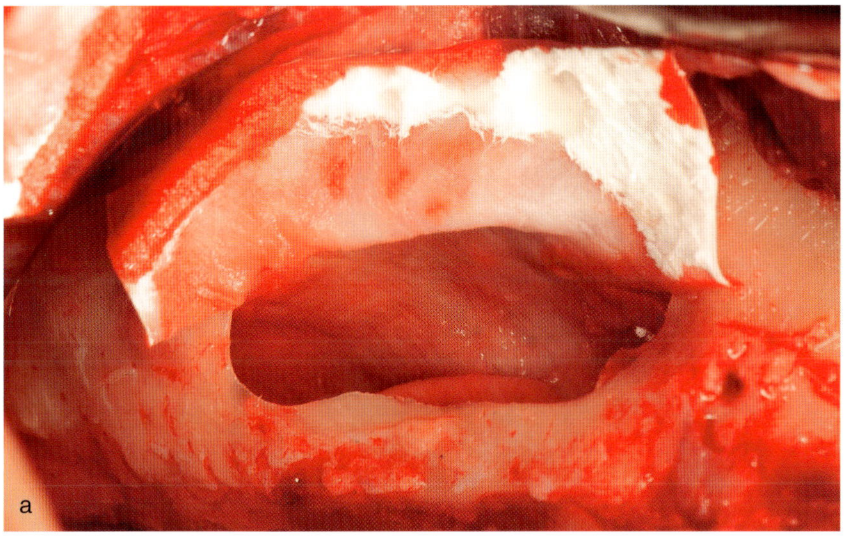

图4-23 屏障膜保护窦底黏骨膜
a. 在骨膜损伤、骨膜破裂和黏骨膜穿孔时用生物可吸收性胶原膜覆盖窦底黏骨膜。

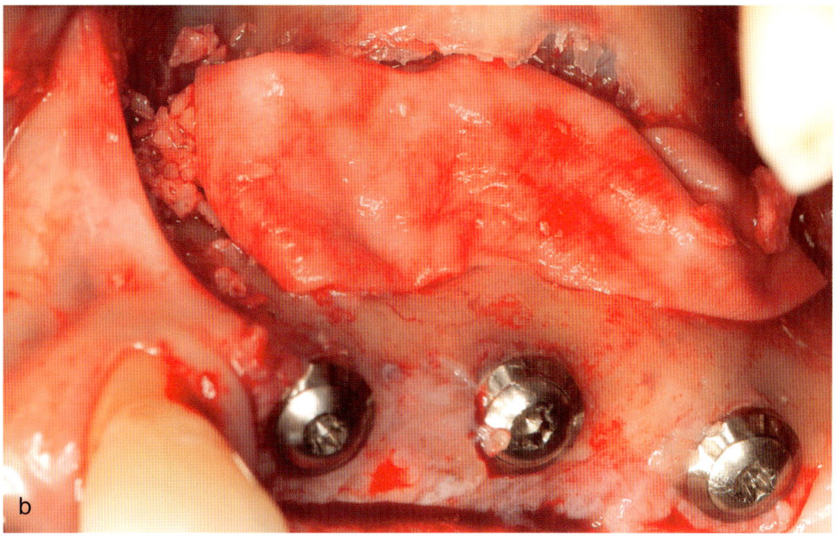

图4-23 屏障膜保护窦底黏骨膜（续）
b. 植入骨增量材料之后，将生物可吸收性胶原膜反折，覆盖骨窗。

4.4 侧壁开窗上颌窦底提升并发症

侧壁开窗上颌窦底提升的并发症可以分类为术中并发症和术后并发症。前者包括黏骨膜穿孔、出血、种植体稳定性不足和骨增量材料进入窦腔等；后者包括上颌窦感染、出血、创口裂开、面颊部淤血、骨增量材料丧失、骨增量材料无菌性炎症、种植体骨结合失败和种植体脱落等。许多并发症可能源自复杂的解剖结构（如黏骨膜菲薄、窦底狭窄、间隔和囊肿等），但我们必须意识到，也有许多并发症可能源自术前对全身状态评估的忽视、对局部解剖条件了解的偏差、选择了难以预期的外科方案和术者操作失误。

4.4.1 术中黏骨膜穿孔

黏骨膜穿孔是术中常见并发症，也是术中终止手术，发生术后上颌窦感染、骨增量失败和种植体脱落的主要原因。因为术中黏骨膜穿孔需要讨论的内容较为广泛，本书设独立章节（第7章）进行详细讨论。

4.4.2 术后上颌窦感染

术后上颌窦感染会为患者带来不适，延长用药时间和提高使用抗生素的级别，影响患者的工作、社交活动和生活，甚至导致骨增量和种植体失败等。因为术后上颌窦感染需要讨论的内容较为广泛、也较为复杂，本书为其独立成章（第8章），进行详细讨论。

4.4.3 术中和术后出血

侧壁开窗上颌窦底提升的出血发生率为2%～3%[34-35]，包括术中术区出血、术后鼻腔和创口出血。术中术区出血并非指常规的术区渗血和切开及剥离黏骨膜瓣时切断或撕裂小血管的出血，而是指侧壁开窗时损伤牙槽上颌窦动脉（AAA）引发的严重出血[36]。

如前所述，牙槽上颌窦动脉（AAA）在侧壁开窗位置与骨壁的位置关系分为4种类型：骨内型（Ⅰ型）、部分骨内型（Ⅱ型）、骨外型（Ⅲ型）和混合型（Ⅳ型）。Ⅱ型和Ⅲ型牙槽上颌窦动脉即使在术中损伤或断裂，也可以通过血管收缩自行止血，通常不需要血管结扎等处理。但如果是Ⅰ型，即侧壁骨内型牙槽上颌窦动脉出血，因为血管位于骨管内无法通过断裂血管的自行收缩止血，通常会引发严重出血。

预防

术前应通过CBCT扫描明确牙槽上颌窦动脉（AAA）的分型和走行：如果是Ⅱ型和Ⅲ型牙槽上颌窦动脉，在侧壁骨窗切割和研磨时可能会看到动脉，将其与窦底黏骨膜一同抬起；如果是Ⅰ型牙槽上颌窦动脉，侧壁开窗的位置应当避开该动脉，并选择超声骨刀作为骨切割的工具。超声骨刀为低频超声振动（振动频率为24～32kHz），对骨切割有效，不会损伤软组织（包括上颌窦黏骨膜、血管和神经等），在侧壁开窗时可以显著降低出血风险。

治疗

如果是Ⅱ型和Ⅲ型牙槽上颌窦动脉损伤或断裂导致的出血，可以通过血管收缩自行止血，或者可以通过指压、结扎或电凝止血，并且防止继发性黏骨膜穿孔。如果是Ⅰ型牙槽上颌窦动脉损伤或断裂导致的出血，可以尝试以下方法：骨管内填塞骨蜡，封堵骨管；骨管内填塞高密度明胶海绵，然后用激光或电刀凝固明胶海绵，封堵骨管；用骨钳夹扁骨管，迫使其中的血管收缩，控制出血；尽管文献中有使用血管收缩剂（1：50000肾上腺素）的建议，但笔者认为对此类出血效果甚微。因此，建议手术室常规配备电刀、激光、骨蜡、明胶海绵、可吸收缝线和1：50000肾上腺素等，以应对可能发生的牙槽上颌窦动脉出血。

图4-24为术中牙槽上颌窦动脉（AAA）严重出血的病例。53岁男性患者，上颌左侧第一磨牙缺失数年，拟种植修复。患者不吸烟、不饮酒，血压135/80mmHg，无全身系统性疾病史。CBCT扫描可见剩余窦底骨高度约2.0mm，上颌窦黏膜中度弥漫性增厚。上颌窦外侧壁可见走行于骨管内的Ⅰ型牙槽上颌窦动脉，骨管直径为0.9～2.2mm，在第一磨牙位点

血管与牙槽嵴顶之间的距离约13mm。翻黏骨膜瓣，使用直径4.5mm的钨钢球钻和金刚砂球钻切割骨窗，不小心切割到骨管，发生喷射状出血，瞬间出血约150mL。为方便器械进入快速扩大骨窗，暴露骨管两端，向骨管内填塞致密明胶海绵，用激光将其凝固。将凝固的明胶海绵向骨管内推送，再次填塞新的明胶海绵，并将其凝固，反复数次，成功止血。观察30分钟后，可见骨管封堵成功，未见新出血点。向窦内充填8张25mm×15mm的生物可吸收性胶原膜（Bio-Gide，Geistlich，瑞士），以备发生术后继发性出血时能够起到封堵出血点的作用。复位黏骨膜瓣，关闭创口。术后静脉滴注克林霉素5天，每天1次，每次0.6g；静脉滴注地塞米松注射液3天，每天1次，每次10mg；呋麻滴鼻液滴鼻3天，每天2次；复方葡萄糖酸氯己定含漱液含漱，每天3次直至拆线。术后即刻CBCT扫描可见胶原膜填塞窦腔所形成的高密度影像。术后1年CBCT扫描可见上颌窦黏骨膜无增厚，二次开窗植入1.25g去蛋白牛骨矿物质（Bio-Oss，Geistlich，瑞士）和直径4.8mm的软组织水平种植体

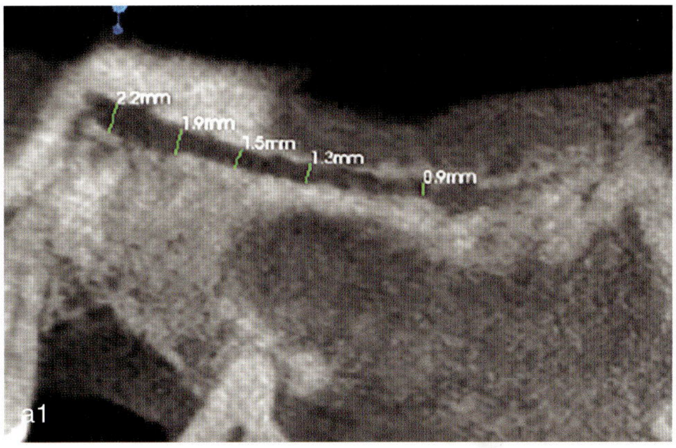

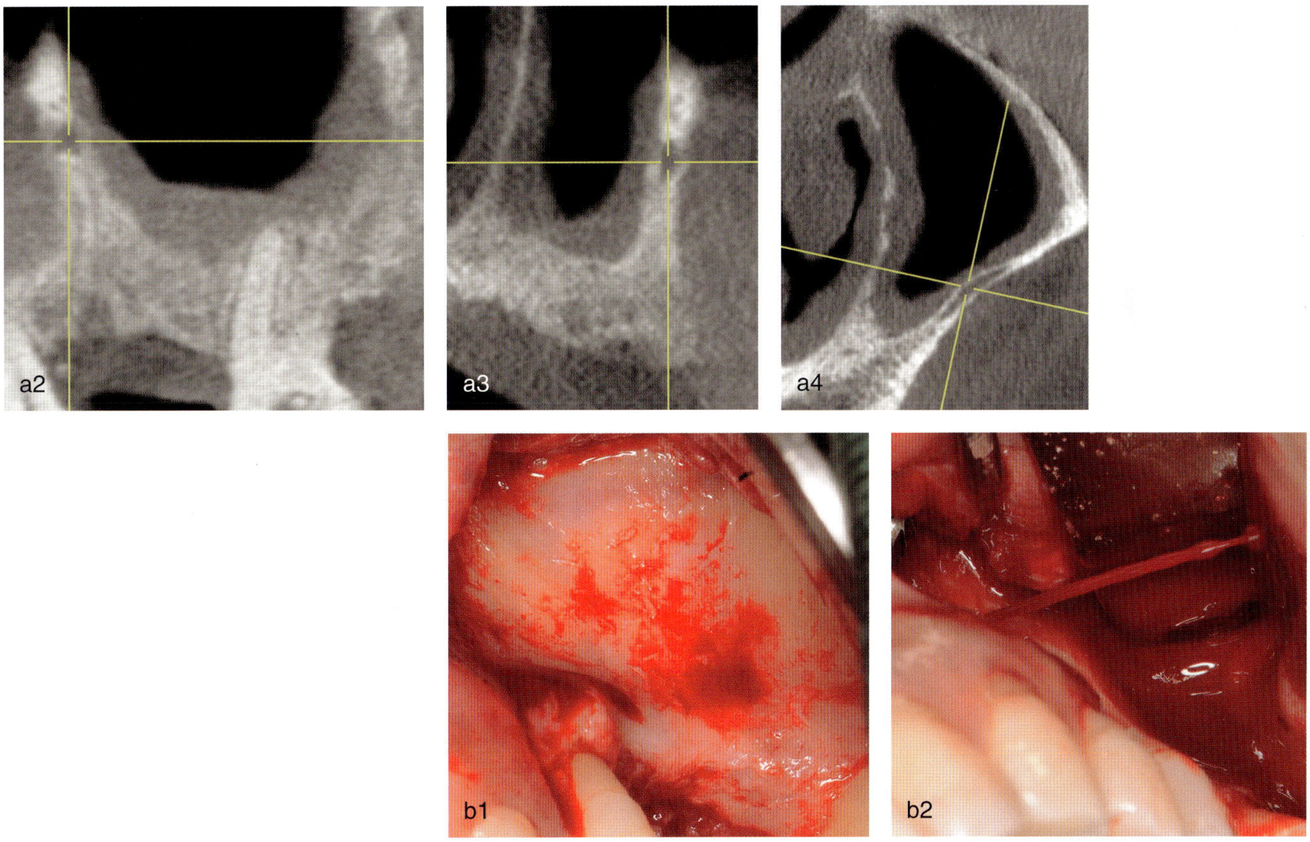

图4-24　Ⅰ型牙槽上颌窦动脉术中破裂

a. 术前左侧上颌窦CBCT扫描。a1. 牙槽上颌窦动脉骨管的近远中向断层骨管直径为0.9~2.2mm。以牙槽上颌窦动脉（十字线交叉点）为兴趣区的冠状面断层（a2）、矢状面断层（a3）和水平面断层（a4）。牙槽上颌窦动脉骨管粗大，上颌窦黏骨膜中度弥漫性增厚。b. 术中照片。b1. 翻黏骨膜瓣，暴露术区。b2. 使用直径4.5mm的钨钢球钻和金刚砂球钻切割骨窗，不小心切割到骨管，发生喷射状出血，瞬间出血约150mL。向骨管内填塞致密明胶海绵，用激光将其凝固之后成功止血。

（TL，TE，SLActive，TiZr，Straumann，瑞士）。戴入修复体3年CBCT扫描可见窦底呈完美的帐篷样隆起，窦底黏骨膜无增厚，新骨充分包绕种植体。

文献报道的术后出血发生率存在巨大差异，为0.46%～16.6%[4]，其原因是对出血的定义不同。术后围手术期内鼻腔出血应当考虑是否存在术中未发现的上颌窦黏骨膜破裂。通常上颌窦黏骨膜破裂所导致的出血具有自限性。但是，应当警惕上颌窦腔内的变化，及时进行CBCT检查，调整用药方案，降低发生上颌窦感染的风险。术后创口出血较为少见，通常原因是翻黏骨膜瓣时切断的小血管未闭合，可以通过缝合止血。

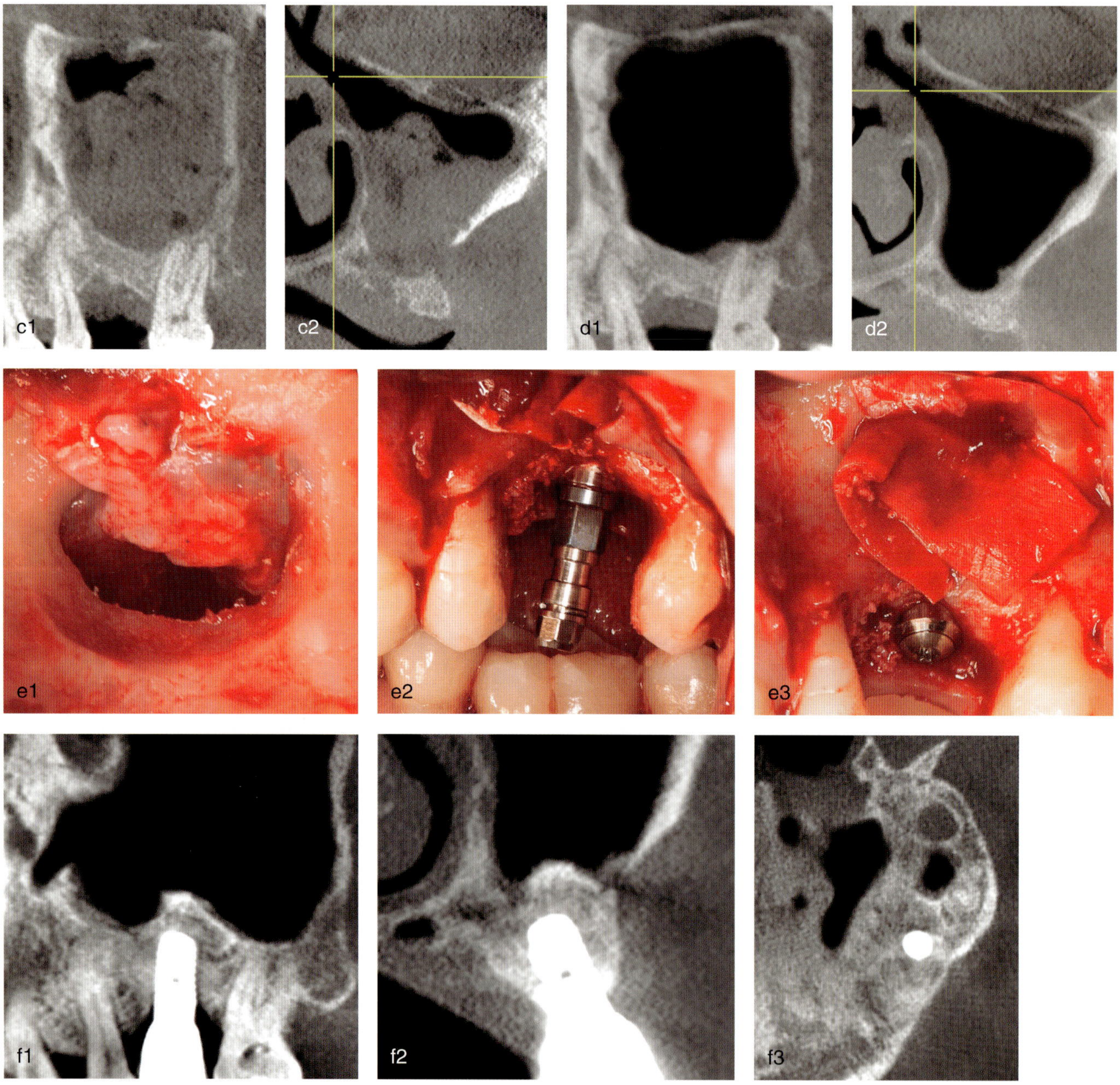

图4-24　Ⅰ型牙槽上颌窦动脉术中破裂（续）

c. 术后即刻CBCT扫描。依次为近远中向断层（c1）和颊舌向断层（c2），窦腔内几乎塞满了生物可吸收性胶原膜。d. 术后1年的CBCT扫描，窦腔内干净，黏骨膜无增厚。e. 二次开窗上颌窦底提升术中照片。e1. 二次开窗，剥离窦底黏骨膜。e2. 两步法骨增量，植入一颗软组织水平种植体。e3. 将植入窦底的胶原膜反折，覆盖骨增量材料和骨窗，然后关闭创口。f. 戴入修复体3年的CBCT扫描。依次为近远中向断层（f1）、颊舌向断层（f2）和种植体根尖的水平向断层（f3）。窦底呈完美的帐篷样隆起，新骨质量理想、充分包绕种植体，窦底黏骨膜无增厚。（外科程序：宿玉成、皮雪敏；病例完成时间：2017年）

4.4.4 术后面部肿胀和淤血

多数患者会发生侧壁开窗侧的面部肿胀并伴有轻度不适。这是局部牵拉和黏骨膜翻瓣所导致的面部水肿反应，通常在术后3~5天消退。笔者建议在术后静脉滴注地塞米松注射液2~3天，每天1次，每次10mg，目的是控制水肿，减轻患者不适。如果面颊部明显肿胀并伴有疼痛，应当警惕上颌窦感染的发生。

种植术后面部淤血的发生率较低。通常认为上颌窦底提升的术后面部淤血是由于术中牵拉黏骨膜瓣所导致的毛细血管和小血管破裂形成的皮下淤血。但是，淤血部位可能位于侧壁开窗侧的面颊部，也可能位于眶周，甚至远离术区的下颌和颈部皮下组织，而且有的患者在眶周、口周和颈部同时发生双侧面部的对称性皮下淤血（图4-25a）。这提示我们，这类患者可能存在凝血机制障碍或正在口服抗凝血药物。

术后面部淤血表现为范围不等的暗紫色淤血斑，通常在术后24小时停止，1周内渐进性消退。通常无需特殊用药，也可以在术后24小时内冷敷，减少血液渗出；在术后48小时后热敷，可以加快淤血的吸收。

尽管术后面部肿胀和淤血会很快消退，不会留有任何后遗症，但会造成患者的不愉快和影响患者的工作与社交活动。因此，应当在术前交代手术方案时客观地将这些可能发生的并发症告知患者，签署知情同意书，以让患者提前有心理准备并适当安排好工作。

4.4.5 术后创口裂开

术区创口裂开的发生率为2.7%~8.4%[37-39]，主要与黏骨膜瓣血供障碍和局部感染相关。黏骨膜瓣血供障碍主要原因为缝合时黏骨膜瓣张力过大。因此，当黏骨膜瓣张力过大时，应当切断黏骨膜瓣基底的骨膜层以充分释放张力。由于裂开的位置常见于牙槽嵴顶水平切口（图4-25b），远离侧壁开窗处，不会影响骨增量的效果。如果是骨增量材料感染和/或上颌窦感染所导致的创口裂开或瘘道应当及时清创，并及时口服或静脉滴注抗生素，防止感染的进一步扩散。

4.4.6 骨增量和种植效果欠佳或失败

此类术后并发症包括种植体初始稳定性不足、骨增量材料移位、脱入上颌窦或骨增量材料的无菌性炎症和成骨欠佳、骨结合失败和种植体脱落等，将其放在一组讨论的原因是它们之间存在一定的关联性。

种植体初始稳定性不足和脱入上颌窦

文献中，有3.9%的病例出现初始稳定性不足[40]，其中有＜0.5%的病例发生种植体脱入上颌窦内[40-41]。理论上，种植体初始稳定性不足与骨密度、骨高度、种植窝预备和种植体设计相关。但是，正确选择种植体构型（选择颈部膨大设计的种植体构型，如Straumann软组织水平种植体），同样可以在骨密度较

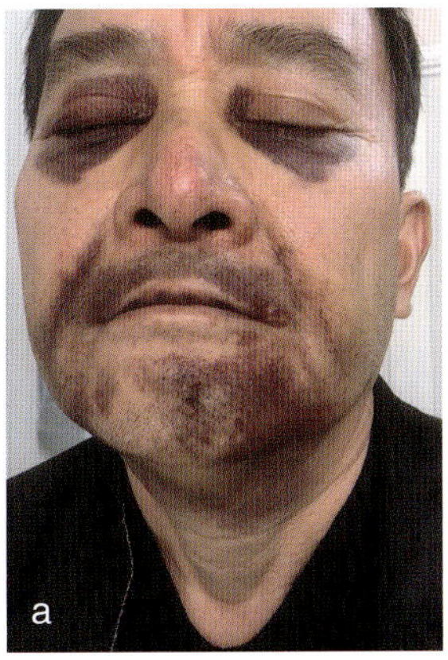

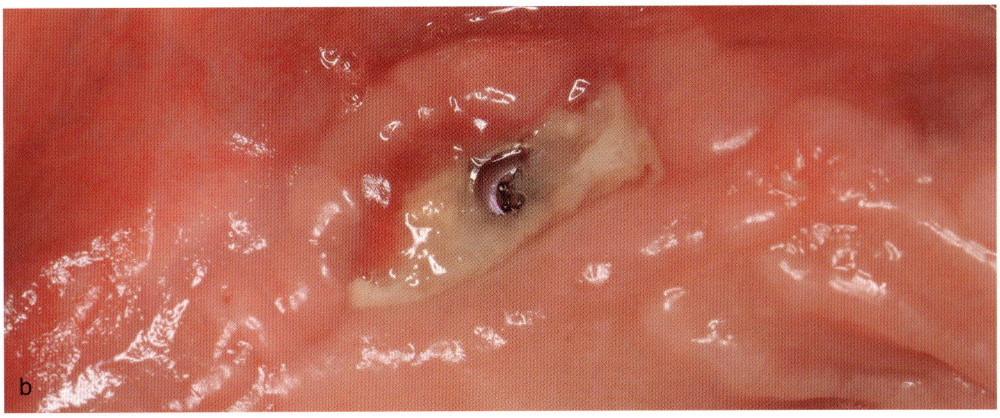

图4-25 术后面部淤血和创口裂开
a. 术后面部淤血。左侧侧壁开窗上颌窦底提升同期植入种植体，术后第二天时的面部淤血状态。双侧眶周、口周及下颌皮下淤血，呈对称分布。b. 术后创口裂开。另外一个病例在术后2周拆线时发生创口裂开，无感染。（感谢院外同道为本书提供此病例）

低和骨高度不足的病例获得理想的初始稳定性。因此，在骨高度和骨密度不足的病例获得种植体初始稳定性的关键在于种植体构型选择和种植窝预备精度。术中发现种植体脱入上颌窦后，很容易将其取出。如果发现于术后，可以参照第3章介绍的种植体取出方法。

骨增量材料移位和脱入上颌窦

骨增量材料移位和脱入上颌窦的主要原因是黏骨膜穿孔，由其导致骨增量材料丧失和失败的发生率分别为1.9%（0~17.9%）[22]和1%（0~20%）[42]。有些病例，我们未必能够在术中发现隐匿性黏骨膜穿孔，这将增加骨增量材料脱入上颌窦的风险。将在本书的第7章详细讨论黏骨膜穿孔的处理，以避免发生骨增量材料脱入上颌窦和导致术后上颌窦感染的并发症。

骨增量材料的无菌性炎症和成骨欠佳

目前，缺乏关于侧壁开窗上颌窦底提升发生骨增量材料无菌性炎症和成骨欠佳的文献报道。骨增量材料无菌性炎症的主要原因是大量骨增量材料的血管化不足，CBCT扫描显示在骨增量材料中出现密度减低区或黑洞。因此，当上颌窦底提升大量骨增量时建议如下：①在骨代用品中混合自体骨骨屑和颗粒状自体骨，理想的混合比例为1：1；②用术区出血调拌骨增量材料，增加纤维蛋白原含量；③粗颗粒与细颗粒骨代用品混合，增加血凝块含量；④选择有亲水能力的去蛋白牛骨矿物质（DBBM），有利于稳定血凝块。

骨结合失败和种植体脱落

骨结合失败和种植体脱落是所有种植位点的并发症之一，不只是发生于上颌窦底提升的病例。因此，判断骨结合失败和种植体脱落是否与上颌窦底提升相关，应当基于骨增量材料的选择、是否存在种植体初始稳定性不足、骨增量材料移位和脱入上颌窦、骨增量材料无菌性炎症和成骨欠佳及骨增量不足等因素，目前尚缺乏与之相关的单因素和多因素分析的文献。

图4-26为侧壁开窗上颌窦底提升，戴入修复体4年后种植体脱落病例。65岁男性患者，大量饮酒和重度吸烟，有夜磨牙和紧咬牙习惯，上颌左侧第一磨牙缺失。侧壁开窗上颌窦底提升，植入1.0g粗细颗粒混合的去蛋白牛骨矿物质（Bio-Oss，Geistlich，瑞士）与自体骨骨屑1：1混合物，并用从术区收集的出血调拌，两步法骨增量。植入直径4.8mm、长度8mm的软组织水平种植体（TL，TE，SLActive，TiZr，Straumann，瑞士）。戴入修复体3年后CBCT扫描可见窦底呈完美的帐篷样隆起，窦底黏骨膜无增厚，新骨充分包绕种植体。但1年后，患者咬合痛，种植体松动，探诊无出血、无溢脓，探诊深度均<5mm。CBCT扫描可见种植体周围存在“线样”密度减低影像。局部浸润麻醉下取出种植体，种植体粗糙表面有少量脓样分泌物附着。电子内镜检查可见种植窝内壁被覆菲薄纤维结缔组织，仔细地将其取出，组织学检查见纤维结缔组织中有炎症细胞浸润。本病例术中和术

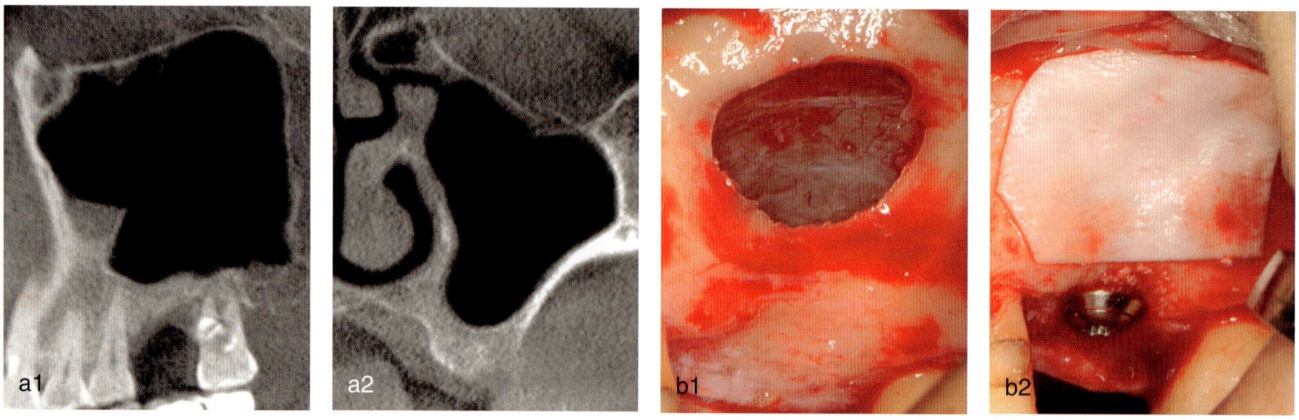

图4-26　种植体脱落

a. 术前左侧上颌窦CBCT扫描。a1. 近远中向断层。a2. 颊舌向断层。窦腔黏骨膜无增厚，在近中存在间隔和囊肿影像。b. 术中照片。剥离窦底黏骨膜（b1）之后，植入1.0g去蛋白牛骨矿物质与自体骨骨屑1：1的混合骨增量材料和一颗软组织水平种植体（b2）。

后无异常，CBCT检查显示新骨质量理想、充分包绕种植体，骨增量轮廓稳定。基于以上检查所见和临床症状，骨结合失败的可能原因：①夜磨牙导致骨结合破坏；②种植体长度<10mm，种植体长度选择欠佳；③修复体𬌗面设计缺陷，存在应力集中现象；④种植体周围无菌性炎症导致骨-种植体界面破坏，形成纤维结缔组织屏障；⑤多因素协同效应。

4.4.7 术后纤毛囊肿

术后纤毛囊肿（surgical ciliated cysts），或称之为术后上颌骨囊肿（postoperative maxillary cysts），是根治性上颌窦手术（如柯-陆手术，Caldwell-Luc operation）和正颌手术等手术将上颌窦或鼻腔黏膜卷入颌骨所引起的术后良性囊性病变。发生于上颌窦底提升的术后纤毛囊肿的文献报道较少，1991年Misch等[43]报道了首例病例、2021年Kahn等[44]报道了5例病例，发现术后纤毛囊肿的时间是在术后0.5～10年。

上颌窦底提升的术后纤毛囊肿，是在提升的术中上颌窦黏膜异位至骨增量区所发生的囊性变化，伴有口腔内或颌面部相邻部位的疼痛、不适或肿胀。组织学表现为囊肿内衬上颌窦典型的假复层纤毛柱状上皮，放射线特征通常是边界清晰的单房囊性病变，可以累及种植体，治疗方法为囊肿摘除和病变区清创。

4.4.8 双膦酸盐和放疗对上颌骨的影响

与其他部位的种植治疗相同，对大量应用双膦酸盐药物和头颈部放疗患者的上颌窦底提升应当格外谨慎，因为会导致创口裂开、颌骨坏死和种植体脱落。

双膦酸盐相关性颌骨坏死

双膦酸盐相关性颌骨坏死（bisphosphonate-

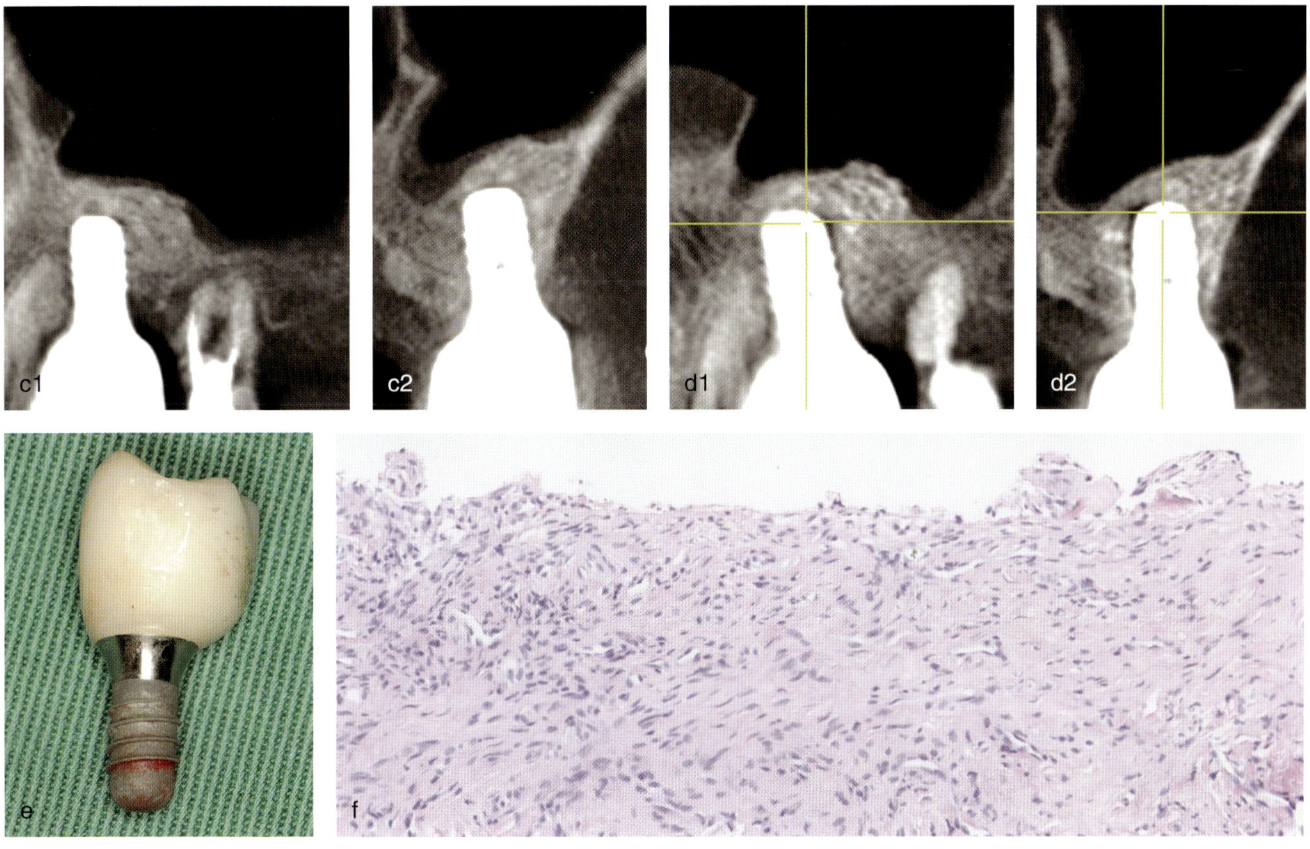

图4-26　种植体脱落（续）
c. 戴入修复体3年后CBCT扫描，近远中向（c1）和颊舌向（c2）断层。窦底呈帐篷样隆起，黏骨膜无增厚，新骨充分包绕种植体。d. 戴入修复体4年后CBCT扫描。近远中向（d1）和颊舌向（d2）断层。种植体周存在“线样”密度减低影像。e. 种植体粗糙表面有少量脓样分泌物。f. 组织学检查。送检组织为伴有慢性炎症的纤维结缔组织，未见上皮衬里。［外科程序：宿玉成、戈怡；修复程序：戈怡；组织学读片：李翠英（北京大学口腔医学院中心实验室）；病例完成时间：2015年］

related osteonecrosis of the jaws，BRONJ）的诊断标准为[45]：正在接受双膦酸盐药物治疗或有双膦酸盐药物治疗史；存在口腔颌面部死骨，病程长于8周；无头颈部放疗史。

双膦酸盐与羟基磷灰石特异性结合，具有长期药效累积效应，可以抑制破骨细胞活性和骨吸收障碍导致骨密度增高；同时抑制新血管生成，导致局部骨缺血和缺氧。静脉滴注或长期口服双膦酸盐的患者，存在因上颌骨药物性血供障碍所导致的骨增量失败、骨结合失败和颌骨坏死的风险。因此，静脉滴注或长期口服双膦酸盐的患者为上颌窦底提升的绝对禁忌证。

牙周感染、拔牙和种植治疗均可诱发双膦酸盐相关性颌骨坏死，通常并发颌骨骨髓炎，临床症状和体征包括死骨暴露、窦道、溢脓、疼痛、恶臭和发热等，创口迁延不愈，影响进食、言语和生活质量。

2009年，美国口腔颌面外科协会（American Association of Oral and Maxillofacial Surgeons，AAOMS）更新了双膦酸盐相关性颌骨坏死（BRONJ）的治疗指南[45]。

疾病分级

- **有危险倾向**　患者已接受双膦酸盐静脉或口服给药，无症状，未见明显骨坏死。
- **阶段0**　患者无临床证据显示骨坏死，但有非特异性症状或临床/放射线表现（非牙源性牙痛、下颌隐痛、非牙周炎引起的牙松动等）。
- **阶段1**　患者存在骨暴露及骨坏死，但无症状、无感染。
- **阶段2**　患者存在骨暴露及骨坏死，伴有疼痛及感染，表现为骨暴露区域肿痛以及伴/不伴排脓。
- **阶段3**　患者存在骨暴露及骨坏死，伴有疼痛、感染及以下1条或多条症状：死骨，暴露范围超过牙槽骨，累及下颌下缘、下颌支、上颌窦、颧骨等；病理性骨折；口外瘘道；口腔与上颌窦或与鼻腔相通；骨溶解范围延伸至窦底或下颌下缘。

治疗建议

依据以上分级，美国口腔颌面外科协会的相应治疗建议包括保守治疗、手术治疗和辅助性治疗等。

- **保守治疗**　对于病变早期（一般为阶段0、阶段1、阶段2）的患者，保守治疗方法主要包括对症治疗、处理龋病等局部风险因素，复方葡萄糖酸氯己定含漱液含漱，保持口腔卫生，定期随访，抗菌药物治疗等。推荐使用青霉素V钾，必要时增加甲硝唑，如青霉素过敏，可使用克林霉素、多西环素和红霉素替代。
- **手术治疗**　对于处于阶段2保守治疗无效者及阶段3的患者，推荐行积极的清创术甚至根治性切除术，去除死骨、清除肉芽组织、拔除坏死区域内有症状的牙。需注意严格选择适应证，控制术区范围，尽可能减轻手术创伤。
- **辅助性治疗**　辅助性治疗包括高压氧治疗及激光治疗等。临床研究显示使用高压氧辅助治疗有一定效果，有文献报道通过高压氧辅助治疗患者病

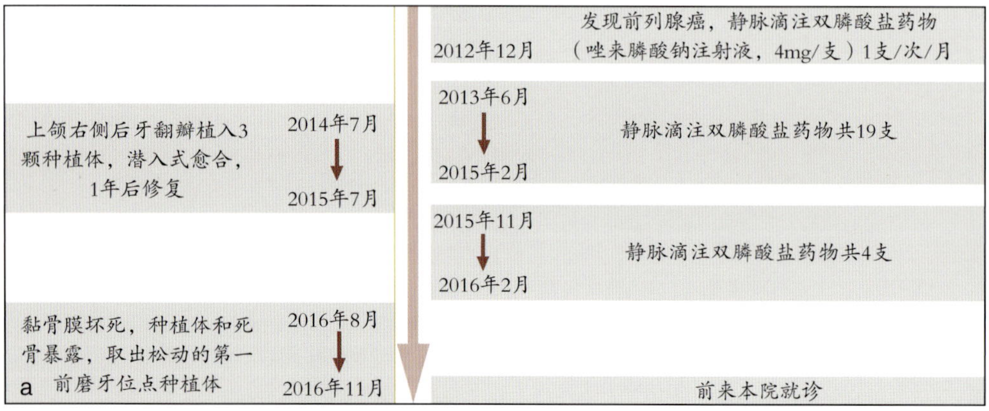

图4-27　双膦酸盐相关性颌骨坏死病例之一
a. 80岁男性患者，发现前列腺癌、静脉滴注双膦酸盐、种植治疗和发生双膦酸盐相关性颌骨坏死的时间轴。令人不解和遗憾的是，在静脉滴注双膦酸盐注射液期间接受了种植治疗。

情可有效获得缓解或好转，低能量激光可以促进骨和软组织的愈合，具有杀菌和生物活化功能[46]。

图4-27为双膦酸盐相关性颌骨坏死病例。80岁男性患者，患前列腺癌，静脉滴注唑来膦酸钠注射液（扬子江药业，上海）控制骨转移和缓解疼痛症状。令人不解和遗憾的是，在用药期间患者接受上颌右侧后牙的种植治疗。种植体植入6个月后修复，戴入修复体1年后，黏骨膜坏死，种植体和死骨暴露，拔除第一前磨牙位点松动的种植体。转入我院之后可见上颌后部骨暴露，周围有脓性分泌物，口腔内恶臭；CBCT扫描显示死骨已经与上颌窦内壁、后壁和外侧壁分离，骨坏死波及侧切牙根方，窦腔内充满密度增高影像。如果此时去除死骨，存在上颌窦黏骨膜暴露

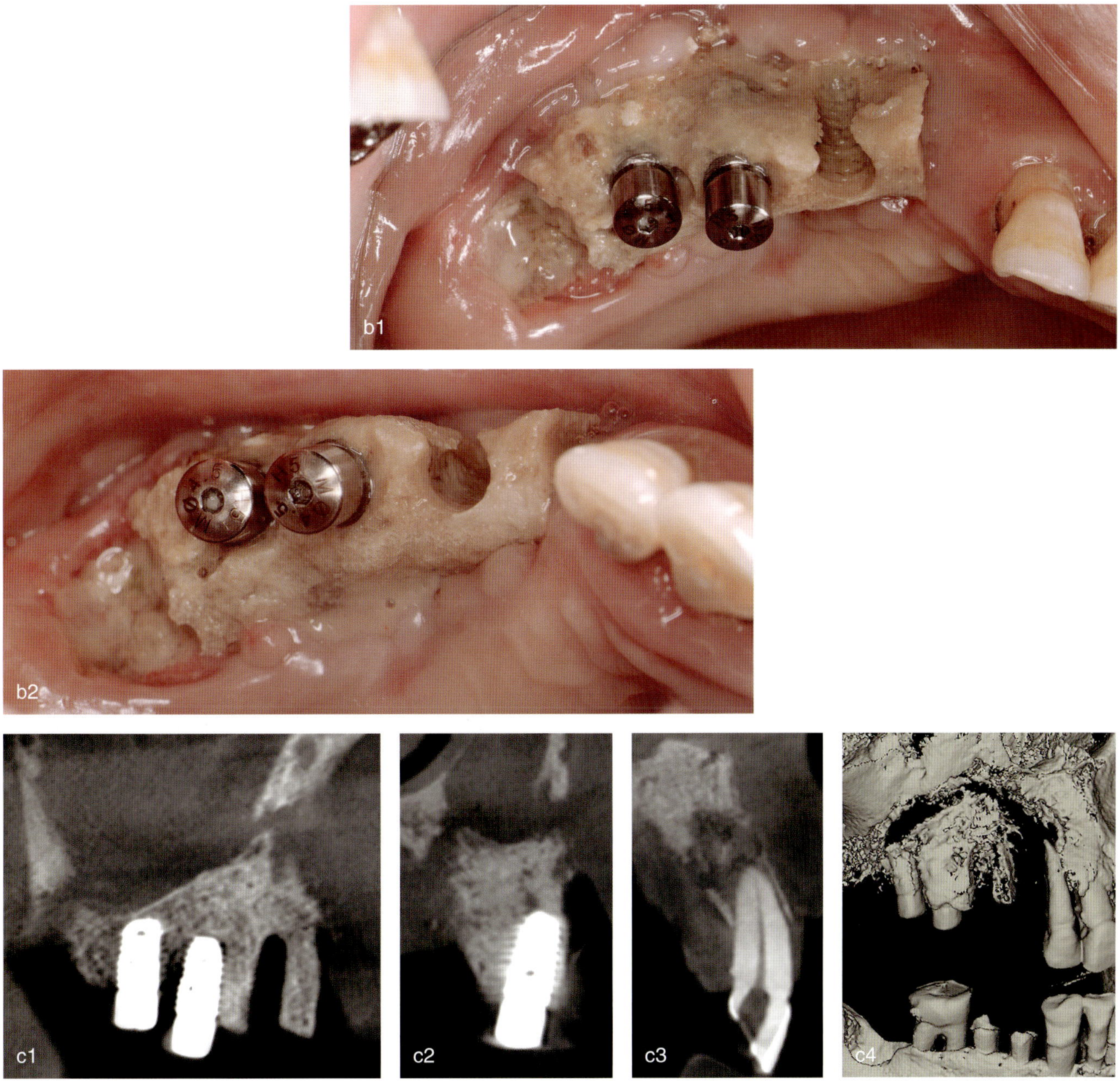

图4-27　双膦酸盐相关性颌骨坏死病例之一（续）

b. 转诊本院时的口内照片。b1. 侧面观。b2. 殆面观。尖牙及其远中的所有牙缺失，死骨块暴露，其表面的软组织裂开。在死骨块上可见一个种植窝和两颗种植体。c. 转诊本院时的上颌右侧CBCT扫描。c1. 后牙牙弓的近远中向断层。c2. 第二前磨牙位点种植体的颊舌向断层。c3. 侧切牙的颊舌向断层。c4. 三维重建图像。死骨已经与上颌窦内壁、后壁和外侧壁分离，并波及侧切牙根方，窦腔内充满密度增高影像。（转入我院时间：2016年）

的风险，嘱患者加强口腔含漱。2个月后死骨块自行脱离，窦底黏膜表面为肉芽组织，有上皮爬行。

图4-28为另一例双膦酸盐相关性颌骨坏死病例。63岁外地男性患者，13年前在我院行左侧上颌窦底提升并同期在第一磨牙和第二磨牙位点植入两颗软组织水平种植体（图4-28a，b），术后无异常。1年后戴入种植体独立支持的两个金属烤瓷修复体。戴入修复体8年后，患肺癌并有骨转移。静脉滴注唑来膦酸钠注射液控制骨转移，每3周1次，每次4mg，每个治疗

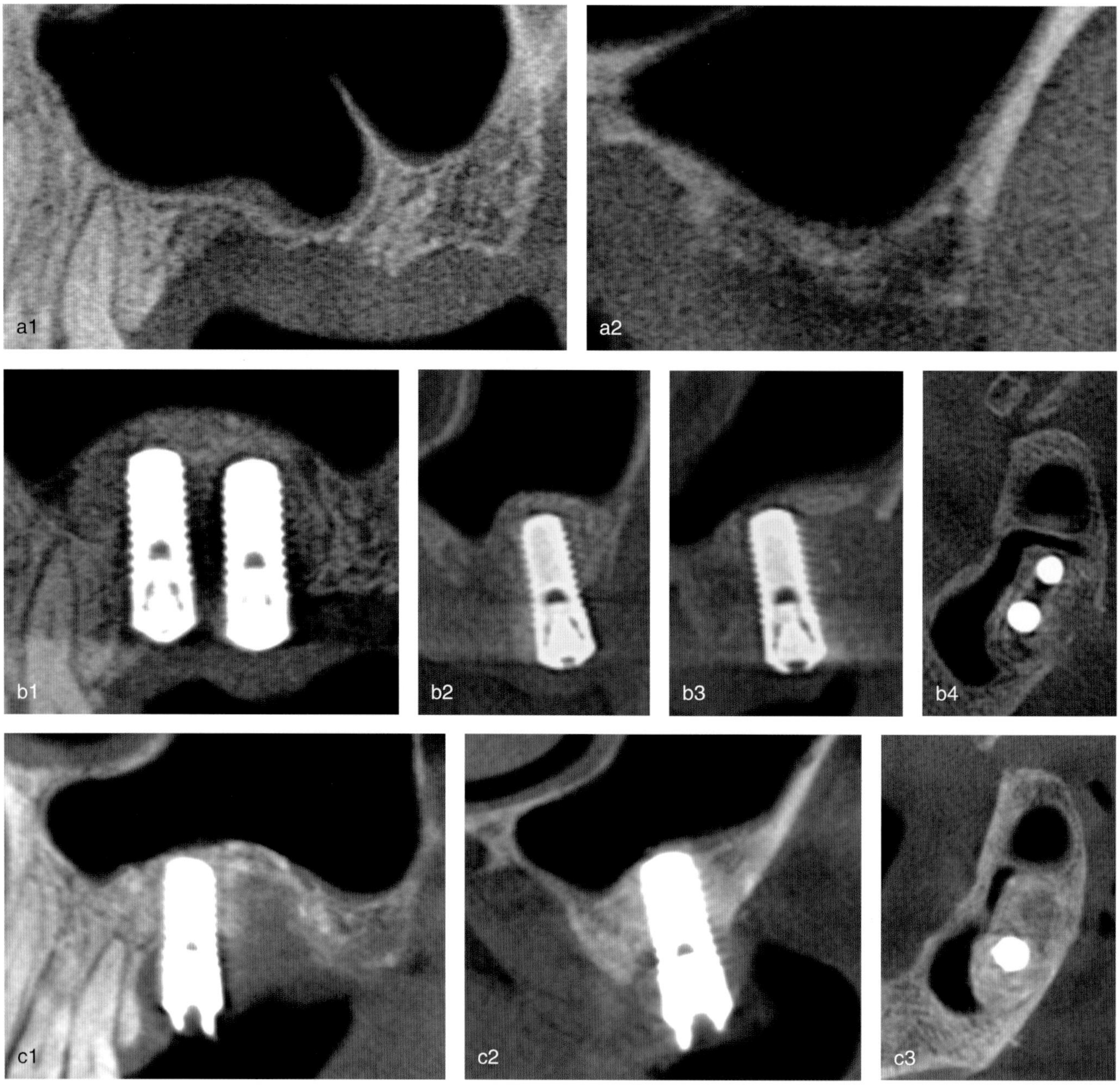

图4-28　双膦酸盐相关性颌骨坏死病例之二

a. 13年前初诊时的上颌左侧CBCT扫描。a1. 后牙牙弓的近远中向断层。a2. 第一磨牙位点的颊舌向断层。窦底剩余骨高度不足，骨密度低，在第二磨牙位点远中存在窦底间隔，窦底黏骨膜无明显增厚。b. 术后即刻上颌左侧CBCT扫描。b1. 后牙牙弓的近远中向断层。b2. 第一磨牙位点种植体的颊舌向断层。b3. 第二磨牙位点种植体的颊舌向断层。b4. 种植体根尖的水平向断层。窦底呈完美的帐篷样隆起，窦底黏骨膜无明显增厚。c. 戴入修复体9年后，上颌左侧第二磨牙位点种植体脱落。上颌左侧CBCT扫描。c1. 近远中向断层。c2. 种植体的颊舌向断层。c3. 种植体根尖的水平向断层。窦底呈完美的帐篷样隆起，窦底黏骨膜无增厚。

周期用药约10次，间隔时间约1年。用药1年后（戴入修复体9年后），出现双膦酸盐相关性颌骨坏死的迹象，上颌左侧第二磨牙位点种植体脱落，第一磨牙位点种植体无异常（图4-28c）。用药5年后（戴入修复体13年后）第一磨牙位点种植体脱落（图4-28d），创口经久不愈。局部清创，发现大量死骨，将其部分去除（图4-28e）。因患者的主要注意力在治疗肿瘤脊椎转移，无法进一步处理死骨和创口。2.5个月之后再次复诊，发现死骨游离、松动，将其去除（图4-28f），组织学检查为坏死的骨组织（图4-28g）。

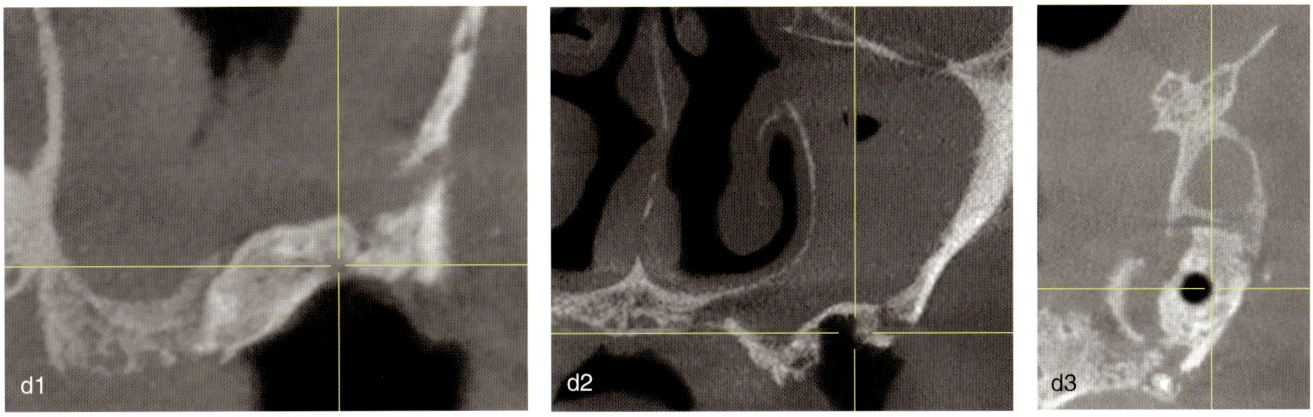

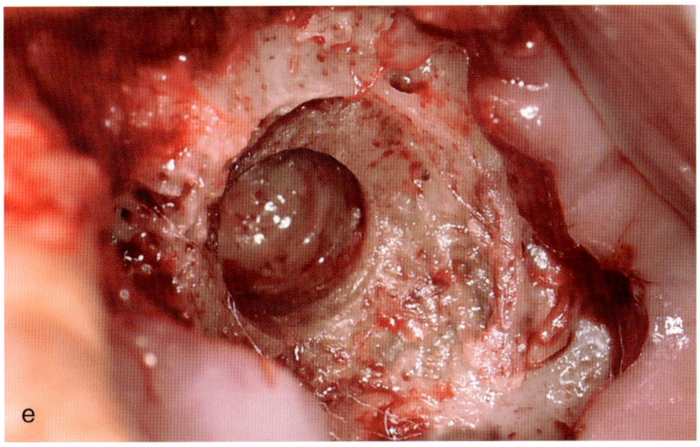

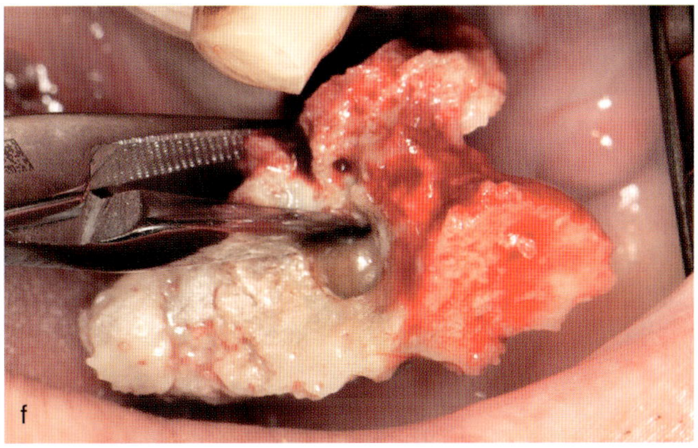

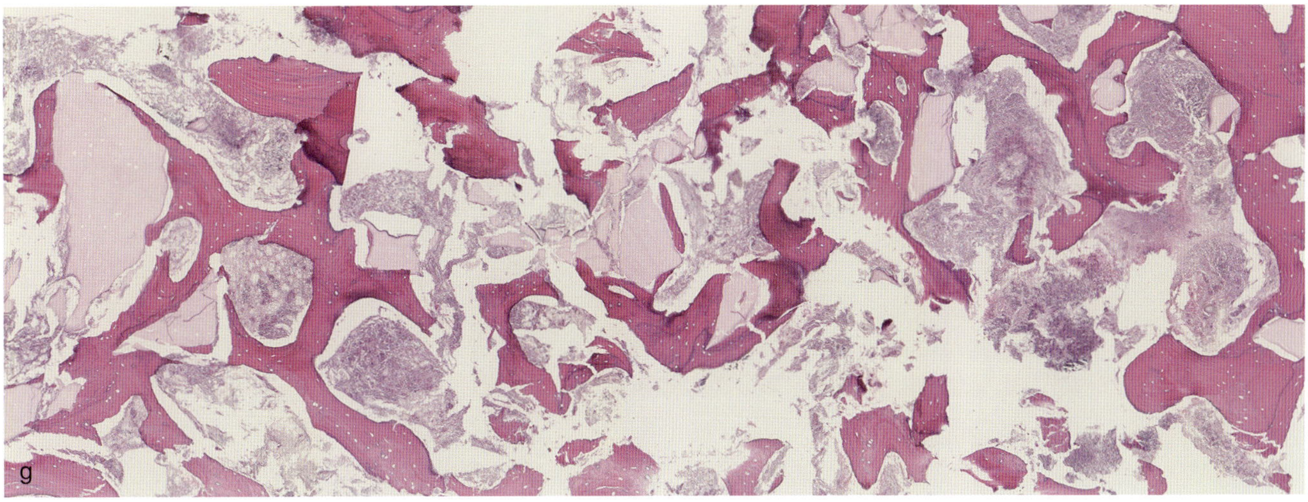

图4-28 双膦酸盐相关性颌骨坏死病例之二（续）

d. 戴入修复体13年后，上颌左侧第一磨牙位点种植体也脱落。左侧CBCT断层同前，可见密度增高影像充满窦底，窦底死骨出现剥离迹象。e. 创口经久不愈，种植窝周围存在大量死骨，将其部分去除。f. 2.5个月后去除死骨。g. 组织学检查。骨小梁排列不规则、结构不连续，骨小梁内陷窝空虚，周边无成骨细胞和破骨细胞，骨髓腔内可见大量无结构坏死组织。［种植外科程序：宿玉成、陈德平；种植修复程序：何桐锋；组织学读片：李翠英（北京大学口腔医学院中心实验室）；病例完成时间：2009年］

放射性颌骨坏死

放射性颌骨坏死（osteoradionecrosis of the jaws，ORNJ）是头颈部恶性肿瘤放疗电离辐射的晚期效应。电离辐射造成局部低细胞活性、低血管密度、低氧含量，导致颌骨产生自发性无菌性坏死，出现骨面暴露，创口不愈。在放射性颌骨坏死的基础上，牙源性感染、创伤性治疗或口腔卫生不佳等原因可诱发放射性颌骨骨髓炎（radiation osteomyelitis of the jaws）。

照射野包括或累及颌骨的头颈部放疗史患者，存在因上颌骨放射性血供障碍所导致的骨增量失败、骨结合失败和放射性颌骨坏死的风险。因此，接受全剂量头颈部放疗的患者，为上颌窦底提升的绝对禁忌证。

图4-29为黏液表皮样癌放射性颌骨坏死病例。37岁男性患者，上颌左侧磨牙缺失，要求种植修复。术前CBCT扫描可见颌骨异样表现，反复追问病史，患者自诉15年前曾切除左侧腭部黏液表皮样癌（mucoepidermoid carcinoma，MEC）并术后放疗。从其原就诊医院复查组织学切片，诊断无误。CBCT扫描可见上颌左侧大量骨破坏，并侵犯窦底、硬腭、牙槽嵴顶和鼻腔，疑似放射性颌骨坏死，待排除黏液表皮样癌复发，将其转入专科医院进行确诊和治疗。

图4-30为鼻咽癌放射性颌骨坏死病例。52岁男性患者，8个月前拔除上颌右侧第二磨牙，因瘘道一直不愈合转入我院。问病史时发现患者10年前因鼻咽

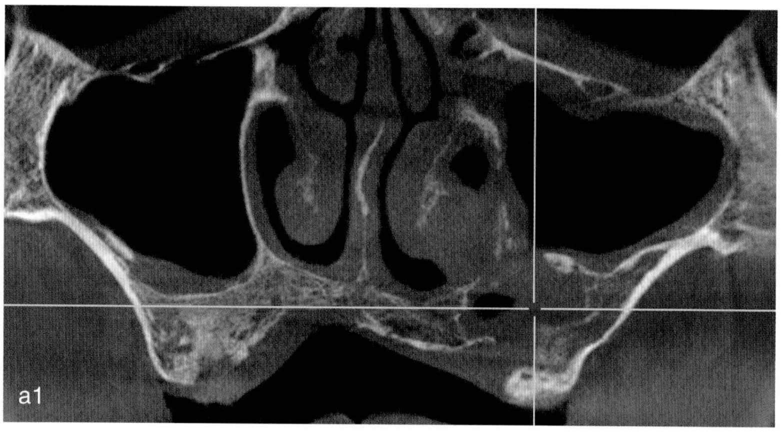

图4-29 黏液表皮样癌患者的放射性颌骨坏死

a. 上颌CBCT扫描。以上颌左侧骨破坏中心（十字线交叉点）为兴趣区的冠状面断层（a1），骨破坏向内侵犯硬腭、向上侵犯窦底、向下侵犯牙槽嵴顶，上颌窦黏骨膜轻度弥漫性增厚。

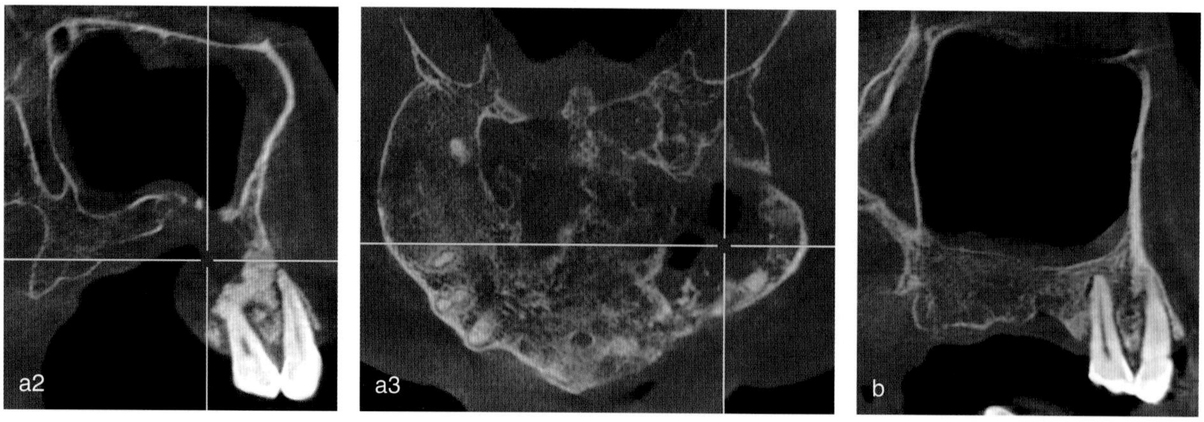

图4-29 黏液表皮样癌患者的放射性颌骨坏死（续）

a. 上颌CBCT扫描。以上颌左侧骨破坏中心（十字线交叉点）为兴趣区的矢状面断层（a2）和水平面断层（a3），骨破坏侵犯硬腭和前磨牙根方骨组织。b. 左侧窦底骨组织正常，窦底黏骨膜轻度增厚。（在我院就诊时间：2021年）

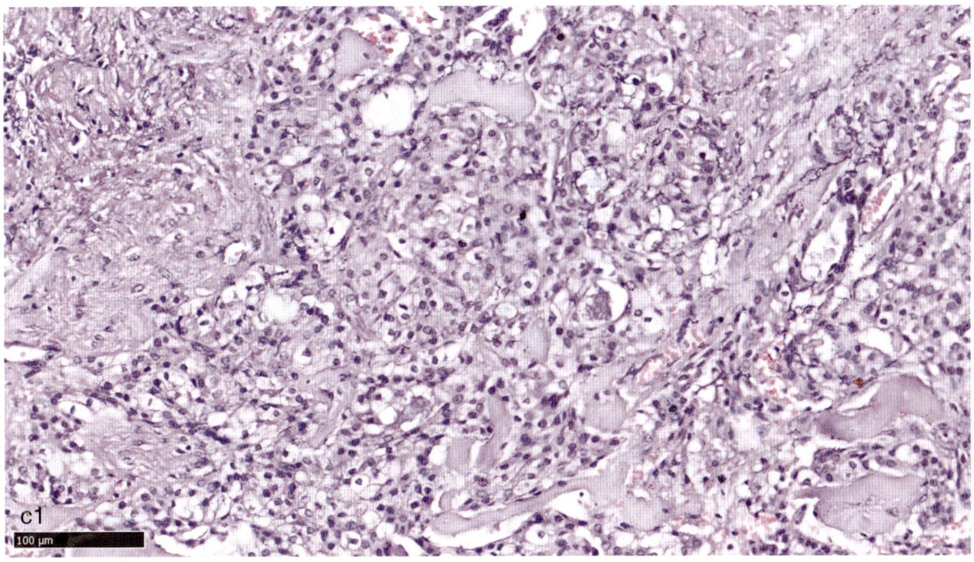

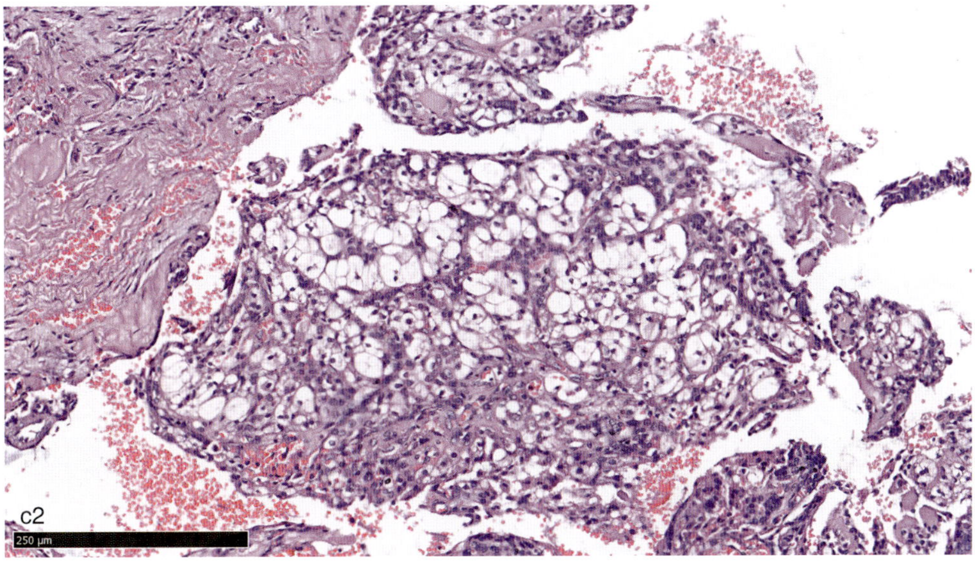

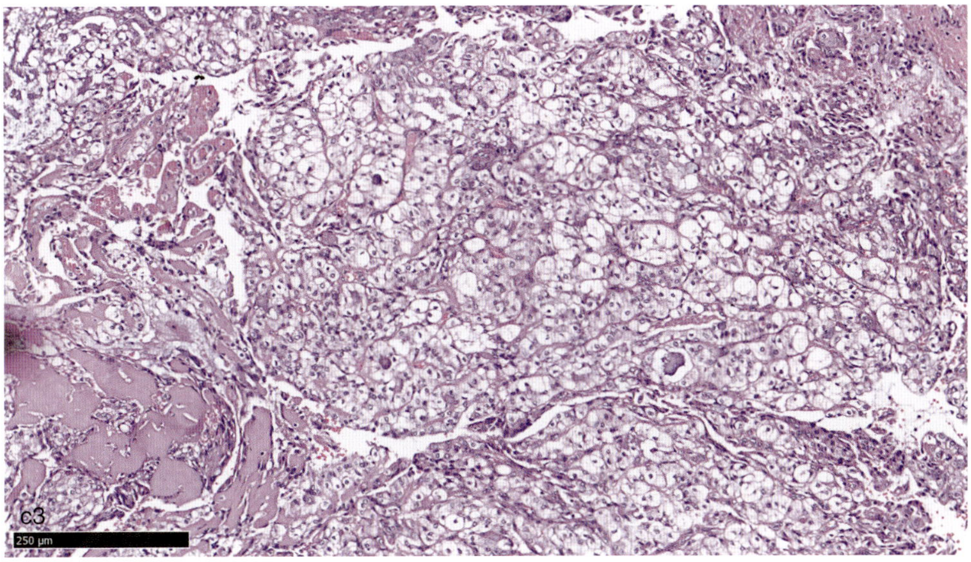

图4-29　黏液表皮样癌患者的放射性颌骨坏死（续）

c. 组织学检查。从其原就诊医院调取的组织学切片。肿瘤上皮呈不规则团片状排列，主要有表皮样细胞、黏液样细胞和中间细胞构成。c1. 以表皮样细胞和中间细胞为主。c2，c3. 可见表皮样细胞呈透明样变，很多黏液样细胞内有大量黏液积聚。

癌进行了30余次放疗（放射剂量不详）。在第二磨牙位点可见一米粒大小的瘘道，探诊无溢脓。CBCT扫描可见第一磨牙牙周膜增宽，腭根上方有死骨，周围有明显骨破坏，向后达第二磨牙远中、向前达上颌窦内壁。本病例，上颌双侧上颌窦发育不良，窦底显著高于鼻底，不存在腭鼻隐窝。对比双侧上颌骨的骨密度，右侧上颌窦显著高于左侧，这是放疗所导致的血供障碍影响骨代谢异常，骨密度增高，抗感染能力下降。耳鼻喉科检查鼻咽癌无复发。为患者进行彻底清创，拔除第一磨牙，清除大量死骨和炎性肉芽组织。术后静脉滴注克林霉素5天，每天1次，每次0.6g；口腔含漱液含漱，每天3次，创口一期愈合。

本章例举了上颌后部2例双膦酸盐相关性颌骨坏死和2例放射性颌骨坏死，目的如下：

- 要详细了解患者病史。我们必须注意，个别患者为了种植治疗可能会隐瞒病史。
- 有些接受双膦酸盐和放疗的患者，可能过若干年才显现颌骨坏死。
- 此类颌骨坏死有明确的放射线表现，可见死骨。

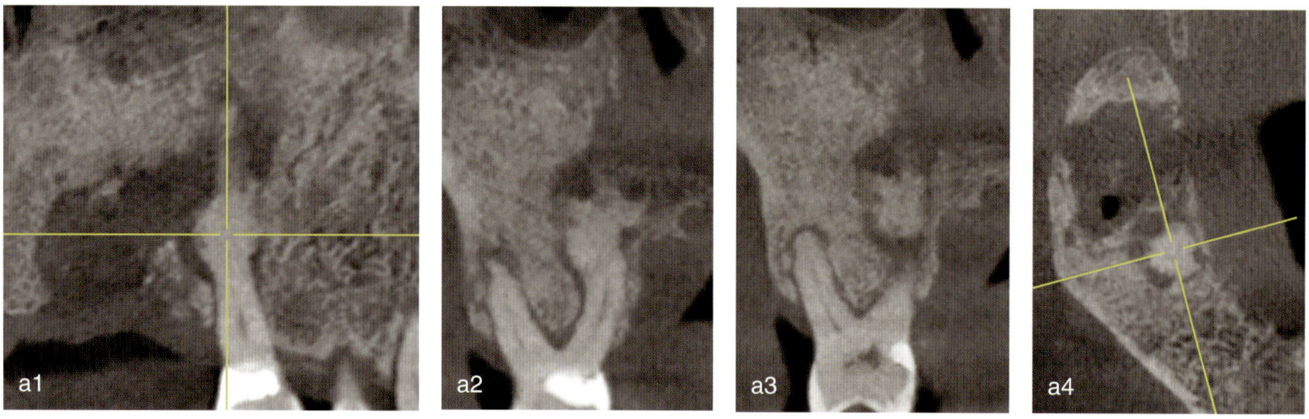

图4-30　鼻咽癌患者的放射性颌骨坏死

a. 转诊本院时的上颌右侧CBCT扫描。以上颌右侧第一磨牙腭根上方死骨（十字线交叉点）为兴趣区的近远中向断层（a1）、颊舌向断层（a2，a3）和水平面断层（a4）。第一磨牙腭根上方有死骨，周围有明显骨破坏，向后达第二磨牙远中，向前达上颌窦内壁。

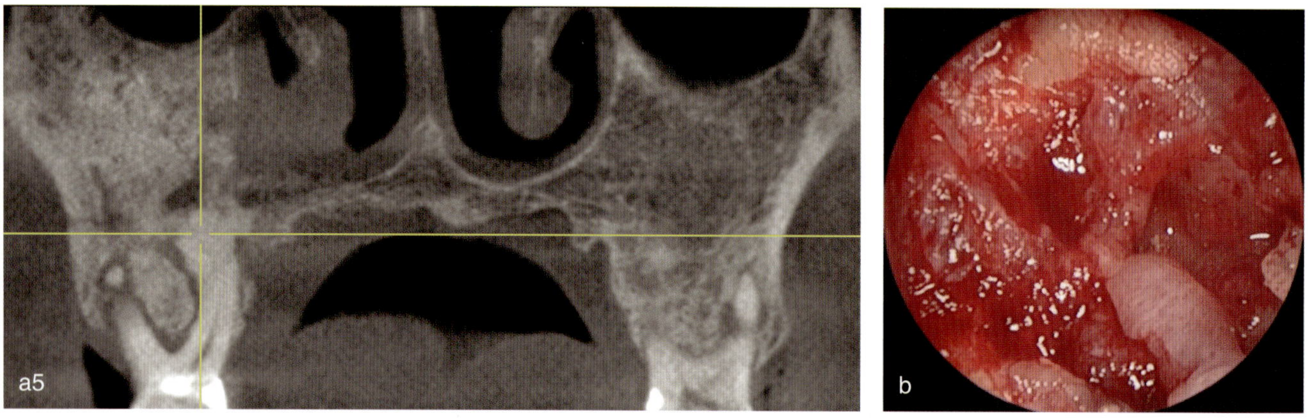

图4-30　鼻咽癌患者的放射性颌骨坏死（续）

a. 转诊本院时的上颌右侧CBCT扫描。a5. 双侧上颌窦发育不良，右侧骨密度显著高于左侧。右侧第一磨牙腭根上方有明显骨破坏，向前侵犯上颌窦内壁。b. 清创时的电子内镜检查，颌骨坏死区有大量死骨和炎性肉芽组织。（转入我院时间：2017年）

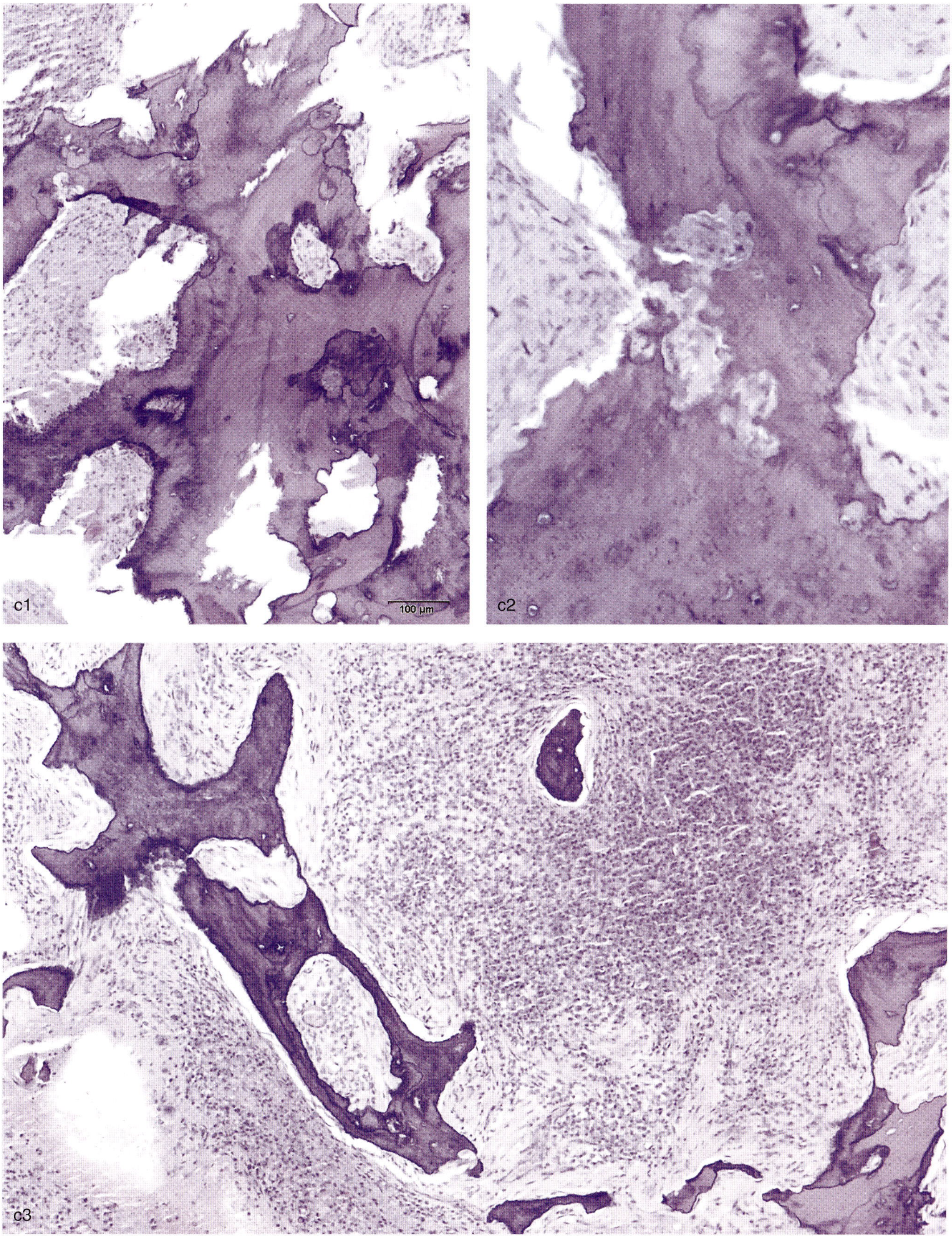

图4-30　鼻咽癌患者的放射性颌骨坏死（续）

c．组织学检查。c1～c3．送检组织显示骨组织丧失了成骨细胞和骨细胞，结构紊乱，形成不规则死骨，其间充满大量炎症和坏死组织。［转入我院时间：2017年；外科程序：宿玉成、刘倩；组织学读片：李翠英（北京大学口腔医学院中心实验室）］

4.5 侧壁开窗上颌窦底提升的病例报告

病例之一：Ⅱ型骨缺损，单颗牙位点侧壁开窗上颌窦底提升，同期种植

45岁女性患者，上颌右侧第一磨牙缺失1年，要求种植修复。

患者一般状态良好，无全身系统性疾病史，不吸烟、不饮酒，无副功能习惯。口腔专科检查可见口腔卫生良好，上颌右侧第一磨牙缺失，颊舌向宽度及殆龈距离良好，黏膜质地正常，附着龈充足（图4-31a1）。曲面体层放射线片显示牙槽嵴顶皮质骨及窦底皮质骨连续，窦底相对位置降低，窦底剩余骨高度接近4mm，牙槽嵴顶位置正常（图4-31a2）。

综上所述，本病例被分类为上颌后部Ⅱ型骨缺损，外科方案为侧壁开窗上颌窦底提升同期植入种植体，潜入式愈合，延期负荷。

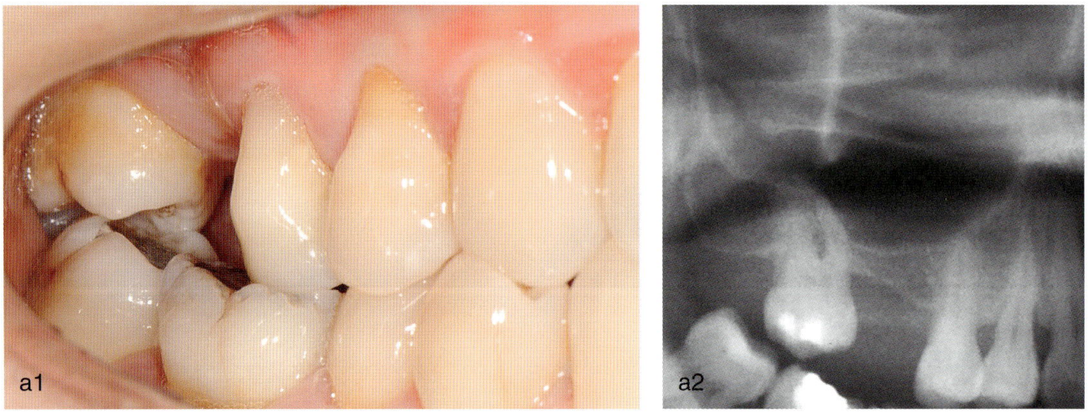

图4-31　Ⅱ型骨缺损，单颗牙位点侧壁开窗上颌窦底提升，同期种植
a. 术前检查。a1. 口内侧面观。上颌右侧第一磨牙缺失。a2. 曲面体层放射线片显示窦底剩余骨高度接近4mm。

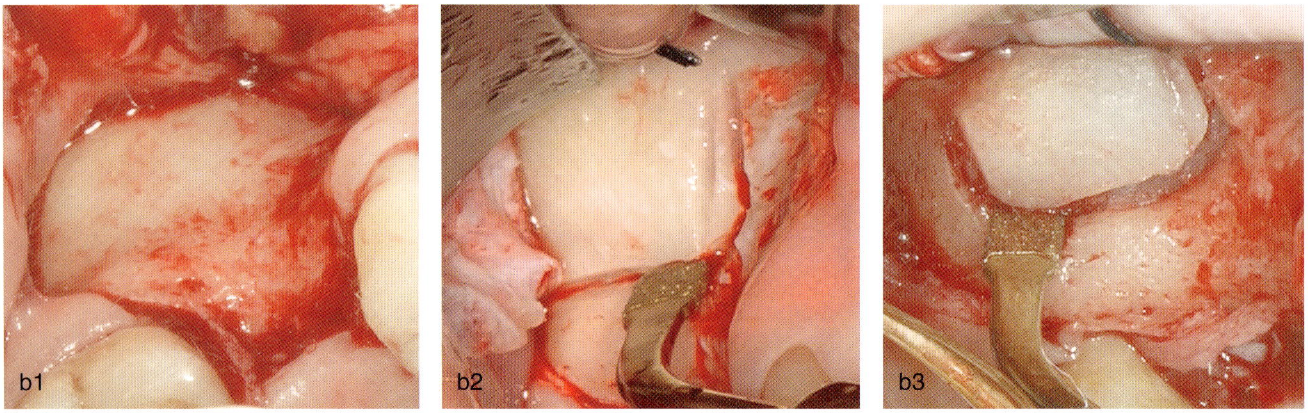

图4-31　Ⅱ型骨缺损，单颗牙位点侧壁开窗上颌窦底提升，同期种植（续）
b. 术中照片。b1. 翻黏骨膜瓣暴露术区骨壁。b2. 用超声骨刀金刚砂扁刀头切割骨窗。b3. 切开侧壁骨窗，可见淡蓝色黏骨膜。

行盐酸阿替卡因骨膜上浸润麻醉，在第一磨牙位点做牙槽嵴顶略偏腭侧的水平向切口以及第一磨牙近中和第二磨牙远中的两个垂直向松弛切口，切口直达骨面。翻黏骨膜瓣，暴露骨壁（图4–31b1）。用超声骨刀金刚砂扁刀头沿骨窗边缘切割（图4–31b2）。骨窗切割完成之后，可见切割线整齐，上颌窦黏骨膜完整、呈淡蓝色（图4–31b3）。用超声骨刀碟形刀头初步剥离黏骨膜（图4–31b4～b6），在超声气水流和超声振动下很容易完成骨窗周围上颌窦黏骨膜的初步剥离，然后用上颌窦黏骨膜剥离子进行上颌窦底深部黏骨膜的剥离，形成充分的骨增量空间以植入骨增量材料。超声骨刀开窗，骨窗边缘圆滑，不会刺伤上颌窦黏骨膜，因此不必将其取出。因为上颌窦黏骨膜完整，呼气时上颌窦腔内气压增高，骨窗

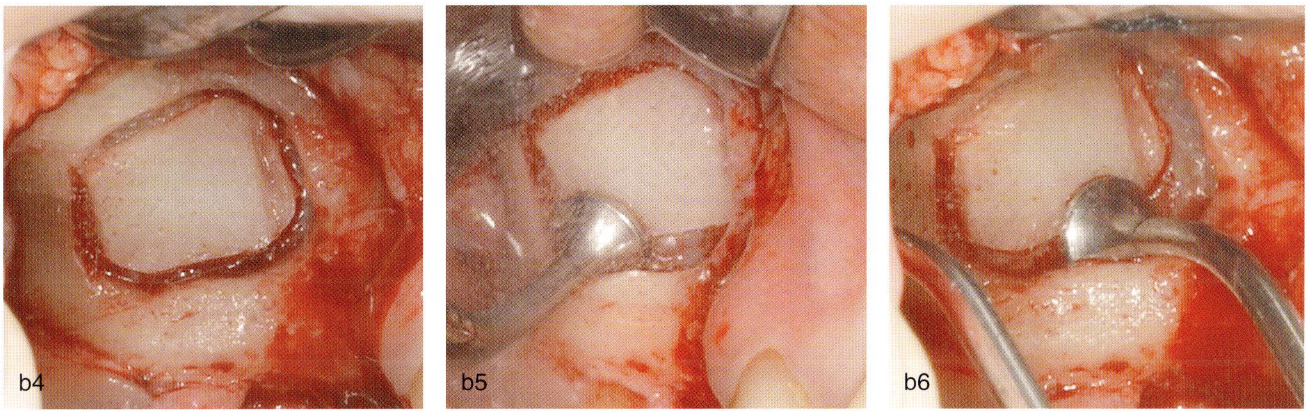

图4–31　Ⅱ型骨缺损，单颗牙位点侧壁开窗上颌窦底提升，同期种植（续）
b. 术中照片。b4. 制备好的矩形骨窗，术区视野清晰。b5，b6. 使用超声骨刀碟形刀头初步剥离骨窗周围的上颌窦黏膜。

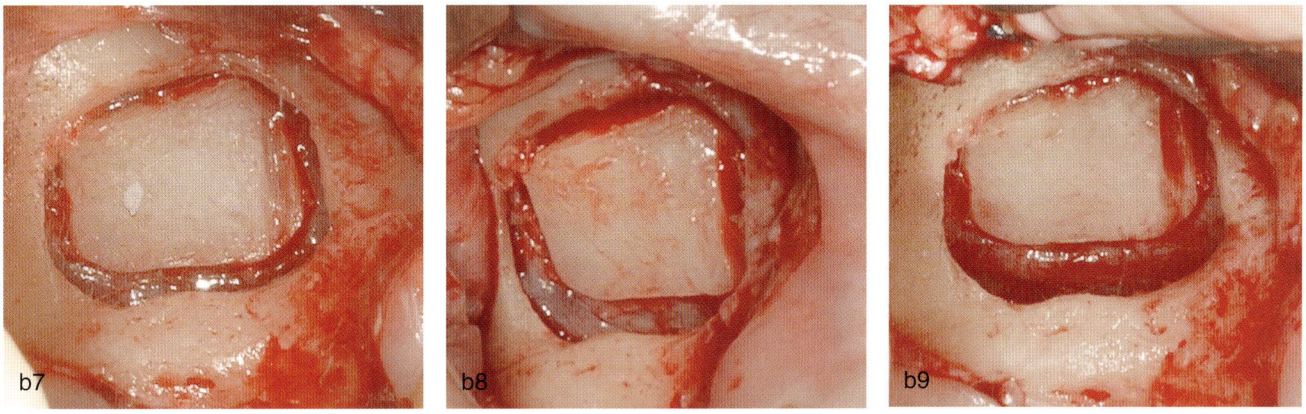

图4–31　Ⅱ型骨缺损，单颗牙位点侧壁开窗上颌窦底提升，同期种植（续）
b. 术中照片。b7～b9. 上颌窦黏骨膜剥离完成之后。可见黏骨膜完整、呈淡蓝色，骨窗及黏骨膜随吸气和呼气上下扇动。

和黏骨膜下降；吸气时上颌窦腔内形成负压，骨窗和黏骨膜上移，由此形成骨窗和黏骨膜随呼吸上下扇动的现象（图4-31b7～b9）。将骨窗和黏骨膜向内上翻转，形成岛状骨窗，并作为上颌窦的新窦底（图4-31b10）。按照标准程序预备种植窝，然后按照两步法进行骨增量。首先在骨增量区初步植入去蛋白牛骨矿物质（Bio-Oss，Geistlich，瑞士），确保在种植体腭侧、近中和远中被骨增量材料所充分包绕（图4-31b11）。植入直径4.1mm、平台直径4.8mm、光滑颈部高度1.8mm、长度12mm的软组织水平种植体（TL，SP，SLA，Ti，Straumann，瑞士），种植体光滑颈部位于骨内，种植体的最终植入扭矩＞35Ncm（图4-31b12）。种植体的三维位置与轴向理想，之后在种植体表面再次植入去蛋白牛骨矿物质，并与骨窗平齐（图4-31b13）。在窗口表面覆盖生物可吸收性胶原膜（Bio-Gide，Geistlich，瑞士），覆盖的范围超出窗口接近2mm（图4-31b14）。取出携带体，安装封闭螺钉，无张力创口初期关闭（图4-31b15）。

术后静脉滴注克林霉素3天，每天1次，每次

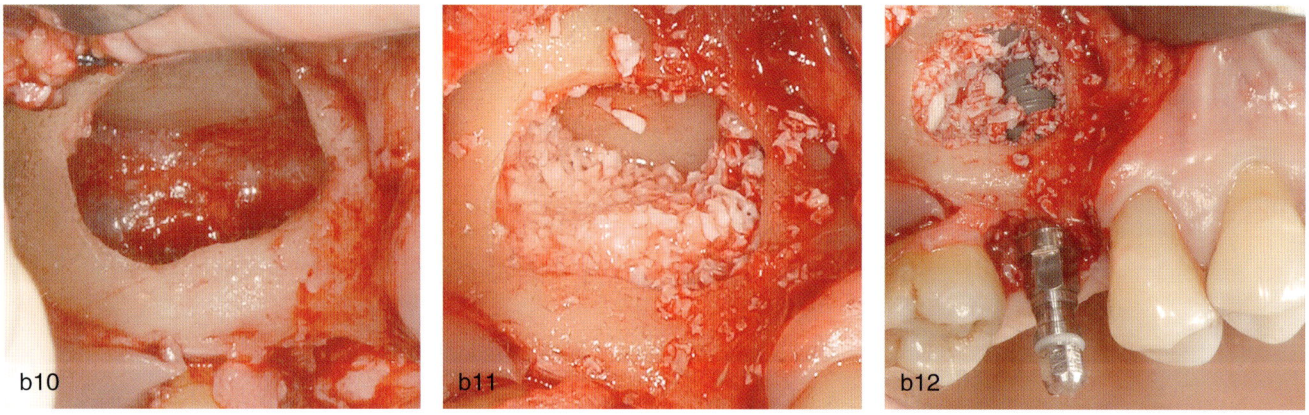

图4-31　Ⅱ型骨缺损，单颗牙位点侧壁开窗上颌窦底提升，同期种植（续）
b. 术中照片。b10. 骨窗随吸气上移，形成新的上颌窦底。b11. 形成岛状骨窗，初步植入去蛋白牛骨矿物质。b12. 植入软组织水平种植体，最终植入扭矩＞35Ncm。

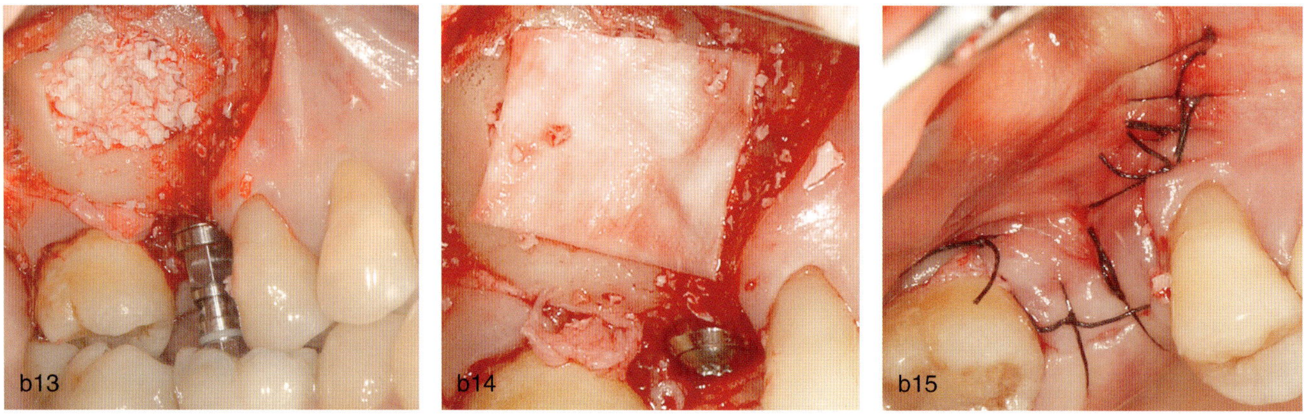

图4-31　Ⅱ型骨缺损，单颗牙位点侧壁开窗上颌窦底提升，同期种植（续）
b. 术中照片。b13. 理想的种植体三维位置与轴向，再次植入去蛋白牛骨矿物质。b14. 在窗口表面覆盖生物可吸收性胶原膜。b15. 黏骨膜瓣复位，无张力创口关闭。

0.6g；静脉滴注地塞米松注射液2天，每天1次，每次10mg；呋麻滴鼻液滴鼻3天，每天2次；复方葡萄糖酸氯己定含漱液含漱，每天3次，直至10天后拆线。

愈合6个月后拍摄曲面体层放射线片，可见理想的窦底位置，种植体被新骨所包绕（图4-31c）。行二期手术，暴露种植体。2周后制取印模，制作粘接固位的金属烤瓷修复体。戴入最终修复体之后，修复体边缘密合。2周后复诊，可见良好的𬌗关系和完美的种植体周围软组织（图4-31d）。

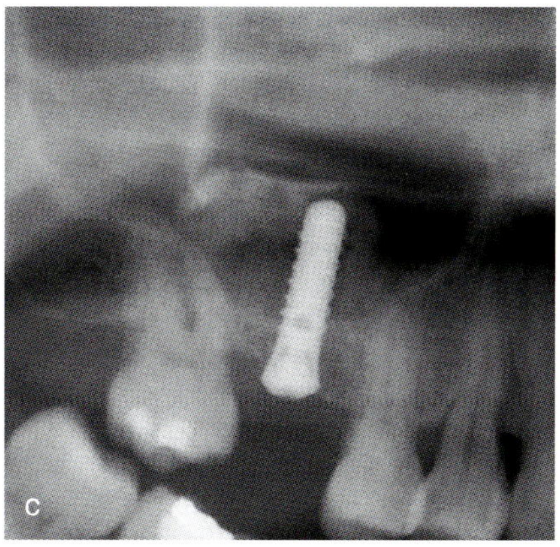

图4-31 Ⅱ型骨缺损，单颗牙位点侧壁开窗上颌窦底提升，同期种植（续）
c. 6个月后进入修复程序，曲面体层放射线片显示理想的窦底位置，种植体被新形成的骨包绕。

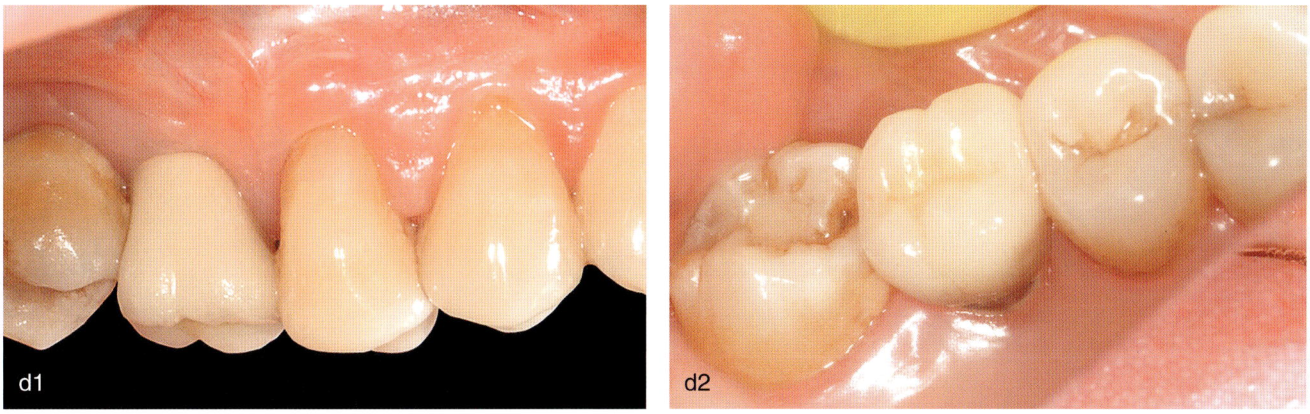

图4-31 Ⅱ型骨缺损，单颗牙位点侧壁开窗上颌窦底提升，同期种植（续）
d. 术后6个月时进入修复程序，口内照片。d1. 颊侧观。d2. 𬌗面观。戴入粘接固位的金属烤瓷修复体，种植体周围软组织健康、稳定，附着龈质量良好。

讨论

本病例展示了侧壁开窗上颌窦底提升的基本外科程序。

本病例使用超声骨刀开窗。超声骨刀可以有效地切割硬组织，但对软组织无切割作用。因此，可以在开窗过程中有效地保护上颌窦黏骨膜。用超声骨刀碟形刀头初步剥离黏骨膜，在超声气水流和超声振动下很容易完成骨窗周围上颌窦黏骨膜的初步剥离。但碟形刀头的直径较小（通常不超过5mm），必须再使用上颌窦黏骨膜剥离子进行深部的黏骨膜剥离，形成足够的骨增量空间。

可以保留骨窗，连同黏骨膜向内上翻转，形成岛状骨窗，并作为上颌窦的新窦底；也可以去除骨窗，形成揭盖式骨窗，将黏骨膜向内上翻转，形成上颌窦的新窦底。目前没有两者之间存在成骨差别的证据。本病例，采用了保留骨窗的方法[32]。

种植外科程序：宿玉成、戈怡；种植修复程序：耿威；技工室程序：姜秀瑛；病例完成时间：2005年

病例之二：Ⅱ型骨缺损，单颗牙位点侧壁开窗上颌窦底提升，同期种植

25岁女性患者，1年前拔除上颌右侧第二前磨牙，要求种植治疗。

患者一般状态良好，无全身系统性疾病史，不吸烟、不饮酒，无副功能习惯。口腔专科检查可见口腔卫生维护良好，上颌右侧第二前磨牙缺失，牙槽嵴形态丰满，殆龈距离与颌位关系良好，附着龈充足（图4-32a）。CBCT扫描显示第二前磨牙缺失，窦底相对位置降低，窦底凹陷，近远中向为倾斜型窦底、颊舌向为平坦型窦底。牙槽嵴顶相对位置尚可，近远中向和颊舌向均为平直型牙槽嵴顶。窦底皮质骨连续，缺牙位点窦底剩余骨密度较低，为Ⅳ类骨密度。窦底剩余骨高度约为3.6mm，骨宽度尚可，窦底黏骨膜无增厚，上颌窦前外侧骨壁平直且较厚（图4-32b）。

综上所述，本病例被分类为上颌后部Ⅱ型骨缺损，治疗方案为侧壁开窗上颌窦底提升同期植入种植体，3个月后修复。

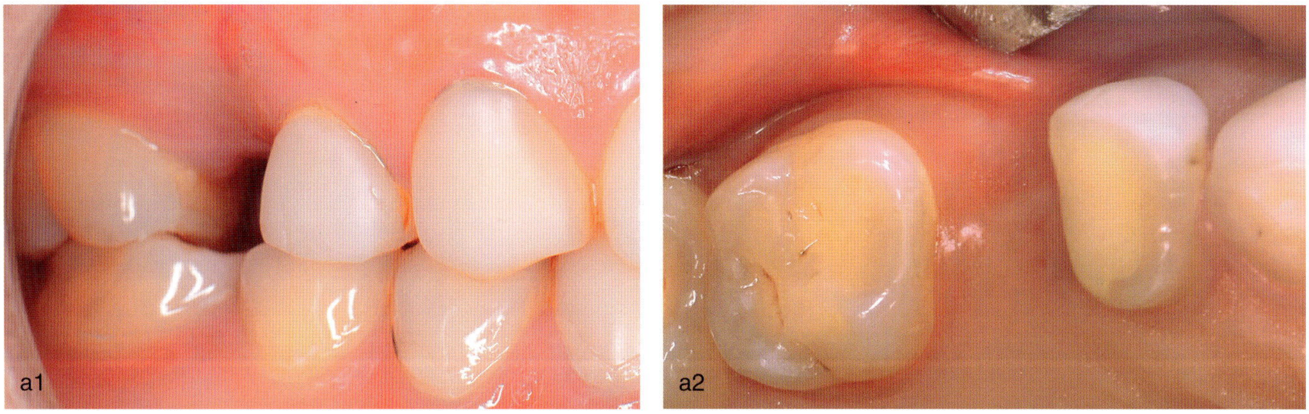

图4-32　Ⅱ型骨缺损，单颗牙位点侧壁开窗上颌窦底提升，同期种植
a. 术前口内照片。a1. 颊侧观。a2. 殆面观。显示上颌右侧第二前磨牙缺失，附着黏膜质量尚可，颌位关系正常。尖牙及第一前磨牙均为复合树脂贴面。

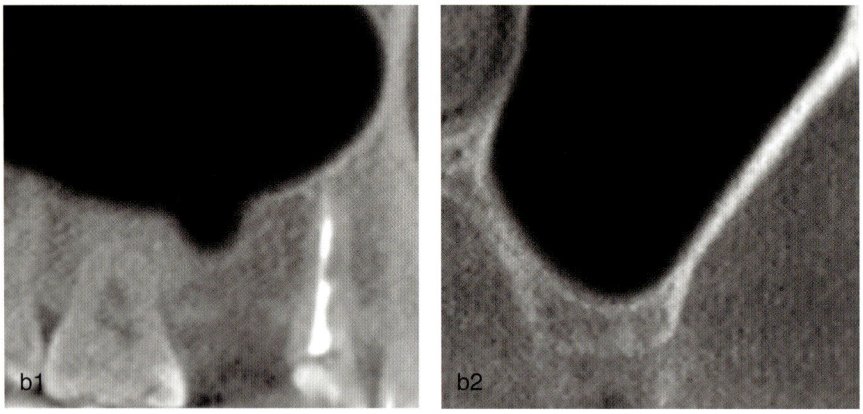

图4-32　Ⅱ型骨缺损，单颗牙位点侧壁开窗上颌窦底提升，同期种植（续）
b. 术前上颌右侧CBCT扫描。b1. 后牙牙弓的近远中向断层。b2. 第二前磨牙位点种植体的颊舌向断层。上颌窦底形态不平坦，近远中向倾斜走行，在缺牙位点对应处呈台阶状，剩余骨高度约为3.6mm，骨宽度尚可，上颌窦侧壁骨板较厚，黏骨膜无增厚。

行盐酸阿替卡因骨膜上浸润麻醉，做牙槽嵴顶略偏腭侧的水平向切口以及第一前磨牙近中和第一磨牙远中的垂直向松弛切口，切口直达骨面。在缺牙间隙两侧的邻牙做龈沟内切口，切断上皮附着与结缔组织附着，用Buser剥离子翻全厚黏骨膜瓣（图4-32c1，c2）。用锋利的大刮骨刀于拟开窗骨面刮取自体骨骨屑（图4-32c3～c5）。在上颌窦前外侧壁开窗，骨窗下缘位于窦底解剖位置上方2～3mm，近远中走行与窦底形态一致。

在大量生理盐水冲洗下，分别用直径4.5mm的钨钢球钻和金刚砂球钻，以20000rpm的转速进行侧壁开窗（图4-32c6，c7）。在骨切割的过程中，逐渐暴露出走行于上颌窦外侧壁和上颌窦骨膜之间的牙槽上颌窦动脉（图4-32c7，c8）。骨切割完成之后，本病例选择去除骨窗。小心翼翼去除骨窗，要避免骨窗上锋利的皮质骨边缘刺破黏骨膜（图4-32c9）。取出骨窗之后，将其翻转，可见位于骨窗内侧骨壁表面的牙槽上颌窦动脉（AAA）切迹（图4-32c10）。

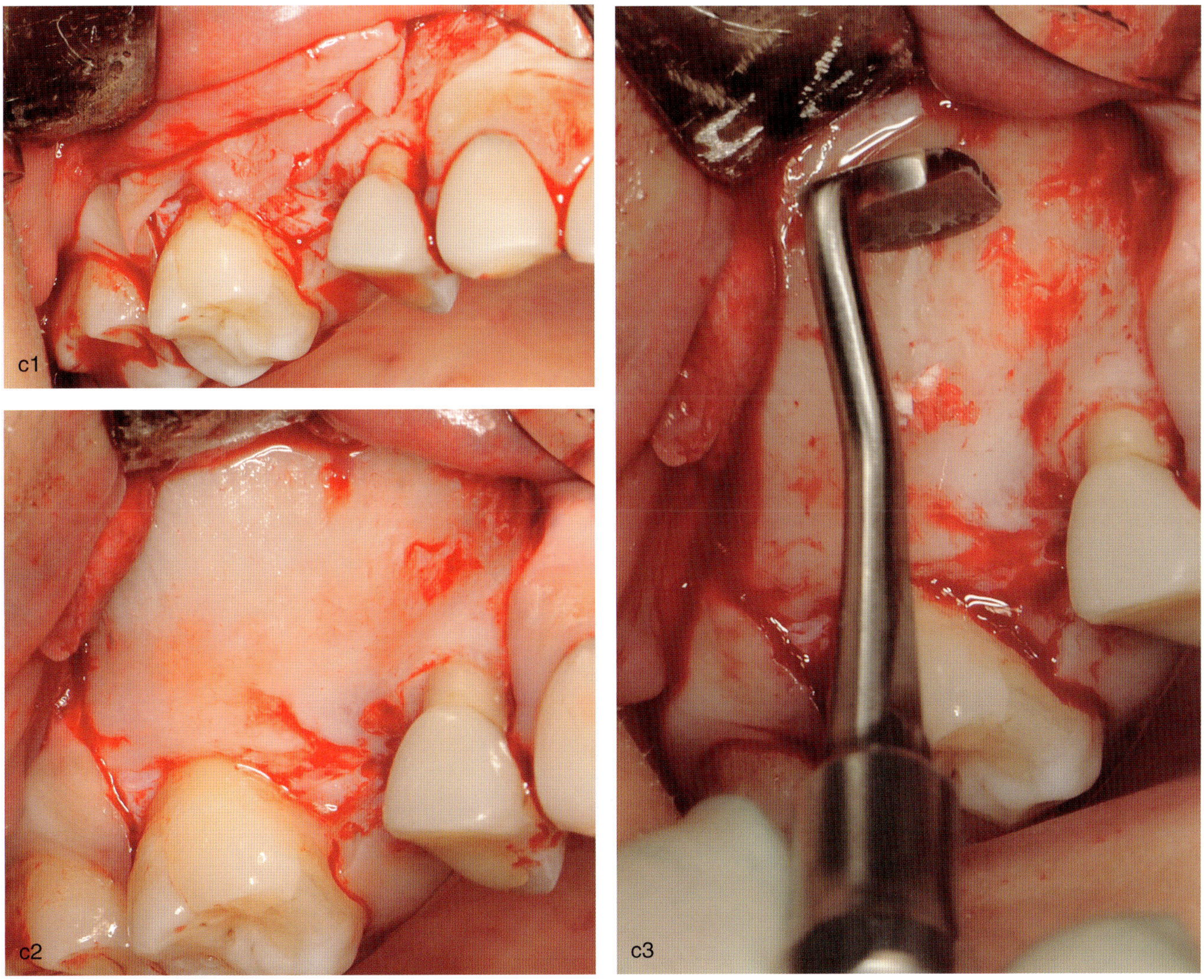

图4-32 Ⅱ型骨缺损，单颗牙位点侧壁开窗上颌窦底提升，同期种植（续）

c. 术中照片。c1，c2. 切口与翻瓣。做牙槽嵴顶略偏腭侧的水平向切口以及第一前磨牙近中和第一磨牙远中的垂直向松弛切口，翻黏骨膜瓣，暴露术区，可见凹陷型上颌窦外侧壁。c3. 刮取骨屑。用锋利的大刮骨刀于拟开窗骨面刮取自体骨骨屑。

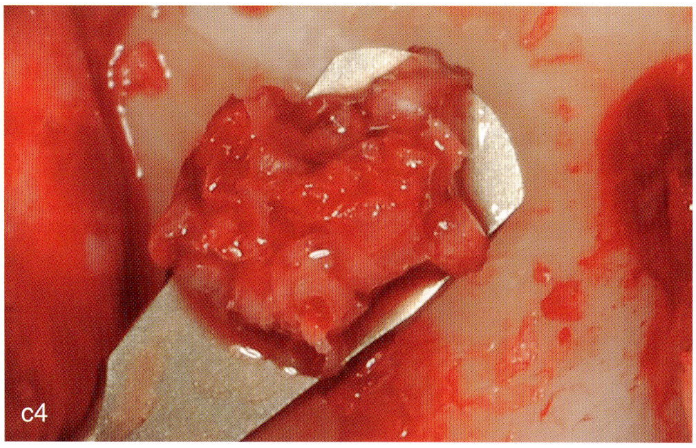

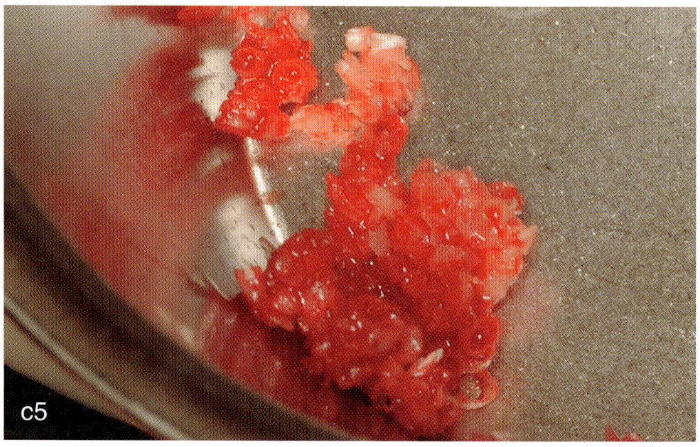

图4-32　Ⅱ型骨缺损，单颗牙位点侧壁开窗上颌窦底提升，同期种植（续）
c. 术中照片。c4，c5. 刮取骨屑。用锋利的大刮骨刀于拟开窗的上颌窦外侧壁表面刮取自体骨骨屑。就本病例而言，可以实现自体骨骨屑与骨代用品的1：1混合。

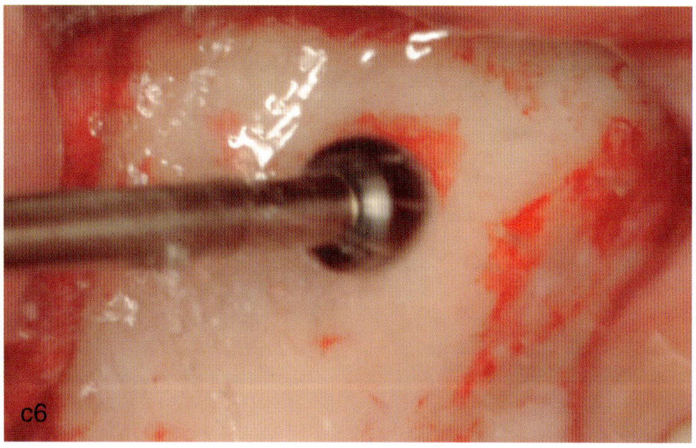

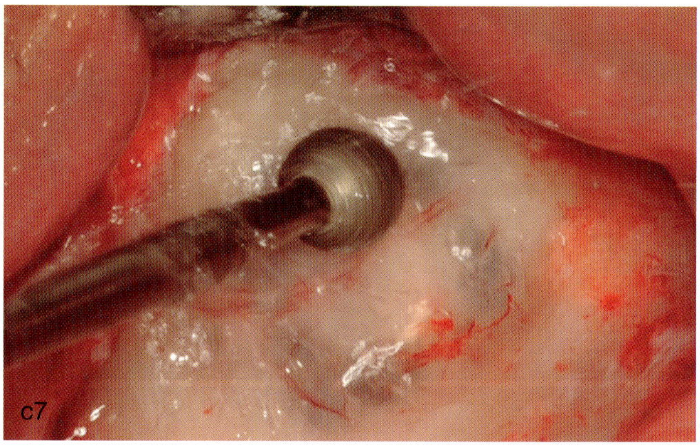

图4-32　Ⅱ型骨缺损，单颗牙位点侧壁开窗上颌窦底提升，同期种植（续）
c. 术中照片。c6，c7. 切割骨窗。刮取自体骨骨屑之后，在大量生理盐水冲洗下，分别用直径4.5mm的钨钢球钻和金刚砂球钻，进行开窗的骨切割。在骨切割过程中，逐渐暴露出走行于上颌窦外侧骨壁和上颌窦骨膜之间的牙槽上颌窦动脉。

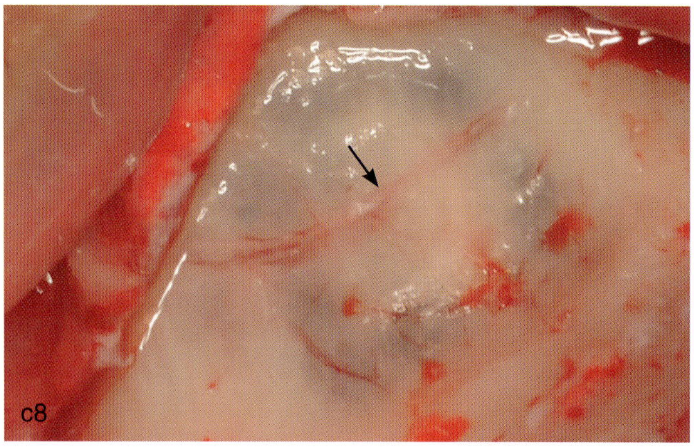

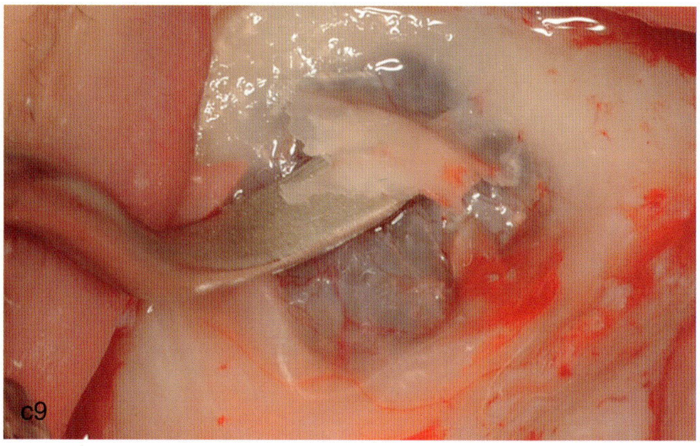

图4-32　Ⅱ型骨缺损，单颗牙位点侧壁开窗上颌窦底提升，同期种植（续）
c. 术中照片。c8. 完成骨切割。可见切割完成的骨窗轮廓、淡蓝色的上颌窦黏骨膜和前后走行的牙槽上颌窦动脉（箭头所示）。c9. 去除骨窗。小心翼翼去除骨窗，要避免骨窗上锋利的皮质骨边缘刺破黏骨膜。

同时，可见位于上颌窦骨膜表面的牙槽上颌窦动脉（图4-32c11）。由于本病例的窦底形态不平坦，先从较为平坦处剥离黏骨膜，然后沿倾斜窦底骨壁向各个方向剥离，最后将窦底黏骨膜提升至理想的高度。黏骨膜剥离之后将明胶海绵卷置入上颌窦底黏骨膜提升后所形成的间隙内，在种植窝逐级预备过程中麻花钻突破窦底皮质骨时，避免损伤黏骨膜（图4-32c12，c13）。将刮取的自体骨骨屑与粗细颗粒混合的去蛋白牛骨矿物质（Bio-Oss，Geistlich，瑞士）按1：1比例混合，并用术区收集的血液调拌（图4-32c14）。采取两步法植骨。首先在植入种植体之前用骨粉输送器将团块状骨增量材料输送至窦底空间（图4-32c15），向深部倒入并压紧压实，保证种植体内侧也被骨增量材料充分包绕。用种植手机以15rpm的转速匀速植入直径4.1mm、平台直径4.8mm、长度10mm、光滑颈部高度1.8mm的软组织水平锥柱状种植体（TL，TE，SLA，Ti，Straumann，瑞士），部分种植体光滑颈部位于骨内（图4-32c16，c17）。种植体植入的行程扭矩约15Ncm，最终扭矩＞35Ncm。种植体获得了理想的三维位置，种植

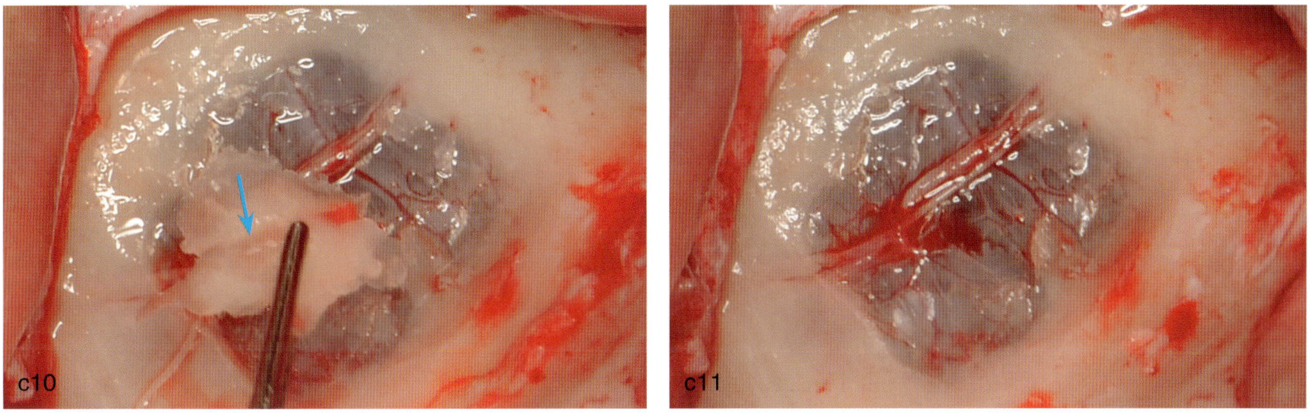

图4-32　Ⅱ型骨缺损，单颗牙位点侧壁开窗上颌窦底提升，同期种植（续）

c. 术中照片。c10. 去除骨窗。取出骨窗之后，将其翻转，在骨窗内侧骨壁表面可以见到典型的牙槽上颌窦动脉切迹（箭头所示）。c11. 牙槽上颌窦动脉。前后走行的牙槽上颌窦动脉以及分支血管断裂之后的轻微出血，上颌窦黏骨膜呈健康的淡蓝色。

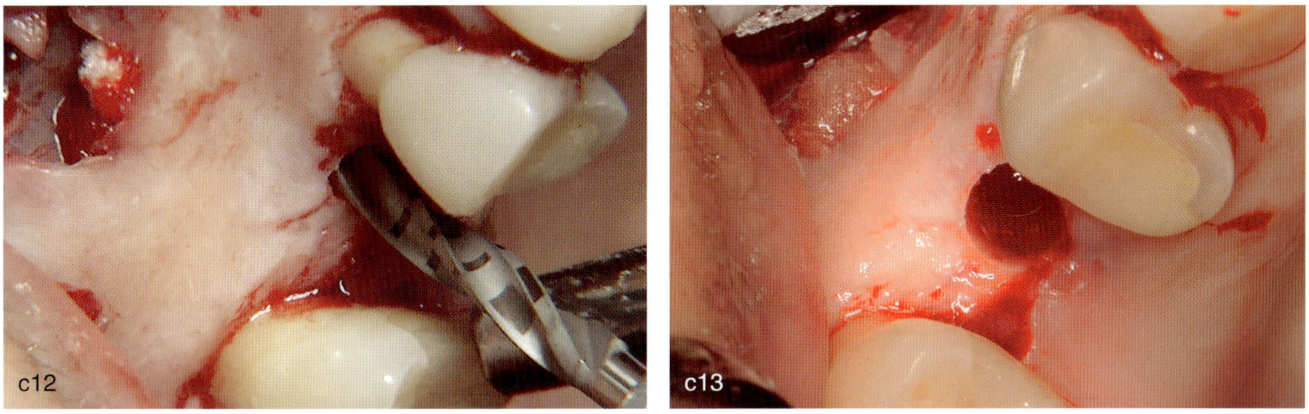

图4-32　Ⅱ型骨缺损，单颗牙位点侧壁开窗上颌窦底提升，同期种植（续）

c. 术中照片。c12，c13. 种植窝预备。剥离窦底及侧壁黏骨膜至理想的高度之后，将明胶海绵卷置入上颌窦底黏骨膜提升后所形成的间隙内。按照Straumann软组织水平锥柱状种植体的种植窝预备程序，逐级预备种植窝。

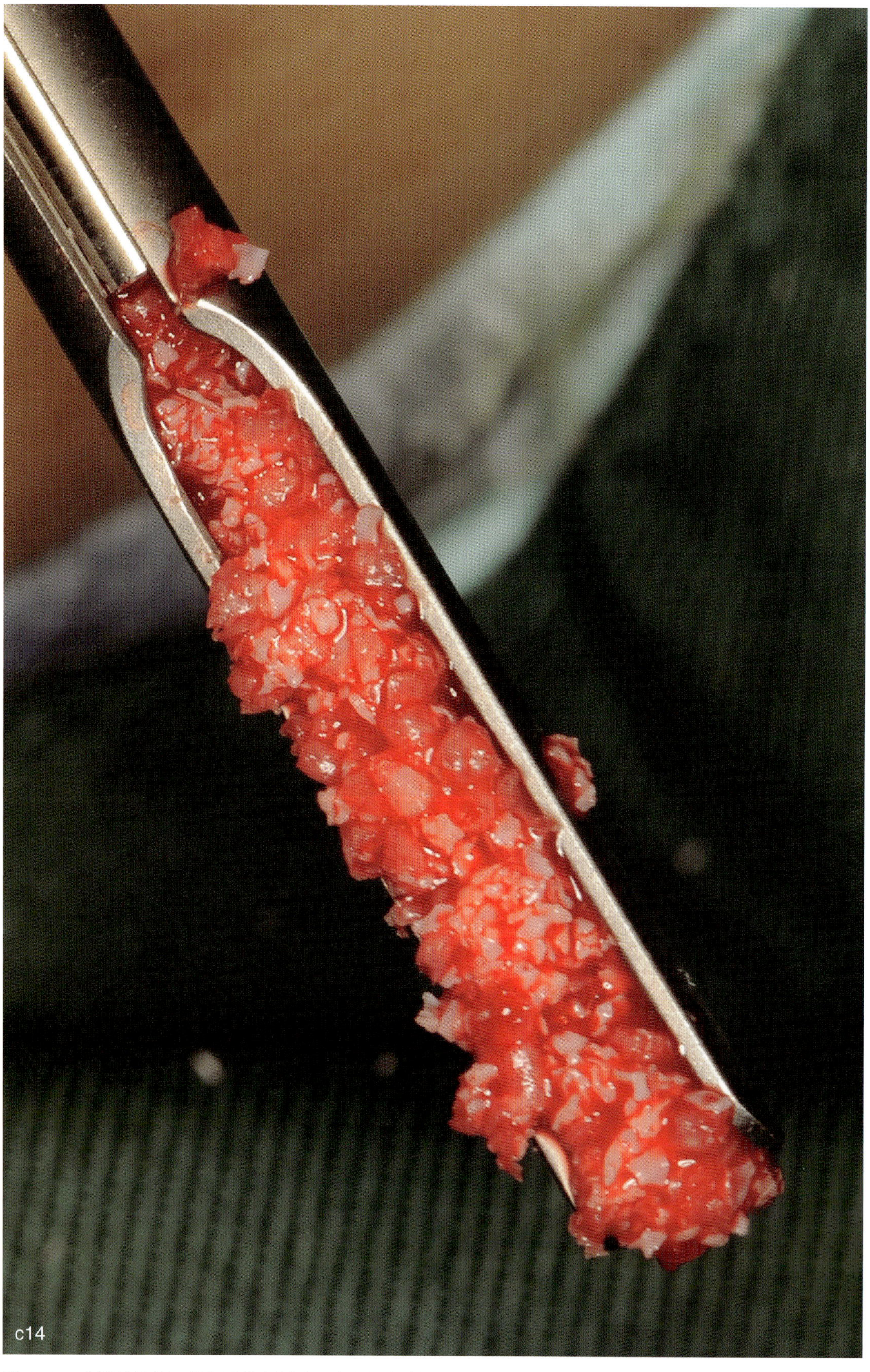

图4-32 Ⅱ型骨缺损，单颗牙位点侧壁开窗上颌窦底提升，同期种植（续）

c. 术中照片。c14. 骨增量材料。骨增量材料为从骨窗刮取的自体骨骨屑与粗细颗粒混合的去蛋白牛骨矿物质大致按1：1比例混合，并用术区收集的血液调拌的混合物。

体轴向呈现与对颌牙尖窝相对的理想位置关系（图4-32c18）。取出携带体，安放封闭螺钉。种植体植入后，在上颌窦侧壁开窗处，再次植入骨增量材料并压实（图4-32c19）。用修剪好的生物可吸收性胶原膜（Bio-Gide，Geistlich，瑞士）覆盖骨窗和骨增量材料，胶原膜的覆盖范围应当超出骨窗2mm左右（图4-32c20）。黏骨膜瓣复位，间断缝合，无张力创口初期关闭，种植体潜入式愈合（图4-32c21）。

术后静脉滴注克林霉素3天，每天1次，每次0.6g；静脉滴注地塞米松注射液2天，每天1次，每次10mg；呋麻滴鼻液滴鼻3天，每天2次；复方葡萄糖酸氯己定含漱液含漱，每天3次，直至10天后拆线。

术后即刻CBCT扫描显示种植体三维位置与轴向理想，术前的台阶状上颌窦底已经被完美的帐篷样隆起所取代，重建的窦底骨高度在12mm左右。上颌窦腔内未见液平面及骨增量材料影像，说明上颌窦底黏骨膜完整，上颌窦底提升和同期种植体植入获得了完美的临床效果。牙槽嵴顶的颊侧与舌侧的骨板厚度也

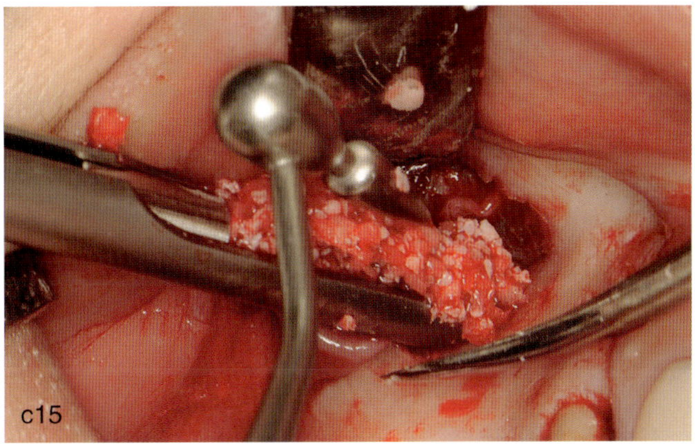

图4-32 Ⅱ型骨缺损，单颗牙位点侧壁开窗上颌窦底提升，同期种植（续）
c. 术中照片。c15. 用骨粉输送器向提升的空间深部输送骨增量材料并压实，确保种植体内侧也被骨增量材料所充分包绕。

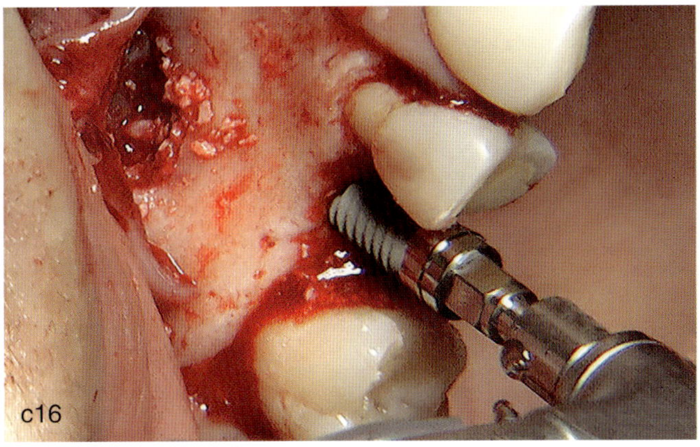

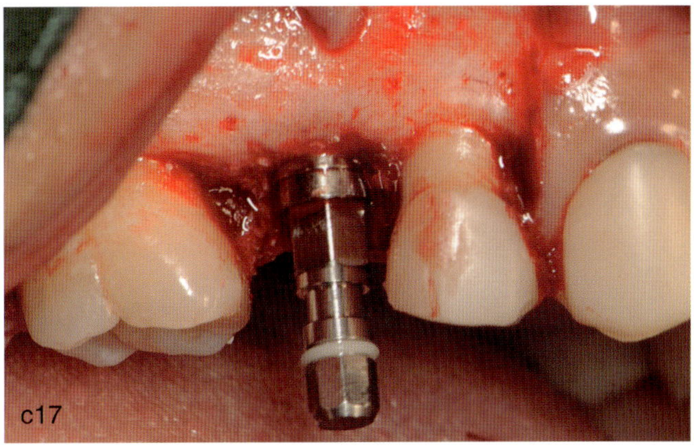

图4-32 Ⅱ型骨缺损，单颗牙位点侧壁开窗上颌窦底提升，同期种植（续）
c. 术中照片。c16，c17. 植入种植体。种植窝预备完成之后，植入软组织水平锥柱状种植体，获得了理想的三维位置与轴向，种植体的最终扭矩＞35Ncm。

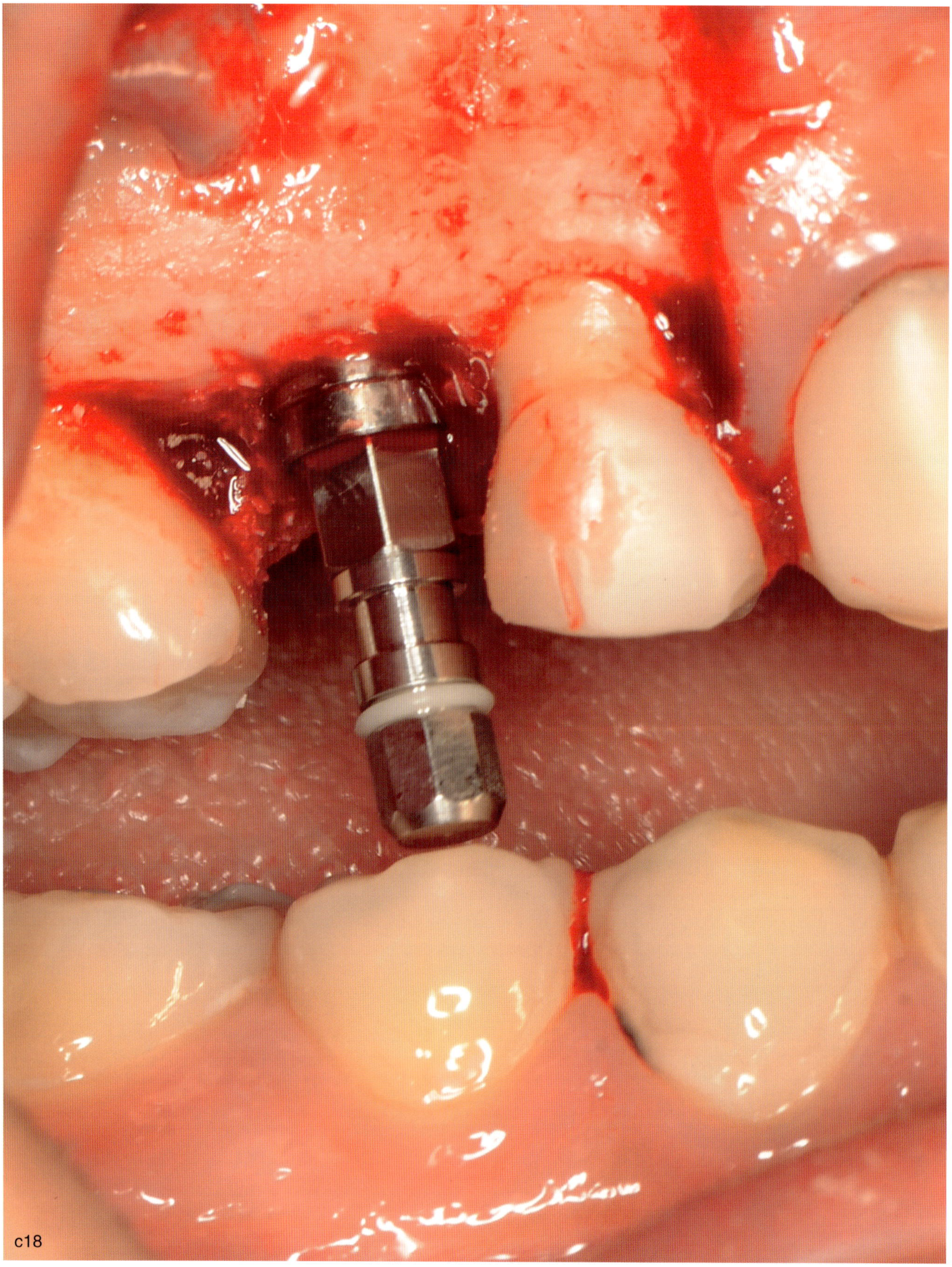

图4-32 Ⅱ型骨缺损，单颗牙位点侧壁开窗上颌窦底提升，同期种植（续）

c. 术中照片。c18. 植入种植体。种植体位于理想的三维位置与轴向，可以实现修复体的螺钉固位。

在2mm左右，与术前设计一致（图4-32d）。

术后3个月时进入修复程序。此时可见种植体封闭螺钉部分暴露，种植体周围软组织健康，角化黏膜良好。CBCT扫描显示上颌窦底骨高度稳定，呈帐篷样隆起，种植体周围骨健康、稳定（图4-32e）。戴入螺钉固位的全瓷修复体（Variobase基台），修复体被动就位，螺钉通道位于𬌗面中央窝（图4-32f）。

修复1年后复诊时的CBCT扫描显示，骨组织更加成熟，骨高度稳定，种植体周围骨组织健康、稳定，窦底黏骨膜轻度增厚（图4-32g）。

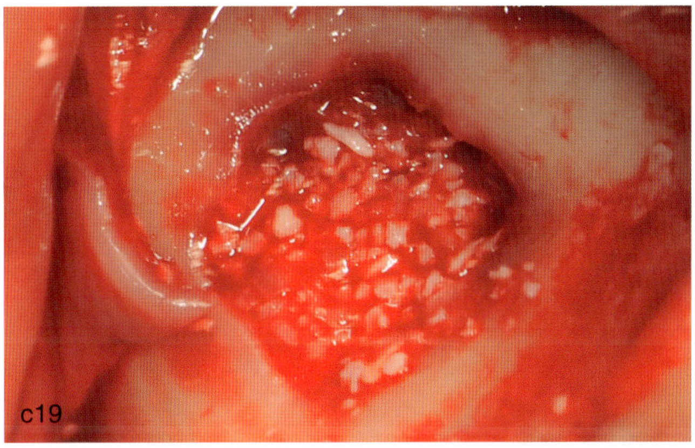

图4-32 Ⅱ型骨缺损，单颗牙位点侧壁开窗上颌窦底提升，同期种植（续）
c. 术中照片。c19. 再次植入骨增量材料。

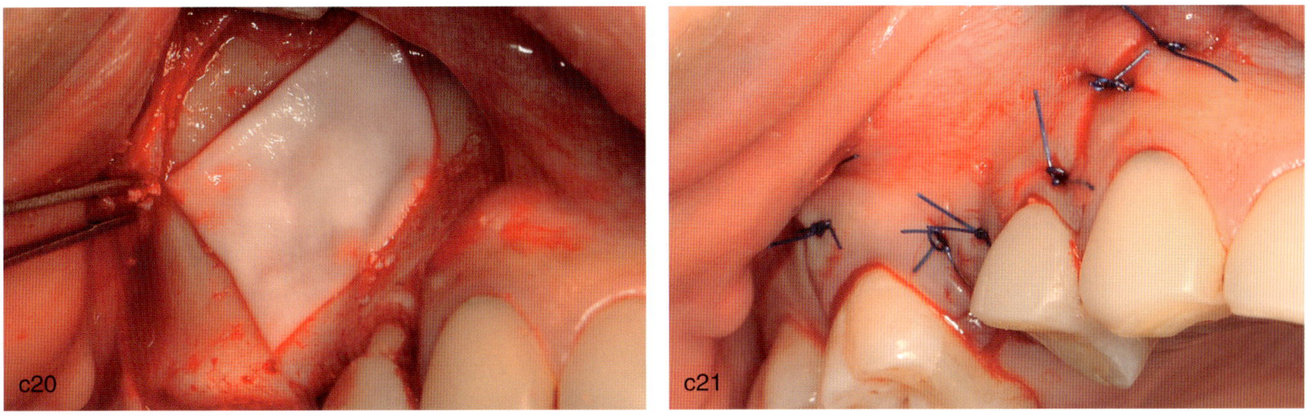

图4-32 Ⅱ型骨缺损，单颗牙位点侧壁开窗上颌窦底提升，同期种植（续）
c. 术中照片。c20. 覆盖生物可吸收性胶原膜。c21. 复位黏骨膜瓣，无张力创口关闭。

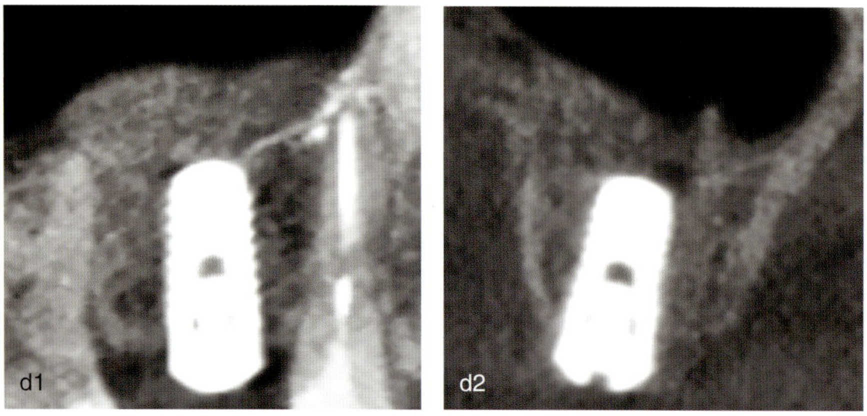

图4-32 Ⅱ型骨缺损，单颗牙位点侧壁开窗上颌窦底提升，同期种植（续）

d. 术后即刻上颌右侧CBCT扫描。d1. 后牙牙弓的近远中向断层。d2. 第二前磨牙位点种植体的颊舌向断层。上颌窦底形成完美的帐篷样隆起，重建的窦底骨高度在12mm左右。上颌窦腔内未见液平面及植骨材料影像。

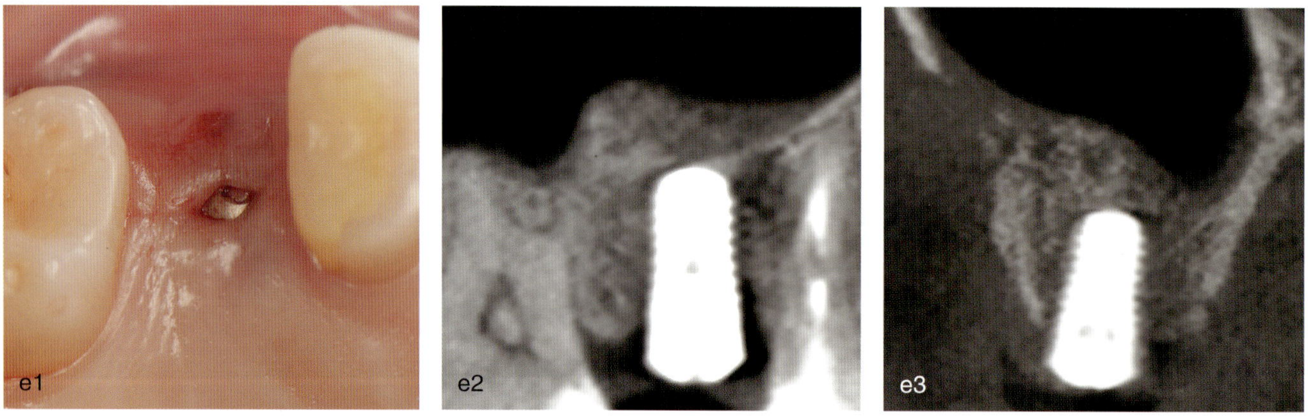

图4-32 Ⅱ型骨缺损，单颗牙位点侧壁开窗上颌窦底提升，同期种植（续）

e. 3个月后进入修复程序。e1. 术后3个月的口内㕭面观。种植体封闭螺钉部分暴露，种植体周围软组织健康，角化黏膜良好。e2，e3. CBCT扫描，依次为后牙牙弓的近远中向断层、第二前磨牙位点种植体的颊舌向断层。窦底骨高度稳定，种植体周围骨组织健康、稳定。

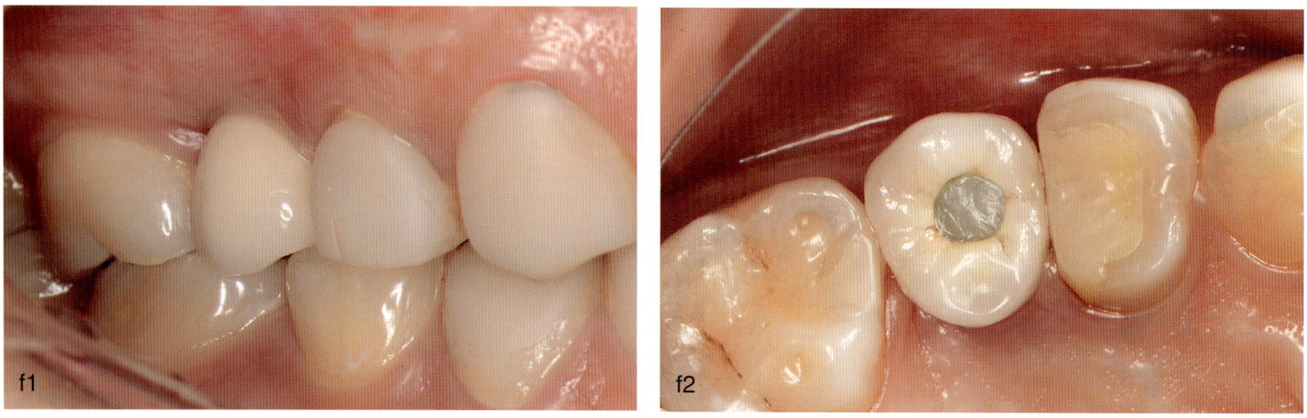

图4-32 Ⅱ型骨缺损，单颗牙位点侧壁开窗上颌窦底提升，同期种植（续）

f. 3个月后进入修复程序，戴入修复体后的照片。f1. 颊侧观。f2. 㕭面观。在第一磨牙位点戴入螺钉固位的全瓷修复体，种植体周围软组织健康、稳定。

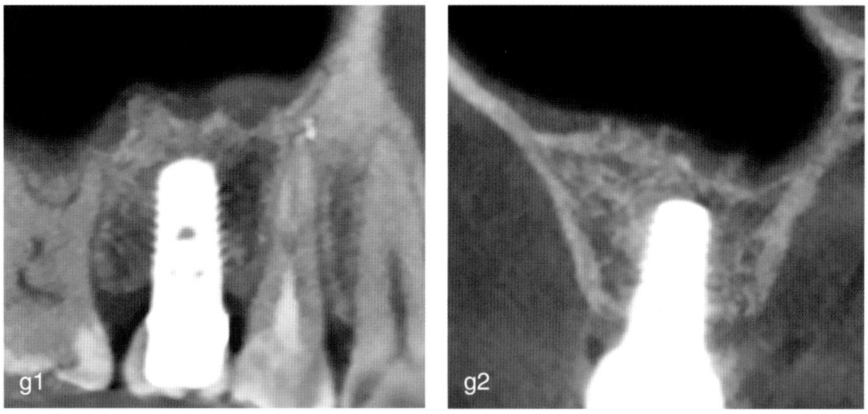

图4–32 Ⅱ型骨缺损，单颗牙位点侧壁开窗上颌窦底提升，同期种植（续）
g. 戴入修复体1年后的上颌右侧CBCT扫描。g1. 后牙牙弓的近远中向断层。g2. 第二前磨牙位点种植体的颊舌向断层。骨组织更加成熟，骨高度稳定，种植体周围骨组织健康、稳定。

讨论

本病例为侧壁开窗上颌窦底提升并同期植入种植体。种植体位于理想的三维位置与轴向，实现了金属烤瓷修复体的螺钉固位。

关于术式选择

对于不平坦、呈倾斜走行的上颌窦底而言，侧壁开窗上颌窦底提升是一种可预期的临床程序。

关于骨增量材料

只要上颌窦外侧壁具备一定的厚度，就可以用锋利的大刮骨刀在拟开窗骨面刮取自体骨骨屑。将刮取的自体骨骨屑团块与去蛋白牛骨矿物质按1：1比例混合，可以提高新骨形成的可预期性。

关于牙槽上颌窦动脉

术中清晰可见牙槽上颌窦动脉走行和位于上颌窦外侧壁内侧骨表面的牙槽上颌窦动脉切迹。但是，由于切迹较浅，在术前的CBCT断层中并不明显。

关于上颌窦再气化

戴入修复体1年后复诊时的CBCT扫描显示，可见骨组织更加成熟，骨高度稳定，种植体周围骨组织健康、稳定。术后CBCT扫描所见帐篷样隆起的窦底，变得凸凹不平，说明上颌窦再气化仍在进行之中。

外科程序：宿玉成、陆杨宁；修复程序：陆杨宁、孟浩宇；术中摄像和照相：陆杨宁；手术配合：胡翩翩、杨艳萍；病例完成时间：2015年

病例之三：Ⅱ型骨缺损，单颗牙位点侧壁开窗上颌窦底提升，同期种植

45岁女性患者，6个月前拔除牙周病Ⅲ度松动的上颌右侧第一磨牙，现要求种植治疗。

患者一般状态良好，无全身系统性疾病史，不吸烟、不饮酒。口腔卫生尚可，全口牙均患有不同程度的牙周病和牙龈退缩，已经完成系统性治疗。上颌右侧第一磨牙缺失，黏膜质量和殆龈距离尚可，第二磨牙和第三磨牙及下颌磨牙Ⅰ度松动。CBCT检查可见窦底相对位置降低，近远中向和颊舌向均为倾斜型窦底。牙槽嵴顶相对位置尚可，近远中向为倾斜型牙槽嵴顶，颊舌向为平直型牙槽嵴顶。种植窝中心骨高度约2.3mm、远中骨高度约0.5mm（图4-33a）。

综上所述，本病例为上颌后部Ⅱ型骨缺损，治疗计划为侧壁开窗上颌窦底提升同期种植。骨增量范围向远中延伸，以备第二磨牙缺失后的种植之需。

行盐酸阿替卡因骨膜上浸润麻醉，在缺牙位点做牙槽嵴顶略偏腭侧的水平向切口、第一前磨牙近中和第一磨牙远中的两个垂直向松弛切口。翻黏骨膜瓣，

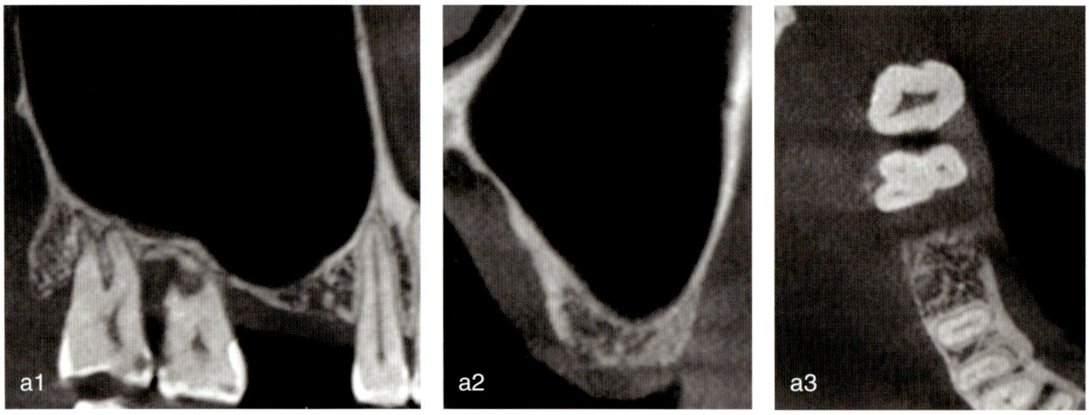

图4-33　Ⅱ型骨缺损，单颗牙位点侧壁开窗上颌窦底提升，同期种植

a. 术前检查，上颌右侧CBCT扫描。a1. 后牙牙弓的近远中向断层。a2. 第一磨牙位点的颊舌向断层。a3. 后牙牙弓的水平面断层。窦底剩余骨高度约为2.3mm，窦底向远中倾斜。

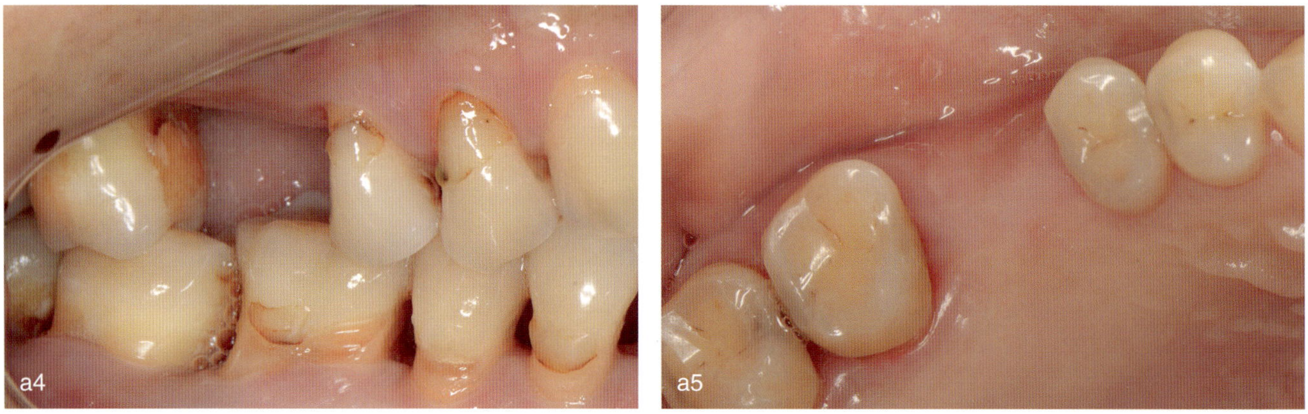

图4-33　Ⅱ型骨缺损，单颗牙位点侧壁开窗上颌窦底提升，同期种植（续）

a. 术前检查，口内照片。a4. 侧面观。a5. 殆面观。上颌右侧第一磨牙缺失，两侧的龈乳头高度降低，前磨牙和第二磨牙的龈缘退缩，黏膜质量和殆龈距离尚可。

用钨钢球钻和金刚砂球钻开窗，形成岛状骨窗。剥离窦底黏骨膜，可见骨窗伴随呼吸上下扇动。因存在轻微的骨膜损伤，用生物可吸收性胶原膜（Bio-Gide，Geistlich，瑞士）覆盖窦底黏骨膜。预备种植窝，植入1.5g粗细颗粒混合的去蛋白牛骨矿物质（Bio-Oss Collagen，Geistlich，瑞士）和直径4.8mm、平台直径6.5mm、长度10mm、光滑颈部高度1.8mm的软组织水平锥柱状种植体（TL，TE，SLActive，WN，TiZr，Straumann，瑞士），最终植入扭矩＞35Ncm。种植体的部分光滑颈部位于骨内，三维位置与轴向理想。关闭创口，种植体潜入式愈合（图4-33b）。

术后静脉滴注克林霉素3天，每天1次，每次0.6g；静脉滴注地塞米松注射液2天，每天1次，每次10mg；呋麻滴鼻液滴鼻3天，每天2次；复方葡萄糖酸氯已定含漱液含漱，每天3次，直至10天后拆线。

术后即刻CBCT扫描可见窦底呈帐篷样隆起，与第二磨牙相应的骨增量材料中存在一个葫芦样间隙，窦底黏骨膜无增厚，窦腔内无渗出物（图4-33c）。

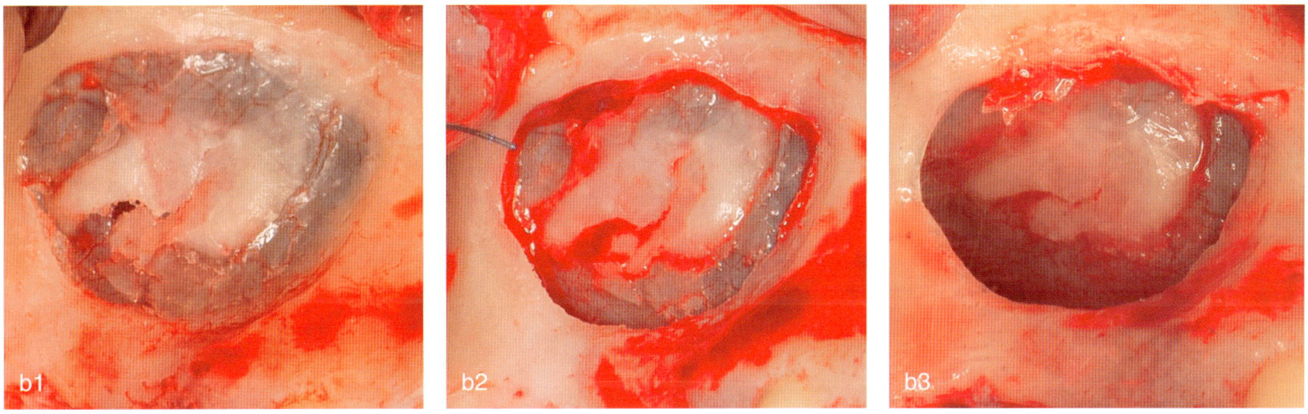

图4-33 Ⅱ型骨缺损，单颗牙位点侧壁开窗上颌窦底提升，同期种植（续）
b. 术中照片。b1. 用钨钢球钻和金刚砂球钻侧壁开窗，形成岛状骨窗。b2. 剥离窦底黏骨膜，骨窗的骨岛和黏骨膜随呼吸上下扇动，呼气时向下移动。b3. 吸气时，骨窗的骨岛和黏骨膜上提。

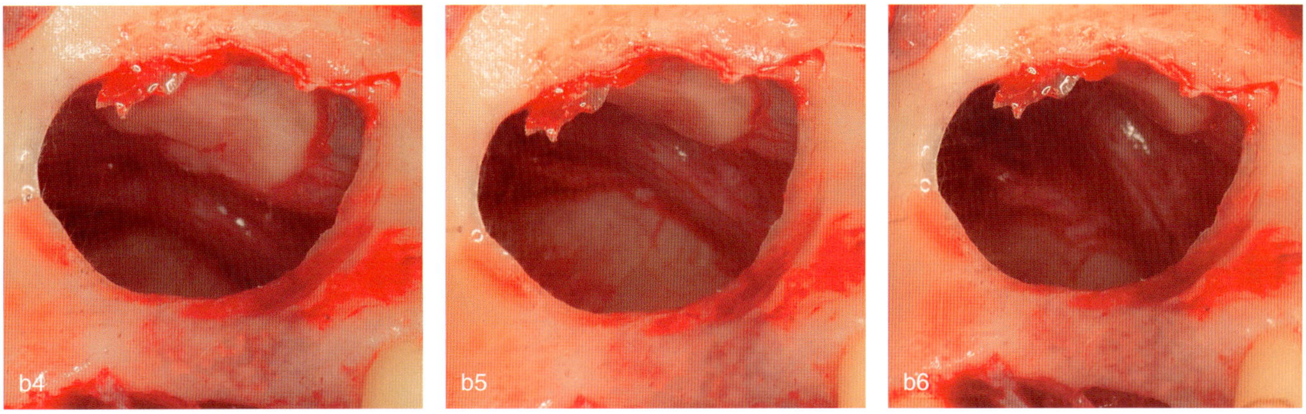

图4-33 Ⅱ型骨缺损，单颗牙位点侧壁开窗上颌窦底提升，同期种植（续）
b. 术中照片。b4，b5. 骨窗的骨岛和黏骨膜随呼吸上下扇动，吸气时，骨窗的骨岛和黏骨膜上提。b3～b6. 为吸气时骨窗的骨岛和黏骨膜上提的过程。

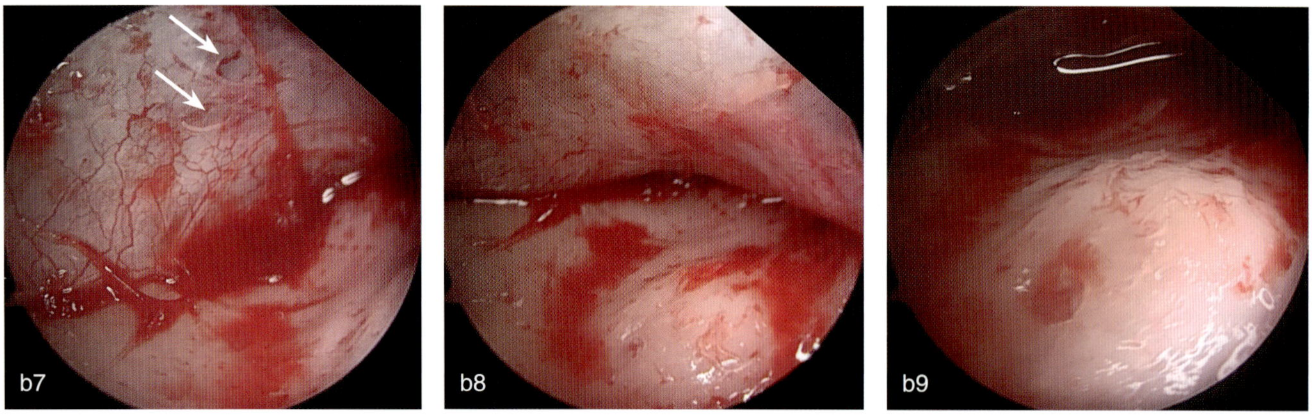

图4-33 Ⅱ型骨缺损，单颗牙位点侧壁开窗上颌窦底提升，同期种植（续）
b. 术中照片，电子内镜检查。b7. 吸气时黏骨膜上提，可见许多神经血管束，并发现有骨膜损伤（箭头所示）。b8. 第二磨牙腭根向窦内的突起。b9. 第二磨牙腭根向窦内突起的近距离观。

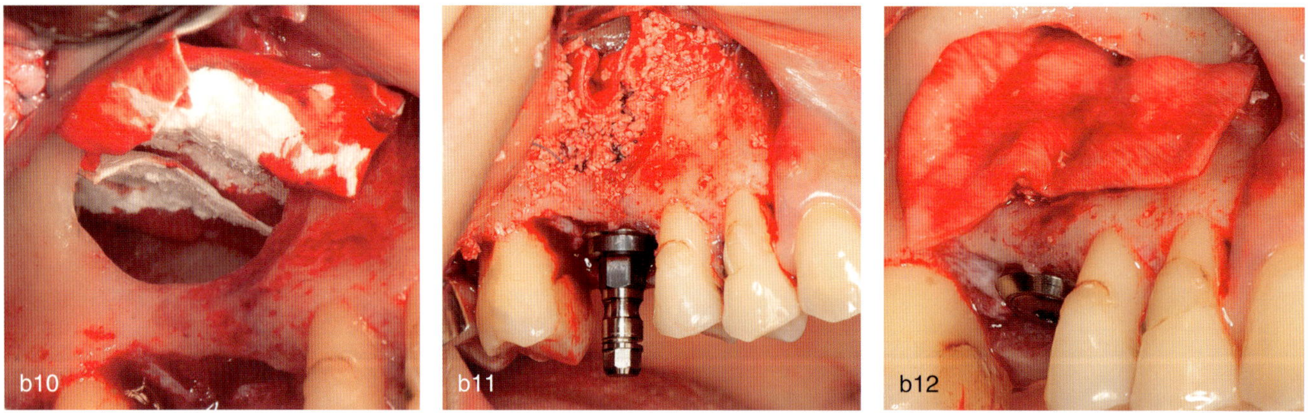

图4-33 Ⅱ型骨缺损，单颗牙位点侧壁开窗上颌窦底提升，同期种植（续）
b. 术中照片。b10. 窦底植入生物可吸收性胶原膜，覆盖受损伤的黏骨膜。b11. 植入去蛋白牛骨矿物质（DBBM）和软组织水平种植体。b12. 再次植入骨增量材料之后，将植入窦底的胶原膜反折，覆盖骨窗。

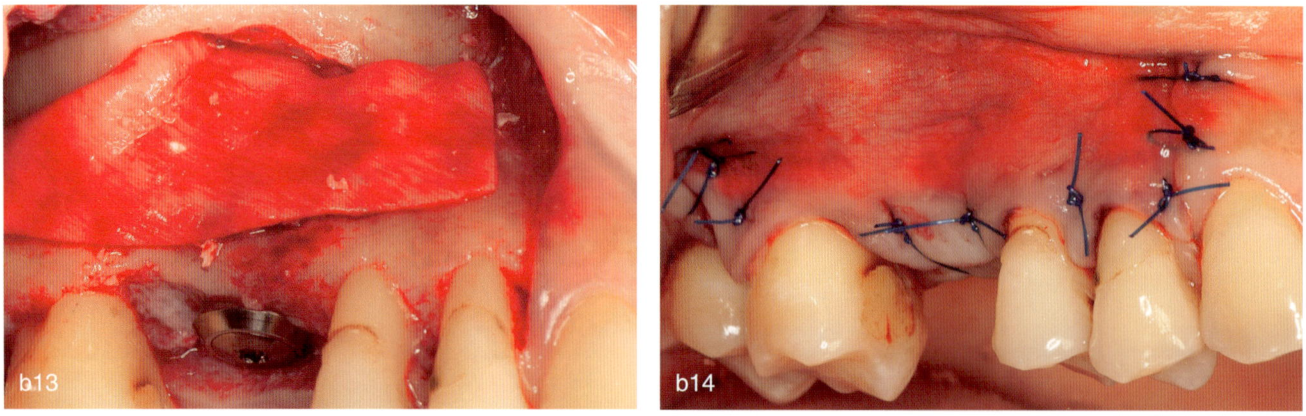

图4-33 Ⅱ型骨缺损，单颗牙位点侧壁开窗上颌窦底提升，同期种植（续）
b. 术中照片。b13. 将植入窦底的生物可吸收性胶原膜向外反折，覆盖骨窗之后的侧面观。b14. 复位黏骨膜瓣，无张力创口关闭，种植体潜入式愈合。

术后9个月进入修复程序，CBCT扫描可见窦底呈帐篷样隆起，第二磨牙对应的骨增量空隙“塌陷”，新骨质量理想、充分包绕种植体，黏骨膜无增厚（图4-33d1，d2）。戴入螺钉固位的全瓷修复体（Variobase基台）之后的根尖放射线片可见种植体周围骨高度理想，修复体与种植体密合（图4-33d3）。

戴入修复体15个月后，上颌右侧第二磨牙、第三磨牙和下颌右侧3颗磨牙Ⅲ度松动，无法保留，将其拔除，3个月后在下颌第一磨牙和第二磨牙位点植入两颗软组织水平种植体。

戴入修复体2年后复诊（已经戴入下颌右侧第一磨牙和第二磨牙位点的种植修复体），种植体周围软组织健康、稳定（图4-33f）。

戴入修复体1年（图4-33e）、2年（图4-33g）和3年（图4-33h）之后的CBCT扫描可见窦底呈帐篷样隆起，增量骨轮廓稳定，新骨骨质量理想、充分包绕种植体，黏骨膜无增厚，窦腔内无渗出物。

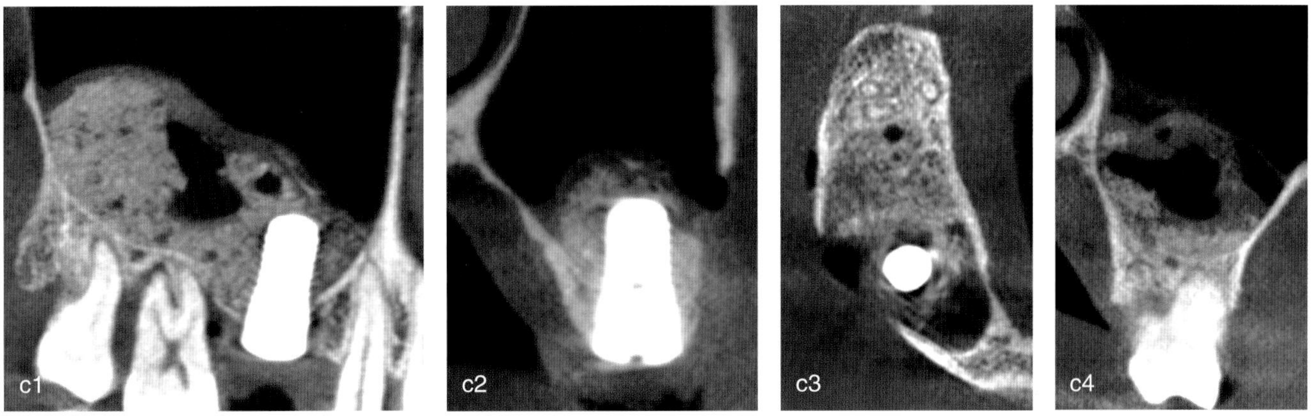

图4-33 Ⅱ型骨缺损，单颗牙位点侧壁开窗上颌窦底提升，同期种植（续）
c. 术后即刻CBCT扫描。c1. 后牙牙弓的近远中向断层。c2. 第一磨牙位点的颊舌向断层。c3. 种植体根尖的水平面断层。c4. 骨增量空隙区的颊舌向断层。窦底呈帐篷样隆起，一直延伸至上颌窦后壁，骨增量材料中央可见葫芦样间隙，黏骨膜无明显增厚。

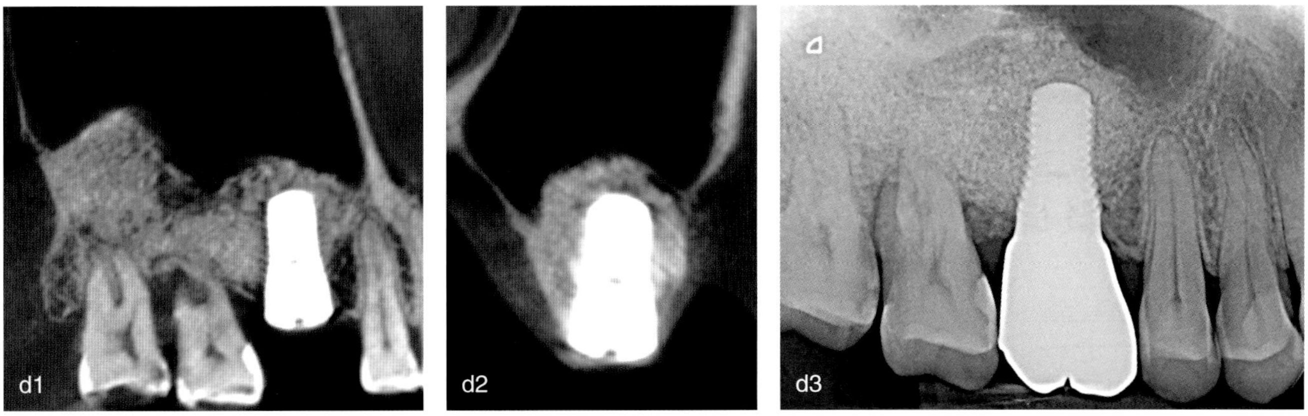

图4-33 Ⅱ型骨缺损，单颗牙位点侧壁开窗上颌窦底提升，同期种植（续）
d. 种植体植入后9个月时的CBCT扫描。d1，d2. 与种植体相应的窦底呈帐篷样隆起，与第二磨牙相应的骨增量材料的葫芦样空隙区发生“塌陷”，黏骨膜无增厚。d3. 戴入修复体后的根尖放射线片，种植体周围骨高度理想，修复体与种植体密合。

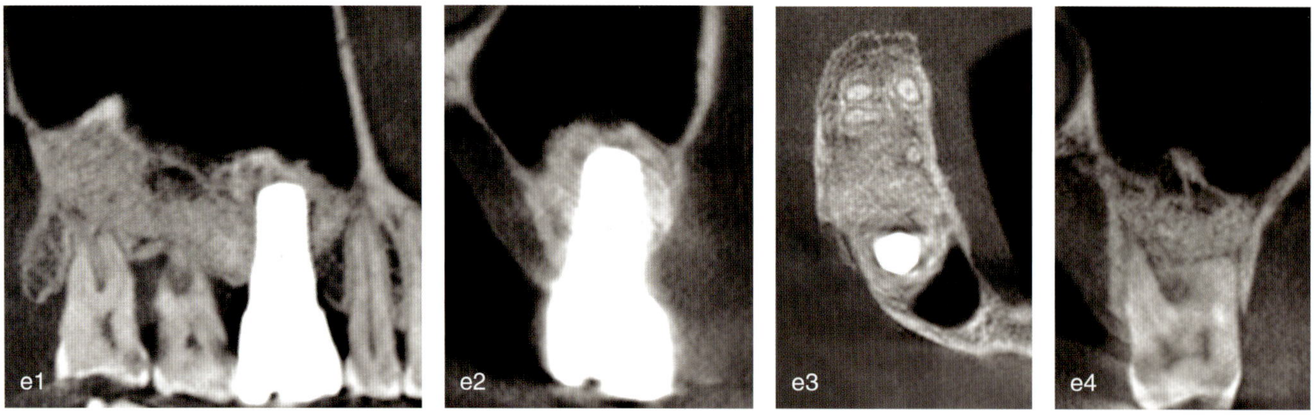

图4-33　Ⅱ型骨缺损，单颗牙位点侧壁开窗上颌窦底提升，同期种植（续）

e. 戴入修复体1年后的CBCT扫描。e1. 后牙牙弓的近远中向断层。e2. 第一磨牙位点的颊舌向断层。e3. 种植体根尖的水平面断层。e4. 骨增量空隙区的颊舌向断层。窦底帐篷样隆起，新骨充分包绕种植体，侧壁开窗处皮质骨化，窦底黏骨膜无增厚。

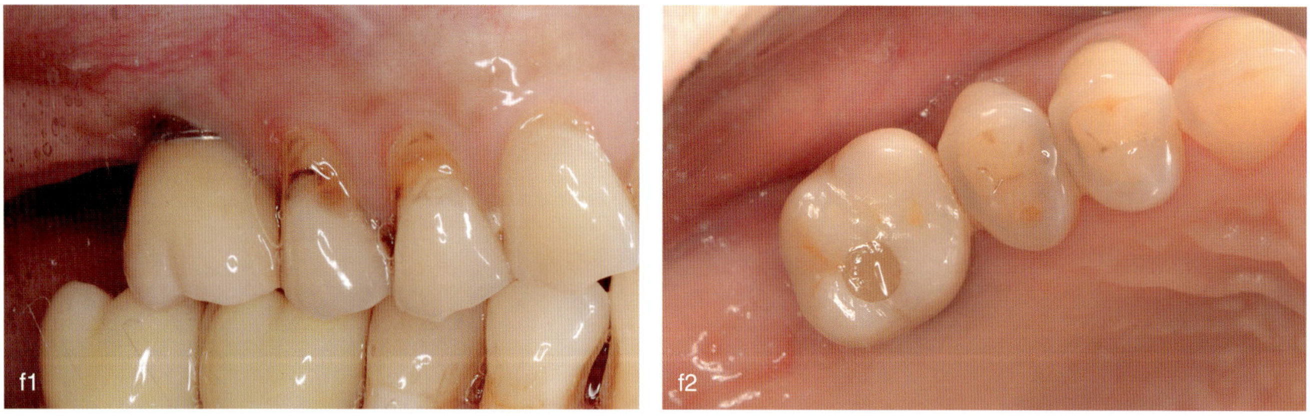

图4-33　Ⅱ型骨缺损，单颗牙位点侧壁开窗上颌窦底提升，同期种植（续）

f. 戴入修复体2年后（已经戴入下颌右侧第一磨牙和第二磨牙位点的种植修复体），口内照片。f1. 侧面观。f2. 殆面观。种植体周围软组织健康、稳定，龈缘与龈乳头无退缩，种植体平台位置无明显变化，修复体无崩瓷。

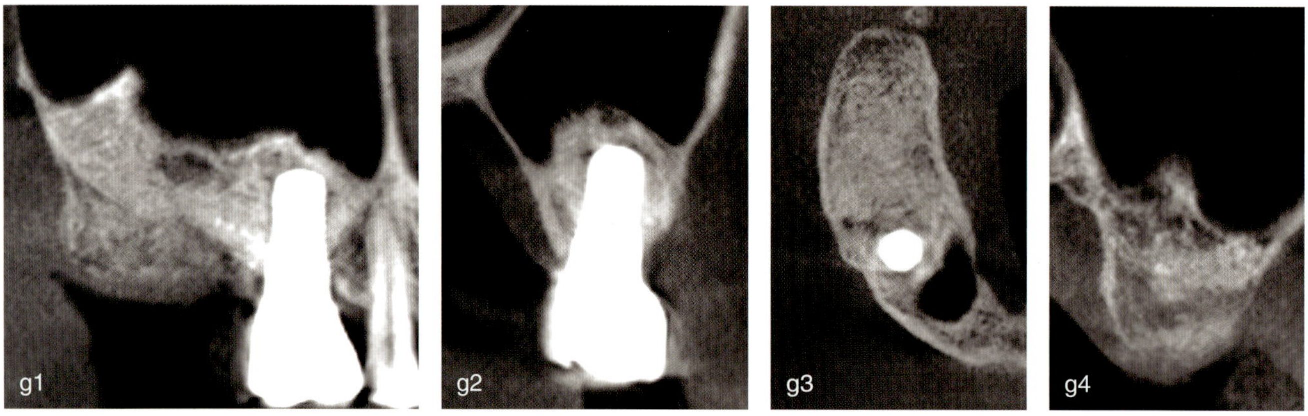

图4-33　Ⅱ型骨缺损，单颗牙位点侧壁开窗上颌窦底提升，同期种植（续）

g. 戴入修复体2年后的CBCT扫描。g1. 后牙牙弓的近远中向断层。g2. 第一磨牙位点的颊舌向断层。g3. 种植体根尖的水平面断层。g4. 骨增量空隙区的颊舌向断层。窦底呈帐篷样隆起，新骨充分包绕种植体，骨高度稳定，葫芦样间隙的窦底略有塌陷。

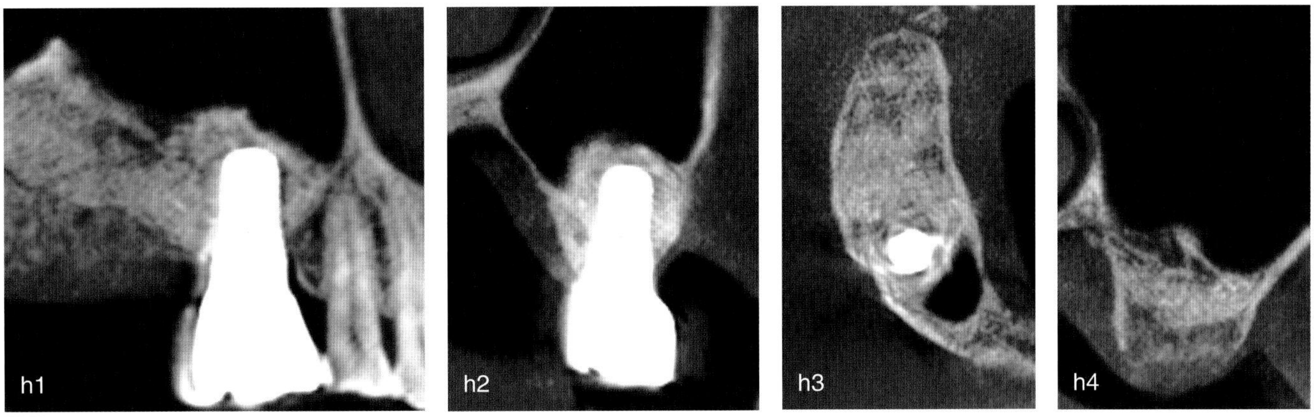

图4-33 Ⅱ型骨缺损，单颗牙位点侧壁开窗上颌窦底提升，同期种植（续）
h. 戴入修复体3年后的CBCT扫描。h1. 后牙牙弓的近远中向断层。h2. 第一磨牙位点的颊舌向断层。h3. 种植体根尖的水平面断层。h4. 骨增量空隙区的颊舌向断层。窦底呈帐篷样隆起，新骨充分包绕种植体，骨高度与骨轮廓稳定，黏骨膜无增厚。

讨论

本病例为全口牙周病的病例，上颌右侧第一磨牙缺失，进行了侧壁开窗上颌窦底提升，同期植入种植体，有如下问题值得讨论：

关于上颌与下颌余留磨牙的处理

术前患者余留的上颌磨牙和下颌磨牙Ⅰ度松动。所制订的治疗方案是保留和继续治疗如上患牙，但结果受到质疑：戴入修复体6个月后以上患牙Ⅲ度松动，无法保留，将其拔除。

骨增量轮廓的变化

本病例，第一磨牙位点种植体周围骨增量空间稳定，新骨充分包绕种植体，实现了上颌窦底提升的临床目标。

但是，在第一磨牙位点种植体远中的骨增量效果未实现预期的效果。术前考虑到上颌第二磨牙有保存失败的可能，将窦底黏骨膜向远中广泛剥离，植入骨增量材料。但术后即刻CBCT检查发现，与第二磨牙相对应的窦底提升区域存在骨增量材料缺失，被血凝块所占据。戴入修复体2年时的CBCT检查发现，增量的骨高度下降接近1/2。由此推断，用血凝块维持骨增量空间存在骨增量效果的不确定性。

骨质量的变化

本病例，术后的CBCT扫描和戴入修复体后每年的CBCT扫描显示，种植体周围骨密度不断增加，第2年和第3年的检查显示种植体周围的骨密度和骨轮廓稳定，几乎没有变化。

外科程序：宿玉成、王璐、刘敏、吴利利；修复程序：唐素霞；术中摄像和照相：陶丹；手术配合：陶丹、王倩、吴利利；放射线诊断程序：孙明朗、苑秋华；病例完成时间：2018年

病例之四：Ⅱ型骨缺损，两颗牙位点侧壁开窗上颌窦底提升，同期种植

60岁女性患者，因上颌左侧后部的固定桥松动，要求种植治疗。

患者一般状态良好，无全身系统性疾病史，不吸烟、不饮酒，无副功能习惯。口腔检查可见上颌左侧第二前磨牙至第二磨牙为固定桥修复体，两颗基牙均Ⅲ度松动。CBCT扫描显示近远中向的窦底极不平坦，第二前磨牙和第二磨牙牙根周围骨严重破坏，第二磨牙腭根上方的窦底骨板已破坏，与略微增厚的窦底黏骨膜相接触（图4-34a）。

拔牙3个月后的CBCT扫描发现拔牙窝愈合良好，第二磨牙腭根上方的已破坏窦底骨板已经愈合。但上颌窦底及侧壁黏膜显著增厚，形态也极不规则（图4-34b）。对于本病例，目前仍无法解释拔除病灶牙之后在窦底骨愈合良好的情况下，黏膜增厚高达10mm以上。因此，嘱患者观察3个月后再次复诊。

拔牙6个月后再次复诊时口腔内检查可见口腔黏膜状态良好、殆龈距离正常，颌位关系良好（图4-34c1，c2）。CBCT扫描显示上颌窦黏膜增厚影像

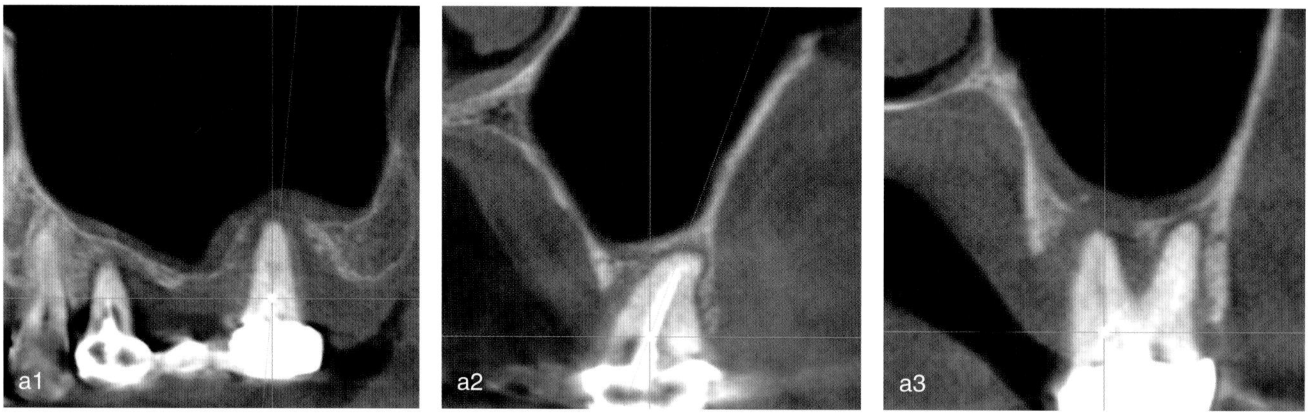

图4-34　Ⅱ型骨缺损，两颗牙位点侧壁开窗上颌窦底提升，同期种植
a．初诊时的上颌左侧CBCT扫描。a1．后牙牙弓的近远中向断层。a2．第二前磨牙位点的颊舌向断层。a3．第二磨牙位点的颊舌向断层。近远中向的上颌窦底不平坦，第二前磨牙和第二磨牙牙根周围骨密度降低，上颌窦底黏膜略微增厚。

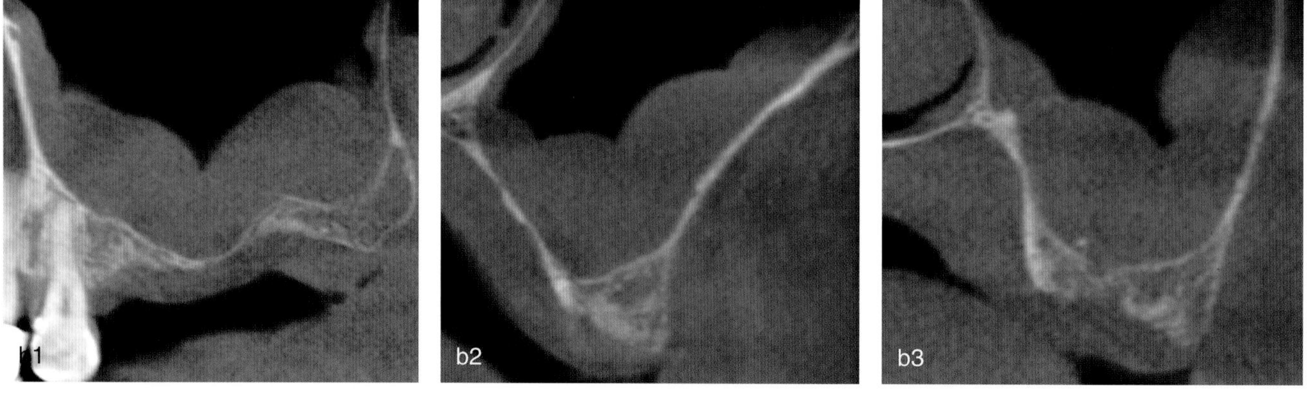

图4-34　Ⅱ型骨缺损，两颗牙位点侧壁开窗上颌窦底提升，同期种植（续）
b．拔牙3个月后的上颌左侧CBCT扫描。b1．后牙牙弓的近远中向断层。b2．第二前磨牙位点的颊舌向断层。b3．第二磨牙位点的颊舌向断层。拔牙窝愈合尚可，上颌窦底黏膜及侧壁黏膜不规则增厚。

已经全部消失，窦底相对位置降低，近远中向为倾斜型窦底，颊舌向为平坦型窦底，骨高度最低处不足0.5mm，第二前磨牙位点和第一磨牙位点的窦底剩余骨高度均约2.2mm。牙槽嵴顶相对位置尚可，近远中向和颊舌向均为倾斜型牙槽嵴顶。颊侧骨壁较薄，厚度不超过1mm（图4-34c3～c5）。

综上所述，本病例为上颌后部Ⅱ型骨缺损，外科治疗计划为侧壁开窗上颌窦底提升，同期植入软组织水平种植体。

行盐酸阿替卡因骨膜上浸润麻醉，在缺牙位点做牙槽嵴顶略偏腭侧的水平向切口以及第一前磨牙近中和第一磨牙远中的两个垂直向松弛切口。翻黏骨膜瓣，暴露骨壁，从较薄的外侧壁刮取少量骨屑。用钨钢球钻和金刚砂球钻进行骨窗预备，形成揭盖式骨窗，可见牙槽上颌窦动脉位于骨膜的表面。然后剥离窦底黏骨膜，窦底黏骨膜完整，骨增量空间充分，窦底骨壁粗糙。鉴于拔牙之后发生了原因不明的黏膜增厚现象，尽管在术中确认骨膜完整，但还是在骨增量材料与骨膜之间覆盖生物可吸收性胶原膜，形成屏

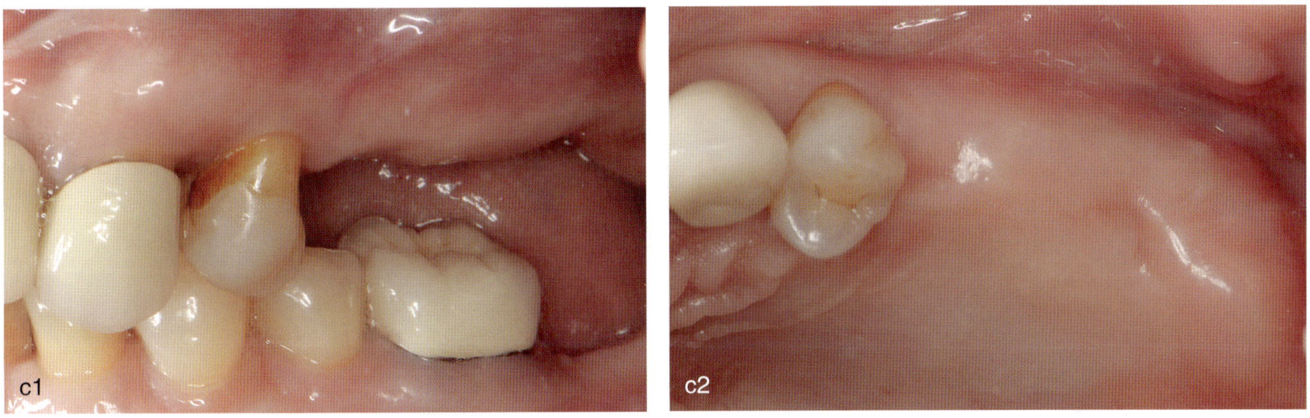

图4-34 Ⅱ型骨缺损，两颗牙位点侧壁开窗上颌窦底提升，同期种植（续）
c. 拔牙6个月后，口内照片。c1. 颊侧观。c2. 殆面观。上颌第一前磨牙、第一磨牙和第二磨牙以及下颌左侧第二磨牙缺失。可见理想的殆龈距离及颌位关系、良好的牙槽嵴宽度和附着龈质量。

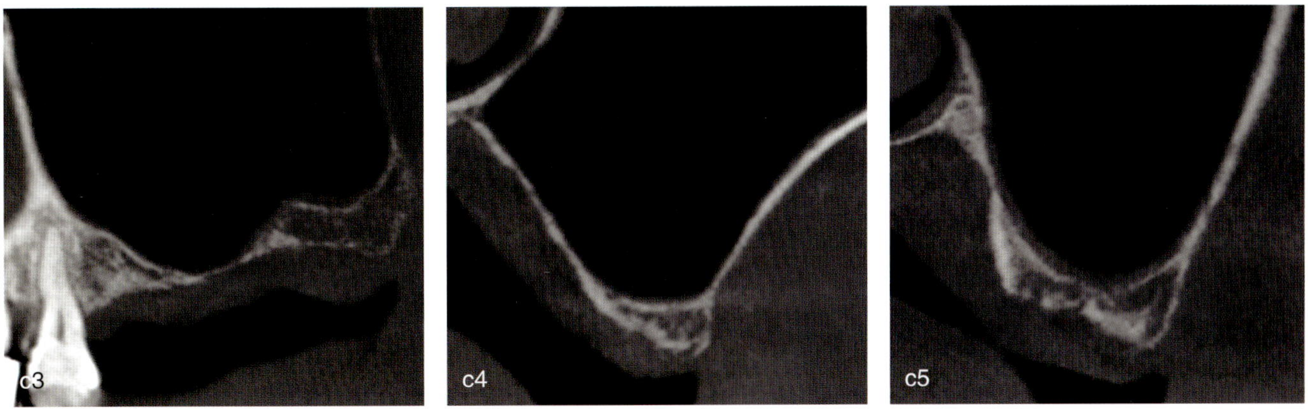

图4-34 Ⅱ型骨缺损，两颗牙位点侧壁开窗上颌窦底提升，同期种植（续）
c. 拔牙6个月后，上颌左侧CBCT扫描。c3. 后牙牙弓的近远中向断层。c4. 第二前磨牙位点的颊舌向断层。c5. 第二磨牙位点的颊舌向断层。拔牙窝进一步愈合，表面尚可，上颌窦底黏膜只在第二磨牙位点略微增厚。

障。将1.0g粗细颗粒混合的去蛋白牛骨矿物质（Bio-Oss，Geistlich，瑞士）与自体骨骨屑混合，并用从术区收集的血液调拌，两步法植入骨增量材料。在第二前磨牙和第一磨牙位点的种植窝预备完成后，分别植入直径4.1mm、平台直径4.8mm、长度10mm、光滑颈部高度1.8mm的软组织水平锥柱状种植体（TL，TE，SLActive，RN，TiZr，Straumann，瑞士），部分光滑颈部位于骨内，最终植入扭矩均＞25Ncm。将植入窦底的胶原膜向外反折，覆盖骨窗和骨增量材料，黏骨膜瓣复位，关闭创口，潜入式愈合（图4-34d）。

术后静脉滴注克林霉素3天，每天1次，每次0.6g；静脉滴注地塞米松注射液2天，每天1次，每次10mg；呋麻滴鼻液滴鼻3天，每天2次；复方葡萄糖酸氯己定含漱液含漱，每天3次，直至10天后拆线。鉴于自体骨骨屑与去蛋白牛骨矿物质（DBBM）的混合比例未达到1：1，计划在9个月后进入修复程序。

术后即刻CBCT扫描显示种植体位置与轴向尚可，上颌窦底形成完美的帐篷样隆起，骨增量材料充分包绕种植体（图4-34e）。

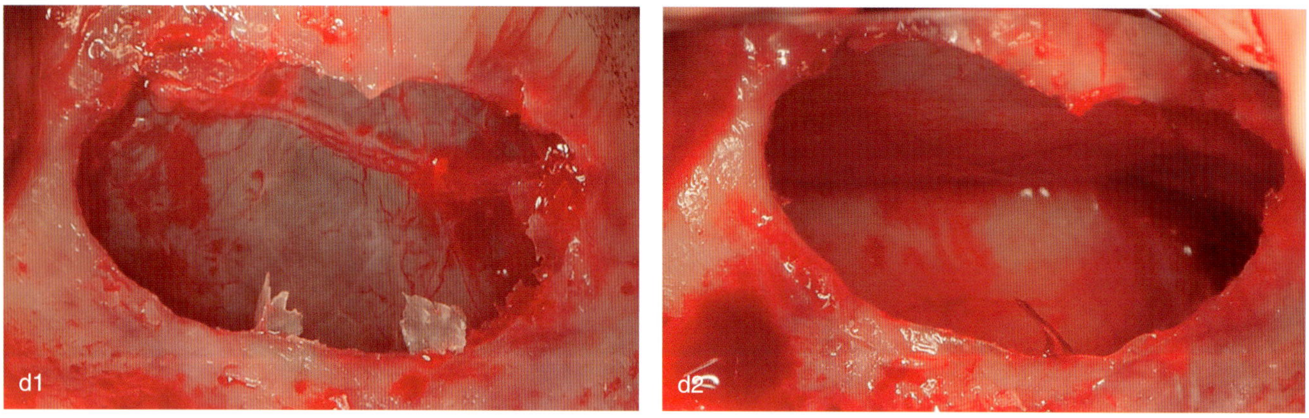

图4-34 Ⅱ型骨缺损，两颗牙位点侧壁开窗上颌窦底提升，同期种植（续）

d. 术中照片。d1. 侧壁开窗之后，上颌窦黏骨膜上的牙槽上颌窦动脉清晰可见。d2. 上颌窦黏骨膜完整，随呼吸上下扇动。吸气时，窦底黏骨膜上提。

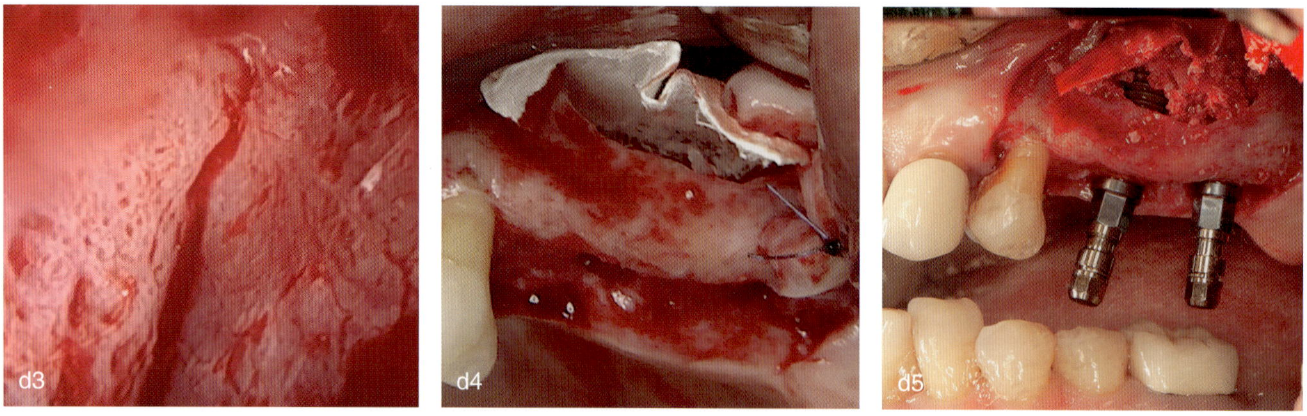

图4-34 Ⅱ型骨缺损，两颗牙位点侧壁开窗上颌窦底提升，同期种植（续）

d. 术中照片。d3. 窦底骨壁粗糙且不平坦。d4. 在提升的窦底空间内植入生物可吸收性胶原膜，用于隔离骨增量材料和窦底黏骨膜。d5. 植入两颗软组织水平锥柱状种植体，三维位置与轴向理想。

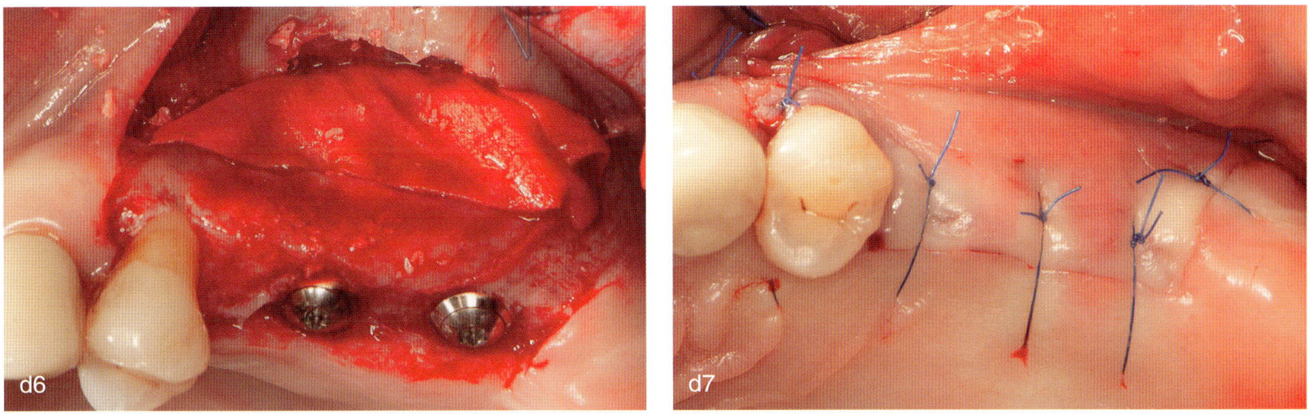

图4-34　Ⅱ型骨缺损，两颗牙位点侧壁开窗上颌窦底提升，同期种植（续）

d. 术中照片。d6. 完成骨增量之后，将覆盖上颌窦骨膜的生物可吸收性胶原膜反折，覆盖在骨窗表面。d7. 将黏骨膜瓣复位，无张力创口关闭，完成上颌窦底提升和种植体植入的手术。

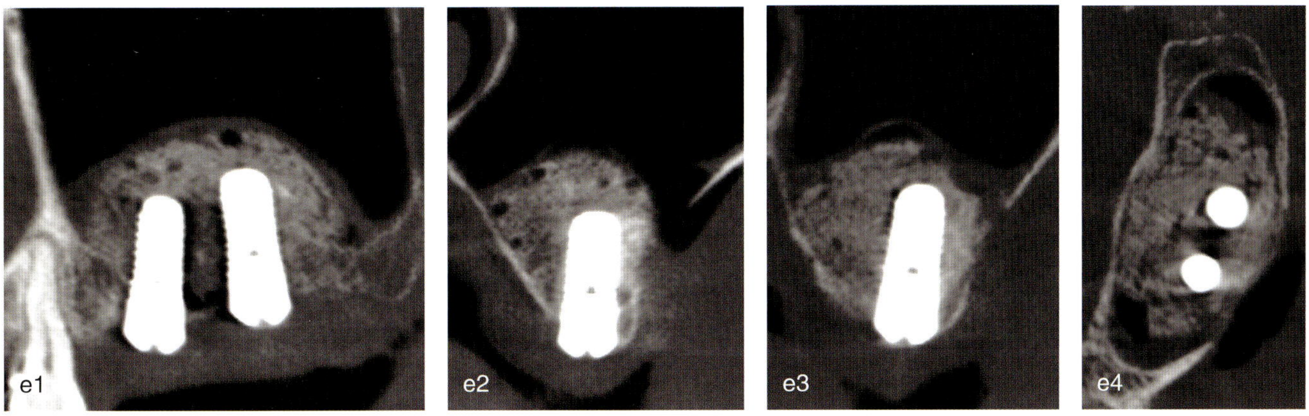

图4-34　Ⅱ型骨缺损，两颗牙位点侧壁开窗上颌窦底提升，同期种植（续）

e. 术后即刻上颌左侧CBCT扫描。依次为后牙牙弓的近远中向断层（e1）、第二前磨牙（e2）和第一磨牙（e3）位点种植体的颊舌向断层、种植体根尖的水平面断层（e4）。窦底呈完美的帐篷样隆起，骨增量材料充分包绕种植体。上颌窦腔内无渗出物。

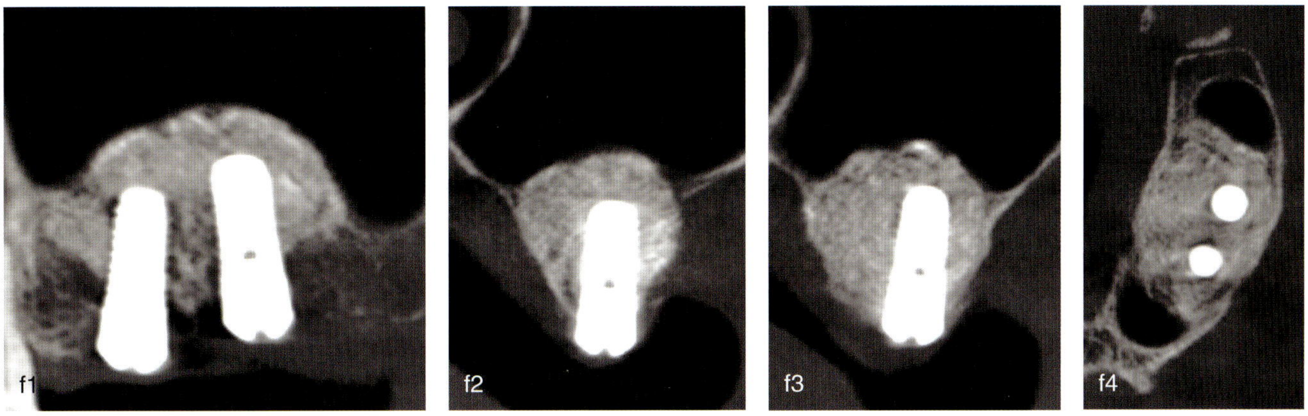

图4-34　Ⅱ型骨缺损，两颗牙位点侧壁开窗上颌窦底提升，同期种植（续）

f. 术后9个月时的上颌左侧CBCT扫描。依次为后牙牙弓的近远中向断层（f1）、第二前磨牙（f2）和第一磨牙（f3）位点种植体的颊舌向断层、种植体根尖的水平面断层（f4）。窦底呈完美的帐篷样隆起，与术后无差别。高质量的新骨充分包绕种植体。

术后9个月时通过软组织环切进行二期手术，暴露种植体平台，两颗种植体ISQ平均值均为88。在非薄窦底的骨增量基础上，获得了理想的种植体继发稳定性。CBCT扫描显示上颌窦底形成完美的帐篷样隆起，与术后即刻CBCT表现无差别。窦底黏骨膜无增厚，新骨质量非常理想、充分包绕种植体，侧壁开窗位置也实现了完美的修复性骨再生（图4–34f）。

2周后戴入螺钉固位的全瓷修复体（Variobase基台），修复体被动就位。根尖放射线片显示修复体与种植体密合，种植体周围骨高度理想（图4–34g）。

戴入修复体1年后（图4–34h）和3年后（图4–34i）的CBCT扫描均显示上颌窦底为完美的帐篷样隆起，窦底骨高度和骨轮廓稳定，黏骨膜无增厚，窦腔内无渗出物。种植体周围骨高度非常稳定，高质量的新骨充分包绕种植体，侧壁开窗位置也为完美的新骨修复，形成理想的皮质骨骨板。

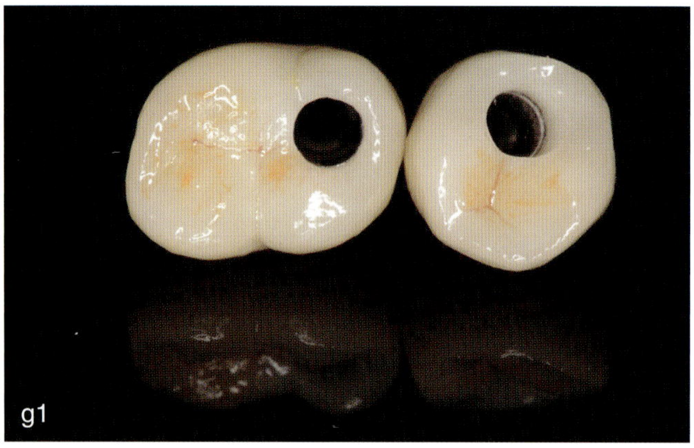

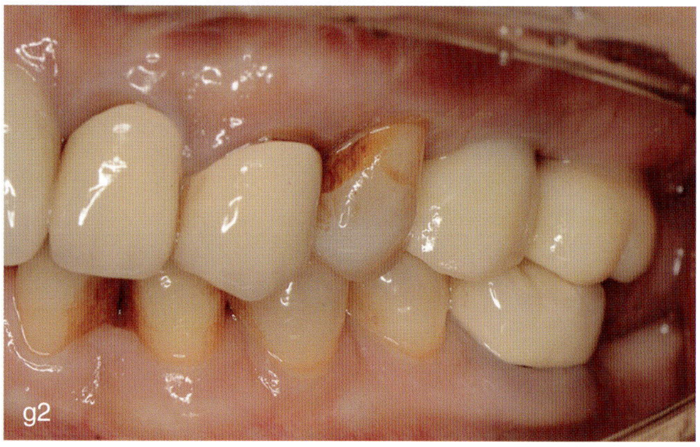

图4–34　Ⅱ型骨缺损，两颗牙位点侧壁开窗上颌窦底提升，同期种植（续）

g. 术后9个月进入修复程序。g1. 螺钉固位的全瓷修复体，螺钉通道未从修复体的中央窝穿出。g2. 戴入修复体后的侧面观。戴入螺钉固位的全瓷修复体，附着龈轮廓与质地良好。

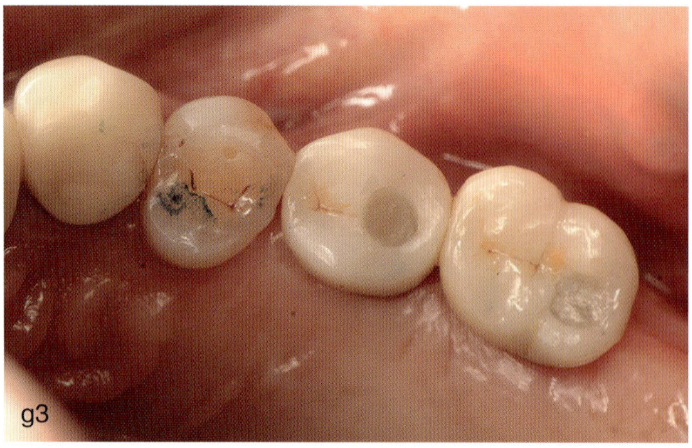

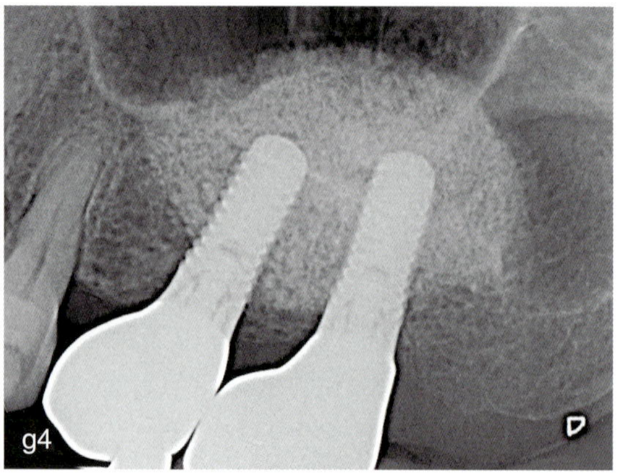

图4–34　Ⅱ型骨缺损，两颗牙位点侧壁开窗上颌窦底提升，同期种植（续）

g. 术后9个月进入修复程序。g3. 戴入修复体后的殆面观。附着龈轮廓与质地良好。修复体腭侧的附着龈质地良好。g4. 戴入修复体后即刻拍摄的根尖放射线片。修复体与种植体密合，提升之后的上颌窦底轮廓清晰。

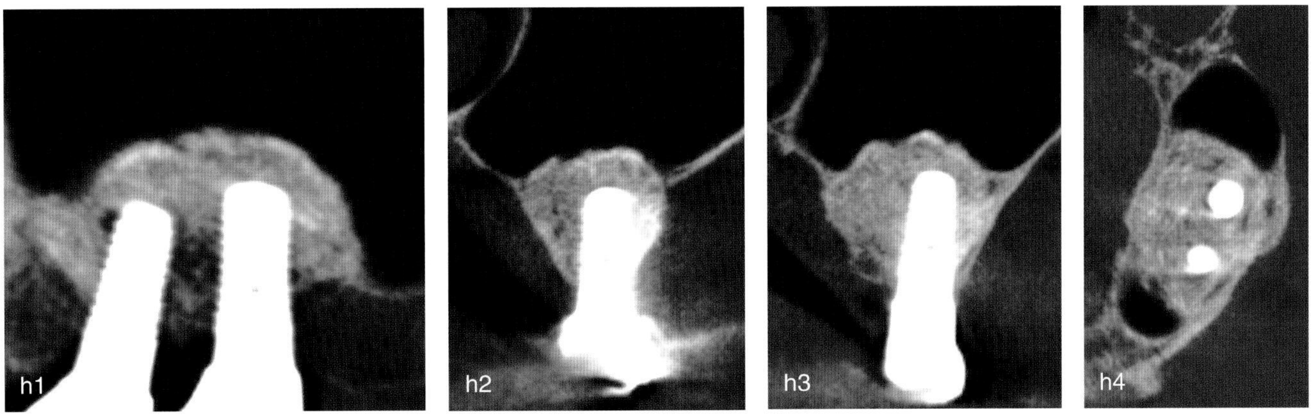

图4-34 Ⅱ型骨缺损，两颗牙位点侧壁开窗上颌窦底提升，同期种植（续）
h. 戴入修复体1年后的上颌左侧CBCT扫描。依次为后牙牙弓近远中向断层（h1）、第二前磨牙（h2）和第一磨牙（h3）位点种植体的颊舌向断层、种植体根尖的水平面断层（h4）。窦底呈完美的帐篷样隆起，新骨充分包绕种植体，侧壁开窗处形成皮质骨骨板。

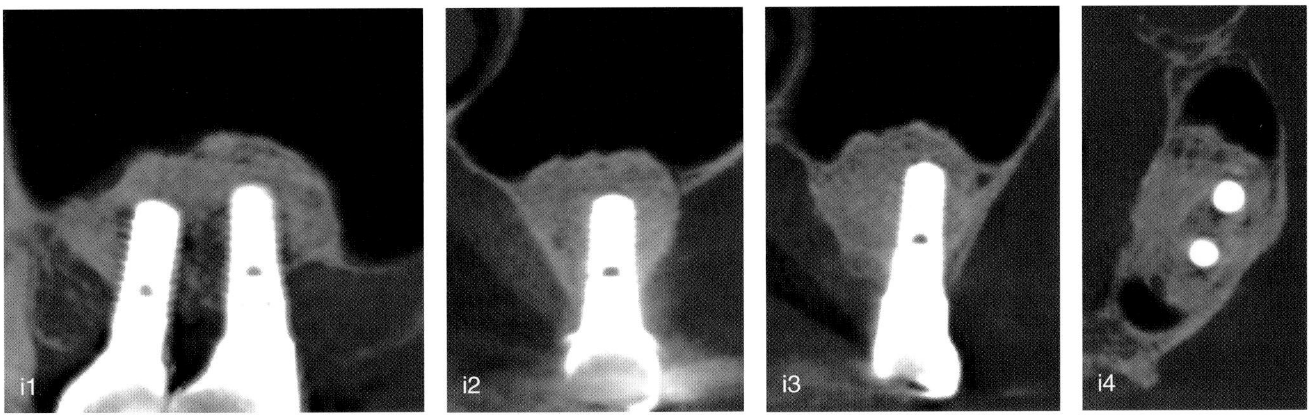

图4-34 Ⅱ型骨缺损，两颗牙位点侧壁开窗上颌窦底提升，同期种植（续）
i. 戴入修复体3年后的上颌左侧CBCT扫描。依次为后牙牙弓近远中向断层（i1）、第二前磨牙（i2）和第一磨牙（i3）位点种植体的颊舌向断层、种植体根尖的水平面断层（i4）。窦底呈完美的帐篷样隆起，高质量的新骨充分包绕种植体，骨高度和骨轮廓稳定。

讨论

骨增量效果与骨吸收

侧壁开窗上颌窦底提升是一种可预期的骨增量技术。本病例展示了侧壁开窗上颌窦底提升的完美的骨增量效果，获得了理想、稳定的窦底轮廓与新骨质量，也证实了在侧壁开窗位置可以实现完美的新骨修复，形成理想的皮质骨骨板。

窦底骨壁的修复能力

初诊时的CBCT扫描发现第二磨牙腭根上方的窦底骨壁已经完全吸收，但拔牙3个月后复诊时发现已破坏的窦底骨壁实现了自发性的修复性骨再生。

拔牙之后的上颌窦黏膜增厚

拔牙3个月后的CBCT扫描发现上颌窦底及侧壁黏膜显著增厚，类似于囊肿样表现（图4-34b），但拔牙3个月后黏骨膜增厚完全消失，并且再无复发，目前尚无法解释这种现象。

外科程序：宿玉成、皮雪敏；修复程序：唐素霞；术中摄像和照相：陶丹；手术配合：陶丹、王倩、吴利利；放射线诊断程序：孙明朗、苑秋华；病例完成时间：2018年

病例之五：Ⅱ型骨缺损，3颗牙位点侧壁开窗上颌窦底提升，同期种植

55岁男性患者，上颌右侧前磨牙残根、磨牙缺失，要求种植治疗。

患者一般状态良好，无全身系统性疾病史，不吸烟、不饮酒，无副功能习惯。口腔检查可见上颌右侧前磨牙残根、磨牙缺失。CBCT扫描显示两颗前磨牙残根的牙周膜增宽和根尖骨吸收，第一前磨牙根尖周骨吸收（图4-35a）。拔除两颗前磨牙的残根，3个月后复诊。

拔牙3个月后的术前检查可见拔牙窝愈合良好，殆龈距离与颌位关系良好，附着龈质量正常（图4-35b）。CBCT扫描发现拔牙窝的骨愈合良好，第一前磨牙、第二前磨牙和第一磨牙的窦底剩余骨高度分别为9.7mm、2.3mm和0.6mm，窦底黏骨膜无增厚。在近远中向，第一前磨牙和第一磨牙位点为平坦型窦底、第二前磨牙位点为倾斜型窦底；在颊舌向，3个位点均为平坦型窦底。牙槽嵴顶相对位置正常，在近远中向和颊舌向均为平直型牙槽嵴顶（图4-35c）。

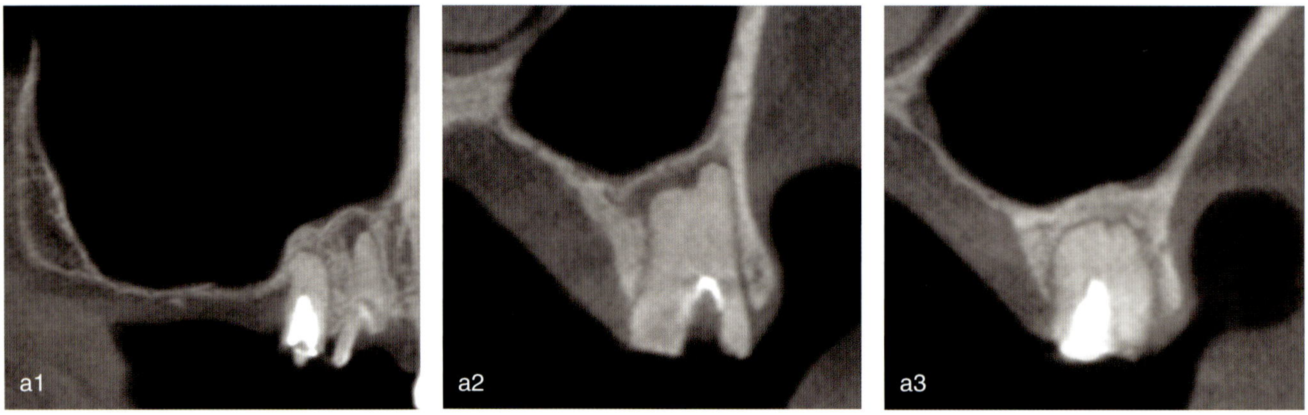

图4-35　Ⅱ型骨缺损，3颗牙位点侧壁开窗上颌窦底提升，同期种植

a. 初诊时的上颌右侧CBCT扫描。a1. 后牙牙弓的近远中向断层。a2. 第一前磨牙位点的颊舌向断层。a3. 第二前磨牙位点的颊舌向断层。近远中向的上颌窦底不平坦，两颗前磨牙的牙周膜增宽，第一前磨牙根尖周骨吸收，窦底黏骨膜无增厚。

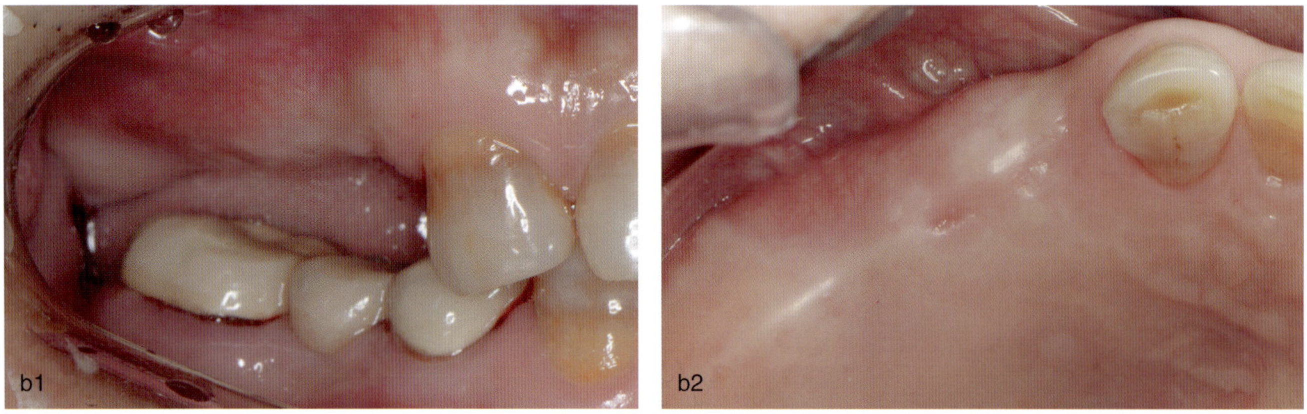

图4-35　Ⅱ型骨缺损，3颗牙位点侧壁开窗上颌窦底提升，同期种植（续）

b. 拔牙3个月后，术前的口内照片。b1. 颊侧观。b2. 殆面观。上颌右侧前磨牙和磨牙缺失，下颌右侧为第一前磨牙和第一磨牙支持式三单位桥修复体，殆龈距离及颌位关系正常、牙槽嵴宽度和附着龈质量良好。

综上所述，本病例为上颌后部Ⅱ型骨缺损，第二前磨牙位点为倾斜型窦底。治疗计划为侧壁开窗上颌窦底提升，在第一前磨牙、第二前磨牙和第一磨牙位点同期植入软组织水平种植体，9个月后修复。

行盐酸阿替卡因骨膜上浸润麻醉，做牙槽嵴顶略偏腭侧的水平向切口以及尖牙近中和第一磨牙位点远中的两个垂直向松弛切口。翻黏骨膜瓣，暴露骨壁，用钨钢球钻和金刚砂球钻制备岛状骨窗（图4-35d1，d2）。电子内镜检查可见，第一前磨牙位点的窦底粗糙、高低不平，第二前磨牙和第一磨牙位点的窦底平坦，窦底骨膜轻微损伤（图4-35d3 ~ d5）。在窦内植入生物可吸收性胶原膜（Bio-Gide，Geistlich，瑞士），保护窦底黏骨膜。用颗粒状自体骨取骨环钻从右侧下颌支获取皮质骨颗粒（图4-35d6），与2.0g粗细颗粒混合的去蛋白牛骨矿物质（Bio-Oss，Geistlich，瑞士）1：1混合，并用从术区收集的血液调拌，两步法植骨。在第一前磨牙和第二前磨牙位点的种植窝分

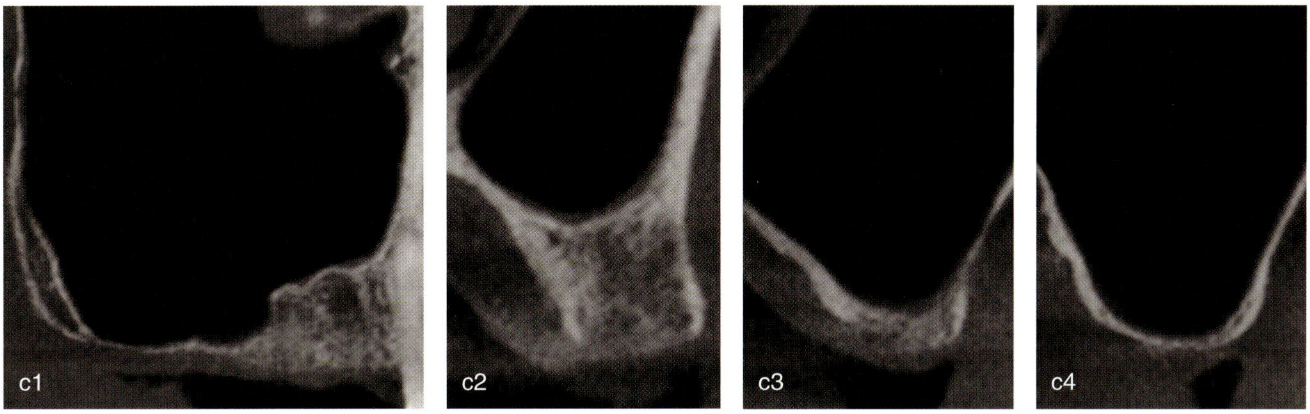

图4-35　Ⅱ型骨缺损，3颗牙位点侧壁开窗上颌窦底提升，同期种植（续）
c. 拔牙3个月后，术前的上颌右侧CBCT扫描。c1. 后牙牙弓的近远中向断层。c2. 第一前磨牙位点的颊舌向断层。c3. 第二前磨牙位点的颊舌向断层。c4. 第一磨牙位点的颊舌向断层。窦底较为宽大，第二前磨牙和第一磨牙位点的窦底剩余骨高度极低。

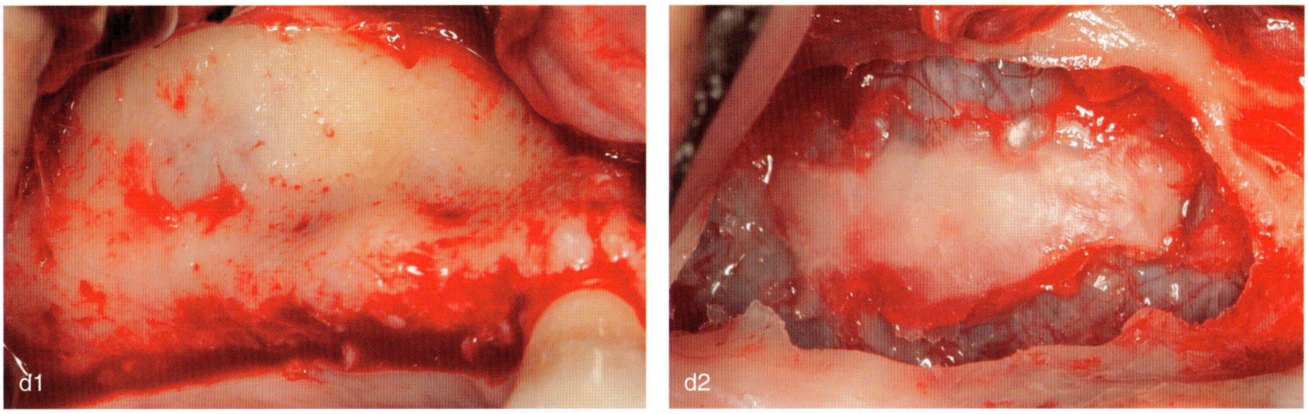

图4-35　Ⅱ型骨缺损，3颗牙位点侧壁开窗上颌窦底提升，同期种植（续）
d. 术中照片。d1. 翻黏骨膜瓣，牙槽嵴顶宽度良好。d2. 用钨钢球钻和金刚砂球钻开窗，形成岛状骨窗。剥离骨窗周围和窦底的黏骨膜，可见黏骨膜呈健康的淡蓝色。

别植入直径4.1mm、平台直径4.8mm、长度10mm、光滑颈部高度1.8mm的软组织水平锥柱状种植体，在第一磨牙位点植入直径4.8mm、平台直径6.5mm、长度10mm、光滑颈部高度1.8mm的软组织水平锥柱状种植体（TL，TE，SLActive，Ti，Straumann，瑞士），部分光滑颈部位于骨内，最终植入扭矩依次为35Ncm、15Ncm和15Ncm。种植体分布良好，获得了理想的三维位置与轴向（图4-35d7，d8）。将植入窦底的胶原膜反折，覆盖骨窗和骨增量材料（图4-35d9）。复位黏骨膜瓣，关闭创口，潜入式愈合（图4-35d10）。鉴于第二前磨牙和第一磨牙位点的窦底剩余骨高度太低，计划在9个月后进入修复程序。

术后静脉滴注克林霉素3天，每天1次，每次0.6g；静脉滴注地塞米松注射液2天，每天1次，每次10mg；呋麻滴鼻液滴鼻3天，每天2次；复方葡萄糖酸氯已定含漱液含漱，每天3次，直至10天后拆线。

术后即刻CBCT扫描显示窦底呈完美的帐篷样隆起，在第二前磨牙和第一磨牙位点，骨增量材料充分包绕种植体，第一前磨牙位点种植体根尖的腭侧缺乏骨增量材料（图4-35e）。

术后9个月时进入修复程序，CBCT扫描显示上颌窦底形成完美的帐篷样隆起，与术后即刻CBCT表现

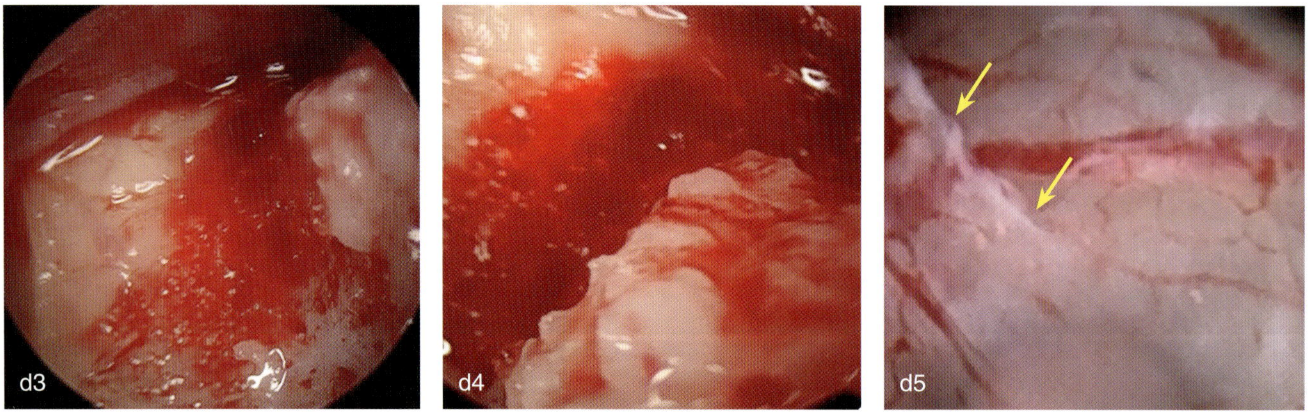

图4-35　Ⅱ型骨缺损，3颗牙位点侧壁开窗上颌窦底提升，同期种植（续）
d. 术中照片，电子内镜检查。d3，d4. 第一前磨牙位点的窦底高耸、凸凹不平，其远中的窦底低洼、平坦。d5. 窦底黏骨膜的骨膜层存在轻微损伤（箭头所示）。

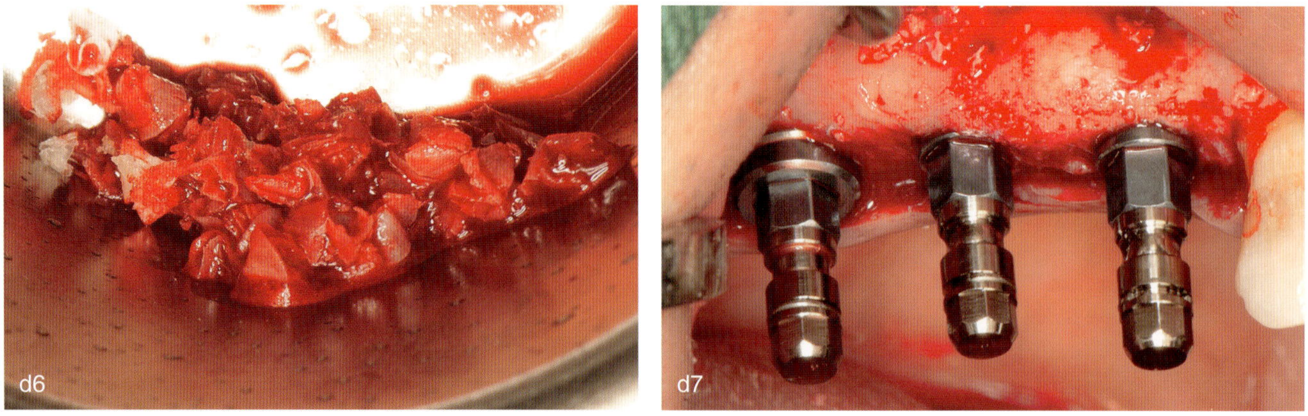

图4-35　Ⅱ型骨缺损，3颗牙位点侧壁开窗上颌窦底提升，同期种植（续）
d. 术中照片。d6. 用颗粒状自体骨取骨环钻从右侧下颌支获取的皮质骨颗粒。d7. 在第一前磨牙、第二前磨牙和第一磨牙位点分别植入软组织水平锥柱状种植体。

无差别。高质量的新骨充分包绕种植体，侧壁开窗位置也形成了完美的皮质骨骨板（图4-35f）。通过软组织环切进行二期手术，暴露种植体平台，第一前磨牙、第二前磨牙和第一磨牙位点种植体的ISQ平均值分别为84、80和83。由此可见，在菲薄窦底成功的骨增量基础上，获得了理想的种植体继发稳定性。

2周后戴入3颗种植体独立支持式螺钉固位全瓷修复体（Variobase基台），修复体被动就位，固位螺钉通道位置理想，位于殆面中央窝。种植体周围软组织健康，附着龈质量良好。根尖放射线片显示种植体周围骨高度理想，种植体与修复体密合（图4-35g）。

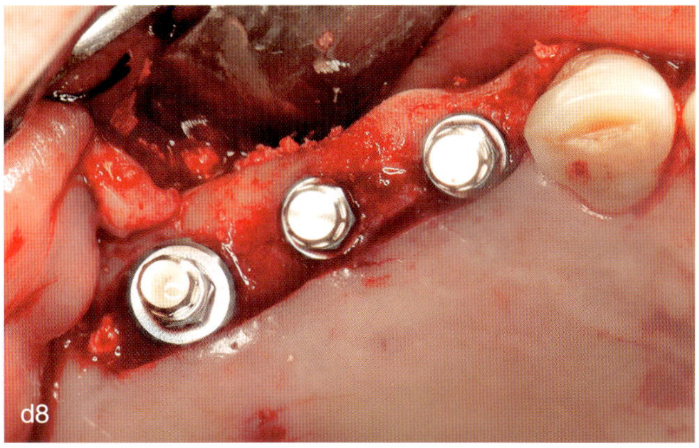

图4-35 Ⅱ型骨缺损，3颗牙位点侧壁开窗上颌窦底提升，同期种植（续）
d. 术中照片。d8. 植入3颗软组织水平锥柱状种植体，三维位置与轴向理想。

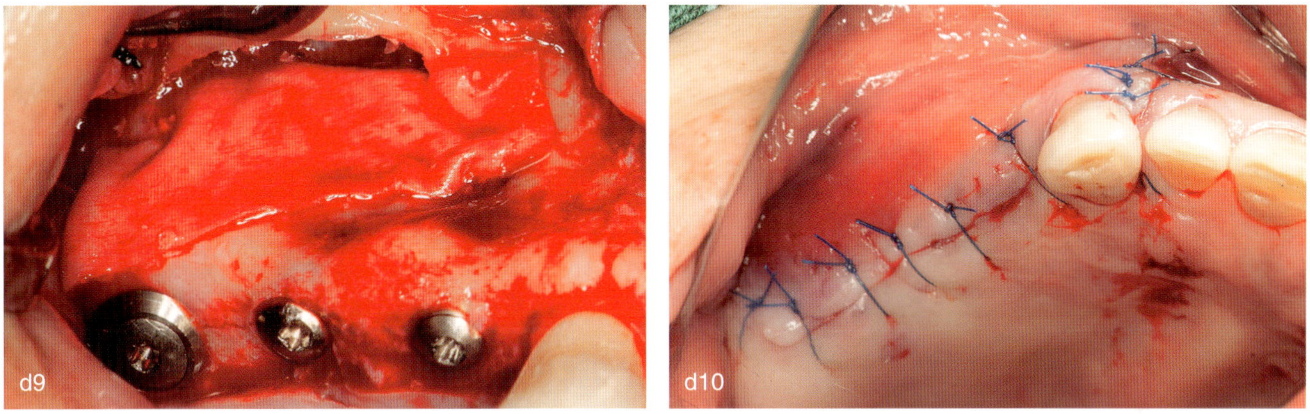

图4-35 Ⅱ型骨缺损，3颗牙位点侧壁开窗上颌窦底提升，同期种植（续）
d. 术中照片。d9. 完成骨增量之后，将覆盖上颌窦骨膜的生物可吸收性胶原膜反折，覆盖在骨窗表面。d10. 将黏骨膜瓣复位，无张力创口关闭，完成上颌窦底提升和种植体植入的手术。

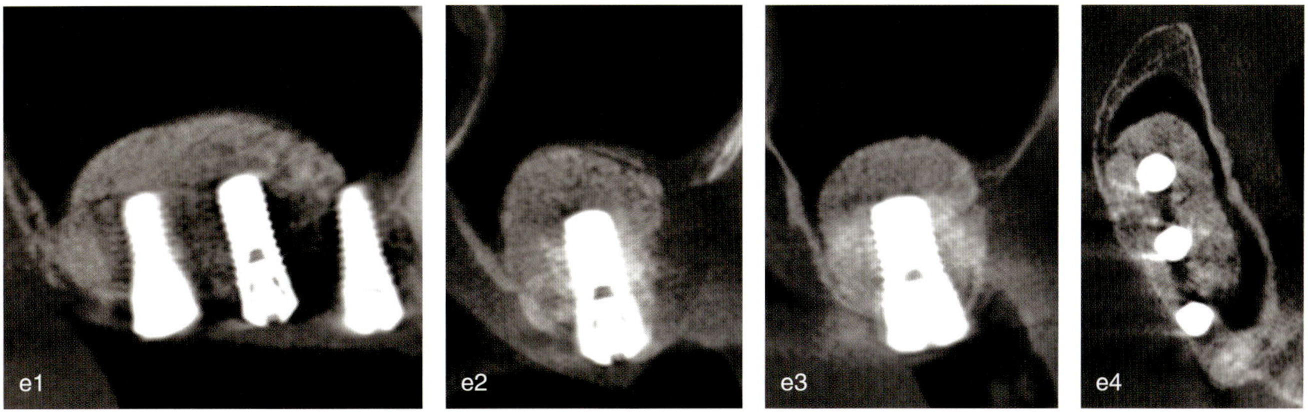

图4-35 Ⅱ型骨缺损，3颗牙位点侧壁开窗上颌窦底提升，同期种植（续）
e. 术后即刻CBCT扫描。依次为后牙牙弓近远中向断层（e1）、第一前磨牙（e2）和第二前磨牙（e3）位点颊舌向断层、种植体根尖水平面断层（e4）。窦底呈完美的帐篷样隆起，骨增量材料充分包绕种植体（仅近中种植体根尖欠佳），黏骨膜无增厚。

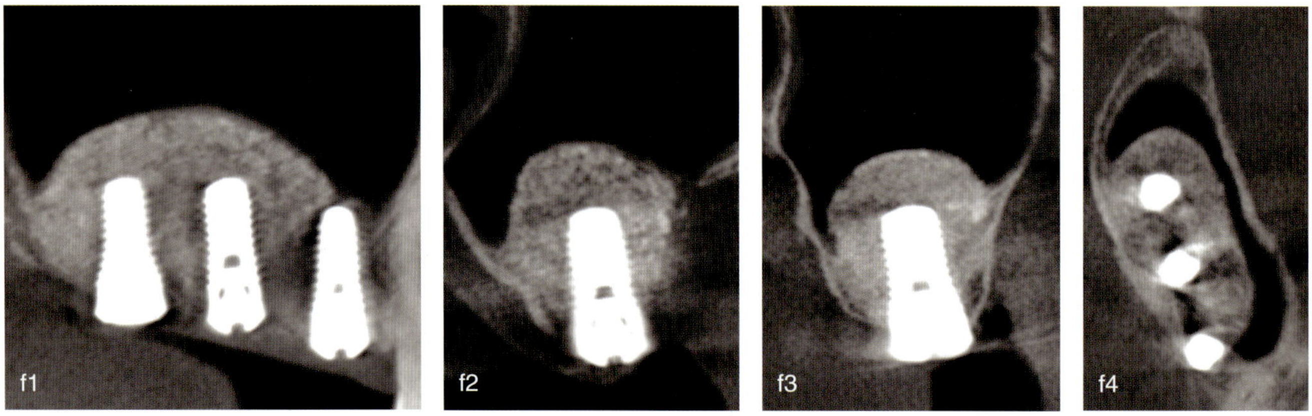

图4-35 Ⅱ型骨缺损，3颗牙位点侧壁开窗上颌窦底提升，同期种植（续）
f. 术后9个月时的CBCT扫描。依次为后牙牙弓近远中向断层（f1）、第一前磨牙（f2）和第二前磨牙（f3）位点颊舌向断层、种植体根尖水平面断层（f4）。窦底呈完美的帐篷样隆起，新骨充分包绕种植体（仅近中种植体根尖欠佳），黏骨膜无增厚。

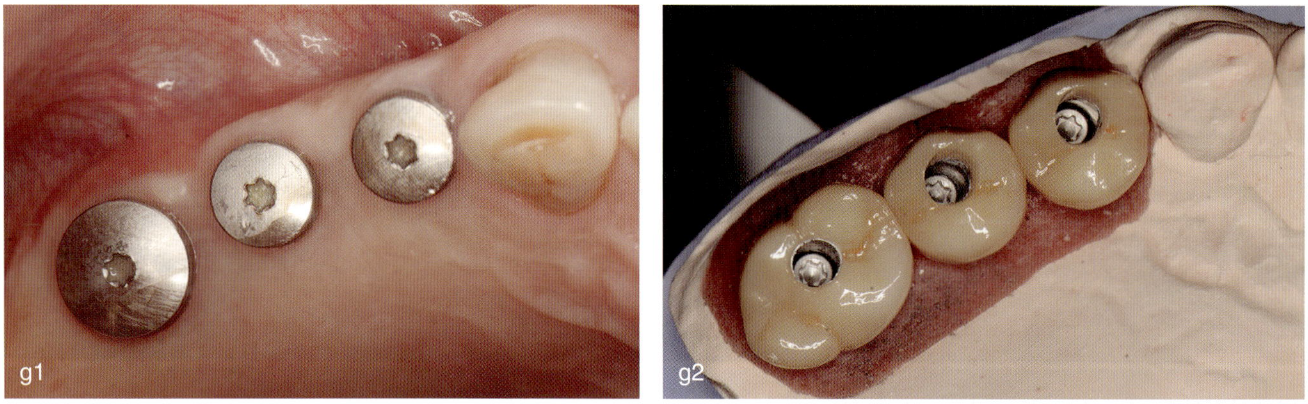

图4-35 Ⅱ型骨缺损，3颗牙位点侧壁开窗上颌窦底提升，同期种植（续）
g. 术后9个月时进入修复程序。g1. 二期手术2周后的口内照片，种植体周围软组织健康、稳定。g2. 在模型上就位的种植体独立支持式螺钉固位全瓷修复体，螺钉通道位置尚可。

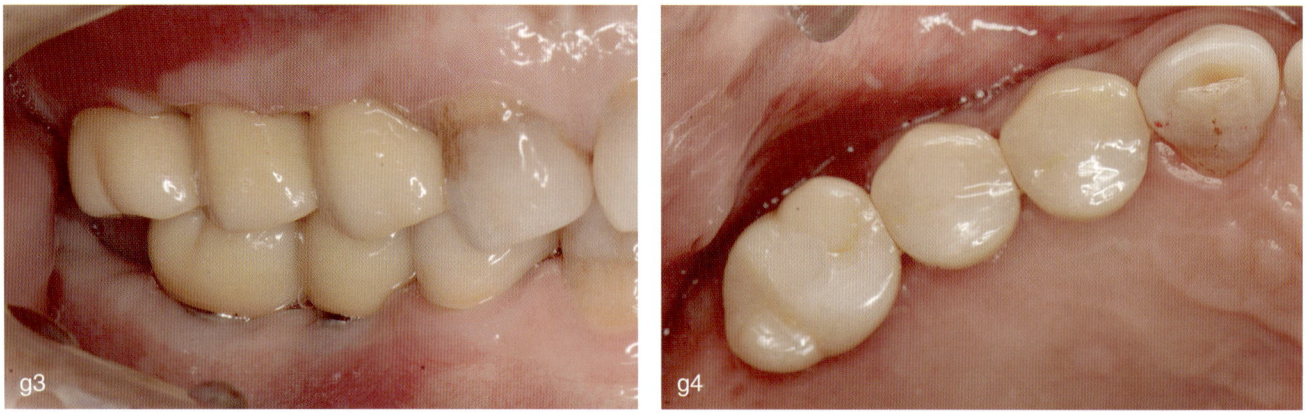

图4-35 Ⅱ型骨缺损，3颗牙位点侧壁开窗上颌窦底提升，同期种植（续）
g. 术后9个月时进入修复程序。g3. 戴入修复体后的侧面观。g4. 戴入修复体后的殆面观。种植体周围软组织健康、稳定，附着龈轮廓与质地良好。同时戴入下颌右侧第一前磨牙的全瓷冠以及第二前磨牙和第一磨牙位点的种植修复体。

戴入修复体4年后的CBCT扫描均显示上颌窦底为完美的帐篷样隆起，其轮廓与术后即刻CBCT表现无任何差别。窦底黏骨膜无增厚，种植体周骨高度非常稳定，高质量的新骨充分包绕种植体（图4-35h）。

本病例，下颌右侧存在第一前磨牙和第一磨牙支持式三单位桥修复体。在治疗过程中，拆除修复体，拔除不能保留的第一磨牙，在第二前磨牙和第一磨牙位点植入种植体，与上颌种植体同时修复。

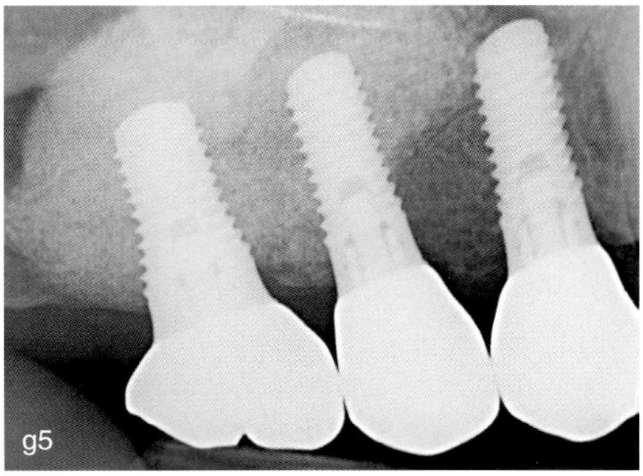

图4-35　Ⅱ型骨缺损，3颗牙位点侧壁开窗上颌窦底提升，同期种植（续）
g5. 戴入修复体后即刻拍摄的根尖放射线片。种植体周围骨高度理想，修复体与种植体密合。

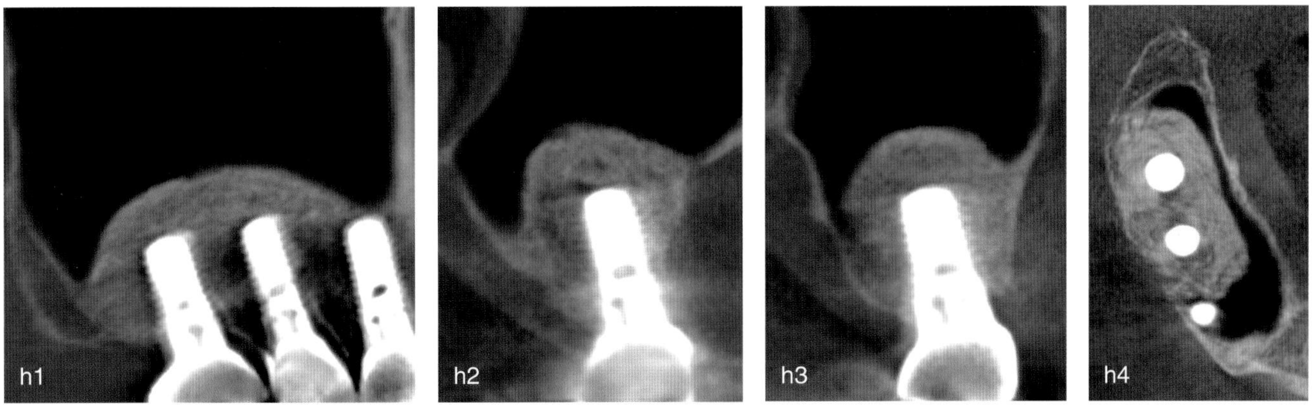

图4-35　Ⅱ型骨缺损，3颗牙位点侧壁开窗上颌窦底提升，同期种植（续）
h. 戴入修复体4年后的CBCT扫描。依次为后牙牙弓近远中向断层（h1）、第一前磨牙（h2）和第二前磨牙（h3）位点颊舌向断层、种植体根尖水平面断层（h4）。窦底呈完美的帐篷样隆起，提升的骨高度非常稳定，新骨质量理想，黏骨膜无增厚。

讨论

本病例，在第二前磨牙和第一磨牙位点的窦底剩余骨高度极低，4年的随访显示完美的骨增量效果，有如下经验值得借鉴：

骨增量材料

本病例的骨增量材料是自体骨与骨代用品的联合应用：

- 自体骨为下颌支获取皮质骨颗粒。
- 骨代用品为粗细颗粒混合的去蛋白牛骨矿物质。
- 自体骨与骨代用品1：1混合。
- 骨增量材料用血液调拌。

种植体构型

选择的种植体为颈部膨大设计的软组织水平锥柱状种植体，在窦底剩余骨高度不足1mm的第一磨牙位点，依然获得了15Ncm的种植体初始稳定性。

外科程序：宿玉成、皮雪敏；修复程序：汪霞；术中摄像和照相：胡翩翩；手术配合：胡翩翩、陶丹、刘敏；放射线诊断程序：孙明朗、苑秋华；病例完成时间：2017年

病例之六：Ⅱ型骨缺损，单颗牙位点侧壁开窗上颌窦底提升、水平向骨增量，同期种植

27岁女性患者，上颌右侧第一磨牙缺失6个月，要求种植治疗。

患者一般状态良好，无全身系统性疾病史，不吸烟、不饮酒，无副功能习惯。口腔检查可见上颌右侧第一磨牙缺失，第二前磨牙先天缺失，第一前磨牙桩核冠修复，附着龈质量正常（图4–36a）。

CBCT扫描显示窦底剩余骨高度约为2.3mm，窦底黏骨膜轻度增厚。在近远中向为倾斜型窦底，在颊舌向为狭窄型窦底。牙槽嵴顶相对位置正常，在近远中向为平直型牙槽嵴顶，在颊舌向牙槽嵴尖锐、为倾斜型牙槽嵴顶，第一前磨牙根尖周存在明显骨吸收，窦底剩余骨的骨密度低，窦底及牙槽嵴顶的皮质骨均不连续，窦底远中存在间隔（图4–36b1～b3）。在上颌窦外侧壁，可见走行于切迹内的Ⅱ型牙槽上颌窦动脉（AAA），由前上向窦底走行（图4–36b4～b6）。

本病例为上颌后部Ⅱ型骨缺损，存在牙槽嵴水平向骨缺损的亚分类。治疗计划为侧壁开窗上颌窦底提

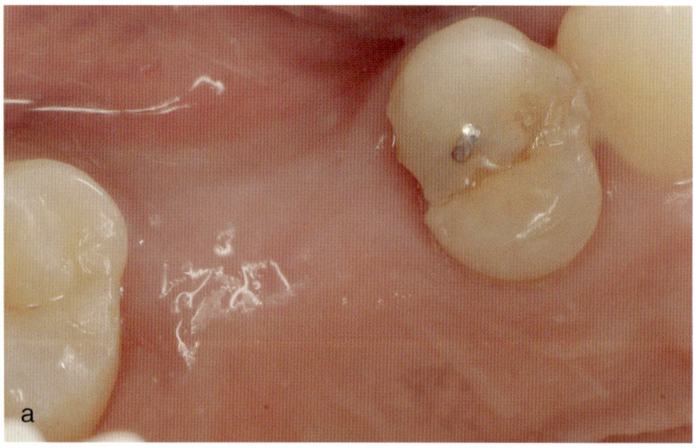

图4–36　Ⅱ型骨缺损，单颗牙位点侧壁开窗上颌窦底提升、水平向骨增量，同期种植
a. 术前的口内照片。上颌右侧第一磨牙缺失，第二前磨牙先天缺失，附着龈质量良好。第一前磨牙桩核冠修复，无松动，治疗计划是暂时将其保留。

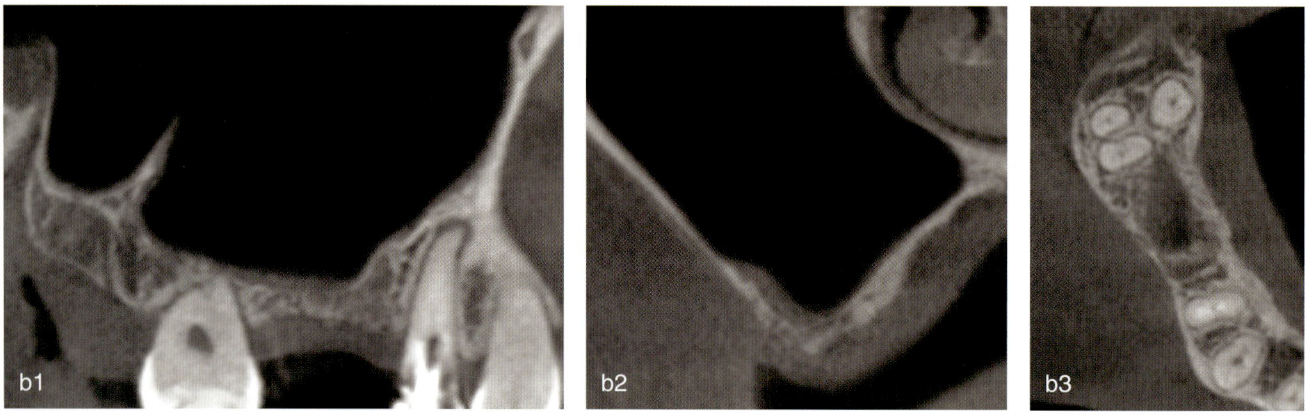

图4–36　Ⅱ型骨缺损，单颗牙位点侧壁开窗上颌窦底提升、水平向骨增量，同期种植（续）
b. 术前的上颌右侧CBCT扫描。b1. 后牙牙弓的近远中向断层。b2. 第一磨牙位点的颊舌向断层。b3. 后牙牙弓的水平面断层。窦底剩余骨的骨密度低，窦底及牙槽嵴顶的皮质骨均不连续，存在牙槽嵴水平向骨缺损。

升联合水平向牙槽嵴骨增量，同期植入种植体。

行盐酸阿替卡因骨膜上浸润麻醉，做牙槽嵴顶略偏腭侧的水平向切口以及第一前磨牙近中和第一磨牙位点远中的两个垂直向松弛切口。翻黏骨膜瓣，暴露骨壁，用刮骨刀在拟开窗的侧壁刮取自体骨骨屑。用钨钢球钻和金刚砂球钻制备薄片式岛状骨窗，逐渐磨除切迹的颊侧骨板，暴露出走行于此的牙槽上颌窦动脉（AAA）。在动脉行至窦底时，走行于窦底骨切迹与骨膜之间。剥离窦底黏骨膜之后，在提升的空间内置入明胶海绵，在种植窝预备时保护窦底黏骨膜。按照软组织水平锥柱状种植体的种植窝预备步骤预备种植窝。预备完成之后，进行水平向骨增量的受植床预备，用直径1.3mm的球钻开放骨髓腔。取出置入窦底提升空间内的明胶海绵，可见窦底黏骨膜完整，随呼吸上下扇动。在窦内植入生物可吸收性胶原膜（Bio-Gide，Geistlich，瑞士），保护窦底黏骨膜。从上颌窦侧壁刮取的自体骨骨屑与1.0g粗细颗粒混合的去蛋白牛骨矿物质（Bio-Oss，Geistlich，瑞士）进行1：1混合，并用从术区收集的血液调拌，两步法植入骨增

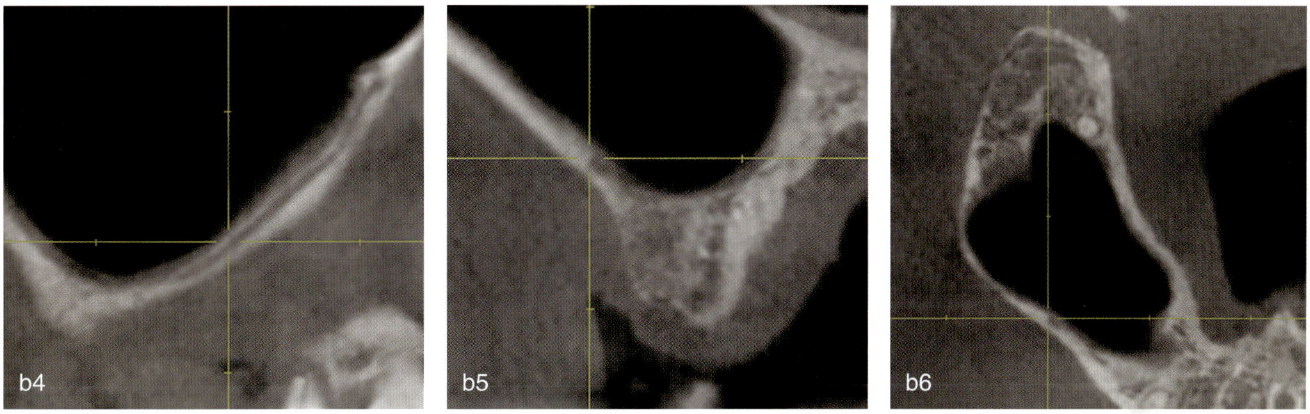

图4-36　Ⅱ型骨缺损，单颗牙位点侧壁开窗上颌窦底提升、水平向骨增量，同期种植（续）
b. 术前的上颌右侧CBCT扫描。以牙槽上颌窦动脉为兴趣区（十字线交叉点）的近远中向断层（b4）、颊舌向断层（b5）和水平面断层（b6）。在上颌窦外侧壁，可见走行于切迹内的牙槽上颌窦动脉，由前上向窦底走行。

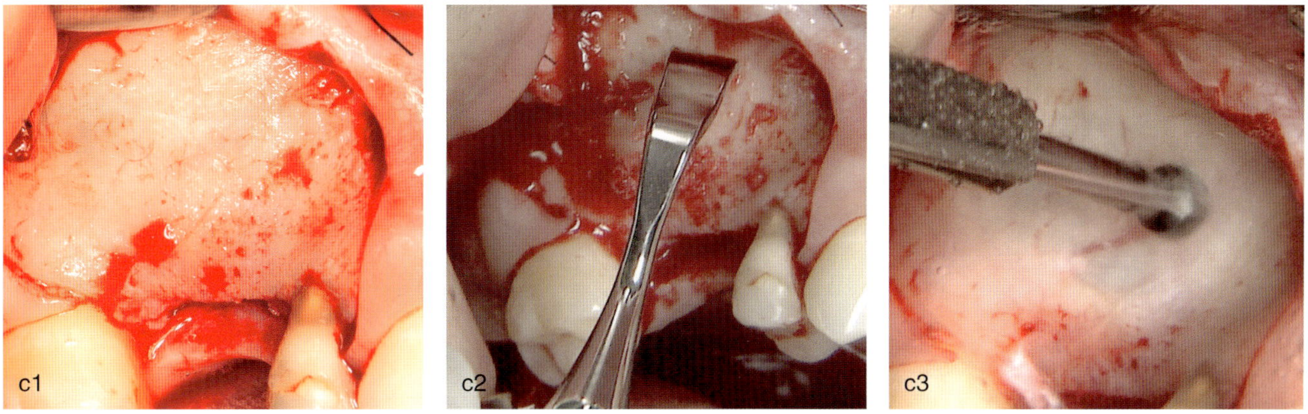

图4-36　Ⅱ型骨缺损，单颗牙位点侧壁开窗上颌窦底提升、水平向骨增量，同期种植（续）
c. 术中照片。c1. 翻黏骨膜瓣，牙槽嵴顶较薄，存在水平向骨量不足。c2. 用刮骨刀从侧壁刮取自体骨骨屑。c3. 用钨钢球钻制备薄片式岛状骨窗，可见走行于切迹内的牙槽上颌窦动脉。

量材料。在预备的种植窝内植入直径4.8mm、平台直径6.5mm、长度10mm、光滑颈部高度1.8mm的软组织水平锥柱状种植体（TL，TE，SLActive，WN，Ti，Straumann，瑞士），部分光滑颈部位于骨内，最终植入扭矩＞35Ncm，获得理想的三维位置与轴向。在窦底再次骨增量之后，在牙槽嵴侧面植入骨增量材料进行水平向骨增量。将植入窦底的胶原膜反折，覆盖骨窗和水平向的骨增量材料，用膜钉固定胶原膜。再覆盖一张胶原膜，用“双层屏障膜”技术确保水平向骨增量的成骨效果。用手术刀水平向切断黏骨膜瓣基底的骨膜，缓解黏骨膜瓣的张力。黏骨膜瓣复位，无张力创口关闭，潜入式愈合（图4-36c）。

术后静脉滴注克林霉素3天，每天1次，每次0.6g；静脉滴注地塞米松注射液2天，每天1次，每次10mg；呋麻滴鼻液滴鼻3天，每天2次；复方葡萄糖酸氯己定含漱液含漱，每天3次，直至10天后拆线。

术后即刻CBCT扫描显示窦底呈完美的帐篷样隆起，骨增量材料充分包绕种植体，窦底黏骨膜无增

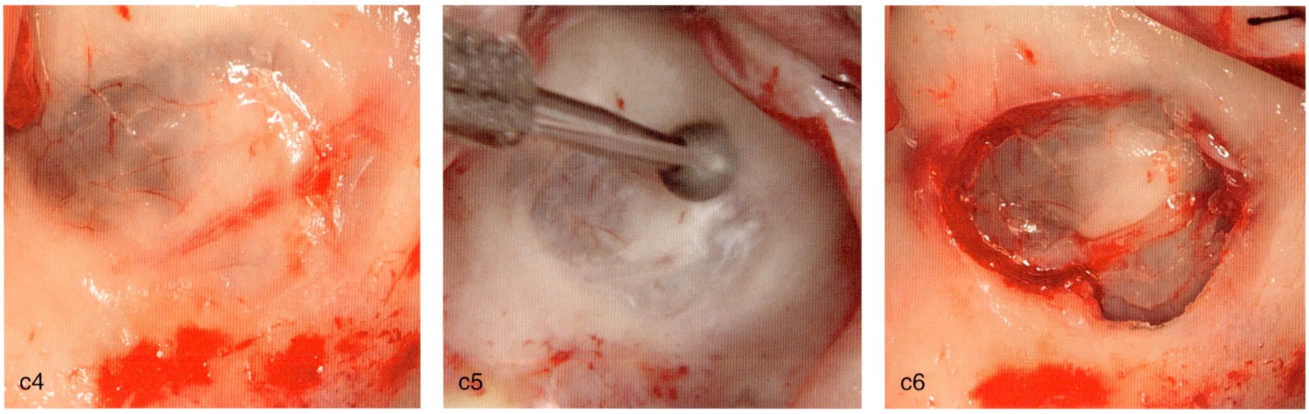

图4-36　Ⅱ型骨缺损，单颗牙位点侧壁开窗上颌窦底提升、水平向骨增量，同期种植（续）
c. 术中照片。c4. 已经暴露出部分牙槽上颌窦动脉。c5. 用金刚砂球钻继续制备薄片式岛状骨窗，磨除骨管的颊侧骨壁。c6. 磨除骨管的颊侧骨壁之后，完全暴露出牙槽上颌窦动脉。

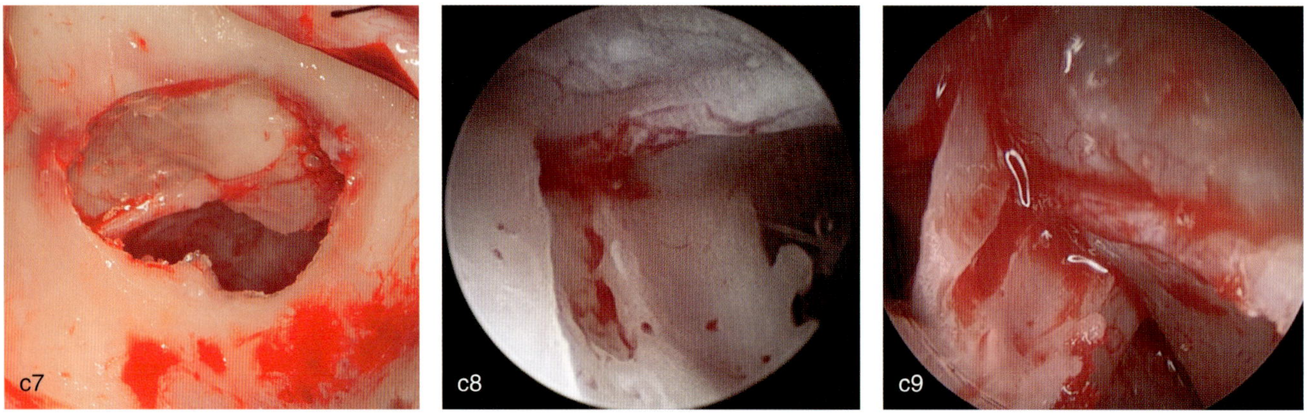

图4-36　Ⅱ型骨缺损，单颗牙位点侧壁开窗上颌窦底提升、水平向骨增量，同期种植（续）
c. 术中照片。c7. 剥离窦底黏骨膜。c8，c9. 电子内镜检查。当牙槽上颌窦动脉行至窦底时，清晰可见走行于窦底骨切迹与窦底骨膜之间的牙槽上颌窦动脉（AAA）。

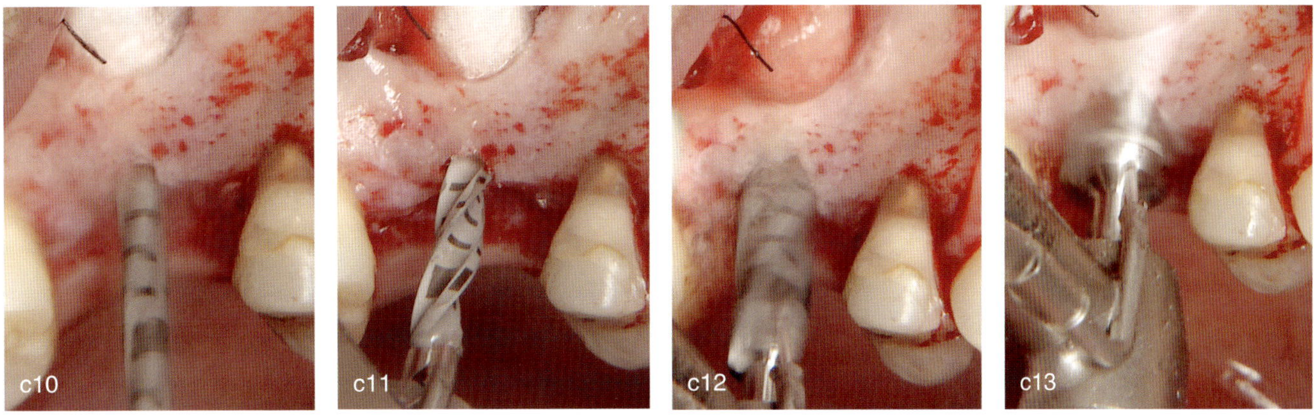

图4-36　Ⅱ型骨缺损，单颗牙位点侧壁开窗上颌窦底提升、水平向骨增量，同期种植（续）
c. 术中照片。c10～c12. 在窦底提升空间内置入明胶海绵之后，用麻花钻逐级预备种植窝。c13. 用软组织水平锥柱状种植体的颈部成型钻进行种植窝肩台预备。

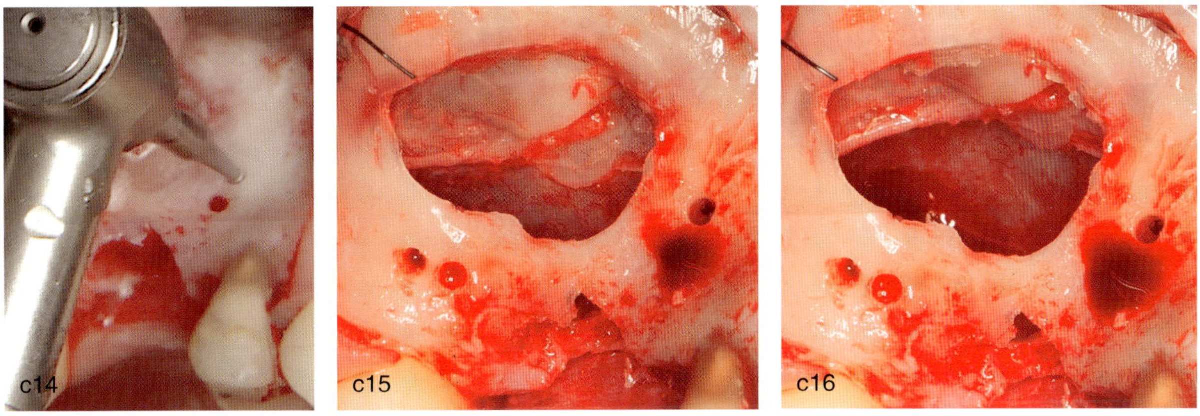

图4-36　Ⅱ型骨缺损，单颗牙位点侧壁开窗上颌窦底提升、水平向骨增量，同期种植（续）
c. 术中照片。c14. 用直径1.3mm的球钻开放牙槽嵴侧壁的骨髓腔。c15，c16. 取出明胶海绵之后，可见上颌窦黏骨膜（包括附着在一起的薄片式骨窗以及牙槽上颌窦动脉）随呼吸上下扇动。

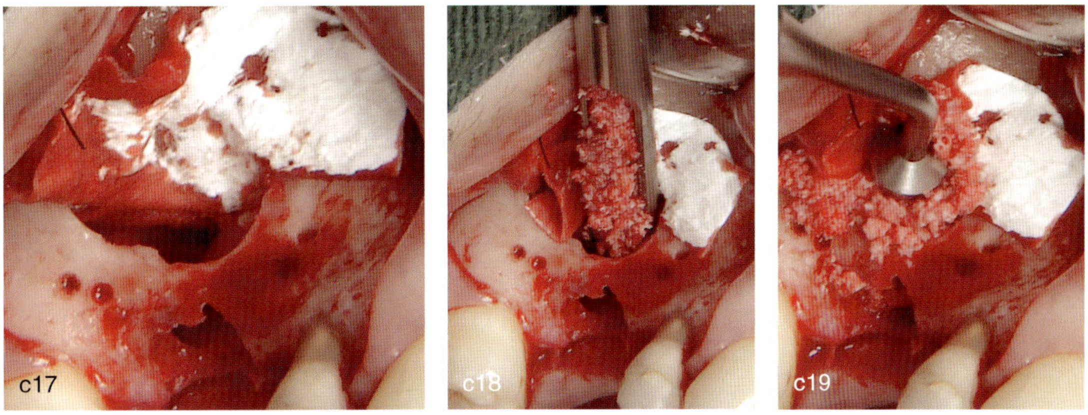

图4-36　Ⅱ型骨缺损，单颗牙位点侧壁开窗上颌窦底提升、水平向骨增量，同期种植（续）
c. 术中照片。c17. 在窦内植入25mm×25mm的生物可吸收性胶原膜，保护窦底黏骨膜与牙槽上颌窦动脉。c18，c19. 用骨粉输送器将混合性骨增量材料向窦底深部推送并压实。

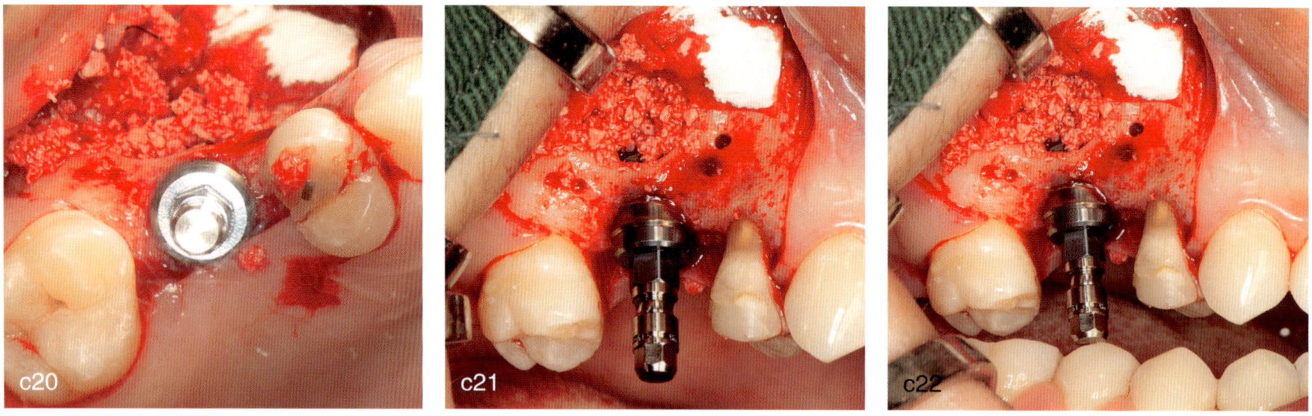

图4-36 Ⅱ型骨缺损，单颗牙位点侧壁开窗上颌窦底提升、水平向骨增量，同期种植（续）
c. 术中照片。c20～c22. 初步骨增量之后，植入软组织水平锥柱状种植体，部分光滑颈部位于骨内。种植体的三维位置与轴向理想，与对颌牙的位置关系良好。

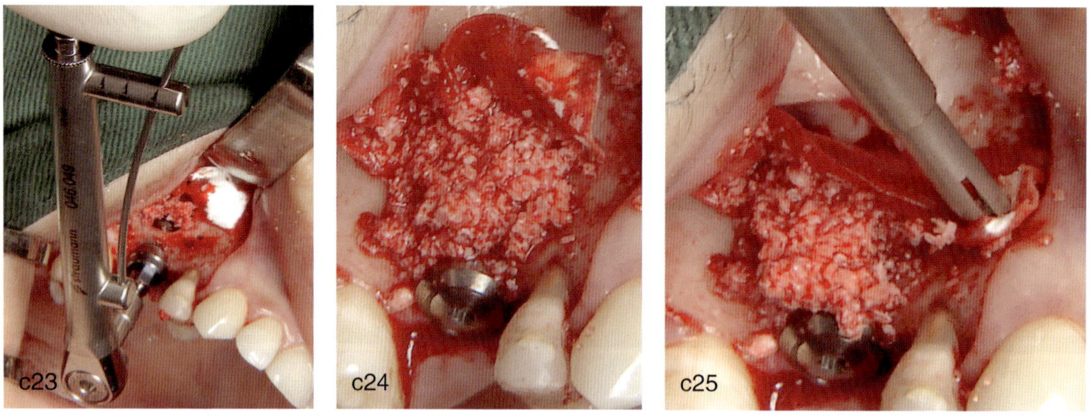

图4-36 Ⅱ型骨缺损，单颗牙位点侧壁开窗上颌窦底提升、水平向骨增量，同期种植（续）
c. 术中照片。c23. 种植体的最终植入扭矩＞35Ncm。c24. 在窦内再次植入骨增量材料之后，向牙槽嵴侧面堆积骨增量材料。c25. 将植入窦内的胶原膜反折，覆盖骨增量材料，并用膜钉固定。

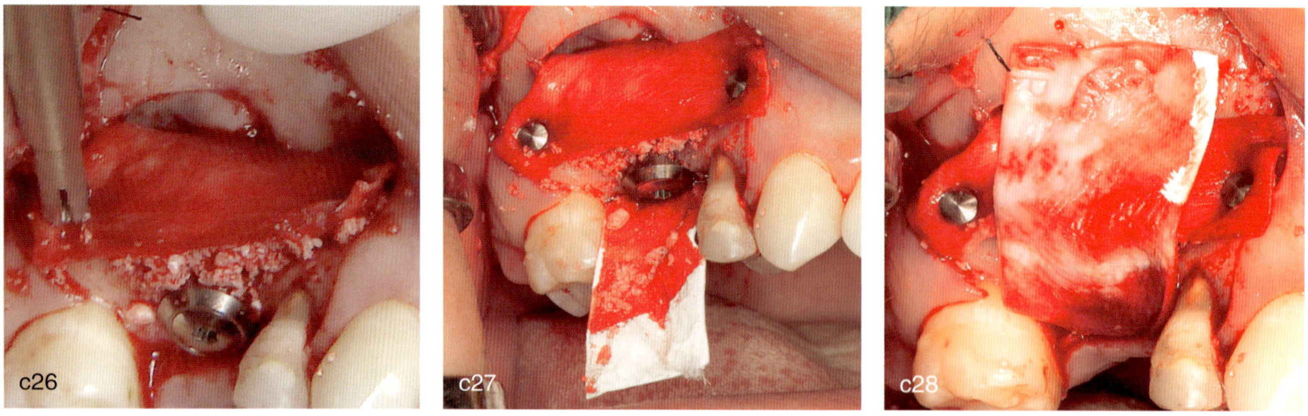

图4-36 Ⅱ型骨缺损，单颗牙位点侧壁开窗上颌窦底提升、水平向骨增量，同期种植（续）
c. 术中照片。c26，c27. 用膜钉固定反折的胶原膜。c28. 再覆盖一张13mm×25mm的生物可吸收性胶原膜，保护水平向骨增量材料的稳定和屏障效果。

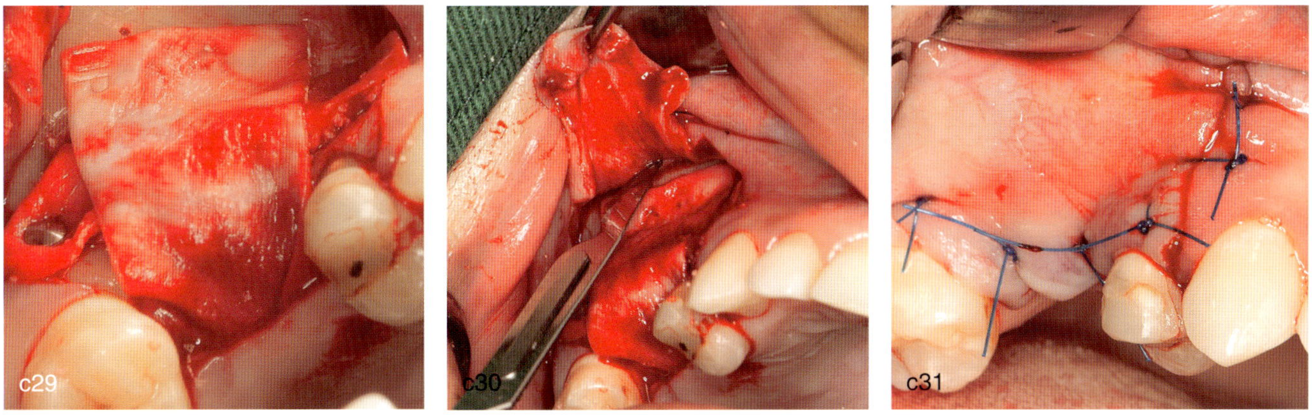

图4-36　Ⅱ型骨缺损，单颗牙位点侧壁开窗上颌窦底提升、水平向骨增量，同期种植（续）
c. 术中照片。c29. 完成骨增量。c30. 用手术刀水平向切断位于黏骨膜瓣基底的骨膜，充分减张。c31. 将减张之后的黏骨膜瓣冠向复位，无张力创口关闭，种植体潜入式愈合。

厚，窦腔内无渗出物（图4-36d）。

术后6个月时进入修复程序。CBCT扫描显示窦底呈完美的帐篷样隆起，新骨充分包绕种植体，水平向骨增量的侧壁骨板厚度理想，窦底黏骨膜无增厚，窦腔内无渗出物（图4-36e）。通过软组织环切进行二期手术，暴露种植体平台，种植体的ISQ平均值为84。2周后戴入种植体独立支持式螺钉固位的全瓷修复体（Variobase基台），根尖放射线片显示种植体周围骨高度理想，修复体与种植体密合（图4-36f）。

戴入修复体1年时的CBCT扫描显示窦底的帐篷样隆起略有降低，新骨充分包绕种植体，水平向骨增量的侧壁骨板厚度稳定，窦底黏骨膜无增厚（图4-36g）。

戴入修复体2.5年时复诊，种植体周围软组织稳定（图4-36h）。此时，已经拔除了牙根纵裂的第一前磨牙，拔牙窝已经愈合，计划择期植入种植体。

戴入修复体3年时的CBCT扫描显示窦底骨高度稳定，新骨充分包绕种植体，水平向骨增量的侧壁骨板厚度稳定，窦底黏骨膜无增厚，窦腔内无渗出物（图4-36i）。此时，已经在第一前磨牙位点植入一颗软组织水平种植体，尚未完成种植体修复。

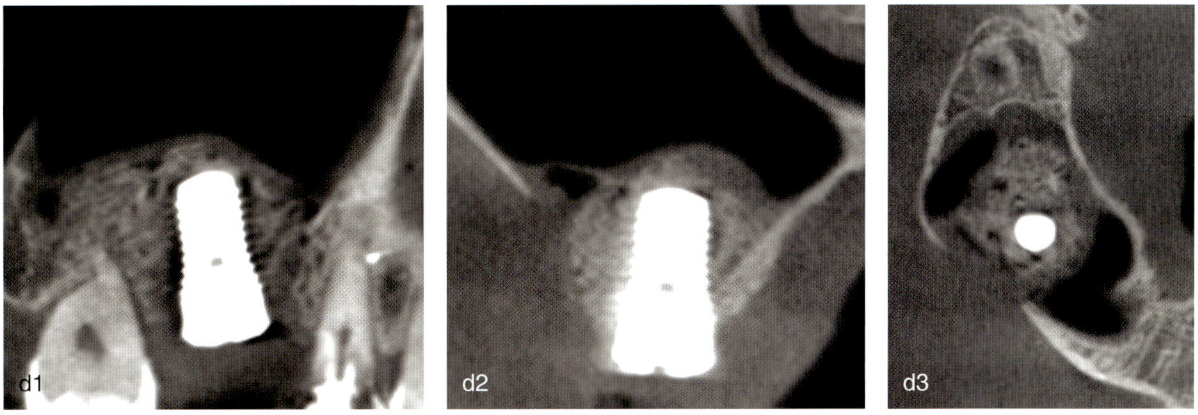

图4-36　Ⅱ型骨缺损，单颗牙位点侧壁开窗上颌窦底提升、水平向骨增量，同期种植（续）
d. 术后即刻上颌右侧CBCT扫描。依次为后牙牙弓的近远中向断层（d1）、第一磨牙位点种植体的颊舌向断层（d2）、种植体根尖的水平面断层（d3）。窦底呈完美的帐篷样隆起，骨增量材料充分包绕种植体，窦腔内无渗出物。

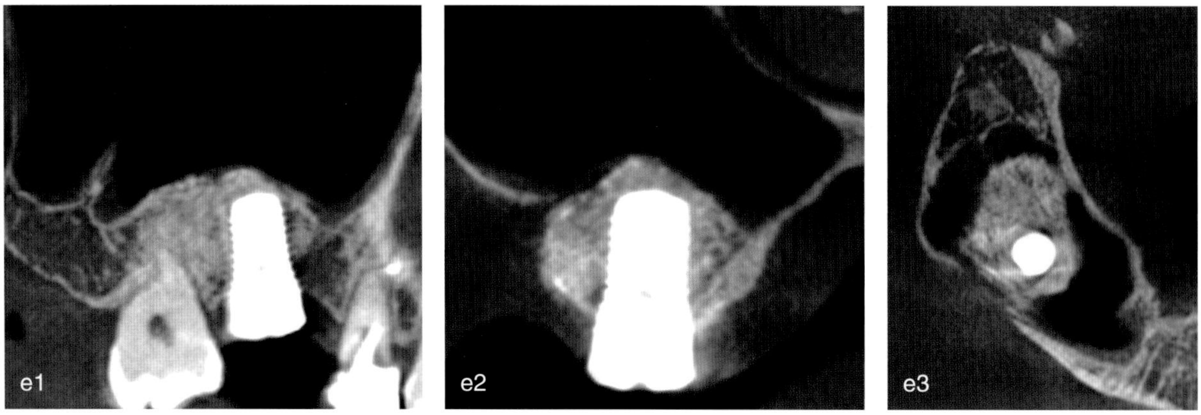

图4-36 Ⅱ型骨缺损，单颗牙位点侧壁开窗上颌窦底提升、水平向骨增量，同期种植（续）
e. 术后6个月的上颌右侧CBCT扫描。依次为后牙牙弓的近远中向断层（e1）、第一磨牙位点的颊舌向断层（e2）、种植体根尖的水平面断层（e3）。窦底呈完美的帐篷样隆起，新骨充分包绕种植体，黏骨膜无增厚。

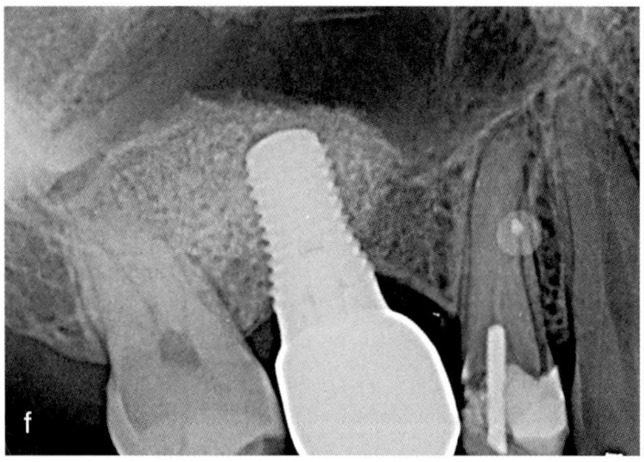

图4-36 Ⅱ型骨缺损，单颗牙位点侧壁开窗上颌窦底提升、水平向骨增量，同期种植（续）
f. 术后6个月戴入修复体的根尖放射线片，种植体周围骨高度理想，修复体与种植体密合。

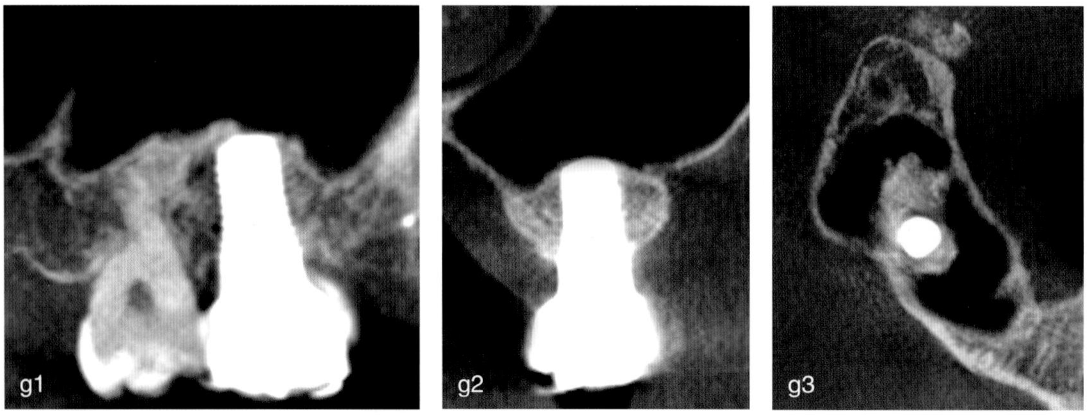

图4-36 Ⅱ型骨缺损，单颗牙位点侧壁开窗上颌窦底提升、水平向骨增量，同期种植（续）
g. 戴入修复体1年时的上颌右侧CBCT扫描。依次为后牙牙弓的近远中向断层（g1）、第一磨牙位点的颊舌向断层（g2）、种植体根尖的水平面断层（g3）。窦底的帐篷样隆起略有降低，新骨充分包绕种植体，颊侧骨板厚度理想，黏骨膜无增厚。

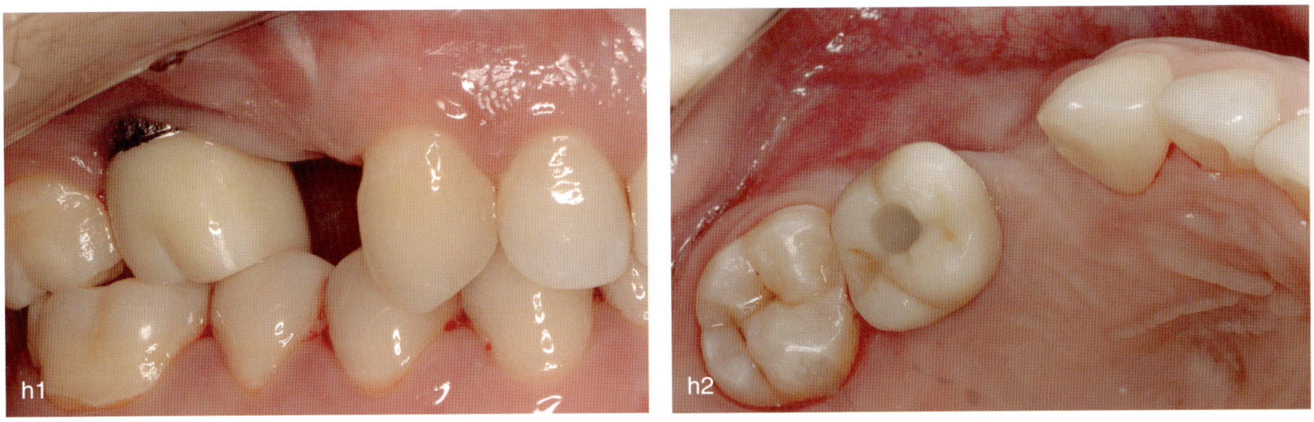

图4-36 Ⅱ型骨缺损，单颗牙位点侧壁开窗上颌窦底提升、水平向骨增量，同期种植（续）
h. 戴入修复体2.5年复诊，口内照片，此时已经拔除了劈裂的第一前磨牙。h1. 侧面观。h2. 殆面观。种植体周围软组织健康，龈缘较薄，修复体无崩瓷。

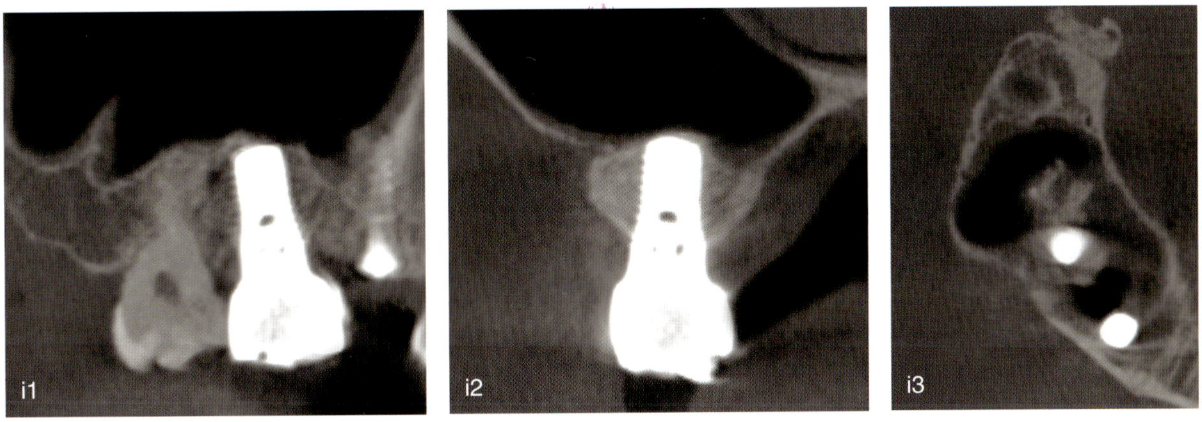

图4-36 Ⅱ型骨缺损，单颗牙位点侧壁开窗上颌窦底提升、水平向骨增量，同期种植（续）
i. 戴入修复体3年时的上颌右侧CBCT扫描。依次为后牙牙弓的近远中向断层（i1）、第一磨牙位点的颊舌向断层（i2）、种植体根尖的水平面断层（i3）。窦底的帐篷样隆起的骨轮廓稳定，新骨充分包绕种植体，颊侧骨板厚度理想，黏骨膜无增厚。

讨论

牙槽上颌窦动脉

本病例，在上颌窦外侧壁可见走行于切迹内的Ⅱ型牙槽上颌窦动脉（AAA），由前上向窦底走行。术中仔细操作，磨除了切迹的颊侧骨壁，完全暴露出牙槽上颌窦动脉（AAA），血管无损伤。

水平向骨增量

本病例，在上颌窦底提升同期进行了牙槽嵴的水平向骨增量，获得了理想的骨增量效果。

窦底提升高度

本病例，为了保护牙槽上颌窦动脉，降低了窦底骨增量的高度，只是略高于种植体根尖水平，新骨依然充分包绕种植体。

外科程序：宿玉成、张玺；修复程序：张玺；术中摄像和照相：陶丹；手术配合：陶丹、王倩、吴利利；放射线诊断程序：苑秋华、田悦；病例完成时间：2018年

病例之七：Ⅱ型骨缺损，多颗牙位点侧壁开窗上颌窦底提升、水平向骨增量，同期种植

64岁男性患者，上颌右侧后牙缺失1年余，现要求种植修复。

患者一般状态良好，无全身系统性疾病史，不吸烟、不饮酒，无副功能习惯。口腔专科检查可见口腔卫生良好。上颌右侧前磨牙和磨牙缺失，尖牙略向远中移位，与侧切牙之间存在散隙。颊舌向宽度较差，呈刃状牙槽嵴顶，黏膜质地正常，附着龈充足，殆龈距离及颌位关系尚可（图4-37a）。

CBCT扫描显示窦底相对位置降低，牙槽嵴顶相对位置尚可。窦底及牙槽嵴顶的皮质骨均不连续，Ⅳ类骨密度。上颌窦宽大，向前达到尖牙位点的根方，倾斜型窦底，上颌窦底黏骨膜无增厚。磨牙位点的窦底骨高度不足，第一前磨牙的颊舌向牙槽嵴宽度显著不足，在侧壁可见由牙槽上颌窦动脉形成的切迹，距离窦底约10mm。计划在第一前磨牙、第一磨牙和第二磨牙位点植入种植体，窦底剩余骨高度分别约为11mm、4mm和3mm（图4-37b）。

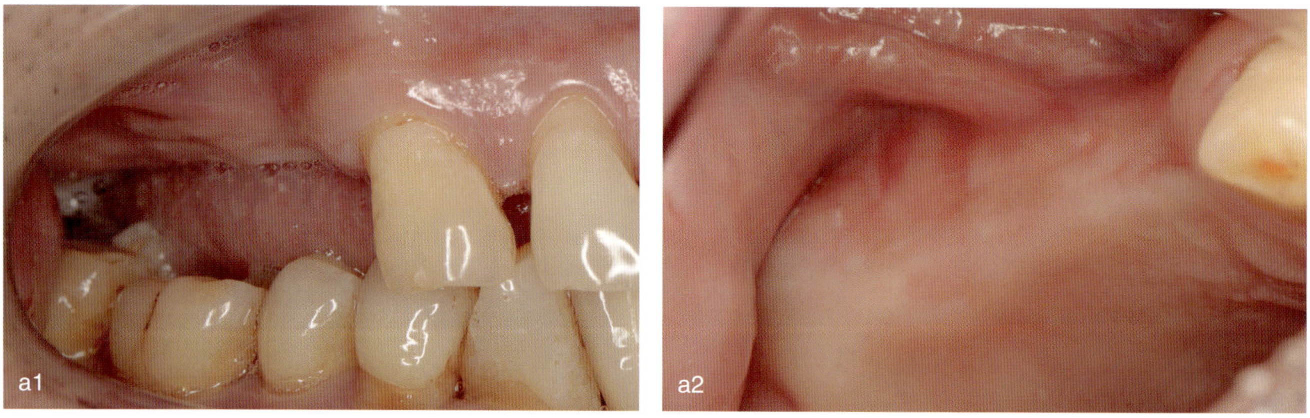

图4-37　Ⅱ型骨缺损，多颗牙位点侧壁开窗上颌窦底提升、水平向骨增量，同期种植

a. 术前检查，口内照片。a1. 颊侧观。a2. 殆面观。上颌右侧前磨牙和磨牙缺失，殆龈距离及颌位关系尚可。牙槽嵴顶呈刃状，黏膜质地正常，附着龈充足。

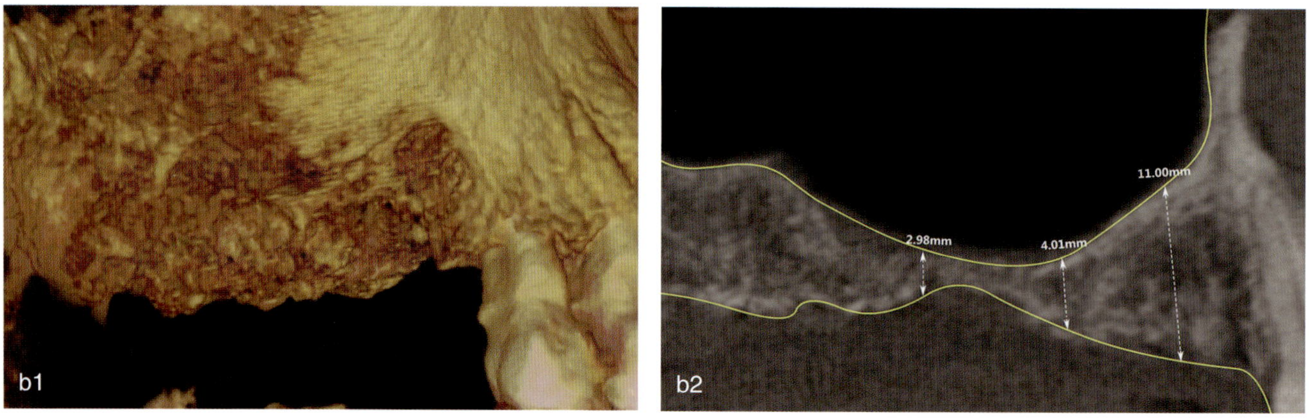

图4-37　Ⅱ型骨缺损，多颗牙位点侧壁开窗上颌窦底提升、水平向骨增量，同期种植（续）

b. 术前检查，CBCT扫描。b1. 三维重建影像。b2. 右侧后牙牙弓的近远中向断层。牙槽嵴骨密度较低，皮质骨不连续。上颌窦底较为平坦，牙槽嵴顶不平整，磨牙位点窦底骨高度不足。

本病例为上颌后部Ⅱ型骨缺损，存在牙槽嵴水平向骨缺损的亚分类。治疗计划为侧壁开窗上颌窦底提升联合水平向牙槽嵴骨增量，同期植入种植体。

行盐酸阿替卡因骨膜上浸润麻醉，在缺牙位点做牙槽嵴顶略偏腭侧的水平向切口以及尖牙近中和第二磨牙远中的两个垂直向松弛切口。翻黏骨膜瓣，暴露骨壁（图4-37c1）。在侧壁刮取大量自体骨骨屑之后，分别用钨钢球钻、金刚砂球钻和超声骨刀进行骨切割。去除骨窗，剥离窦底黏骨膜，可见骨膜完整、无损伤。用金刚砂球钻轻扫骨窗之上的骨壁，暴露出牙槽上颌窦动脉的走行，并有分支沿上颌窦黏骨膜下行（图4-37c2）。在第一前磨牙、第一磨牙和第二磨牙位点预备种植窝，在第一前磨牙位点种植窝发生开窗式骨缺损，用直径1.2mm的小球钻开放骨髓腔（图4-37c3）。然后按照两步法进行骨增量。骨增量材料为1.0g的粗细颗粒混合的去蛋白牛骨矿物质（Bio-Oss，Geistlich，瑞士）与自体骨骨屑进行1：1

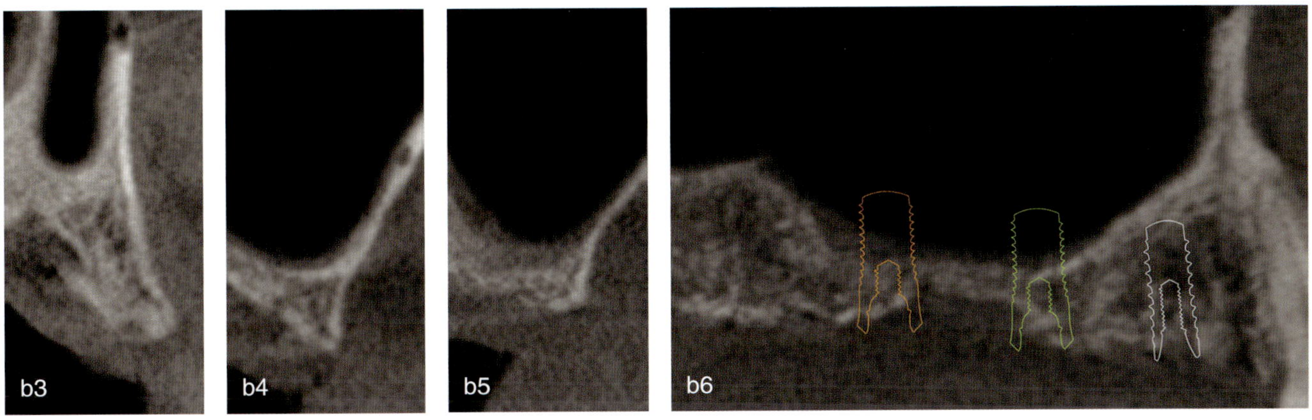

图4-37　Ⅱ型骨缺损，多颗牙位点侧壁开窗上颌窦底提升、水平向骨增量，同期种植（续）
b. 术前检查，CBCT扫描。依次为第一前磨牙（b3）、第一磨牙（b4）、第二磨牙（b5）位点颊舌向断层和后牙牙弓近远中向断层（b6）。第一前磨牙位点骨宽度不足，计划在第一前磨牙位点植入骨水平种植体，第一磨牙和第二磨牙位点植入软组织水平种植体。

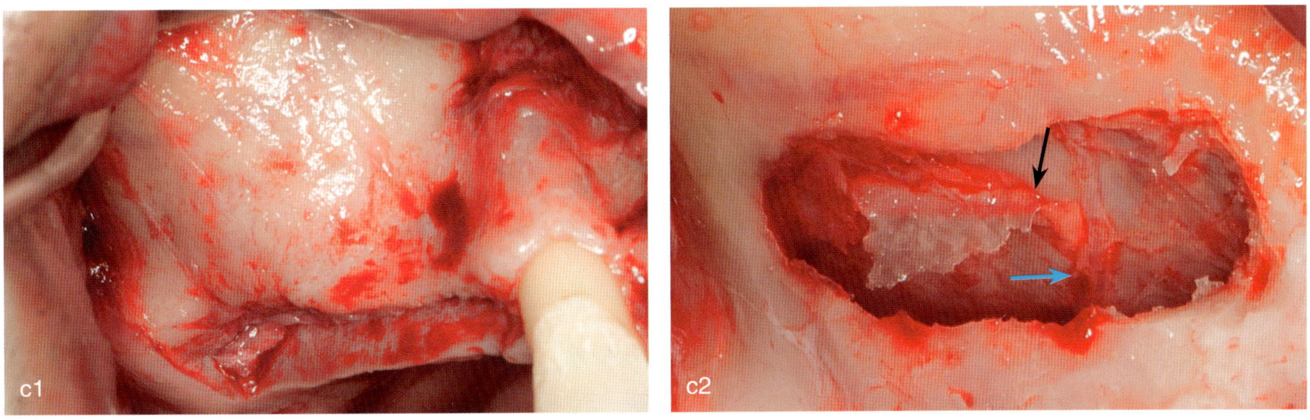

图4-37　Ⅱ型骨缺损，多颗牙位点侧壁开窗上颌窦底提升、水平向骨增量，同期种植（续）
c. 术中照片。c1. 暴露术区。翻黏骨膜瓣，暴露术区，可见第一前磨牙位点的颊舌向骨宽度显著不足。c2. 侧壁开窗。去除骨窗之后，黏骨膜完整。可见前后走行的牙槽上颌窦动脉（黑色箭头所示）及其向下行的分支（蓝色箭头所示）。

混合，并用术区收集的血液调拌。在第一前磨牙位点植入直径3.3mm、长度10mm的钛锆合金骨水平种植体（BL，SLActive，TiZr，Straumann，瑞士）。在两颗磨牙位点植入直径4.1mm、平台直径4.8mm、长度10mm、光滑颈部高度1.8mm的软组织水平锥柱状种植体（TL，TE，SLActive，RN，TiZr，Straumann，瑞士）。磨牙位点的软组织水平种植体的部分光滑颈部均位于骨内（图4-37c4）。种植体相互平行，与对颌牙呈尖窝相对的理想位置关系（图4-37c5）。略有遗憾的是，前边两颗种植体之间的距离过近，未为桥体留出足够的空间。3颗种植体的最终植入扭矩均＞35Ncm。在窦底骨增量完成之后，进行牙槽嵴侧壁的水平向骨增量，植入混合性骨增量材料（图4-37c6），覆盖双层胶原膜（图4-37c7），并用膜钉固定。切断黏骨膜瓣基底的骨膜，充分减张，无张力关闭创口，潜入式愈合（图4-37c8）。

术后即刻CBCT扫描显示窦底提升高度满意，第一前磨牙位点种植体水平向骨增量超过2mm，但第二磨牙位点种植体根方的腭侧骨增量材料不足。窦

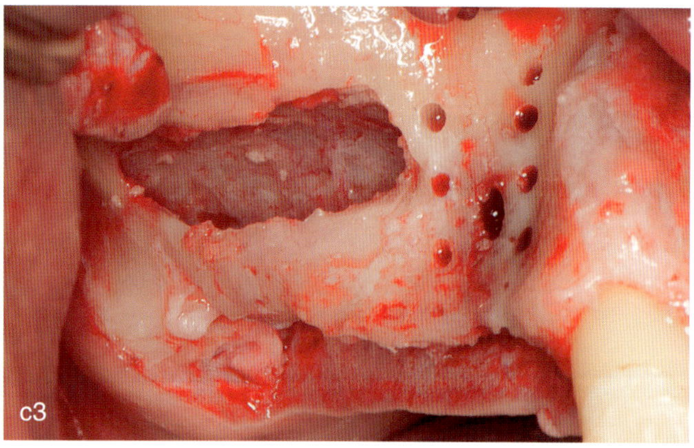

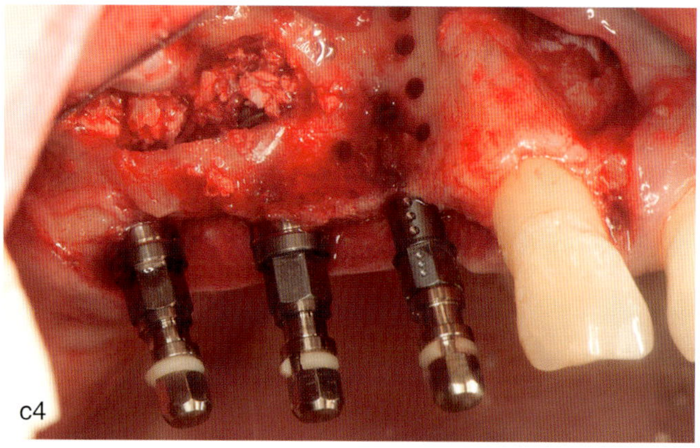

图4-37 Ⅱ型骨缺损，多颗牙位点侧壁开窗上颌窦底提升、水平向骨增量，同期种植（续）
c. 术中照片。c3. 种植窝预备。在第一前磨牙位点预备的种植窝发生开窗式骨缺损，用小球钻开放骨髓腔，血供丰富。c4. 植入种植体。在第一前磨牙位点植入骨水平种植体，在两个磨牙位点植入软组织水平种植体，前两颗种植体之间的距离过近。

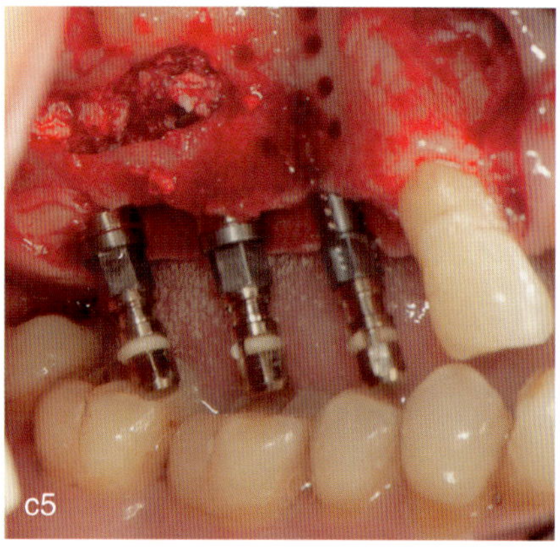

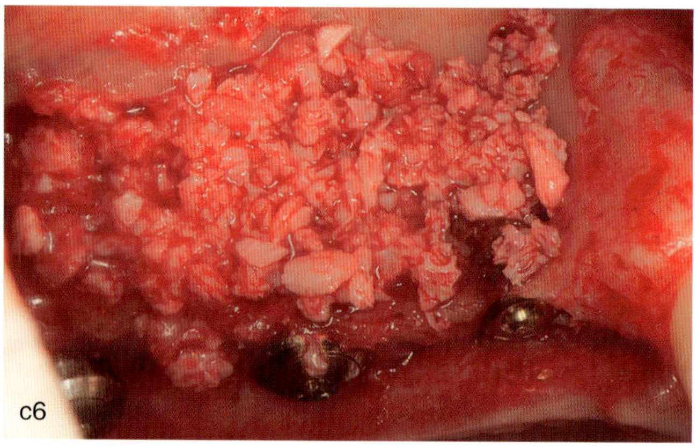

图4-37 Ⅱ型骨缺损，多颗牙位点侧壁开窗上颌窦底提升、水平向骨增量，同期种植（续）
c. 术中照片。c5. 植入种植体。3颗种植体相互平行，其轴向与对颌牙为尖窝相对的理想位置关系。c6. 骨增量。在窦底骨增量之后，用自体骨骨屑与骨代用品混合的骨增量材料进行牙槽嵴水平向骨增量。

底黏骨膜无增厚，窦腔内无渗出物（图4-37d）。

术后静脉滴注克林霉素3天，每天1次，每次0.6g；静脉滴注地塞米松注射液2天，每天1次，每次10mg；呋麻滴鼻液滴鼻3天，每天2次；复方葡萄糖酸氯己定含漱液含漱，每天3次，直至10天后拆线。

术后6个月时进入修复程序。通过软组织环切暴露种植体平台，第一前磨牙、第一磨牙和第二磨牙位点种植体的ISQ平均值分别为65、87和78。2周后戴入3颗种植体支持式四单位粘接固位全瓷修复体，修复体被动就位（图4-37e）。戴入修复体后拍摄的根尖放射线片显示种植体周围骨高度理想，与术中种植体的植入位置一致，修复体与种植体密合（图4-37f）。

戴入修复体2年（图4-37g）和5年（图4-37h）复诊时的CBCT扫描显示两颗磨牙位点周围骨高度和窦底提升的骨轮廓稳定，第二磨牙位点种植体根方的腭侧骨增量依然不足，第一前磨牙位点种植体颊侧骨板逐渐变薄。

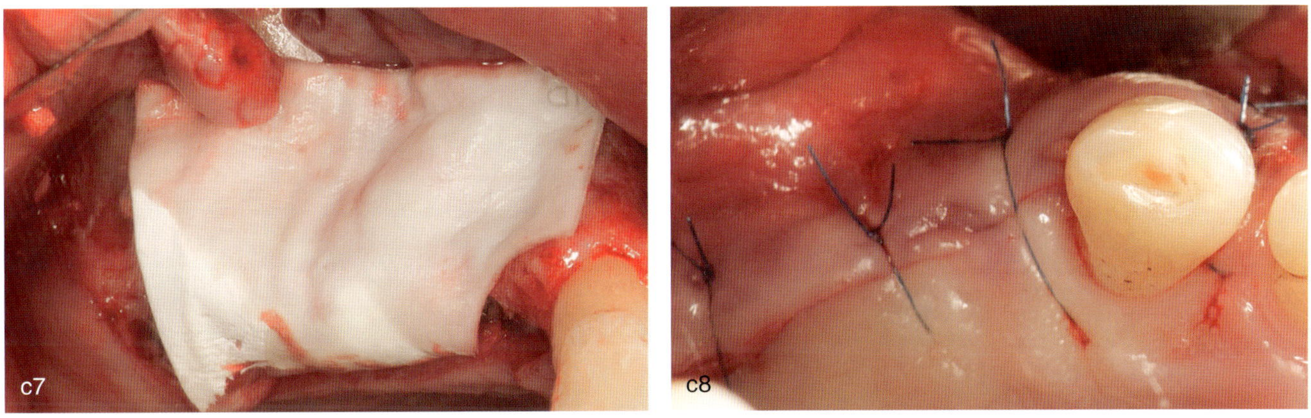

图4-37　Ⅱ型骨缺损，多颗牙位点侧壁开窗上颌窦底提升、水平向骨增量，同期种植（续）
c. 术中照片。c7. 骨增量。修剪25mm×25mm的生物可吸收性胶原膜，覆盖骨增量材料。c8. 关闭创口。黏骨膜瓣复位，间断缝合，无张力创口初期关闭。

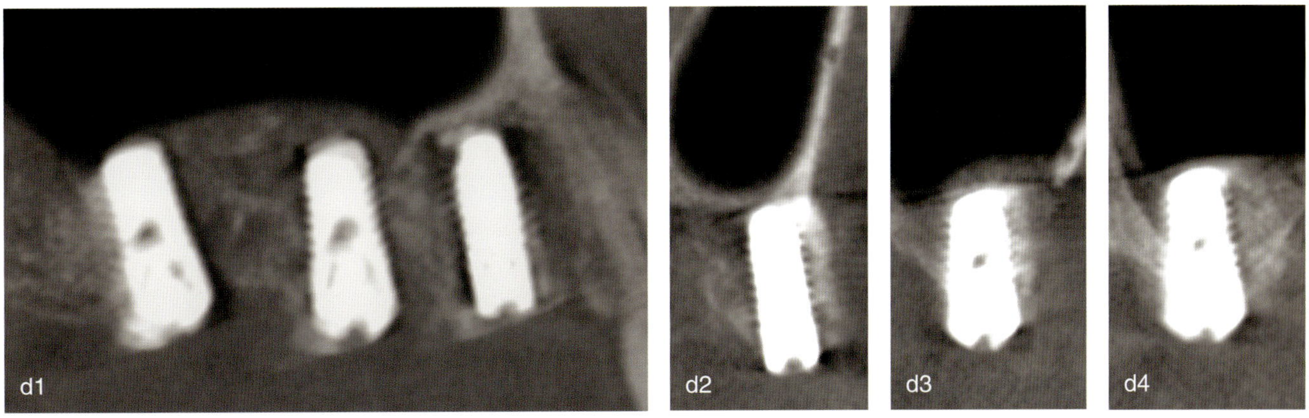

图4-37　Ⅱ型骨缺损，多颗牙位点侧壁开窗上颌窦底提升、水平向骨增量，同期种植（续）
d. 术后即刻CBCT扫描。依次为右侧后牙牙弓的近远中向断层（d1），第一前磨牙（d2）、第一磨牙（d3）和第二磨牙（d4）位点的颊舌向断层。窦底提升高度满意，第一前磨牙位点种植体水平向骨增量＞2mm，但第二磨牙位点种植体腭侧骨增量材料不足。

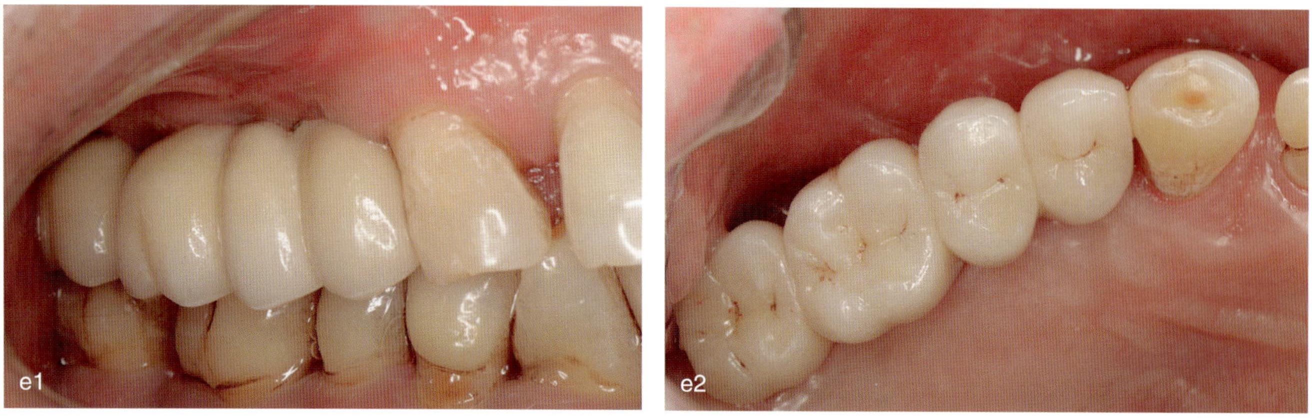

图4-37　Ⅱ型骨缺损，多颗牙位点侧壁开窗上颌窦底提升、水平向骨增量，同期种植（续）
e. 术后6个月进入修复程序，戴入修复体。e1. 颊侧观。e2. 𬌗面观。戴入3颗种植体支持式四单位粘接固位的全瓷修复体，种植体周围软组织健康，附着龈质量尚可。

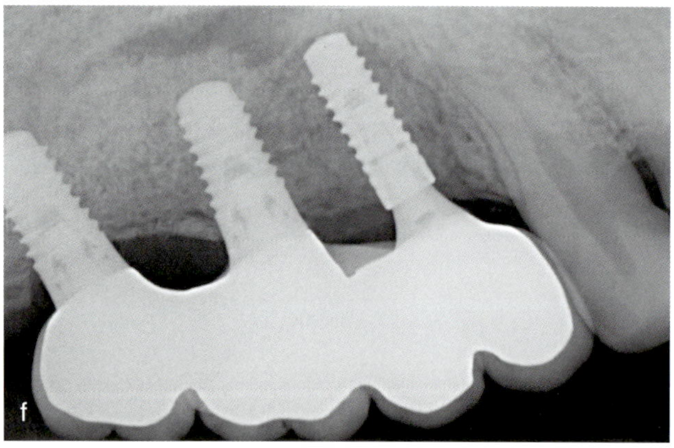

图4-37　Ⅱ型骨缺损，多颗牙位点侧壁开窗上颌窦底提升、水平向骨增量，同期种植（续）
f. 戴入修复体后的根尖放射线片。种植体周围骨高度理想，与术中的种植体植入位置一致，修复体与基台（前磨牙位点种植体）和种植体平台（磨牙位点）密合。

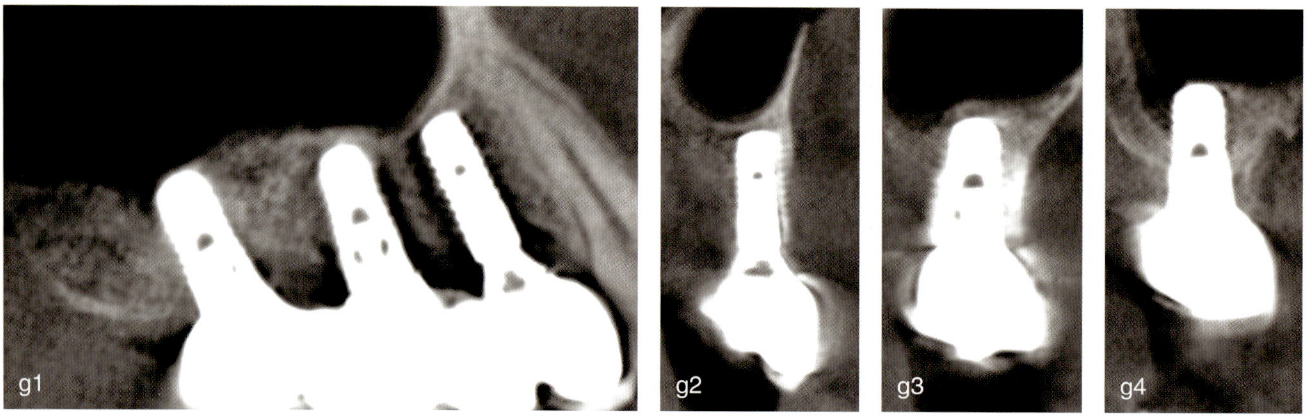

图4-37　Ⅱ型骨缺损，多颗牙位点侧壁开窗上颌窦底提升、水平向骨增量，同期种植（续）
g. 戴入修复体2年后的CBCT扫描。依次为右侧后牙牙弓的近远中向断层（g1），第一前磨牙（g2）、第一磨牙（g3）和第二磨牙（g4）位点的颊舌向断层。窦底骨高度稳定，第一前磨牙位点种植体颊侧骨板变薄，第二磨牙位点种植体根方的腭侧无新骨形成。

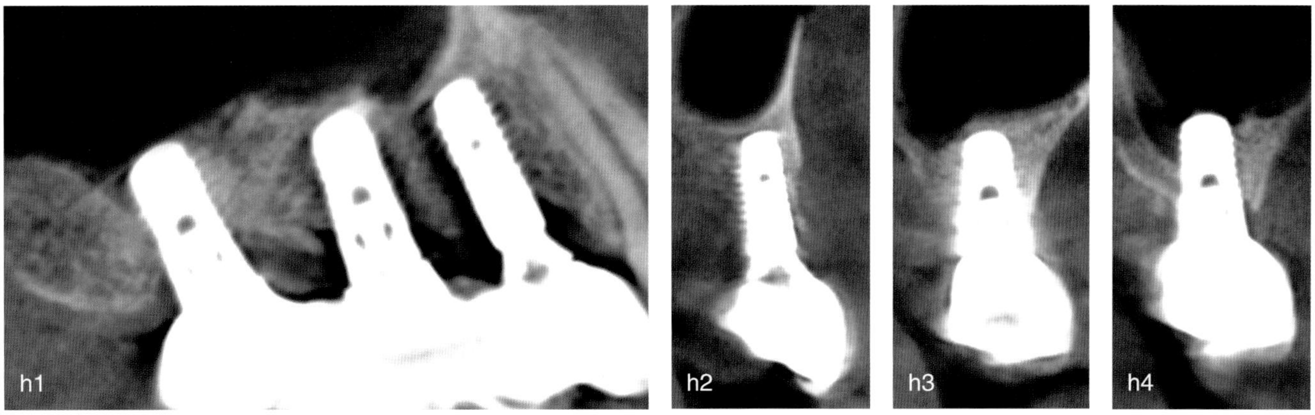

图4–37　Ⅱ型骨缺损，多颗牙位点侧壁开窗上颌窦底提升、水平向骨增量，同期种植（续）
h. 戴入修复体5年后的CBCT扫描。依次为右侧后牙牙弓的近远中向断层（h1），第一前磨牙（h2）、第一磨牙（h3）和第二磨牙（h4）位点的颊舌向断层。种植体周围骨高度与窦底骨轮廓稳定，第一前磨牙位点种植体颊侧骨板进一步变薄。

讨论

本病例为侧壁开窗上颌窦底提升联合水平向牙槽嵴骨增量，同期植入种植体，获得了较为满意的治疗结果。尽管戴入修复体后，长达5年的随访显示提升的窦底骨轮廓稳定，但笔者认为仍然存在如下可商榷之处：

关于窦底骨增量

植入窦内的骨增量材料量不足，未形成更加完美的帐篷样隆起；窦底远中黏骨膜剥离不充分，第二磨牙位点种植体根方的腭侧无骨增量材料、无新骨形成。

关于牙槽嵴水平向骨增量

第一前磨牙位点水平向骨增量的材料量不足、未用膜钉固定，是其颊侧增量之后的骨壁逐渐吸收的原因。

关于种植体的植入位置

因为未用外科导板，计划在第一前磨牙位点与第一磨牙位点植入的两颗种植体之间的距离过近。

外科程序：宿玉成、王璐；修复程序：汪霞；术中摄像和照相：胡翩翩；手术配合：胡翩翩、刘敏；放射线诊断程序：孙明朗、王晓明；病例完成时间：2016年

病例之八：Ⅲ型骨缺损，多颗牙位点侧壁开窗上颌窦底提升、垂直向骨增量，分阶段种植

63岁女性患者，上颌左侧第二前磨牙和磨牙拔除4个月，现要求种植修复。

患者一般状态良好，无全身系统性疾病史，不吸烟、不饮酒，无副功能习惯。口腔专科检查可见口腔卫生良好。患者戴用由第一前磨牙和第二磨牙支持式四单位联冠修复体多年，4个月前取下晃动的修复体，并将Ⅲ度松动的第二磨牙拔除。临床检查可见上颌左侧侧切牙与尖牙的牙龈显著退缩，尖牙存在楔状缺损、不良树脂充填体，第一前磨牙为修复体脱落后的预备基牙。黏膜质地尚可，第二前磨牙位点的殆龈距离尚可，第一磨牙和第二磨牙位点的殆龈距离明显增大，颊侧凹陷，颊舌向宽度不足（图4-38a）。

CBCT扫描显示窦底相对位置降低，在近远中向为倾斜型窦底、颊舌向为狭窄型窦底。第二前磨牙位

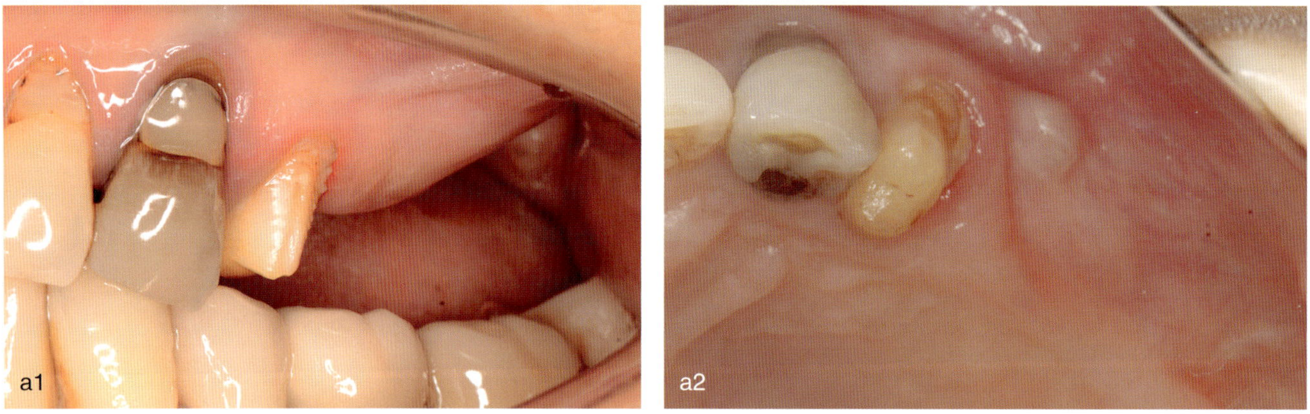

图4-38 Ⅲ型骨缺损，多颗牙位点侧壁开窗上颌窦底提升、垂直向骨增量，分阶段种植
a. 初诊时的口内照片。a1. 颊侧观。a2. 殆面观。上颌左侧第二前磨牙和磨牙缺失，第二前磨牙殆龈距离尚可，而在磨牙位点则显著加大，黏膜质地尚可。侧切牙与尖牙的牙龈显著退缩，尖牙存在楔状缺损、由树脂充填，第一前磨牙为未戴修复体的预备基牙。

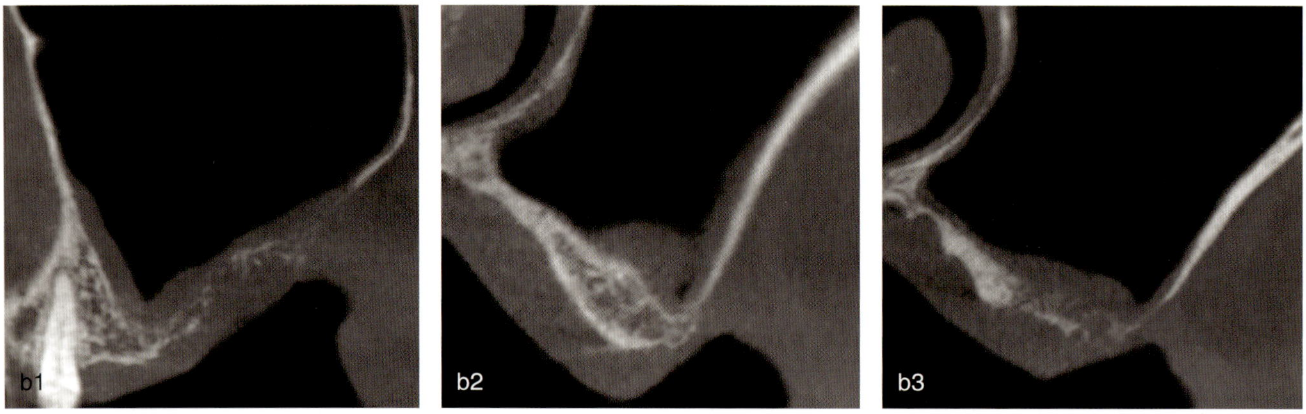

图4-38 Ⅲ型骨缺损，多颗牙位点侧壁开窗上颌窦底提升、垂直向骨增量，分阶段种植（续）
b. 术前的上颌左侧CBCT扫描。依次为后牙牙弓的近远中向断层（b1）、第二前磨牙位点（b2）和第一磨牙位点（b3）的颊舌向断层。在磨牙位点窦底剩余骨高度＜2mm，骨密度极低，皮质骨不全，窦底与牙槽嵴顶均呈倾斜形态，窦底黏骨膜轻度增厚。

点牙槽嵴顶相对位置尚可，在磨牙区显著降低，在近远中向和颊舌向均为倾斜型牙槽嵴顶。剩余窦底骨高度＜2mm，骨密度极低，窦底和牙槽嵴顶均缺乏皮质骨骨板，窦底黏骨膜增厚约3mm（图4-38b）。

综上所述，本病例为上颌后部Ⅲ型骨缺损，倾斜型和狭窄型窦底。治疗计划为侧壁开窗上颌窦底提升联合垂直向牙槽嵴骨增量，分阶段种植。

第一次手术：侧壁开窗上颌窦底提升、垂直向骨增量

行盐酸阿替卡因骨膜上浸润麻醉，在缺牙位点做牙槽嵴顶略偏腭侧的水平向切口以及第一前磨牙近中和第二磨牙位点远中的两个垂直向松弛切口，翻黏骨膜瓣，暴露骨壁，可见未愈合的第二磨牙牙槽窝（图4-38c1，c2）。刮取自体骨骨屑之后，用直径4.5mm的钨钢球钻和金刚砂球钻制备薄片式岛状骨窗（图4-38c3，c4）。剥离窦底黏骨膜之后，尽管窦底骨

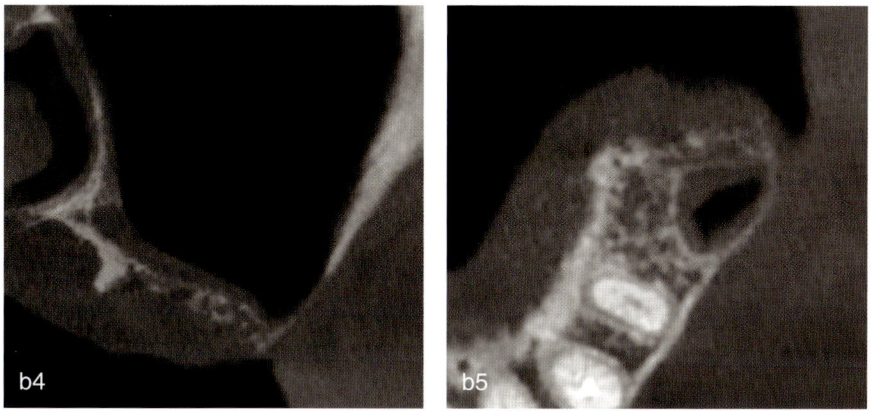

图4-38　Ⅲ型骨缺损，多颗牙位点侧壁开窗上颌窦底提升、垂直向骨增量，分阶段种植（续）
b. 术前的上颌左侧CBCT扫描。依次为第二磨牙位点的颊舌向断层（b4）和后牙牙弓的水平向断层（b5）。骨密度极低，皮质骨不全，窦底与牙槽嵴顶均呈倾斜形态，窦底黏骨膜轻度增厚。

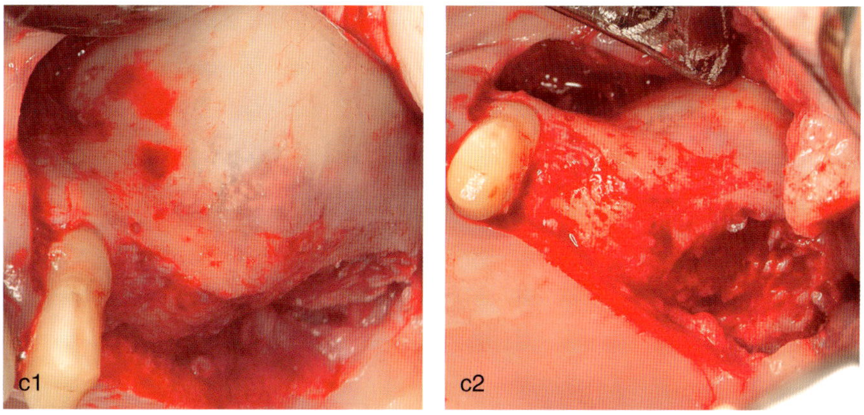

图4-38　Ⅲ型骨缺损，多颗牙位点侧壁开窗上颌窦底提升、垂直向骨增量，分阶段种植（续）
c. 术中照片。c1. 翻黏骨膜瓣，暴露术区，可见外突型上颌窦外侧壁。上颌窦外侧壁厚度尚可，从表面刮取了自体骨骨屑。c2. 第二磨牙的牙槽窝愈合不良，呈火山坑样。

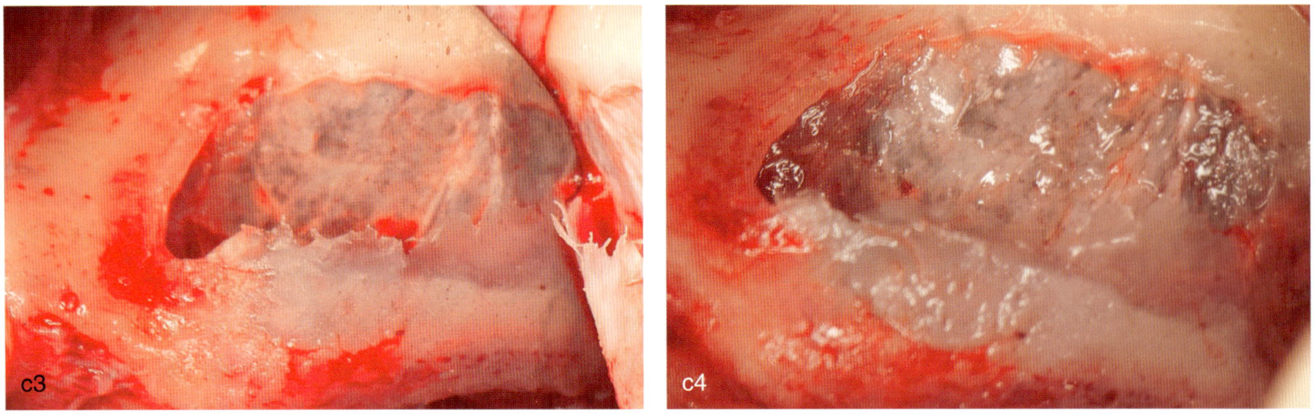

图4-38 Ⅲ型骨缺损，多颗牙位点侧壁开窗上颌窦底提升、垂直向骨增量，分阶段种植（续）
c. 术中照片。c3，c4. 分别用钨钢球钻和金刚砂球钻切割侧壁骨窗，形成薄片式岛状骨窗，剥离窦底黏骨膜，可见黏骨膜完整，伴随呼吸上下扇动。

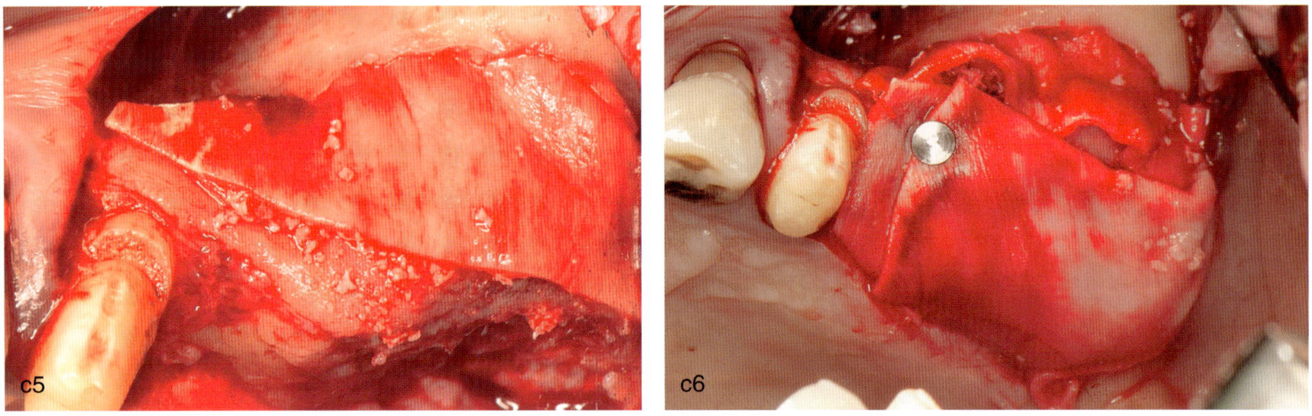

图4-38 Ⅲ型骨缺损，多颗牙位点侧壁开窗上颌窦底提升、垂直向骨增量，分阶段种植（续）
c. 术中照片。c5. 用生物可吸收性胶原膜覆盖窦底黏骨膜，植入1.5g粗细颗粒混合的去蛋白牛骨矿物质和自体骨骨屑的混合材料。将胶原膜反折，覆盖创口。c6. 在愈合不良的牙槽窝和牙槽嵴顶植入混合性骨增量材料之后，覆盖双层胶原膜，并用膜钉固位。

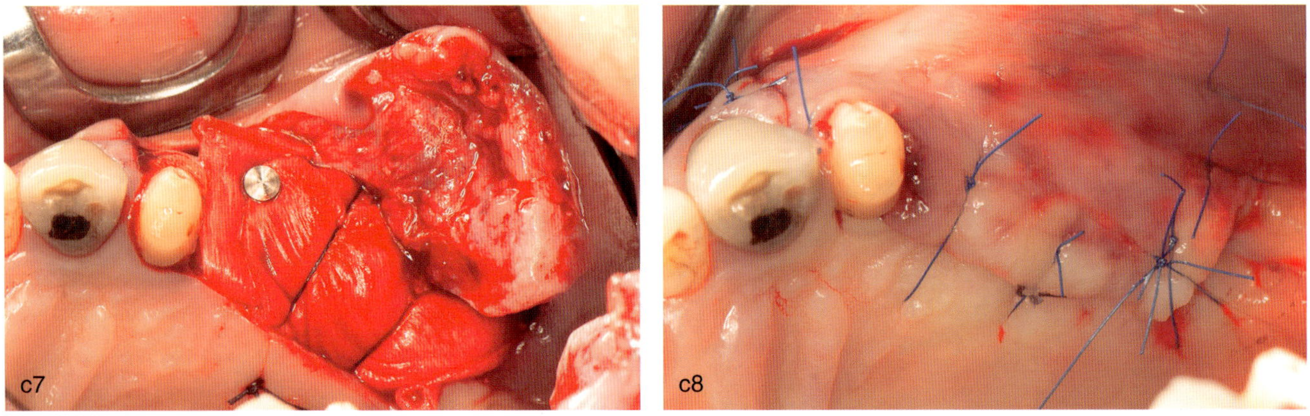

图4-38 Ⅲ型骨缺损，多颗牙位点侧壁开窗上颌窦底提升、垂直向骨增量，分阶段种植（续）
c. 术中照片。c7. 切断黏骨膜瓣的骨膜，释放瓣的张力，用可吸收缝线水平褥式缝合黏骨膜瓣的基底和切口的腭侧黏骨膜，冠向推进黏骨膜瓣，并起到固位骨增量材料的作用。c8. 无张力关闭创口。

膜完整，仍然在窦底植入生物可吸收性胶原膜（Bio-Gide，Geistlich，瑞士），植入用所收集的术区出血调拌的1.5g粗细颗粒混合的去蛋白牛骨矿物质（Bio-Oss，Geistlich，瑞士）与自体骨骨屑的混合物，将植入窦底的胶原膜向外反折，覆盖骨窗（图4-38c5）。在磨牙位点进行垂直向骨增量，植入1.0g细颗粒混合的去蛋白牛骨矿物质（DBBM）与自体骨骨屑的混合物，覆盖双层胶原膜（Bio-Gide，Geistlich，瑞士），

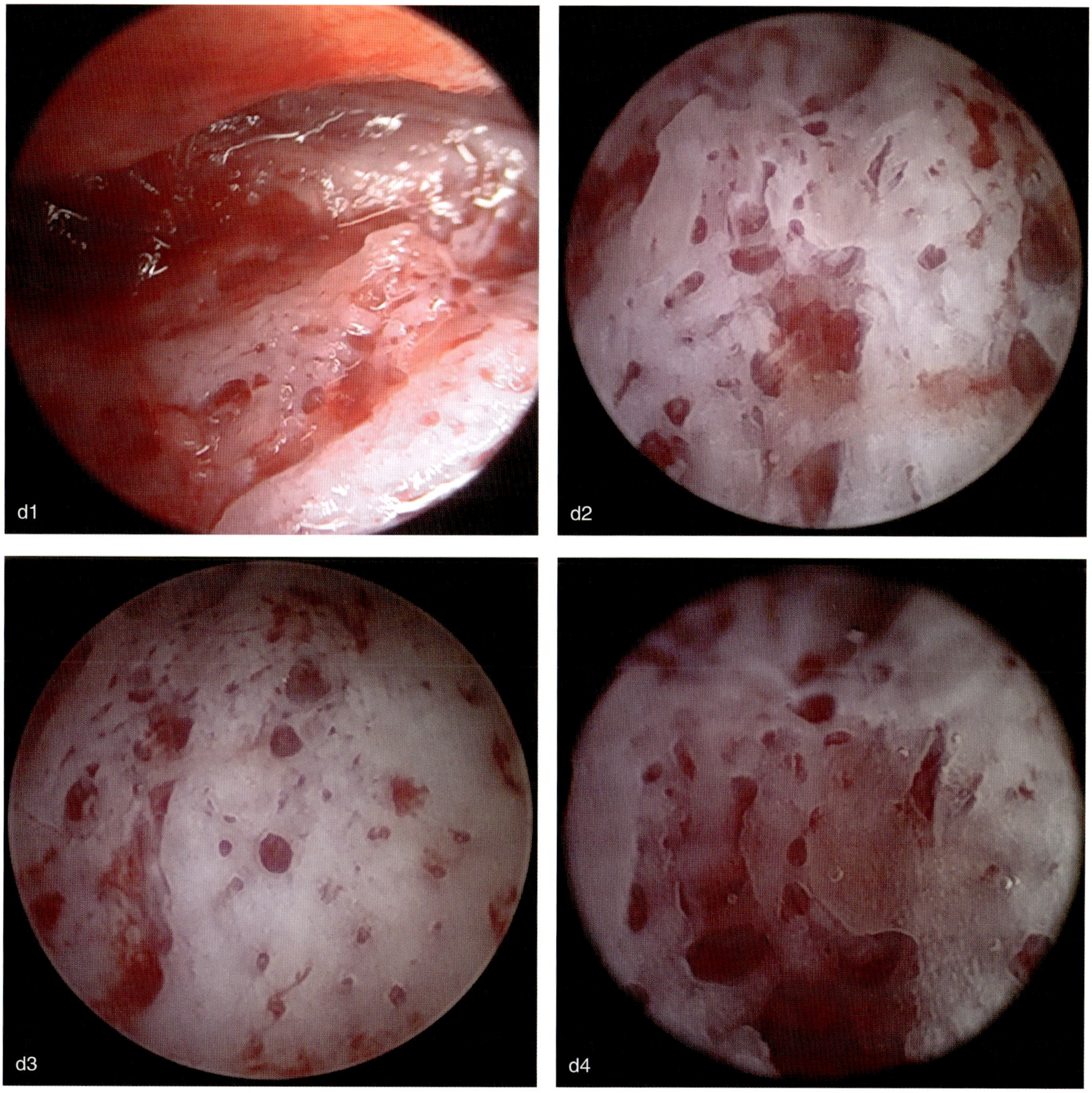

图4-38 Ⅲ型骨缺损，多颗牙位点侧壁开窗上颌窦底提升、垂直向骨增量，分阶段种植（续）

d. 术中照片，电子内镜检查。d1. 窦底高低不平，形成了许多小间隔和沟壕样结构。d2～d4. 窦底皮质骨骨板不完整，骨质疏松，形成许多不规则的裂隙和孔隙。

并用膜钉固定（图4–38c6）。切断黏骨膜瓣基底的骨膜，充分减张。用可吸收缝线将黏骨膜瓣基底与腭侧黏骨膜水平褥式缝合，将黏骨膜瓣冠向推进，并稳定牙槽嵴顶骨增量材料（图4–38c7，c8）。关闭创口。

在术中用电子内镜检查窦底，可见窦底黏骨膜被完整剥离，骨膜完整、无损伤。检查窦底时发现窦底皮质骨骨板不完整，骨质极度疏松，高低不平，形成了许多沟壕样结构和不规则的孔隙（图4–38d）。

术后即刻CBCT检查可见骨增量材料位于窦底和牙槽嵴顶，窦底呈帐篷样隆起，黏骨膜增厚（图4–38e）。窦底的黏骨膜“增厚”影像可能源于术前的窦底黏骨膜增厚和/或植入的胶原膜。

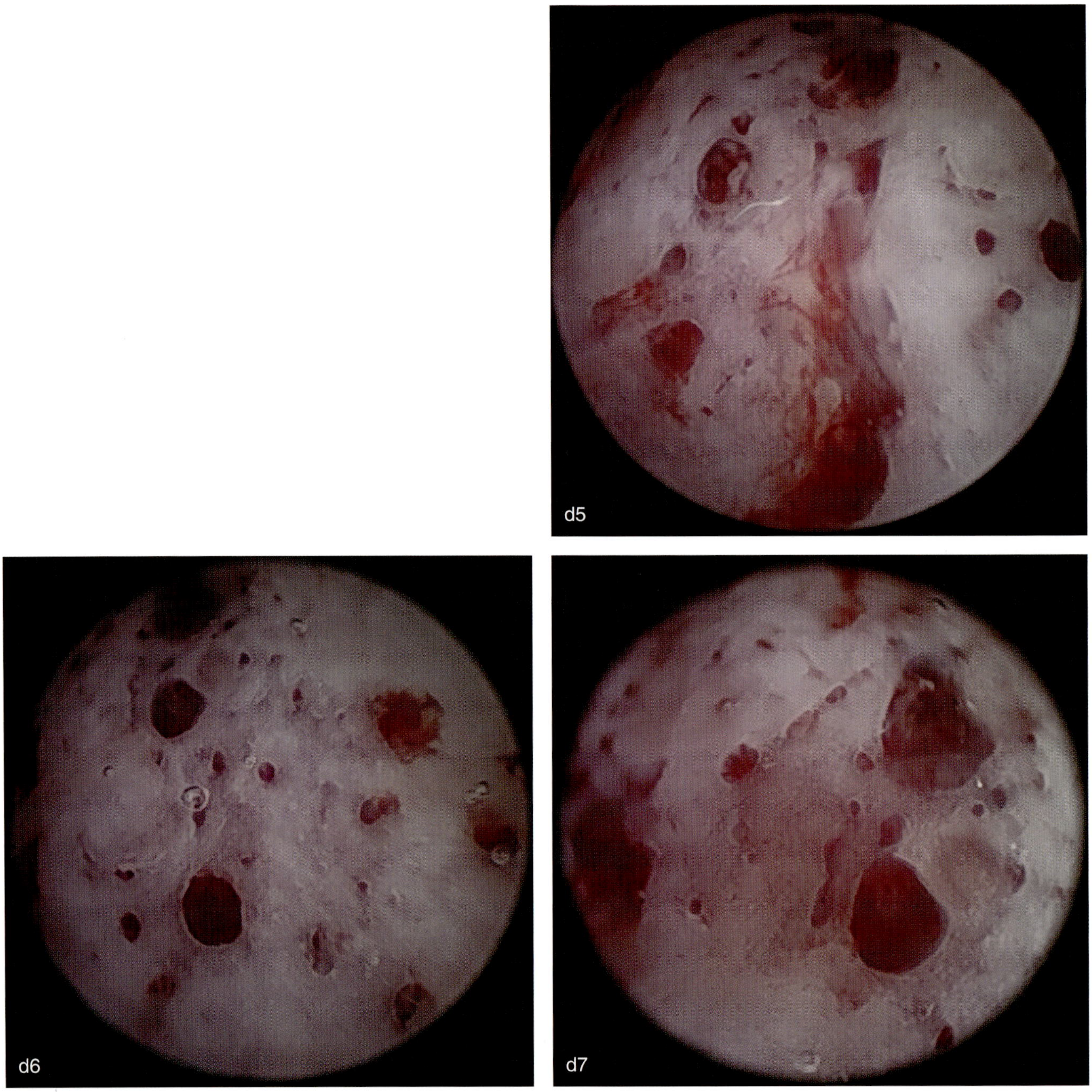

图4–38 Ⅲ型骨缺损，多颗牙位点侧壁开窗上颌窦底提升、垂直向骨增量，分阶段种植（续）
d. 术中照片，电子内镜检查。d5～d7. 窦底皮质骨骨板不完整，骨质疏松，窦底高低不平，形成了许多小间隔、沟壕样结构不规则的裂隙和孔隙，表明窦底气化仍在进行中。

术后静脉滴注克林霉素3天，每天1次，每次0.6g；静脉滴注地塞米松注射液2天，每天1次，每次10mg；呋麻滴鼻液滴鼻3天，每天2次；复方葡萄糖酸氯己定含漱液含漱，每天3次，直至10天后拆线。

第二次手术：植入种植体

1年后再次手术，植入种植体。术前的CBCT检查可见窦底呈帐篷样隆起，与术后即刻CBCT检查相比，骨高度和骨轮廓无变化，骨密度理想。窦底和牙槽嵴顶的新骨质量理想，窦底黏骨膜无增厚，侧壁开窗部位骨密度理想（图4-38f）。临床检查可见殆龈距离已经恢复正常，软组织质量尚可（图4-38g）。

行盐酸阿替卡因骨膜上浸润麻醉，翻黏骨膜瓣，

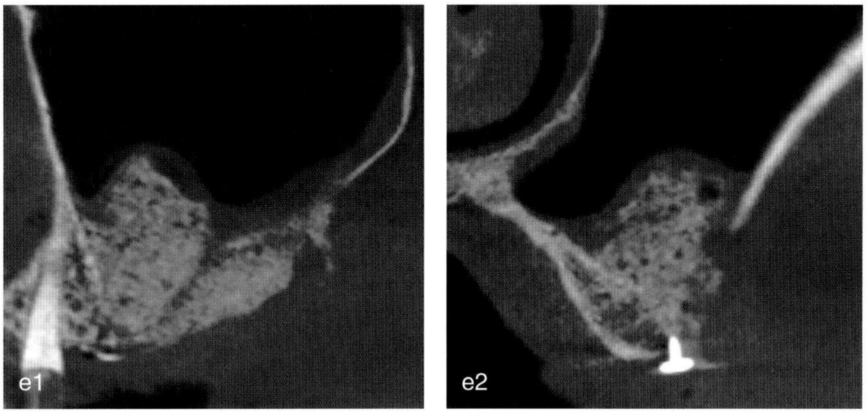

图4-38　Ⅲ型骨缺损，多颗牙位点侧壁开窗上颌窦底提升、垂直向骨增量，分阶段种植（续）
e. 术后即刻上颌左侧CBCT扫描。依次为后牙牙弓的近远中向断层（e1）和第二前磨牙位点的颊舌向断层（e2）。骨增量材料向窦内帐篷样隆起，并增加了牙槽嵴顶垂直向高度，窦底黏骨膜增厚约为2mm。

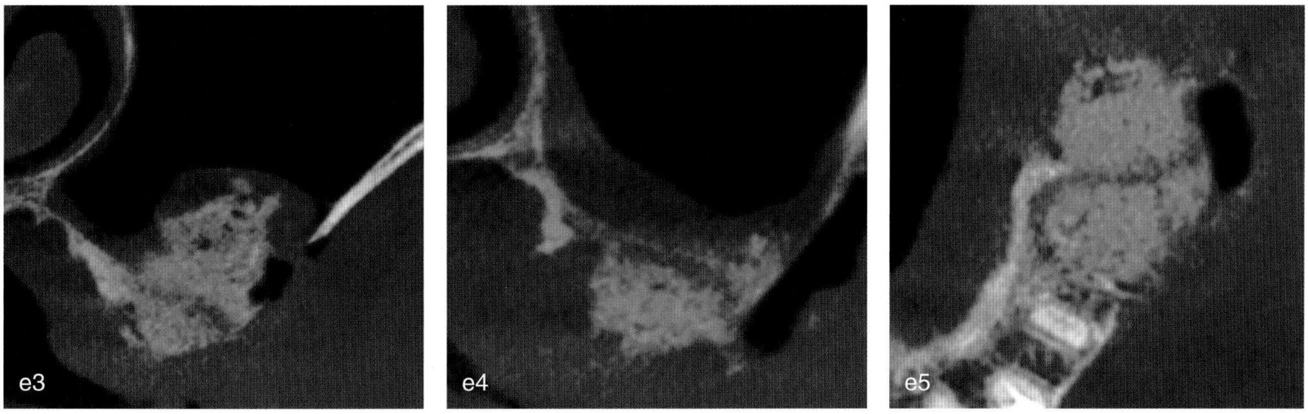

图4-38　Ⅲ型骨缺损，多颗牙位点侧壁开窗上颌窦底提升、垂直向骨增量，分阶段种植（续）
e. 术后即刻上颌左侧CBCT扫描。依次为第一磨牙位点（e3）和第二磨牙位点（e4）的颊舌向断层以及后牙牙弓的水平向断层（e5）。骨增量材料向窦内帐篷样隆起，并增加了牙槽嵴顶垂直向高度。在第二磨牙位点，窦底黏骨膜增厚，约为4mm。

暴露牙槽嵴顶和骨增量区域，取出固定胶原膜的膜钉。理想的新骨质量，垂直向骨增量的牙槽嵴顶形成了完美的皮质骨。在第二前磨牙位点和第一磨牙位点预备种植窝，在第二前磨牙位点植入一颗直径4.1mm、平台直径4.8mm、长度10mm、光滑颈部高度2.8mm的软组织水平种植体（TL，S，RN，TiZr，SLActive，Straumann，瑞士）；在第一磨牙位点植入一颗直径4.8mm、平台直径6.5mm、长度10mm、光滑颈部高度2.8mm的软组织水平种植体（TL，S，WN，TiZr，SLActive，Straumann，瑞士），部分光滑颈部均位于骨内，第二前磨牙位点种植体的最终扭矩 > 35Ncm、第一磨牙位点种植体的最终扭矩 > 15Ncm。种植体与对颌牙呈现的位置关系较为理想，但略有遗憾的是，两颗种植体的轴向未呈平行关系，第二前磨牙位点种植体向近中倾斜（图4-38h）。

术中电子内镜检查，发现新骨质量理想、血供丰富，可分辨出少量去蛋白牛骨矿物质颗粒（图4-38h2）。第一磨牙位点的种植窝预备时，发现窦底黏骨膜的骨膜层破裂，但未发生黏骨膜穿孔，植入膜片状浓缩生长因子（CGF）进行封堵，然后植入种植体（图4-38h6）。

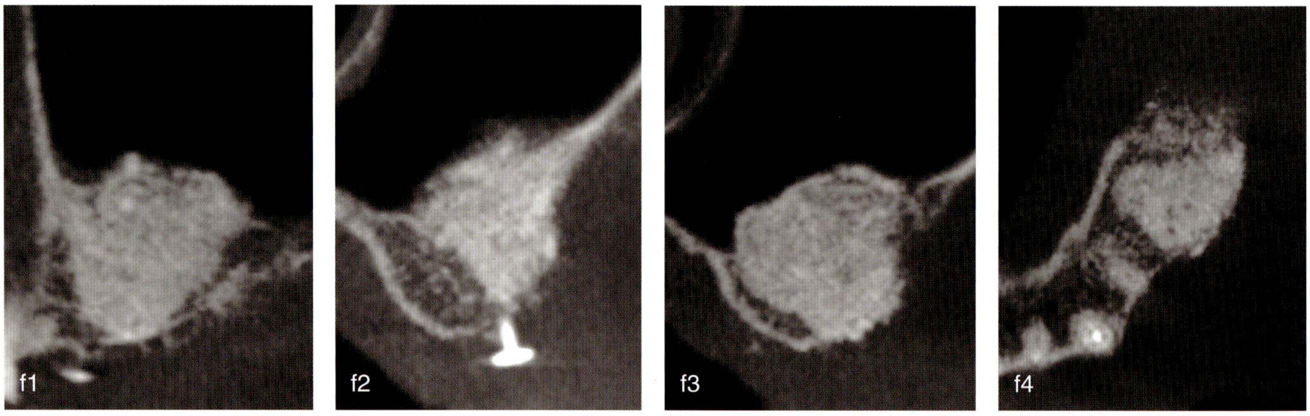

图4-38　Ⅲ型骨缺损，多颗牙位点侧壁开窗上颌窦底提升、垂直向骨增量，分阶段种植（续）
f. 1年后植入种植体，上颌左侧CBCT扫描。依次为后牙牙弓的近远中向断层（f1）、第二前磨牙位点的颊舌向断层（f2）、第一磨牙位点的颊舌向断层（f3）和后牙牙弓的水平向断层（f4）。窦底呈帐篷样隆起，窦底和牙槽嵴顶的新骨质量理想，黏骨膜无增厚。

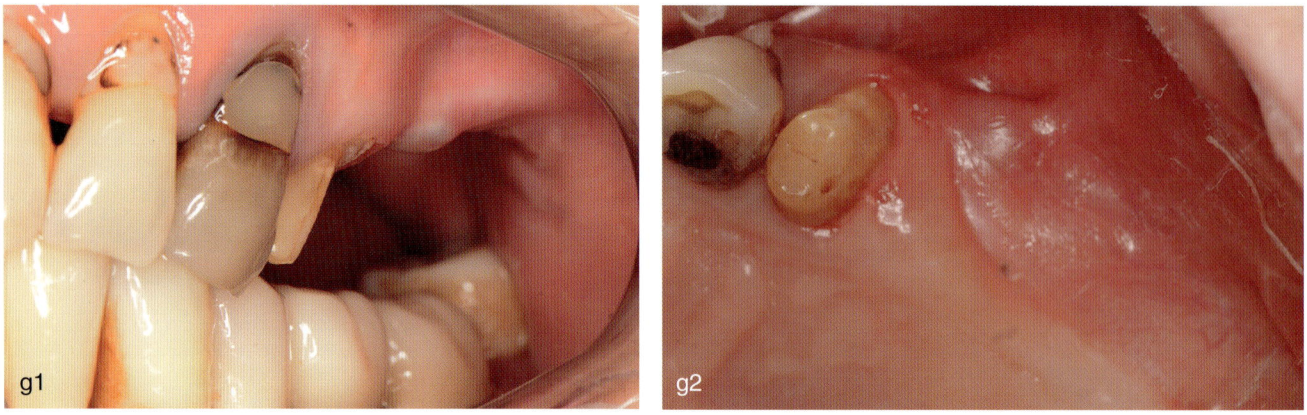

图4-38　Ⅲ型骨缺损，多颗牙位点侧壁开窗上颌窦底提升、垂直向骨增量，分阶段种植（续）
g. 1年后植入种植体，摘下第一前磨牙临时冠的口内照片。g1. 颊侧观。g2. 殆面观。创口愈合良好，软组织质量尚可，牙槽嵴宽度理想，殆龈距离正常。

术后口服阿莫西林每次1.0g，每天3次，持续5天。呋麻滴鼻液滴鼻3天，每天2次；复方葡萄糖酸氯己定含漱液含漱，每天3次，直至10天后拆线。

术后即刻CBCT检查可见，除第一磨牙位点种植体的远中和根方之外，骨增量材料包绕种植体，窦底黏骨膜无增厚，窦腔内无任何液体沉积，说明膜片状浓缩生长因子（CGF）有效地封堵了第一磨牙位点种植窝黏骨膜的骨膜层破裂，骨增量材料未脱入固有层和窦腔内。第二前磨牙位点种植体的轴向欠佳、向近中倾斜，导致两颗种植体不平行（图4-38i）。

3个月后进入修复程序。通过软组织环切暴露种植体，取出封闭螺钉，戴入愈合帽。第二前磨牙位点种植体的ISQ平均值为84，第一磨牙位点种植体的ISQ平均值为82，说明获得了理想的种植体骨结合。

制取印模，制作修复体。2周后可见理想的种植体周围软组织，戴入种植体支持式粘接固位的全瓷联冠修复体（八角直基台）和第一前磨牙支持式全瓷冠，修复体被动就位。戴入修复体后的根尖放射线片显示修复体与种植体密合，种植体周围骨密度理想，种植体周围骨高度稳定（图4-38j）。

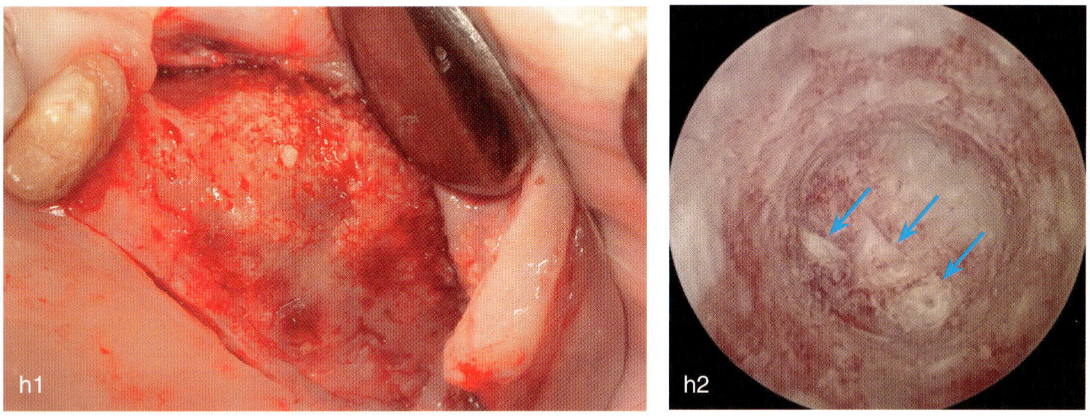

图4-38　Ⅲ型骨缺损，多颗牙位点侧壁开窗上颌窦底提升、垂直向骨增量，分阶段种植（续）
h. 植入种植体的术中照片。h1. 翻黏骨膜瓣，可见新骨质量理想，垂直向增量的牙槽嵴顶为理想的皮质骨骨板。h2. 第二前磨牙位点种植窝预备，电子内镜检查。种植窝预备达窦底，为理想的皮质骨骨板，依然可见去蛋白牛骨矿物质颗粒（箭头所示）。

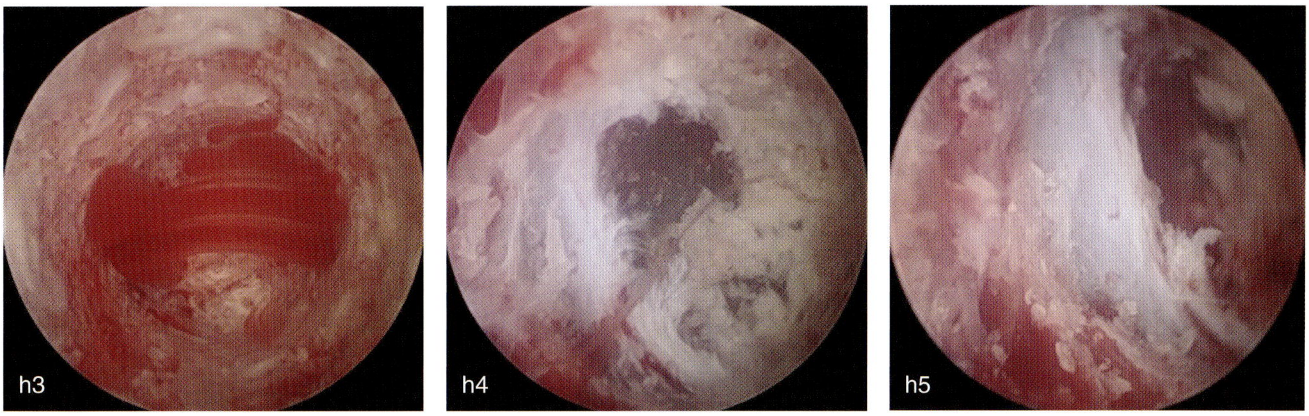

图4-38　Ⅲ型骨缺损，多颗牙位点侧壁开窗上颌窦底提升、垂直向骨增量，分阶段种植（续）
h. 植入种植体的术中照片，电子内镜检查。h3. 第二前磨牙位点种植窝预备，种植窝血供丰富。h4. 第一磨牙位点种植窝预备，种植窝预备至窦底，黏骨膜的骨膜层破裂，但未发生黏骨膜穿孔。h5. 第一磨牙位点种植窝预备，骨膜破裂的边缘。

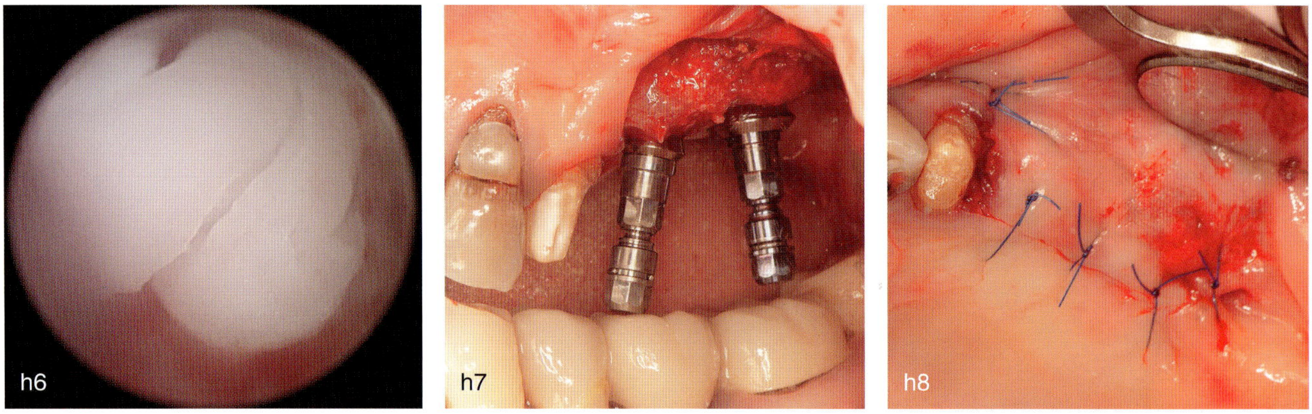

图4-38 Ⅲ型骨缺损，多颗牙位点侧壁开窗上颌窦底提升、垂直向骨增量，分阶段种植（续）

h. 植入种植体的术中照片。h6. 第一磨牙位点种植窝预备，电子内镜检查。用膜片状浓缩生长因子（CGF）封堵骨膜裂口。h7. 种植窝预备之后植入两颗软组织水平种植体，第二前磨牙位点的种植体轴向欠佳，但与对颌牙之间的颌位关系尚可。h8. 复位黏骨膜瓣，关闭创口。

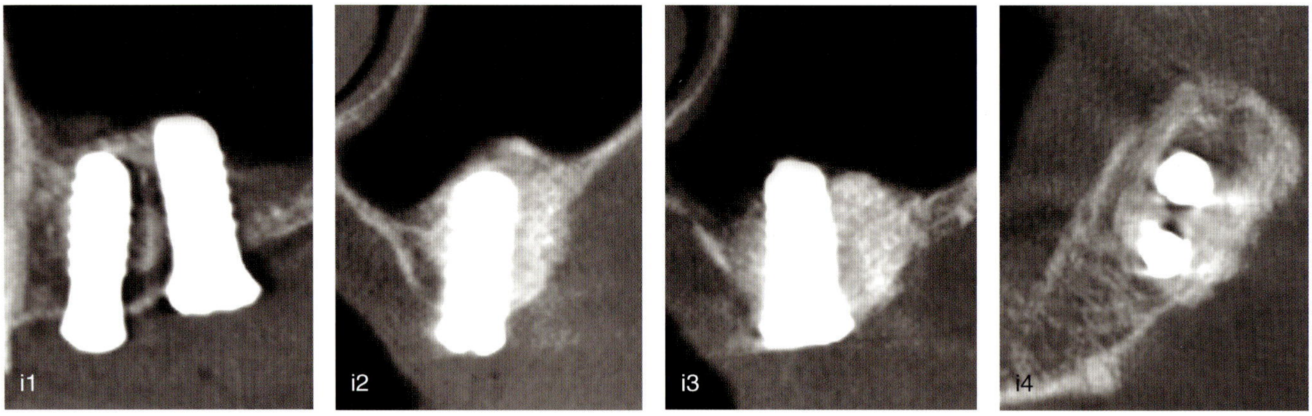

图4-38 Ⅲ型骨缺损，多颗牙位点侧壁开窗上颌窦底提升、垂直向骨增量，分阶段种植（续）

i. 种植术后即刻上颌左侧CBCT扫描。依次为后牙牙弓的近远中向断层（i1）、第二前磨牙位点种植体（i2）和第一磨牙位点种植体（i3）的颊舌向断层以及后牙牙弓的水平向断层（i4）。新骨充分包绕种植体，窦底黏骨膜无增厚、无液体，第二前磨牙位点种植体轴向欠佳。

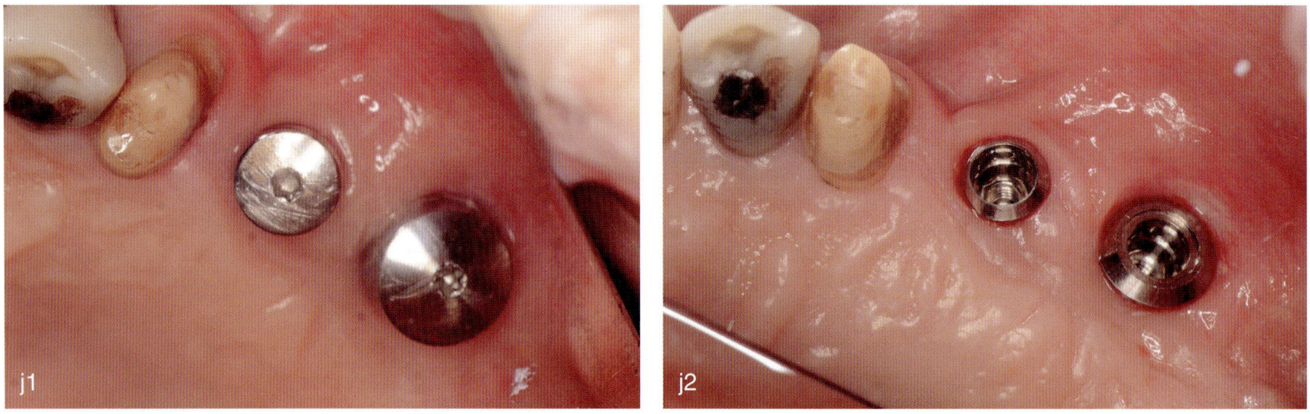

图4-38 Ⅲ型骨缺损，多颗牙位点侧壁开窗上颌窦底提升、垂直向骨增量，分阶段种植（续）

j. 种植体植入3个月后，进入修复程序。j1. 二期手术2周后，愈合帽周围软组织健康、稳定。j2. 取出愈合帽之后，可见种植体周围软组织健康，种植体平台位于龈缘下方1mm左右的理想位置。

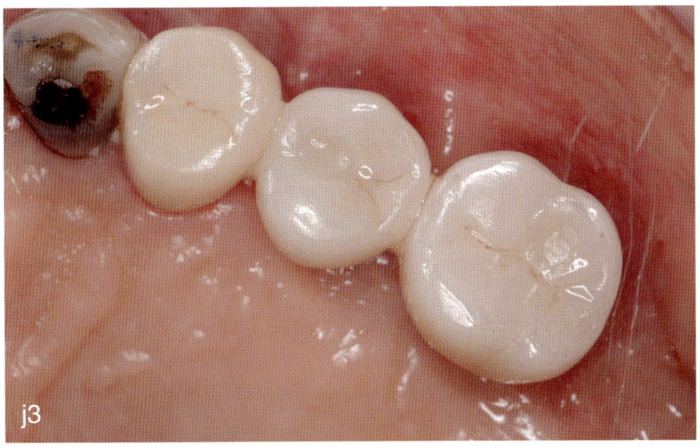

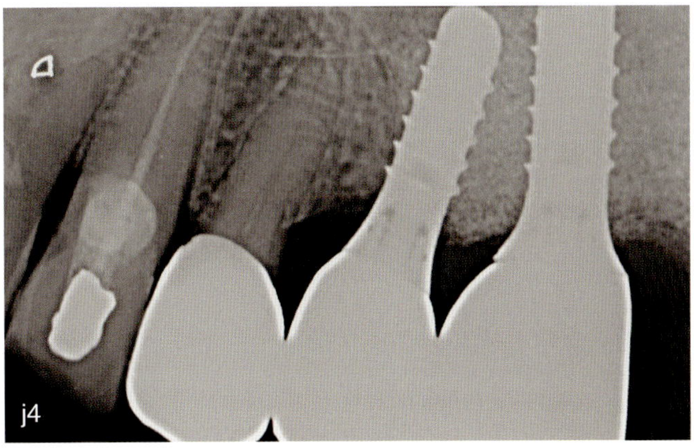

图4-38　Ⅲ型骨缺损，多颗牙位点侧壁开窗上颌窦底提升、垂直向骨增量，分阶段种植（续）
j. 种植体植入3个月后，进入修复程序。j3. 戴入修复体，第一前磨牙为牙支持式全瓷冠，第二前磨牙和第一磨牙为种植体支持式粘接固位的全瓷修复体。j4. 戴入修复体后即刻拍摄的根尖放射线片，修复体与种植体密合。

讨论

本病例为侧壁开窗上颌窦底提升联合垂直向牙槽嵴骨增量，分阶段植入种植体，笔者认为仍然存在如下可商榷之处：

关于窦底骨增量的范围

显然，本病例的骨增量范围还应当向上颌窦底的远中扩展。因为远中骨量不足导致第一磨牙位点种植体的远中缺乏骨接触，存在威胁种植体长期留存率的风险。

关于膜片状浓缩生长因子对骨膜破裂的封堵

在第一磨牙位点种植窝预备时发生了黏骨膜的骨膜层破裂，但未发生黏骨膜穿孔，植入膜片状浓缩生长因子进行封堵。术后即刻CBCT检查显示窦底黏骨膜无增厚，窦腔内无液体，说明膜片状浓缩生长因子有效地封闭了破裂的骨膜，既未发生黏骨膜穿孔，种植窝预备过程中的生理盐水和种植窝骨壁出血也未进入到窦底黏骨膜的固有层（图4-38k）。

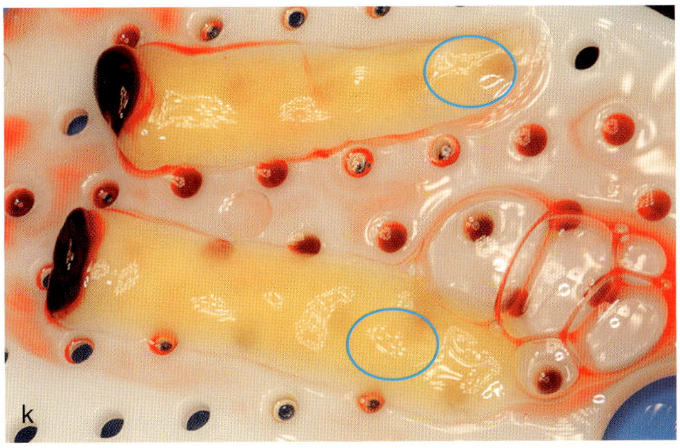

图4-38　Ⅲ型骨缺损，多颗牙位点侧壁开窗上颌窦底提升、垂直向骨增量，分阶段种植（续）
k. 从膜片状浓缩生长因子中剪取一小薄片（圆圈所示），用于封堵窦底黏骨膜的骨膜层破裂。

关于窦内新骨形成的质量

第二次手术，即种植体植入手术，术式选择为穿牙槽嵴上颌窦底提升。在预备种植窝的过程中进行电子内镜检查，发现血供丰富，新骨质量理想，只能分辨出少量的去蛋白牛骨矿物质颗粒，周围均为新生骨组织，这种理想的骨增量效果可能与自体骨与骨代用品混合的骨增量材料和长达1年的愈合期密切相关。

关于牙槽嵴垂直向骨增量的质量

第二次手术的术中发现，垂直向骨增量区的新骨质量理想，表面发生明显的皮质骨化。同样，这种理想的骨增量效果可能与自体骨与骨代用品混合的骨增量材料和长达1年的愈合期密切相关。

外科程序：宿玉成、田佳；修复程序：田佳；术中摄像和照相：陶丹；手术配合：陶丹、刘敏、吴利利；放射线诊断程序：苑秋华、王倩；病例完成时间：2019年

Chapter 5

Sinus Septum and Technique for Sinus Floor Elevation

Su Yucheng, Ren Bin, Tan Baosheng

第5章

上颌窦底间隔与侧壁开窗上颌窦底提升

宿玉成　任　斌　谭包生

5.1 上颌窦间隔

上颌窦间隔是上颌窦底提升黏骨膜穿孔的主要解剖性因素。依据间隔的高度，BITC将上颌窦底的骨性突起分类为“上颌窦间隔”和“上颌窦小间隔”。

5.1.1 间隔的定义

上颌窦间隔（maxillary sinus septum），首先由英国的口腔外科医生Arthur S. Underwood报道，因此也被称之为Underwood间隔（Underwood septum）[1]。上颌窦间隔为上颌窦下壁或其他窦壁向窦内延伸的锐性骨性突起，将窦腔分为两个或几个相隔的凹陷空间。将多高的锐性骨性突起定义为间隔，文献报道有所不同，有些文献未定义锐性骨性突起的高度，有些文献将2.5mm以上的锐性骨性突起定义为间隔[2–4,9]。

基于文献的定义，笔者将上颌窦间隔分为两类：大间隔（间隔高度≥2.5mm）和小间隔（间隔高度<2.5mm）。在本书中，将“上颌窦大间隔”简称为“间隔”；在描述高度<2.5mm间隔时，将注明“上颌窦小间隔”，简称为“小间隔”。窦底大间隔和小间隔均与上颌窦底提升的术中黏骨膜穿孔密切相关。

5.1.2 间隔形成的原因

上颌窦间隔分为原发性间隔和继发性间隔。

- **原发性间隔** 为先天发育性间隔，形成机制尚不明晰，可能起源于上颌窦发育和牙萌出期间。有些间隔较大，甚至可以从上颌窦底直达上壁。
- **继发性间隔** 为后天性间隔，可能是上颌窦气化的结果。上颌窦气化（尤其是窦底的气化）不均匀，形成突向窦内的骨嵴，通常为窦底小间隔。

5.1.3 间隔的发生率

2017年，Arx和Lozanoff[5]综述了36篇关于上颌窦间隔发生率与位置的文献，结论是发生率差异较大，人群中的发生率为14%～58%，在患者中的发生率为21.6%～69%。这样大的分布差异是由于一些研究包括了高度低于2.5mm的间隔，或者检查手段的不同。

5.1.4 间隔的位置

依据发生间隔的位置，将上颌窦分为前、中、后3个区。前区为第一和第二前磨牙区，中区为第一和第二磨牙区，后区为第三磨牙区。根据间隔是否完全分隔上颌窦，将其分为完整和不完整间隔。其中，完整间隔较为罕见。2010年，Lee等[6]分析了一组病例的236个上颌窦，间隔发生率为24.6%，前区占27.3%、中区占50%、后区占22.7%，多发于侧壁开窗手术区域。

5.1.5 间隔的分型

上颌窦间隔可以发生于窦腔各壁，多见于窦底和侧壁，也可见于内壁和后壁，依据间隔走行将其分为4型[7]，在术前通常通过CBCT扫描进行诊断（图5–1）。

- **Ⅰ型间隔** 为颊舌向（内外方向或冠状面）走行的间隔（图5–2）。
- **Ⅱ型间隔** 为近远中向（前后方向或矢状面）走行的间隔（图5–3）。
- **Ⅲ型间隔** 为横向（水平向或水平面）走行的间隔（图5–4）。
- **Ⅳ型间隔** 为Ⅰ型、Ⅱ型和Ⅲ型间隔中两类或三类间隔的组合（图5–5，图5–6）。

2017年，在Irinakis等[7]一篇79例上颌窦底提升的报道中，间隔发生率为48.1%。Ⅰ型间隔27例，发生率为34.2%；Ⅱ型和Ⅳ型间隔均为4例，发生率均为5.1%；Ⅲ型间隔3例，发生率为3.8%。由此可见Ⅰ型间隔的发生率最高，其次是Ⅱ型、Ⅳ型和Ⅲ型间隔。

1997年，Krennmair等[8]评估了100位患者、200个上颌窦的CT图像，其中59位患者牙列完整、41位患者牙列缺失。研究结果显示，上颌窦间隔发生率在牙列完整者为13.2%，在牙列缺失者为26.8%。相对而言，牙列完整区域的上颌窦间隔高度［（11.9±5.1）mm］明显大于牙列缺失区域［（6.8±1.6）mm］。

2012年，Pommer等[9]的一篇荟萃分析包括了33

项研究共8923个上颌窦。其中，7768个接受了CT或CBCT评估，729个接受了上颌窦手术，426个为尸体解剖研究。研究结果为：

- **间隔发生率** 上颌窦间隔的总体发生率为28.4%（24.3%～32.5%）。
- **牙列状态** 牙缺失部位上颌窦间隔的发生率显著高于牙存在的部位。
- **间隔的位置** 上颌窦间隔的发生率依次为中区（54.6%）、前区（24.4%）和后区（21.0%）。
- **间隔的类型** 上颌窦间隔的走行，Ⅰ型为87.6%、Ⅱ型为11.1%、Ⅲ型为1.3%。
- **间隔的高度** 间隔的平均高度为7.5mm，将上颌窦腔完全隔开的间隔仅占0.3%。
- **间隔的数目** 在一个上颌窦内存在多个间隔者占4.2%，在双侧上颌窦均存在间隔者占17.2%。

间隔将上颌窦分成不同的隔室，这些隔室相互交通。较大或较多的间隔会影响隔室之间的窦腔引流，更易并发上颌窦囊肿和上颌窦感染。上颌窦间隔是上颌窦底提升术中发生黏骨膜损伤和穿孔的主要因素。

5.1.6 小间隔

BITC将2.5mm以下的锐性骨性突起定义为小间隔（图5-7）。在上颌窦底，通常会有黏骨膜钻入到粗糙的小间隔内，导致黏骨膜剥离困难，显著增加了骨膜损伤、骨膜破裂和黏骨膜穿孔的风险。在窦底黏骨膜剥离过程中，剥离子要紧抵窦底骨壁，一旦感觉到有小间隔存在，要更加小心。

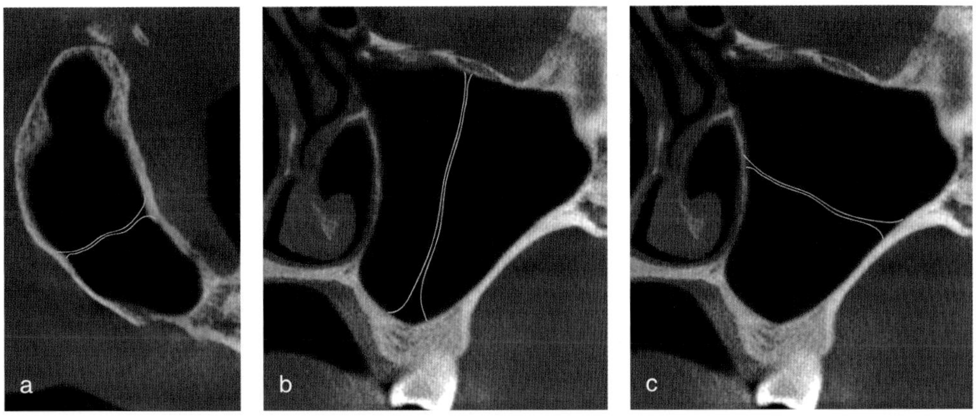

图5-1 Ⅰ型～Ⅲ型间隔模式图
a. Ⅰ型间隔，水平面断层是诊断Ⅰ型间隔的关键断层。b. Ⅱ型间隔，矢状面断层是诊断Ⅱ型间隔的关键断层。c. Ⅲ型间隔，矢状面断层是诊断Ⅲ型间隔的关键断层。

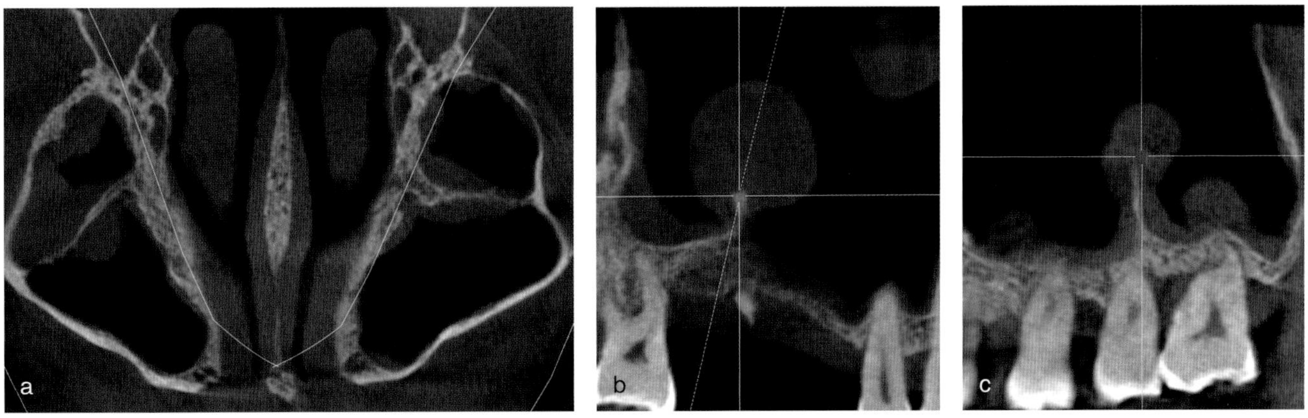

图5-2 Ⅰ型间隔
一位中年男性的CBCT扫描，依次为以窦底间隔顶点（十字线交叉点）为兴趣区的水平面（a）、右侧（b）和左侧（c）的近远中向断层。双侧窦底间隔为颊舌向走行，将窦底分隔为前后两个部分，间隔前后均有不同程度的黏骨膜增厚，并存在假性囊肿。

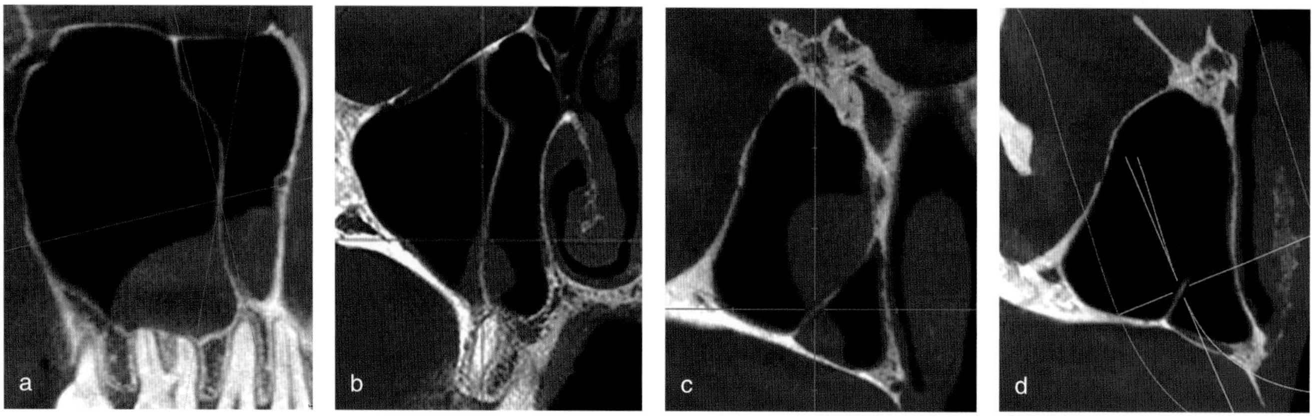

图5-3　Ⅱ型间隔

一位青年女性的CBCT扫描，依次为以间隔（十字线交叉点）为兴趣区的冠状面（a）、矢状面（b）和水平面（c）断层，间隔上部的水平面断层（d）。前后走行的间隔，直达窦腔上壁，在窦底与外侧壁无接触，形成内外两个隔室，共用同一个上颌窦开口。

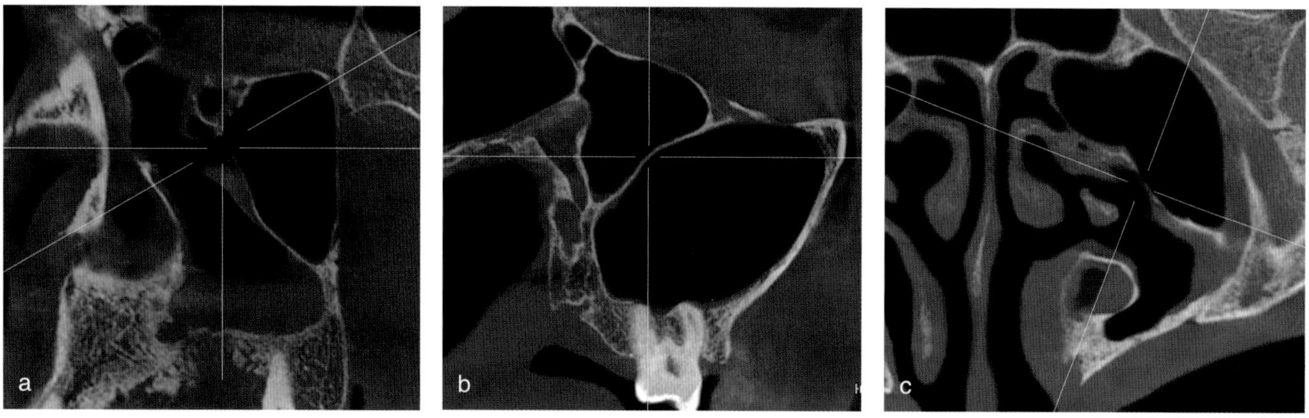

图5-4　Ⅲ型间隔

一位青年女性的CBCT扫描，依次为以间隔（十字线交叉点）为兴趣区的冠状面（a）、矢状面（b）和水平面（c）断层，水平向走行的间隔将上颌窦分隔为上下两个部分，共用同一个上颌窦开口。

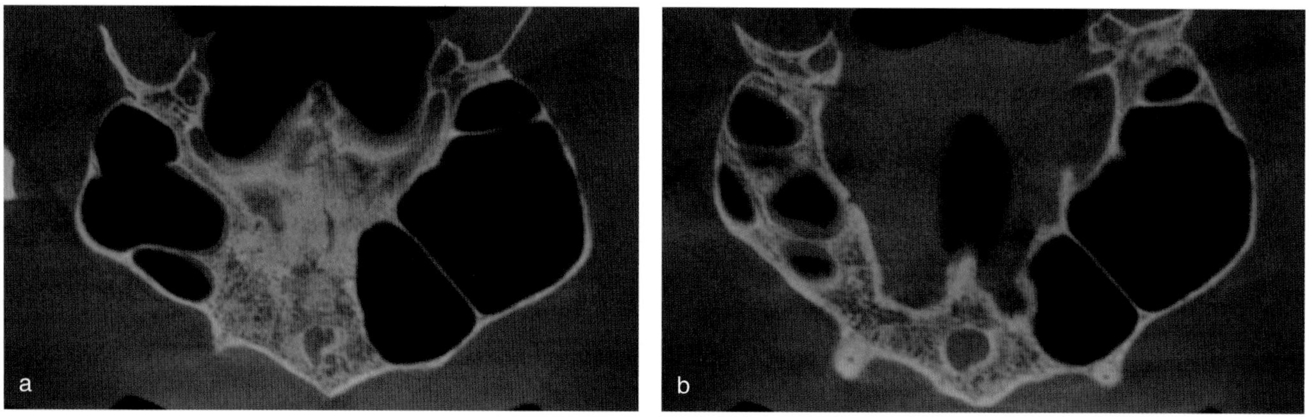

图5-5　Ⅳ型间隔病例之一

Ⅰ型与Ⅱ型混合型间隔。一位中年女性的CBCT扫描。硬腭（a）和硬腭下方（b）的水平面断层。双侧上颌窦极度不对称，右侧显著小于左侧，左侧窦腔向前扩张接近中线。双侧窦腔混合型间隔，右侧窦底被颊舌向和水平向走行的间隔分为4个部分。

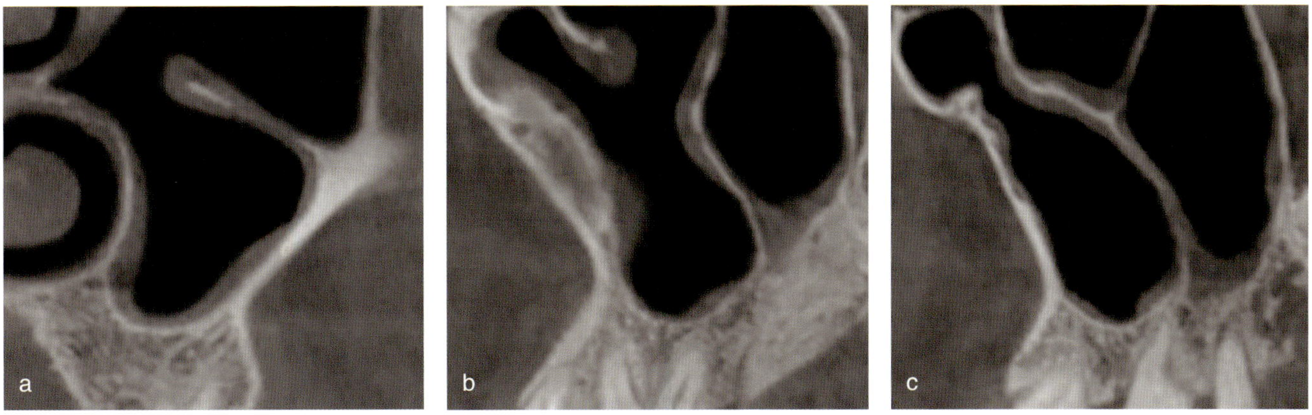

图5-6　Ⅳ型间隔病例之二

Ⅰ型、Ⅱ型与Ⅲ型混合型间隔。一位中年男性的CBCT扫描，左侧上颌窦断层。a. 水平向间隔，将上颌窦分隔为上部、下部。b. 颊舌向间隔，将上颌窦分隔为前部、后部，并且存在从上颌窦上壁向下延伸的间隔。c. 从颊舌向间隔向上延伸的间隔。

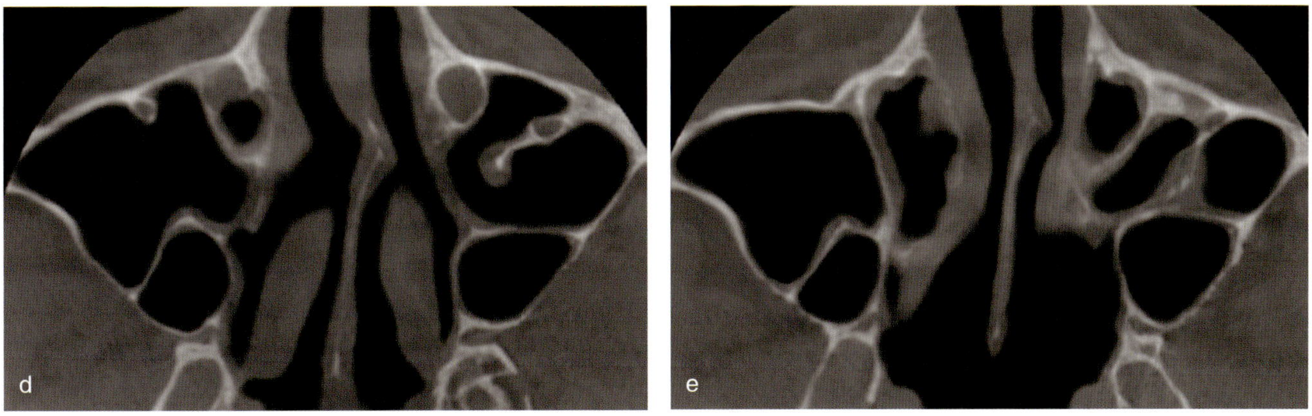

图5-6　Ⅳ型间隔病例之二（续）

Ⅰ型、Ⅱ型与Ⅲ型混合型间隔。一位中年男性的CBCT扫描，双侧上颌窦断层。d，e. 左侧上颌窦存在水平向间隔、颊舌向间隔和近远中向间隔，将上颌窦分隔数个大小不一的隔室。

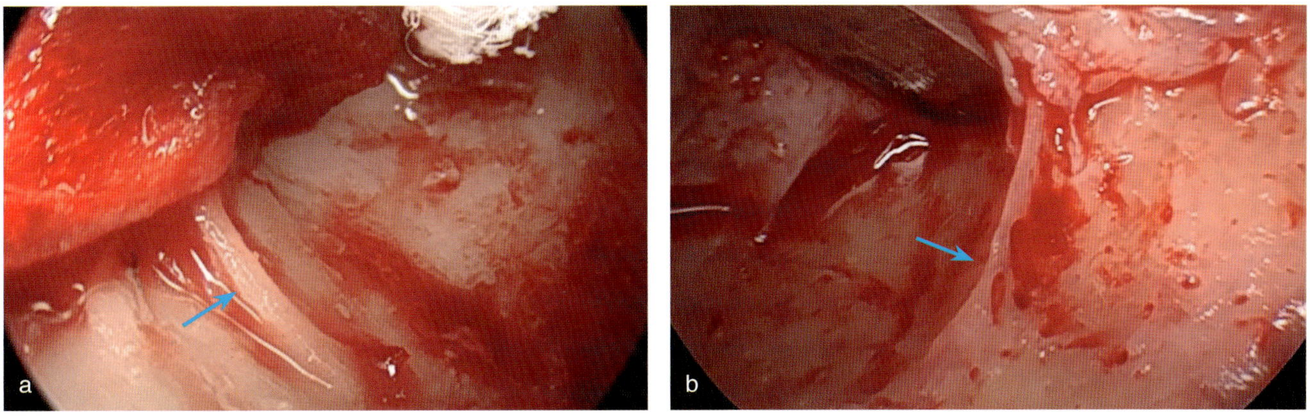

图5-7　窦底小间隔

a. 病例之一，窦底小间隔（箭头所示）表面光滑、圆钝，颊舌向走行。剥离小间隔表面的黏骨膜后，用胶原膜保护窦底黏骨膜。

b. 病例之二，窦底小间隔（箭头所示）表面粗糙、尖锐，颊舌向走行。剥离子要紧抵窦底骨壁向前推进，防止损伤窦底黏骨膜。

5.1.7 上颌窦外生性骨疣

2010年，Ramakrishnan等[10]首次报道了上颌窦外生性骨疣（maxillary sinus exostosis）。外生性骨疣可以发生于上颌窦的各个骨壁，由皮质骨和松质骨构成[11]。2016年，Alkurt等[12]统计了1000位患者的CBCT扫描，结论是：外生性骨疣发生率为4.8%（48人，52侧上颌窦），多数发生于单侧上颌窦和上颌窦底，发生率和位置与性别及年龄组间无统计学差异。

外生性骨疣是窦腔内的不规则状矿化物，形状不一，其发生原因尚不清晰，矿化程度也不一致。在BITC的临床病例中，上颌窦外生性骨疣多见于窦底或外侧壁（图5-8～图5-13），通常是外生性骨疣的部分表面或全部表面与上颌窦骨壁融合，未与上颌窦骨壁融合的部分表面借黏骨膜贴合于窦壁。由于黏骨膜会“钻入”骨疣与窦壁之间，导致上颌窦底提升时的黏骨膜剥离困难，增加了黏骨膜损伤和穿孔的风险。

上颌窦外生性骨疣大小不一，形态各异，BITC将其分类为珍珠形、三角形、扁平形、哑铃形和不规则形骨疣。一个有趣的现象是，上颌窦外生性骨疣与上颌窦间隔和上颌窦囊肿很少同时出现。

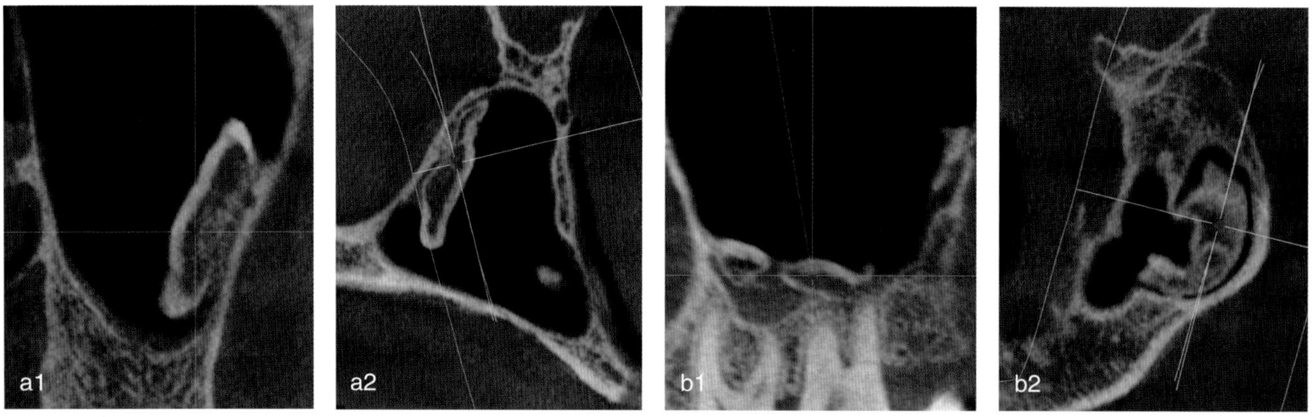

图5-8　双侧上颌窦外生性骨疣

一位青年女性的CBCT扫描，依次为以扁平形骨疣（十字线交叉点）为兴趣区的右侧上颌窦矢状面断层（a1）和水平面断层（a2），左侧上颌窦冠状面（b1）和水平面（b2）断层，右侧外生性骨疣位于上颌窦后壁，左侧则位于上颌窦底和外侧壁。

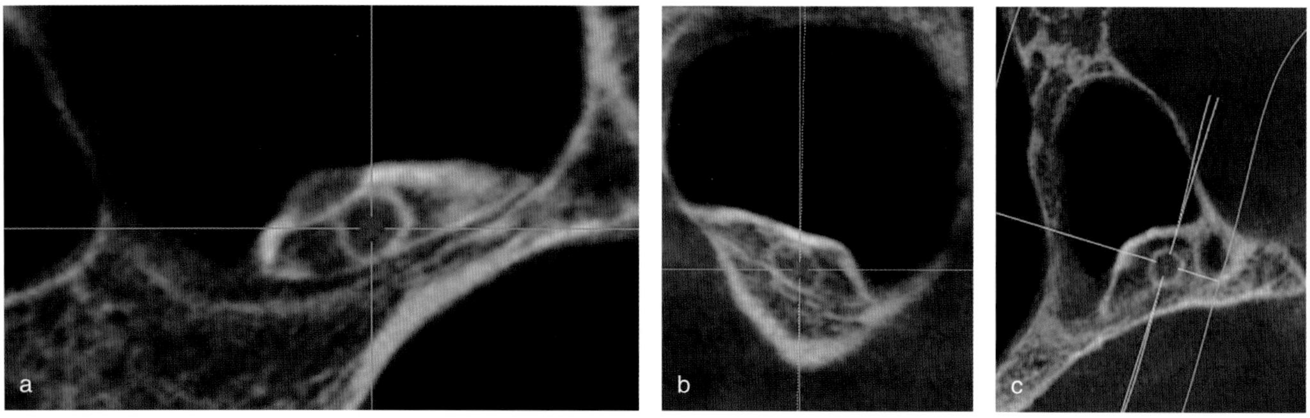

图5-9　双侧上颌窦外生性骨疣

一位青年男性的CBCT扫描，依次为以骨疣（十字线交叉点）为兴趣区的右侧上颌窦冠状面（a）、矢状面（b）和水平面（c）断层，外生性骨疣位于窦底和外侧壁，类似于三角形，其中有一颗“瞪大的鱼眼”。

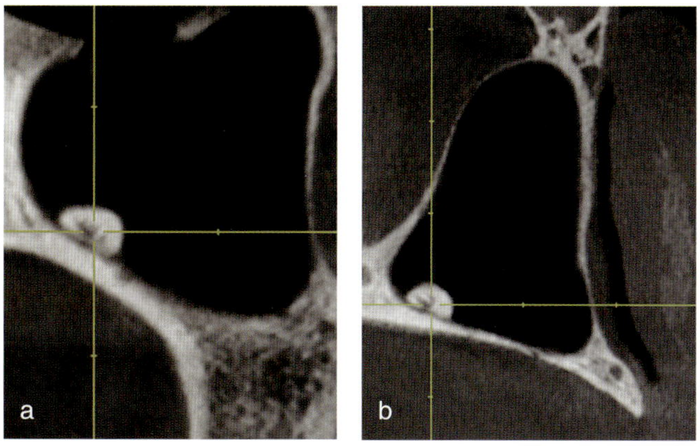

图5-10　双侧上颌窦外生性骨疣

一位青年女性的CBCT扫描，以珍珠形骨疣（十字线交叉点）为兴趣区的右侧上颌窦冠状面（a）和水平面（b）断层。外生性骨疣宛如从上颌窦外侧壁浮出“一粒珍珠”。

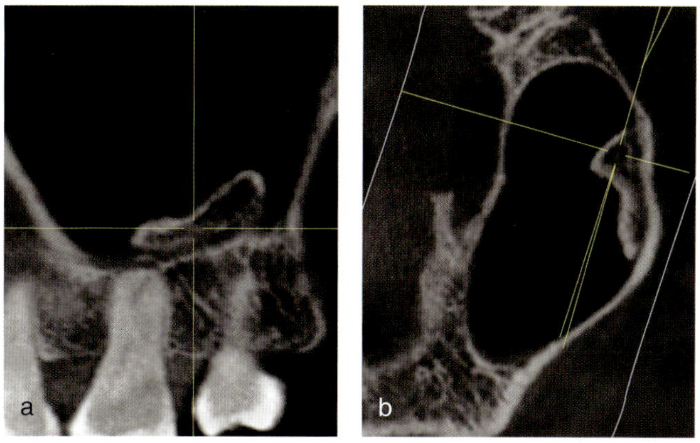

图5-11　扁平形上颌窦外生性骨疣

一位中年男性的CBCT扫描，以扁平形骨疣（十字线交叉点）为兴趣区的右侧上颌窦冠状面（a）和水平面（b）断层，外生性骨疣宛如漂浮于窦底的“一叶扁舟”。

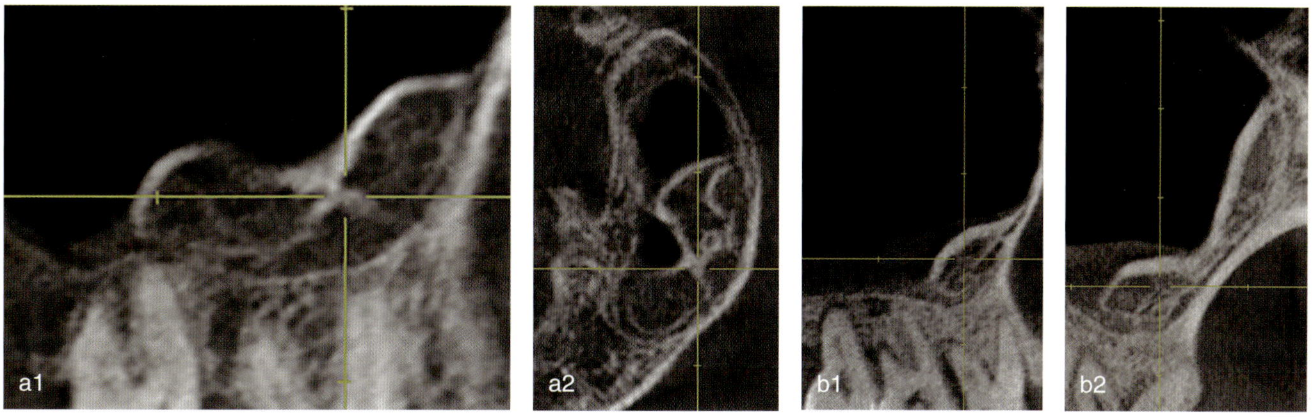

图5-12　哑铃形上颌窦外生性骨疣

a. 一位中年男性的右侧CBCT扫描，以哑铃形骨疣为兴趣区的上颌窦冠状面（a1）和水平面（a2）断层。b. 一位中年女性的左侧CBCT扫描，以哑铃形骨疣为兴趣区的上颌窦冠状面（b1）和矢状面（b2）断层。外生性骨疣均位于窦底和外侧壁，呈哑铃形。

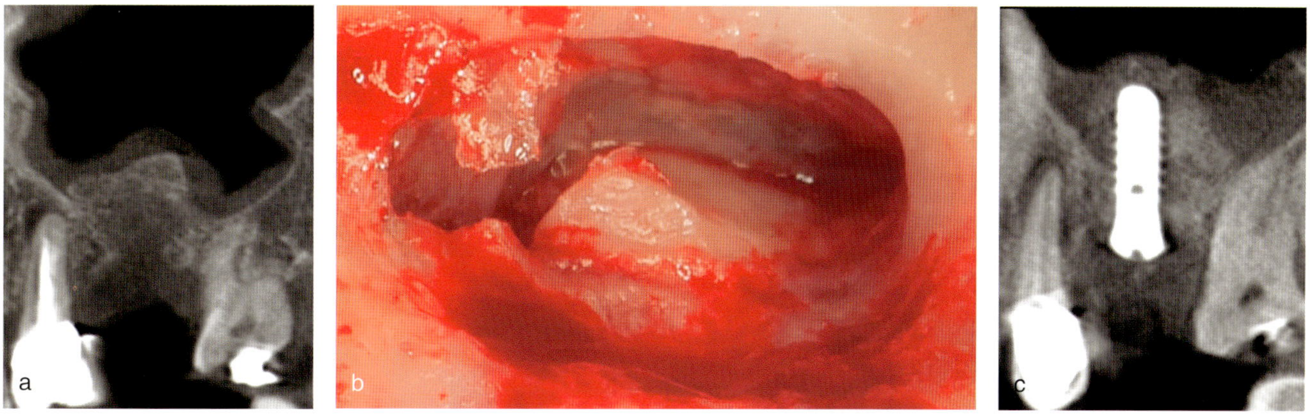

图5-13　不规则形上颌窦外生性骨疣

a. 一位中年男性术前CBCT扫描的近远中向断层，窦底存在不规则形的外生性骨疣。b. 侧壁开窗上颌窦底提升的术中照片，外生性骨疣表面为皮质骨骨板。c. 术后的CBCT扫描，近远中向断层，种植体植入之后。

5.2 存在窦底间隔的上颌窦底提升的病例报告

病例之一：未处理间隔，上颌窦底提升同期种植

43岁女性患者，上颌左侧第二前磨牙、第一磨牙和第二磨牙缺失2年余（拔牙原因不详），一直未进行修复，现要求种植修复。

患者一般状态良好，无全身系统性疾病史，不吸烟、不饮酒，无副功能习惯。口腔专科检查可见口腔卫生良好，上颌左侧第二前磨牙、第一磨牙和第二磨牙缺失，第三磨牙位置尚可。颊舌向宽度、殆龈距离及颌位关系良好，黏膜质地正常，附着龈充足（图5-14a1）。曲面体层放射线片显示窦底剩余骨高度（RBH）最低处只有1.0mm，在第二前磨牙位点的近中可见上颌窦间隔，从窦底向上延伸（图5-14a2）。

综上所述，本病例被分类为上颌后部Ⅱ型骨缺损，外科方案为侧壁开窗上颌窦底提升同期植入种植体，潜入式愈合，延期负荷。

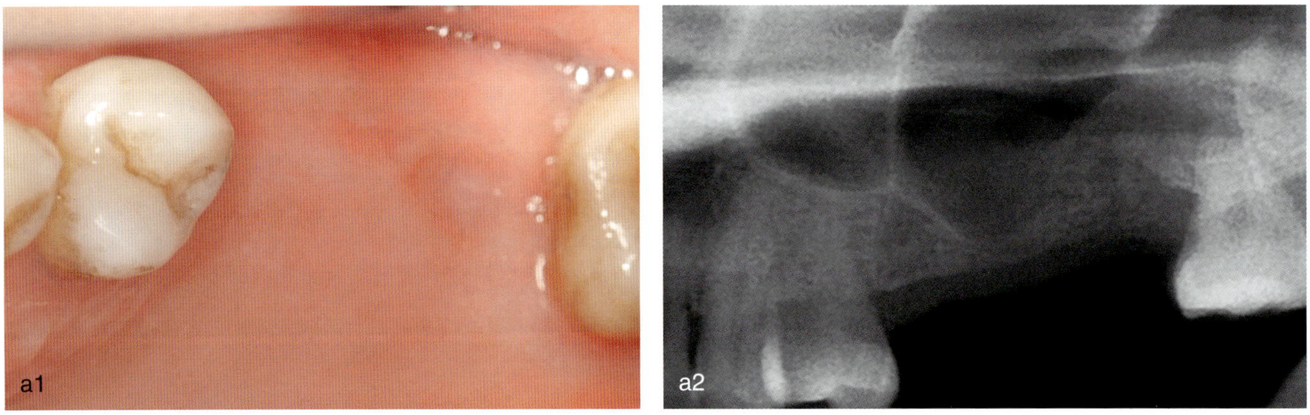

图5-14　未处理间隔，上颌窦底提升同期种植

a. 术前检查。a1. 口内照片，殆面观。上颌左侧第二前磨牙至第二磨牙缺失，颊舌向宽度及附着龈充足。a2. 曲面体层放射线片，可见窦底骨高度最低处只有1.0mm，牙槽嵴顶位置正常，在第二前磨牙位点可见窦底间隔。

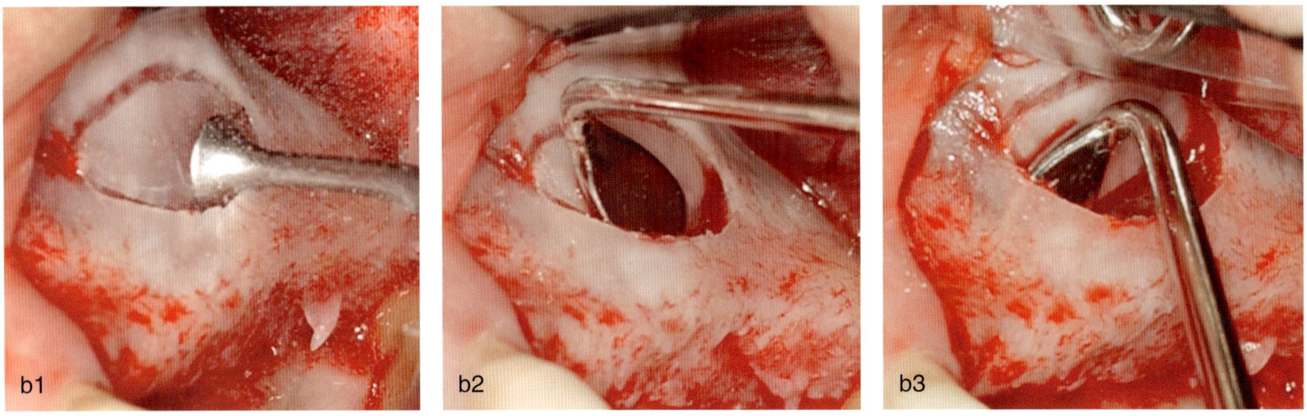

图5-14　未处理间隔，上颌窦底提升同期种植（续）

b. 术中照片。b1. 用超声骨刀完成骨窗切割之后，用超声骨刀碟形刀头完成骨窗周围上颌窦黏膜的初步剥离。b2，b3. 然后用上颌窦黏膜剥离子初步剥离上颌窦黏骨膜。

行盐酸阿替卡因骨膜上浸润麻醉，在缺牙位点做牙槽嵴顶略偏腭侧的水平向切口以及第一前磨牙远中和第三磨牙近中的两个垂直向松弛切口，切口直达骨面。翻黏骨膜瓣，暴露骨壁。因为第二前磨牙位点间隔的位置略偏近中，所以只在间隔远中设计一个骨窗。采用超声骨刀开窗，用金刚砂扁刀头进行骨切割。完成骨窗切割之后，用超声骨刀碟形刀头进行骨窗周围上颌窦黏骨膜的初步剥离（图5-14b1）。然后用上颌窦黏骨膜剥离子进行深部黏骨膜的剥离，形成岛状骨窗（图5-14b2～b5）。本病例，由于在骨窗上缘的近中有间隔阻挡，岛状骨窗的近中未能充分向上翻转（图5-14b6）。在第二前磨牙、第一磨牙和第二磨牙位点预备种植窝，两步法骨增量，植入1.5g粗细颗粒混合的去蛋白牛骨矿物质（Bio-Oss，Geistlich，瑞士）。植入3颗直径4.1mm、平台直径4.8mm、光滑颈部高度1.8mm、长

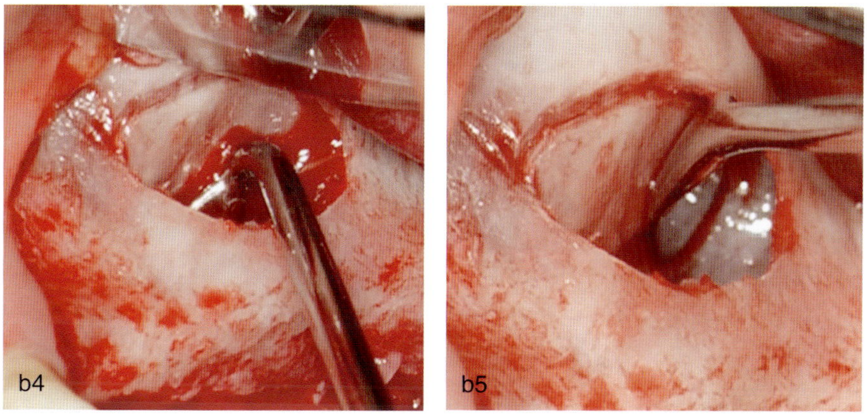

图5-14　未处理间隔，上颌窦底提升同期种植（续）

b. 术中照片。b4. 用上颌窦黏骨膜剥离子向纵深剥离窦底黏骨膜。b5. 将带有骨窗的上颌窦黏骨膜向内上翻转，形成岛状骨窗，作为新的上颌窦底。

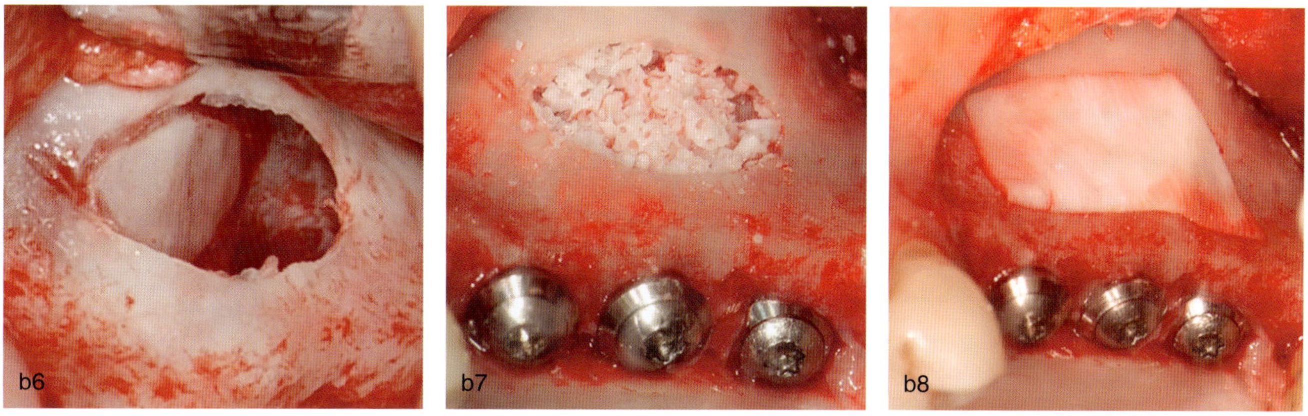

图5-14　未处理间隔，上颌窦底提升同期种植（续）

b. 术中照片。b6. 因近中间隔的阻挡，骨窗未能向窦内充分翻转。b7. 两步法骨增量，植入去蛋白牛骨矿物质和3颗软组织水平种植体。b8. 在窗口表面覆盖生物可吸收性胶原膜，覆盖的范围超出窗口边缘2.0mm。

度10mm的软组织水平种植体（TL，SP，SLA，Ti，Straumann，瑞士），种植体光滑颈部位于骨内（图5-14b7），种植体最终植入扭矩均＞25Ncm。取出种植体携带体，安装封闭螺钉。再次植入骨增量材料，在骨增量材料和骨窗表面覆盖13mm×25mm的生物可吸收性胶原膜（Bio-Gide，Geistlich，瑞士）（图5-14b8）。复位黏骨膜瓣，间断缝合，无张力创口初期关闭（图5-14b9）。

术后静脉滴注克林霉素3天，每天1次，每次0.6g；静脉滴注地塞米松注射液2天，每天1次，每次10mg；呋麻滴鼻液滴鼻3天，每天2次；复方葡萄糖酸氯己定含漱液含漱，每天3次，直至10天后拆线。

术后拍摄的曲面体层放射线片显示，近中两颗种植体之间的距离较近。第二前磨牙位点种植体的轴向呈近中倾斜，种植体根部避开了间隔（图5-14c）。

愈合6个月后用软组织激光做二期手术，暴露种植体（图5-14d）。2周后制取印模，制作修复体。戴入种植体独立支持式螺钉固位的金属烤瓷修复体，殆关系正常，螺钉通道处于可接受的位置（图5-14e）。

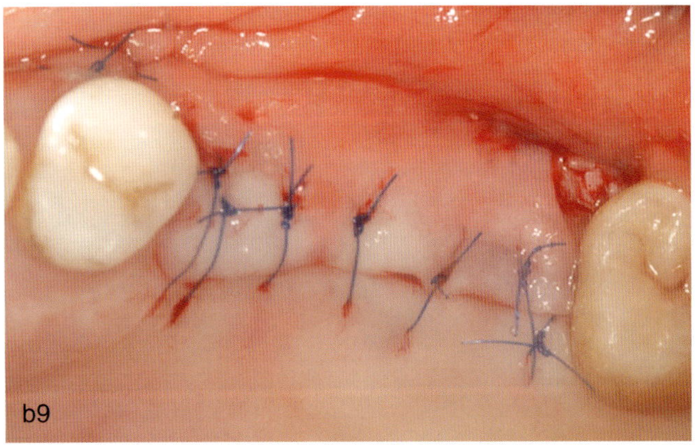

图5-14　未处理间隔，上颌窦底提升同期种植（续）
b. 术中照片。b9. 在种植体植入和骨增量之后，复位黏骨膜瓣，无张力创口关闭。

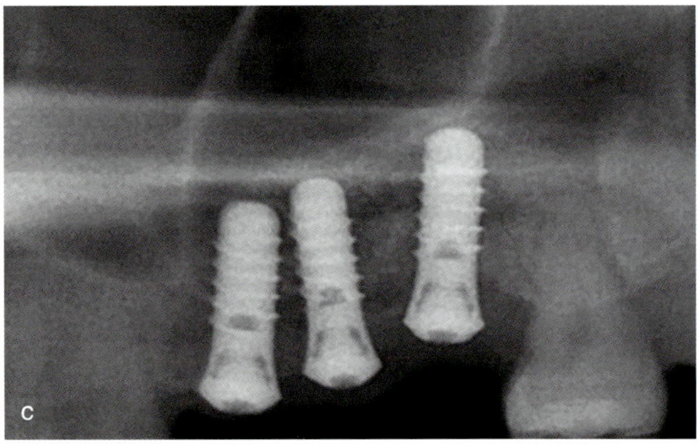

图5-14　未处理间隔，上颌窦底提升同期种植（续）
c. 术后即刻曲面体层放射线片。位于第二前磨牙位点的种植体轴向略向远中倾斜，避开了上颌窦底间隔。

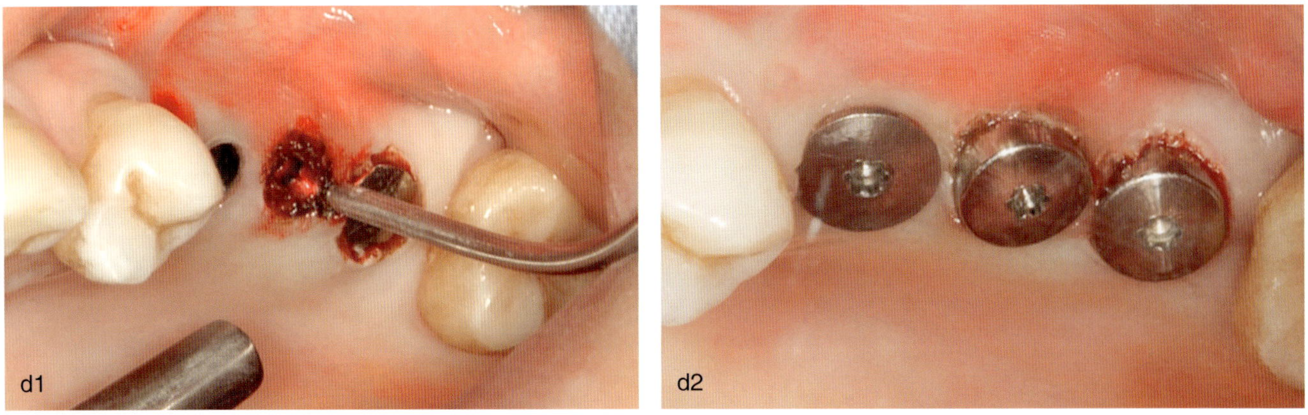

图5-14　未处理间隔，上颌窦底提升同期种植（续）
d. 二期手术。d1. 6个月后，软组织愈合良好。在局部浸润麻醉下用软组织激光做微创二期手术，暴露种植体。d2. 取出封闭螺钉，安装愈合帽。

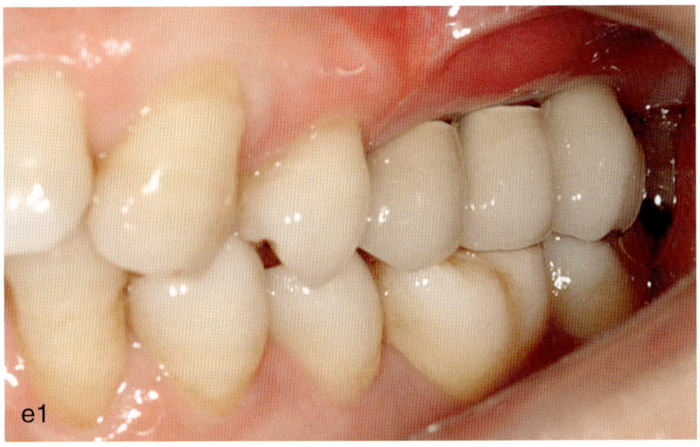

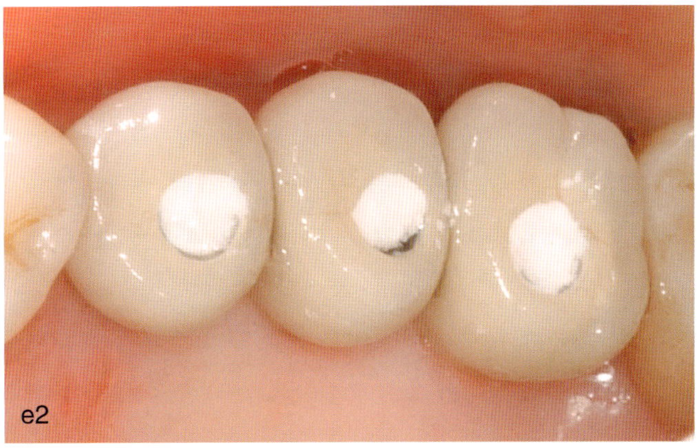

图5-14 未处理间隔，上颌窦底提升同期种植（续）

e. 戴入修复体后的口内照片。e1. 颊侧观。e2. 殆面观。戴入种植体支持式螺钉固位的金属烤瓷修复体之后，殆关系正常，可以接受的螺钉通道位置。

讨论

本病例存在窦底间隔，侧壁开窗上颌窦底提升同期植入种植体，6个月后戴入螺钉固位的金属烤瓷修复体。笔者认为本病例仍存在如下可商榷之处。

关于上颌窦间隔分类

本病例完成于2007年[13]，当时没有CBCT，只是依靠曲面体层放射线片评估上颌窦间隔的位置。曲面体层放射线片无法确定上颌窦间隔的确切类型。

关于骨窗类型

就目前而言，笔者认为本病例应当选择揭盖式骨窗或薄片式岛状骨窗，不应选择岛状骨窗。因为骨窗近中存在间隔，影响岛状骨窗向窦内翻转。当时没有CBCT，无法判断骨增量材料是否充分包绕种植体。

关于种植体数目

本病例，在3颗连续缺失牙位点连续植入了3颗种植体，而近中两颗种植体之间的距离均略显不足。目前笔者更倾向于在第二前磨牙和第二磨牙位点植入种植体，由此支持第二前磨牙、第一磨牙和第二磨牙位点的三单位固定桥修复体。

关于种植体留存率

因为患者移居国外，只能通过她的牙医进行种植体周围维护。戴入修复体7年后，患者在电话咨询其他牙缺失的治疗方案时，告知其种植修复体还在正常使用，之后没有了联系。因此，目前尚不清楚如下问题是否影响到种植体的长期留存率：

- 因为窦底间隔影响到骨窗向上翻转，骨增量空间受到影响。
- 近中两颗种植体之间的距离欠佳。
- 在当时，骨代用品中混合自体骨骨屑和骨颗粒的意识不强。因为术中未收集到出血，只是用生理盐水调拌骨增量材料。

种植外科程序：宿玉成；种植修复程序：宿玉成、戈怡；技工室程序：姜秀瑛；病例完成时间：2007年

病例之二：Ⅰ型间隔，上颌窦底提升同期种植

53岁男性患者，上颌右侧第一磨牙因“劈裂”拔除后3个月，要求进行种植治疗。

患者一般状态良好，无全身系统性疾病史，不吸烟、不饮酒，无副功能习惯。口腔专科检查可见口腔卫生尚可，实验室检查无异常。上颌右侧第一磨牙缺失，附着龈宽度与质量良好，殆龈距离与颌位关系良好，但愈合的拔牙窝呈凹陷状态（图5-15a）。

CBCT扫描显示缺牙位点的窦底相对位置降低，牙槽嵴顶相对位置尚可，牙槽窝愈合不良。近远中向，为凹陷型牙槽嵴顶；颊舌向，为倾斜型牙槽嵴顶，向腭侧倾斜。牙槽嵴顶皮质骨不连续，有少量腭根的根片残留。上颌窦外侧壁较厚，厚度超过2.5mm。窦底存在颊舌向走行的Ⅰ型间隔，将窦底分割为前后两个部分。间隔略偏远中，高度约4mm。窦底剩余骨高度约5.5mm，宽度约10mm（图5-15b）。

本病例被分类为上颌后部Ⅱ型骨缺损、Ⅰ型间隔（颊舌向走行的间隔），治疗方案为侧壁开窗上颌窦

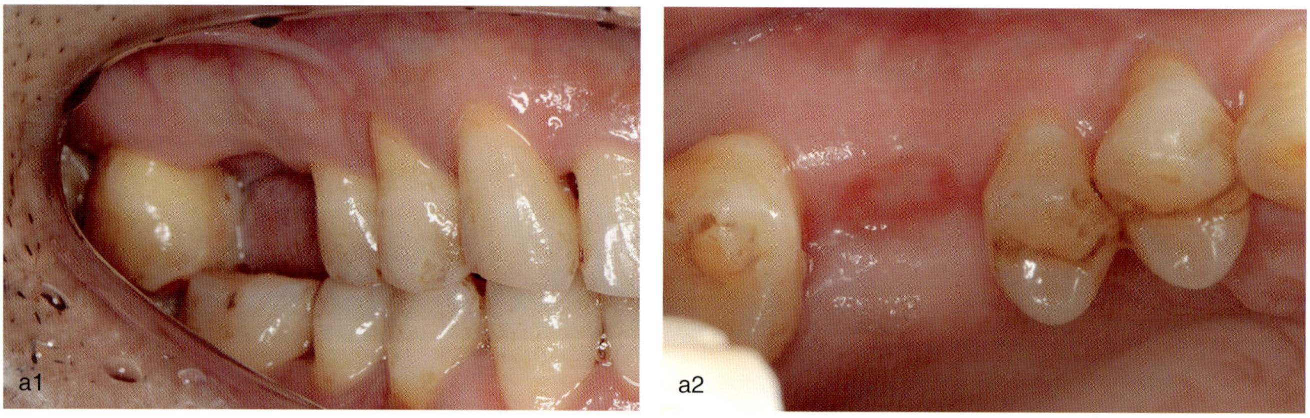

图5-15　Ⅰ型间隔，上颌窦底提升同期种植

a. 术前检查，口内照片。a1. 颊侧观。a2. 殆面观。上颌右侧第一磨牙缺失，可见理想的殆龈距离及颌位关系，牙槽嵴宽度和附着龈质量良好，但拔牙窝呈凹陷状态。

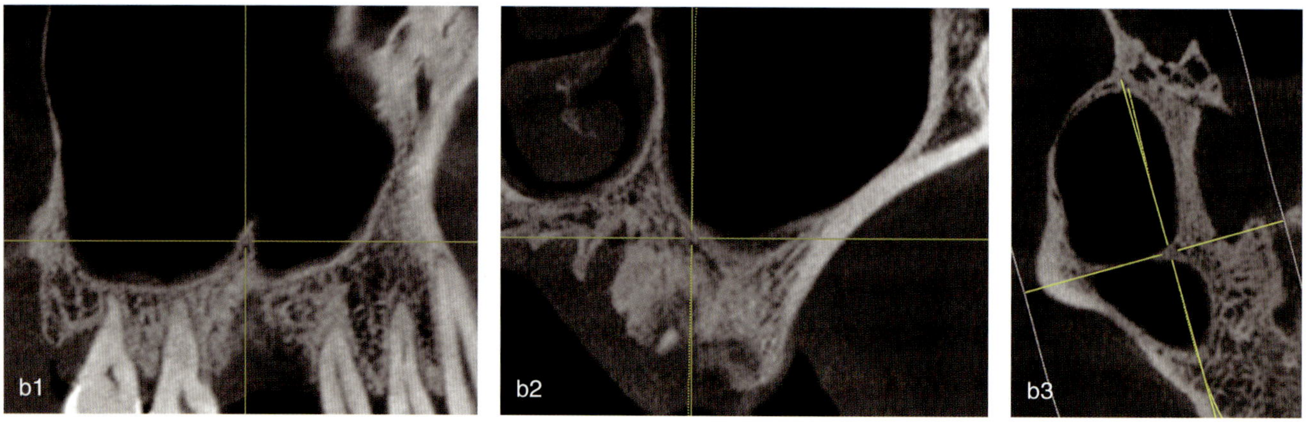

图5-15　Ⅰ型间隔，上颌窦底提升同期种植（续）

b. 术前检查，上颌右侧CBCT扫描。依次为后牙牙弓的近远中向（b1）、第一磨牙位点的颊舌向（b2）和水平向（b3）断层。牙槽窝愈合不良、中间凹陷、牙槽嵴顶皮质骨不连续，颊侧骨壁较厚。窦底存在颊舌向走行的间隔，将窦底分割为前后两个部分。

底提升，同期植入种植体，3个月后进入修复程序。

行盐酸阿替卡因骨膜上浸润麻醉，在缺牙位点做牙槽嵴顶略偏腭侧的水平向切口以及第一前磨牙近中和第一磨牙远中的两个垂直向松弛切口。翻黏骨膜瓣，暴露骨壁，用刮骨刀从较厚的颊侧骨壁刮取大量骨屑。用钨钢球钻和金刚砂球钻切割上颌窦外侧骨壁、制备揭盖式骨窗，可见"金字塔"样的窦底间隔。完成骨窗制备之后，用上颌窦黏骨膜剥离子剥离窦底黏骨膜后，剥离附着于间隔的黏骨膜，一直剥离到间隔的顶端，使间隔前后的窦腔贯通。剥离完成之后，可见间隔的前壁与后壁光滑，骨增量空间充分，窦底黏骨膜伴随吸气与呼气而上下扇动。用电子内镜检查窦底骨壁和黏骨膜，可见窦底骨壁光滑，骨膜完整、无损伤。在间隔前与间隔后所提升的窦底空间内填塞明胶海绵，清创愈合不良的拔牙窝，取出残留的牙根，预备种植窝。预备的种植窝切割了间隔近中的部分骨壁。进行两步法植骨。将各1.0g粗细颗粒去蛋白牛骨矿物质（Bio-Oss，Geistlich，瑞士）与自体骨骨屑1：1混合，并用从术区收集的血液调拌。在预备的种植窝内植入直径4.1mm、平台直径4.8mm、长度12mm、光滑颈部高度1.8mm的软组织水平种植体（TL，SP，SLActive，RN，TiZr，Straumann，瑞士），部分光滑颈部位于骨内，最终植入扭矩>35Ncm。因为拔牙窝清创之后，种植体周围的牙槽嵴顶也存在骨缺损，也在牙槽嵴顶植入骨增量材料，用双层生物可吸收性胶原膜（Bio-Gide，Geistlich，瑞士）覆盖牙槽嵴顶骨增量区和侧壁骨窗。黏骨膜瓣复位，无张力创口关闭，潜入式愈合（图5-15c）。

术后静脉滴注克林霉素3天，每天1次，每次0.6g；静脉滴注地塞米松注射液2天，每天1次，每次10mg；呋麻滴鼻液滴鼻3天，每天2次；复方葡萄糖酸氯已定含漱液含漱，每天3次，直至拆线。

术后即刻CBCT扫描显示种植体的三维位置与轴

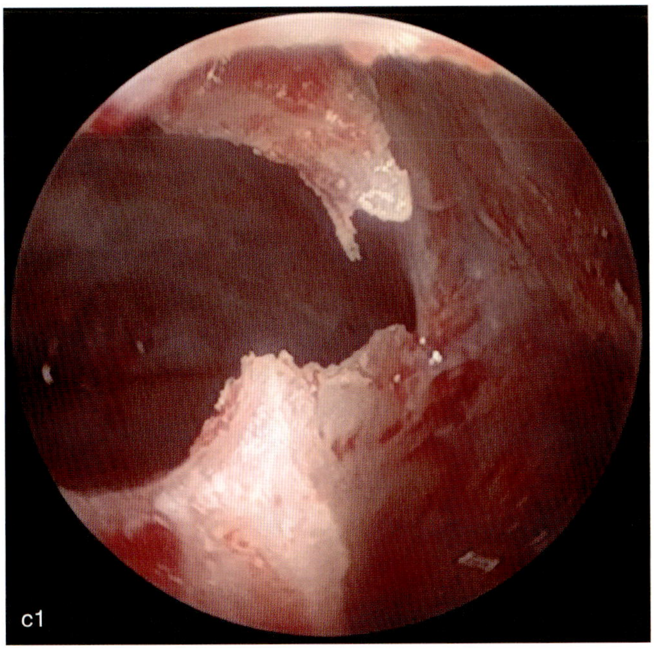

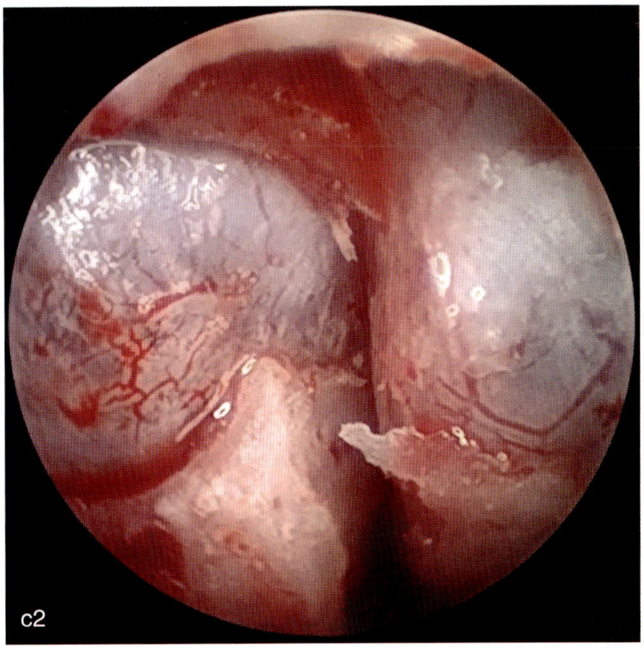

图5-15　Ⅰ型间隔，上颌窦底提升同期种植（续）

c. 术中照片，电子内镜检查。c1，c2. 从窦底和间隔表面剥离黏骨膜，黏骨膜呈健康的淡蓝色。窦底黏骨膜随呼吸上下扇动，吸气时上颌窦黏骨膜上提，呼气时上颌窦黏骨膜落下。

向理想，窦底黏骨膜形成完美的帐篷样隆起。尽管骨增量材料充分包绕种植体，但骨增量材料基本上位于间隔前方的种植体近中、颊侧、腭侧和根方，少量位于第二磨牙的根方。在间隔与第二磨牙之间为缺乏骨增量材料的空白区（图5-15d）。

术后3个月时进入修复程序。通过软组织环切，进行二期手术，种植体ISQ平均值为78。CBCT扫描显示窦底依然为完美的帐篷样隆起，高质量新骨充分包绕种植体。在术后即刻CBCT成像显示的间隔与第二磨牙之间的骨增量材料空白区，也充填了密度

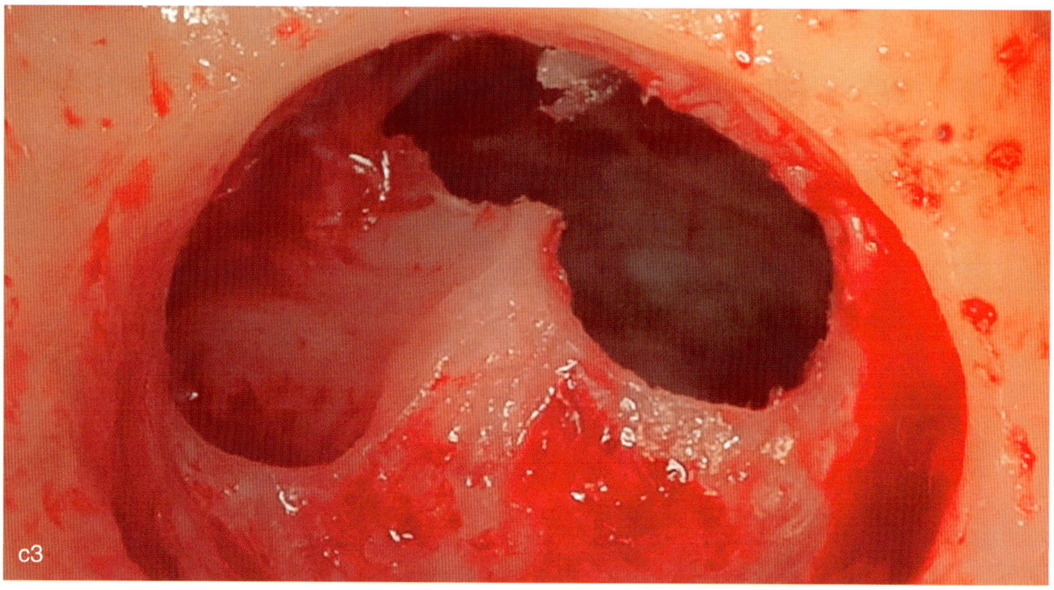

图5-15　Ⅰ型间隔，上颌窦底提升同期种植（续）

c. 术中照片。c3. 制作揭盖式骨窗，暴露间隔，剥离窦底和附着于间隔近中、远中以及上方的黏骨膜之后，黏骨膜随呼吸上下扇动，吸气时上颌窦黏骨膜上提，可见间隔远中骨壁光滑。

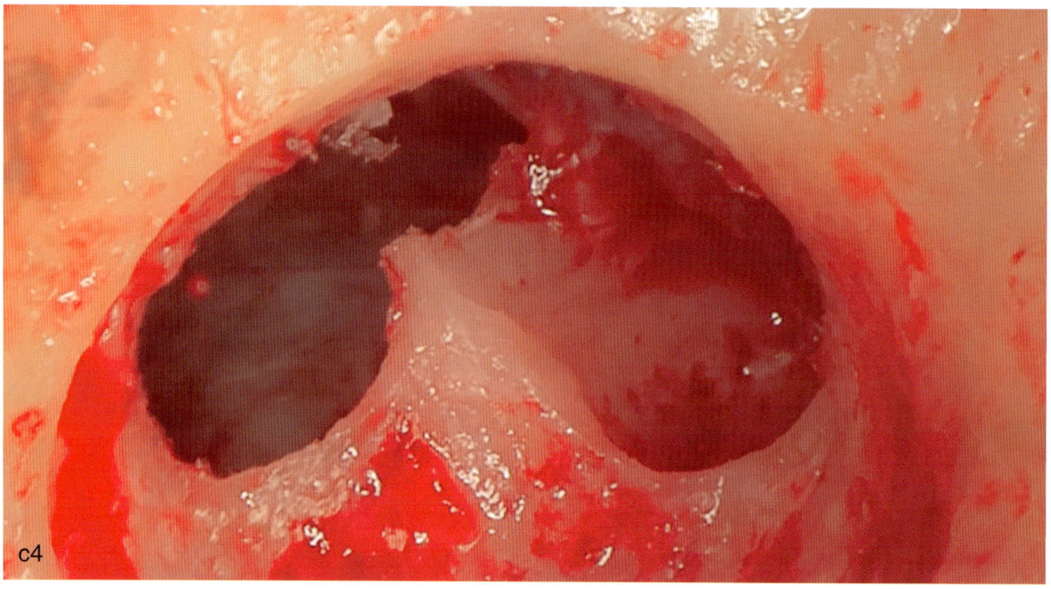

图5-15　Ⅰ型间隔，上颌窦底提升同期种植（续）

c. 术中照片。c4. 剥离窦底和附着于间隔近中、远中以及上方的黏骨膜之后，黏骨膜随呼吸上下扇动，吸气时上颌窦黏骨膜上提，可见间隔近中骨壁光滑。

较低的新生骨，只是高度略有下降（图5-15e）。

戴入螺钉固位的全瓷修复体（Variobase基台），根尖放射线片显示修复体与种植体密合，种植体周围骨高度理想（图5-15f）。

戴入修复体4年后的CBCT显示窦底的帐篷样隆起明显降低。在术后CBCT扫描所见的间隔与第二磨牙之间缺乏骨增量材料的空白区已经显著塌陷，但新骨高度理想，仍略高于根尖水平，新骨质量理想，充分包绕种植体（图5-15g）。

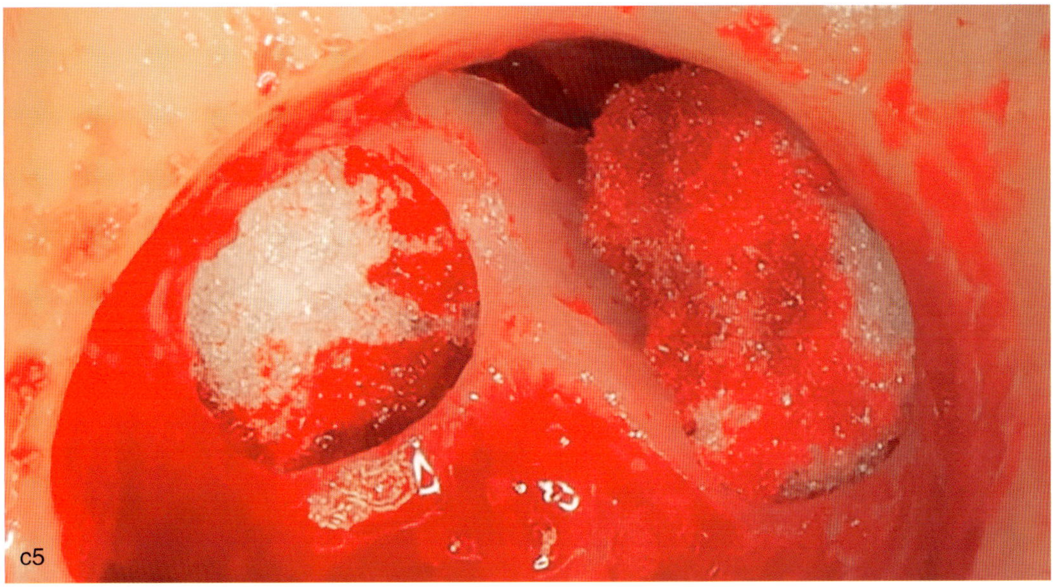

图5-15 Ⅰ型间隔，上颌窦底提升同期种植（续）
c. 术中照片。c5. 确认窦底提升空间充足，窦底黏骨膜无损伤之后，在间隔前后的提升空间内填塞明胶海绵，以避免种植窝预备时锋利的钻针损伤黏骨膜。

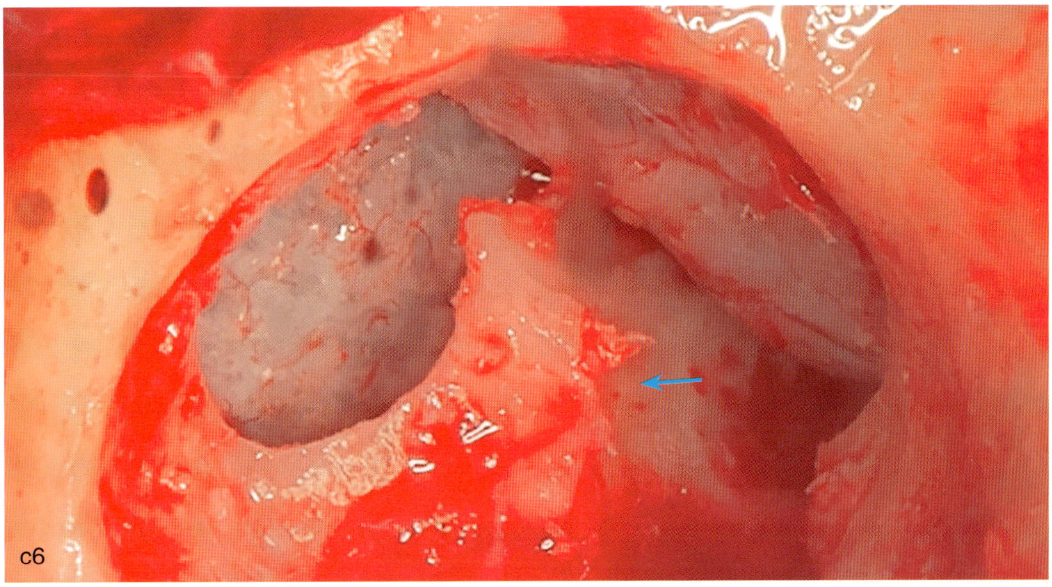

图5-15 Ⅰ型间隔，上颌窦底提升同期种植（续）
c. 术中照片。c6. 种植窝预备完成之后，取出明胶海绵，黏骨膜随呼吸上下扇动，呼气时上颌窦黏骨膜下降，并可见间隔近中骨壁被部分磨削的种植窝（箭头所示）。

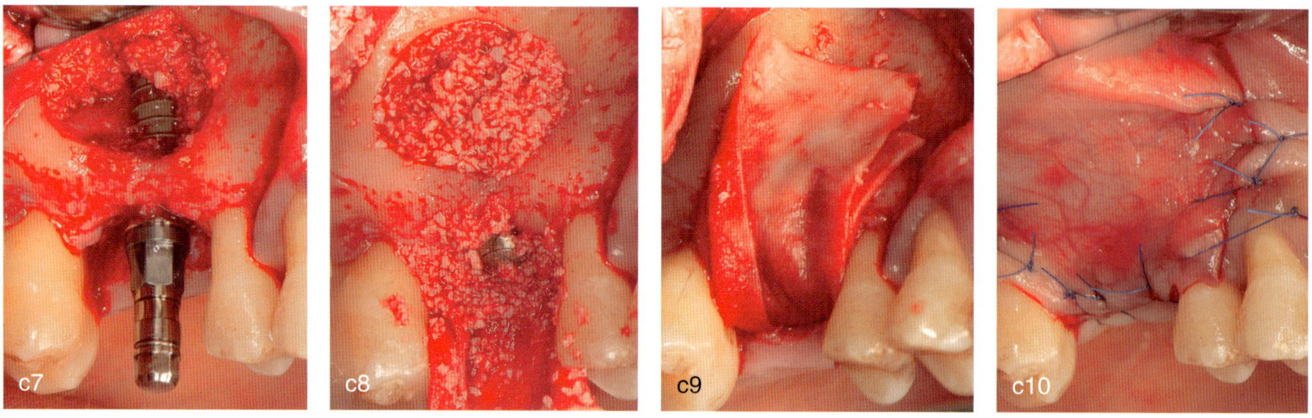

图5-15　Ⅰ型间隔，上颌窦底提升同期种植（续）

c. 术中照片。c7. 初步植入混合性骨增量材料和软组织水平亲水表面种植体。c8. 再次植入混合性骨增量材料，在牙槽嵴顶也植入混合性骨增量材料。c9. 在牙槽嵴顶和骨窗表面覆盖双层生物可吸收性胶原膜。c10. 无张力创口关闭。

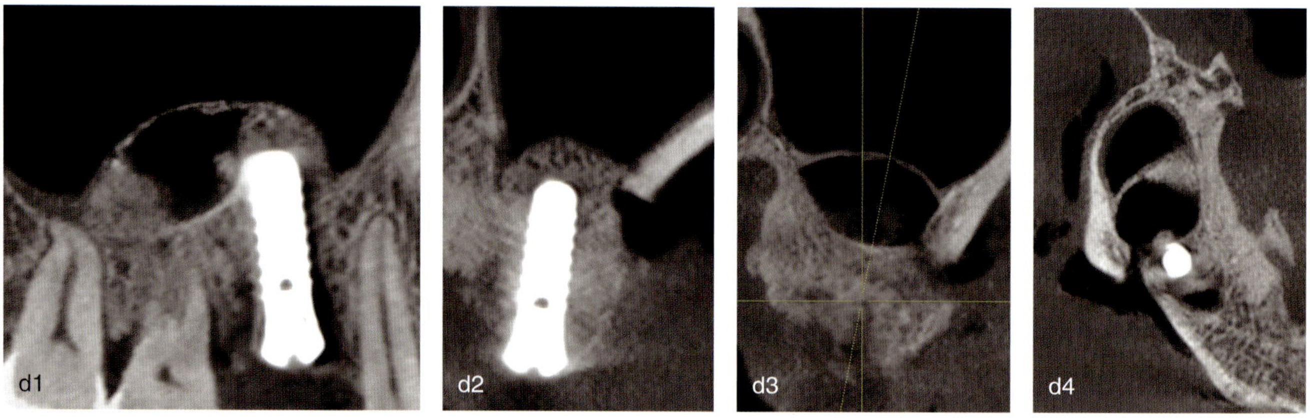

图5-15　Ⅰ型间隔，上颌窦底提升同期种植（续）

d. 术后即刻上颌右侧CBCT扫描。依次为后牙牙弓的近远中向（d1）、第一磨牙位点种植体（d2）和种植体与第二磨牙之间（d3）的颊舌向断层、种植体根尖的水平面断层（d4）。种植体位置理想，紧贴间隔的近中表面。窦底黏骨膜呈完美的帐篷样隆起。骨增量材料位于间隔前方的种植体近中、颊侧、腭侧和根方，在间隔与第二磨牙之间为缺乏骨增量材料的空白区。

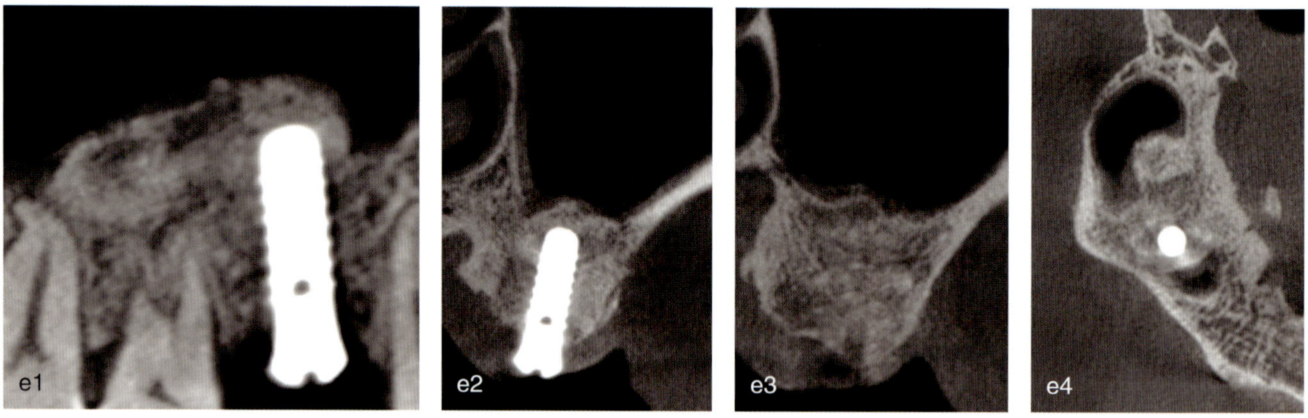

图5-15　Ⅰ型间隔，上颌窦底提升同期种植（续）

e. 3个月后的上颌右侧CBCT扫描。依次为后牙牙弓的近远中向（e1）、第一磨牙位点种植体（e2）和种植体与第二磨牙之间（e3）的颊舌向断层、种植体根尖的水平面断层（e4）。新骨充分包绕种植体，在术后显示的骨增量材料空白区略有塌陷，新生骨的骨密度较低。种植体远中的窦底骨高度和牙槽嵴高度明显增加。上颌窦底呈帐篷样隆起，与术后CBCT所见的骨轮廓基本一致。

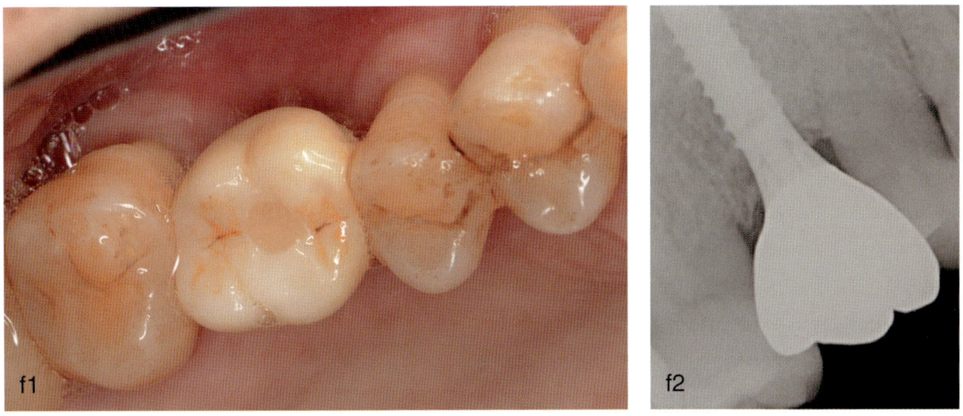

图5-15　Ⅰ型间隔，上颌窦底提升同期种植（续）
f. 术后3个月时进入修复程序。f1. 戴入全瓷修复体之后的口内照片，殆面观。种植体轴向从修复体殆面的中央窝穿出，实现了修复体的螺钉固位。f2. 戴入修复体后的根尖放射线片。修复体与种植体密合，种植体周围骨高度稳定。

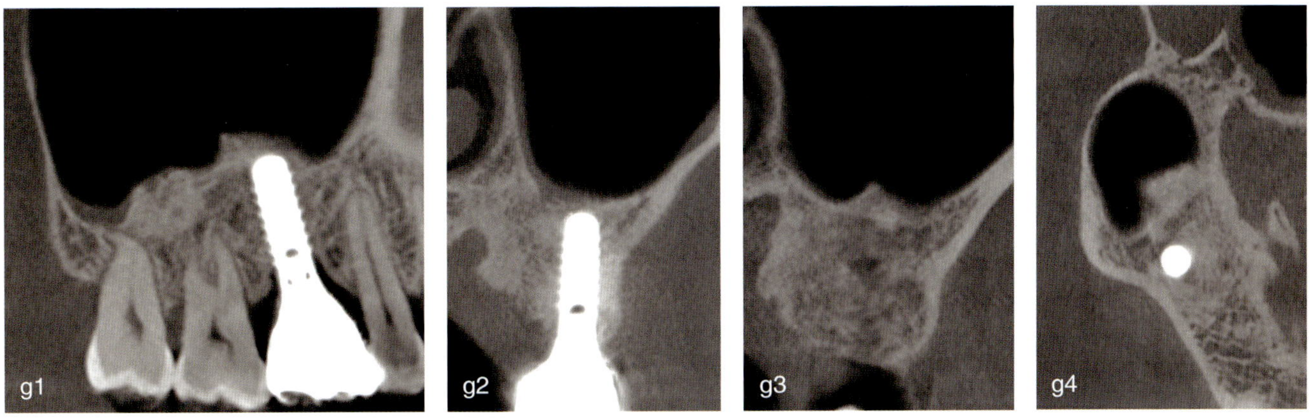

图5-15　Ⅰ型间隔，上颌窦底提升同期种植（续）
g. 4年后的上颌右侧CBCT扫描。依次为后牙牙弓的近远中向（g1）、第一磨牙位点种植体（g2）和种植体与第二磨牙之间（g3）的颊舌向断层、种植体根尖的水平面断层（g4）。新骨充分包绕种植体，上颌窦底呈帐篷样隆起，术后的骨增量材料空白区降至根尖水平。

讨论

本病例的间隔为颊舌向走行，即Ⅰ型间隔，实现了完美的骨增量效果，但如下现象值得思考。

关于骨增量材料的空白区

术中，间隔前后的窦底黏骨膜剥离充分、无损伤，预备的种植窝位于间隔近中的骨壁，种植体植入顺利。术后CBCT扫描显示在间隔远中的黏骨膜隆起下方存在骨增量材料空白区，是由团块状骨增量材料之间的腔隙所导致的，这种现象极为罕见。术后4年时的CBCT扫描显示“空白区”发生明显塌陷，这提示我们应当将骨增量材料尽量压实。

关于骨增量效果

尽管发生如上现象，本病例依然获得了理想的骨增量效果：新骨质量理想，充分包绕种植体，种植体远中的窦底骨高度和牙槽嵴骨高度均非常理想。

外科程序：宿玉成、潘红；修复程序：汪霞；术中摄像和照相：陶丹；手术配合：陶丹、吴利利；放射线诊断程序：苑秋华、王倩；病例完成时间：2018年

病例之三：Ⅱ型间隔，上颌窦底提升同期种植

26岁女性患者，上颌左侧第二前磨牙和第一磨牙均拔除1个月余，要求进行种植治疗。

患者一般状态良好，无全身系统性疾病史，不吸烟、不饮酒，实验室检查无异常，无副功能习惯。口腔检查可见，上颌左侧第二前磨牙和第一磨牙缺失，附着黏膜质量及殆龈距离尚可。口腔卫生良好，开口度正常（图5-16a）。CBCT扫描显示上颌左侧窦底存在高耸的间隔，高约7mm，呈前后走行。间隔定位显示，在近远中向位于第二前磨牙和第一磨牙位点之间，在颊舌向位于窦底中间，在水平向位于前外侧壁和内壁之间。窦底黏骨膜轻微增厚，缺牙位点窦底骨密度较低，Ⅳ类骨密度。第二前磨牙位点窦底剩余骨高度约7mm，第一磨牙位点约4.5mm，近远中向距离约16mm（图5-16b）。

综上所述，本病例被分类为上颌后部Ⅱ型骨缺损、Ⅱ型间隔，外科方案为上颌窦底提升同期种植。

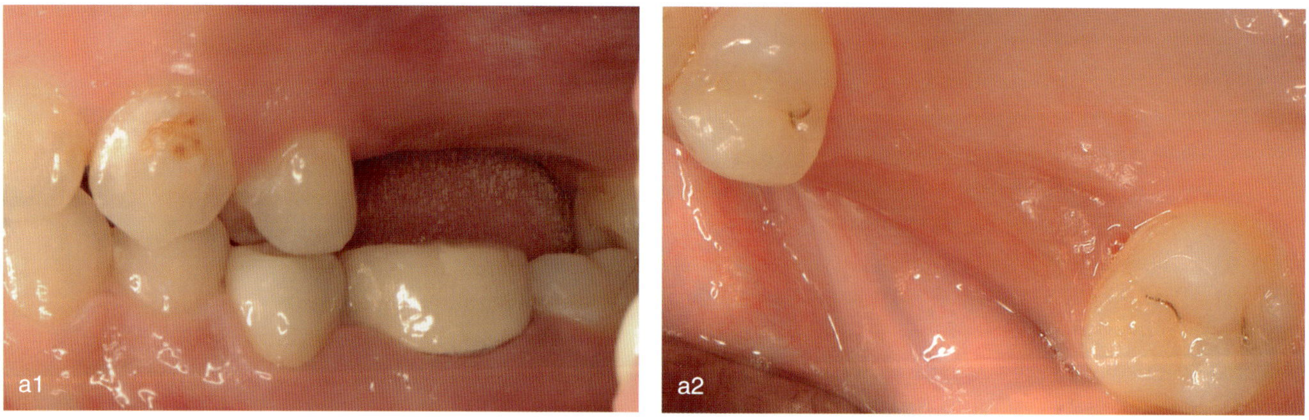

图5-16　Ⅱ型间隔，上颌窦底提升同期种植

a. 术前检查，口内照片。a1. 颊侧观。a2. 殆面观。上颌左侧第二前磨牙和第一磨牙缺失，殆龈距离及软组织质量尚可，下颌左侧第一磨牙为牙支持式金属烤瓷冠修复。

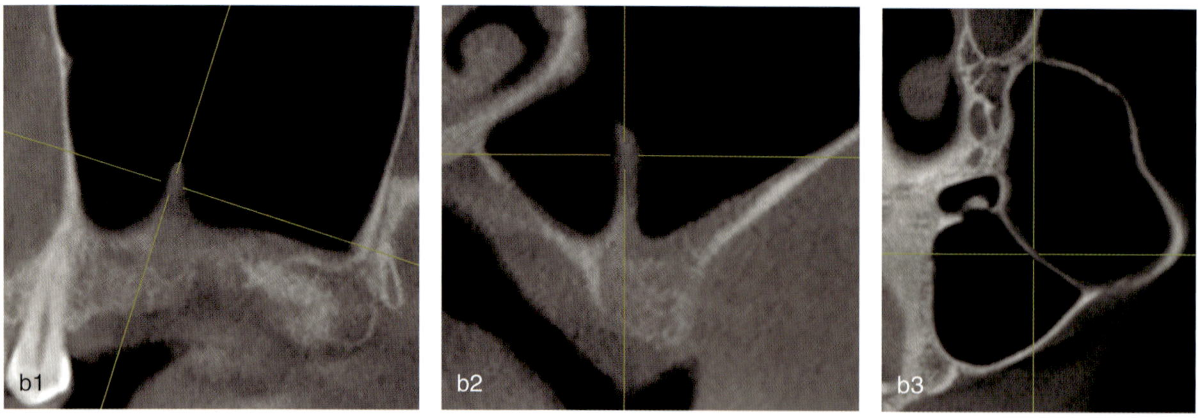

图5-16　Ⅱ型间隔，上颌窦底提升同期种植（续）

b. 术前检查，上颌左侧CBCT扫描。以窦底间隔（十字线交叉点）为兴趣区的冠状面断层（b1）、矢状面断层（b2）和水平面断层（b3）。在第一磨牙位点近中存在前后走行的间隔，位于窦底中间，走行于外侧壁和内壁之间。

行盐酸阿替卡因骨膜上浸润麻醉，做牙槽嵴顶略偏腭侧的水平向切口以及第一前磨牙近中和第二磨牙远中的垂直向松弛切口。在缺牙间隙两侧的邻牙做龈沟内切口，翻黏骨膜瓣。分别用锋利的大刮骨刀和超声骨刀于拟开窗骨面刮取自体骨骨屑。根据术前CBCT显示的间隔定位，用超声骨刀的金刚砂扁状刀头切割间隔远中的上颌窦侧壁，形成间隔远中的骨窗轮廓，骨窗下缘位于上颌窦底上方2～3mm。因为窦底间隔前方的骨壁较厚，先用直径4.5mm的钨钢球钻和金刚砂球钻，再用超声骨刀的金刚砂扁状刀头切割间隔近中的上颌窦侧壁，形成近远中向分别越过第二前磨牙和第一磨牙种植位点的骨窗。骨切割的动作要轻柔、流畅，避免过大的压力刺破上颌窦黏膜。在间隔前及间隔后纵向分割骨窗并将其去除，形成揭盖式骨窗。内外走行（即颊舌向走行）的窦底间隔只是需要剥离间隔近中侧面和远中侧面的黏骨膜，仅仅类似于多了一个“上颌窦的侧壁”。但是，前后走行（即近远中向走行）的窦底间隔的黏骨膜剥离要复杂得多，因为需

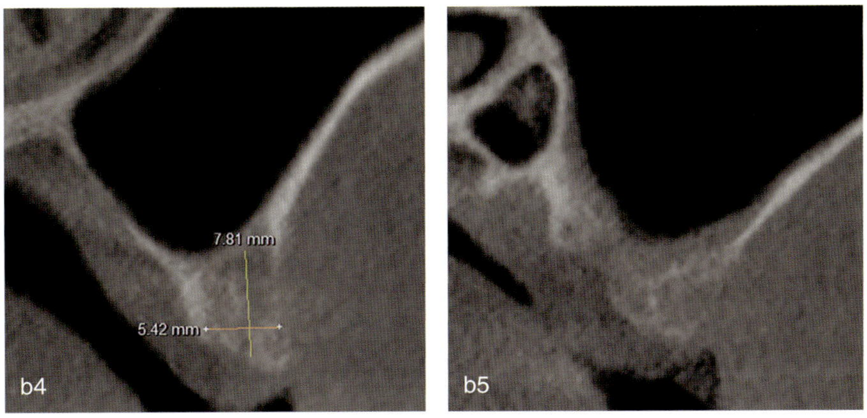

图5-16　Ⅱ型间隔，上颌窦底提升同期种植（续）
b. 术前检查，上颌左侧CBCT扫描。依次为第一磨牙位点的颊舌向断层（b4）和第二磨牙位点的颊舌向断层（b5）。窦底及牙槽嵴顶缺乏皮质骨骨板。

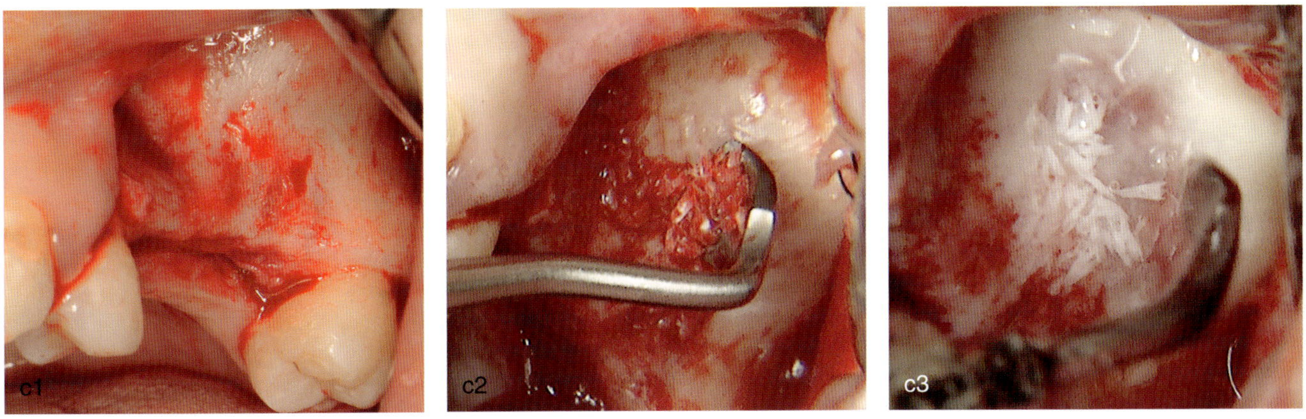

图5-16　Ⅱ型间隔，上颌窦底提升同期种植（续）
c. 术中照片。c1. 翻瓣之后暴露术区，可见牙槽嵴顶的垂直向高度正常，无垂直向的牙槽嵴骨吸收。c2. 用大刮骨刀在拟开窗的位置刮取自体骨骨屑。c3. 用超声骨刀刮取自体骨骨屑。

要剥离的黏骨膜位于间隔的颊侧和腭侧（间隔的“背面”）。因此，本病例首先用小的弯剥离子小心剥离间隔远中骨窗颊侧、腭侧和窦底的黏骨膜，再用小的弯剥离子小心剥离间隔近中骨窗颊侧、腭侧和窦底的黏骨膜，然后将大弯剥离子插入窦底骨壁与骨膜之间，向纵深广泛分离窦底黏骨膜，并在间隔腭侧将间隔远中与近中相连通，以一个整体抬起窦底黏骨膜，形成新的窦底空间。此时，可见上颌窦底黏骨膜作为一个整体随呼吸上下扇动。将明胶海绵卷置于提升的窦底空间内，预备种植窝。将粗细颗粒1∶1混合的去蛋白牛骨矿物质与刮取的自体骨骨屑相混合，并且用所收集的骨髓腔渗出血液调和。采用两步法植骨，确保骨增量材料充分包绕种植体。在第二前磨牙和第一磨牙位点的种植窝内分别植入直径4.1mm、平台直径4.8mm、光滑颈部高度1.8mm、长度10mm的软组织水平锥柱状种植体（TL，TE，SLA，Ti，Straumann，瑞士），最终扭矩＞15Ncm，三维位置与轴向良好、相互平行。用25mm×25mm的生物可吸收性胶原膜（Bio-Gide，Geistlich，瑞士）覆盖骨窗，黏骨膜瓣复位，无张力关闭创口，潜入式愈合（图5-16c）。

术后静脉滴注克林霉素3天，每天1次，每次

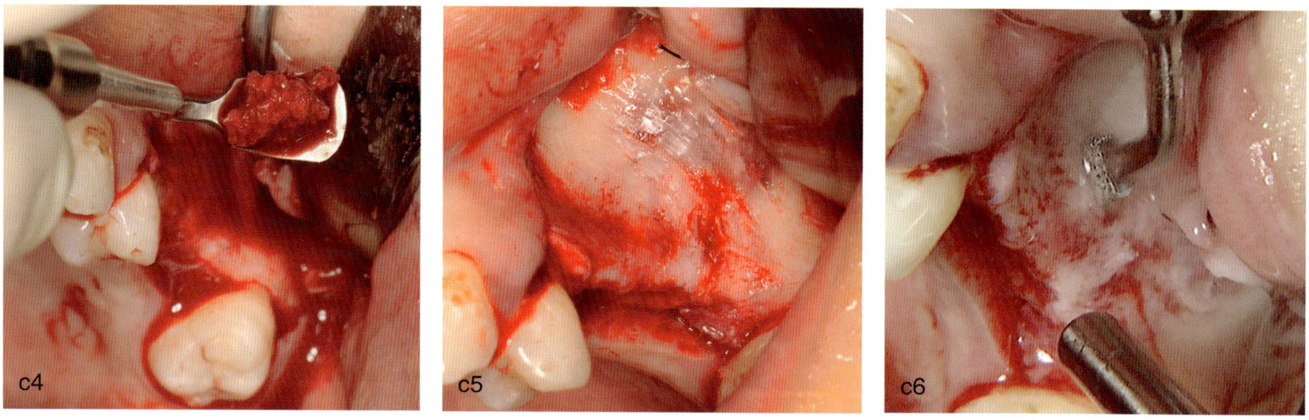

图5-16 Ⅱ型间隔，上颌窦底提升同期种植（续）

c. 术中照片。c4. 刮取的自体骨骨屑团块。c5. 用大刮骨刀和超声骨刀刮取自体骨骨屑之后的上颌窦侧壁，可见大量的刮痕。如需要，可以继续刮取更多的骨屑。c6. 用超声骨刀的金刚砂扁状刀头切割骨窗轮廓。

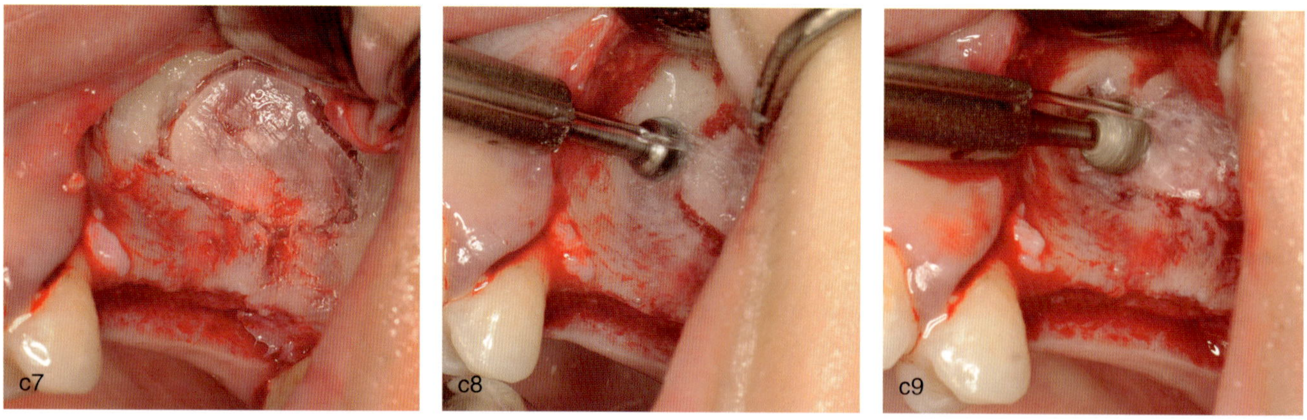

图5-16 Ⅱ型间隔，上颌窦底提升同期种植（续）

c. 术中照片。c7. 超声骨刀初步切割的骨窗轮廓。c8，c9. 用钨钢球钻和金刚砂球钻切割间隔前部骨窗，使骨窗不断向前扩大，有利于在保护上颌窦黏骨膜的状态下暴露间隔。

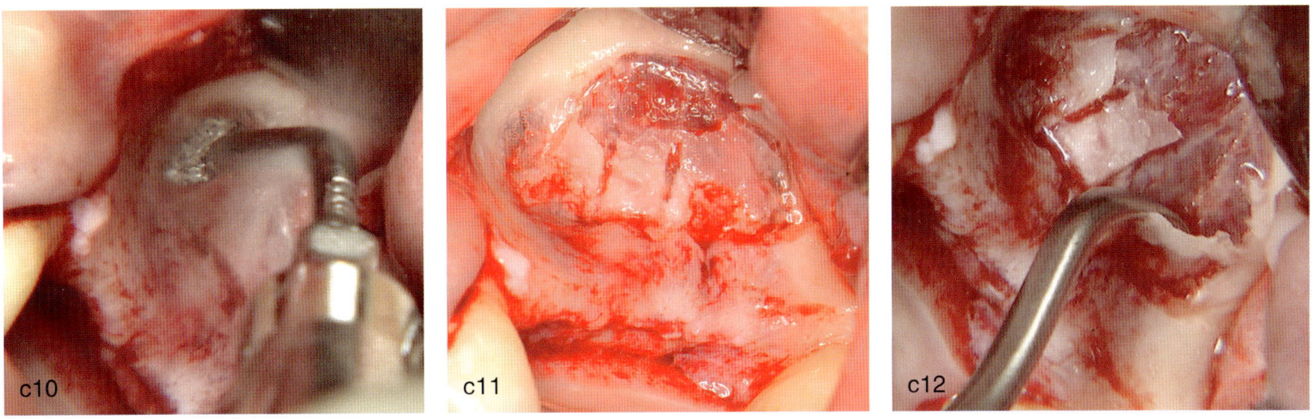

图5-16　Ⅱ型间隔，上颌窦底提升同期种植（续）

c. 术中照片。c10. 用超声骨刀的金刚砂扁状刀头切割出骨窗的前部轮廓线。c11. 用超声骨刀在间隔前后纵向分割骨窗。c12. 将分割之后的骨窗去除，形成揭盖式骨窗。将骨窗碎片粉碎，用于骨增量材料。

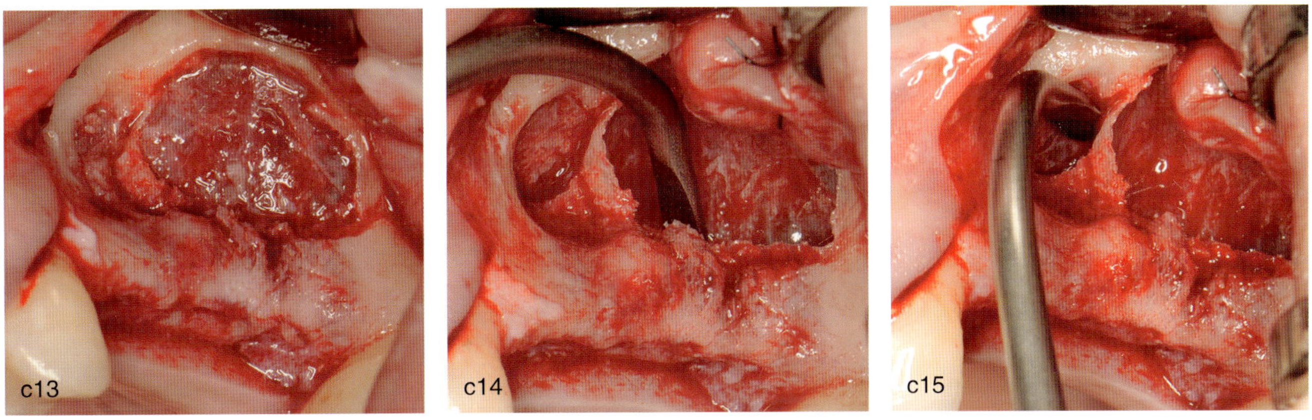

图5-16　Ⅱ型间隔，上颌窦底提升同期种植（续）

c. 术中照片。c13. 将分割之后的骨窗去除、形成揭盖式骨窗之后，可见健康的上颌窦骨膜及部分间隔。c14. 用上颌窦黏骨膜剥离子剥离间隔远中的窦底黏骨膜。c15. 用上颌窦黏骨膜剥离子剥离间隔近中的窦底黏骨膜。

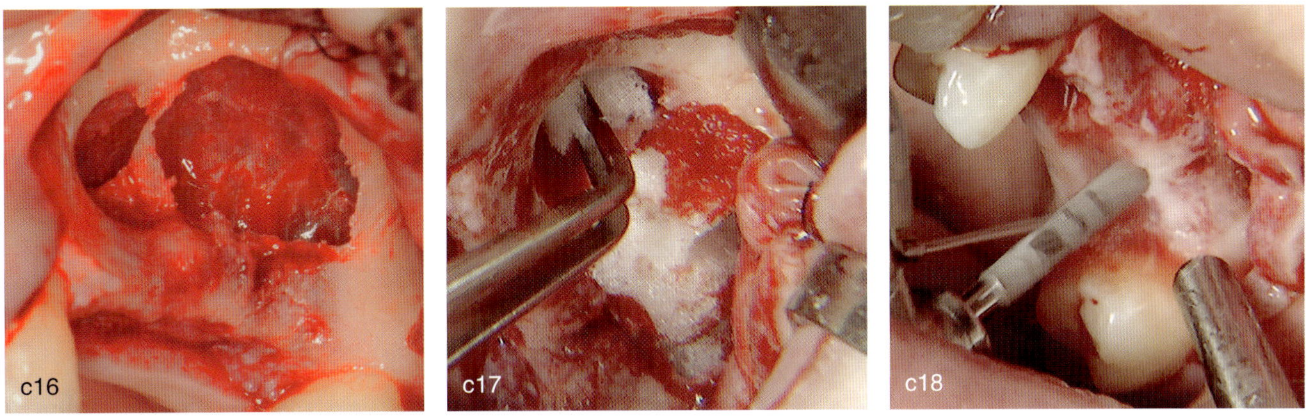

图5-16　Ⅱ型间隔，上颌窦底提升同期种植（续）

c. 术中照片。c16. 剥离黏骨膜之后，间隔远中与近中相连通，清晰可见前后走行的间隔，从侧壁倾斜走行至内壁。此时，上颌窦底黏骨膜作为一个整体随呼吸上下扇动。c17. 在窦底提升之后的空间内置入明胶海绵，保护上颌窦黏骨膜。c18. 预备种植窝。

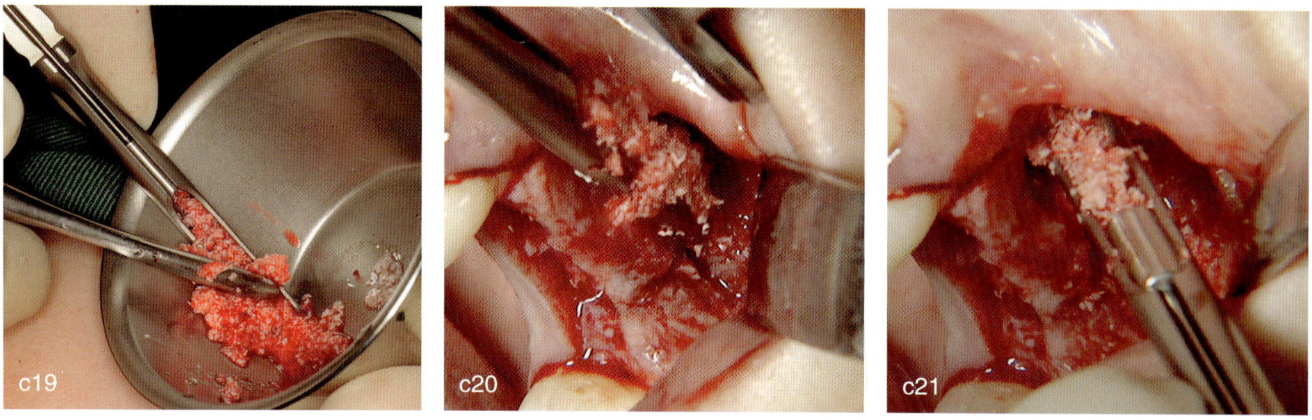

图5-16　Ⅱ型间隔，上颌窦底提升同期种植（续）

c．术中照片。c19．将刮取的自体骨骨屑团块、骨窗碎片与去蛋白牛骨矿物质（DBBM）1：1混合，并用从术区收集的出血调拌。c20．将混合之后的骨增量材料植入间隔远中的空间。c21．将混合之后的骨增量材料植入间隔近中的空间，并将其向深部推送。

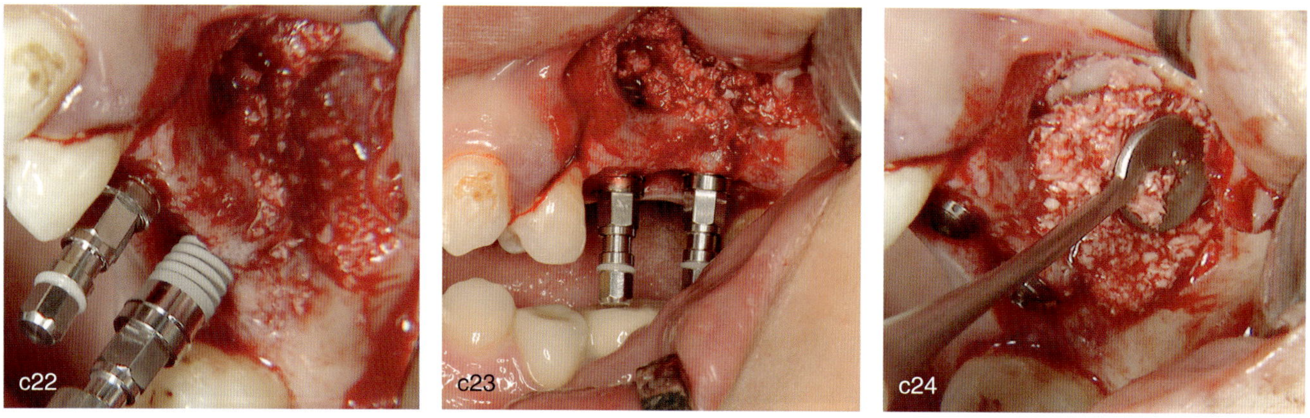

图5-16　Ⅱ型间隔，上颌窦底提升同期种植（续）

c．术中照片。c22．分别在第二前磨牙位点和第一磨牙位点植入两颗软组织水平锥柱状种植体。c23．种植体的分布良好，两颗种植体的轴向互相平行，与对颌牙呈理想的尖窝相对的位置关系。c24．再次骨增量，将混合性骨增量材料向窦内压紧、压实。

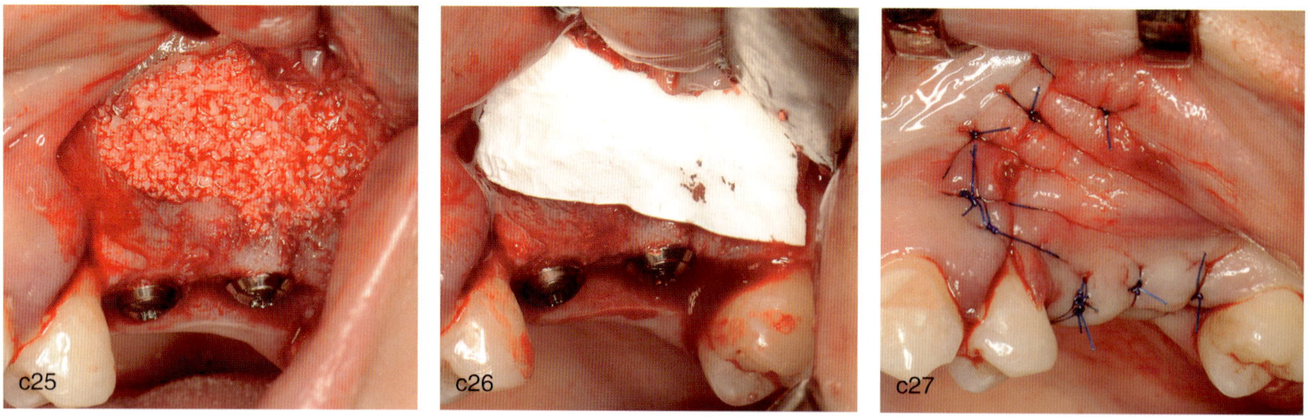

图5-16　Ⅱ型间隔，上颌窦底提升同期种植（续）

c．术中照片。c25．再次植入骨增量材料之后。c26．在骨增量材料表面覆盖生物可吸收性胶原膜，要超出骨窗轮廓2mm以上。c27．将黏骨膜瓣复位，用尼龙线间断缝合，无张力关闭创口。

0.6g；静脉滴注地塞米松注射液2天，每天1次，每次10mg；呋麻滴鼻液滴鼻3天，每天2次；复方葡萄糖酸氯己定含漱液含漱，每天3次，直至10天后拆线。

术后即刻CBCT扫描显示种植体位于理想的三维位置与轴向，围绕上颌窦间隔新形成的上颌窦底呈完美的帐篷样隆起，上颌窦腔内未见液平面及骨增量材料影像（图5-16d），说明上颌窦底黏膜完整，上颌窦底提升获得了完美的临床效果。

术后3个月进入修复程序。CBCT扫描显示围绕间隔周围的上颌窦底依然为满意的帐篷样隆起，骨高度只是轻微降低，为新骨改建和上颌窦气化的结果。新骨质量理想，充分包绕种植体（图5-16e）。

用软组织激光暴露种植体，第二前磨牙和第一磨牙位点种植体ISQ平均值均为82。2周后戴入粘接固位的金属烤瓷修复体。曲面体层放射线片显示种植体周围骨高度理想，修复体与种植体密合（图5-16f）。

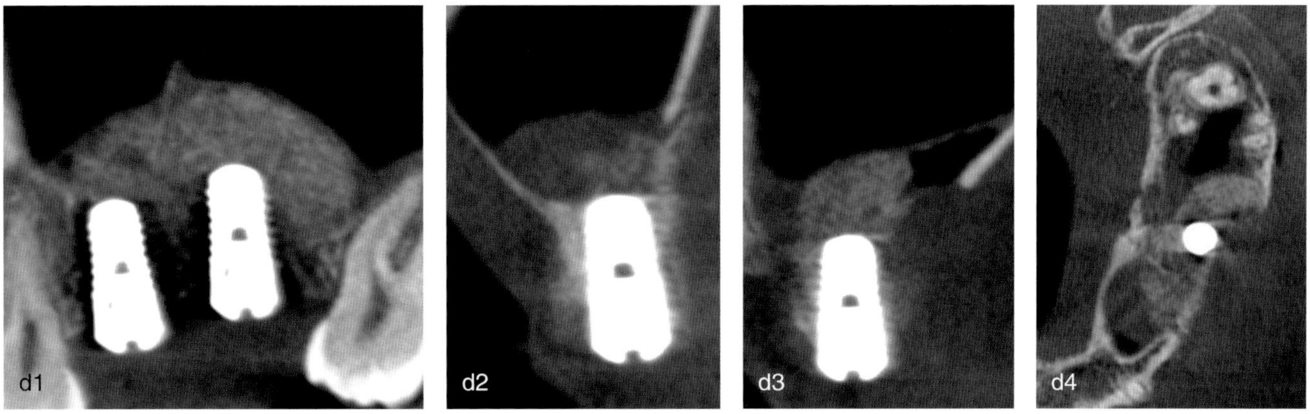

图5-16　Ⅱ型间隔，上颌窦底提升同期种植（续）
d. 术后即刻上颌左侧CBCT扫描。d1. 后牙牙弓的近远中向断层。d2. 第二前磨牙位点种植体的颊舌向断层。d3. 第一磨牙位点种植体的颊舌向断层。d4. 第一磨牙位点种植体根尖的水平面断层。围绕间隔周围的上颌窦底形成了满意的帐篷样隆起。

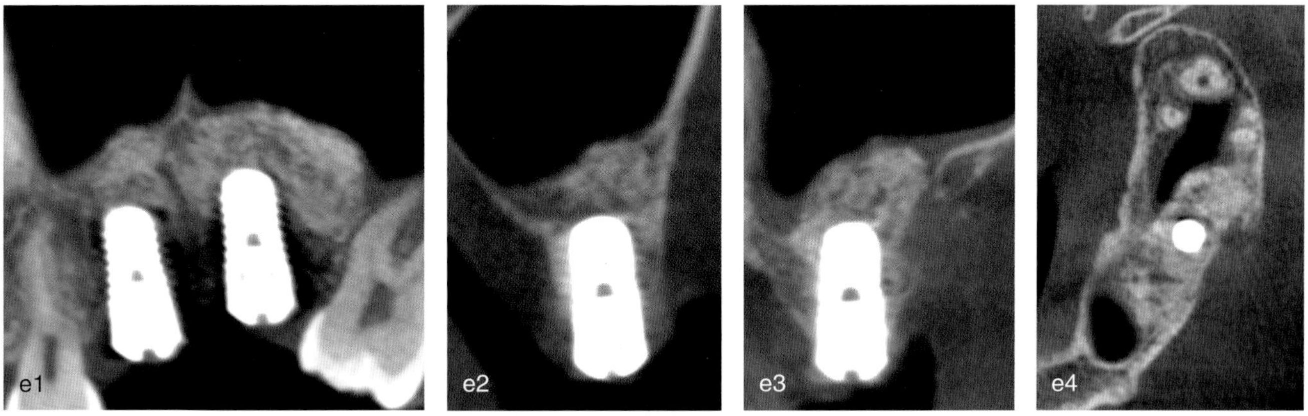

图5-16　Ⅱ型间隔，上颌窦底提升同期种植（续）
e. 术后3个月进入修复程序，上颌左侧CBCT扫描。e1. 后牙牙弓的近远中向断层。e2. 第二前磨牙位点种植体的颊舌向断层。e3. 第一磨牙位点种植体的颊舌向断层。e4. 第一磨牙位点种植体根尖的水平面断层。间隔周围的窦底依然为完美的帐篷样隆起。

戴入修复体2年后复诊，可见种植体周围软组织健康、稳定（图5-16g）。CBCT显示，上颌窦底骨增量效果稳定，呈完美的帐篷样隆起，新骨质量接近于天然骨组织（图5-16h）。

戴入修复体5年后复诊的CBCT显示，上颌窦底呈完美的帐篷样隆起，骨高度和骨轮廓稳定，骨密度理想，新骨充分包绕种植体，侧壁开窗部位已形成完美的皮质骨骨板（图5-16i）。

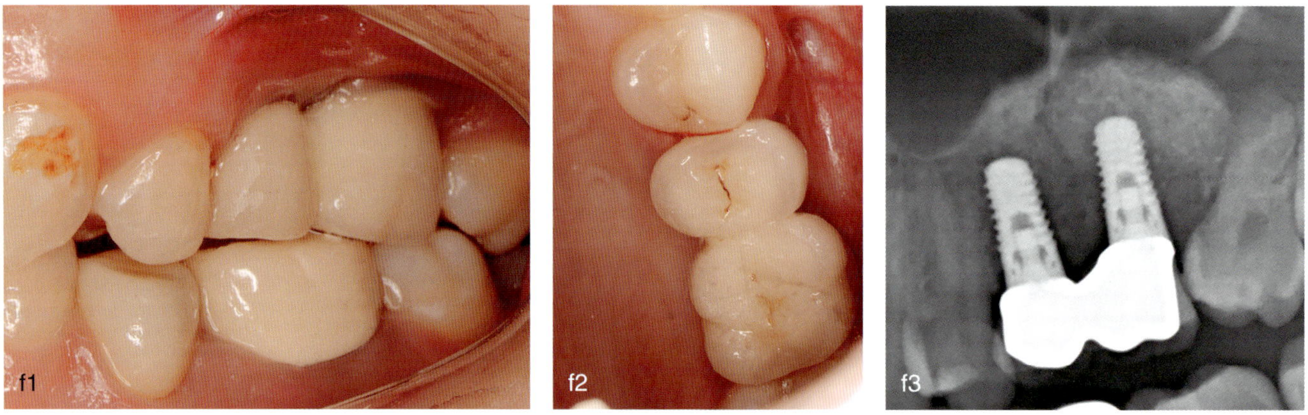

图5-16　Ⅱ型间隔，上颌窦底提升同期种植（续）
f. 术后3个月进入修复程序，戴入修复体后的口内照片。f1. 颊侧观。f2. 𬌗面观。种植体支持式修复体为粘接固位的金属烤瓷联冠，种植体周围软组织状态尚可。f3. 戴入修复体后的曲面体层放射线片显示修复体与种植体密合。

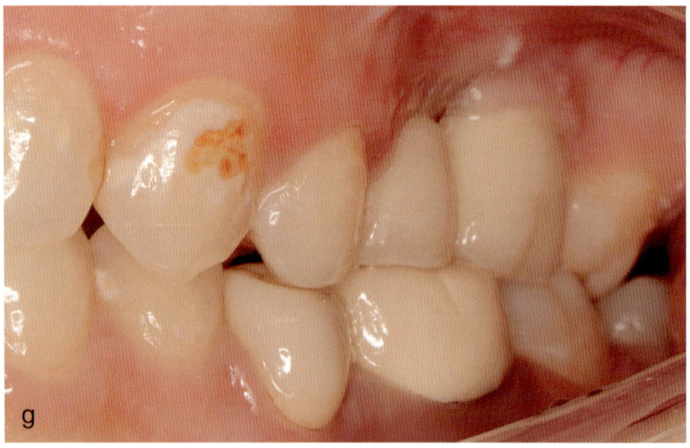

图5-16　Ⅱ型间隔，上颌窦底提升同期种植（续）
g. 戴入修复体2年后，口内照片颊侧观，种植体周围软组织健康、稳定。

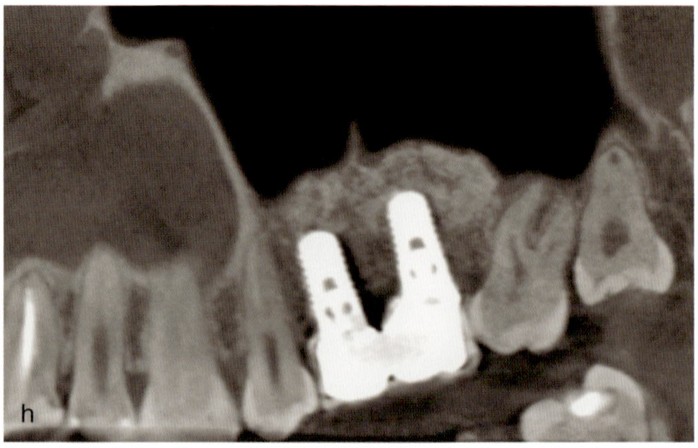

图5-16　Ⅱ型间隔，上颌窦底提升同期种植（续）
h. 戴入修复体2年后，上颌左侧CBCT扫描，后牙牙弓的近远中向CBCT断层，窦底依然为满意的帐篷样隆起，新骨质量理想。

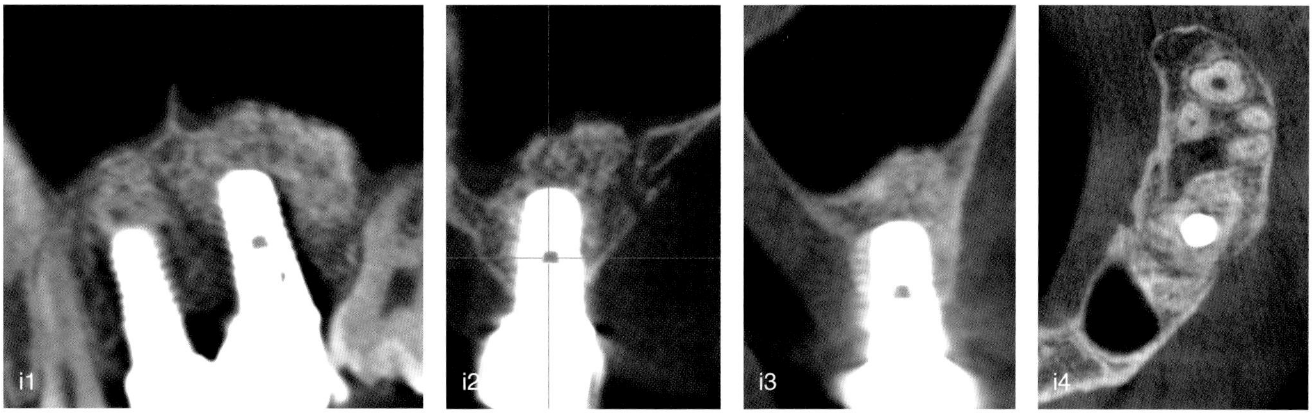

图5–16　Ⅱ型间隔，上颌窦底提升同期种植（续）

i. 戴入修复体5年后，上颌左侧CBCT扫描。i1. 后牙牙弓的近远中向断层。i2. 第二前磨牙位点种植体的颊舌向断层。i3. 第一磨牙位点种植体的颊舌向断层。i4. 第一磨牙位点种植体根尖的水平面断层。窦底呈完美的帐篷样隆起、轮廓稳定，新骨质量理想。

讨论

事实上，在上颌窦底提升的临床中前后走行（即近远中向走行）的窦底间隔并不多见。本病例，详细介绍了前后走行（即Ⅱ型间隔）的临床操作要点。

关于Ⅱ型间隔的诊断

目前，主要是依靠CBCT扫描来确定间隔的类型、大小、位置及其对上颌窦底提升的术中影响。诊断Ⅱ型间隔，要通过间隔在不同断层的表现才能与Ⅰ型间隔进行鉴别诊断。正如本病例CBCT扫描所示，Ⅱ型间隔的典型表现为在颊舌向断层间隔位于窦底中间，不与上颌窦外侧壁和内壁接触。本病例，在水平面断层，间隔走行于上颌窦外侧壁和内壁之间。当然，最为客观和准确的诊断，仍然是来自术中所见。

关于Ⅱ型间隔的窦底黏骨膜剥离

存在前后走行（即近远中向走行）的Ⅱ型间隔的窦底黏骨膜剥离要复杂得多，因为需要剥离的黏骨膜也位于间隔的颊侧和腭侧（间隔的“背面”）。由此可见，Ⅱ型间隔的窦底黏骨膜剥离要比Ⅰ型间隔复杂，骨膜损伤、破裂和黏骨膜穿孔的风险显著升高。

关于存在窦底间隔的骨增量效果

由于窦底间隔的存在，增强了对骨增量材料的支撑和稳定，增加了血管原细胞和骨原细胞的来源，有益于提高新骨形成的质量和骨增量轮廓的稳定。本病例，术后即刻CBCT扫描可见围绕上颌窦间隔新形成的上颌窦底呈完美的帐篷样隆起。术后3个月、戴入修复体2年和5年时的CBCT扫描显示上颌窦底骨增量效果稳定，上颌窦底一直为满意的帐篷样隆起，新骨质量接近于天然骨组织，新骨充分包绕种植体。

戴入修复体2年和5年时的CBCT扫描显示侧壁开窗部位已被新骨所替代，皮质骨骨板清晰。说明在生物可吸收性胶原膜的保护下，去除骨板的骨窗可以实现再皮质骨化。

外科程序：宿玉成、皮雪敏；修复程序：张玺；术中摄像和照相：陆杨宁；手术配合：胡翩翩、杨艳萍；病例完成时间：2016年

病例之四：Ⅳ型间隔，上颌窦底提升同期种植

62岁女性患者，上颌左侧第一磨牙缺失多年，佩戴局部可摘义齿，现要求进行种植治疗。

患者一般状态良好，无全身系统性疾病史，不吸烟、不饮酒，无副功能习惯，实验室检查无异常。口腔专科检查可见口腔卫生维护良好，上颌左侧磨牙缺失，附着龈宽度与质量良好，𬌗龈距离尚可，颌位关系良好，第二前磨牙远中𬌗面缺损（图5-17a1）。

上颌左侧CBCT扫描显示缺牙位点的窦底相对位置降低，牙槽嵴顶相对位置尚可，骨密度极低。颊侧骨壁厚度约为1.5mm。在第一磨牙位点的窦底存在颊舌向走行的间隔，即Ⅰ型间隔，直达上颌窦上壁，将窦腔颊侧空间分割为前后两个部分，腭侧空间仍然相互贯通。间隔高度约15mm。在上颌窦后部存在一个前后走行的间隔，即Ⅱ型间隔（图5-17a2～a6）。窦底剩余骨高度约6mm，牙槽嵴顶骨宽度约8mm。

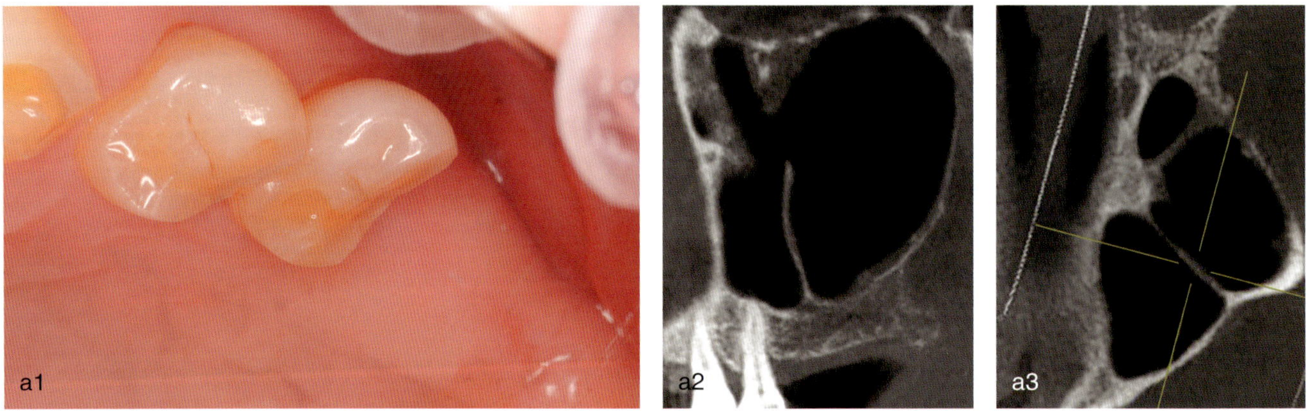

图5-17　Ⅳ型间隔，上颌窦底提升同期种植

a. 术前检查。a1. 口内照片。上颌左侧第一磨牙缺失，附着龈质量良好。a2，a3. 上颌左侧CBCT扫描，依次为后牙牙弓近远中向（a2）和窦底水平面（a3）断层。第一磨牙位点窦底为颊舌向走行的间隔（Ⅰ型间隔），后部为前后走行的间隔（Ⅱ型间隔）。

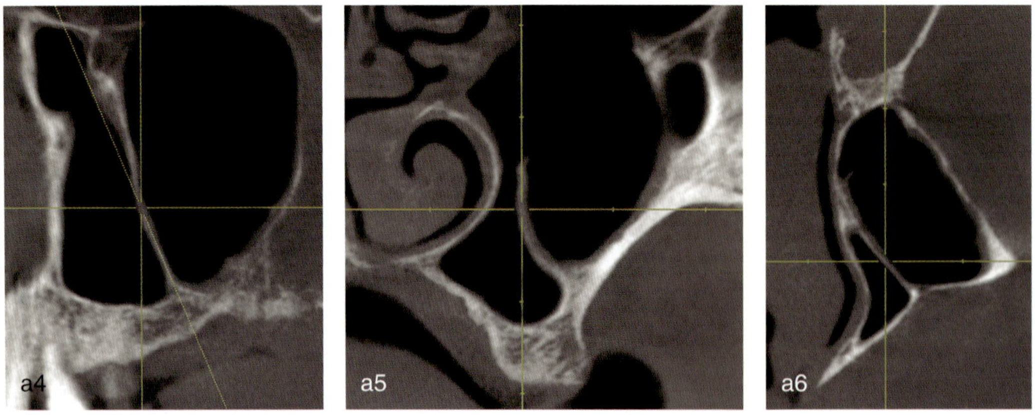

图5-17　Ⅳ型间隔，上颌窦底提升同期种植（续）

a. 术前检查。a4～a6. 上颌左侧CBCT扫描，以Ⅰ型间隔（十字线交叉点）为兴趣区的冠状面断层（a4）、矢状面断层（a5）和水平面断层（a6）。间隔直达上颌窦上壁，将上颌窦分割为前后两个部分。

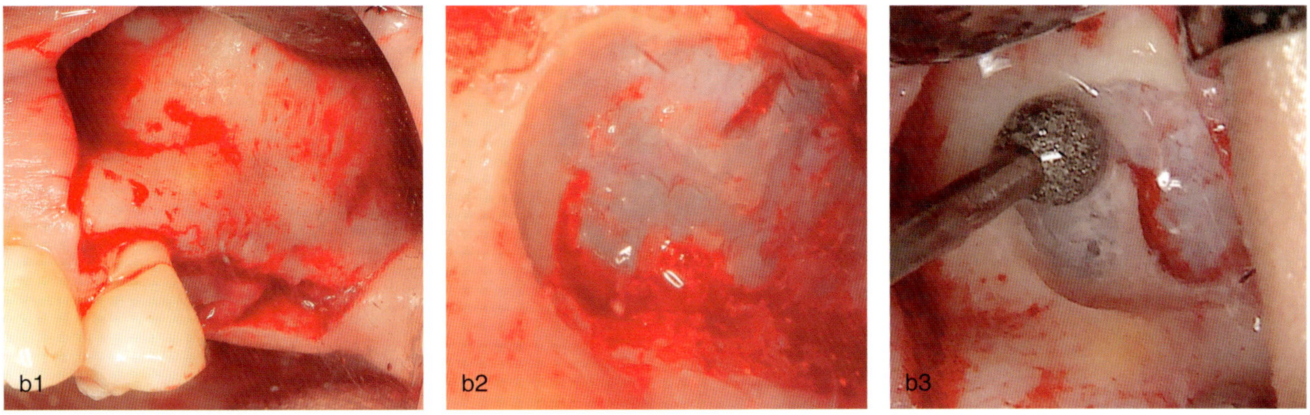

图5-17　Ⅳ型间隔，上颌窦底提升同期种植（续）

b. 术中照片。b1. 翻黏骨膜瓣，暴露上颌窦外侧壁，外侧壁光滑。b2. 按照CBCT断层中的间隔定位，先制备出间隔后部的骨窗。b3. 制备出间隔前部的骨窗，并磨除间隔与上颌窦外侧壁的骨性连接。

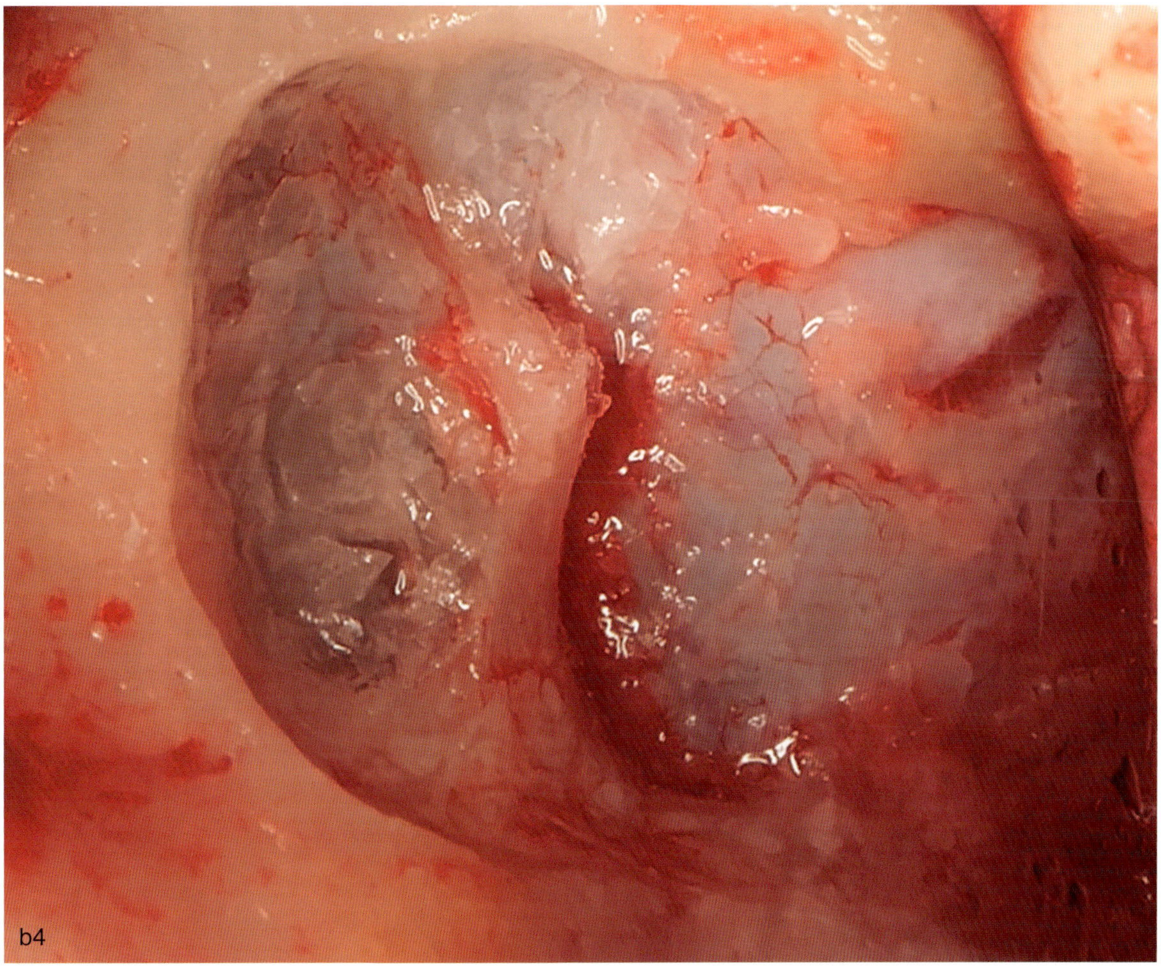

图5-17　Ⅳ型间隔，上颌窦底提升同期种植（续）

b. 术中照片。b4. 依次磨削间隔前部的骨窗、间隔后部的骨窗以及间隔与上颌窦外侧壁的连接，暴露间隔，只在黏骨膜表面保留菲薄的皮质骨骨片，形成薄片式岛状骨窗。

本病例被分类为上颌后部Ⅱ型骨缺损、Ⅳ型间隔，治疗方案为侧壁开窗上颌窦底提升同期植入种植体，3个月后修复。

行盐酸阿替卡因骨膜上浸润麻醉，在缺牙位点做牙槽嵴顶略偏腭侧的水平向切口以及第二前磨牙近中和第二磨牙远中的两个垂直向松弛切口。翻黏骨膜瓣，暴露骨壁，用刮骨刀从较厚的颊侧骨壁刮取大量自体骨骨屑。用钨钢球钻和金刚砂球钻切割上颌窦外侧骨壁，制备薄片式岛状骨窗。由于前后走行的间隔位于上颌窦后部，在术中只处理颊舌向走行的间隔。按照CBCT断层中的间隔定位，首先切割出间隔后部的骨窗，然后切割出间隔前部的骨窗，再磨除间隔与外侧壁的连接。磨除骨窗的大量骨板，只在黏骨膜表面保留菲薄的皮质骨骨片，形成薄片式岛状骨窗。用上颌窦黏骨膜剥离子剥离窦底以及附着于间隔的黏骨膜，一直剥离到间隔的顶端。剥离完成之后，可见间隔的前壁与后壁光滑，骨增量空间充分，菲薄的薄片式骨窗与窦底黏骨膜伴随吸气与呼气而上下扇动。用电子内镜检查窦底黏骨膜，可见骨膜完整、无损伤。窦底的皮质骨骨板粗糙，在间隔远中的窦底存在内外走行的小间隔，表面粗糙不平。在间隔前与间隔后所提升的窦底空间内填塞明胶海绵，预备种植窝。用25mm × 25mm的生物可吸收性胶原膜保护窦底黏

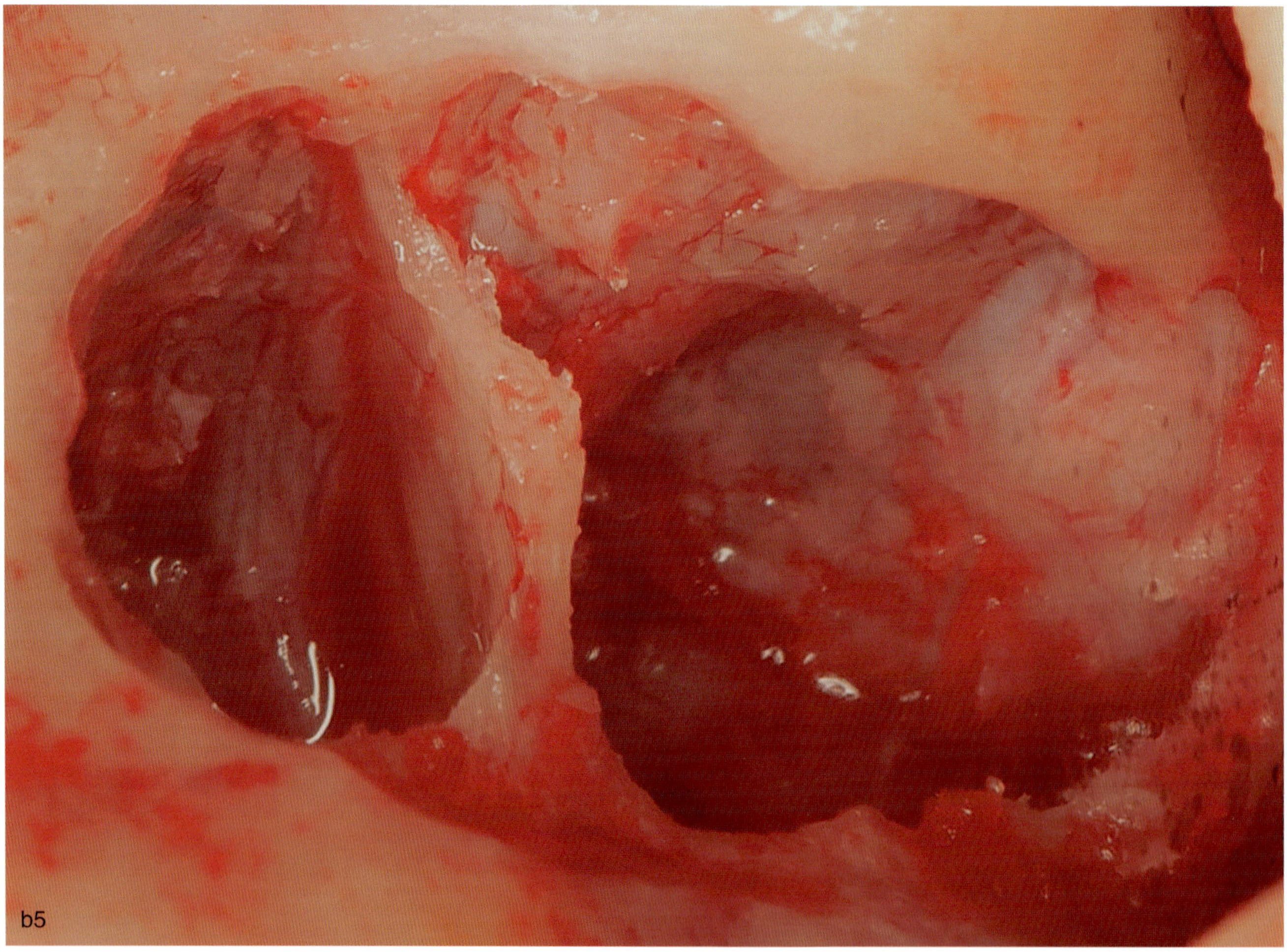

b5

图5-17 Ⅳ型间隔，上颌窦底提升同期种植（续）

b. 术中照片。b5. 剥离窦底和附着于间隔近中、远中以及上方的黏骨膜之后，可见颊舌向走行的“墙”一样耸立的间隔，黏骨膜完整，间隔近中骨壁光滑。菲薄的薄片式岛状骨窗和黏骨膜随呼吸上下扇动，吸气时向上抬起。

骨膜（Bio-Gide，Geistlich，瑞士），进行两步法植骨。将1.5g粗细颗粒混合的去蛋白牛骨矿物质（Bio-Oss，Geistlich，瑞士）与自体骨骨屑1：1混合，并用从术区收集的血液调拌。在预备的种植窝内植入直径4.1mm、平台直径4.8mm、长度10mm、光滑颈部高度2.8mm的软组织水平亲水表面种植体（TL，S，SLActive，RN，TiZr，Straumann，瑞士），部分光滑颈部位于骨内，最终植入扭矩约15Ncm，种植体获得了理想的三维位置与轴向。再次植入骨增量材料，将植入窦底的生物可吸收性胶原膜向外反折，覆盖侧壁骨窗和骨增量材料。黏骨膜瓣复位，无张力关闭创口，潜入式愈合（图5-17b）。

术后静脉滴注克林霉素3天，每天1次，每次0.6g；静脉滴注地塞米松注射液2天，每天1次，每次10mg；呋麻滴鼻液滴鼻3天，每天2次；复方葡萄糖酸氯己定含漱液含漱，每天3次，直至10天后拆线。

术后即刻CBCT断层显示种植体三维位置与轴向理想，上颌窦底黏骨膜形成完美的帐篷样隆起，间隔高耸，前后均存在大量骨增量材料，并充分包绕种植体，黏骨膜无增厚，窦腔内无渗出物（图5-17c）。

3个月后进入修复程序，CBCT显示骨弓轮廓稳定，新骨充分包绕种植体（图5-17d）。通过软组织

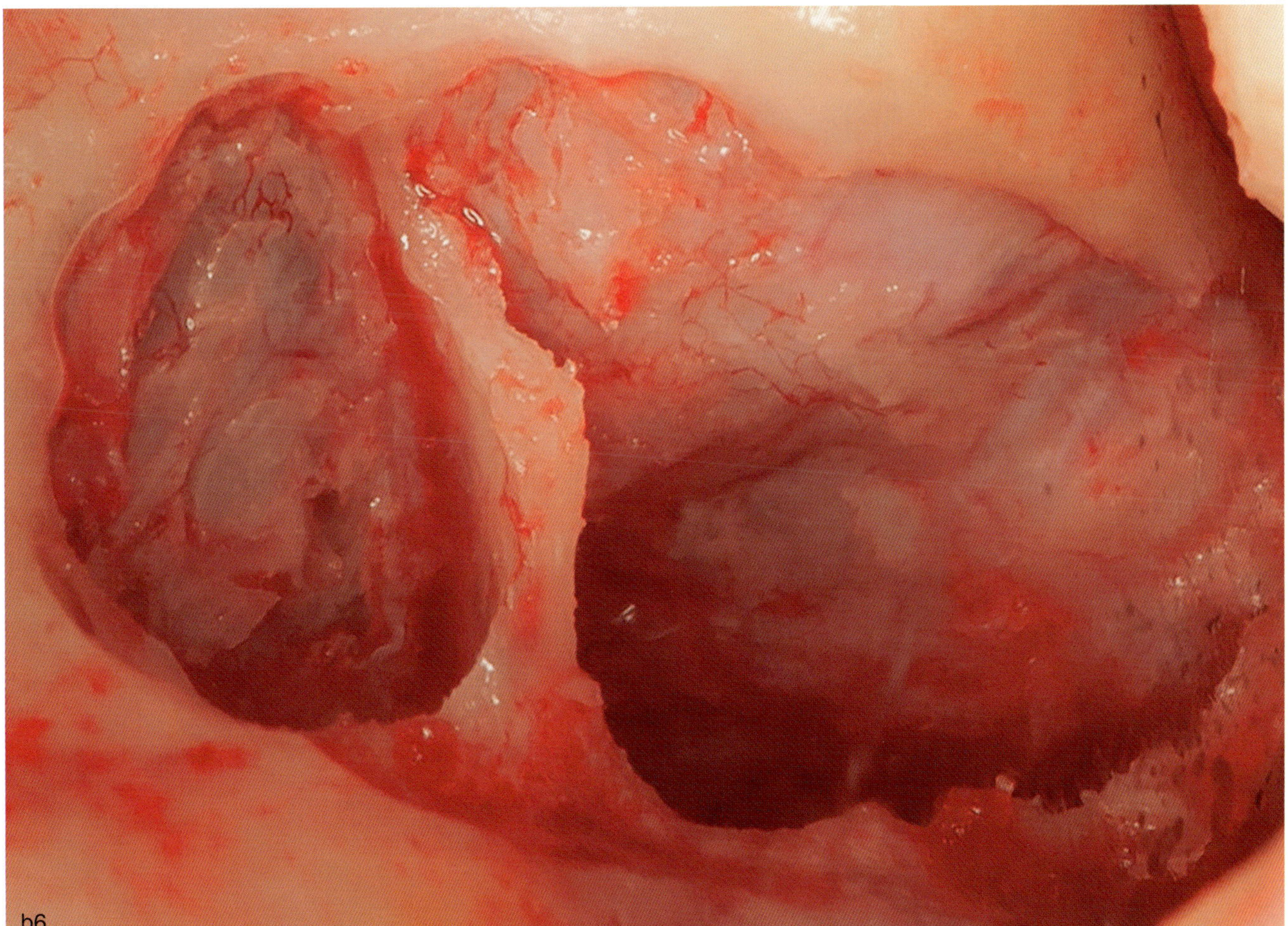

图5-17　Ⅳ型间隔，上颌窦底提升同期种植（续）

b. 术中照片。b6. 剥离窦底和附着于间隔近中、远中以及上方的黏骨膜之后，可见黏骨膜完整、间隔近中骨壁光滑。菲薄的薄片式岛状骨窗和黏骨膜随呼吸上下扇动，呼气时落下。

环切进行二期手术，暴露种植体，更换愈合帽，种植体ISQ平均值为75。2周后戴入螺钉固位的全瓷修复体（Variobase基台），螺钉通道位置理想，开口于殆面中央窝（图5-17e）。戴入修复体后的根尖放射线片显示种植体周围骨高度理想，无牙槽嵴顶骨吸收，新骨密度良好，修复体与种植体密合（图5-17f）。

戴入修复体1年后（图5-17g）和2年后（图5-17h）的CBCT显示上颌窦底仍然呈现完美的帐篷样隆起，骨弓轮廓与高度稳定，新骨不断成熟，高质量的新骨充分包绕种植体，窦底黏骨膜无增厚。

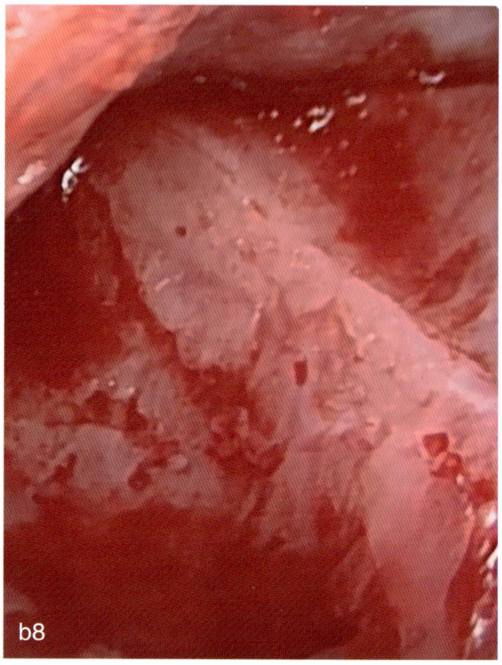

图5-17　Ⅳ型间隔，上颌窦底提升同期种植（续）
b. 术中照片。b8. 电子内镜检查。间隔远中窦底可见颊舌向走行的窦底小间隔，放大之后的局部观。

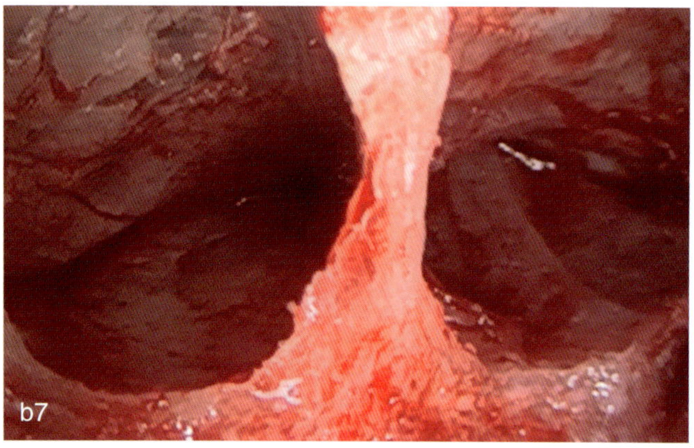

图5-17　Ⅳ型间隔，上颌窦底提升同期种植（续）
b. 术中照片。b7. 电子内镜检查。吸气时，上颌窦底黏骨膜上提。间隔远中窦底可见颊舌向走行的窦底小间隔。

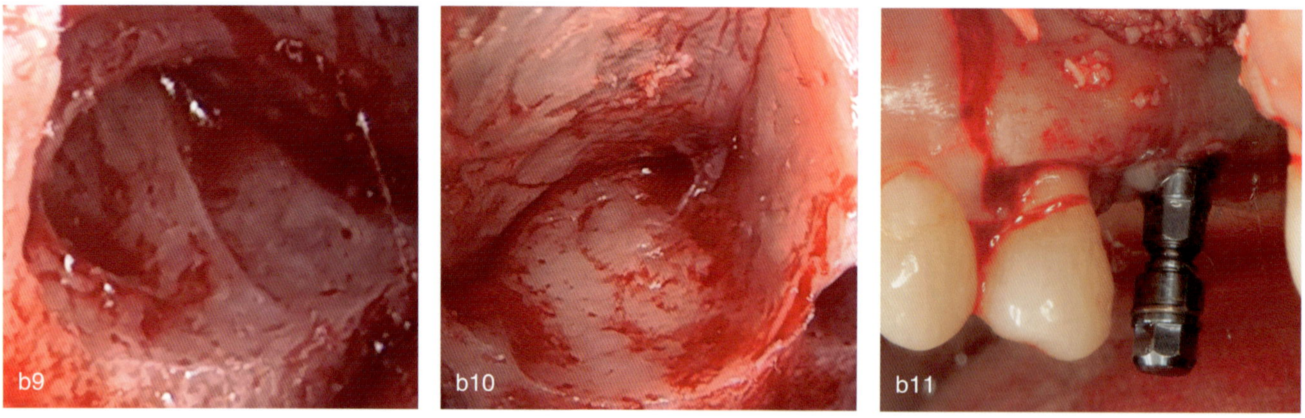

图5-17　Ⅳ型间隔，上颌窦底提升同期种植（续）
b. 术中照片。b9. 电子内镜检查。间隔远中窦底可见多条颊舌向走行的窦底小间隔，形成小间隔之间的多个窦底凹陷。b10. 间隔近中窦底较为平坦。b11. 植入软组织水平种植体之后，获得了理想的种植体三维位置与轴向。

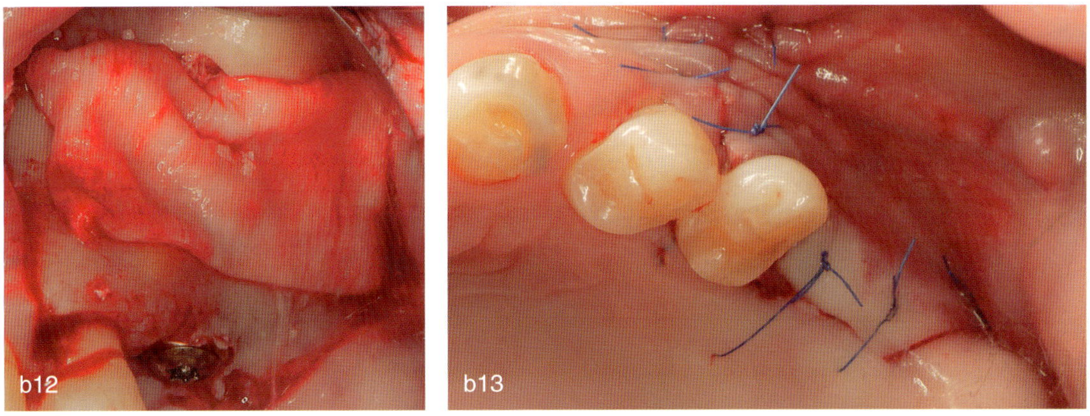

图5-17　Ⅳ型间隔，上颌窦底提升同期种植（续）

b. 术中照片。b12. 电子内镜检查。植入骨增量材料和种植体之后，将覆盖窦底黏骨膜的生物可吸收性胶原膜反折，覆盖骨窗。b13. 复位黏骨膜瓣，无张力创口关闭。

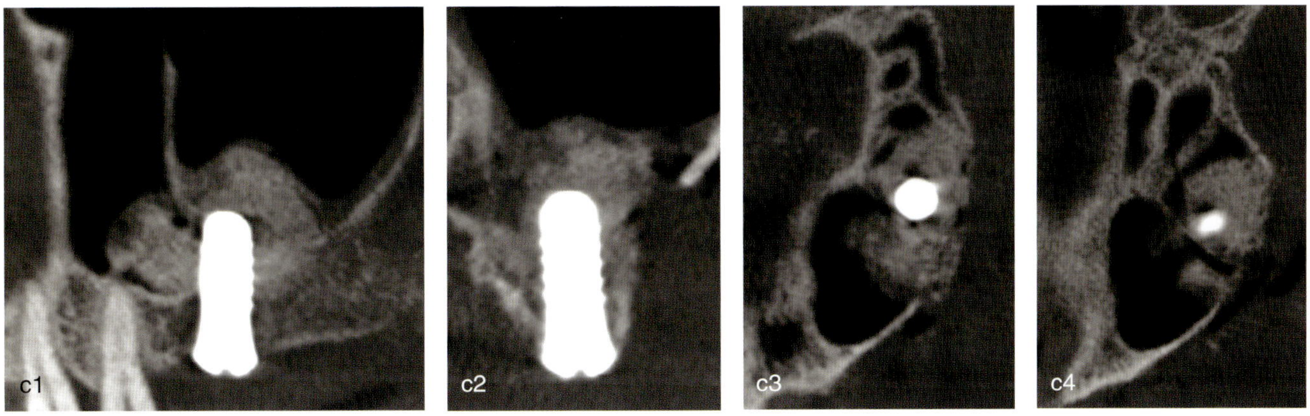

图5-17　Ⅳ型间隔，上颌窦底提升同期种植（续）

c. 术后即刻上颌左侧CBCT扫描。依次为后牙牙弓的近远中向断层（c1）、第一磨牙位点种植体的颊舌向断层（c2）、种植体根尖的水平面断层（c3，c4）。窦底呈完美的帐篷样隆起，骨增量材料充分包绕种植体。

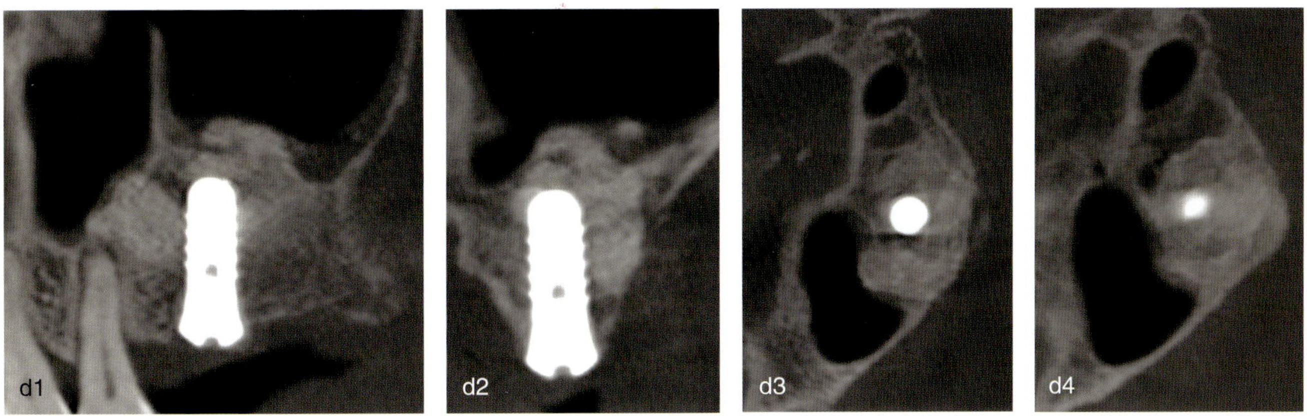

图5-17　Ⅳ型间隔，上颌窦底提升同期种植（续）

d. 3个月后进入修复程序，上颌左侧CBCT扫描。依次为后牙牙弓的近远中向断层（d1）和第一磨牙位点的颊舌向断层（d2）、种植体根尖的水平面断层（d3，d4）。窦底呈完美的帐篷样隆起，骨弓轮廓稳定，新骨质量理想，充分包绕种植体。

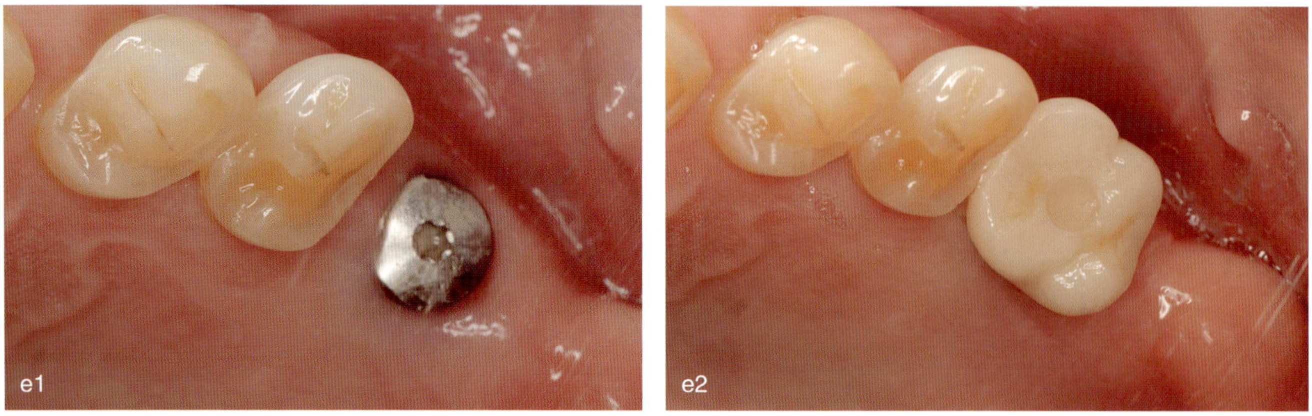

图5-17　Ⅳ型间隔，上颌窦底提升同期种植（续）
e. 3个月后进入修复程序。e1. 二期手术2周后，种植体周围软组织健康、稳定。e2. 戴入螺钉固位的全瓷修复体之后的口内照片殆面观，螺钉通道位置理想，开口于殆面中央窝。

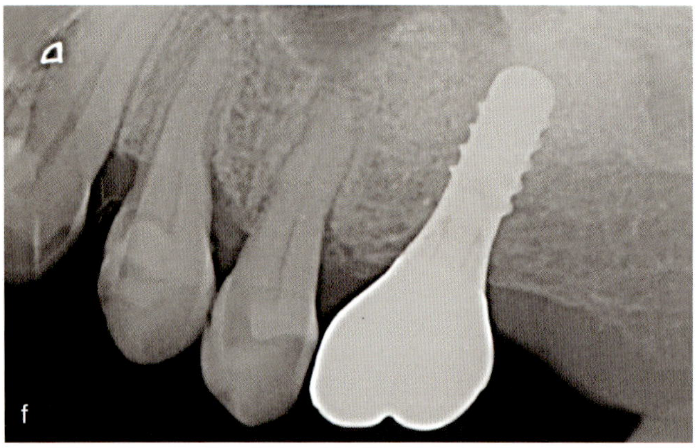

图5-17　Ⅳ型间隔，上颌窦底提升同期种植（续）
f. 戴入修复体后即刻拍摄的根尖放射线片。种植体周围骨高度理想，修复体与种植体密合。

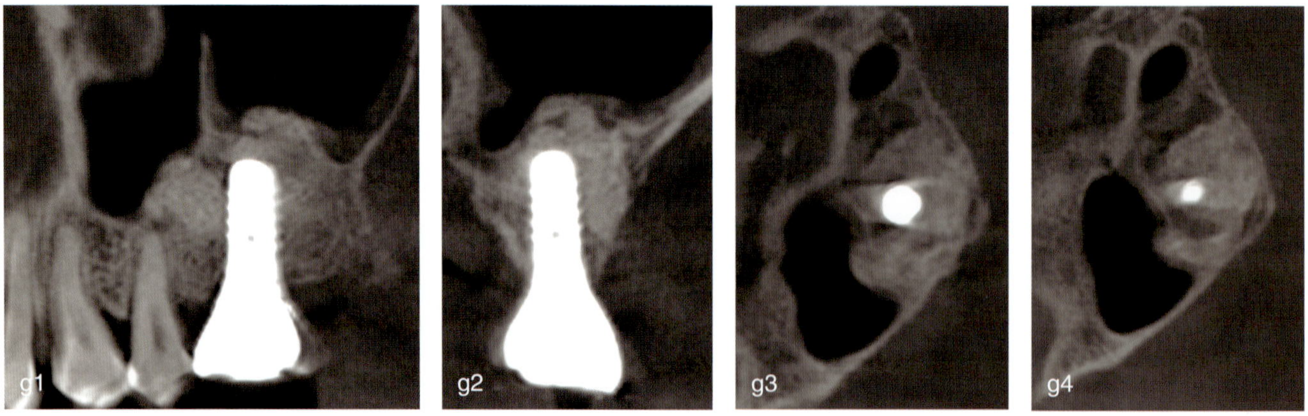

图5-17　Ⅳ型间隔，上颌窦底提升同期种植（续）
g. 戴入修复体1年后的上颌左侧CBCT扫描。依次为后牙牙弓的近远中向断层（g1）、第一磨牙位点的颊舌向断层（g2）、种植体根尖的水平面断层（g3，g4）。窦底呈完美的帐篷样隆起，骨弓轮廓稳定，新骨充分包绕种植体。

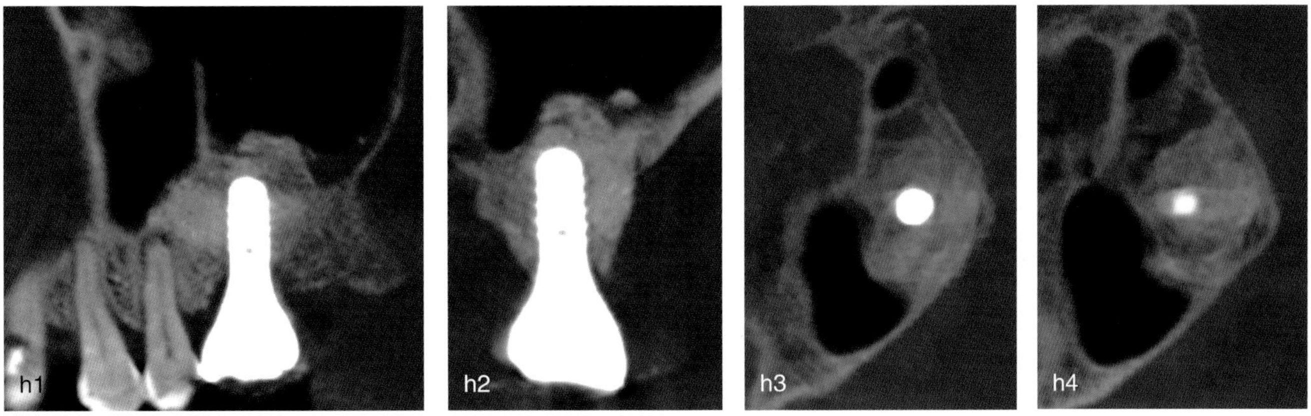

图5-17　Ⅳ型间隔，上颌窦底提升同期种植（续）

h. 戴入修复体2年后的上颌左侧CBCT扫描。依次为后牙牙弓的近远中向断层（h1）、第一磨牙位点的颊舌向断层（h2）、种植体根尖的水平面断层（h3，h4）。窦底呈完美的帐篷样隆起，骨弓轮廓稳定，新骨质量理想，充分包绕种植体，窦底黏骨膜无增厚。

讨论

本病例被分类为Ⅳ型间隔，是Ⅰ型间隔与Ⅱ型间隔的混合类型，因为上颌窦底提升并未波及前后走行的Ⅱ型间隔，本病例仍然属于Ⅰ型间隔上颌窦底提升的范畴。在间隔远中存在内外走行的小间隔。当侧壁开窗存在间隔时，应当考虑与开窗相关的如下方面。

关于骨窗的大小

原则上与不存在间隔时的侧壁骨窗大小无明显差别。但依据间隔是否偏窦底提升空间的近中或远中，来调整骨窗前缘或后缘的位置，以利于安全剥离窦底黏骨膜和间隔表面黏骨膜，降低上颌窦黏骨膜穿孔的风险，形成充分的窦底提升空间。

关于开窗的方式

依据间隔的位置、大小和类型，有如下三种开窗方式可供参考。

- 开一个骨窗（通常是椭圆形骨窗），当确认间隔位置时磨除间隔前后的骨板，通常用于侧壁较厚、间隔较低、Ⅱ型间隔或难于准确判断间隔位置的病例。
- 分别在间隔前后开两个骨窗，一个骨窗完成后再开另一骨窗，然后将间隔前后的骨窗连为一体，通常用于Ⅰ型间隔、间隔较高或可以准确判断间隔位置的病例。本病例，选择了此开窗方式。

关于骨窗的类型

因为存在间隔，通常选择薄片式岛状骨窗或揭盖式骨窗，便于间隔周围黏骨膜剥离和掌控提升空间。

关于开窗的工具

尽管术前的CBCT扫描已经确立了间隔的类型位置，但通常还需要在磨薄侧壁骨板时精确确定间隔的位置，通常选择用钨钢球钻和金刚砂球钻开窗，或超声骨刀辅助球钻开窗。本病例，选择的是球钻开窗。

外科程序：宿玉成、潘红；修复程序：汪霞；术中摄像和照相：陶丹；手术配合：陶丹、刘敏、杨清；放射线诊断程序：苑秋华、王倩；病例完成时间：2019年

病例之五：Ⅰ型间隔，上颌窦底提升分阶段种植

58岁男性患者，寻求治疗上颌右侧第一磨牙。

患者一般状态良好，无全身系统性疾病史，不吸烟、不饮酒，无副功能习惯。口腔检查可见口腔卫生良好。1年前因牙周病拔除了上颌右侧第二前磨牙，第一前磨牙先天缺失，第一磨牙Ⅱ度松动。CBCT检查可见第一磨牙的根周骨破坏，远中颊根处的窦底骨缺失，与窦内相通，窦底黏骨膜轻度增厚。近中颊根处存在窦底内外走行的间隔，高约10mm，前磨牙位点的剩余窦底骨高度不足1mm（图5-18a）。嘱患者拔除无治疗价值的第一磨牙，并选择合适的修复方法。

第一次手术：拔除第一磨牙，窦腔内冲洗

患者工作较忙，2个月后复诊。复诊的原因是，几天前突然发生上颌右侧面颊部和眶下区持续性胀痛，鼻塞、脓涕。CBCT扫描发现右侧上颌窦内充满密度增高影像（图5-18b）。诊断为急性鼻-鼻窦炎。拔除不能保留的上颌右侧第一磨牙，可见两个颊根的根尖吸收，并连带出一个附着于两个颊根之间的柱状软组织（图5-18c1～c3）。搔刮牙槽窝之

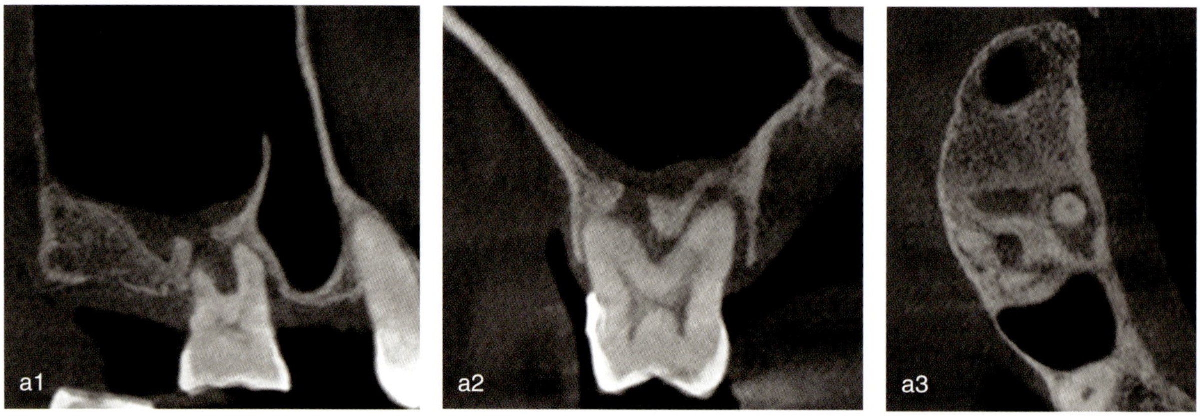

图5-18　Ⅰ型间隔，上颌窦底提升分阶段种植

a. 初诊时的上颌右侧CBCT扫描。a1. 后牙牙弓的近远中向断层。a2. 第一磨牙的颊舌向断层。a3. 根尖的水平面断层。在颊根对应的窦底存在颊舌向走行的间隔，根周严重的骨破坏，第一磨牙远中颊根窦底骨缺失，窦底黏骨膜轻度增厚。

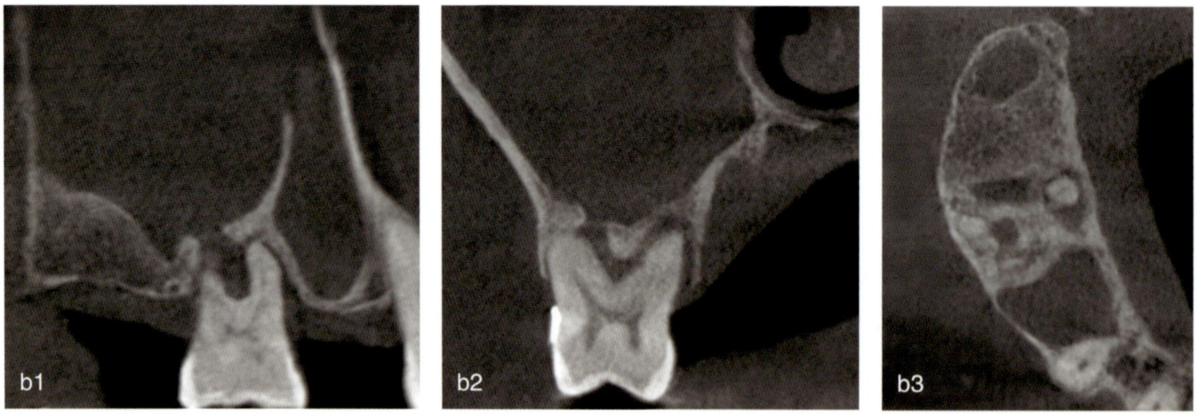

图5-18　Ⅰ型间隔，上颌窦底提升分阶段种植（续）

b. 2个月后的上颌右侧CBCT扫描。b1. 后牙牙弓的近远中向断层。b2. 第一磨牙的颊舌向断层。b3. 根尖的水平面断层。窦内充满密度增高影像，根周骨破坏程度与2个月前相类似。

后，从远中颊根牙槽窝内流出大量稀薄脓液，由此判断已经发生牙槽窝-上颌窦瘘。用40mL的注射器抽吸窦腔稀薄脓液，并用生理盐水加压冲洗，将脓液完全冲出，窦内流出清亮的生理盐水。盐水从后鼻道流出，上颌窦开口开放。然后用十字交叉缝合来收拢拔牙窝，表面覆盖生物胶。嘱患者3天后复诊，计划再次冲洗窦腔（图5-18c4，c5）。

术后静脉滴注克林霉素5天，每天1次，每次0.6g；静脉滴注地塞米松注射液3天，每天1次，每次10mg；呋麻滴鼻液滴鼻5天，每天2次；复方葡萄糖酸氯己定含漱液含漱，每天3次，直至拆线。

术后第3天复诊。患者主诉，所有的临床症状均已消失。口腔内检查，拔牙窝内充满肉芽组织。CBCT检查显示，在大量的脓液冲出之后，术前充满窦内的密度增高影像显著减少，只局限于窦底1/3处，窦腔上部骨壁的黏骨膜无增厚（图5-18d）。鉴于以上表现，未再次冲洗上颌窦腔。在之后的复诊过程中，患者没有新症状出现，嘱患者3~6个月复诊。

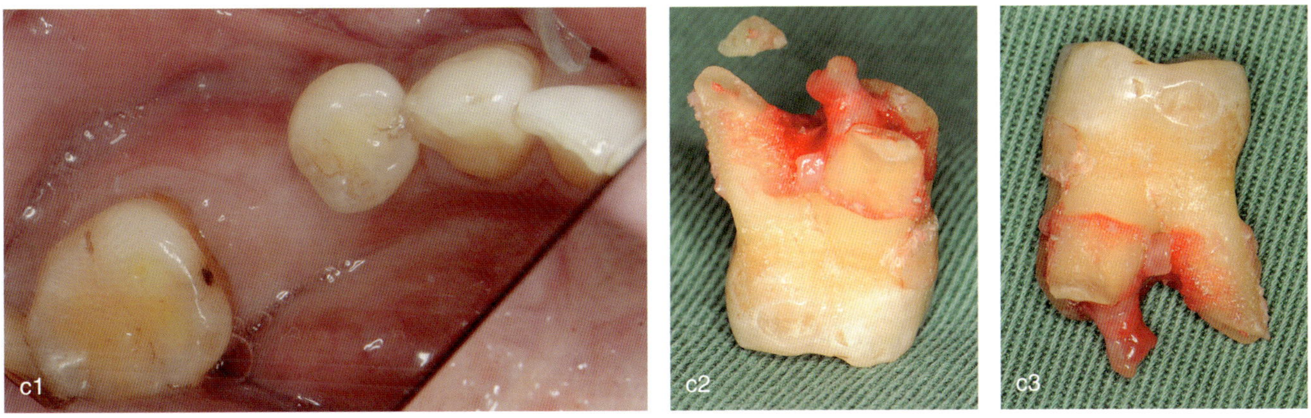

图5-18 Ⅰ型间隔，上颌窦底提升分阶段种植（续）
c. 拔除上颌右侧第一磨牙，上颌窦清创。c1. 拔牙之前的殆面观。c2，c3. 拔除的第一磨牙，可见两个颊根的根尖吸收，连带出附着于两个颊根之间的柱状软组织。

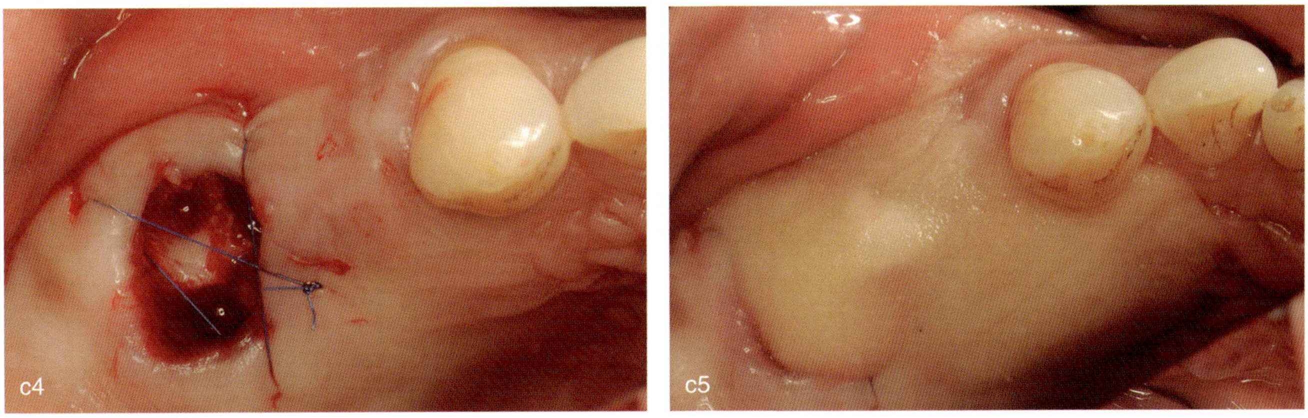

图5-18 Ⅰ型间隔，上颌窦底提升分阶段种植（续）
c. 拔除上颌右侧第一磨牙，上颌窦清创。c4. 搔刮拔牙窝，将上颌窦内的脓液冲洗干净，然后用十字交叉缝合的方式收拢拔牙窝。c5. 用生物胶覆盖拔牙窝。

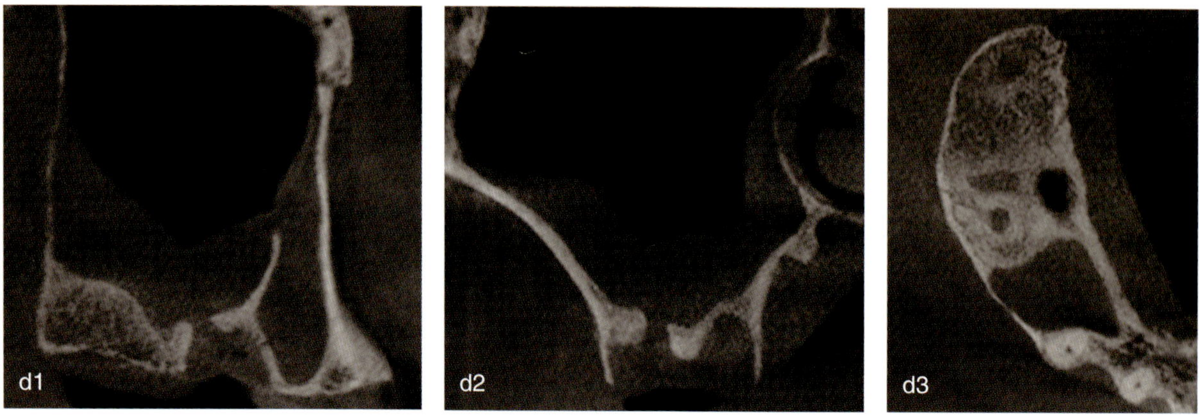

图5-18　Ⅰ型间隔，上颌窦底提升分阶段种植（续）
d. 拔牙、上颌窦冲洗3天后的上颌右侧CBCT扫描。d1. 后牙牙弓的近远中向断层。d2. 第一磨牙的颊舌向断层。d3. 根尖的水平面断层。窦内的密度增高影像大量减少，只局限于窦底1/3处。

第二次手术：上颌窦底提升

患者6个月后复诊，临床检查显示拔牙窝愈合，软组织状态理想，前磨牙和磨牙缺失，缺牙位点处的殆龈距离与颌位关系正常，尖牙呈反殆状态（图5-18e1，e2）。CBCT检查可见第一磨牙颊根处的窦底骨板缺失已经发生骨性愈合，窦底黏骨膜无增厚。窦底及牙槽嵴顶的皮质骨均不连续，第二前磨牙位点的剩余窦底骨高度不足1.0mm，第一磨牙位点的剩余窦底骨高度约3.5mm。窦底存在颊舌向走行的间隔，即Ⅰ型间隔，将窦底分隔为上下两个部分（图5-18e3～e7）。治疗计划原本为上颌窦底提升同期植入种植体，但在术中发生了较大面积的黏骨膜穿孔，用胶原膜修补黏骨膜穿孔后，只进行了上颌窦底提升、植入部分骨增量材料，放弃了同期植入种植体。

行盐酸阿替卡因骨膜上浸润麻醉，在缺牙位点做牙槽嵴顶略偏腭侧的水平向切口、尖牙近中和第二磨牙位点远中的两个垂直向松弛切口。翻黏骨膜瓣，用钨钢球钻和金刚砂球钻开窗，暴露窦底间隔。剥离附着于窦底和间隔的黏骨膜，此时在间隔近中和远中窦底深处均发生了超过15mm长的黏骨膜穿孔。分别用双层13mm×25mm的生物可吸收性胶原膜（Bio-

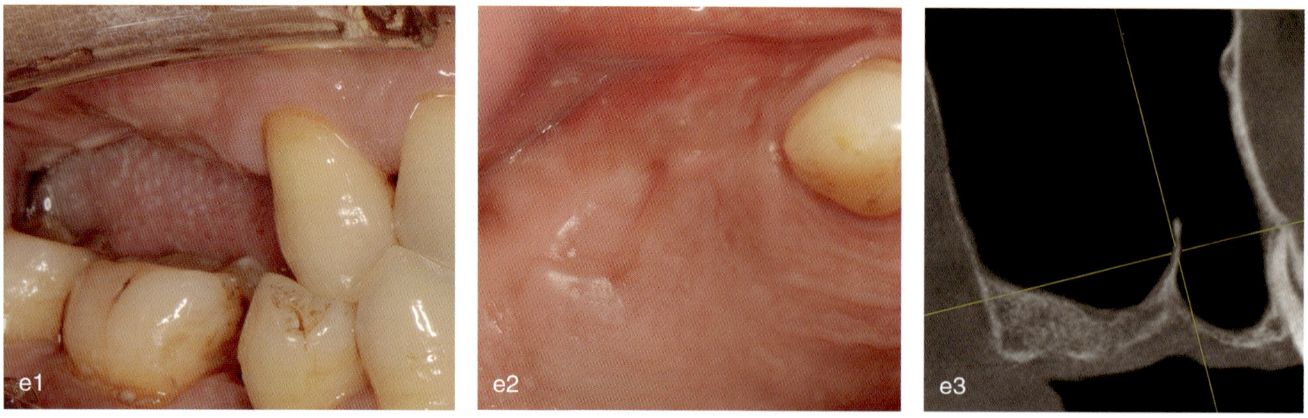

图5-18　Ⅰ型间隔，上颌窦底提升分阶段种植（续）
e. 上颌窦底提升的术前检查。e1，e2. 口内照片，创口愈合良好，殆龈距离与附着龈质量尚可，第一前磨牙先天缺失，第二前磨牙及磨牙缺失。e3. 上颌右侧CBCT扫描，以间隔（十字线交叉点）为兴趣区的冠状面断层，窦底存在陡峭的间隔。

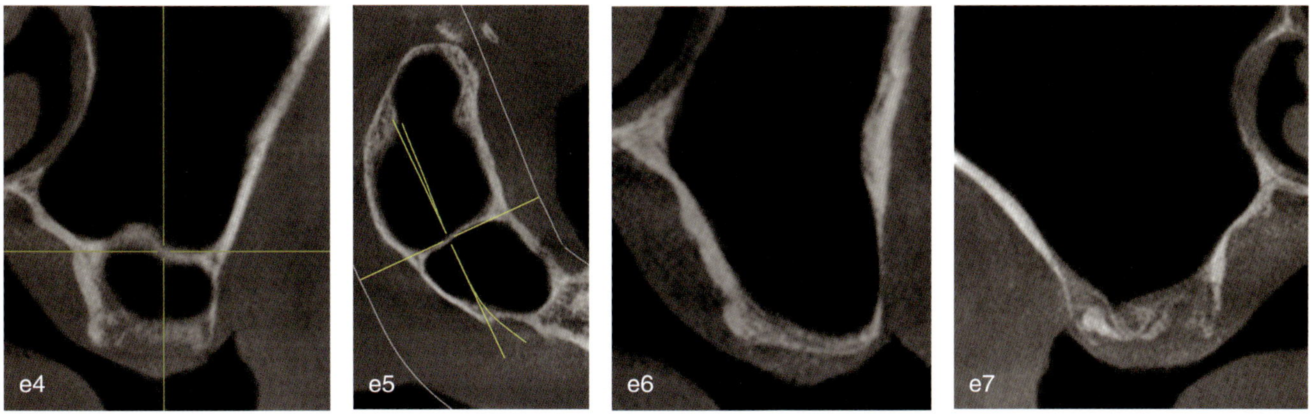

图5-18　Ⅰ型间隔，上颌窦底提升分阶段种植（续）
e. 上颌窦底提升的术前检查。e4，e5. 上颌右侧CBCT扫描，以间隔（十字线交叉点）为兴趣区的矢状面断层和水平面断层。e6，e7. 第一磨牙和第二磨牙位点的颊舌向断层。第一磨牙腭根的窦底骨缺损已经骨愈合，间隔将窦底分隔为前后两个部分。

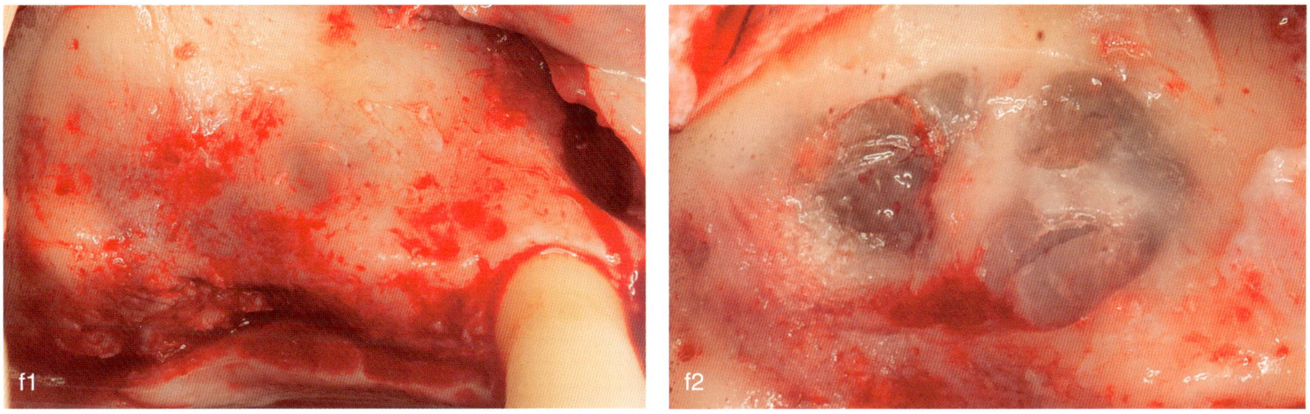

图5-18　Ⅰ型间隔，上颌窦底提升分阶段种植（续）
f. 上颌窦底提升，术中照片。f1. 翻黏骨膜瓣，暴露上颌窦外侧壁。f2. 用钨钢球钻和金刚砂球钻进行侧壁开窗，暴露出窦底间隔，然后仔细剥离附着于窦底和间隔的黏骨膜。

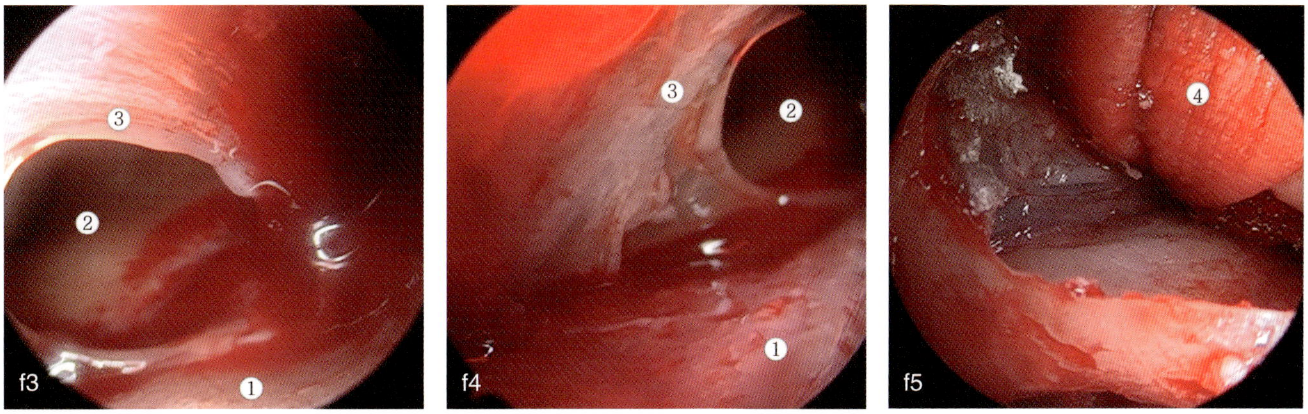

图5-18　Ⅰ型间隔，上颌窦底提升分阶段种植（续）
f. 上颌窦底提升，术中照片，电子内镜检查。f3. 间隔近中深部的黏骨膜发生穿孔。f4. 间隔远中深部的黏骨膜发生穿孔。f5. 在间隔近中的窦底植入胶原膜覆盖穿孔和窦底黏骨膜。1. 间隔的近中表面；2. 黏骨膜穿孔；3. 穿孔上方的黏骨膜；4. 胶原膜。

Gide，Geistlich，瑞士）覆盖间隔前后的窦底黏骨膜和穿孔，在间隔前后植入300mg骨胶原（Bio-Oss Collagen，Geistlich，瑞士）。将植入窦底的胶原膜向窦腔外反折，并用膜钉将其固定于骨窗的下缘。然后在骨窗表面覆盖13mm×25mm的生物可吸收性胶原膜，并用膜钉将其固定于骨窗上缘。因为在间隔前后均发生了黏骨膜穿孔，且穿孔较大，没有“足量”植入骨增量材料，并且只选择了愈合宽容度较大的骨胶原（Bio-Oss Collagen，Geistlich，瑞士）。复位黏骨膜瓣，无张力创口关闭（图5-18f）。

术后静脉滴注克林霉素5天，每天1次，每次0.6g；静脉滴注地塞米松注射液3天，每天1次，每次10mg；呋麻滴鼻液滴鼻5天，每天2次；复方葡萄糖酸氯己定含漱液含漱，每天3次，直至10天后拆线。

上颌窦底提升术后即刻CBCT检查可见位于间隔近中和远中的骨胶原影像清晰，其上方的不规则隆起为术中植入的生物可吸收性胶原膜，窦腔内无渗出物，说明胶原膜对黏骨膜穿孔的封堵获得了理想的效果（图5-18g）。

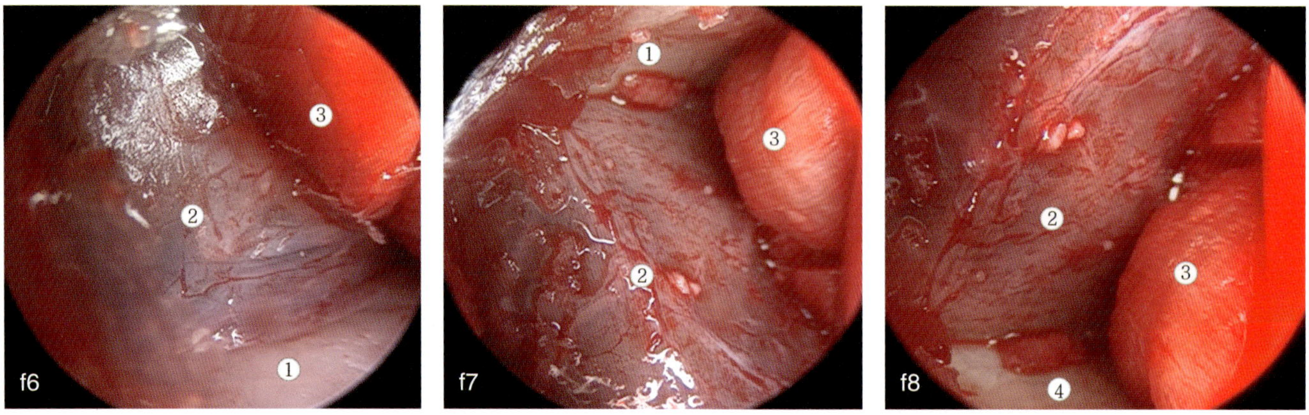

图5-18　Ⅰ型间隔，上颌窦底提升分阶段种植（续）

f. 上颌窦底提升，术中照片，电子内镜检查。f6. 间隔近中窦底的近距离观。f7. 在间隔远中的窦底植入胶原膜覆盖穿孔和窦底黏骨膜。f8. 在间隔远中窦底的近距离观。1. 间隔的近中表面；2. 黏骨膜；3. 胶原膜；4. 间隔的远中表面。

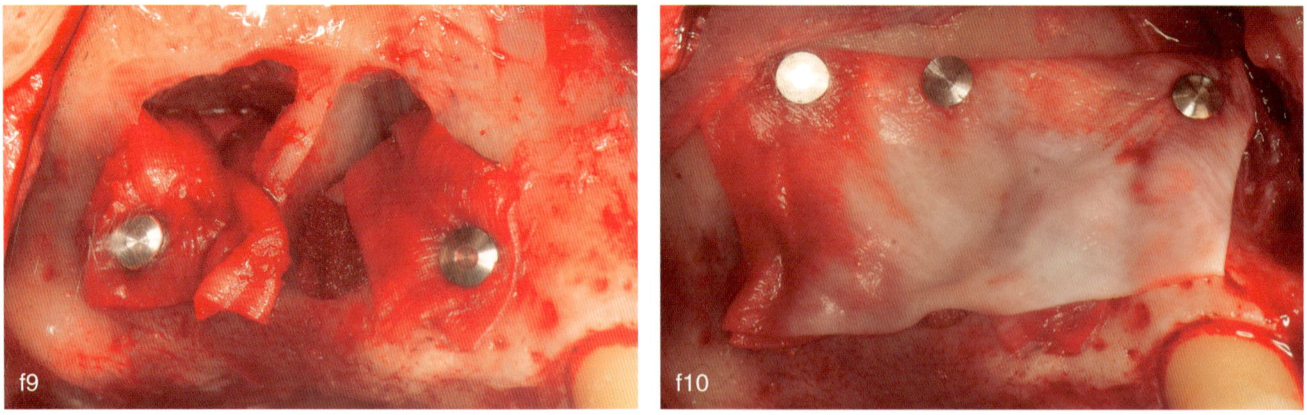

图5-18　Ⅰ型间隔，上颌窦底提升分阶段种植（续）

f. 上颌窦底提升，术中照片。f9. 分别在间隔近中和远中的窦底植入胶原膜，覆盖黏骨膜和穿孔。植入骨增量材料之后，将其向窦外反折，并用膜钉将其固定于骨窗下缘。f10. 用胶原膜覆盖骨窗，并用膜钉将其固定于骨窗上缘。

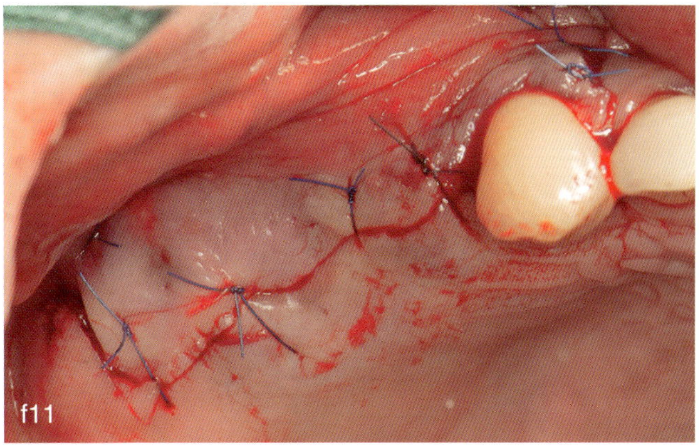

图5-18 Ⅰ型间隔，上颌窦底提升分阶段种植（续）
f. 上颌窦底提升，术中照片，𬌗面观。f11. 黏骨膜瓣复位，无张力创口关闭。

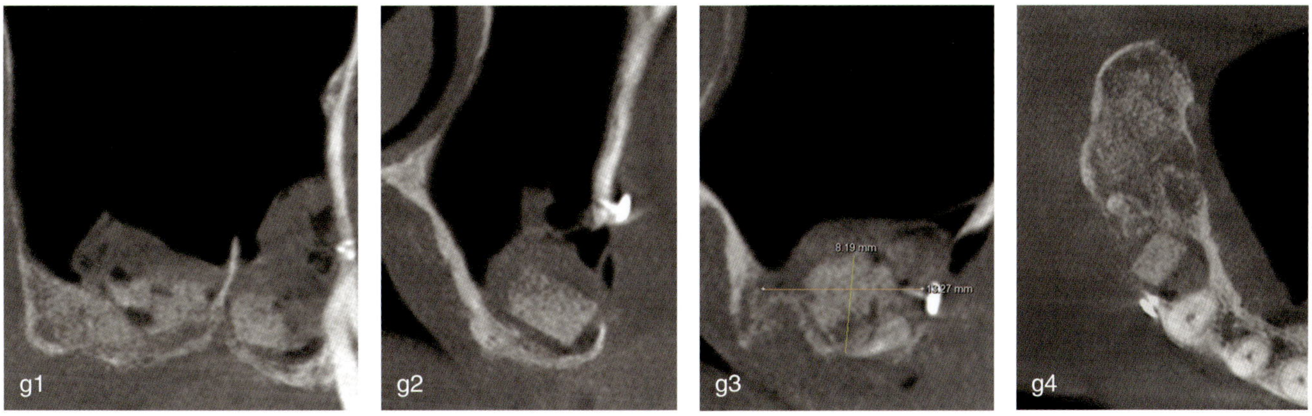

图5-18 Ⅰ型间隔，上颌窦底提升分阶段种植（续）
g. 上颌窦底提升术后即刻CBCT扫描。依次为后牙牙弓的近远中向断层（g1）、第一磨牙位点（g2）和第二磨牙位点（g3）的颊舌向断层、骨增量材料的水平面断层（g4）。骨增量材料清晰，其上方的不规则密度增高影像为植入窦底的胶原膜，窦底无渗出物。

第三次手术：二次骨增量和种植体植入

上颌窦底提升术后1年复诊，准备植入种植体，临床检查可见创口愈合良好，附着黏膜质量理想。尽管前磨牙和磨牙均缺失，但本病例存在错𬌗关系，依照与对颌牙之间的关系，拟种植的位点被描述为“第一磨牙和第二磨牙位点”（图5-18h1，h2）。CBCT检查可见窦底骨高度明显提高，但骨高度仍不足，第二前磨牙位点的近中骨缺乏，骨密度较低，窦底黏骨膜无明显增厚（图5-18h3～h6）。此次手术的目的包括：①二次侧壁开窗，再次提升窦底黏骨膜，再次植入骨增量材料，弥补上次骨增量的不足；②同期种植。

行盐酸阿替卡因骨膜上浸润麻醉，按照上次手术的切口线再次切开黏骨膜。用钨钢球钻和金刚砂球钻略微扩大骨窗，可见骨增量材料所形成的新骨质量良好，向窦内帐篷样隆起，表面为完美的皮质骨骨板。在剥离间隔近中深部的窦底黏骨膜时，再次发生黏骨膜穿孔。分别用双层13mm×25mm的生物可吸收性胶原膜（Bio-Gide，Geistlich，瑞士）覆盖间隔前后的窦底黏骨膜和穿孔，预备种植窝。在间隔前后植入1.0g粗细颗粒混合的去蛋白牛骨矿物质（Bio-Oss，Geistlich，瑞士）和两颗种植体。在第一磨牙、第二磨牙位点分别植入直径4.1mm（平台直径4.8mm）

和直径4.8mm（平台直径6.5mm）、长度均为10mm的软组织水平亲水表面锥柱状种植体（TL，TE，SLActive，TiZr，Straumann，瑞士），部分光滑颈部位于骨内，两颗种植体的最终扭矩分别为15Ncm和35Ncm，种植体的三维位置以及与对颌牙的位置关系理想。将植入窦底的胶原膜向上反折，并用膜钉将其固定于骨窗上缘。在骨窗表面覆盖胶原膜，黏骨膜瓣复位，关闭创口，种植体潜入式愈合（图5-18i）。

术后静脉滴注克林霉素5天，每天1次，每次0.6g；静脉滴注地塞米松注射液3天，每天1次，每次10mg；呋麻滴鼻液滴鼻5天，每天2次；复方葡萄糖酸氯己定含漱液含漱，每天3次，直至10天后拆线。

术后即刻CBCT检查可见植入的骨增量材料显影不明显，上颌窦底也未呈现出完美的帐篷样隆起，骨增量材料也未充分包绕种植体。窦底有明显的密度增高影像，为通过穿孔进入窦腔内的生理盐水、出血、植入窦底的双层胶原膜和上颌窦黏骨膜反应性水肿的混合影像（图5-18j）。

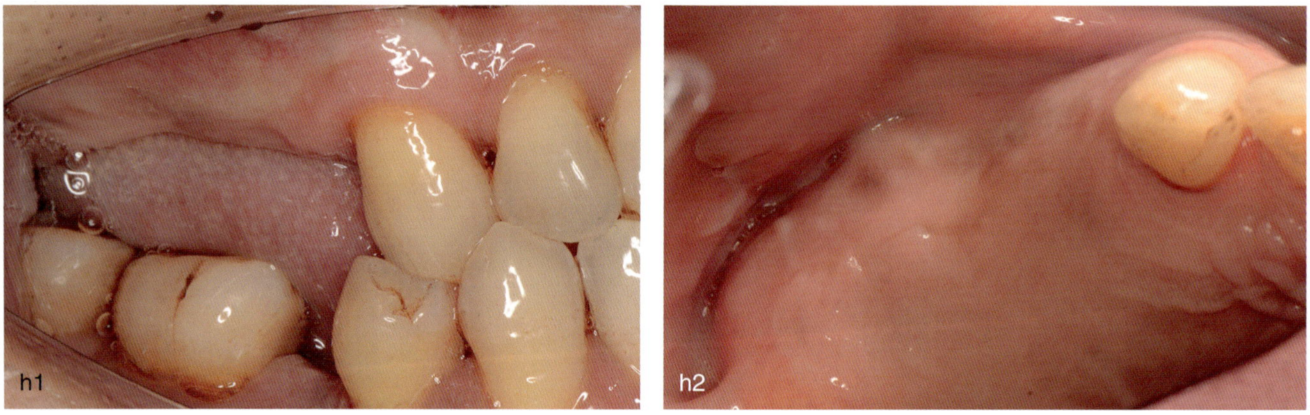

图5-18 Ⅰ型间隔，上颌窦底提升分阶段种植（续）

h. 再次骨增量和种植体植入的术前检查，口内照片。h1. 侧面观。h2. 殆面观。创口愈合良好，殆龈距离与黏骨膜质量尚可，第一前磨牙先天缺失，第二前磨牙及磨牙缺失。

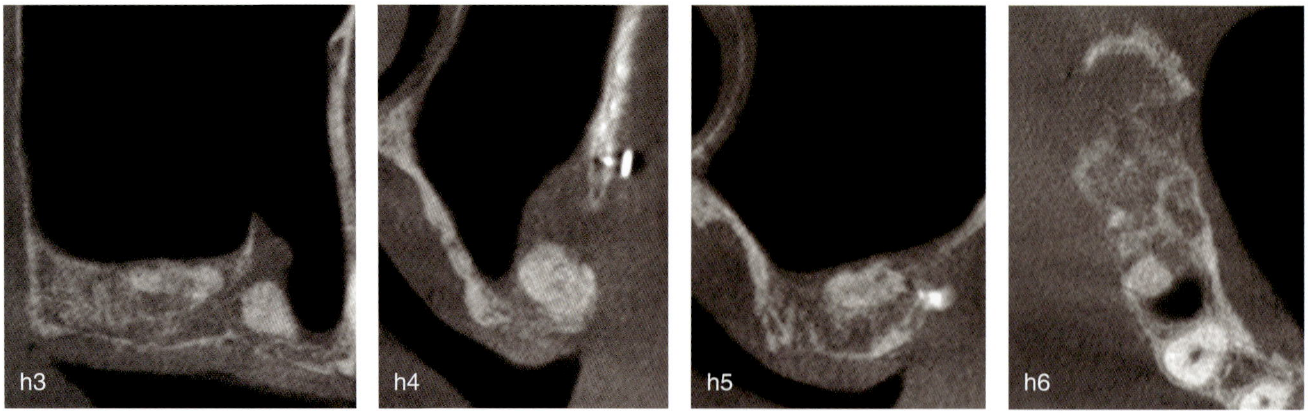

图5-18 Ⅰ型间隔，上颌窦底提升分阶段种植（续）

h. 再次骨增量和种植体植入的术前检查，上颌右侧CBCT扫描。依次为后牙牙弓的近远中向断层（h3）、第一磨牙（h4）和第二磨牙（h5）位点的颊舌向断层、骨增量材料的水平面断层（h6）。间隔后部骨增量高度尚可，前部骨高度较差，窦底黏骨膜轻度增厚。

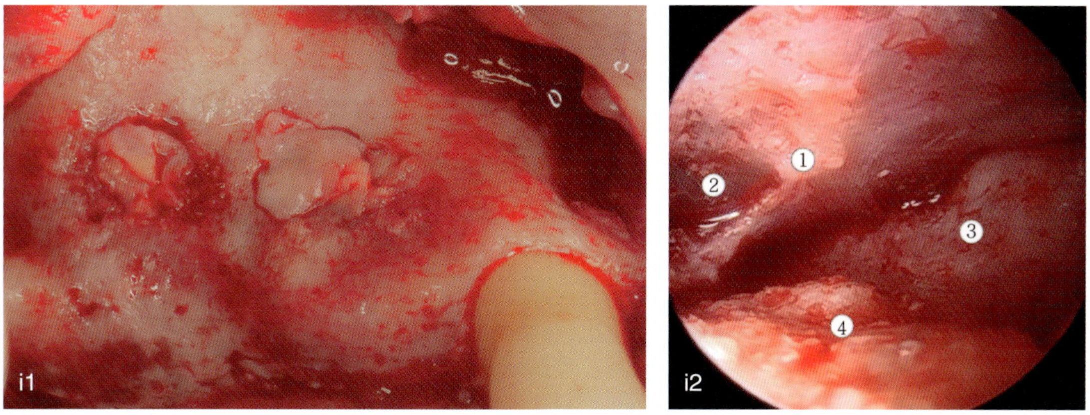

图5-18　Ⅰ型间隔，上颌窦底提升分阶段种植（续）

i. 再次骨增量和种植体植入，术中照片。i1. 切开黏骨膜，翻黏骨膜瓣，暴露上次侧壁开窗的部位，可见骨窗有所减小。i2. 电子内镜检查，在剥离间隔近中深部的窦底黏骨膜时发生骨膜破裂。1. 骨膜层；2. 固有层；3. 窦底的腭侧；4. 增量的新骨。

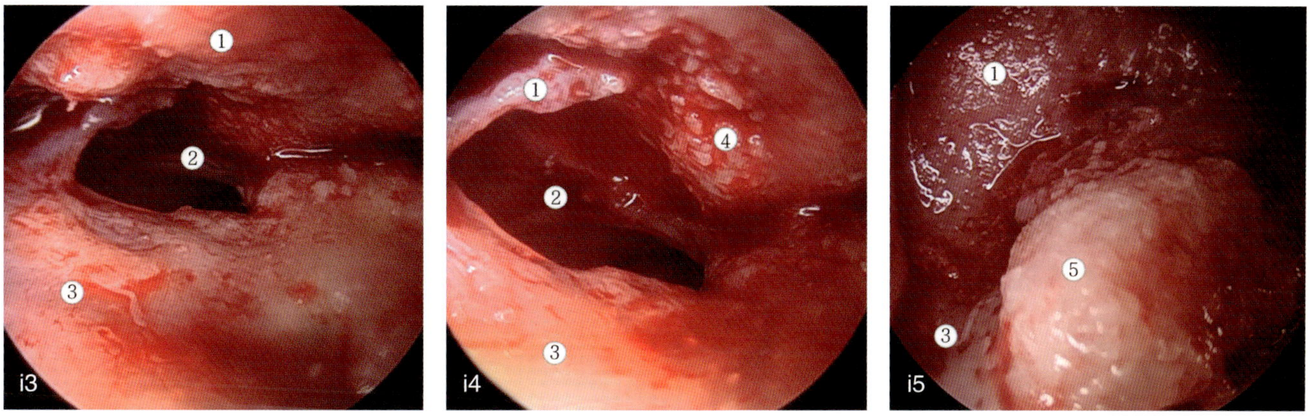

图5-18　Ⅰ型间隔，上颌窦底提升分阶段种植（续）

i. 再次骨增量和种植体植入，术中照片，电子内镜检查。i3. 间隔近中深部黏骨膜发生穿孔。i4. 穿孔近距离观，可见贴附于骨膜表面的骨粉颗粒。i5. 间隔远中的新骨，向窦内隆起。1. 黏骨膜；2. 黏骨膜穿孔；3. 原始的窦底；4. 去蛋白牛骨矿物质颗粒；5. 新骨。

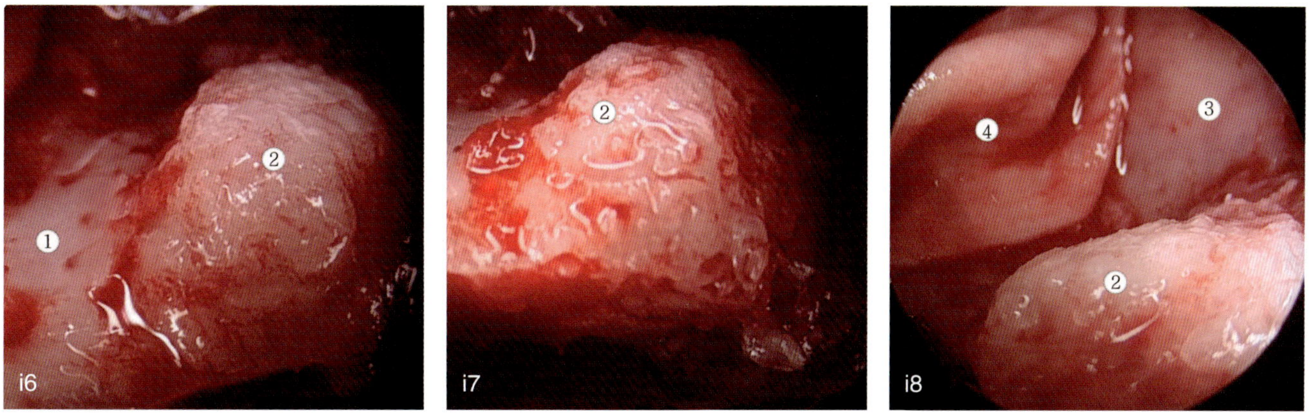

图5-18　Ⅰ型间隔，上颌窦底提升分阶段种植（续）

i. 再次骨增量和种植体植入，术中照片，电子内镜检查。i6，i7. 新骨向窦内隆起，表面为较为成熟的皮质骨。i8. 将生物可吸收性胶原膜覆盖于窦底黏骨膜和穿孔。1. 原始的窦底；2. 新骨；3. 黏骨膜；4. 胶原膜。

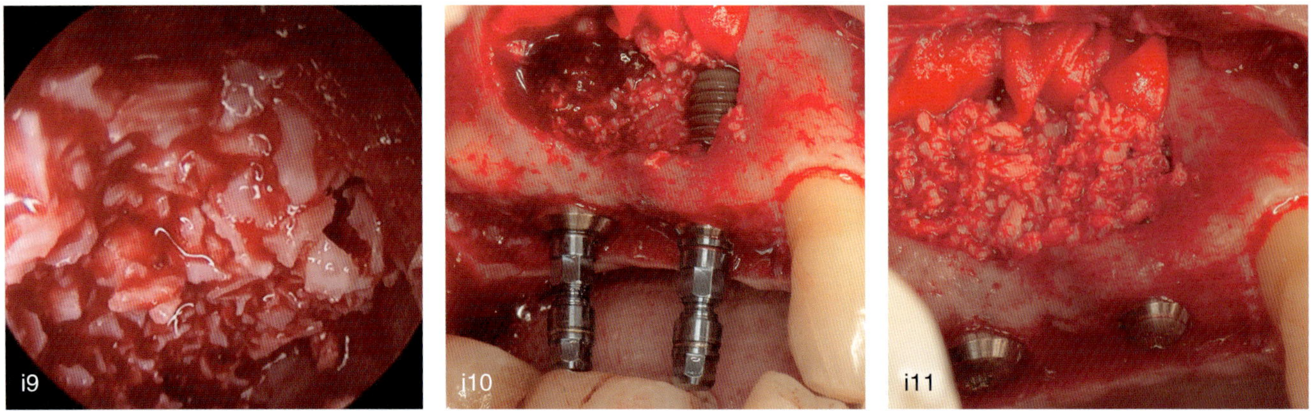

图5-18　Ⅰ型间隔，上颌窦底提升分阶段种植（续）

i. 再次骨增量和种植体植入，术中照片。i9. 电子内镜检查，在窦底植入去蛋白牛骨矿物质。i10. 植入两颗软组织水平亲水表面种植体，理想的三维位置与轴向。i11. 将植入窦底的胶原膜向上反折，用膜钉将其固定于骨窗的上缘，再次植入骨增量材料。

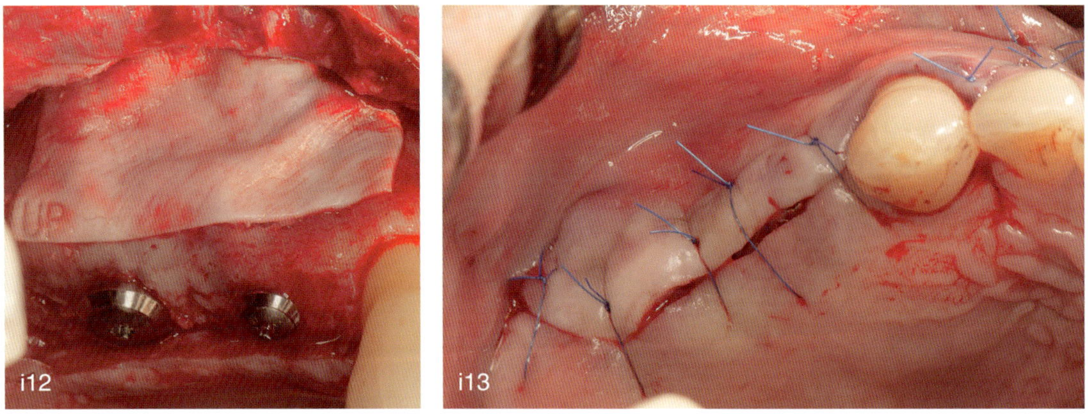

图5-18　Ⅰ型间隔，上颌窦底提升分阶段种植（续）

i. 再次骨增量和种植体植入，术中照片。i12. 在创口表面覆盖一层生物可吸收性胶原膜。i13. 黏骨膜瓣复位，无张力创口关闭，种植体潜入式愈合。

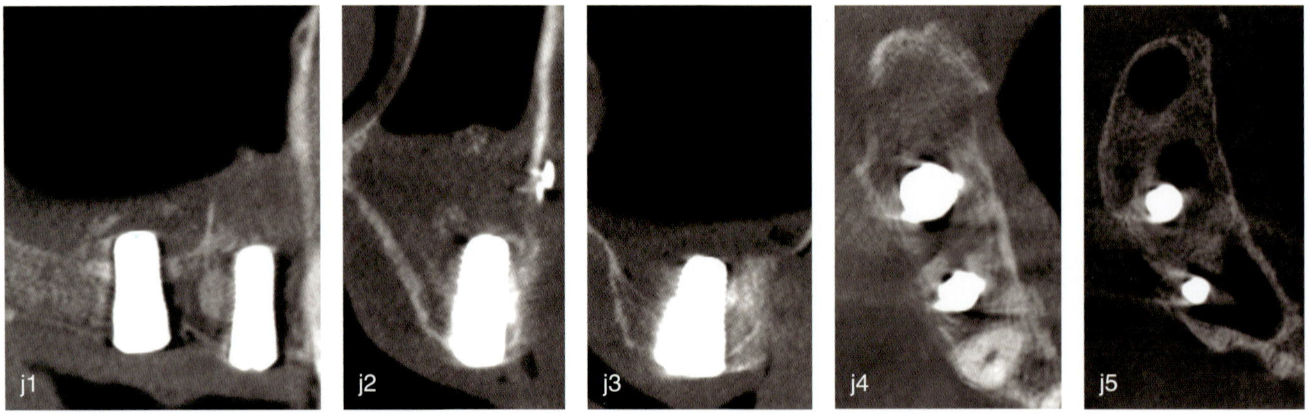

图5-18　Ⅰ型间隔，上颌窦底提升分阶段种植（续）

j. 再次骨增量和种植体植入术后的上颌右侧CBCT扫描。依次为后牙牙弓的近远中向断层（j1）、第一磨牙（j2）和第二磨牙（j3）位点的颊舌向断层、种植体颈部（j4）和根尖（j5）的水平面断层。骨增量材料未充分显影的原因可能与运动伪影有关。

种植修复程序

植入种植体9个月后，进入修复程序。第一磨牙位点种植体平台已经部分暴露，附着龈充分（图5-18k1，k2）。CBCT检查可见种植体被新骨所包绕，但密度较低，根方骨量不足，窦底未呈帐篷样隆起，第一磨牙位点种植体（即间隔前方种植体）根方存在约8mm高的软组织密度影像（图5-18k3～k7）。

二期手术时，通过软组织激光暴露种植体，第一磨牙位点种植体的ISQ平均值为77，第二磨牙位点种植体的ISQ平均值为83，与CBCT扫描所显示的种植体周围骨密度相吻合。制取印模，2周后戴入两颗种植体支持式三单位粘接固位的全瓷修复体（八角直基台），第一磨牙和第二磨牙位点种植体支持式悬臂修复体，悬臂单位为第二前磨牙位点修复体。戴入修复体后即刻拍摄的根尖放射线片显示种植体周围骨高度理想，修复体与种植体密合（图5-18l）。

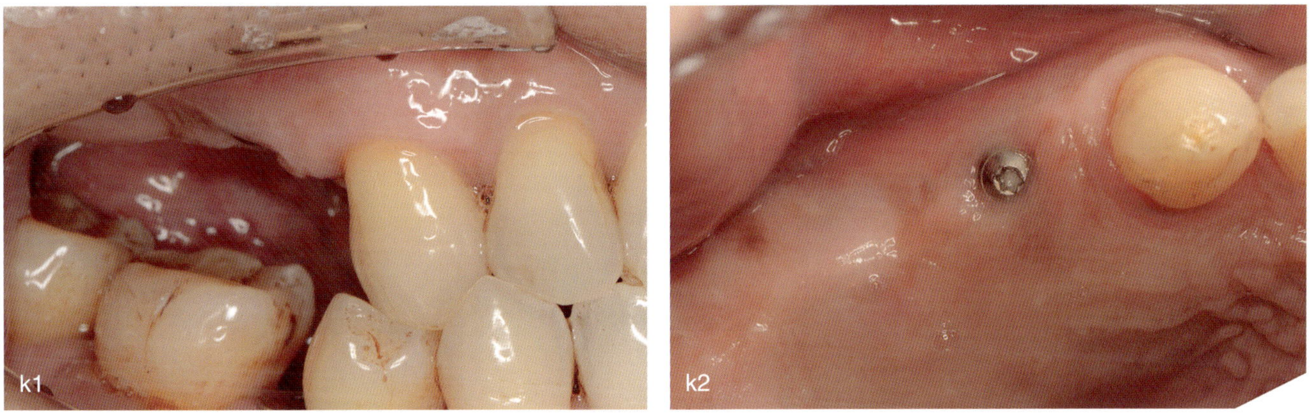

图5-18 Ⅰ型间隔，上颌窦底提升分阶段种植（续）

k. 植入种植体9个月后，口内照片。k1. 侧面观。k2. 𬌗面观。口腔卫生维护尚可，第一磨牙位点种植体的平台部分暴露，𬌗龈距离和软组织质量尚可。

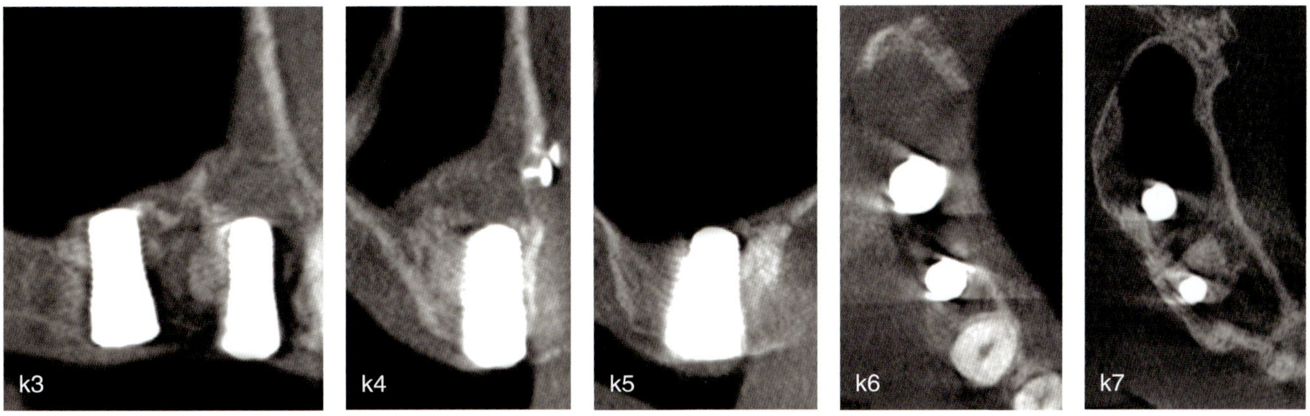

图5-18 Ⅰ型间隔，上颌窦底提升分阶段种植（续）

k. 植入种植体9个月后，上颌右侧CBCT扫描。依次为后牙牙弓的近远中向断层（k3）、第一磨牙（k4）和第二磨牙（k5）位点的颊舌向断层、种植体颈部（k6）和根尖（k7）的水平面断层。种植体周围骨密度较低，在间隔前存在约8mm高的软组织密度影像。

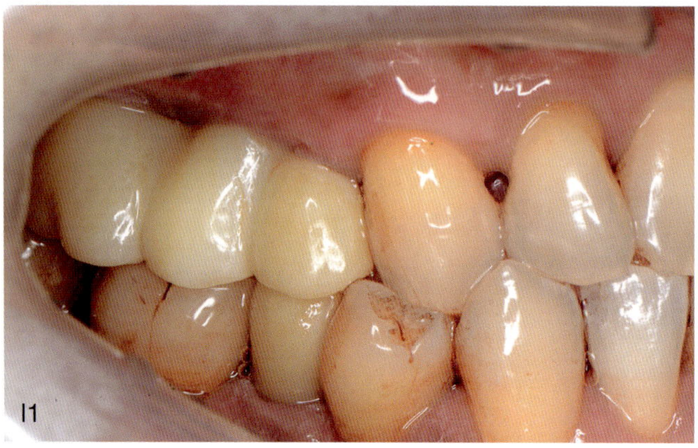

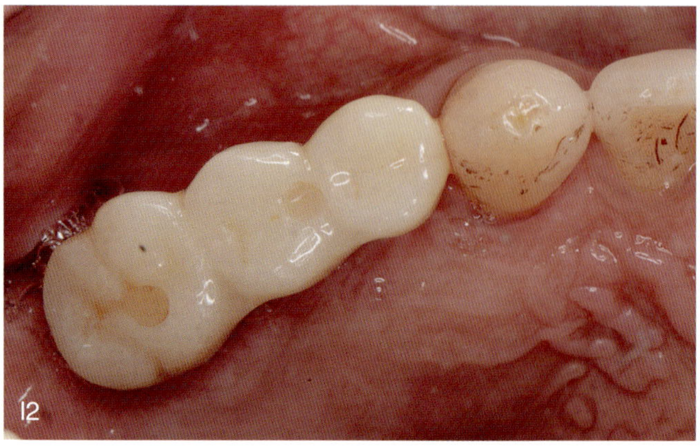

图5-18 Ⅰ型间隔，上颌窦底提升分阶段种植（续）

l. 植入种植体9个月后进入修复程序，戴入粘接固位的全瓷修复体之后的口内照片。l1. 颊侧观。l2. 𬌗面观（可见溢出孔的位置）。种植体周围软组织状态良好，与对颌牙之间的颌位关系理想，同期修复了下颌右侧第二前磨牙位点的种植体。

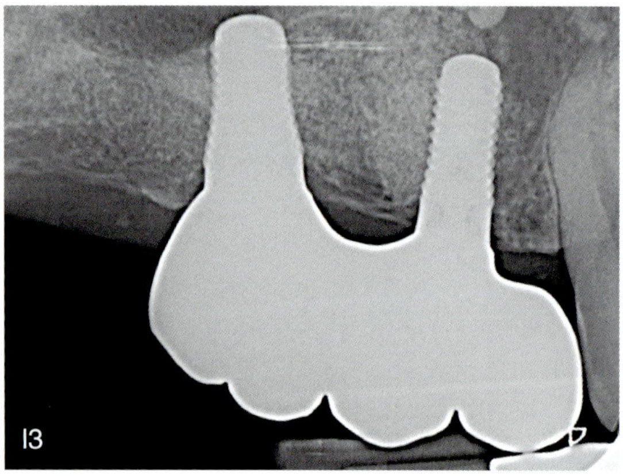

图5-18 Ⅰ型间隔，上颌窦底提升分阶段种植（续）

l. 植入种植体9个月后进入修复程序。l3. 戴入修复体后的根尖放射线片。种植体周围骨高度理想，修复体与种植体密合。

戴入修复体1年后初诊时，修复医生基于𬌗关系制作了新修复体（图5-18m）。CBCT检查可见种植体被新骨所包绕，骨密度明显提高，窦底骨高度稳定，黏骨膜无明显增厚（图5-18n）。

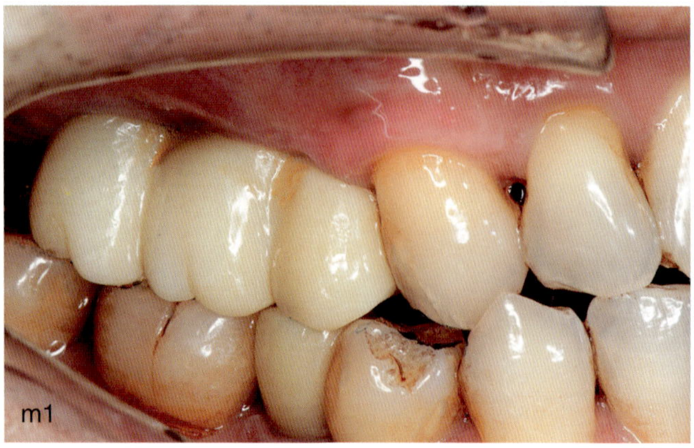

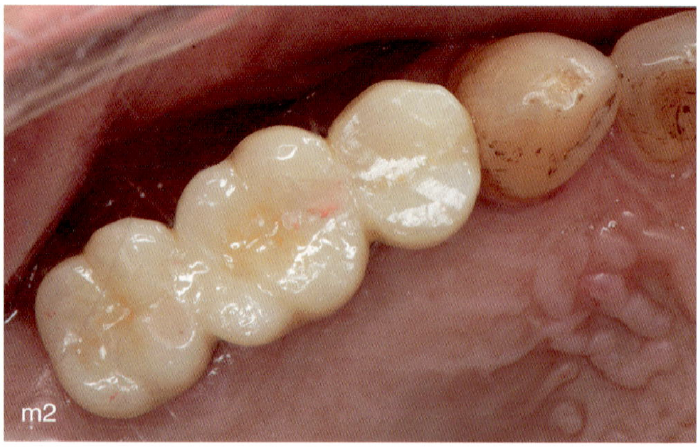

图5-18 Ⅰ型间隔，上颌窦底提升分阶段种植（续）

m. 戴入修复体1年后重新评估𬌗关系，制作了新的修复体，口内照片。m1. 颊侧观。m2. 𬌗面观。种植体周围软组织状态良好，与对颌牙之间的𬌗关系理想。

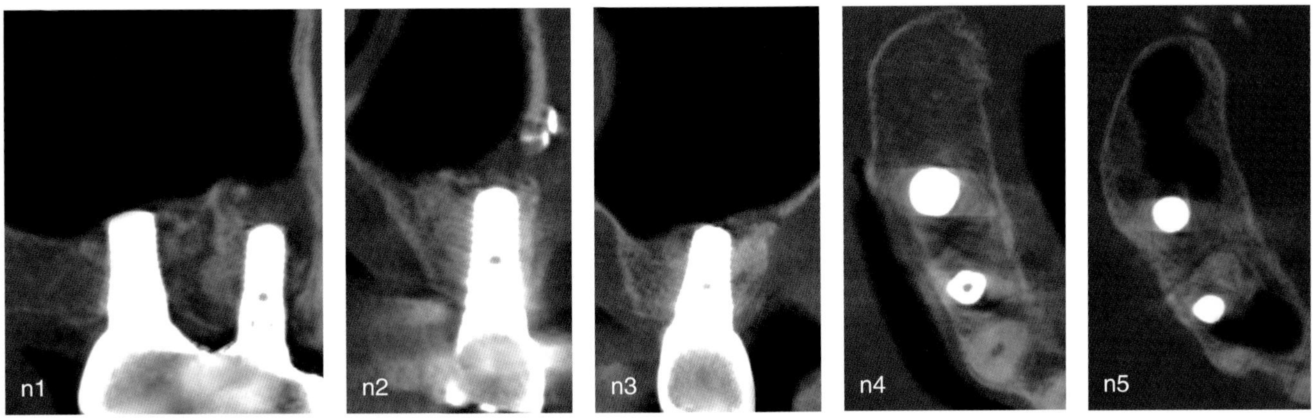

图5-18　Ⅰ型间隔，上颌窦底提升分阶段种植（续）
n. 戴入修复体1年后更换了新修复体，上颌右侧CBCT扫描。依次为近远中向断层（n1）、第一磨牙（n2）和第二磨牙（n3）位点颊舌向断层、种植体颈部（n4）和根尖（n5）水平面断层。新骨包绕种植体，骨密度明显增加，间隔前软组织密度影像明显减少。

讨论

本病例被分类为Ⅰ型间隔，在准备种植过程中发生了急性鼻-鼻窦炎，治愈之后开始种植治疗。治疗计划原本为上颌窦底提升同期种植，但在术中发生了较大的黏骨膜穿孔，放弃了同期植入种植体，只进行了上颌窦底提升，植入了愈合宽容度较大的骨胶原。

关于急性鼻-鼻窦炎

患者初诊时的CBCT检查可见第一磨牙的根周骨破坏，远中颊根处的窦底骨缺失，与窦内相通，但窦底黏骨膜只是轻度增厚。2个月后，突然发生急性鼻-鼻窦炎。拔牙之后经牙槽窝-上颌窦瘘用40mL的注射器抽吸窦腔稀薄脓液，并用生理盐水加压冲洗。本以为还要几次冲洗才能治愈，但在术后第3天复诊时所有的临床症状均已消失。CBCT检查显示，窦内的密度增高影像显著只局限于窦底1/3处，说明急性鼻-鼻窦炎已经治愈。如此之短的愈合期，可能有如下原因：①鼻-鼻窦炎处于开始的急性期，上颌窦黏骨膜的恢复较快；②窦腔内的冲洗较为彻底；③辅助性全身用药。

关于第一次骨增量

由于上颌窦底提升时发生了大面积的黏骨膜穿孔，考虑到之前曾经发生过急性鼻-鼻窦炎，笔者采取了相对“保守”的方案，从术后的CBCT检查来看，有过于保守和欠妥当之处：

- 窦腔内无液体和渗出物，说明生物可吸收性胶原膜对黏骨膜穿孔的修复有效，应该植入足量的骨增量材料，如植入1.5g以上的去蛋白牛骨矿物质。
- 只用骨胶原作为骨增量材料的选择欠佳，并且植入的骨胶原量也欠佳。骨胶原在浸润血液后会发生体积膨胀、密度降低，导致新生骨的骨密度较低和新生骨的体积收缩，被迫进行二次骨增量。

关于增量之后的窦底皮质骨骨板

由于二次骨增量，有机会观察窦底帐篷样隆起的表现。发现尽管新生骨的骨量不足，骨胶原依然形成了骨密度理想的窦底皮质骨骨板（图5-18i6，i7）。

关于侧壁骨窗的新骨形成

二次开窗进行再次骨增量时发现，间隔处有显著的新骨形成，骨窗明显缩小（图5-18i1）。当然，这种理想的骨再生能力可能与间隔存在有关。

外科程序：宿玉成、潘红；修复程序：唐素霞；术中摄像和照相：陶丹、刘敏、吴利利；放射线诊断程序：苑秋华、王倩；病例完成时间：2019年

病例之六：Ⅰ型间隔合并囊肿，上颌窦底提升同期种植

46岁男性患者，上颌右侧第一磨牙和第二磨牙缺失3个月，要求进行种植治疗。

患者一般状态良好，无全身系统性疾病史，不吸烟、不饮酒，无副功能习惯，实验室检查无异常。系统性的牙周治疗之后，口腔卫生尚可。3个月前，因牙周病拔除不能保留的上颌右侧第一磨牙与第二磨牙，第三磨牙无松动，位置尚可。附着龈宽度良好，留有牙槽窝尚未完全愈合的痕迹。殆龈距离较大，尤其在第二磨牙位点，但在可接受范围（图5-19a）。

CBCT扫描显示窦底相对位置降低，牙槽嵴顶相对位置降低，骨密度极低，窦底和牙槽嵴顶缺乏皮质骨。颊侧骨壁厚度约为1.5mm，窦底剩余骨高度＜2mm。在第二磨牙位点的窦底存在高度约9mm的间隔。以间隔为兴趣区的CBCT断层显示，间

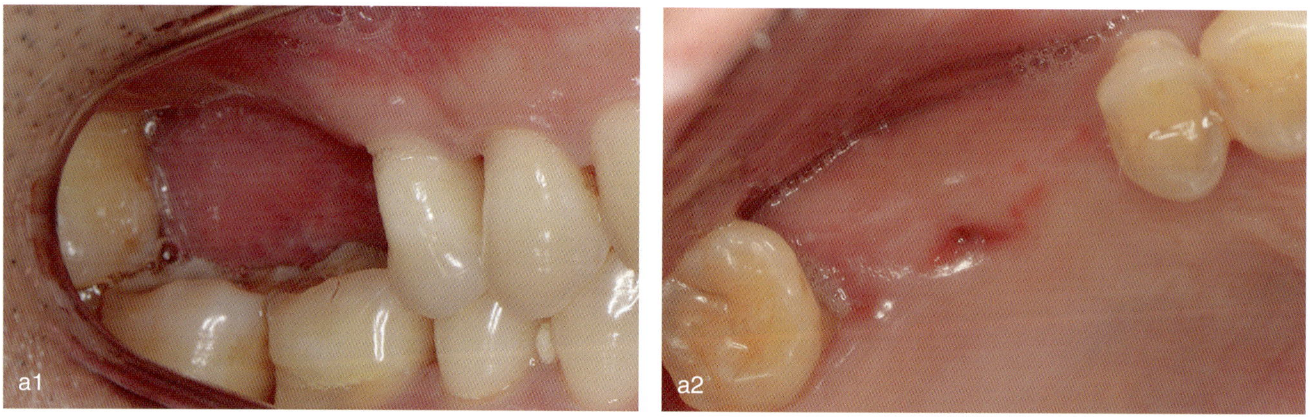

图5-19　Ⅰ型间隔合并囊肿，上颌窦底提升同期种植

a. 术前检查，口内照片。a1. 侧面观。a2. 殆面观。上颌右侧第一磨牙与第二磨牙缺失，附着龈宽度与质量良好，殆龈距离超出正常范围，但尚可接受，颌位关系良好。

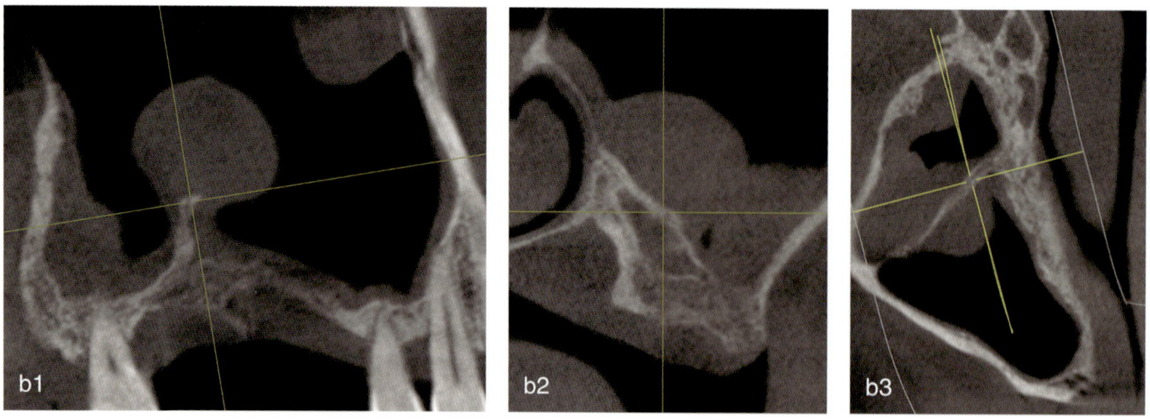

图5-19　Ⅰ型间隔合并囊肿，上颌窦底提升同期种植（续）

b. 术前检查，上颌右侧CBCT扫描。以窦底间隔（十字线交叉点）为兴趣区的冠状面断层（b1）、矢状面断层（b2）和水平面断层（b3）。在第二磨牙位点的窦底存在颊舌向走行间隔，间隔上方盘踞球形囊肿，贯通上颌窦外侧壁与内壁，窦底黏骨膜增厚。

隔为颊舌向走行，一直抵达上颌窦内壁，将窦底分隔为前后两个部分。在近远中向，球形囊肿间隔盘踞于上方，“亭亭玉立”；在颊舌向，囊肿贯通上颌窦外侧壁与内壁；在水平向囊肿基底包绕间隔。间隔前后的窦底黏骨膜增厚2.5～10mm。牙槽嵴顶的近远中向与颊舌向呈倾斜状态，骨宽度约20mm（图5-19b）。

因为殆龈距离还在可接受的范围内，本病例仍被分类为上颌后部Ⅱ型骨缺损、Ⅰ型间隔，间隔陡峭合并假性囊肿，治疗方案为侧壁开窗去除间隔、摘除囊肿，上颌窦底提升同期植入种植体，6个月后修复。

行盐酸阿替卡因骨膜上浸润麻醉，在缺牙位点做牙槽嵴顶略偏腭侧的水平向切口以及第一前磨牙近中和第三磨牙远中的两个垂直向松弛切口。翻黏骨膜瓣，暴露骨壁，用刮骨刀从较厚的颊侧骨壁刮取大量

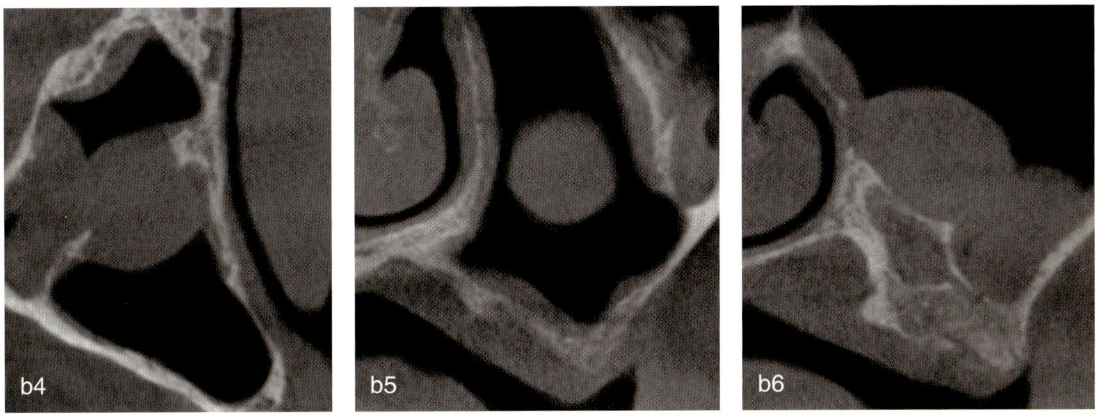

图5-19 Ⅰ型间隔合并囊肿，上颌窦底提升同期种植（续）

b. 术前检查，上颌右侧CBCT扫描。依次为间隔上方的水平面断层（b4）、第一磨牙位点的颊舌向断层（b5）和第二磨牙位点的颊舌向断层（b6）。囊肿超过间隔，窦底及牙槽嵴顶缺乏皮质骨骨板。

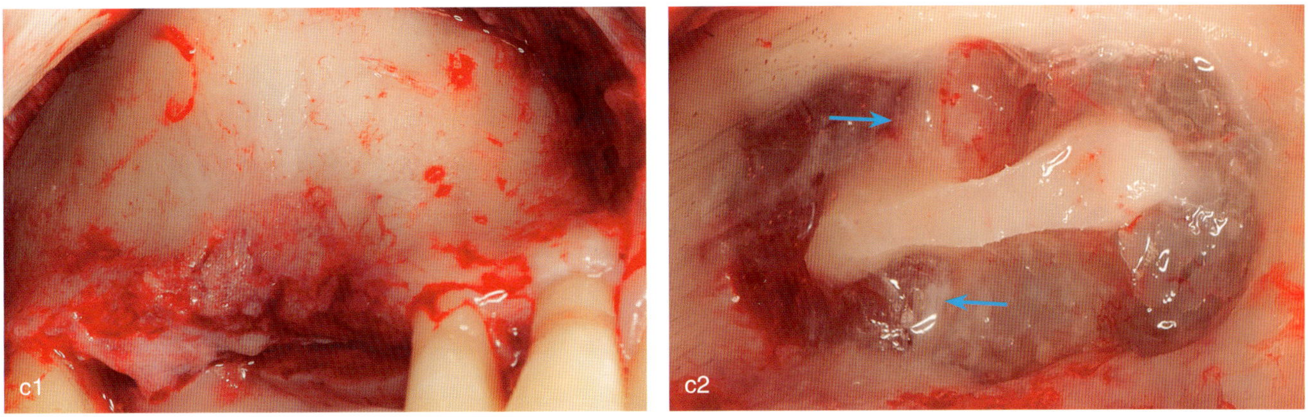

图5-19 Ⅰ型间隔合并囊肿，上颌窦底提升同期种植（续）

c. 术中照片。c1. 翻黏骨膜瓣，暴露上颌窦外侧壁，可见平直型骨壁，牙槽嵴顶皮质骨不连续。c2. 在侧壁骨窗处刮取大量自体骨骨屑团块之后，用钨钢球钻和金刚砂球钻开骨窗。此时，隐约可见窦底间隔（箭头所示）。

自体骨骨屑，用作骨增量材料。用钨钢球钻和金刚砂球钻切割颊侧骨壁、制备骨窗，隐约可见内外走行的窦底间隔。去除骨岛，形成揭盖式骨窗。用上颌窦黏骨膜剥离子进行间隔前与间隔后的黏骨膜剥离，一直剥离到间隔的顶端。剥离完成之后，可见间隔光滑，但表面有明显的切迹。窦底黏骨膜完整，伴随吸气与呼气而上下扇动。切开黏骨膜，用电子内镜确定囊肿的位置。可见囊壁呈半透明状态，囊壁表面血管分布丰富，在囊壁内可见纵横交错的致密纤维结缔组织条带。电子内镜检查发现在近远中向囊肿的位置较高，

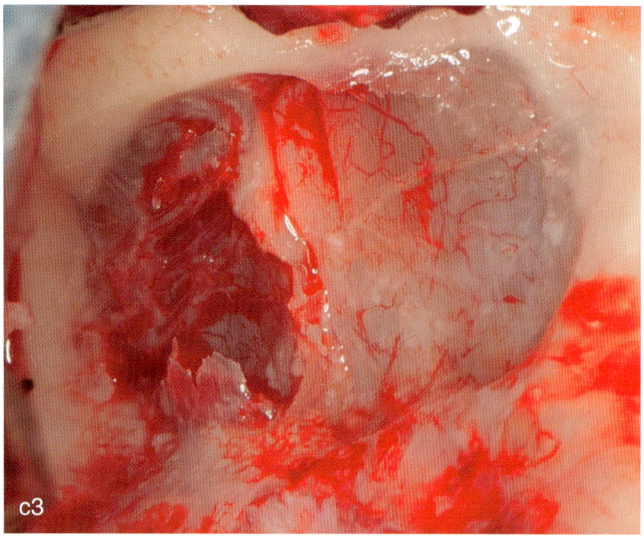

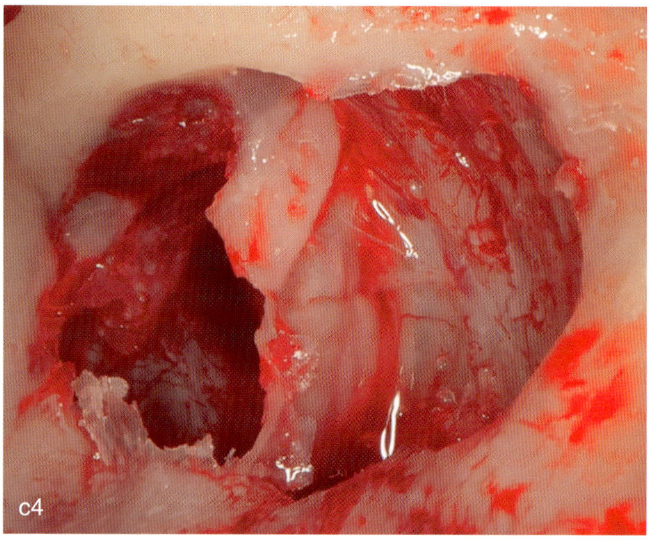

图5-19　Ⅰ型间隔合并囊肿，上颌窦底提升同期种植（续）
c. 术中照片。c3. 去除骨窗和骨膜表面菲薄的骨片，可见黏骨膜健康。窦底黏骨膜与间隔紧密附着。c4. 剥离窦底和附着于间隔近中、远中以及上方的黏骨膜之后，可见间隔近中骨壁光滑，表面有明显的切迹。

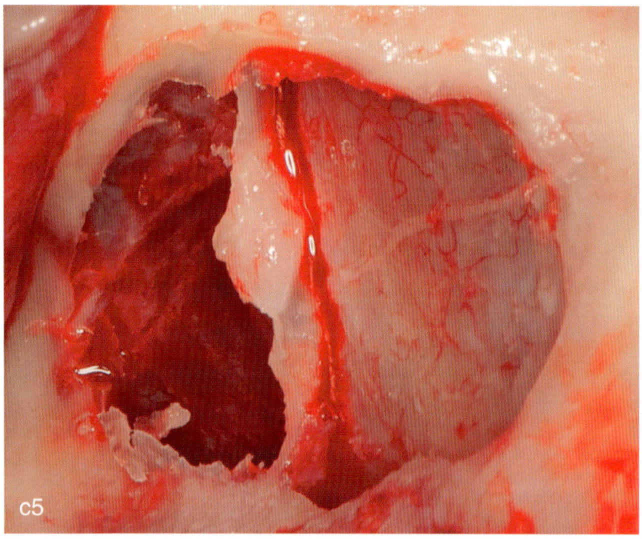

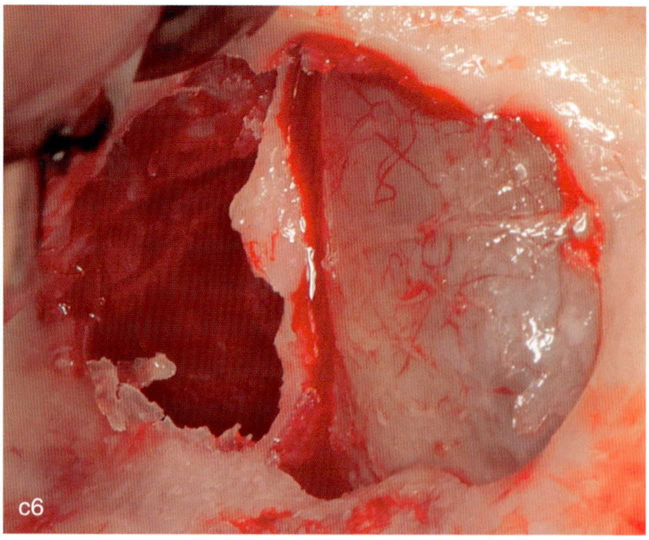

图5-19　Ⅰ型间隔合并囊肿，上颌窦底提升同期种植（续）
c. 术中照片。c5，c6. 窦底黏骨膜完整，随呼吸上下扇动。吸气时黏骨膜上提（c5），呼气时黏骨膜落下（c6）。在间隔近中的骨膜表面，可见前后走行的牙槽上颌窦动脉。

位于间隔的顶端，在颊舌向则铺满了上颌窦底，与术前的CBCT断层所见相吻合。在这种临床状态下，摘除囊肿必将要去除间隔并破坏窦底黏骨膜。用注射器针头穿刺囊肿抽出约5mL清亮囊液之后，用超声骨刀从窦底离断间隔，然后将间隔与囊肿和窦底黏骨膜一并摘除。此时，侧壁开窗部位的窦底黏骨膜完全缺失，形成一个超大的窦底黏骨膜“穿孔”。在窦内植入一张30mm×40mm和一张25mm×25mm的生物可吸收性胶原膜（Bio-Gide，Geistlich，瑞士），胶原膜相互重叠。用3个膜钉将胶原膜的窦内端固定于腭

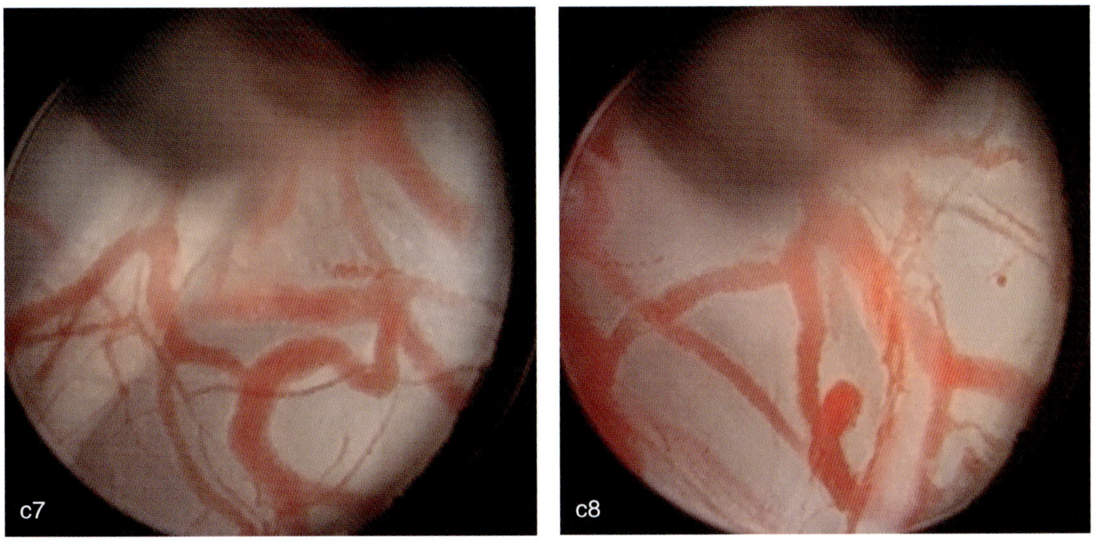

图5-19　Ⅰ型间隔合并囊肿，上颌窦底提升同期种植（续）
c. 术中照片。c7，c8. 电子内镜检查。切开黏骨膜，将电子内镜深入窦内，确定囊肿的位置，可见囊壁呈半透明状态，囊壁表面的血管分布非常丰富。

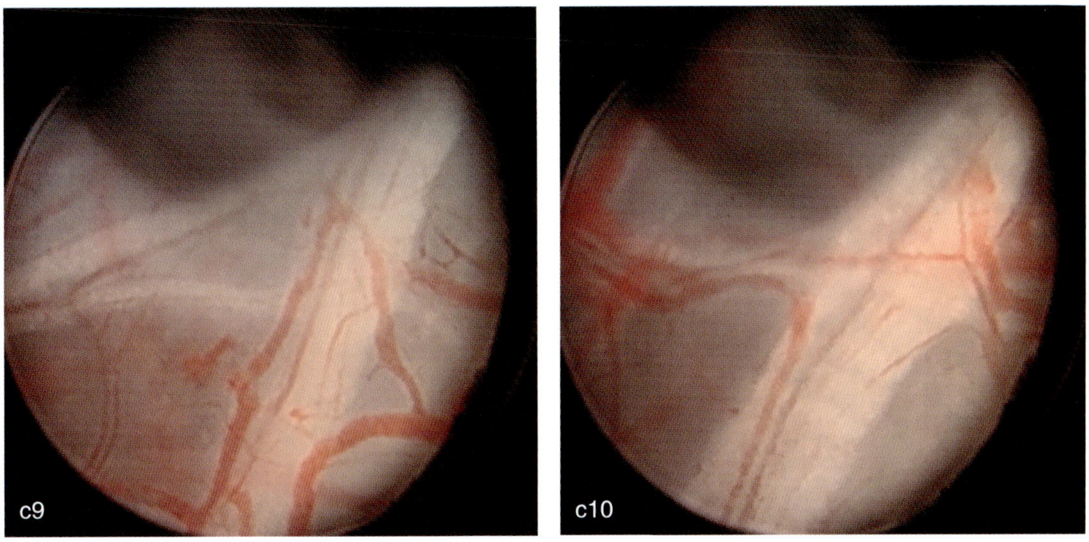

图5-19　Ⅰ型间隔合并囊肿，上颌窦底提升同期种植（续）
c. 术中照片。c9，c10. 电子内镜检查。由于囊壁呈半透明状态，透过黏骨膜的骨膜层可见在黏骨膜的固有层内致密的纤维结缔组织形成纵横交错的条带。

鼻隐窝处的骨板，用4个膜钉将胶原膜的窦外端固定于侧壁骨窗上方的骨板。双层生物可吸收性胶原膜将窦底的骨增量空间与窦内完全隔离，形成了一个稳定的隔离空间。在所提升的窦底空间内填塞明胶海绵，预备种植窝。进行两步法植骨。将1.5g粗细颗粒混合的去蛋白牛骨矿物质（Bio-Oss，Geistlich，瑞士）与自体骨骨屑团块1：1混合，并用从术区收集的血液调拌。在第一磨牙和第二磨牙位点的种植窝内分别植入直径4.1mm（平台直径4.8mm）和直径4.8mm（平台直径6.5mm）、长度均为10mm的软组织水平亲水表面锥柱状种植体（TE，SLActive，TiZr，Straumann，瑞士），部分光滑颈部位于骨内，最终植入扭矩分别约为15Ncm和35Ncm。种植体获得了理想的三维位置与轴向。再次植入骨增量材料，用13mm×25mm的生物可吸收性胶原膜（Bio-Gide，Geistlich，瑞士）覆盖骨增量材料和侧壁骨窗。将黏骨膜瓣复位，间断缝合，无张力关闭创口，潜入式愈合（图5-19c）。

术后静脉滴注克林霉素5天，每天1次，每次0.6g；静脉滴注地塞米松注射液3天，每天1次，每次

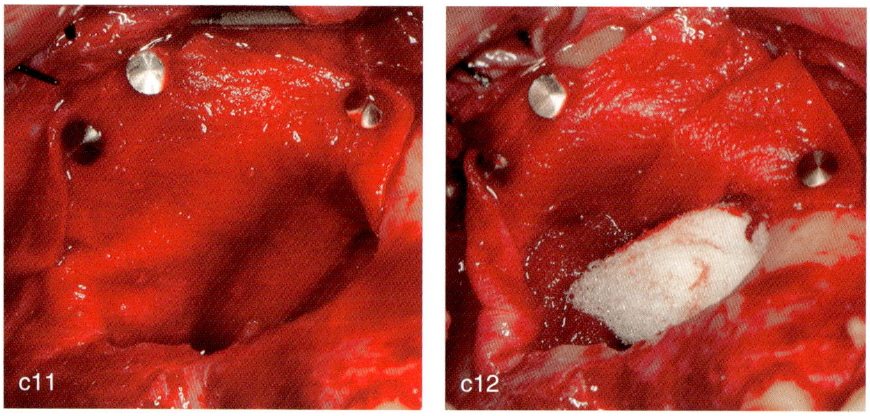

图5-19　Ⅰ型间隔合并囊肿，上颌窦底提升同期种植（续）

c．术中照片。c11．用3个膜钉将胶原膜的窦内端固定于腭鼻隐窝处的骨板，用4个膜钉将胶原膜的窦外端固定于侧壁骨窗上方的骨板。c12．置入明胶海绵，种植窝预备时保护胶原膜。

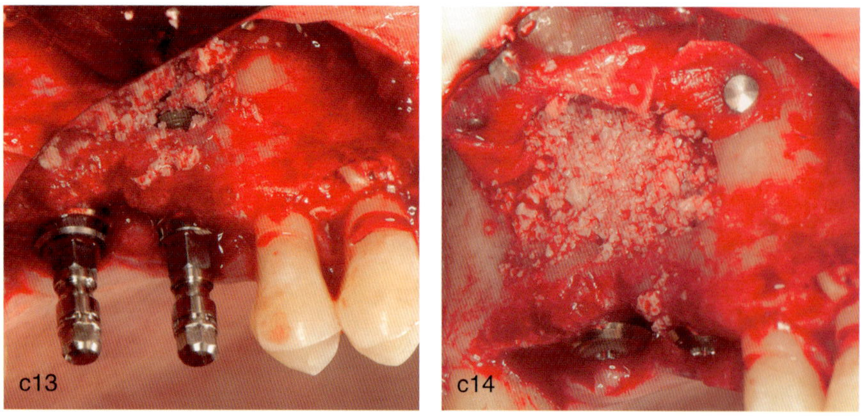

图5-19　Ⅰ型间隔合并囊肿，上颌窦底提升同期种植（续）

c．术中照片。c13．初步植入骨增量材料之后，植入两颗软组织水平种植体，并获得了理想的三维位置与轴向。c14．植入种植体后，再次植入骨增量材料。

10mg；呋麻滴鼻液滴鼻3天，每天2次；复方葡萄糖酸氯己定含漱液含漱，每天3次，直至10天后拆线。

术后即刻CBCT扫描显示种植体三维位置与轴向理想，上颌窦底的骨增量材料呈帐篷样隆起，骨增量材料局限于窦底、充分包绕种植体。窦内也存在明显的密度增高影像，为术中的窦内出血、积液和黏骨膜水肿，与窦内密度增高区的界限不清（图5-19d）。

6个月后进入修复程序，CBCT扫描显示骨弓轮廓稳定，新骨充分包绕种植体，只在窦底存在少量黏骨膜增厚，疑似假性囊肿残余（图5-19e）。通过软组织环切行二期手术，暴露种植体，更换愈合帽，第一磨牙位点的种植体ISQ平均值为75，第二磨牙位点的种植体ISQ平均值为84。2周后戴入螺钉固位的全瓷联冠修复体（Synocta低八角基台），第一磨牙位点修复体的螺钉通道开口于殆面中央窝（图5-19f1～f6）。

戴入修复体后即刻拍摄的根尖放射线片显示窦底骨密度良好，骨高度理想，修复体与种植体密合（图

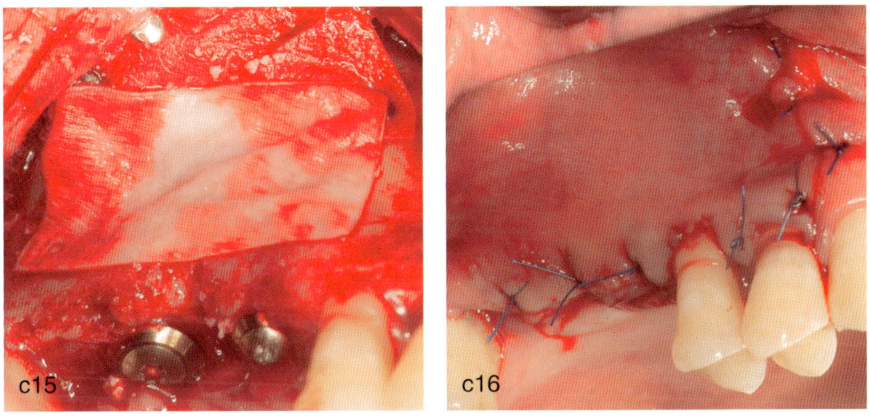

图5-19　Ⅰ型间隔合并囊肿，上颌窦底提升同期种植（续）
c. 术中照片。c15. 再次植入骨增量材料之后，用生物可吸收性胶原膜覆盖骨增量材料和侧壁骨窗。c16. 复位黏骨膜瓣，无张力创口关闭，种植体潜入式愈合。

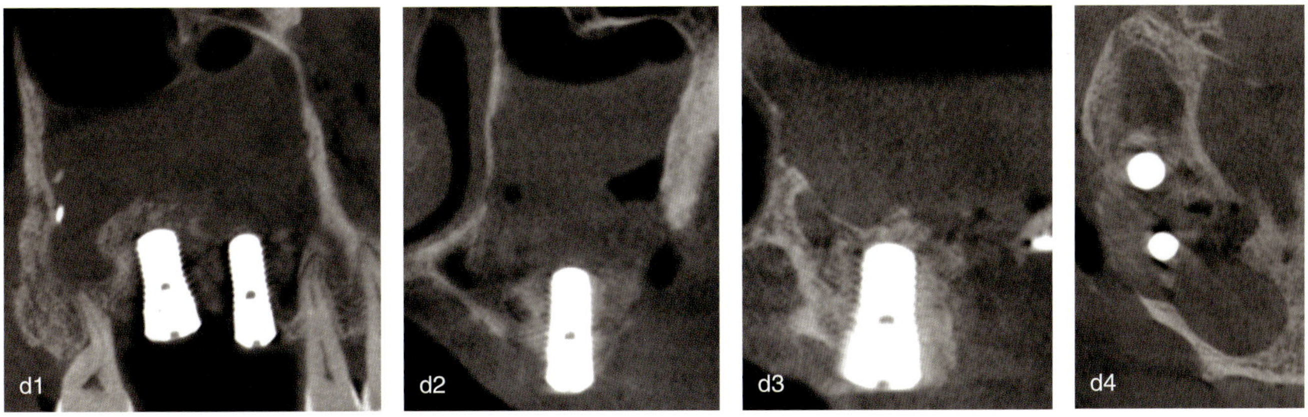

图5-19　Ⅰ型间隔合并囊肿，上颌窦底提升同期种植（续）
d. 术后即刻上颌右侧CBCT扫描。依次为后牙牙弓的近远中向（d1）、第一磨牙位点（d2）和第二磨牙位点（d3）种植体颊舌向断层、种植体根尖的水平向断层（d4）。骨增量材料局限于窦底、呈帐篷样隆起，窦内存在出血或积液导致的密度增高影像。

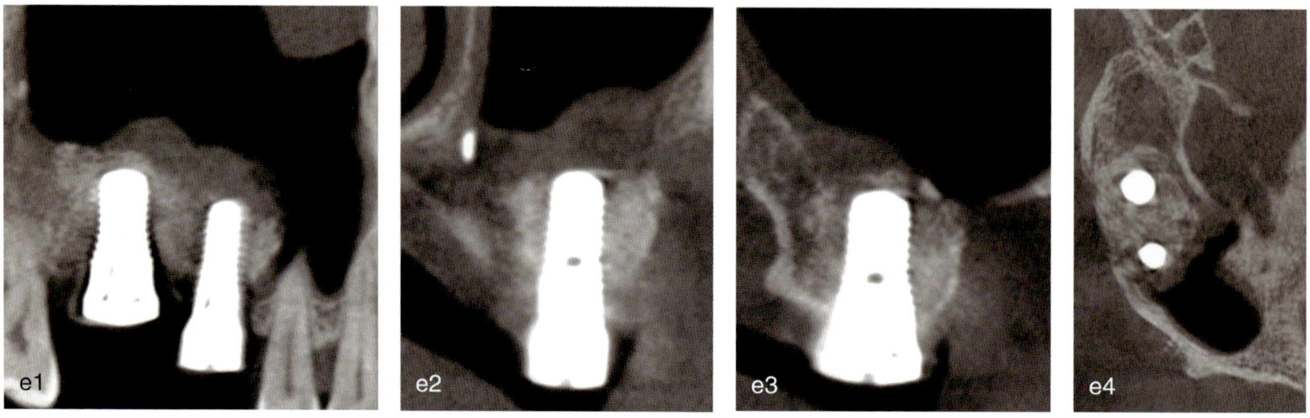

图5-19　Ⅰ型间隔合并囊肿，上颌窦底提升同期种植（续）

e. 6个月后的上颌右侧CBCT扫描，依次为沿后牙牙弓的近远中向（e1）、第一磨牙位点（e2）和第二磨牙位点（e3）种植体的颊舌向断层、种植体根尖的水平面断层（e4）。新骨充分包绕种植体，只在窦底存在少量的黏骨膜增厚。

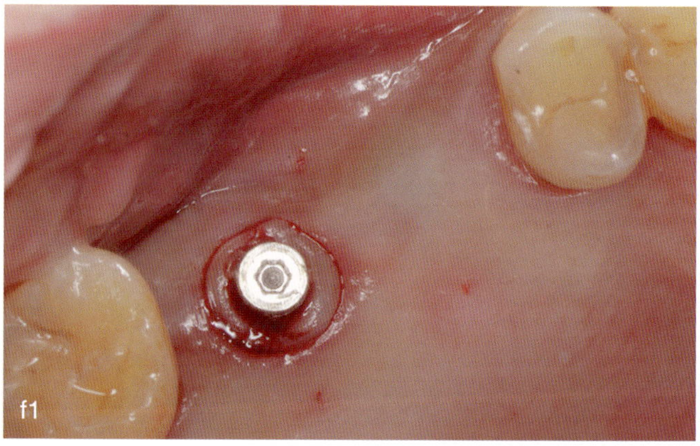

图5-19　Ⅰ型间隔合并囊肿，上颌窦底提升同期种植（续）

f. 6个月后进入修复程序，口内照片。f1. 微创取出愈合帽，将环切定位柱插入种植体，用配套环钻切除软组织，暴露种植体。

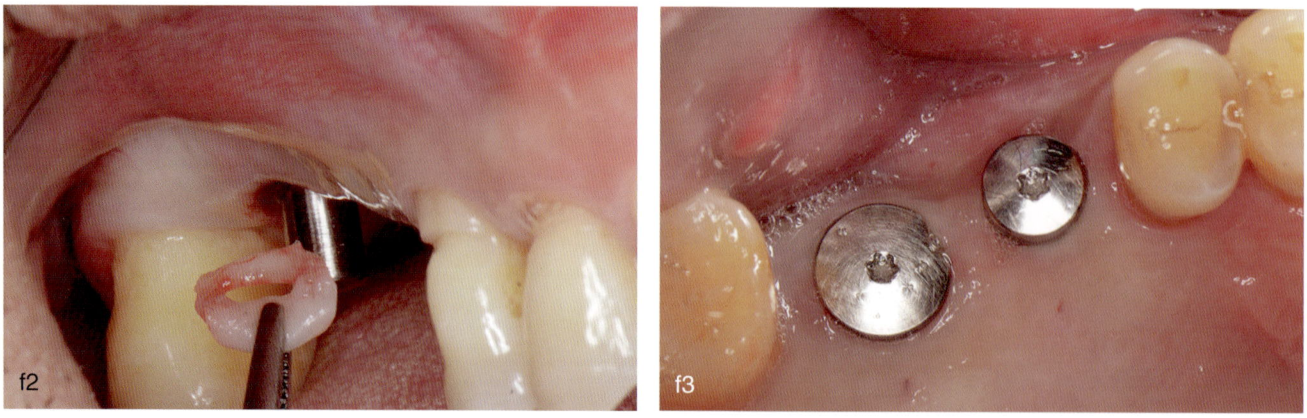

图5-19　Ⅰ型间隔合并囊肿，上颌窦底提升同期种植（续）

f. 6个月后进入修复程序，口内照片。f2. 环切去除的软组织，取出环切定位柱之后，安放愈合帽。f3. 2周后制取印模，种植体周围软组织健康、稳定。

5-19f7）。戴入修复体6个月后拍摄的根尖放射线片显示种植体骨结合良好，种植体周围骨高度稳定、无吸收，与术后即刻相比无明显变化（图5-19g）。

戴入修复体4年后的CBCT显示上颌窦底呈帐篷样隆起，骨高度稳定，高质量的新骨充分包绕种植体，窦底黏骨膜无增厚，窦腔内无渗出物（图5-19h1～h4）。以窦内固定生物可吸收性胶原膜的膜钉为兴趣区的断层显示，膜钉稳定，位于腭鼻隐窝处（图5-19h5～h10）。

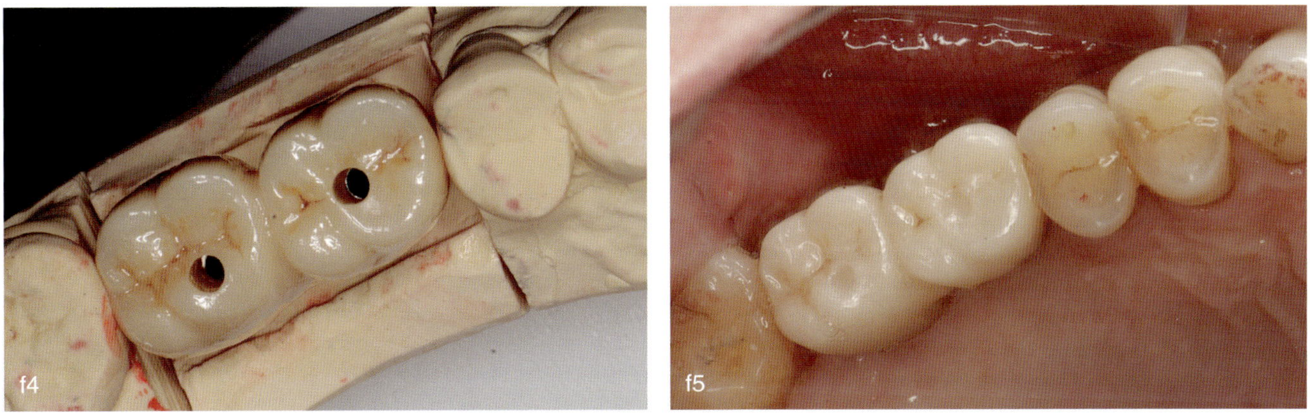

图5-19　Ⅰ型间隔合并囊肿，上颌窦底提升同期种植（续）

f. 6个月后进入修复程序，口内照片。f4. 制作螺钉固位的全瓷联冠修复体，在研究模型上就位之后的殆面观。f5. 戴入修复体后的殆面观，固位螺钉通道开口的位置尚可，用光固化树脂将其封闭。

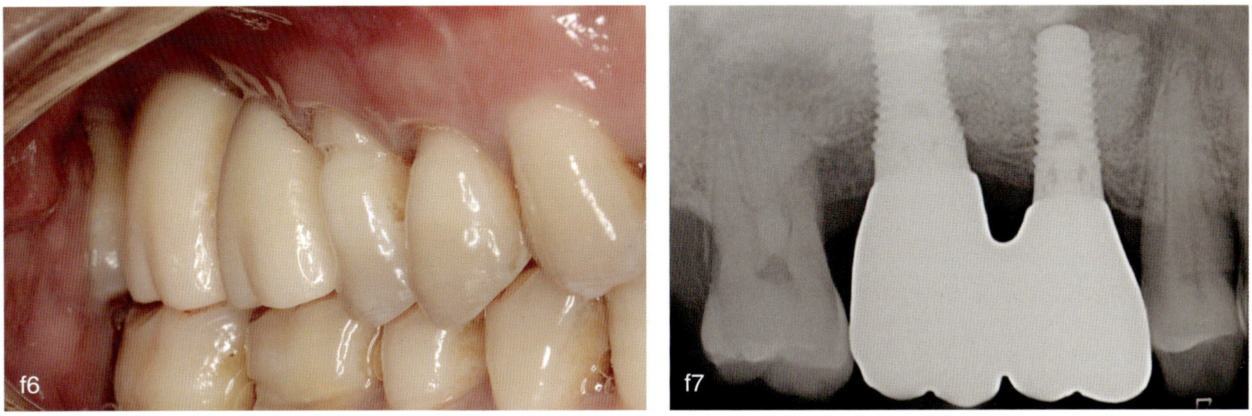

图5-19　Ⅰ型间隔合并囊肿，上颌窦底提升同期种植（续）

f. 6个月后进入修复程序。f6. 戴入修复体后的口内照片，殆面观。因为殆龈距离较大，临床冠较长，但仍处于可以接受的范围。f7. 戴入修复体后即刻拍摄的根尖放射线片，种植体周围的骨高度理想，修复体与种植体密合。

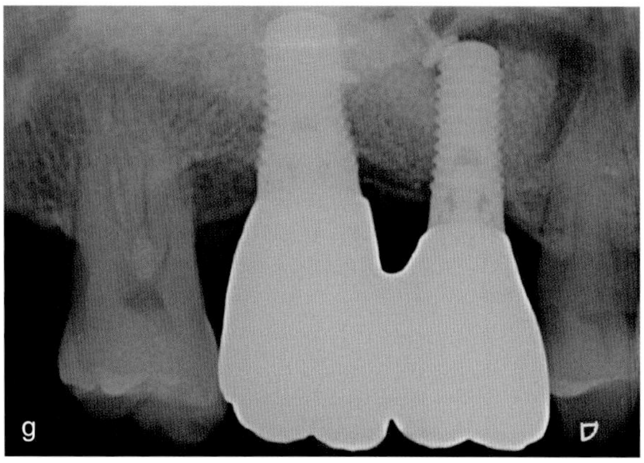

图5-19　Ⅰ型间隔合并囊肿，上颌窦底提升同期种植（续）
g．戴入修复体6个月后拍摄的根尖放射线片。种植体周围骨结合良好，骨高度稳定。

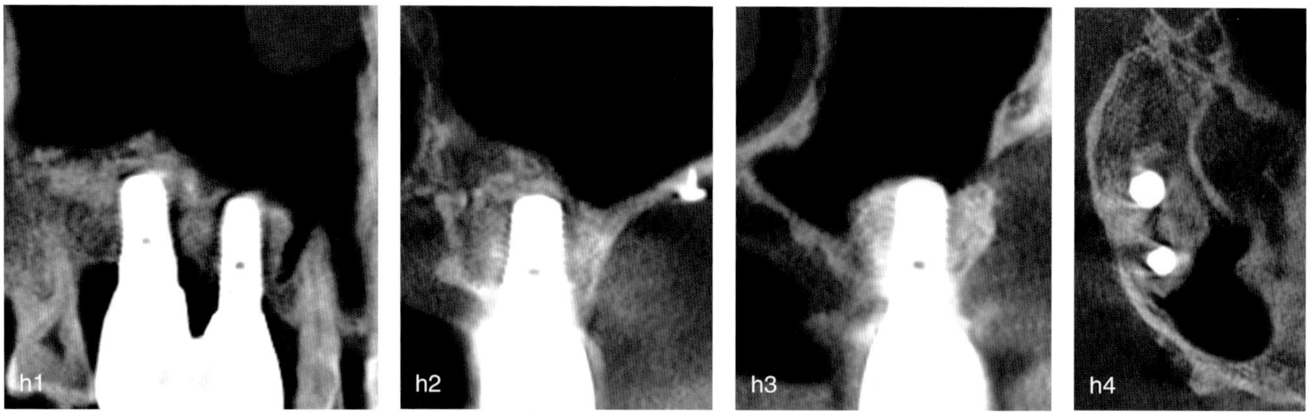

图5-19　Ⅰ型间隔合并囊肿，上颌窦底提升同期种植（续）
h．戴入修复体4年后的上颌右侧CBCT扫描。依次为后牙牙弓的近远中向（h1）、第一磨牙位点（h2）和第二磨牙位点（h3）种植体的颊舌向断层、种植体根尖的水平面断层（h4）。窦底呈帐篷样隆起，新骨质量理想、充分包绕种植体。窦底黏骨膜无增厚。

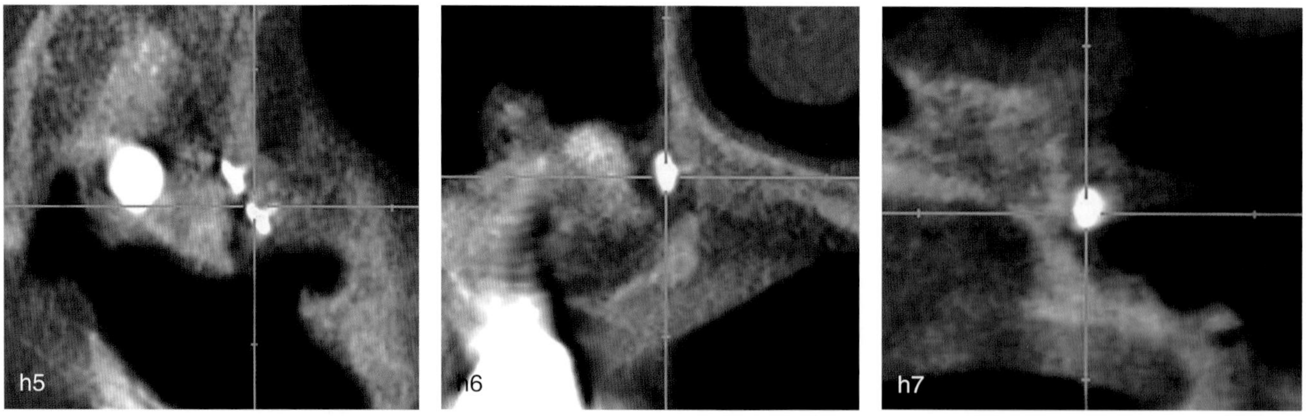

图5-19　Ⅰ型间隔合并囊肿，上颌窦底提升同期种植（续）
h．戴入修复体4年后的上颌右侧CBCT扫描。以一个窦内固定生物可吸收性胶原膜的膜钉（十字线交叉点）为兴趣区的断层，依次为水平向（h5）、颊舌向（h6）和近远中向（h7）断层。膜钉的位置位于腭鼻隐窝处。

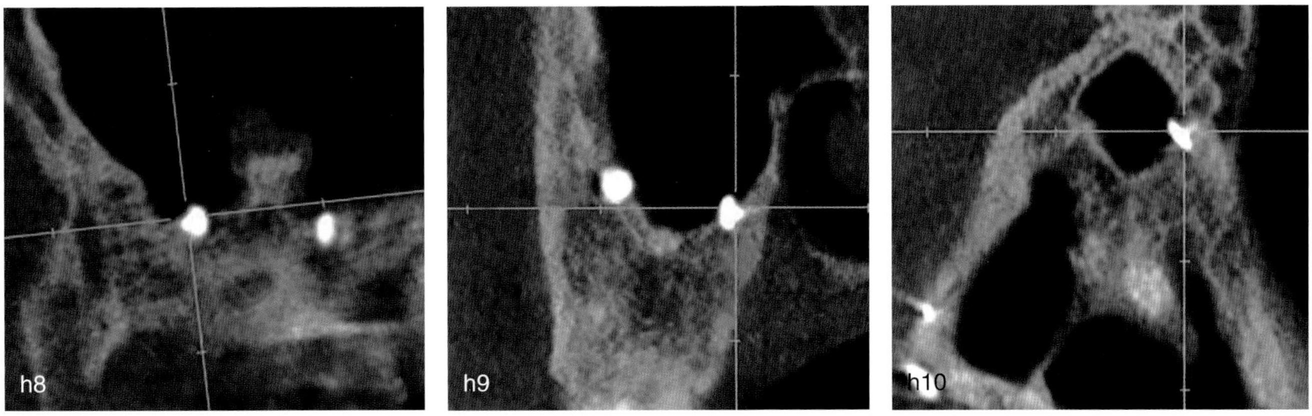

图5-19 Ⅰ型间隔合并囊肿，上颌窦底提升同期种植（续）
h. 戴入修复体4年后的上颌右侧CBCT扫描。以另一个窦内固定生物可吸收性胶原膜的膜钉（十字线交叉点）为兴趣区的断层，依次为近远中向（h8）、颊舌向（h9）和水平向（h10）断层。膜钉的位置位于腭鼻隐窝处。

讨论

本病例被分类为Ⅰ型间隔，并且在间隔周围存在较大的假性囊肿。治疗过程是侧壁开窗、去除间隔、摘除囊肿、窦底黏骨膜提升、修补黏骨膜穿孔、同期植入骨增量材料和种植体，获得了成功的治疗效果。

关于假性囊肿囊壁的典型表现

用电子内镜观察，可见囊壁呈半透明状态，表面的血管分布丰富，在囊壁内可见纵横交错的致密纤维结缔组织条带。血管丰富，维持囊壁有充分的代谢能力，致密纤维结缔组织条带维持囊壁的弹性和韧性。

关于囊肿摘除同期切除间隔

本病例，由于囊肿与间隔紧密附着，并且间隔阻挡囊肿的摘除入路，因此将间隔与囊肿同时去除。此时，发生了较大的窦底黏骨膜穿孔，用胶原膜修补。

关于生物可吸收性胶原膜的窦内固定

当窦底黏骨膜穿孔太大，需要将植入窦内封闭黏骨膜穿孔的胶原膜用膜钉固位时，建议将其固定于腭鼻隐窝处。因为上颌窦内壁和后壁菲薄，钉入的膜钉既起不到固位胶原膜的作用，又易于发生骨壁的骨折。而腭鼻隐窝和其下方的上颌骨腭突厚度充分，能够为膜钉提供良好的固位力。本病例获得了成功。

关于骨增量效果

和常规性的侧壁开窗上颌窦底提升病例一样，本病例在术后6个月时的CBCT检查显示新骨充分包绕种植体，窦底和侧壁骨窗均发生了理想的皮质骨化。

关于囊肿的转归

本病例在术后6个月时的CBCT检查显示窦底仍存在类似于囊肿影像的黏骨膜增厚，但在戴入修复体4年后的CBCT检查显示窦底黏骨膜无增厚，无囊肿复发迹象。

外科程序：宿玉成、皮雪敏；修复程序：汪霞、唐素霞；术中摄像和照相：胡翩翩；手术配合：陶丹、刘敏；放射线诊断程序：孙明朗、王晓明；病例完成时间：2017年

病例之七：小间隔，上颌窦底提升同期种植

30岁女性患者，上颌左侧第一前磨牙和第二前磨牙拔除2年余，要求进行种植治疗。

患者一般状态良好，无全身系统性疾病史，实验室检查无异常，不吸烟、不饮酒，无副功能习惯。口腔检查可见，口腔卫生良好，上颌左侧第一前磨牙和第二前磨牙缺失，缺牙间隙颊舌向宽度正常，近远中向距离小于正常状态，附着黏膜质量良好，殆龈距离及颌位关系尚可（图5-20a3，a4）。CBCT扫描显示缺牙区的窦底存在两条颊舌向走行的小间隔，上颌窦底腭侧黏骨膜轻度膨隆，疑似小潴留囊肿。缺牙位点窦底骨密度较低。第一前磨牙位点窦底剩余骨高度约2.2mm，缺牙区近远中向距离（图5-20a1，a2）。

综上所述，本病例被分类为上颌后部Ⅱ型骨缺损、窦底小间隔，计划进行上颌窦底提升同期种植。

行盐酸阿替卡因骨膜上浸润麻醉，做牙槽嵴顶

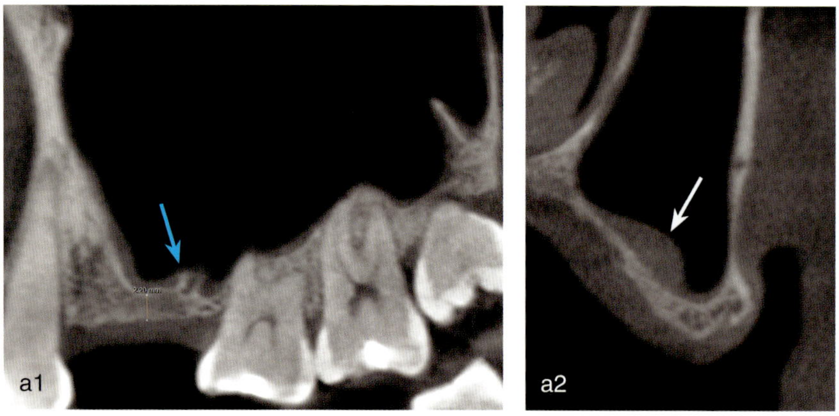

图5-20　小间隔，上颌窦底提升同期种植

a. 术前检查，上颌左侧CBCT扫描。a1. 后牙牙弓的近远中向断层。a2. 第一前磨牙位点的颊舌向断层。第一前磨牙和第二前磨牙缺失，窦底存在小间隔（蓝色箭头所示）。上颌窦底的腭侧骨壁存在较小的膨隆影像，疑似潴留囊肿（白色箭头所示）。

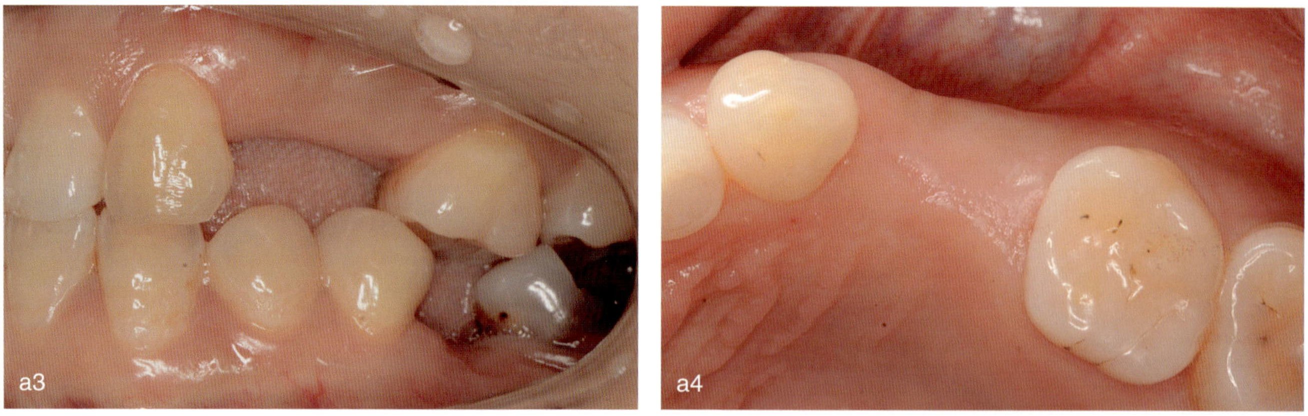

图5-20　小间隔，上颌窦底提升同期种植（续）

a. 术前检查，口内照片。a3. 颊侧观。a4. 殆面观。第一前磨牙和第二前磨牙缺失，附着龈宽度与质量良好，殆龈距离正常，近远中向缺牙间隙小于两颗前磨牙的正常距离。

略偏腭侧的水平向切口以及尖牙近中和第一磨牙远中的垂直向松弛切口。在缺牙间隙两侧的邻牙做龈沟内切口，翻黏骨膜瓣。分别用锋利的大刮骨刀和超声骨刀于拟开窗骨面刮取自体骨骨屑。用直径4.5mm的钨钢球钻和金刚砂球钻切割上颌窦外侧壁，形成薄片式岛状骨窗。剥离黏骨膜，发生了广泛性黏骨膜穿孔。透过黏骨膜穿孔可见附着于窦底腭侧壁的黏膜囊肿。因为囊肿很小，未进行处理。用6-0的可吸收缝线，缩小穿孔。用电子内镜检查窦底，可见窦底存在两条小间隔，在间隔之间仍残留未从窦底骨壁剥离的黏骨膜，与窦底附着紧密。用双层生物可吸收性胶原膜（Bio-Gide，Geistlich，瑞士）覆盖黏骨膜穿孔及其周围的黏骨膜。种植窝预备后，将用生理盐水浸润的100mg骨胶原（Bio-Oss Collagen，Geistlich，瑞士）植入于胶原膜下方，然后植入1.0g粗细颗粒混合的去蛋白牛骨矿物质（Bio-Oss，Geistlich，瑞士）与自体骨骨屑1：1混合的骨增量材料。在第一前磨牙位点的种植窝内植入直径4.1mm、平台直径4.8mm、光滑颈部

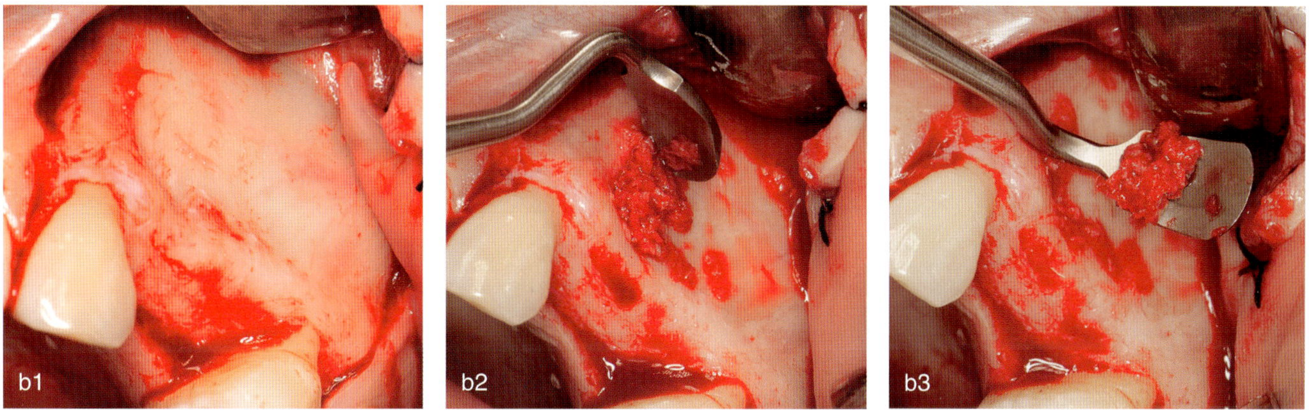

图5-20　小间隔，上颌窦底提升同期种植（续）

b. 术中照片。b1. 翻黏骨膜瓣，暴露上颌窦外侧壁，可见凹陷型骨壁，牙槽嵴顶皮质骨连续。b2，b3. 用大刮骨刀在侧壁骨窗处刮取大量自体骨骨屑团块。

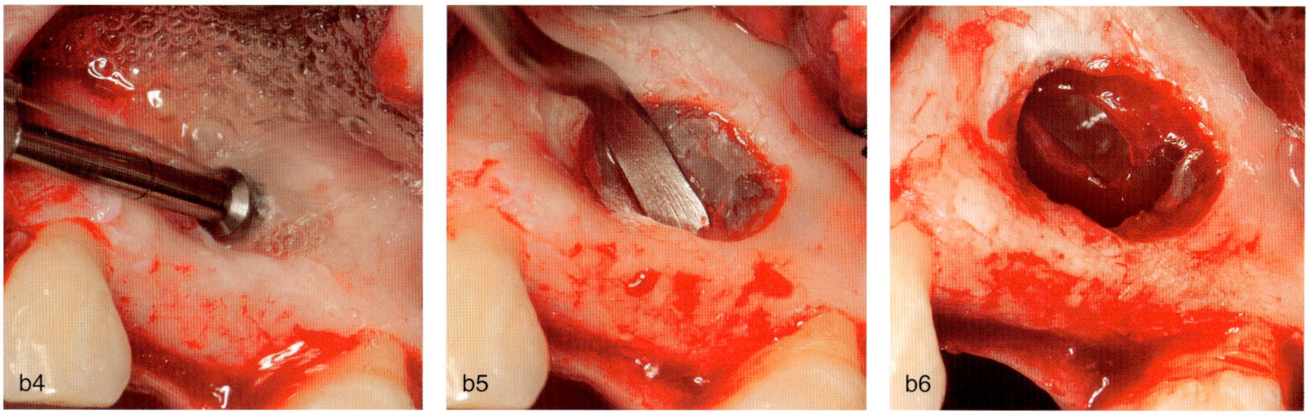

图5-20　小间隔，上颌窦底提升同期种植（续）

b. 术中照片。b4. 用钨钢球钻和金刚砂球钻侧壁开窗。b5. 形成薄片式岛状骨窗之后，用剥离子剥离窦底黏骨膜。b6. 因存在尖锐的窦底小间隔，窦底黏骨膜发生广泛的破裂。

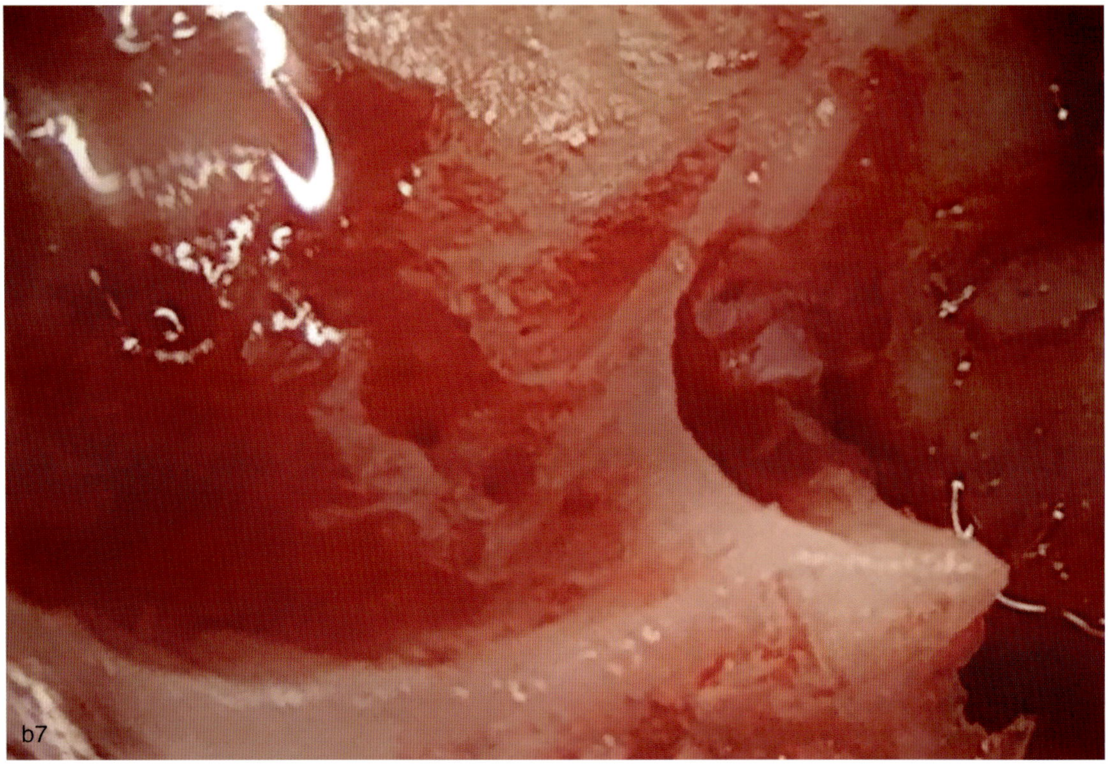

图5-20 小间隔，上颌窦底提升同期种植（续）
b. 术中照片。b7. 窦底存在尖锐的小间隔，呈颊舌向走行。

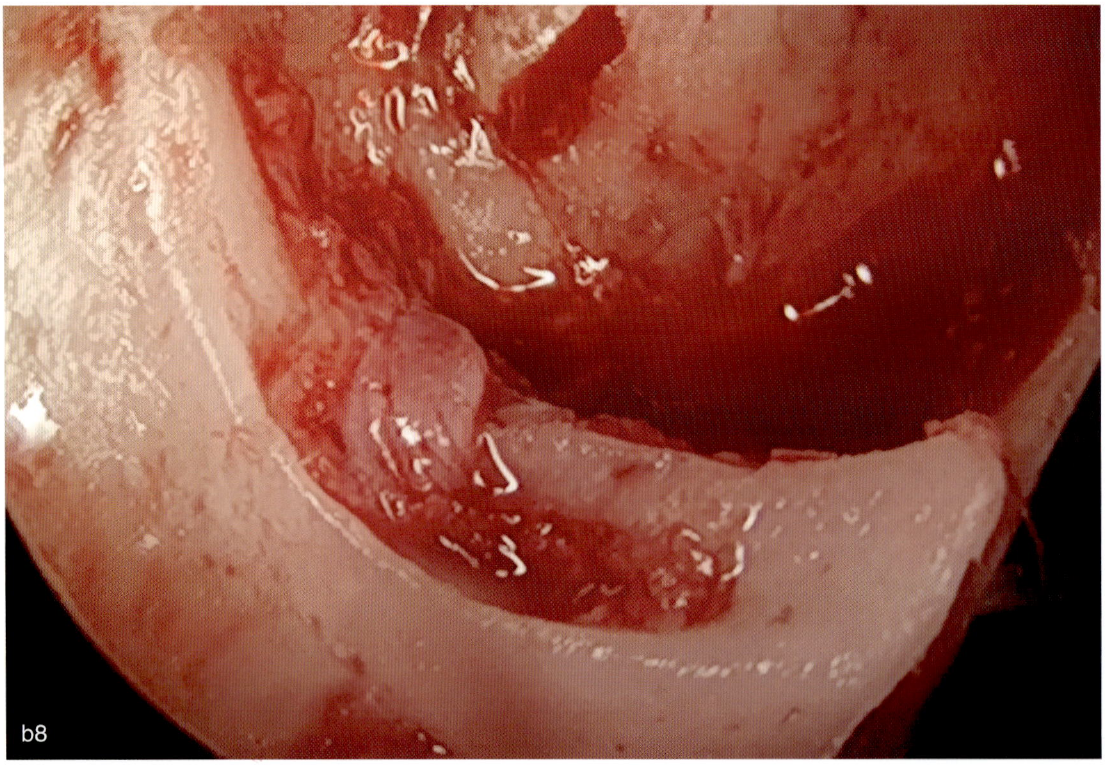

图5-20 小间隔，上颌窦底提升同期种植（续）
b. 术中照片。b8. 在窦底的两条小间隔之间形成了“船底”形凹陷，导致窦底黏骨膜剥离困难，在“船底”残存破裂的黏骨膜。

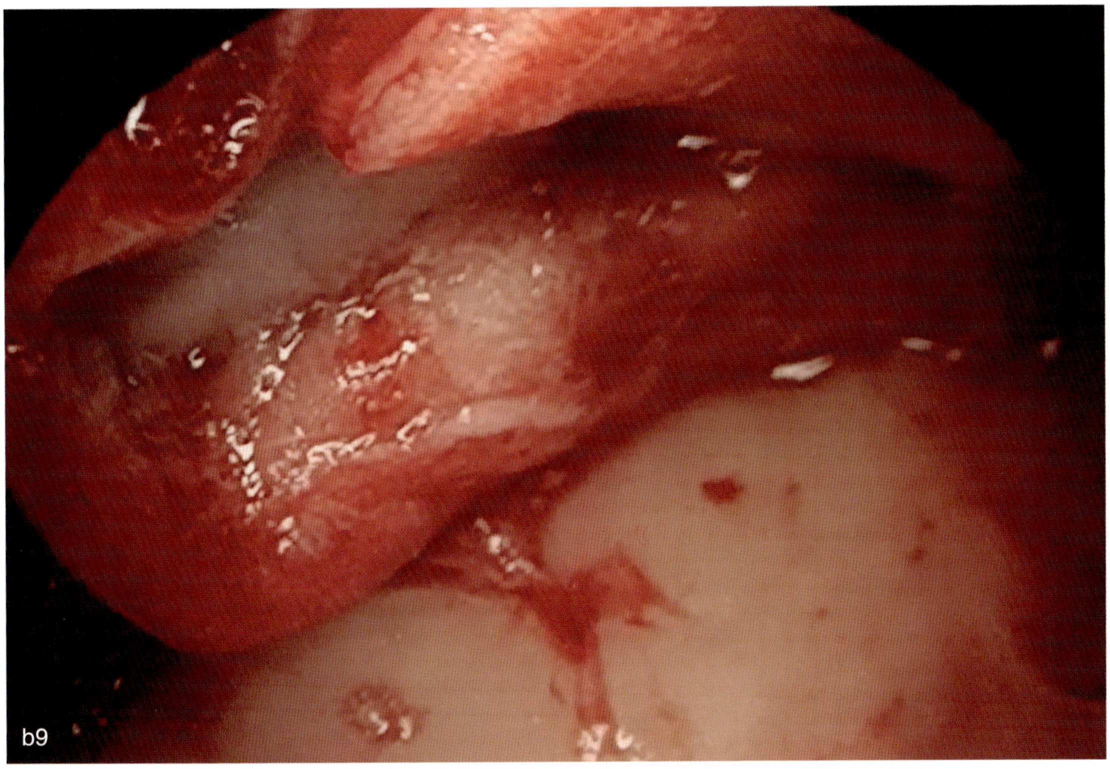

图5-20　小间隔，上颌窦底提升同期种植（续）
b．术中照片。b9．用双层生物可吸收性胶原膜覆盖黏骨膜穿孔及其周围的黏骨膜。由于吸气时的窦内负压作用，胶原膜向窦内凹陷。

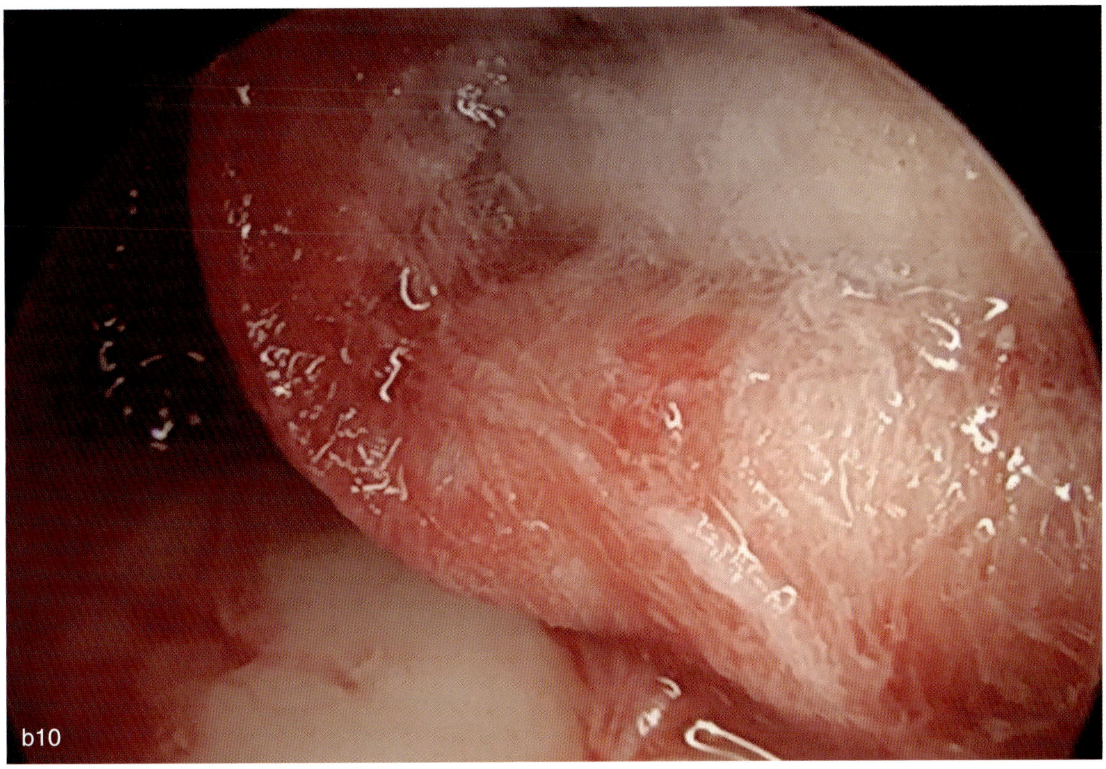

图5-20　小间隔，上颌窦底提升同期种植（续）
b．术中照片。b10．向窦内凹陷的胶原膜的近距离观。

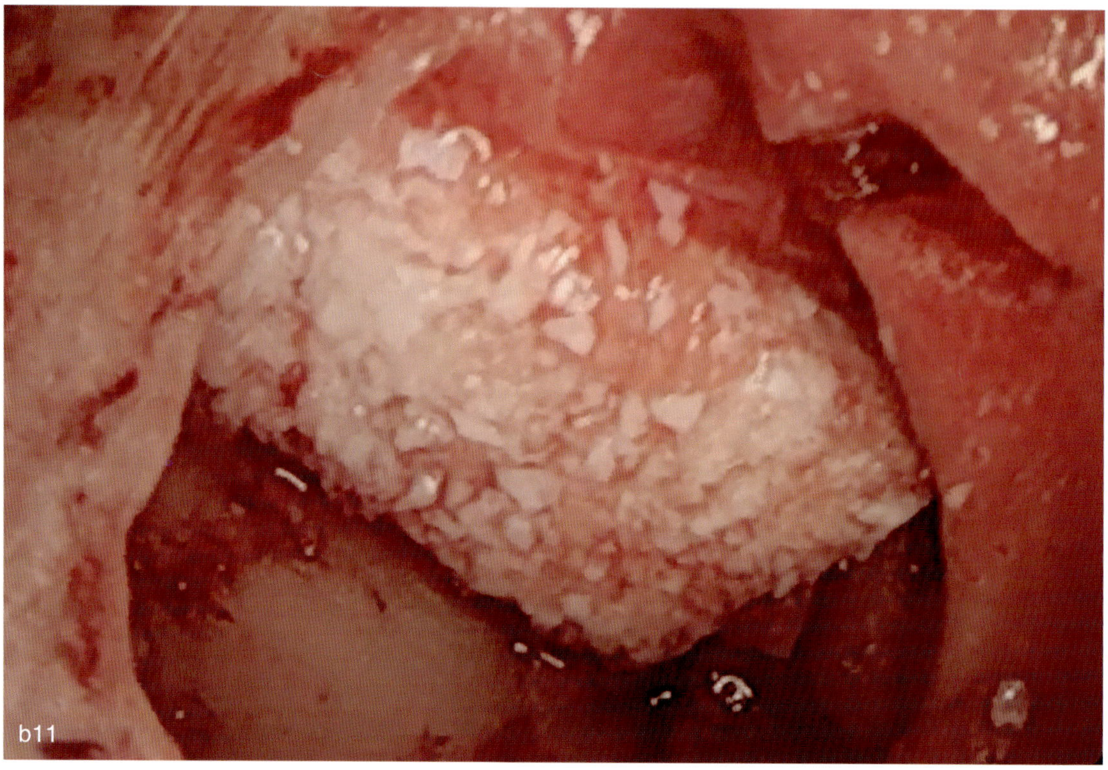

图5-20 小间隔，上颌窦底提升同期种植（续）
b. 术中照片。b11. 在向窦内凹陷的胶原膜的表面植入100mg骨胶原（含90%的去蛋白牛骨矿物质颗粒和10%的胶原）。

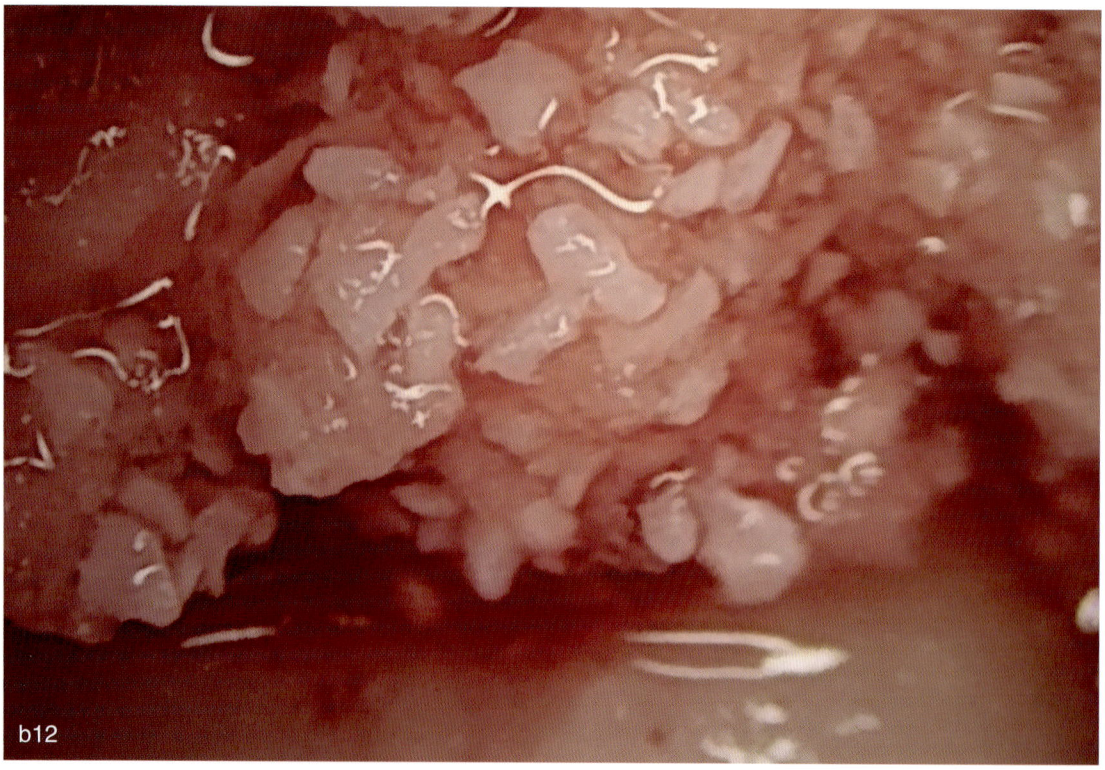

图5-20 小间隔，上颌窦底提升同期种植（续）
b. 术中照片。b12. 骨胶原（含90%的去蛋白牛骨矿物质颗粒和10%的胶原）的局部放大观。

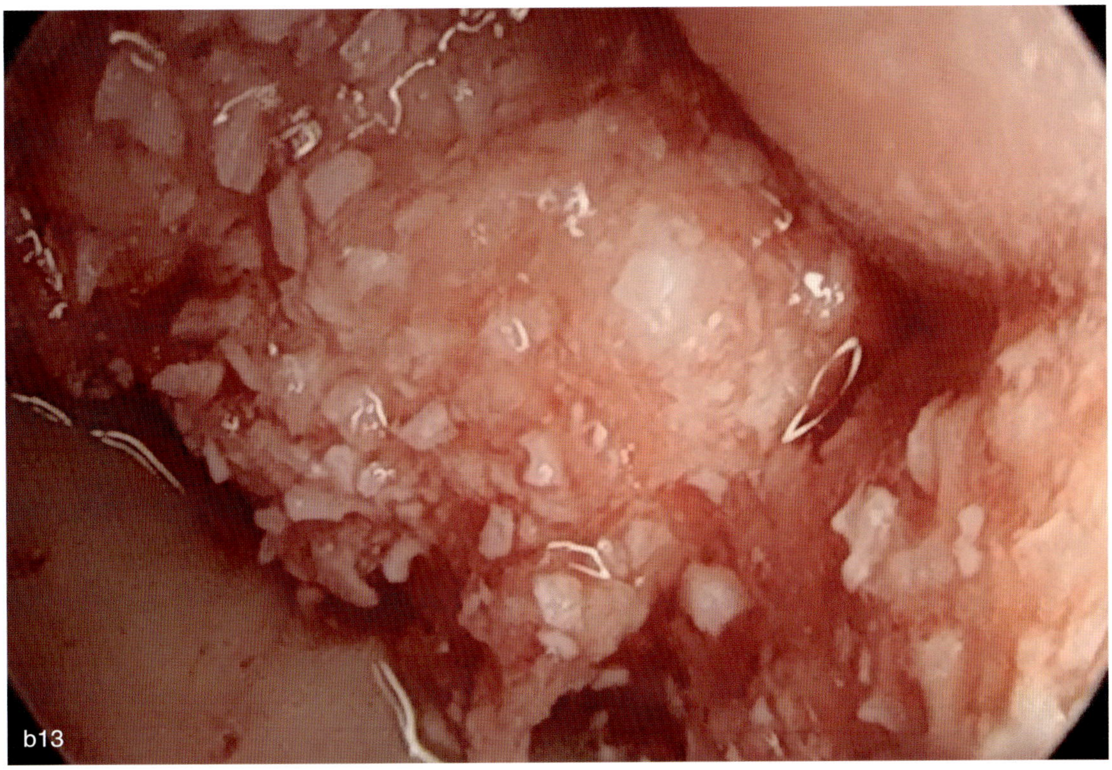

图5-20　小间隔，上颌窦底提升同期种植（续）
b. 术中照片。b13. 100mg骨胶原（含90%的去蛋白牛骨矿物质颗粒和10%的胶原）摊平。

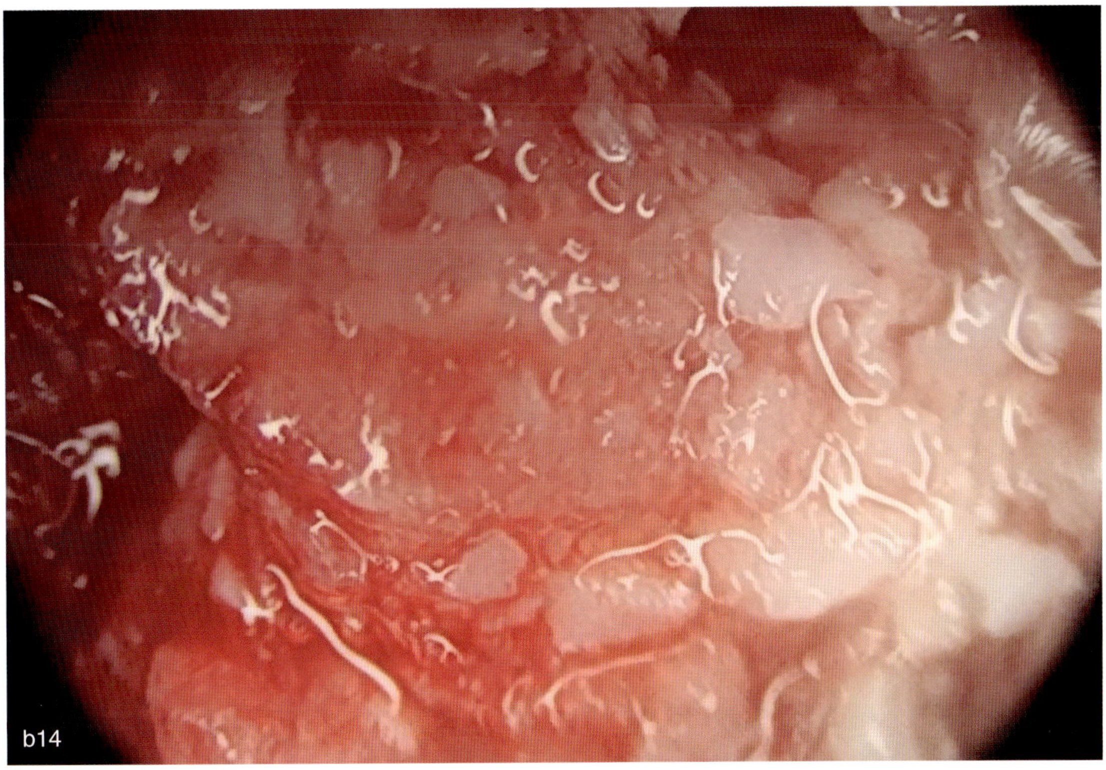

图5-20　小间隔，上颌窦底提升同期种植（续）
b. 术中照片。b14. 100mg骨胶原（含90%的去蛋白牛骨矿物质颗粒和10%的胶原）摊平的放大观。

高度1.8mm、长度均10mm的软组织水平亲水表面种植体（TL，SP，SLActive，Ti，Straumann，瑞士），部分光滑颈部位于骨内，最终植入扭矩＞35Ncm，种植体三维位置理想。再次植入骨增量材料，将植入窦内的胶原膜反折，覆盖骨增量材料和骨窗，黏骨膜瓣复位，关闭创口，潜入式愈合（图5-20b）。

术后静脉滴注克林霉素5天，每天1次，每次0.6g；静脉滴注地塞米松注射液3天，每天1次，每次10mg；呋麻滴鼻液滴鼻5天，每天2次；复方葡萄糖酸氯己定含漱液含漱，每天3次，直至10天后拆线。

术后即刻CBCT扫描显示窦底的骨增量材料呈帐篷样隆起，骨增量材料局限于窦底、充分包绕种植体。除窦底骨增量材料外，窦内也存在明显的密度增高影像，为术中的窦内出血或积液，但骨增量材料与窦内密度增高区的界限较为清晰（图5-20c，d）。

6个月后进入修复程序，CBCT扫描显示窦底呈完美的帐篷样隆起，骨增量轮廓稳定，新骨质量理想、充分包绕种植体，窦底黏骨膜无明显增厚。通过软组织环切进行二期手术，暴露种植体，ISQ平均值为82。2周后戴入螺钉固位的联冠金属烤瓷修复体，修复体远中带有一个较小的悬臂（图5-20e1，e2）。

戴入修复体后即刻拍摄的根尖放射线片显示窦底骨密度良好，骨增量轮廓清晰，骨高度理想，修复体与种植体密合，修复体远中带有悬臂（图5-20e3）。

戴入修复体2年后和5年后的CBCT显示窦底呈完美的帐篷样隆起，骨增量轮廓稳定，新骨质量理想、充分包绕种植体，窦底黏骨膜轻度增厚，疑似潴留囊肿复发，但比较稳定，窦腔内无渗出物（图5-20f，g）。

戴入修复体3年后，也完成了下颌左侧第一磨牙和第二磨牙位点的种植修复，患者对咀嚼功能满意。

戴入修复体5年后复诊时的口腔检查可见种植体周围软组织健康、稳定，螺钉固位的修复体无崩瓷，下颌磨牙为种植体支持式螺钉固位修复体（图5-20h）。

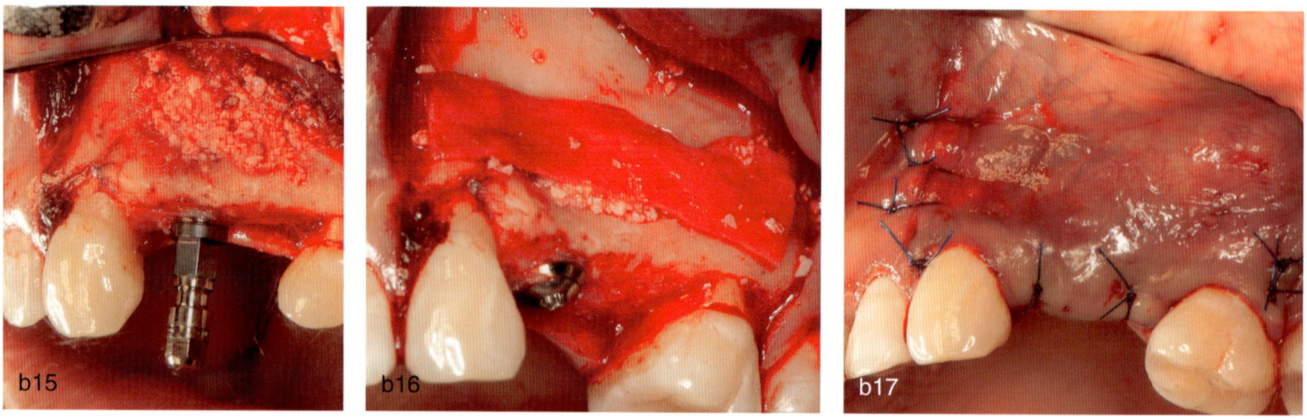

图5-20　小间隔，上颌窦底提升同期种植（续）

b. 术中照片。b15. 植入软组织水平种植体之后，再次植入骨增量材料。b16. 将植入窦底的胶原膜反折，覆盖骨增量材料和骨窗。b17. 复位黏骨膜瓣，无张力创口关闭，种植体潜入式愈合。

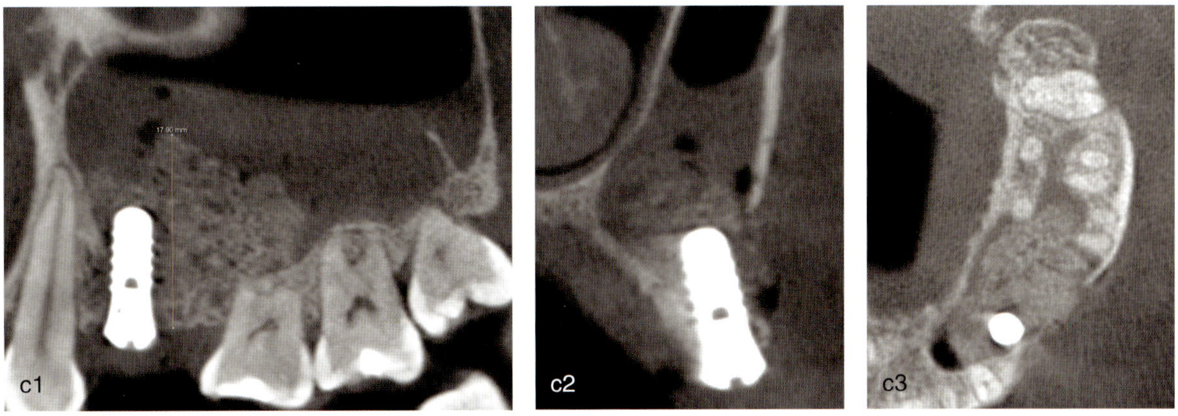

图5-20　小间隔，上颌窦底提升同期种植（续）

c. 术后即刻上颌左侧CBCT扫描。c1. 后牙牙弓的近远中向断层。c2. 第一前磨牙位点种植体的颊舌向断层。c3. 种植体根尖的水平面断层。骨增量材料向窦内帐篷样隆起。此外，还存在明显的密度增高影像，与骨增量材料界限清晰。

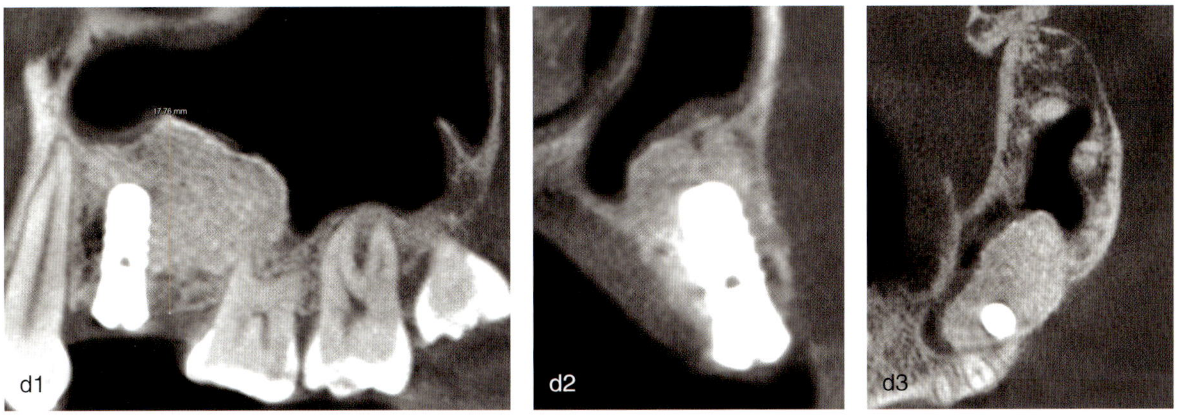

图5-20　小间隔，上颌窦底提升同期种植（续）

d. 术后即刻上颌左侧CBCT扫描。d1. 后牙牙弓的近远中向断层。d2. 第一前磨牙位点种植体的颊舌向断层。d3. 种植体根尖的水平面断层。窦底呈完美的帐篷样隆起，骨增量轮廓稳定，新骨质量理想、充分包绕种植体。

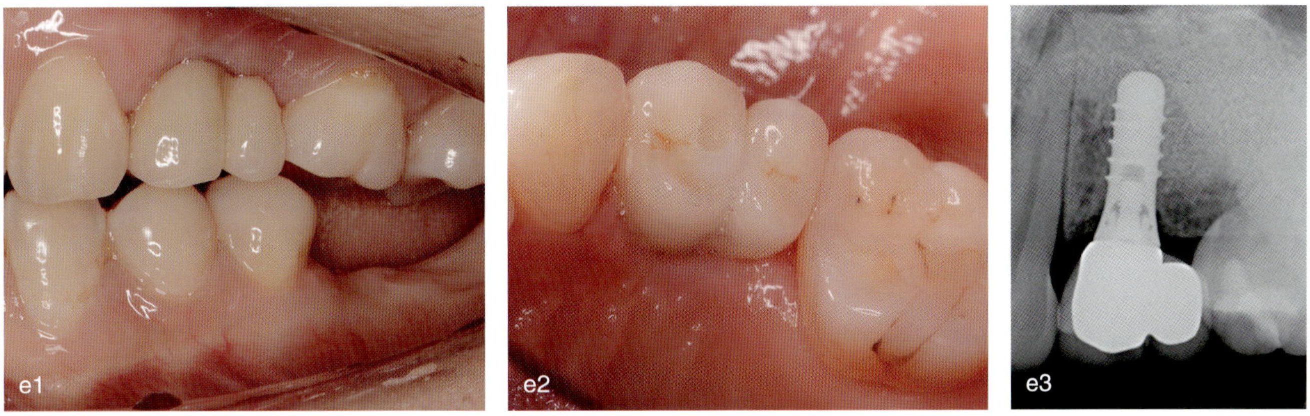

图5-20　小间隔，上颌窦底提升同期种植（续）

e. 术后6个月进入修复程序。e1. 侧面观。e2. 殆面观。戴入第一前磨牙位点种植体支持式两单位粘接固位的全瓷修复体（第二前磨牙位点为悬臂修复体）。e3. 戴入修复体后即刻拍摄的根尖放射线片，种植体周围骨高度理想，修复体与种植体密合。

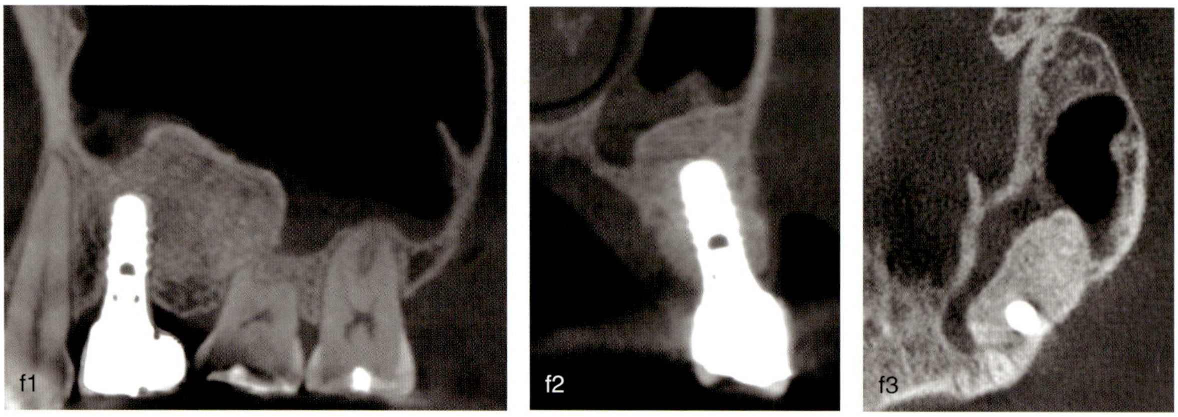

图5-20 小间隔，上颌窦底提升同期种植（续）

f. 戴入修复体2年后的上颌左侧CBCT扫描。f1. 后牙牙弓的近远中向断层。f2. 第一前磨牙位点的颊舌向断层。f3. 种植体根尖的水平面断层。窦底呈完美的帐篷样隆起，骨增量轮廓稳定，新骨质量理想、充分包绕种植体，窦底黏骨膜轻微增厚。

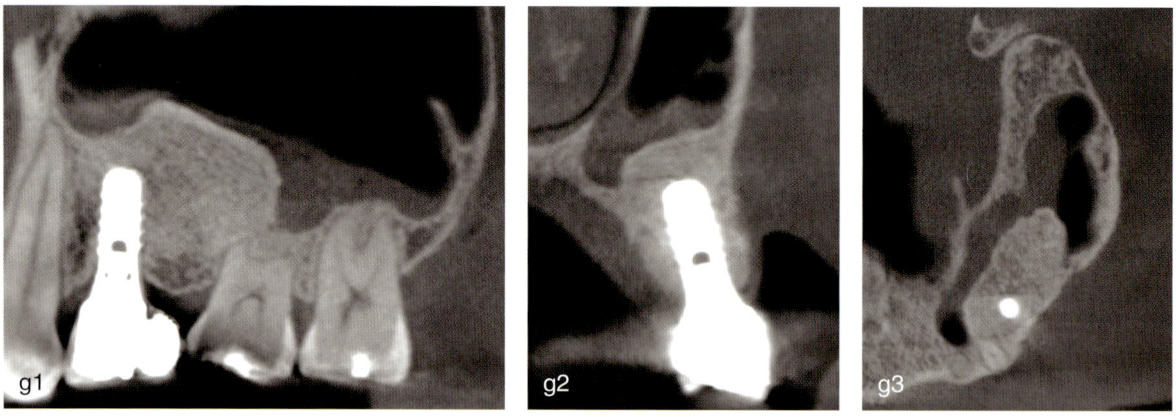

图5-20 小间隔，上颌窦底提升同期种植（续）

g. 戴入修复体5年后的上颌左侧CBCT扫描。g1. 后牙牙弓的近远中向断层。g2. 第一前磨牙位点的颊舌向断层。g3. 种植体根尖的水平面断层。窦底呈完美的帐篷样隆起，骨增量轮廓稳定，新骨质量理想、充分包绕种植体，窦底黏骨膜仍然表现出轻微增厚。

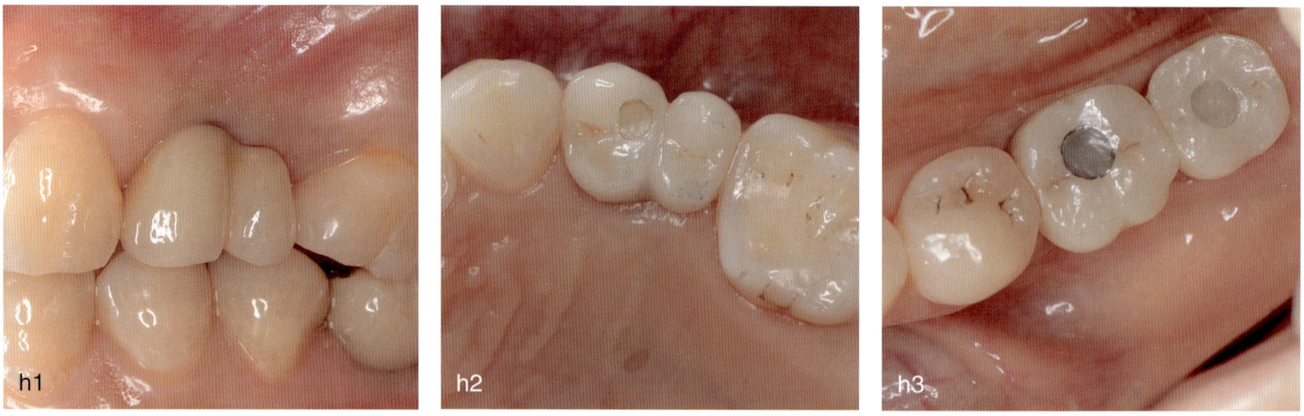

图5-20 小间隔，上颌窦底提升同期种植（续）

h. 戴入修复体5年后复诊时的口内照片。h1. 侧面观。h2. 殆面观。种植体周围软组织健康、稳定，修复体无崩瓷。h3. 下颌左侧的殆面观。下颌缺失的磨牙也完成了种植修复。

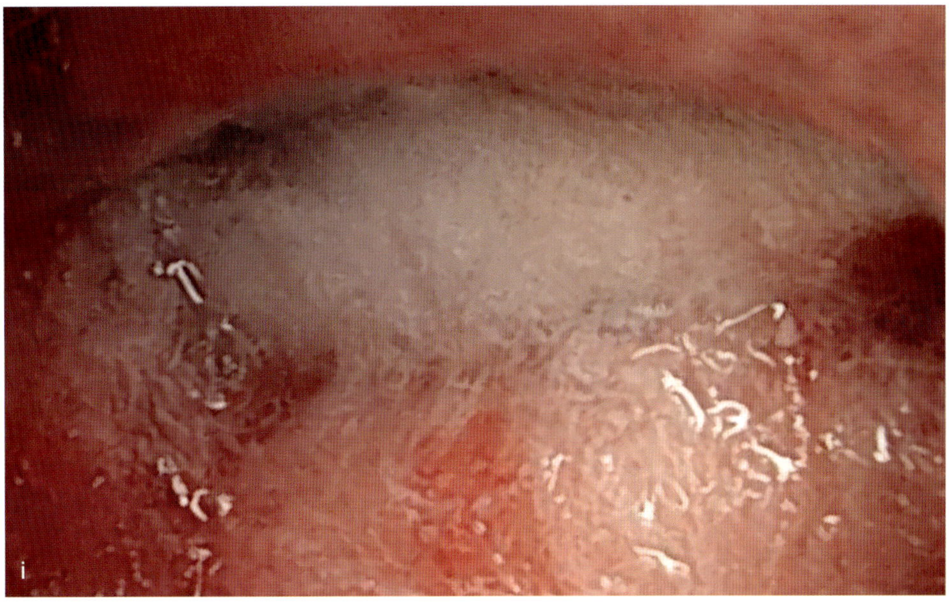

图5-20 小间隔，上颌窦底提升同期种植（续）
i. 用双层生物可吸收性胶原膜覆盖黏骨膜，有效封堵了大面积黏骨膜穿孔及其周围的黏骨膜，在吸气时的窦内负压作用下，依然可见胶原膜向窦内凹陷。因此，广泛覆盖穿孔周围黏骨膜，防止其滑入窦内是封堵穿孔的关键。

讨论

本病例存在窦底小间隔，在剥离窦底黏骨膜时发生了广泛的窦底黏骨膜穿孔。在修补穿孔之后，继续完成了窦底提升和种植体植入，5年的随访结果显示窦底骨轮廓非常稳定，获得了完美的骨增量效果。

关于窦底小间隔的黏骨膜穿孔风险

当窦底存在小间隔时，显著增加了窦底黏骨膜的剥离难度，增加了骨膜损伤、破裂和黏骨膜穿孔的风险。本病例，在窦底存在两条距离较近、颊舌向走行的小间隔，形成一个"船"形凹陷，无法将钻入"船底"的黏骨膜完整剥离，形成了广泛的黏骨膜穿孔。

关于广泛的黏骨膜穿孔的修补方法

由于黏骨膜穿孔超过了20mm，只能用"广泛性黏骨膜穿孔"进行描述。尽管如此之大的黏骨膜穿孔的修复存在困难，但由于能够将穿孔深部的窦底黏骨膜从窦底骨壁剥离，依然具备黏骨膜穿孔的修补指征。本病例的具体修补方法如下：

- 用细缝线缩小穿孔。
- 用双层生物可吸收性胶原膜（图5-20i），覆盖穿孔及其周围的黏骨膜，胶原膜延伸至窦外，以增强其稳定性。
- 在覆盖穿孔部位的胶原膜下方植入一层骨胶原，以增加黏骨膜的稳定性。
- 在骨胶原的下方植入去蛋白牛骨矿物质与自体骨骨屑混合的骨增量材料，为新骨形成质量提供了保障。

关于囊肿的处理

因为存在于上颌窦前壁的疑似潴留囊肿较小，未将其摘除，但戴入修复体2年和5年的CBCT扫描发现窦底黏骨膜增厚，疑似囊肿复发。尽管缺乏共识，仍然提示我们可能摘除囊肿是本病例的更佳选择。

外科程序：宿玉成、林婷；修复程序：汪霞；术中摄像和照相：胡翩翩；手术配合：刘敏、陶丹；放射线诊断程序：苑秋华、王倩；病例完成时间：2017年

Chapter 6

Maxillary Sinus Cyst and Technique for Sinus Floor Elevation

Su Yucheng, Li Cuiying

第6章

上颌窦囊肿与侧壁开窗上颌窦底提升

宿玉成　李翠英

6.1 上颌窦内的囊肿

在上颌窦内发现的囊肿为两种不同的类型：①原发于上颌窦黏膜的黏膜囊肿，即上颌窦囊肿；②原发于上颌骨、突入到上颌窦内的囊肿，即颌骨囊肿。

6.1.1 突入上颌窦内的颌骨囊肿

突入到上颌窦内的颌骨囊肿，包括牙源性和非牙源性囊肿两种类型。

- **牙源性囊肿**　突入上颌窦内的颌骨囊肿多为牙源性囊肿（odontogenic cyst），包括含牙囊肿（dentigerous cyst）、根端囊肿（periapical cyst）和牙源性角化囊肿（odontogenic keratocyst）等。
- **非牙源性囊肿**　非牙源性囊肿主要是鼻腔或上颌窦手术时黏膜上皮侵入上颌骨[1]、上颌窦底提升时黏膜上皮侵入骨增量区[2-3]所形成的术后纤毛囊肿（post-surgical ciliated cyst），后者较为罕见[2]。术后纤毛囊肿的组织学特征是囊壁被覆纤毛上皮[4]。

在种植手术前，应当将突入到上颌窦的颌骨囊肿摘除。这些囊肿的典型放射线表现为窦腔内的球形透射影像，周围为受压变薄的骨白线。患者无自觉临床症状，继发感染后可表现为眶周和面颊部胀痛。与上颌窦囊肿相比，进入窦内的颌骨囊肿较少，不是本章的讨论重点。在此，只例举3个病例帮助读者理解颌骨囊肿与上颌窦囊肿的鉴别诊断（图6-1～图6-3）。

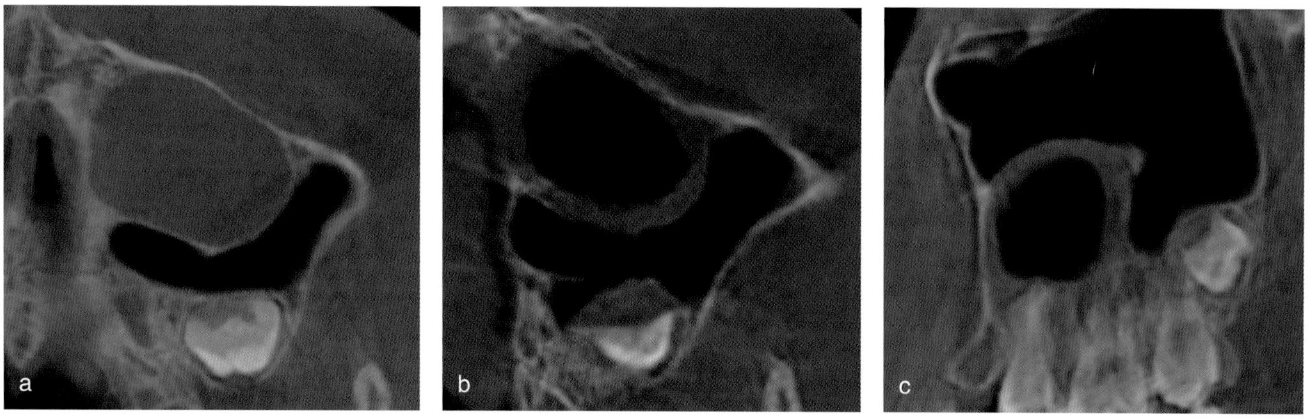

图6-1　颌骨囊肿

13岁男性患者，临床诊断为上颌左侧颌骨囊肿，CBCT扫描。a. 囊肿膨胀性生长，突入窦内，形成受压变薄的皮质骨白线。b，c. 通过第一磨牙腭侧龈沟内的瘘道冲出大量黏液，可见沿膨隆骨板内衬较厚囊壁。（感谢院外同道为本书提供此病例）

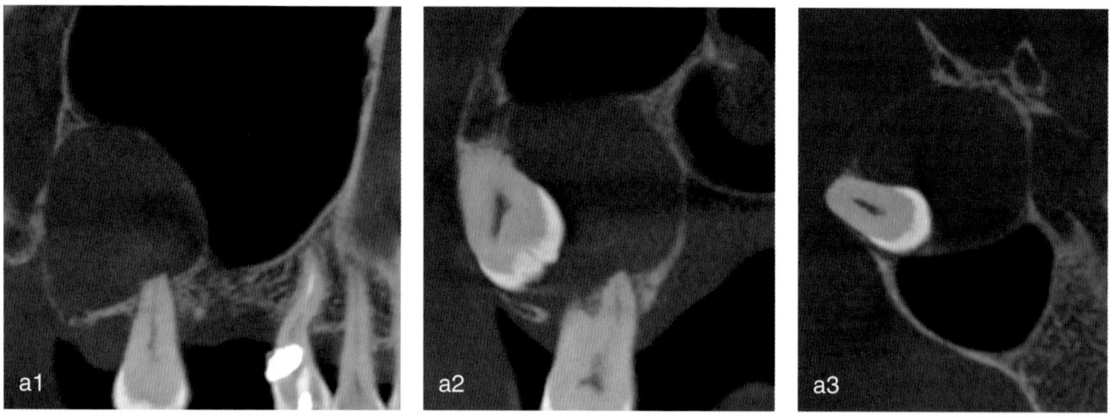

图6-2　含牙囊肿

67岁女性患者，临床诊断为上颌左侧颌骨囊肿，病理诊断为含牙囊肿。a. CBCT扫描，冠状面（a1）、矢状面（a2）和水平面（a3）断层。囊肿膨胀性生长，突入窦内，形成受压变薄的皮质骨白线，第二磨牙腭根根尖吸收，囊肿内的第三磨牙紧贴窦外侧壁。

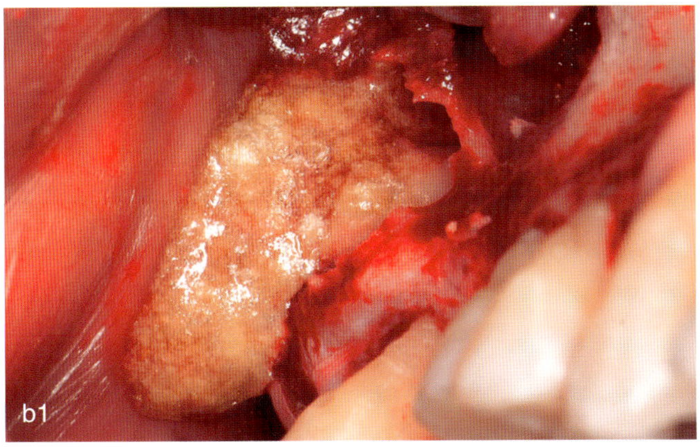

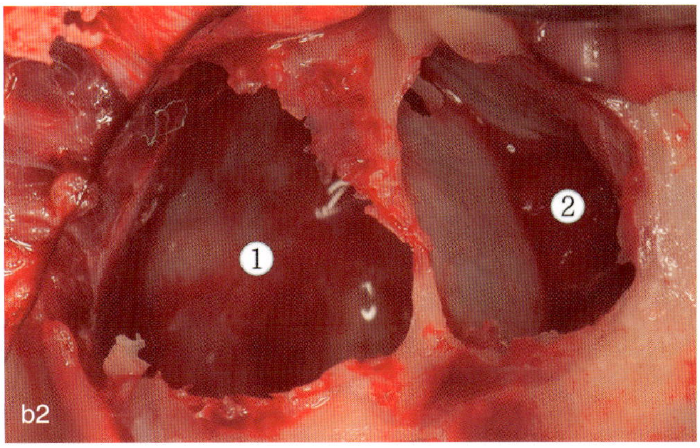

图6-2　含牙囊肿（续）
b. 术中照片。b1. 切开囊肿外侧壁，可见含有大量胆固醇结晶的黏稠囊液。b2. 摘除囊肿之后，可见沿窦腔向前、向后和向上膨隆的骨板，即CBCT扫描所见的骨白线。1. 囊腔；2. 窦腔。

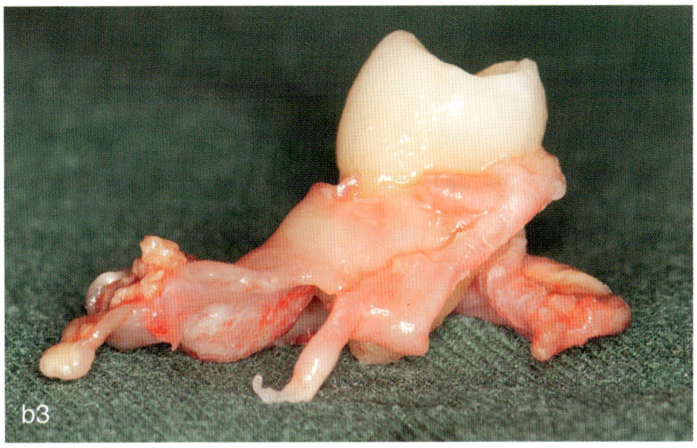

图6-2　含牙囊肿（续）
b. 术中照片。b3. 摘除的囊壁和牙齿，囊壁包绕未萌出的牙冠颈部。

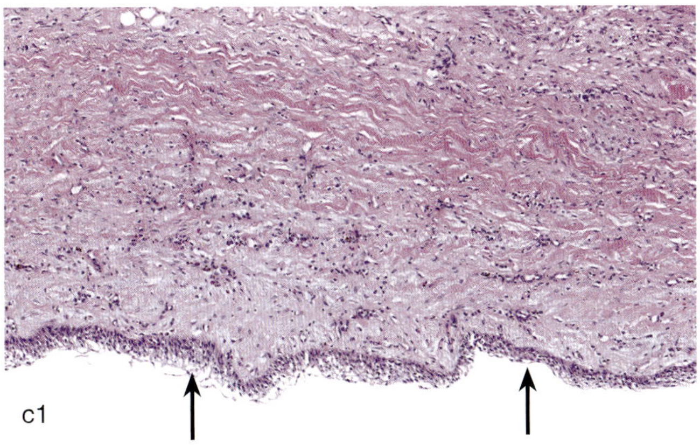

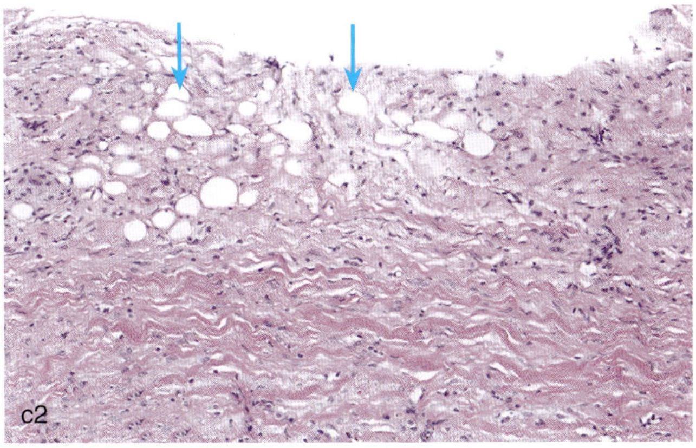

图6-2　含牙囊肿（续）
c. 组织学检查。c1. 可见囊壁内衬薄层复层鳞状上皮（黑色箭头所示），表层细胞伴有水肿。纤维性囊壁增厚，伴慢性炎症细胞浸润。c2. 靠近上颌窦骨壁的纤维结缔组织内可见脂肪变性（蓝色箭头所示）。

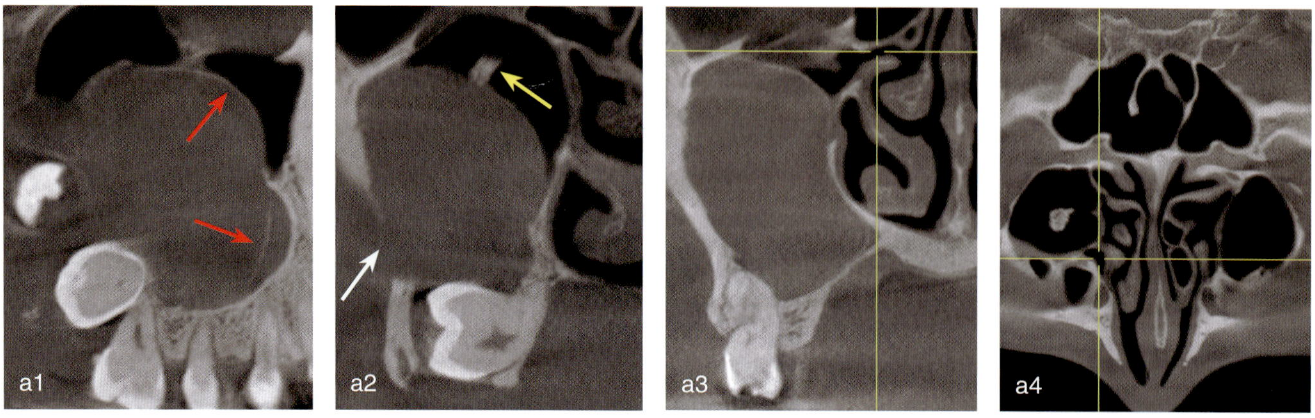

图6-3　牙源性角化囊肿

29岁女性患者，临床诊断为上颌左侧颌骨囊肿，病理诊断为牙源性角化囊肿。患者在本院治疗牙病时，发现此病变。CBCT扫描：a1，a2. 囊肿较大，波及第二磨牙和第三磨牙，上颌后部的侧壁存在骨缺损（白色箭头所示），骨白线清晰（红色箭头所示），并有小块骨壁被挤压到囊肿上方（黄色箭头所示）。a3，a4. 上颌窦开口（十字线交叉点）通畅、窦口-鼻道复合体清晰。准备择期摘除囊肿。

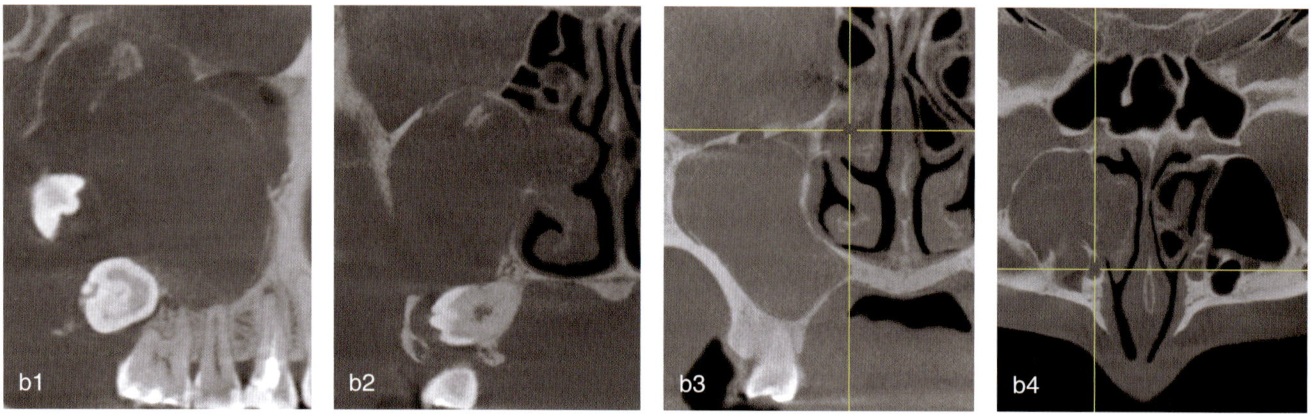

图6-3　牙源性角化囊肿（续）

1个月后患者突然发热，右侧眶周及面颊部胀痛。CBCT扫描：b1，b2. 窦内充满密度增高影像，骨白线和小块骨壁“漂浮”其中。b3，b4. 上颌窦开口（十字线交叉点）堵塞、窦口-鼻道复合体肿胀。诊断为上颌骨囊肿并发急性鼻-鼻窦炎，静脉滴注抗生素。

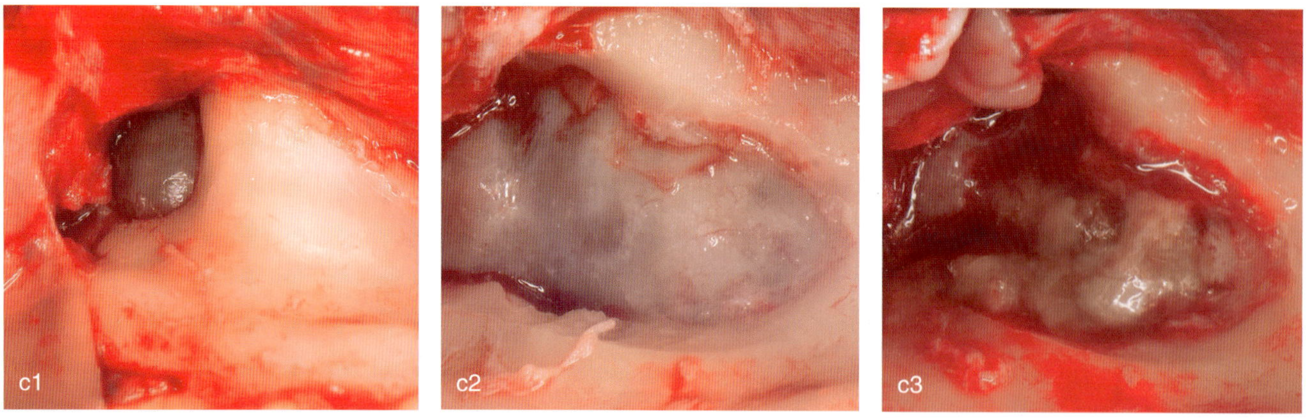

图6-3　牙源性角化囊肿（续）

全身用药两天后摘除囊肿、上颌窦清创。c. 术中照片。c1. 按照侧壁开窗上颌窦底提升暴露上颌窦侧壁，远中骨壁存在骨缺损。c2. 侧壁开窗，暴露上颌窦黏骨膜的骨膜层。c3. 切开骨膜层，可见囊腔中的黏稠囊液。

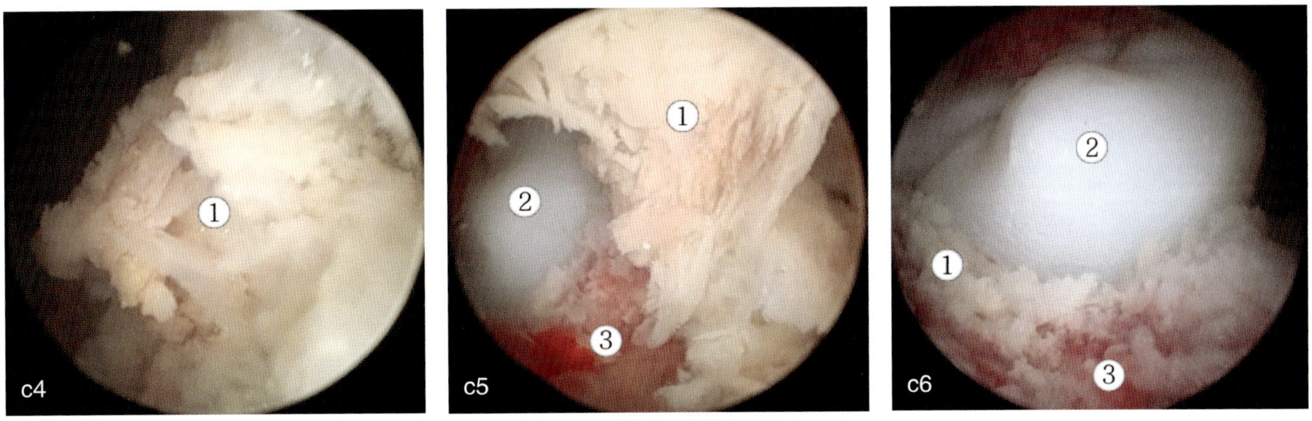

图6-3　牙源性角化囊肿（续）

全身用药两天后摘除囊肿、上颌窦清创。c4～c6. 术中照片，电子内镜检查。c4. 囊腔中充满黏稠的囊液。c5. 用冲水电子内镜冲出部分囊液之后，暴露位于囊腔内的部分第三磨牙。c6. 冲出囊腔中大部分黏稠的囊液之后，暴露出牙冠，周围仍被囊液所包绕。1. 囊液；2. 牙冠；3. 囊壁。

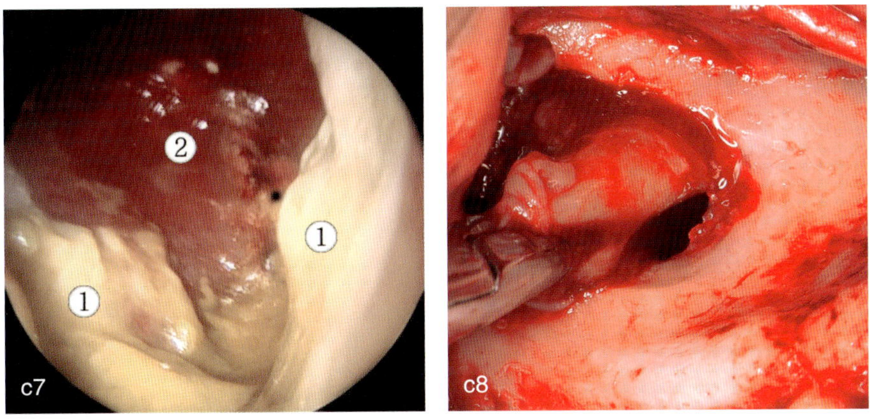

图6-3　牙源性角化囊肿（续）

全身用药两天后摘除囊肿、上颌窦清创。c7. 术中照片，电子内镜检查。清除大部分囊液，准备摘除囊壁。c8. 术中照片，摘除囊壁。1. 囊液；2. 囊壁。

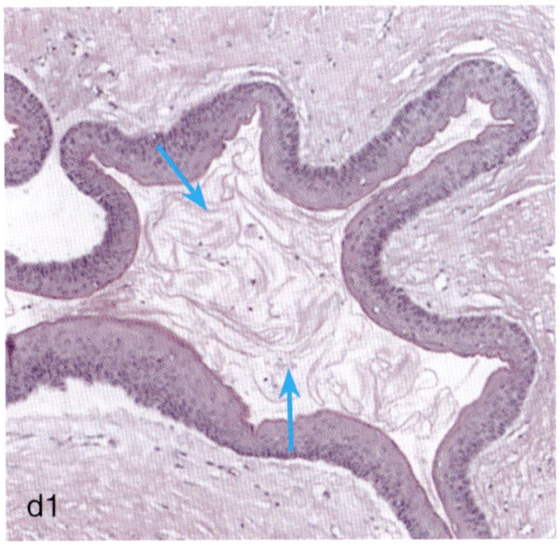

图6-3　牙源性角化囊肿（续）

d. 组织学检查。d1. 囊腔内有嗜伊红染色的角化丝（箭头所示）。

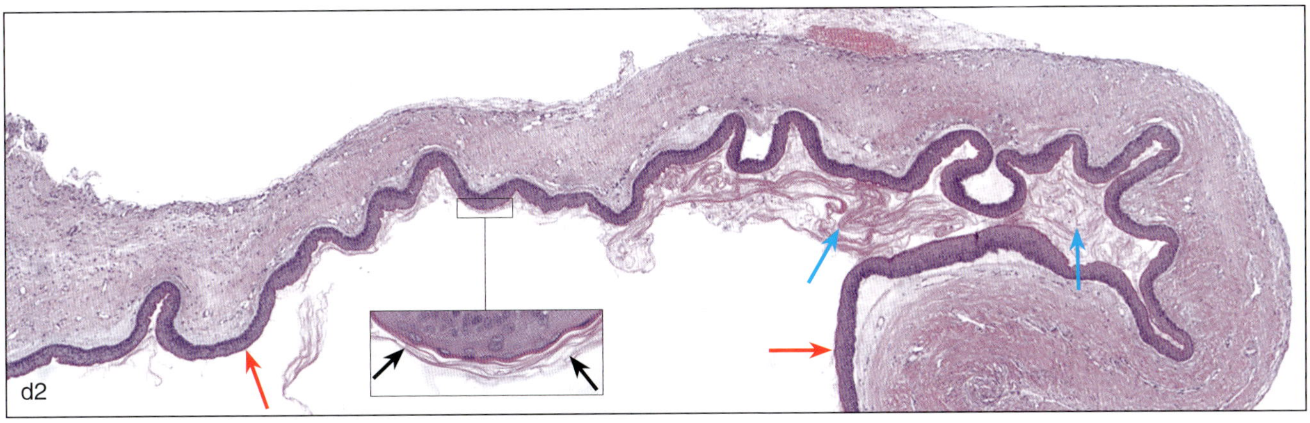

图6-3　牙源性角化囊肿（续）

d. 组织学检查。d2. 囊壁内衬厚薄均一的薄层复层鳞状上皮（红色箭头所示），呈不规则的波纹状，其表面可见薄层正角化形成（黑色箭头所示）。囊腔内有嗜伊红染色的角化丝（蓝色箭头所示），上皮下无钉突形成，纤维囊壁内局部可见轻度炎症细胞浸润。

6.1.2 上颌窦囊肿和囊肿样病变

在了解上颌窦囊肿之前，必须清晰了解上颌窦黏骨膜的构成。如前所述，上颌窦黏骨膜分为3层：上皮层、固有层和骨膜层。上皮层为带有杯状细胞的假复层纤毛柱状上皮，但杯状细胞的数量少于鼻黏膜。固有层由疏松的结缔组织组成，下方为较为致密的骨膜层。在正常上颌窦黏骨膜中，固有层中的黏液腺很少，通常分布于上颌窦开口周围。而发生上颌窦感染时，其他部位固有层中的腺体数量明显增多[5]。

上颌窦囊肿（maxillary sinus cyst）是指发生于上颌窦黏膜的囊肿，是上颌窦黏膜囊肿（maxillary sinus mucosal cyst）的简称。上颌窦囊肿的发病率较高，在人群中的检出率为12.4%～16.4%，多发生于单侧上颌窦，有10%～20%的病例发生于双侧上颌窦[6]。

对于发生于上颌窦黏膜的囊肿的早期分类十分混乱。直到1984年，口腔病理医生Gardner[5]提出了新分类并一直沿用至今：上颌窦黏膜囊肿和囊肿样病变包括假性囊肿、潴留囊肿和黏液外渗症（原文为“Cysts and cystlike processes arising from the sinus mucosa 1. Pseudocysts 2. Retention cysts 3. Mucoceles”）。

上颌窦假性囊肿

- **假性囊肿的一般性定义** 囊肿（cyst）的定义[7]为机体内的异常闭合腔隙，内衬上皮衬里，含有液体或半固体物质。没有上皮衬里的腔隙，被称之为假性囊肿（pseudocyst）或假囊肿（false cyst），为非分泌性囊肿（nonsecreting cyst）。
- **上颌窦假性囊肿的定义** 上颌窦假性囊肿（maxillary sinus pseudocyst，sinus pseudocyst）是局部炎症导致毛细血管脆性增加，血管内液体渗出并积聚于上颌窦黏骨膜的固有层内[8]，囊液为半透明的淡黄色液体，囊壁为纤维结缔组织，无上皮衬里。

上颌窦潴留囊肿

- **潴留囊肿的一般性定义** 潴留囊肿（retention cyst），或称之为黏液潴留囊肿（mucous retention

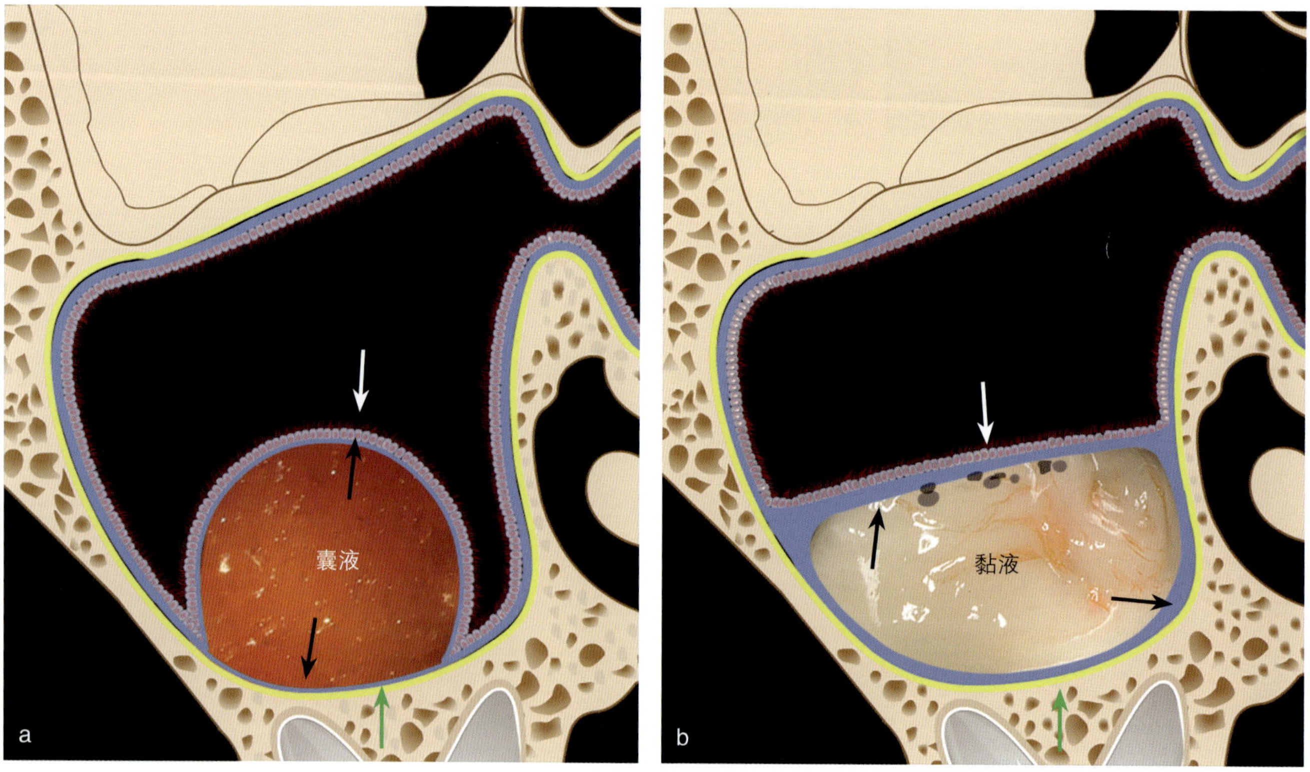

图6–4 上颌窦囊肿的位置

a. 上颌窦假性囊肿位置模式图，囊液位于黏骨膜的固有层内，上颌窦开口通畅。b. 上颌窦潴留囊肿模式图，黏液位于黏骨膜的固有层内，上颌窦开口通畅。白色箭头：黏骨膜的上皮层；绿色箭头：黏骨膜的骨膜层；黑色箭头：黏骨膜的固有层。

cyst），由唾液腺导管堵塞引起的含黏液的潴留囊肿，表现为口腔黏膜小结节[7]，为分泌性囊肿（secreting cyst），导管扩张形成上皮衬里。

● **上颌窦潴留囊肿的定义**　上颌窦潴留囊肿（maxillary sinus retention cyst，sinus retention cyst）分为两类：①导管堵塞形成较小潴留囊肿，表现为含黏液的上颌窦黏膜小结节，通常位于上颌窦开口周围，有上皮衬里；②黏液从破裂的腺体导管、腺泡中外溢并积聚于上颌窦黏骨膜固有层中，属于黏液外渗现象，形成黏液池，不存在上皮衬里。

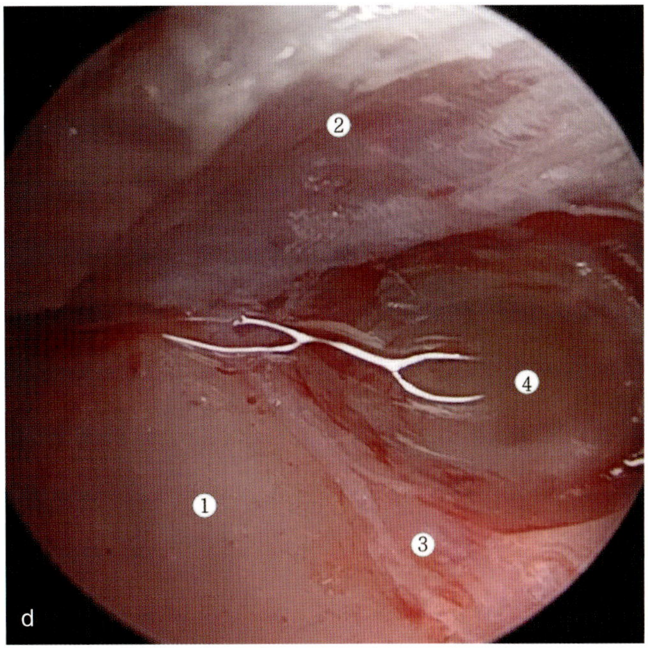

图6–4　上颌窦囊肿的位置（续）
d. 上颌窦潴留囊肿的术中电子内镜照片。切开窦底黏骨膜的骨膜层，可见积聚于固有层中的黏液。1. 窦底骨壁；2. 黏骨膜；3. 骨膜层；4. 黏液。

上颌窦黏液外渗症

● **口腔黏膜黏液外渗症的一般性定义**　口腔黏膜的黏液外渗症（mucocele）是从破裂的小唾液导管和/或腺泡溢出的黏液积聚于口腔黏膜固有层中，形成口腔黏膜结节性病变（不是囊肿）[9]，不存在上皮衬里，与"黏液溢出反应（mucous escape reaction）"和"黏液溢出现象（mucous extravasation phenomenon）"为同义词。

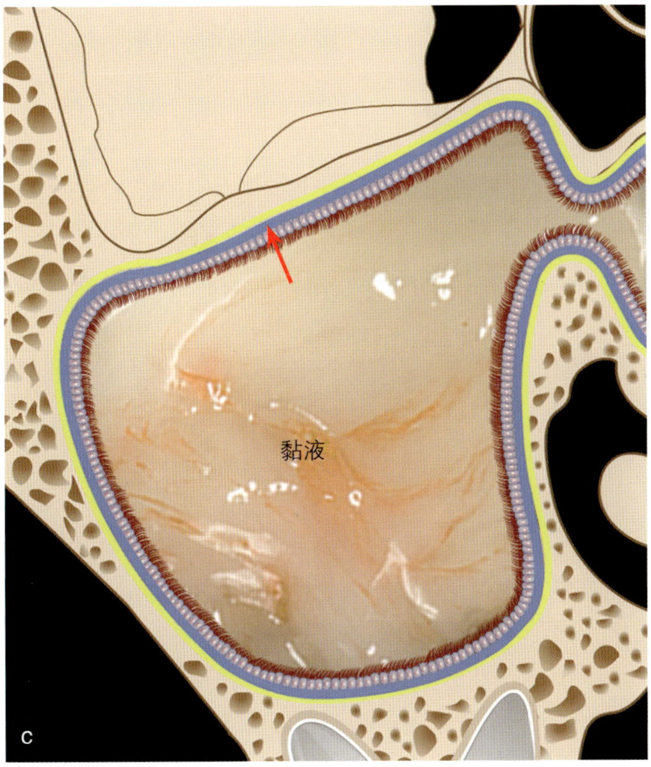

图6–4　上颌窦囊肿的位置（续）
c. 上颌窦黏液外渗症位置模式图，黏液位于窦腔内，上颌窦开口堵塞。黏骨膜（箭头所示）。

● **上颌窦黏液外渗症的定义**　鼻窦的黏液外渗症（mucocele）通常发生于筛窦、额窦和蝶窦，也可见于上颌窦。上颌窦开口堵塞时，上皮杯状细胞分泌的黏液无法排除，积聚并存留于窦腔内，形成上颌窦黏液外渗症（maxillary sinus mucocele）。黏液积聚于窦腔内，而不是上颌窦黏膜内，不是"囊肿（cyst）"，上皮衬里也无从谈起。在中文文献中，将"mucocele"译为"黏液囊肿"是一个错误。显然，1984年，Gardner[5]已经提出了这一组疾病包括上颌窦黏膜囊肿和囊肿样病变，其中上颌窦假性囊肿和潴留囊肿位于上颌窦黏骨膜的固有层内，而上颌窦黏液外渗症并非位于上颌窦黏膜内，而是位于窦腔内的黏液积聚（图6–4）。

上颌窦黏膜囊肿和囊肿样病变的分类：
上颌窦假性囊肿（pseudocyst）
上颌窦潴留囊肿（retention cyst）
上颌窦黏液外渗症（rucocele）

6.1.3 上颌窦假性囊肿

上颌窦假性囊肿的发病率为7.3%～14%[10]，为上颌窦内的无害病变。就上颌窦底提升病例而言，不摘除假性囊肿的风险在于：①因为囊壁菲薄，破裂之后流出的囊液可能会影响骨增量效果，甚至导致窦内或骨增量材料感染；②如果囊肿巨大，术后有堵塞上颌窦开口的风险。建议通过侧壁开窗技术摘除囊肿，如果能够有效地修补黏骨膜穿孔，可以同期进行上颌窦底提升。否则，可在3个月后再进行上颌窦底提升。

定义

炎症导致毛细血管脆性增加，血管内液体渗出形成的非分泌性囊肿，纤维结缔组织囊壁无上皮衬里。

病因

上颌窦黏膜毛细血管脆性增加的原因多为上颌窦感染或变态反应等，牙源性感染也是主要原因之一。

临床症状

无临床症状，通常发现于放射线检查时。当巨大的假性囊肿堵塞上颌窦开口时，会出现程度不一的患侧眶周、头部和面颊部持续性胀痛，有时较为剧烈。

放射线表现

囊肿通常从窦底向窦内隆起，均匀一致的放射线密度增高影像呈穹隆状、球状或半球状，与窦壁成锐角。邻近囊肿的窦壁黏膜无增厚，上颌窦开口通畅。

组织学表现

囊肿位于疏松的固有层，将上颌窦黏膜向窦内穹隆状拱起。许多文献错误地认为假性囊肿位于骨膜下（即骨膜与骨壁之间）。囊壁菲薄，无上皮衬里，囊壁可见丰富的小血管网和致密纤维结缔组织条索，并有程度不同的炎症细胞浸润，有时囊壁内可见胆固醇结晶裂隙和多核巨细胞。囊液呈淡黄色的流动性液体，无黏蛋白和脱落细胞，有时也可见胆固醇结晶。

鉴别诊断

上颌窦假性囊肿诊断与鉴别诊断主要依据放射线检查，如MSCT和CBCT。

- **上颌窦假性囊肿** 密度增高影像呈穹隆状、球状或半球状，与窦壁成锐角。
- **上颌窦潴留囊肿** 密度增高影像呈平面状或不规则状，与窦壁接近于直角，可见“空泡”影像。
- **上颌窦息肉** 为多发性的密度增高影像，呈下垂或不规则形，邻近黏膜会因水肿而不规则增厚。

处理

存在假性囊肿的上颌窦底提升有4种临床策略：①不摘除假性囊肿，上颌窦底提升；②只抽吸假性囊

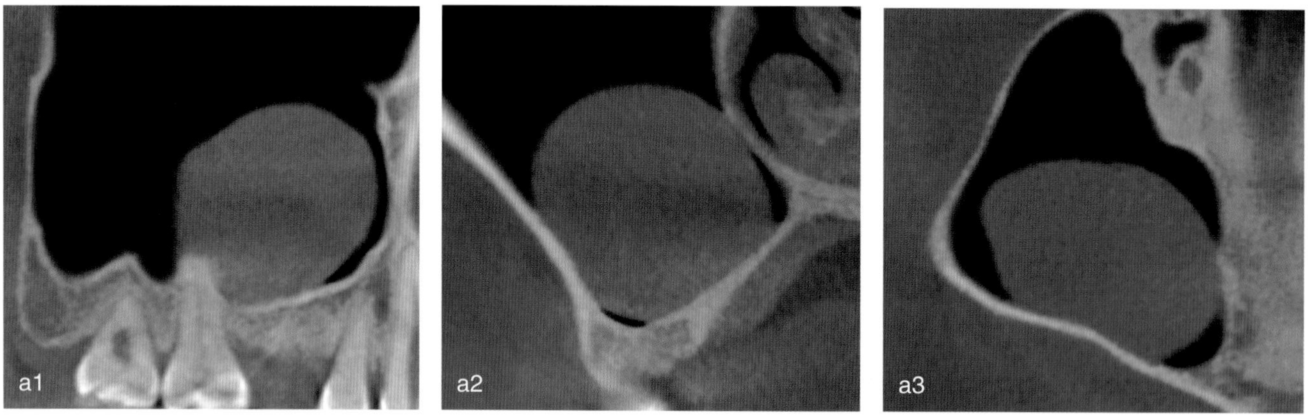

图6–5 上颌窦假性囊肿

a. 25岁女性患者，右侧上颌窦假性囊肿。上颌右侧CBCT扫描，以囊肿为兴趣区的冠状面断层（a1）、矢状面断层（a2）和水平面断层（a3）。囊肿呈球形隆起，与窦壁成锐角，其余部位的黏骨膜无增厚。

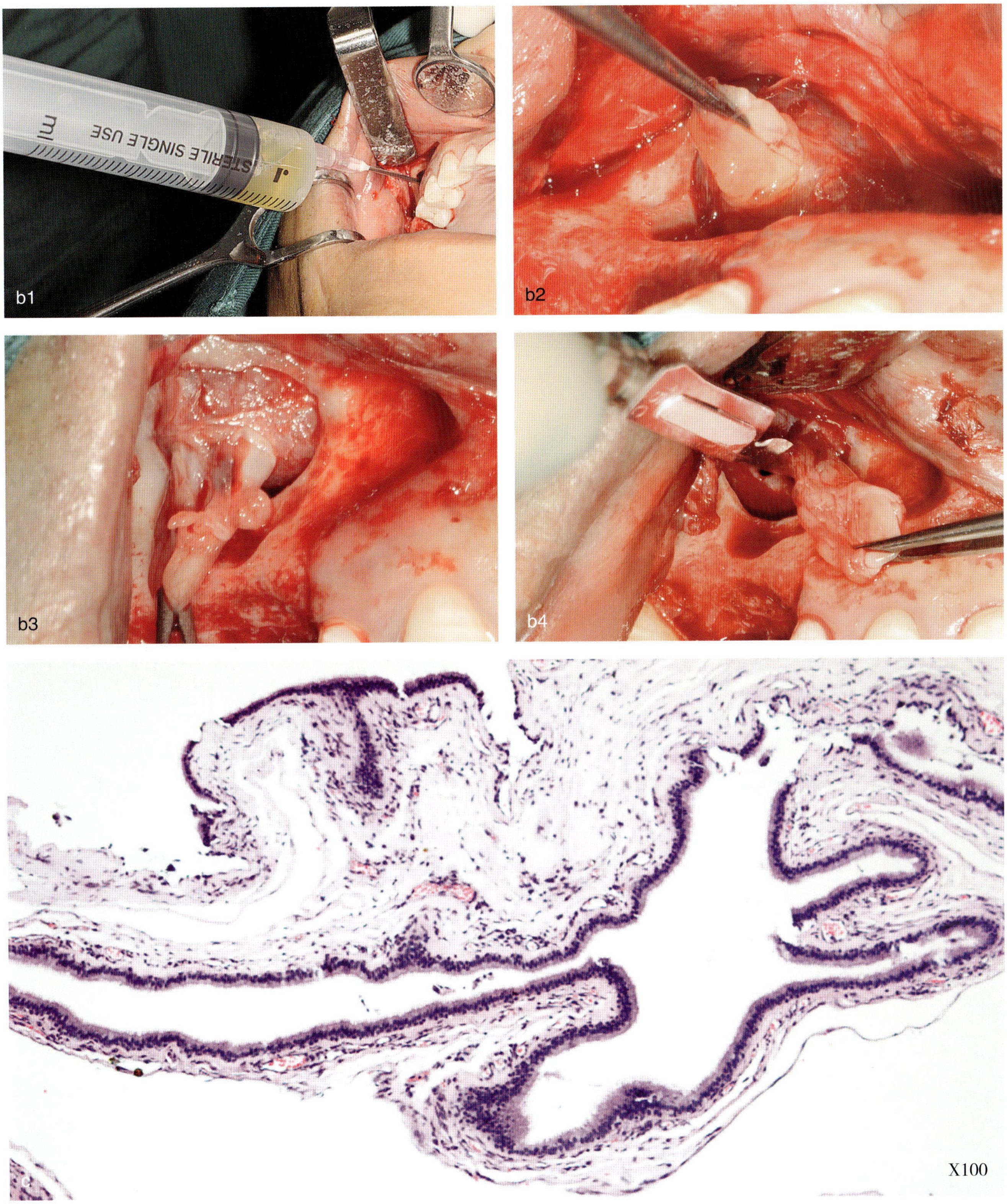

图6-5　上颌窦假性囊肿（续）

b. 术中照片。b1. 完成上颌窦黏膜剥离和种植窝预备之后，上颌窦黏膜穿刺，抽出约5mL清亮囊液，呈淡黄色。b2. 抽吸囊液之后，用11#尖刀片扩大上颌窦黏膜的抽吸针孔，用直径3.5mm的吸引管以0.4巴（bar）负压吸出假性囊壁，然后用有齿镊夹住、翻转、吸出假性囊壁。b3. 用有齿镊夹住假性囊壁，向不同方向翻转，确认蒂部位置，尽量多的暴露出囊壁的蒂部。b4. 切除囊壁。之后缝合黏骨膜穿孔，用生物可吸收性胶原膜覆盖黏骨膜，植入骨增量材料和软组织水平种植体，潜入式愈合。c. 组织学检查，组织学切片照片。因为是用吸引器从窦腔内将囊肿吸出，囊壁发生翻转，中间为上颌窦黏膜，周围为囊壁（即黏骨膜的固有层），无上皮衬里。［外科程序：宿玉成、陈德平；组织学读片：李翠英（北京大学口腔医学院中心实验室）；病例完成时间：2016年］

肿囊液，上颌窦底提升；③摘除假性囊肿，分阶段上颌窦底提升；④摘除假性囊肿，同期上颌窦底提升。

- **不摘除假性囊肿，上颌窦底提升** 该方案存在如下问题：窦底抬高后有囊肿堵塞上颌窦开口和并发术后上颌窦炎的风险；骨膜破裂导致骨增量材料污染的风险；无法获得组织学检查标本。
- **只抽吸假性囊肿囊液，上颌窦底提升** 该方案操作简便，但存在如下问题：因为手术的体位为仰卧位，CBCT扫描为直立位，体位变化可能会导致囊肿位置变化，术中无法准确判定囊肿位置，存在抽吸失败和抽吸囊液量不足的可能；囊液顺穿刺孔污染骨增量材料的风险；如果囊肿内存在纤维结缔组织分隔，囊液抽吸困难；无法获得组织学检查标本。
- **摘除假性囊肿，分阶段上颌窦底提升** 该方案是先行摘除囊肿的手术，3个月后再行上颌窦底提升手术，避免了同期上颌窦底提升所需要的黏骨膜穿孔修补，不用顾及黏骨膜撕裂的大小，并且可以获得组织学检查标本。
- **摘除假性囊肿，同期上颌窦底提升** 该方案的优势是将两次手术合并、减少了手术次数，生物学基础是假性囊肿为良性无害病变、术后不易复发，前提条件是可以成功地修复黏骨膜穿孔。当黏骨膜穿孔太大、无法修补时，再改为分阶段上颌窦底提升。事实是摘除囊肿所发生的黏骨膜穿孔为Ⅱ类黏骨膜穿孔，易于修补。该方案同样可以获得组织学检查标本。该方案为笔者建议的临床方案，图6-5和图6-6为上颌窦假性囊肿示例。

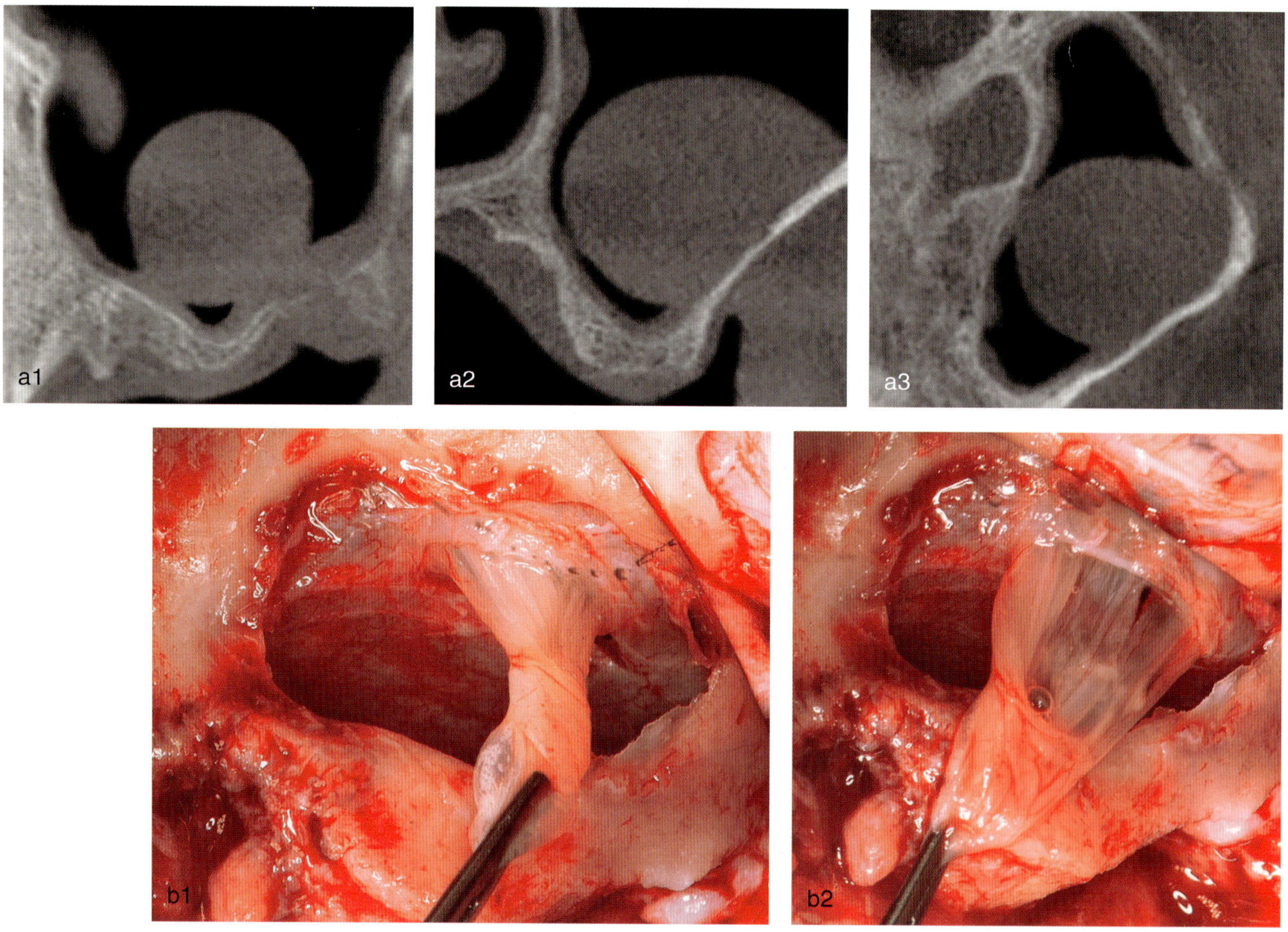

图6-6 上颌窦假性囊肿

a. 55岁男性患者，左侧上颌窦假性囊肿。上颌右侧CBCT扫描，以囊肿为兴趣区的冠状面断层（a1）、矢状面断层（a2）和水平面断层（a3）。囊肿呈球形隆起，与窦壁成锐角，窦底黏骨膜轻度增厚。b. 摘除囊肿。

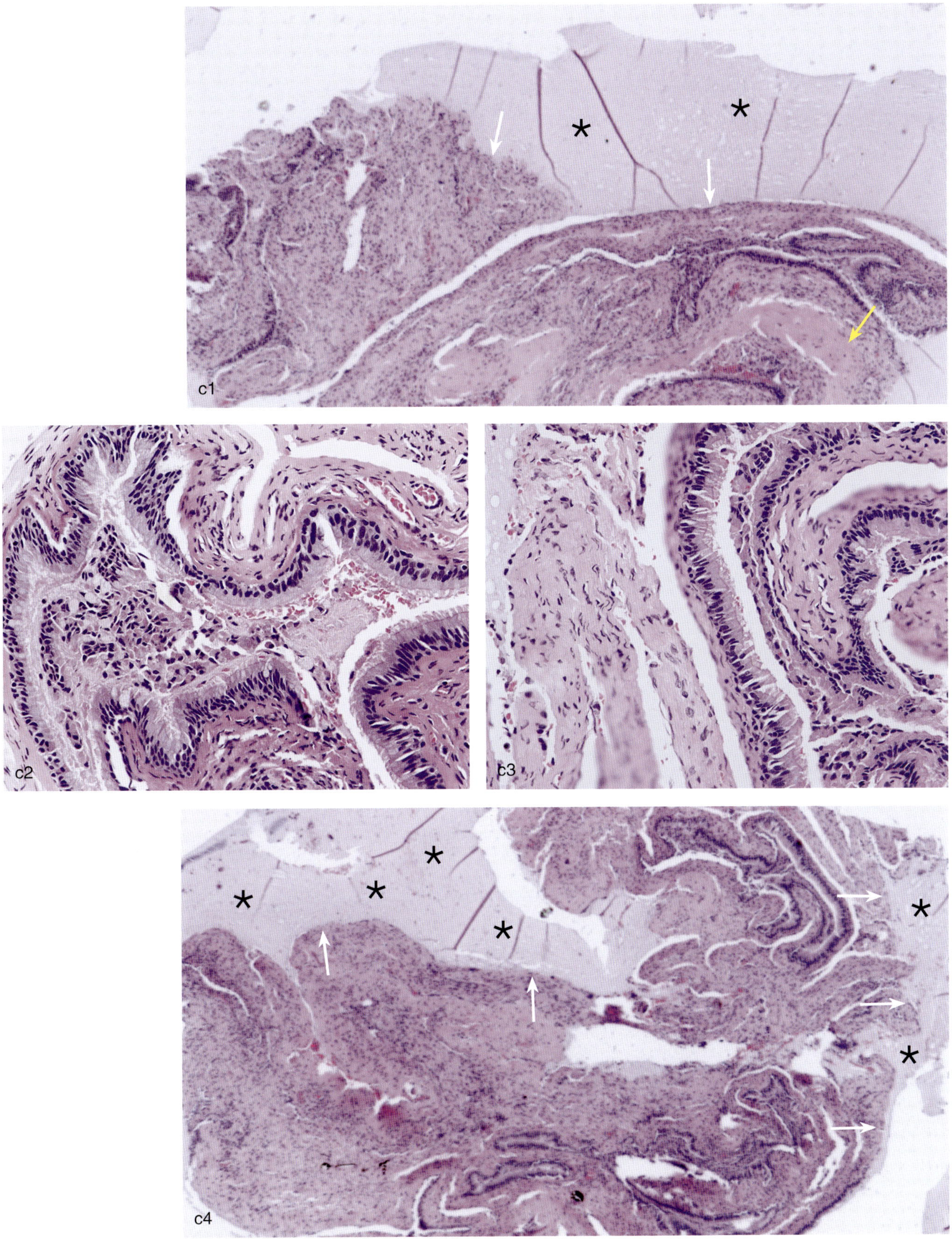

图6-6　上颌窦假性囊肿（续）

c．组织学检查。残留的囊液呈均质淡染（★所示），囊壁无上皮衬里（白色箭头所示）。上颌窦黏膜上皮层呈不规则增生，上皮下固有层内血管扩张充血，慢性炎症细胞浸润，纤维结缔组织明显增生，部分结缔组织呈玻璃样变性（黄色箭头所示）。

6.1.4 上颌窦潴留囊肿

鼻窦潴留囊肿的发生率为1.4%～9.6%[11]，几乎全部发生于上颌窦。而2014年Bal等[12]回顾了510位患者的CT扫描，鼻窦潴留囊肿的发生率为29.4%。其中发生于上颌窦者占28.03%，额窦和蝶窦各占0.39%，筛窦占0.58%。在上颌窦潴留囊肿中，有9例进行了鼻内镜手术治疗，3例存在上颌窦开口堵塞，1例存在半侧面痛和压痛并放射至后牙区，1例引发了额窦-筛窦黏液外渗症导致眼眶受压、胀痛，3例存在牙痛。

定义

如前所述，上颌窦潴留囊肿分为两类：①腺体导管堵塞形成较小囊肿，通常位于上颌窦开口周围，是有上皮衬里的真性囊肿，与上颌窦底提升关联性较小（图6-7）；②黏液从破裂的腺体导管和/或腺泡外溢于固有层中，形成黏液池，为不存在上皮衬里的黏液外渗现象。囊肿常见于窦底，体积较大者需要在上颌窦底提升术中或术前将其摘除（图6-8～图6-10）。

病因

目前缺乏对上颌窦黏膜黏液腺导管堵塞和导管及腺泡破裂机制的研究，上颌窦黏膜感染可能是主要诱因。某些潴留囊肿可能起因于呼吸道上皮的炎症细胞向上颌窦黏膜中的结缔组织浸润，由此说明在缺乏黏液腺的正常上颌窦黏膜中也可发生黏液外渗现象。

临床症状

通常无临床症状，多发现于放射线检查时。但囊肿较大或感染时，会产生头痛、眶周和面颊部疼痛。

放射线表现

囊肿往往位于窦底或侧壁，表现为放射线密度增高影像，呈平面状或不规则状，与上颌窦壁接近于直角。邻近囊肿的窦壁黏膜通常无增厚，上颌窦开口通畅。在某些病例的窦底密度增高影像中，含有大小不一、数量不等的“空泡”样透光影像，是固有层中的黏稠囊液随患者体位变化形成的一种现象。在以往的文献中，将这种“空泡”表现解释为具有感染特征的上颌窦内“气液平面”是错误的。因为有上颌窦开口存在，根本不可能持续存在所谓的“气液平面”。

组织学表现

上颌窦潴留囊肿的组织学传统描述为：囊肿位于疏松的上颌窦黏膜固有层，囊壁较为致密，有上皮衬

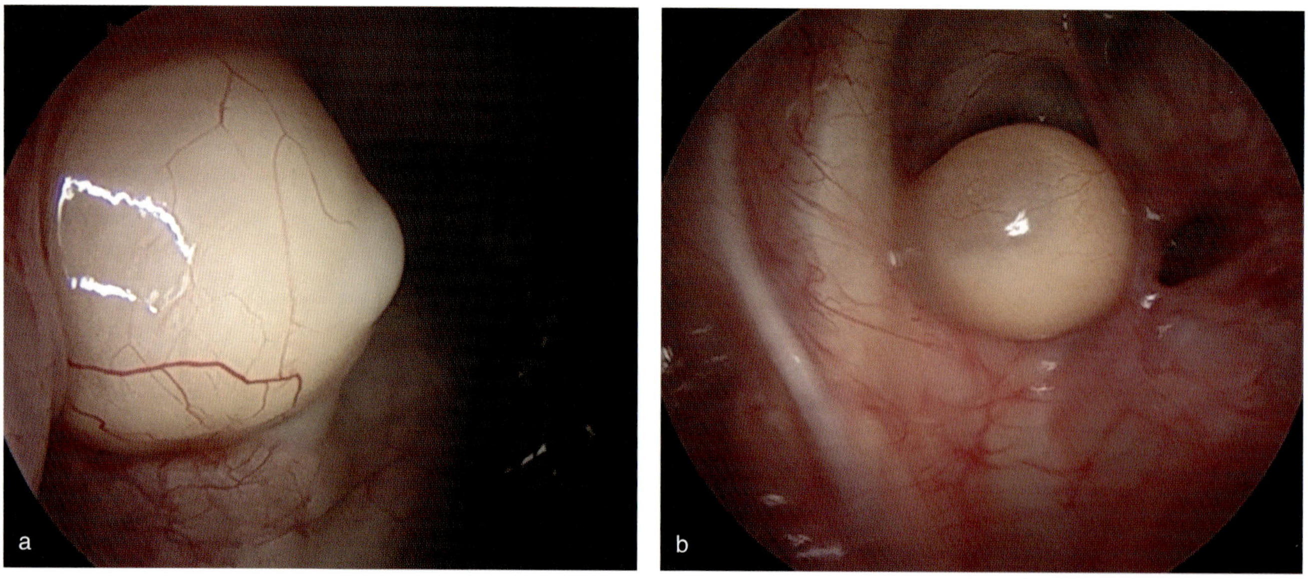

图6-7　上颌窦开口附近的潴留囊肿

a. 囊肿较小，直径约为6mm，发生于上颌窦开口附近的上颌窦内壁。b. 囊肿较小，直径约为4mm，发生于上颌窦开口附近的上颌窦内壁所形成的陷凹内。

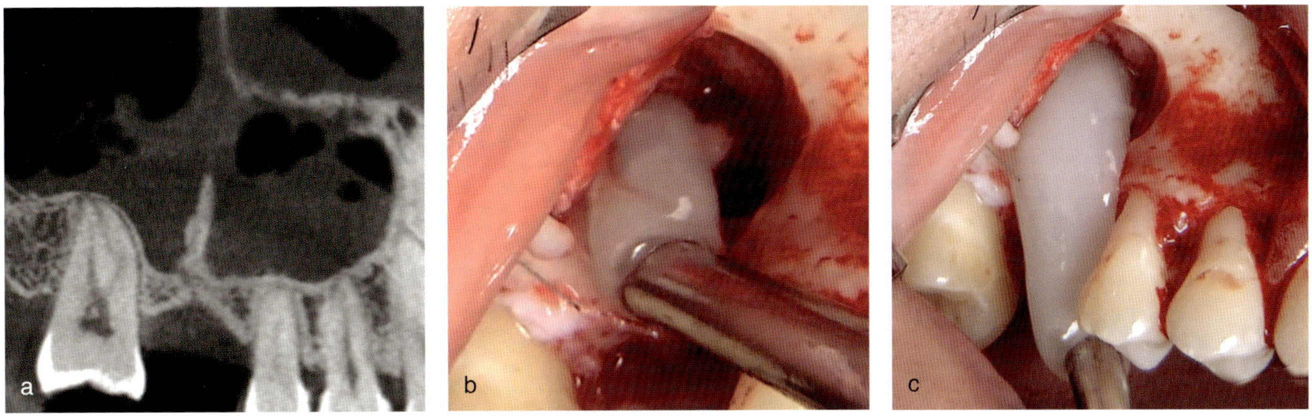

图6-8　间隔周围的窦底潴留囊肿

a. 术前CBCT扫描，近远中向断层。窦底存在颊舌向走行的间隔，间隔周围存在密度增高影像，形态不规则，与骨壁成钝角，内有“空泡”样低密度影像。b，c. 切开黏骨膜的骨膜层，用吸引器将其吸出。

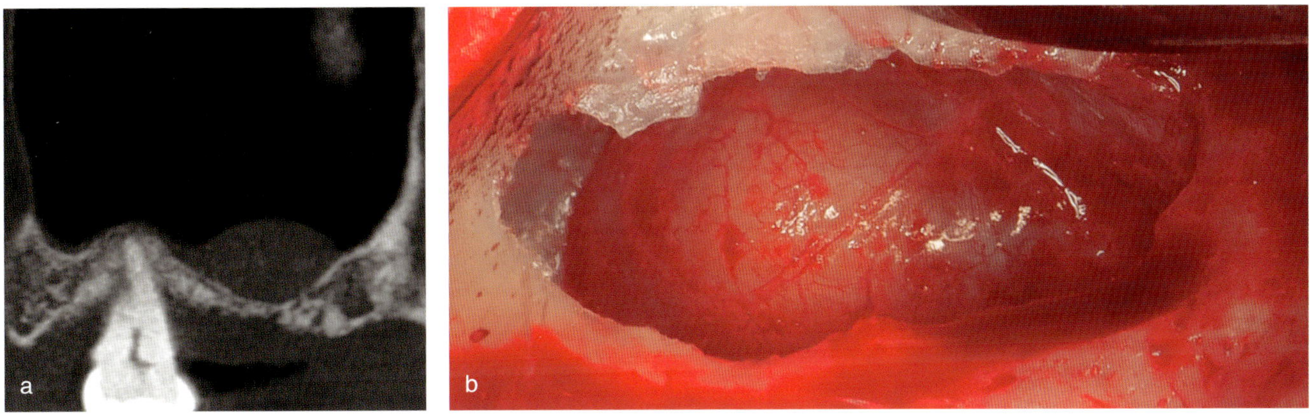

图6-9　窦底较小的上颌窦潴留囊肿

a. 术前CBCT扫描，近远中向断层。向窦内隆起的半球形密度增高影像，高约10mm，与骨壁成钝角，其他的窦壁黏骨膜无增厚。

b. 侧壁开窗、剥离窦底黏骨膜之后，可见位于窦底固有层内的潴留囊肿，骨膜层无异常。

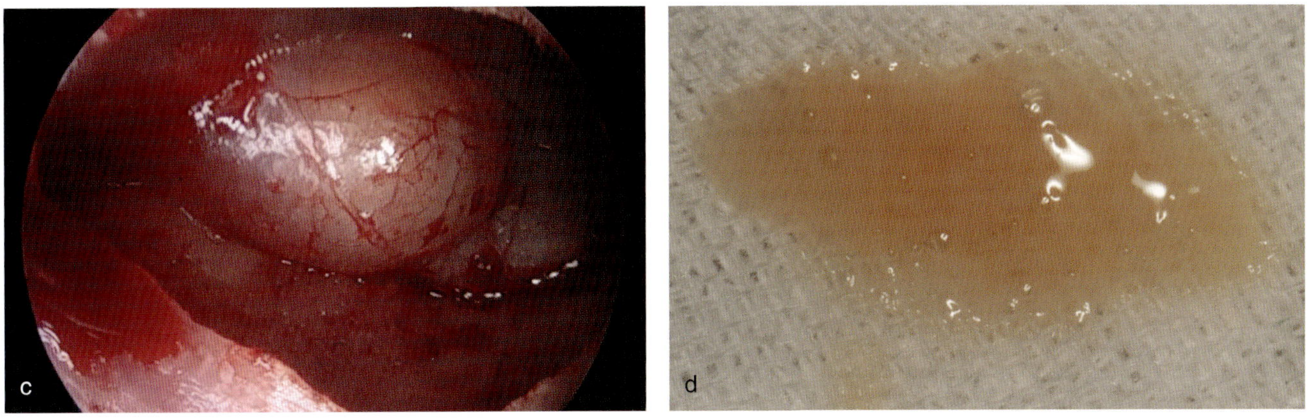

图6-9　窦底较小的上颌窦潴留囊肿（续）

c. 侧壁开窗、剥离窦底黏骨膜之后，可见位于窦底固有层内的潴留囊肿，骨膜层无异常，上颌窦黏骨膜随呼吸上下扇动。d. 切开骨膜层，从固有层内流出的淡黄色黏稠黏液。

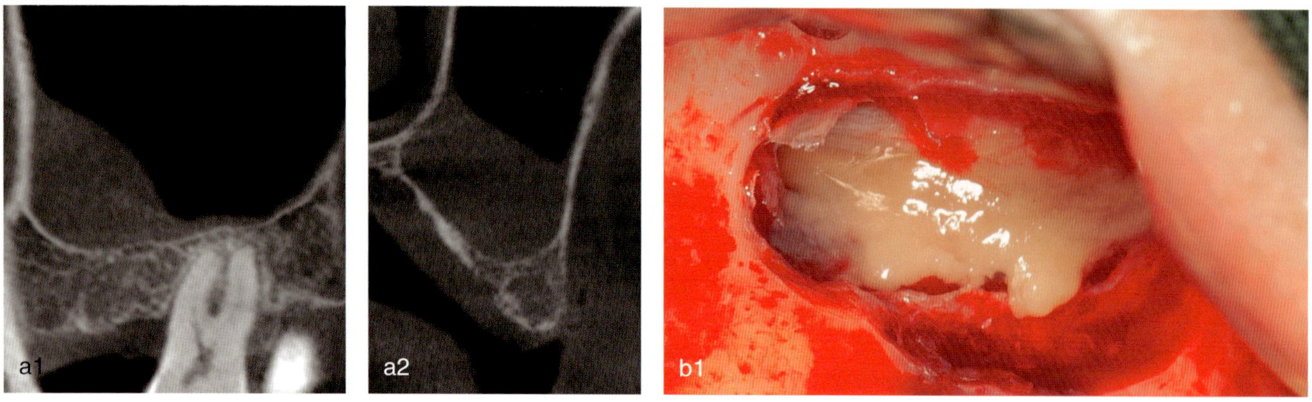

图6–10　窦底较大的上颌窦潴留囊肿

a. 术前CBCT扫描。a1. 近远中向断层。a2. 颊舌向断层。向窦内隆起的半球形密度增高影像，高度约22mm，与骨壁成钝角，其他的窦壁黏骨膜无增厚。b. 术中照片。b1. 侧壁开窗、剥离窦底黏骨膜之后，切开黏骨膜的骨膜层。可见淡黄色的黏稠黏液。

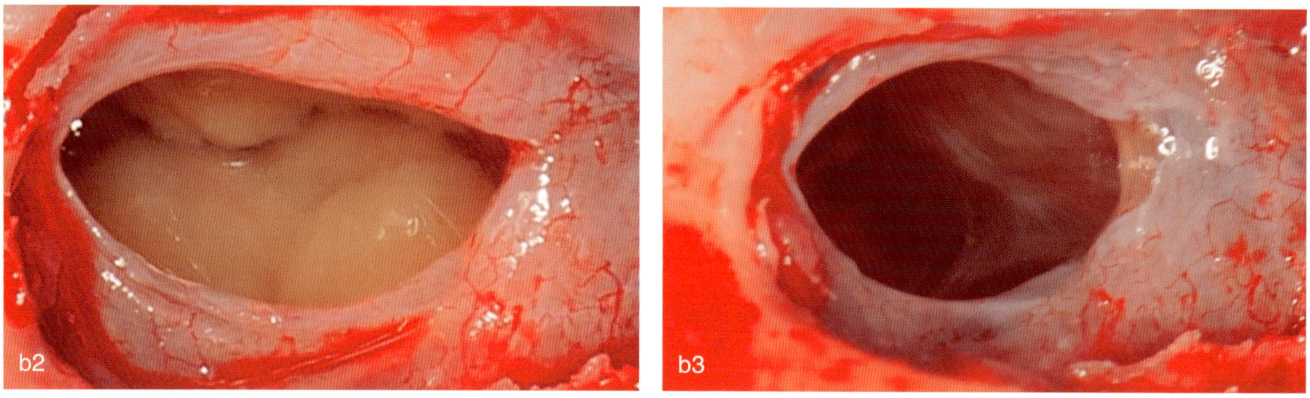

图6–10　窦底较大的上颌窦潴留囊肿（续）

b. 术中照片。b2. 用吸引器吸出部分黏液之后，在固有层深部的黏稠黏液。b3. 术中照片。将黏稠的黏液完全吸出，可见黏骨膜的上皮层（或上皮层和部分固有层）完整，仍然可以随呼吸上下扇动。

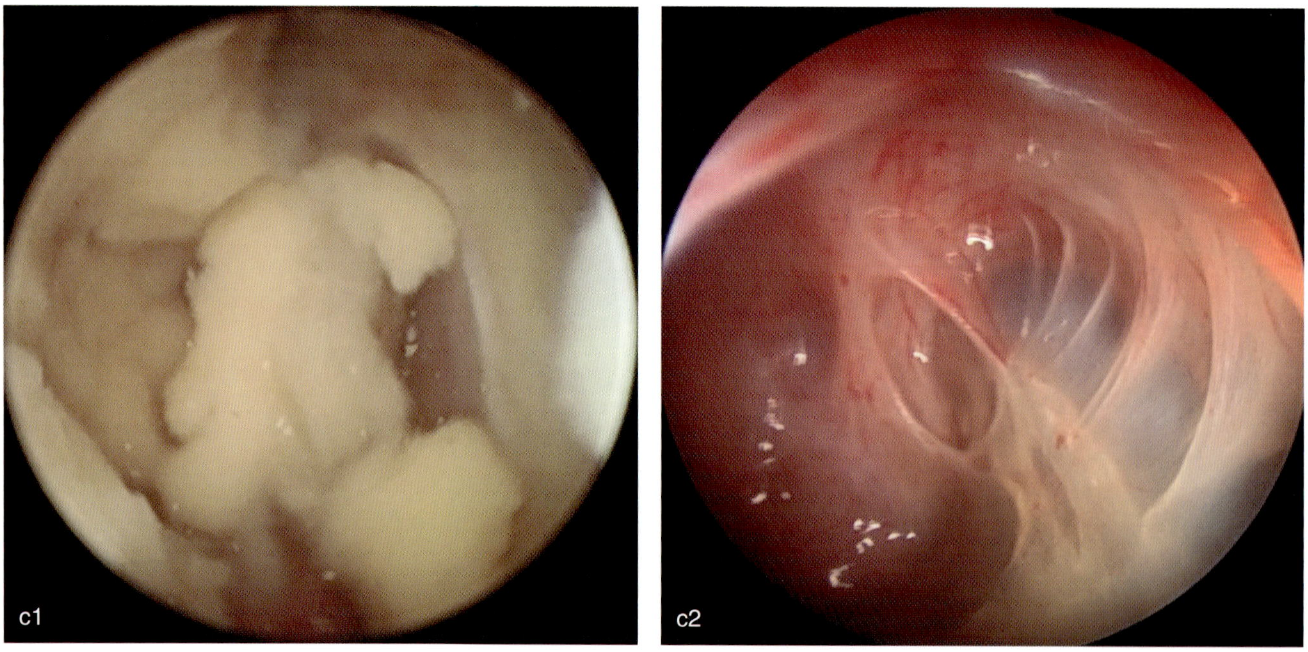

图6–10　窦底较大的上颌窦潴留囊肿（续）

c. 术中照片，电子内镜检查。c1. 在电子内镜的辅助下吸出黏液的过程，黏液黏稠、呈干酪样。c2. 切开黏骨膜的上皮层（或上皮层和部分固有层），进行窦内检查，囊肿之外的窦内黏骨膜正常、无水肿。

里，内含黏液。但笔者发现窦底潴留囊肿的黏液位于疏松的黏骨膜固有层，形成黏液池，将上颌窦黏膜向窦内拱起。黏液池周围的结缔组织较为致密，无上皮衬里，囊壁内有肉芽组织增生，可见程度不同的炎症细胞浸润。囊液黏稠，富含黏蛋白和巨噬细胞。

鉴别诊断

- **慢性鼻-鼻窦炎** CBCT扫描显示，上颌窦潴留囊肿为局部密度增高影像，而慢性鼻-鼻窦炎呈弥漫性的黏膜增厚，这是由于上颌窦黏膜属于呼吸道黏膜的延续、炎症沿疏松的固有层扩散的结果。
- **上颌窦假性囊肿** CBCT扫描显示，上颌窦假性囊肿为穹隆状、球状和半球状密度增高影像，与窦壁成锐角。而上颌窦潴留囊肿则为平面状或不规则状密度增高影像，与窦壁接近于直角，某些病例含有“空泡”样透光影像，这是在患者体位变化时高比重的黏液在固有层内移动产生的空隙。

处理

存在潴留囊肿的上颌窦底提升有3种临床策略：①不摘除潴留囊肿，上颌窦底提升；②摘除潴留囊肿，分阶段上颌窦底提升；③摘除潴留囊肿，同期上颌窦底提升。与上颌窦假性囊肿相同，笔者同样建议采取最后一种临床方案，优势是将两次手术合并、减少了手术次数，生物学基础是多数潴留囊肿为良性无害病变、术后不易复发，前提条件是可以成功地修复黏骨膜穿孔。当黏骨膜穿孔太大、无法修补时，再改为分阶段上颌窦底提升。

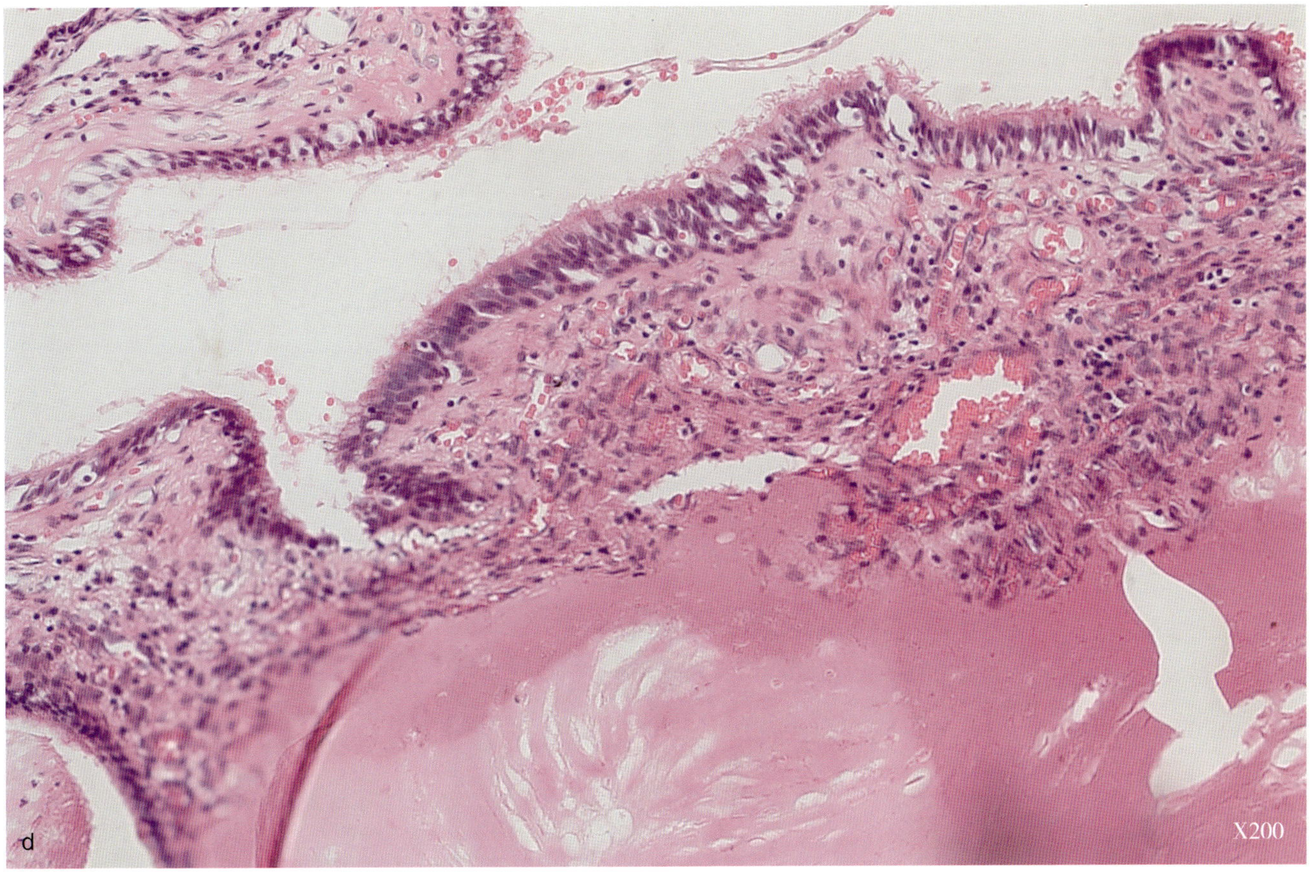

图6-10 窦底较大的上颌窦潴留囊肿（续）

d. 上颌窦潴留囊肿的组织学检查。在上皮层，分泌黏液的杯状细胞数目显著增加，上皮表面的分泌缘明显增厚。固有层的纤维结缔组织变得较为致密，有大量炎症细胞浸润和小血管扩张。在固有层中，有大量粉染的黏液样物质积聚。

6.1.5 上颌窦黏液外渗症

鼻窦黏液外渗症是良性的、局部扩张性病变，常见于额窦，筛窦和蝶窦次之，发生于上颌窦者少于10%。2006年，Caylakli等[13]报道了内镜辅助下成功手术的14例上颌窦黏液外渗症患者，年龄14～65岁，主诉鼻塞10例，流涕5例，面颊部压迫感或疼痛5例，眼球突出和面颊部肿胀1例，上颌窦和同侧筛窦同时受累4例，筛窦炎内镜手术史4例，柯–陆术手术史1例。

定义

由于上颌窦开口堵塞所形成的窦腔内黏液潴留，并非聚集在导管内或导管与腺体破裂后外溢到上颌窦黏膜的固有层中。黏液外渗症可引起周围骨壁破坏。

病因

上颌窦黏液外渗症的病因并不十分清晰，可能的因素包括：①上颌窦开口堵塞导致窦腔内黏液异常积聚；②原发性因素，如上颌窦感染、变态反应、外伤或良恶性肿瘤等，导致黏液分泌异常活跃；③继发性因素，继发于上颌窦手术，如柯–陆术（Caldwell-Luc operation）和上颌窦底提升手术[14]，导致上颌窦黏骨膜组织学结构紊乱和机能紊乱，黏液分泌异常活跃。

临床症状

上颌窦黏液外渗症最常见于额窦，其次为筛窦和蝶窦，上颌窦相对少见。尽管上颌窦黏液外渗症是良性病变，但与上颌窦囊肿不同，杯状细胞和黏液腺的分泌异常活跃，由于上颌窦开口堵塞和黏液持续产生与积聚，窦腔内压力剧增，演变为上颌窦不断扩张的破坏性病变，可侵犯额窦、筛窦和蝶窦。压力性骨壁吸收，导致外渗黏液侵入邻近的颅内、眶内或皮下。依据侵犯的器官与病变程度，可以出现眶周疼痛、头痛、视力障碍和鼻塞等症状。

放射线表现

上颌窦开口完全堵塞，窦口–鼻道复合体肿胀、

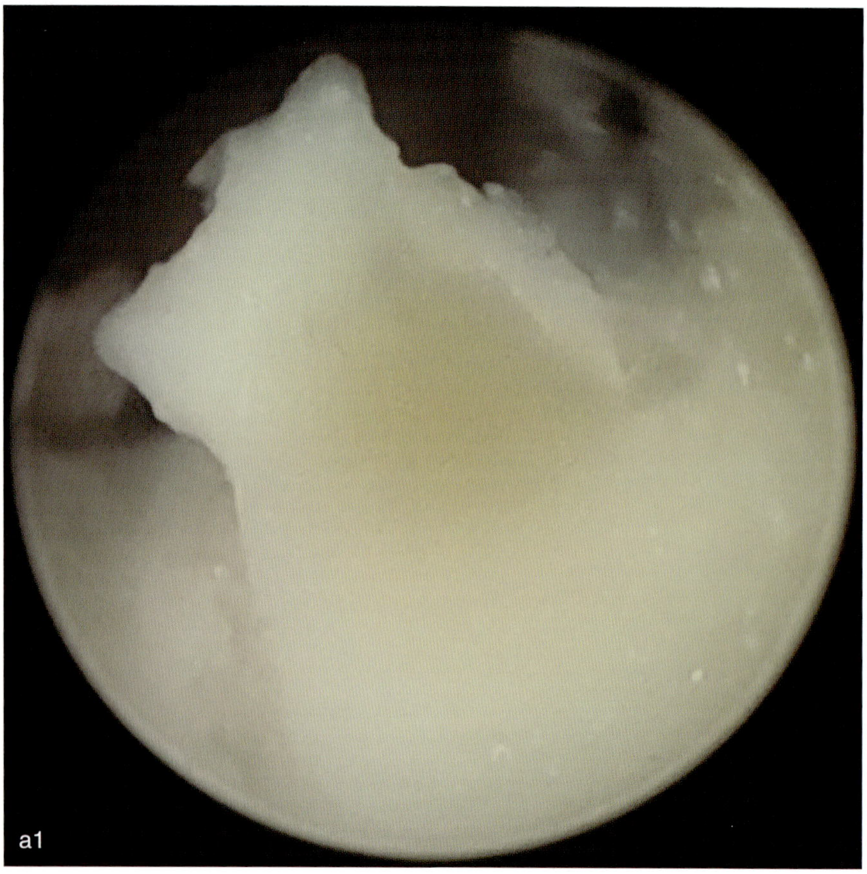

图6–11　上颌窦黏液外渗症

a. 术中电子内镜照片。a1. 在电子内镜的辅助下用生理盐水冲洗充满上颌窦的黏稠黏液，这些黏液十分黏稠，需要很大的冲击力量才能将已经形成的黏液团块冲击成碎片。

模糊不清，放射线密度增高影像充满整个上颌窦腔，或侵犯同侧筛窦、额窦、蝶窦、颅内和眶内，并伴有相应临床症状。严重者，可见骨壁蚕食和吸收征象。

上颌窦黏液外渗症的放射线诊断，需要与以下疾病相鉴别：①充满上颌窦的慢性鼻-鼻窦炎；②充满上颌窦的假性囊肿；③原发于上颌窦或侵入上颌窦的肿瘤，如内翻性乳头状瘤（inverted papilloma）、腺样囊性癌（adenoid cystic carcinoma）、黏液表皮样癌（mucoepidermoid carcinoma）和上颌窦癌（carcinoma of maxillary sinus）等。最后一组疾病，除具有不同的临床症状外，放射线检查所表现的骨破坏各具特点。

组织学表现

上颌窦腔内充满黏液，上颌窦开口堵塞。黏液通常发生浓缩现象，形成珍珠样颗粒和干酪样团块。反应性增生的纤维结缔组织或上皮（假复层纤毛柱状上皮或鳞状化生）包裹大小不一的黏液浓缩团块。固有层严重水肿，并有大量炎症细胞浸润和黏液池形成。

处理

上颌窦黏液外渗症具有侵袭性，必须在上颌窦底提升的术前将其清除，确认无复发后才可以进行上颌窦底提升。上颌窦黏液外渗症一经确诊之后，必须立即进行外科干预，防止外渗的黏液继发感染或侵犯筛窦、额窦、蝶窦和眶内。手术入路包括鼻腔入路（上颌窦开口入路）和口腔入路（侧壁开窗入路），进行彻底清创，并保持上颌窦开口通畅，术后抗感染治疗和萘甲唑啉滴鼻。图6-11为上颌窦黏液外渗症示例，可见反应性增生的薄片状、条索状纤维结缔组织伪膜包裹致密、浓缩的黏液，需加压冲洗才能将其清除。

6.1.6 上颌窦黏液外渗症的鉴别诊断示例

上颌窦黏液外渗症需要与上颌窦肿瘤相鉴别。以下例举可能会遇到的3例上颌窦内或侵入上颌窦的肿瘤，提醒读者在日常临床中警惕这些可能的病变。

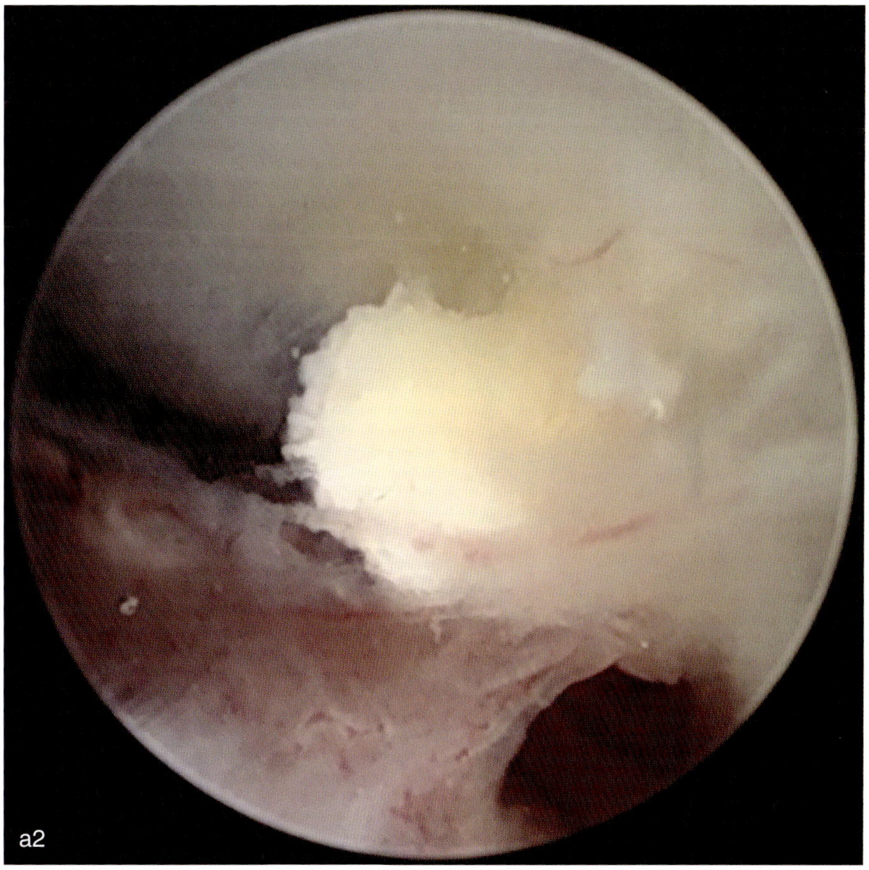

图6-11　上颌窦黏液外渗症（续）
a. 术中电子内镜照片。a2. 在电子内镜的辅助下用生理盐水冲洗充满上颌窦的黏液，这些黏液十分黏稠，与反应性增生的薄片状、条索状的纤维结缔组织紧密黏合，需要很大的冲击力量才能将其相互分离。

鉴别诊断病例之一

上颌窦内翻性乳头状瘤（maxillary sinus inverted papilloma）具有局部侵蚀破坏力强、易复发的特点，可原发于上颌窦，但多自鼻腔扩展至上颌窦，属于真正的上皮组织增生性或交界性肿瘤，外观呈乳头样。

图6-12为一例上颌窦内翻性乳头状瘤病例。70岁女性患者，1年前因上颌右侧第一磨牙缺失来我院就诊，要求种植治疗。CBCT检查发现上颌窦内为密度增高影像，几乎充满窦腔，上颌窦内壁疑似骨破坏。因此建议患者进行了螺旋CT（图6-12a1，a2）和磁共振（MRI）检查（图6-12a3），检查结果疑似上颌窦肿瘤并侵犯了鼻腔和筛窦，将其转入耳鼻喉专科医院治疗。专科医院为其摘除肿瘤，术后病理诊断为

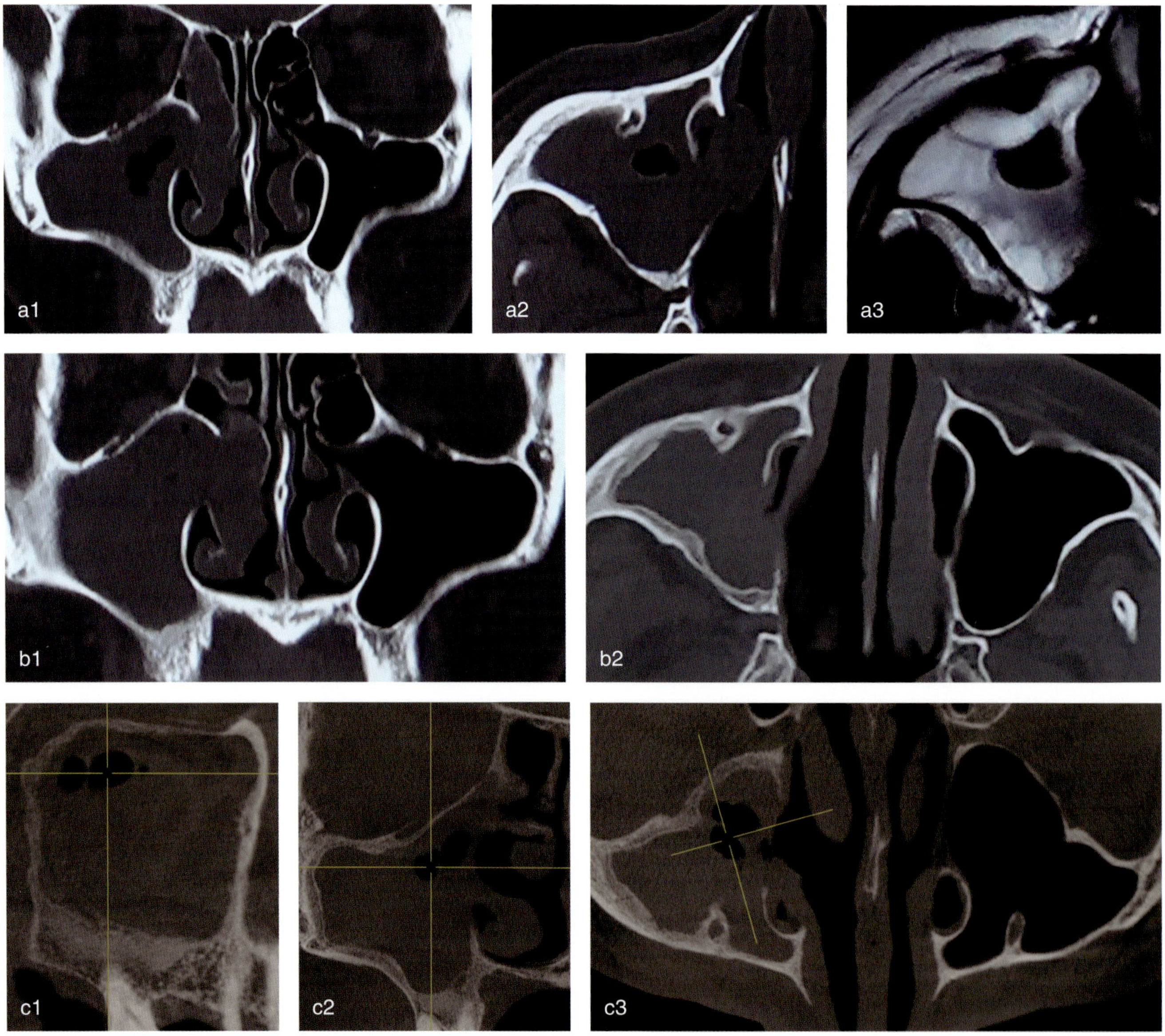

图6-12 上颌窦内翻性乳头状瘤

a. 初诊时的检查。a1，a2. 螺旋CT扫描。a1. 冠状面断层。a2. 水平面断层。上颌窦和筛窦内为密度增高影像，波及中鼻甲和下鼻甲，上颌窦内壁部分破坏。a3. 磁共振检查，水平面断层。右侧上颌窦密度增高影像所形成的特征性“脑回征”。b. 术后6个月的螺旋CT扫描。b1. 冠状面断层。b2. 水平面断层。上颌窦内仍为密度增高影像，波及中鼻甲和下鼻甲。c. 术后1年的CBCT扫描。c1. 冠状面断层。c2. 矢状面断层。c3. 水平面断层。上颌窦内仍为密度增高影像。

内翻性乳头状瘤（图6-12d）。术后6个月患者在专科医院复查时的螺旋CT检查发现，窦腔内依然为密度增高影像（图6-12b），其医生告知继续观察即可。现在患者再次来我院复诊，希望种植治疗。术后1年的CBCT扫描显示密度增高影像仍然充满上颌窦（图6-12c），怀疑肿瘤术后复发，嘱其再次回耳鼻喉专科医院治疗，并告知患者因为内翻性乳头状瘤易复发并有癌变的可能，不建议种植治疗。

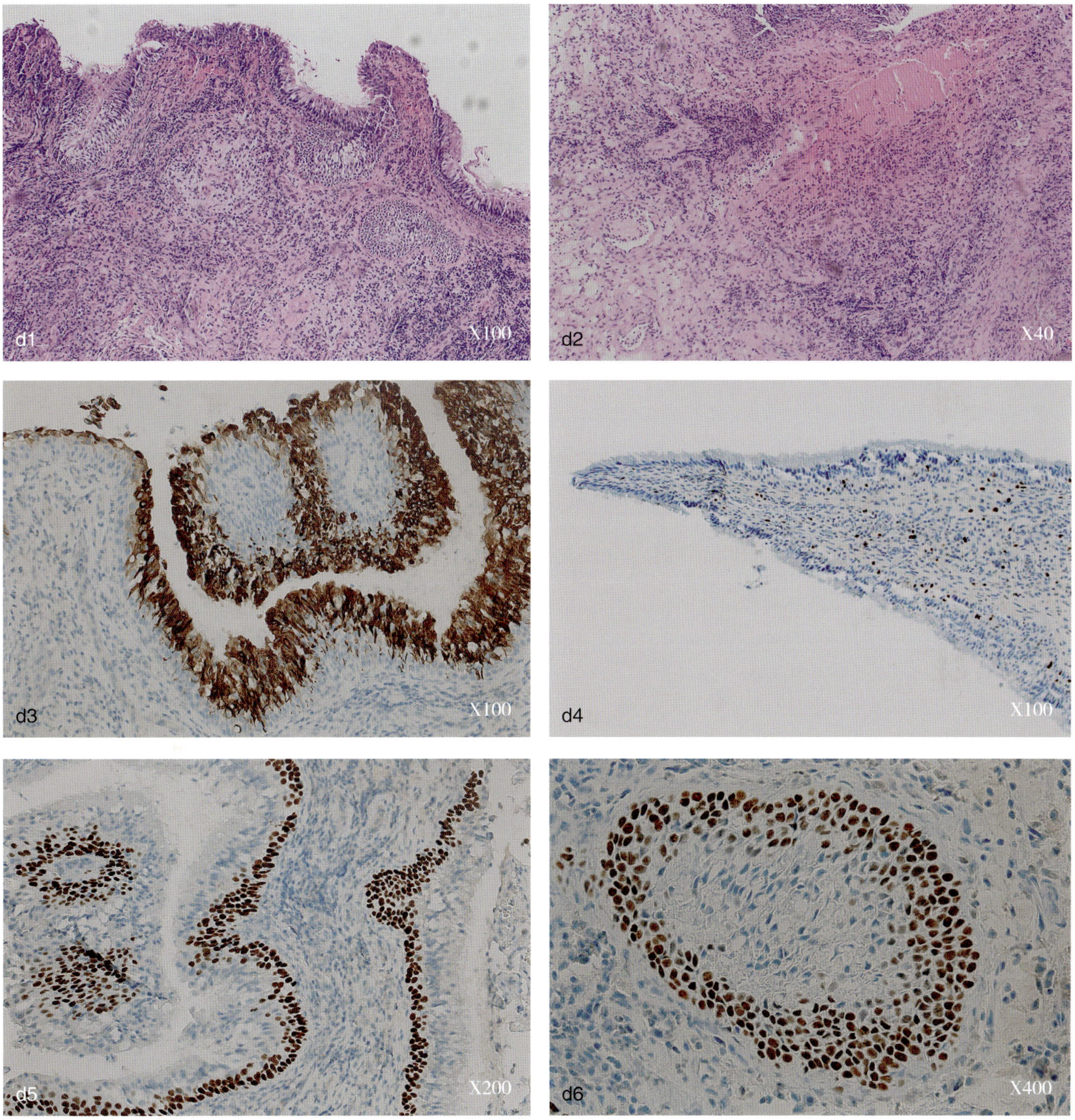

图6-12　上颌窦内翻性乳头状瘤（续）

d. 上颌窦内翻性乳头状瘤的组织学改变。d1，d2. HE染色。d3. CK7染色。d4. Ki-67染色。d5. P40染色。d6. P63染色。HE染色可见分泌黏液的杯状细胞数目显著增加，上皮表面的分泌缘明显增厚。固有层的纤维结缔组织变得较为致密，大量炎症细胞浸润和小血管扩张，固有层中有大量粉染的黏液团片。CK7染色可见上皮全层细胞胞浆呈强阳性，表明为腺上皮性质。Ki-67染色阳性低于5%，表明增殖不活跃；P40及P63染色在部分上皮基底部呈阳性，与表皮样细胞和肌上皮分化有关，证明其为表皮样细胞。

鉴别诊断病例之二

上颌窦癌（carcinoma of maxillary sinus）通常为鳞状细胞癌，偶尔为腺源性上皮癌。因为病变发生于上颌窦内，早期无自觉症状。一旦出现面部肿胀、流脓涕、鼻出血、口臭、牙痛、牙松动和牙龈菜花样溃疡时，表明已经发生严重骨破坏，甚至侵入眶内导致眼球异位引起复视、侵犯翼腭窝导致张口困难等。图6-13为右侧上颌窦癌的示例。

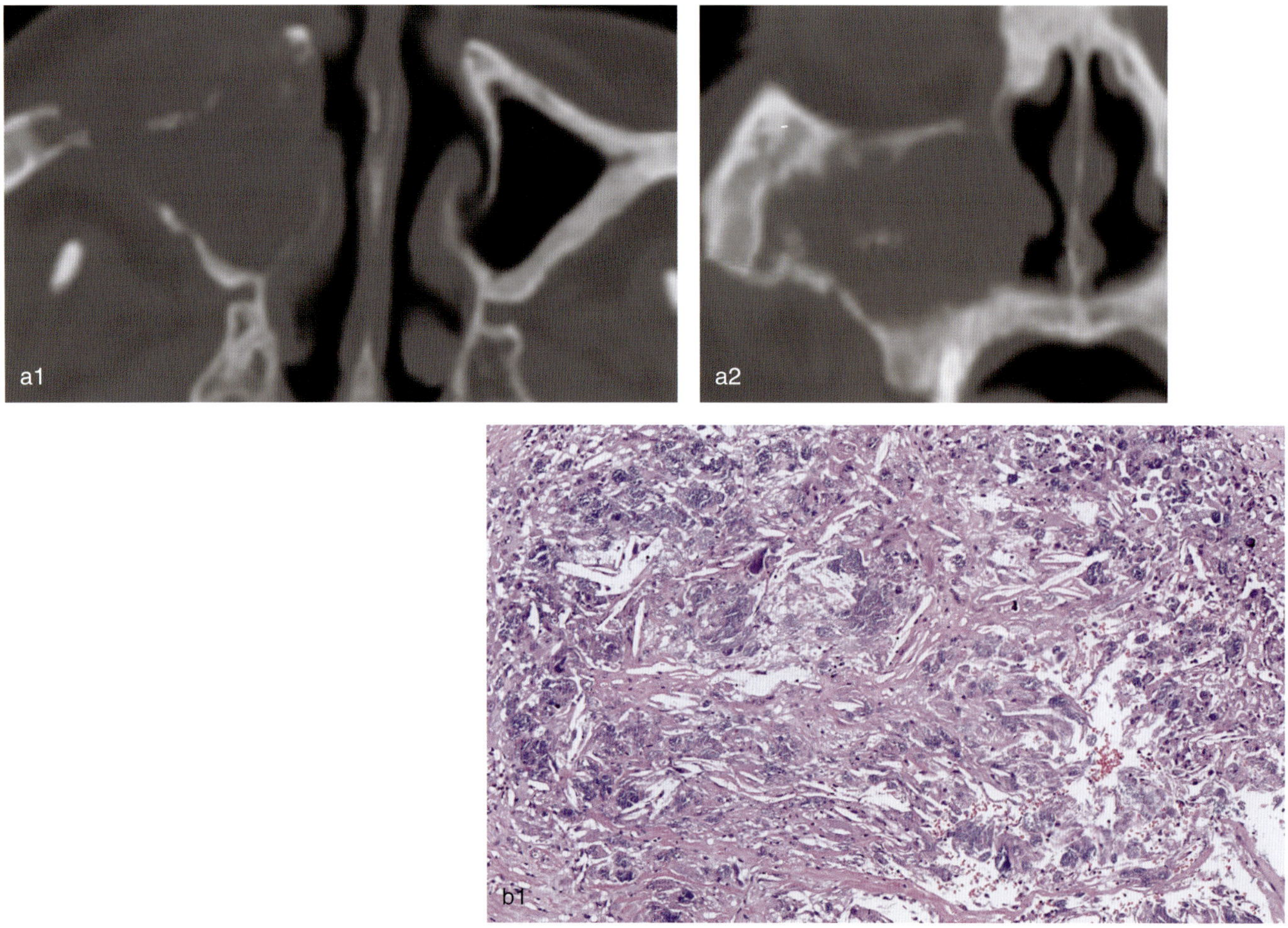

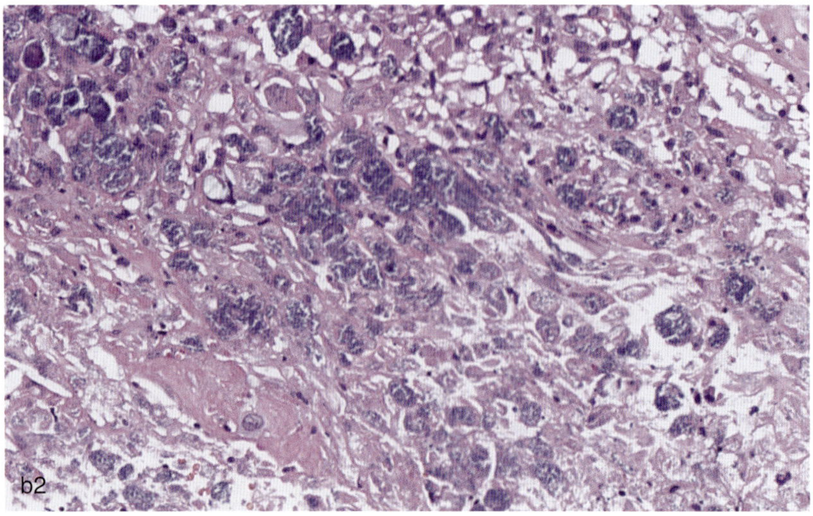

图6-13　上颌窦癌

66岁男性患者，右侧上颌窦肿瘤。右侧眶下及面颊部肿胀，面颊及上唇麻木。口内可见右侧上颌前庭沟肿胀、压痛，病理诊断为上颌窦癌。a. 螺旋CT扫描。a1. 水平面断层。a2. 冠状面断层。上颌窦内充满密度增高影像，各壁均存在严重骨破坏。b. 组织学检查。b1. 不规则或团块状癌巢散布于玻璃样变或坏死的间质中。b2. 癌细胞异形性明显，核浆比例严重失调，染色质散乱，胞浆界限不清，肿瘤细胞分布不规则，细胞间黏着力差。

鉴别诊断病例之三

侵犯上颌窦的腺样囊性癌（adenoid cystic carcinoma），又称之为圆柱瘤（cylindroma），通常原发于腭部唾液腺，生长缓慢，表现为腭部结节，表面黏膜可能出现溃疡。肿瘤的侵袭性极强，易沿血管、神经等侵袭性生长，引起神经受累症状。肿瘤侵入上颌窦导致严重骨破坏，甚至侵入眶内、颞下窝、翼腭窝和颅内。图6-14为上颌左侧腺样囊性癌的示例。

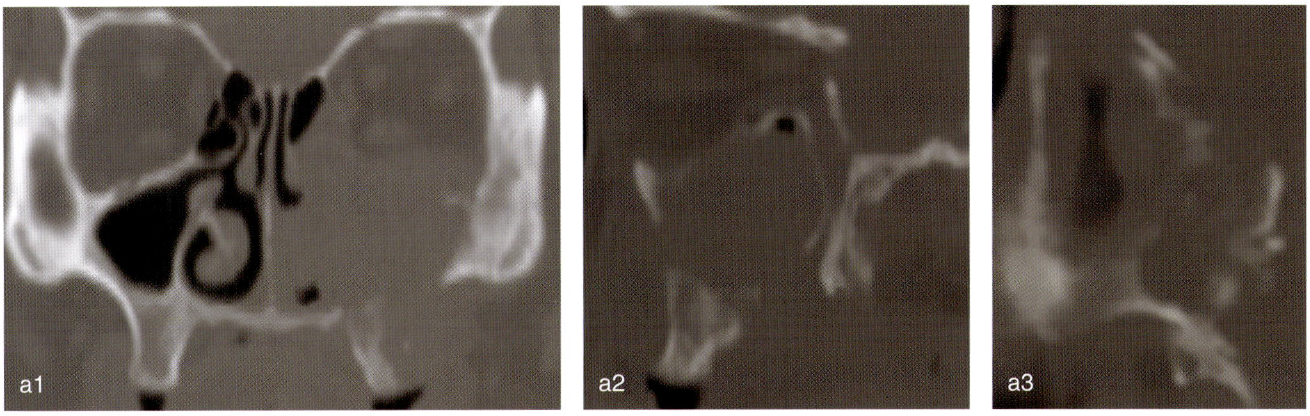

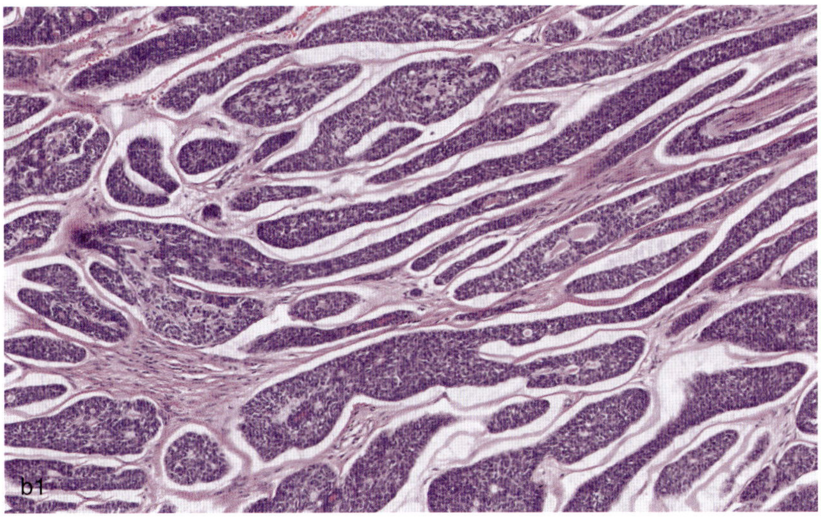

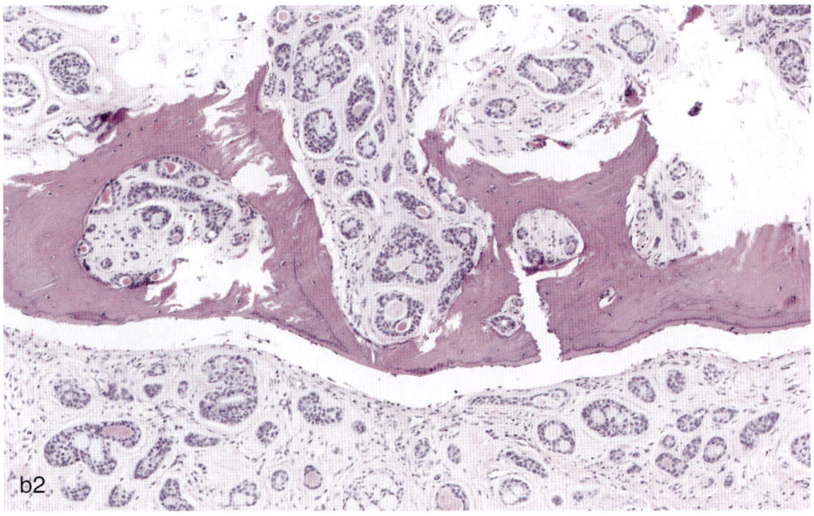

图6-14　上颌窦腺样囊性癌

42岁女性患者，左侧上颌窦肿瘤，左侧面颊部麻木，左侧腭部隆起，表面光滑，质地较硬，前庭沟中度触压疼痛，病理诊断为腺样囊性癌。a. 螺旋CT扫描。a1. 冠状面断层。a2. 矢状面断层。a3. 水平面断层。窦内充满密度增高影像，上颌窦各壁均存在严重骨破坏。b. 组织学检查。b1. 肿瘤由大小一致的基底样肌上皮和少量腺上皮构成，呈条索状排列，其间被玻璃样变间质分隔。b2. 肿瘤主要表现为小团片和筛孔状，侵犯并破坏了骨组织。

6.2 存在囊肿的上颌窦底提升的病例报告

病例之一：侧壁开窗摘除上颌骨黏液囊肿

57岁女性患者，由外院转入本院，希望摘除突入上颌窦内的上颌骨囊肿，并种植治疗缺失牙。

患者一般状态良好，无全身系统性疾病史，不吸烟、不饮酒，实验室检查无异常。口腔检查可见口腔卫生良好，上颌右侧第二前磨牙缺失，第一磨牙牙髓活力测试正常。CBCT扫描显示在第一磨牙位点的窦底部存在球形密度增高影像，被膨胀的薄层骨壁所包绕，边界清晰，与其接触的上颌窦内壁突向鼻腔侧，腭侧骨壁凹陷、变薄，第一磨牙腭根的根端显著吸收。临床诊断为上颌骨囊肿，囊肿的垂直向高度约25mm，近远中向宽度约21mm，颊舌向宽度18mm。上颌窦底气化显著，第二前磨牙位点的窦底中心骨高度＜5mm，属于Ⅲ类骨密度（图6-15a）。

本病例被分类为上颌右侧后部Ⅱ型骨缺损，右侧上颌骨囊肿突入上颌窦内。治疗方案为侧壁开窗摘除上颌骨囊肿，分阶段上颌窦底提升。

行盐酸阿替卡因骨膜上浸润麻醉，在缺牙位点做牙槽嵴顶略偏腭侧的水平向切口、第一磨牙的龈沟内切口、第一磨牙远中的牙槽嵴顶切口以及第一前磨牙近中和第二磨牙位点的两个垂直向松弛切口。翻黏骨膜瓣（图6-15b1），用钨钢球钻和金刚砂球钻侧壁开窗（图6-15b2）。开窗的位置和大小兼顾到以后的上颌窦底提升，形成揭盖式骨窗，可见健康的黏骨膜和位于骨膜表面的牙槽上颌窦动脉（图6-15b3）。切开骨膜，可见位于窦底的囊肿。切开囊肿的顶端囊壁，可见囊肿内含黏稠的囊液（图6-15b4～b6）。附着于囊肿外（即上颌窦侧）的黏膜为正常上颌窦黏膜的延续（图6-15b7）。吸出囊液（图6-15b8），将囊壁从窦底和扩张的骨壁表面部分剥离，用组织钳将其彻底拉出（图6-15b9）。此时，可见膨胀的骨壁菲薄，表面光滑（图6-15b10，b11）。用组织钳清除膨胀的骨板。在窦底，已经发生吸收的腭根根端呈丘陵样隆起，表面被覆完整的薄层骨板（图6-15b12）。用13mm×25mm的胶原膜（Bio-Gide，Geistlich，瑞士）覆盖骨窗，并用钛膜钉固定，随后关闭创口。

术后即刻CBCT扫描显示左侧囊肿和膨胀的薄层骨壁已经被摘除，但遗留了外侧壁和腭侧壁之间的膨隆骨壁。腭侧骨壁变薄、内陷。在窦底遗留少量的密

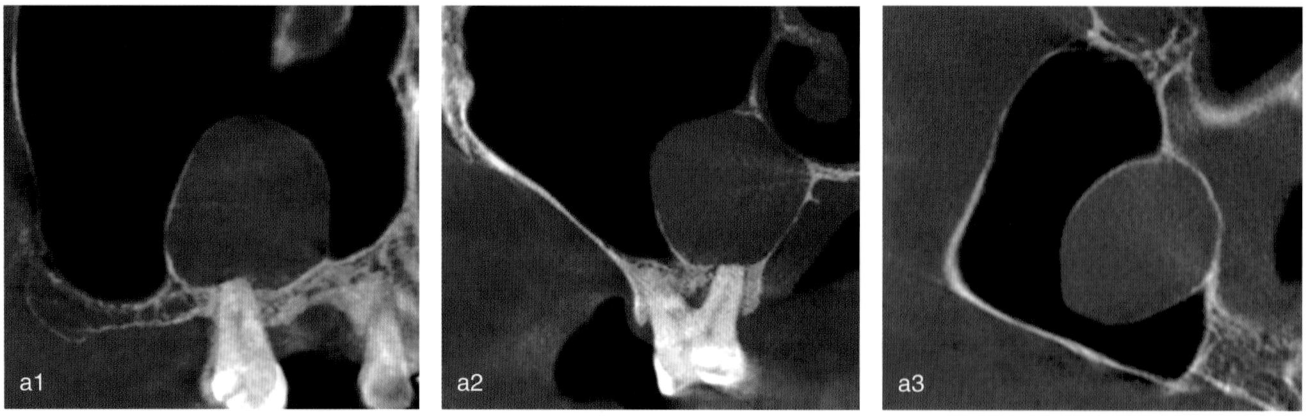

图6-15　侧壁开窗摘除上颌骨黏液囊肿

a. 术前检查，上颌右侧CBCT扫描。a1. 右侧后牙牙弓的近远中向断层。a2. 右侧第一磨牙的颊舌向断层。a3. 上颌窦腭鼻隐窝的水平向断层。窦底部存在球形密度增高影像，被膨胀的薄层骨壁所包绕，边界清晰。腭侧骨壁变薄，腭根的根端显著吸收。

度增高影像，为遗留液体的液平面（图6–15c）。

术后静脉滴注克林霉素5天，每天1次，每次0.6g；静脉滴注地塞米松注射液3天，每天1次，每次10mg；呋麻滴鼻液滴鼻5天，每天2次；复方葡萄糖酸氯己定含漱液含漱，每天3次，直至7天后拆线。

完整摘除的囊壁，具有一定的弹性，局部呈半透明状（图6–15d）。组织学检查结果显示，朝向囊腔的囊壁被覆假复层纤毛柱状上皮；朝向膨隆的囊肿基底骨壁侧的囊壁为较致密的纤维结缔组织，内含大量成纤维细胞（图6–15e）。

术后1.5年时患者复诊，准备进行上颌窦底提升同期植入种植体。CBCT扫描显示囊肿无复发，窦底黏骨膜轻度增厚。窦底有明显的新骨形成，窦底剩余骨高度约增加2.0mm，腭根上方的新骨将根尖与窦底相隔离（图6–15f）。

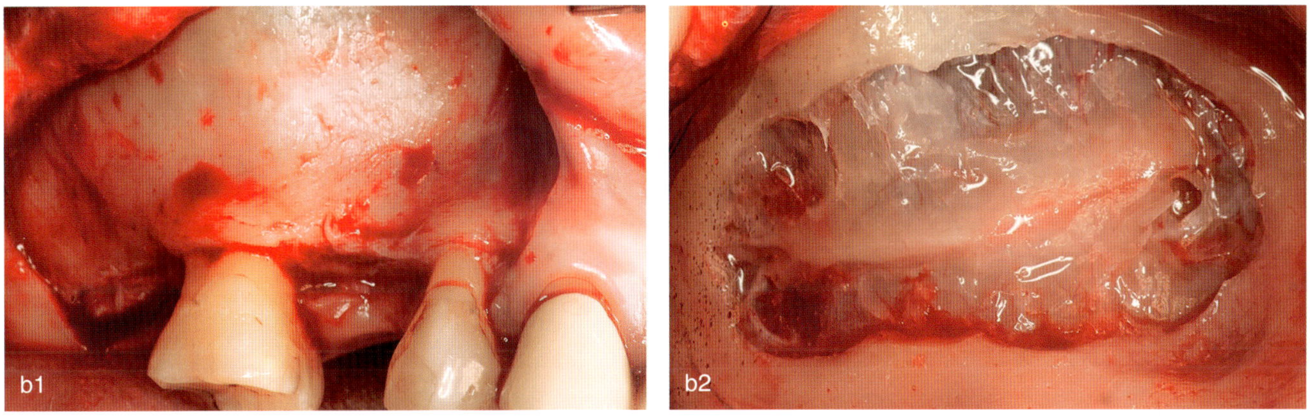

图6–15　侧壁开窗摘除上颌骨黏液囊肿（续）
b. 术中照片。b1. 侧壁开窗。翻黏骨膜瓣，暴露上颌窦侧壁。b2. 按照上颌窦底提升设计骨窗的位置。

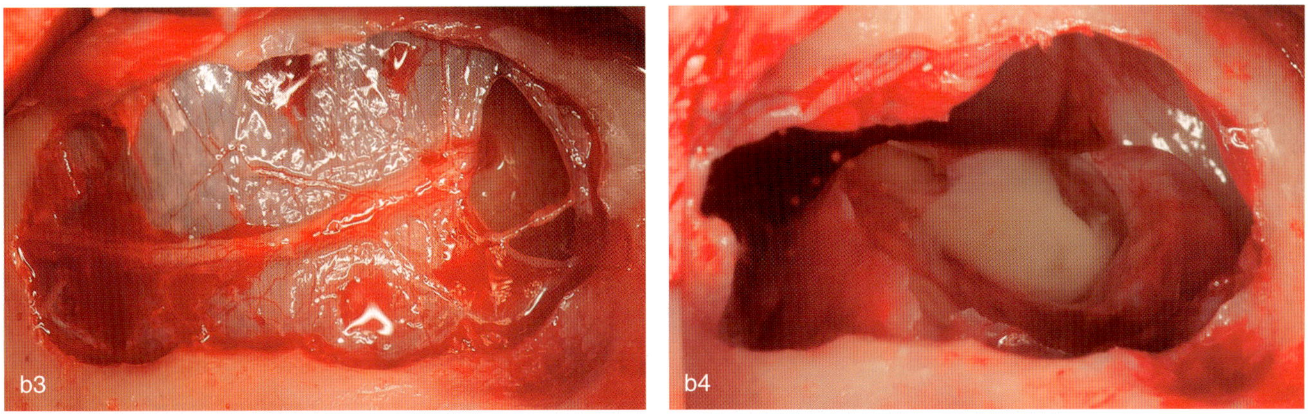

图6–15　侧壁开窗摘除上颌骨黏液囊肿（续）
b. 术中照片。b3. 去除骨窗之后，可见上颌窦黏骨膜健康，在骨膜表面有前后走行的牙槽上颌窦动脉。b4. 切开囊肿顶端的部分囊壁，可见囊肿内为黏稠的囊液。

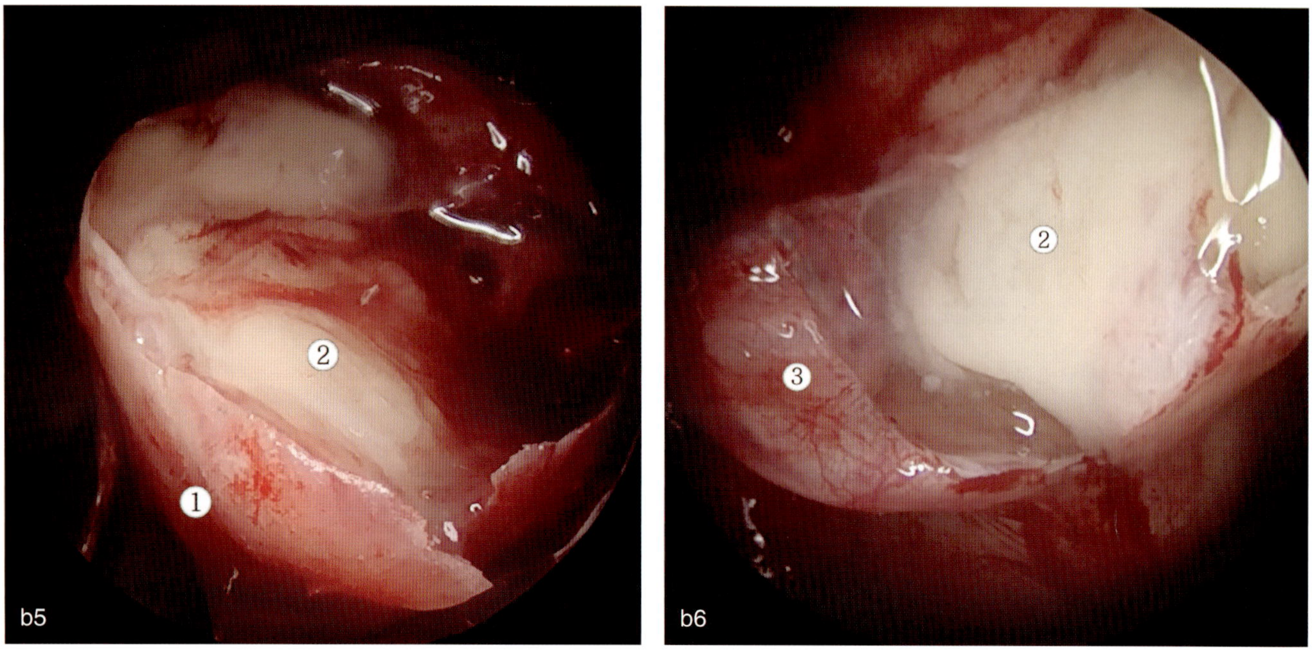

图6-15 侧壁开窗摘除上颌骨黏液囊肿（续）
b. 术中照片。b5，b6. 电子内镜照片，摘除囊肿。囊肿从上颌窦底隆起，囊壁菲薄，囊肿内含有非常黏稠的囊液。1. 膨隆的骨壁；2. 黏稠的囊液；3. 囊肿壁。

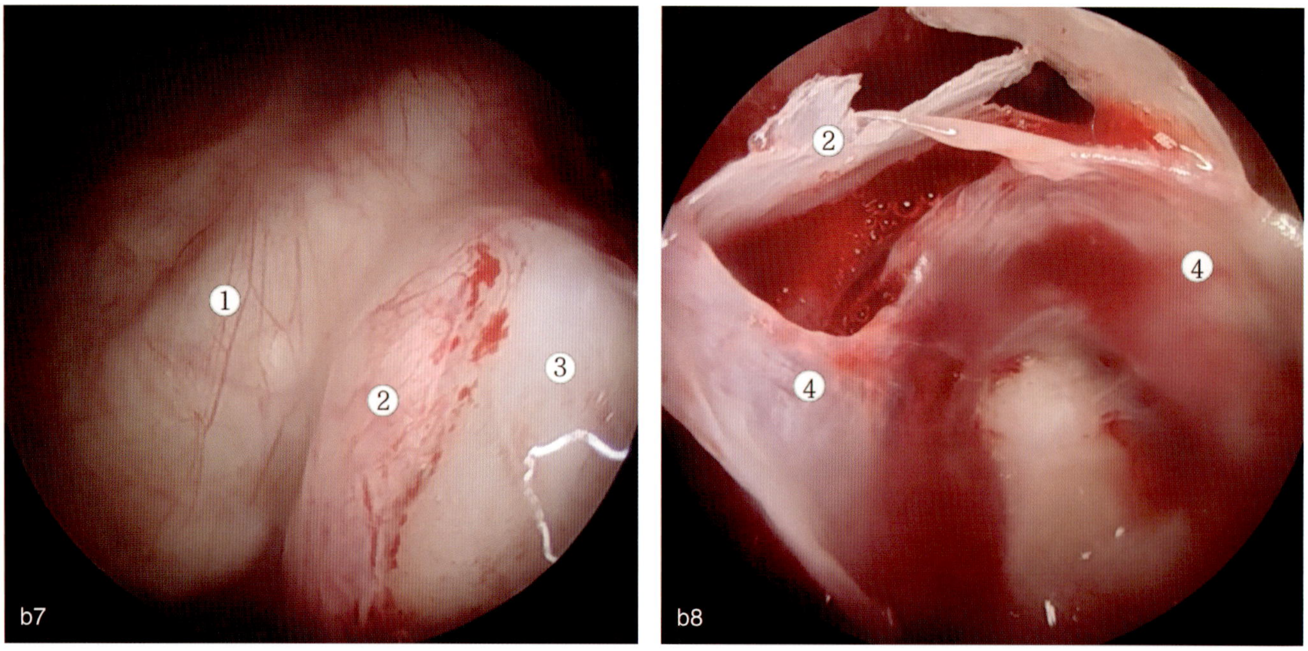

图6-15 侧壁开窗摘除上颌骨黏液囊肿（续）
b. 术中照片。b7. 电子内镜照片，囊肿从窦底隆起。b8. 电子内镜照片，吸出黏稠的囊液之后，可见内衬上皮的骨性囊壁，囊壁较为平滑。1. 上颌窦底；2. 膨隆的骨壁；3. 黏稠的囊液；4. 囊肿壁。

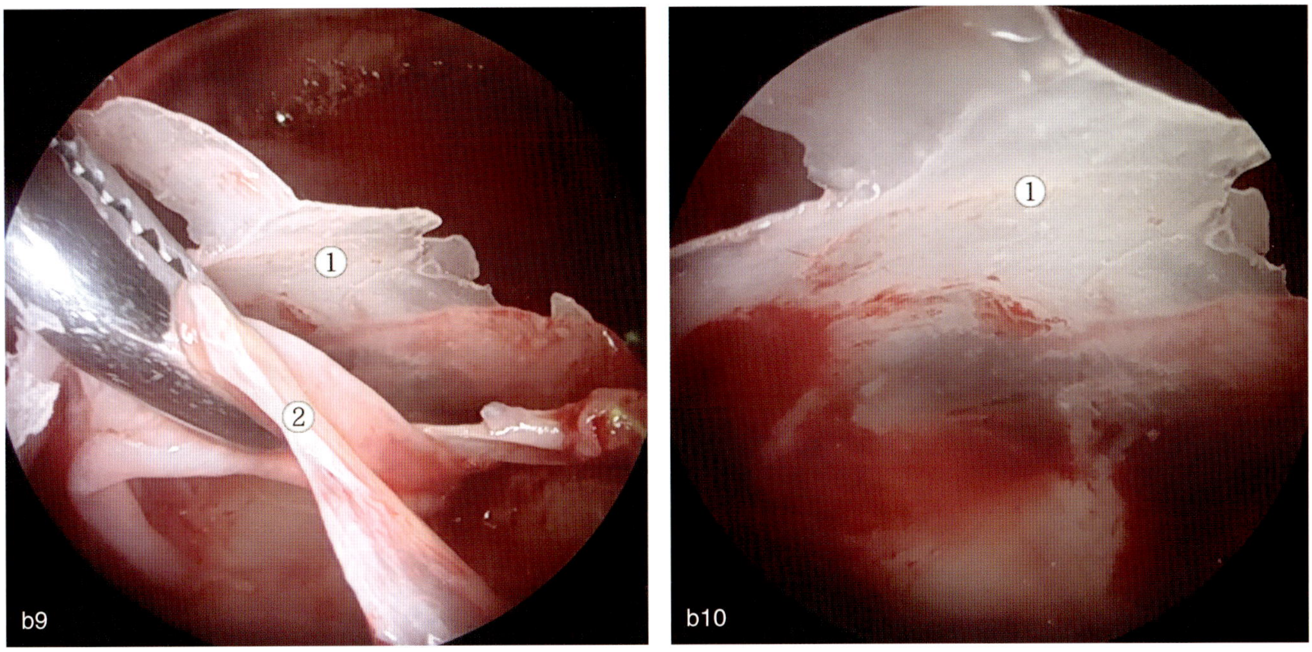

图6-15　侧壁开窗摘除上颌骨黏液囊肿（续）

b. 术中照片。b9. 电子内镜照片，从膨隆的骨壁表面剥离囊壁之后，用组织钳将其拉出。b10. 电子内镜照片，可见膨起的骨壁菲薄，呈半透明状态。1. 膨隆的骨壁；2. 囊肿壁。

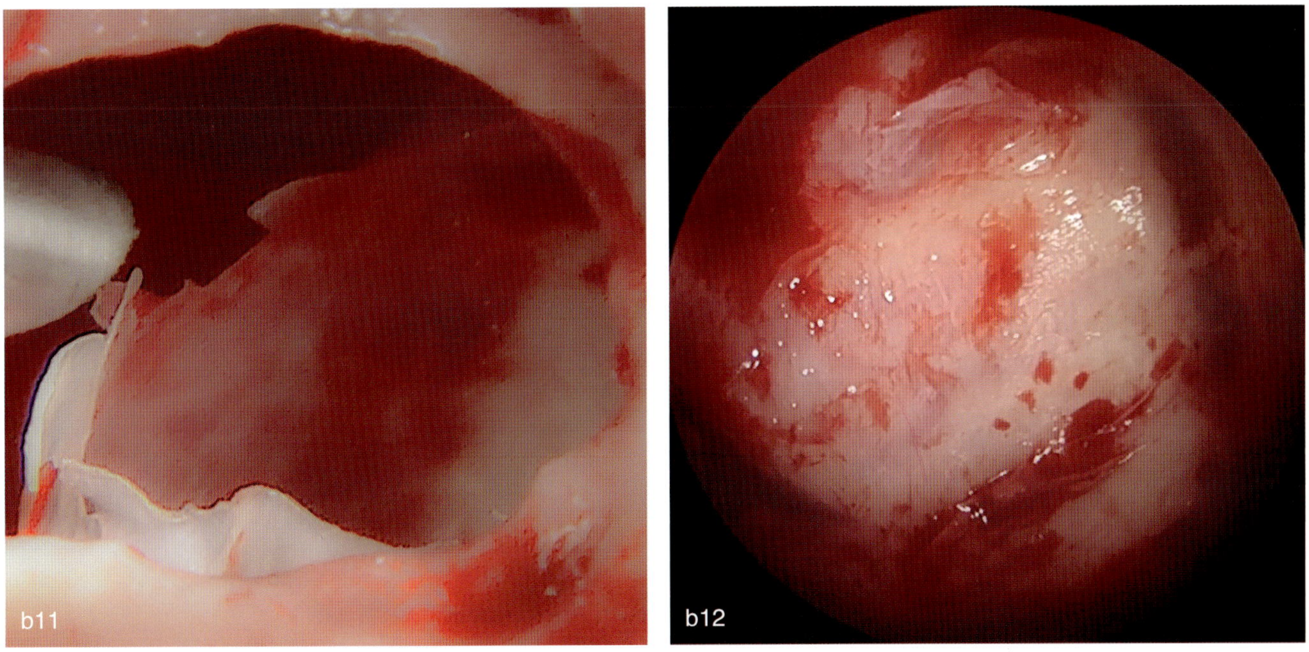

图6-15　侧壁开窗摘除上颌骨黏液囊肿（续）

b. 术中照片。b11. 从侧壁开窗的窗口观察，从窦底隆起的囊肿骨壁，可见骨壁菲薄。然后尽量将膨隆的骨壁去除。b12. 电子内镜照片，第一磨牙腭根的丘陵样隆起，表面被覆完整的薄层骨板。

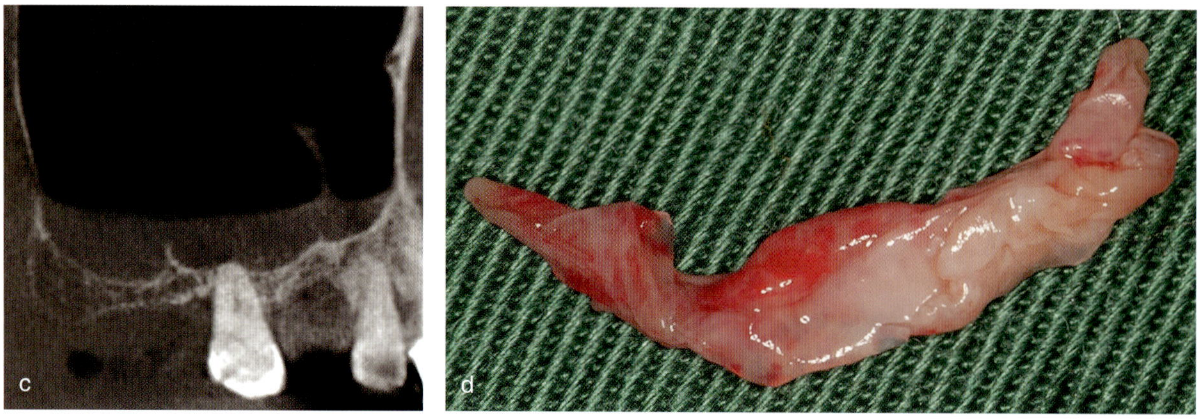

图6-15 侧壁开窗摘除上颌骨黏液囊肿（续）
术后检查。c. CBCT检查可见，囊肿和膨胀的薄层骨壁已经被摘除，窦底存在术中进入窦腔内的生理盐水。d. 完整摘除的囊壁，具有一定的弹性，局部呈半透明状。

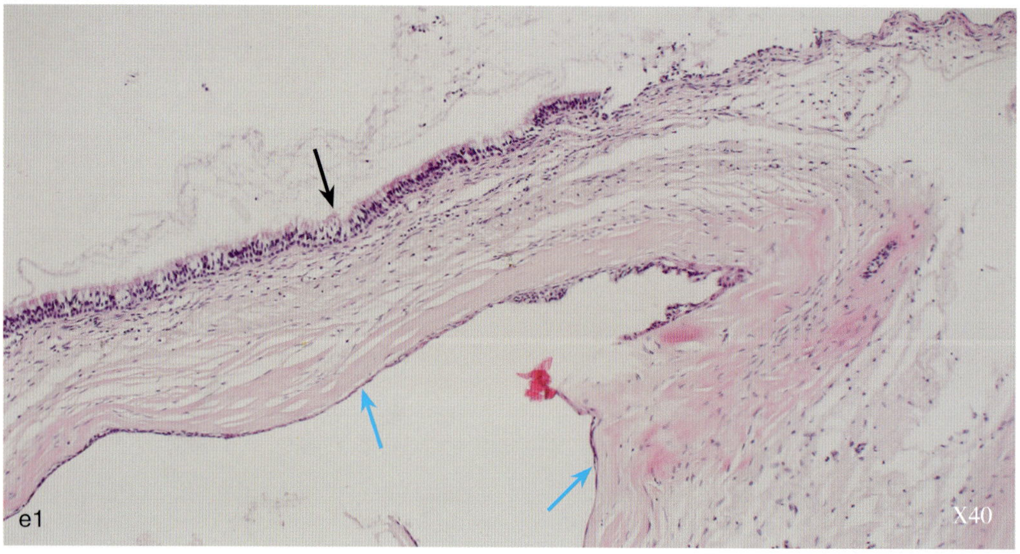

图6-15 侧壁开窗摘除上颌骨黏液囊肿（续）
e. 组织学切片。e1. 朝向囊腔侧的囊壁被覆假复层纤毛柱状上皮（黑色箭头所示）；朝向囊肿骨壁侧的囊壁的纤维结缔组织富有胶原，表面有一层或多层上皮样细胞（蓝色箭头所示）。

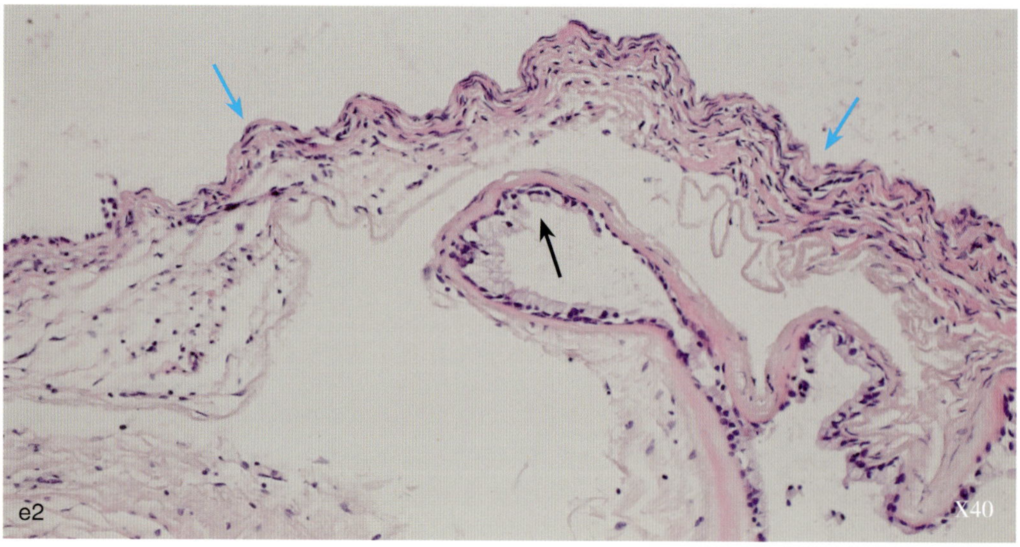

图6-15 侧壁开窗摘除上颌骨黏液囊肿（续）
e. 组织学切片。e2. 朝向囊腔侧的囊壁被覆假复层纤毛柱状上皮（黑色箭头所示）；朝向囊肿骨壁侧的囊壁为相对致密的纤维结缔组织（蓝色箭头所示）。

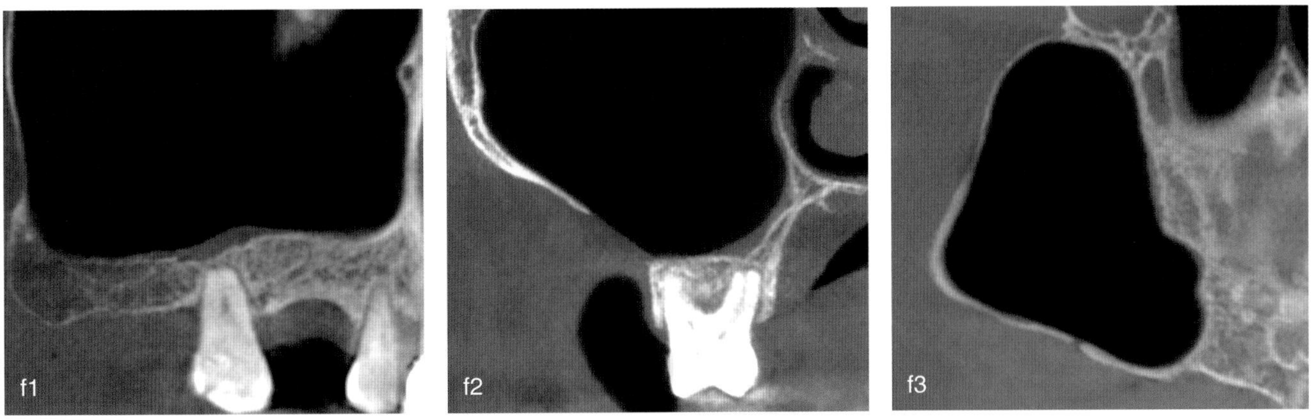

图6-15　侧壁开窗摘除上颌骨黏液囊肿（续）

f. 术后1.5年，上颌右侧CBCT扫描，断层位置与术前（图6-15a）相同。f1. 右侧后牙牙弓的近远中向断层。f2. 右侧第一磨牙的颊舌向断层。f3. 上颌窦腭鼻隐窝的水平向断层。囊肿无复发，窦底有明显的新骨形成，腭根上方的新骨将根尖与窦底相隔离。

讨论

基于术前CBCT检查、术中所见和组织学检查，本病例的病理学诊断为上颌骨黏液囊肿。“上颌骨黏液囊肿”在以往的文献中未见报道。

关于本病例的临床诊断

本病例患者无自觉症状，CBCT扫描显示在第一磨牙根方的上颌窦底部存在膨胀性生长的球形密度增高影像，骨壁扩张、包绕囊肿，腭侧骨壁凹陷、变薄，紧邻囊肿的第一磨牙腭根根尖明显吸收。因此，临床诊断为“上颌骨囊肿”。

关于本病例的病理诊断

结合本病例的放射线表现、术中所见和囊壁的组织学切片，病理诊断为“上颌骨黏液囊肿”，排除了根尖周囊肿、含牙囊肿和牙源性角化囊肿等常见的上颌骨囊肿，依据如下：①囊肿为膨胀性生长；②囊液为黏稠的黏液；③囊肿有上皮衬里；④衬里上皮为假复层纤毛柱状上皮，其中分泌黏液的杯状细胞显著增多；⑤本病例无先天牙缺失，囊肿内不含牙，无根尖炎症和肉芽肿，牙髓活力正常。但是，目前尚无法解释靠近囊肿骨壁侧的囊壁结缔组织表面存在单层或多层上皮样细胞。

目前，难以解释囊壁的呼吸道上皮衬里（即假复层纤毛柱状上皮）的来源，只能用生长发育过程中假复层纤毛柱状上皮“迷路”或“误入”颌骨加以解释。也正是因为有这些有黏液细胞存在的纤毛柱状上皮，才在腔内形成了黏液样内容物。

关于本病例的窦底新骨形成

上颌骨囊肿摘除1.5年时患者复诊，准备进行上颌窦底提升同期植入种植体。术前CBCT扫描显示，囊肿无复发。窦底有明显的新骨形成，窦底剩余骨高度约增加2.0mm，腭根上方的新骨将根尖与窦底相隔离。同时，由于囊肿压迫所导致的上颌窦内壁向鼻腔侧的突出已经恢复到正常的解剖位置，腭侧骨壁凹陷和变薄也恢复至正常的解剖形态。本病例显示，上颌窦囊肿摘除之后，受累的上颌窦骨壁的恢复能力令人惊奇，但尚缺乏相关修复机制的研究。

本病例的牙根根尖吸收的原因并非根尖周病变所导致的破坏，而是囊肿通过根尖周的骨组织对牙根施加压力的结果。术中显示牙根的根端仍然被覆一薄层完整的骨板。因此牙髓活力正常，也无必要在术前进行根管治疗。

外科程序：宿玉成、张彩月；术中摄像和照相：陶丹；手术配合：陶丹、刘敏、杨清；放射线诊断程序：苑秋华、王倩；组织学读片：李翠英（北京大学口腔医学院中心实验室）；手术时间：2021年

病例之二：侧壁开窗摘除上颌窦假性囊肿，非种植病例

28岁女性患者，因左侧“上颌窦囊肿”并发眶下区持续性胀痛而就诊，寻求手术治疗。

事实上，患者在15个月前体检时发现左侧上颌窦内充满密度增高影像，初步诊断为“左侧上颌窦假性囊肿”，但无不适。调取患者的病历资料，发现当时的CBCT扫描显示左侧上颌窦内为均匀一致的密度增高影像，几乎占满了整个窦腔，仅在窦腔上部尚存在一定的空隙（图6-16a1～a3）。左侧上颌窦开口通畅，以筛漏斗为中心的窦口-鼻道复合体影像非常清晰，额窦、筛窦和蝶窦有局部黏膜的轻度增厚（图6-16a4～a6）。右侧上颌窦无明显病变，只是黏骨膜轻度增厚。因为囊肿几乎占满了整个窦腔，笔者建议手术摘除左侧上颌窦假性囊肿，但患者考虑到无任何自觉症状，同时恐惧外科手术、担心面部肿胀可能对工作带来的不便，未采纳医生的建议。

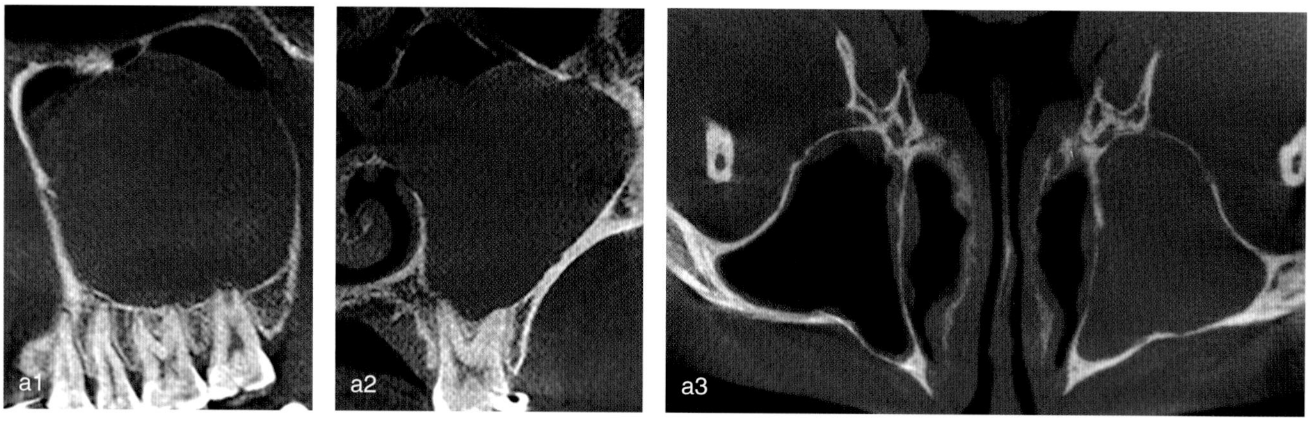

图6-16　侧壁开窗摘除左侧上颌窦假性囊肿，非种植病例

a. 15个月前的上颌CBCT扫描。a1. 沿左侧后牙牙弓的近远中向断层。a2. 沿左侧第一磨牙的颊舌向断层。a3. 沿上颌窦中部的水平面断层。窦内为均匀一致的密度增高影像，几乎占满了整个窦腔，仅在上部还存有空隙。

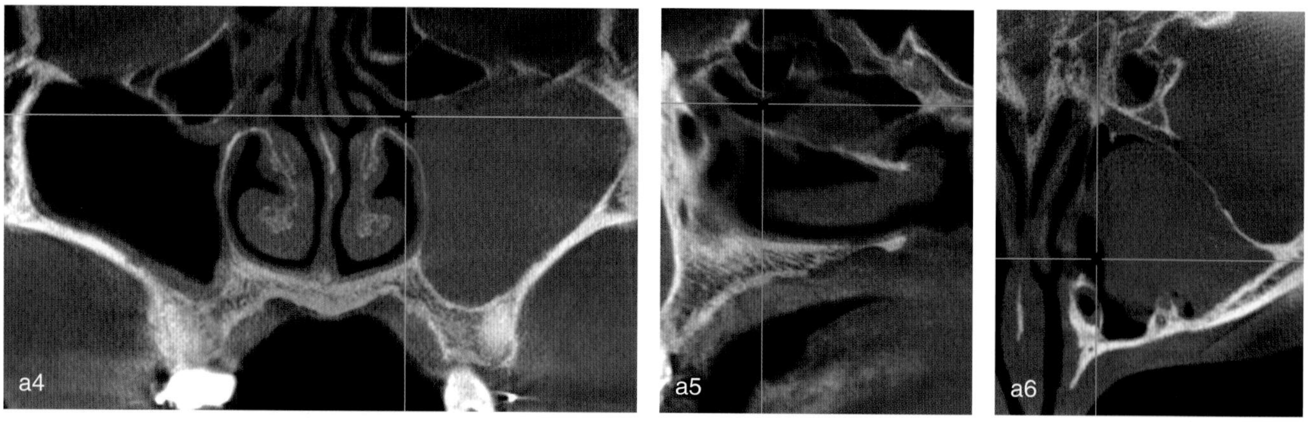

图6-16　侧壁开窗摘除左侧上颌窦假性囊肿，非种植病例（续）

a. 15个月前的上颌CBCT扫描。以左侧上颌窦开口（十字线交叉点）为兴趣区的CBCT断层。a4. 冠状面断层。a5. 矢状面断层。a6. 水平面断层。左侧上颌窦开口（十字线交叉点）通畅、窦口-鼻道复合体影像非常清晰。

在5个月后，因眶下区胀痛患者再次拍摄CBCT。与5个月前相比，左侧上颌窦内密度增高影像的体积变化不大，在上颌窦上部仍然存在一定的空隙（图6-16b1～b3）。只是右侧上颌窦黏骨膜显著增厚（窦底更加显著）。双侧的窦口-鼻道复合体影像模糊不清、黏膜严重增厚，上颌窦开口堵塞，额窦、筛窦和蝶窦均有严重的黏膜增厚（图6-16b4～b6）。患者依然拒绝手术治疗，选择抗生素静脉滴注的保守治疗，症状缓解。之后有几次不定期的发作，均通过静脉滴注抗生素加以缓解。

此次就诊，即初次发现“上颌窦囊肿”15个月后，患者下定了决心，寻求外科治疗。患者主诉眶下区持续性胀痛，睡眠质量不高。患者无发热，无全身系统性疾病史，实验室检查无异常，不吸烟、不饮酒。口腔专科检查可见口腔卫生良好，牙列完整，口

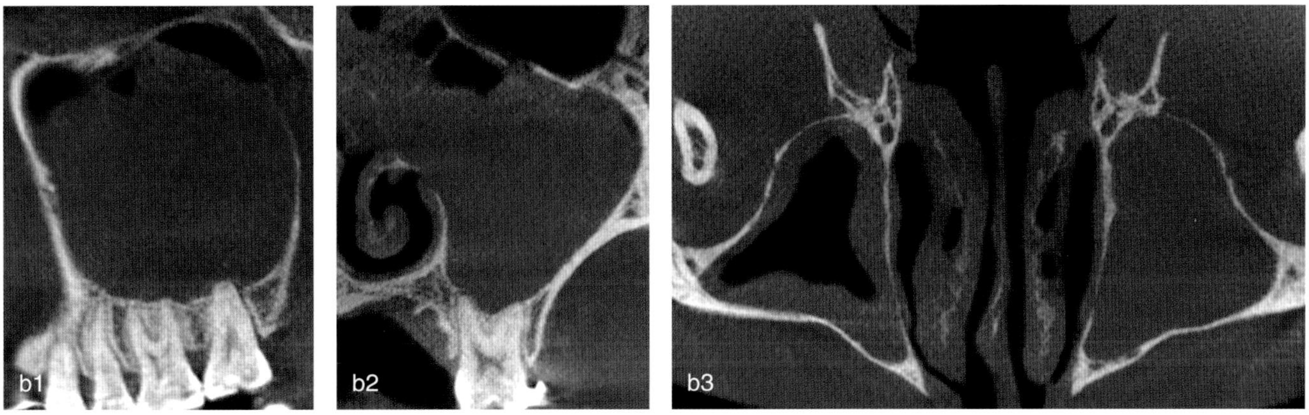

图6-16　侧壁开窗摘除左侧上颌窦假性囊肿，非种植病例（续）
b. 10个月前的上颌CBCT扫描。b1. 沿左侧后牙牙弓的近远中向断层。b2. 沿左侧第一磨牙的颊舌向断层。b3. 沿上颌窦中部的水平面断层。与5个月前（图6-16a）相比，左侧上颌窦内的密度增高影像变化不大，但右侧上颌窦黏膜增厚。

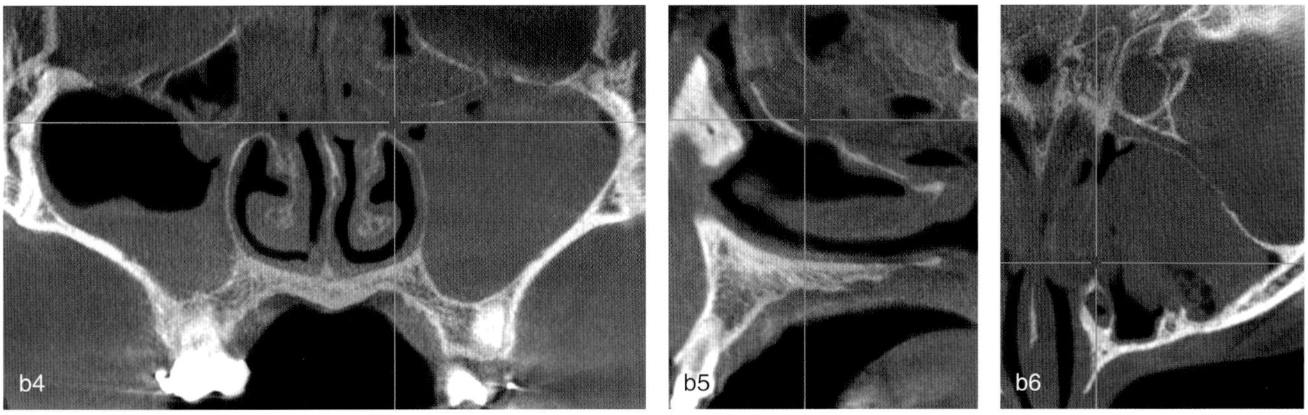

图6-16　侧壁开窗摘除左侧上颌窦假性囊肿，非种植病例（续）
b. 10个月前的上颌CBCT扫描。以左侧上颌窦开口（十字线交叉点）为兴趣区的CBCT断层。b4. 冠状面断层。b5. 矢状面断层。b6. 水平面断层。与5个月前（图6-16a）相比，左侧上颌窦开口堵塞、窦口-鼻道复合体影像模糊不清，右侧上颌窦黏膜显著增厚。

腔黏膜无异常。鼻腔检查可见鼻中隔无偏曲，鼻中隔、下鼻甲及中鼻甲无肥大，无异常分泌物。

与15个月前（图6–16a1～a3）和10个月前（图6–16b1～b3）相比，术前CBCT扫描所显示的左侧上颌窦内密度增高影像体积增大，完全占据了整个窦腔（图6–16c1～c3）；上颌窦开口通畅，窦口–鼻道复合体影像基本清晰，黏膜轻度增厚，额窦影像清晰，筛窦和蝶窦有不同程度的黏膜轻度增厚（图6–16c4～c6）。右侧上颌窦黏膜增厚（图6–16c），与10个月前（图6–16b）相比，已经基本消失；与15个月前（图6–16a）类似。

基于病史、放射线检查、临床症状和体征以及实验室检查，诊断为左侧上颌窦假性囊肿，治疗方案为侧壁开窗摘除囊肿。

行盐酸阿替卡因骨膜上浸润麻醉，在前磨牙

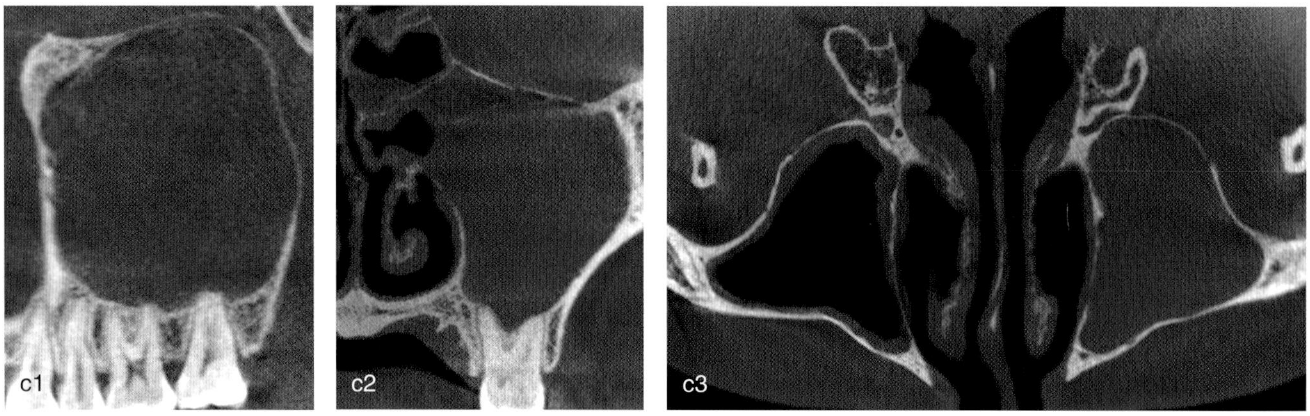

图6–16 侧壁开窗摘除左侧上颌窦假性囊肿，非种植病例（续）
c. 术前的上颌CBCT扫描。c1. 沿左侧后牙牙弓的近远中向断层。c2. 沿左侧第一磨牙的颊舌向断层。c3. 沿上颌窦中部的水平面断层。与15个月前（图6–16a1～a3）和10个月前（图6–16b1～b3）相比，左侧上颌窦内的密度增高影像的体积增大，完全占据了整个窦腔。

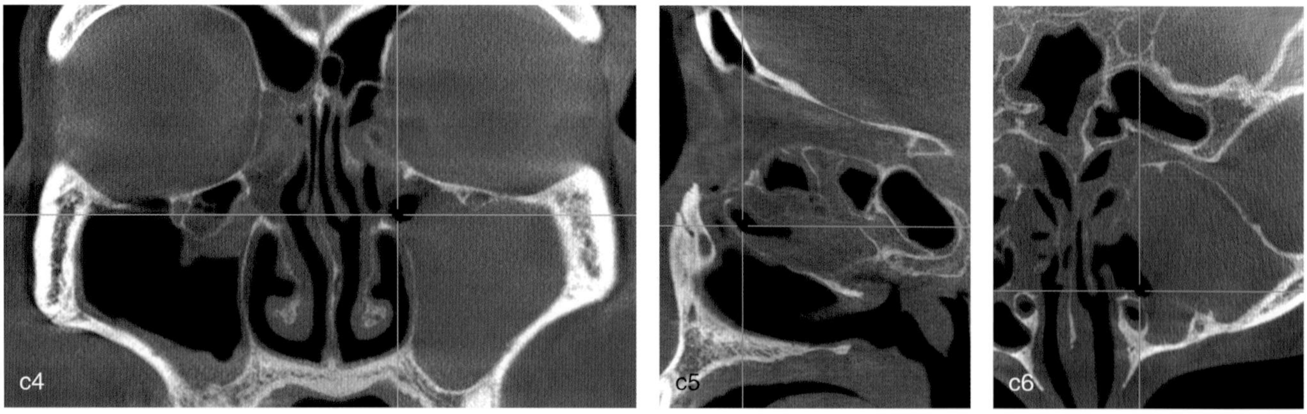

图6–16 侧壁开窗摘除左侧上颌窦假性囊肿，非种植病例（续）
c. 术前的上颌CBCT扫描。以左侧上颌窦开口（十字线交叉点）为兴趣区的CBCT断层。c4. 冠状面断层。c5. 矢状面断层。c6. 水平面断层。左侧上颌窦开口（十字线交叉点）通畅、窦口–鼻道复合体影像基本清晰、黏膜轻度增厚。蝶窦、筛窦及额窦影像清晰、黏膜轻度增厚。

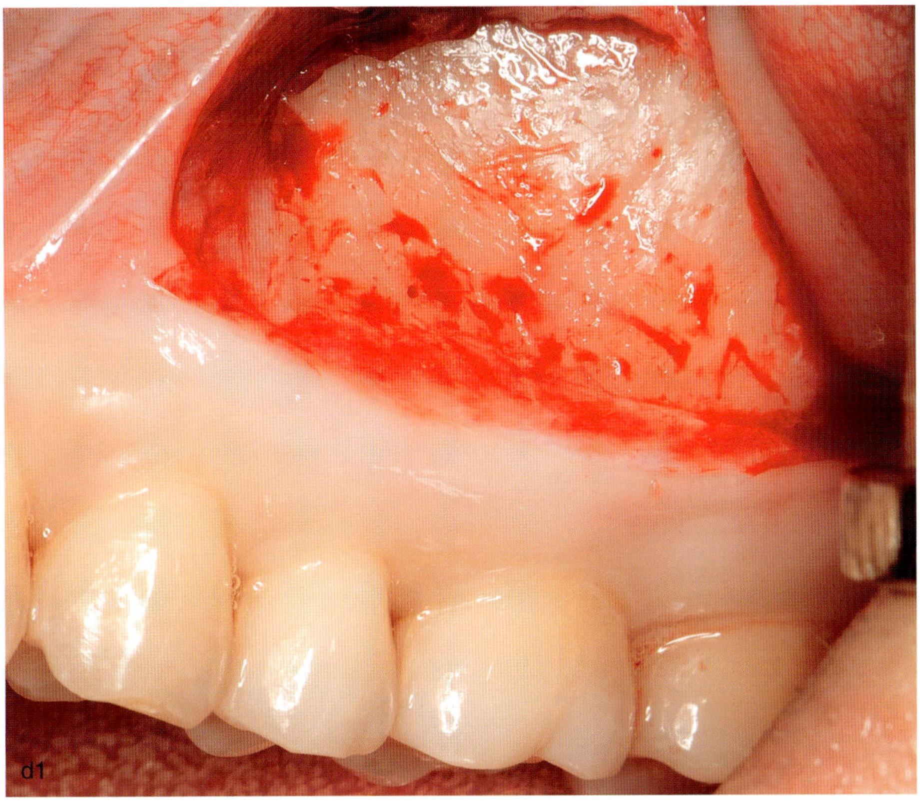

图6-16　侧壁开窗摘除左侧上颌窦假性囊肿，非种植病例（续）
d. 术中照片。d1. 暴露术区。在前磨牙和膜龈联合处做近远中向切口，并在两端做垂直向松弛切口，翻黏骨膜瓣，暴露上颌窦外侧骨壁。

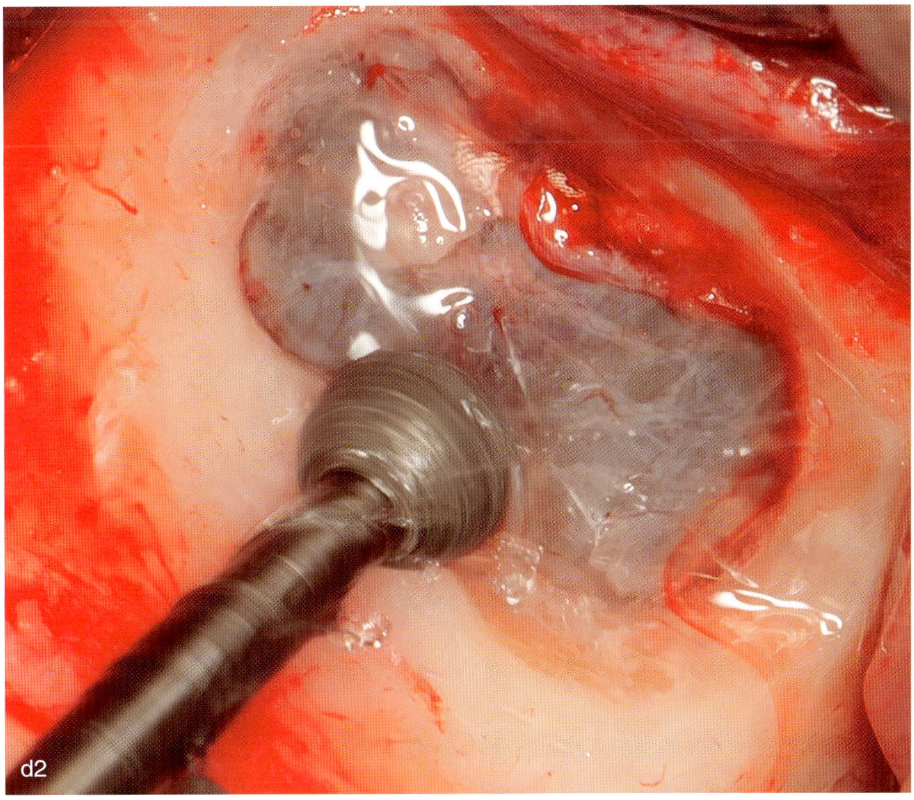

图6-16　侧壁开窗摘除左侧上颌窦假性囊肿，非种植病例（续）
d. 术中照片。d2. 侧壁开窗。用钨钢球钻和金刚砂球钻在上颌窦侧壁开窗。

和磨牙根方的膜龈联合处按照柯-陆术（Caldwell-Luc operation）做近远中向切口，并在两端做垂直向松弛切口。翻黏骨膜瓣、暴露上颌窦外侧壁（图6-16d1）之后，用直径4.5mm的钨钢球钻和金刚砂球钻在上颌窦侧壁开窗（图6-16d2），去除残余的骨片，形成揭盖式骨窗，可见上颌窦骨膜颜色苍白、呈水肿样变化（图6-16d3）。从近远中向切开水肿、增厚的骨膜（图6-16d4），用剥离子将骨膜向切口的上方和下方从囊壁表面剥离，暴露出深褐色囊壁（图6-16d5）。用40mL的注射器针头穿刺囊肿，抽出约10mL清亮的淡黄色囊液（图6-16d6）。切开囊壁，可见淡黄色囊液和其中闪闪发亮的胆固醇结晶（图6-16d7）。在呼气时，窦腔内压力增高，挤出更多的囊液（图6-16d8）。随后，可见囊壁向下塌陷（图6-16d9）。尽管囊肿堵塞了上颌窦开口，但呼气时，气体从上颌窦开口压入囊壁和骨壁之间的间隙，将囊壁的薄弱处呈气泡样压入上颌窦内（图6-16d10，d11，d14，d15）。该假性囊肿巨大，有许多间隔，将囊肿分隔为若干部分或若干小囊肿。囊壁的结缔组织致密程度不一，形成了非常明显的内层和外层，且均有成熟的血管分布（图6-16d12，d13，d16，d17）。在电子内镜的辅助下，用弯组织钳从囊肿的顶端夹住囊壁（图6-16d18），将其拉出（图6-16d19～d24）。完整摘除囊肿之后，可见上颌窦黏膜正常（图6-16d25），上颌窦开口通畅（图6-16d26）。囊液在摘除过程中基本上流失（图6-16d27，d28）。将13mm×25mm的生物可吸收性胶原膜（Bio-Gide，Geistlich，瑞士）覆盖骨窗，并用钛膜钉固定（图6-16d29）。随后，复位黏骨膜瓣，关闭创口（图6-16d30）。

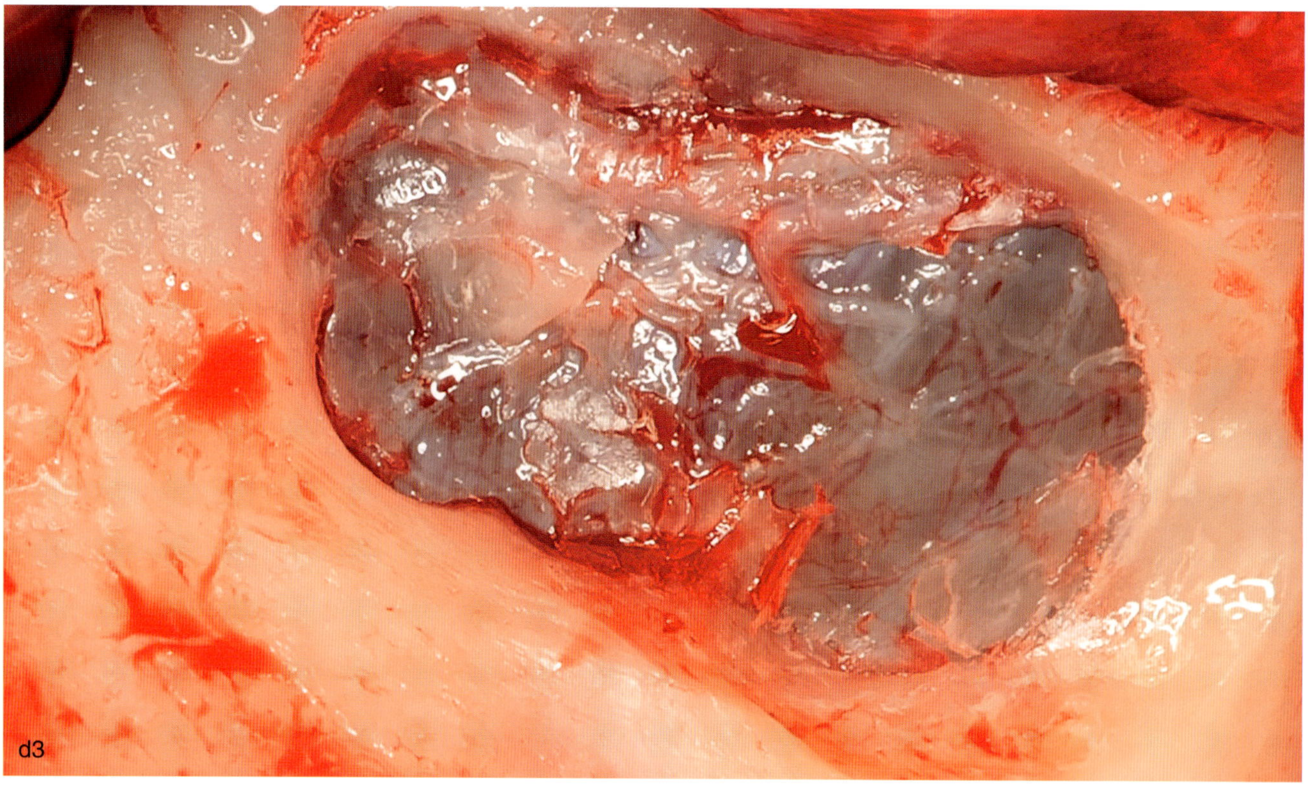

图6-16　侧壁开窗摘除左侧上颌窦假性囊肿，非种植病例（续）
d. 术中照片。d3. 侧壁开窗。去除残余的骨片，可见上颌窦骨膜颜色苍白、呈水肿样变化。

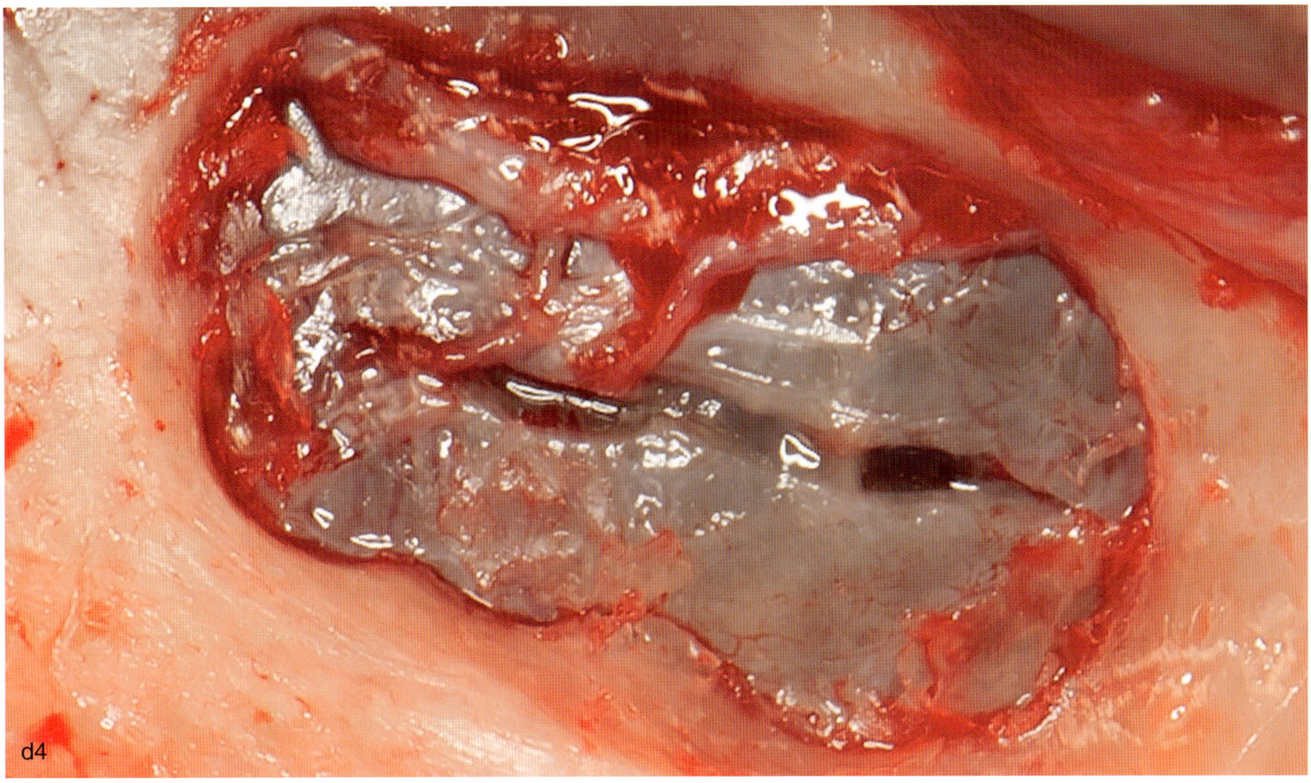

图6–16　侧壁开窗摘除左侧上颌窦假性囊肿，非种植病例（续）
d. 术中照片。d4. 摘除囊肿。从近远中向切开水肿、增厚的骨膜。

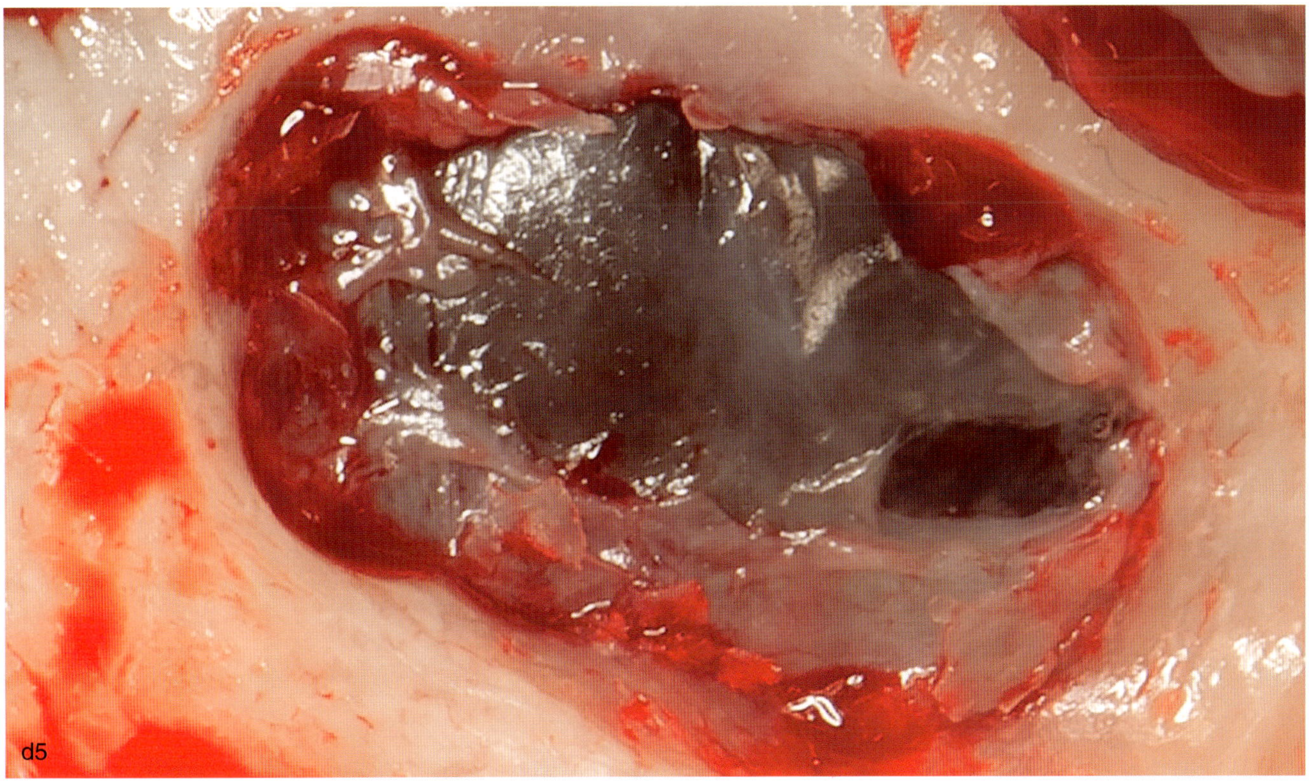

图6–16　侧壁开窗摘除左侧上颌窦假性囊肿，非种植病例（续）
d. 术中照片。d5. 摘除囊肿。将骨膜从囊壁表面剥离，可见深褐色的囊壁。

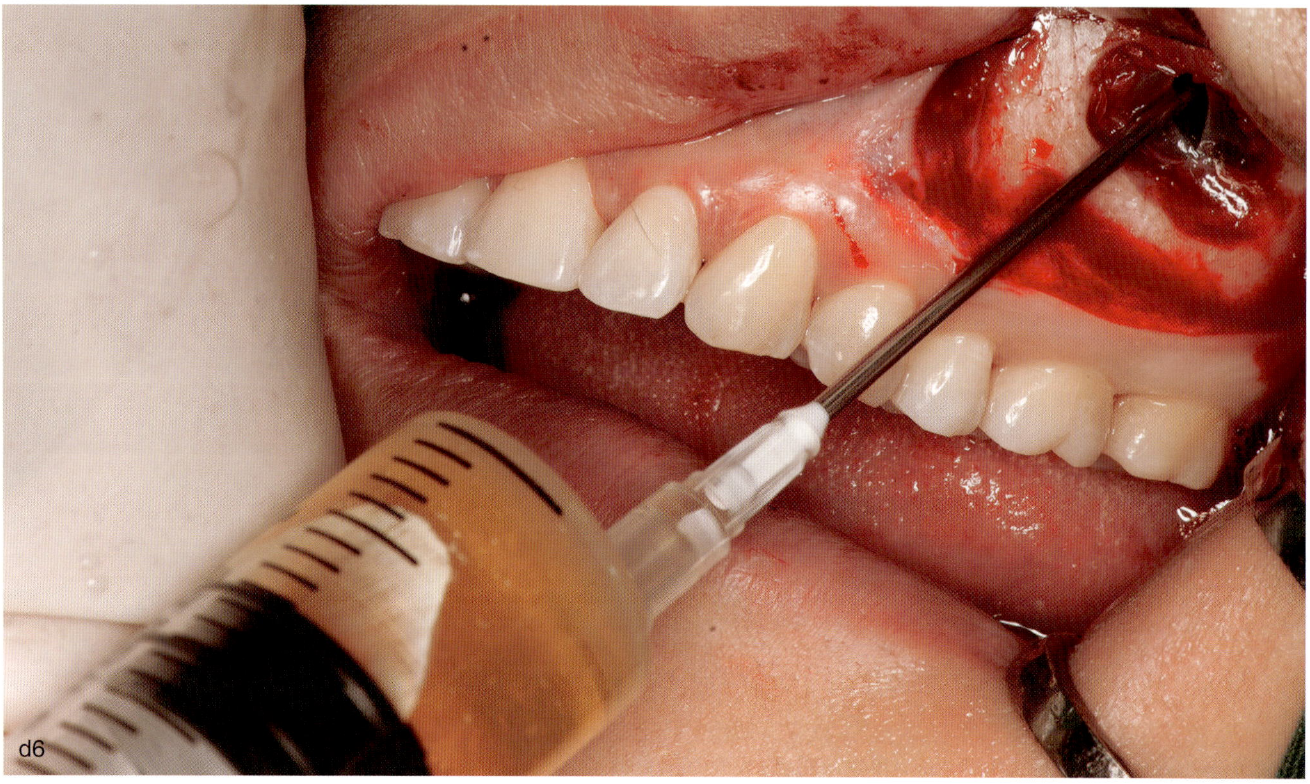

图6-16　侧壁开窗摘除左侧上颌窦假性囊肿，非种植病例（续）
d. 术中照片。d6. 摘除囊肿。用40mL的注射器针头穿刺囊肿，抽出约10mL清亮的淡黄色囊液。

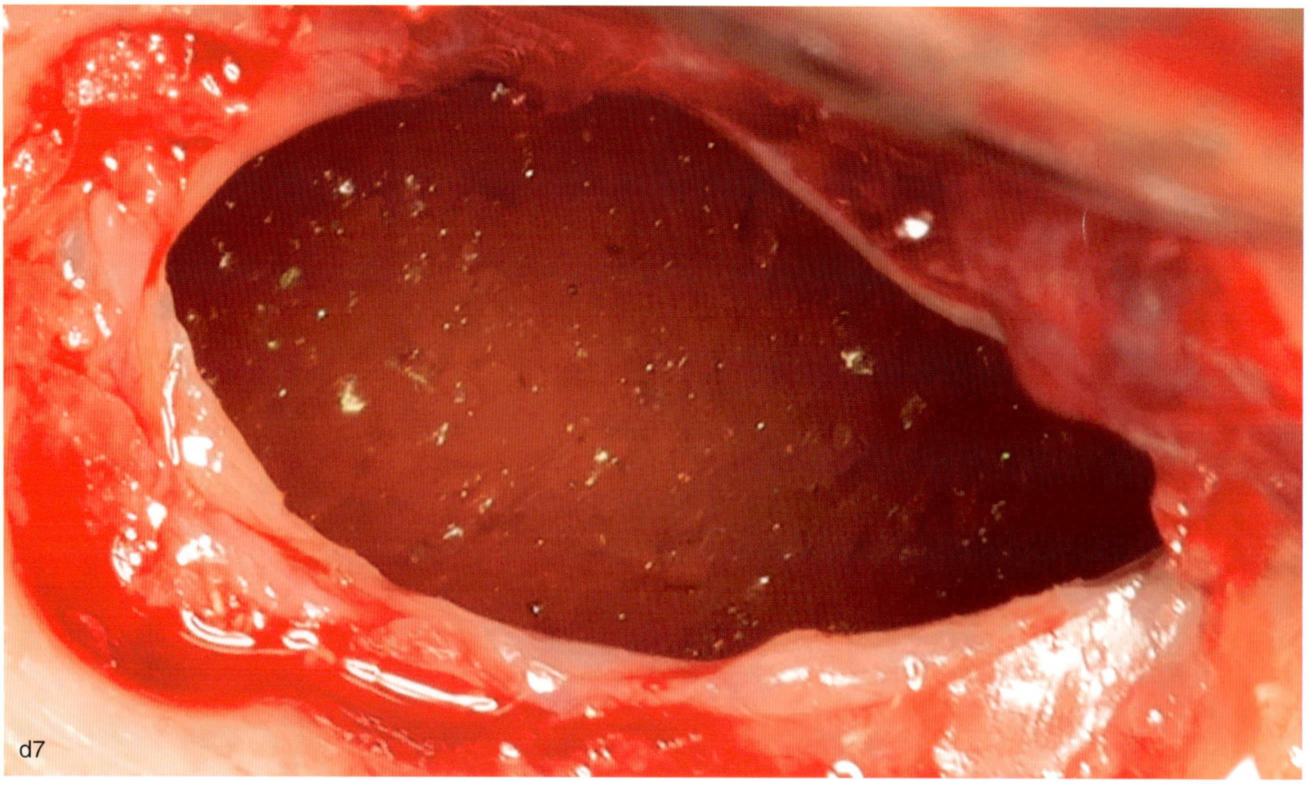

图6-16　侧壁开窗摘除左侧上颌窦假性囊肿，非种植病例（续）
d. 术中照片。d7. 摘除囊肿。切开囊壁，可见淡黄色囊液和其中闪闪发亮的胆固醇结晶。

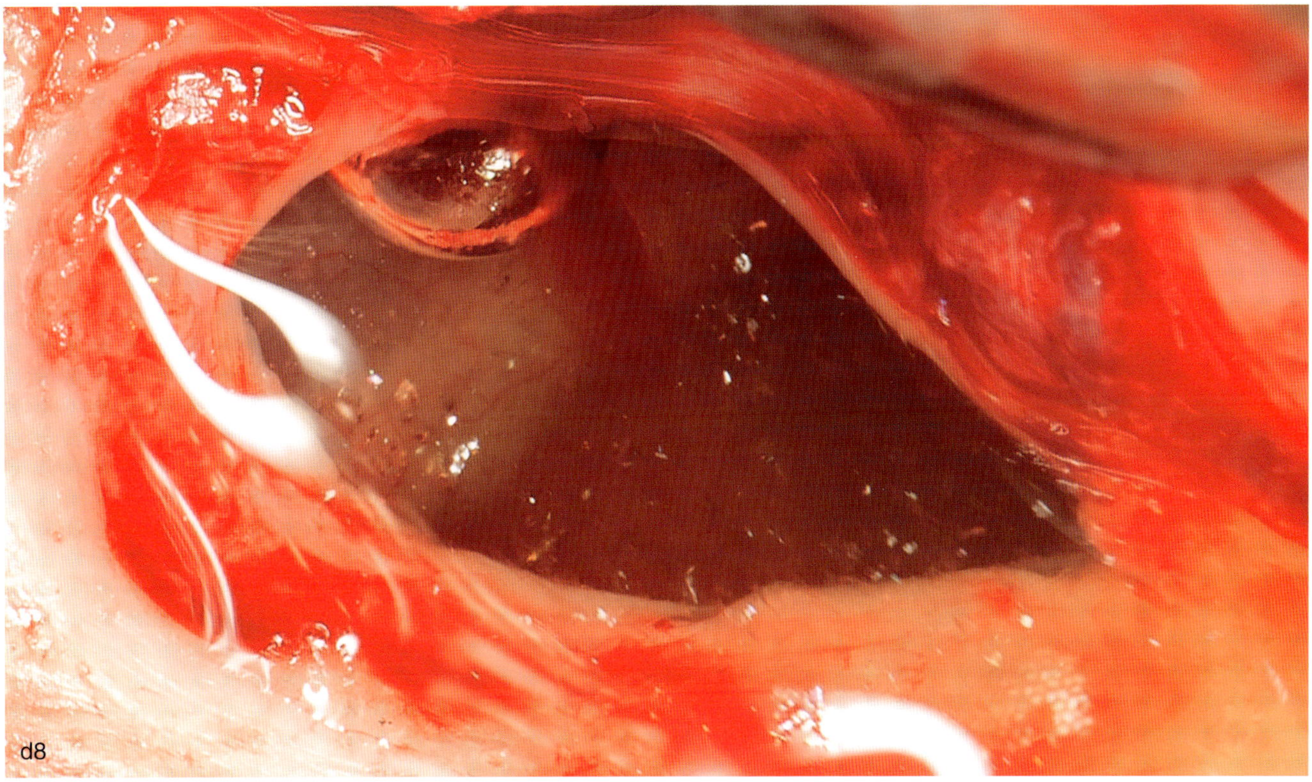

图6-16　侧壁开窗摘除左侧上颌窦假性囊肿，非种植病例（续）
d. 术中照片。d8. 摘除囊肿。呼气时，窦腔内压力增高，囊壁下移挤出大量囊液。

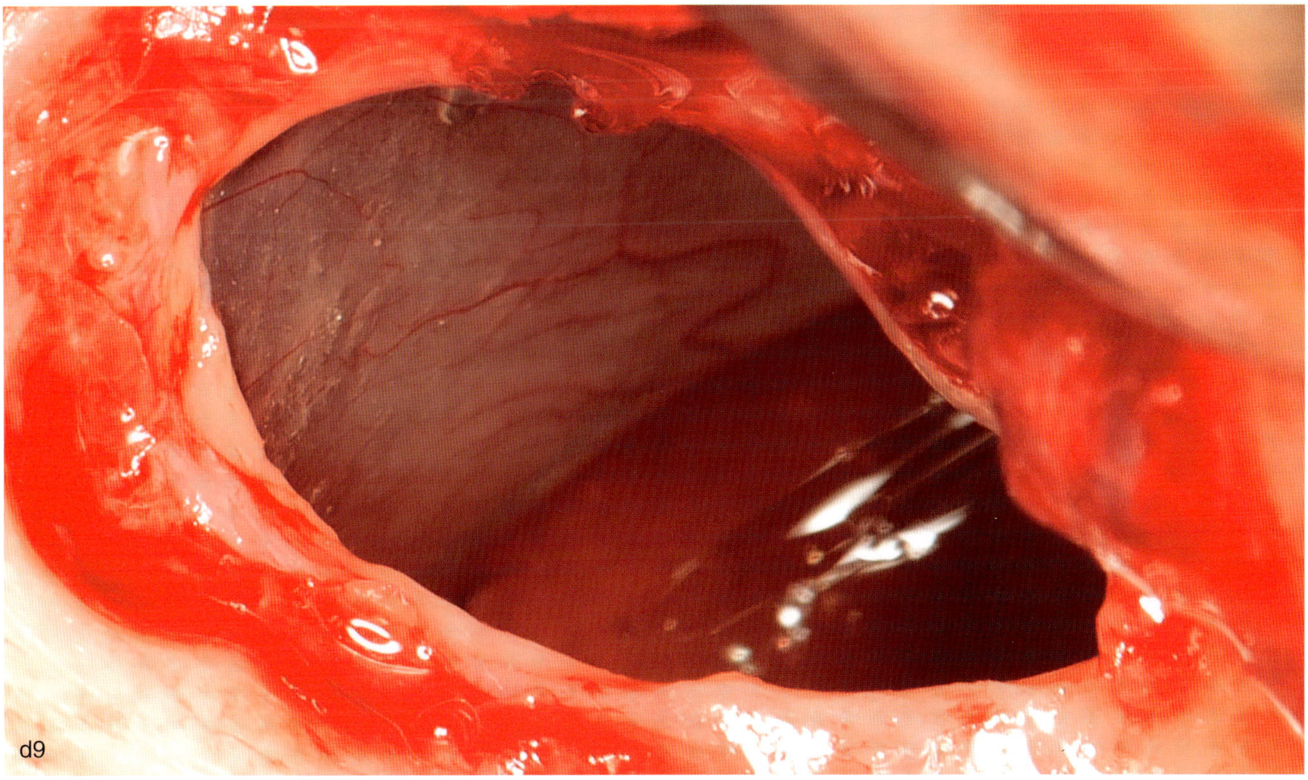

图6-16　侧壁开窗摘除左侧上颌窦假性囊肿，非种植病例（续）
d. 术中照片。d9. 摘除囊肿。呼气挤出部分囊液之后，可见部分囊壁向下塌陷。

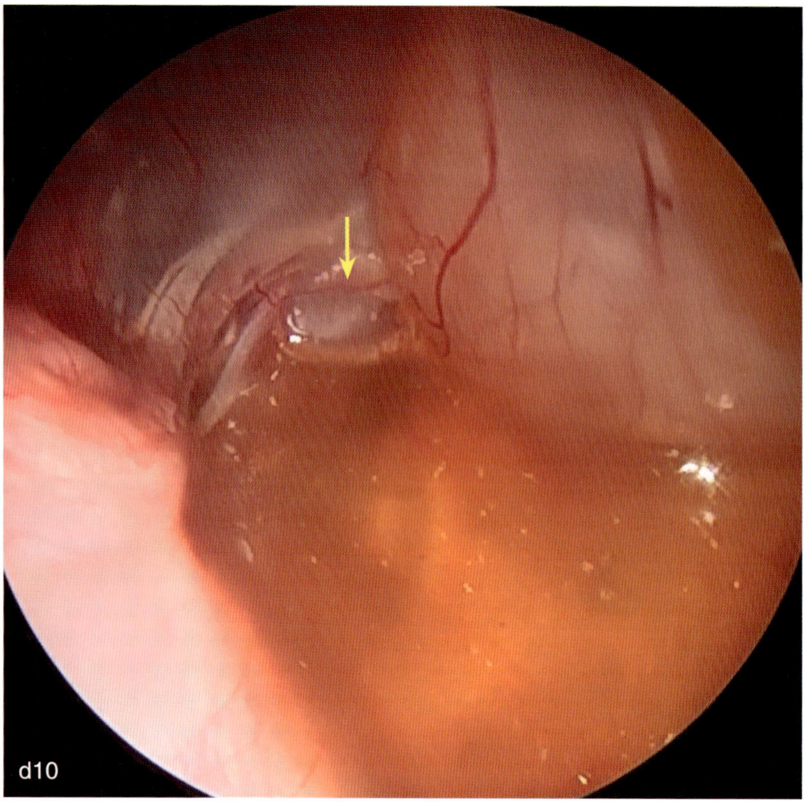

图6-16　侧壁开窗摘除左侧上颌窦假性囊肿，非种植病例（续）

d. 术中照片。d10. 摘除囊肿，电子内镜照片。吸气时，囊壁被吸向上颌窦开口处（箭头所示）。

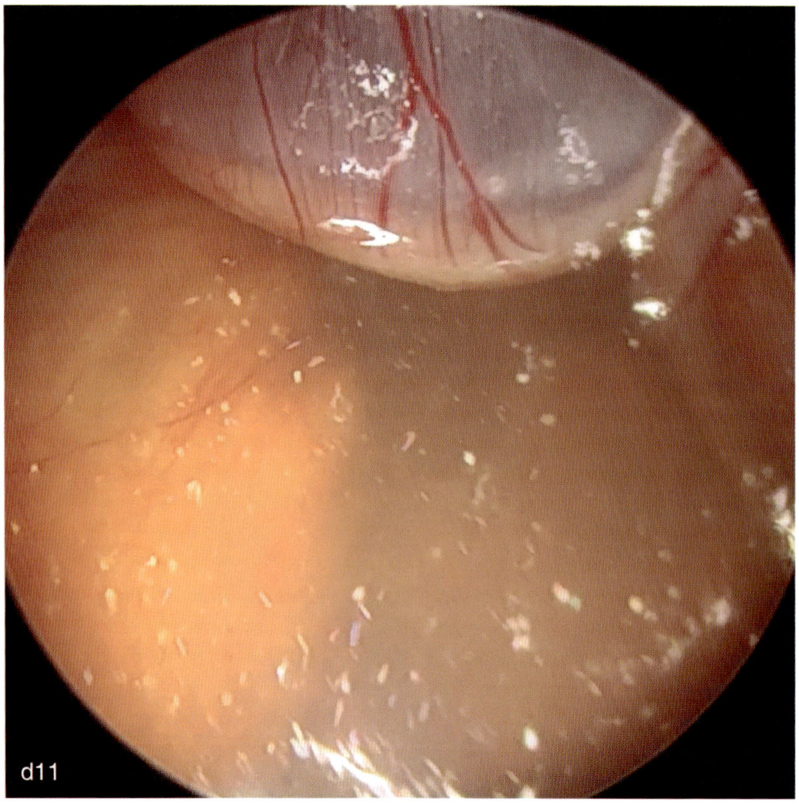

图6-16　侧壁开窗摘除左侧上颌窦假性囊肿，非种植病例（续）

d. 术中照片。d11. 摘除囊肿，电子内镜照片。呼气时，气体从上颌窦开口压入囊壁和骨壁之间的间隙，将囊壁的薄弱处呈气泡样压入上颌窦内。

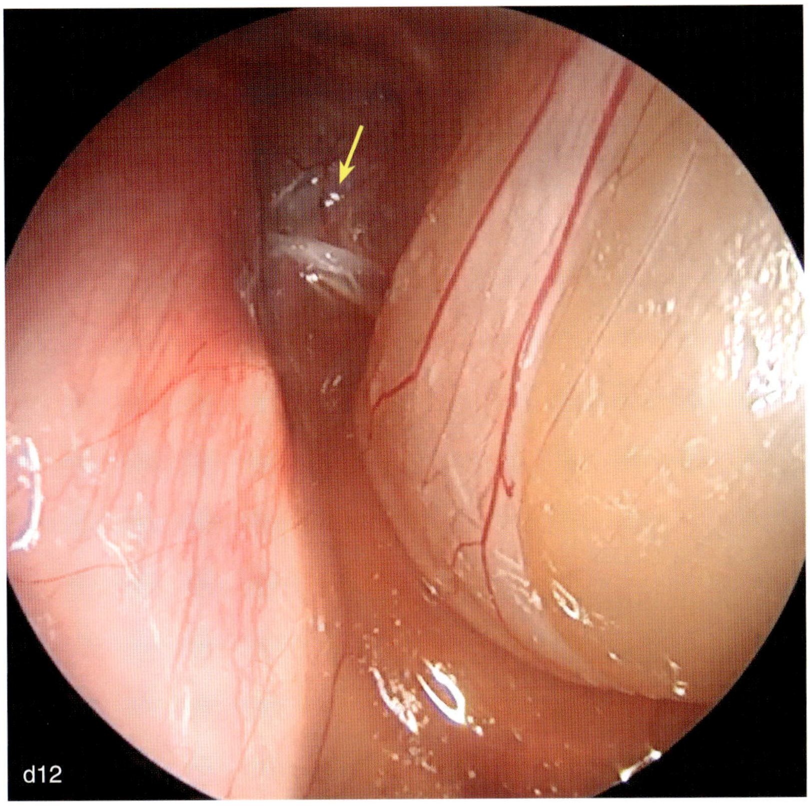

图6-16　侧壁开窗摘除左侧上颌窦假性囊肿，非种植病例（续）

d．术中照片。d12．摘除囊肿，电子内镜照片。吸气时，囊壁被吸向上颌窦开口处（箭头所示）。囊壁的结缔组织分层明显，外层有部分破裂，可见有成熟血管分布。

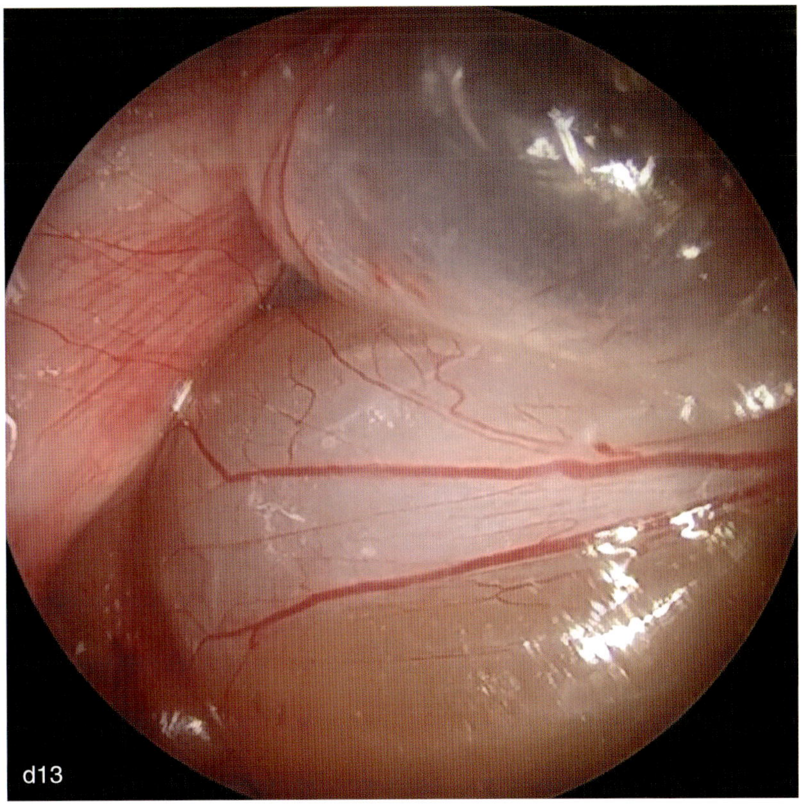

图6-16　侧壁开窗摘除左侧上颌窦假性囊肿，非种植病例（续）

d．术中照片。d13．摘除囊肿，电子内镜照片。呼气时，气体从上颌窦开口压入囊壁和骨壁之间的间隙，将囊壁上部的薄弱处呈气泡样压入上颌窦内。两侧的囊肿内含囊液，张力较大，受呼气和吸气的影响较小。

图6-16 侧壁开窗摘除左侧上颌窦假性囊肿，非种植病例（续）

d. 术中照片。d14. 摘除囊肿，电子内镜下上颌窦开口处的近距离照片。吸气时，囊壁被吸向上颌窦开口处（箭头所示）。上颌窦开口右侧的囊肿的部分外层破裂。

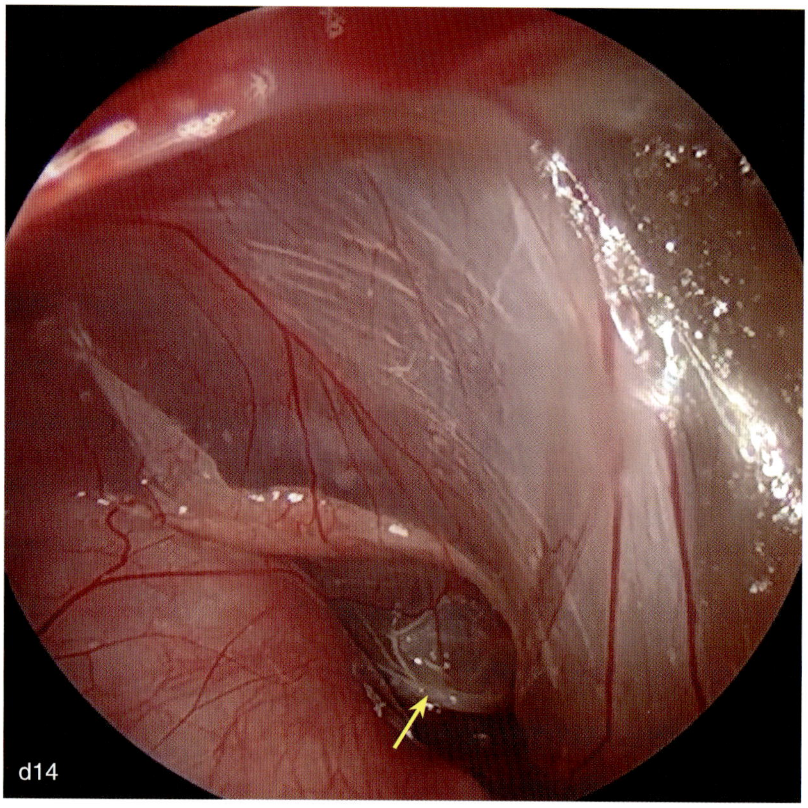

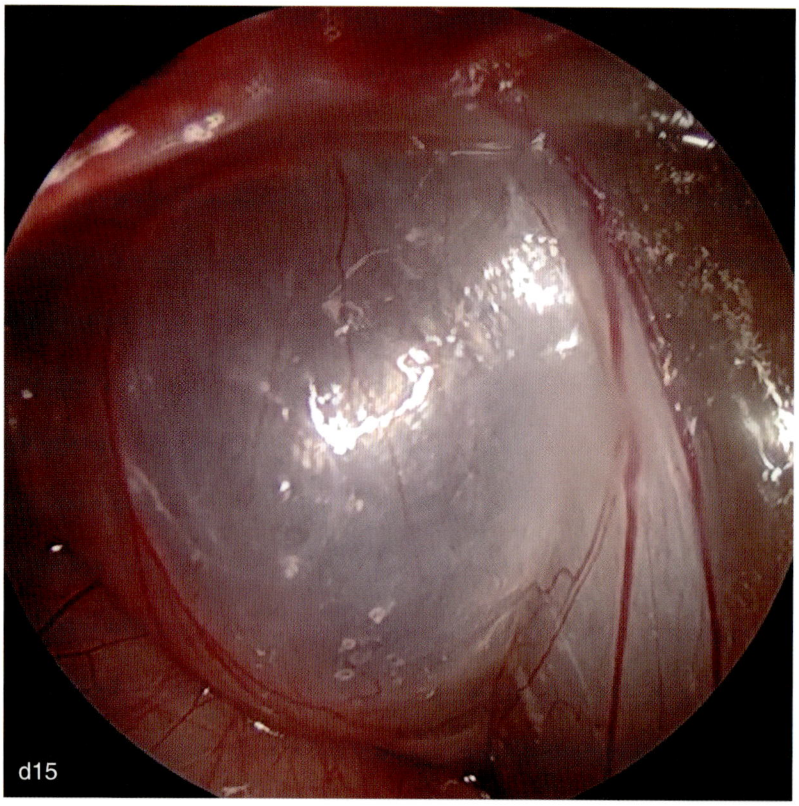

图6-16 侧壁开窗摘除左侧上颌窦假性囊肿，非种植病例（续）

d. 术中照片。d15. 摘除囊肿，电子内镜下上颌窦开口处的近距离照片。呼气时，气体从上颌窦开口压入囊壁和骨壁之间的间隙，将囊壁上部的薄弱处压入上颌窦内，形成大气泡。而右侧囊肿内含囊液，张力较大，受呼气和吸气的影响较小。

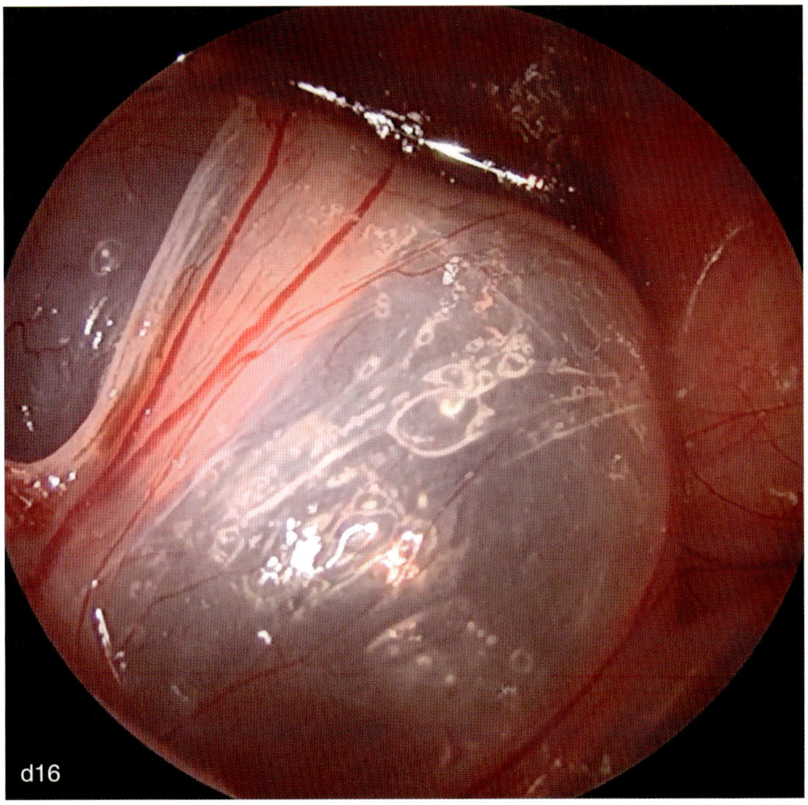

图6–16　侧壁开窗摘除左侧上颌窦假性囊肿，非种植病例（续）
d．术中照片。d16．摘除囊肿，电子内镜照片。囊壁分层明显，外层部分破裂，在残存的外层可见成熟的血管分布。

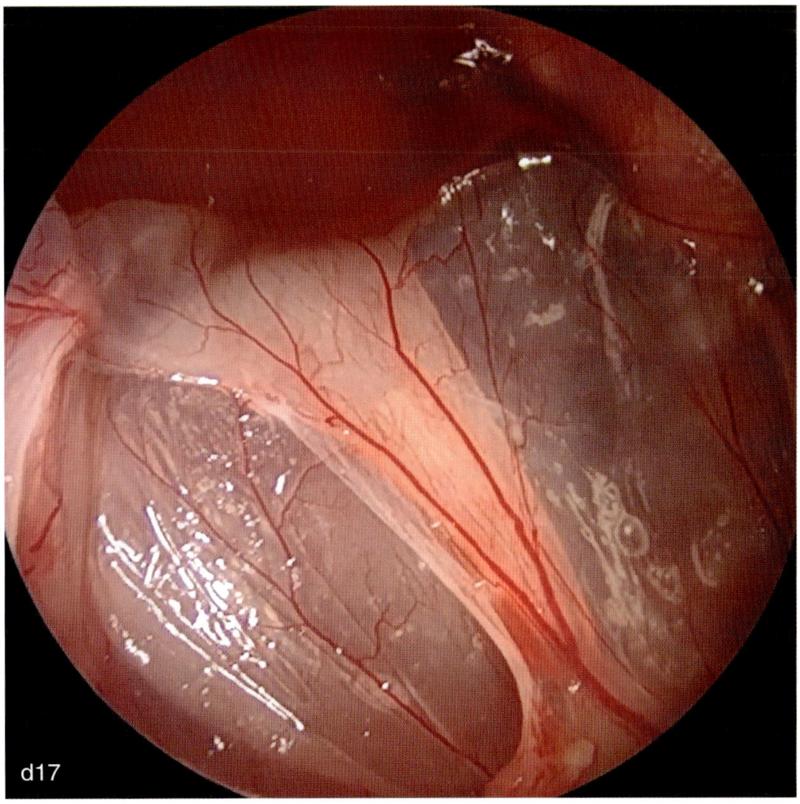

图6–16　侧壁开窗摘除左侧上颌窦假性囊肿，非种植病例（续）
d．术中照片。d17．摘除囊肿，电子内镜照片。囊壁分层明显，囊壁的外层部分破裂，在囊壁外层和内层均可见成熟的血管分布。

图6–16 侧壁开窗摘除左侧上颌窦假性囊肿，非种植病例（续）
d. 术中照片。d18. 摘除囊肿，电子内镜照片。用弯组织钳从囊肿的顶端夹住囊壁。

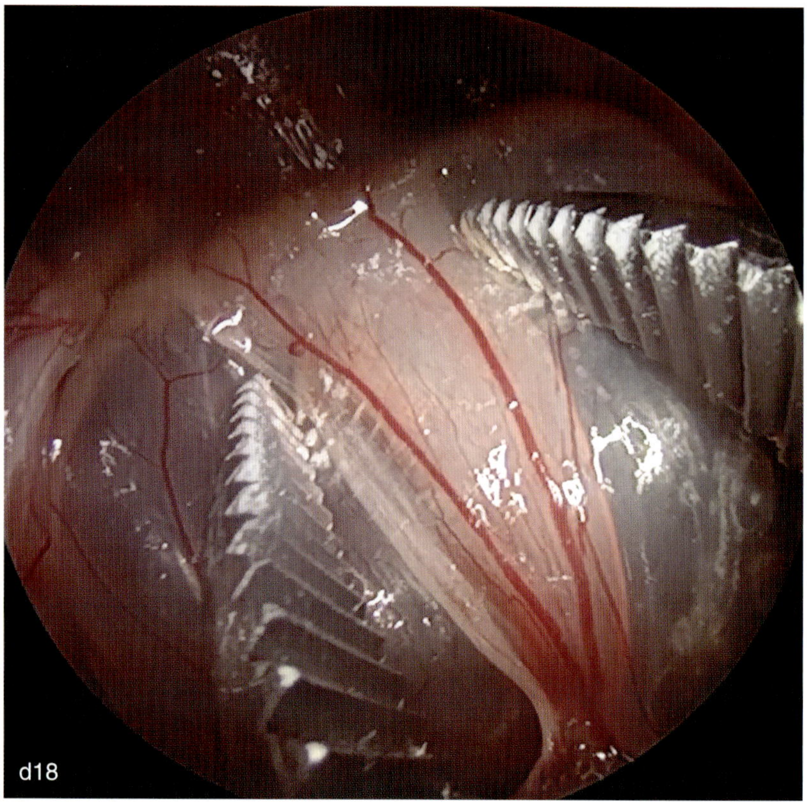

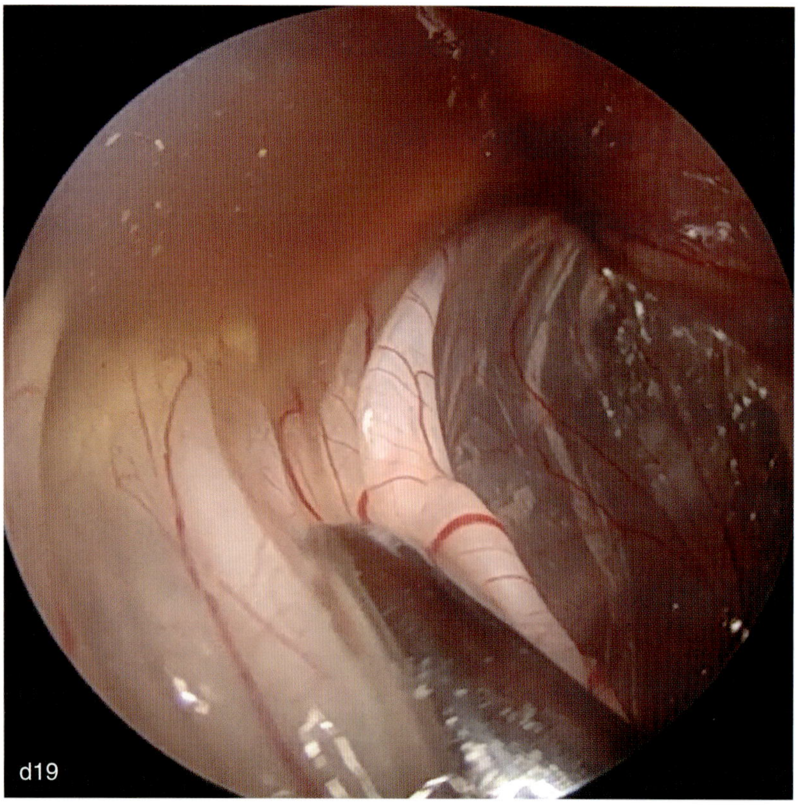

图6–16 侧壁开窗摘除左侧上颌窦假性囊肿，非种植病例（续）
d. 术中照片。d19. 摘除囊肿，电子内镜照片。用弯组织钳将囊肿从上颌窦内拉出时的上颌窦内侧观。

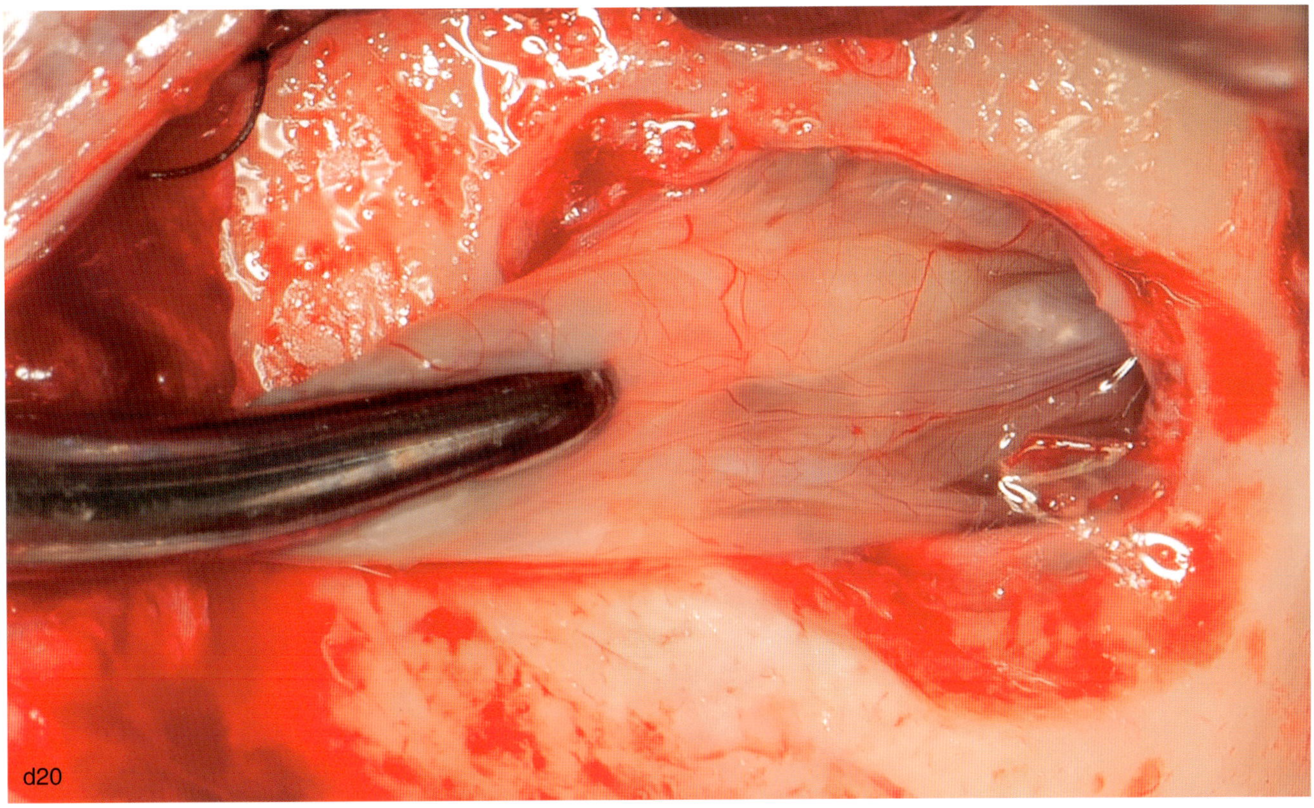

图6-16　侧壁开窗摘除左侧上颌窦假性囊肿，非种植病例（续）
d. 术中照片。d20. 摘除囊肿。用弯组织钳将囊肿从上颌窦内拉出时的上颌窦外侧观。

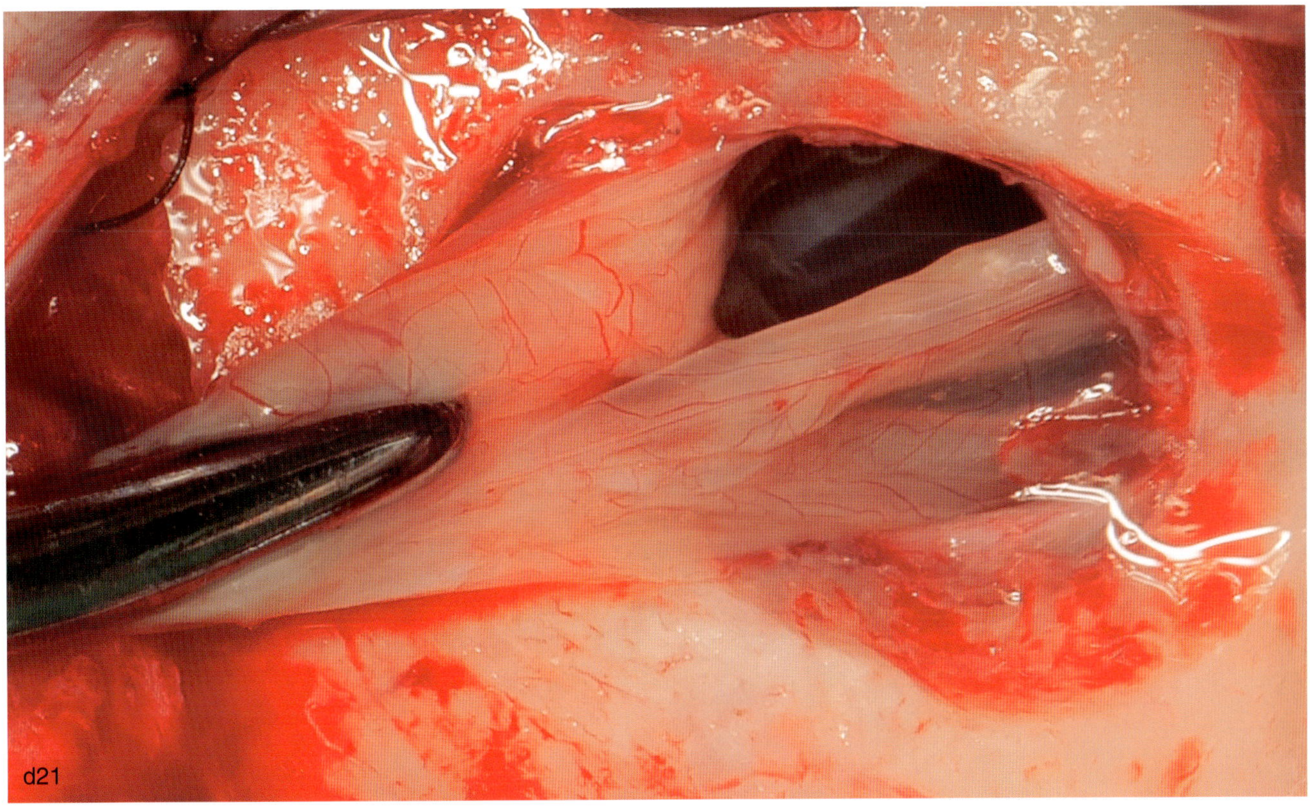

图6-16　侧壁开窗摘除左侧上颌窦假性囊肿，非种植病例（续）
d. 术中照片。d21. 摘除囊肿。用弯组织钳将囊肿从上颌窦内拉出时的上颌窦外侧观，夹杂了很多清亮囊液。

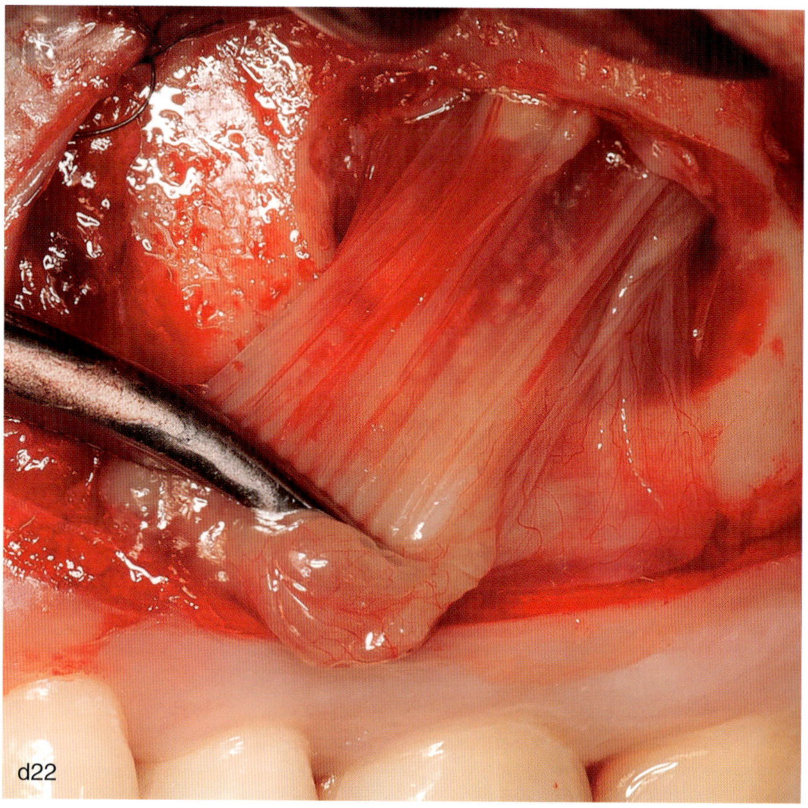

图6-16 侧壁开窗摘除左侧上颌窦假性囊肿，非种植病例（续）

d. 术中照片。d22. 摘除囊肿。用组织钳夹住更多的囊壁，将其从上颌窦内缓缓地向外拉出。

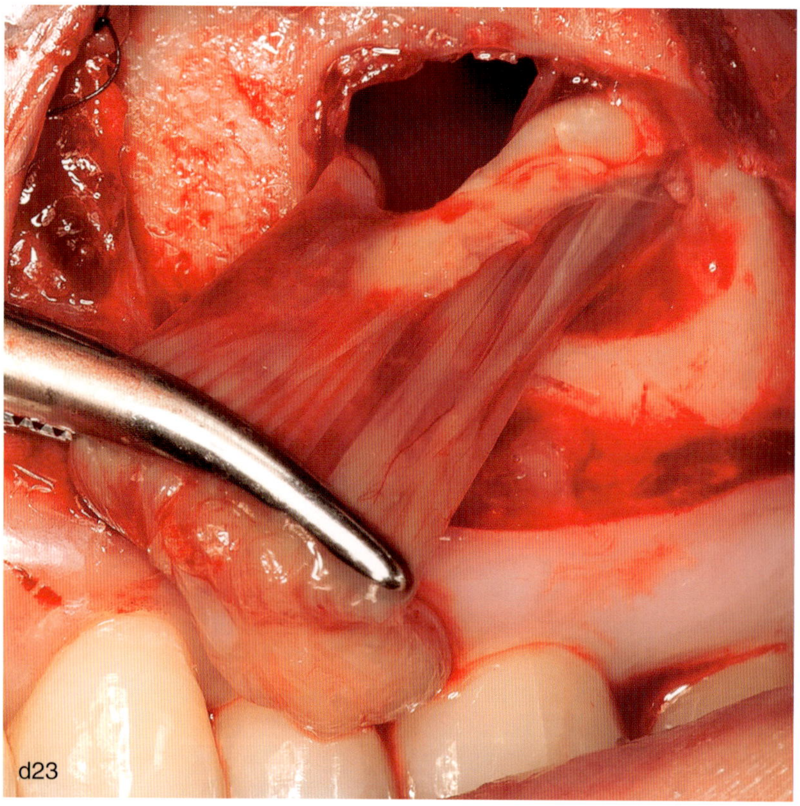

图6-16 侧壁开窗摘除左侧上颌窦假性囊肿，非种植病例（续）

d. 术中照片。d23. 摘除囊肿。将囊肿的蒂部从剥离的上颌窦骨膜边缘处分离。

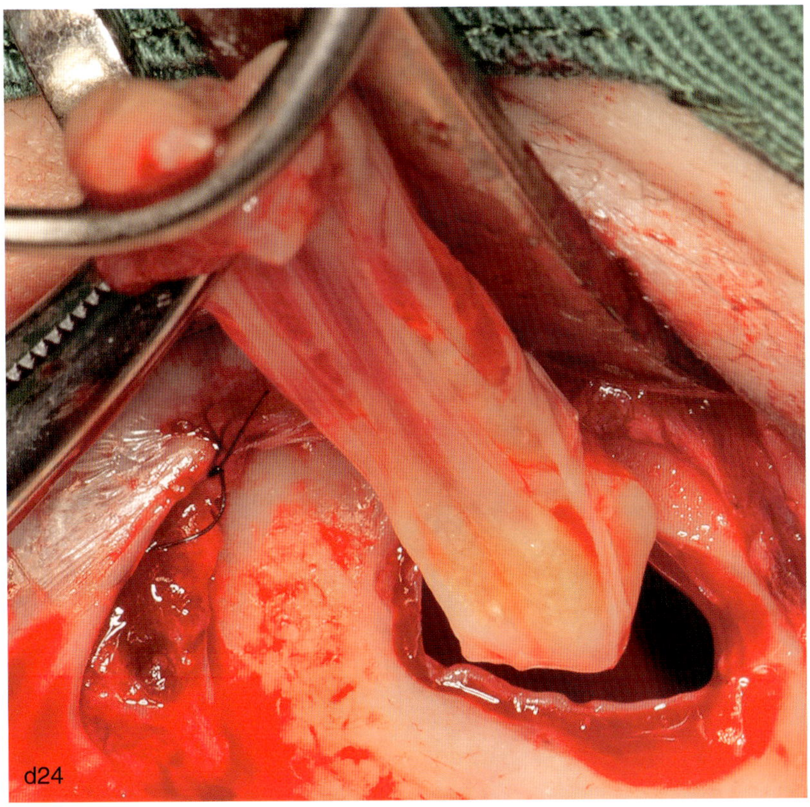

图6-16　侧壁开窗摘除左侧上颌窦假性囊肿，非种植病例（续）
d．术中照片。d24．摘除囊肿。将整个囊肿完整地从上颌窦内摘除。

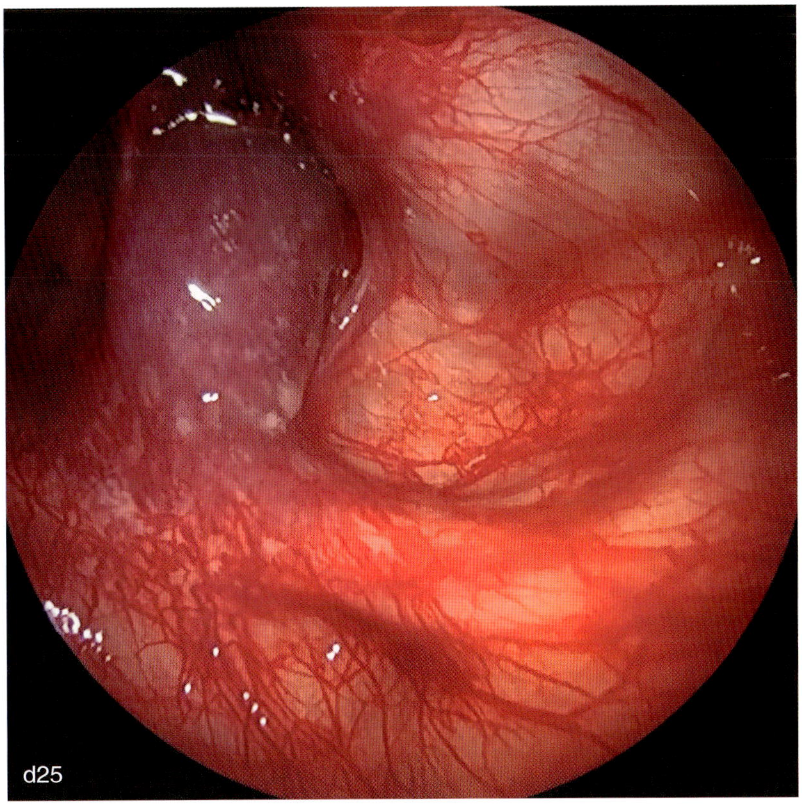

图6-16　侧壁开窗摘除左侧上颌窦假性囊肿，非种植病例（续）
d．术中照片。d25．摘除囊肿，电子内镜照片。囊肿完整摘除之后，可见上颌窦黏膜正常。

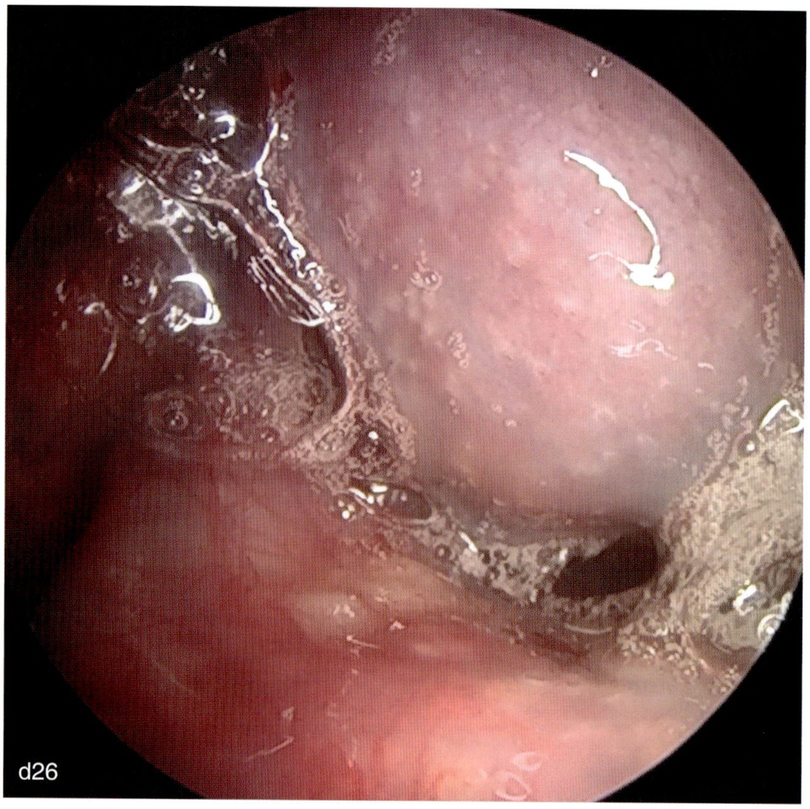

图6-16 侧壁开窗摘除左侧上颌窦假性囊肿，非种植病例（续）
d. 术中照片。d26. 摘除囊肿，电子内镜照片。囊肿完整摘除之后，可见上颌窦开口通畅。

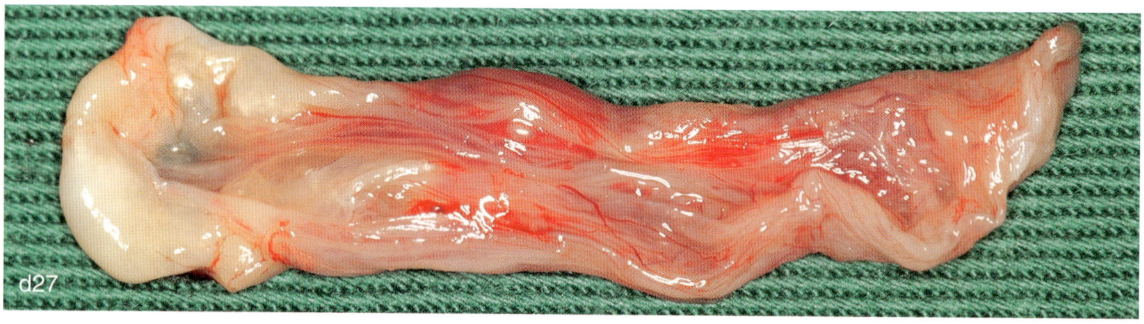

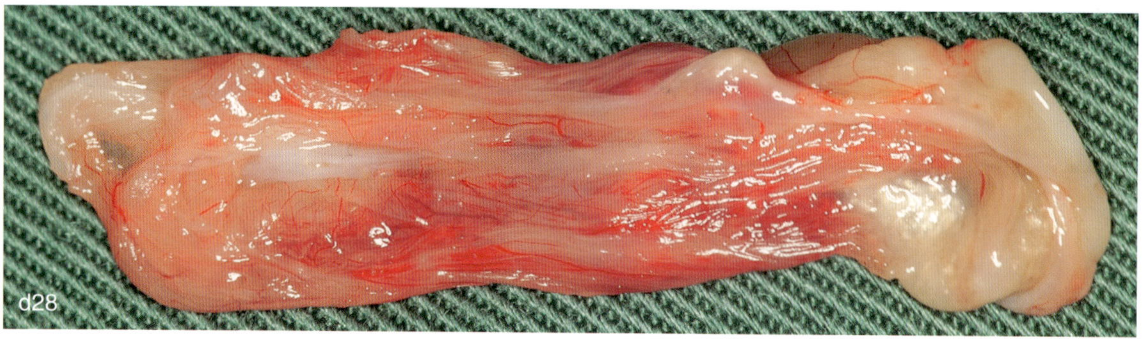

图6-16 侧壁开窗摘除左侧上颌窦假性囊肿，非种植病例（续）
d. 术中照片。d27，d28. 摘除的囊壁。囊液在摘除过程中基本上流失，这是囊壁的两个侧面。图d27的左端和图d28的右端较为致密，为位于窦底的囊肿蒂部。

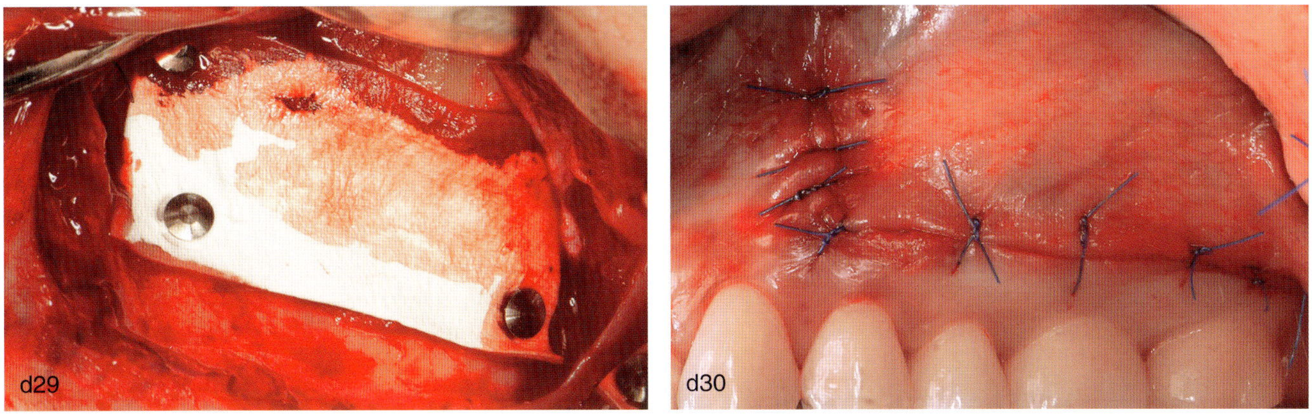

图6-16　侧壁开窗摘除左侧上颌窦假性囊肿，非种植病例（续）
d. 术中照片。d29. 将13mm×25mm的生物可吸收性胶原膜覆盖骨窗，并用钛膜钉固定，防止胶原膜滑入窦内。d30. 将黏骨膜瓣复位，间断缝合，无张力创口初期关闭。

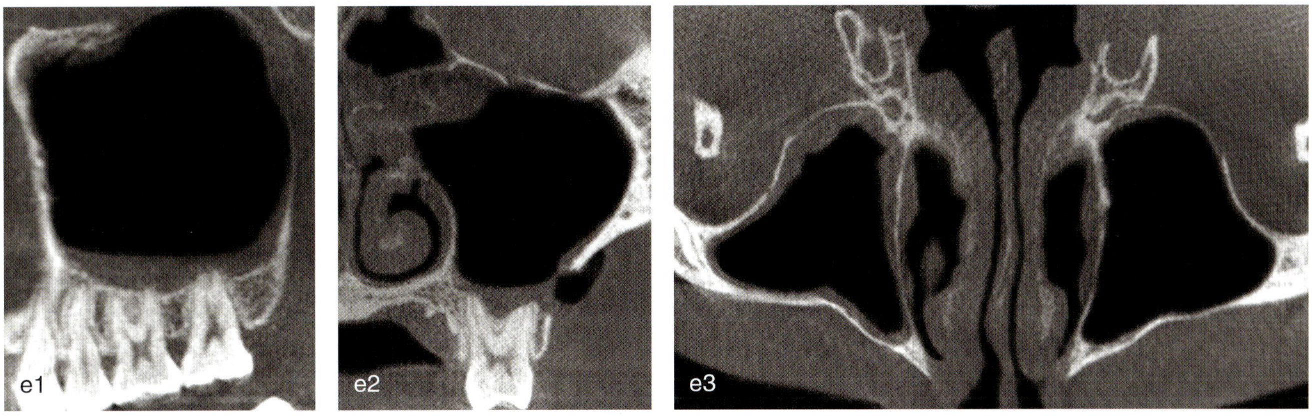

图6-16　侧壁开窗摘除左侧上颌窦假性囊肿，非种植病例（续）
e. 术后即刻上颌CBCT扫描。e1. 沿左侧后牙牙弓的近远中向断层。e2. 沿左侧第一磨牙的颊舌向断层。e3. 沿上颌窦中部的水平面断层。左侧上颌窦内的密度增高影像消失，只在窦底有少量的遗留。

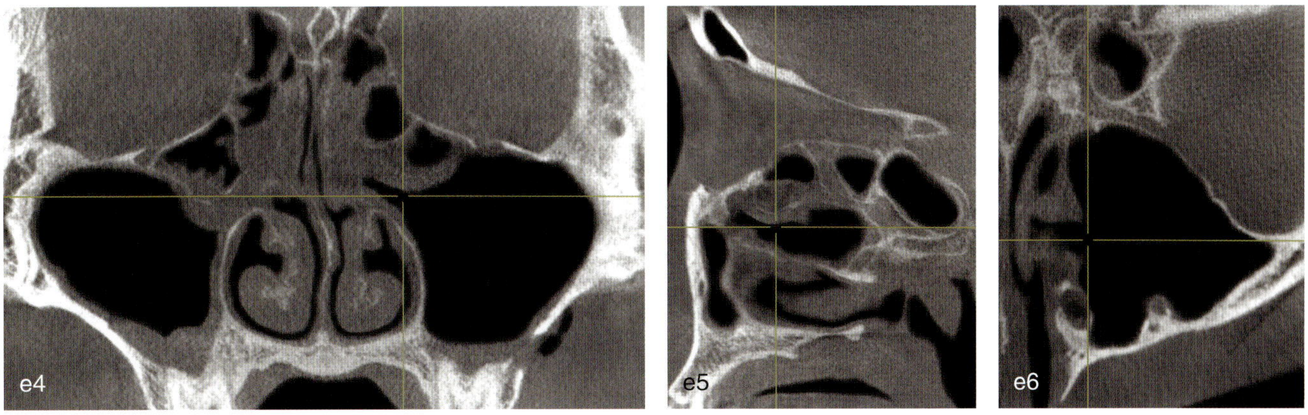

图6-16　侧壁开窗摘除左侧上颌窦假性囊肿，非种植病例（续）
e. 术后即刻上颌CBCT扫描。以左侧上颌窦开口（十字线交叉点）为兴趣区的CBCT断层。e4. 冠状面断层。e5. 矢状面断层。e6. 水平面断层。左侧上颌窦开口通畅、双侧窦口-鼻道复合体影像仍呈模糊状态。

术后静脉滴注克林霉素5天，每天1次，每次0.6g；静脉滴注地塞米松注射液3天，每天1次，每次10mg；呋麻滴鼻液滴鼻5天，每天2次；复方葡萄糖酸氯己定含漱液含漱，每天3次，直至7天后拆线。术后患者右侧面部中度肿胀，3天后消失，创口愈合良好，10天后拆线。患者自述，术后眶下区胀痛立即消失，鼻腔无异常分泌物。

术后即刻CBCT扫描显示左侧上颌窦的假性囊肿已经摘除，只在窦底遗留少量密度增高影像，为遗留的液体，或为黏膜的增生反应（图6-16e1 ~ e3）。左侧上颌窦开口通畅，双侧窦口-鼻道复合体和筛窦的影像仍呈模糊状态。额窦影像清晰，但蝶窦有局部黏膜增厚影像（图6-16e4 ~ e6）。

术后1个月时复诊，患者无任何自觉症状。与术后即刻CBCT扫描结果（图6-16e1 ~ e3）相比，左侧上颌窦底、内侧壁、前壁和外侧壁开窗处的黏膜增厚

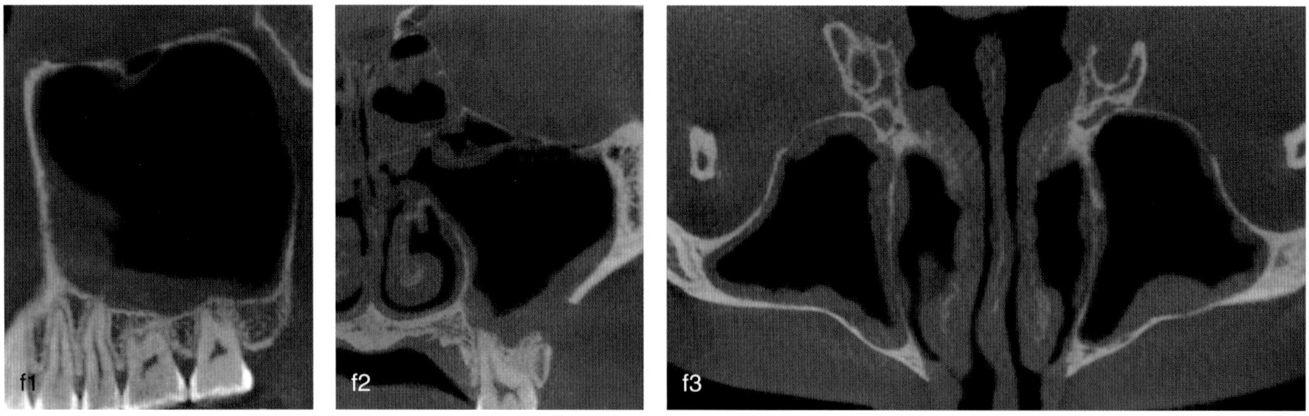

图6-16　侧壁开窗摘除左侧上颌窦假性囊肿，非种植病例（续）
f. 术后1个月的上颌CBCT扫描。f1. 沿左侧后牙牙弓的近远中向断层。f2. 沿左侧第一磨牙的颊舌向断层。f3. 沿上颌窦中部的水平面断层。与术后即刻上颌CBCT相比，左侧上颌窦底、内侧壁、前壁和外侧壁的黏膜增厚略有增加。

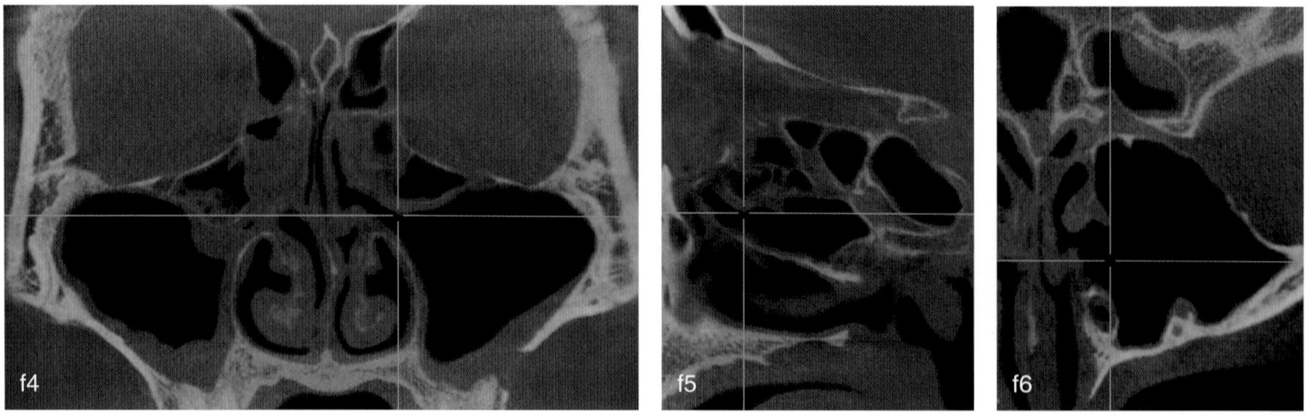

图6-16　侧壁开窗摘除左侧上颌窦假性囊肿，非种植病例（续）
f. 术后1个月的上颌CBCT扫描。以左侧上颌窦开口（十字线交叉点）为兴趣区的CBCT断层。f4. 冠状面断层。f5. 矢状面断层。f6. 水平面断层。左侧上颌窦开口通畅。与术后即刻上颌CBCT相比，左侧窦口-鼻道复合体影像较为清晰，右侧仍呈模糊状态。

略有增加（图6-16f1～f3），考虑为上颌窦黏膜对手术刺激的水肿反应。与术后即刻CBCT扫描结果（图6-16e4～e6）相比，左侧窦口-鼻道复合体影像较为清晰，右侧仍呈模糊状态。额窦和筛窦影像清晰，但蝶窦仍有局部黏膜增厚影像（图6-16f4～f6）。嘱患者2个月时再次复诊。

术后2个月时再次复诊，患者仍无任何自觉症状，临床检查无异常。再次进行CBCT检查。与术后1个月的CBCT扫描结果（图6-16f1～f3）相比，左侧上颌窦内侧壁和前壁的黏骨膜增厚消失，在窦底和外侧壁开窗处的黏骨膜增厚则稳定不变（图6-16g1～g3）。与术后1个月的CBCT扫描结果（图6-16f4～f6）相比，左侧上颌窦开口通畅，但双侧窦口-鼻道复合体影像较为模糊。额窦和筛窦影像清晰，但蝶窦仍有局部黏膜增厚影像（图6-16g4～g6）。因为患者无自觉症状，不计划应用抗生素，嘱患者定期复诊。

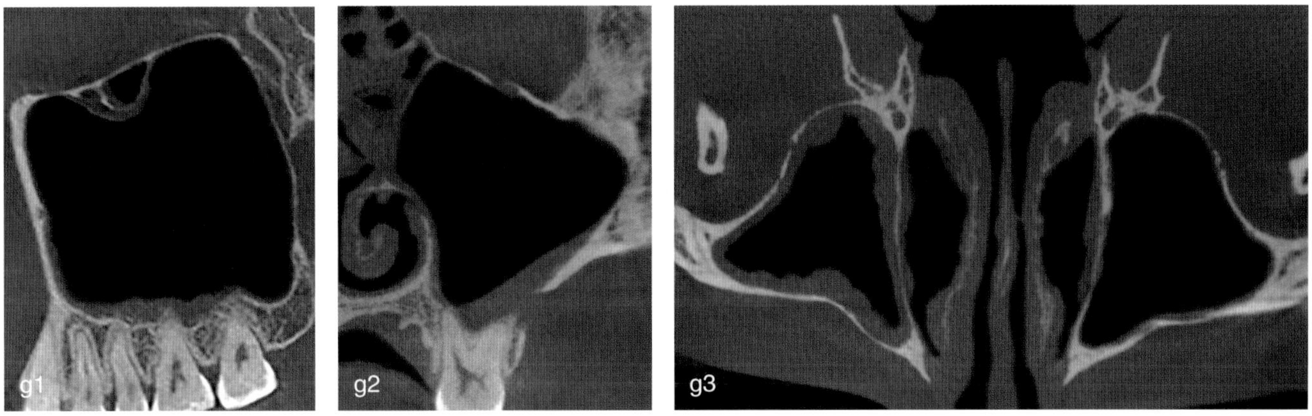

图6-16　侧壁开窗摘除左侧上颌窦假性囊肿，非种植病例（续）

g. 术后2个月的上颌CBCT扫描。g1. 沿左侧后牙牙弓的近远中向断层。g2. 沿左侧第一磨牙的颊舌向断层。g3. 沿上颌窦中部的水平面断层。与术后1个月的上颌CBCT相比，左侧上颌窦内侧壁和前壁的增厚黏膜消失，在窦底和外侧壁的黏膜增厚则稳定不变。

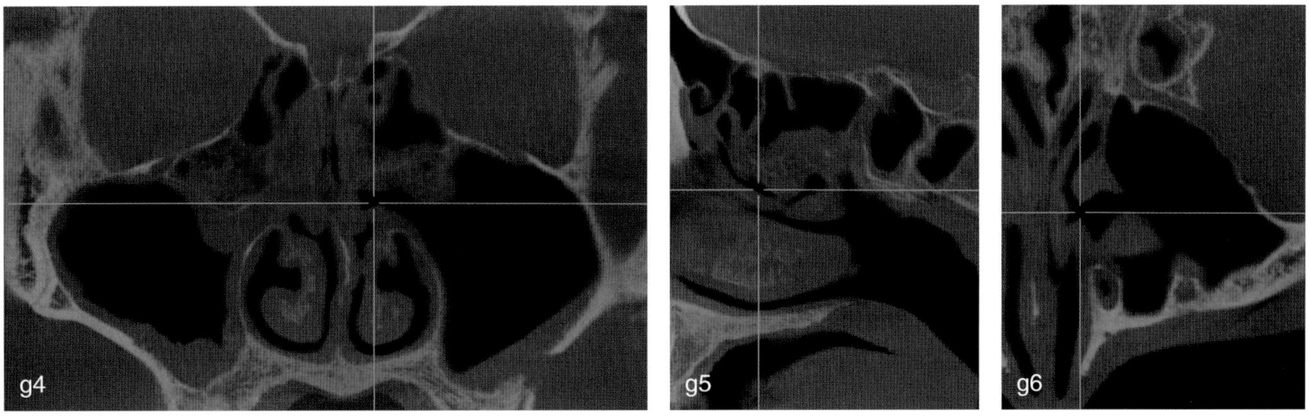

图6-16　侧壁开窗摘除左侧上颌窦假性囊肿，非种植病例（续）

g. 术后2个月的上颌CBCT扫描。以左侧上颌窦开口（十字线交叉点）为兴趣区的CBCT断层。g4. 冠状面断层。g5. 矢状面断层。g6. 水平面断层。左侧上颌窦开口通畅。与术后1个月的上颌CBCT相比，双侧窦口-鼻道复合体影像较为模糊。

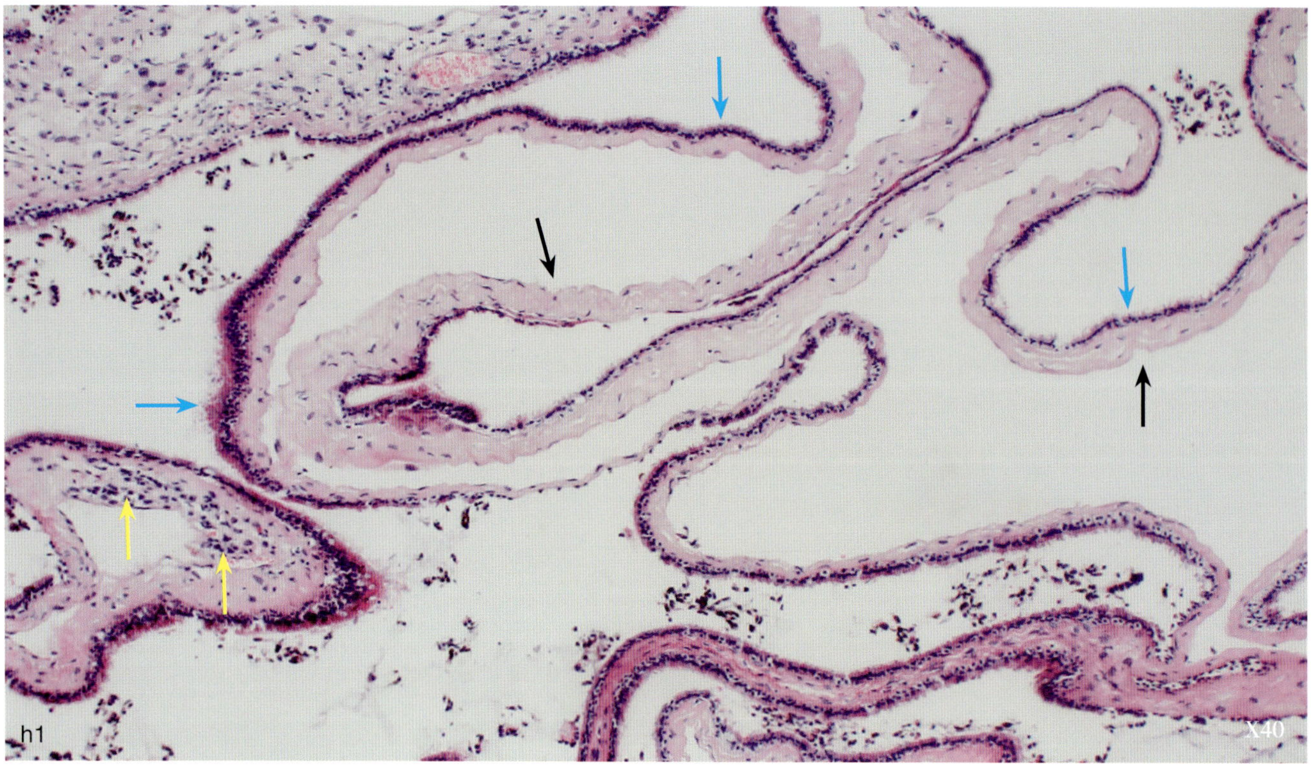

图6-16 侧壁开窗摘除左侧上颌窦假性囊肿，非种植病例（续）

h. 组织学检查。h1. 巨大的假性囊肿存在许多分隔，囊壁为致密的纤维结缔组织、无上皮衬里（黑色箭头所示），在窦腔侧为假复层纤毛柱状上皮（蓝色箭头所示），部分上颌窦黏膜下方局部有慢性炎症细胞浸润（黄色箭头所示）。

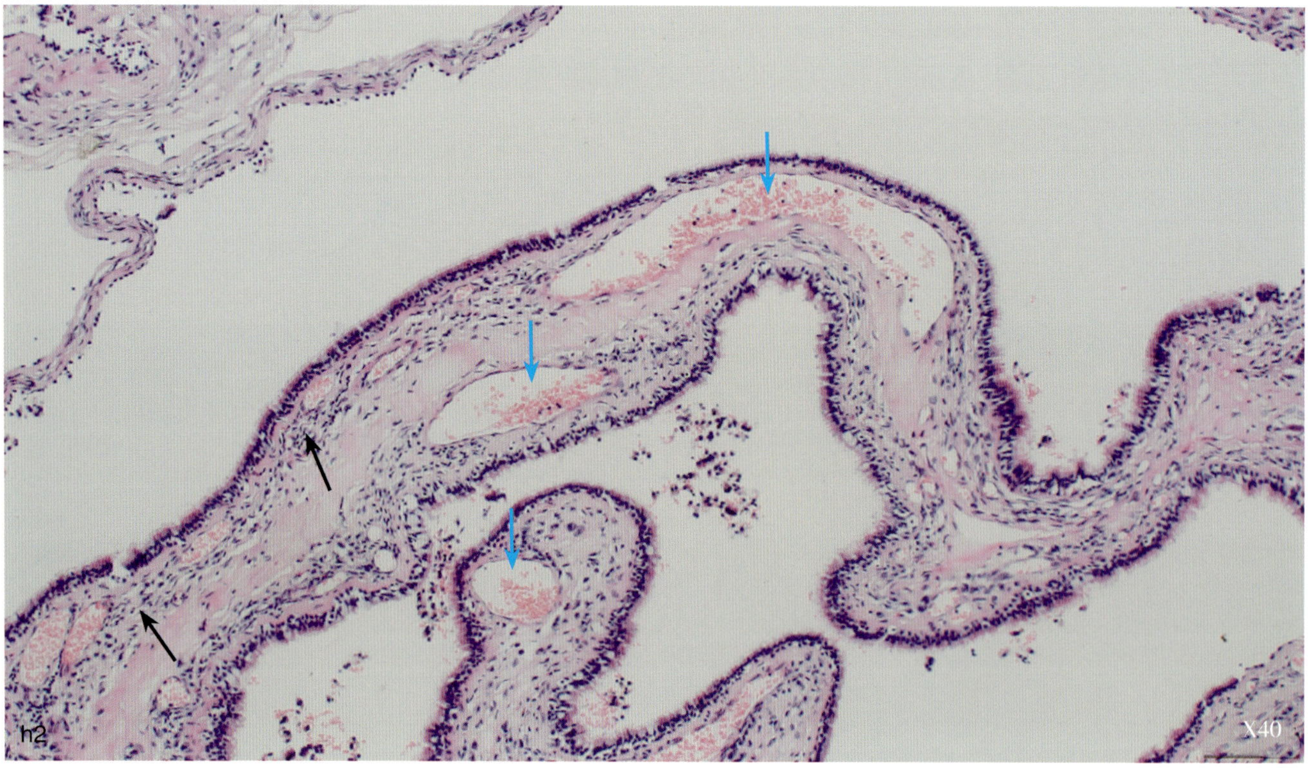

图6-16 侧壁开窗摘除左侧上颌窦假性囊肿，非种植病例（续）

h. 组织学检查。h2. 增生的上颌窦黏膜，其中可见大量扩张的血管（蓝色箭头所示）和慢性炎症细胞浸润（黑色箭头所示）。

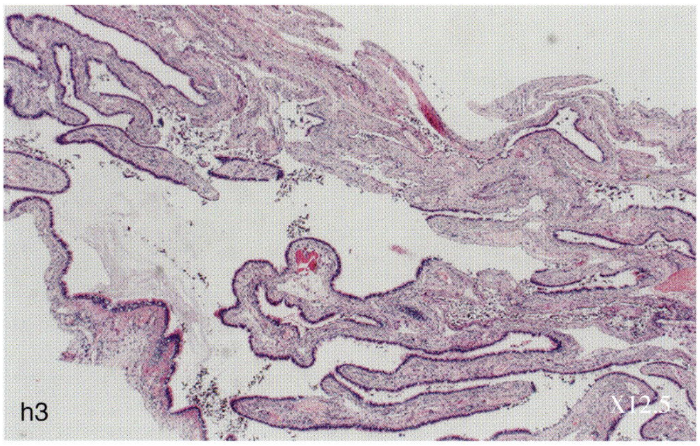

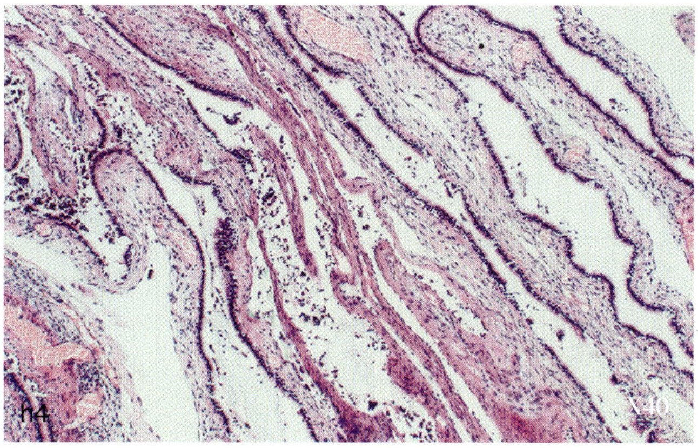

图6-16　侧壁开窗摘除左侧上颌窦假性囊肿，非种植病例（续）
h. 组织学检查。h3，h4. 呈不规则样增生的上颌窦黏膜。

讨论

该“假性囊肿”病例为牙列完整的患者，与上颌窦底提升无关，将本病例纳入此书，让读者了解巨大假性囊肿的组织解剖学特点和囊肿摘除的外科过程，为读者今后分析假性囊肿和伴有假性囊肿时的上颌窦底提升提供参考。

关于本病例的副鼻窦炎症

本病例手术前的15个月内进行了3次、术后2个月内进行了3次CBCT检查，副鼻窦（包括右侧上颌窦、筛窦和蝶窦）炎症时好时坏，但无法确定与左侧上颌窦假性囊肿有无关联和关联程度。有待于对本病例进行进一步追踪、随访。

假性囊肿的组织病理学特征

该巨大上颌窦假性囊肿有如下组织解剖学特点：

- 囊液清亮，呈淡黄色，内含大量胆固醇结晶（图6-16d7）。
- 在巨大假性囊肿中有许多间隔，将囊肿分隔为若干部分或若干个小囊肿。假性囊肿囊壁的结缔组织致密程度不一，形成了非常明显的内层和外层，且均有成熟血管分布（图6-16d12～d17）。
- 囊壁内有丰富的扩张血管（图6-16h2）。
- 囊壁无上皮衬里（图6-16h1）。
- 上颌窦黏膜“增生长入”或“坠入”囊肿内（图6-16h2～h4），形成囊肿内的间隔。但是，目前尚无足够证据解释这种复杂的现象。

外科程序：宿玉成、张彩月；术中摄像和照相：陶丹；手术配合：陶丹、刘敏、杨清；放射线诊断程序：苑秋华、王倩；组织学读片：李翠英（北京大学口腔医学院中心实验室）；手术时间：2021年

病例之三：侧壁开窗摘除上颌窦假性囊肿，非种植病例

22岁女性患者，因左侧“上颌窦囊肿”并发眶下区持续性胀痛而就诊，寻求手术治疗。

该患者并非种植治疗的病例，1.5年之前在我院体检时的CBCT扫描就发现右侧上颌窦底存在球形密度增高影像。与上颌窦壁成锐角，位于第一磨牙根方的窦底部，占上颌窦腔体积的一半左右：在近远中向约21.5mm、垂直向约19.1mm、颊舌向约15.4mm，初步诊断为“右侧上颌窦假性囊肿”（图6-17a）。因为患者无自觉症状，未采纳将其摘除的建议。

1.5年后，患者因右侧眶下区持续性不适再次就诊。患者无发热，实验室检查无异常，不吸烟、不饮酒。口腔专科检查可见口腔卫生良好，牙列完整，口腔黏膜无异常。鼻腔检查可见鼻中隔无偏曲，鼻中隔及鼻甲无肥大，鼻腔无异常分泌物。此次就诊时

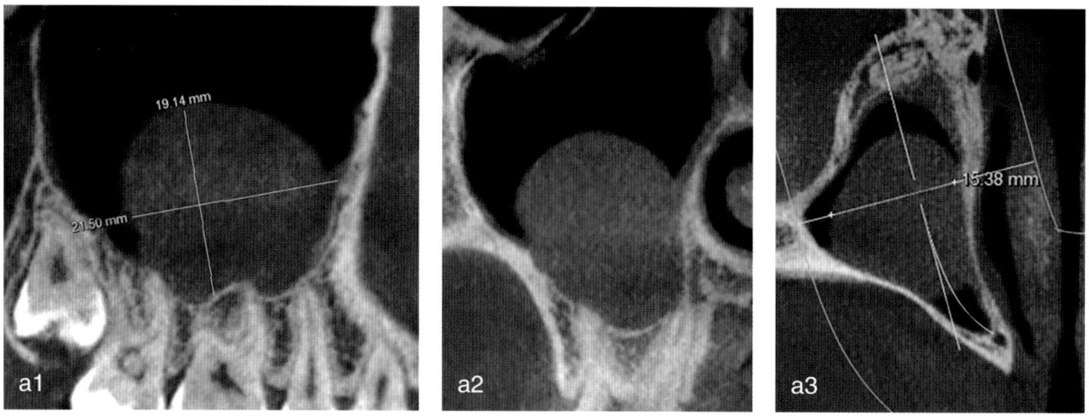

图6-17　侧壁开窗摘除右侧上颌窦假性囊肿，非种植病例

a. 1.5年前的上颌右侧CBCT扫描。依次为沿上颌后部牙弓的近远中向断层（a1）、第一磨牙的颊舌向断层（a2）和窦底上方的水平向断层（a3）。右侧上颌窦底存在球形密度增高影像，与窦壁成锐角。

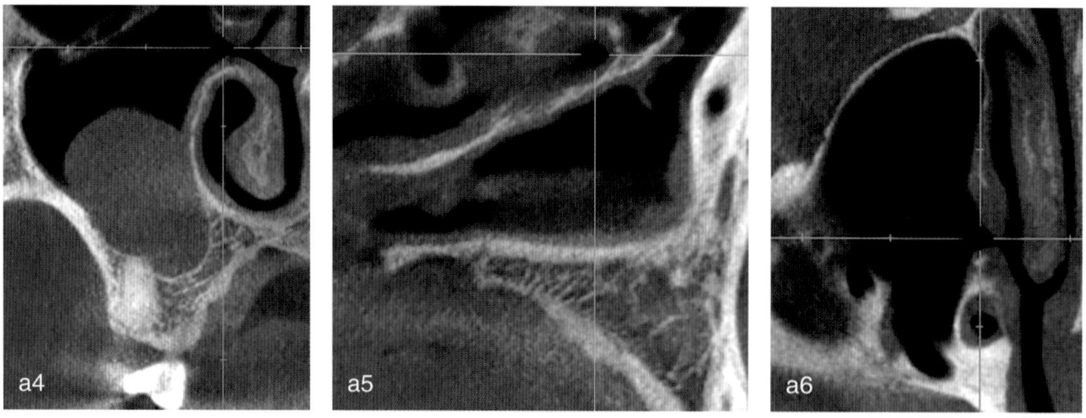

图6-17　侧壁开窗摘除右侧上颌窦假性囊肿，非种植病例（续）

a. 1.5年前的上颌右侧CBCT扫描。以上颌窦开口（十字线交叉点）为兴趣区的冠状面断层（a4）、矢状面断层（a5）和水平面断层（a6）。右侧上颌窦开口通畅，下鼻甲无肥大、鼻中隔无弯曲。

CBCT扫描显示，右侧上颌窦内充满了均匀一致的密度增高影像。双侧上颌窦开口通畅，双侧窦口-鼻道复合体影像清晰，额窦、筛窦和蝶窦清晰、黏膜无增厚，右侧上颌窦为上下排列的双开口（图6-17b）。

基于病史、临床症状和体征以及放射线检查，诊断为右侧上颌窦假性囊肿，囊肿巨大。治疗方案为侧壁开窗摘除囊肿。

行盐酸阿替卡因骨膜上浸润麻醉，在第二前磨牙和第一磨牙、第二磨牙根方的膜龈联合处按照柯-陆术（Caldwell-Luc operation）做近远中向切口，并在两端做垂直向松弛切口。翻黏骨膜瓣、暴露上颌窦外侧骨壁（图6-17c1），用钨钢球钻和金刚砂球钻在上颌窦侧壁开窗，形成揭盖式骨窗。之后，用20mL的注射器针头穿刺囊肿，抽出约15mL清亮的淡黄色囊液（图6-17c2）。用直径3.5mm的吸引管以

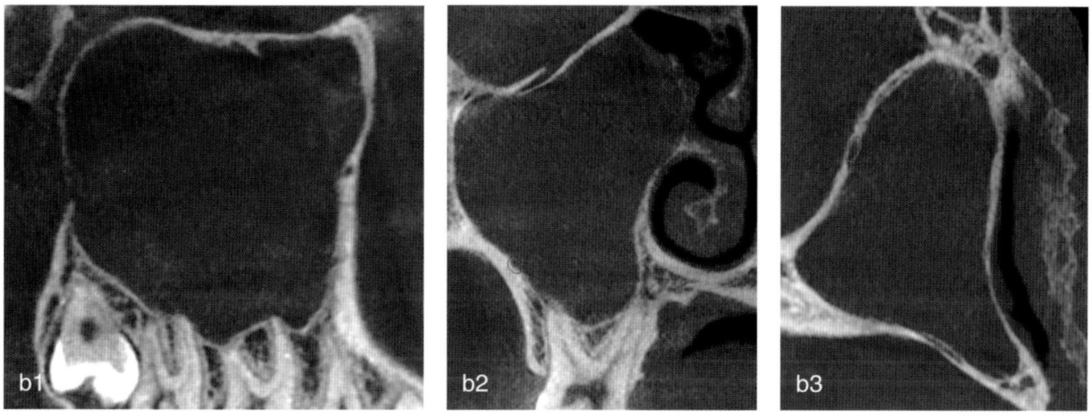

图6-17　侧壁开窗摘除右侧上颌窦假性囊肿，非种植病例（续）

b. 术前的上颌右侧CBCT扫描。依次为沿上颌后部牙弓的近远中向断层（b1）、第一磨牙的颊舌向断层（b2）和窦底上方的水平向断层（b3）。窦内密度增高影像完全占据了整个窦腔。

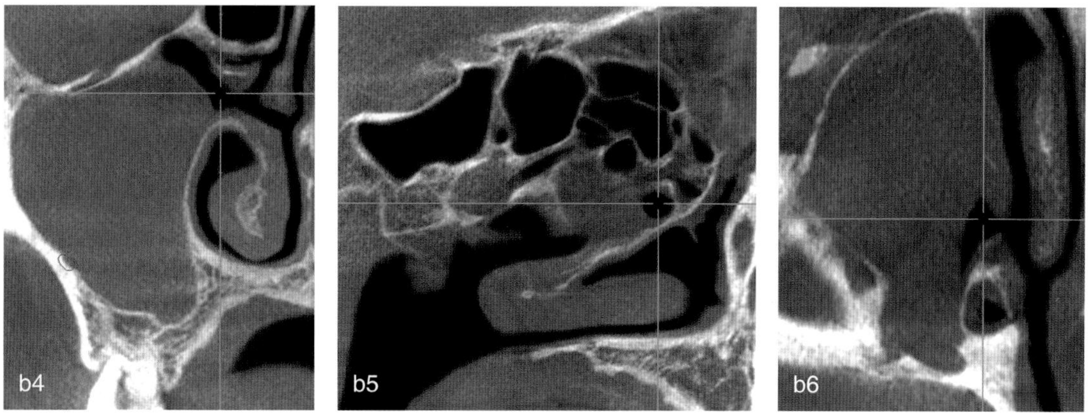

图6-17　侧壁开窗摘除右侧上颌窦假性囊肿，非种植病例（续）

b. 术前的上颌右侧CBCT扫描。以上颌窦开口（十字线交叉点）为兴趣区的冠状面断层（b4）、矢状面断层（b5）和水平面断层（b6）。右侧上颌窦为双开口、开口通畅，窦口-鼻道复合体影像清晰，蝶窦、筛窦及额窦影像清晰，下鼻甲黏膜水肿。

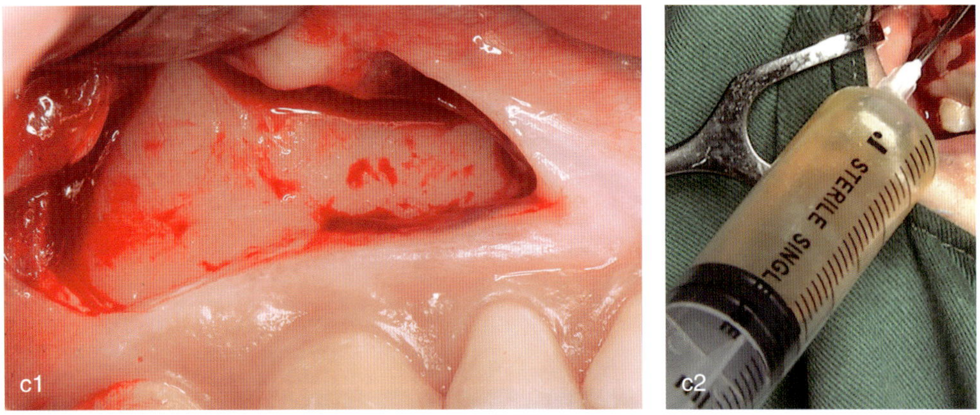

图6-17　侧壁开窗摘除右侧上颌窦假性囊肿，非种植病例（续）

c. 术中照片。c1. 在第二前磨牙和第一磨牙、第二磨牙根方的膜龈联合处切开黏骨膜，剥离黏骨膜，暴露术区。c2. 用20mL的注射器针头穿刺囊肿，抽出约15mL清亮的淡黄色囊液。

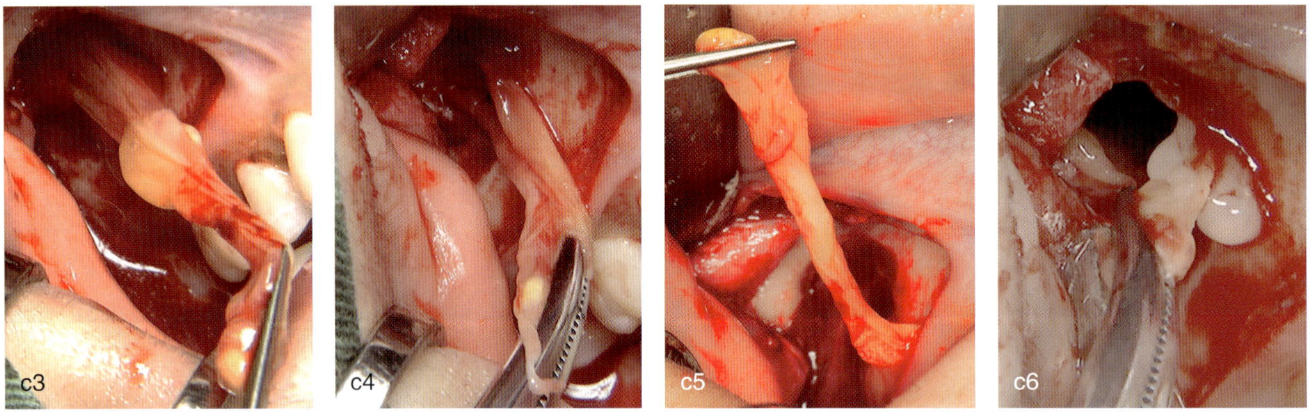

图6-17　侧壁开窗摘除右侧上颌窦假性囊肿，非种植病例（续）

c. 术中照片。c3～c6. 用吸引器从注射器针头的穿刺口吸出假性囊肿的囊壁，用弯组织钳将其夹住、缓慢向外拉出并将其摘除。然后在电子内镜的辅助下，摘除残余的囊壁。

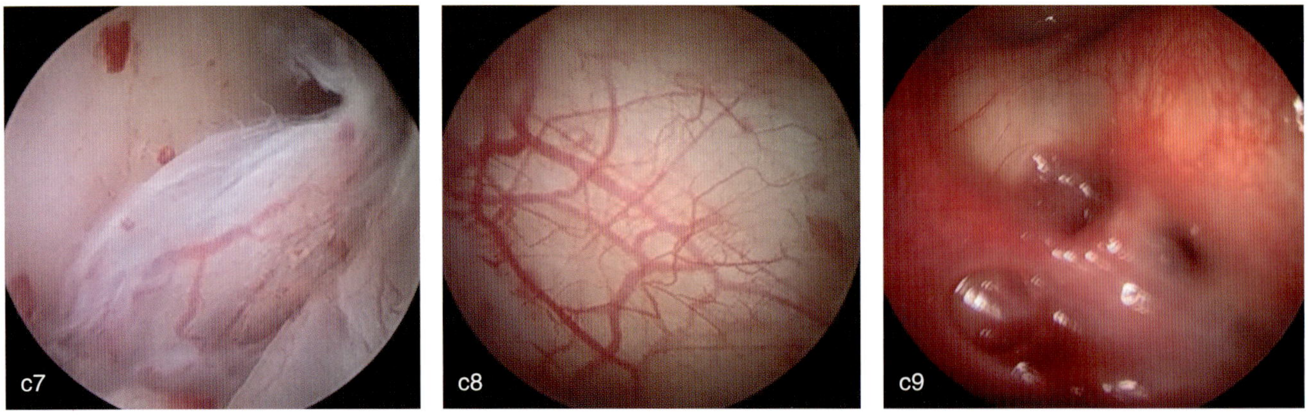

图6-17　侧壁开窗摘除右侧上颌窦假性囊肿，非种植病例（续）

c. 术中照片，电子内镜检查。c7，c8. 囊肿摘除之后，通过电子内镜检查窦内，发现部分残余的囊壁，将其摘除。c9. 摘除残余的囊壁之后，可见上颌窦黏膜健康，有两个相邻的上颌窦开口。

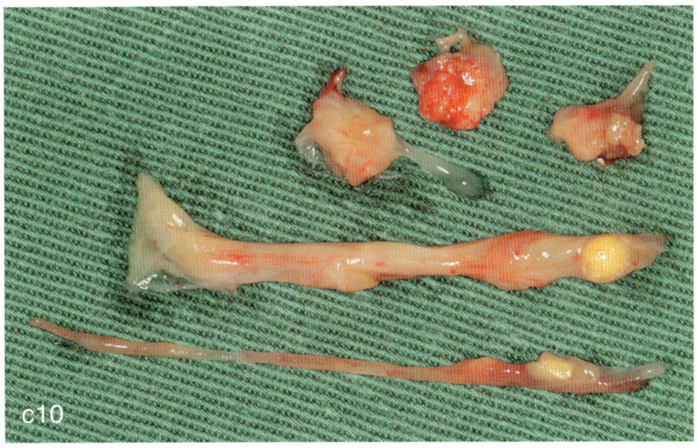

图6-17　侧壁开窗摘除右侧上颌窦假性囊肿，非种植病例（续）
c. 术中照片。c10. 摘除的囊肿标本，为一个囊肿的不同部分，在囊肿表面有大量黏液。

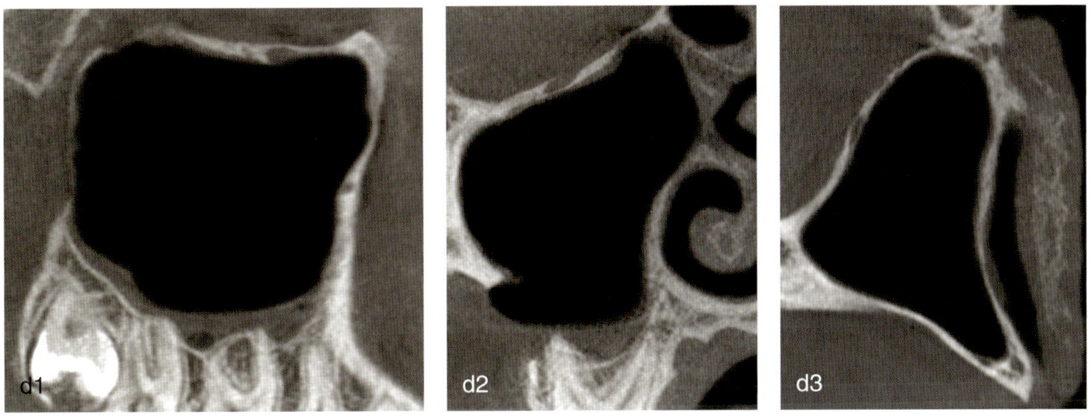

图6-17　侧壁开窗摘除右侧上颌窦假性囊肿，非种植病例（续）
d. 术后即刻上颌右侧CBCT扫描。依次为沿上颌后部牙弓的近远中向断层（d1）、第一磨牙的颊舌向断层（d2）和窦底上方的水平向断层（d3）。摘除假性囊肿之后窦内清亮，只在窦底留有少量密度增高影像。

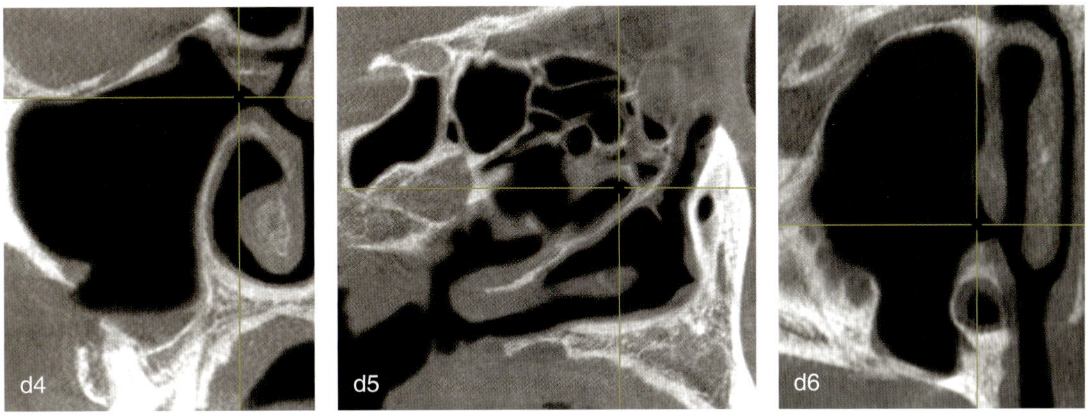

图6-17　侧壁开窗摘除右侧上颌窦假性囊肿，非种植病例（续）
d. 术后即刻上颌右侧CBCT扫描。以上颌窦开口（十字线交叉点）为兴趣区的冠状面断层（d4）、矢状面断层（d5）和水平面断层（d6）。右侧上颌窦双开口通畅，窦口-鼻道复合体影像清晰，蝶窦、筛窦及额窦黏膜无增厚。

0.4巴（bar）的负压吸出囊壁，从穿刺孔吸出囊壁，用弯组织钳夹住，并不断向外牵拉，将其摘除（图6-17c3～c6）。在电子内镜的辅助下，摘除残余的囊壁（图6-17c7，c8），清晰可见右侧上颌窦的两个上颌窦开口通畅（图6-17c9）。将13mm×25mm的生物可吸收性胶原膜（Bio-Gide，Geistlich，瑞士）覆盖骨窗，并用膜钉固定。间断缝合，关闭创口。

术后静脉滴注克林霉素5天，每天1次，每次0.6g；静脉滴注地塞米松注射液3天，每天1次，每次10mg；呋麻滴鼻液滴鼻5天，每天2次；复方葡萄糖酸氯己定含漱液含漱，每天3次，直至7天后拆线。

术后即刻CBCT扫描显示右侧上颌窦的假性囊肿已经摘除（图6-17d1～d3）。上颌窦开口通畅，窦口-鼻道复合体影像清晰，筛窦和蝶窦清晰、黏膜无增厚，只在窦底留有少量密度增高影像，疑似增厚的黏膜或术中的窦底积液（图6-17d4～d6）。

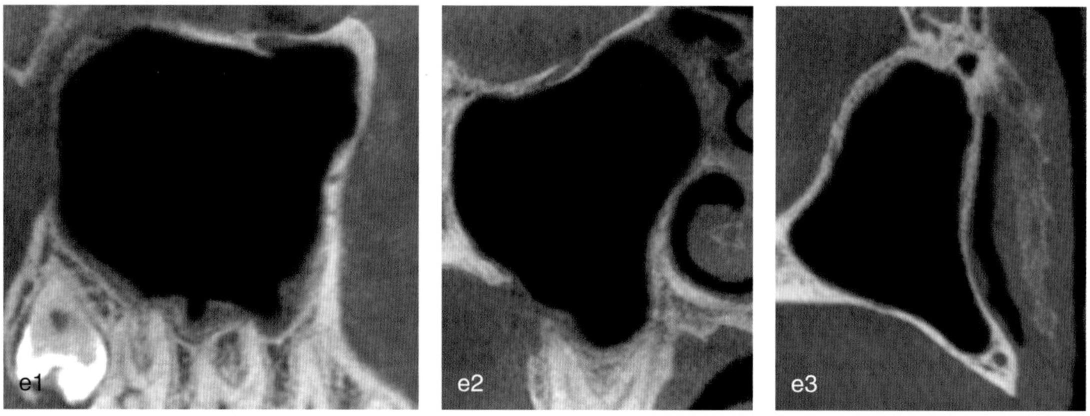

图6-17　侧壁开窗摘除右侧上颌窦假性囊肿，非种植病例（续）
e. 术后3个月时的上颌右侧CBCT扫描。依次为沿上颌后部牙弓的近远中向断层（e1）、第一磨牙的颊舌向断层（e2）和窦底上方的水平向断层（e3）。摘除假性囊肿之后的窦内清亮，只在窦底有少量的黏骨膜增厚影像。

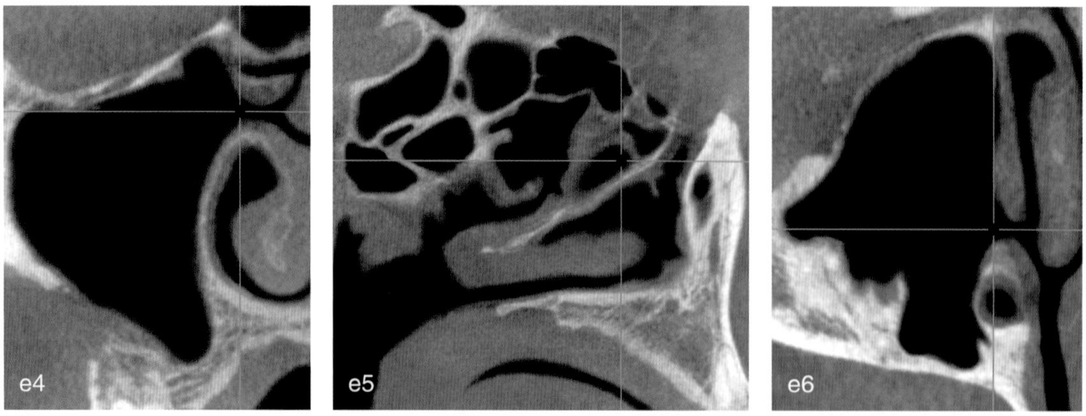

图6-17　侧壁开窗摘除右侧上颌窦假性囊肿，非种植病例（续）
e. 术后3个月时的上颌右侧CBCT扫描。以上颌窦开口（十字线交叉点）为兴趣区的冠状面断层（e4）、矢状面断层（e5）和水平面断层（e6）。右侧上颌窦双开口通畅，窦口-鼻道复合体影像清晰，蝶窦、筛窦及额窦影像清晰。

术后3个月时复诊。患者自述，术后眶下区胀痛消失，无任何自觉症状和不适，鼻腔无异常分泌物。与术后即刻CBCT（图6-17d）相比，窦腔内无异常，只在窦底有极少量的黏骨膜增厚（图6-17e）。

术后1.5年时复诊，患者无任何不适，囊肿无复发。CBCT扫描可见上颌窦内清亮、开口通畅，窦口-鼻道复合体影像清晰，额窦、筛窦和蝶窦清晰、黏膜无增厚。与术后3个月复诊时的CBCT扫描相比，窦底的极少量黏骨膜增厚也完全消失（图6-17f）。

摘除的囊壁表面有大量的黏液附着（图6-17c10）。组织学切片可见，囊壁无上皮衬里，固有层疏松，黏液腺导管扩张（图6-17g）。

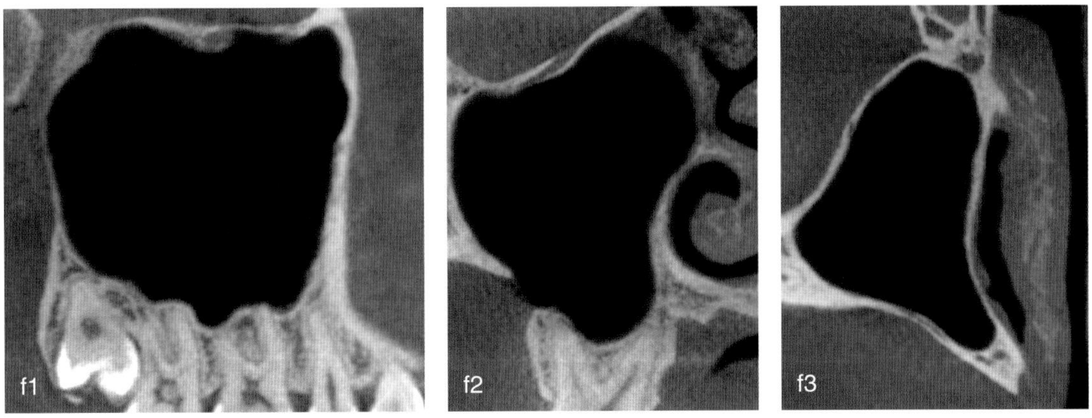

图6-17 侧壁开窗摘除右侧上颌窦假性囊肿，非种植病例（续）
f. 术后1.5年时的上颌右侧CBCT扫描。依次为沿上颌后部牙弓的近远中向断层（f1）、第一磨牙的颊舌向断层（f2）和窦底上方的水平向断层（f3）。摘除假性囊肿之后的窦内清亮，窦底黏膜无增厚。

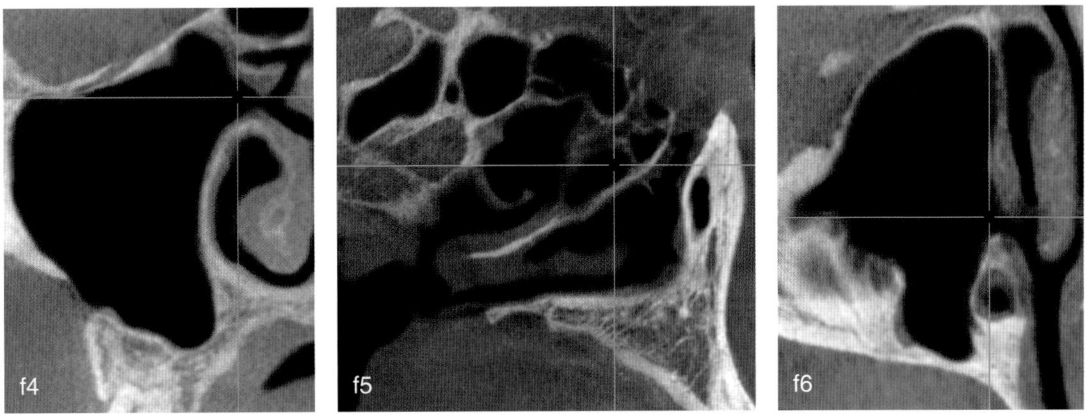

图6-17 侧壁开窗摘除右侧上颌窦假性囊肿，非种植病例（续）
f. 术后1.5年时的上颌右侧CBCT扫描。以上颌窦开口（十字线交叉点）为兴趣区的冠状面断层（f4）、矢状面断层（f5）和水平面断层（f6）。右侧上颌窦双开口通畅，窦口-鼻道复合体影像清晰，蝶窦、筛窦及额窦影像清晰。

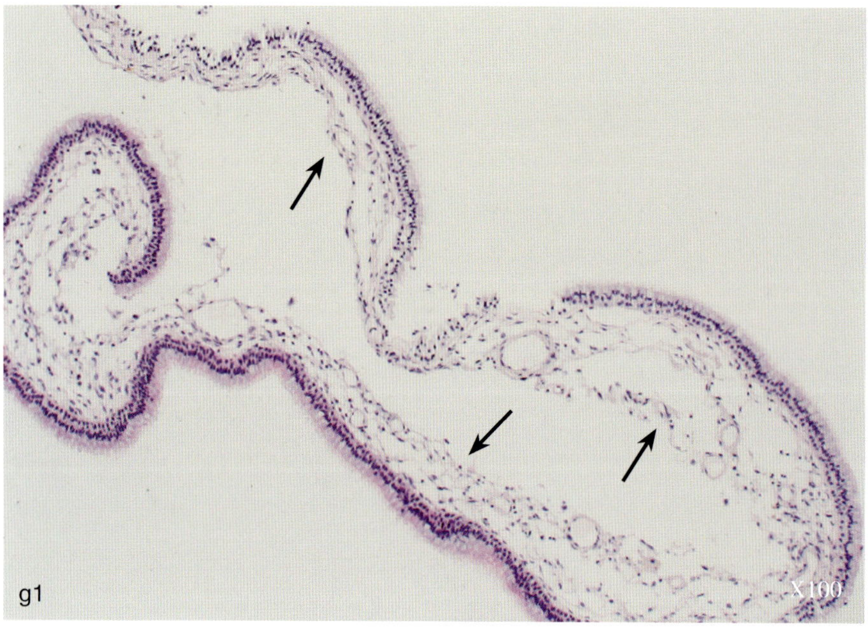

图6-17 侧壁开窗摘除右侧上颌窦假性囊肿，非种植病例（续）
g. 组织学切片。g1. 囊壁无上皮衬里（箭头所示），固有层疏松。

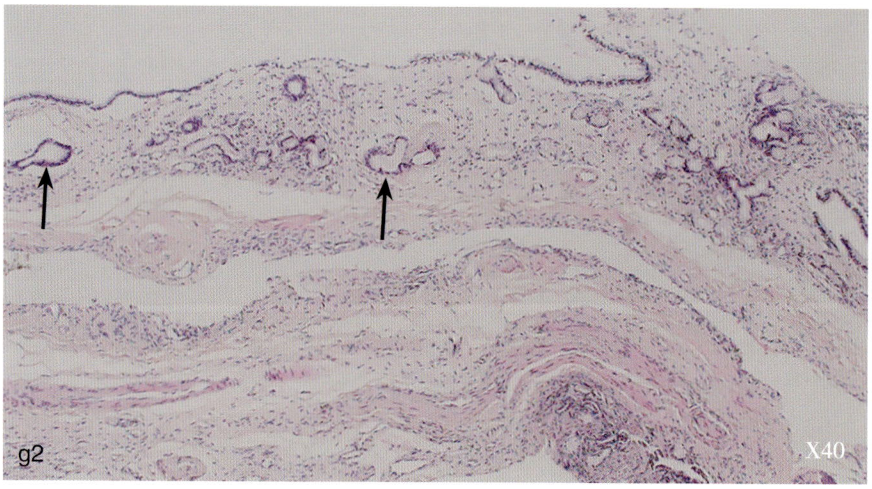

图6-17 侧壁开窗摘除右侧上颌窦假性囊肿，非种植病例（续）
g. 组织学切片。g2. 囊壁的固有层疏松，在上皮层的下方有大量扩张的黏液腺导管（箭头所示）。

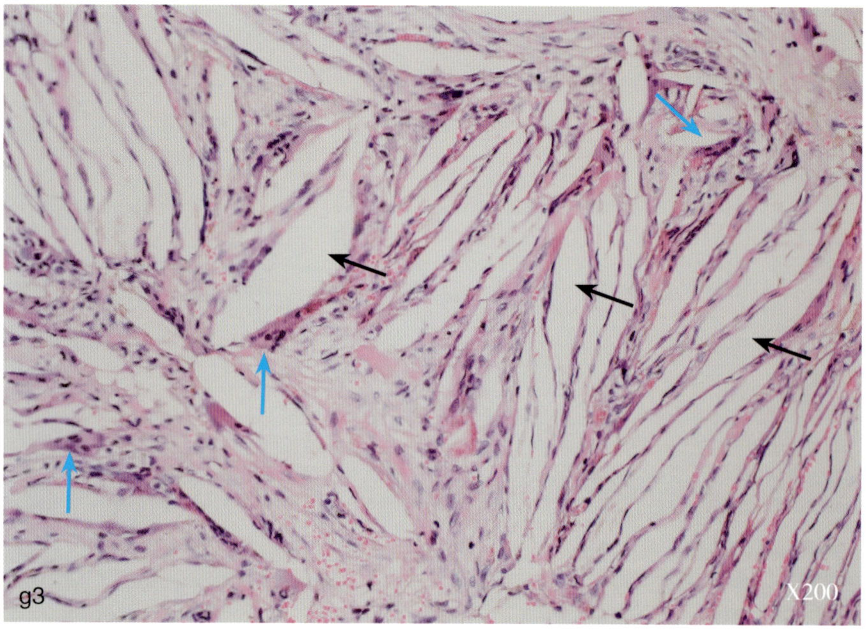

图6-17 侧壁开窗摘除右侧上颌窦假性囊肿，非种植病例（续）
g. 组织学切片。g3. 囊壁的固有层疏松，结缔组织内有大量胆固醇结晶留下的裂隙（黑色箭头所示），在其边缘可见多核巨细胞（蓝色箭头所示）。

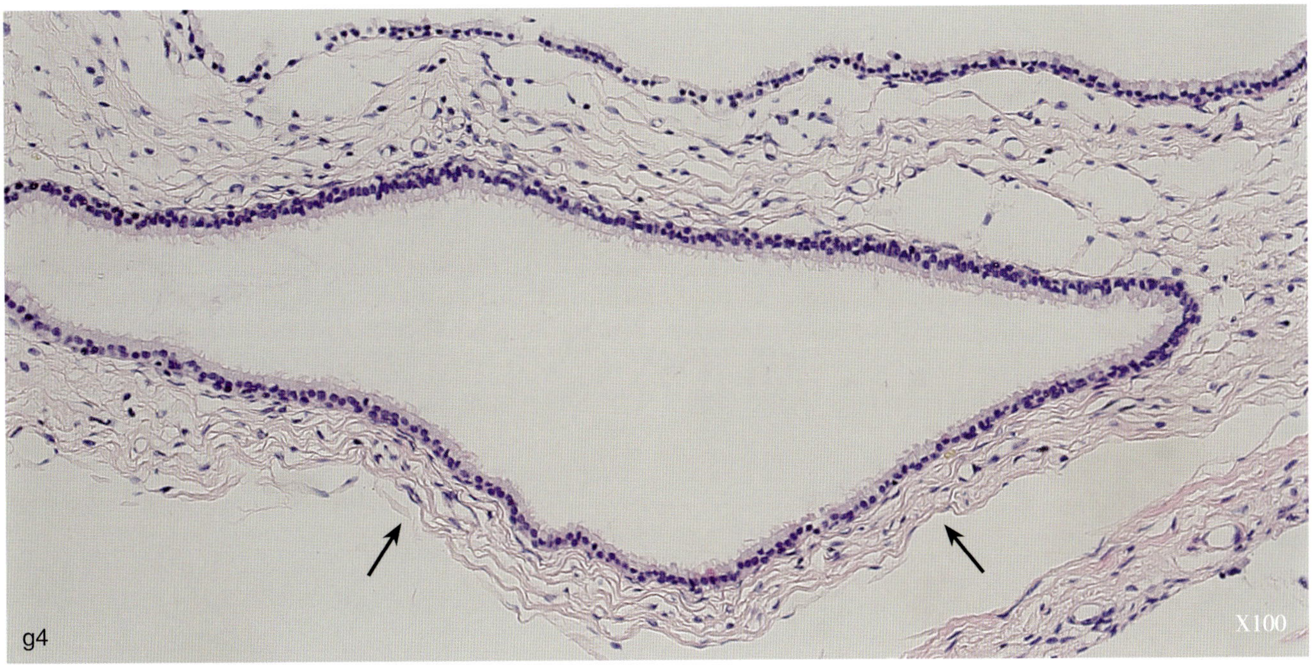

图6-17　侧壁开窗摘除右侧上颌窦假性囊肿，非种植病例（续）
g. 组织学切片。g4. 囊壁无上皮衬里（箭头所示），固有层的疏松结缔组织纤维平行环绕囊壁走行。

讨论

该"假性囊肿"病例为牙列完整的患者，与上颌窦底提升无关。将本病例纳入此书，让读者了解假性囊肿的病变发展过程，为读者理解假性囊肿和伴有假性囊肿的上颌窦底提升时提供参考。

关于本病例的病变发展过程

该患者1.5年前在我院体检的CBCT检查时就发现了右侧上颌窦假性囊肿，因为患者无自觉症状，未采纳将其摘除的建议。1.5年后，患者因右侧眶下区持续性不适再次就诊。此次就诊的CBCT检查发现右侧上颌窦假性囊肿充满了上颌窦腔。本病例上颌窦假性囊肿的病变发展过程提示我们，上颌窦的假性囊肿不会自愈，当充满上颌窦时会发生眶周胀痛等症状，给患者造成不适。

假性囊肿的组织病理学特征

本病例标本的组织学切片显示了上颌窦假性囊肿的典型组织学表现：囊壁无上皮衬里，纤维性囊壁疏松、水肿。

关于本病例右侧上颌窦的双开口

本病例右侧上颌窦有两个开口，在术前通过扫描得到诊断，术中通过电子内镜得到确认。上颌窦双开口并不多见。

外科程序：宿玉成、皮雪敏；术中摄像和照相：陶丹；手术配合：陶丹、刘敏、杨梦蝶；放射线诊断程序：苑秋华、王倩；组织学读片：李翠英（北京大学口腔医学院中心实验室）；手术时间：2020年

病例之四：摘除上颌窦假性囊肿，同期上颌窦底提升

66岁女性患者，上颌左侧第二前磨牙和磨牙Ⅲ度松动拔除近4个月，现要求进行种植治疗。

患者一般状态良好，无全身系统性疾病史，不吸烟、不饮酒，无副功能习惯，实验室检查无异常。口腔检查可见口腔卫生良好，上颌左侧第二前磨牙和磨牙缺失，附着龈尚可，𬌗龈距离与颌位关系良好，第一前磨牙和尖牙之间存在较大的间隙（图6–18a）。

CBCT扫描可见上颌窦底部存在球形的囊肿样密度增高影像，边界清晰，与窦壁成锐角，密度均匀，周围骨组织无破坏。囊肿的垂直向高度约17mm，近远中向宽度约17mm，颊舌向宽度15mm。牙槽嵴顶皮质骨连续性较差，第二前磨牙位点的窦底中心骨高度约6.3mm，属于Ⅱ类骨密度；磨牙位点的窦底中心骨高度约1.5mm，属于Ⅳ类骨密度。上颌窦底形态规则，较为平坦，但皮质骨连续性较差（图6–18b）。

本病例被分类为上颌后部Ⅱ型骨缺损，存在左侧上颌窦假性囊肿。治疗方案为侧壁开窗摘除囊肿，同

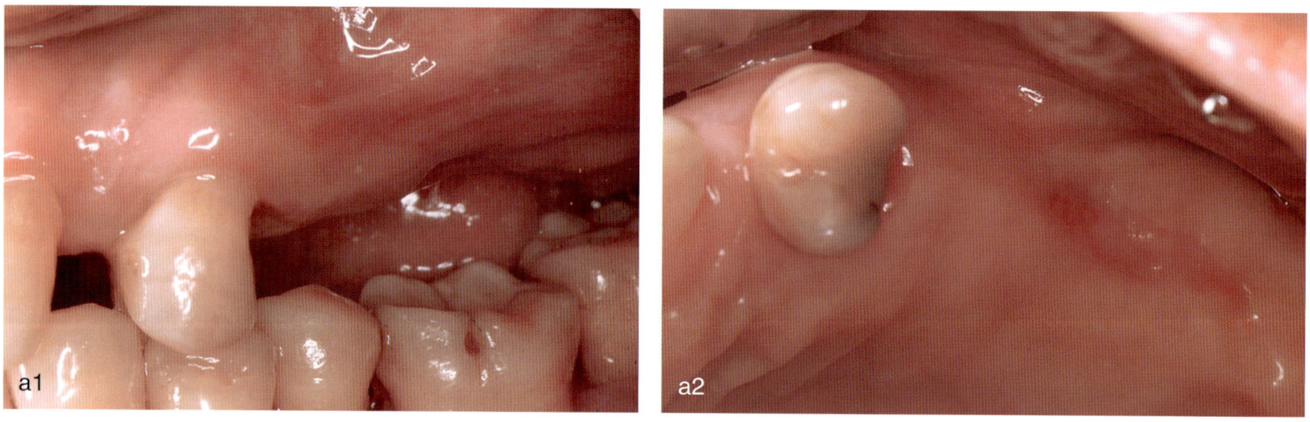

图6–18　摘除左侧上颌窦假性囊肿，同期上颌窦底提升

a. 术前检查。a1. 颊侧观。a2. 𬌗面观。上颌左侧第二前磨牙和磨牙缺失，第二前磨牙位点和第一磨牙位点的𬌗龈距离尚可，黏膜质地尚可。第二前磨牙拔牙窝愈合良好，第一磨牙拔牙窝愈合欠佳。

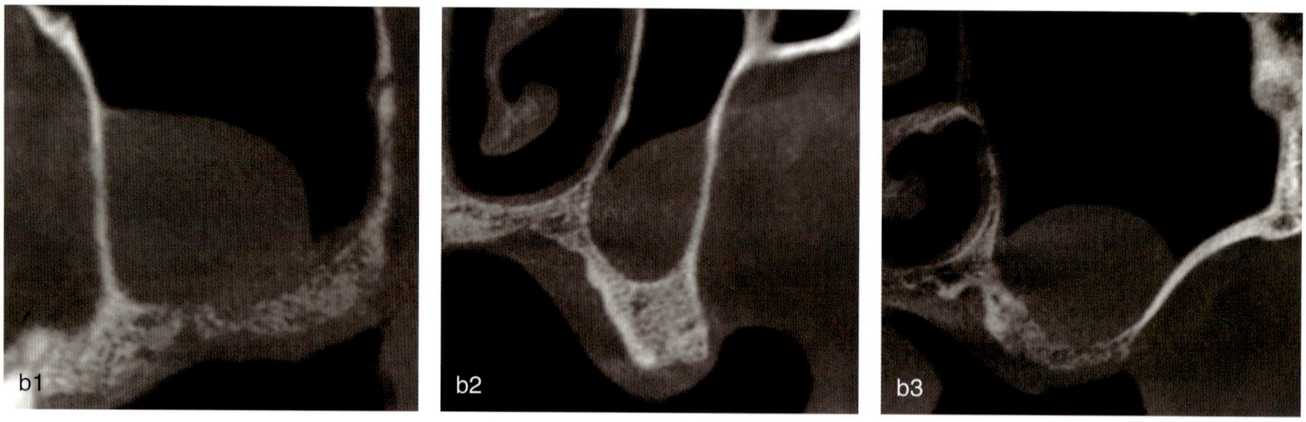

图6–18　摘除左侧上颌窦假性囊肿，同期上颌窦底提升（续）

b. 术前检查。上颌左侧CBCT扫描，依次为后牙牙弓的近远中向断层（b1）、第二前磨牙（b2）和第二磨牙（b3）位点的颊舌向断层。窦底可见球形低密度影像，密度均匀，边界清晰，与窦壁成锐角，窦底剩余骨高度不足，牙槽嵴顶的皮质骨不连续。

期上颌窦底提升并植入种植体，6个月后修复。

行盐酸阿替卡因骨膜上浸润麻醉，在缺牙位点做牙槽嵴顶略偏腭侧的水平向切口以及第二前磨牙近中和第二磨牙位点的两个垂直向松弛切口。翻黏骨膜瓣，暴露骨壁，刮取自体骨骨屑之后，完成骨窗制备，形成揭盖式骨窗。可见骨膜完整，但由于囊肿而略显苍白。纵向切开骨膜，并将骨膜向前后两侧剥离，可见下方的淡蓝色囊壁，有成熟的血管分布。用直径3.5mm的吸引管以0.4巴（bar）的负压吸出囊肿，用有齿镊将其夹住并向外牵拉。摘除囊肿之后，留下一个较大的黏骨膜穿孔，用7-0的可吸收缝线缝合、缩小穿孔，并覆盖双层生物可吸收性胶原膜（Bio-Gide，Geistlich，瑞士）。预备种植窝，分别在第二前磨牙和第一磨牙位点植入直径4.1mm（平台直径4.8mm、长度10mm、光滑颈部高度1.8mm）和直径4.8mm（平台直径6.5mm、长度10mm、光滑颈部高度1.8mm）的软组织水平锥柱状种植体（TL，TE，SLActive，RN，TiZr，Straumann，瑞士），最终植入扭矩分别大于35Ncm和15Ncm，种植体获得了理想的分布与三维位置。将

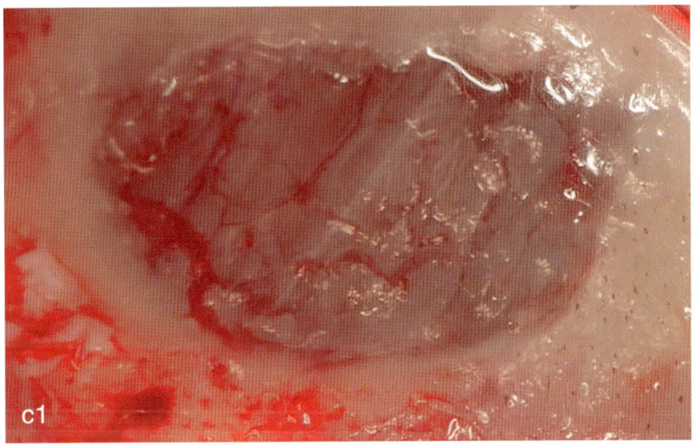

图6-18　摘除左侧上颌窦假性囊肿，同期上颌窦底提升（续）
c. 术中照片。c1. 侧壁开窗。刮取自体骨骨屑之后，完成侧壁开窗，骨膜完整，但略显苍白。

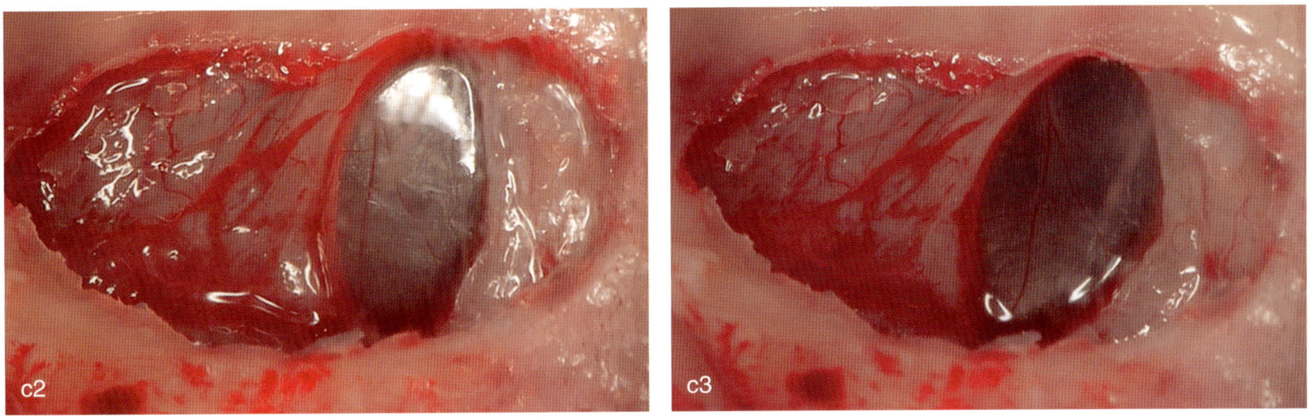

图6-18　摘除左侧上颌窦假性囊肿，同期上颌窦底提升（续）
c. 术中照片。c2. 摘除囊肿。纵向切开骨膜，并将骨膜向两侧剥离，暴露出下方的囊肿囊壁。c3. 在骨膜切口下方所暴露的囊肿囊壁随吸气和呼气上下扇动。

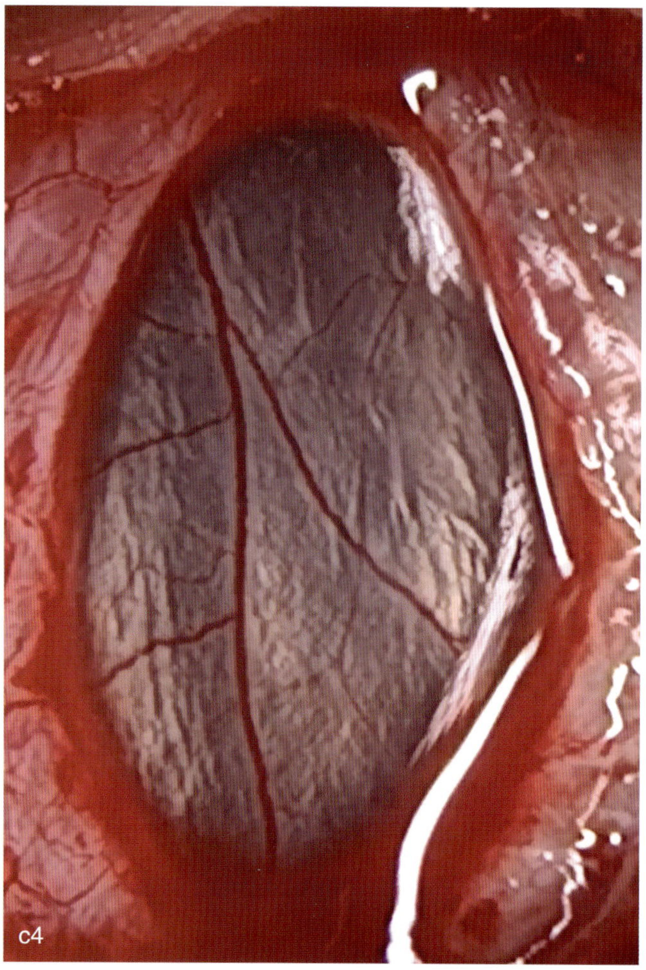

图6-18 摘除左侧上颌窦假性囊肿，同期上颌窦底提升（续）
c. 术中照片。c4. 摘除囊肿。在骨膜切口下方所暴露的囊肿囊壁，表面有成熟的血管分布。

1.0g粗细颗粒混合的去蛋白牛骨矿物质（Bio-Oss，Geistlich，瑞士）与自体骨骨屑按1：1比例混合，并用从术区收集的血液调拌，进行两步法植骨。将置于窦底的胶原膜向外反折，覆盖骨窗。黏骨膜瓣复位，无张力创口关闭，潜入式愈合（图6-18c）。

术后静脉滴注克林霉素5天，每天1次，每次0.6g；静脉滴注地塞米松注射液3天，每天1次，每次10mg；呋麻滴鼻液滴鼻5天，每天2次；复方葡萄糖酸氯己定含漱液含漱，每天3次，直至10天后拆线。

术后即刻CBCT扫描显示囊肿已经摘除，骨增量材料呈帐篷样隆起，并充分包绕种植体，在窦底有遗留液体所形成的液平面（图6-18d）。

术后6个月时的CBCT扫描显示上颌窦内干净，无囊肿复发痕迹以及黏骨膜增厚影像，窦腔内无渗出物，上颌窦开口通畅。窦底呈帐篷样隆起，骨轮廓稳

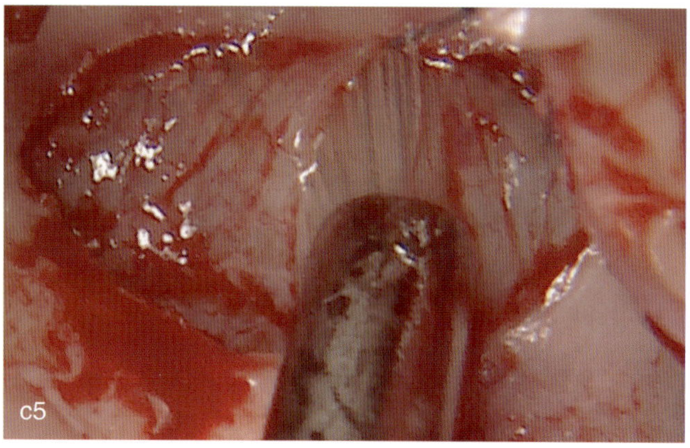

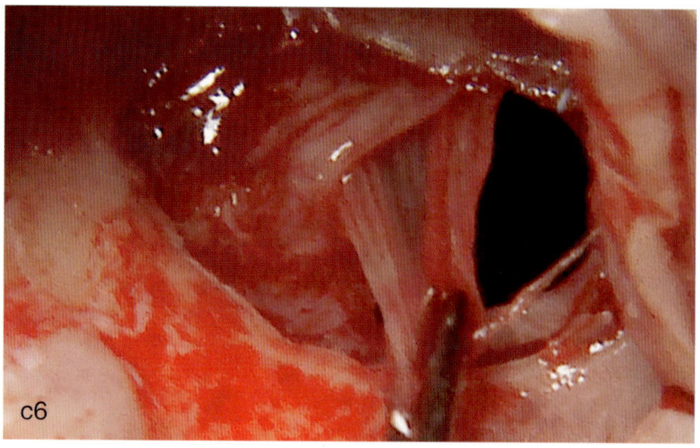

图6-18 摘除左侧上颌窦假性囊肿，同期上颌窦底提升（续）
c. 术中照片。c5. 摘除囊肿。未进行囊肿穿刺抽吸囊液，而是直接用吸引器引出囊肿。c6. 用有齿镊夹住菲薄的囊壁，并缓缓向外拉出，将其从骨膜上剥离。

定，质量完美的新骨充分包绕种植体，两颗种植体根方的新骨高度均超过2.5mm（图6–18e）。鉴于有部分新骨生长超过第一磨牙位点种植体平台的近中与腭侧，翻瓣之后用与软组织水平种植体相配套的环形骨钻去骨（图6–18f1）。两颗种植体的ISQ平均值均为80。2周后制取印模，制作种植体独立支持式螺钉固位的全瓷修复体（Variobase基台）。戴入全瓷修复体后，可见理想的殆关系和满意的种植体周围软组织状态。但是，螺钉通道的位置没有从修复体的中央窝穿出，略显遗憾（图6–18f2 ~ f4）。

戴入修复体后的根尖放射线片显示种植体周围骨高度理想，修复体与种植体密合（图6–18f5）。

戴入修复体2年后的根尖放射线片显示种植体周围骨高度稳定（图6–18g）。

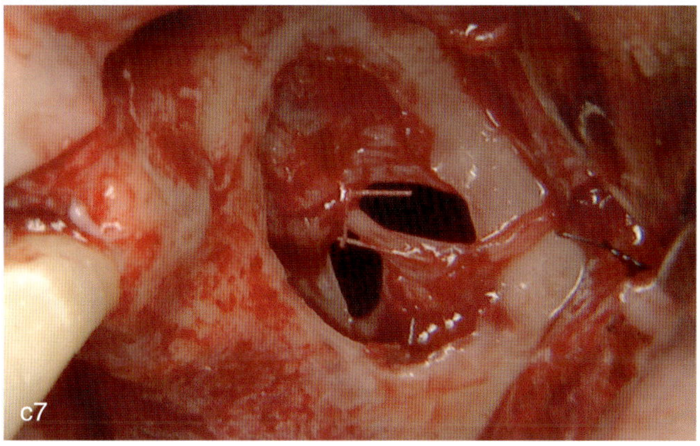

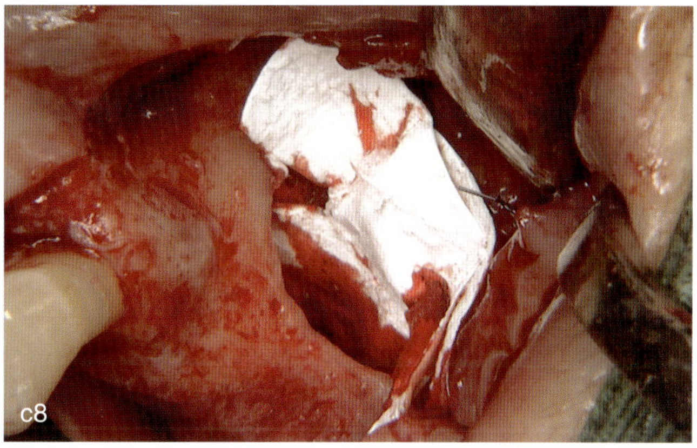

图6–18　摘除左侧上颌窦假性囊肿，同期上颌窦底提升（续）
c. 术中照片。c7. 摘除囊肿。由于黏骨膜菲薄，囊肿摘除之后留下一个较大的黏骨膜穿孔，用可吸收缝线缝合，缩小黏骨膜穿孔。c8. 植入种植体。用双层生物可吸收性胶原膜覆盖黏骨膜穿孔，并防止穿孔继续扩大。

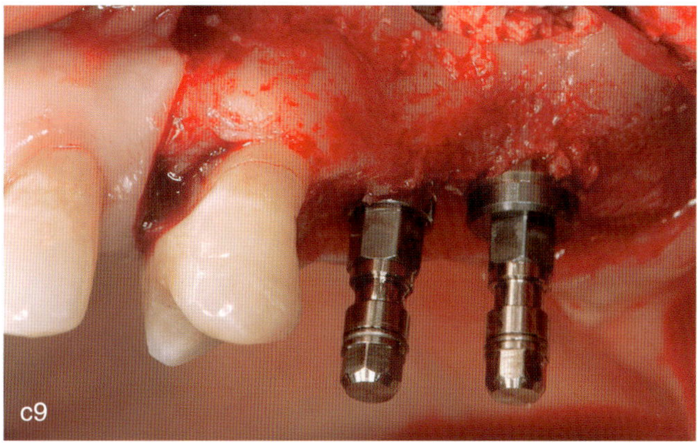

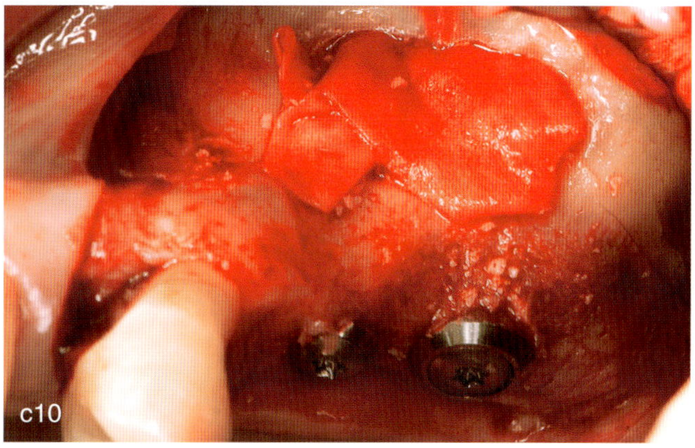

图6–18　摘除左侧上颌窦假性囊肿，同期上颌窦底提升（续）
c. 术中照片。c9. 植入种植体。完成种植窝预备之后，在第二前磨牙位点和第一磨牙位点分别植入两颗软组织水平种植体。c10. 术中照片，植入种植体。将置于上颌窦底的双层胶原膜向外反折，覆盖骨窗。

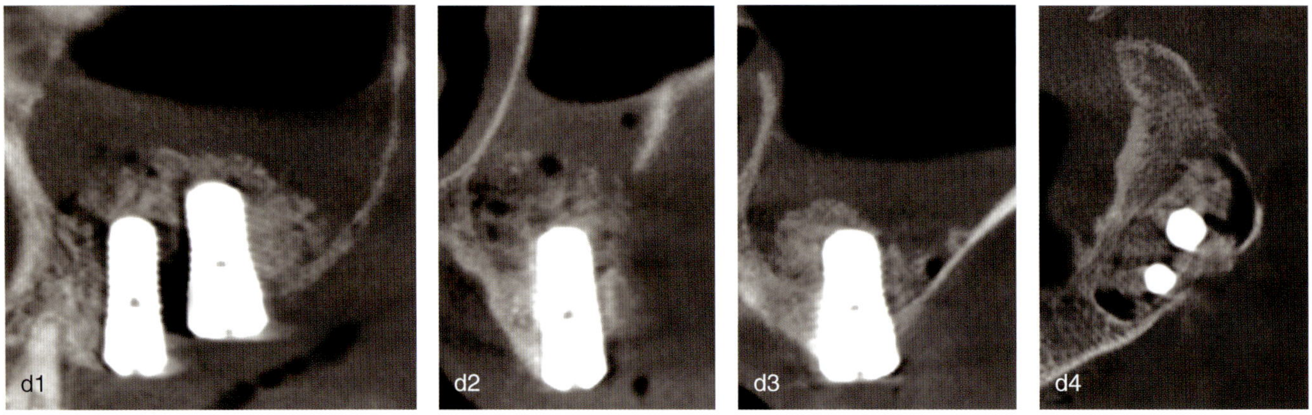

图6-18　摘除左侧上颌窦假性囊肿，同期上颌窦底提升（续）
d. 术后即刻上颌左侧CBCT扫描。依次为后牙牙弓的近远中向断层（d1）、第二前磨牙（d2）和第二磨牙（d3）位点的颊舌向断层、种植体根尖的水平面断层（d4）。骨增量材料呈完美的帐篷样隆起，窦底存在较大的液平面。

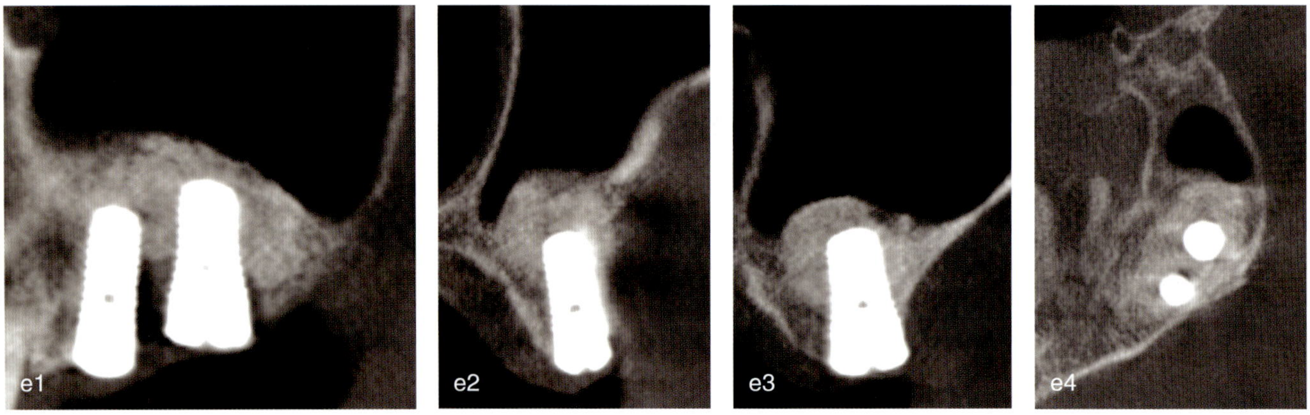

图6-18　摘除左侧上颌窦假性囊肿，同期上颌窦底提升（续）
e. 6个月后的上颌左侧CBCT扫描。依次为后牙牙弓的近远中向断层（e1）、第二前磨牙（e2）和第二磨牙（e3）位点的颊舌向断层、种植体根尖的水平面断层（e4）。窦底呈完美的帐篷样隆起，质量完美的新骨充分包绕种植体。

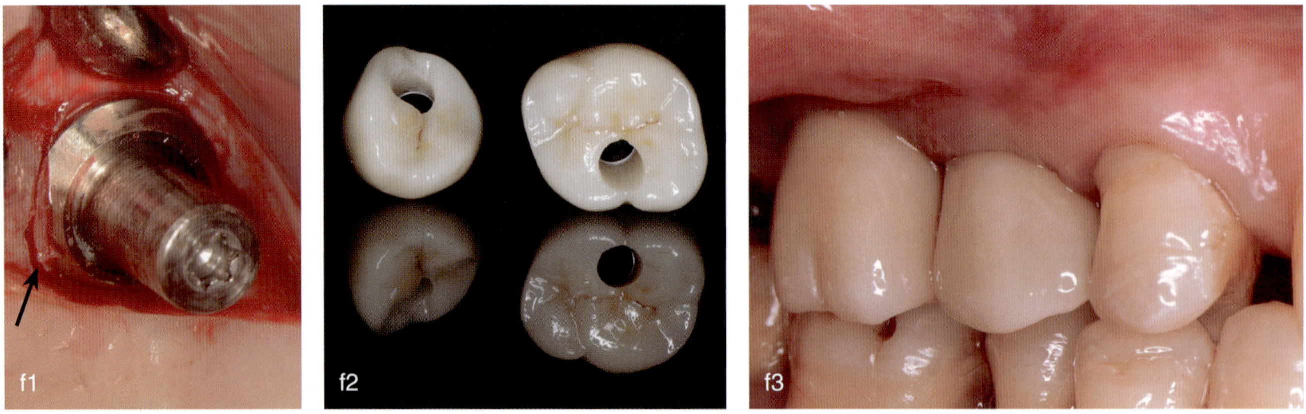

图6-18　摘除左侧上颌窦假性囊肿，同期上颌窦底提升（续）
f. 6个月后进入修复程序。f1. 用环形骨钻去除生长到种植体平台表面的新生骨（箭头所示）。f2. 螺钉固位的全瓷修复体的离体照片，殆面观。两个种植修复体的螺钉通道位置欠佳。f3. 戴入修复体后的颊侧观。种植体周围软组织质量尚可，殆关系良好。

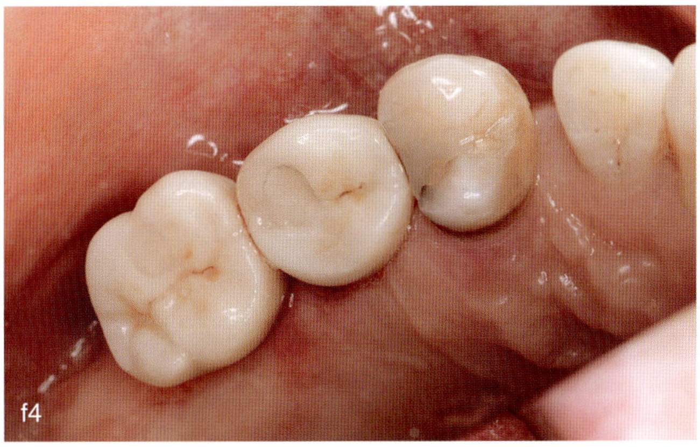

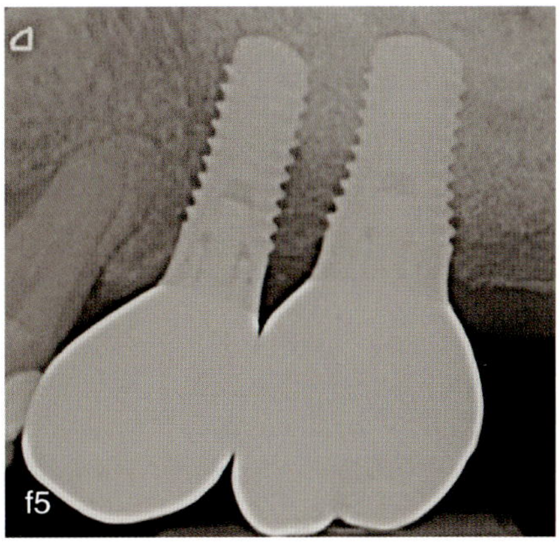

图6-18　摘除左侧上颌窦假性囊肿，同期上颌窦底提升（续）

f. 6个月后进入修复程序。f4. 戴入修复体后的口内照片，殆面观。修复体殆面形态良好，只是螺钉通道的位置欠佳。f5. 戴入修复体后的根尖放射线片。种植体周围骨高度理想，修复体与种植体密合。

讨论

本病例通过侧壁开窗摘除上颌窦假性囊肿，同期上颌窦底提升并植入种植体，笔者有如下思考。

关于本病例上颌窦假性囊肿的摘除

本病例，在侧壁开窗之后，纵向切开骨膜，并将骨膜向前后两侧剥离。尽可能多地剥离骨膜与囊壁附着的目的是完整摘除囊肿，尤其是将囊肿的蒂部摘除，防止囊肿的复发。术后6个月时的CBCT扫描显示上颌窦内干净，无囊肿复发痕迹，无任何黏骨膜增厚影像。

"切开骨膜，并将骨膜向两侧剥离"可以更有效地摘除囊肿，但不可避免地扩大黏骨膜的穿孔。本病例通过可吸收缝线缝合来缩小穿孔，并覆盖生物可吸收性胶原膜，增加了上颌窦底提升骨增量的安全性，获得了理想的骨增量效果。

关于本病例的骨增量和成骨质量

本病例，术后6个月时的CBCT扫描显示窦底呈帐篷样隆起，质量完美的新骨充分包绕种植体，两颗种植体根方的新骨高度均超过2.5mm。与术后即刻CBCT扫描相比，窦底帐篷样隆起的骨轮廓稳定。

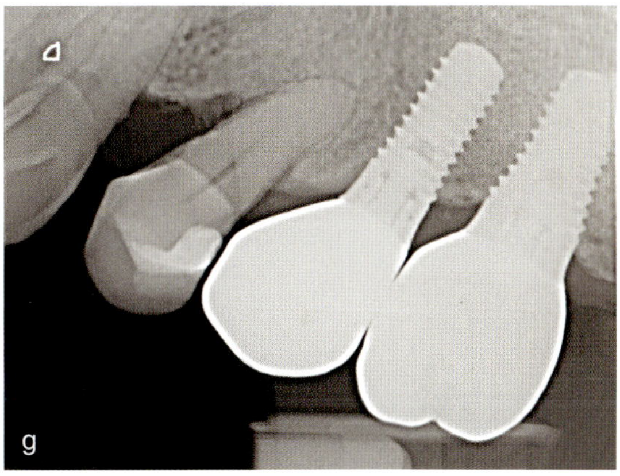

图6-18　摘除左侧上颌窦假性囊肿，同期上颌窦底提升（续）

g. 戴入修复体2年后的根尖放射线片。种植体周围骨高度稳定，修复体与种植体密合。

外科程序：宿玉成、皮雪敏；修复程序：汪霞；术中摄像和照相：陶丹；手术配合：陶丹、刘敏、吴利利；放射线诊断程序：苑秋华、王倩；病例完成时间：2019年

病例之五：摘除上颌窦假性囊肿，同期上颌窦底提升

65岁男性患者，上颌右侧第二前磨牙和磨牙缺失数年，现要求进行种植治疗。

患者一般状态良好，不吸烟、不饮酒，口服降压药，无副功能习惯，实验室检查无异常。口腔检查可见口腔卫生良好，上颌右侧第二前磨牙和磨牙缺失，附着龈尚可，颌位关系良好（图6-19a）。

CBCT扫描可见上颌窦底部存在球形的巨大囊肿样密度增高影像，边界清晰，与窦壁成锐角，密度均匀，周围骨组织无破坏。囊肿的垂直向高度约27.8mm，近远中向宽度约29.2mm，颊舌向宽度27.2mm。牙槽嵴顶皮质骨连续性较差，第二前磨牙至第二磨牙位点的窦底中心骨高度在1.5～5.5mm之间，属于Ⅳ类骨密度。上颌窦底形态规则，较为平坦，但骨密度极低，窦底皮质骨不连续（图6-19b）。

本病例被分类为上颌后部Ⅱ类骨缺损，存在上颌

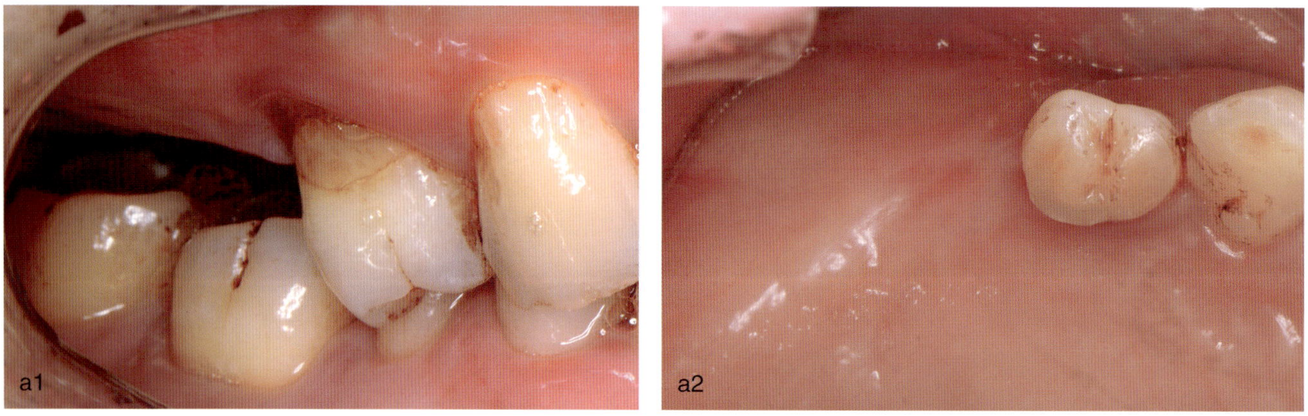

图6-19　摘除右侧上颌窦假性囊肿，同期上颌窦底提升
a. 术前检查。a1. 颊侧观。a2. 殆面观。上颌右侧第二前磨牙、第一磨牙和第二磨牙缺失，下颌磨牙轻微过长，殆龈距离尚可，黏膜质地尚可，牙槽嵴宽度理想。

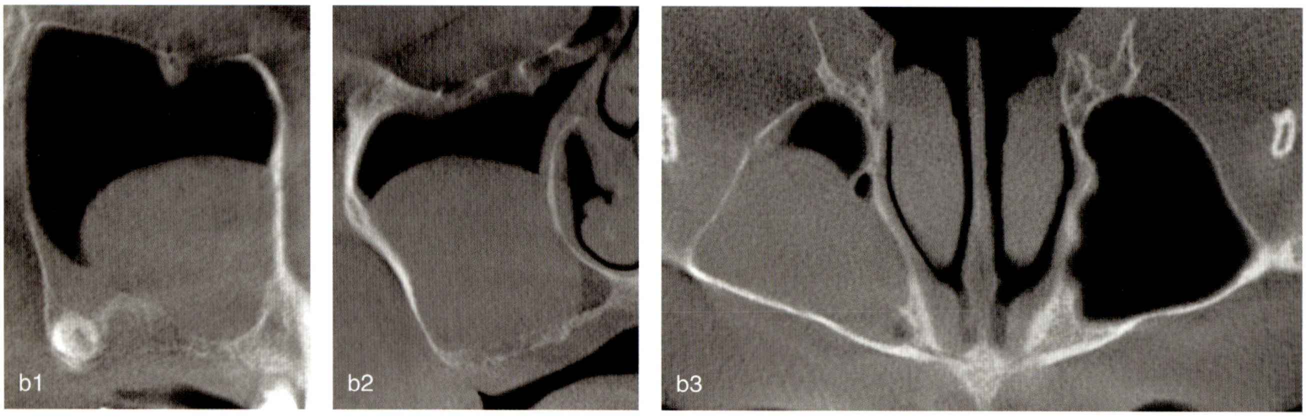

图6-19　摘除右侧上颌窦假性囊肿，同期上颌窦底提升（续）
b. 术前检查，上颌右侧CBCT扫描。依次为以上颌窦囊肿为兴趣区的近远中向断层（b1）、颊舌向断层（b2）和水平向断层（b3）。窦底可见球形密度增高影像，密度均匀，边界清晰，与窦壁成锐角，窦底剩余骨高度不足，牙槽嵴顶的皮质骨不连续。

窦假性囊肿。治疗方案为侧壁开窗摘除假性囊肿，同期上颌窦底提升并植入种植体，6个月后修复。

行盐酸阿替卡因骨膜上浸润麻醉，在缺牙位点做牙槽嵴顶略偏腭侧的水平向切口以及第二前磨牙近中和第二磨牙位点的两个垂直向松弛切口。翻黏骨膜瓣，暴露骨壁，刮取自体骨骨屑之后，完成骨窗制备，形成揭盖式骨窗，骨膜完整。纵向切开骨膜和囊壁，抽吸部分囊液之后，用直径3.5mm的吸引管以0.4巴（bar）的负压吸出囊肿，用有齿镊将其夹住并向外牵拉。摘除囊肿之后，剥离窦底黏骨膜，用7-0可吸收缝线缝合穿孔，并覆盖双层生物可吸收性胶原膜（Bio-Gide，Geistlich，瑞士）。预备种植窝，在第二前磨牙位点植入直径4.1mm（平台直径4.8mm、长度10mm、光滑颈部高度1.8mm）和直径4.8mm（平台直径6.5mm、长度10mm、光滑颈部高度1.8mm）的软组织水平锥柱状种植体（TL，TE，SLActive，RN，TiZr，Straumann，瑞士），在第一磨牙和第二磨牙

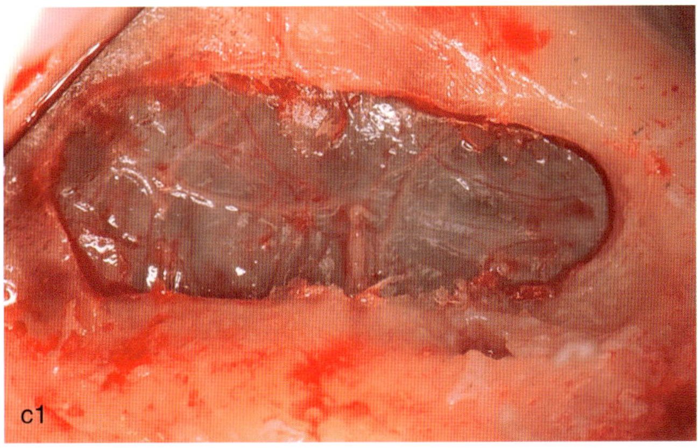

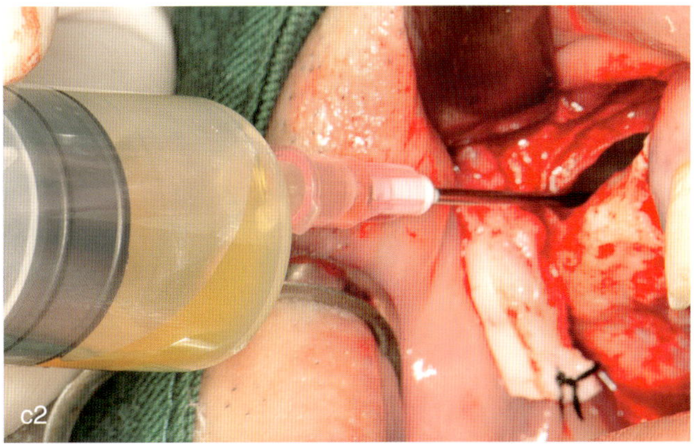

图6-19　摘除右侧上颌窦假性囊肿，同期上颌窦底提升（续）
c．术中照片。c1．侧壁开窗。刮取自体骨骨屑之后，完成侧壁开窗，骨膜完整。c2．纵向切开骨膜和囊壁，抽吸部分囊液。

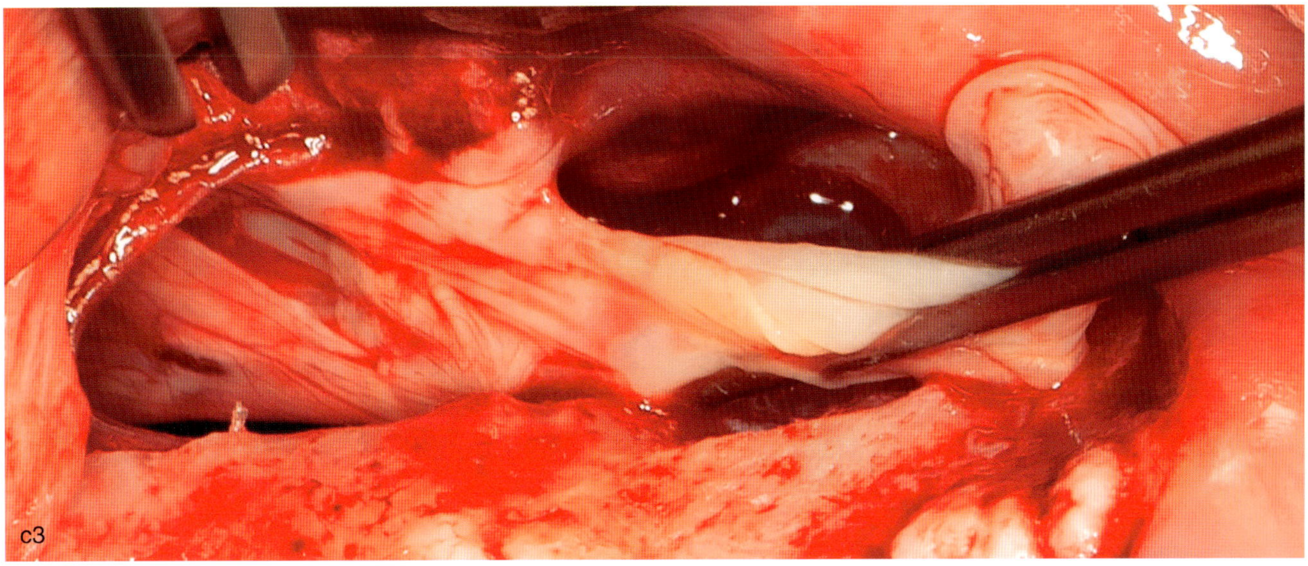

图6-19　摘除右侧上颌窦假性囊肿，同期上颌窦底提升（续）
c．术中照片。c3．摘除囊肿。用吸引器引出囊肿，用有齿镊夹住囊壁，并缓缓向外拉出，将其从骨膜上剥离。

位点各植入1颗直径4.8mm（平台直径6.5mm、长度10mm、光滑颈部高度1.8mm）的软组织水平锥柱状种植体（TL，TE，SLActive，RN，TiZr，Straumann，瑞士），最终植入扭矩分别为15Ncm、30Ncm和15Ncm，种植体三维位置理想。将1.5g粗细颗粒混合的去蛋白牛骨矿物质（Bio-Oss，Geistlich，瑞士）与自体骨骨屑按1：1比例混合，并用从术区收集的血液调拌，两步法植入骨增量材料。将置于窦底黏骨膜表面的胶原膜向外反折，覆盖骨窗。安放封闭螺钉，黏骨膜瓣复位，无张力创口关闭，潜入式愈合（图6-19c）。

术后静脉滴注克林霉素5天，每天1次，每次0.6g；静脉滴注地塞米松注射液3天，每天1次，每次10mg；呋麻滴鼻液滴鼻5天，每天2次；复方葡萄糖酸

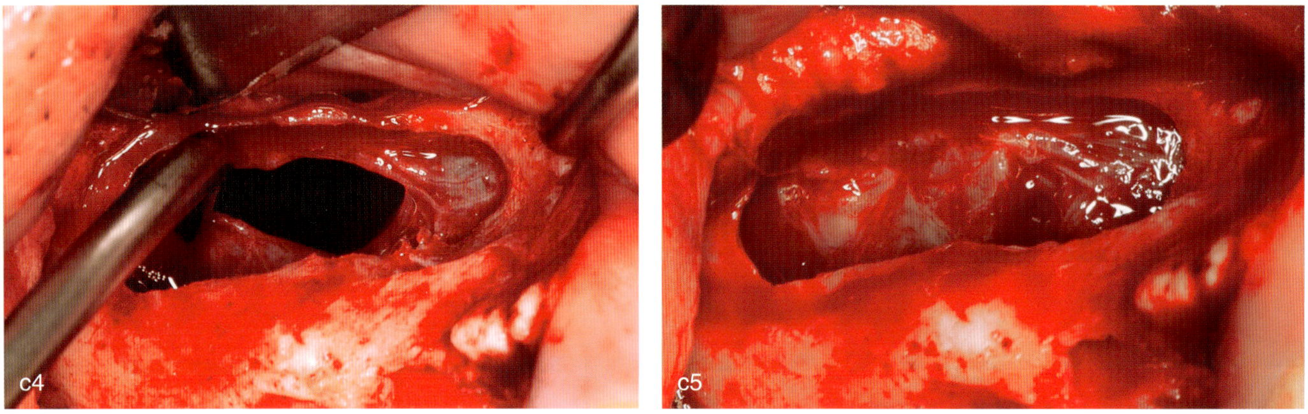

图6-19　摘除右侧上颌窦假性囊肿，同期上颌窦底提升（续）
c. 术中照片。c4. 摘除囊肿之后，进一步剥离窦底黏骨膜，形成骨增量空间，准备同期上颌窦底提升并同期植入种植体。c5. 用7-0可吸收缝线缝合穿孔。

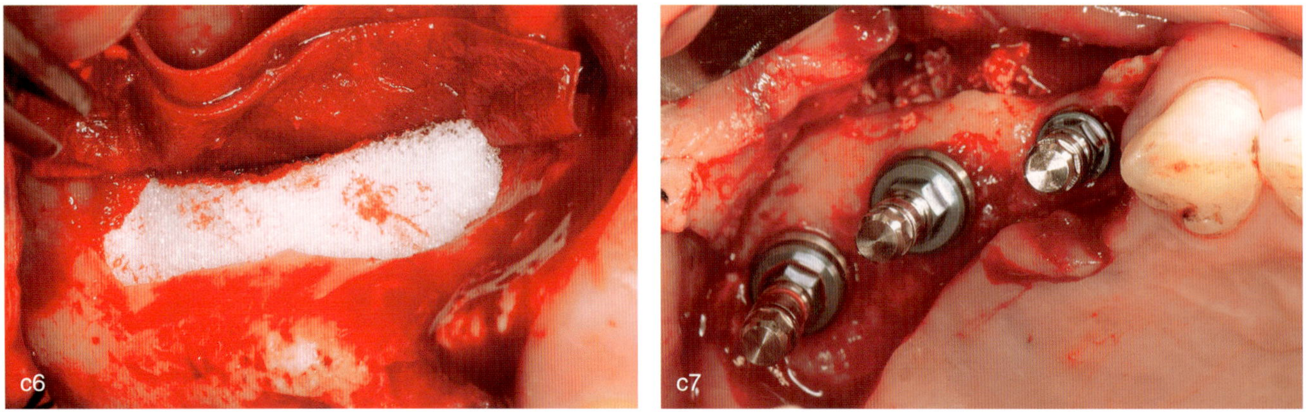

图6-19　摘除右侧上颌窦假性囊肿，同期上颌窦底提升（续）
c. 术中照片。c6. 用双层生物可吸收性胶原膜覆盖窦底黏骨膜穿孔，并置入明胶海绵，在种植窝预备过程中保护胶原膜。c7. 完成种植窝预备之后，在第二前磨牙位点、第一磨牙和第二磨牙位点分别植入3颗软组织水平锥柱状种植体。

氯己定含漱液含漱，每天3次，直至10天后拆线。

术后3个月的CBCT扫描显示囊肿无复发，窦底黏骨膜无明显增厚，窦底呈帐篷样隆起，第二磨牙位点周围骨量欠佳（图6-19d）。

9个月后进入修复程序。通过软组织环切进行二期手术，第二前磨牙、第一磨牙和第二磨牙位点种植体的ISQ平均值分别为80.5、78和71.5。

2周后制取印模，制作粘接固位的全瓷联冠修复体。戴入修复体之后，可见理想的殆关系和满意的种植体周围软组织状态（图6-19e1）。

戴入修复体拍摄的根尖放射线片显示种植体周围骨高度稳定，修复体与种植体密合（图6-19e2）。

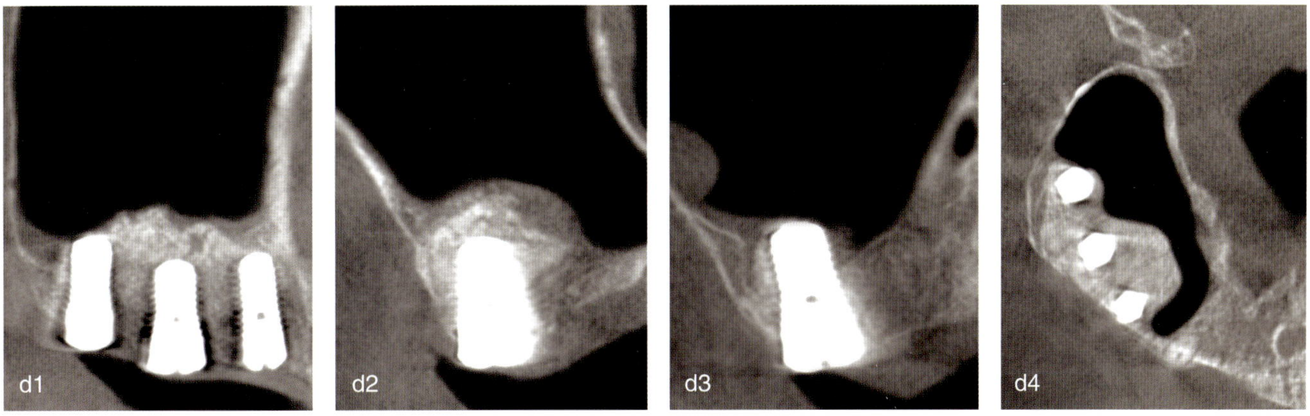

图6-19　摘除右侧上颌窦假性囊肿，同期上颌窦底提升（续）
d. 3个月后上颌右侧CBCT扫描。依次为后牙牙弓的近远中向断层（d1）、第一磨牙（d2）和第二磨牙（d3）位点的颊舌向断层、种植体根尖的水平向断层（d4）。窦底呈帐篷样隆起，囊肿无复发，黏骨膜无明显增厚，第二磨牙位点种植体根端周围骨量欠佳。

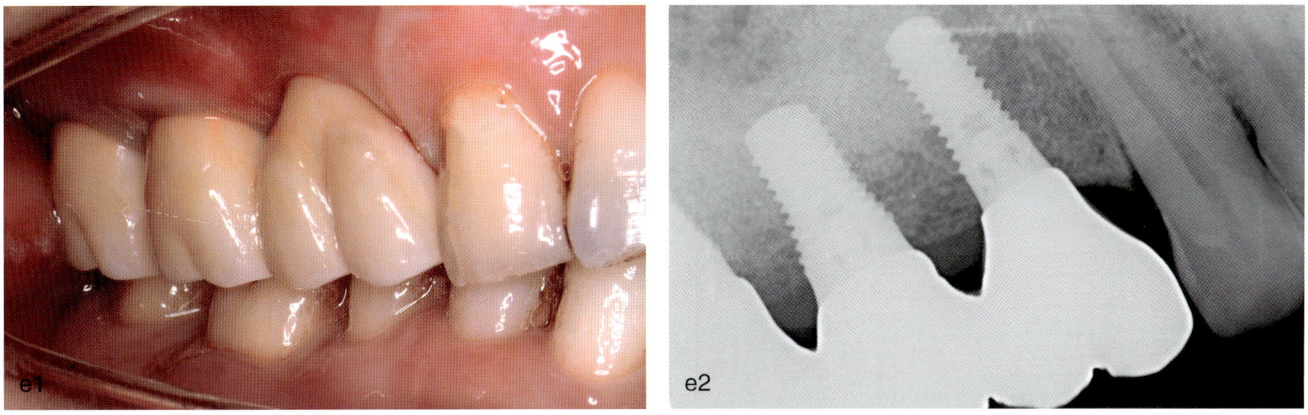

图6-19　摘除右侧上颌窦假性囊肿，同期上颌窦底提升（续）
e. 9个月后进入修复程序。e1. 戴入粘接固位的全瓷联冠修复体，殆关系理想，种植体周围软组织状态健康、稳定。e2. 戴入修复体之后的根尖放射线片。种植体周围骨高度理想，修复体与种植体密合。

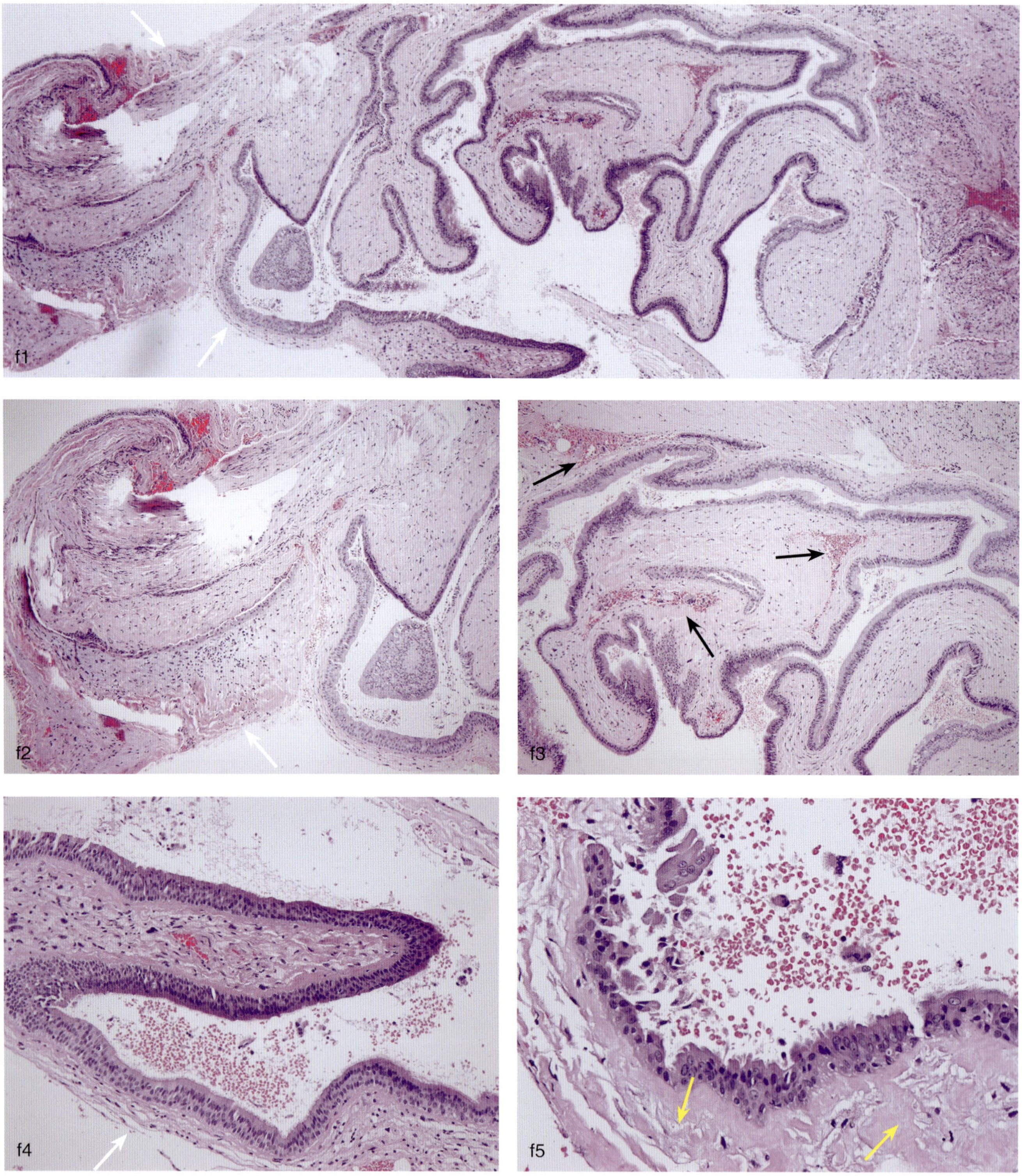

图6-19 摘除右侧上颌窦假性囊肿，同期上颌窦底提升（续）

f. 组织学检查，组织学切片照片。f1～f5. 囊壁无上皮衬里（白色箭头所示）。伴随着囊肿形成，上颌窦黏膜上皮层呈不规则增殖，上皮下固有层内血管扩张充血（黑色箭头所示），慢性炎症细胞浸润，局部纤维结缔组织明显增生，部分结缔组织呈玻璃样变性（黄色箭头所示），窦腔内可见大量出血。

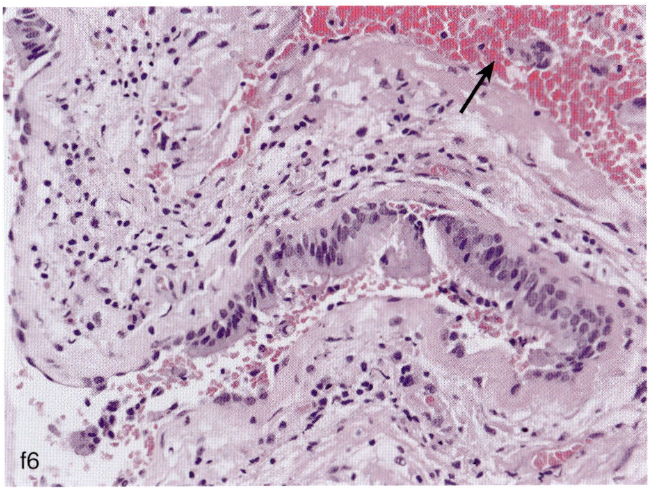

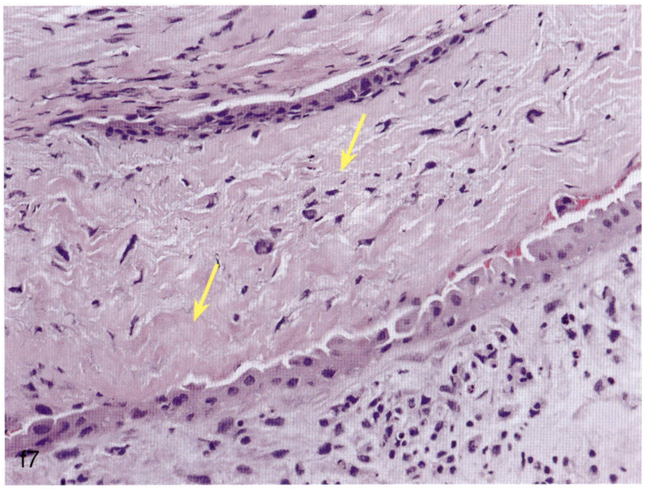

图6-19　摘除右侧上颌窦假性囊肿，同期上颌窦底提升（续）
f. 组织学检查，组织学切片照片。f6，f7. 上皮下固有层内血管扩张充血（黑色箭头所示），慢性炎症细胞浸润，局部纤维结缔组织明显增生，部分结缔组织呈玻璃样变性（黄色箭头所示）。

讨论

本病例，CBCT扫描显示右侧上颌窦内的密度增高影像与上颌窦壁成锐角，其余位置的上颌窦黏骨膜无增厚。患者无自觉症状，实验室检查无异常。临床诊断为典型的上颌窦假性囊肿，并获得了组织学检查的证实。

本病例通过侧壁开窗摘除上颌窦假性囊肿。由于囊肿较大，并且摘除得较为彻底，形成了较大的黏骨膜穿孔。用7-0可吸收缝线将穿孔完全关闭，然后覆盖双层生物可吸收性胶原膜，同期上颌窦底提升并植入种植体，术后3个月时的CBCT扫描显示上颌窦内干净，无囊肿复发痕迹，无任何黏骨膜明显增厚影像。

本病例的组织学切片可见较为典型的组织学特征：囊壁无上皮衬里，上颌窦黏膜上皮层呈不规则增殖，上皮下固有层内血管扩张充血，慢性炎症细胞浸润，局部纤维结缔组织明显增生，部分结缔组织呈玻璃样变性（图6-19f）。

外科程序：宿玉成、王璐；修复程序：汪霞；术中摄像和照相：胡翩翩；手术配合：陶丹、王倩；放射线诊断程序：苑秋华、田悦；组织学读片：李翠英（北京大学口腔医学院中心实验室）；病例完成时间：2017年

病例之六：摘除上颌窦假性囊肿，同期上颌窦底提升

53岁男性患者，上颌右侧第一磨牙因牙周病拔除6个月，现在要求种植修复。

该患者为笔者团队的一名“老患者”，此次就诊时间为2012年。笔者曾在12年前（2000年）为其进行了上颌左侧的侧壁开窗上颌窦底提升并同期在第一和第二磨牙位点植入两颗种植体，在下颌左侧第一磨牙位点植入一颗种植体，当年戴入了螺钉固位的金属烤瓷修复体，之后的复诊无异常。6个月前因牙周病拔除了无治疗价值的上颌右侧第一磨牙。此次就诊的目的是通过种植治疗修复缺失的上颌右侧第一磨牙。

患者一般状态良好，无全身系统性疾病史，大量吸烟、少量饮酒，无副功能习惯，实验室检查无异常。口腔检查可见口腔卫生良好，上颌右侧第一磨牙缺失，拔牙窝愈合良好，缺牙间隙维度良好，黏膜质地正常，附着龈充足，殆龈距离与颌位关系正常（图6-20a1，a2），开口度良好。

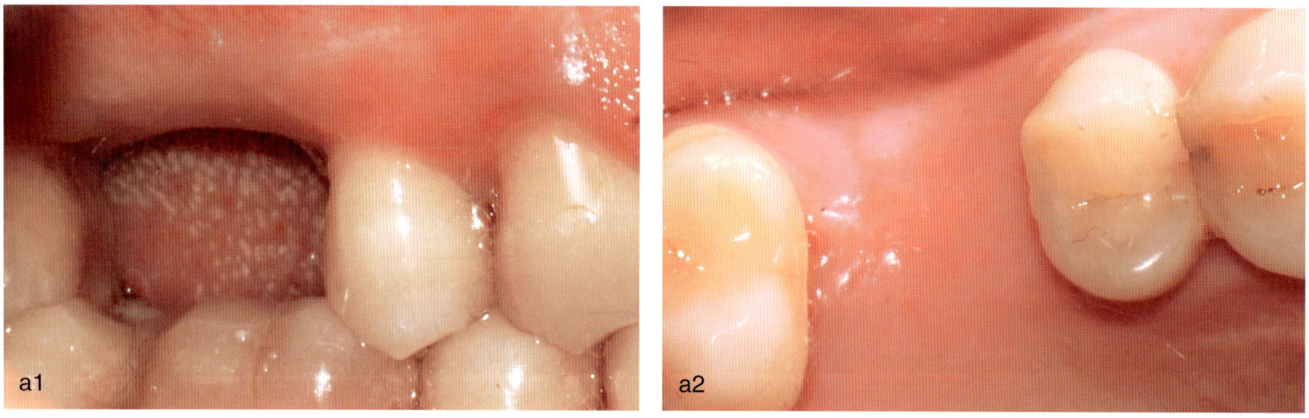

图6-20　摘除右侧上颌窦假性囊肿，同期上颌窦底提升
a. 术前检查。a1. 颊侧观。上颌右侧第一磨牙缺失，殆龈距离尚可，黏膜质地正常。a2. 殆面观。上颌右侧第一磨牙缺失，缺牙间隙维度良好，黏膜质地正常。

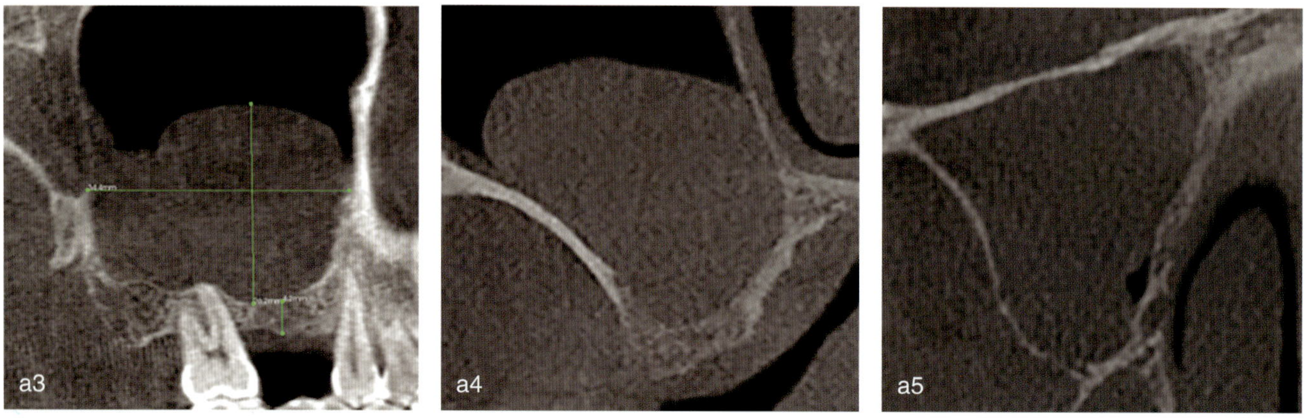

图6-20　摘除右侧上颌窦假性囊肿，同期上颌窦底提升（续）
a. 术前检查，上颌右侧CBCT扫描。依次为后牙牙弓的近远中向断层（a3）、第一磨牙位点的颊舌向断层（a4）和囊肿中部的水平面断层（a5）。第一磨牙位点牙槽骨高度约3mm，骨密度较低。窦底可见半球形密度增高影像，边缘清晰，与窦壁成锐角。

CBCT扫描可见上颌窦底部存在半球形的囊肿样密度增高影像，密度均匀，边界清晰，与窦腔骨壁成锐角，周围骨组织无破坏。囊肿的垂直向高度约26mm，近远中向宽度接近34mm，颊舌向宽度接近25mm，占据上颌窦垂直向近一半的空间。上颌窦前壁及外侧壁黏骨膜无增厚。牙槽嵴顶皮质骨连续性较差，近远中向为倾斜型牙槽嵴顶，缺牙位点窦底骨密度较低，属于Ⅳ类骨密度。上颌窦底形态规则、较为平坦，窦底剩余骨高度约3mm（图6-20a3～a5）。

本病例被分类为上颌后部Ⅱ型骨缺损，存在上颌窦假性囊肿。治疗方案为侧壁开窗摘除假性囊肿，同期上颌窦底提升并植入种植体，6个月后修复。

行盐酸阿替卡因骨膜上浸润麻醉，在缺牙位点做牙槽嵴顶略偏腭侧的水平向切口以及第一前磨牙远中和第一磨牙远中的两个垂直向松弛切口。翻黏骨膜瓣，暴露骨壁，用刮骨刀从较厚的侧壁刮取骨屑。用钨钢球钻和金刚砂球钻预备骨窗（图6-20b1，

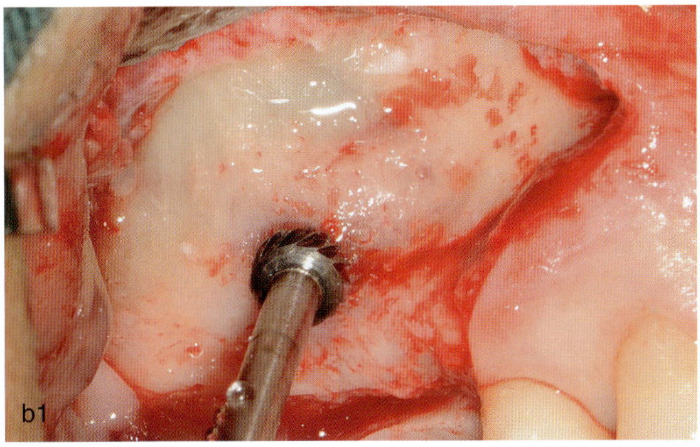

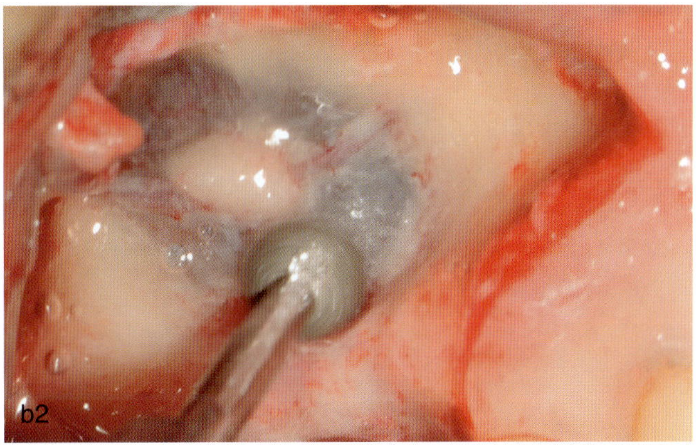

图6-20 摘除右侧上颌窦假性囊肿，同期上颌窦底提升（续）
b. 术中照片。b1. 侧壁开窗。翻黏骨膜瓣，确定侧壁开窗的位置，用钨钢球钻沿骨窗边缘磨削。b2. 当靠近上颌窦黏骨膜时，改用金刚砂球钻磨除剩余骨板，避免损伤上颌窦黏骨膜。

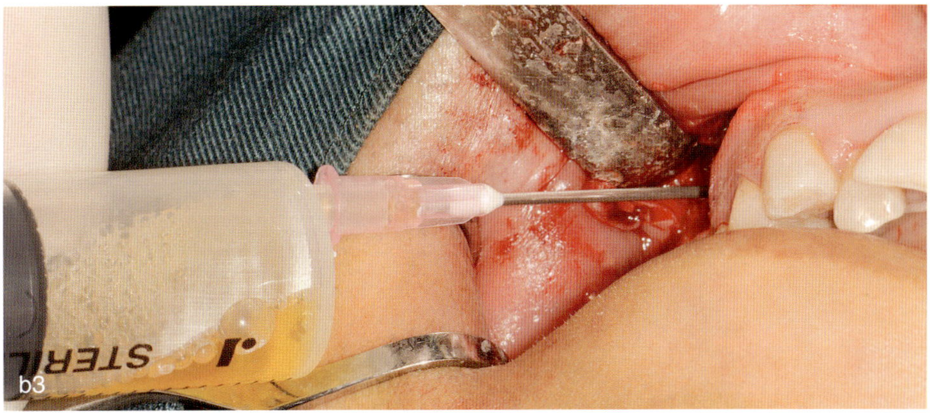

图6-20 摘除右侧上颌窦假性囊肿，同期上颌窦底提升（续）
b. 术中照片。b3. 吸取囊液。完成上颌窦黏骨膜剥离和种植窝预备之后，用40mL的注射器针头穿刺上颌窦黏骨膜，进入囊腔，抽出约5mL的淡黄色清亮囊液。

b2）。完成骨窗制备之后，将骨片完全去除，形成揭盖式骨窗。剥离窦底黏骨膜，预备种植窝。之后，用40mL的注射器针头穿刺上颌窦黏骨膜，进入囊腔，抽出约5mL的淡黄色清亮囊液（图6-20b3）。抽出部分囊液之后，用11＃尖刀片扩大上颌窦黏骨膜上的抽吸针孔，用直径3.5mm的吸引管以0.4巴（bar）负压吸出囊壁（图6-20b4）。用有齿镊夹住并向外拉出翻转后的假性囊肿囊壁（图6-20b5），用组织剪将其切除（图6-20b6）。认真检查，尽量切除剩余囊壁（图6-20b7），用6-0可吸收缝线缝合遗留的上颌窦黏骨膜穿孔（图6-20b8）。缝合穿孔的目的是关闭或缩小黏骨膜穿孔。在上颌窦底黏骨膜下方植入25mm×25mm的生物可吸收性胶原膜（Bio-Gide，Geistlich，瑞士），部分覆盖黏骨膜裂孔区、部分用于覆盖骨窗。将1.0g粗细颗粒混合的去蛋白牛骨矿物质（Bio-Oss，Geistlich，瑞士）与自体骨骨屑混合，并用从术区收集的血液调拌，两步法植入骨增量材料。在预备的种植窝内植入直径4.8mm、平台直径6.5mm、长度10mm、光滑颈部高度1.8mm的软组织水平锥柱状种植体（TL，TE，SLActive，WN，Ti，Straumann，瑞士），部分光滑颈部位于骨内（图6-20b9），最终植入扭矩＞30Ncm。再次植入骨增量

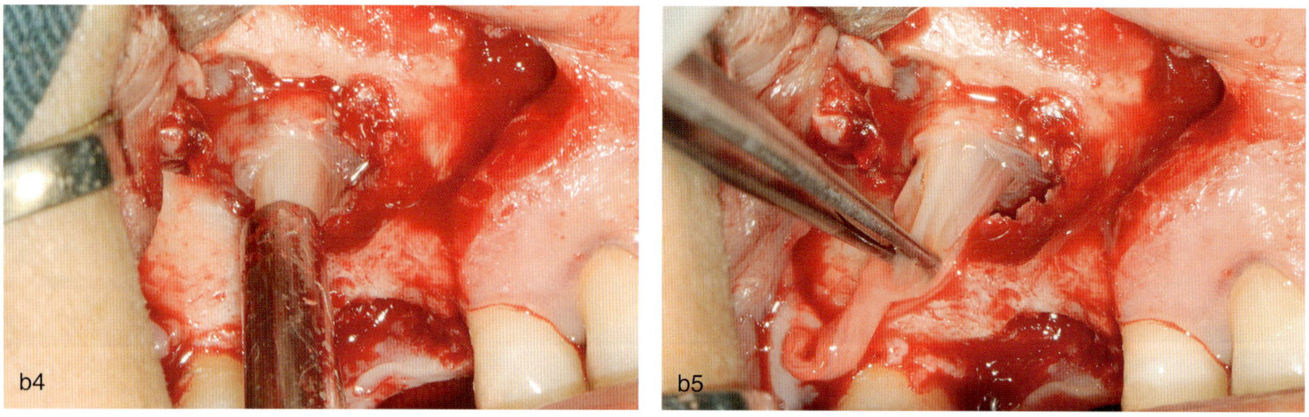

图6-20　摘除右侧上颌窦假性囊肿，同期上颌窦底提升（续）

b. 术中照片。b4. 摘除囊壁。抽吸囊液之后，用11＃尖刀片扩大上颌窦黏膜上的抽吸针孔，用直径3.5mm的吸引管吸出囊壁。b5. 用有齿镊夹住吸出的假性囊肿的囊壁，尽量多地拉出囊壁。

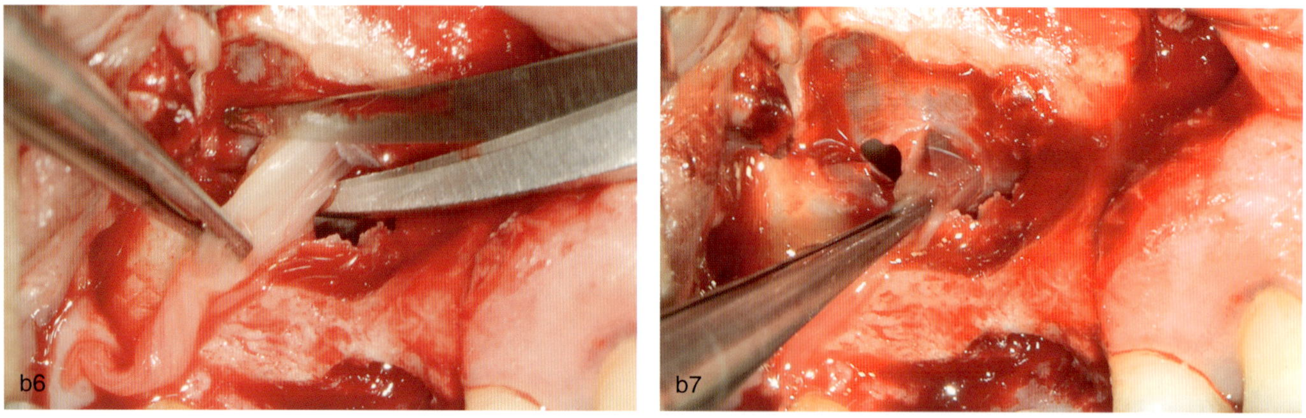

图6-20　摘除右侧上颌窦假性囊肿，同期上颌窦底提升（续）

b. 术中照片。b6. 摘除囊壁。用组织剪沿囊肿蒂部尽可能多地切除假性囊肿的囊壁。b7. 仔细检查囊壁切除情况，用有齿镊夹住剩余的囊壁，将其切除。

材料，将植入窦底的胶原膜反折，覆盖骨窗。黏骨膜瓣复位，关闭创口，潜入式愈合（图6-20b10）。

术后静脉滴注克林霉素5天，每天1次，每次0.6g；静脉滴注地塞米松注射液3天，每天1次，每次10mg；呋麻滴鼻液滴鼻5天，每天2次；复方葡萄糖酸氯己定含漱液含漱，每天3次，直至10天后拆线。

术后即刻CBCT扫描显示种植体的三维位置与轴向理想，窦底骨增量材料呈帐篷样隆起，只在远中遗留部分囊肿样影像，窦底有少量液平面（图6-20c），为进入窦底的生理盐水和术中出血。

术后10天拆线时CBCT扫描显示窦底呈帐篷样隆起，术后在窦底留存的少量液平面已经消失。在种植体远中和上颌窦后壁存在少量囊肿样的黏骨膜增厚影像，在后壁下方约为12.2mm×22.1mm、上方约为4.6mm×12.8mm，两者似乎并非同一个囊肿。骨增量材料包绕种植体，根方骨高度2.9mm（图6-20d1）。

术后6个月复诊时的CBCT扫描显示窦底呈帐篷样隆起，骨密度良好，窦底骨轮廓稳定，除窦腔后壁

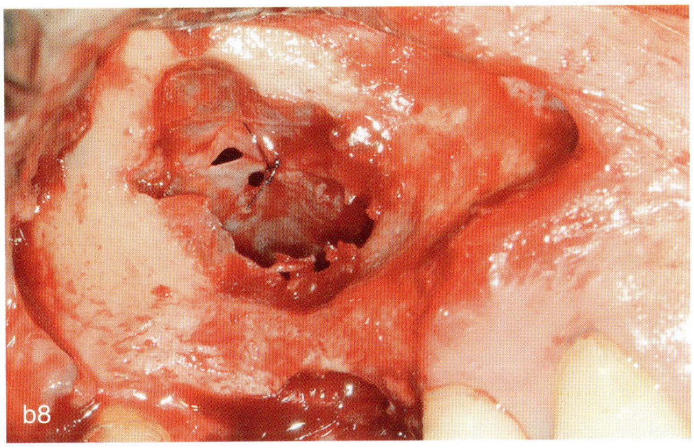

图6-20　摘除右侧上颌窦假性囊肿，同期上颌窦底提升（续）
b. 术中照片。b8. 摘除囊壁。去除囊壁之后，用6-0可吸收缝线缝合遗留的上颌窦黏骨膜穿孔。

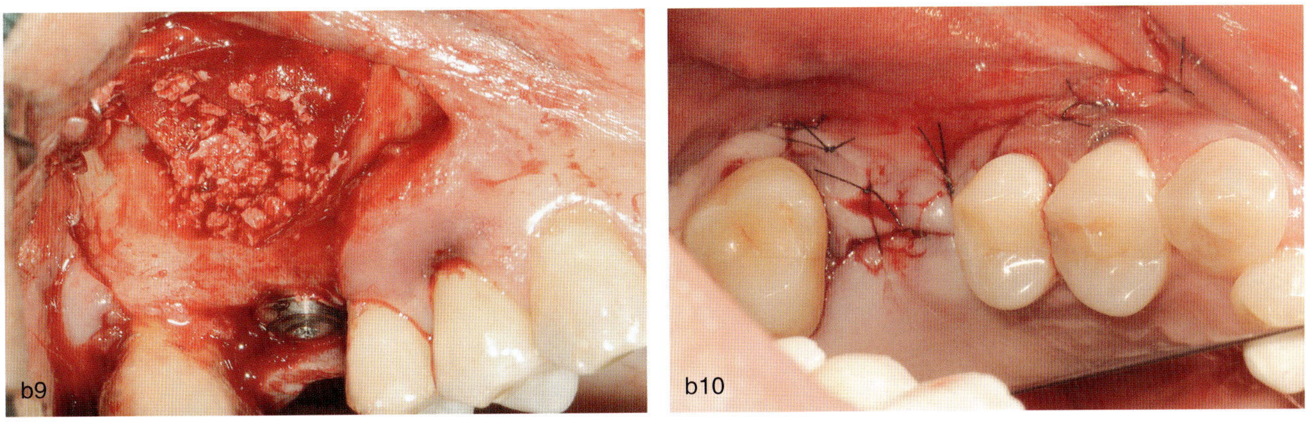

图6-20　摘除右侧上颌窦假性囊肿，同期上颌窦底提升（续）
b. 术中照片。b9. 植入种植体。用生物可吸收性胶原膜覆盖黏骨膜穿孔区，两步法植入混合性骨增量材料，植入软组织水平锥柱状种植体。b10. 将植入窦底的生物可吸收性胶原膜反折，覆盖骨窗，无张力关闭创口，潜入式愈合。

下方的囊肿样黏膜增厚外，其余黏骨膜无增厚（图6-20d2）。用软组织环切刀暴露种植体，种植体的ISQ平均值为82。2周后戴入粘接固位的金属烤瓷修复体（图6-20e1～e3）。戴入修复体后即刻拍摄的根尖放射线片显示，种植体周围骨高度理想、骨密度良好，无骨吸收，修复体与种植体密合（图6-20e4）。

戴入修复体4年复诊时CBCT扫描显示窦底呈帐篷样隆起，新骨质量理想、充分包绕种植体，窦底骨高度和骨增量轮廓稳定，侧壁开窗处皮质骨化良好。窦腔后壁的囊肿样黏骨膜增厚完全消失，除帐篷样隆起的近中存在少量黏骨膜增厚外，黏骨膜无增厚（图6-20f）。戴入修复体7年复诊时可见种植体周围软组织健康、稳定，CBCT检查无变化（图6-20g1～g3）。同时可以观察到左侧上颌窦底提升同期植入种植体19年后的理想骨增量效果（图6-20g4，g5）。尽管两次手术的时间相差12年，但提升之后的双侧窦底均呈帐篷样隆起，骨密度良好，窦底骨高度和骨轮廓稳定，窦腔内无异常表现（图6-20g4，g5）。

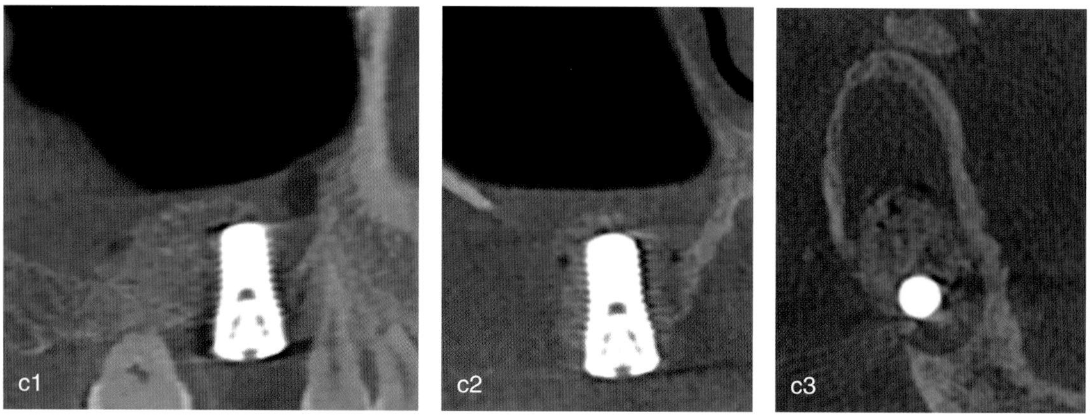

图6-20　摘除右侧上颌窦假性囊肿，同期上颌窦底提升（续）
c. 术后即刻上颌右侧CBCT扫描。依次为后牙牙弓的近远中向断层（c1）、第一磨牙位点的颊舌向断层（c2）和种植体根尖的水平面断层（c3）。窦底呈帐篷样隆起，只在窦底远中的部分黏骨膜增厚，窦底有少量液平面。

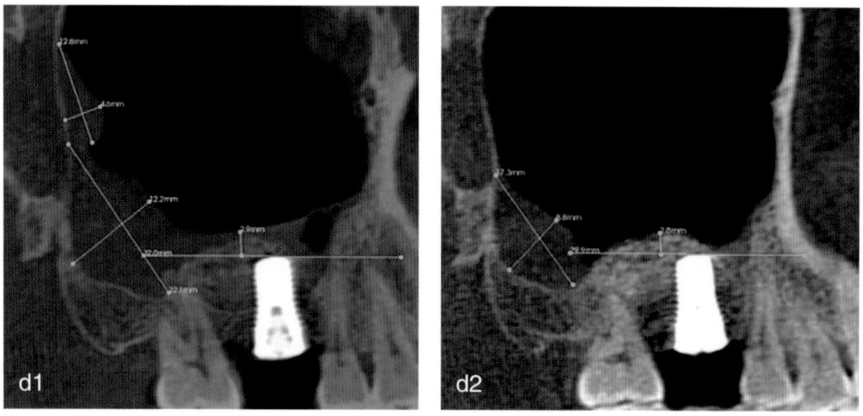

图6-20　摘除右侧上颌窦假性囊肿，同期上颌窦底提升（续）
d. 术后复查。d1. 10天后的上颌右侧CBCT扫描，窦底呈帐篷样隆起，只在窦底远中和后壁有部分黏骨膜增厚。d2. 6个月后的上颌右侧CBCT扫描，窦底呈帐篷样隆起，只在窦底远中有部分黏骨膜增厚。

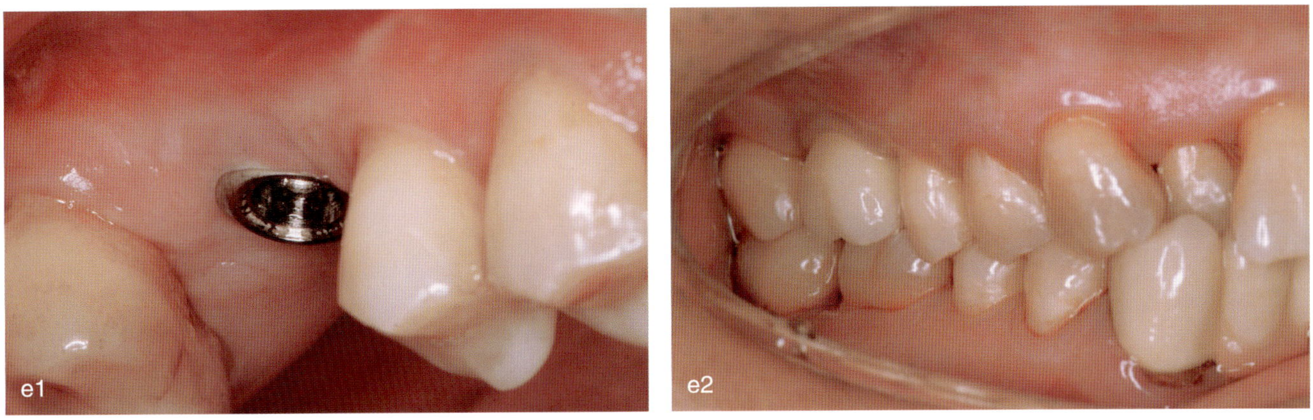

图6-20　摘除右侧上颌窦假性囊肿，同期上颌窦底提升（续）
e. 6个月后进入修复程序。e1. 二期之后的口内照片，种植体平台与龈缘平齐，附着龈质量尚可。e2. 戴入修复体后的颊侧观，龈缘位置及附着龈理想，殆关系良好。

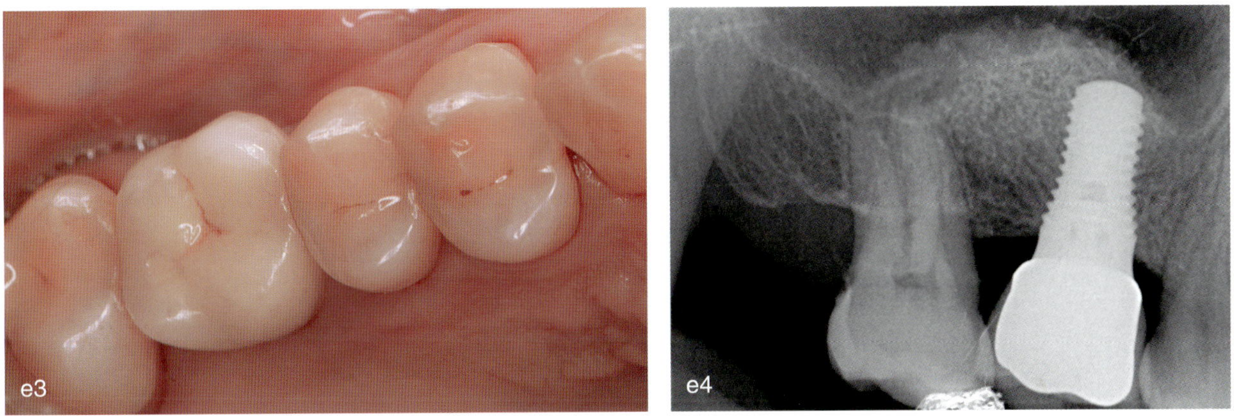

图6-20　摘除右侧上颌窦假性囊肿，同期上颌窦底提升（续）
e. 6个月后进入修复程序。e3. 殆面观。修复体殆面形态及邻接关系良好。e4. 戴入修复体后即刻拍摄的根尖放射线片，修复体与种植体密合。

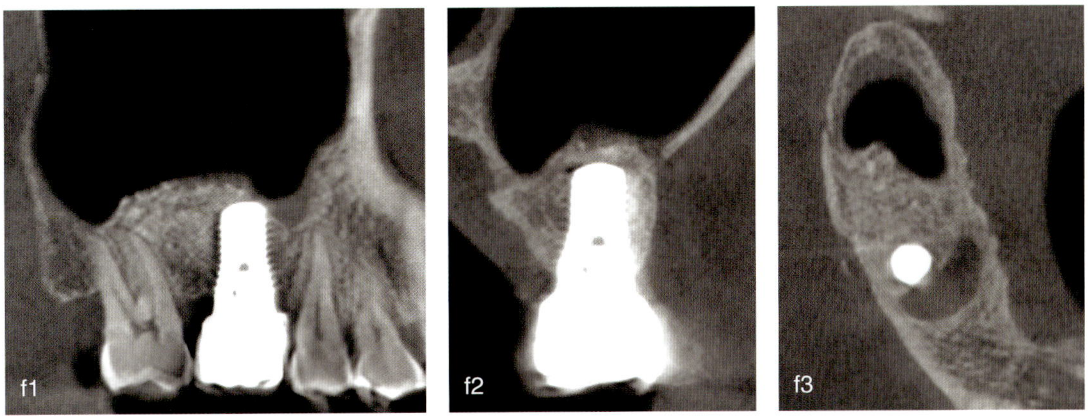

图6-20　摘除右侧上颌窦假性囊肿，同期上颌窦底提升（续）
f. 4年后的上颌右侧CBCT扫描。依次为沿后牙牙弓的近远中向断层（f1）、沿第一磨牙位点种植体的颊舌向断层（f2）和种植体根尖的水平面断层（f3）。窦底呈帐篷样隆起，骨密度良好，骨轮廓稳定。

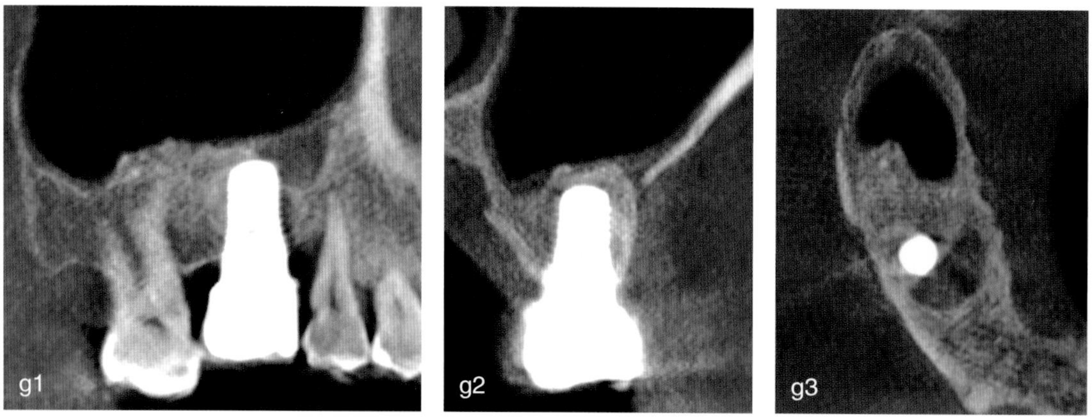

图6-20　摘除右侧上颌窦假性囊肿，同期上颌窦底提升（续）

g. 7年后的上颌右侧CBCT扫描。依次为沿后牙牙弓的近远中向断层（g1）、沿第一磨牙位点种植体的颊舌向断层（g2）和种植体根尖的水平面断层（g3）。窦底呈帐篷样隆起，骨密度良好，骨轮廓稳定。

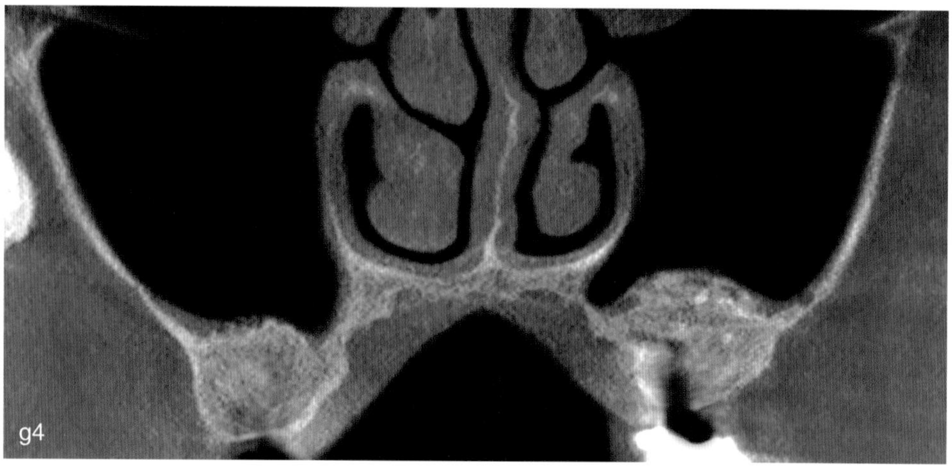

图6-20　摘除右侧上颌窦假性囊肿，同期上颌窦底提升（续）

g. 7年后的上颌右侧CBCT扫描。g4. 右侧侧壁开窗上颌窦囊肿之摘除同期植入种植体7年后、左侧上颌窦底提升同期植入种植体19.5年后的CBCT扫描，经双侧上颌窦开口的冠状面断层。提升之后的双侧窦底呈帐篷样隆起，骨密度良好，上颌窦开口通畅，上颌窦黏骨膜无增厚，骨高度稳定。

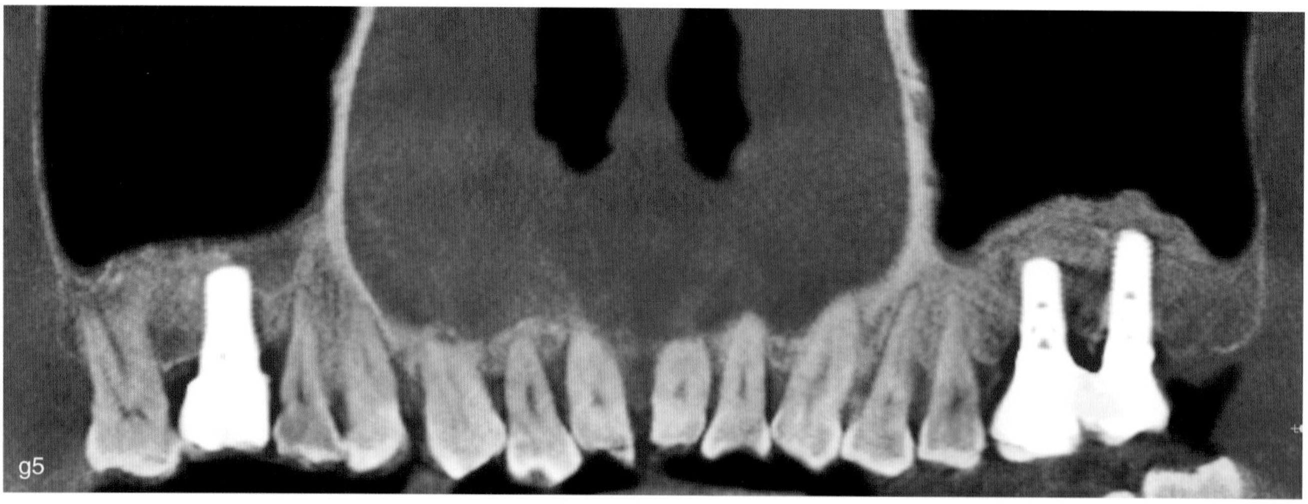

图6-20　摘除右侧上颌窦假性囊肿，同期上颌窦底提升（续）

g. 7年后的上颌右侧CBCT扫描。g5. 两次侧壁开窗上颌窦底提升之后的CBCT扫描。右侧为侧壁开窗上颌窦底提升同期在第一磨牙位点植入种植体7年后（本病例报道），左侧为侧壁开窗上颌窦底提升同期在第一磨牙及第二磨牙位点植入种植体19年后。双侧窦底均呈帐篷样隆起，骨密度良好，骨高度和骨轮廓稳定。

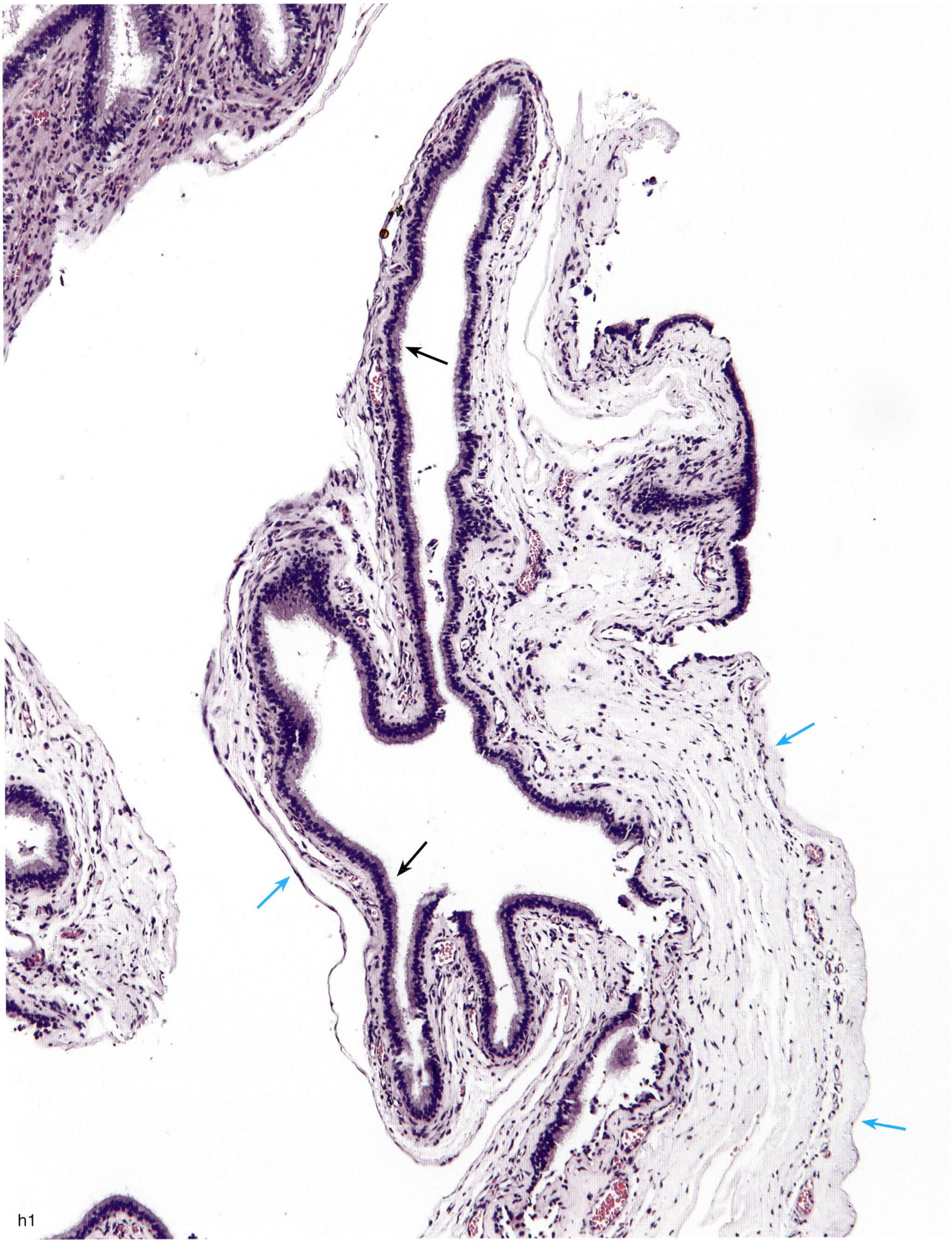

图6-20　摘除右侧上颌窦假性囊肿，同期上颌窦底提升（续）

h. 组织学检查。h1. 在吸引器吸出囊壁时，囊壁发生反折，将上颌窦黏膜（黑色箭头所示）反折到标本中心，将纤维结缔组织反折到外侧（蓝色箭头所示）。假复层纤毛柱状上皮细胞表面可见黏液缘，囊壁内有炎症细胞浸润和血管扩张充血。

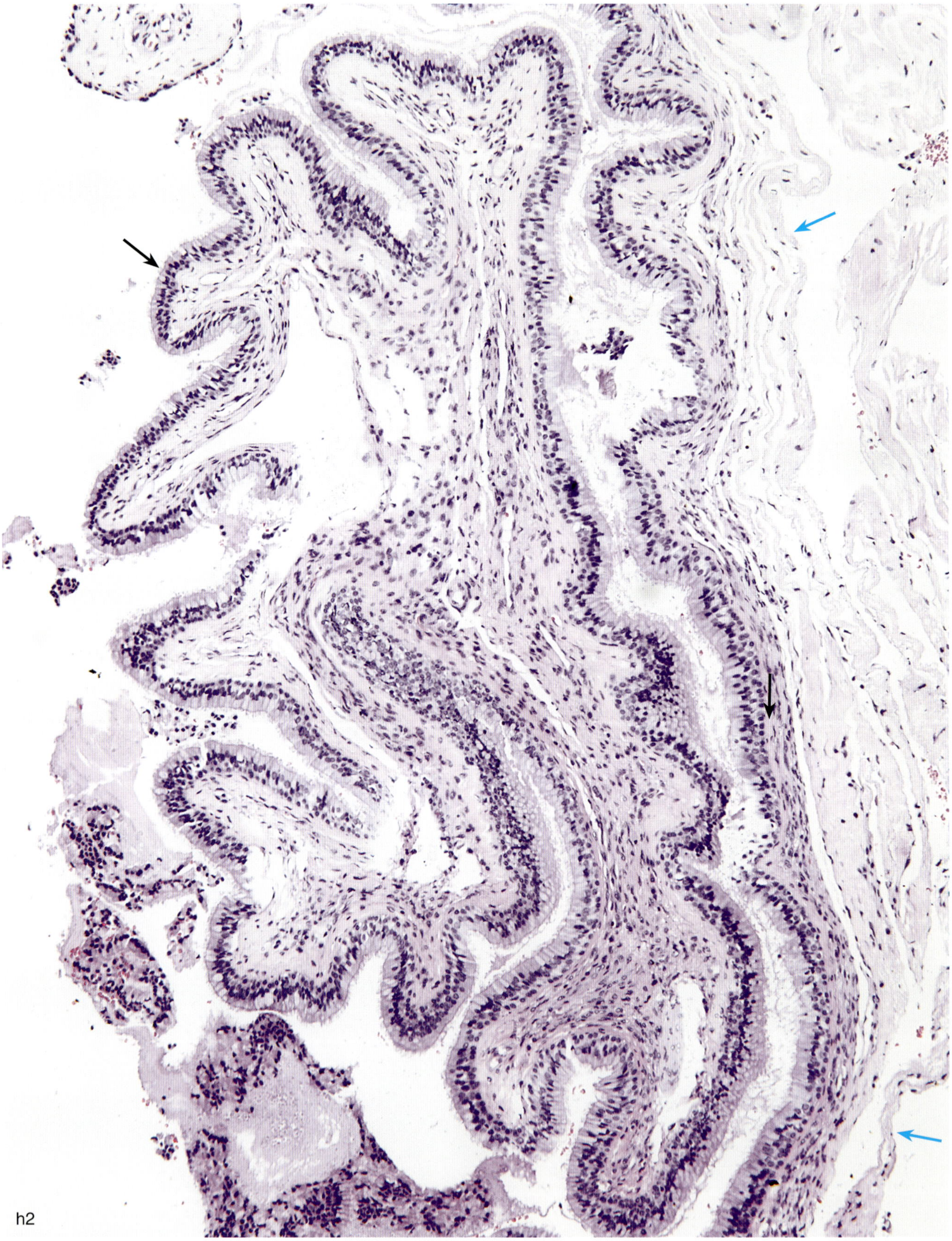

图6-20 摘除右侧上颌窦假性囊肿，同期上颌窦底提升（续）

h. 组织学检查。h2. 在吸引器吸出囊壁时，囊壁发生反折，将上颌窦黏膜（黑色箭头所示）反折到标本中心，将纤维结缔组织反折到外侧（蓝色箭头所示）。假复层纤毛柱状上皮细胞表面可见黏液缘，囊壁内有炎症细胞浸润和血管扩张充血。

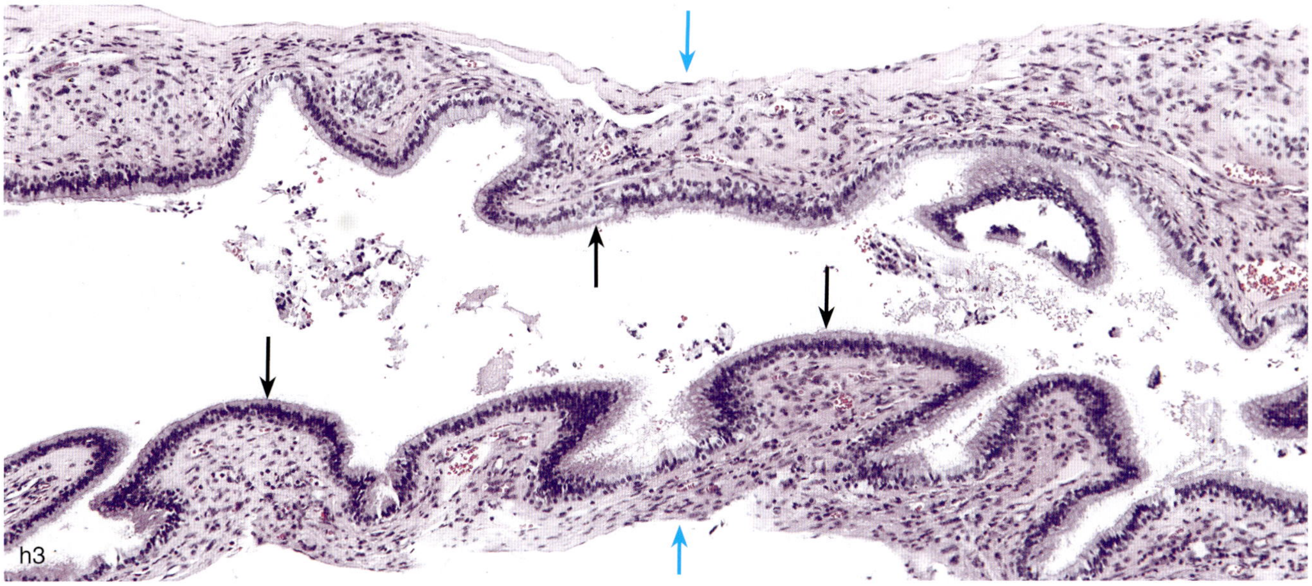

图6-20　摘除右侧上颌窦假性囊肿，同期上颌窦底提升（续）
h. 组织学检查。h3. 在吸引器吸出囊壁时，囊壁发生反折，将上颌窦黏膜（黑色箭头所示）反折到标本中心，将纤维结缔组织反折到外侧（蓝色箭头所示）。假复层纤毛柱状上皮细胞表面可见黏液缘，囊壁内有炎症细胞浸润和血管扩张充血。

讨论

本病例先后做了两侧的侧壁开窗上颌窦底提升同期植入种植体，使用的是同一品牌的种植体系统，植入的也是同一品牌的骨增量材料，时间间隔为12年。

本文报道的是本病例的右侧侧壁开窗上颌窦底提升同期植入种植体（第二次治疗），同期摘除了巨大的上颌窦假性囊肿。对本病例，笔者有如下思考。

关于本病例囊肿的诊断

CBCT扫描显示右侧上颌窦内的密度增高影像位于窦底，呈穹隆样隆起，与上颌窦壁成锐角，其余的上颌窦黏骨膜无增厚。患者无自觉症状，实验室检查无异常。放射线诊断和临床诊断均为典型的上颌窦假性囊肿，并获得了组织学检查的证实（图6-20h）。

关于本病例假性囊肿摘除的外科程序

本病例是在完成窦底黏骨膜剥离和种植窝预备之后，开始抽吸囊液和摘除囊肿。先摘除囊肿和后摘除囊肿各有优缺点。前者的优点是，先摘囊肿，如果发现黏骨膜穿孔过大而无法修补时可以放弃上颌窦底提升，择期进行二次开窗上颌窦底提升；后者的优点是，先剥离窦底黏骨膜、预备种植窝，然后摘囊肿，避免种植窝预备可能导致的黏骨膜穿孔意外扩大。

外科医生习惯于将假性囊肿的囊壁完全摘除（图6-20b7）。但是在本病例，在种植体远中与上颌窦后壁遗留的部分囊壁于术后逐渐吸收，说明囊肿蒂部被摘除后，可以终止囊肿发展进程。因此，笔者认为此类病例的囊壁摘除可以是“见好就收”，防止黏骨膜穿孔过大，以利于同期完成上颌窦底提升和骨增量。

关于假性囊肿摘除之后骨增量的成骨质量

右侧侧壁开窗上颌窦底提升同期摘除囊肿并植入种植体后的7年随访显示，与左侧侧壁开窗上颌窦底提升同期植入种植体相比，均获得了完美的成骨质量和理想、稳定的骨增量轮廓。

外科程序：宿玉成、陈德平；修复程序：陈德平；术中摄像和照相：胡翩翩；组织学读片：李翠英（北京大学口腔医学院中心实验室）；病例完成时间：2013年

病例之七：摘除上颌窦假性囊肿，同期上颌窦底提升

25岁男性患者，多年前因龋病治疗失败而拔除上颌右侧第二前磨牙，要求种植治疗。

患者一般状态良好，无全身系统性疾病史，不吸烟、少量饮酒，无副功能习惯，实验室检查无异常。口腔检查可见口腔卫生良好，上颌右侧第二前磨牙缺失，牙槽嵴顶略低平，黏膜质地正常，附着龈充足，龈殆距离正常，开口度良好。CBCT扫描可见上颌窦底部存在球形密度增高的囊肿样影像，密度均匀，边界清晰，与窦壁成锐角，周围骨组织无破坏。囊肿之外的窦壁黏骨膜略增厚。囊肿垂直向高度约22mm，占据上颌窦垂直向近一半的空间；近远中向宽度接近21mm，占据上颌窦近远中向2/3的空间；颊舌向宽度接近25mm，完全占据了上颌窦底的颊舌向空间。牙槽嵴顶皮质骨连续性尚可，缺牙位点窦底骨密度较低，属于Ⅳ类骨密度。上颌窦前外侧骨壁菲薄，上颌窦底形态不规则，在近远中向为倾斜型窦底，颊舌向较为平坦，窦底剩余骨高度不足1.5mm（图6-21a）。

本病例被分类为上颌后部Ⅱ型骨缺损，存在上颌

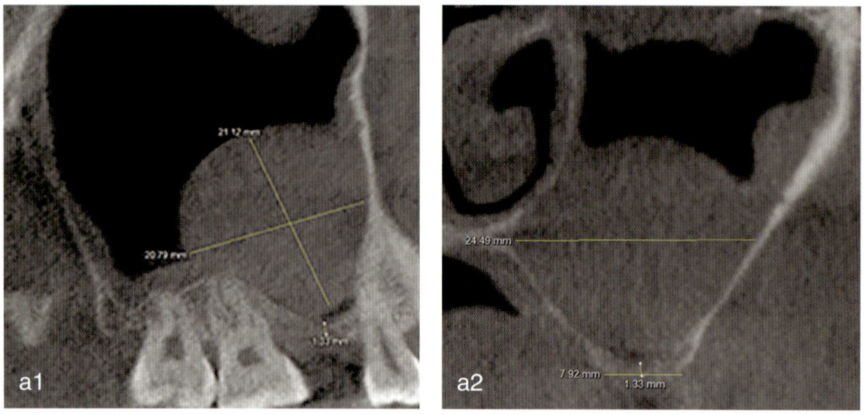

图6-21　摘除右侧上颌窦假性囊肿，同期上颌窦底提升
a. 初诊时的上颌右侧CBCT扫描。依次为沿后牙牙弓的近远中向断层（a1）、沿第二前磨牙的颊舌向断层（a2）。窦底骨高度约1.3mm，骨密度较低。窦底见高密度影像，边缘清晰，与窦壁成锐角。

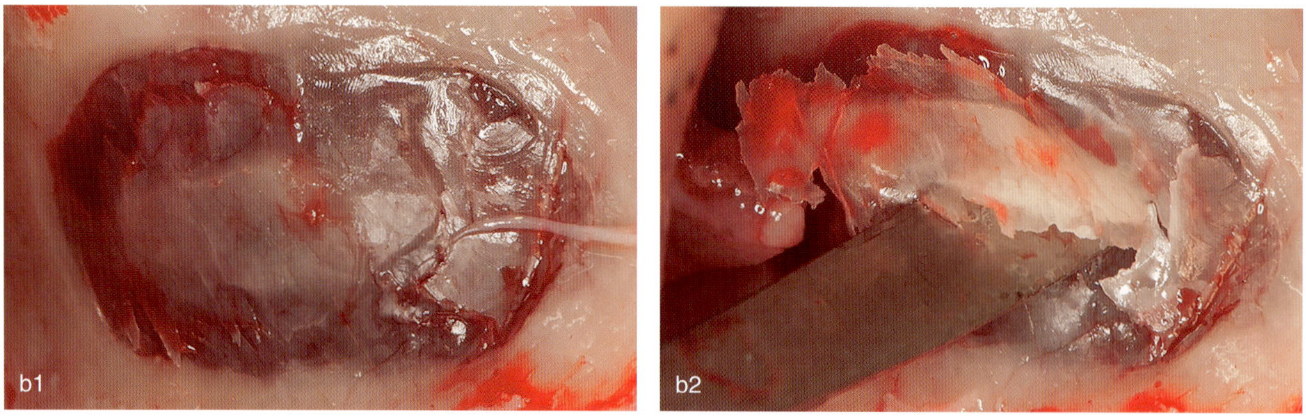

图6-21　摘除右侧上颌窦假性囊肿，同期上颌窦底提升（续）
b. 术中照片。b1. 侧壁开窗。用钨钢球钻和金刚砂球钻开窗，避免损伤上颌窦黏骨膜。b2. 将已经磨削变薄的侧壁骨窗取出，粉碎之后用作骨移植材料。小心翼翼地取出不规则的侧壁骨窗，避免损伤上颌窦黏骨膜。

窦假性囊肿。治疗方案为侧壁开窗摘除假性囊肿，同期上颌窦底提升并植入种植体，6个月后修复。

行盐酸阿替卡因骨膜上浸润麻醉，在缺牙位点依次做牙槽嵴顶正中水平向切口、近中垂直向松弛切口和远中垂直向松弛切口，在缺牙间隙两侧的邻牙做龈沟内切口。翻黏骨膜瓣，用锋利的大刮骨刀于拟开窗的侧壁骨面用力刮取自体骨骨屑。用直径4.5mm的钨钢球钻和金刚砂球钻，以20000rpm的钻速进行侧壁骨切割。骨切割完成后去除骨窗薄片，形成揭盖式骨窗，骨膜无损伤（图6-21b1～b3）。用20mL注射器针头穿刺囊腔，抽出约3mL清亮的淡黄色液体（图6-21b4）。剥离窦底黏骨膜之后，用直径3.5mm的吸引管以0.4巴（bar）的负压从穿刺孔吸出囊壁（图6-21b5），用有齿镊夹住，并不断向外牵拉（图6-21b6，b7），尽可能多地摘除囊壁。摘除囊壁之后，留有较大的黏骨膜穿孔（图6-21b8），用可吸收缝线将其缝合（图6-21b9）。修剪25mm×25mm的生物可吸收性胶原膜（Bio-Gide，Geistlich，瑞士），覆盖提升的窦底黏骨膜。胶原膜的粗糙面朝向植骨

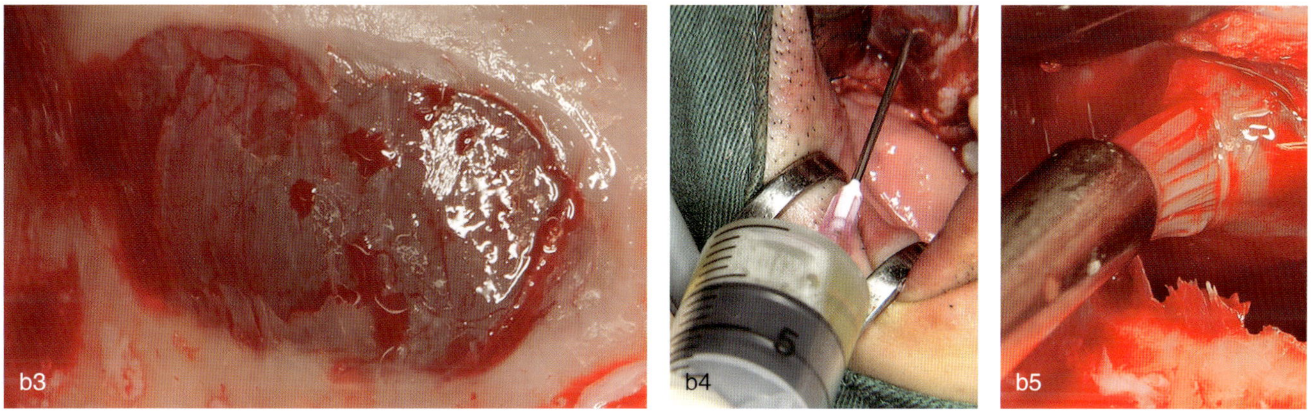

图6-21　摘除右侧上颌窦假性囊肿，同期上颌窦底提升（续）

b. 术中照片。b3. 侧壁骨窗取出之后可见上颌窦黏骨膜无损伤。b4. 用20mL注射器针头穿刺上颌窦黏骨膜，进入囊腔，抽出约3mL清亮、淡黄色的囊液。b5. 扩大抽吸针孔，用直径3.5mm的吸引管吸出囊壁。

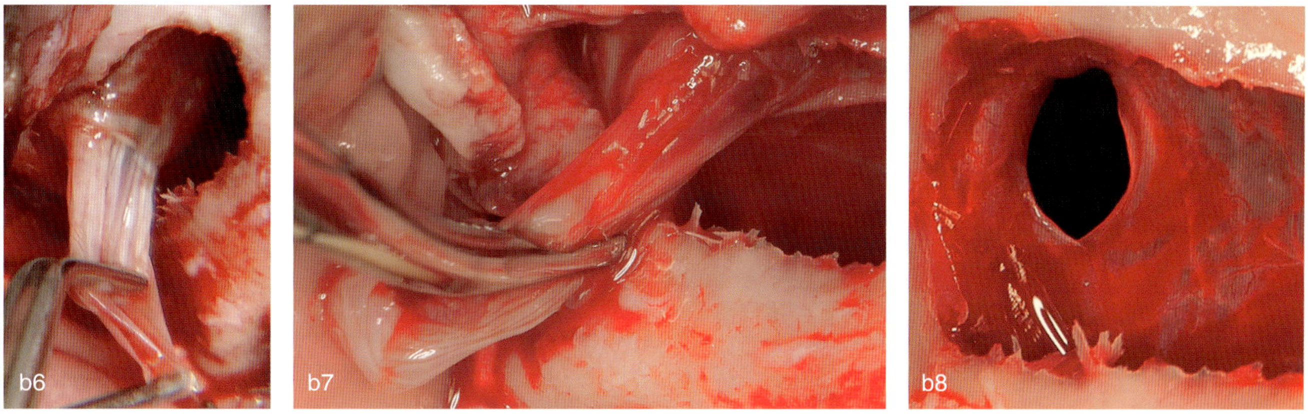

图6-21　摘除右侧上颌窦假性囊肿，同期上颌窦底提升（续）

b. 术中照片。b6，b7. 囊壁的摘除过程。用有齿镊夹住吸出的囊壁，缓慢地向外拉出，尽可能将囊壁完整地摘除。b8. 囊肿摘除之后，留有较大的黏骨膜穿孔。

区，光滑面朝向黏骨膜（图6-21b10）。预备种植窝之后，将刮取的自体骨骨屑、骨窗剪碎的骨片与1.0g粗细颗粒混合的去蛋白牛骨矿物质（Bio-Oss，Geistlich，瑞士）混合在一起，用术区收集的血液调拌成团块。两步法植骨，首先将骨增量材料输送至植骨增量空间的深部，并压紧压实（图6-21b11），保证种植体内侧也能够被骨增量材料充分包绕。在预备的种植窝内植入直径4.1mm、平台直径4.8mm、长度10mm、光滑颈部高度1.8mm的软组织水平锥柱状种植体（TL，TE，SLActive，RN，Ti，Straumann，瑞士），部分光滑颈部位于骨内（图6-21b12），最终植入扭矩超过15Ncm。再次植入骨增量材料，然后将植入窦底黏骨膜表面的生物可吸收性胶原膜反折，覆盖骨窗和骨增量材料。黏骨膜瓣复位，间断缝合，无张力创口初期关闭，潜入式愈合（图6-21b13）。

术后静脉滴注克林霉素5天，每天1次，每次0.6g；静脉滴注地塞米松注射液3天，每天1次，每次10mg；呋麻滴鼻液滴鼻5天，每天2次；复方葡萄糖酸氯己定含漱液含漱，每天3次，直至10天后拆线。

术后即刻CBCT扫描显示重建的窦底呈帐篷样隆起，窦底骨高度超过15mm。大部分上颌窦黏膜囊肿已经摘除，但仍有不同程度的黏骨膜增厚，在近中、

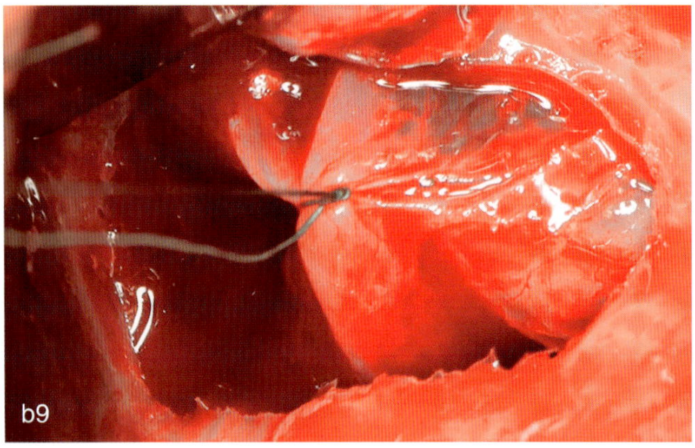

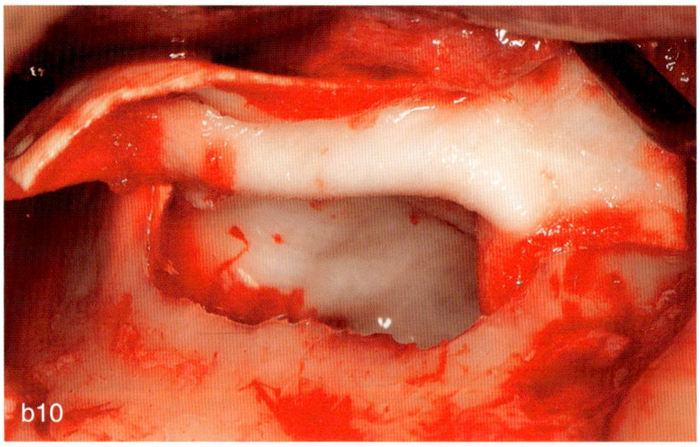

图6-21　摘除右侧上颌窦假性囊肿，同期上颌窦底提升（续）
b. 术中照片。b9. 去除假性囊壁之后，用7-0可吸收缝线缝合遗留的上颌窦黏骨膜穿孔。b10. 缝合上颌窦黏骨膜穿孔之后，用生物可吸收性胶原膜覆盖黏骨膜。

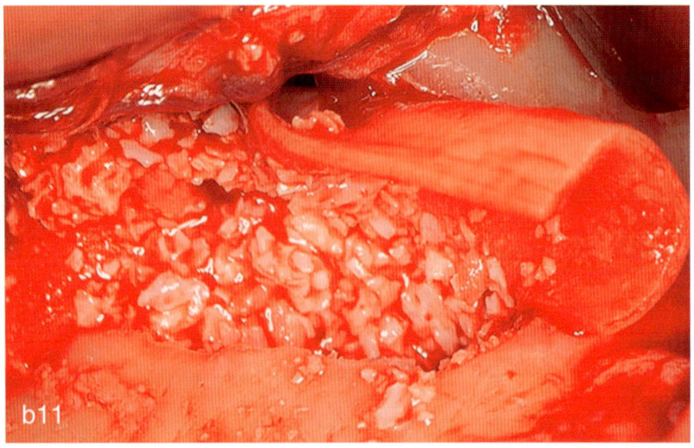

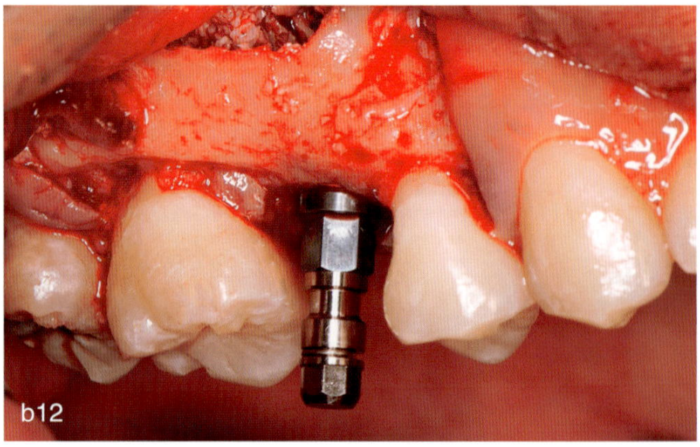

图6-21　摘除右侧上颌窦假性囊肿，同期上颌窦底提升（续）
b. 术中照片。b11. 两步法植入自体骨与去蛋白牛骨矿物质（DBBM）混合的骨增量材料。b12. 植入软组织水平锥柱状种植体，种植体的轴向略偏远中。

颊侧和顶端尤为显著。因为剪碎的骨窗碎片较大，在骨增量材料中形成了散在的低密度影像。由于窦底剩余骨高度不足1.5mm，近远中向为倾斜型窦底，种植窝预备和种植体植入均发生了偏差。种植体偏离了术前所设计的轴向，向远中倾斜，靠近第二前磨牙的牙根。上颌窦腔内未见液平面及植骨材料影像，说明上颌窦底黏骨膜穿孔封闭良好（图6–21c）。将摘除的囊壁进行组织学检查，可见囊肿内衬纤维结缔组织，无上皮衬里，囊壁内有大量炎症细胞浸润和血管扩张，并有较多的出血灶（图6–21f）。

术后9个月时进入修复程序。CBCT扫描显示窦底呈帐篷样隆起，骨密度均匀一致。在其周围大部分增厚的黏骨膜已经基本消失。除帐篷样隆起的顶端之外，骨增量材料中存在的许多空隙已经消失（图6–21d1～d3）。通过软组织环切进行二期手术，种植体的ISQ平均值为80。2周后戴入粘接固位的金属烤瓷修复体，根尖放射线片显示种植体周围牙槽嵴骨高度理想，修复体与种植体平台密合（图6–21d4）。

戴入修复体4年后的CBCT扫描显示，帐篷样隆起的骨增量轮廓和种植体周围骨高度稳定，骨密度良好，窦底黏骨膜增厚已经消失，窦腔外侧壁和上壁黏骨膜略有增厚（图6–21e）。

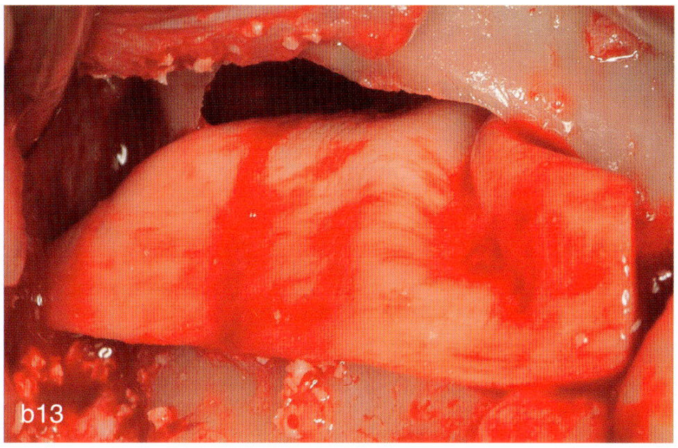

图6–21　摘除右侧上颌窦假性囊肿，同期上颌窦底提升（续）
b. 术中照片。b13. 再次植入骨增量材料之后，将置于窦底黏骨膜表面的生物可吸收性胶原膜反折，覆盖骨窗。

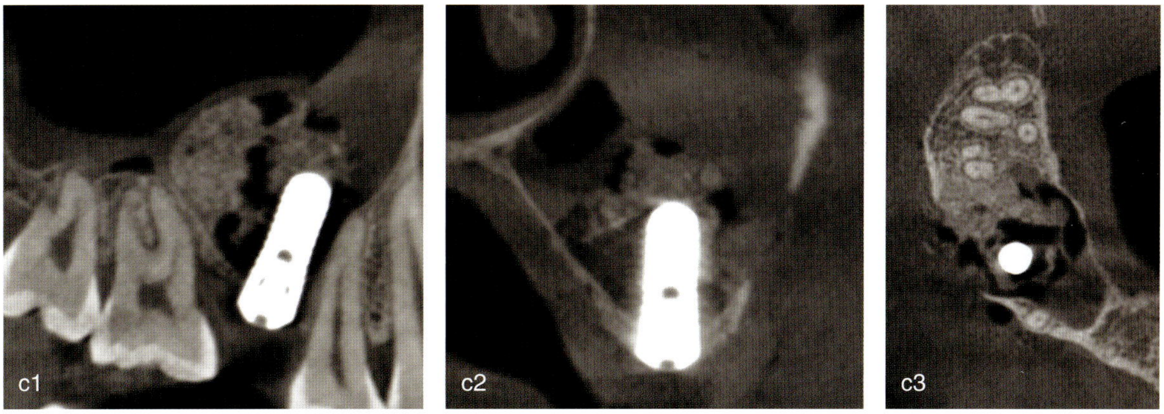

图6–21　摘除右侧上颌窦假性囊肿，同期上颌窦底提升（续）
c. 术后即刻上颌右侧CBCT扫描。依次为后牙牙弓的近远中向断层（c1）、第二前磨牙位点种植体的颊舌向断层（c2）和种植体根尖的水平面断层（c3）。窦底呈帐篷样隆起，周围仍有不同程度的黏骨膜增厚，近中和颊侧尤为显著。骨增量材料中存在许多空隙。

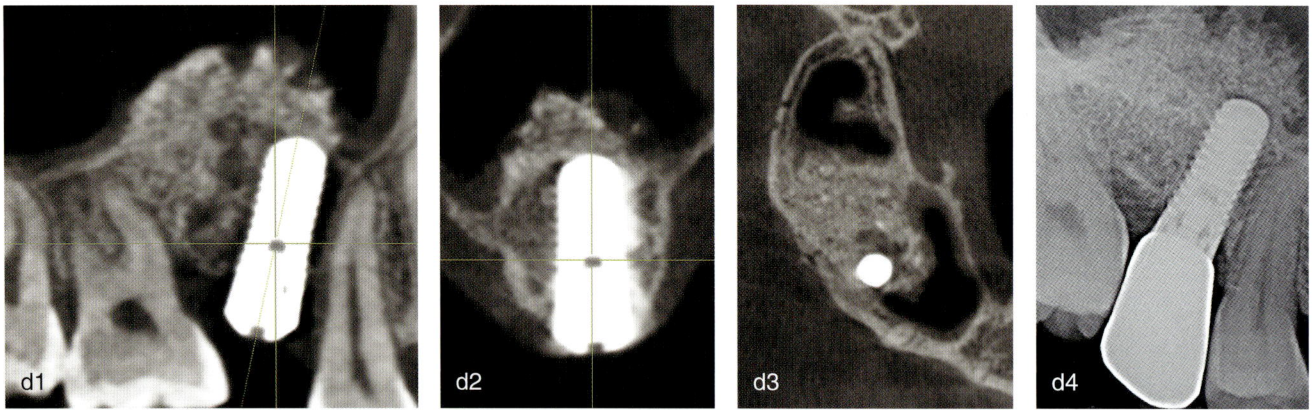

图6-21　摘除右侧上颌窦假性囊肿，同期上颌窦底提升（续）

d. 9个月后修复。依次为后牙牙弓的近远中向断层（d1）、第二前磨牙位点种植体的颊舌向断层（d2）和种植体根尖的水平面断层（d3）。窦底呈帐篷样隆起，大部分增厚的黏骨膜已经消失，侧壁骨窗也实现了完美的皮质骨化。d4. 戴入修复体后的根尖放射线片显示修复体与种植体密合。

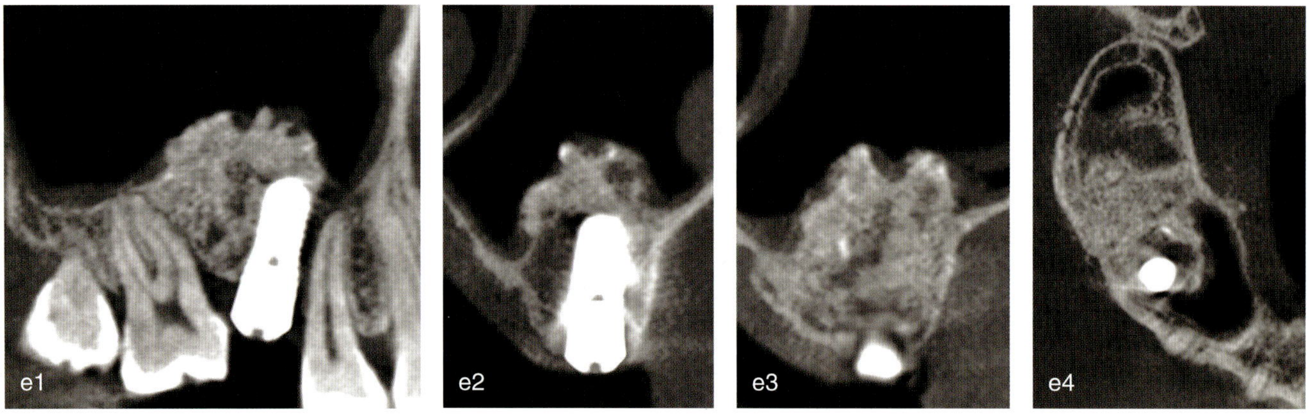

图6-21　摘除右侧上颌窦假性囊肿，同期上颌窦底提升（续）

e. 戴入修复体4年后复诊，取出修复体之后的CBCT扫描。依次为后牙牙弓的近远中向断层（e1）、第二前磨牙位点种植体（e2）和其远中的颊舌向（e3）断层以及种植体根尖的水平面断层（e4）。窦底呈帐篷样隆起，黏骨膜增厚不明显，在帐篷样隆起的顶端存在较小的骨凹陷。

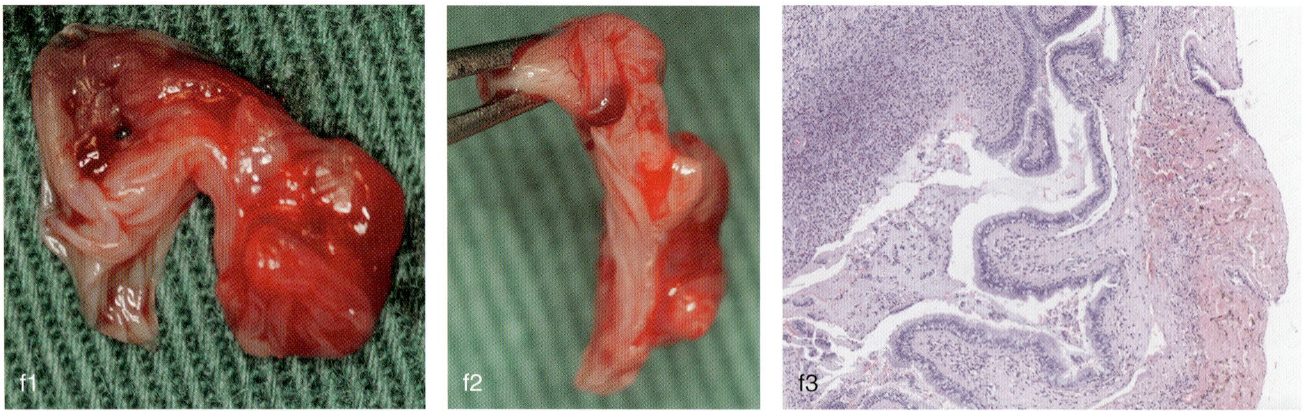

图6-21　摘除右侧上颌窦假性囊肿，同期上颌窦底提升（续）

f. 组织学检查。f1，f2. 完整摘除囊肿标本，囊壁光滑、富有韧性。f3. 组织学检查，可见假性囊肿的囊壁没有上皮衬里，囊壁内有大量的炎症细胞浸润，并有较多的出血灶。

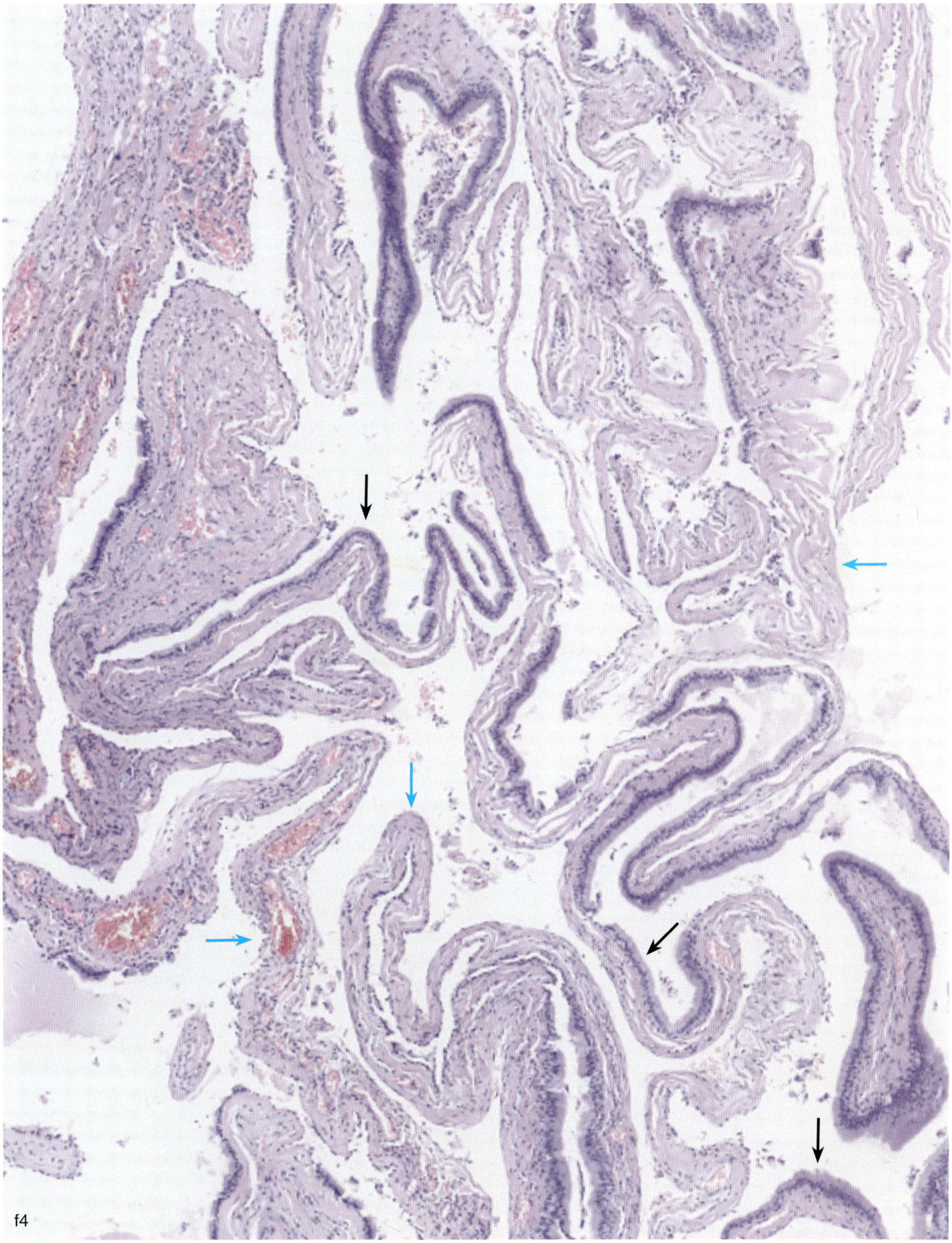

图6-21　摘除右侧上颌窦假性囊肿，同期上颌窦底提升（续）

f. 组织学检查。f4. 在吸引器吸出囊壁时，囊壁发生反折，将上颌窦黏膜（黑色箭头所示）反折到标本中心，将纤维结缔组织反折到外侧（蓝色箭头所示）。假复层纤毛柱状上皮细胞表面可见黏液缘，囊壁内有炎症细胞浸润和血管扩张充血。

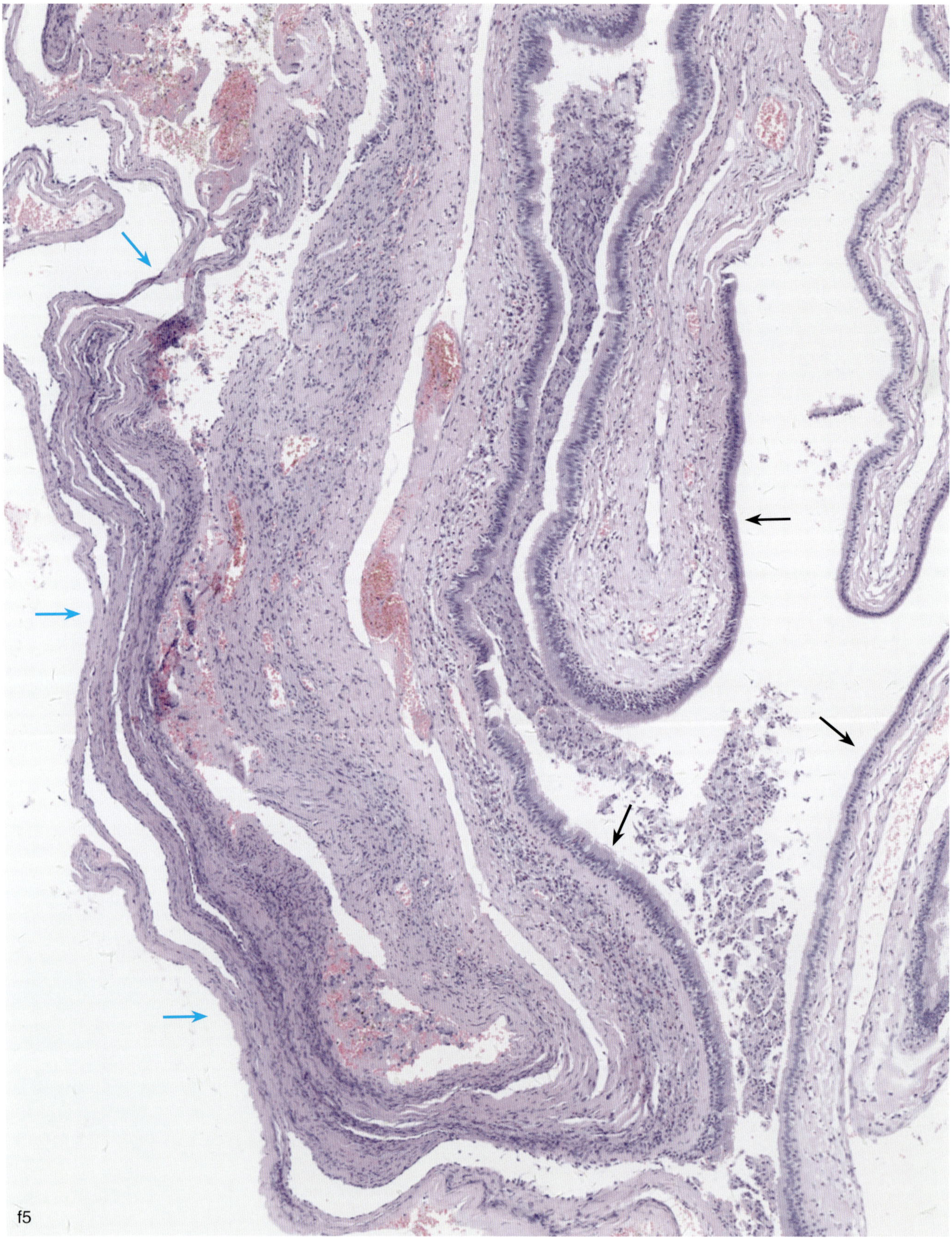

图6-21　摘除右侧上颌窦假性囊肿，同期上颌窦底提升（续）

f. 组织学检查。f5. 在吸引器吸出囊壁时，囊壁发生反折，将上颌窦黏膜（黑色箭头所示）反折到标本中心，将纤维结缔组织反折到外侧（蓝色箭头所示）。假复层纤毛柱状上皮细胞表面可见黏液缘，囊壁内有炎症细胞浸润和血管扩张充血。

讨论

本病例通过侧壁开窗摘除了上颌窦假性囊肿，同期上颌窦底提升并植入种植体，笔者有如下思考。

关于本病例假性囊肿的摘除

本病例通过侧壁开窗、抽吸囊液和摘除囊壁等一系列步骤摘除了上颌窦假性囊肿。因为当时笔者刚刚开始将电子内镜用于上颌窦底提升，临床经验并不丰富，在本病例的囊壁摘除之后没有扩大黏骨膜穿孔将电子内镜插入上颌窦内检查囊壁的摘除程度。

尽管术中认为摘除的囊壁大而完整，似乎囊肿（或囊壁）摘除得很彻底，可是术后即刻CBCT扫描显示大部分上颌窦假性囊肿已经摘除，但在重建的窦底呈帐篷样隆起周围仍有不同程度的黏骨膜增厚，在近中、颊侧和顶端尤为显著（图6-21c），应当视为囊壁并未被彻底摘除。不过，在术后9个月时的CBCT扫描显示大部分增厚的黏骨膜已经基本消失（图6-21d）。此现象提示我们：

- 术后即刻CBCT扫描显示，在窦底没有典型的“液平面”征象，放射线高密度影像不是通过黏骨膜穿孔进入上颌窦内的盐水或出血，疑似遗留的囊肿（或囊壁）。
- 摘除标本的组织学检查可见（图6-21f3～f5），本病例的假性囊肿有大量纤维结缔组织增生，囊肿有可能被分隔为不同部分，存在小囊腔，摘除大部分囊肿后，存在遗留少部分囊壁的可能性。在戴入修复体4年时CBCT扫描显示，窦腔外侧壁和上壁黏骨膜仍轻度不规则状增厚影像支持此推论。

关于本病例的骨增量成骨质量

因为剪碎的骨窗碎片较大，在骨增量材料中形成了散在的“空泡”样低密度影像（图6-21c），在术后9个月时的CBCT扫描显示低密度影像消失，骨密度均匀一致，获得了密度理想的新生骨，在侧壁开窗的位置也实现了完美的皮质骨化（图6-21d1～d3）。

在对应骨增量材料上方、窦底黏骨膜下方的“空泡”样低密度影像部位，新生骨局部凹陷。这是因为该部位窦底黏骨膜缺乏骨增量材料的支持，窦底气化压力所导致的窦底黏骨膜塌陷。基于这些现象，笔者支持在上颌窦底的提升空间内充满用术区出血调拌的自体骨骨屑（或颗粒状自体骨）和去蛋白牛骨矿物质混合的骨增量材料，以便在新骨形成过程中抵抗上颌窦气化压力的影响，维持增量后骨高度和骨轮廓的稳定性。

关于种植体轴向倾斜

本病例，种植体轴向偏离了术前的设计向远中倾斜、种植体靠近近中邻牙牙根。导致种植体轴向偏移的原因包括：①窦底倾斜；②窦底剩余骨高度较低时，难以控制种植窝预备的轴向；③窦底剩余骨高度太低时，种植体初始稳定性不足。因此，窦底剩余骨高度严重不足的病例同期植入种植体时，更应当精细地预备种植窝，努力提高种植体的初始稳定性。

外科程序：宿玉成、张玺；修复程序：张玺；术中摄像和照相：胡翩翩；手术配合：胡翩翩、刘敏、陶丹；组织学读片：李翠英（北京大学口腔医学院中心实验室）；病例完成时间：2016年

病例之八：摘除上颌窦假性囊肿，分阶段上颌窦底提升

60岁男性患者，上颌右侧前磨牙和磨牙缺失，现要求种植治疗。

上颌右侧第一、第二前磨牙和第一磨牙缺失后近20年，一直戴用可摘局部义齿。1年前拔除不能保留的上颌右侧第二磨牙和第三磨牙，未进行任何修复。

患者一般状态良好，无全身系统性疾病史，吸烟、不饮酒，无副功能习惯，实验室检查无异常。口腔检查可见口腔卫生良好，上颌右侧前磨牙和磨牙全部缺失，黏膜质地正常，附着龈宽度充足，殆龈距离与颌位关系均尚可（图6-22a1，a2），开口度良好。

CBCT扫描可见上颌窦底部存在较大的囊肿样球形密度增高影像，边界清晰，与窦壁成锐角，密度均匀、周围骨组织无破坏。囊肿的垂直向高度约15mm，近远中向宽度约22mm，颊舌向宽度约21mm。牙槽嵴顶皮质骨连续性较差，缺牙位点窦底

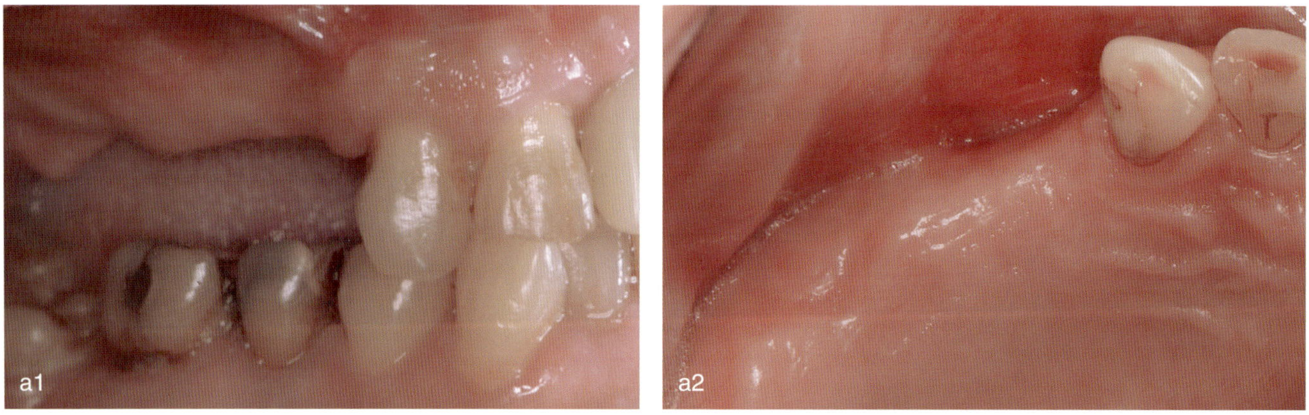

图6-22　摘除右侧上颌窦假性囊肿，分阶段上颌窦底提升
a. 术前检查，口内照片。a1. 颊侧观。a2. 殆面观。上颌右侧前磨牙和磨牙缺失，殆龈距离尚可，黏膜质地正常。

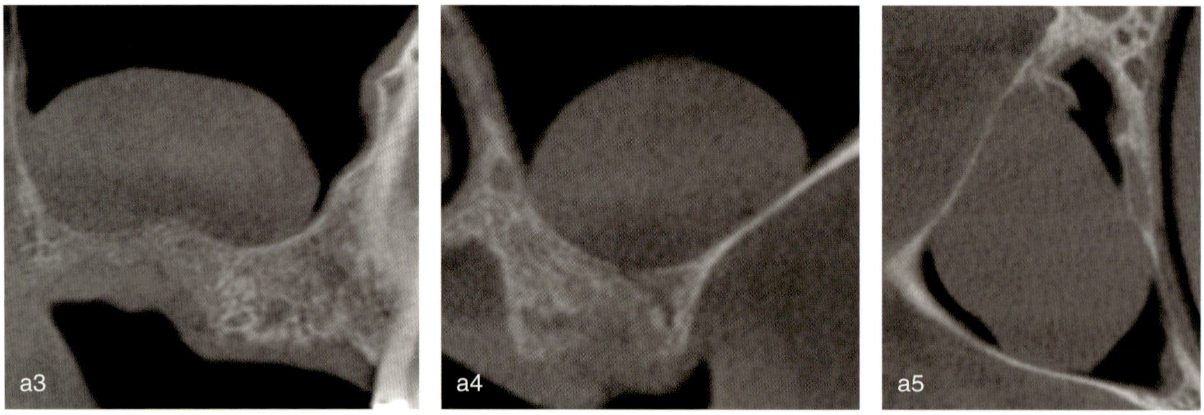

图6-22　摘除右侧上颌窦假性囊肿，分阶段上颌窦底提升（续）
a. 术前检查，上颌右侧CBCT扫描。依次为后牙牙弓的近远中向断层（a3）、第一磨牙位点的颊舌向断层（a4）和窦内囊肿的水平向断层（a5）。较大的球形低密度影像，密度均匀，边界清晰，与窦壁成锐角，周围骨无破坏。

骨密度较低，属于Ⅳ类骨密度。上颌窦底形态规则，较为平坦，由前向后（第一前磨牙位点至第一磨牙位点）的窦底剩余骨高度10～5mm（图6-22a3～a5）。

本病例被分类为上颌后部Ⅱ型骨缺损，存在上颌窦假性囊肿。治疗方案为侧壁开窗摘除假性囊肿，同期上颌窦底提升并植入种植体，3个月后修复。

行盐酸阿替卡因骨膜上浸润麻醉，在缺牙位点做牙槽嵴顶略偏腭侧的水平向切口以及第一前磨牙位点近中和第一前磨牙位点远中两个垂直向松弛切口。翻黏骨膜瓣（图6-22b1），用直径4.5mm的钨钢球钻和金刚砂球钻制备揭盖式骨窗，切开骨膜暴露下方的囊肿（图6-22b2）。用40mL注射器针头刺穿窦黏骨膜，进入囊腔，但未抽出囊液。用尖刀片扩大黏骨膜上的穿刺针孔，用直径3.5mm的吸引管以0.4巴（bar）的负压从穿孔处吸出囊肿，用有齿镊夹住，并不断地向外牵拉，囊肿完整摘除，只留下一

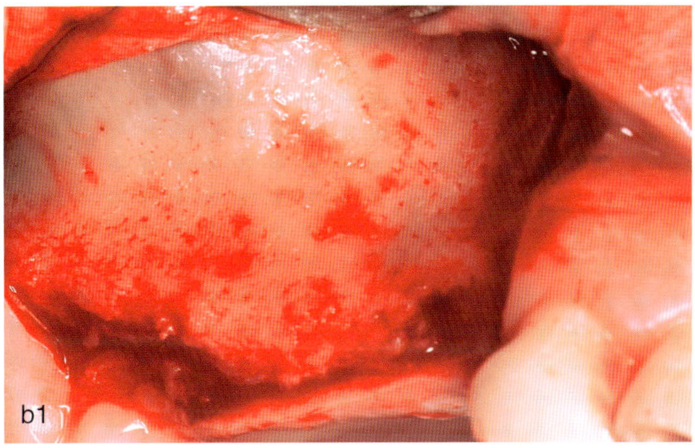

图6-22　摘除右侧上颌窦假性囊肿，分阶段上颌窦底提升（续）
b. 囊肿摘除，术中照片。b1. 翻黏骨膜瓣，暴露侧壁开窗的位置及牙槽嵴顶。

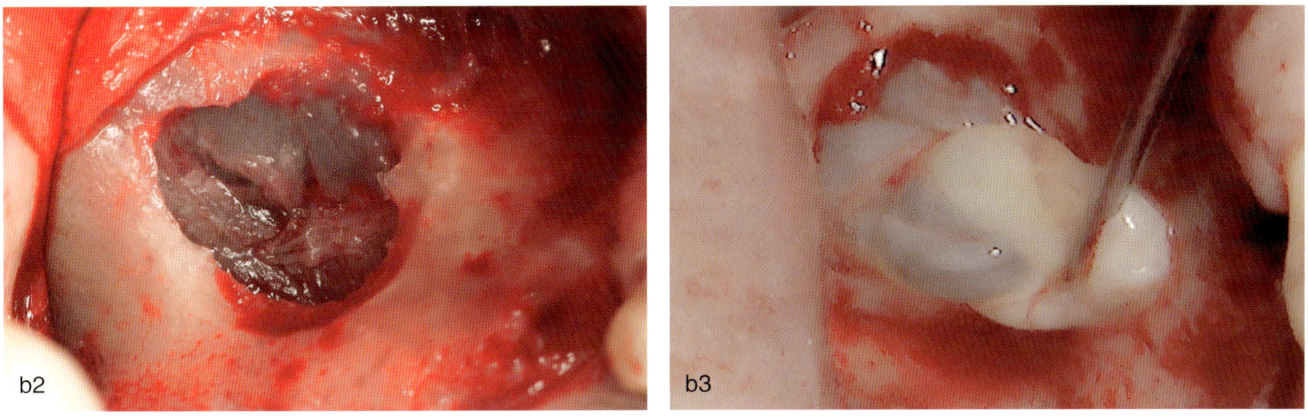

图6-22　摘除右侧上颌窦假性囊肿，分阶段上颌窦底提升（续）
b. 囊肿摘除，术中照片。b2. 用钨钢球钻和金刚砂球钻在磨牙位点相对应的侧壁开骨窗之后，切开骨膜，可见骨膜切口下方的囊肿囊壁。b3. 用吸引器吸出囊肿，用有齿镊夹住并缓缓向外拉出。

个较小的黏骨膜穿孔（图6-22b3）。摘除的假性囊肿囊壁完整，内含清亮的囊液（图6-22b4，b5）。

手术非常顺利，接下来准备剥离窦底黏骨膜，进行上颌窦底提升。但在此时发生了意外：拉钩误入上颌窦腔，导致黏骨膜广泛撕裂，黏骨膜穿孔修复失败，只能放弃后续操作，复位黏骨膜瓣，关闭创口。

术后即刻CBCT扫描显示囊肿已摘除，只在窦底留有少量液平面，为冲洗窦腔的生理盐水和出血混合物，其中可见窦腔气压所形成的气泡（图6-22c）。

术后6个月时CBCT扫描显示上颌窦内干净，无囊肿复发痕迹，无黏骨膜增厚影像，窦腔内无渗出物（图6-22d）。鉴于拟种植位点窦底剩余骨高度为5～10mm、窦底形态较为平坦、上颌窦假性囊肿已经摘除，决定穿牙槽嵴上颌窦底提升同期植入种植体。

行盐酸阿替卡因骨膜上浸润麻醉，沿上次手术的切口线切开黏骨膜，翻较小的黏骨膜瓣，暴露牙槽嵴，预备种植窝。在第一前磨牙位点种植窝内植入直径4.1mm、平台直径4.8mm、长度12mm、光滑颈部高度1.8mm的软组织水平美学种植体（TL，SP，

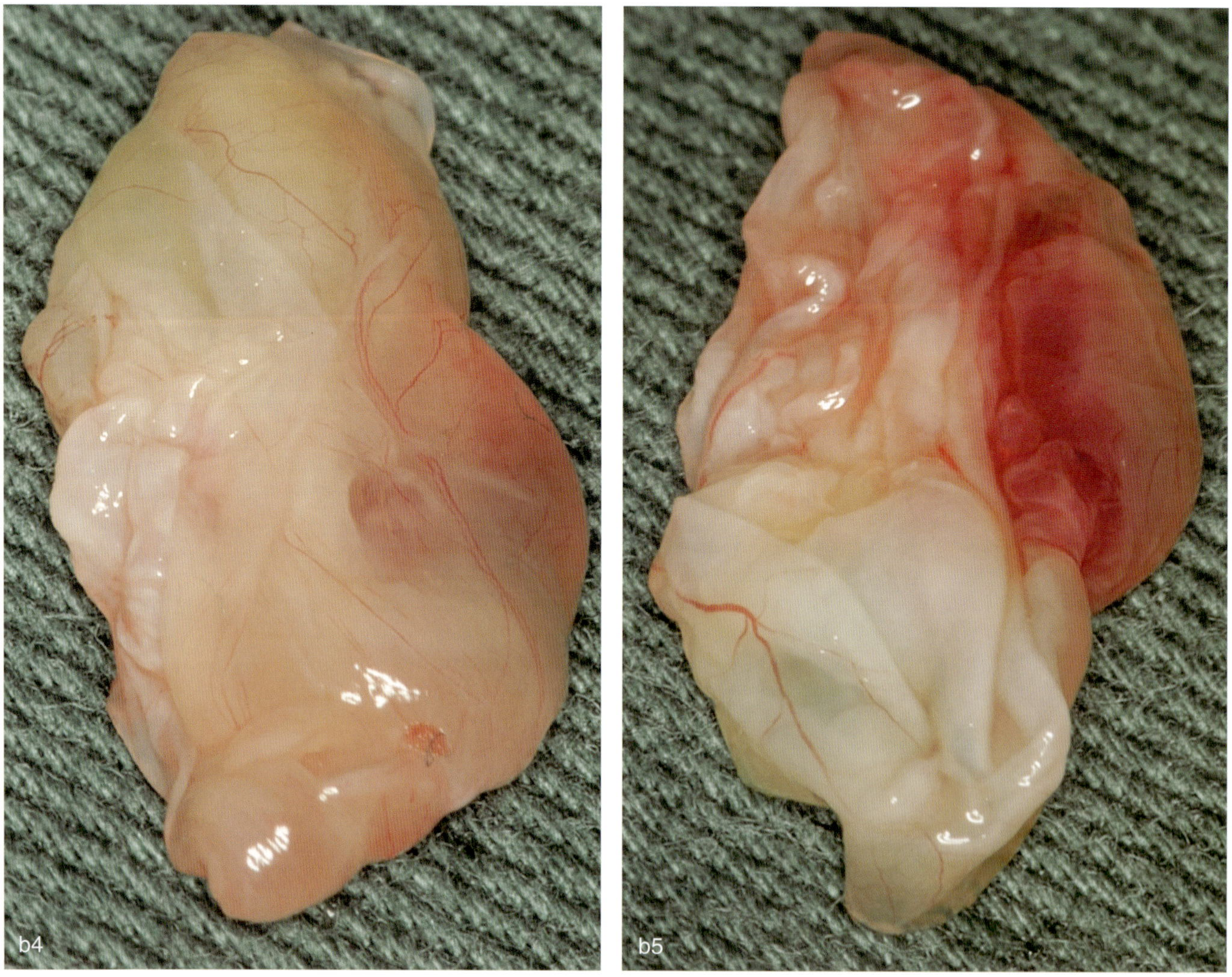

图6-22　摘除右侧上颌窦假性囊肿，分阶段上颌窦底提升（续）
b. 囊肿摘除，囊肿标本。b4，b5. 完整摘除的囊肿，从不同角度拍摄的大体组织样本照片。内含清亮囊液，其中部分囊液已经流出。囊壁富有弹性，其表面的血管脉络清晰。

SLActive，RN，TiZr，Straumann，瑞士）。在第一磨牙位点穿牙槽嵴上颌窦底提升，术中通过电子内镜观察，清晰可见窦底皮质骨被完整磨除，窦底骨膜无损伤，植入浓缩生长因子之后，植入100mg骨胶原（图6-22e1～e3）。然后植入直径4.8mm、平台直径6.5mm、长度10mm、光滑颈部高度1.8mm的软组织水平锥柱状种植体（TL，TE，SLActive，WN，TiZr，Straumann，瑞士），部分光滑颈部位于骨内，最终植入扭矩均＞35Ncm，种植体的分布与三维位置理想（图6-22e4，e5）。安放封闭螺钉，黏骨膜瓣复位，间断缝合，无张力创口关闭，潜入式愈合。

术后静脉滴注克林霉素5天，每天1次，每次0.6g；静脉滴注地塞米松注射液3天，每天1次，每次10mg；呋麻滴鼻液滴鼻5天，每天2次；复方葡萄糖酸氯己定含漱液含漱，每天3次，直至10天后拆线。

术后即刻CBCT扫描显示经过穿牙槽嵴上颌窦底提升的第一磨牙位点的种植体被骨增量材料充分包绕，窦底呈帐篷样隆起。但略有遗憾的是，未增量的第一前磨牙位点种植体颊侧骨板较薄（图6-22f）。

种植体植入后3个月复诊，进入修复程序。

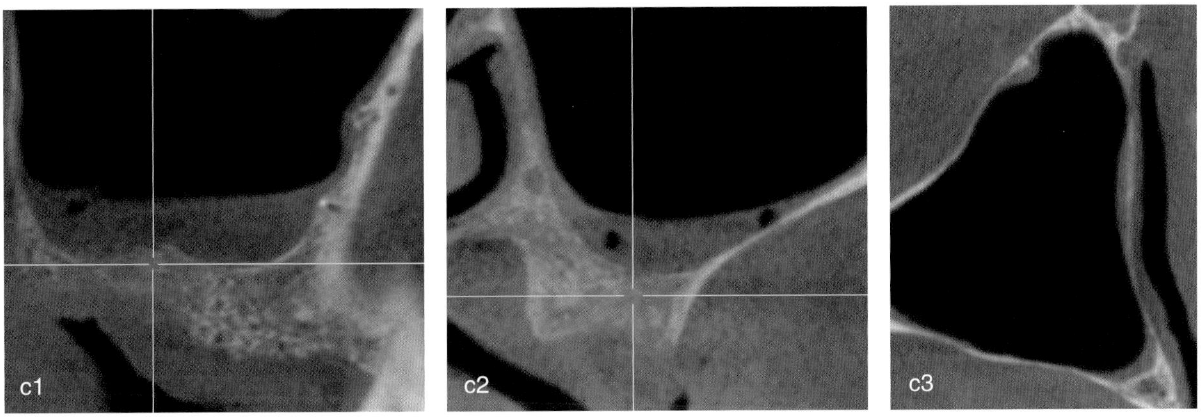

图6-22　摘除右侧上颌窦假性囊肿，分阶段上颌窦底提升（续）
c. 术后即刻上颌右侧CBCT扫描。依次为后牙牙弓的近远中向断层（c1）、第一磨牙位点的颊舌向断层（c2）和术前窦内囊肿的水平向断层（c3）。假性囊肿已经摘除，窦底有少量积液。

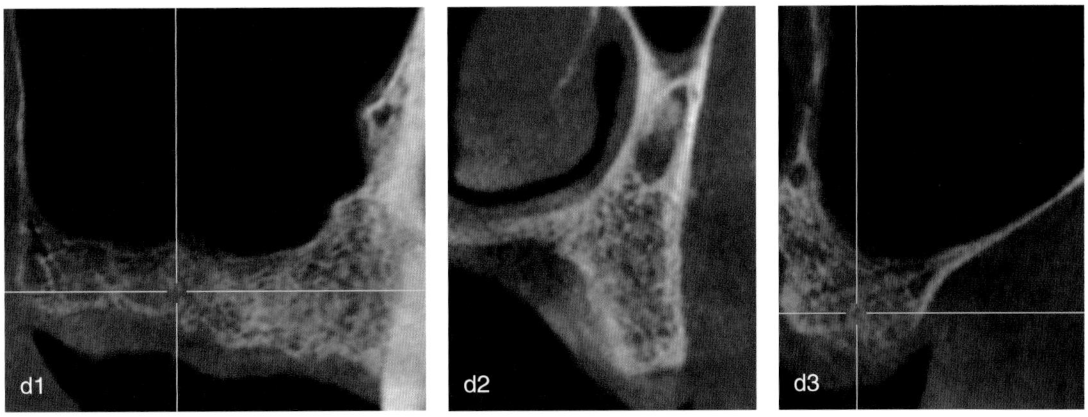

图6-22　摘除右侧上颌窦假性囊肿，分阶段上颌窦底提升（续）
d. 术后6个月的上颌右侧CBCT扫描。依次为后牙牙弓的近远中向断层（d1）、第一前磨牙位点（d2）和第二磨牙位点（d3）的颊舌向断层。上颌窦内干净，无任何黏骨膜增厚影像。

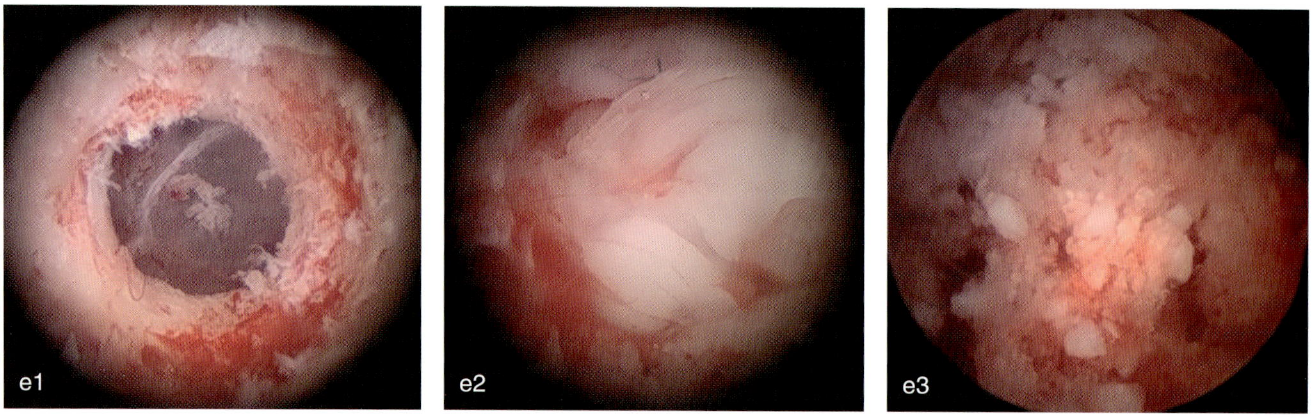

图6-22　摘除右侧上颌窦假性囊肿，分阶段上颌窦底提升（续）
e. 种植体植入，第一磨牙位点穿牙槽嵴上颌窦底提升的电子内镜照片。e1. 种植窝预备完成之后，骨膜完整无损伤，在骨膜表面吸附少量骨屑。e2. 用浓缩生长因子覆盖骨膜。e3. 植入骨胶原。

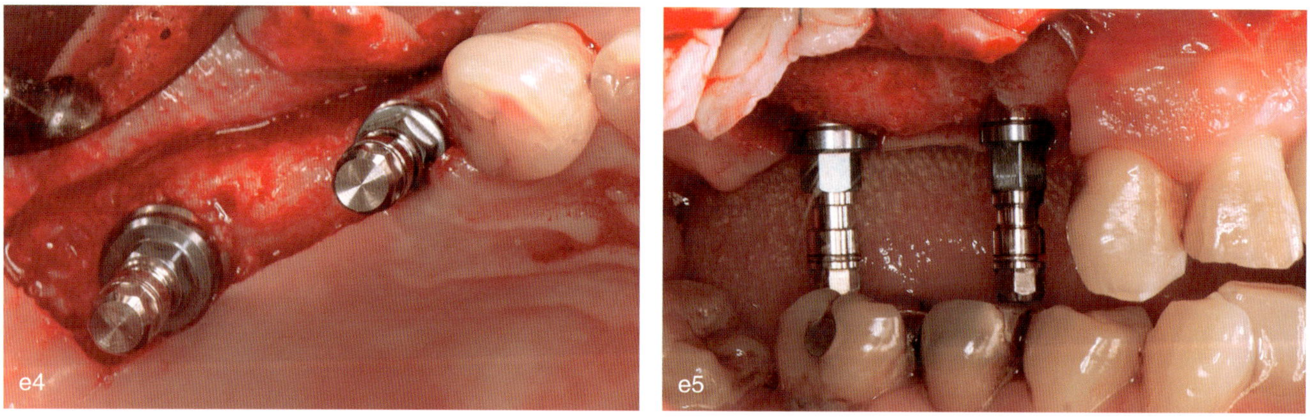

图6-22　摘除右侧上颌窦假性囊肿，分阶段上颌窦底提升（续）
e. 种植体植入，术中照片。e4. 殆面观。e5. 侧面观。在第一前磨牙和第一磨牙位点植入两颗软组织水平锥柱状种植体，种植体获得了理想的三维位置与轴向。

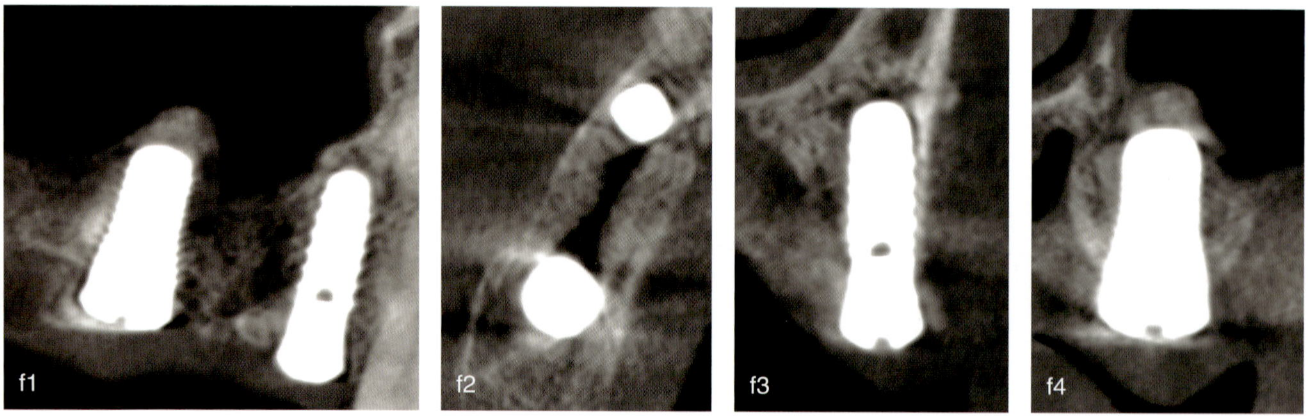

图6-22　摘除右侧上颌窦假性囊肿，分阶段上颌窦底提升（续）
f. 术后即刻上颌右侧CBCT扫描。依次为后牙牙弓的近远中向（f1）和水平向（f2）、第一前磨牙位点种植体（f3）和第二磨牙位点种植体（f4）的颊舌向断层。窦底呈帐篷样隆起，骨增量材料包绕种植体，但第一前磨牙位点种植体颊侧骨板较薄。

CBCT扫描显示第一磨牙位点的种植体被新骨充分包绕，窦底依然呈帐篷样隆起，但与术后相比高度略有降低，形态也较为平缓（图6-22g）。附着龈质量良好，第一磨牙位点种植体平台部分暴露（图6-22h1，h2）。用软组织环切刀暴露种植体，第一前磨牙位点种植体的ISQ平均值为83，第一磨牙位点种植体的ISQ平均值为85。制取印模，制作两颗种植体支持式三单位粘接固位的全瓷修复体（八角直基台）。2周后戴入修复体（图6-22h3～h5）、被动就位，根尖放射线片显示修复体与种植体平台密合，种植体周围骨高度理想（图6-22i1）。

戴入修复体2年后复诊时的CBCT扫描显示新骨充分包绕种植体，种植体周围的新骨质量与骨高度稳定，窦底黏骨膜状态无变化。与戴入修复体前相比，第一磨牙根方的骨量略有降低（图6-22i2，i3）。

组织学检查显示，假性囊肿的囊壁明显水肿，囊壁表面无上皮衬里（图6-22j），为典型的上颌窦假性囊肿的组织学表现。

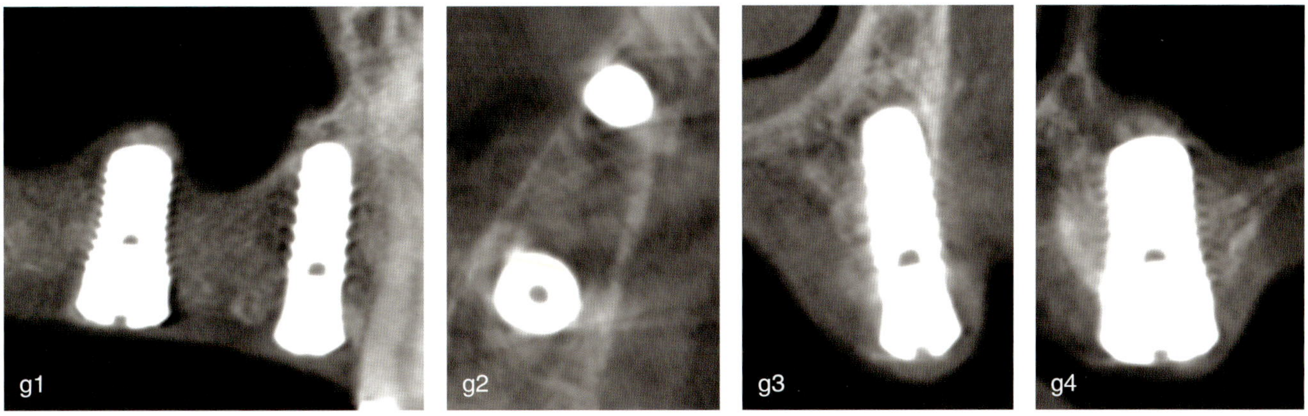

图6-22　摘除右侧上颌窦假性囊肿，分阶段上颌窦底提升（续）
g. 术后3个月的上颌右侧CBCT扫描。依次为后牙牙弓的近远中向（g1）和水平向（g2）断层、第一前磨牙位点种植体（g3）和第二磨牙位点种植体（g4）的颊舌向断层。窦底呈帐篷样隆起，形态较为平缓，第一前磨牙位点种植体颊侧骨板较薄。

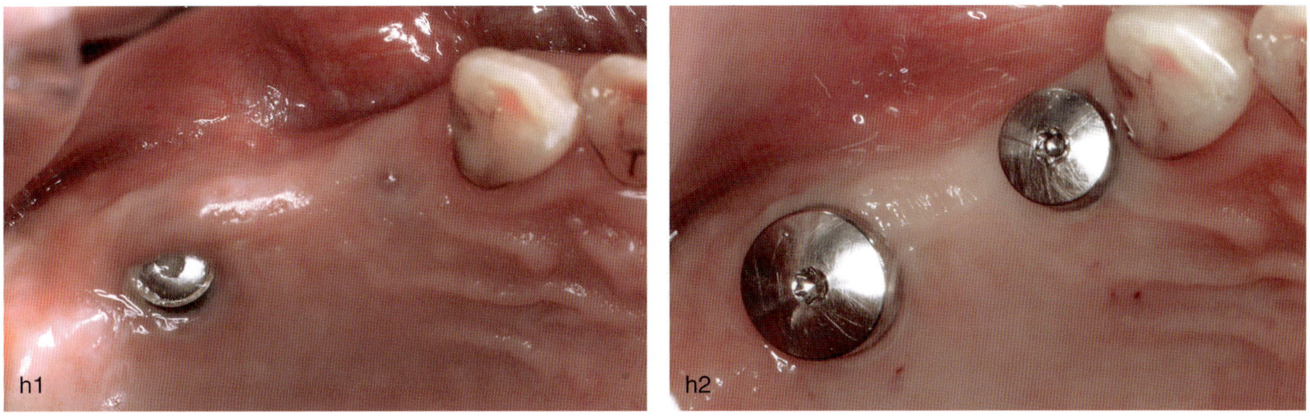

图6-22　摘除右侧上颌窦假性囊肿，分阶段上颌窦底提升（续）
h. 修复程序。h1. 种植体植入3个月后的口内照片，殆面观。附着龈质量良好，第一磨牙位点种植体平台部分暴露。h2. 通过软组织环切暴露种植体平台，旋出封闭螺钉，戴入2mm高的愈合帽。

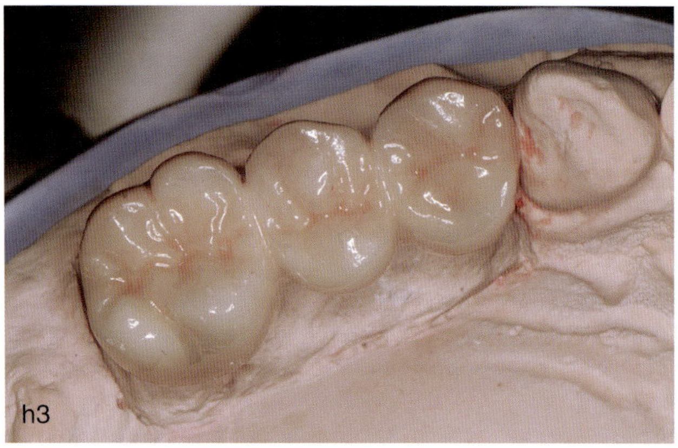

图6-22 摘除右侧上颌窦假性囊肿，分阶段上颌窦底提升（续）
h. 修复程序。h3. 就位于模型上的修复体，𬌗面观。两颗种植体支持式三单位粘接固位的全瓷修复体。

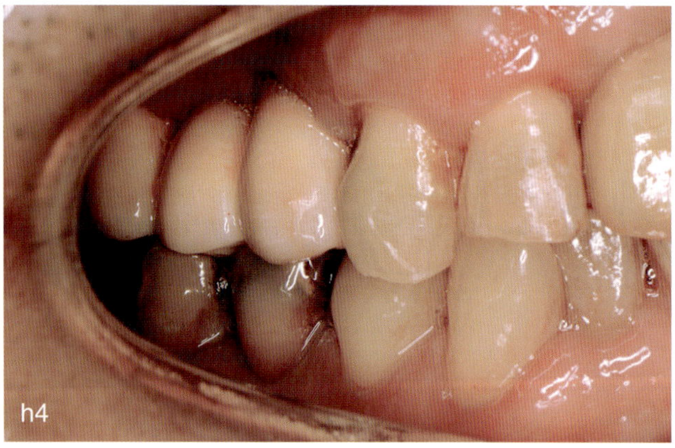

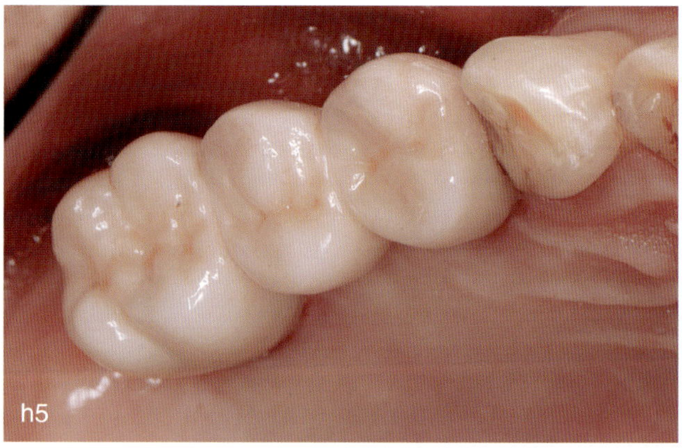

图6-22 摘除右侧上颌窦假性囊肿，分阶段上颌窦底提升（续）
h. 修复程序。h4. 戴入修复体后侧面观。h5. 戴入修复体后𬌗面观。戴入两颗种植体支持式三单位粘接固位的全瓷修复体，种植体周围软组织状态良好，与对颌牙的𬌗关系理想。

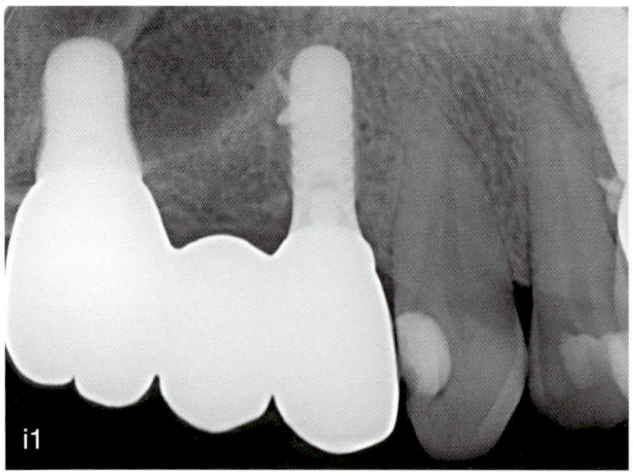

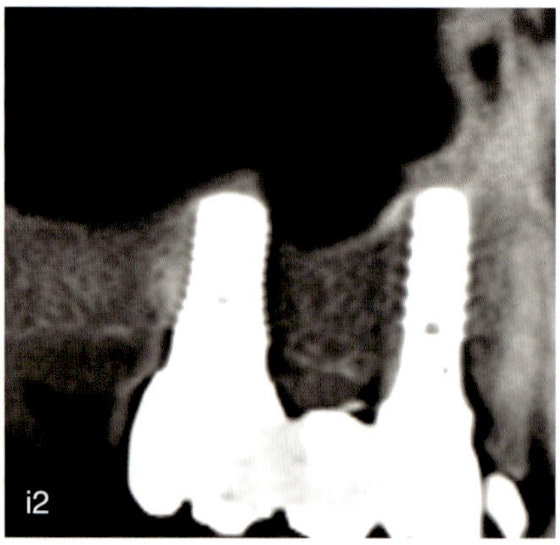

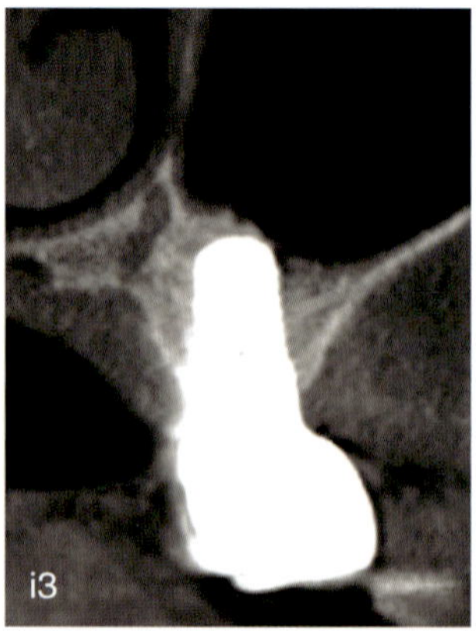

图6-22 摘除右侧上颌窦假性囊肿，分阶段上颌窦底提升（续）
i. 放射线检查。i1. 戴入修复体后的根尖放射线片显示修复体与种植体平台密合。i2，i3. 戴入修复体2年后的上颌右侧CBCT扫描，依次为后牙牙弓的近远中向断层和第一磨牙位点种植体的颊舌向断层。窦底呈帐篷样隆起，但根方骨高度略有降低。

讨论

本病例通过侧壁开窗摘除了假性囊肿，但发生拉钩意外进入窦腔的操作失误，导致黏骨膜大面积撕裂，因无法修补而被迫终止本次手术。6个月后穿牙槽嵴上颌窦底提升并植入种植体，笔者有如下思考。

关于本病例假性囊肿的摘除

本病例，用注射器针头刺穿假性囊肿，但未抽出囊液。这是摘除上颌窦假性囊肿时少有的现象。通常的原因有：①囊肿较小；②囊肿位置判断错误；③囊肿内的结缔组织分隔较多，囊液位于许多较小的隔室内，并未形成聚集为一体的大量囊液池。显然，第三点是本病例抽不出囊液的主要原因。

本病例用负压吸引器从穿孔处吸出囊肿，并将囊肿完整摘除，只留下一个较小的黏骨膜穿孔。本来这是一个完美的囊肿摘除过程，但后续的操作却发生了意外：牵拉软组织的长拉钩误入上颌窦腔，导致黏骨膜广泛撕裂，窦底黏骨膜完全撕脱，无法修补，被迫放弃后续的操作，3个月后再行上颌窦底提升手术。

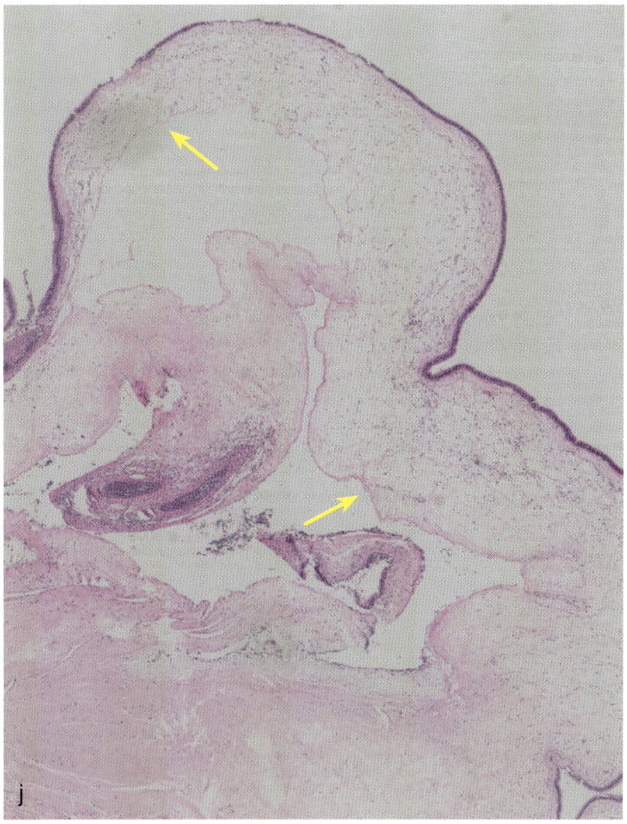

图6–22　摘除右侧上颌窦假性囊肿，分阶段上颌窦底提升（续）
j. 假性囊肿的组织学切片。假性囊肿的囊壁（箭头所示）明显水肿，表面无上皮衬里。

关于上颌窦黏骨膜的愈合能力

本病例选择在6个月后再次手术。术后6个月时的CBCT扫描显示上颌窦黏骨膜呈增厚影像，说明上颌窦底黏骨膜愈合良好。鉴于已经不存在上颌窦假性囊肿，拟种植位点的窦底剩余骨高度为5～10mm、窦底形态较为平坦，已经不再是侧壁开窗上颌窦底提升的临床指征，于是决定穿牙槽嵴上颌窦底提升同期植入种植体。

种植窝预备完成后通过电子内镜观察，清晰可见窦底皮质骨被完全磨除，重新愈合后黏骨膜状态良好，与正常黏骨膜无异，说明上颌窦黏骨膜有良好的愈合能力，为二次窦底黏骨膜提升（包括侧壁开窗和穿牙槽嵴上颌窦底提升）奠定了组织学基础。

关于本病例的骨增量成骨质量

尽管本病例的CBCT扫描显示非常理想的骨增量效果：骨增量材料充分包绕种植体，骨密度均匀一致，骨质量良好。但可以假设：如果第一次手术能够完成侧壁开窗上颌窦底提升，一定可以形成更加完美的窦底帐篷样隆起，种植体会被更多的新骨所包绕。

外科程序：宿玉成、林婷；修复程序：汪霞、武明彤；术中摄像和照相：胡翩翩；手术配合：刘敏、陶丹；放射线诊断程序：苑秋华、王倩；组织学读片：李翠英（北京大学口腔医学院中心实验室）；病例完成时间：2018年

病例之九：未摘除上颌窦假性囊肿，上颌窦底提升

55岁女性患者，上颌左侧第一磨牙因冠根折拔除6个月余，现要求种植修复。

患者一般状态良好，无全身系统性疾病史，不吸烟、不饮酒，有青霉素过敏史，无副功能习惯。口腔卫生良好，上颌左侧第一磨牙缺失，缺牙间隙大小无异常，附着龈宽度正常，殆龈距离及颌位关系尚可。

CBCT检查显示窦底相对位置降低，牙槽嵴顶相对位置尚可，平坦型窦底、倾斜型牙槽嵴顶。骨密度较低，属于Ⅳ类骨密度，窦底剩余骨高度不足，约为3.5mm。窦底可见球形密度增高影像，近远中向直径约为20mm，颊舌向和垂直向直径约为15mm，与窦底成锐角，囊肿周围的黏骨膜无增厚（图6-23a）。

本病例被分类为上颌后部Ⅱ型骨缺损，存在上颌窦假性囊肿。治疗方案为侧壁开窗摘除囊肿，同期上颌窦底提升并植入种植体，9个月后修复。

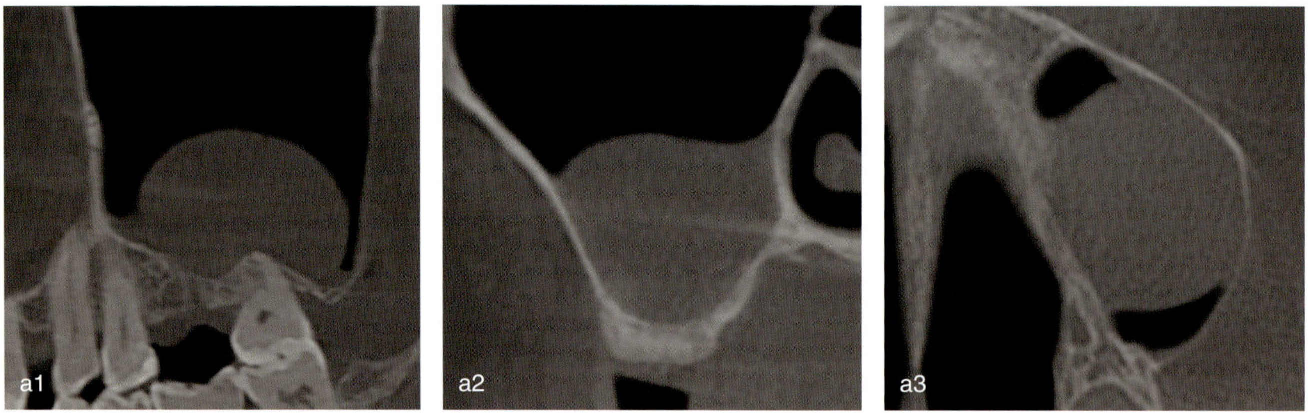

图6-23　未摘除上颌窦假性囊肿，上颌窦底提升

a. 术前的上颌左侧CBCT扫描。依次为沿后牙牙弓的近远中向断层（a1）、沿第一磨牙位点的颊舌向断层（a2）和腭鼻隐窝水平的水平向断层（a3）。窦底剩余骨高度约为3.5mm，窦底可见球形密度增高影像，与窦底成锐角。

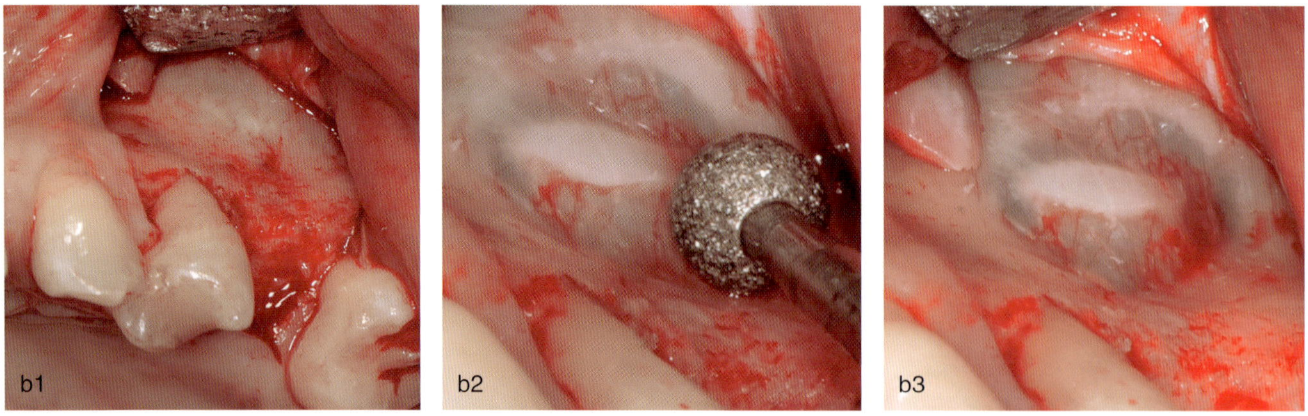

图6-23　未摘除上颌窦假性囊肿，上颌窦底提升（续）

b. 术中照片。b1. 翻黏骨膜瓣，暴露凹陷型的上颌窦外侧壁。b2. 用钨钢球钻和金刚砂球钻磨削外侧壁。b3. 骨窗磨削完成之后，可见淡蓝色的窦底黏骨膜。

行盐酸阿替卡因骨膜上浸润麻醉，在缺牙位点做牙槽嵴顶略偏腭侧的水平向切口以及第二前磨牙近中和第一磨牙位点远中的两个垂直向松弛切口。翻黏骨膜瓣，暴露骨壁，分别用钨钢球钻、金刚砂球钻开窗，形成揭盖式骨窗，可见黏骨膜完整（图6-23b1～b8）。用20mL注射器针头穿透黏骨膜、进入囊腔，吸出约10mL的淡黄色清亮囊液（图6-23b9）。以穿刺孔为中心，制作直径2～3mm的黏骨膜切口，尝试用吸引器吸出囊壁，未获得成功，用弯镊也未探查到囊肿，因而放弃囊肿摘除。缝合黏骨膜穿孔，覆盖生物可吸收性胶原膜（Bio-Gide，Geistlich），按照常规步骤植入1.0g粗细颗粒混合的去蛋白牛骨矿物质（Bio-Oss，Geistlich）与颗粒状自体骨1：1混合的骨增量材料以及直径4.1mm、平台直径4.8mm、长度10mm、光滑颈部高度1.8mm的软组织水平锥柱状种植体（TL，TE，SLA，RN，Ti，Straumann，瑞士），部分光滑颈部位于骨内，种植体最终扭矩＞35Ncm。将植入窦底的胶原膜向骨窗外反

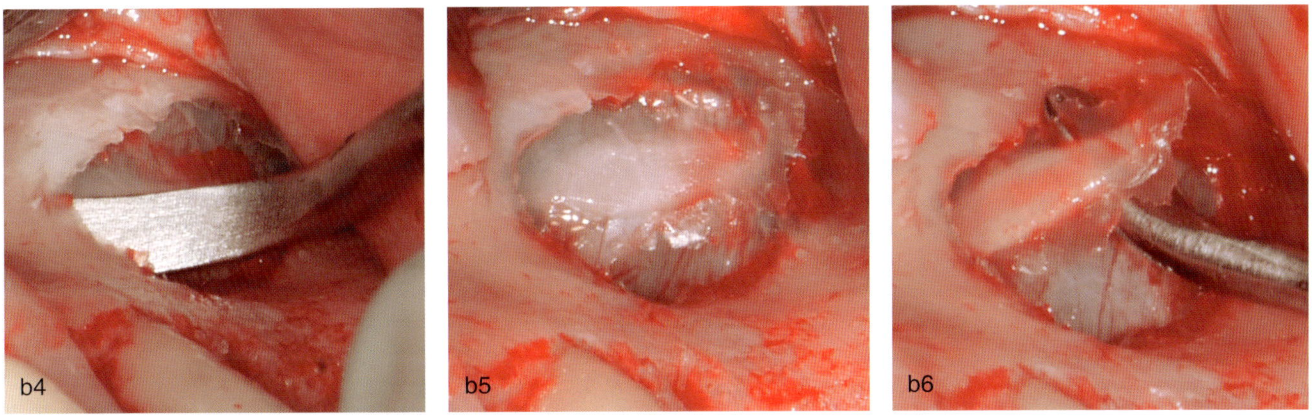

图6-23　未摘除上颌窦假性囊肿，上颌窦底提升（续）

b. 术中照片。b4. 用黏骨膜剥离子剥离侧壁骨窗四周的黏骨膜。b5. 剥离侧壁骨窗四周的黏骨膜之后。b6. 用黏骨膜剥离子将骨窗从黏骨膜表面剥离。

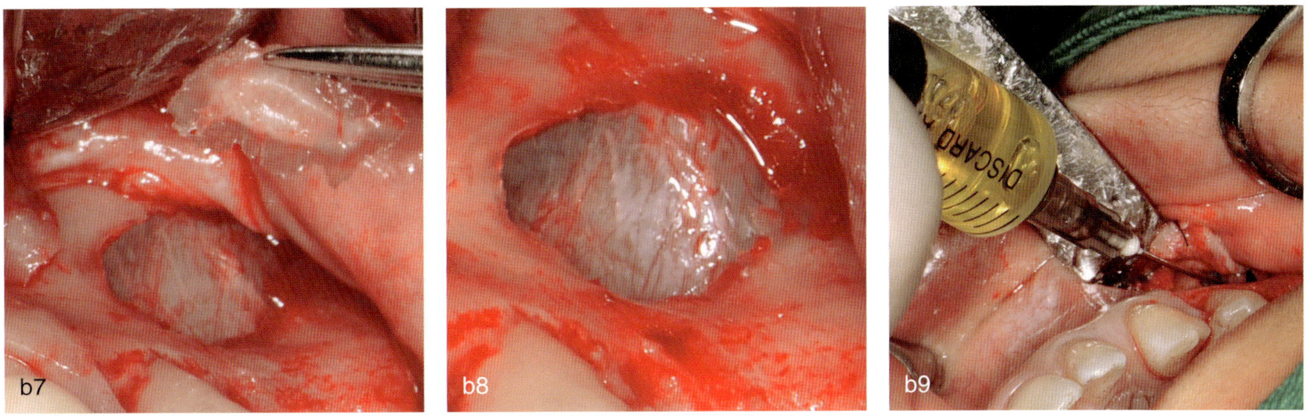

图6-23　未摘除上颌窦假性囊肿，上颌窦底提升（续）

b. 术中照片。b7. 用有齿镊将骨窗取出，将取出的骨窗粉碎，用作骨增量材料。b8. 形成揭盖式骨窗，可见黏骨膜健康、完整、无损伤。b9. 用20mL注射器针头穿透黏骨膜、进入囊腔，吸出约10mL的淡黄色清亮囊液。

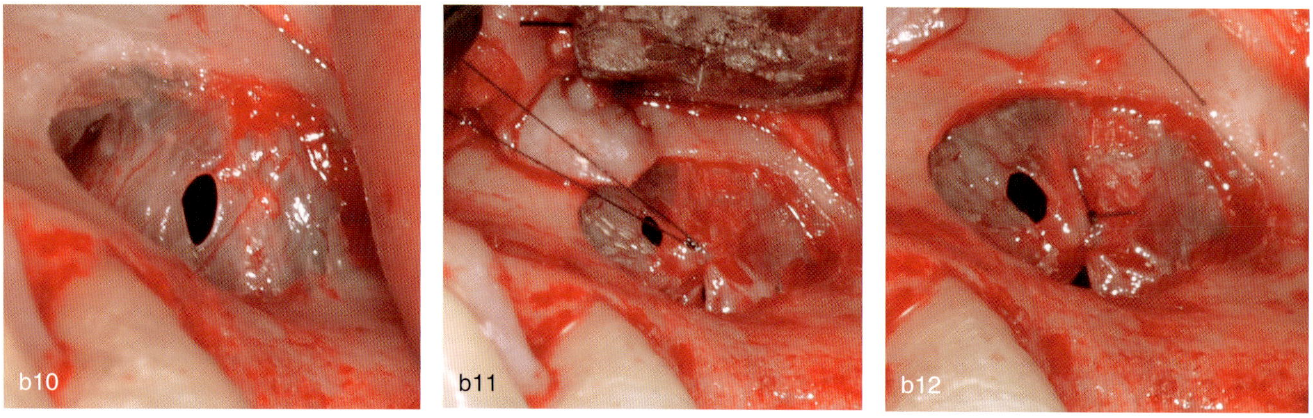

图6-23 未摘除上颌窦假性囊肿，上颌窦底提升（续）
b. 术中照片。b10. 形成直径2～3mm的黏骨膜穿孔，通过穿孔探查，未能发现囊壁。b11，b12. 通过缝合关闭了穿孔。但在穿孔的近中，发生了一个新的小穿孔。

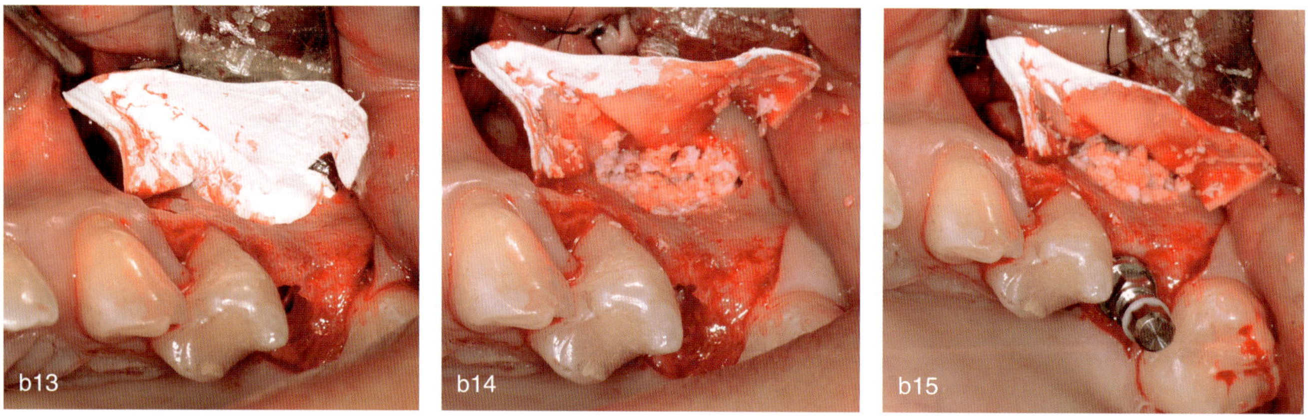

图6-23 未摘除上颌窦假性囊肿，上颌窦底提升（续）
b. 术中照片。b13. 种植窝预备完成之后，植入生物可吸收性胶原膜修复黏骨膜穿孔。b14. 两步法植入骨增量材料，植入去蛋白牛骨矿物质与颗粒状自体骨混合的骨增量材料。b15. 植入软组织水平锥柱状种植体。

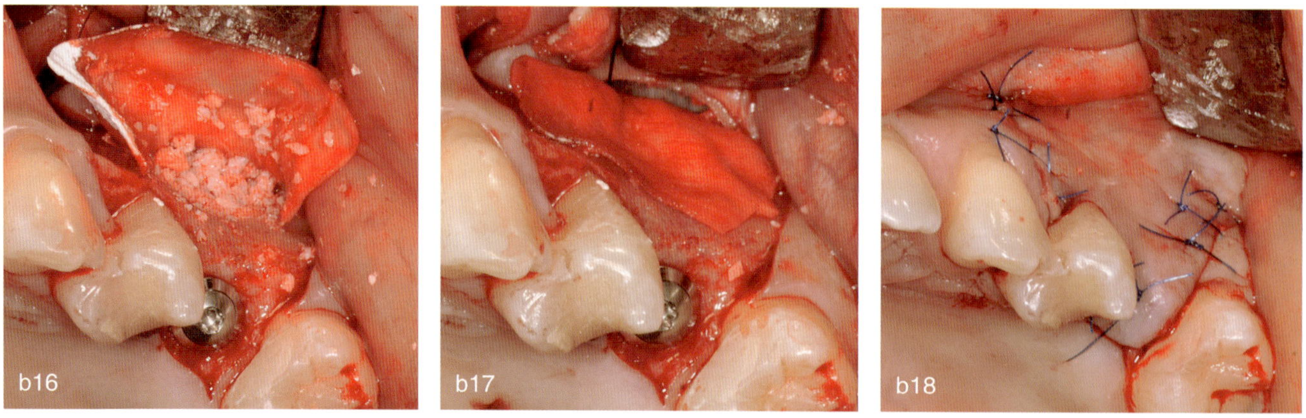

图6-23 未摘除上颌窦假性囊肿，上颌窦底提升（续）
b. 术中照片。b16. 再次植入骨增量材料。b17. 将修补黏骨膜穿孔的胶原膜向骨窗外反折，覆盖骨窗。c18. 复位黏骨膜瓣，创口初期关闭，潜入式愈合。

折，覆盖骨窗和骨增量材料。复位黏骨膜瓣，间断缝合，关闭创口，潜入式愈合（图6-23b10～b18）。

术后静脉滴注克林霉素5天，每天1次，每次0.6g；静脉滴注地塞米松注射液3天，每天1次，每次10mg；呋麻滴鼻液滴鼻5天，每天2次；复方葡萄糖酸氯己定含漱液含漱，每天3次，直至10天后拆线。

术后即刻CBCT检查显示窦底骨增量材料呈完美的帐篷样隆起，同时窦底也存在大量密度增高影像，无法分辨是积液还是未被摘除的囊肿（图6-23c）。

术后4个月和9个月的CBCT检查显示提升后的窦底呈帐篷样隆起，骨增量轮廓无变化。窦底存在囊肿样影像，体积小于术前（图6-23d，e）。术后9个月时进入修复程序，制作种植体支持式粘接固位的金属烤瓷修复体（八角直基台）。戴入修复体后可见种植体周围软组织健康，龈缘和龈乳头形态与高度理想（图6-23f），根尖放射线片显示种植体周围骨高度理想，修复体与种植体密合（图6-23g）。

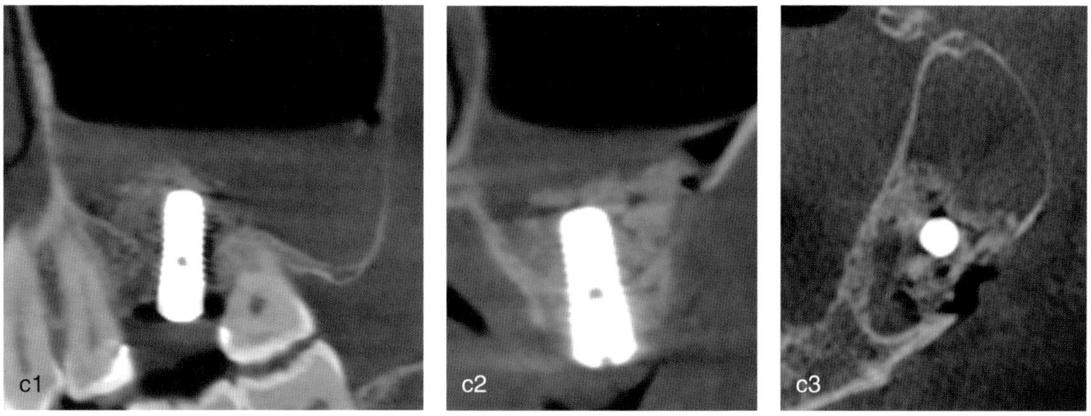

图6-23　未摘除上颌窦假性囊肿，上颌窦底提升（续）

c. 术后即刻上颌左侧CBCT扫描。依次为沿后牙牙弓的近远中向断层（c1）、沿第一磨牙位点的颊舌向断层（c2）和种植体根尖的水平向断层（c3）。提升后的窦底呈帐篷样隆起，窦底可见密度增高影像。当然，因为没有摘除囊肿，无法准确区分囊肿和积液。

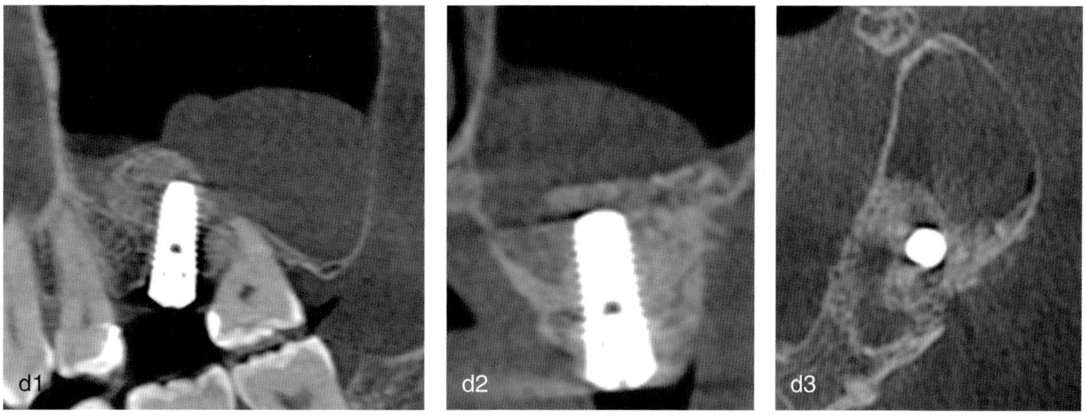

图6-23　未摘除上颌窦假性囊肿，上颌窦底提升（续）

d. 术后4个月时的上颌左侧CBCT扫描。依次为沿后牙牙弓的近远中向断层（d1）、沿第一磨牙位点的颊舌向断层（d2）和种植体根尖的水平向断层（d3）。提升后的窦底呈帐篷样隆起，骨增量轮廓无变化。窦底存在囊肿样影像，体积小于术前。

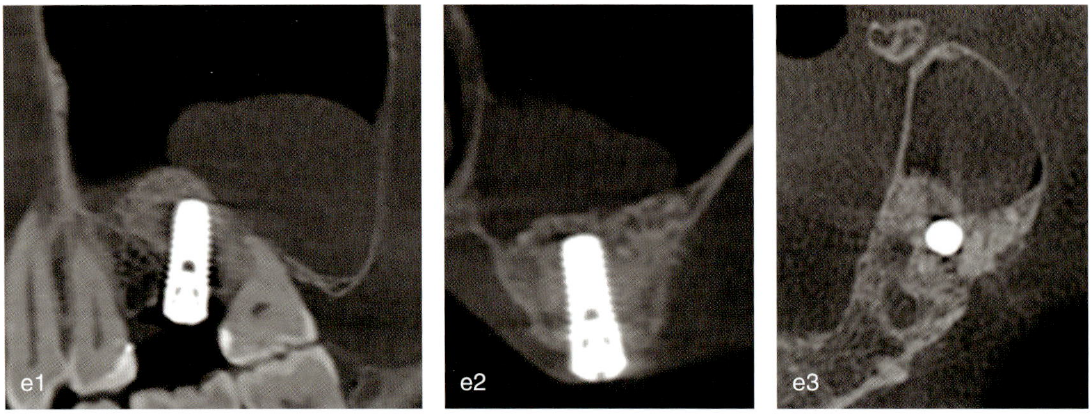

图6-23　未摘除上颌窦假性囊肿，上颌窦底提升（续）
e. 术后9个月时的上颌左侧CBCT扫描。依次为沿后牙牙弓的近远中向断层（e1）、沿第一磨牙位点的颊舌向断层（e2）和种植体根尖的水平向断层（e3）。提升后的窦底呈帐篷样隆起，骨增量轮廓无变化。窦底囊肿样位于窦底的远中，体积小于术前。

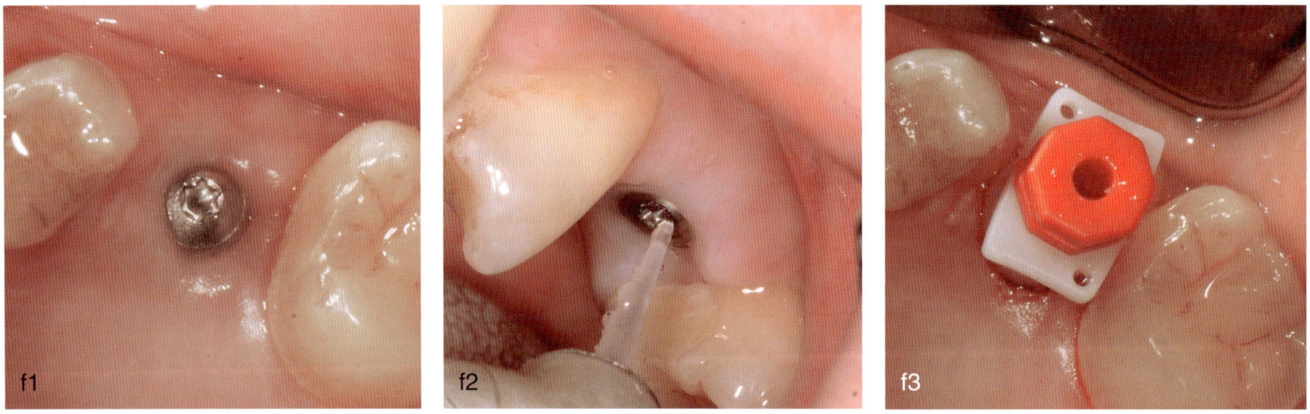

图6-23　未摘除上颌窦假性囊肿，上颌窦底提升（续）
f. 术后9个月时进入修复程序。f1. 种植体封闭螺钉和部分种植体已经暴露，种植体周围软组织健康。f2. 用软组织激光修整种植体表面的黏膜。f3. 用"咔哒"印模帽制取种植体水平印模。

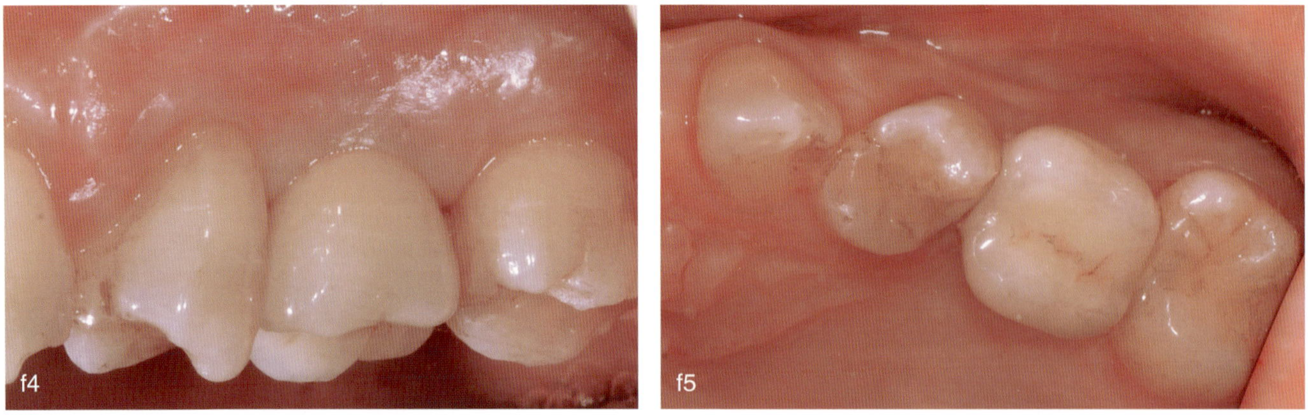

图6-23　未摘除上颌窦假性囊肿，上颌窦底提升（续）
f. 术后9个月时进入修复程序。戴入修复体后的侧面观（f4）和殆面观（f5）。戴入种植体支持式粘接固位的金属烤瓷修复体之后，可见种植体周围软组织健康。

讨论

本病例为上颌后部Ⅱ型骨缺损，存在上颌窦假性囊肿。原计划是侧壁开窗摘除囊肿，同期上颌窦底提升并植入种植体，但因术中未发现囊肿改变了计划。

在引入电子内镜前上颌窦假性囊肿的处理

本病例完成于2013年，笔者尚未将电子内镜引入上颌窦底提升的外科程序中，当时对较大的假性囊肿的处理方法包括：

- **摘除囊肿，同期上颌窦底提升**　穿刺抽吸囊液，通过较小的黏骨膜切口用吸引器的抽吸力量吸出囊壁或用弯镊将囊壁拉出，修补黏骨膜穿孔之后完成上颌窦底提升。
- **摘除囊肿，分阶段上颌窦底提升**　如果发生黏骨膜的广泛撕裂，术中只摘除囊肿，3个月后再行上颌窦底提升手术。
- **上颌窦底提升，不摘除囊肿**　对小囊肿，或术中无法用吸引器吸出囊壁者，在不扩大黏骨膜穿孔的情况下，放弃囊肿摘除，完成上颌窦底提升。

本病例，在抽吸囊液之后用吸引器抽吸和弯镊探查均未发现囊肿，因此放弃了囊肿摘除，用胶原膜修补穿孔之后完成了上颌窦底提升和种植体植入。没有发现囊壁的可能原因是囊肿蒂的位置较深，位于上颌窦后壁和内壁的交界处，在抽出大部分囊液之后，囊壁收缩，在没有电子内镜辅助下，通过较小的黏骨膜切口无法找到囊壁。CBCT检查证实了如上判断：①在术前的CBCT断层中，由于囊肿与窦底的接触较为广泛，无法确认囊肿蒂的位置；②在术后9个月的CBCT断层中，因为受到帐篷样隆起的窦底的阻挡，“复发”的囊肿局限在窦底后部。由此，也进一步提示我们囊肿蒂部可能位于上颌窦侧壁与后壁交界处。

本病例显示不摘除假性囊肿存在如下风险：①囊肿在术后9个月时恢复到原来的体积，还有继续增大的风险；②如果术中胶原膜对穿孔封堵不完善，具有囊液导致骨增量材料感染的风险；③在囊肿的巨大压力下，具有骨增量轮廓不稳定和成骨不全的风险。在本病例，因囊肿位于上颌窦腔后部，骨增量材料未受到明显挤压。在短期内观察骨增量效果所受到的影响似乎并不显著，但有待于长期的观察。

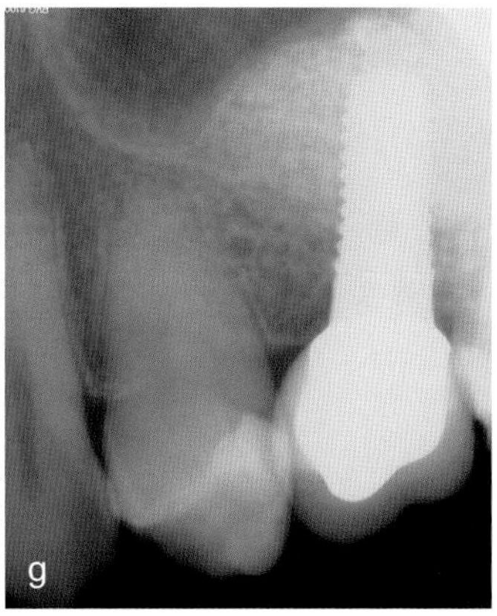

图6–23　未摘除上颌窦假性囊肿，上颌窦底提升（续）
g. 戴入修复体后的根尖放射线片。种植体周围骨高度理想，修复体与种植体密合。

在引入电子内镜后上颌窦假性囊肿的处理

引入电子内镜之后，实现了上颌窦腔内的可视化，几乎不需要制作太大的黏骨膜穿孔就能够发现和摘除囊肿。摘除囊肿之后，修补黏骨膜穿孔，可以同期完成上颌窦底提升。如果黏骨膜穿孔太大导致无法修补时，将终止手术，3个月后进行上颌窦底提升。

关于黏骨膜穿孔的缝合

缝合可以关闭或部分关闭黏骨膜穿孔，但存在黏骨膜进一步受到损伤的风险。本病例的黏骨膜菲薄，通过缝合关闭了黏骨膜穿孔，但对黏骨膜的牵拉导致穿孔近中黏骨膜形成一个继发性的小穿孔。

外科程序：宿玉成、陈德平；修复程序：陈德平；术中摄像和照相：陶丹；手术配合：刘敏、吴利利；放射线诊断程序：苑秋华、王倩；病例完成时间：2013年

病例之十：摘除上颌窦潴留囊肿，同期上颌窦底提升

52岁男性患者，上颌右侧第一磨牙缺失2年，要求种植治疗。

患者一般状态良好，无全身系统性疾病史，不吸烟、少量饮酒，无副功能习惯。口腔检查可见上颌右侧第一磨牙缺失，黏膜质量、殆龈距离及颌位关系良好。牙釉质有大量色素斑，尤其以第一前磨牙较为显著。上颌右侧CBCT检查可见第一磨牙位点的剩余窦底骨高度约4.5mm，窦底黏骨膜不规则性增厚约4mm，内有直径约2mm的高密度影像（图6-24a）。

本病例被分类为上颌后部Ⅱ型骨缺损，存在上颌窦潴留囊肿。治疗方案为侧壁开窗摘除潴留囊肿，同期上颌窦底提升并植入种植体，6个月后修复。

行盐酸阿替卡因骨膜上浸润麻醉，在缺牙位点做牙槽嵴顶略偏腭侧的水平向切口、第二前磨牙近中和第二磨牙远中的两个垂直向松弛切口。翻黏骨膜

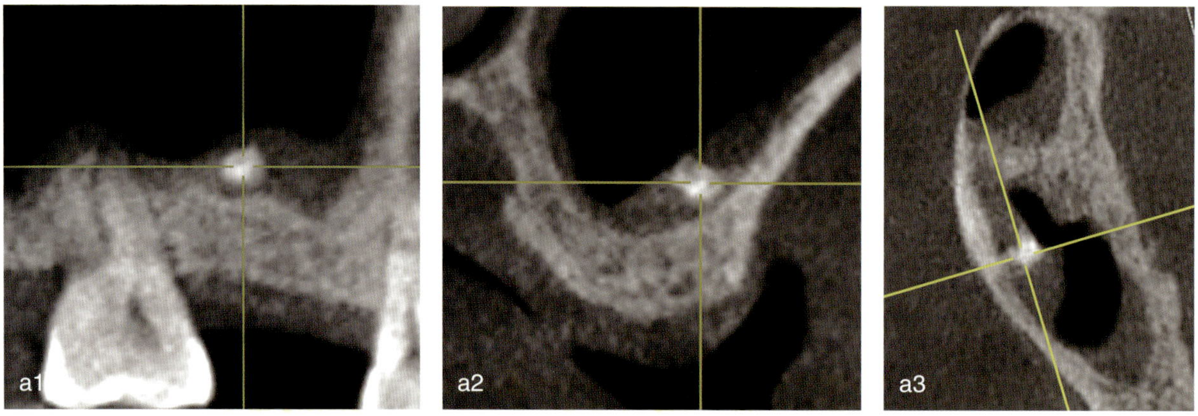

图6-24　摘除右侧上颌窦潴留囊肿，同期上颌窦底提升
a. 术前检查，上颌右侧CBCT扫描。以窦底密度增高影像（十字线交叉点）为兴趣区的冠状面断层（a1）、矢状面断层（a2）和水平面断层（a3）。第一磨牙缺失，剩余窦底骨高度约4.5mm，窦底及侧壁存在密度增高影像，内含高密度小团块，直径约2mm。

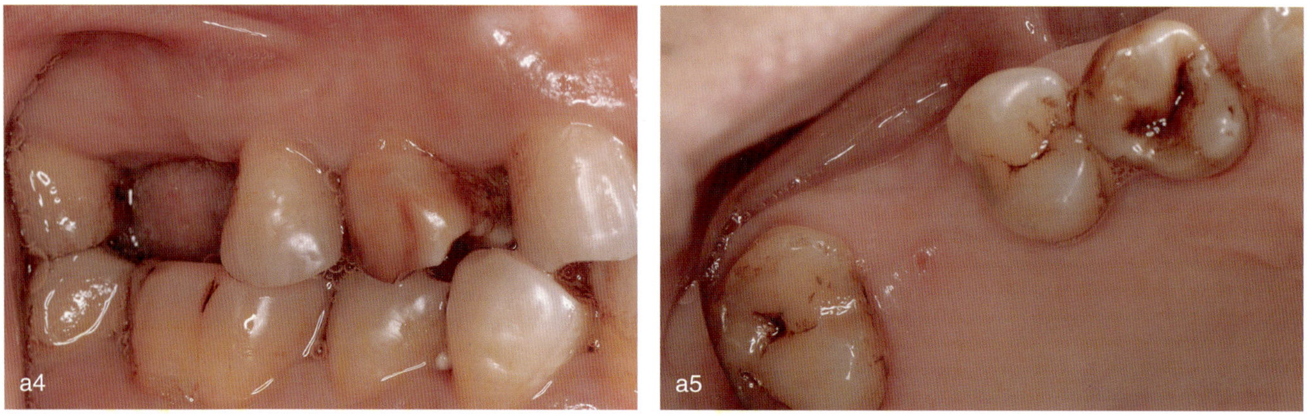

图6-24　摘除右侧上颌窦潴留囊肿，同期上颌窦底提升（续）
a. 术前检查，口内照片。a4. 侧面观。a5. 殆面观。上颌右侧第一磨牙缺失，缺牙间隙近远中向距离和宽度良好，黏膜质量及殆龈距离均正常。邻牙有色素斑，在第一前磨牙更为明显。

瓣，在侧壁刮取自体骨骨屑之后，用钨钢球钻和金刚砂球钻开窗，形成揭盖式骨窗。在剥离骨窗时发生骨膜层破裂，因为上皮层没有破裂（即未发生黏骨膜穿孔），患者呼气时可以看到有囊液向外涌出（图6-24b3）。电子内镜下摘除囊肿，此时发生黏骨膜穿孔。摘除囊肿后，用生理盐水冲洗窦腔，去除残留黏液。剥离窦底黏骨膜，在窦底植入两块25mm × 25mm的生物可吸收性胶原膜（Bio-Gide，Geistlich，瑞士），覆盖窦底黏骨膜和穿孔。预备种植窝，植入用血液调拌的自体骨骨屑与0.5g细颗粒去蛋白牛骨矿物质（Bio-Oss，Geistlich，瑞士）混合性骨增量材料和直径4.1mm、平台直径4.8mm、长度10mm、光滑颈部高度1.8mm的软组织水平亲水表面种植体（TL，TE，SLActive，RN，TiZr，Straumann，瑞士），最终植入扭矩 > 35Ncm，种植体的三维位置以及与对颌牙的位置关系理想。再次植入混合性骨增量材料，将植入窦底的胶原膜反折，覆盖骨窗和骨增量材料。复位黏骨膜瓣，关闭创口，种植体潜入式愈合（图6-24b）。

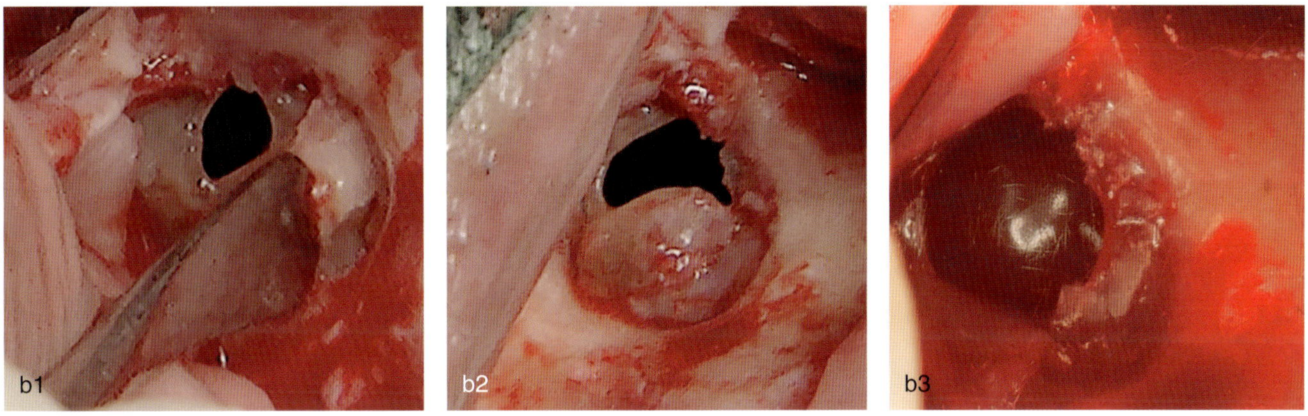

图6-24　摘除右侧上颌窦潴留囊肿，同期上颌窦底提升（续）

b. 术中照片。b1，b2. 用钨钢球钻和金刚砂球钻开窗之后，在去除骨岛时发生骨膜破裂，骨膜呈水肿状态。b3. 因为上皮层完整，未发生黏骨膜穿孔，呼气时囊液向外涌出。

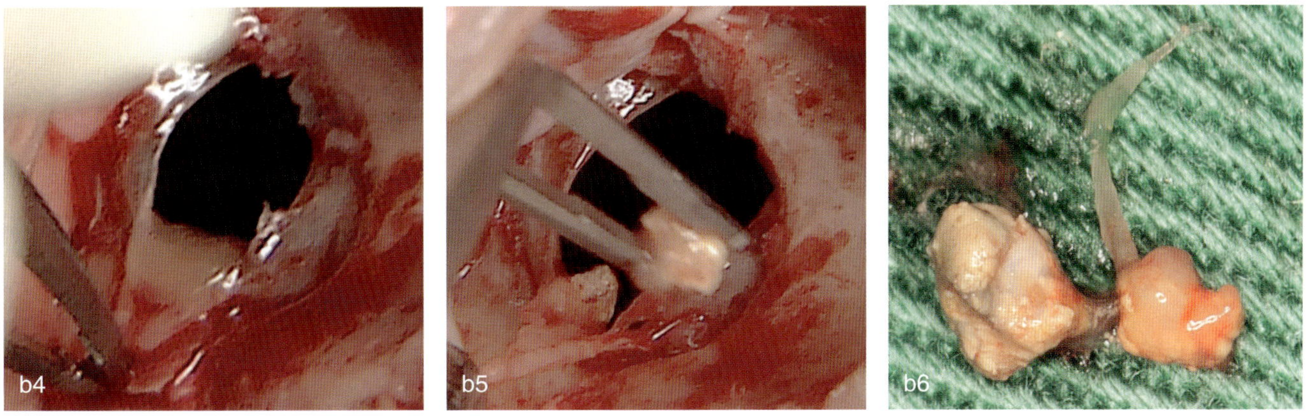

图6-24　摘除右侧上颌窦潴留囊肿，同期上颌窦底提升（续）

b. 术中照片。b4. 仔细地将囊肿从骨膜层剥离，尽量避免黏骨膜穿孔的扩大。b5. 摘除密度较高的囊肿内容物。b6. 摘除的囊肿，致密黏液被其所形成的伪膜所包裹。

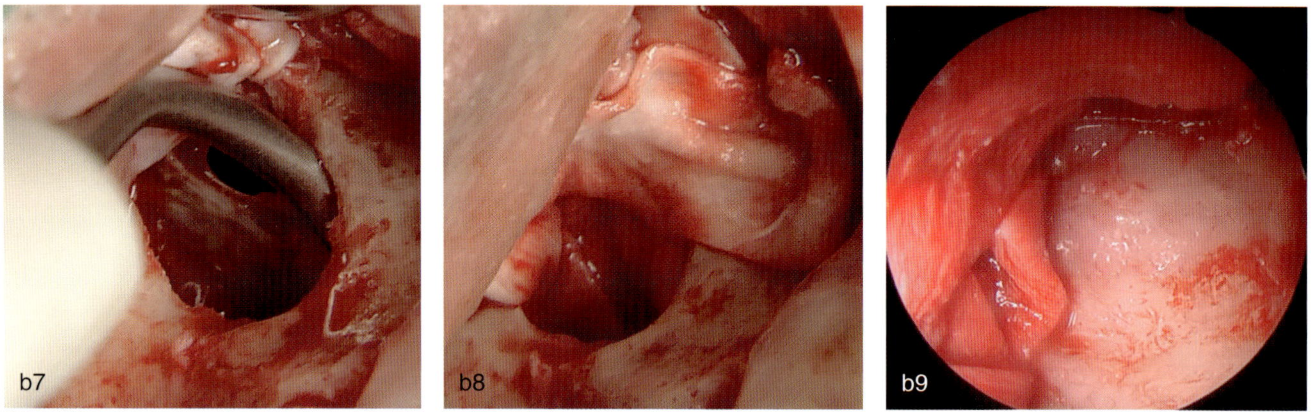

图6-24　摘除右侧上颌窦潴留囊肿，同期上颌窦底提升（续）

b. 术中照片。b7. 摘除囊肿之后，剥离窦底黏骨膜。b8. 用双层生物可吸收性胶原膜覆盖窦底黏骨膜和穿孔。b9. 电子内镜检查，胶原膜覆盖延伸至窦底的腭侧。

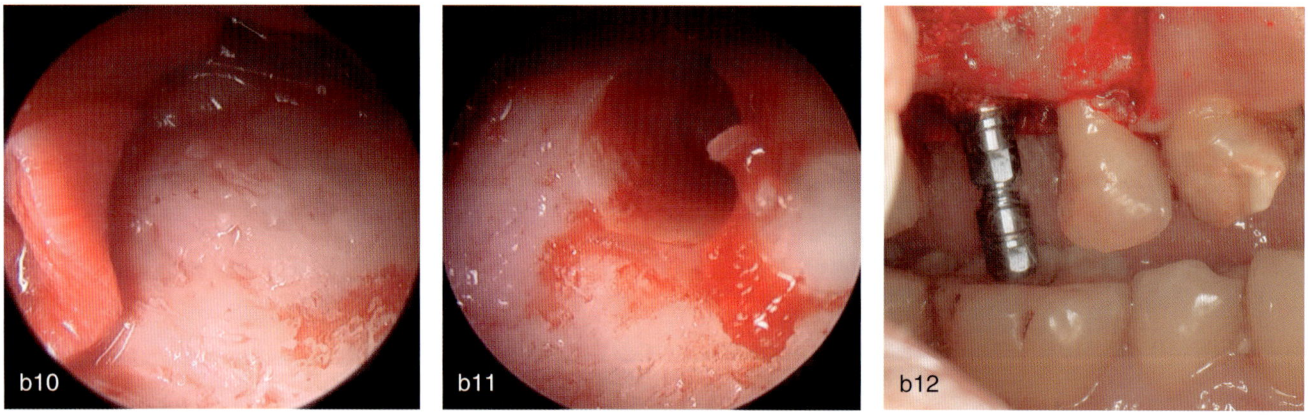

图6-24　摘除右侧上颌窦潴留囊肿，同期上颌窦底提升（续）

b. 术中照片。b10. 电子内镜检查，近距离观，胶原膜覆盖延伸至窦底的腭侧。b11. 电子内镜检查，位于窦底的种植窝。b12. 理想的种植体三维位置与轴向。

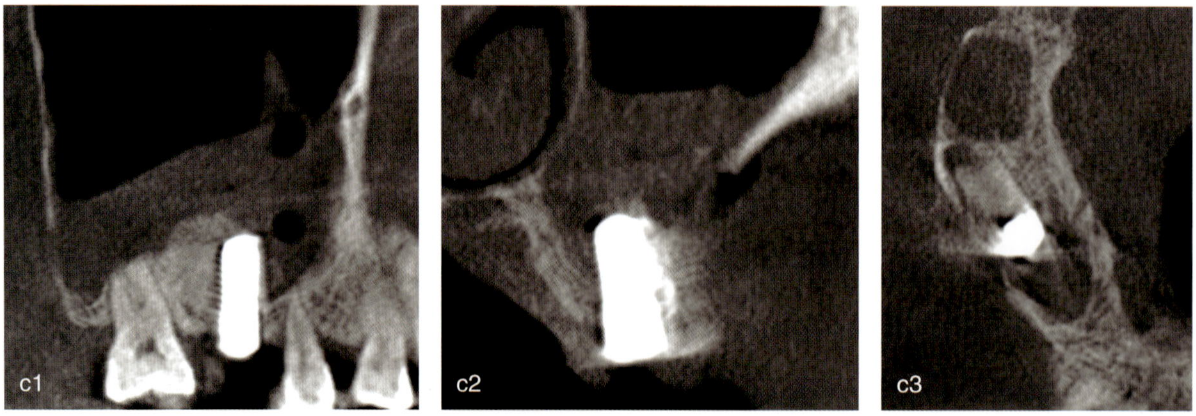

图6-24　摘除右侧上颌窦潴留囊肿，同期上颌窦底提升（续）

c. 术后即刻上颌右侧CBCT扫描。依次为后牙牙弓的近远中向断层（c1）、第一磨牙位点种植体的颊舌向断层（c2）和种植体根尖的水平面断层（c3）。骨增量材料向窦内帐篷样隆起，种植体近中骨增量材料不明显，窦底存在大量的密度增高影像。

术后静脉滴注克林霉素5天，每天1次，每次0.6g；静脉滴注地塞米松注射液3天，每天1次，每次10mg；呋麻滴鼻液滴鼻5天，每天2次；复方葡萄糖酸氯已定含漱液含漱，每天3次，直至10天后拆线。

术后即刻CBCT检查可见骨增量材料向窦内帐篷样隆起，种植体近中的骨增量材料不明显，窦底存在大量的密度增高影像，为术中进入上颌窦内的液体、出血和水肿的上颌窦黏膜（图6-24c）。

6个月后，进入修复程序。创口愈合良好，附着龈充分。CBCT检查可见窦底呈完美的帐篷样隆起，骨增量材料充分包绕种植体，窦腔内无渗出物，只是在骨增量轮廓的近中和远中有轻度黏骨膜增厚，无囊肿复发征象（图6-24d）。二期手术时，通过软组织激光暴露种植体，种植体的ISQ平均值为87。戴入螺钉固位的全瓷修复体（Variobase基台），根尖放射线片显示种植体周围骨高度理想，骨密度良好，修复体与种植体密合（图6-24e）。

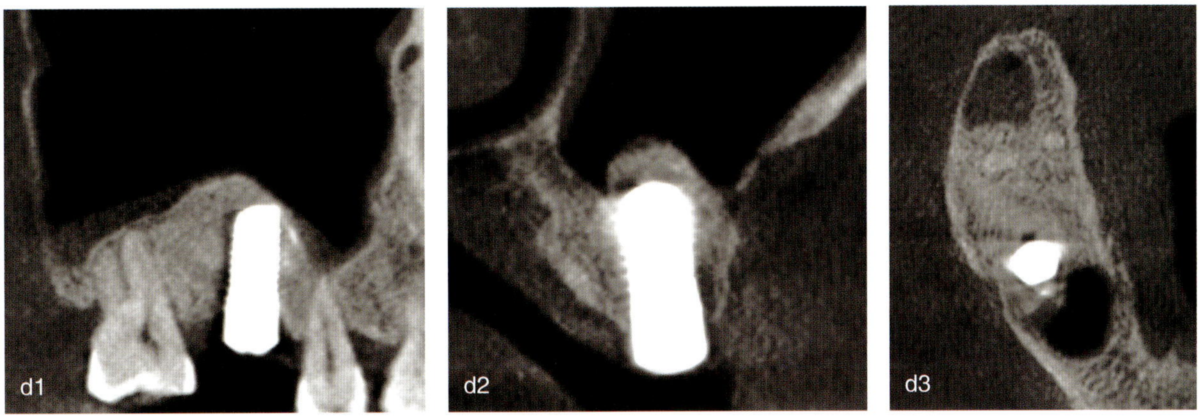

图6-24　摘除右侧上颌窦潴留囊肿，同期上颌窦底提升（续）
d. 6个月时的上颌右侧CBCT扫描。依次为后牙牙弓的近远中向断层（d1）、第一磨牙位点种植体的颊舌向断层（d2）和种植体根尖的水平面断层（d3）。窦底呈帐篷样隆起，新骨质量理想、充分包绕种植体，窦底黏骨膜略微增厚，侧壁开窗处已经皮质骨化。

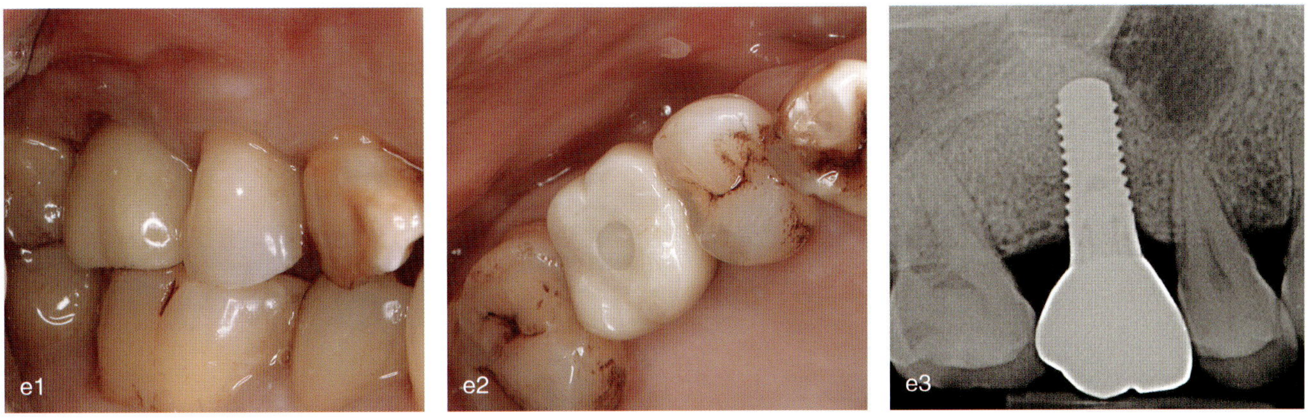

图6-24　摘除右侧上颌窦潴留囊肿，同期上颌窦底提升（续）
e. 6个月后进入修复程序，口内照片。e1. 侧面观。e2. 𬌗面观。戴入螺钉固位的全瓷修复体，螺钉通道位于𬌗面的中央窝。e3. 戴入修复体后即刻拍摄的根尖放射线片显示种植体周围骨高度理想，修复体与种植体密合。

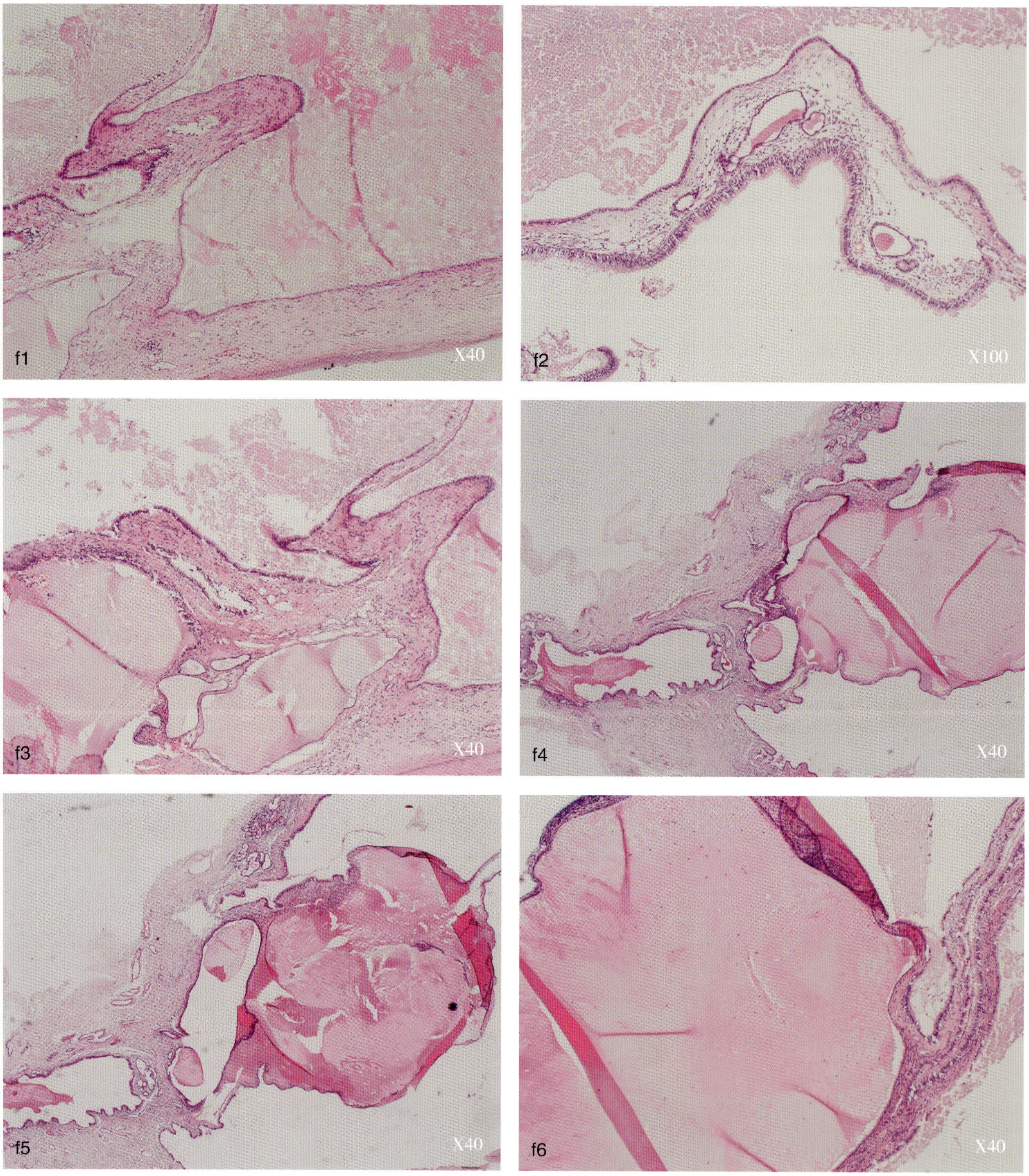

图6-24 摘除右侧上颌窦潴留囊肿，同期上颌窦底提升（续）

f. 囊肿标本的组织学切片照片。f1～f6. 纤维结缔组织包绕均匀粉染的黏液。

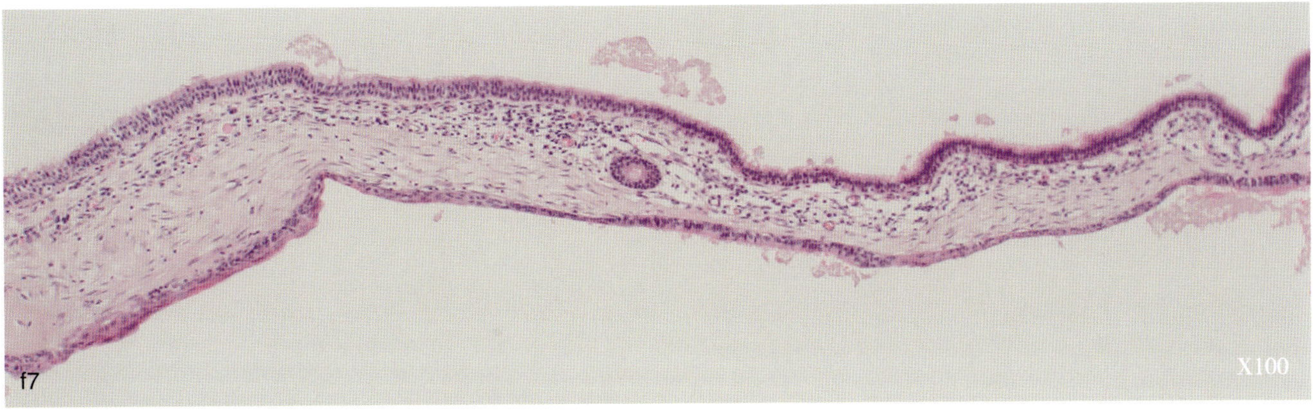

图6-24　摘除右侧上颌窦潴留囊肿，同期上颌窦底提升（续）
f. 囊肿标本的组织学切片照片。f7. 上颌窦黏膜增生所形成的“飘带”样结构。

讨论

本病例为上颌窦潴留囊肿，在摘除囊肿的同时进行上颌窦底提升并同期植入种植体，达到了预期的治疗效果。

关于本病例的临床诊断

本病例患者无自觉症状，CBCT扫描显示在窦底存在不规则的密度增高影像。如果仅仅依靠此放射线表现，还难以与感染导致的窦底黏骨膜增厚相鉴别；但是在黏骨膜增厚影像中存在直径约2mm的高密度影像，可能是黏液浓缩或凝固化的表现。因此，术前的临床诊断为上颌窦潴留囊肿，得到了术中表现和术后组织学检查的证实。

关于本病例的组织学表现

在组织学切片中，可见大量粉染的黏液样物质存在于黏骨膜中的固有层中，无上皮衬里，证实上颌窦潴留囊肿不同于唾液腺的潴留囊肿，是一种黏液外渗现象，即：黏液从受损的腺体导管渗出到周围的结缔组织中，滞留、聚集而形成的上颌窦囊性病变。在黏液样物质中，可见化生的纤毛柱状上皮条索将囊肿分隔为不同的部分（图6-24f）。

外科程序：宿玉成、皮雪敏、陶丹、刘敏、杨清；修复程序：唐素霞；放射线诊断程序：苑秋华、王倩；组织学读片：李翠英（北京大学口腔医学院中心实验室）；病例完成时间：2021年

病例之十一：摘除上颌窦潴留囊肿，同期上颌窦底提升

58岁男性患者，4个月前拔除因牙周病Ⅲ度松动的两颗前磨牙，现计划种植治疗。

患者一般状态良好，无全身系统性疾病史，吸烟、饮酒，实验室检查无异常，无副功能习惯。口腔检查可见两颗上颌右侧前磨牙缺失，黏膜质量和殆龈距离尚可，尖牙远中龈乳头退缩。系统性牙周治疗已经完成，口腔卫生维护良好。CBCT检查可见缺牙位点骨密度较低，宽度正常。缺牙位点为平直型牙槽嵴顶，第二前磨牙位点为倾斜型窦底，窦底剩余骨高度约4.5mm，骨密度较低。窦底存在不规则性的密度增高影像，与骨壁成钝角，高度约14mm（图6-25a）。

本病例被分类为上颌后部Ⅱ型骨缺损，存在上颌窦潴留囊肿。治疗计划为侧壁开窗摘除潴留囊肿，同期上颌窦底提升并植入种植体，6个月后修复。

行盐酸阿替卡因骨膜上浸润麻醉，在缺牙位点

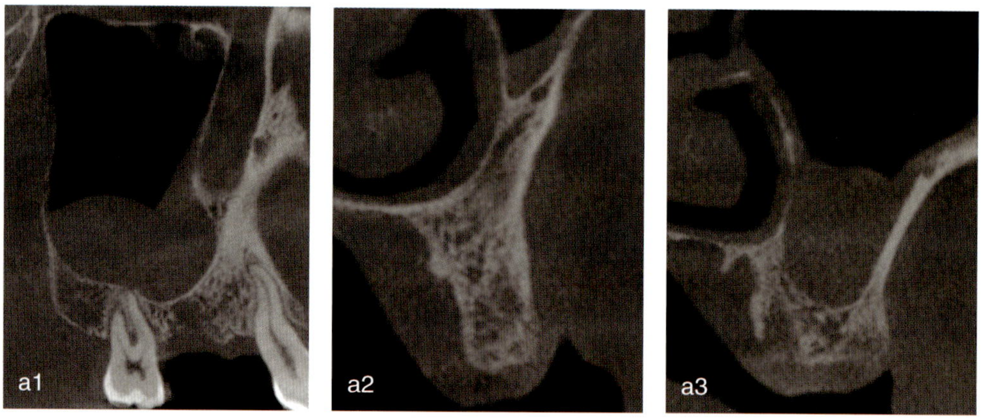

图6-25　摘除右侧上颌窦潴留囊肿，同期上颌窦底提升
a. 术前检查，上颌右侧CBCT扫描。a1. 后牙牙弓的近远中向断层。a2. 第一前磨牙区的颊舌向断层。a3. 第二前磨牙区的颊舌向断层。第二前磨牙位点的窦底剩余骨高度约为4.5mm，窦底存在密度增高影像，高度约14mm，与窦内骨壁成钝角。

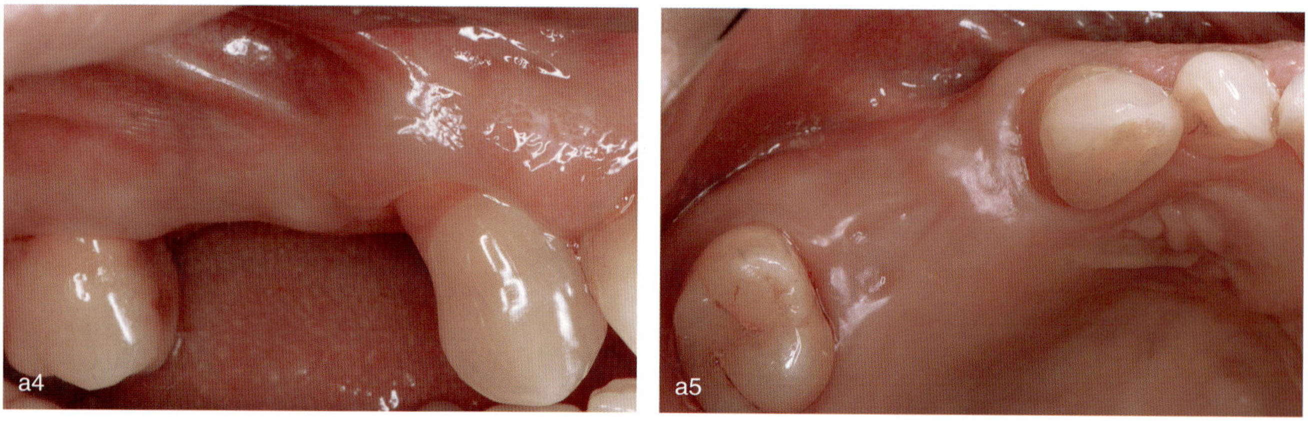

图6-25　摘除右侧上颌窦潴留囊肿，同期上颌窦底提升（续）
a. 术前检查，口内照片。a4. 颊侧观。a5. 殆面观。上颌右侧两颗前磨牙缺失，宽度正常。尖牙远中的龈乳头和龈缘高度降低，黏膜质量和殆龈距离尚可。

做牙槽嵴顶略偏腭侧的水平向切口、尖牙近中和第一磨牙远中的两个垂直向松弛切口。翻黏骨膜瓣，在侧壁开窗位置刮取自体骨骨屑。用钨钢球钻和金刚砂球钻开窗，形成揭盖式骨窗，可见黏骨膜颜色暗淡，在破裂的骨膜处可见黄色的囊肿。吸出黏稠的囊液，摘除囊壁，剥离窦底黏骨膜。将25mm×25mm的生物可吸收性胶原膜（Bio-Gide，Geistlich，瑞士）植入窦底，覆盖窦底黏骨膜和穿孔。预备种植窝之后，两步法植入骨增量材料。植入掺杂自体骨骨屑的1.5g粗细颗粒混合的去蛋白牛骨矿物质（Bio-Oss，Geistlich，瑞士），并用从术区收集的血液进行调拌。两步法植骨。在第一前磨牙位点植入直径3.3mm（平台直径4.8mm、长度12mm、光滑颈部高度2.8mm）、第二前磨牙位点植入直径4.1mm（平台直径4.8mm、长度12mm、光滑颈部高度2.8mm）的软组织水平亲水表面种植体（TL，SLActive，RN，S，TiZr，Straumann，瑞士），最终植入扭矩均>15Ncm，种植体的三维位置与轴向理想。再次植入骨增量材料，将植入窦底的

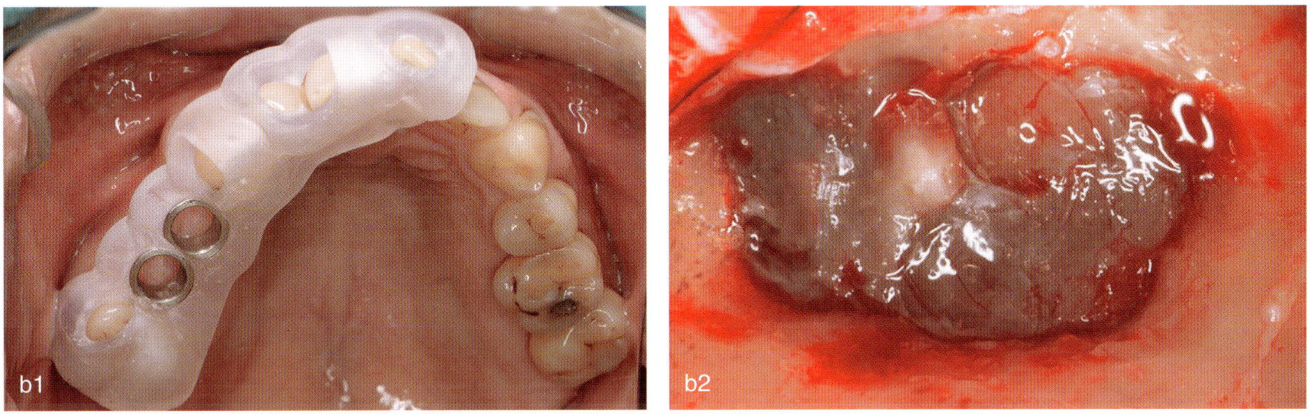

图6-25　摘除右侧上颌窦潴留囊肿，同期上颌窦底提升（续）

b. 术中照片。b1. 翻黏骨膜瓣之前试戴外科导板。b2. 用钨钢球钻和金刚砂球钻开窗之后，可见黏骨膜的颜色暗淡，在破裂的骨膜处，可见淡黄色的囊肿。

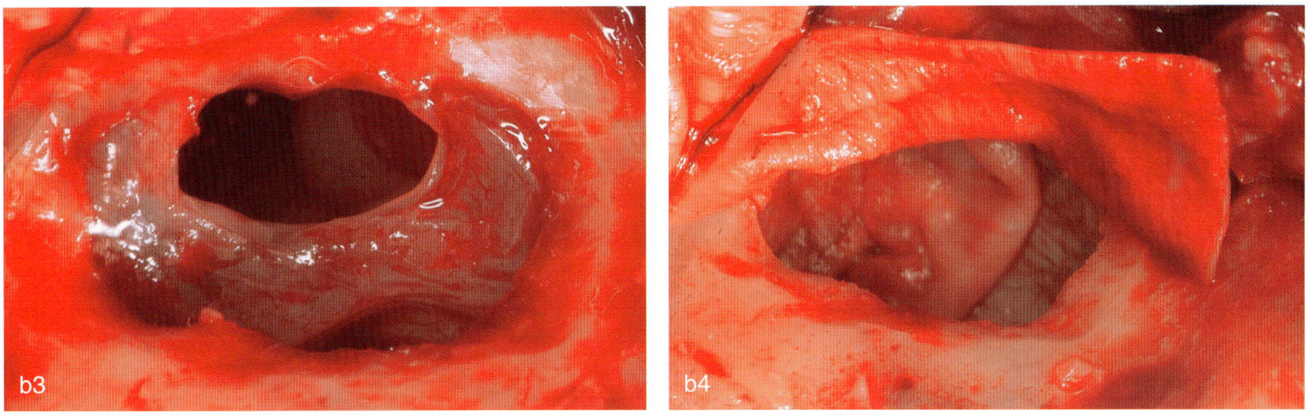

图6-25　摘除右侧上颌窦潴留囊肿，同期上颌窦底提升（续）

b. 术中照片。b3. 切开黏骨膜，抽出黏稠的黏液。通过黏骨膜切口可见在窦底深部的囊肿。b4. 摘除囊肿之后，用生物可吸收性胶原膜覆盖黏骨膜和黏骨膜切口。

胶原膜向外反折，覆盖骨窗和骨增量材料。复位黏骨膜瓣，无张力创口关闭，潜入式愈合（图6-25b）。

术后静脉滴注克林霉素5天，每天1次，每次0.6g；静脉滴注地塞米松注射液3天，每天1次，每次10mg；呋麻滴鼻液滴鼻5天，每天2次；复方葡萄糖酸氯己定含漱液含漱，每天3次，直至10天后拆线。

术后即刻CBCT扫描可见骨增量材料呈帐篷样隆起，充分包绕种植体。同时上颌窦底也存在密度增高影像，为术中通过黏骨膜切口进入窦腔内的生理盐水与出血混合物和呈水肿反应的黏骨膜（图6-25c）。

6个月后进入修复程序。CBCT扫描显示窦底呈帐篷样隆起，骨增量高度和轮廓稳定，新骨充分包绕种植体。窦底及窦壁的黏骨膜轻度增厚，近中较为明显，窦腔内无渗出物，无囊肿复发征象（图6-25d）。

通过软组织激光暴露种植体，第一和第二前磨牙位点种植体的ISQ平均值分别为71和78。制取印

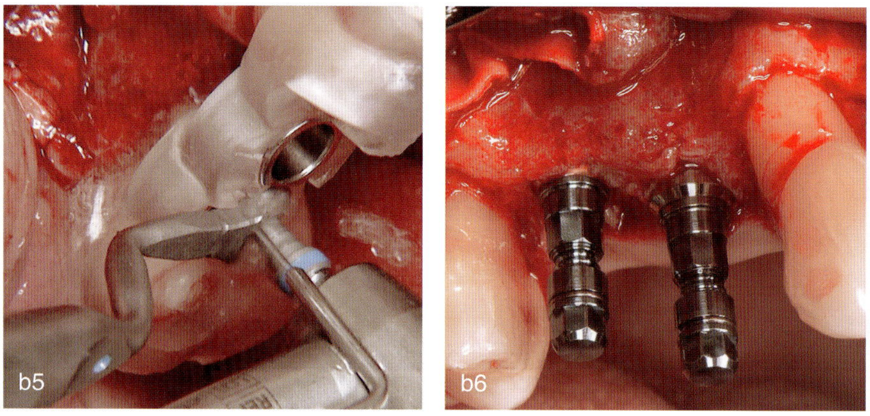

图6-25　摘除右侧上颌窦潴留囊肿，同期上颌窦底提升（续）
b. 术中照片。b5. 在外科导板的引导下，预备种植窝。b6. 在初步骨增量之后植入两颗软组织水平种植体，种植体的三维位置与轴向理想。第一前磨牙位点种植体的部分光滑颈部位于骨内，第二前磨牙位点种植体的光滑颈部全部位于骨内。

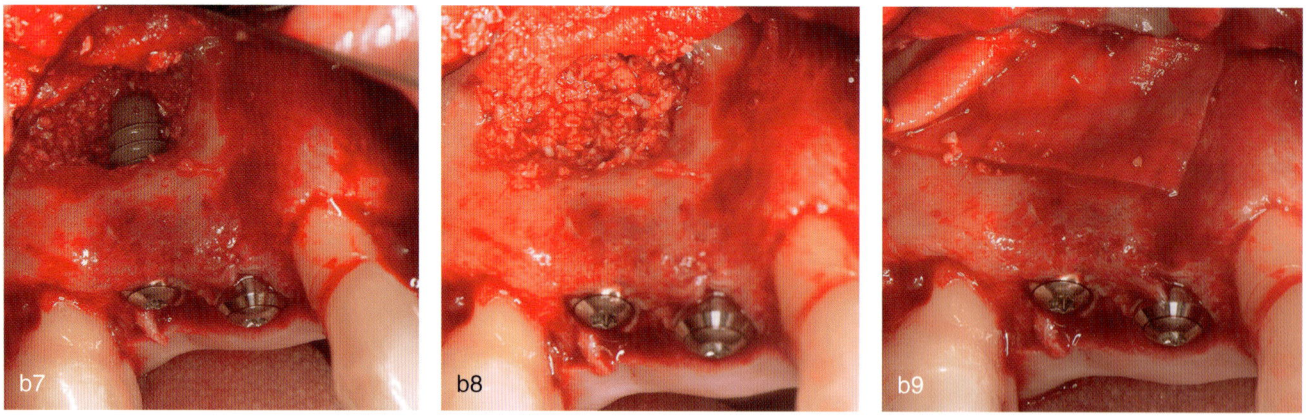

图6-25　摘除右侧上颌窦潴留囊肿，同期上颌窦底提升（续）
b. 术中照片。b7. 初步植入骨增量材料后植入种植体。b8. 再次植入骨增量材料。b9. 将植入窦底的胶原膜向外反折，覆盖侧壁骨窗和骨增量材料，然后关闭创口。

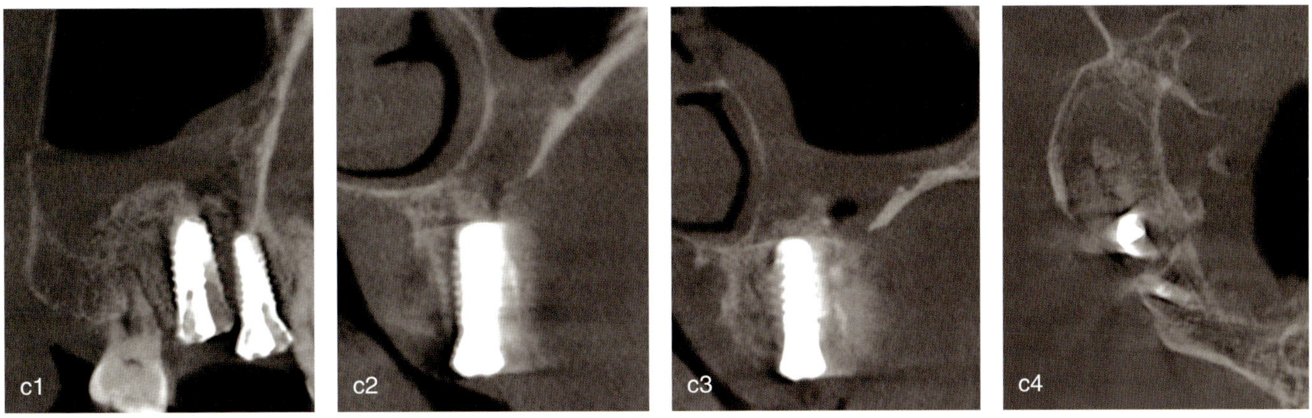

图6-25　摘除右侧上颌窦潴留囊肿，同期上颌窦底提升（续）

c. 术前检查，上颌右侧CBCT扫描。存在运动伪影。c1. 后牙牙弓的近远中向断层。c2. 第一前磨牙区的颊舌向断层。c3. 第二前磨牙区的颊舌向断层。c4. 种植体根尖的水平面断层。骨增量材料向窦内帐篷样隆起，窦底存在密度增高影像。

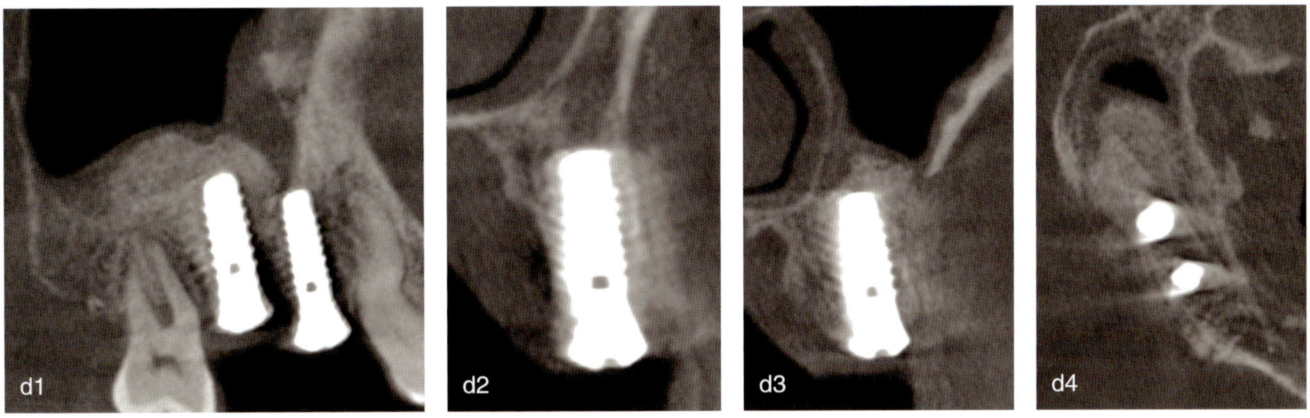

图6-25　摘除右侧上颌窦潴留囊肿，同期上颌窦底提升（续）

d. 术后6个月时的上颌右侧CBCT扫描，存在运动伪影。d1. 后牙牙弓的近远中向断层。d2. 第一前磨牙区的颊舌向断层。d3. 第二前磨牙区的颊舌向断层。d4. 种植体根尖的水平面断层。窦底呈帐篷样隆起，新骨充分包绕种植体，窦底黏膜轻度增厚。

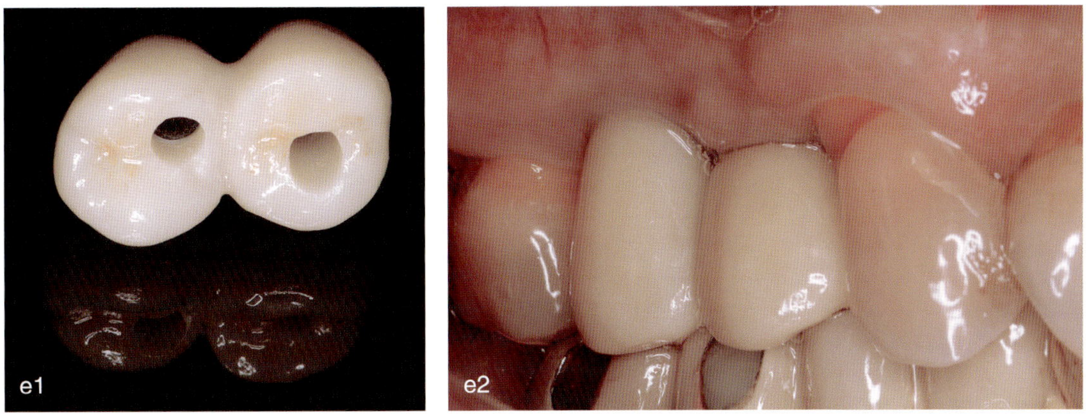

图6-25　摘除右侧上颌窦潴留囊肿，同期上颌窦底提升（续）

e. 术后6个月进入修复程序。e1. 螺钉固位的全瓷联冠修复体的𬌗面观，两个螺钉通道的位置略欠佳，没有完全位于𬌗面的中央。e2. 戴入螺钉固位的全瓷联冠修复体之后的侧面观，种植体周围软组织健康，与对颌牙之间的𬌗关系理想。

模，两周后戴入螺钉固位的全瓷联冠修复体（桥用Variobase基台），螺钉通道的位置尚可。戴入修复体后，可见种植体周围软组织状态理想，尖牙龈缘和远中龈乳头退缩，形态与术前相同（图6-25e1～e3）。

戴入修复体即刻拍摄的根尖放射线片可见，两颗种植体周围的骨高度正常，骨密度正常。种植修复体为联冠修复体，与两颗种植体均密合（图6-25e4）。

图6-25f为摘除的囊肿，可见半透明样的囊壁和溢出的黏液。图6-25g为术中电子内镜照片，可见囊壁菲薄，呈半透明状，表面分布成熟的血管网。图6-25h为组织学检查，纤维囊壁高度水肿，形成许多液体聚集的空腔，纤维囊壁内有轻度炎症细胞浸润。

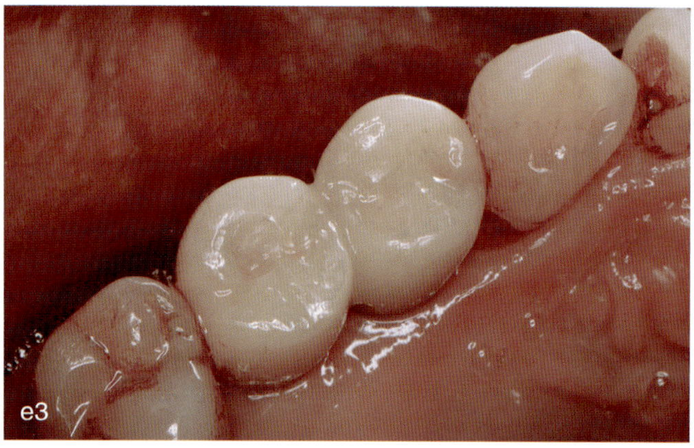

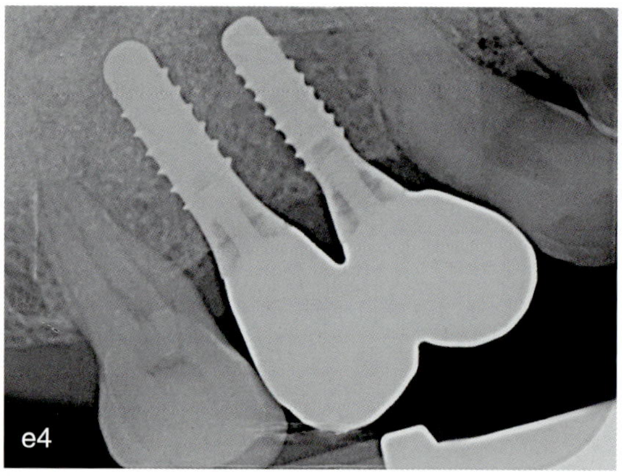

图6-25　摘除右侧上颌窦潴留囊肿，同期上颌窦底提升（续）
e. 术后6个月进入修复程序。e3. 戴入螺钉固位的全瓷联冠修复体之后的𬌗面观，修复体与邻牙接触良好。e4. 戴入修复体后拍摄的根尖放射线片，种植体周围骨高度理想，修复体与种植体密合。

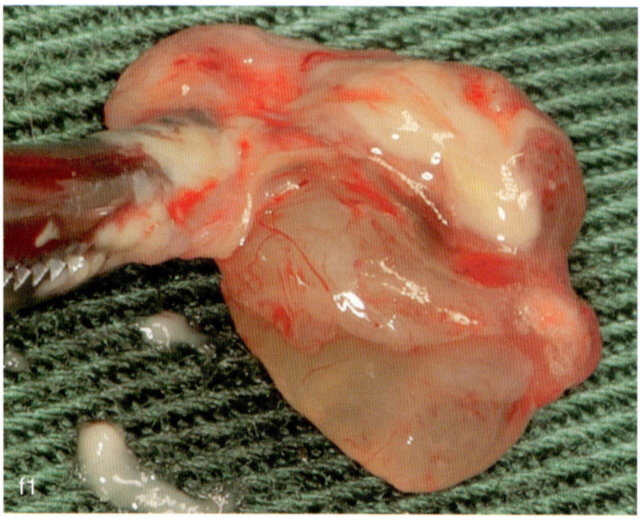

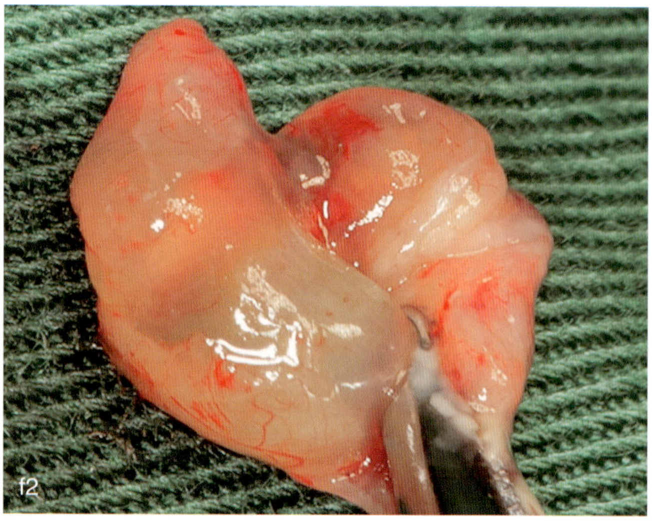

图6-25　摘除右侧上颌窦潴留囊肿，同期上颌窦底提升（续）
f. 术中摘除的囊肿标本。f1，f2. 从不同角度拍摄的标本照片，可见半透明样的囊壁和溢出的黏液。

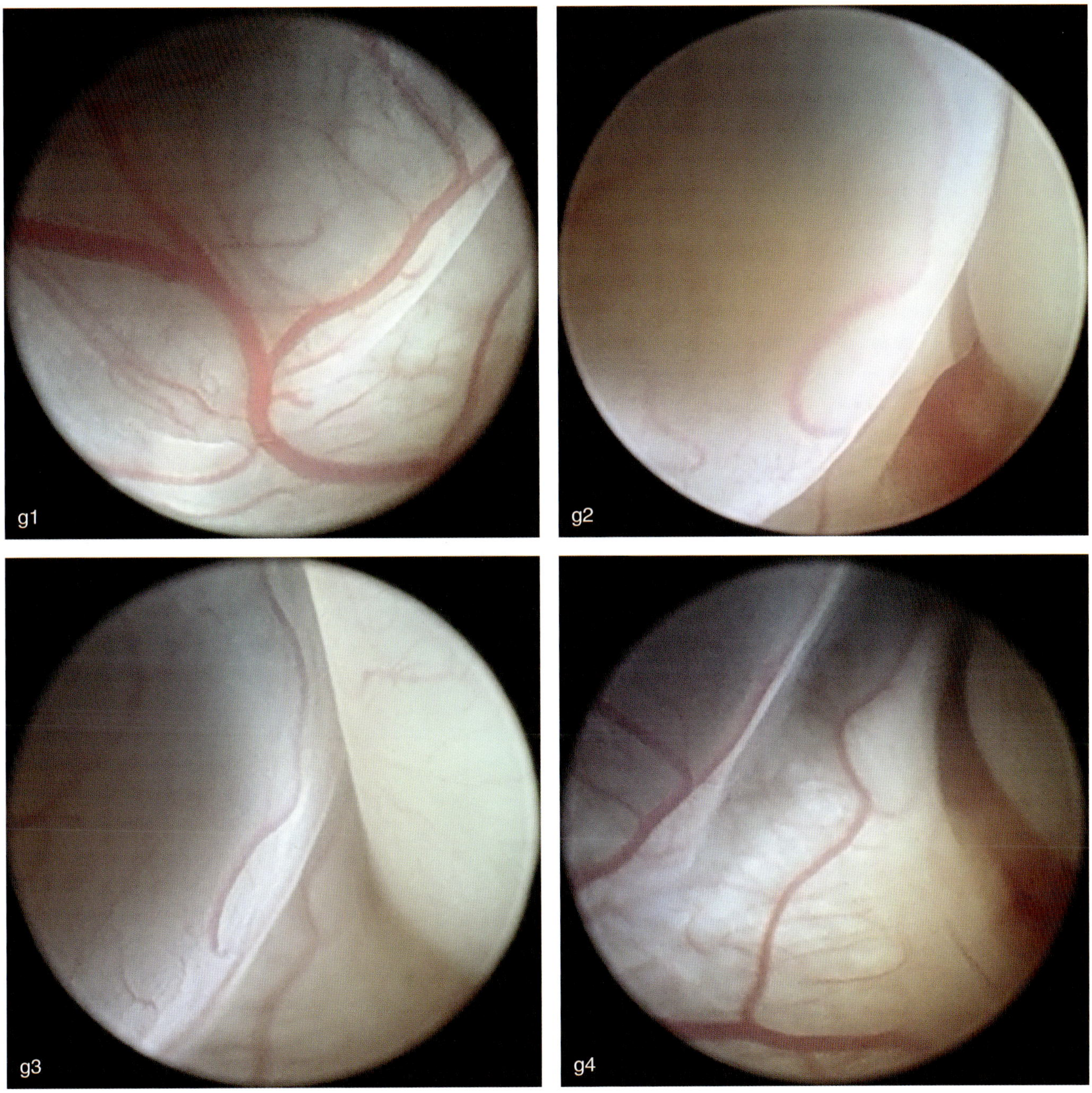

图6–25　摘除右侧上颌窦潴留囊肿，同期上颌窦底提升（续）

g. 术中内镜检查照片。g1～g4. 囊壁菲薄，伴随呼吸来回扇动。在电子内镜的光照下囊壁呈半透明状，表面有成熟的血管系统。g2、g3和g4为囊肿向窦内突起的囊壁的不同部分。

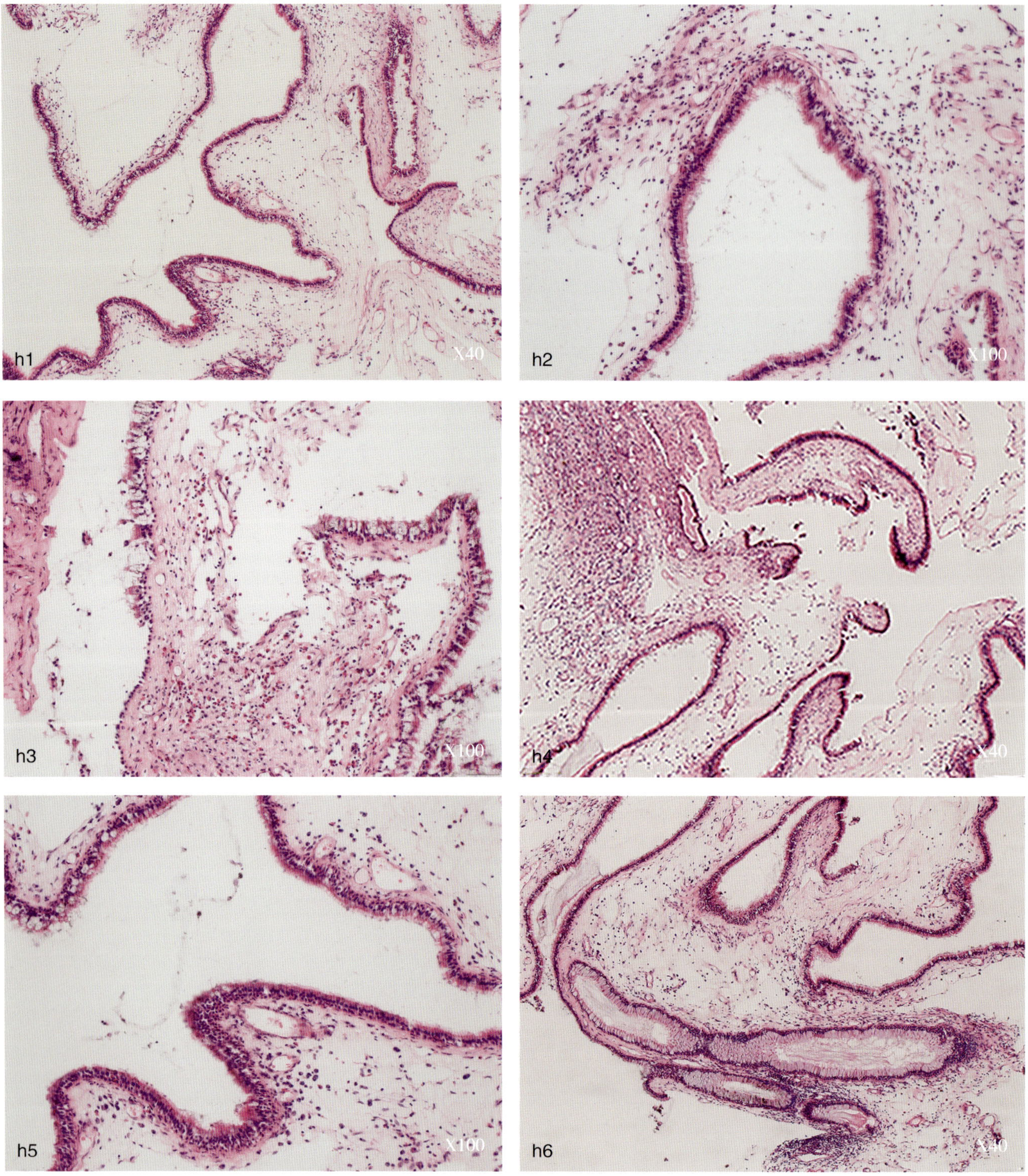

图6-25　摘除右侧上颌窦潴留囊肿，同期上颌窦底提升（续）

h. 组织学检查。h1～h6. 囊壁的高倍镜观，囊壁不规则内陷，形成有多个不规则乳头状突入的囊腔结构。上皮层的杯状细胞显著增多（h3），纤维囊壁水肿，内有轻度炎症细胞浸润。

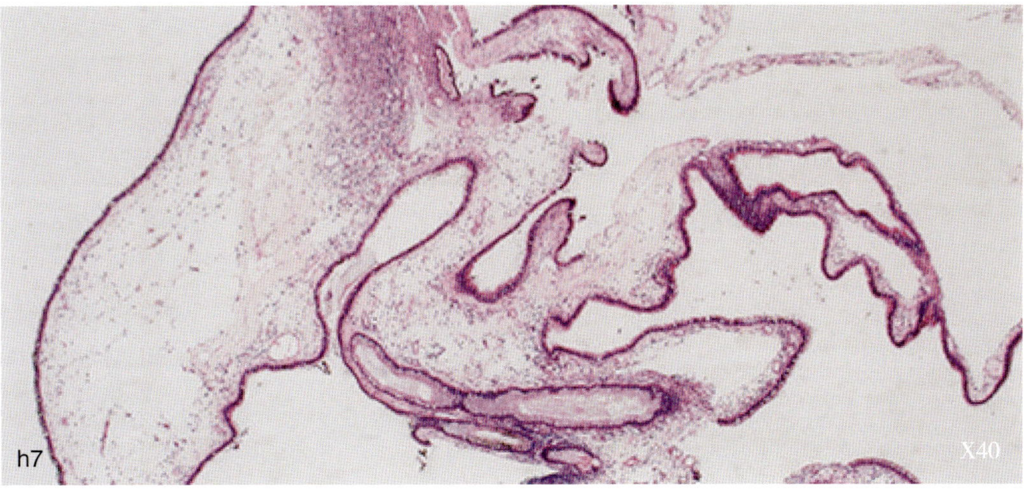

图6-25　摘除右侧上颌窦潴留囊肿，同期上颌窦底提升（续）

h. 组织学检查。h7. 囊壁的低倍镜观，囊壁不规则内陷，形成多个有不规则乳头状突起的囊腔结构。纤维囊壁高度水肿，形成许多液体聚集的空腔，纤维囊壁内有轻度炎症细胞浸润。

讨论

本病例为上颌窦潴留囊肿，在摘除囊肿的同期进行上颌窦底提升并植入种植体，达到了预期的效果。

关于本病例的放射线所见

本病例可见上颌窦潴留囊肿经典的放射线表现之一：窦底存在的密度增高影像与骨壁成钝角，上颌窦后壁无黏骨膜增厚，内壁略增厚（图6-25a），这与上颌窦感染不同。因为上颌窦黏骨膜的固有层疏松，一旦感染，炎症会沿固有层迅速扩散，导致黏骨膜广泛性水肿，放射线影像表现为黏骨膜的弥漫性增厚。

曾经一度认为，上颌窦潴留囊肿难以通过放射线平片甚至MSCT或CBCT扫描，与上颌窦感染、假性囊肿相鉴别。但近年来，通过CBCT扫描与术中观察、电子内镜检查以及术后组织学检查所见的对比研究，已经能够通过CBCT扫描在术前做出正确诊断。

关于本病例的术中所见

术中可见黏稠的黏液潴留于上颌窦黏骨膜的固有层中。电子内镜检查显示，窦腔侧的潴留囊肿外壁（即上颌窦黏骨膜的上皮层）表面并没有大量黏液附着（图6-25g），只是在囊肿摘除过程中高度水肿或充满溢出的黏液、渗出液的潴留囊肿外壁破裂时才可见有黏稠黏液的溢出（图6-25f）。

关于本病例囊壁的组织学所见

在本书中，纳入了在放射线表现、术中观察和组织学所见较为经典的上颌窦潴留囊肿病例，以利于读者对上颌窦潴留囊肿的理解。本病例组织学改变的特点是囊壁不规则内陷，由于囊壁高度水肿或充满溢出的黏液、渗出液而形成多个有不规则乳头状突起的囊腔结构。

外科程序：宿玉成、皮雪敏、陶丹、刘敏、杨清；修复程序：汪霞、唐素霞；放射线诊断程序：苑秋华、王倩；组织学读片：李翠英（北京大学口腔医学院中心实验室）；病例完成时间：2021年

病例之十二：摘除上颌窦潴留囊肿，同期上颌窦底提升

33岁男性患者，上颌右侧后牙的固定桥修复体失败，于3年前拔除基牙第一前磨牙和第二前磨牙，现转入本院寻求种植修复缺失牙。

患者一般状态良好，无全身系统性疾病史，不吸烟、少量饮酒，无副功能习惯，实验室检查无异常。口腔检查可见口腔卫生良好，上颌右侧第二磨牙为冠修复体，在近中邻面可见截断桥体所留下的金属面，两颗前磨牙和第一磨牙缺失，拔牙窝愈合良好，黏膜质地正常，附着龈充足，殆龈距离和颌位关系尚可，近远中向距离低于3颗牙的正常间隙（图6-26a1，a2），开口度良好。

CBCT扫描可见上颌窦底部存在较大的密度增高影像，形态不规则，边界清晰，与窦壁成锐角或钝角，密度均匀，周围骨无破坏。在囊肿样的密度增高区的中间位置可见小圆形“空泡”影像，在上部可见大圆形“空泡”影像。囊肿的垂直向高度约25mm，

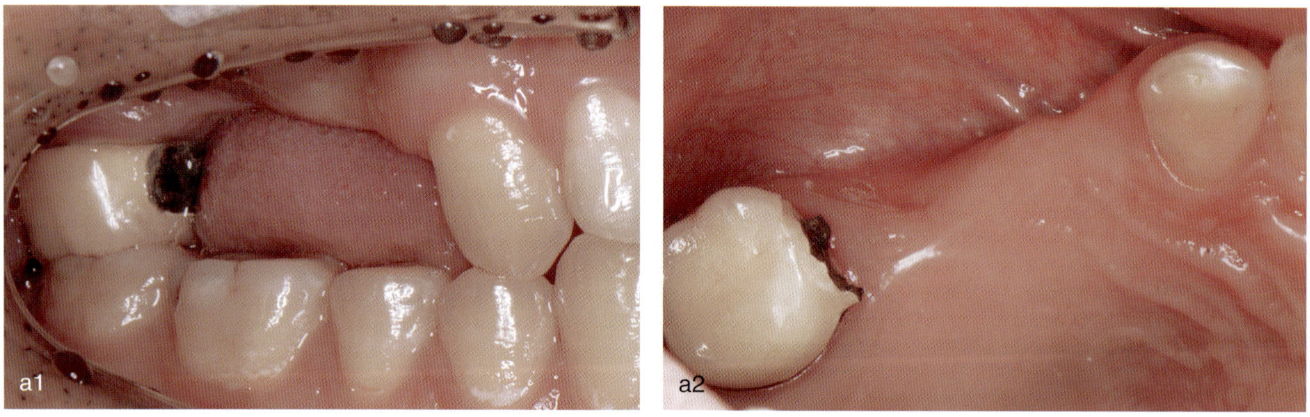

图6-26　摘除右侧上颌窦潴留囊肿，同期上颌窦底提升
a. 术前检查，口内照片。a1. 颊侧观。a2. 殆面观。上颌右侧两颗前磨牙和第一磨牙缺失，缺牙间隙维度略小于正常。第二磨牙为冠修复体，殆龈距离尚可，黏膜质地正常。

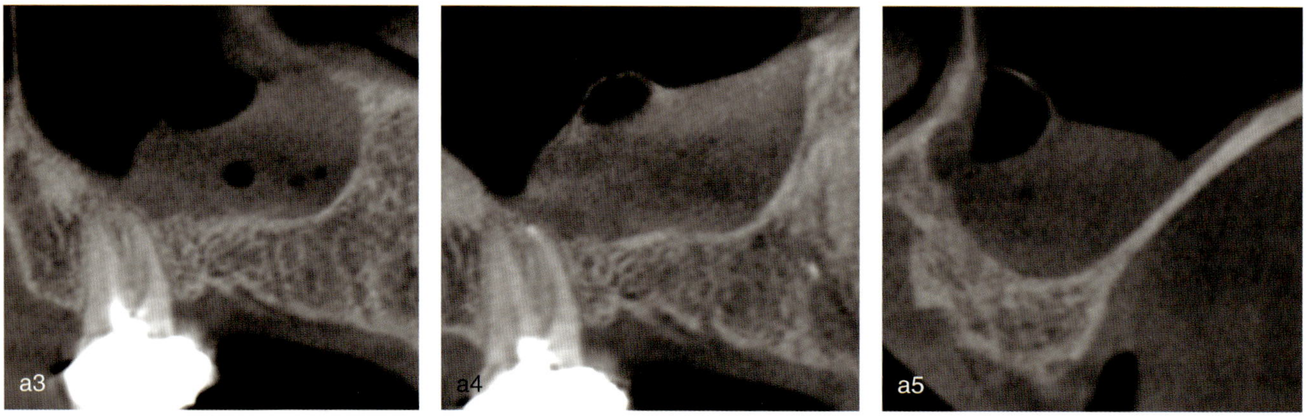

图6-26　摘除右侧上颌窦潴留囊肿，同期上颌窦底提升（续）
a. 术前检查，上颌右侧CBCT扫描。依次为沿后牙牙弓的近远中向断层（a3）、沿第二前磨牙（a4）和第一磨牙（a5）位点的颊舌向断层。较大的密度增高影像，形态不规则，边界清晰，与窦壁成锐角或钝角，其间可见小圆形“空泡”影像，周围骨无破坏。

近远中向宽度约27mm，颊舌向宽度约26mm。平坦型窦底，倾斜型牙槽嵴顶，牙槽嵴顶和窦底皮质骨连续性尚可，窦底剩余骨密度尚可，属于Ⅲ类骨密度，从第一前磨牙位点至第一磨牙位点的窦底中心骨高度为6～12.8mm（图6–26a3～a5）。

本病例被分类为上颌后部Ⅱ型骨缺损，存在上颌窦潴留囊肿。治疗方案为侧壁开窗摘除囊肿，同期上颌窦底提升并植入种植体，3个月后修复。

行盐酸阿替卡因骨膜上浸润麻醉，在缺牙位点做牙槽嵴顶略偏腭侧的水平向切口以及尖牙近中和第二磨牙远中的两个垂直向松弛切口。翻黏骨膜瓣，暴露骨壁，用刮骨刀刮取自体骨骨屑。用钨钢球钻和金刚砂球钻切割颊侧骨壁，形成揭盖式骨窗（图6–26b1）。剥离窦底黏骨膜之后，用40mL注射器针头穿刺黏骨膜，进入囊腔，但未抽出囊液（图6–26b2）。沿针刺的穿孔，用11＃尖刀片切开黏骨膜的骨膜层。此时，伴随呼气对窦底产生的气体压力，

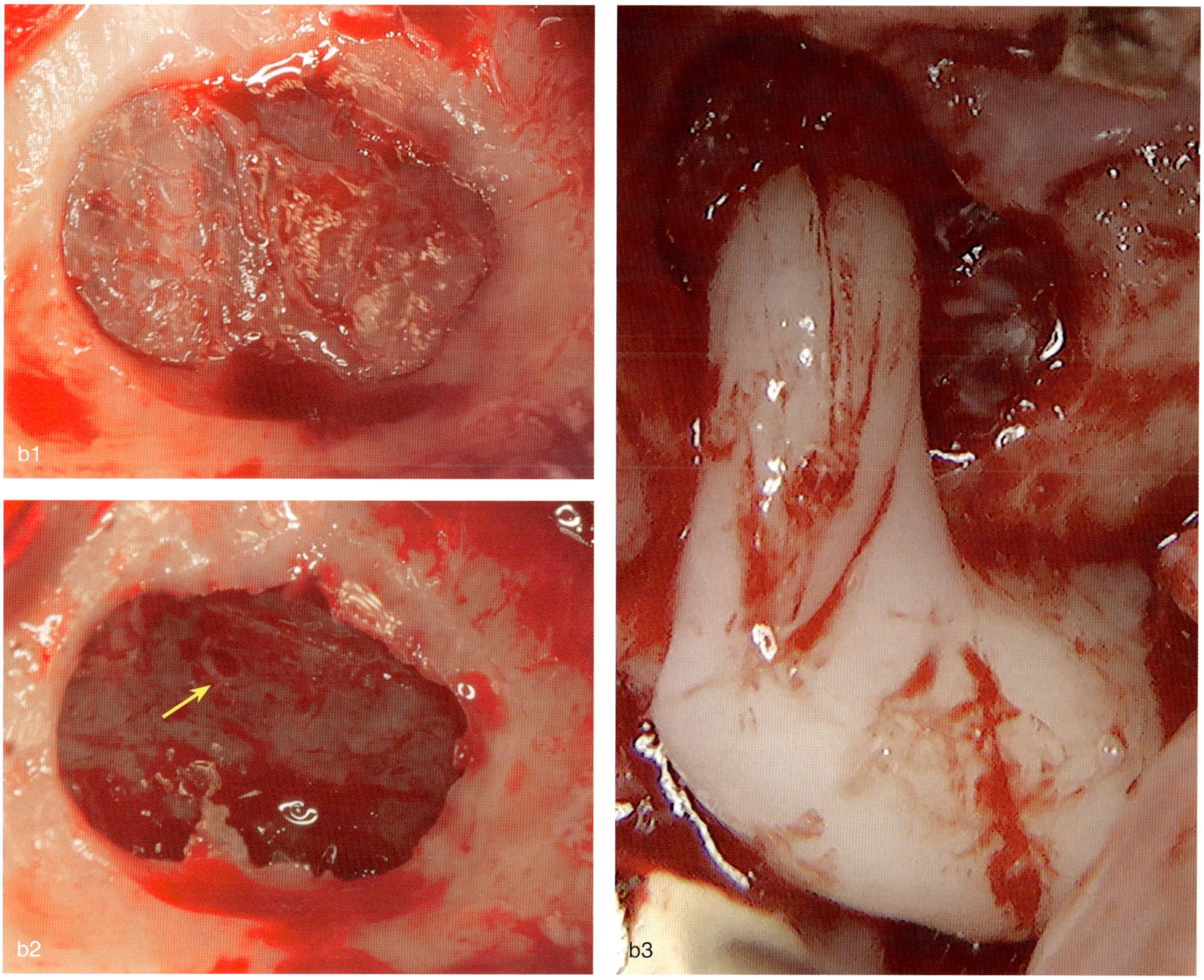

图6–26 摘除右侧上颌窦潴留囊肿，同期上颌窦底提升（续）

b. 术中照片。b1. 侧壁开窗之后，黏骨膜完整。b2. 黏骨膜随吸气而抬起，用注射器针头制作黏骨膜穿孔（箭头所示）。b3. 术中照片，用11＃尖刀片扩大黏骨膜穿孔，之后伴随呼气对窦底产生的气体压力，黏稠的囊液从穿孔处流出。

黏稠的囊液从穿孔处缓缓流出（图6-26b3）。用无齿组织镊夹住"囊内容物"向外拉出，将其完整摘除（图6-26b4，b5）。"囊内容物"具有超强的黏性和韧性，黏在无菌巾上之后，难以将其拉断，其中可见有出血，似乎其中存在血管（图6-26b6，b7）。"囊内容物"摘除之后，遗留较大的骨膜破裂孔，此时要精心预备种植窝（图6-26b8）。预备种植窝之前，首先在窦底临时置入明胶海绵，在种植窝预备过程中覆盖黏骨膜穿孔，以保护黏骨膜并防止过多的生理盐水进入固有层。在第一前磨牙位点和第一磨牙位点预备种植窝，其中第一前磨牙位点存在开窗式骨缺损（图6-26b9）。在上颌窦底黏骨膜下方植入25mm×25mm的生物可吸收性胶原膜（Bio-Gide，Geistlich，瑞士），部分覆盖骨膜破裂孔、部分用于覆盖骨窗。将各1.0g粗细颗粒混合的去蛋白牛骨矿物质（Bio-Oss，Geistlich，瑞士）与自体骨骨屑混合，并用从术区收集的血液调拌，进行两步法植骨。在第一前磨牙位点植入直径4.1mm、平台直径4.8mm、长度14mm、光滑颈部高度1.8mm的软组织水平美学种植体（TL，SP，SLActive，RN，TiZr，Straumann，瑞士），在第一磨牙位点种植窝内植入直径4.1mm、平台直径4.8mm、长度10mm、光滑颈部高度1.8mm的软组织水平锥柱状种植体（TL，

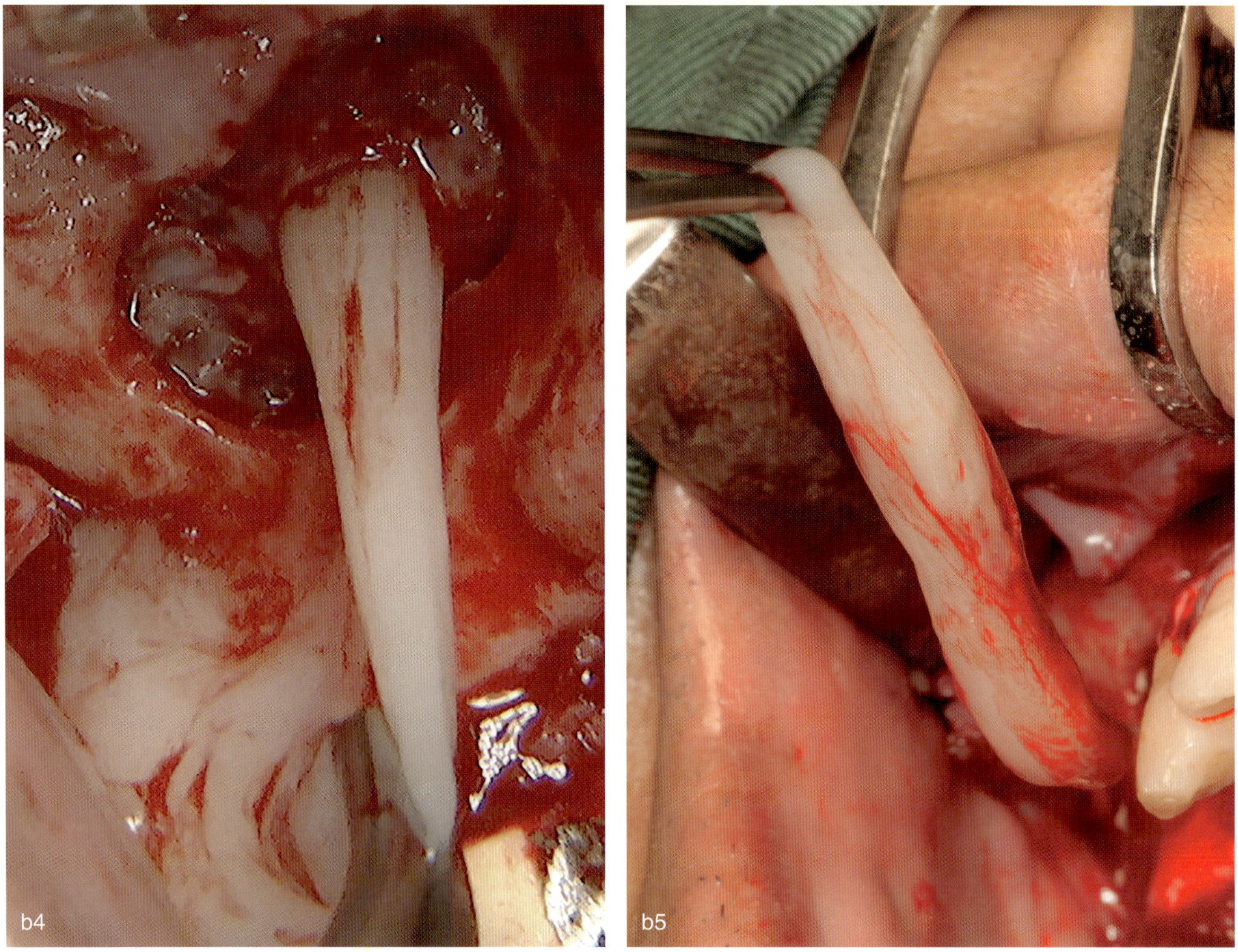

图6-26　摘除右侧上颌窦潴留囊肿，同期上颌窦底提升（续）

b. 术中照片。b4. 用无齿组织镊夹住囊液（或囊肿），将其完整地向外拉出。b5. 囊液（或囊肿）为黏稠的黏液，富有弹性和韧性，可以将其完整地摘除。

TE，SLActive，RN，TiZr，Straumann，瑞士），部分光滑颈部均位于骨内，最终植入扭矩均＞35Ncm，种植体获得了理想的分布与三维位置。随后，再次植入骨增量材料并覆盖第一前磨牙位点缺损的颊侧骨壁，将覆盖窦底黏骨膜表面的生物可吸收性胶原膜向外反折，覆盖骨窗和骨增量材料。再加盖一层胶原膜，增加颊侧骨增量材料的稳定性（图6–26b10）。黏骨膜瓣复位，无张力关闭创口，潜入式愈合（图6–26b11）。

术后静脉滴注克林霉素5天，每天1次，每次0.6g；静脉滴注地塞米松注射液3天，每天1次，每次10mg；呋麻滴鼻液滴鼻5天，每天2次；复方葡萄糖酸氯己定含漱液含漱，每天3次，直至10天后拆线。

术后即刻CBCT扫描显示种植体的三维位置与轴向理想，骨增量材料充分包绕种植体。窦底可见大量的低密度增高影像（通过骨膜破裂孔进入固有层内的生理盐水、出血以及黏骨膜水肿的混合影像），与隆起的骨增量材料界限清晰，其中可见与术前CBCT断层中类似的小圆形“空泡”影像（图6–26c）。

术后6个月时复诊进入修复程序。CBCT扫描显示

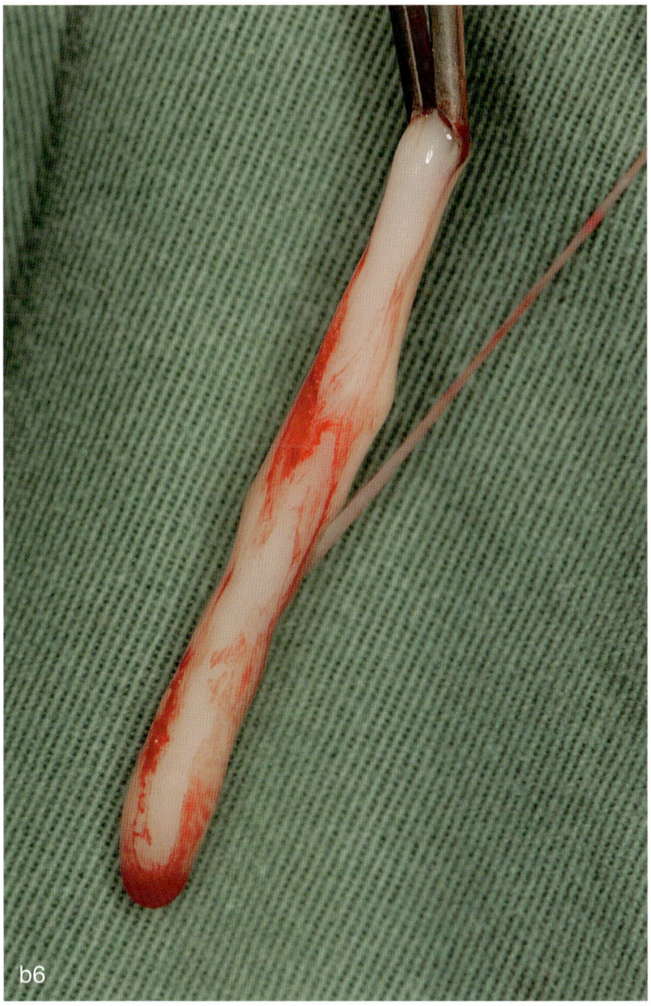

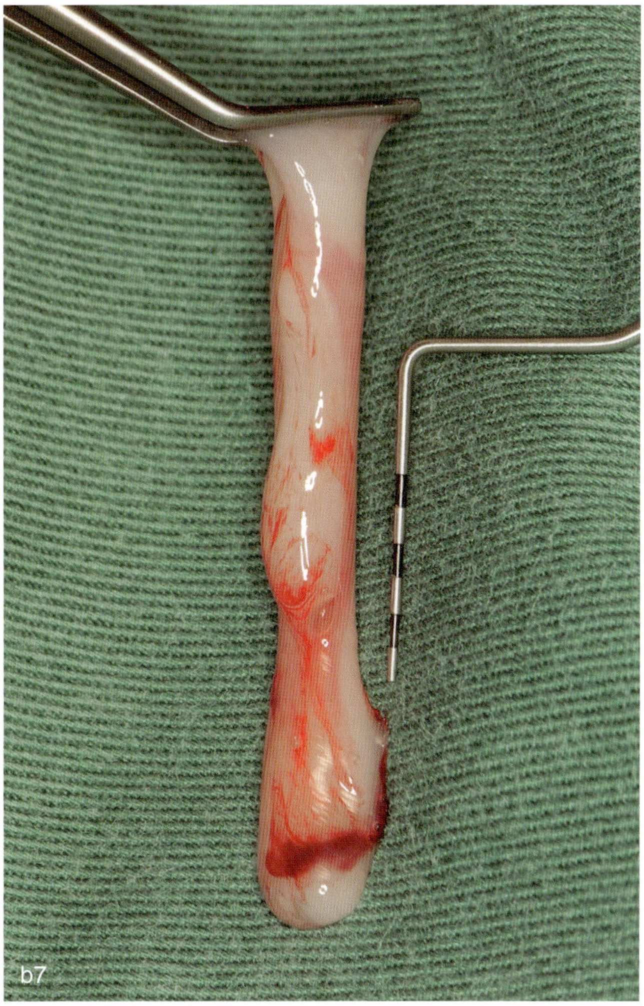

图6–26　摘除右侧上颌窦潴留囊肿，同期上颌窦底提升（续）

b. 术中照片。b6. 囊液（或囊肿）具有超强的黏性和韧性，黏在无菌巾上之后，难以将其拉断。b7. 在囊液（或囊肿）中可见有出血，似乎其中存在血管。

窦底提升高度理想，窦底平坦，只有较轻微的黏骨膜增厚。骨增量材料充分包绕种植体，新骨的骨密度（包括窦底和侧壁的骨增量区）、种植体根方和颊侧的新骨形成质量均非常理想，第二磨牙根方的窦底骨高度也增加了近2mm（图6-26d）。用软组织环切刀暴露种植体，第一前磨牙位点种植体的ISQ平均值为87，第一磨牙位点种植体的ISQ平均值为92。制取印模，2周后戴入两颗种植体支持式三单位粘接固位的金属烤瓷修复体（图6-26e1），根尖放射线片显示新骨密度理想，修复体与种植体密合（图6-26e2）。

戴入修复体1年后复诊时可见种植体周围软组织健康，龈缘位置稳定。与戴入修复体前相比，CBCT扫描显示窦底骨轮廓和种植体周围骨高度稳定，新骨的骨密度更加成熟，窦底黏骨膜状态无变化（图6-26f）。戴入修复体3年后复诊时的根尖放射线片显示，窦底和种植体周围骨密度良好、骨高度稳定，牙槽嵴顶无明显变化（图6-26g）。

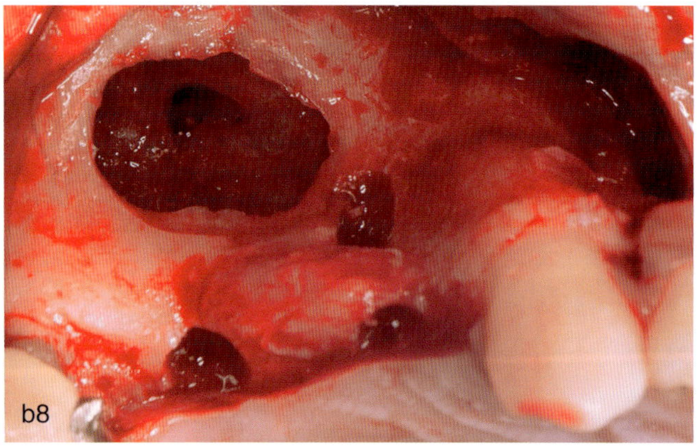

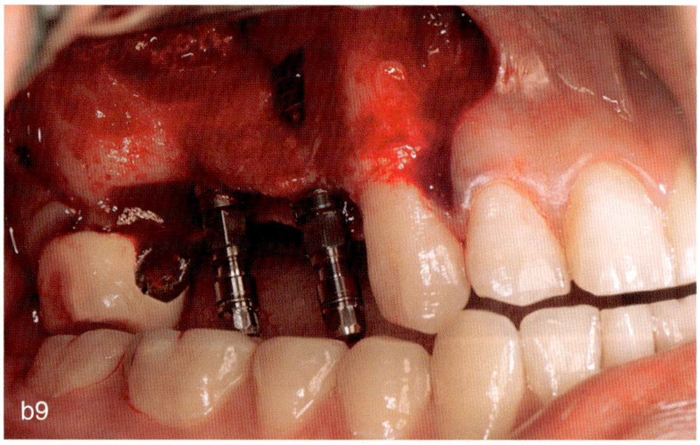

图6-26　摘除右侧上颌窦潴留囊肿，同期上颌窦底提升（续）
b. 术中照片。b8. 囊液（或囊肿）摘除之后可见留有较大的黏骨膜穿孔。b9. 在第一前磨牙和第一磨牙位点预备种植窝，第一前磨牙位点存在开窗式骨缺损。

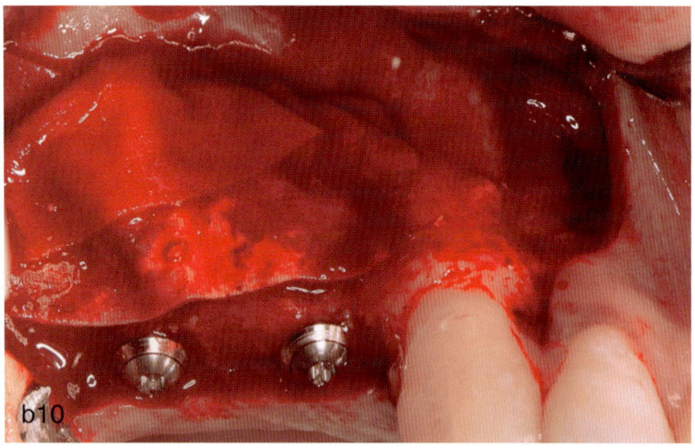

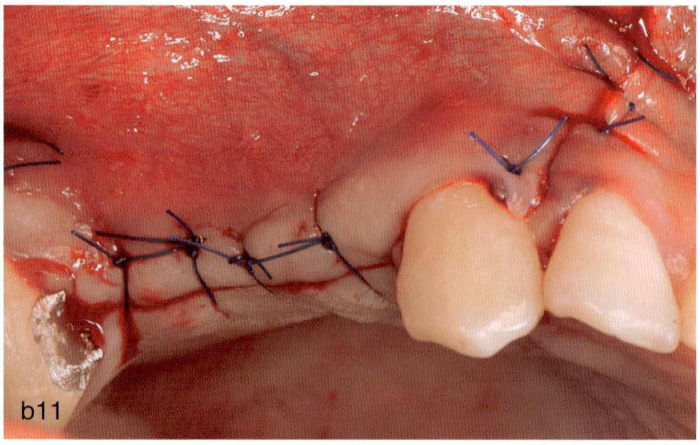

图6-26　摘除右侧上颌窦潴留囊肿，同期上颌窦底提升（续）
b. 术中照片。b10. 在窦内再次植入骨增量材料，并进行第一前磨牙位点的水平向骨增量。用生物可吸收性胶原膜覆盖骨增量材料和侧壁窗口，并将置于窦底保护黏骨膜穿孔的胶原膜反折，形成双层膜覆盖骨窗。b11. 黏骨膜瓣复位，无张力关闭创口。

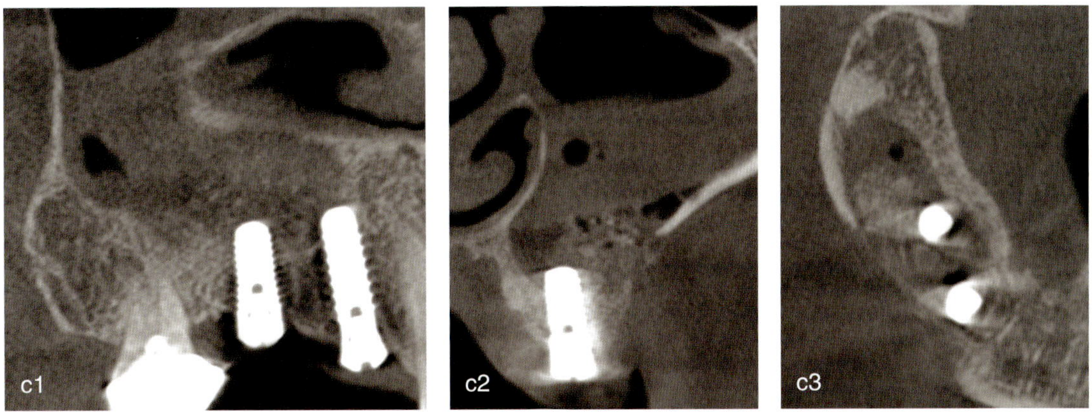

图6-26 摘除右侧上颌窦潴留囊肿，同期上颌窦底提升（续）
c. 术后即刻上颌右侧CBCT扫描。依次为后牙牙弓的近远中向断层（c1）、第一磨牙位点种植体的颊舌向断层（c2）、种植体根尖的水平面断层（c3）。骨增量材料充分包绕种植体，其根方存在大量的密度增高影像，可见与术前类似的小圆形“空泡”影像。

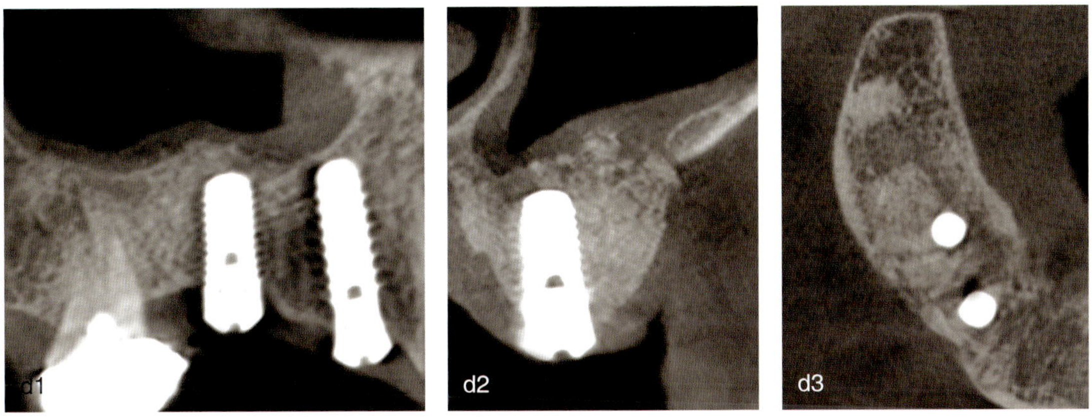

图6-26 摘除右侧上颌窦潴留囊肿，同期上颌窦底提升（续）
d. 术后6个月时的上颌右侧CBCT扫描。依次为后牙牙弓的近远中向断层（d1）、第一磨牙位点种植体的颊舌向断层（d2）、种植体根尖的水平面断层（d3）。窦底高度理想，骨增量材料充分包绕种植体，新骨的骨密度及新骨形成质量均非常理想。

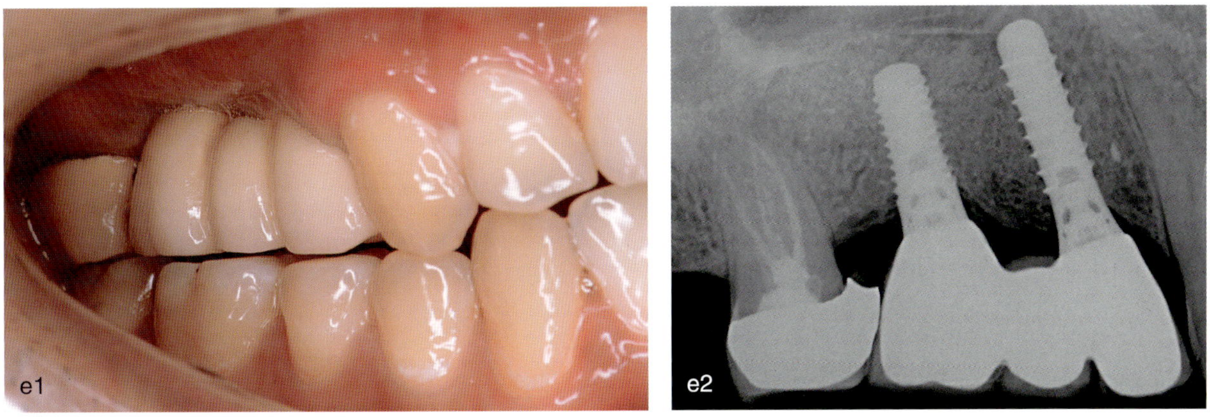

图6-26 摘除右侧上颌窦潴留囊肿，同期上颌窦底提升（续）
e. 术后6个月时进入修复程序。e1. 戴入修复体后的口内照片，两颗种植体支持式三单位螺钉固位的金属烤瓷修复体，种植体周围黏膜质量尚可。e2. 戴入修复体后的根尖放射线片。种植体周围骨高度理想，修复体与种植体密合。

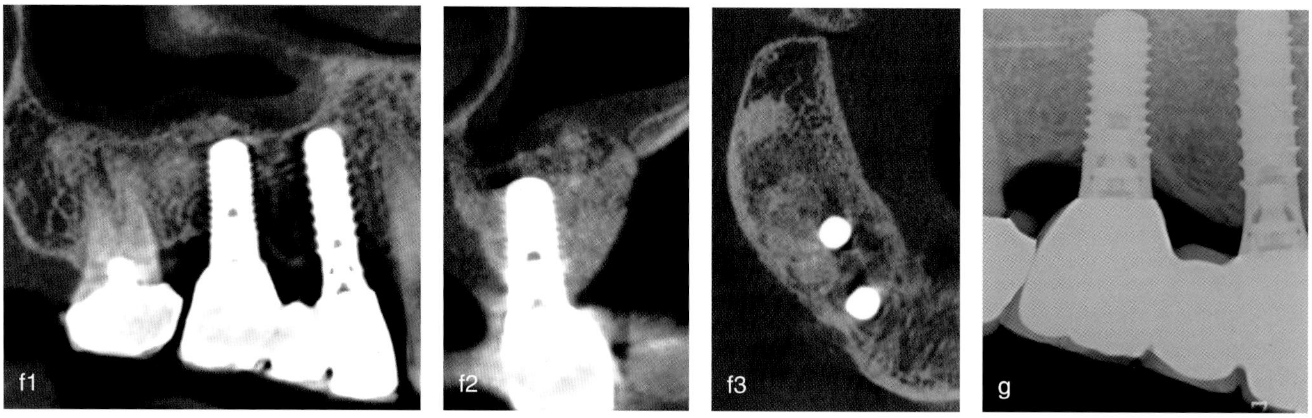

图6–26 摘除右侧上颌窦潴留囊肿，同期上颌窦底提升（续）
f. 戴入修复体后1年时的上颌右侧CBCT扫描。依次为后牙牙弓的近远中向断层（f1）、第一磨牙位点种植体的颊舌向断层（f2）、种植体根尖的水平面断层（f3）。理想的窦底骨高度与骨密度，骨增量材料充分包绕种植体，窦底黏骨膜增厚与6个月前CBCT检查时类似。g. 戴入修复体3年后的根尖放射线片显示种植体周围骨高度稳定。

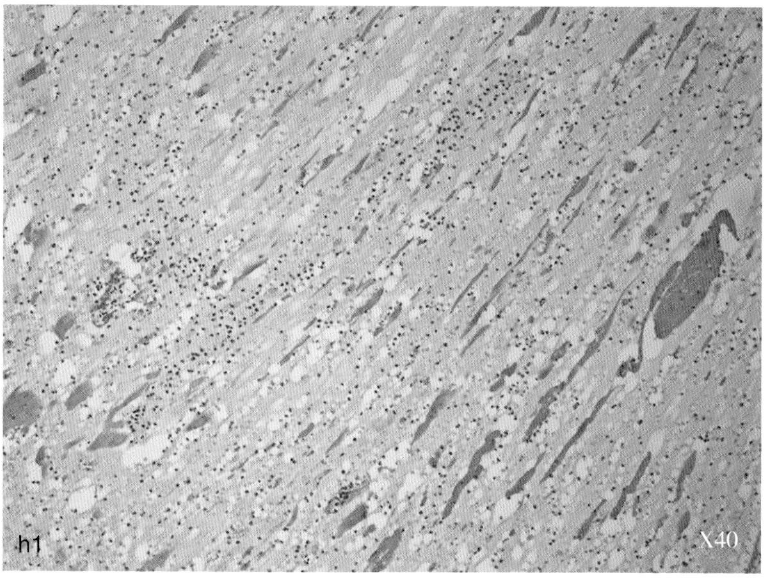

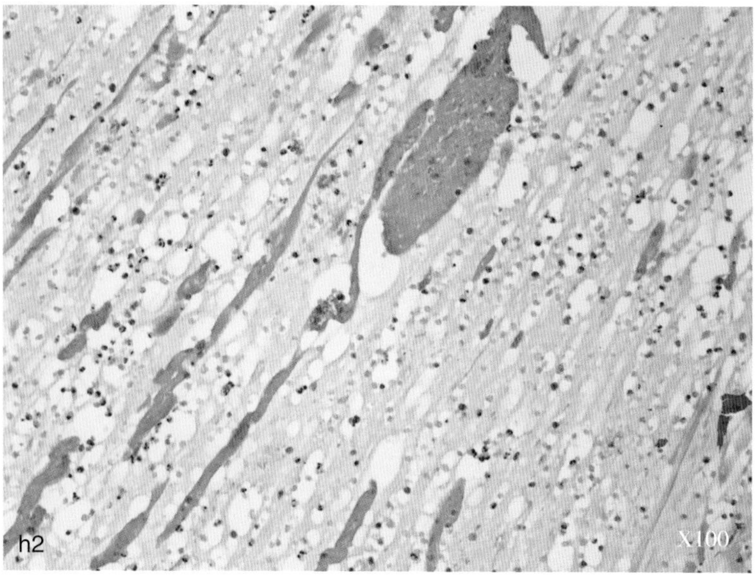

图6–26 摘除右侧上颌窦潴留囊肿，同期上颌窦底提升（续）
h. 摘除囊液的组织学改变。h2为h1的高倍镜观。囊液基本上由大量吞噬了坏死的炎症细胞碎片和黏液的泡沫细胞构成。

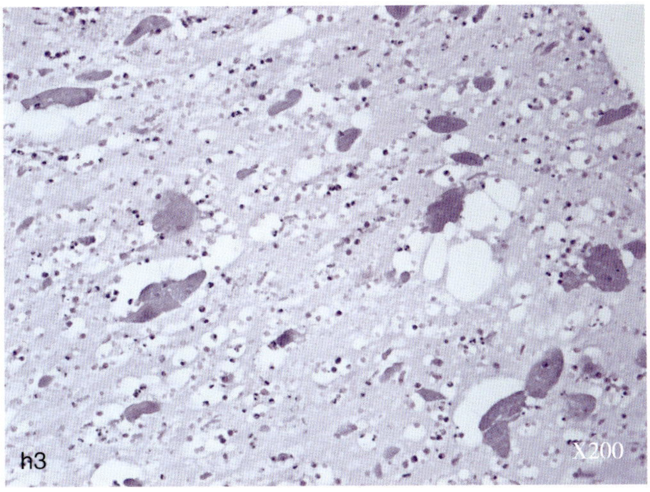

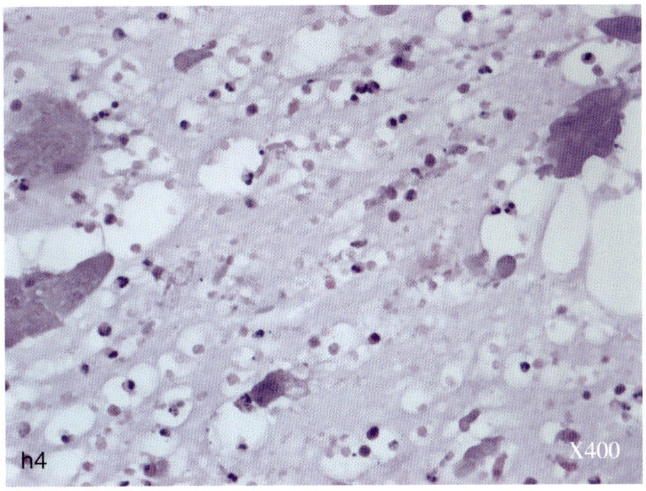

图6-26 摘除右侧上颌窦潴留囊肿，同期上颌窦底提升（续）

h. 摘除囊液的组织学改变。h4为h3的高倍镜观。基本上由黏液样物质所构成，内含大量炎症细胞，可见吞噬了黏液和细胞碎片后变性的、含脂滴样“空泡”的组织细胞形成的泡沫细胞。

讨论

本病例通过侧壁开窗摘除了上颌窦潴留囊肿、同期上颌窦底提升并植入种植体，笔者有如下思考。

关于本病例潴留囊肿的摘除

本病例通过侧壁开窗、切开骨膜层、摘除囊肿等一系列步骤摘除了潴留囊肿。潴留囊肿的病因是在上颌窦黏骨膜中的黏液腺腺泡破裂，黏液溢出后进入并积聚在固有层。“囊液”并非液体，而是具有超强黏性和韧性的“胶冻状半固体”（图6-26b4 ~ b7）。组织学切片显示，在“胶冻状半固体”中存在大量吞噬了黏液和坏死细胞形成的泡沫细胞与黏液样间质（图6-26h）。囊肿无囊壁，所以摘除囊液（即黏液团）就等于摘除了囊肿。因此，摘除术中无需寻求摘除并不存在的、所谓的囊壁。

本病例，囊肿中的黏液样物质较多，将其摘除之后，在固有层中遗留了暂时性的较大空腔，并被术中进入固有层的液体所占据。由此，在术后即刻CBCT扫描中显示存在大量的密度增高影像。固有层的水肿和出血会被逐渐吸收，所以在术后3个月时的CBCT扫描显示大量的密度增高影像已经消失，只存在轻微的黏骨膜增厚。

关于本病例潴留囊肿中的影像学“空泡”

CBCT扫描显示的上颌窦潴留囊肿中的“空泡”，是上颌窦潴留囊肿的诊断特征。目前尚不能明确其形成机制，但推测与黏稠的囊液和体位变换相关。本病例尚不清楚的是，术后即刻CBCT扫描所显示“空泡”是否与术前所显示的为同一“空泡”。

关于本病例的骨增量成骨质量

本病例术后6个月和戴入修复体1年时的CBCT扫描显示了非常理想的骨增量效果：新骨充分包绕种植体，骨密度均匀一致，骨质量良好，骨轮廓稳定。在窦底并未形成侧壁开窗上颌窦底提升的特征性帐篷样隆起，推测其原因可能是显著增厚的固有层对骨增量材料产生压力的结果。

外科程序：宿玉成、王璐；修复程序：武明彤、韩雨亭；术中摄像和照相：陶丹；手术配合：刘敏、吴利利；放射线诊断程序：苑秋华、王倩；组织学读片：李翠英（北京大学口腔医学院中心实验室）；病例完成时间：2018年

病例之十三：摘除上颌窦潴留囊肿，同期上颌窦底提升

42岁男性患者，上颌左侧第一磨牙因牙周病拔除6个月余，现在要求种植治疗。

患者一般状态良好，无全身系统性疾病史，不吸烟、不饮酒，无副功能习惯，实验室检查无异常。口腔检查可见口腔卫生良好，开口度正常，上颌左侧第一磨牙缺失，附着黏膜的宽度正常，䝁龈距离尚可。

CBCT检查可见上颌窦底、前壁和外侧壁厚度高达10mm的不规则性黏骨膜增厚影像，呈串珠样。上颌窦开口通畅，位置较低。近远中向为倾斜型窦底，颊舌向为平坦型窦底，窦底剩余骨高度 < 4mm。牙槽嵴顶向远中倾斜、颊舌向平坦，其相对位置降低，皮质骨不连续性尚可，窦底骨密度较低（图6-27a）。

本病例被分类为上颌后部Ⅱ型骨缺损，存在上颌窦潴留囊肿。治疗方案为侧壁开窗摘除囊肿，同期上颌窦底提升并植入种植体，潜入式愈合，6个月后修复。考虑到䝁龈距离尚可接受，不进行垂直向牙槽嵴增量，植入软组织水平种植体以调整平台的位置。

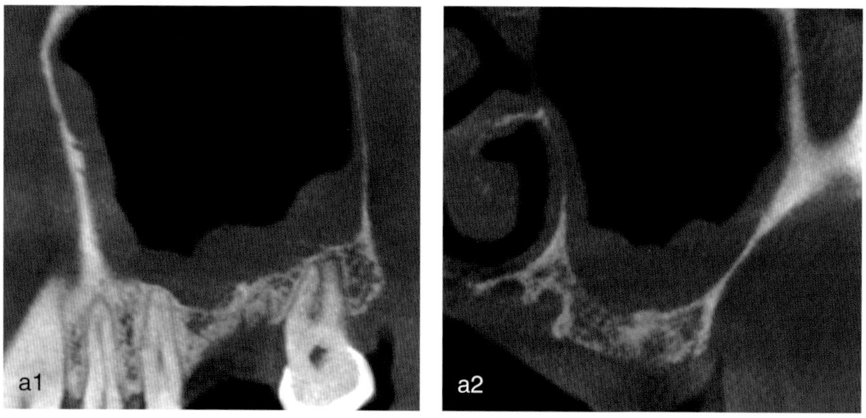

图6-27　摘除左侧上颌窦潴留囊肿，同期上颌窦底提升

a. 术前的左侧上颌窦CBCT扫描。a1. 后牙牙弓的近远中向断层。a2. 第一磨牙位点的颊舌向断层。上颌窦底、前壁和侧壁黏膜呈不规则的弥漫性增厚，厚度高达10mm，牙槽嵴顶向远中倾斜。

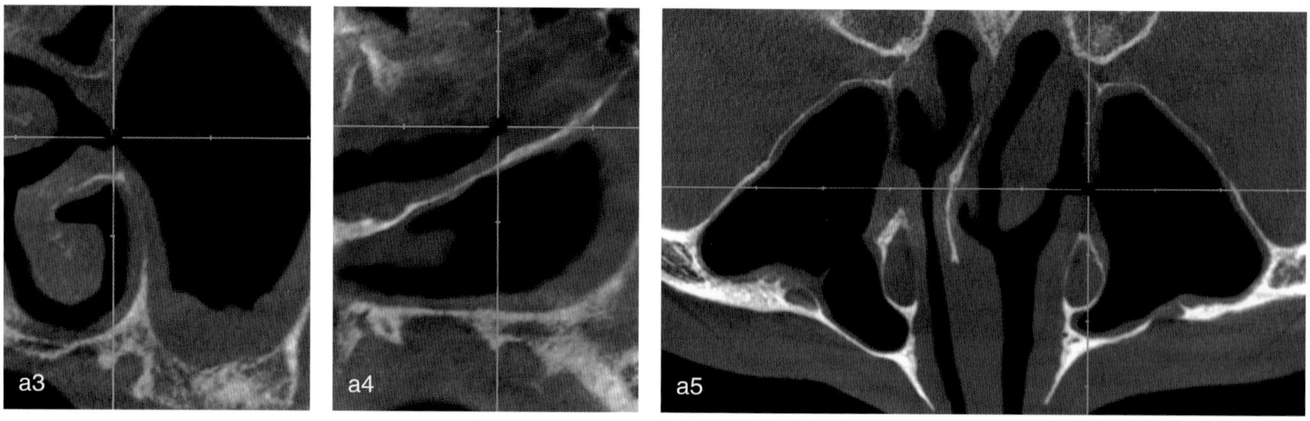

图6-27　摘除左侧上颌窦潴留囊肿，同期上颌窦底提升（续）

a. 术前的左侧上颌窦CBCT扫描。以左侧上颌窦开口（十字线交叉点）为兴趣区的冠状面断层（a3）、矢状面断层（a4）和水平面断层（a5）。上颌窦开口通畅，蝶窦、筛窦及额窦影像清晰，黏膜无增厚。以筛漏斗为中心的窦口-鼻道复合体影像清晰，黏膜无增厚。

翻黏骨膜瓣，暴露骨壁，用刮骨刀刮取骨屑。用钨钢球钻和金刚砂球钻切割颊侧骨壁、制备揭盖式骨窗。摘除囊肿之后，在上颌窦底黏骨膜下方植入25mm×25mm的生物可吸收性胶原膜（Bio-Gide，Geistlich，瑞士），部分覆盖黏骨膜裂孔区、部分用于覆盖骨窗。将1.0g粗细颗粒混合的去蛋白牛骨矿物质（Bio-Oss，Geistlich，瑞士）与自体骨骨屑混合，并用从术区收集的血液调拌，进行两步法植骨。在预备的种植窝内植入直径4.1mm、平台直径4.8mm、长度10mm、光滑颈部高度1.8mm的软组织水平锥柱状种植体（TL，TE，SLActive，TiZr，Straumann，瑞士），部分光滑颈部位于骨内，最终植入扭矩>35Ncm。再次植入骨增量材料，将植入窦底的胶原膜反折，覆盖骨窗，无张力创口关闭，潜入式愈合（图6-27b）。

在术中摘除囊肿时，电子内镜检查可见“数个”球形囊肿向窦内突出，囊壁菲薄，呈半透明状态，表面血管分布较为丰富。囊肿内不存在流动性很强的囊液，而是呈磨砂玻璃样的层层黏液颗粒附着于上颌窦黏骨膜的固有层内（图6-27c）。

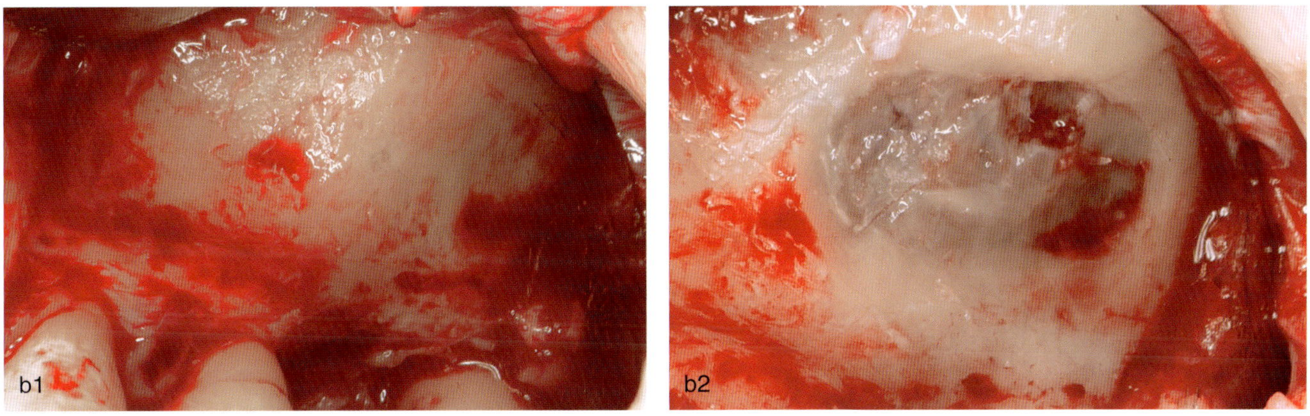

图6-27　摘除左侧上颌窦潴留囊肿，同期上颌窦底提升（续）
b. 术中照片。b1. 翻黏骨膜瓣，暴露术区。b2. 在侧壁开窗部位刮取大量自体骨骨屑之后，用钨钢球钻和金刚砂球钻切割上颌窦外侧壁，形成揭盖式骨窗。

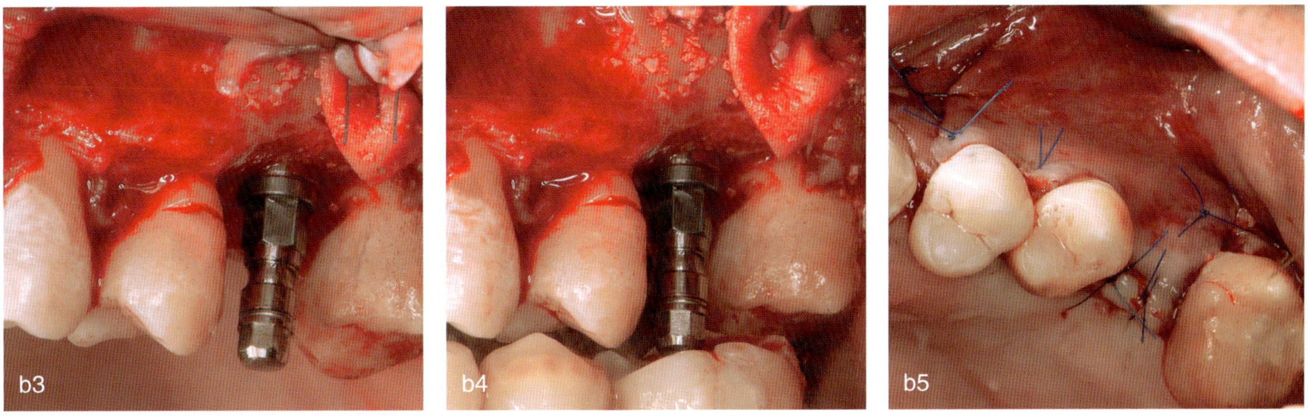

图6-27　摘除左侧上颌窦潴留囊肿，同期上颌窦底提升（续）
b. 术中照片。b3，b4. 摘除囊肿、修补黏骨膜穿孔和植入骨增量材料之后，植入软组织水平种植体，种植体的三维位置与轴向理想。b5. 黏骨膜瓣复位，无张力创口关闭。

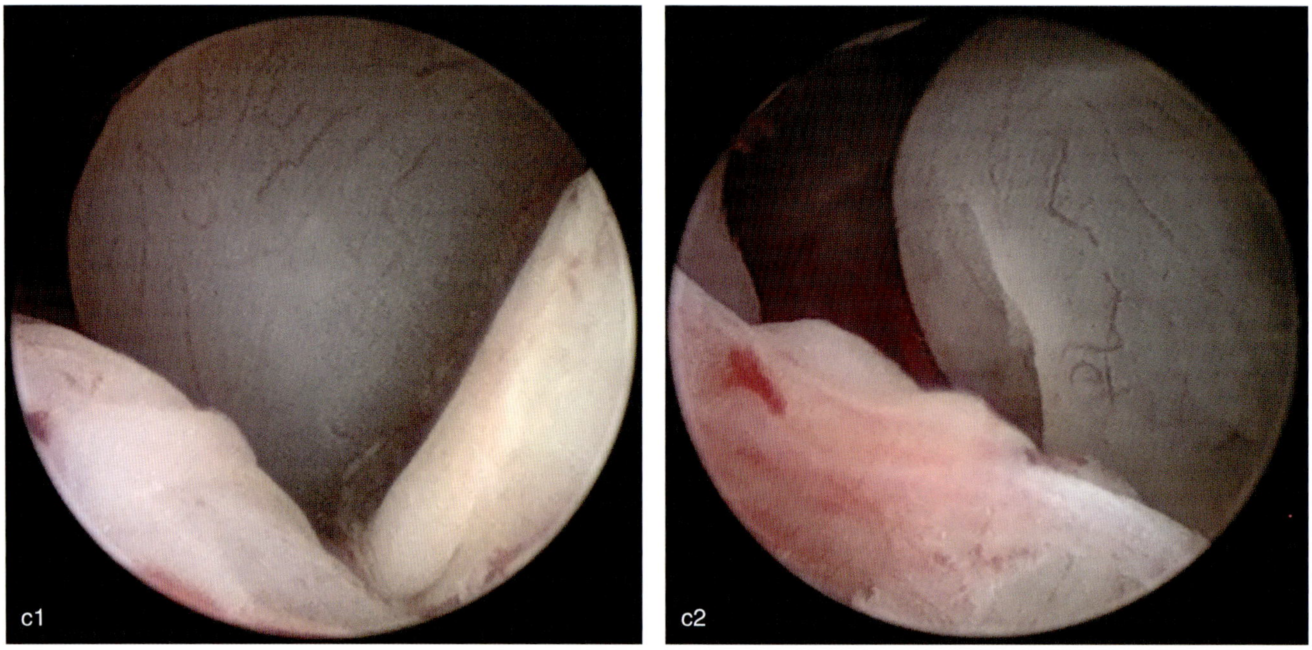

图6-27　摘除左侧上颌窦潴留囊肿，同期上颌窦底提升（续）

c. 术中照片，电子内镜检查。c1，c2. 切开上颌窦黏骨膜之后，可见水肿的黏骨膜和从窦底向窦内突起的球形囊肿，囊壁（即上颌窦黏膜）菲薄，伴随呼吸不断地扇动。

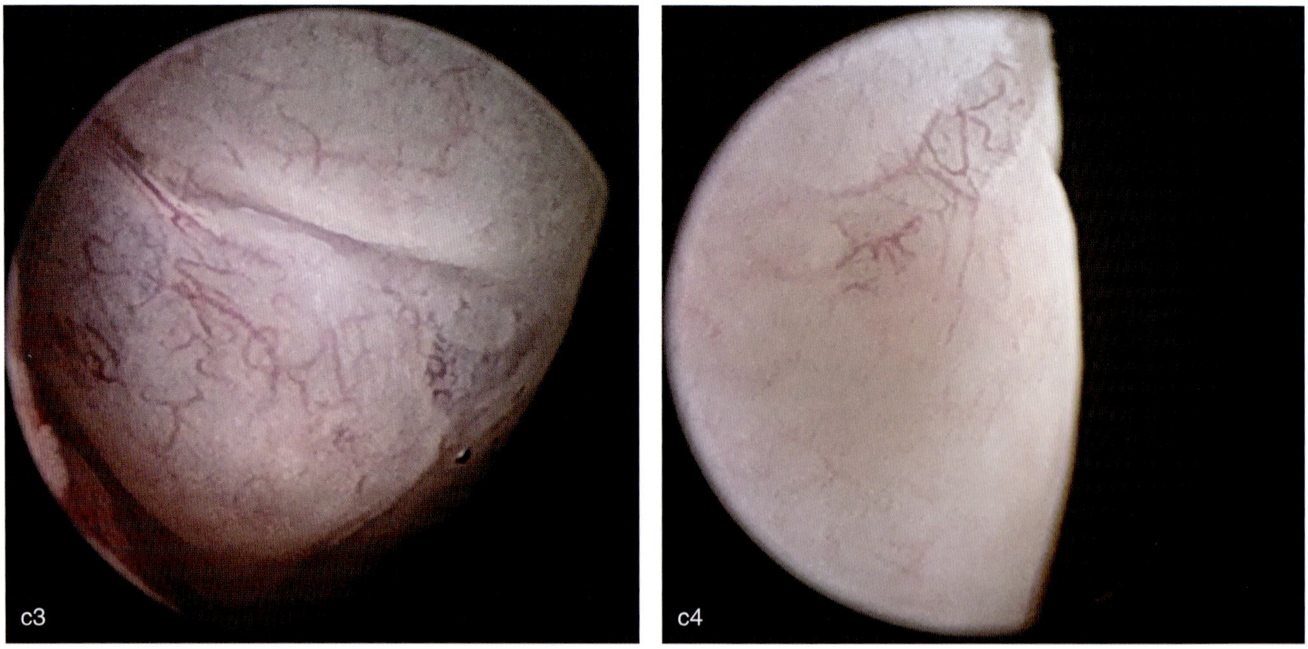

图6-27　摘除左侧上颌窦潴留囊肿，同期上颌窦底提升（续）

c. 术中照片，电子内镜检查。c3. 从上颌窦前壁向窦内突起的球形囊肿，悬停于窦内，囊壁（即上颌窦黏膜）菲薄，呈半透明状态，伴随呼吸不断地扇动。c4. 囊壁（即上颌窦黏膜）的部分上皮层破裂，暴露出固有层。

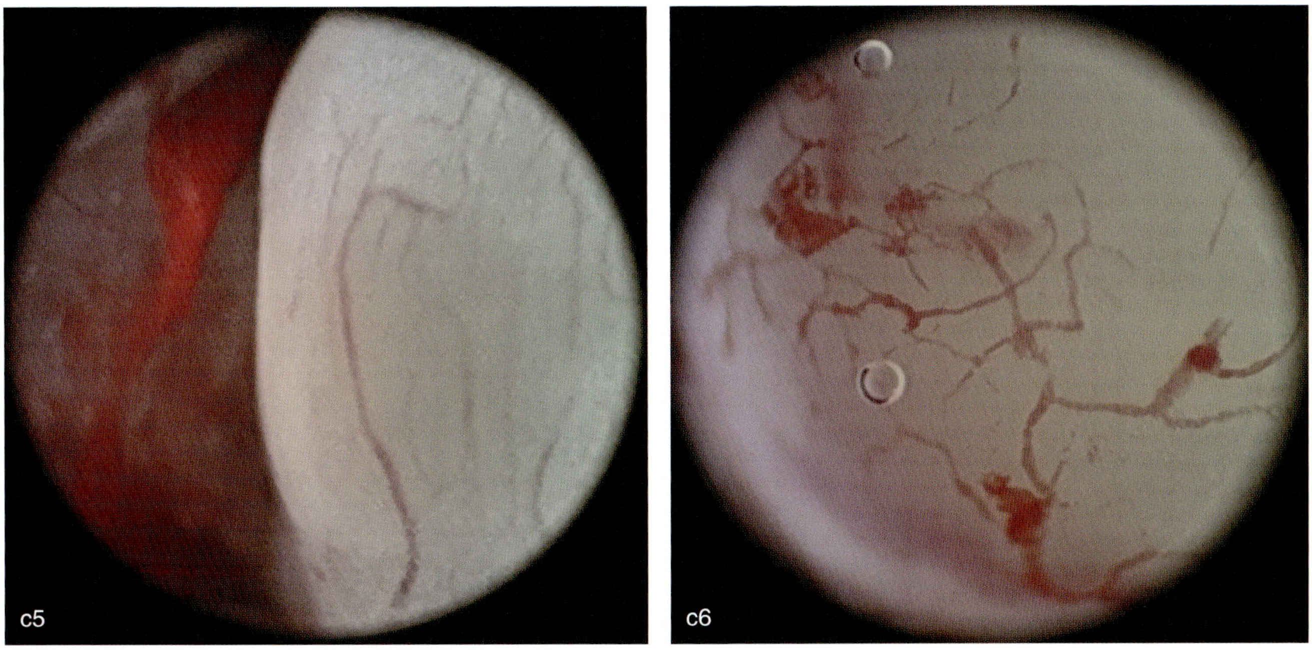

图6-27　摘除左侧上颌窦潴留囊肿，同期上颌窦底提升（续）
c. 术中照片，电子内镜检查。c5. 水肿的黏骨膜和向窦内突起的囊肿。c6. 透过半透明的黏骨膜上皮层，可见固有层内有丰富的蜘蛛样血管网。

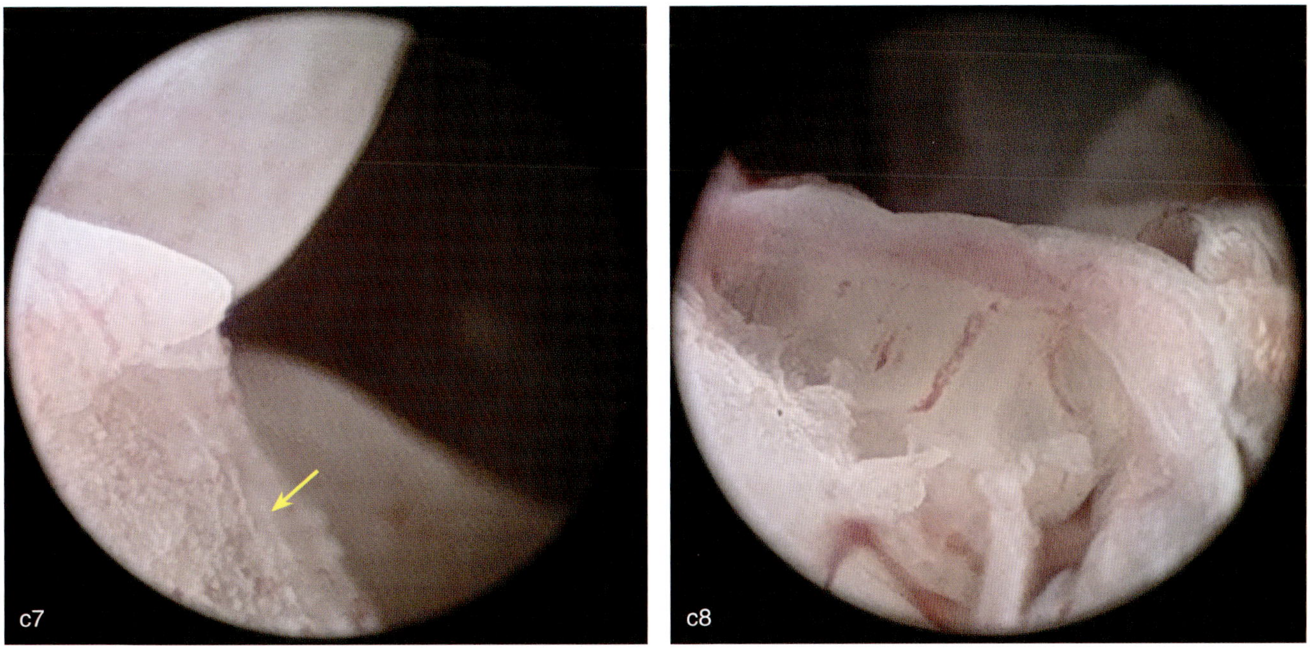

图6-27　摘除左侧上颌窦潴留囊肿，同期上颌窦底提升（续）
c. 术中照片，电子内镜检查。c7. 向窦内突起的囊肿形成的“多囊肿”现象，打开囊壁，可见呈磨砂玻璃样的黏液附着于水肿的固有层上（箭头所示）。c8. 用软组织钳摘除囊肿之后，剩余的囊壁（即上颌窦黏膜）呈半透明状态。

术后静脉滴注克林霉素5天，每天1次，每次0.6g；静脉滴注地塞米松注射液3天，每天1次，每次10mg；呋麻滴鼻液滴鼻5天，每天2次；复方葡萄糖酸氯己定含漱液含漱，每天3次，直至10天后拆线。

术后即刻CBCT扫描显示种植体的三维位置与轴向理想，窦底的帐篷样隆起，骨增量材料充分包绕种植体。窦内存在密度增高影像，约占窦腔的1/2，上颌窦开口堵塞（图6-27d）。

术后6个月时进入修复程序，种植体的ISQ平均值为84。CBCT显示窦底骨高度和新骨质量理想，新骨充分包绕种植体。窦内干净，只在腭鼻隐窝、前壁上部和窦底后部有少量的黏骨膜增厚，疑似遗留的小囊肿，上颌窦开口通畅，窦口-鼻道复合体无肿胀（图6-27e）。戴入螺钉固位的全瓷修复体（Variobase基台）即刻（图6-27f1）和2年后复诊时拍摄的根尖放射线片（图6-27f2）显示，修复体与种植体密合，骨密度理想，种植体周围骨高度稳定。

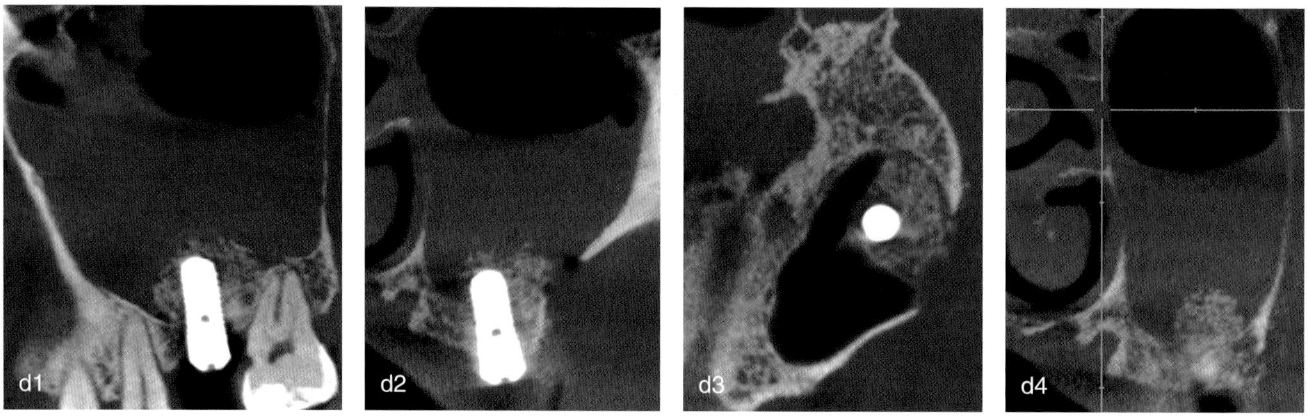

图6-27　摘除左侧上颌窦潴留囊肿，同期上颌窦底提升（续）
d. 术后即刻左侧上颌窦CBCT扫描。d1. 后牙牙弓的近远中向断层。d2. 第一磨牙位点种植体的颊舌向断层。d3. 种植体根尖的水平面断层。d4. 上颌窦开口（十字线交叉点）冠状面断层。骨增量材料向窦内帐篷样隆起，黏骨膜弥漫性增厚。

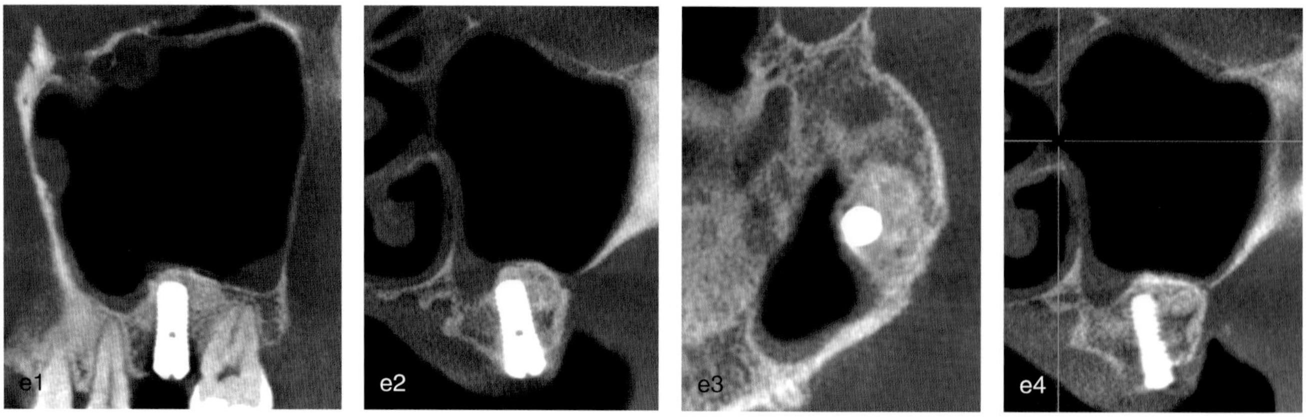

图6-27　摘除左侧上颌窦潴留囊肿，同期上颌窦底提升（续）
e. 术后6个月时的左侧上颌窦CBCT扫描。e1. 后牙牙弓的近远中向断层。e2. 第一磨牙位点的颊舌向断层。e3. 种植体根尖的水平面断层。e4. 上颌窦开口（十字线交叉点）冠状面断层。窦底呈帐篷样隆起，侧壁开窗处皮质骨化，可见局部黏骨膜增厚影像。

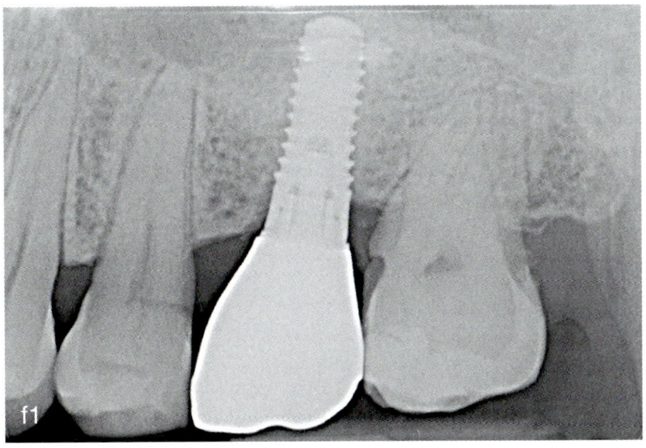

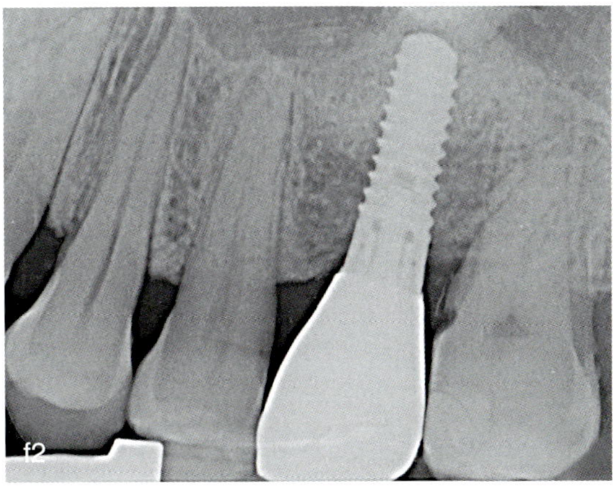

图6-27　摘除左侧上颌窦潴留囊肿，同期上颌窦底提升（续）

f. 根尖放射线片检查。f1. 戴入修复体即刻拍摄的根尖放射线片。f2. 戴入修复体2年时拍摄的根尖放射线。可见种植体周围骨高度稳定，修复体与种植体密合，依稀可见窦底的帐篷样隆起。

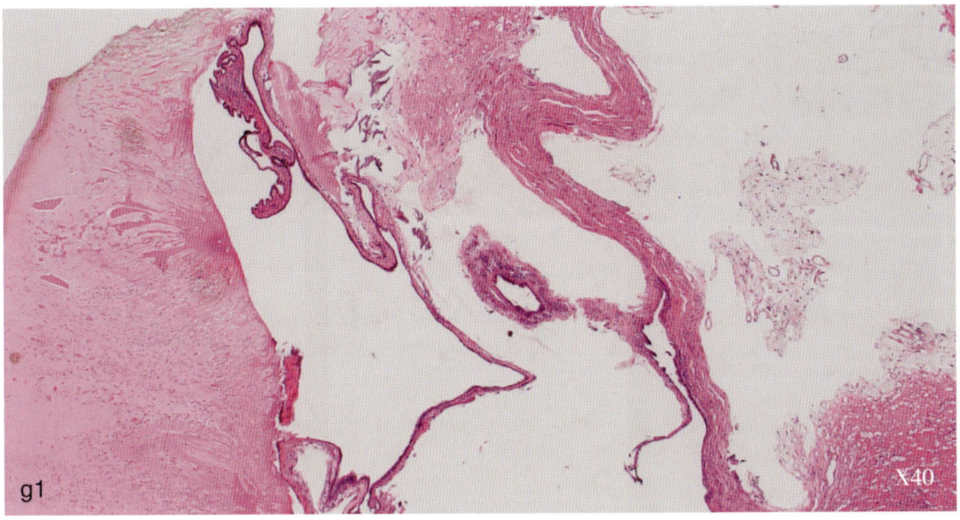

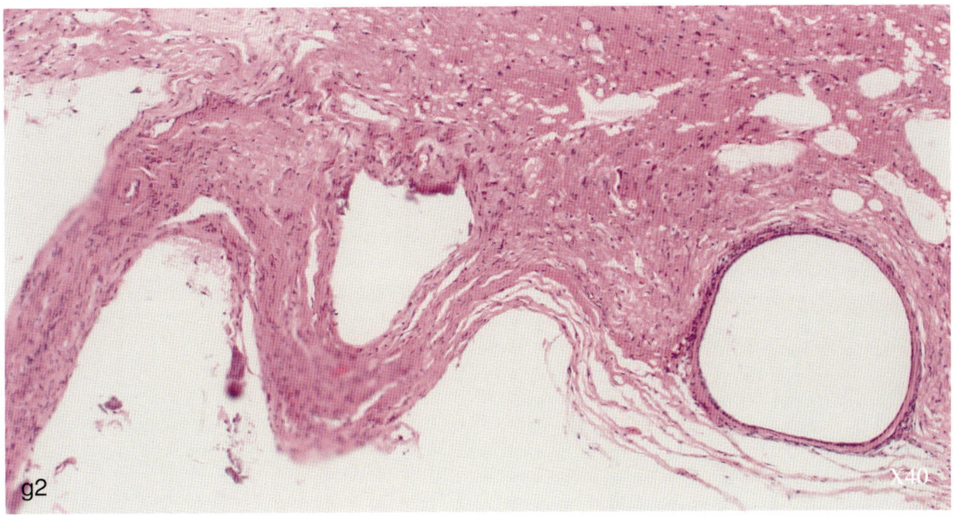

图6-27　摘除左侧上颌窦潴留囊肿，同期上颌窦底提升（续）

g. 囊肿摘除手术标本的组织学改变。g1，g2. 可见无上皮衬里的纤维性囊壁和腔内不等的黏液，在纤维囊壁内有不等量的炎症细胞浸润，伴有纤维增生和玻璃样变性。

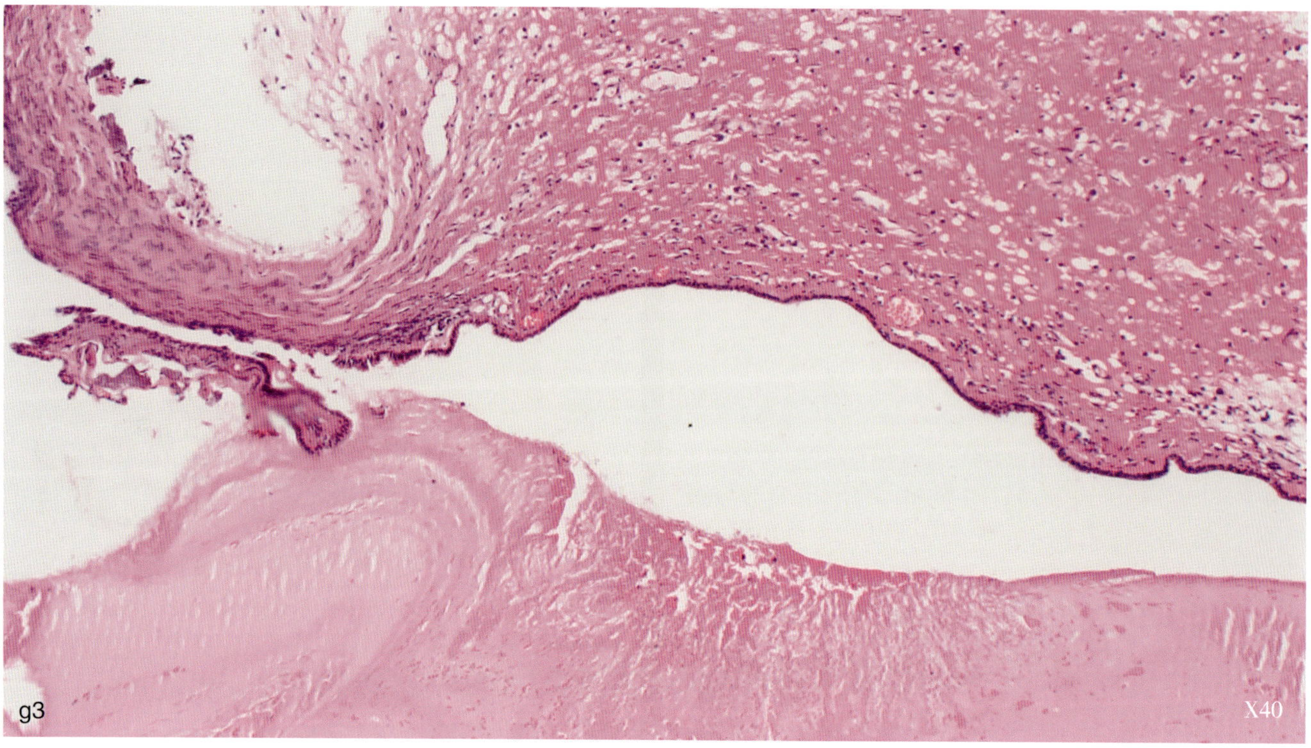

图6-27　摘除左侧上颌窦潴留囊肿，同期上颌窦底提升（续）

g. 囊肿摘除手术标本的组织学改变。g3. 可见无上皮衬里的纤维性囊壁和腔内不等的黏液，在纤维囊壁内有不等量的炎症细胞浸润，伴有纤维增生和明显的玻璃样变性。

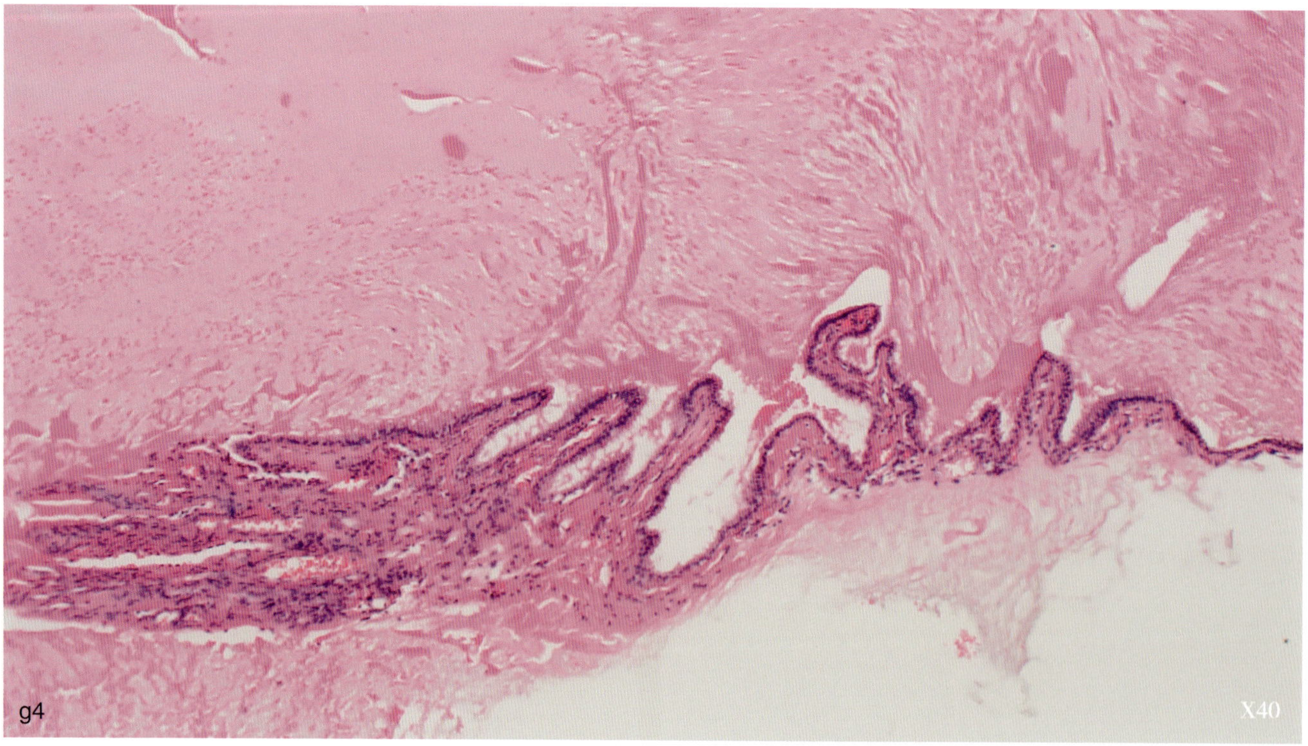

图6-27　摘除左侧上颌窦潴留囊肿，同期上颌窦底提升（续）

g. 囊肿摘除手术标本的组织学改变。g4. 可见无上皮衬里的纤维性囊壁和大量黏液积聚，上颌窦黏骨膜上皮呈不规则乳头状增生，被埋入黏液之中。

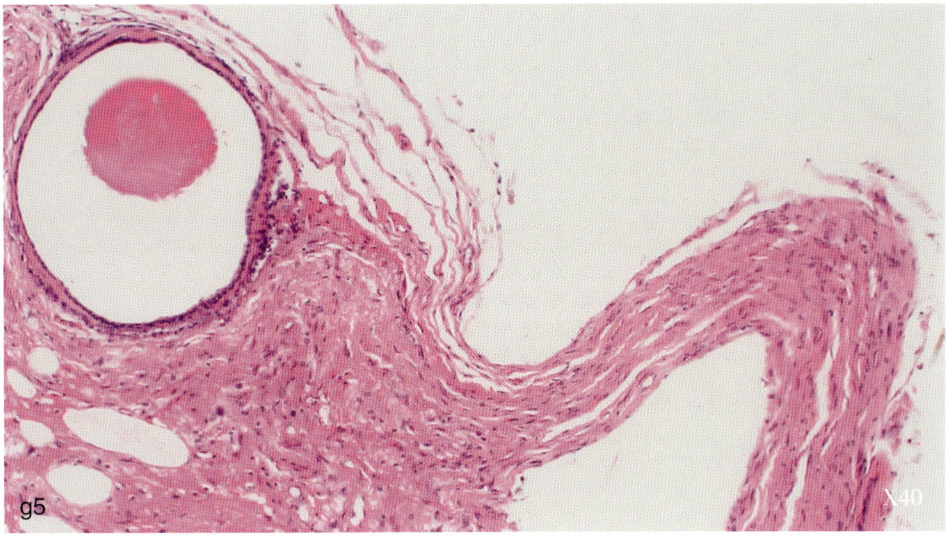

图6-27　摘除左侧上颌窦潴留囊肿，同期上颌窦底提升（续）
g. 囊肿摘除手术标本的组织学改变。g5. 可见无上皮衬里的纤维性囊壁，左上可见小囊肿样结构，突入到纤维性囊壁内，内含黏液，在纤维囊壁内有不等量的炎症细胞浸润，伴有纤维增生和玻璃样变性。

讨论

本病例通过侧壁开窗摘除了上颌窦潴留囊肿，同期上颌窦底提升并植入种植体，笔者有如下思考。

关于本病例潴留囊肿的诊断

本病例的放射线表现为窦底、内壁和外侧壁黏骨膜的不规则性增厚，在窦底表现为串珠样增厚，铺满窦底、内壁和外侧壁，临床诊断为不典型性潴留囊肿。在术中发现，囊肿由数个向窦内突起的球形囊肿所组成、囊壁菲薄（图6-27c），组织学检查也发现许多小囊肿样结构突入到纤维性囊壁内，内含黏液（图6-27g），这些表现解释了串珠样放射线所见。

本病例的另一个特点是在固有层未发现聚集的流动性黏液池，这种现象在上颌窦潴留囊肿中极为罕见。用电子内镜观察，可见在黏骨膜的固有层有层层叠叠的珍珠样黏液颗粒，呈磨砂玻璃样，与固有层纤维结缔组织紧密附着（图6-27c7，c8），与组织学检查相一致，目前笔者尚不清楚这种现象的形成机制。

在术后6个月的CBCT检查时（图6-27e），发现窦内干净，窦腔内无渗出物。在术前和术后CBCT检查中的窦腔内高密度影像已经基本消失，只在腭鼻隐窝、前壁上部和窦底后部有少量散在的局限性黏骨膜增厚，疑似遗留的小囊肿。这一现象证实了笔者对本病例由“数个”小囊肿所组成的串珠样放射线表现的猜测，并与术中电子内镜检查所见相吻合。

关于本病例的骨增量成骨质量

本病例术后6个月时的CBCT扫描显示了非常理想的骨增量效果：新骨充分包绕种植体，骨密度均匀一致，骨质量良好，骨轮廓稳定，侧壁开窗部位也发生了完美的皮质骨化。

外科程序：宿玉成、皮雪敏；修复程序：汪霞；术中摄像和照相：陶丹；手术配合：刘敏、吴利利；放射线诊断程序：苑秋华、王倩；组织学读片：李翠英（北京大学口腔医学院中心实验室）；病例完成时间：2019年

病例之十四：摘除上颌窦潴留囊肿，同期上颌窦底提升

37岁男性患者，3个月前拔除因牙周病Ⅲ度松动的上颌右侧第一磨牙及第三磨牙，现寻求种植治疗。

患者一般状态良好，无全身系统性疾病史，吸烟、饮酒，无副功能习惯，实验室检查无异常。口腔检查可见第一磨牙缺失，黏膜质量、殆龈距离以及颌位关系尚可（图6-28a）。CBCT检查可见近远中向与颊舌向的窦底均接近于平坦型，牙槽嵴顶呈倾斜型，窦底剩余骨高度约2.5mm，窦底存在半球形密度增高影像，与骨壁成钝角，高度约为26mm（图6-28b）。

本病例被分类为上颌后部Ⅱ型骨缺损，存在上颌窦潴留囊肿。治疗方案为侧壁开窗摘除潴留囊肿，同期上颌窦底提升并植入种植体，9个月后修复。

行盐酸阿替卡因骨膜上浸润麻醉，在缺牙位点做牙槽嵴顶略偏腭侧的水平向切口、第二前磨牙近中和第一磨牙近中两个垂直向松弛切口。翻黏骨膜瓣，从侧壁开窗处刮取自体骨骨屑。用钨钢球钻和金刚砂球钻开窗，形成揭盖式骨窗。用20mL注射器针头穿刺囊肿，抽出约2.5mL的黏稠黏液，可见直径约为5.5mm

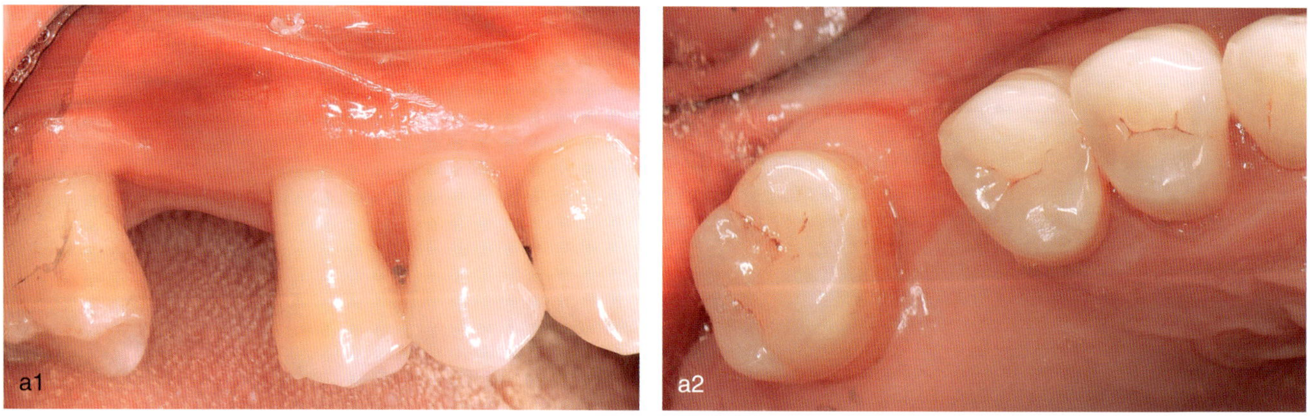

图6-28　摘除右侧上颌窦潴留囊肿，同期上颌窦底提升

a. 术前检查的口内照片。a1. 颊侧观。a2. 殆面观。上颌右侧第一磨牙缺失，两侧的龈乳头高度降低，前磨牙和第二磨牙的龈缘退缩，黏膜质量和殆龈距离尚可。

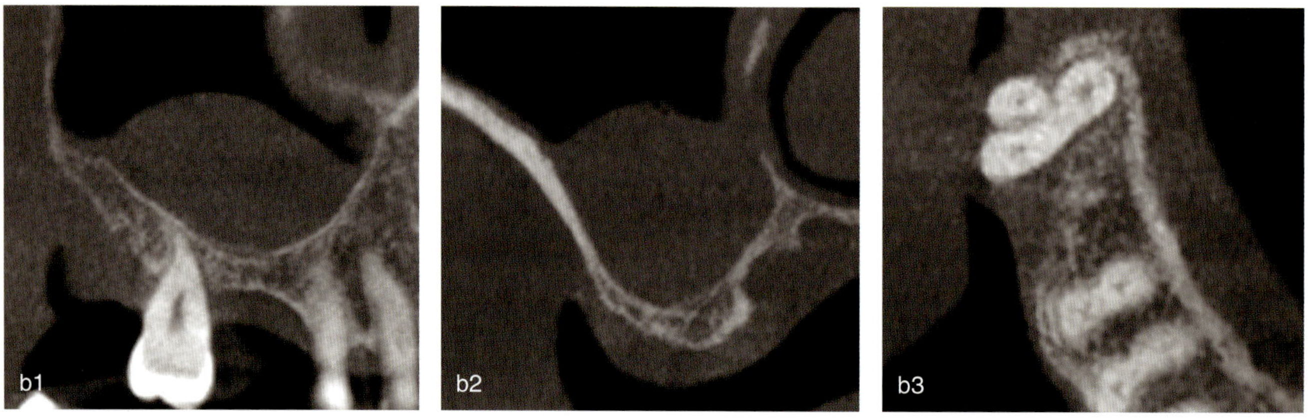

图6-28　摘除右侧上颌窦潴留囊肿，同期上颌窦底提升（续）

b. 术前检查，上颌右侧CBCT扫描。b1. 沿后牙牙弓的近远中向断层。b2. 沿前磨牙区的颊舌向断层。b3. 沿后牙牙弓的水平面断层。窦底剩余骨高度约为2.5mm，窦底存在密度增高影像，高度约26mm，与窦内骨壁成钝角。

的黏骨膜穿孔。剥离窦底黏骨膜，修剪生物可吸收性胶原膜（Bio-Gide，Geistlich，瑞士），将其植入窦底，覆盖窦底黏骨膜和穿孔，然后再植入膜片状浓缩生长因子（CGF）。预备种植窝之后，两步法植入骨增量材料，植入1.0g粗细颗粒混合的去蛋白牛骨矿物质（Bio-Oss，Geistlich，瑞士）和直径4.1mm、平台直径4.8mm、长度8mm、光滑颈部高度1.8mm的软组织水平锥柱状种植体（TL，TE，SLActive，TiZr，Straumann，瑞士），种植体部分光滑颈部位于骨内，最终植入扭矩 > 30Ncm。再次植入骨增量材料，用生物可吸收性胶原膜覆盖骨窗和骨增量材料。复位黏骨膜瓣，无张力创口关闭，潜入式愈合（图6-28c）。

术后静脉滴注克林霉素5天，每天1次，每次0.6g；静脉滴注地塞米松注射液3天，每天1次，每次10mg；呋麻滴鼻液滴鼻5天，每天2次；复方葡萄糖酸氯己定含漱液含漱，每天3次，直至10天后拆线。

术后即刻CBCT扫描可见骨增量材料呈帐篷样隆起。同时可见大量密度增高影像，为术中通过黏骨膜

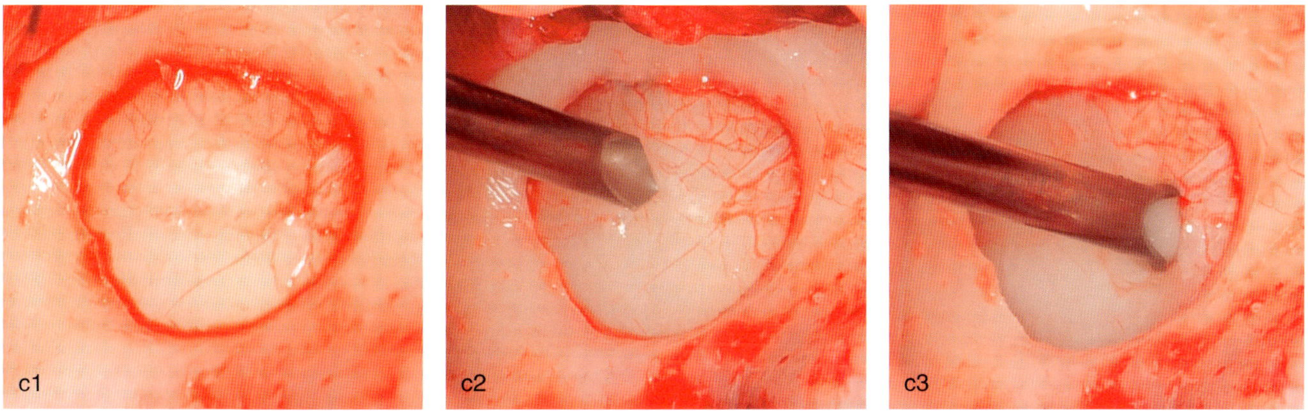

图6-28　摘除右侧上颌窦潴留囊肿，同期上颌窦底提升（续）
c. 术中照片。c1. 用钨钢球钻和金刚砂球钻，开圆形骨窗。c2. 准备用20mL注射器针头穿刺骨膜。c3. 斜坡样针头刺入骨膜之后，黏稠的黏液顺针头斜坡被吸入注射器。

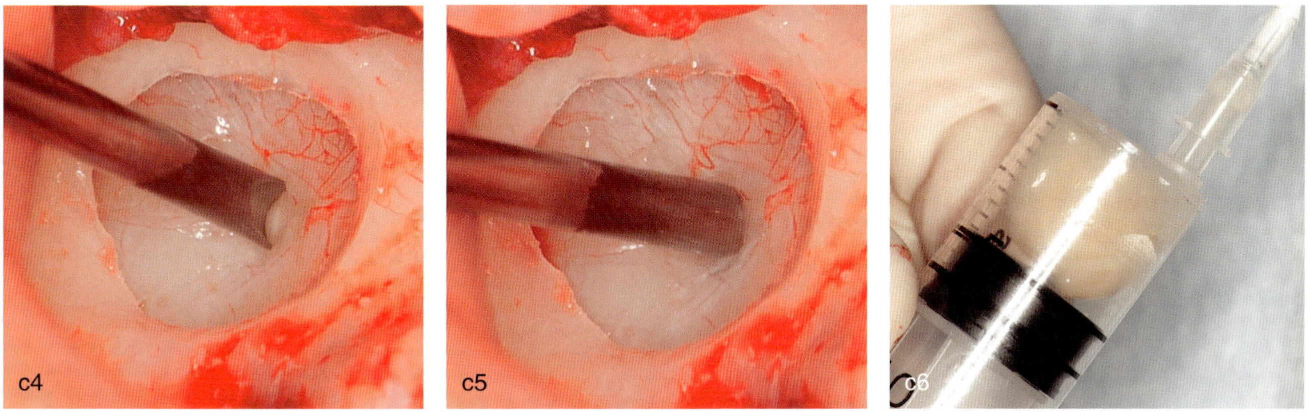

图6-28　摘除右侧上颌窦潴留囊肿，同期上颌窦底提升（续）
c. 术中照片。c4. 保持注射器的抽吸压力，将针头向骨膜内深入，黏液不断顺针头斜坡被吸入注射器。c5. 将针头完全插入骨膜内。c6. 抽吸出约2.5mL的黏稠黏液。

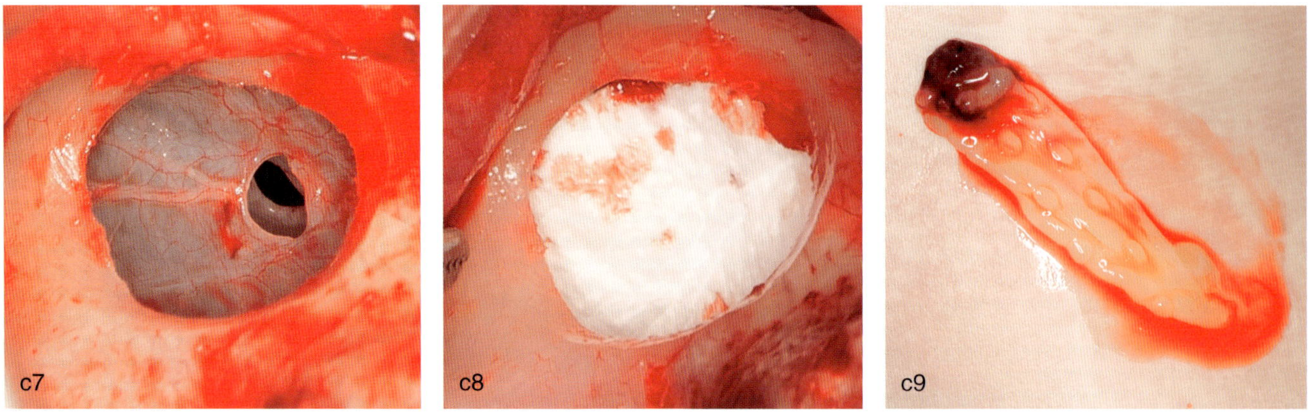

图6-28 摘除右侧上颌窦潴留囊肿，同期上颌窦底提升（续）

c. 术中照片。c7. 拔出穿刺针头之后，发现直径约5.5mm的黏骨膜穿孔。c8. 将修剪为椭圆形的胶原膜置于窦底，覆盖黏骨膜穿孔和周围的黏骨膜。c9. 膜片状浓缩生长因子（CGF）。

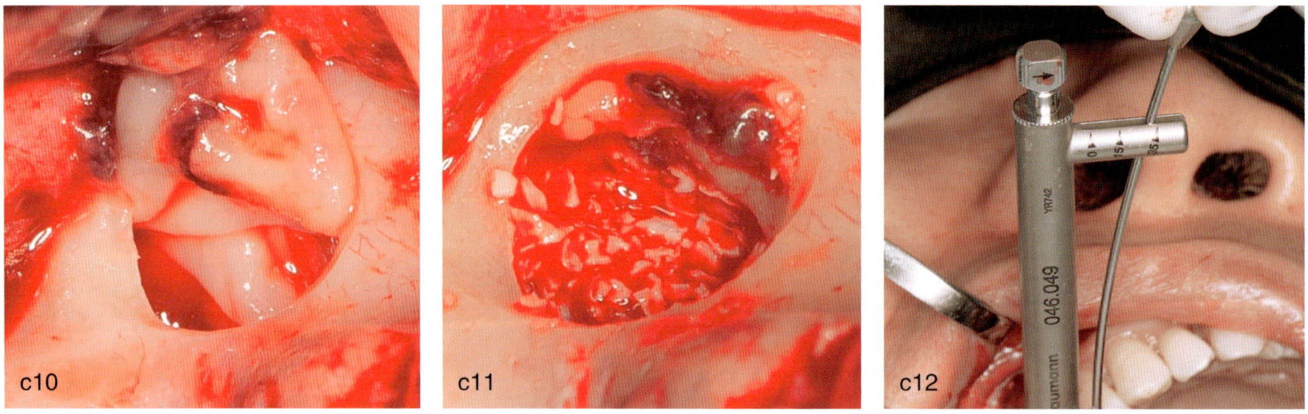

图6-28 摘除右侧上颌窦潴留囊肿，同期上颌窦底提升（续）

c. 术中照片。c10. 将修剪后的膜片状浓缩生长因子（CGF）置于窦底，贴附于胶原膜表面。c11. 初步植入用血液调拌的去蛋白牛骨矿物质（DBBM）。c12. 种植体最终植入扭矩>30Ncm。

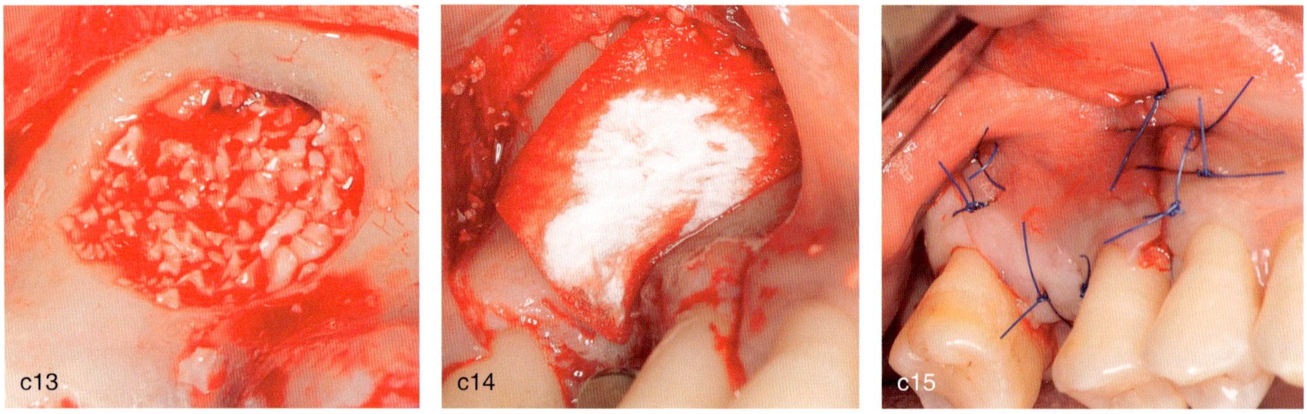

图6-28 摘除右侧上颌窦潴留囊肿，同期上颌窦底提升（续）

c. 术中照片。c13. 植入软组织水平种植体之后，再次植入去蛋白牛骨矿物质（DBBM）。c14. 在侧壁骨窗表面覆盖胶原膜，一直延伸到种植体平台的表面。c15. 复位黏骨膜瓣，无张力关闭创口。

穿孔进入窦腔内的盐水和出血混合物（图6-28d）。

术后3个月CBCT扫描显示窦底呈帐篷样隆起，窦底骨轮廓稳定。窦腔内无渗出物，窦底黏膜不均匀性轻度增厚，呈条带状，最厚处约3mm（图6-28e）。

术后9个月时进入修复程序。CBCT扫描显示窦底呈帐篷样隆起，轮廓稳定，新骨密度理想，侧壁开窗处皮质骨化，无囊肿复发征象（图6-28f）。通过软组织激光暴露种植体，种植体ISQ平均值为82。制取印模，两周后戴入螺钉固位的全瓷修复体（Variobase基台），螺钉通道位置理想，位于殆面中央窝。戴入修复体，可见种植体周围软组织状态及殆关系理想，根尖放射线片可见种植体周骨高度正常，骨密度及骨结合理想，修复体与种植体密合（图6-28g）。

戴入修复体1年后复诊，CBCT扫描显示窦底仍然呈帐篷样隆起，但骨高度略有降低。新骨质量理想、充分包绕种植体，侧壁开窗处皮质骨化。窦腔内无渗出物，黏骨膜厚度稳定，囊肿无复发（图6-28h，i）。

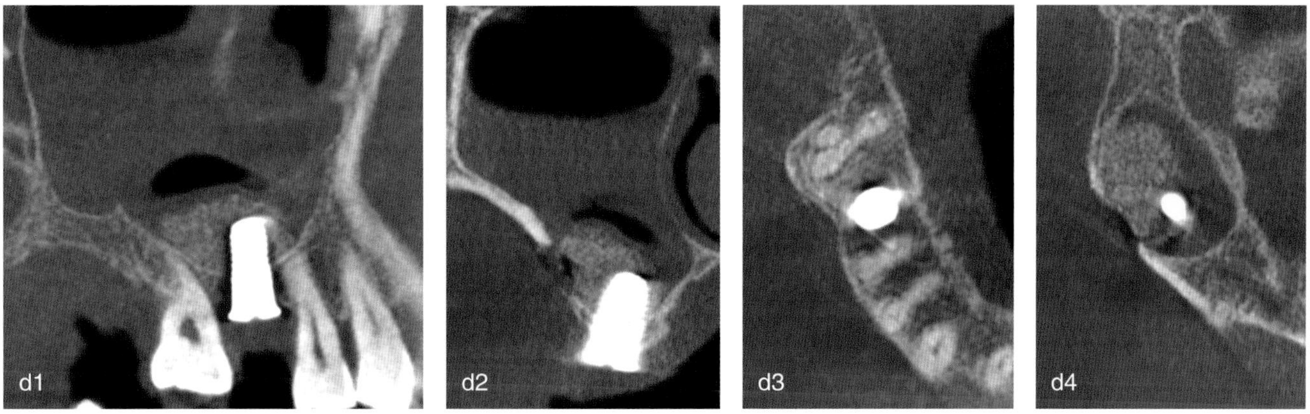

图6-28　摘除右侧上颌窦潴留囊肿，同期上颌窦底提升（续）

d. 术后即刻上颌右侧CBCT扫描。依次为后牙牙弓的近远中向断层（d1）、种植体的颊舌向断层（d2）、种植体颈部的水平面断层（d3）、种植体根尖的水平面断层（d4）。窦底呈帐篷样隆起，骨增量材料包绕种植体，窦底存在大量的密度增高影像。

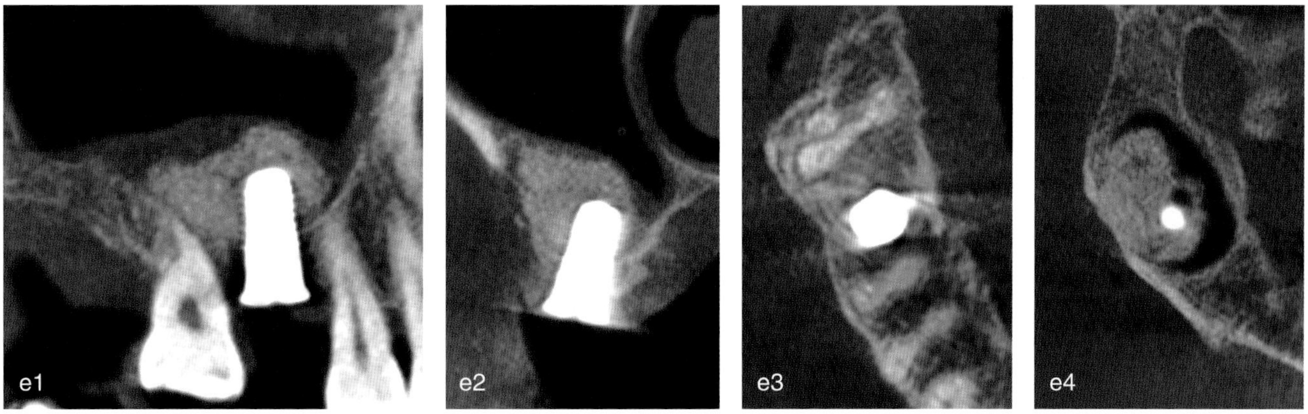

图6-28　摘除右侧上颌窦潴留囊肿，同期上颌窦底提升（续）

e. 3个月时的上颌右侧CBCT扫描。依次为后牙牙弓的近远中向断层（e1）、种植体的颊舌向断层（e2）、种植体颈部的水平面断层（e3）、种植体根尖的水平面断层（e4）。窦底呈帐篷样隆起，骨增量材料包绕种植体，窦底存在条带状密度增高影像。

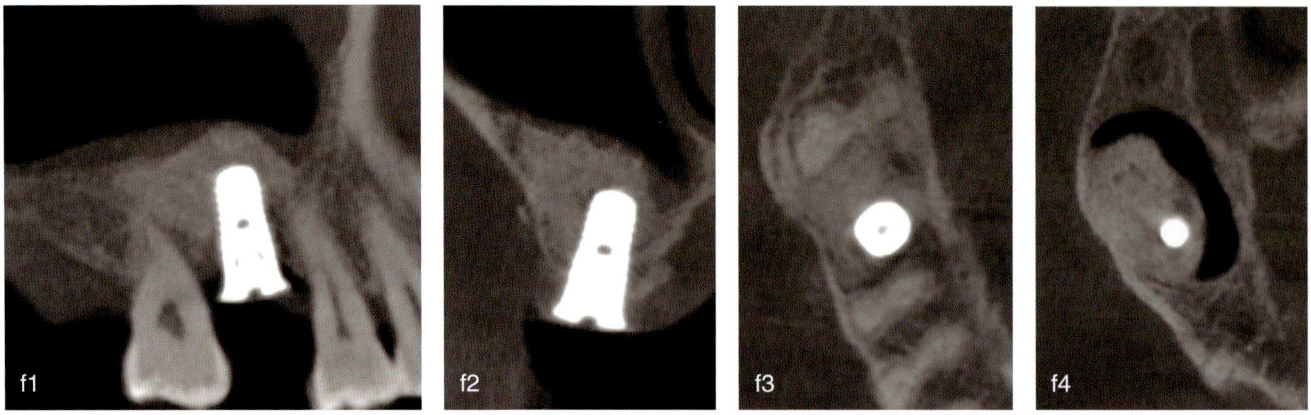

图6-28　摘除右侧上颌窦潴留囊肿，同期上颌窦底提升（续）
f. 9个月时的上颌右侧CBCT扫描。依次为后牙牙弓的近远中向断层（f1）、种植体的颊舌向断层（f2）、种植体颈部的水平面断层（f3）、种植体根尖的水平面断层（f4）。窦底呈帐篷样隆起，新骨充分包绕种植体，窦底远中仍存在条带状密度增高影像。

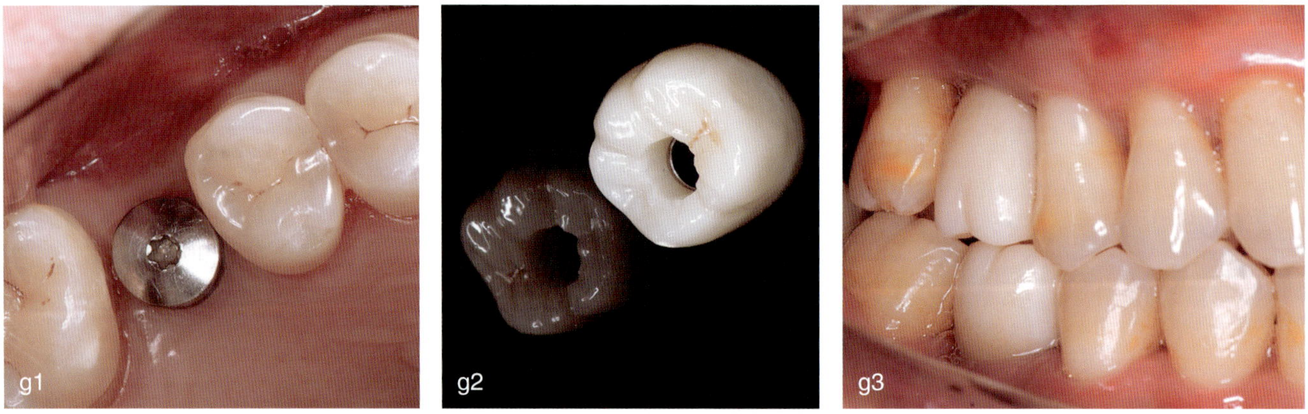

图6-28　摘除右侧上颌窦潴留囊肿，同期上颌窦底提升（续）
g. 9个月时进入修复程序。g1. 二期手术愈合之后，种植体周围软组织健康。g2. 螺钉固位全瓷修复体的殆面观，固位螺钉通道的位置理想。g3. 戴入螺钉固位全瓷修复体的侧面观，种植体周围软组织健康，龈缘位置正常。

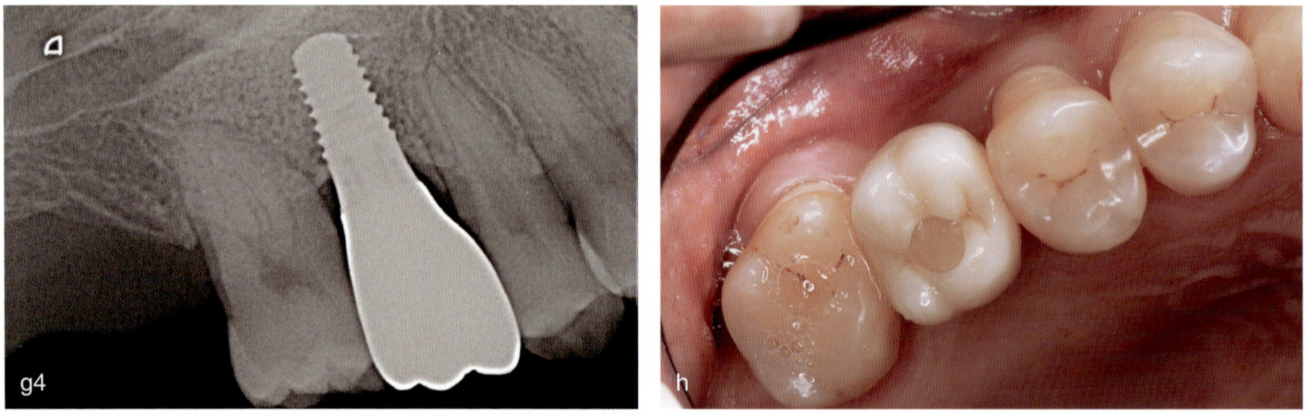

图6-28　摘除右侧上颌窦潴留囊肿，同期上颌窦底提升（续）
g. 9个月时进入修复程序。g4. 戴入修复体时拍摄的根尖放射线片，种植体周围骨密度理想，修复体与种植体密合。h. 戴入修复体1年后的殆面观，修复体无松动、无崩瓷。

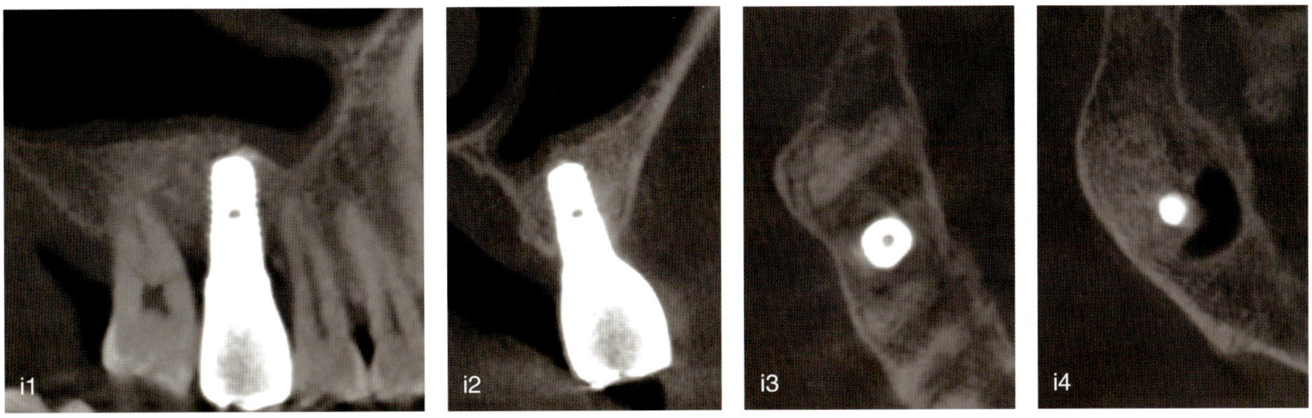

图6-28　摘除右侧上颌窦潴留囊肿，同期上颌窦底提升（续）
i. 戴入修复体1年后的上颌右侧CBCT扫描。依次为后牙牙弓的近远中向断层（i1）、种植体的颊舌向断层（i2）、种植体颈部的水平面断层（i3）、种植体根尖的水平面断层（i4）。窦底呈帐篷样隆起的高度略有下降，新骨充分包绕种植体，黏骨膜厚度无变化。

讨论

本病例通过侧壁开窗摘除了上颌窦潴留囊肿，同期上颌窦底提升并植入种植体，取得了理想的临床效果，但笔者认为术中的操作方法有许多可商榷之处。

关于本病例囊液的清除

本病例为典型的上颌窦潴留囊肿，术者只是用注射器将囊液吸出。但笔者认为，操作方法有待商榷。如果只是清除囊液，不计划进行窦内检查，笔者的建议如下：①用手术刀切开黏骨膜的骨膜层，让囊液流出和/或将囊液吸出，然后用生理盐水冲出可能剩余的囊液，保持上皮层完整。②如果先用注射器吸引囊液，注射器针头只是穿过黏骨膜的骨膜层，不要穿透上皮层；然后再切开黏骨膜的骨膜层，让囊液流出和/或将囊液吸出，并用生理盐水冲出可能剩余的囊液。本病例所采用的操作方法存在如下问题：①未切开骨膜层，存在不能将囊液完全清除的风险。在术后9个月时，CBCT断层仍存在窦底远中的黏骨膜增厚疑似残留的囊液。②难以准确控制穿刺深度，会发生没有必要的上皮层破裂，导致黏骨膜穿孔（图6-28j）。

关于黏骨膜穿孔的修补方法

用胶原膜修补黏骨膜穿孔的规范操作方法是用胶原膜覆盖穿孔及其周围的黏骨膜，并将部分胶原膜留在骨窗之外，骨增量完成之后将胶原反折，覆盖骨窗和骨增量材料，而不只是胶原膜置于窦底覆盖穿孔及其周围的黏骨膜。前者的优点是有利于胶原膜的稳定；后者的缺点为当黏骨膜穿孔较大时，存在胶原膜滑入窦内的风险。

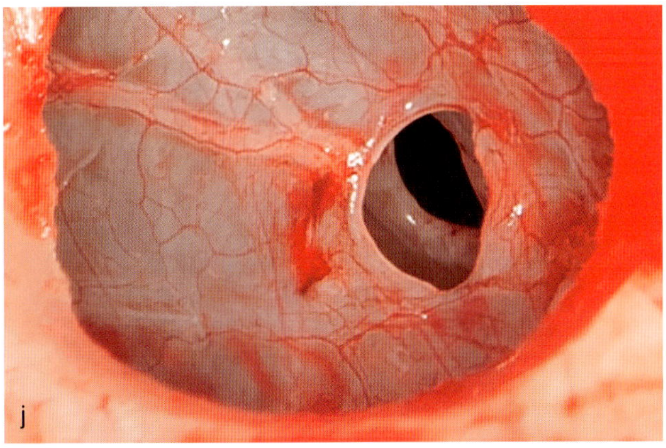

图6-28　摘除右侧上颌窦潴留囊肿，同期上颌窦底提升（续）
j. 术中照片。吸取黏液的穿刺位置较高，并且未切开黏骨膜的骨膜层，存在遗留黏液的风险。本照片可以清晰分辨黏骨膜的骨膜层和上皮层，黏液存在于两层之间的固有层内。

外科程序：陈德平；修复程序：汪霞；术中摄像和照相：陶丹；手术配合：陶丹、刘敏、吴利利；放射线诊断程序：苑秋华、王倩；病例完成时间：2020年

病例之十五：摘除上颌窦两个潴留囊肿，同期上颌窦底提升

67岁男性患者，上颌左侧第一磨牙因牙周病拔除1年余，现要求进行种植治疗。

患者身体健康，一般状态良好，无全身系统性疾病史，大量吸烟、少量饮酒，实验室检查无异常，无口腔副功能习惯。口腔检查可见口腔卫生良好，上颌左侧前磨牙和磨牙缺失，拔牙窝愈合良好，黏膜质地正常，附着龈充足，殆龈距离良好（图6-29a）。CBCT扫描可见上颌窦上壁和后壁交汇处存在巨大的“布袋”状密度增高影像，一直下垂至窦底，与窦底球形密度增高影像相接触。囊肿样密度增高影像边界清晰，与窦壁成锐角，密度均匀，周围骨无破坏。近远中向和颊舌向均为平坦型窦底，颊舌向的牙槽嵴顶呈倾斜状态，窦底剩余骨高度约9.3mm（图6-29b）。

本病例为上颌后部Ⅱ型骨缺损，上颌窦潴留囊肿。治疗方案为侧壁开窗摘除囊肿，同期上颌窦底提升并植入种植体，潜入式愈合，3个月后修复。

行盐酸阿替卡因骨膜上浸润麻醉，在缺牙位点

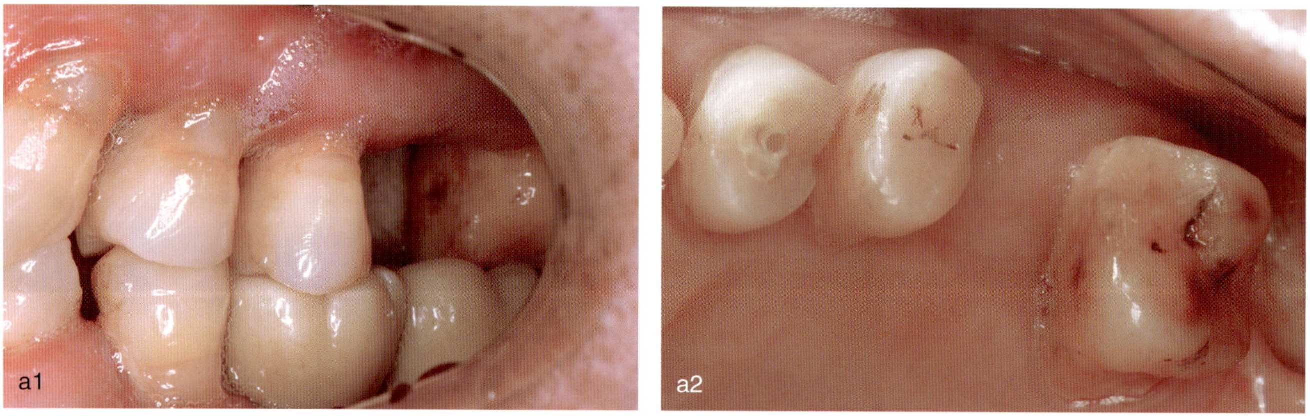

图6-29　摘除左侧上颌窦两个潴留囊肿，同期上颌窦底提升
a. 术前检查，口内照片。a1. 颊侧观。a2. 殆面观。上颌左侧第一磨牙缺失，殆龈距离正常，黏膜质地正常，缺牙间隙宽度正常，邻牙殆面磨耗较为明显。

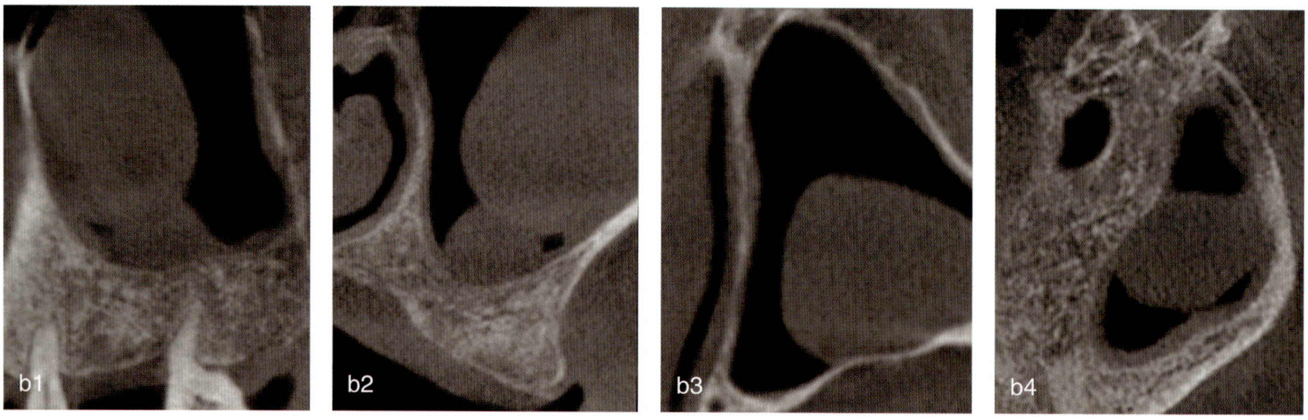

图6-29　摘除左侧上颌窦两个潴留囊肿，同期上颌窦底提升（续）
b. 术前检查，上颌左侧CBCT扫描。依次为后牙牙弓的近远中向（b1）、第一磨牙位点的颊舌向（b2）、囊肿顶端的水平向（b3）和上颌窦开口冠状面（b4）断层。从上颌窦上壁和后壁交汇处的巨大的“布袋”状密度增高影像下垂至窦底。

做牙槽嵴顶略偏腭侧的水平向切口以及第一前磨牙近中和第二磨牙远中两个垂直向松弛切口。翻黏骨膜瓣，暴露骨壁，刮取自体骨骨屑，完成揭盖式骨窗预备，剥离窦底黏骨膜（图6-29c1，c2）。切开黏骨膜（图6-29c3），在电子内镜的辅助下，用40mL注射器针头穿刺囊肿，抽出5mL黏稠、浑浊的囊液（图6-29c4）。拔出注射器针头之后，囊壁上的穿刺孔迅速关闭。电子内镜检查发现一个巨大的球形囊肿，位于上颌窦上壁，完全遮挡了上颌窦开口（图6-29c5，c6）。囊肿张力较大，囊壁表面血管丰富。用11#尖刀片切开囊壁，流出黏稠、浑浊的囊液（图6-29c7）。伴随囊液的流出，囊壁以肉眼可见的速度迅速收缩，最后贴附于上颌窦骨壁，暴露出通畅的上颌窦开口（图6-29c8）。流出的囊液在上颌窦内形成壮观的“黏液湖”，用吸引器将其清除，随后摘除位于窦底的球形囊肿（图6-29c9～c13）。缝合黏骨膜穿孔，在上颌窦底黏骨膜下方植入25mm×25mm的生物可吸收性胶原膜（Bio-Gide，Geistlich，瑞士），部分覆盖黏骨膜裂孔区、部分用于覆盖骨窗。因为提升的窦底

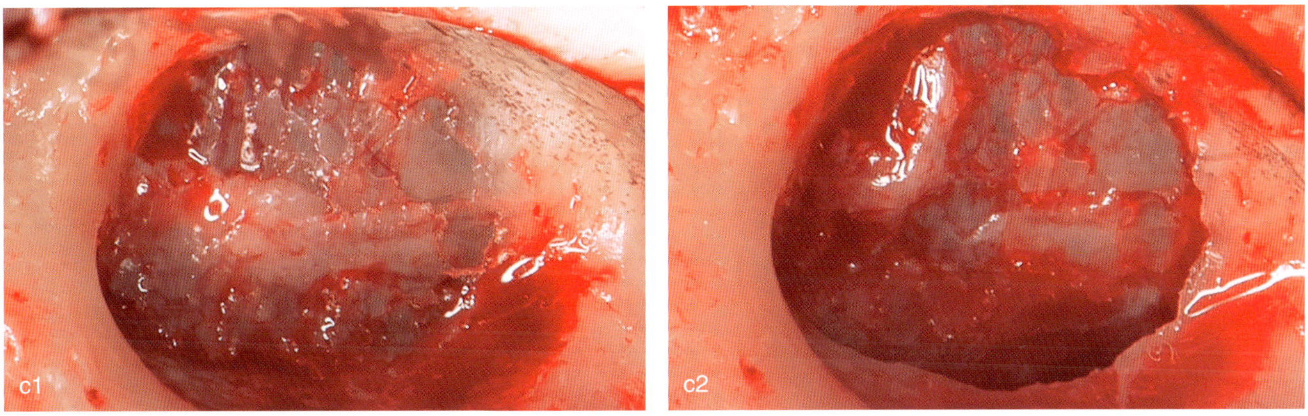

图6-29 摘除左侧上颌窦两个潴留囊肿，同期上颌窦底提升（续）
c. 术中照片。c1. 侧壁开窗。在刮取自体骨骨屑之后，用钨钢球钻和金刚砂球钻进行骨侧壁开窗，去除骨窗，暴露黏骨膜，黏骨膜无损伤。c2. 窗口周围黏骨膜剥离之后，窦底黏骨膜随呼吸上下扇动。呼气时，黏骨膜下降。

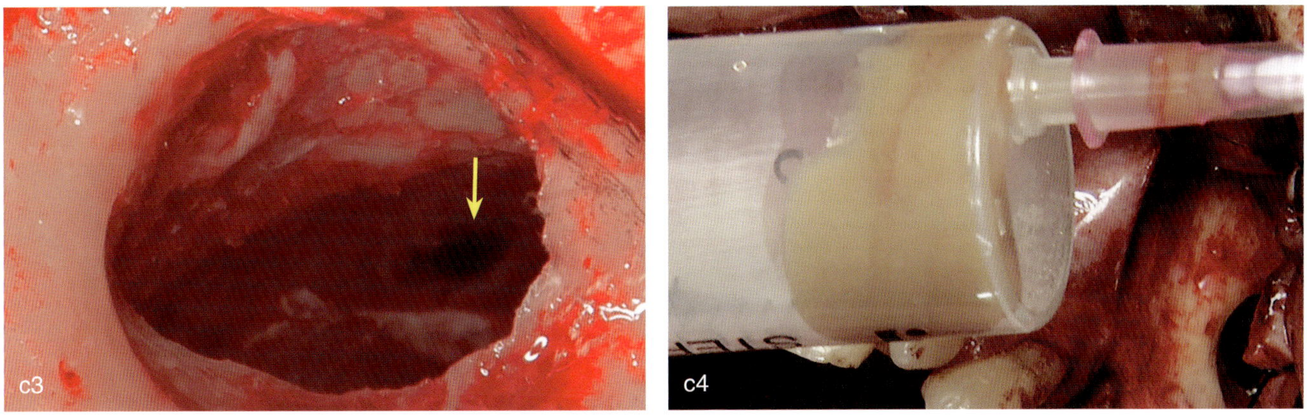

图6-29 摘除左侧上颌窦两个潴留囊肿，同期上颌窦底提升（续）
c. 术中照片。c3. 窦底黏骨膜随呼吸上下扇动，吸气时，黏骨膜上提。切开窦底黏骨膜（箭头所示），由此入路探查囊肿的位置。c4. 用40mL注射器针头穿刺囊肿，抽出5mL黏稠、浑浊的囊液。

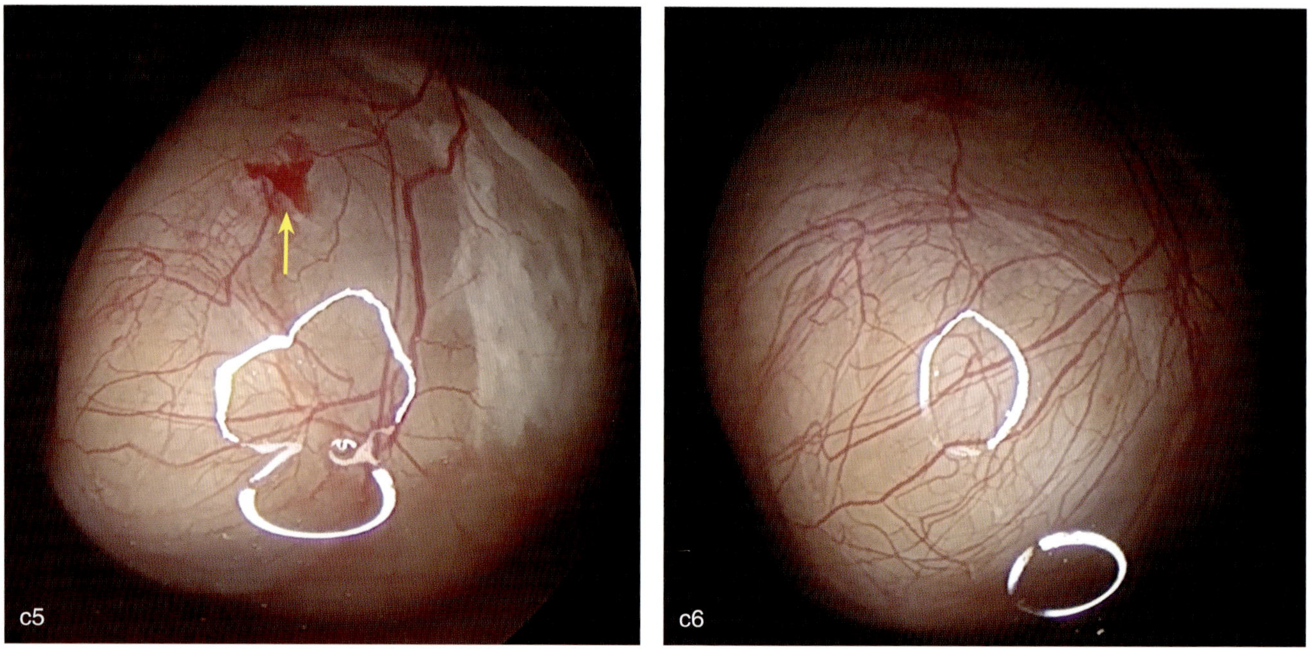

图6-29 摘除左侧上颌窦两个潴留囊肿，同期上颌窦底提升（续）
c. 术中照片，电子内镜检查。c5，c6. 巨大的球形囊肿，完全遮盖了上颌窦开口，囊壁表面有丰富的血管分布。拔出注射器针头之后，囊壁上的穿刺孔（箭头所示）迅速关闭。

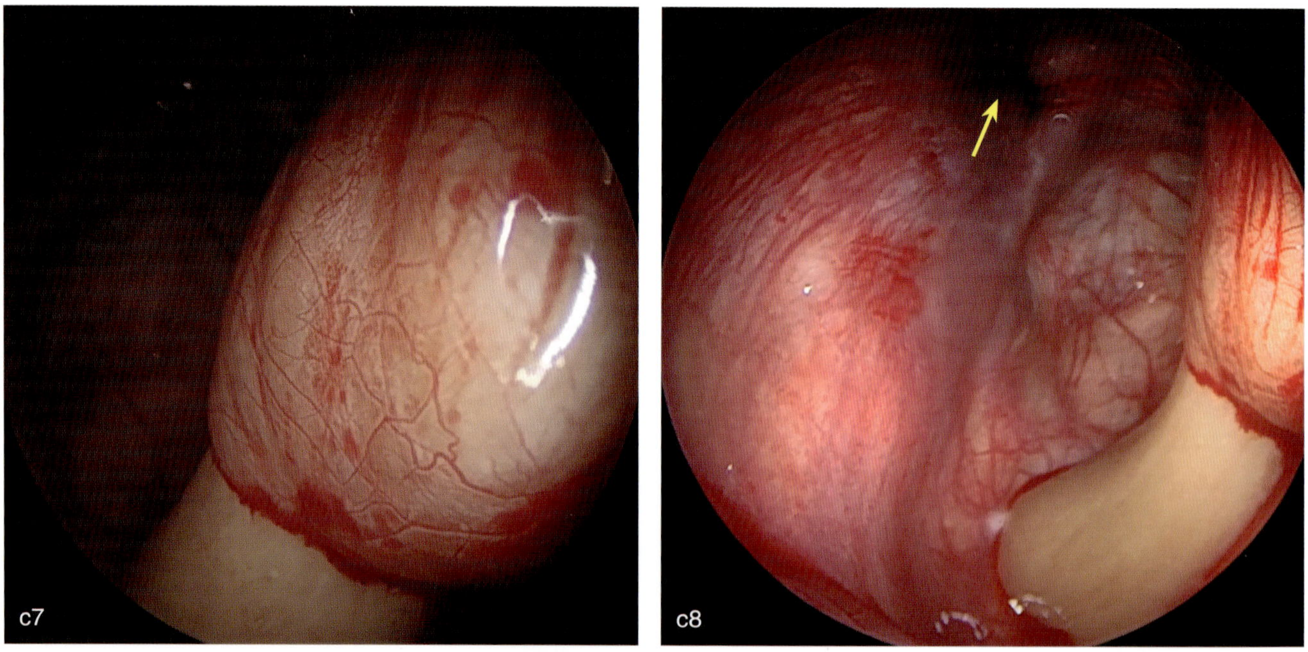

图6-29 摘除左侧上颌窦两个潴留囊肿，同期上颌窦底提升（续）
c. 术中照片，电子内镜检查。c7. 用11＃尖刀片切开囊壁，立即流出黏稠、浑浊的囊液。c8. 伴随囊液的流出，囊肿迅速缩小，暴露出通畅的上颌窦开口（箭头所示）。

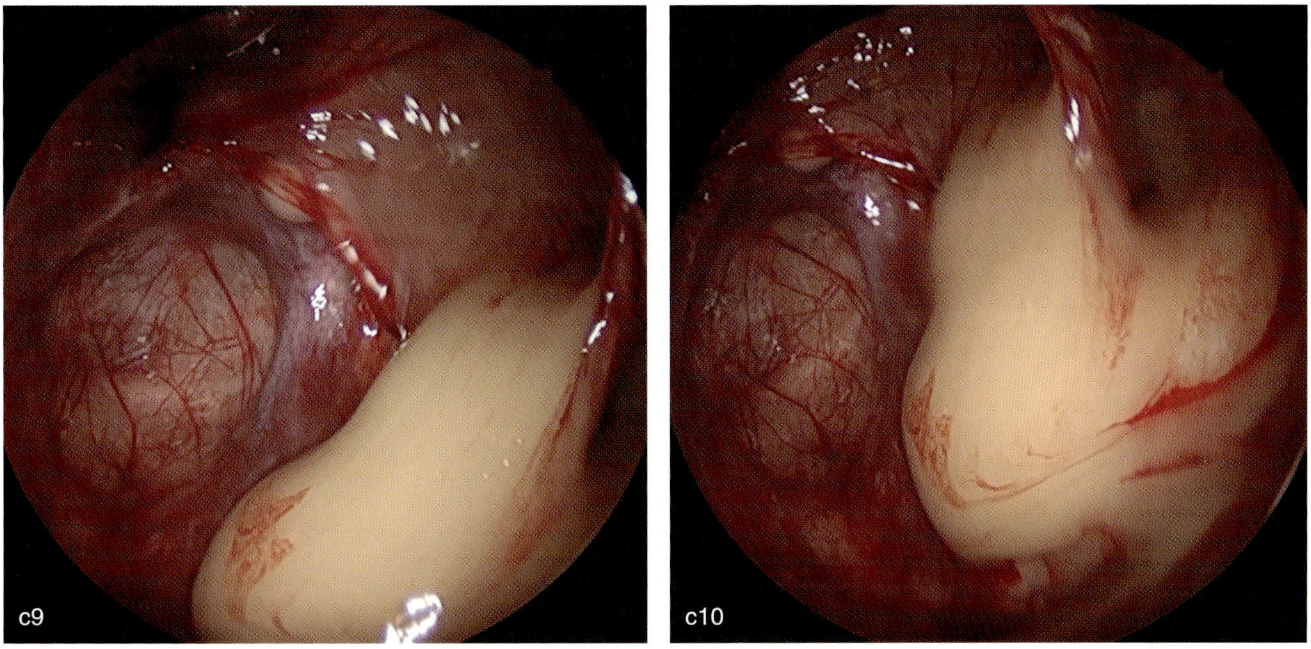

图6-29　摘除左侧上颌窦两个潴留囊肿，同期上颌窦底提升（续）

c. 术中照片，电子内镜检查。c9，c10. 伴随囊液的不断流出，在上颌窦内形成壮观的“黏液湖”，黏附于上颌窦黏膜表面，而囊壁则以肉眼可见的速度迅速收缩。

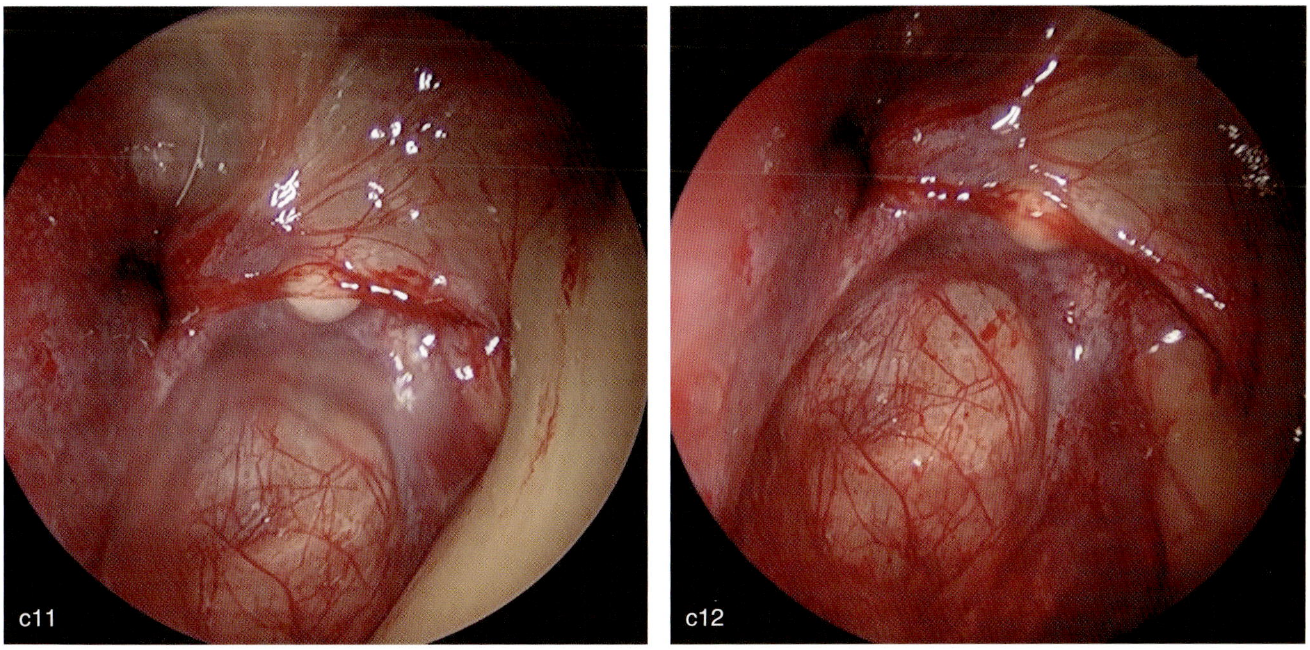

图6-29　摘除左侧上颌窦两个潴留囊肿，同期上颌窦底提升（续）

c. 术中照片，电子内镜检查。c11. 伴随囊液的不断流出，完全暴露出通畅的上颌窦开口，伴随着呼吸，囊壁的少量出血通过上颌窦开口进入鼻腔。c12. 用吸引器清除“黏液湖”，可见收缩的“囊壁”紧贴上颌窦骨壁。

高度有限，只是将200g骨胶原（Bio-Oss Collagen，Geistlich，瑞士）与自体骨骨屑混合，并用从术区收集的血液调拌，两步法骨增量。预备种植窝，植入直径4.8mm、平台直径6.5mm、长度10mm、光滑颈部高度1.8mm的软组织水平锥柱状种植体（TL，TE，TiZr，Straumann，瑞士），部分光滑颈部均位于骨内，最终植入扭矩＞35Ncm，种植体获得了理想的三维位置（图6-29c14）；再次植入骨增量材料，将植入窦底黏骨膜表面的胶原膜反折，覆盖骨窗和骨增量材料（图6-29c15）。黏骨膜瓣复位、间断缝合，无张力创口关闭，种植体潜入式愈合。

术后静脉滴注克林霉素5天，每天1次，每次0.6g；静脉滴注地塞米松注射液3天，每天1次，每次10mg；呋麻滴鼻液滴鼻5天，每天2次；复方葡萄糖酸氯己定含漱液含漱，每天3次，直至10天后拆线。

术后即刻CBCT扫描可见窦底存在液平面，窦底骨增量材料呈帐篷样隆起，但密度较低（图6-29d1，d2）。10天后拆线，创口愈合良好。CBCT扫描可见

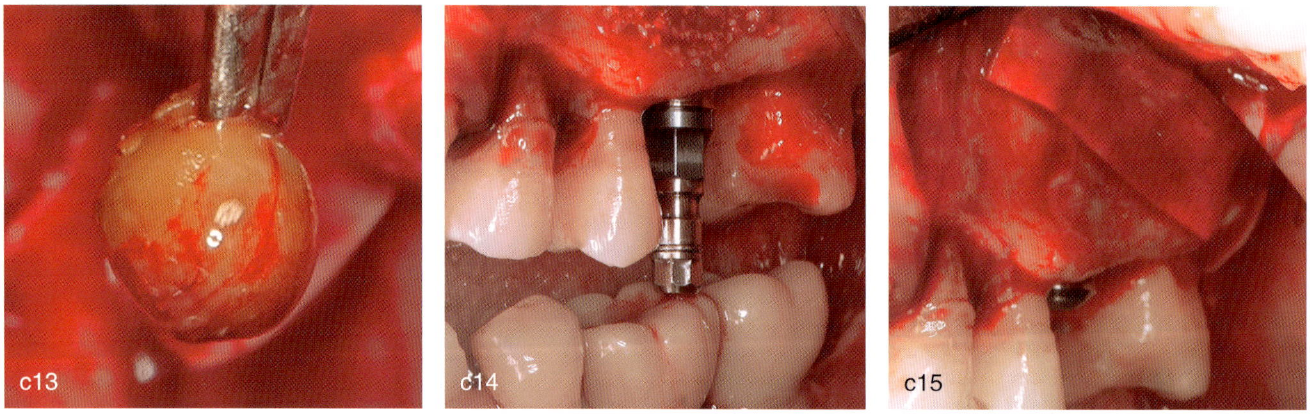

图6-29　摘除左侧上颌窦两个潴留囊肿，同期上颌窦底提升（续）
c. 术中照片。c13. “摘除”位于窦内上部的囊肿之后，摘除位于窦底的小球形囊肿。c14. 初步骨增量之后，植入软组织水平锥柱状种植体，理想的三维位置与轴向。c15. 再次骨增量之后，将植入窦底的黏骨膜表面的胶原膜反折，覆盖骨窗。

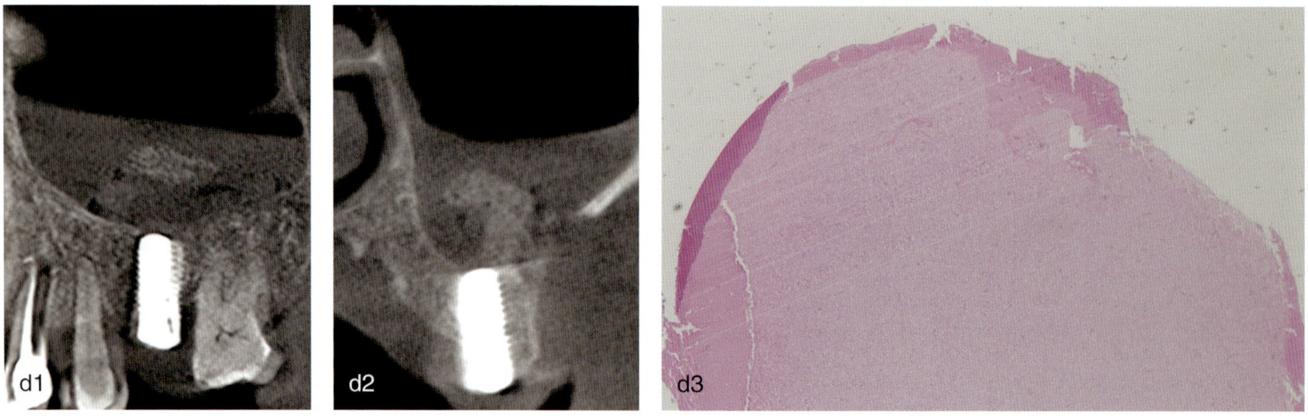

图6-29　摘除左侧上颌窦两个潴留囊肿，同期上颌窦底提升（续）
d. 术后检查。d1，d2. 即刻上颌左侧CBCT扫描，依次为沿后牙牙弓的近远中向断层和第一磨牙位点种植体的颊舌向断层。窦底存在液平面，骨增量材料呈帐篷样隆起。d3. 摘除的窦底球形囊肿的组织学检查，囊肿的内容物为散碎的粉染无结构物。

窦底黏骨膜显著肿胀，植入窦底的骨增量材料位置无变化，维持在初始的植入位置（图6-29e1，e2）。

术后3个月时进入修复程序。CBCT扫描可见窦底黏膜肿胀已经消失，囊肿无复发。窦底呈帐篷样隆起，但骨密度不均匀（图6-29e3，e4）。局部浸润麻醉下用水激光（980mm，2.5W，50Hz）暴露种植体平台，戴入3mm高的愈合帽。种植体的ISQ平均值为80。制取印模，在2周后戴入螺钉固位的全瓷修复体（Variobase基台）。种植体周围软组织健康，咬合关系良好，修复体与种植体密合（图6-29f）。

戴入修复体1年后（图6-29g）和3年后（图6-29h）的CBCT扫描可见囊肿无复发，黏骨膜无增厚。窦底有大量新骨形成，骨轮廓稳定，骨高度超出预期，成骨范围以第一磨牙位点的窦底为中心，向前越过前磨牙扩展到窦腔前壁，向后越过第二磨牙扩展到后壁，向内扩展腭侧壁，向外扩展至牙槽嵴的颊侧，整个窦底均明显提高。新骨质量良好、充分包绕种植体，种植体周围骨高度理想。

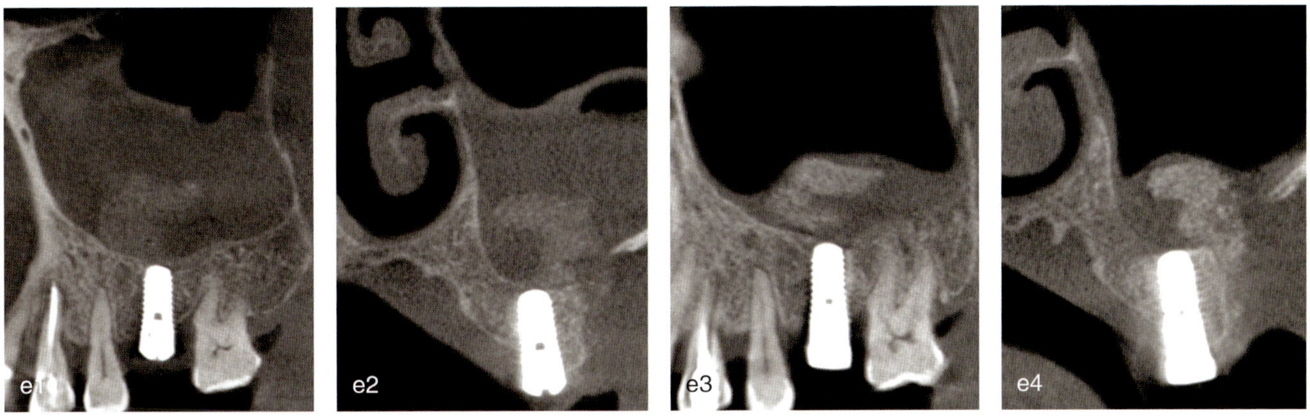

图6-29　摘除左侧上颌窦两个潴留囊肿，同期上颌窦底提升（续）
e. 术后10天复诊时的上颌左侧CBCT扫描。依次为后牙牙弓的近远中向断层和第一磨牙位点种植体的颊舌向断层。e1，e2. 术后10天时，窦底黏膜显著增厚，骨增量材料呈帐篷样隆起。e3，e4. 术后3个月时，窦底黏膜增厚消失，骨增量区密度不均匀。

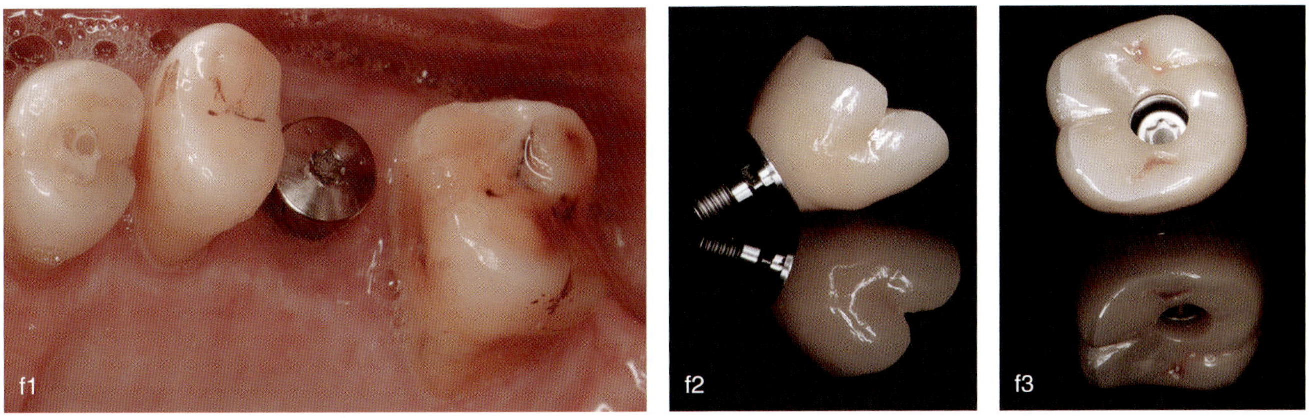

图6-29　摘除左侧上颌窦两个潴留囊肿，同期上颌窦底提升（续）
f. 修复程序。f1. 术后3个月时，用激光暴露种植体平台，取出封闭螺钉，戴入3mm高的愈合帽。f2，f3. 螺钉固位的全瓷修复体，螺钉通道从𬌗面穿出。

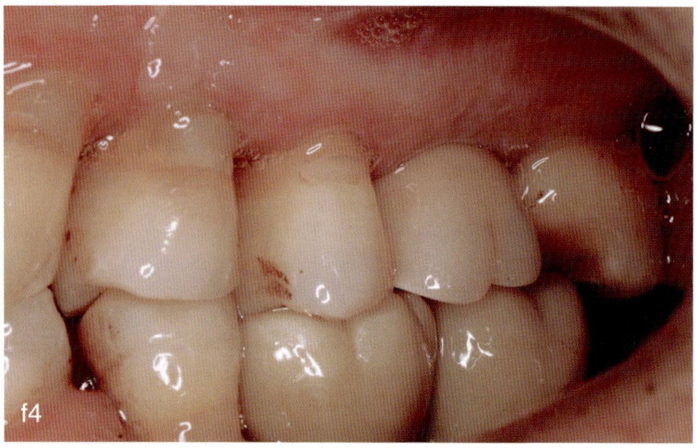

图6-29 摘除左侧上颌窦两个潴留囊肿，同期上颌窦底提升（续）
f. 修复程序。f4. 戴入修复体后的侧面观。种植体周围软组织健康，船关系良好。

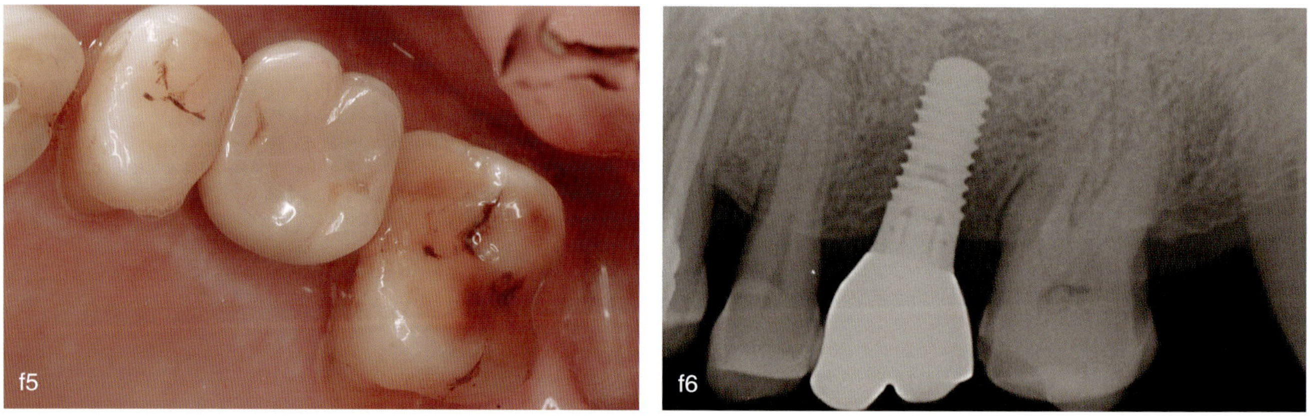

图6-29 摘除左侧上颌窦两个潴留囊肿，同期上颌窦底提升（续）
f. 修复程序。f5. 戴入修复体后的侧面观。种植体周围软组织健康。f6. 戴入修复体后的根尖放射线片。种植体周围骨状态良好，修复体与种植体密合。

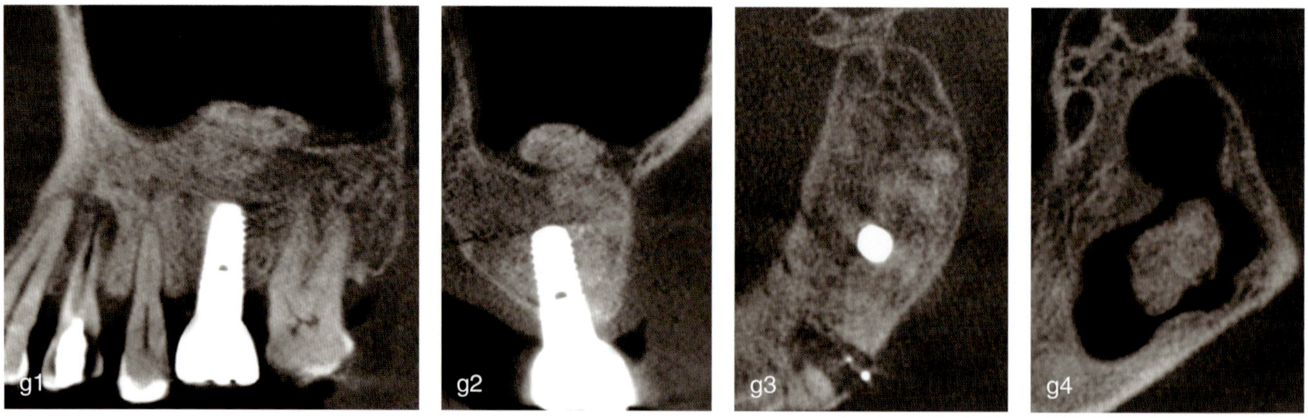

图6-29 摘除左侧上颌窦两个潴留囊肿，同期上颌窦底提升（续）
g. 戴入修复体1年后的上颌左侧CBCT扫描。依次为后牙牙弓的近远中向（g1）、第一磨牙位点种植体的颊舌向（g2）、种植体根尖的水平向（g3）和腭鼻隐窝的水平向（g4）断层。窦底有大量新骨形成、质量良好，充分包绕种植体，种植体周围骨高度理想。

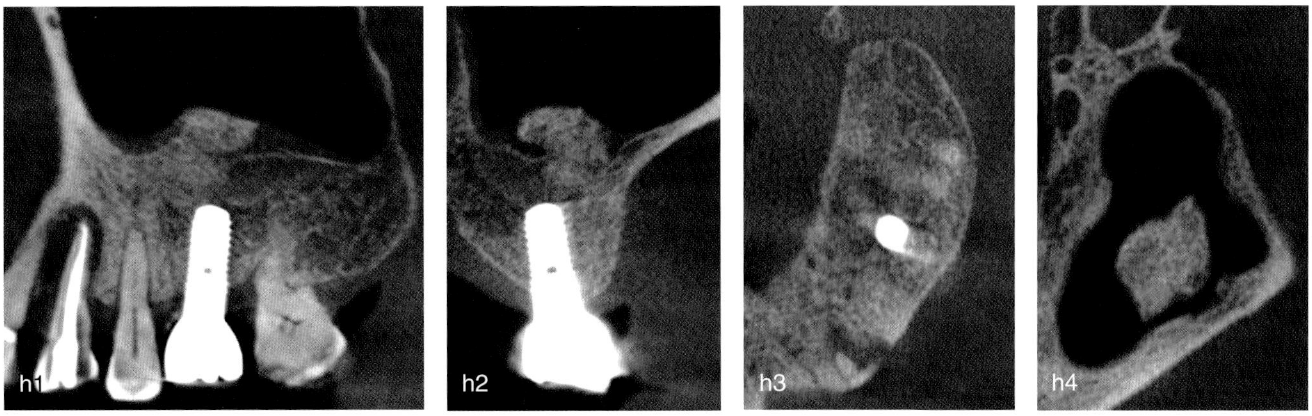

图6-29　摘除左侧上颌窦两个潴留囊肿，同期上颌窦底提升（续）
h. 戴入修复体3年后的上颌左侧CBCT扫描。依次为后牙牙弓的近远中向（h1）、第一磨牙位点种植体的颊舌向（h2）、种植体根尖的水平向（h3）和腭鼻隐窝的水平向（h4）断层。窦底有大量的新骨形成、质量良好，充分包绕种植体，侧壁窗口为理想的皮质骨化。

讨论

本病例通过侧壁开窗摘除了潴留囊肿，同期上颌窦底提升并植入种植体，获得了理想的治疗效果。

本病例的放射线表现

通常，上颌窦假性囊肿和上颌窦潴留囊肿发生于上颌窦底，假性囊肿与窦壁成锐角，潴留囊肿与窦壁成直角或钝角。但是，本病例的上颌窦潴留囊肿发生于上颌窦上壁和后壁交汇处，存在巨大的“布袋”状密度增高影像，一直下垂至窦底，与窦壁成锐角，与存在于窦底的潴留囊肿的放射线表现有所不同。

本病例的潴留囊肿摘除

本病例的上颌窦潴留囊肿发生于上颌窦上壁和后壁的交汇处。在如此之高的位置发生上颌窦潴留囊肿尤为罕见。患者在站立位CBCT扫描时（图6-29b），重力导致潴留囊肿下垂，“布袋”状囊肿从上颌窦上壁和后壁交汇处一直下垂至窦底。术中患者呈仰卧位，囊肿回归至自然的位置，即术中电子内镜观察到的囊肿位置：上颌窦的上后部（图6-29c5～c12）。

显然，如果没有电子内镜的辅助观察，在此位置的上颌窦囊肿很难在术中准确定位并将其完全摘除。

上颌窦潴留囊肿的病因是黏液外渗到黏骨膜固有层，因此没有典型意义上的囊壁，所谓的“囊壁”，即固有层中黏液池周围的纤维结缔组织。本病例，囊肿的张力很大，注射器针头穿刺囊肿，抽出5mL黏稠、浑浊的囊液。拔出注射器针头之后，穿刺孔迅速关闭（图6-29c5，c6）。切开囊肿后，伴随囊液的流出，“囊壁”迅速收缩、贴附于上颌窦骨壁，“囊壁”消失。

本病例的另一个罕见之处是窦底存在孤立的球形潴留囊肿，组织学检查为浓缩的黏液（图6-29d3）。

本病例的骨增量和成骨质量

本病例侧壁开窗的主要目的是摘除上颌窦潴留囊肿。由于窦底骨高度接近9mm，窦底的骨增量材料仅为200mg的骨胶原和自体骨骨屑的混合物。但新骨形成的范围、高度和质量却远远超过了预期效果，整个窦底的新骨均超过7mm（图6-29g，h）。

外科程序：宿玉成、王璐；修复程序：汪霞；术中摄像和照相：胡翩翩；手术配合：刘敏、陶丹；放射线诊断程序：苑秋华、王倩；组织学读片：李翠英（北京大学口腔医学院中心实验室）；病例完成时间：2017年

病例之十六：摘除上颌窦潴留囊肿，同期上颌窦底提升，囊肿复发

54岁男性患者，1个月前因牙周病拔除上颌左侧第一磨牙，现转入本院寻求种植治疗。

患者吸烟（每天20支左右）、饮酒（每天250mL左右），口腔卫生较差。患偏头痛病史10余年，间歇性发作。患糖尿病接近4年，在药物控制下，空腹血糖为6.3～6.5mmol/L。CBCT检查可见窦底剩余骨高度＜2mm，上颌窦开口堵塞。窦腔下部存在较大密度增高影像，占据上颌窦垂直向2/3的空间，边界清晰，与窦壁成直角，其中可见上颌窦潴留囊肿的特征性小圆形“空泡”影像，周围骨壁无破坏，其余窦壁的黏骨膜无增厚，诊断为上颌窦潴留囊肿（图6-30a）。

嘱患者口服抗生素1周，3个月后复查。3个月后CBCT检查可见上颌窦腔内广泛的密度增高影像已消失，只在窦底存在局限性囊肿样黏骨膜增厚，厚度＜3mm，形态不规则（图6-30b）。预约6个月后侧壁开窗摘除囊肿，并同期上颌窦底提升、植入种植体。

6个月后患者复诊，准备手术。术前CBCT检查确认囊肿复发（图6-30c），治疗方案仍为侧壁开窗摘除潴留囊肿，同期窦底提升、分阶段种植。局部浸润

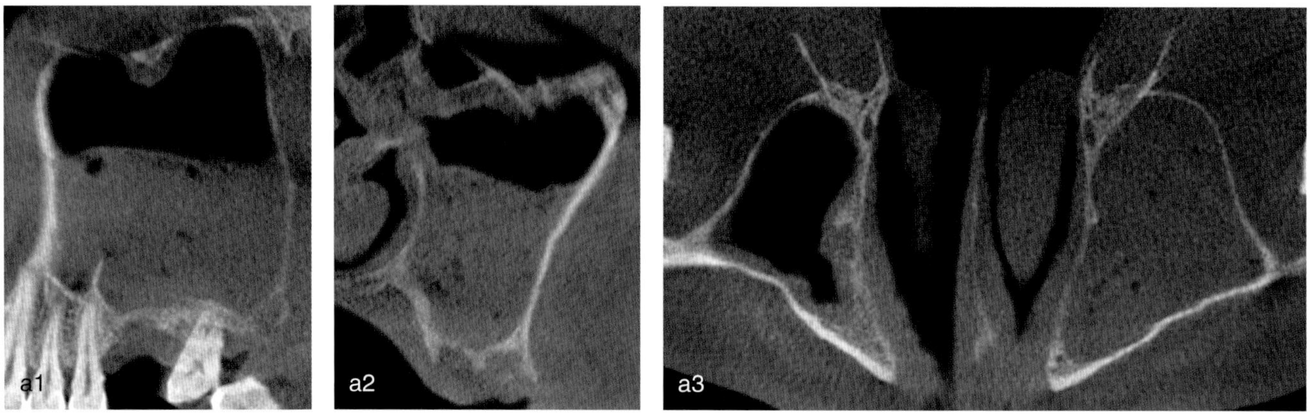

图6-30　摘除上颌窦潴留囊肿，同期上颌窦底提升，囊肿复发

a. 初诊时的上颌左侧CBCT扫描。a1. 后牙牙弓的近远中向断层。a2. 第一磨牙的颊舌向断层。a3. 窦腔中部的水平向断层。第二前磨牙窦底存在间隔，窦腔下部充满密度增高影像，边界清晰，与窦壁成直角，囊腔内可见散在的“空泡”影像。

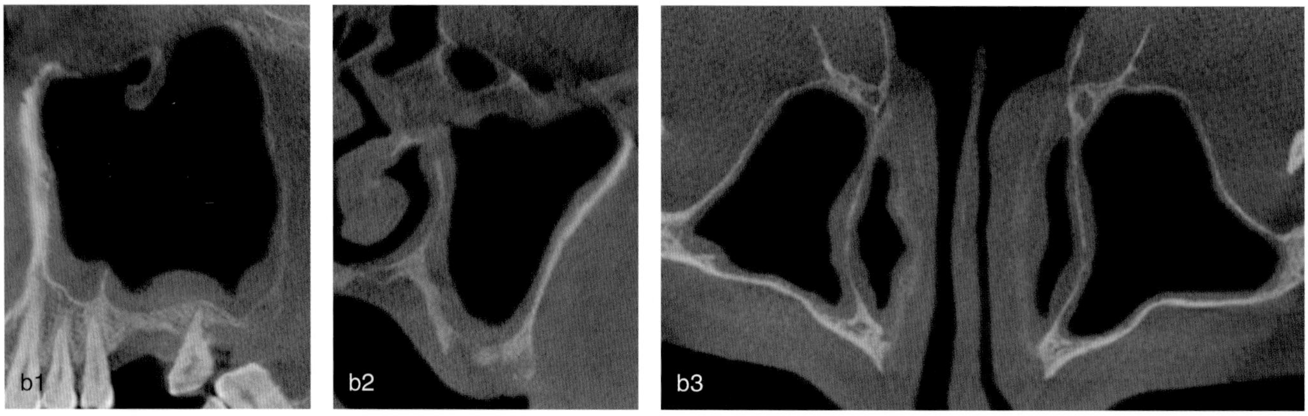

图6-30　摘除上颌窦潴留囊肿，同期上颌窦底提升，囊肿复发（续）

b. 3个月后的上颌左侧CBCT扫描。b1. 后牙牙弓的近远中向断层。b2. 第一磨牙的颊舌向断层。b3. 窦腔中部的水平向断层。窦腔下部充满的密度增高影像已基本消失，仅在窦底、前壁和外侧壁存在轻度黏膜增厚，厚度＜3mm。

麻醉下翻黏骨膜瓣，从侧壁刮取大量的自体骨骨屑。用钨钢球钻和金刚砂球钻侧壁开窗，剥离窦底黏骨膜，形成揭盖式骨窗。切开骨膜层，吸出大量黏稠黏液。在窦底植入生物可吸收性胶原膜（Bio-Gide，Geistlich，瑞士），覆盖黏骨膜穿孔和黏骨膜。植入1.0g的粗颗粒去蛋白牛骨矿物质与自体骨骨屑的混合性骨增量材料，将植入窦底的胶原膜反折，覆盖骨窗（图6-30d）。黏骨膜瓣复位，无张力创口关闭。

术后7天复诊时患者主诉偏头痛已经消失。CBCT断层显示窦腔内黏骨膜水肿明显降低，骨增量材料呈帐篷样隆起（图6-30e）。术后9个月时不翻瓣植入软组织水平种植体，最终植入扭矩＞35Ncm。术后即刻CBCT显示，窦底呈完美的帐篷样隆起，新骨质量良好，只在骨增量材料的近中、远中和腭侧的窦底存在密度增高影像，其中无“空泡”影像（图6-30f）。

3个月后戴入修复体（图6-30g）。4年后的CBCT检查可见窦底呈完美的帐篷样隆起，骨高度稳定，新骨充分包绕种植体。囊肿再次复发，其中存在较小的“空泡”影像，程度较轻（图6-30h）。嘱患者定期复诊，如果囊肿明显增大，可以考虑再次将其摘除。

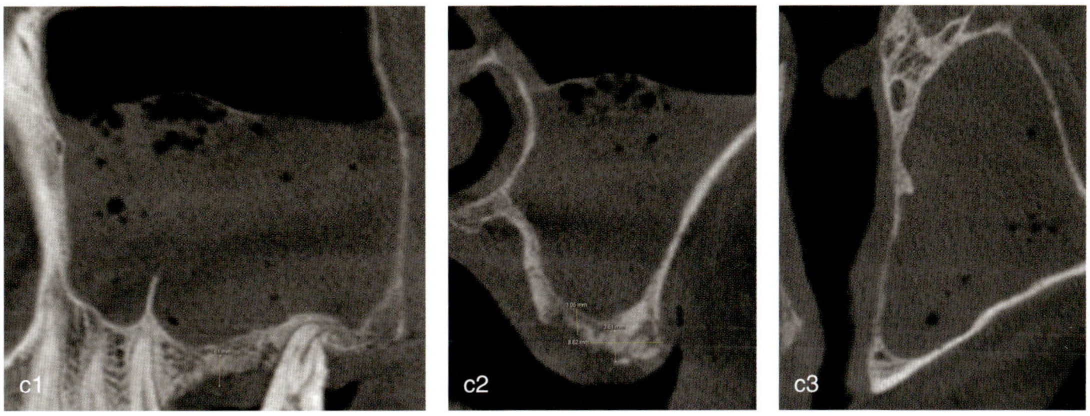

图6-30 摘除上颌窦潴留囊肿，同期上颌窦底提升，囊肿复发（续）
c. 6个月（即术前）时的上颌左侧CBCT扫描。c1. 后牙牙弓的近远中向断层。c2. 第一磨牙的颊舌向断层。c3. 窦腔中部的水平向断层。窦腔下部充满密度增高影像，与初诊时相似。囊腔内可见散在的“空泡”影像，在囊肿的上部“空泡”较大且不规则。

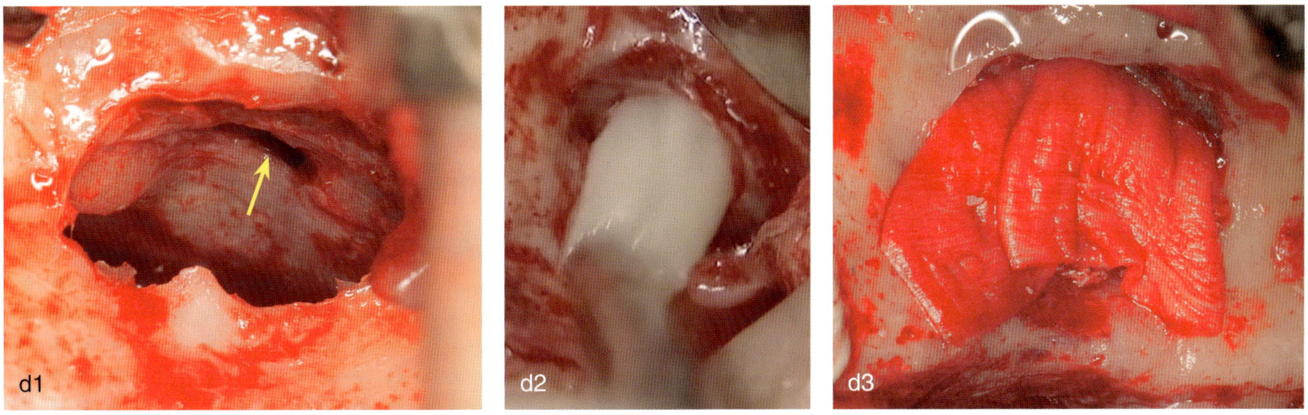

图6-30 摘除上颌窦潴留囊肿，同期上颌窦底提升，囊肿复发（续）
d. 术中照片。d1. 侧壁开窗、剥离窦底黏骨膜之后，切开黏骨膜的骨膜层（箭头所示）。d2. 吸引器从黏骨膜切口抽出大量的黏稠黏液。d3. 用生物可吸收性胶原膜覆盖黏骨膜，植入1.0g粗颗粒去蛋白牛骨矿物质与自体骨骨屑的混合物，将胶原膜反折，覆盖骨窗。

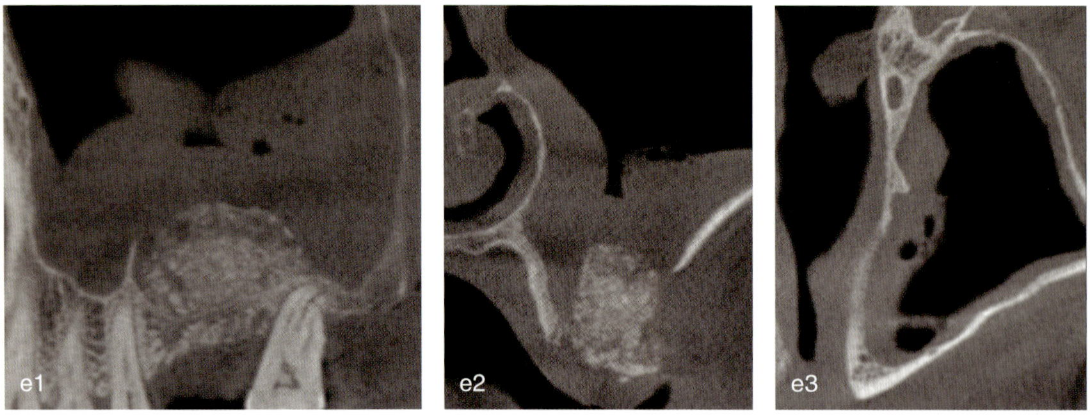

图6-30　摘除上颌窦潴留囊肿，同期上颌窦底提升，囊肿复发（续）

e. 术后7天时的上颌左侧CBCT扫描。e1. 后牙牙弓的近远中向断层。e2. 第一磨牙的颊舌向断层。e3. 窦腔中部的水平向断层。骨增量材料呈帐篷样隆起，窦腔内黏骨膜水肿明显减少。

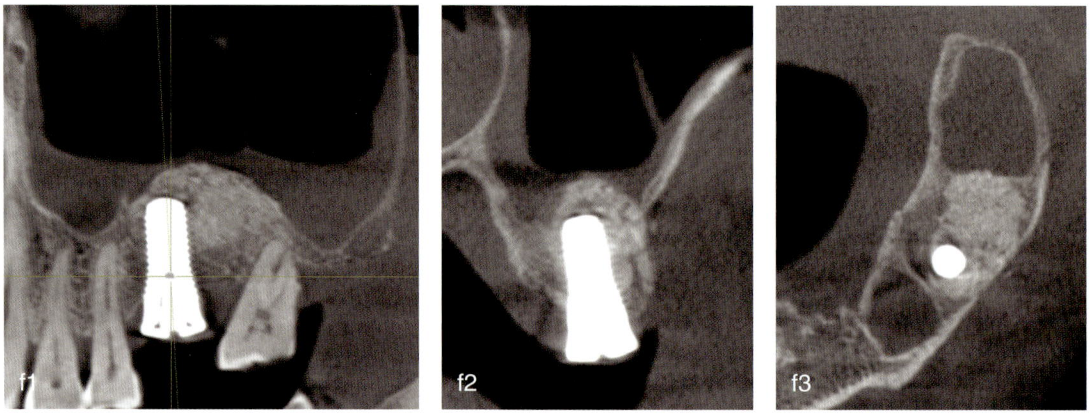

图6-30　摘除上颌窦潴留囊肿，同期上颌窦底提升，囊肿复发（续）

f. 术后9个月时不翻瓣植入直径4.8mm种植体，术后即刻上颌左侧CBCT扫描。f1. 后牙牙弓的近远中向断层。f2. 种植体的颊舌向断层。f3. 种植体根端的水平向断层。骨增量材料呈完美的帐篷样隆起，新骨质量理想，只在近中、远中和腭侧存在黏骨膜增厚。

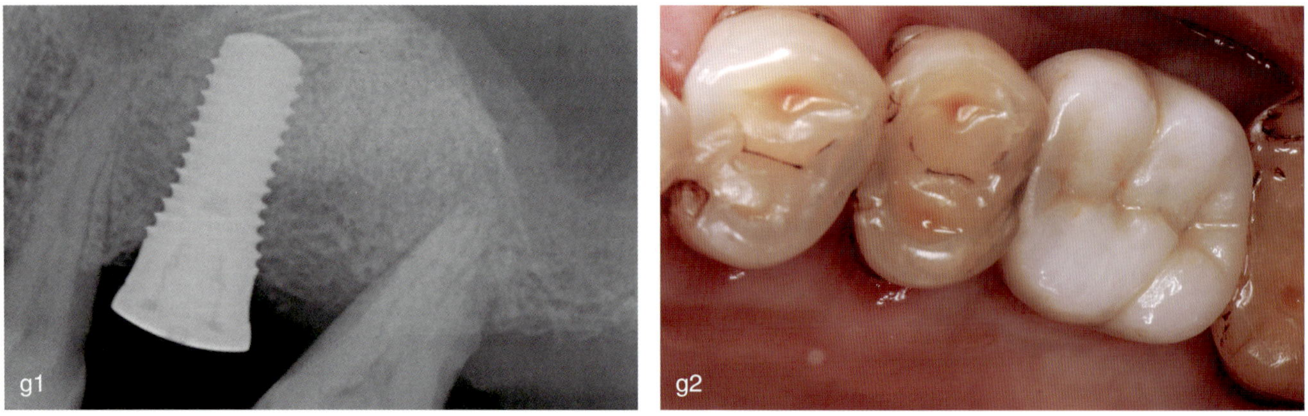

图6-30　摘除上颌窦潴留囊肿，同期上颌窦底提升，囊肿复发（续）

g. 植入种植体3个月后，进入修复程序。g1. 戴入修复体前拍摄的根尖放射线片，种植体周围骨高度稳定，骨结合理想。g2. 戴入粘接固位全瓷修复体之后的𬌗面观，修复体与邻牙的邻面接触理想。

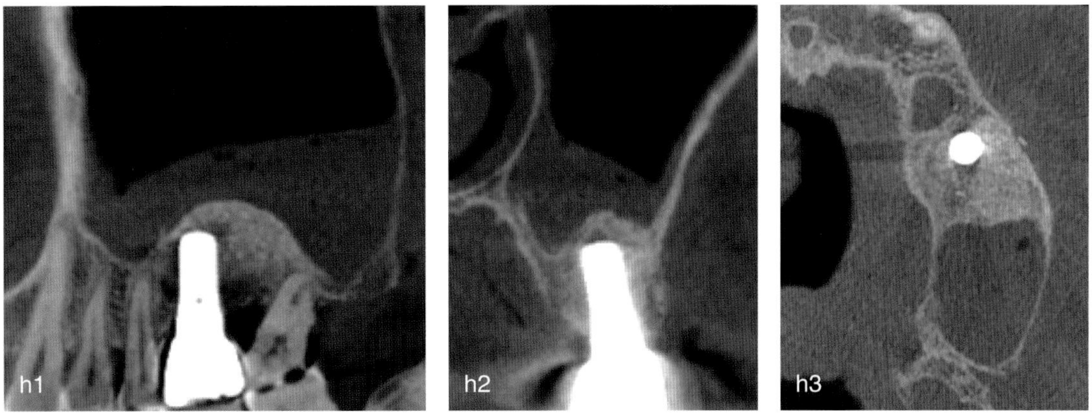

图6–30　摘除上颌窦潴留囊肿，同期上颌窦底提升，囊肿复发（续）

h. 戴入修复体4年后的上颌左侧CBCT扫描。h1. 后牙牙弓的近远中向断层。h2. 种植体的颊舌向断层。h3. 种植体根端的水平向断层。窦底呈完美的帐篷样隆起，窦底和种植体周围骨高度稳定，新骨充分包绕种植体。囊肿再次复发，囊肿的体积明显低于术前。

讨论

本病例通过侧壁开窗摘除了上颌窦潴留囊肿，同期上颌窦底提升、分阶段种植，骨增量效果理想。但戴入修复体4年后囊肿复发，有如下可商榷之处。

关于第一次囊肿“复发”

初诊时的CBCT检查发现存在较大的上颌窦潴留囊肿（图6–30a），嘱患者口服抗生素1周，预定3个月后复诊手术。3个月后的术前CBCT检查发现窦腔内广泛的密度增高影像已消失，只在窦底存在局限性囊肿样黏骨膜增厚，厚度＜3mm（图6–30b），目前尚无法解释囊肿缩小现象。鉴于医患双方都想观察病情变化，约定6个月后手术。6个月后再次CBCT检查时发现潴留囊肿又恢复到初诊时的状态，囊肿复发。

因为囊肿复发，调整外科方案。侧壁开窗摘除了上颌窦潴留囊肿，同期窦底提升、植入骨增量材料。术后7天复诊时的CBCT断层显示囊肿已明显缩小，窦腔内无渗出物（图6–30e），说明未发生黏骨膜穿孔。

9个月后植入种植体。术后CBCT显示窦底呈完美的帐篷样隆起，骨质量良好，骨高度稳定，只在窦底近中、远中和腭侧存在密度增高影像（图6–30f）。

关于第二次囊肿“复发”

4年后复诊进行CBCT检查，发现囊肿再次复发（图6–30h）。分析上颌窦潴留囊肿的复发原因，笔者认为在术中操作方面存在不妥之处：

- 摘除囊肿的手术时，骨膜层的切开范围太小，并未将潴留囊肿的黏液完全清除，种植体植入之后CBCT显示的黏骨膜增厚疑似残留的黏液。
- 对如此巨大的潴留囊肿，似乎不能因为顾忌黏骨膜穿孔只局限于将固有层中的黏液池清除，应当将已发生病变的囊壁一并摘除，避免囊肿复发。

关于偏头痛的消失

患者在术后第7天复诊时反馈，术后第2天，具有10余年病史的偏头痛症状消失。目前尚不清楚上颌窦潴留囊肿与偏头痛之间的关系。

外科程序：宿玉成、蒋瑞芳；修复程序：蒋瑞芳；术中摄像和照相：胡翩翩；手术配合：胡翩翩、刘敏、陶丹；放射线诊断程序：苑秋华、王倩；病例完成时间：2016年

病例之十七：未摘除上颌窦潴留囊肿，上颌窦底提升

48岁男性患者，先后两次进行了上颌右侧和左侧上颌窦底提升，并完成了种植修复。

右侧上颌窦底提升和种植修复

右侧上颌窦底提升和种植修复完成于2017年。

患者自述6个月前因第一磨牙牙周病导致的Ⅲ度松动而拔除。6个月后复诊时拍摄CBCT，他的医生发现窦底存在囊肿，窦底骨壁不清晰，并且结合拔牙术中的印象，怀疑存在窦底骨缺损，故将其转入我院。

患者一般状态良好，无全身系统性疾病史，不吸烟、不饮酒，无副功能习惯，实验室检查无异常。口腔检查可见口腔卫生良好，上颌右侧第一磨牙缺失，拔牙窝愈合良好，黏膜质地正常，附着龈充足，殆龈距离与颌位关系尚可（图6-31a）。CBCT扫描显示靠近腭侧的上颌窦底不清晰，似乎存在薄如“纸样”的骨板。窦底存在较为平直的囊肿样密度增高影像，与

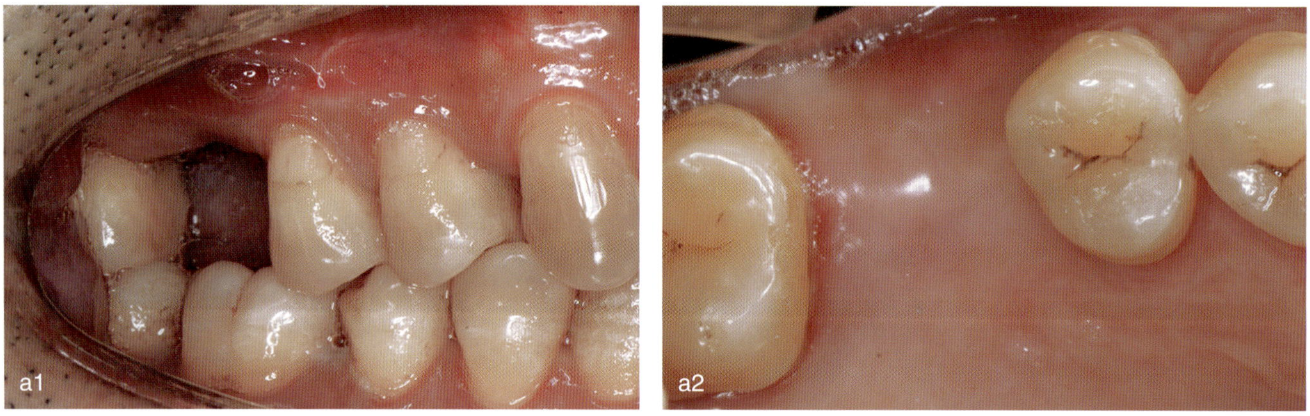

图6-31　未摘除上颌窦潴留囊肿，上颌窦底提升
a. 术前检查，口内照片。a1. 颊侧观。a2. 殆面观。上颌右侧第一磨牙缺失，殆龈距离尚可，黏膜质地正常，附着龈宽度良好，与对颌牙之间的颌位关系正常。

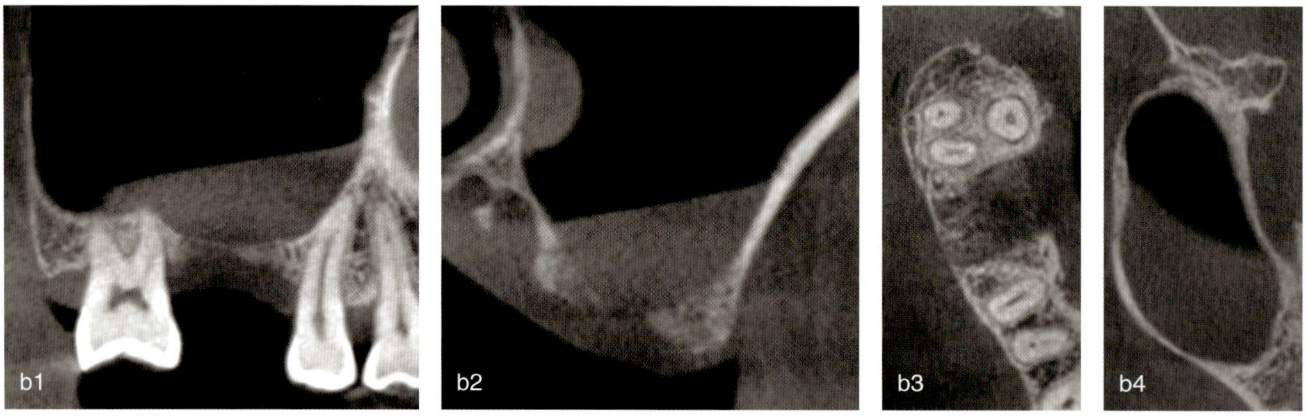

图6-31　未摘除上颌窦潴留囊肿，上颌窦底提升（续）
b. 术前检查，上颌右侧CBCT扫描。依次为后牙牙弓的近远中向断层（b1）、第一磨牙位点的颊舌向断层（b2）、后牙牙弓的水平面断层（b3）和虚拟植入种植体根尖的水平向断层（b4）。窦底骨板菲薄，存在较为平直的密度增高影像，与窦壁成钝角。

窦壁成钝角，密度均匀，窦壁无破坏。囊肿样影像的垂直向高度约9mm，近远中向宽度约23mm，颊舌向宽度约18mm。在内壁也存在一个较小的半圆形的密度增高影像，但与窦底的囊肿无关联（图6-31b）。

本病例被分类为上颌后部Ⅱ型骨缺损，存在上颌窦潴留囊肿。预计的治疗方案有4个选项：

- **选项之一**　侧壁开窗上颌窦底提升，摘除囊肿。如果窦底骨壁完整，同期植入种植体。
- **选项之二**　侧壁开窗上颌窦底提升，摘除囊肿。如果窦底骨壁不完整，分阶段植入种植体。
- **选项之三**　侧壁开窗上颌窦底提升，不摘除囊肿。如果窦底骨壁完整，同期植入种植体。
- **选项之四**　侧壁开窗上颌窦底提升，不摘除囊肿。如果窦底骨壁不完整，分阶段植入种植体。

告知患者，由于窦底疑似骨缺损笔者建议尝试保守治疗方案。不摘除潴留囊肿的优点是，避免摘除囊

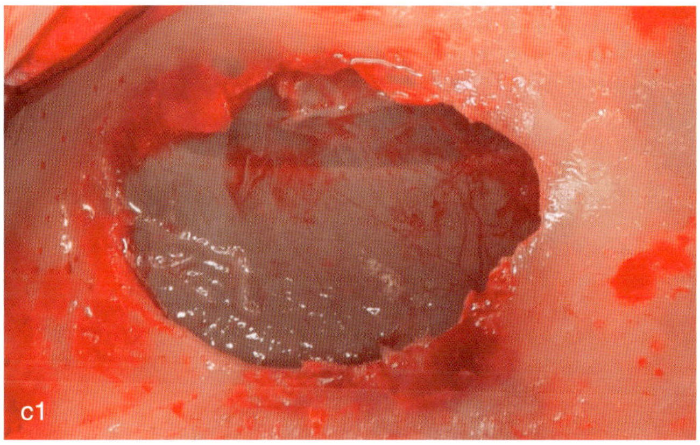

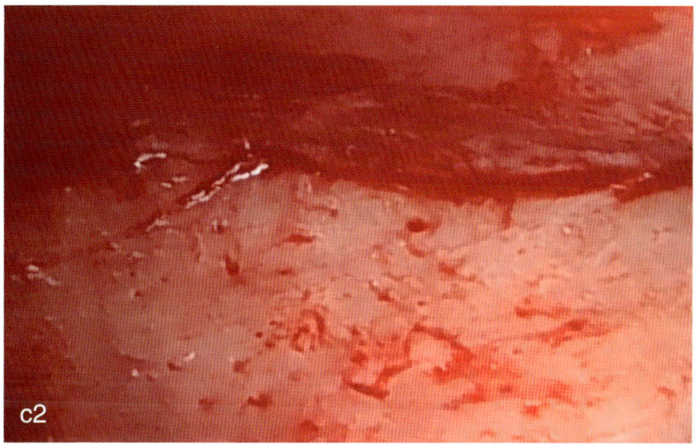

图6-31　未摘除上颌窦潴留囊肿，上颌窦底提升（续）

c. 术中照片。c1. 侧壁开窗。在侧壁刮取大量自体骨骨屑之后，进行侧壁开窗，剥离窦底黏骨膜，可见骨膜完整、无损伤。c2. 电子内镜检查，发现窦底黏骨膜完整，窦底皮质骨连续，无骨缺损。

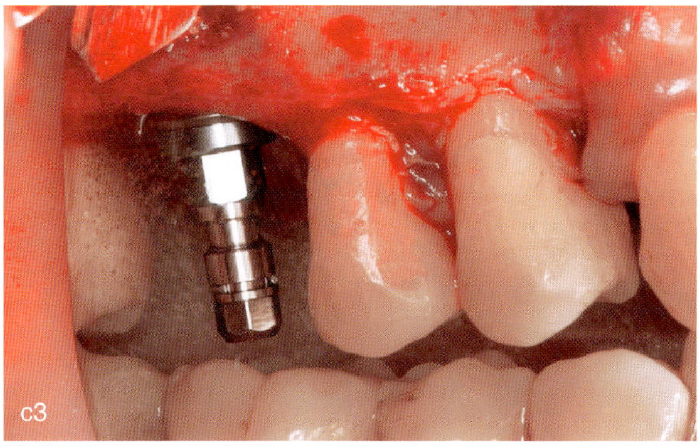

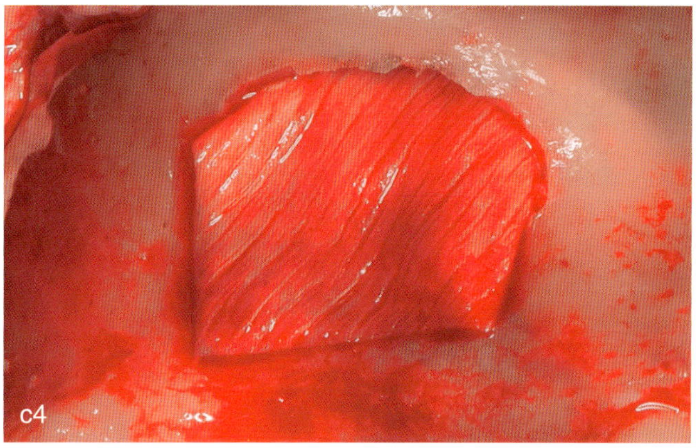

图6-31　未摘除上颌窦潴留囊肿，上颌窦底提升（续）

c. 术中照片。c3. 侧壁开窗上颌窦底提升之后，植入软组织水平种植体，种植体的三维位置与轴向理想。c4. 将覆盖窦底黏骨膜的生物可吸收性胶原膜向外反折，覆盖侧壁骨窗。

肿时因发生大面积黏骨膜穿孔而放弃上颌窦底提升；缺点是如果囊肿持续生长，可能需要再次手术将其摘除。患者选择支持笔者进行尝试，选择后两个选项。

翻黏骨膜瓣之后，从侧壁刮取大量自体骨骨屑。用钨钢球钻和金刚砂球钻侧壁开窗，形成揭盖式骨窗，剥离窦底黏骨膜后用电子内镜检查，发现窦底皮质骨完整、无缺损，选择术前计划的选项三：“侧壁开窗上颌窦底提升，不摘除囊肿。如果窦底骨壁完整，同期植入种植体”。修剪25mm×25mm的生物可吸收性胶原膜（Bio-Gide，Geistlich，瑞士），部分覆盖窦底黏骨膜、部分用于覆盖骨窗。将各0.5g的细颗粒与粗颗粒去蛋白牛骨矿物质（Bio-Oss，Geistlich，瑞士）与自体骨骨屑1：1混合，并用从术区收集的血液调拌，进行两步法植骨。在预备的第一磨牙位点种植窝内植入直径4.8mm、平台直径6.5mm、长度10mm、光滑颈部高度1.8mm的软组织水平锥柱状种植体（TL，TE，SLActive，RN，TiZr，Straumann，瑞士），部分光滑颈部位于骨内，最终植入扭矩＞15Ncm，种植体三维位置与轴向理想。再次植入骨增量材料，将植入

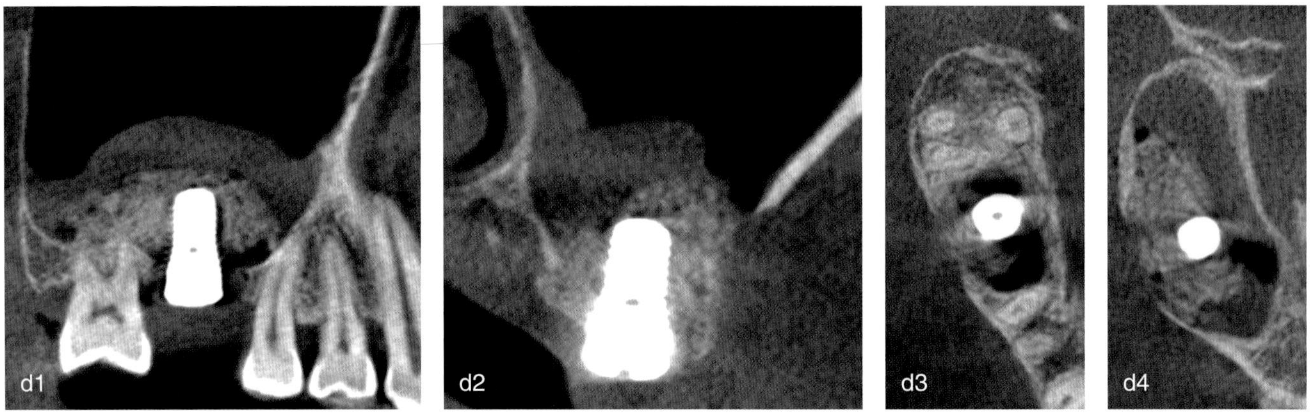

图6-31　未摘除上颌窦潴留囊肿，上颌窦底提升（续）
d. 术后即刻上颌右侧CBCT扫描。依次为后牙牙弓的近远中向断层（d1）、第一磨牙位点种植体的颊舌向断层（d2）、后牙牙弓（d3）和种植体根尖（d4）的水平向断层。窦底呈帐篷样隆起，术前CBCT所见的囊肿被拱起，位于骨增量材料的上方和周围。

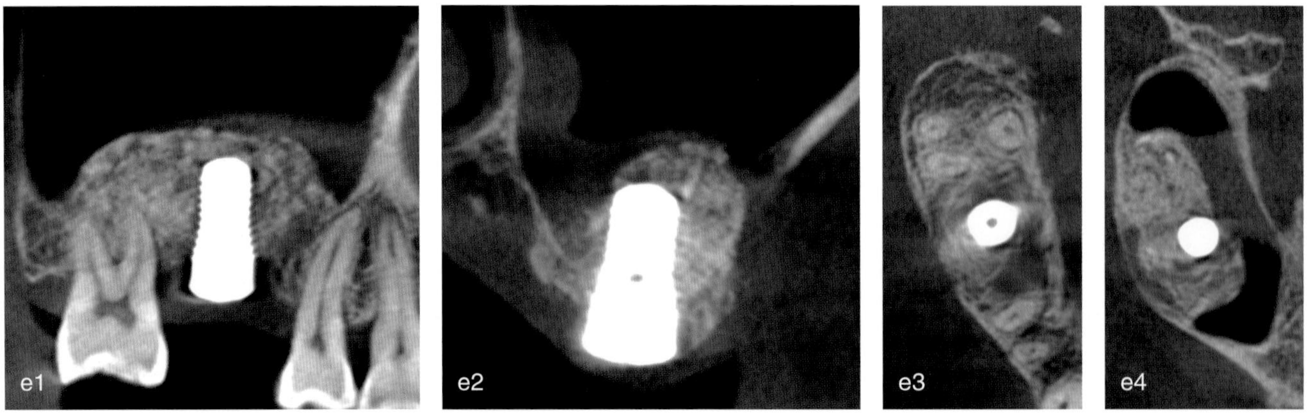

图6-31　未摘除上颌窦潴留囊肿，上颌窦底提升（续）
e. 术后6个月的上颌右侧CBCT扫描。依次为后牙牙弓的近远中向断层（e1）、第一磨牙位点种植体的颊舌向断层（e2）、后牙牙弓（e3）和种植体根尖（e4）的水平向断层。窦底呈理想的帐篷样隆起，囊肿影像基本上消失，只在近中和腭侧有少许残留。

窦底的生物可吸收性胶原膜反折，覆盖骨窗。黏膜瓣复位，无张力关闭创口，潜入式愈合（图6-31c）。

术后静脉滴注克林霉素5天，每天1次，每次0.6g；静脉滴注地塞米松注射液3天，每天1次，每次10mg；呋麻滴鼻液滴鼻5天，每天2次；复方葡萄糖酸氯己定含漱液含漱，每天3次，直至10天后拆线。

术后即刻CBCT扫描显示种植体的三维位置与轴向理想，骨增量材料充分包绕种植体。上颌窦底呈帐篷样隆起，术前CBCT所见的囊肿被骨增量材料拱起，清晰地位于帐篷样隆起的上方和周围，在内壁依然可见较小的半圆形的密度增高影像（图6-31d）。

6个月时复诊进入修复程序。CBCT扫描显示上颌窦底的提升高度和新骨的骨密度理想，新骨充分包绕种植体。窦底呈理想的帐篷样隆起，被骨增量材料“拱起”的囊肿影像已经基本消失，只在近中和腭侧有少许残留（图6-31e）。用软组织环切刀暴露种植体，种植体的ISQ平均值为92。2周之后戴入螺钉固位

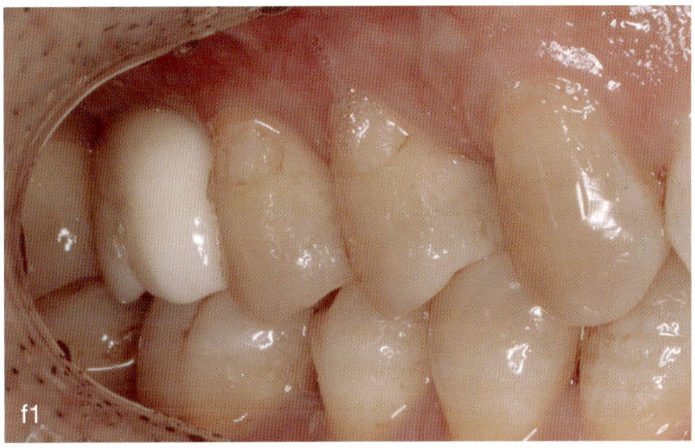

图6-31 未摘除上颌窦潴留囊肿，上颌窦底提升（续）
f. 修复程序。f1. 戴入修复体后的口内照片，颊侧观。戴入螺钉固位的全瓷修复体，殆关系良好。

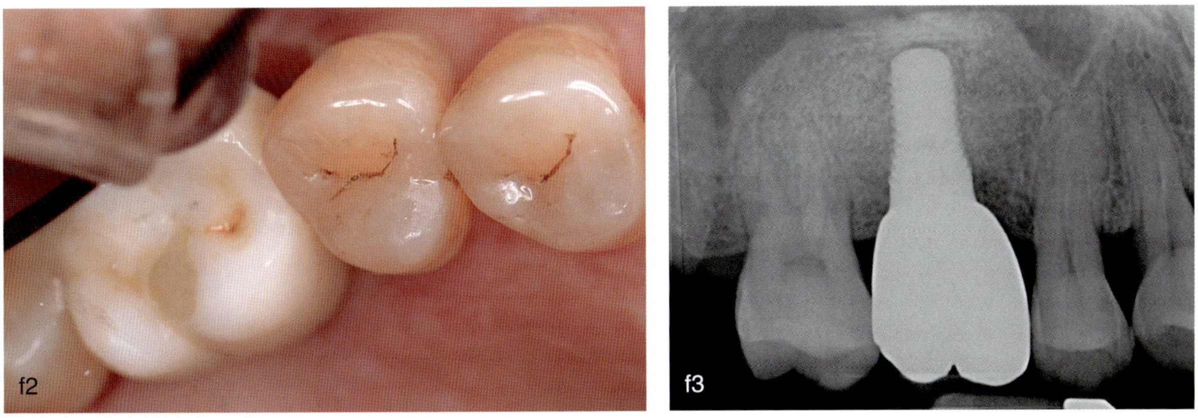

图6-31 未摘除上颌窦潴留囊肿，上颌窦底提升（续）
f. 修复程序。f2. 戴入修复体后的口内照片，殆面观。f3. 戴入修复体后的根尖放射线片。种植体周围的骨高度理想，修复体与种植体平台密合。

的全瓷修复体，根尖放射线片显示种植体周围骨高度理想，修复体与种植体平台密合（图6-31f）。

戴入修复体2年后复诊，修复体无异常。CBCT扫描显示窦底呈理想的帐篷样隆起，骨高度和骨轮廓稳定，在近中和腭侧有少许囊肿样影像残留。新骨质量理想、充分包绕种植体，种植体周围新骨成熟、高度稳定，外侧壁形成完美的皮质骨化（图6-31g）。

戴入修复体4年后复诊时的CBCT扫描显示窦底呈理想的帐篷样隆起，窦底骨轮廓稳定，只在腭侧有少许黏膜增厚影像，与2年前的CBCT检查相比明显减轻，囊肿无复发。种植体周围的新骨质量成熟、稳定，充分包绕种植体，骨高度稳定。术前内侧壁存在的半圆形密度增高影像无变化，外侧壁形成完美的皮质骨化（图6-31h）。口腔内检查可见种植体周围软组织健康、稳定，修复体无崩瓷（图6-31i）。

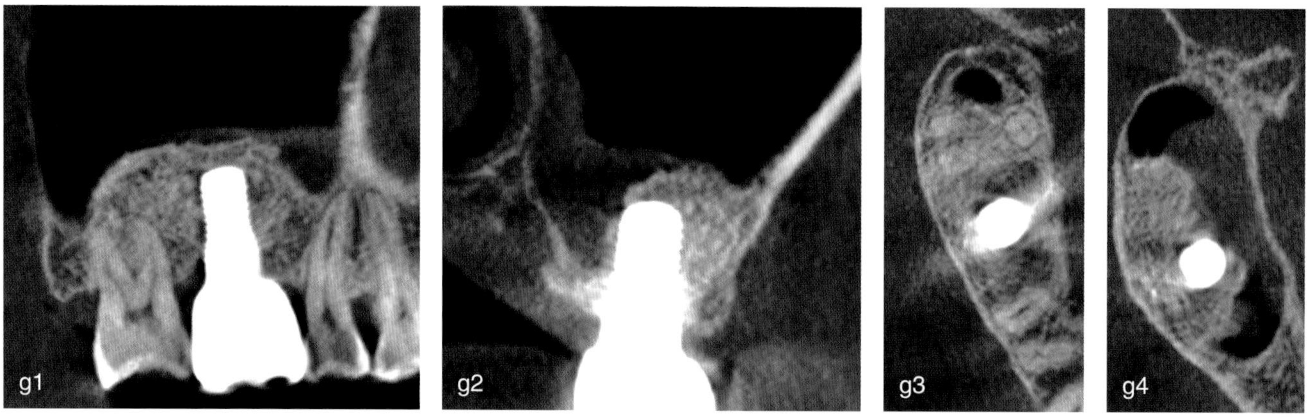

图6-31　未摘除上颌窦潴留囊肿，上颌窦底提升（续）

g. 戴入修复体2年后的上颌右侧CBCT扫描。依次为后牙牙弓的近远中向断层（g1）、第一磨牙位点种植体的颊舌向断层（g2）、后牙牙弓（g3）和种植体根尖（g4）的水平向断层。窦底呈理想的帐篷样隆起，在近中和腭侧有少许囊肿影像残留。

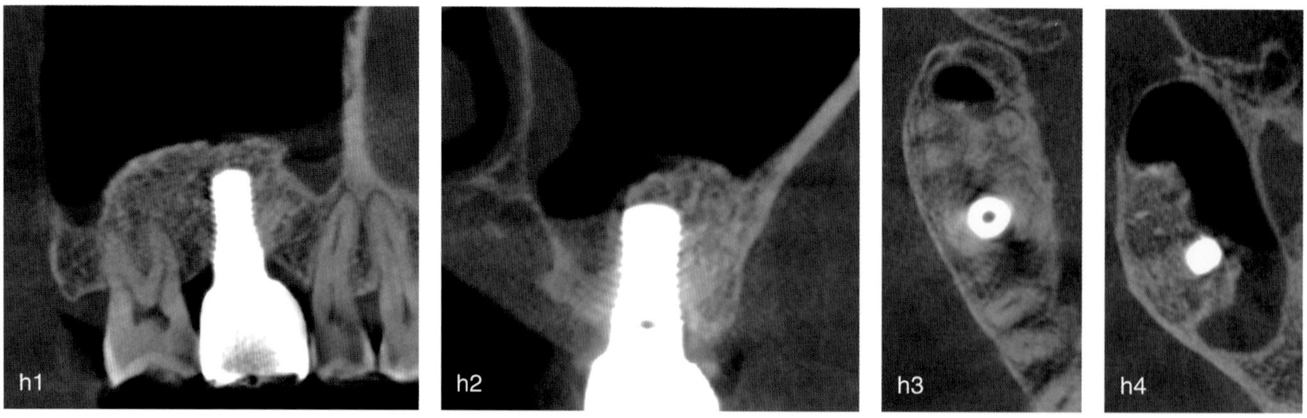

图6-31　未摘除上颌窦潴留囊肿，上颌窦底提升（续）

h. 戴入修复体4年后的上颌右侧CBCT扫描。依次为后牙牙弓的近远中向断层（h1）、第一磨牙位点种植体的颊舌向断层（h2）、后牙牙弓（h3）和种植体根尖（h4）的水平向断层。在腭侧有少许囊肿影像残留。种植体周围的新骨质量成熟而稳定。

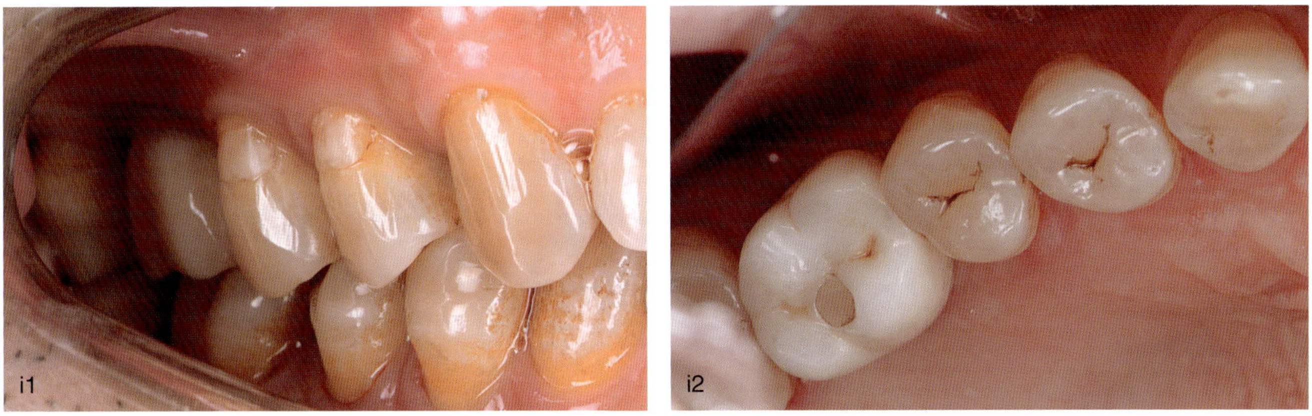

图6-31　未摘除上颌窦潴留囊肿，上颌窦底提升（续）
i. 戴入修复体4年后的口内照片。i1. 颊侧观。i2. 殆面观。种植体周围软组织健康、稳定，殆关系良好。修复体表面无崩瓷，与相邻牙的接触良好。

左侧上颌窦底提升和种植修复

左侧上颌窦底提升和种植修复完成于2018年。

在6个月前，先后拔除因牙周病导致Ⅲ度松动的上颌左侧第一磨牙和下颌左侧第一磨牙。拔牙窝愈合无异常，黏膜质地正常，附着龈充足（图6-31j）。

CBCT扫描显示窦底相对位置降低，牙槽嵴顶相对位置尚可、皮质骨不连续，窦底凸凹不平，第二前磨牙窦底存在小间隔，窦底中心骨高度约3.3mm，上颌窦黏骨膜广泛性均匀增厚约1.5mm（图6-31k）。

本次手术中，先在下颌左侧第一磨牙位点植入一颗软组织水平种植体，然后进行上颌第一磨牙位点的种植手术。翻黏骨膜瓣之后，从侧壁刮取大量的自体骨骨屑。用直径4.5mm的钨钢球钻和金刚砂球钻侧壁开窗，剥离窦底黏骨膜，发现黏骨膜呈不健康的水肿状态，随吸气和呼气上下扇动的幅度明显减弱（图6-31l1，l2）。用电子内镜检查，窦底骨壁凸凹不平，骨膜完整、较为致密，但局部隆起（图6-31l3～l5）。骨增量程序和种植体植入程序，与右侧上颌窦手术完全相同，种植体最终植入扭矩＞35Ncm，种植体三维位置理想（图6-31l6）。将置于窦底黏骨膜表

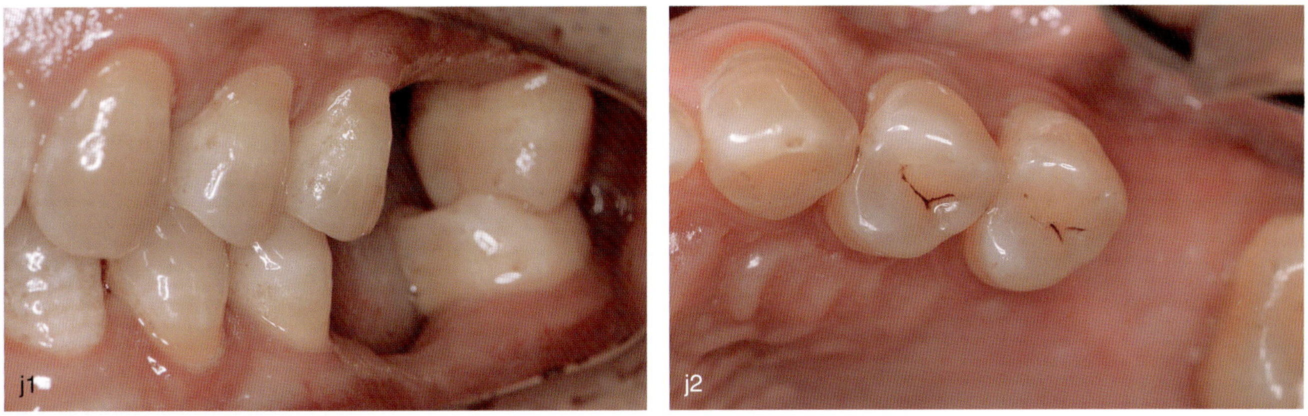

图6-31　未摘除上颌窦潴留囊肿，上颌窦底提升（续）
j. 术前检查，口内照片。j1. 颊侧观。j2. 殆面观。上颌左侧第一磨牙和下颌左侧第一磨牙缺失，殆龈距离尚可，上颌左侧第一磨牙位点附着龈宽度良好，黏膜质地正常。

面的生物可吸收性胶原膜向外反折，覆盖骨窗（图6-31l7），无张力创口关闭，潜入式愈合。

术后即刻CBCT扫描显示种植体的三维位置与轴向理想，骨增量材料充分包绕种植体。窦底呈帐篷样隆起，但窦底黏骨膜呈广泛水肿状态（图6-31m）。

术后用药同前，6个月时复诊进入修复程序。用软组织环切刀暴露种植体，种植体的ISQ平均值为93。制取印模，2周后戴入螺钉固位的全瓷修复体（Variobase基台），根尖放射线片显示种植体周围骨高度理想，修复体与种植体平台密合（图6-31n）。

戴入修复体1年后（图6-31o）与3年后（图6-31p）复诊时CBCT扫描分别显示窦底呈完美的帐篷样隆起，黏骨膜无增厚，窦腔内无渗出物。种植体周围新骨成熟、充分包绕种植体，骨高度和骨轮廓稳定。

戴入修复体3年后复诊时可见种植体周围软组织健康、稳定，修复体无崩瓷（图6-31q）。

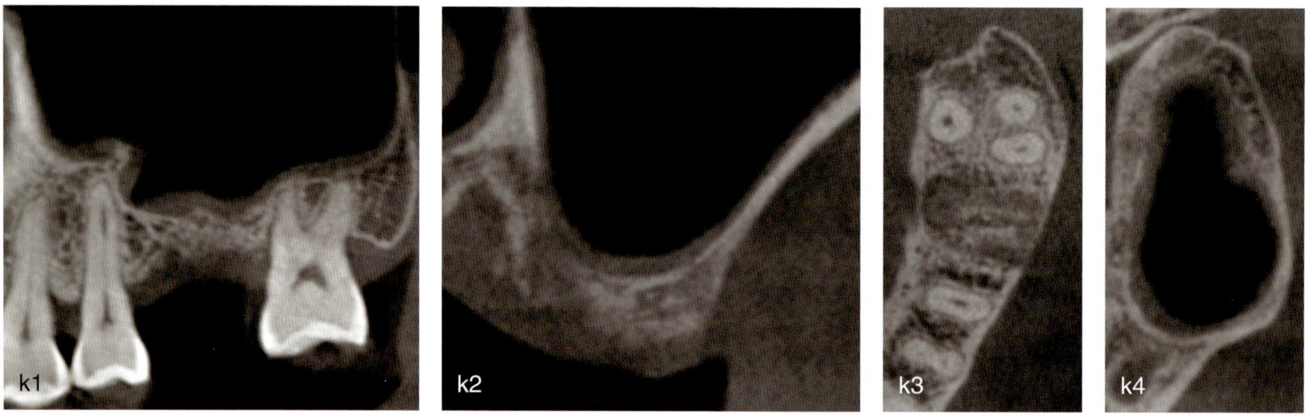

图6-31　未摘除上颌窦潴留囊肿，上颌窦底提升（续）
k. 术前检查，上颌左侧CBCT扫描。依次为后牙牙弓的近远中向断层（k1）、第一磨牙位点的颊舌向断层（k2）、后牙牙弓（k3）和虚拟植入种植体根尖（k4）的水平向断层。牙槽嵴顶皮质骨不连续，窦底中心骨高度约3.3mm，黏骨膜广泛性均匀增厚约1.5mm。

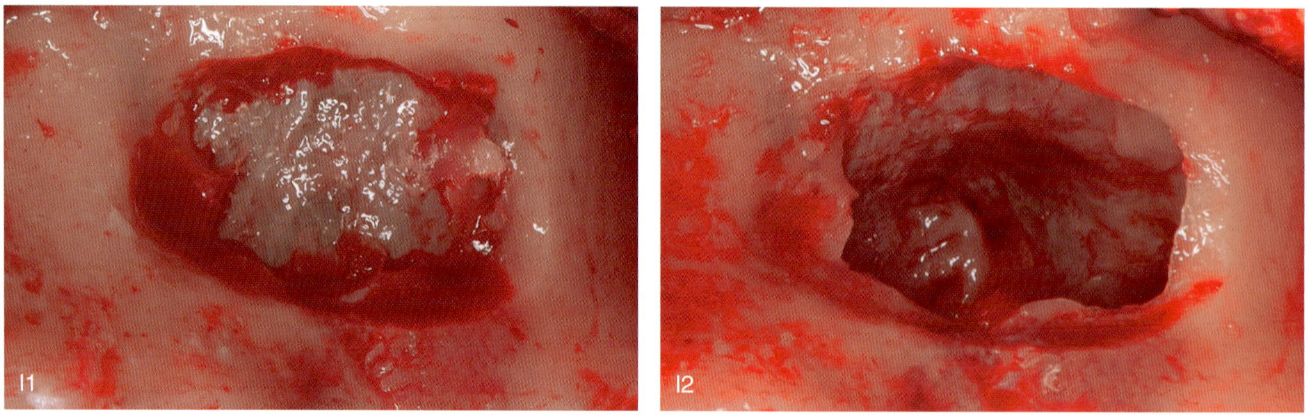

图6-31　未摘除上颌窦潴留囊肿，上颌窦底提升（续）
l. 术中照片。l1. 侧壁开窗。在侧壁刮取大量自体骨骨屑之后，进行侧壁开窗，可见侧壁黏骨膜呈不健康状态。l2. 剥离黏骨膜。窦底黏骨膜完整，骨膜无损伤。黏骨膜呈不健康的水肿状态，随吸气和呼气上下扇动的幅度降低。

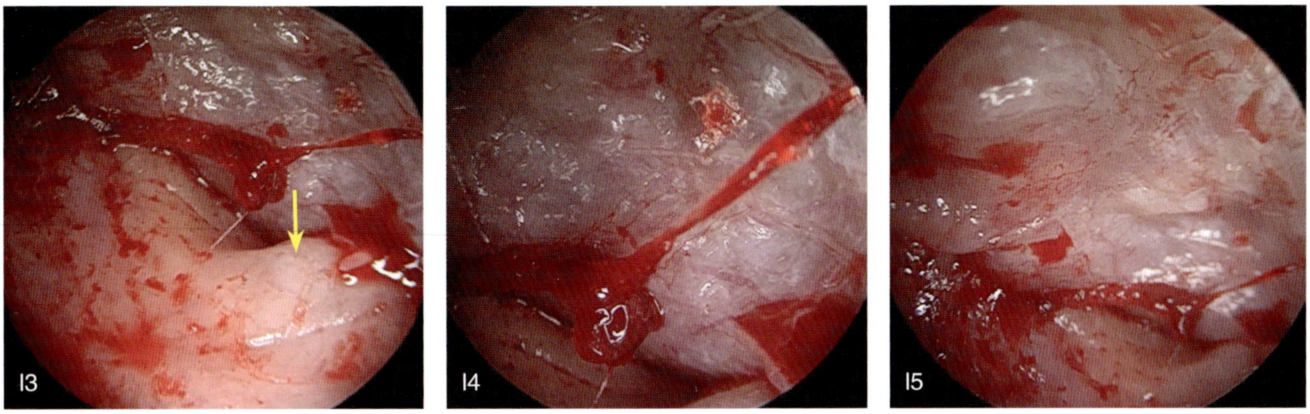

图6-31 未摘除上颌窦潴留囊肿，上颌窦底提升（续）
l. 术中照片，电子内镜检查。l3. 窦底骨壁不平整，第二磨牙的近中颊根突向窦内，表面被覆骨板（箭头所示）。l4，l5. 窦底凸凹不平，黏骨膜完整无损伤，但局部隆起，骨膜较为致密。

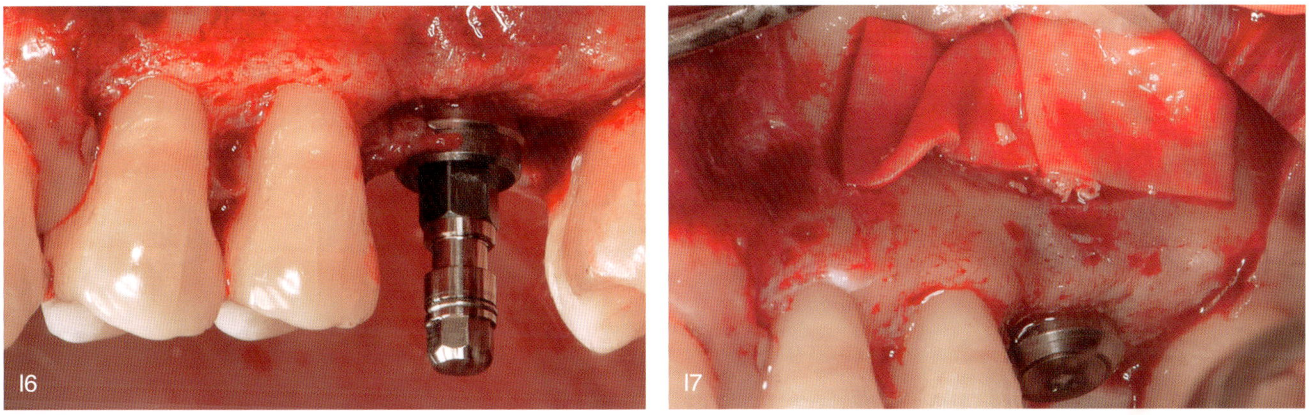

图6-31 未摘除上颌窦潴留囊肿，上颌窦底提升（续）
l. 术中照片。l6. 植入软组织水平种植体，部分光滑颈部位于骨内，种植体的三维位置与轴向理想。l7. 将覆盖窦底黏骨膜的生物可吸收性胶原膜向外反折，覆盖侧壁骨窗。

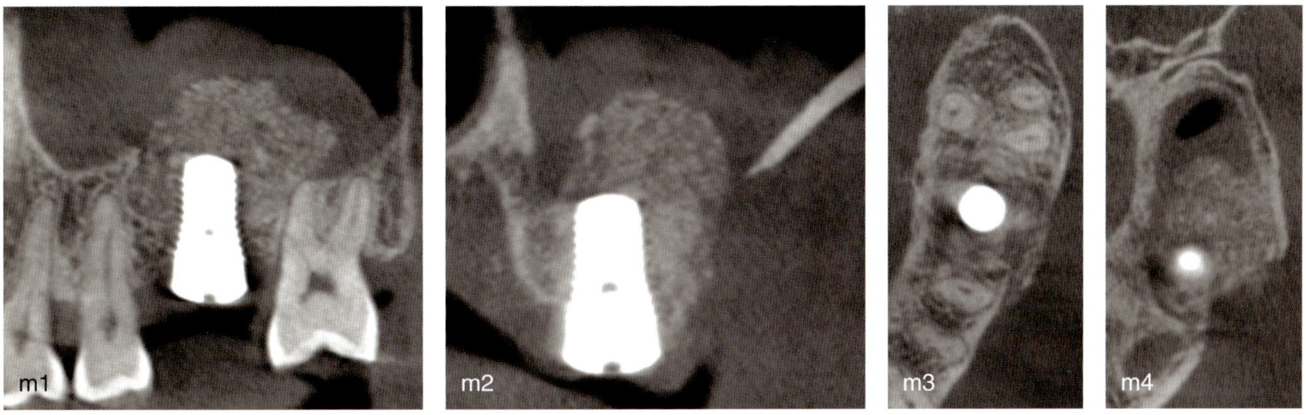

图6-31 未摘除上颌窦潴留囊肿，上颌窦底提升（续）
m. 术后即刻上颌左侧CBCT扫描。依次为后牙牙弓的近远中向断层（m1）、第一磨牙位点种植体的颊舌向断层（m2）、后牙牙弓（m3）和种植体根尖（m4）的水平向断层。窦底呈帐篷样隆起，但窦底黏骨膜呈广泛的水肿状态。

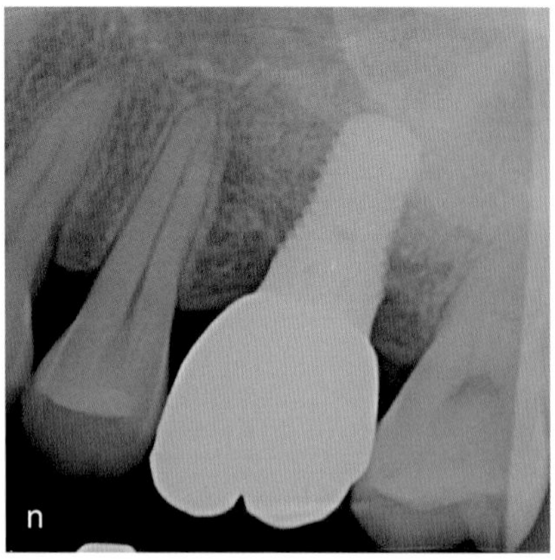

图6-31　未摘除上颌窦潴留囊肿，上颌窦底提升（续）
n. 戴入修复体后的根尖放射线片。种植体周围的骨高度理想，修复体与种植体平台密合。

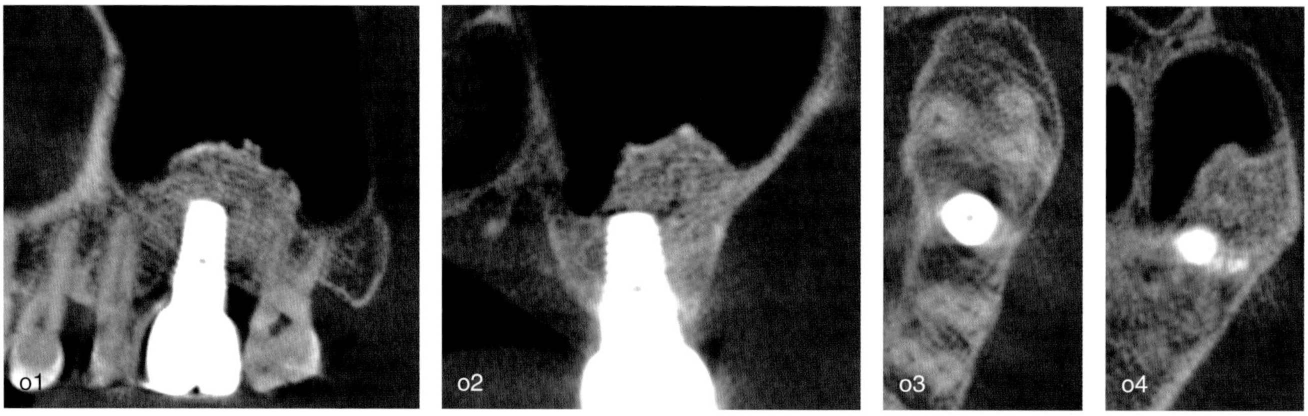

图6-31　未摘除上颌窦潴留囊肿，上颌窦底提升（续）
o. 戴入修复体1年后的上颌左侧CBCT扫描。依次为后牙牙弓的近远中向断层（o1）、第一磨牙位点种植体的颊舌向断层（o2）、后牙牙弓（o3）和种植体根尖（o4）的水平向断层。窦底呈理想的帐篷样隆起，术后窦底黏骨膜广泛的水肿影像完全消失。

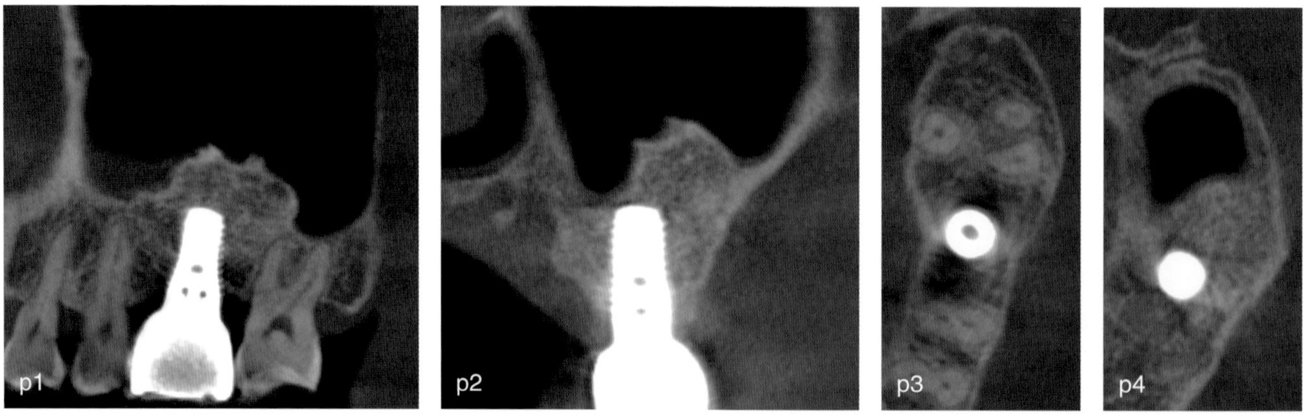

图6-31　未摘除上颌窦潴留囊肿，上颌窦底提升（续）
p. 戴入修复体3年后的上颌左侧CBCT扫描。依次为后牙牙弓的近远中向断层（p1）、第一磨牙位点种植体的颊舌向断层（p2）、后牙牙弓（p3）和种植体根尖（p4）的水平向断层。窦底呈理想的帐篷样隆起，种植体周围新骨质量成熟而稳定，充分包绕种植体。

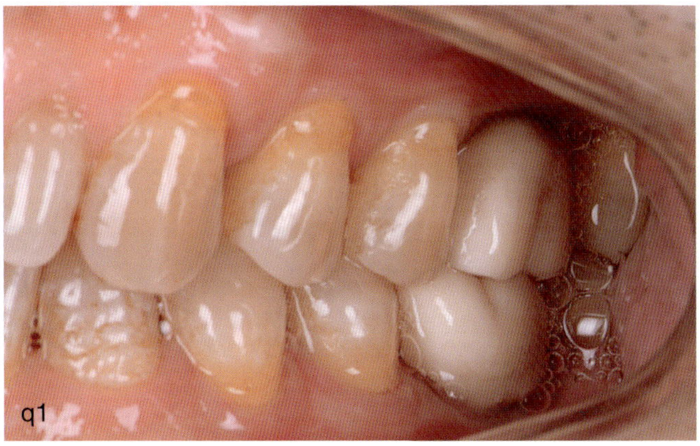

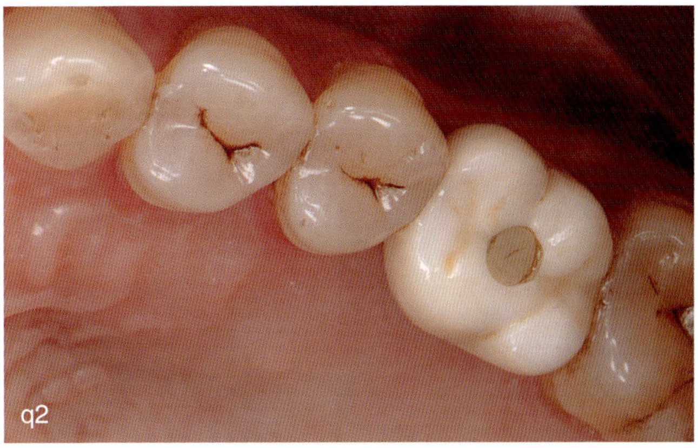

图6-31　未摘除上颌窦潴留囊肿，上颌窦底提升（续）

q. 戴入修复体3年后的口内照片。q1. 颊侧观。q2. 殆面观。种植体周围软组织健康、稳定，殆关系良好。修复体表面无崩瓷，与相邻牙的接触良好。

讨论

本病例，先后进行了双侧上颌窦底提升并同期种植，均获得了满意的临床效果，笔者有如下思考。

右侧上颌窦底提升和种植修复

术前CBCT扫描显示右侧上颌窦底存在较为平直的密度增高影像，与窦壁成钝角，密度均匀，窦壁无破坏。由此，诊断为“上颌窦潴留囊肿”，内含流动性黏液。在征得患者知情同意之后，进行了试验性治疗：不摘除囊肿的上颌窦底提升，同期植入种植体。

术后即刻CBCT扫描显示上颌窦底呈帐篷样隆起，囊肿被骨增量材料“拱起”，位于帐篷样隆起的上方和周围，尤其是堆积到帐篷样隆起的腭侧，也正是因为此原因，腭侧没能植入更多的骨增量材料。

患者随访时CBCT扫描显示，术后6个月时戴入修复体时，大部分囊肿消失；戴入修复体2年时，囊肿几乎完全消失。戴入修复体4年时，未见囊肿复发。

“上颌窦潴留囊肿”的消失，是一个理想的结果。但是，不摘除潴留囊肿存在诸多不确定性：

- 不清楚术后囊肿被“吸收”或“消失”的机制。
- 不清楚如果囊肿不被“吸收”是否会继续增大或影响骨增量效果，甚至需要再次手术摘除囊肿。

左侧上颌窦底提升和种植修复

术前CBCT扫描显示上颌窦黏骨膜广泛性轻微增厚约1.5mm。但罕见的是，在此基础上，术后窦底黏骨膜发生广泛而严重的水肿，窦底黏骨膜呈显著的弥漫性增厚。可是在戴入修复体1年复查时，发现黏骨膜水肿完全消失，而且术前存在的黏骨膜广泛性轻微增厚也完全消失。目前，这些变化的机制并不清晰。

关于本病例的骨增量成骨质量

尽管存在如上因素，双侧上颌窦底骨增量均获得了理想的效果：窦底呈特征性帐篷样隆起，新骨质量良好，骨高度稳定，新骨充分包绕种植体。

外科程序：宿玉成、戈怡；修复程序：戈怡；术中摄像和照相：胡翩翩；手术配合：刘敏、陶丹；放射线诊断程序：孙明朗、苑秋华；病例完成时间：2018年

病例之十八：侧壁开窗治疗上颌窦黏液外渗症

患者第一次就诊

24岁女性患者，15个月前在本院体检时的CBCT扫描，可见占满大半个上颌窦腔的不规则密度增高影像，疑似“左侧上颌窦黏液外渗症”（图6-32a），建议患者进行外科治疗，但因无自觉症状而搁置。

患者第二次就诊

现因左侧“太阳穴”持续性疼痛而再次就诊，希望进行外科治疗。患者自诉在上次就诊后无明显症状，近几个月以来，偶尔发生左侧头痛，感冒时加重。近1周来左侧额部与颞部持续性疼痛，难以忍受。左侧眶周持续性胀痛，低头时“炸开式”剧痛。夜间睡眠时（如左侧侧卧位），体位性通气障碍。鼻腔内无异常分泌物，患者不吸烟、不饮酒。患者全身状态良好，无发热，实验室检查无异常。口腔检查可见牙列完整，口腔卫生良好，口腔黏膜无异常，开口度正常。鼻腔检查可见鼻中隔无偏曲，鼻甲无肥大，无异常分泌物。

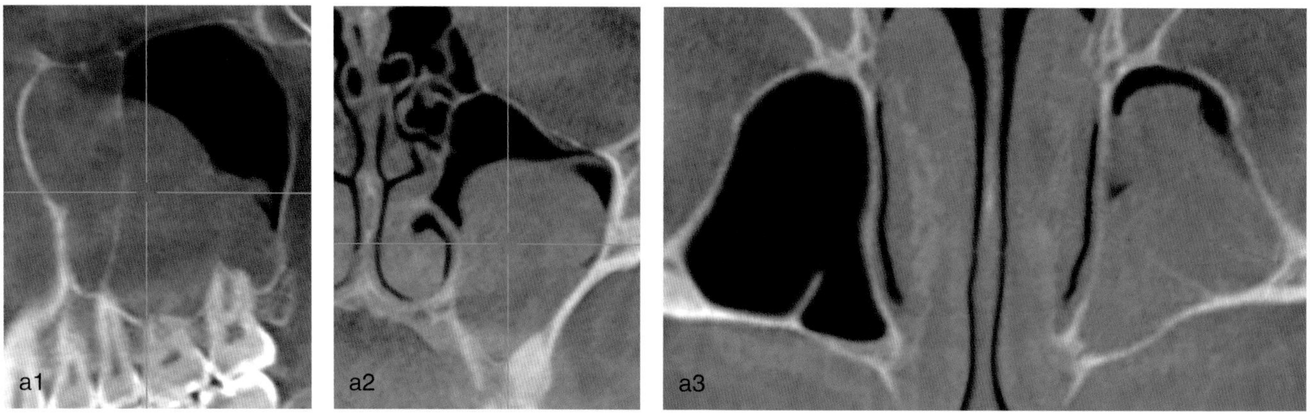

图6-32　侧壁开窗治疗上颌窦黏液外渗症

a. 初诊时的左侧上颌窦CBCT扫描。以左侧上颌窦开口（十字线交叉点）为兴趣区的冠状面断层（a1）、矢状面断层（a2）和水平面断层（a3）。第二前磨牙窦底间隔向上延伸至上壁，窦腔内为不规则的膨隆状密度增高影像，占满了大半个上颌窦腔。

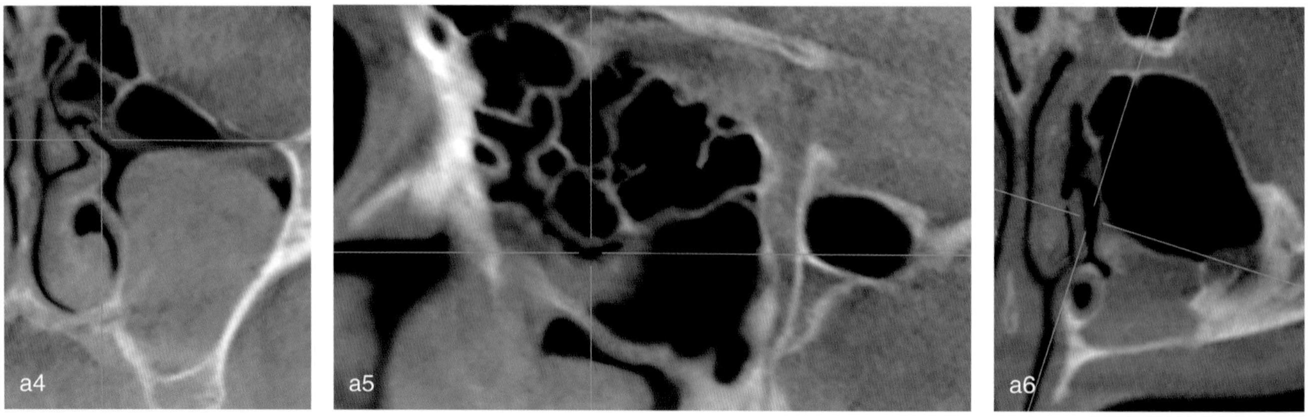

图6-32　侧壁开窗治疗上颌窦黏液外渗症（续）

a. 初诊时的左侧上颌窦CBCT扫描。以左侧上颌窦开口（十字线交叉点）为兴趣区的冠状面断层（a4）、矢状面断层（a5）和水平面断层（a6）。上颌窦开口通畅，蝶窦、筛窦及额窦影像清晰，黏膜无增厚，窦口–鼻道复合体影像清晰，黏膜无增厚。

CBCT扫描可见左侧上颌窦内密度增高影像及上颌窦间隔。内外走行的上颌窦间隔，从第二前磨牙的窦底向上一直延伸至上壁，在颊舌向向窦内延伸达到约1/2的位置，将上颌窦的颊侧分隔为前后两个部分。密度增高影像占据上颌窦近90%的空间，垂直向高度约35mm，颊舌向宽度约36mm。高密度影像呈膨隆状，与上颌窦壁成锐角。窦腔各壁光滑、无骨破坏。上颌窦开口通畅，窦口-鼻道复合体清晰，筛窦、额窦及蝶窦黏膜无增厚（图6-32b）。

临床诊断为左侧上颌窦黏液外渗症，预约手术时间，计划在5天后通过侧壁开窗进行上颌窦清创。在术前3天静脉滴注克林霉素，每天1次，每次0.6g。

患者第三次就诊

5天后患者复诊，准备按计划进行手术。患者主诉应用抗生素不起任何作用，左侧额部、颞部、眶周及上颌窦区域剧烈疼痛，症状比5天前更加严重，但鼻腔依然无异常分泌物，实验室检查无异常。CBCT

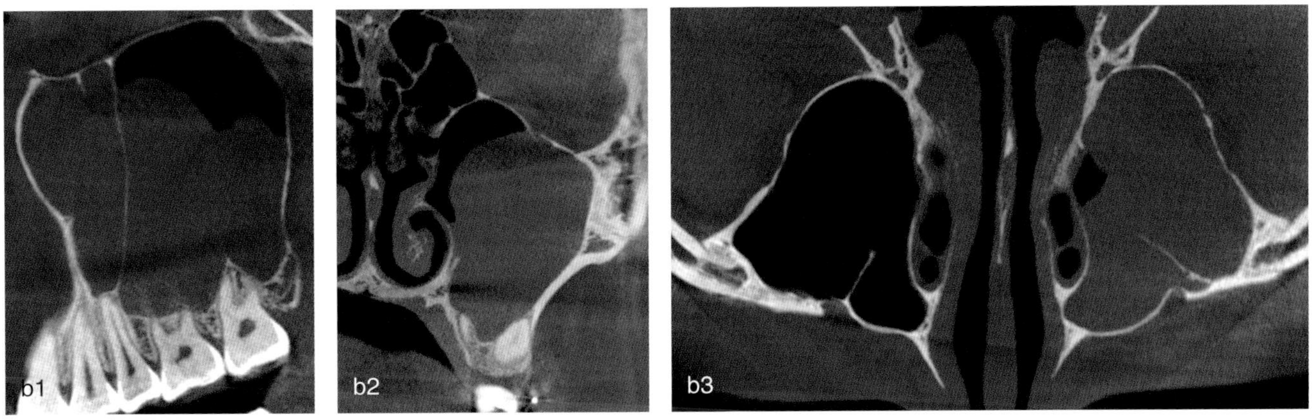

图6-32　侧壁开窗治疗上颌窦黏液外渗症（续）

b. 15个月后就诊时的左侧上颌窦CBCT扫描。b1. 后牙牙弓的近远中向断层。b2. 上颌窦开口的颊舌向断层。b3. 眶下的水平面断层。与15个月前相比较，窦内为不规则的膨隆状密度增高影像继续扩大，几乎占满了上颌窦腔，与窦壁成锐角。

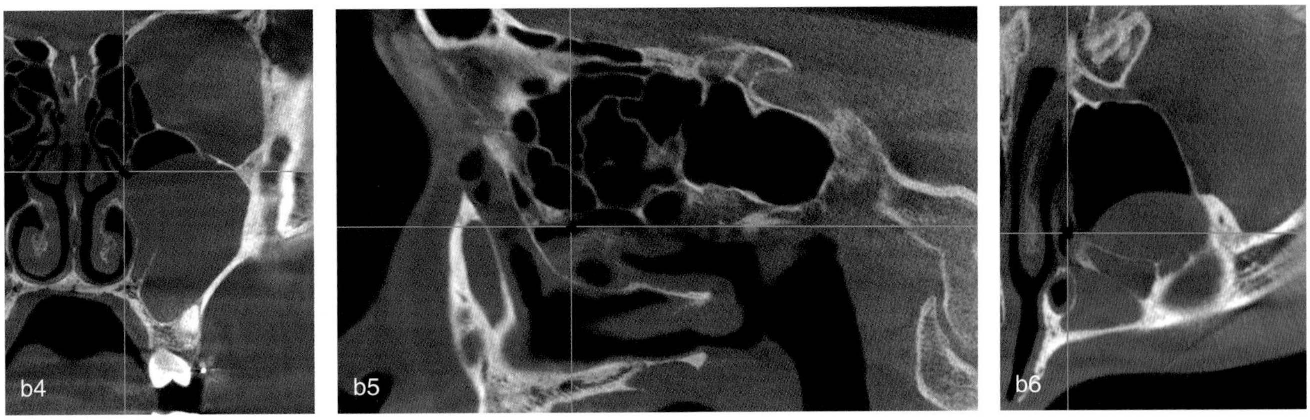

图6-32　侧壁开窗治疗上颌窦黏液外渗症（续）

b. 15个月后就诊时的左侧上颌窦CBCT扫描。以左侧上颌窦开口（十字线交叉点）为兴趣区的冠状面断层（b4）、矢状面断层（b5）和水平面断层（b6）。上颌窦开口通畅，蝶窦、筛窦及额窦影像清晰，黏膜无增厚，窦口-鼻道复合体影像清晰，黏膜无增厚。

扫描可见密度增高影像已经充满整个上颌窦腔。上颌窦开口堵塞，窦口-鼻道复合体清晰，部分筛窦呈密度增高影像（图6-32c）。显然，上颌窦黏液外渗症病情明显加重并侵犯左侧筛窦。治疗计划依然是通过侧壁开窗进入上颌窦，治疗重点是彻底清创，开放上颌窦开口，并尽可能清除窦腔内聚集的黏液。

行盐酸阿替卡因骨膜上浸润麻醉，在膜龈联合处按照柯-陆术（Caldwell-Luc operation）做近远中向切口，翻黏骨膜瓣，用钨钢球钻侧壁开窗（图6-32d1）。完全磨除骨窗之后，可见一个小囊肿在上颌窦内强大压力作用下从后部骨窗的上方挤出（图6-32d2，d3）。剥离骨窗周围和附着于间隔表面的黏骨膜，可见间隔菲薄，向上颌窦深部延伸，窦黏骨膜呈紫红色的不健康状态（图6-32d4）。去除间隔之后，切开上颌窦黏骨膜，将带有注水功能的电子内镜插入上颌窦腔内，可见黏膜表面布满絮状的白色黏液。这些黏稠的黏液，将水肿的上颌窦黏膜紧密黏合在一起，窦腔闭塞。此时，要仔细辨别出闭塞的窦腔位置，确定窦腔冲洗的通道。在大量生理盐水加压冲洗下，逐渐显露出黏液聚集形态的多样性：呈黏稠的絮状（图6-32d5，d6）、黏稠的片状（图

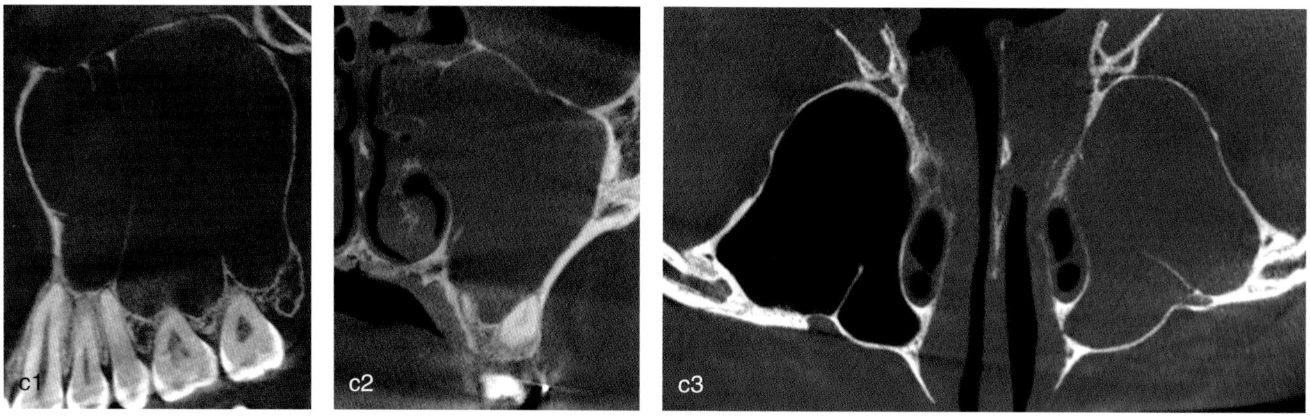

图6-32　侧壁开窗治疗上颌窦黏液外渗症（续）

c. 术前的左侧上颌窦CBCT扫描。c1. 后牙牙弓的近远中向断层。c2. 上颌窦开口的颊舌向断层。c3. 眶下的水平面断层。与5天前相比较，窦内的密度增高影像继续扩大，完全占满了上颌窦腔。

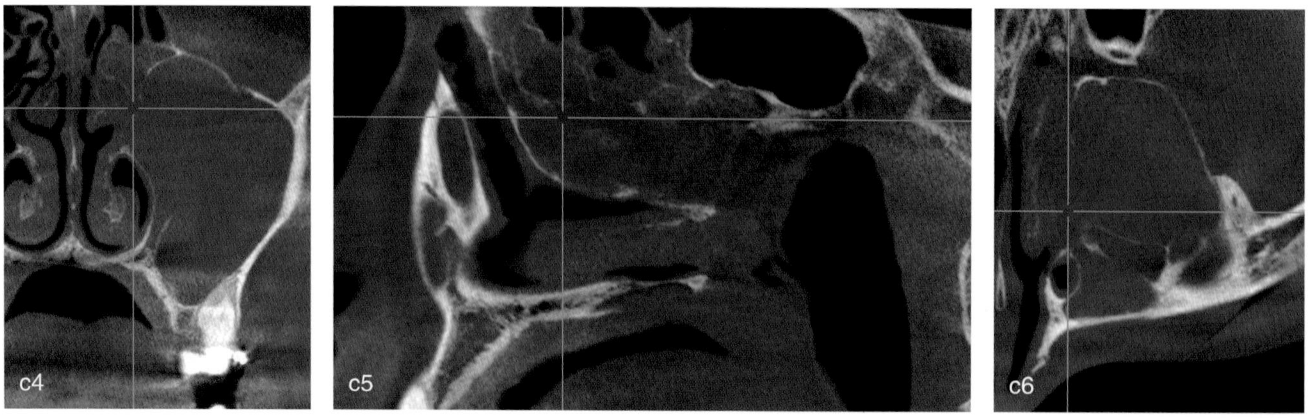

图6-32　侧壁开窗治疗上颌窦黏液外渗症（续）

c. 术前的左侧上颌窦CBCT扫描。以左侧上颌窦开口（十字线交叉点）为兴趣区的冠状面断层（c4）、矢状面断层（c5）和水平面断层（c6）。上颌窦开口闭塞，部分蝶窦与筛窦黏膜增厚，以筛漏斗为中心的窦口-鼻道复合体黏膜增厚、相关结构难以分辨。

6–32d7，d8）或黏稠的团块状（图6–32d9，d10）。在某些部位，将这些絮状、片状或团块状黏液冲洗之后，可见到附着于黏膜表面的更加黏稠的沙粒状或磨砂玻璃样的浓缩黏液（图6–32d11～d14）。需要反复加压冲洗，才能将其去除。有些黏液甚至形成假膜样结构（图6–32d7，d8），需要在电子内镜下刮除。在某些部位，冲净黏液之后，可见部分黏膜表面充血（图6–32d15，d16），甚至发生暂时性出血。冲洗至上颌窦开口附近时，需要加大压力，冲洗堵塞开口的黏液，使其重新开放。由于病程较长，反复的强力吸气导致上颌窦开口周围黏膜呈条索或不规则样增生，并呈绞扭状向上颌窦开口处聚集（图6–32d17～d24）。将从电子内镜视角可见范围的黏液完全冲洗干净，并反复确认生理盐水能够顺畅地通过上颌窦开口。上颌窦冲洗完成之后，可见水肿的上颌窦黏膜层层叠叠，但基本上处于完整状态（图6–32d25～d28）。在整个处理过程中未见脓性分泌物。用生物可吸收性胶原膜（Bio-Gide，Geistlich，瑞士）覆盖骨窗，用膜钉固定。黏骨膜瓣复位，间断缝合，无张力创口初期关闭（图6–32d29，d30）。

术后静脉滴注克林霉素5天，每天1次，每次

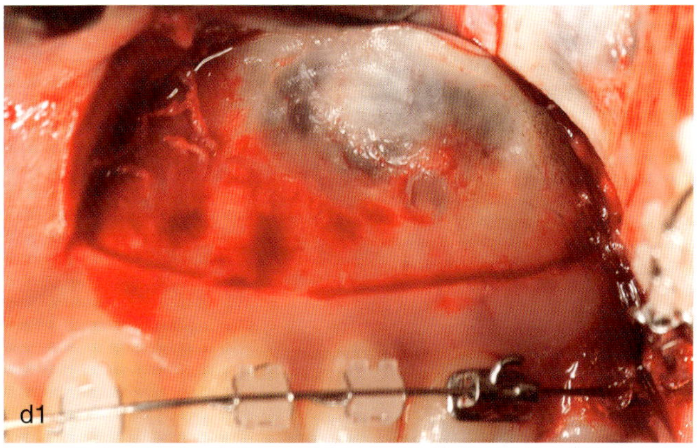

图6–32 侧壁开窗治疗上颌窦黏液外渗症（续）
d. 术中照片。d1. 翻黏骨膜瓣，用钨钢球钻和金刚砂球钻进行侧壁开窗，骨窗设计与侧壁开窗上颌窦底提升类似。

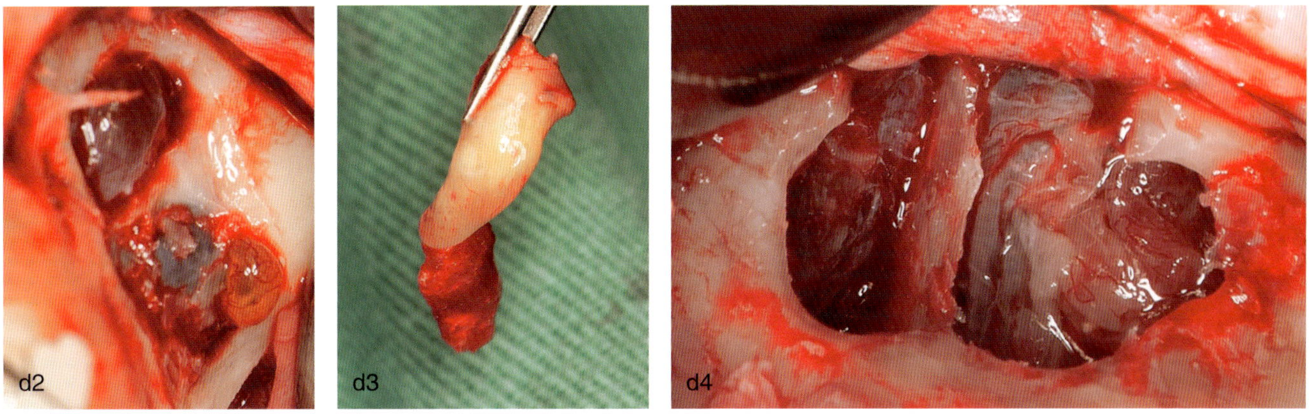

图6–32 侧壁开窗治疗上颌窦黏液外渗症（续）
d. 术中照片。d2，d3. 侧壁开窗之后，在窦内压力作用下，一个较小的囊肿被挤出后部骨窗。d4. 剥离骨窗周围及间隔表面的黏骨膜，可见上颌窦黏骨膜呈不健康状态。

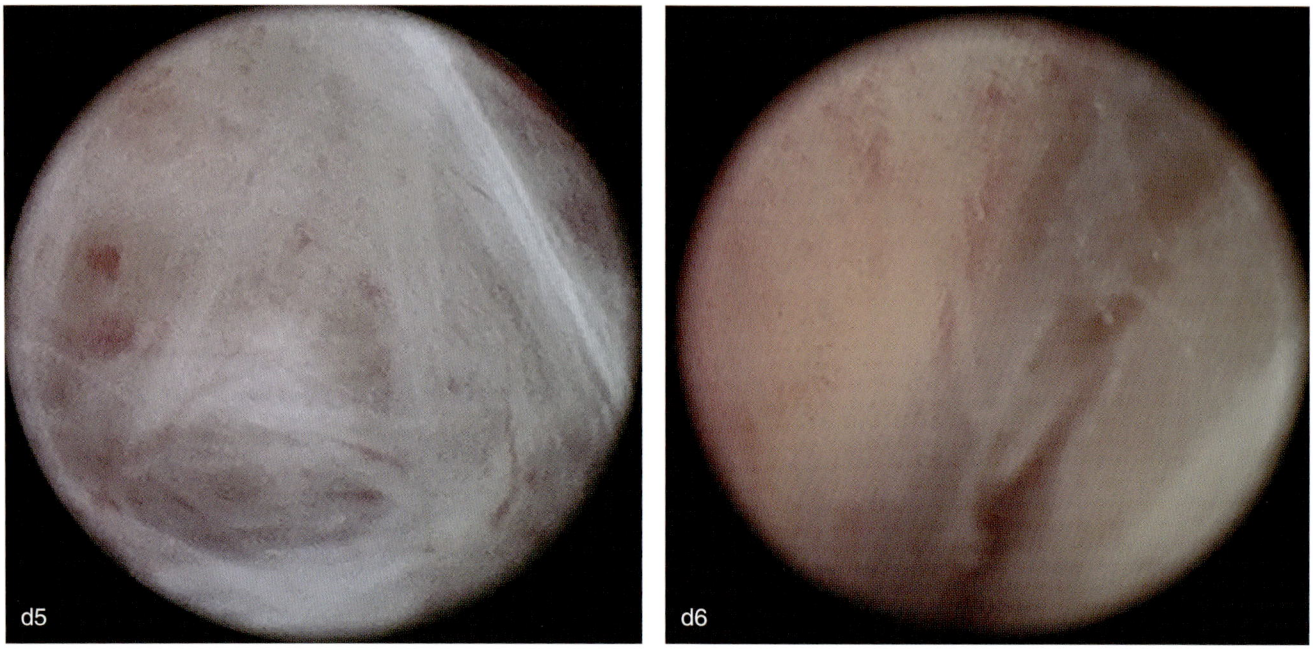

图6-32 侧壁开窗治疗上颌窦黏液外渗症（续）
d. 术中照片，电子内镜检查。d5. 上颌窦黏膜表面有大量的黏液积聚，与黏膜表面附着相当紧密，甚至形成假膜样片状结构。d6. 黏液填满了水肿的黏骨膜所形成的腔隙。

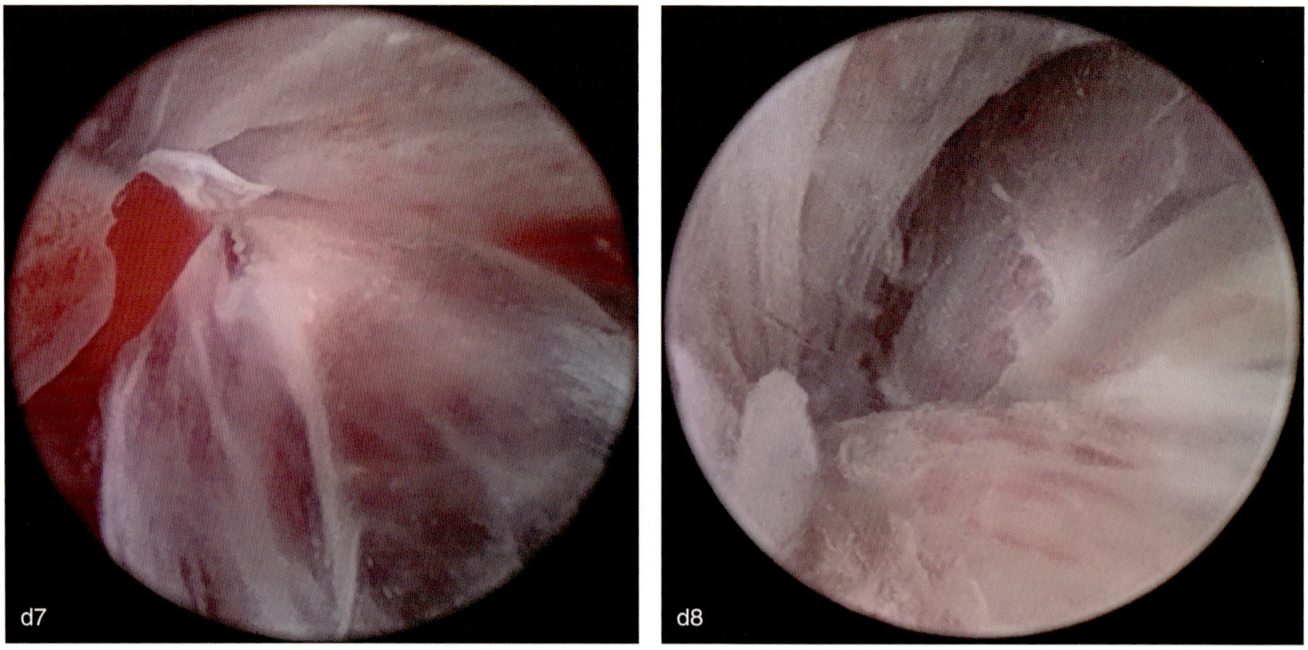

图6-32 侧壁开窗治疗上颌窦黏液外渗症（续）
d. 术中照片，电子内镜检查。d7，d8. 用生理盐水加压冲洗黏膜表面之后，可见上颌窦黏膜铺满了假膜样片状黏液，黏液质地非常致密，牢固地黏附于黏膜表面。

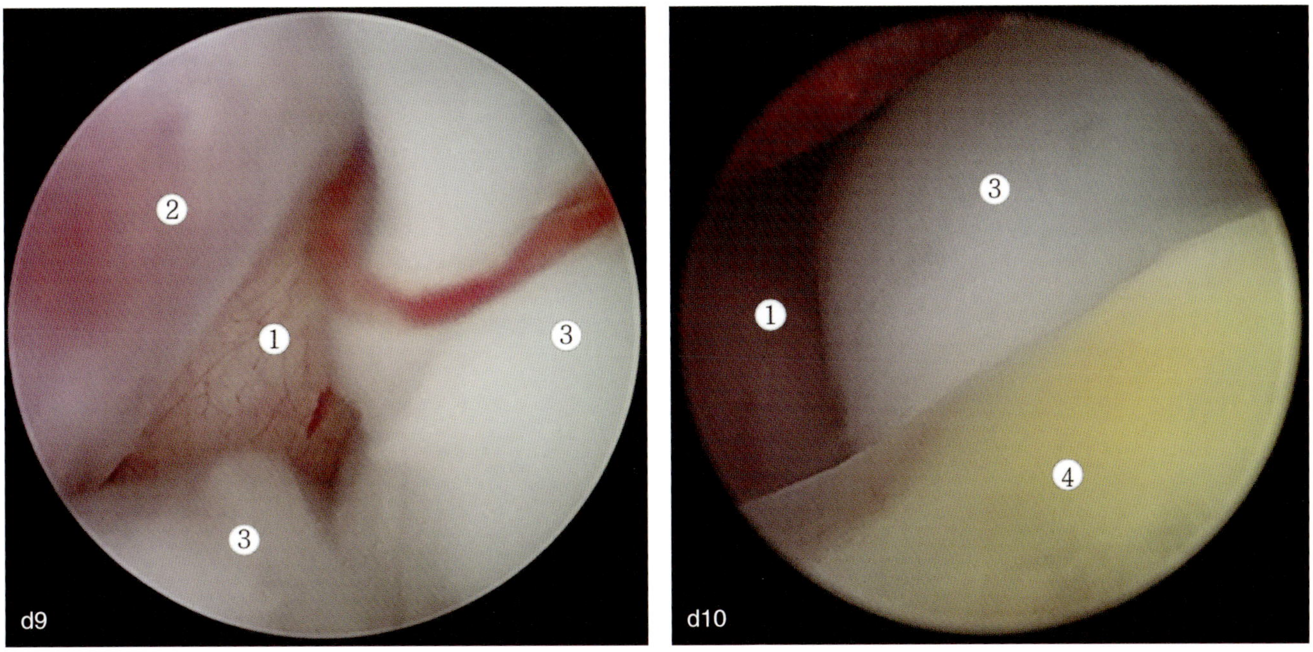

图6-32　侧壁开窗治疗上颌窦黏液外渗症（续）
d. 术中照片，电子内镜检查。d9，d10. 用生理盐水加压冲洗黏膜表面的假膜样片状黏液，逐渐暴露出窦内黏膜、黏液湖和假性囊肿样结构。1. 正常的黏膜；2. 水肿的黏膜；3. 黏液湖；4. 假性囊肿样结构。

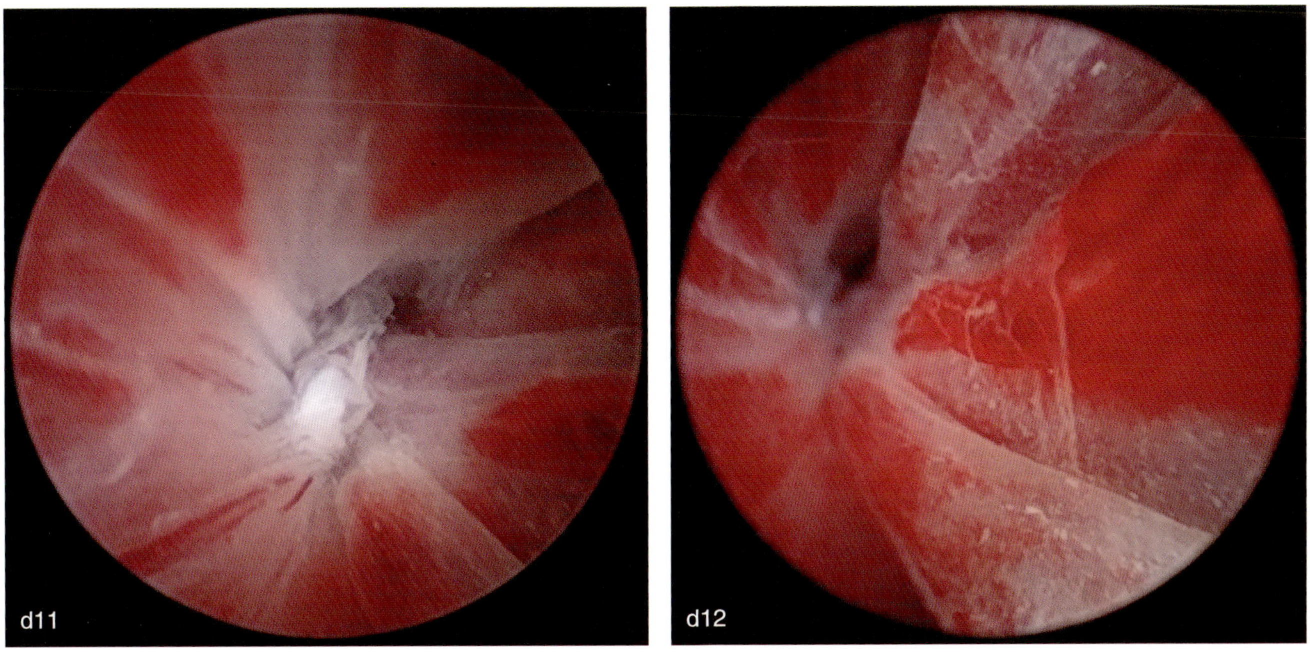

图6-32　侧壁开窗治疗上颌窦黏液外渗症（续）
d. 术中照片，电子内镜检查。d11，d12. 窦腔几乎被呈水肿状态的黏膜和表面附着的条索状的黏液所占据，堵塞通往上颌窦开口的通路，水肿的黏膜呈高度充血状态。

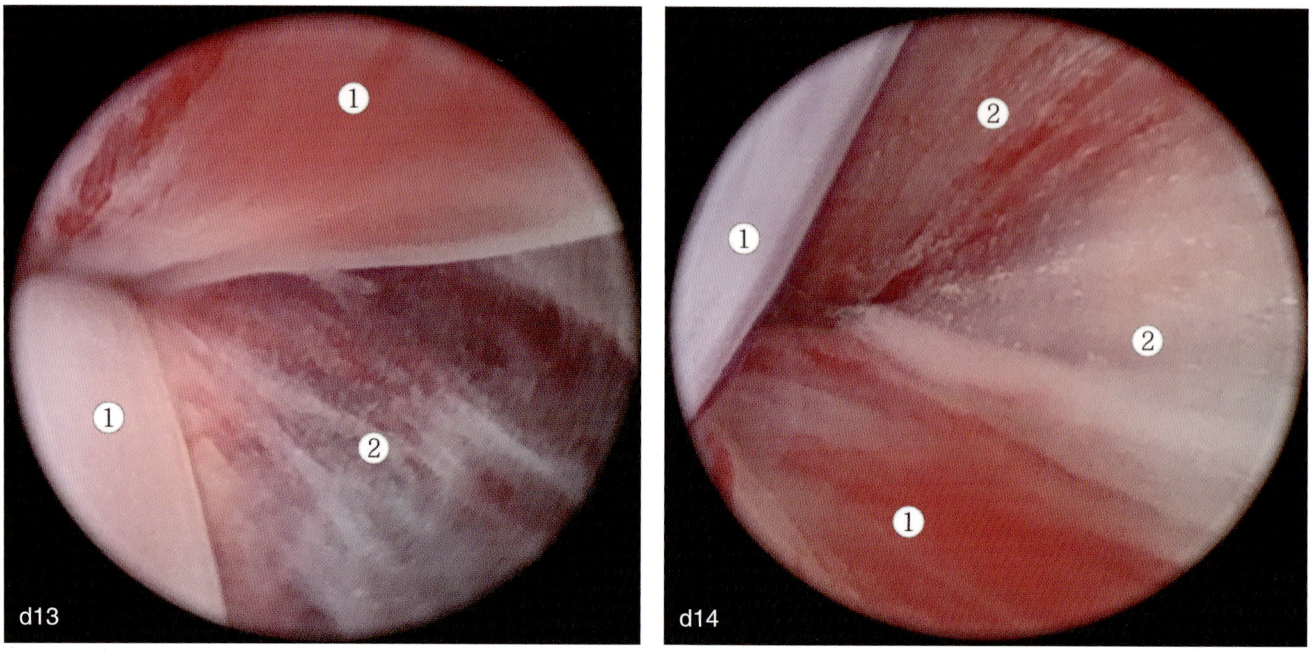

图6-32 侧壁开窗治疗上颌窦黏液外渗症（续）
d. 术中照片，电子内镜检查。d13，d14. 用大压力的水流持续冲洗黏附于黏膜表面的黏液，磨砂玻璃样的黏液顽强地黏附于黏膜表面。1. 将黏液冲洗干净的黏膜；2. 仍然附着黏液的黏膜。

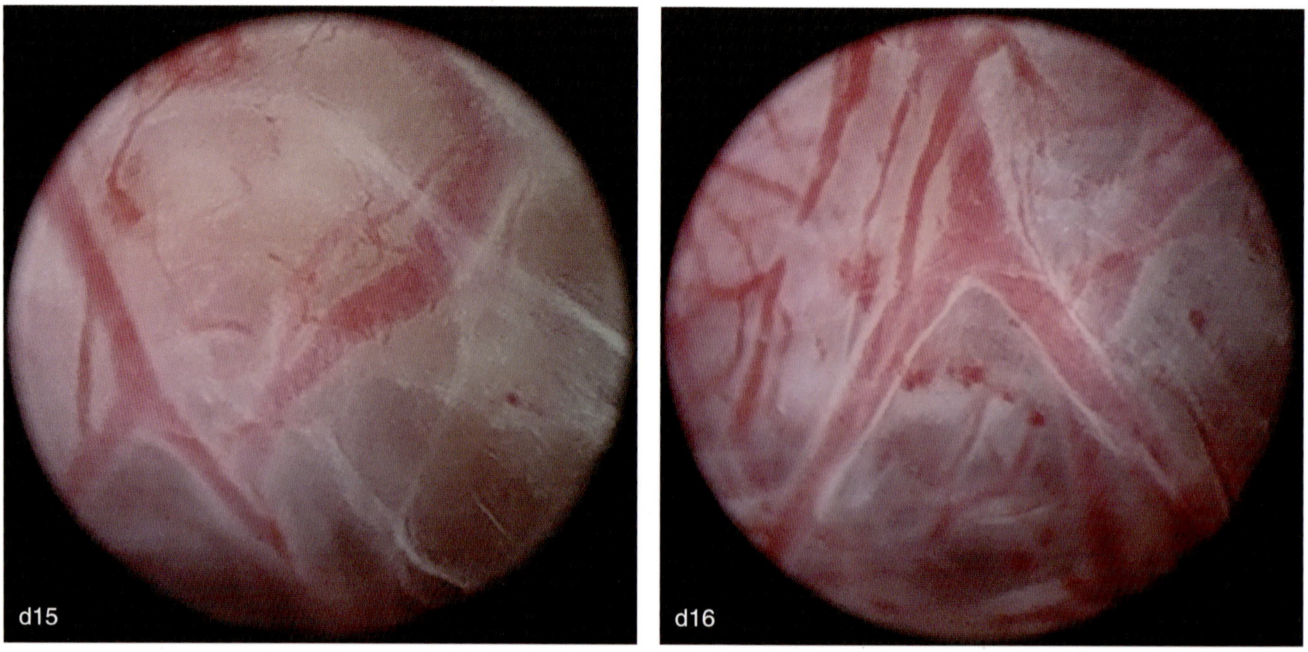

图6-32 侧壁开窗治疗上颌窦黏液外渗症（续）
d. 术中照片，电子内镜检查。d15，d16. 大部分黏膜呈水肿状态，近距离可见部分区域的黏膜血管粗大而丰富。在本图片，依然可见黏膜还存在没有被冲洗掉的薄层假膜样片状黏液。

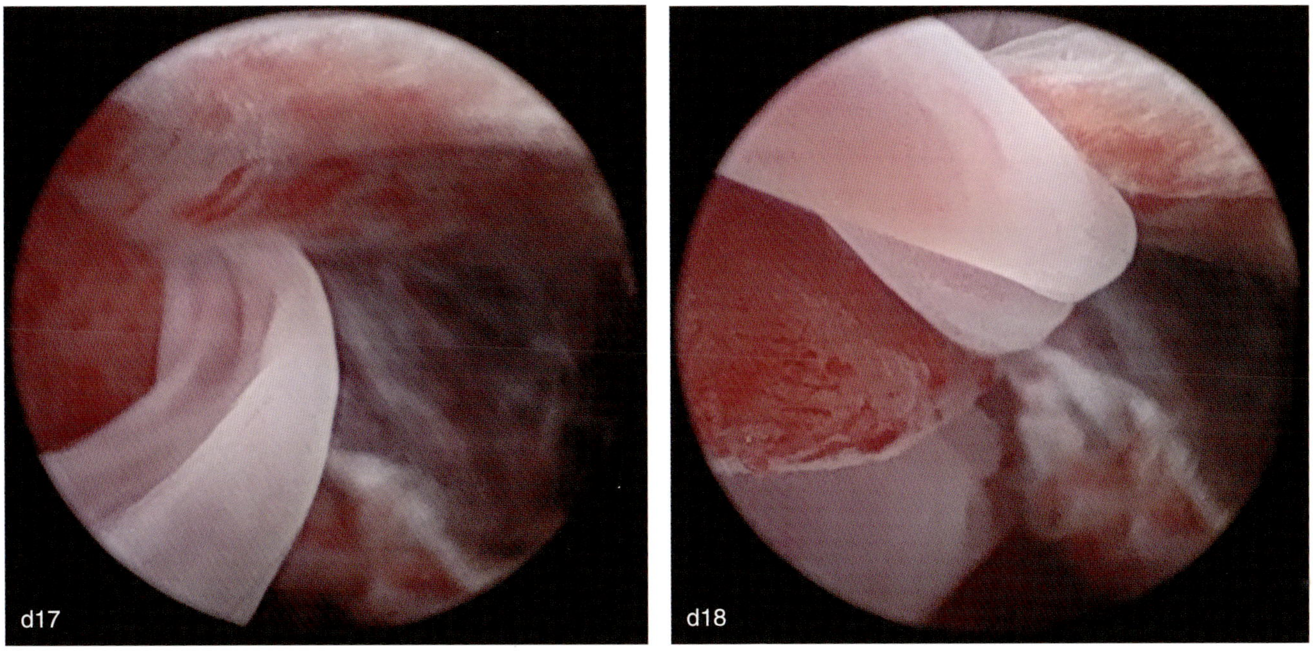

图6-32　侧壁开窗治疗上颌窦黏液外渗症（续）
d. 术中照片，电子内镜检查。d17，d18. 伴随生理盐水的冲洗，将电子内镜向上颌窦开口处推进，可见增生的条索状黏膜向上颌窦开口处聚集，周围为水肿的黏膜。

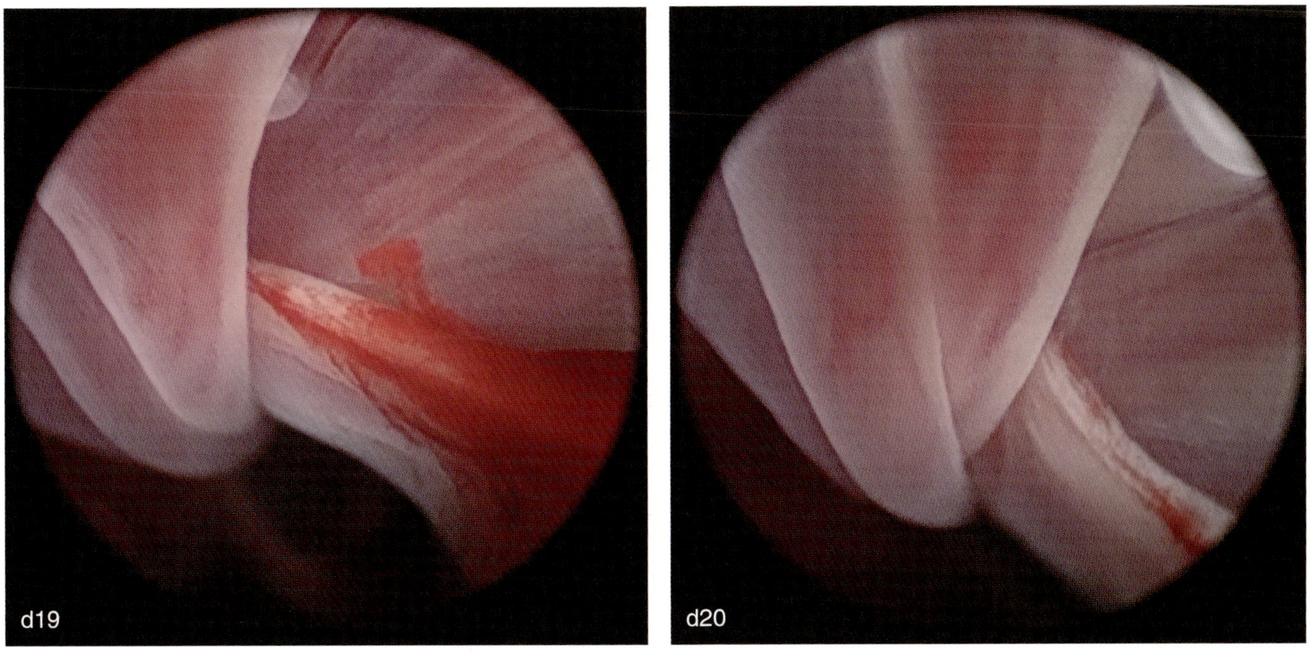

图6-32　侧壁开窗治疗上颌窦黏液外渗症（续）
d. 术中照片，电子内镜检查。d19，d20. 将电子内镜继续向上颌窦开口处推进，可见上颌窦黏膜表面的黏液已经基本冲洗干净，上颌窦开口周围黏膜呈条索或不规则样增生，并呈绞扭状向上颌窦开口处聚集。

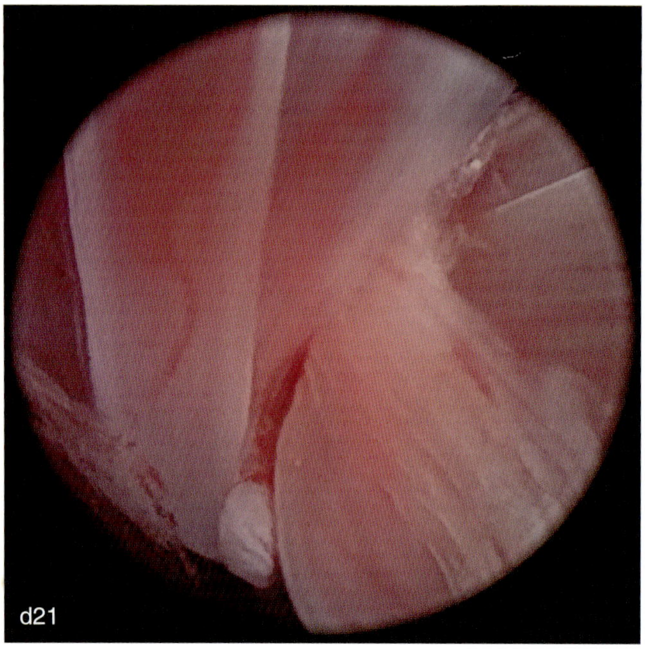

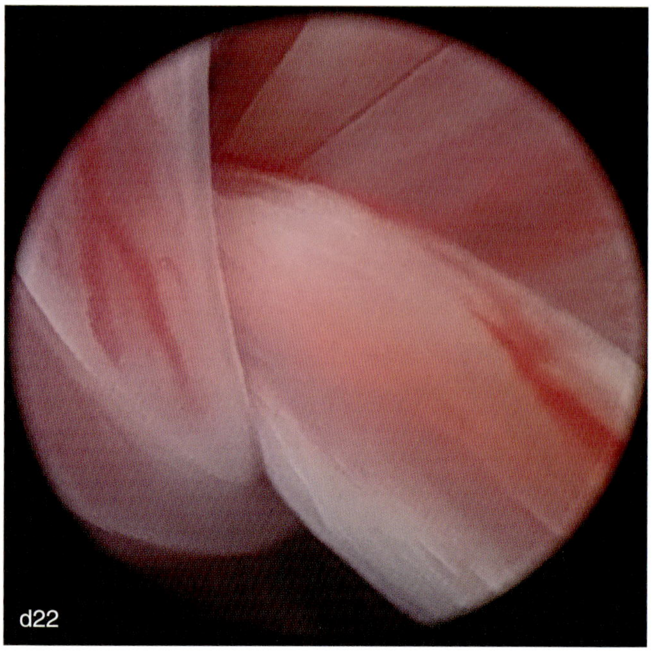

图6-32 侧壁开窗治疗上颌窦黏液外渗症（续）
d. 术中照片，电子内镜检查。d21，d22. 将电子内镜继续向上颌窦开口处推进，可见一条条增生的条索状黏膜呈绞扭状态，并向上颌窦开口处聚集。

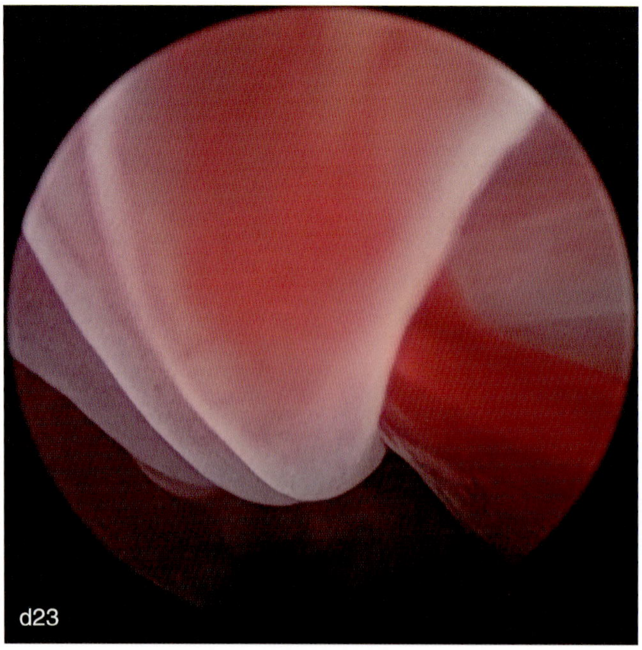

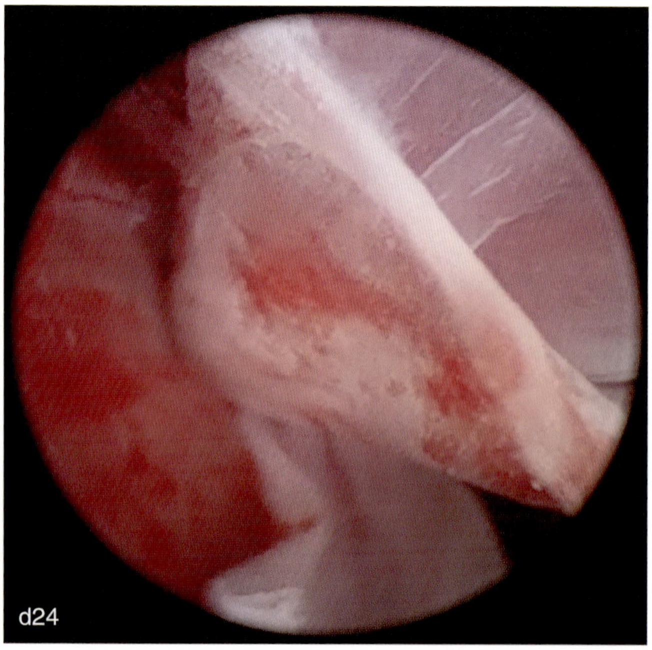

图6-32 侧壁开窗治疗上颌窦黏液外渗症（续）
d. 术中照片，电子内镜检查。d23. 呈绞扭状态的条索状黏膜的近距离观。d24. 向上颌窦开口聚集条索状黏膜起源于上颌窦黏骨膜，此图清晰可见条索状黏膜位于上颌窦黏骨膜的蒂部。

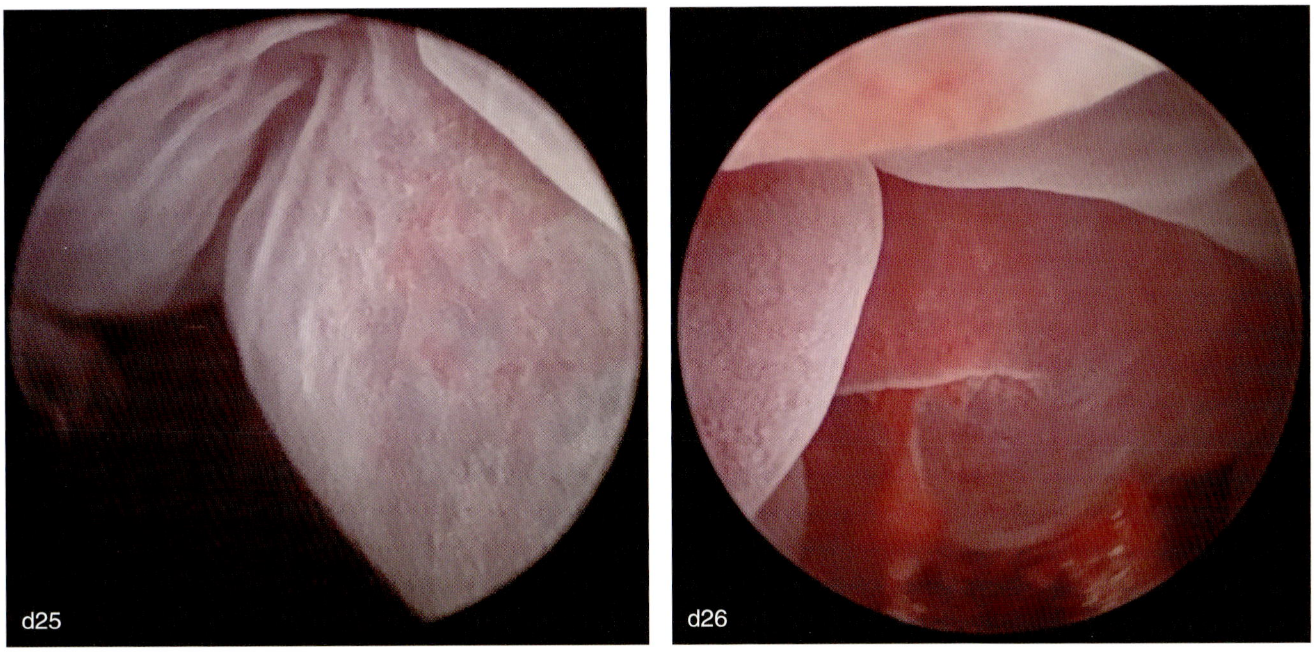

图6-32 侧壁开窗治疗上颌窦黏液外渗症（续）
d. 术中照片，电子内镜检查。d25. 上颌窦黏膜表面的黏液已经基本冲洗干净，可见从上颌窦后壁垂下的水肿黏膜。d26. 层层叠叠的水肿的上颌窦黏膜。

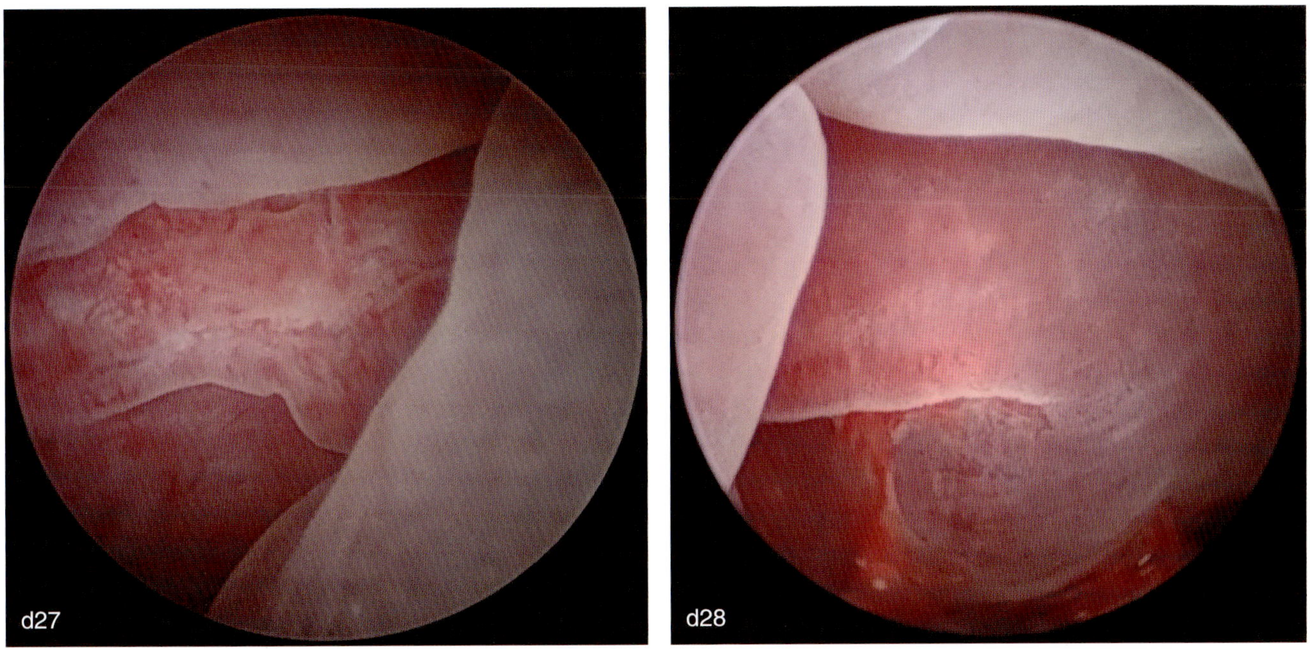

图6-32 侧壁开窗治疗上颌窦黏液外渗症（续）
d. 术中照片，电子内镜检查。d27，d28. 上颌窦黏膜表面的黏液已经基本冲洗干净，可见水肿的上颌窦黏膜层层叠叠、色泽不一，但基本上处于完整状态。

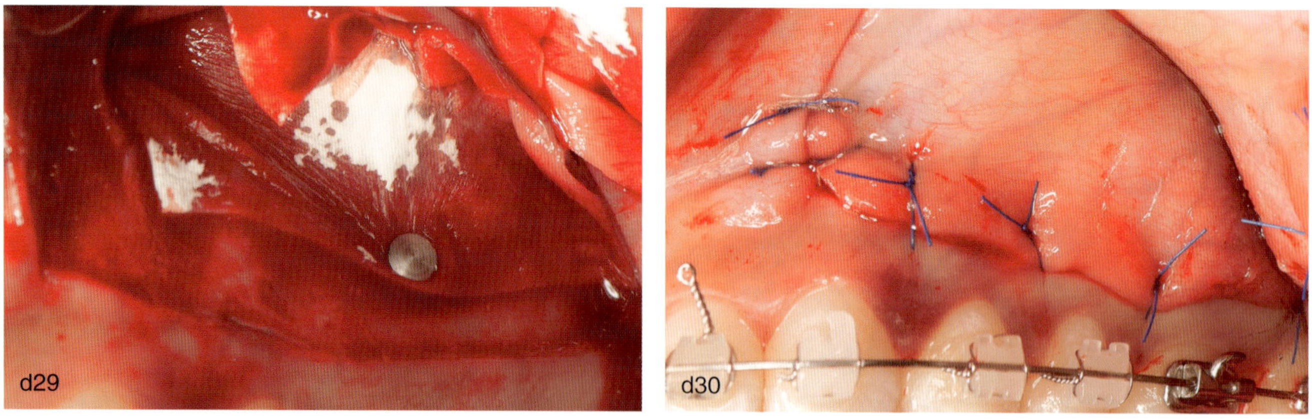

图6-32 侧壁开窗治疗上颌窦黏液外渗症（续）

d. 术中照片。d29. 窦内清创和囊肿摘除之后，用生物可吸收性胶原膜覆盖骨窗，并用膜钉固定，以免胶原膜滑入窦内。d30. 复位黏骨膜瓣，间断缝合，关闭创口。

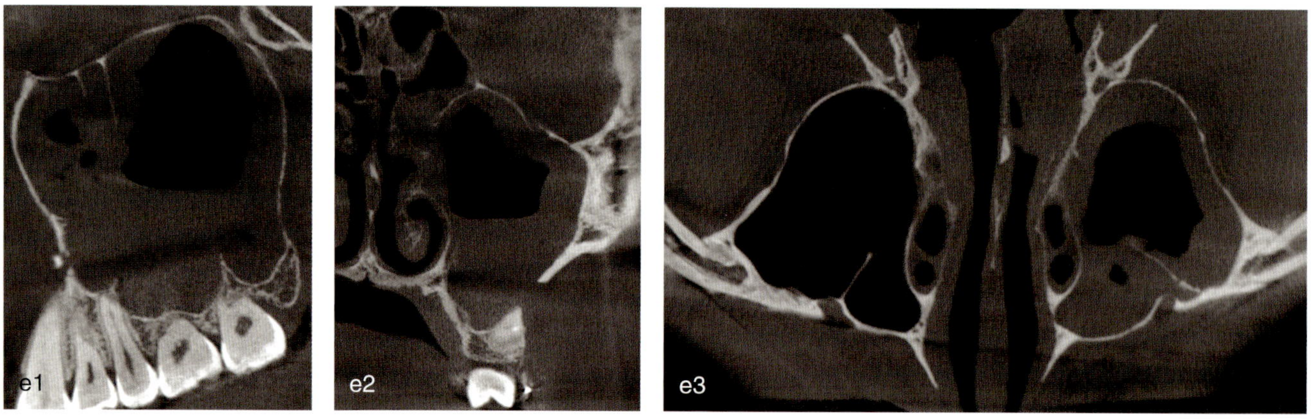

图6-32 侧壁开窗治疗上颌窦黏液外渗症（续）

e. 术后即刻左侧上颌窦CBCT扫描。e1. 后牙牙弓的近远中向断层。e2. 上颌窦开口的颊舌向断层。e3. 眶下的水平面断层。可见大部分间隔已经去除，只在窦底和上颌窦上壁存在少量残余，窦内的密度增高影像降至约占上颌窦腔的2/3。

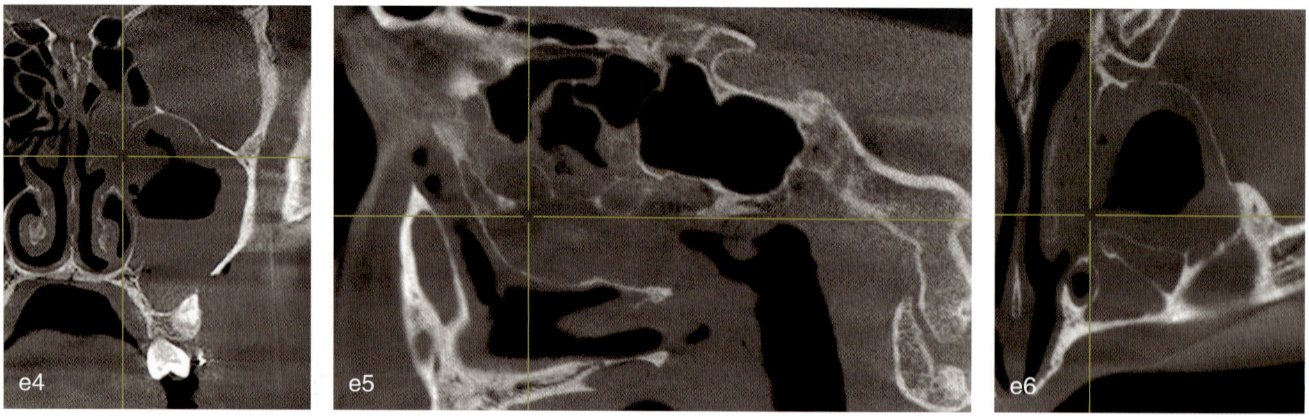

图6-32 侧壁开窗治疗上颌窦黏液外渗症（续）

e. 术后即刻左侧上颌窦CBCT扫描。以左侧上颌窦开口（十字线交叉点）为兴趣区的冠状面断层（e4）、矢状面断层（e5）和水平面断层（e6）。左侧上颌窦开口、筛窦及蝶窦的放射线表现与术前基本一致，窦口-鼻道复合体黏膜仍增厚，相关结构难以分辨。

0.6g；静脉滴注地塞米松注射液3天，每天1次，每次10mg；呋麻滴鼻液滴鼻5天，每天2次；复方葡萄糖酸氯己定含漱液含漱，每天3次，直至7天后拆线。术后即刻所有的疼痛症状均消失，左侧面部轻微肿胀，3天之后消失，创口愈合良好，10天后拆线。

术后即刻CBCT扫描显示大部分间隔已经去除，只在窦底和上颌窦上壁存在少量残余。上颌窦内的密度增高影像显著减少，约为窦腔高度2/3，主要围绕上颌窦腔内壁。尽管在术中通畅了上颌窦开口，但由于上颌窦开口还处于水肿状态，在CBCT断层中仍显示为闭合状态。筛窦及蝶窦的放射线表现与术前基本一致，窦口-鼻道复合体黏膜仍增厚（图6-32e）。

术后3年内的每次复诊时，患者主诉疼痛等症状无发作，面部、口腔及鼻腔检查无异常。术后1年（图6-32f）和术后3年（图6-32g）复诊时，CBCT扫描显示在上颌窦上壁存在少量间隔残余，表面黏膜无增厚。除第二磨牙位点窦底远中存在轻微的局限性黏骨膜增厚外，窦腔内无密度增高影像、无渗出物，上颌窦以及蝶窦、筛窦和额窦黏膜无增厚，上颌窦开口通畅，窦口-鼻道复合体影像清晰。

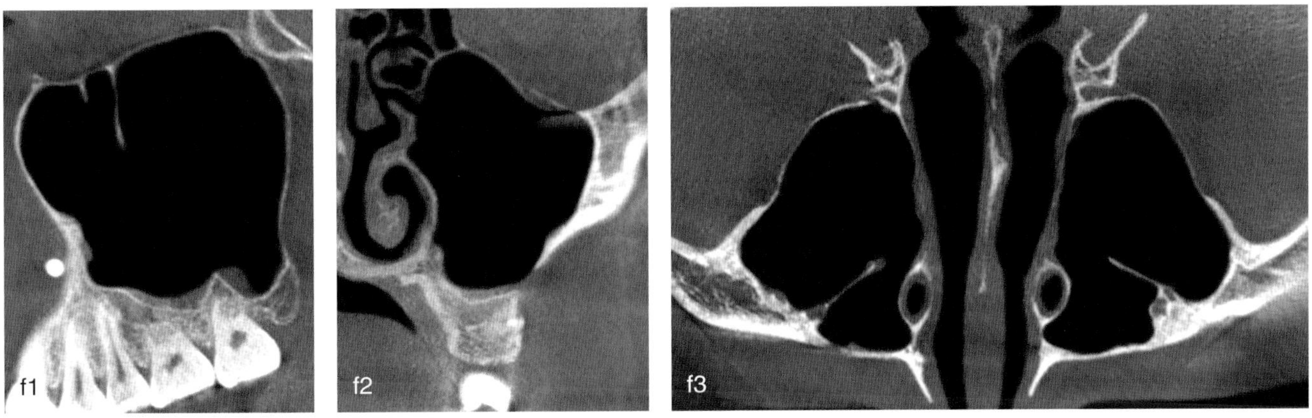

图6-32　侧壁开窗治疗上颌窦黏液外渗症（续）
f. 术后1年时的左侧上颌窦CBCT扫描。f1. 后牙牙弓的近远中向断层。f2. 上颌窦开口的颊舌向断层。f3. 沿眶下的水平面断层。窦内的密度增高影像几乎完全消失，只在第二磨牙位点的窦底远中存在一个较小的局限性黏骨膜增厚。

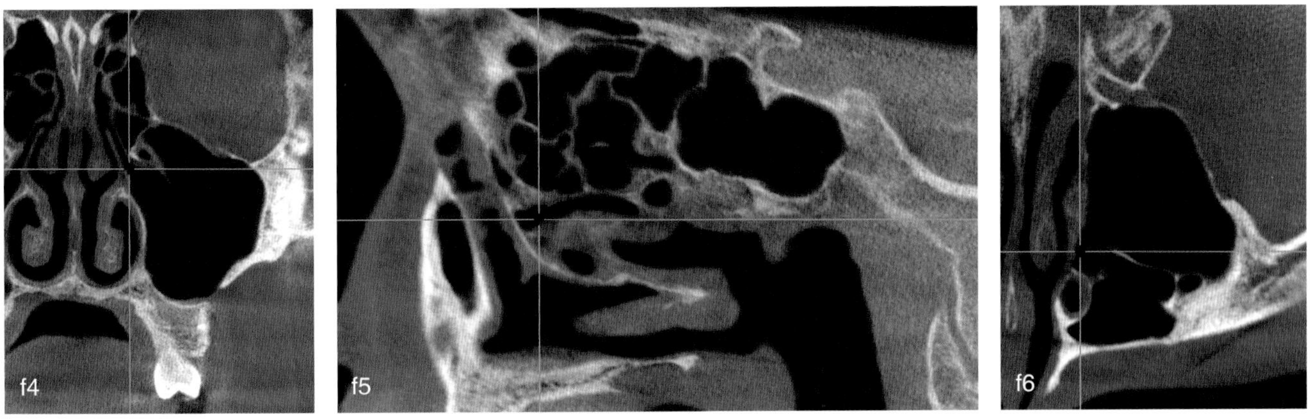

图6-32　侧壁开窗治疗上颌窦黏液外渗症（续）
f. 术后1年时的左侧上颌窦CBCT扫描。以左侧上颌窦开口（十字线交叉点）为兴趣区的冠状面断层（f4）、矢状面断层（f5）和水平面断层（f6）。上颌窦开口通畅，蝶窦、筛窦及额窦影像清晰，窦口-鼻道复合体影像清晰，黏膜无增厚。

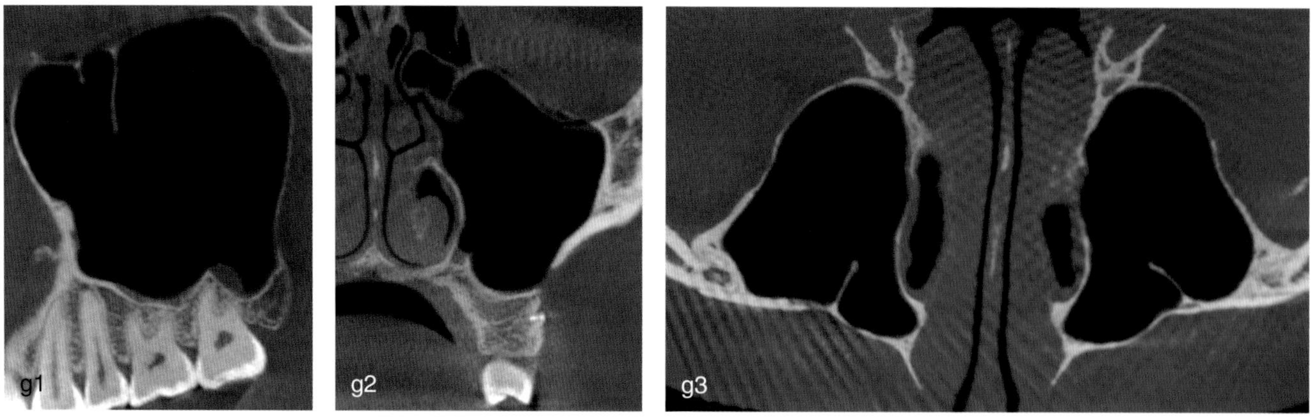

图6-32　侧壁开窗治疗上颌窦黏液外渗症（续）

g. 术后3年的左侧上颌窦CBCT扫描。g1. 后牙牙弓的近远中向断层。g2. 上颌窦开口的颊舌向断层。g3. 眶下的水平面断层。窦内的密度增高影像已经完全消失，只在第二磨牙位点的窦底远中存在一个较小的局限性黏骨膜增厚。

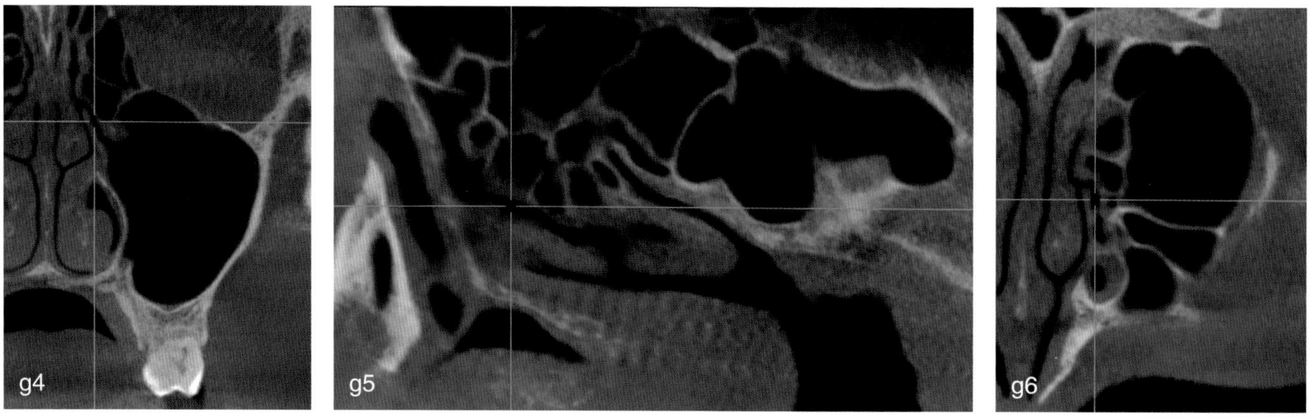

图6-32　侧壁开窗治疗上颌窦黏液外渗症（续）

g. 术后3年的左侧上颌窦CBCT扫描。以左侧上颌窦开口（十字线交叉点）为兴趣区的冠状面断层（g4）、矢状面断层（g5）和水平面断层（g6）。上颌窦开口通畅，蝶窦、筛窦及额窦影像清晰，窦口-鼻道复合体影像清晰，黏膜无增厚。

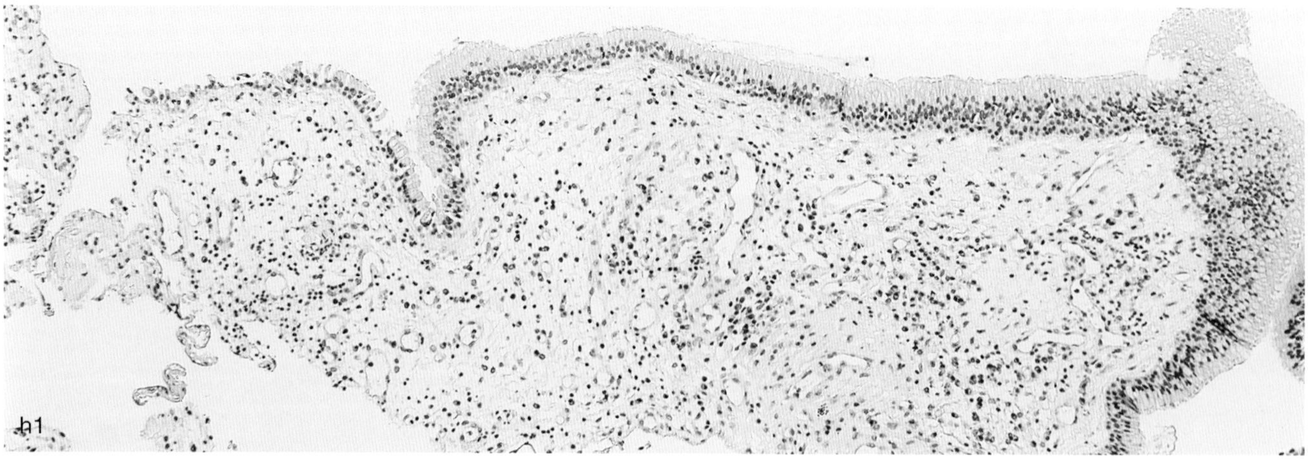

图6-32　侧壁开窗治疗上颌窦黏液外渗症（续）

h. 组织学检查。h1. 可见黏膜固有层严重水肿，内有大量炎症细胞浸润，被覆假复层纤毛柱状上皮细胞，黏液分泌旺盛，在上皮表面的分泌缘明显增厚。

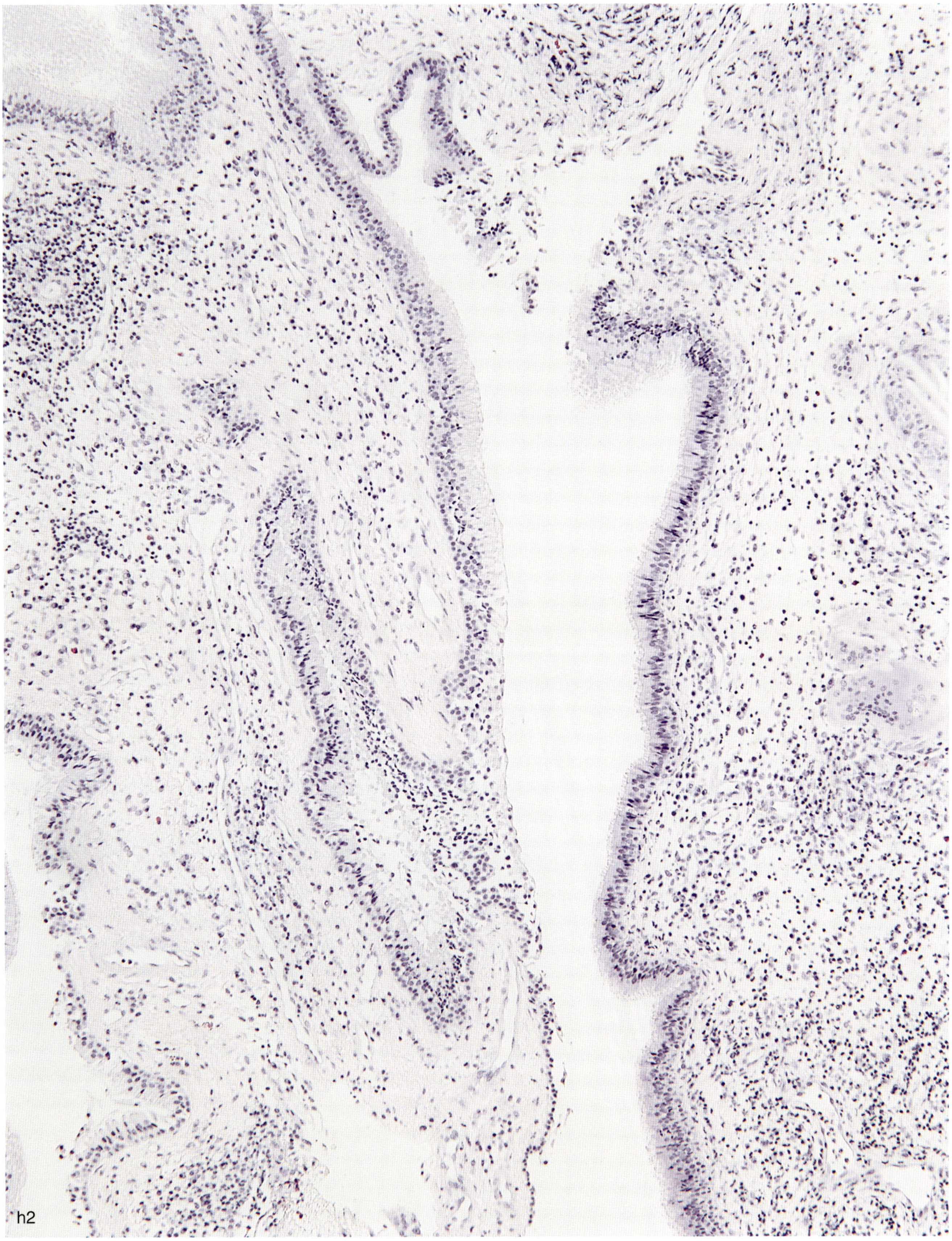

图6-32　侧壁开窗治疗上颌窦黏液外渗症（续）

h. 组织学检查。h2. 可见黏膜固有层严重水肿，内有大量炎症细胞浸润，被覆假复层纤毛柱状上皮细胞，黏液分泌旺盛，在上皮表面的分泌缘明显增厚。

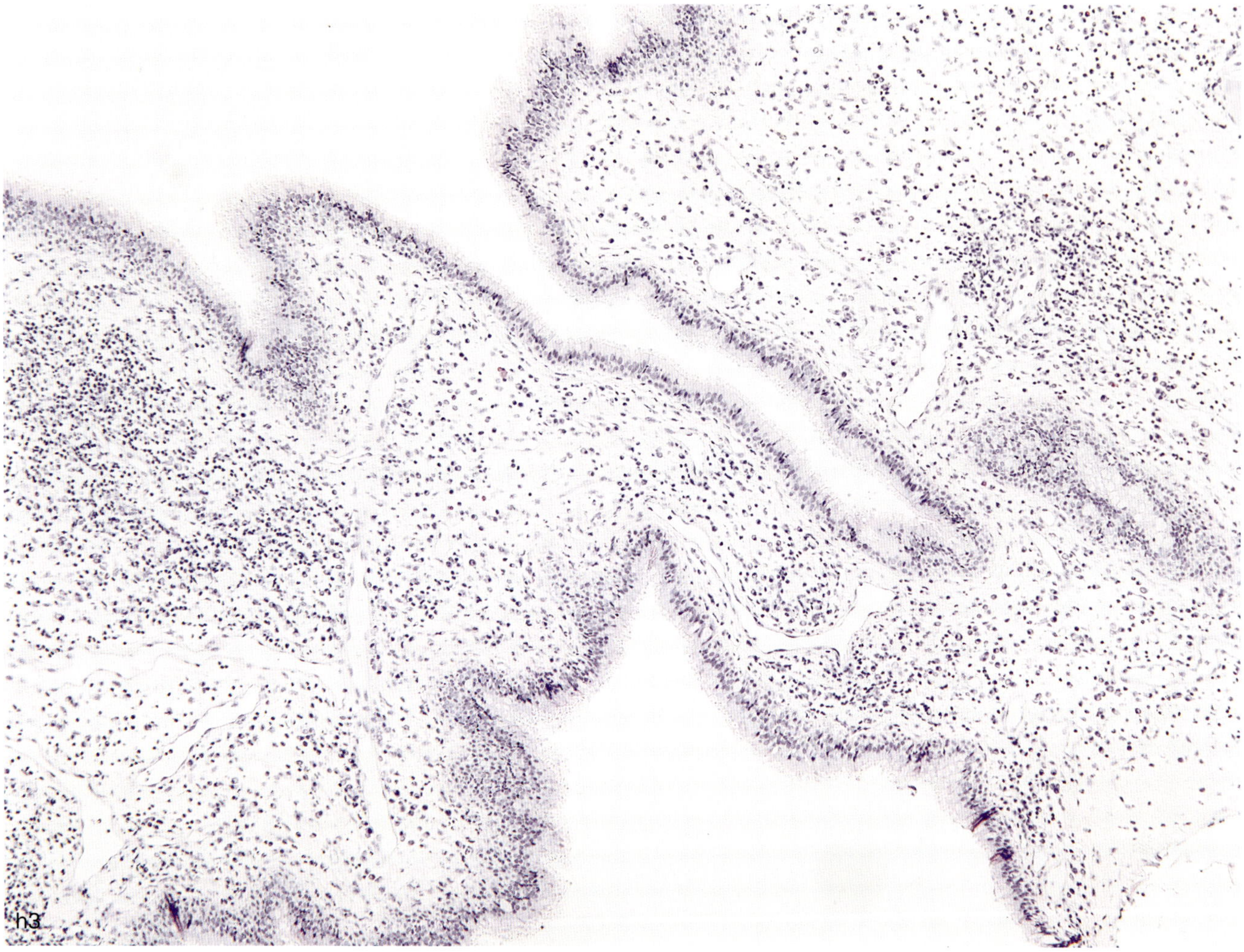

图6-32 侧壁开窗治疗上颌窦黏液外渗症（续）
h. 组织学检查。h3. 可见黏膜固有层严重水肿，内有大量炎症细胞浸润，被覆假复层纤毛柱状上皮细胞，黏液分泌旺盛，在上皮表面的分泌缘明显增厚。

讨论

本病例为牙列完整的患者，与上颌窦底提升无关。将本病例纳入此书，目的是让读者理解上颌窦黏液外渗症的病变进程和处理方法，为存在上颌窦黏液外渗症的上颌窦底提升患者的决策和治疗提供参考。

关于上颌窦黏液外渗症的诊断

本病例显示了上颌窦黏液外渗症演变过程的复杂性。患者第一次就诊时疑似“上颌窦黏液外渗症”，患者第二次就诊时诊断为“上颌窦黏液外渗症”，主要依据如下：

- **第一次就诊疑似“上颌窦黏液外渗症”** 未诊断上颌窦囊肿依据为：①CBCT扫描中上颌窦内密度增高影像与上颌窦假性囊肿表现不同，未表现出球形或半球形的隆起；②CBCT扫描中上颌窦内密度增高影像与上颌窦潴留囊肿不同，囊壁与骨壁之间未成钝角。

- **第二次就诊确诊为“上颌窦黏液外渗症”**　确诊为“上颌窦黏液外渗症”的依据为：①CBCT扫描中上颌窦内密度增高影像几乎充满了窦腔；②患者的临床症状剧烈，出现左侧额部与颞部持续性疼痛，眶周持续性胀痛，低头时“炸开式”剧痛，夜间睡眠时的体位性通气障碍等症状。
- **第三次就诊维持以前的诊断**　确诊为“上颌窦黏液外渗症”的依据为：①CBCT扫描可见密度增高影像已经完全充满整个上颌窦腔，上颌窦开口堵塞，窦口-鼻道复合体黏膜增厚，筛窦受累，体征急剧加重；②患者的临床症状表现得更加剧烈。

关于本病例的疾病演变机制和演变过程

就上颌窦黏液外渗症而言，本病例的难得之处在于我们见证该疾病的演变机制和演变过程。

- **本病例的演变机制**　上颌窦黏液外渗症的定义为“上颌窦开口堵塞时，分泌到上颌窦腔内的黏液无法排除，积聚并潴留于窦腔内，形成上颌窦黏液外渗症”。本病例的术中电子内镜检查显示，在窦腔黏膜表面有大量致密的黏液将上颌窦黏膜黏合在一起，而继续分泌的黏液无法排出，加速病变的进程，直至上颌窦开口堵塞。上颌窦开口一旦堵塞会引发更加剧烈的临床症状，如眶周的持续性疼痛。组织学检查可见黏膜固有层严重水肿，内有大量炎症细胞浸润，被覆假复层纤毛柱状上皮细胞，黏液分泌旺盛，在上皮表面的分泌缘明显增厚（图6-32h）。
- **第三次就诊维持以前的诊断**　通常，患上颌窦黏液外渗症的患者在就诊时已经发展到上颌窦开口堵塞的阶段，所以习惯上认为上颌窦黏液外渗症是“由于上颌窦开口堵塞所形成的上颌窦腔内黏液潴留”。而本病例，患者未发生上颌窦开口堵塞时就开始就诊，表现为黏液的不断积聚导致上颌窦黏膜黏合，黏液无法排出，当发展到后期时，积聚的黏稠黏液堵塞了上颌窦开口。此时，水肿的上颌窦黏膜和积聚的黏液已经完全充满了上颌窦腔，上颌窦黏膜继续分泌的黏液和引发的更加严重的黏膜水肿导致窦腔压力急剧增加，引起一系列相关的临床症状。

基于本病例，笔者对上颌窦黏液外渗症演变机制的分析与文献中的论述不同，这或许是一个新的发现，有待于进一步的深入研究。

在本病例，同时发现有孤立的小囊肿存在，目前尚不清楚它与上颌窦黏液外渗症之间的关系。本病例的上颌窦间隔较大，将上颌窦分隔为前后部分。尽管文献中并没有关于间隔与囊肿之间关系的报道，但笔者认为这种间隔会影响到黏液的流动和排空，两者之间可能具有密切的关联性。

关于上颌窦黏液外渗症的治疗方法

目前，对鼻窦黏液外渗症的手术方案包括扩大上颌窦开口和摘除囊肿。前者，因为非常黏稠的黏液与上颌窦黏膜的黏附十分紧密，只扩大上颌窦开口，仍然难以排出黏液。摘除囊肿的方法有通过上颌窦开口的内镜手术和通过侧壁开窗入路的内镜手术。笔者更倾向于后者，因为术野清晰，容易清除黏液，手术损伤小、术后反应小，因而可以使上颌窦黏膜广泛的水肿与肿胀伴随着黏液聚集的消失而消退。

外科程序：宿玉成、张彩月；术中摄像和照相：刘敏；手术配合：刘敏、吴利利；放射线诊断程序：苑秋华、王倩；组织学读片：李翠英（北京大学口腔医学院中心实验室）；病例完成时间：2019年

病例之十九：侧壁开窗治疗复发性上颌窦黏液外渗症，分阶段上颌窦底提升

38岁男性患者，寻求拔除因牙周病Ⅲ度松动的上颌左侧第一磨牙，并希望给予种植修复治疗。

患者一般状态良好，无全身系统性疾病史，不吸烟、不饮酒。上颌左侧第一磨牙Ⅲ度松动，鼻腔无脓涕。CBCT检查可见上颌左侧第一磨牙的根周骨吸收性破坏，牙周膜明显增宽，上颌窦内充满密度增高影像，筛窦无异常，上颌窦开口堵塞，以上颌窦开口为中心的窦口-鼻道复合体模糊不清（图6-33a）。由此，再次追问病史，患者已经有数月的间断性左侧面部胀痛病史，患者一直以为是患牙所导致的。基于病史、CBCT检查和临床症状，笔者怀疑患者患有左侧上颌窦黏液外渗症，为其拔除上颌左侧第一磨牙之后，将患者转诊至专科医院治疗上颌窦内病变。

患者在专科医院接受电子内镜下鼻窦手术1.5年后再次复诊，CBCT检查可见上颌窦内仍然充满密度增高影像，筛窦无异常。因为上颌窦开口周围结构

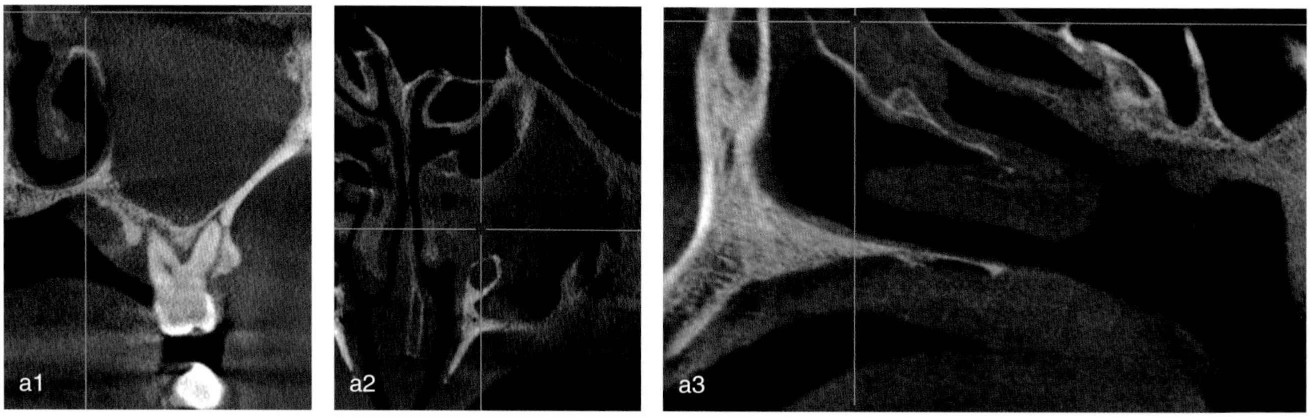

图6-33　侧壁开窗治疗复发性上颌窦黏液外渗症，分阶段上颌窦底提升
a. 初诊拔牙时的上颌左侧CBCT扫描。以左侧上颌窦开口（十字线交叉点）为兴趣区的冠状面断层（a1）、矢状面断层（a2）和水平面断层（a3）。第一磨牙根周骨破坏，窦腔内充满密度增高影像，上颌窦开口堵塞，筛窦正常，窦口-鼻道复合体影像模糊。

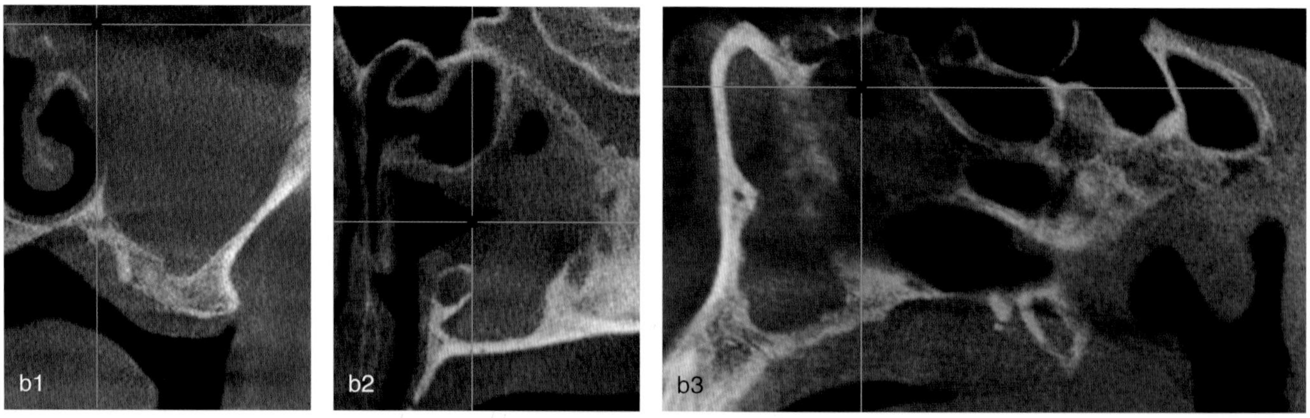

图6-33　侧壁开窗治疗复发性上颌窦黏液外渗症，分阶段上颌窦底提升（续）
b. 1.5年后（也是鼻窦手术1.5年后）复诊时的上颌左侧CBCT扫描。以左侧上颌窦开口（十字线交叉点）为兴趣区的冠状面断层（b1）、矢状面断层（b2）和水平面断层（b3）。上颌窦腔内充满密度增高影像，上颌窦开口“通畅”，筛窦正常。

已经去除，上颌窦开口“通畅”（图6-33b）。患者无自觉症状，无脓涕。基于以上检查，临床诊断为上颌窦黏液外渗症复发，治疗方案为侧壁开窗上颌窦清创、清除黏液，分阶段上颌窦底提升和植入种植体。

上颌窦清创、去除黏液

行局部浸润麻醉，在缺牙位点做牙槽嵴顶略偏腭侧的水平向切口、第一前磨牙近中和第二磨牙远中的两个垂直向松弛切口。翻黏骨膜瓣，用钨钢球钻和金刚砂球钻开窗，形成揭盖式骨窗，可见黏骨膜颜色暗淡、水肿。切开骨膜层，可见大量大小不一的囊肿样病变。通过电子内镜观察，可见许多伪膜包裹的浓缩黏液，并分隔出许多大小不一的囊肿样包块。伪膜的形态不一，表面可见成熟的血管网络。囊肿样包块位于窦底和外侧壁，在电子内镜的辅助下加压冲洗，冲开包绕黏液的伪膜，并逐一“摘除”伪膜包裹的浓缩黏液。将黏液和部分伪膜去除之后，可见上颌窦上壁的黏骨膜正常，上次手术扩大的上颌窦开口通畅。用

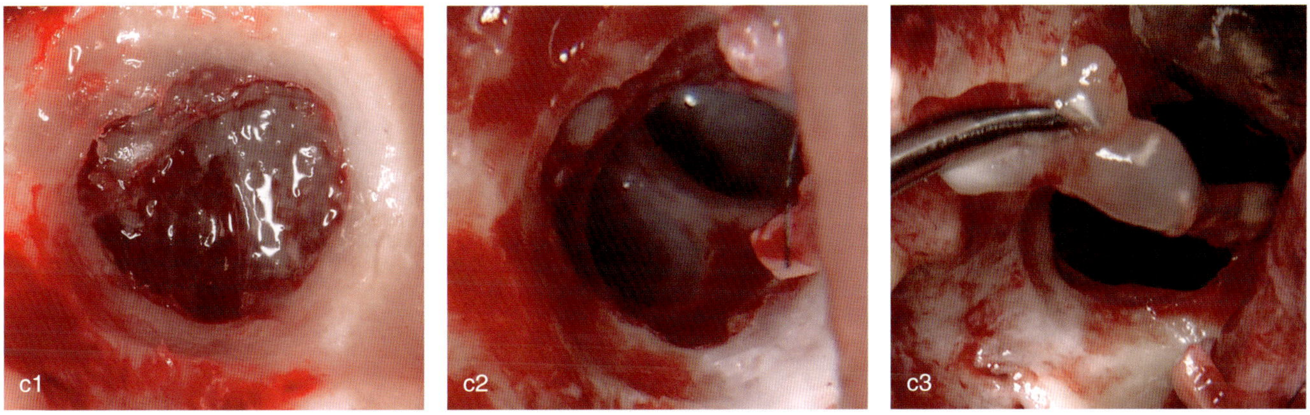

图6-33　侧壁开窗治疗复发性上颌窦黏液外渗症，分阶段上颌窦底提升（续）

c. 囊肿摘除手术的术中照片。c1. 用钨钢球钻和金刚砂球钻开窗。去除骨岛，形成揭盖式骨窗，可见黏骨膜水肿、呈紫红色。c2. 切开骨膜层，可见窦内囊肿，颜色暗淡。c3. 在电子内镜的辅助下，逐一摘除大小不一的囊肿样病变。

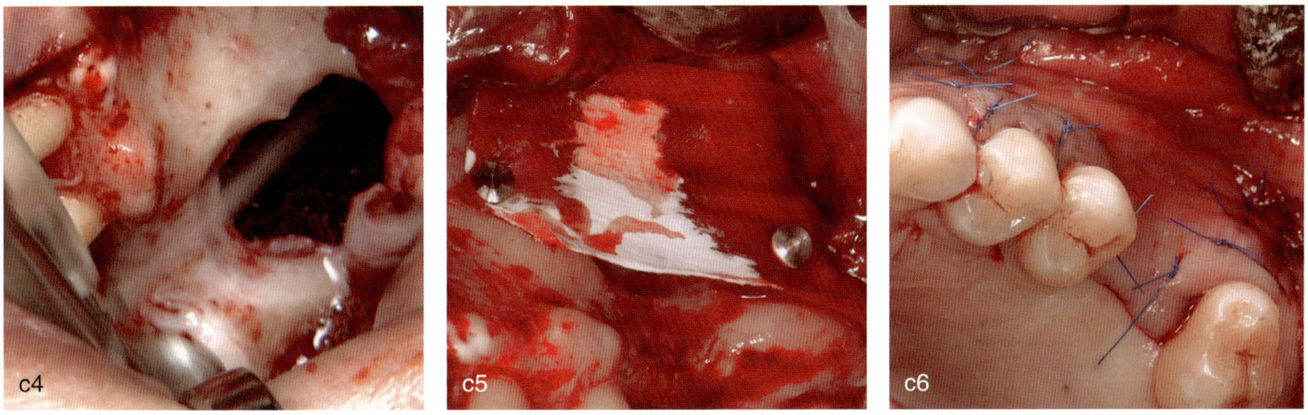

图6-33　侧壁开窗治疗复发性上颌窦黏液外渗症，分阶段上颌窦底提升（续）

c. 囊肿摘除手术的术中照片。c4. 用生理盐水冲洗窦腔，去除残余的黏液。c5. 用生物可吸收性胶原膜覆盖骨窗，并用膜钉固位。c6. 复位黏骨膜瓣，关闭创口。

13mm × 25mm的可吸收性胶原膜覆盖骨窗，用膜钉固定，复位黏骨膜瓣，无张力创口关闭（图6-33c）。

术后静脉滴注克林霉素5天，每天1次，每次0.6g；静脉滴注地塞米松注射液3天，每天1次，每次10mg；呋麻滴鼻液滴鼻5天，每天2次；复方葡萄糖酸氯己定含漱液含漱，每天3次，直至7天后拆线。

囊肿摘除术后即刻CBCT检查可见窦底有少量液体积聚，蝶窦和额窦清晰。因为清除了大量黏液，上颌窦开口“通畅”，完全显现出上次手术扩大的“上颌窦开口”（图6-33d）。

囊肿摘除5个月后复诊，准备进行上颌窦底提升同期植入种植体。CBCT检查可见窦底狭窄，剩余骨高度接近5mm。窦腔内无分泌物，上颌窦开口通畅，但上颌窦外侧壁和窦底存在明显的密度增高影像，因不存在上颌窦假性囊肿、上颌窦潴留囊肿、上颌窦黏液外渗症和上颌窦感染的特征诊断要素，只能将其归类为上颌窦黏骨膜增厚（图6-33e），待术中探查。

二次开窗上颌窦底提升同期种植

行局部浸润麻醉，按照上次手术的路径翻黏骨膜瓣，用钨钢球钻和金刚砂球钻略微扩大骨窗。用取骨环钻在骨窗的上后方钻取颗粒状自体骨之后，进行

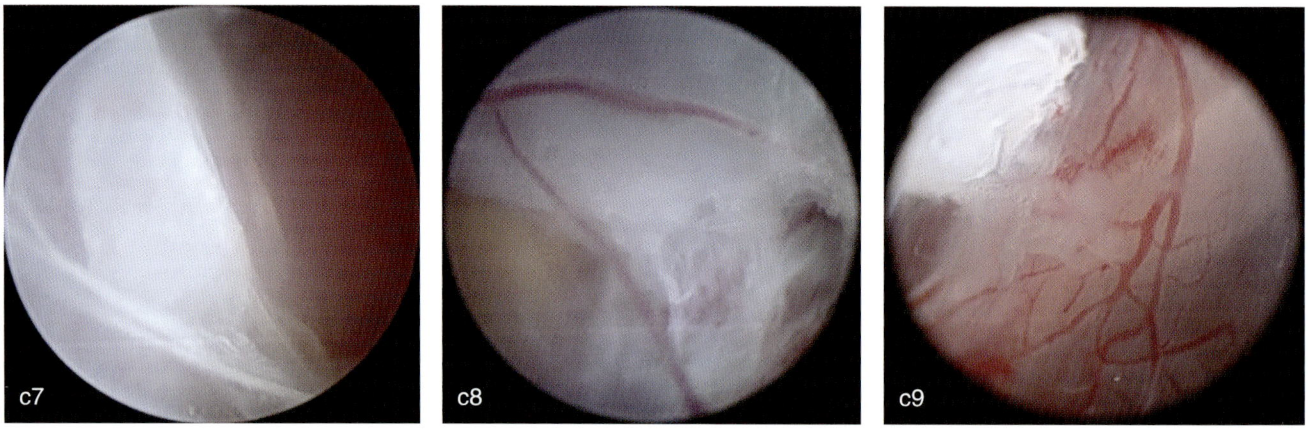

图6-33 侧壁开窗治疗复发性上颌窦黏液外渗症，分阶段上颌窦底提升（续）
c. 囊肿摘除手术的术中照片，电子内镜检查。c7. 在黏稠的黏液表面“漂浮”着形态不一的伪膜。c8，c9. 在黏液伪膜中可以见到成熟的血管。

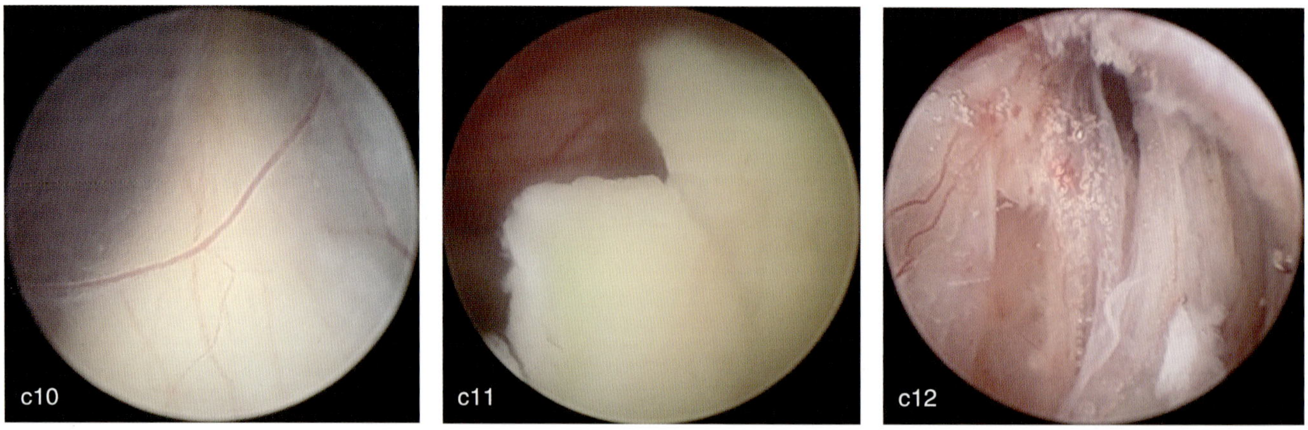

图6-33 侧壁开窗治疗复发性上颌窦黏液外渗症，分阶段上颌窦底提升（续）
c. 囊肿摘除手术的术中照片，电子内镜检查。c10. 透过伪膜，可见下方的浓缩黏液。c11. 加压水流冲破一个伪膜之后，暴露出淡黄色的浓缩黏液。c12. 伪膜表面黏附颗粒状的浓缩黏液。

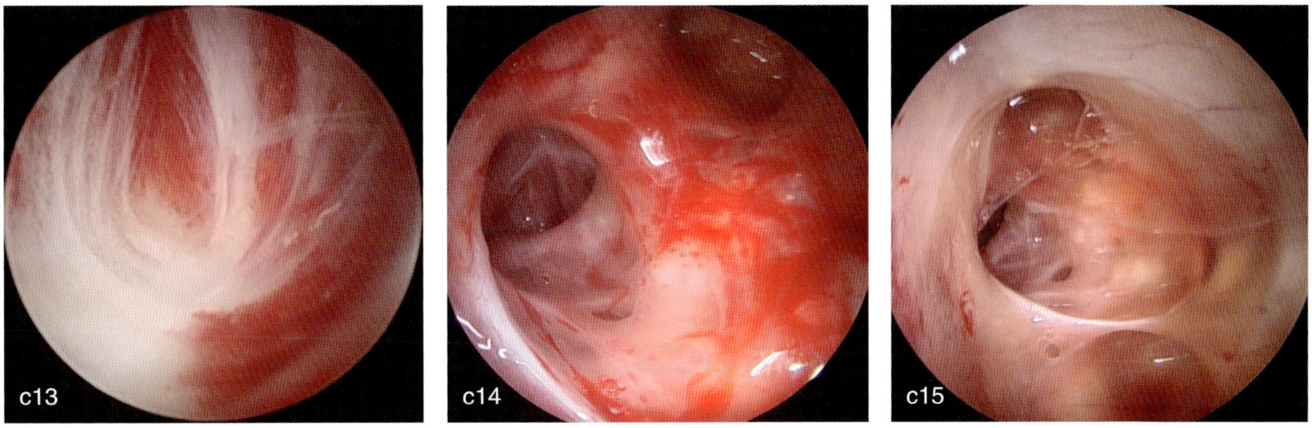

图6-33　侧壁开窗治疗复发性上颌窦黏液外渗症，分阶段上颌窦底提升（续）

c. 囊肿摘除手术的术中照片，电子内镜检查。c13. 浓缩的黏液被加压水流冲走，可见条带状纤维结缔组织。c14. 上一次手术中扩大的上颌窦开口，大而通畅。c15. 上颌窦开口的近距离观，大而通畅。

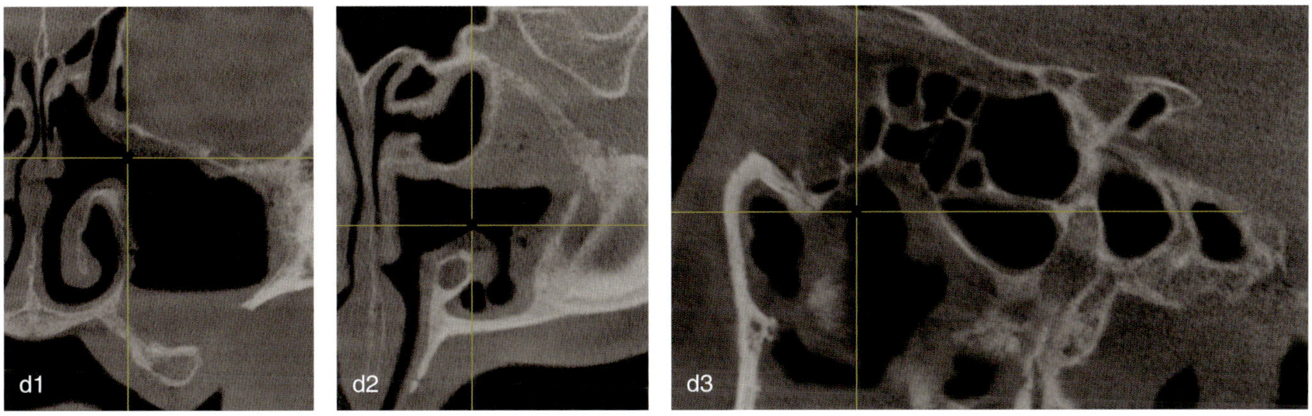

图6-33　侧壁开窗治疗复发性上颌窦黏液外渗症，分阶段上颌窦底提升（续）

d. 囊肿摘除术后即刻上颌左侧CBCT扫描。以左侧上颌窦开口（十字线交叉点）为兴趣区的冠状面断层（d1）、矢状面断层（d2）和水平面断层（d3）。除窦底之外，大量的密度增高影像已经消失，完全暴露出扩大的上颌窦开口“通畅”，筛窦、蝶窦正常。

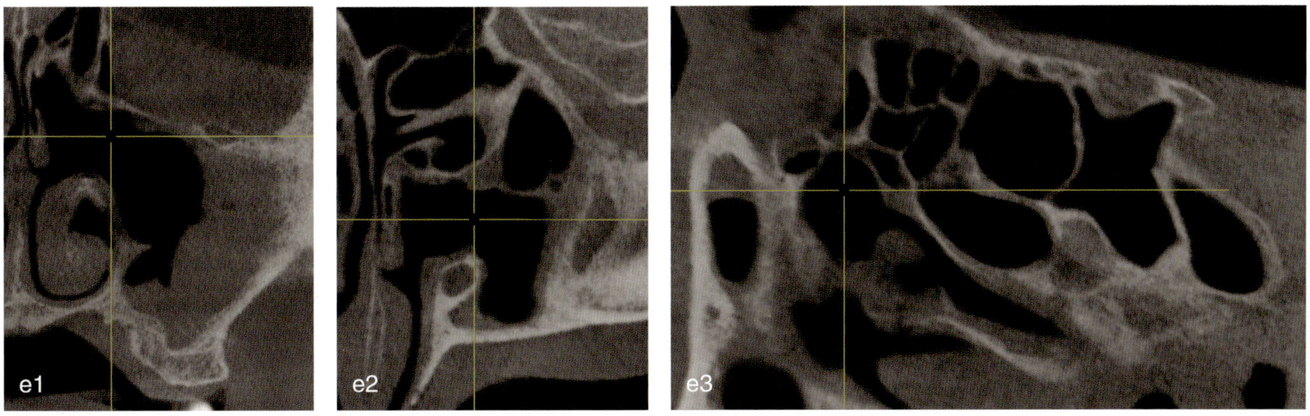

图6-33　侧壁开窗治疗复发性上颌窦黏液外渗症，分阶段上颌窦底提升（续）

e. 囊肿摘除术后5个月的上颌左侧CBCT扫描。以左侧上颌窦开口（十字线交叉点）为兴趣区的冠状面断层（e1）、矢状面断层（e2）和水平面断层（e3）。扩大的上颌窦开口“通畅”，筛窦、蝶窦正常。在上颌窦底和外侧壁存在囊肿样密度增高影像。

上颌窦内探查。电子内镜检查可见，CBCT扫描所见的窦内密度增高影像为不典型的病变：黏膜表面可见大量黏液，透明的水肿样伪膜内含散在的浓缩黏液，黏膜表面有条索状结构。基于这些特征，无法将其诊断为上颌窦假性囊肿、上颌窦潴留囊肿、上颌窦黏液外渗症和上颌窦感染，只能考虑是上次手术的术后反应。彻底清除黏液，摘除增生的黏膜和结缔组织。

剥离窦底黏骨膜，将13mm×25mm的生物可吸收性胶原膜（Bio-Gide，Geistlich，瑞士）植入窦底，覆盖窦底黏骨膜。自体骨颗粒与1.0g粗细颗粒混合的去蛋白牛骨矿物质（Xenograft，Straumann，瑞士）混合，并用从术区收集的出血调拌，两步法植入混合性骨增量材料。预备种植窝，植入直径4.8mm、平台直径6.5mm、长度10mm、光滑颈部高度1.8mm的软组织水平亲水表面种植体（TL，SLActive，WN，SP，TiZr，Straumann，瑞士），最终植入扭矩＞35Ncm。再次植入混合性骨增量材料，将植入窦底的胶原膜反折，覆盖骨窗和骨增量材料，黏骨膜复位，无张力创口初期关闭，种植体潜入式愈合（图6-33f）。

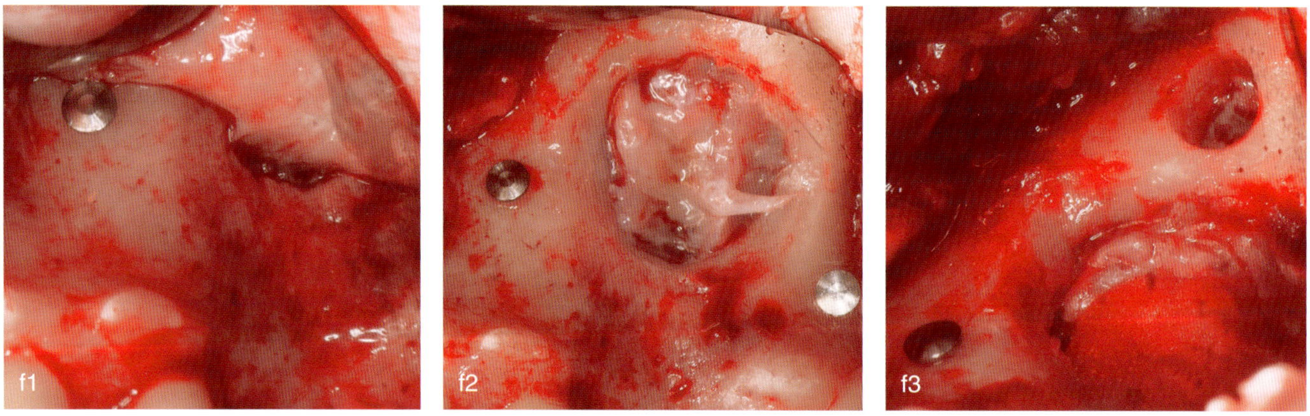

图6-33 侧壁开窗治疗复发性上颌窦黏液外渗症，分阶段上颌窦底提升（续）
f. 上颌窦底提升的术中照片。f1. 按照上次手术的路径，重新翻黏骨膜瓣，二次开窗，可见软组织粘连。f2. 锐性剥离软组织粘连，暴露骨窗，可见上次手术中用于固定胶原膜的膜钉。f3. 可见用取骨环钻在骨窗的上后方获取颗粒状自体骨后留下的骨缺损。

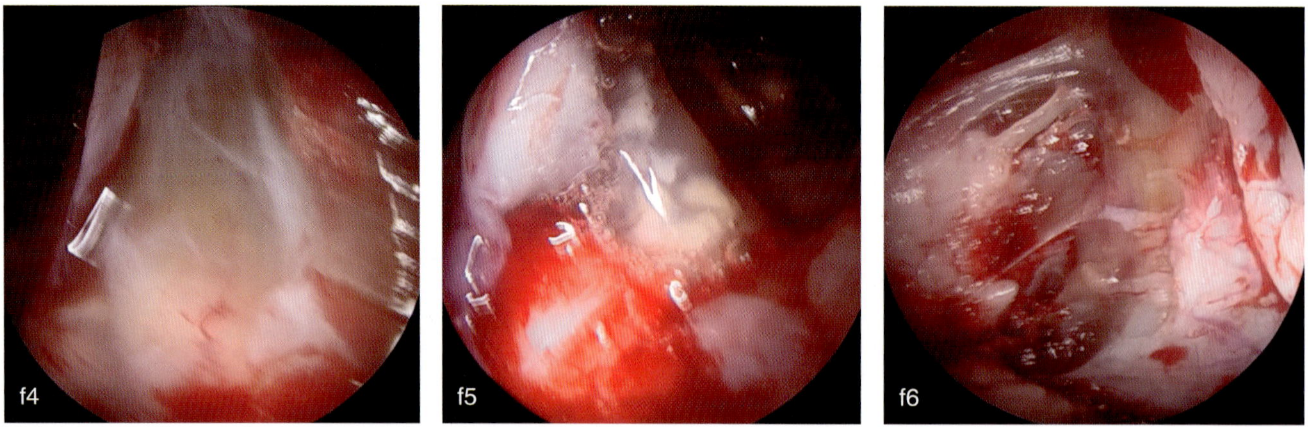

图6-33 侧壁开窗治疗复发性上颌窦黏液外渗症，分阶段上颌窦底提升（续）
f. 囊肿摘除手术的术中照片，电子内镜检查窦底和侧壁的囊肿样组织。f4. 表面可见大量黏液。f5. 透明的水肿样伪膜内含浓缩的黏液。f6. 条索状的黏膜增生。

术后静脉滴注克林霉素5天，每天1次，每次0.6g；静脉滴注地塞米松注射液3天，每天1次，每次10mg；呋麻滴鼻液滴鼻5天，每天2次；复方葡萄糖酸氯己定含漱液含漱，每天3次，直至10天后拆线。

上颌窦底提升术后即刻CBCT检查可见骨增量材料向窦内帐篷样隆起，外形轮廓清晰，说明生物可吸收性胶原膜有效地封堵了黏骨膜穿孔。窦底存在大量的密度增高影像，为术中进入上颌窦内的液体、出血和水肿的上颌窦黏膜（图6–33g）。

上颌窦底提升术后6个月时的CBCT检查可见，提升后的窦底呈帐篷样隆起、骨轮廓稳定，新骨充分包绕种植体，上颌窦黏骨膜无明显增厚（图6–33h）。

将术中摘除的病变组织进行组织学检查，上颌窦黏骨膜的上皮层表面呈波纹状突起，局部上皮增生。固有层内存在管腔样结构，纤维结缔组织显著的玻璃样变性和大量炎症细胞浸润，固有层中无黏液池（图6–33i）。这些组织学的变化可能与长期存在的上颌窦黏液外渗症密切相关。

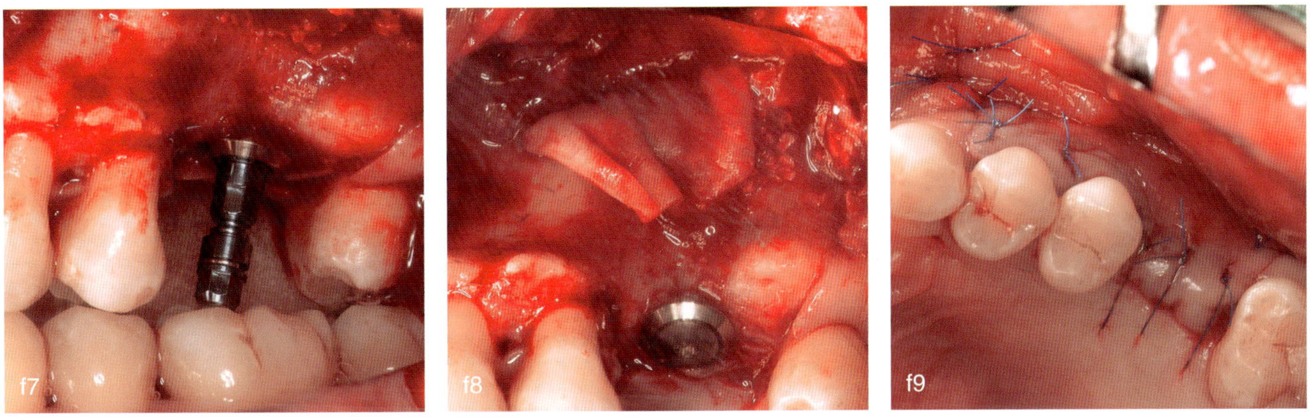

图6–33　侧壁开窗治疗复发性上颌窦黏液外渗症，分阶段上颌窦底提升（续）
f. 上颌窦底提升的术中照片。f7. 通过侧壁骨窗和侧壁骨窗上后方的小骨窗摘除遗留或复发的囊肿之后，植入去蛋白牛骨矿物质（DBBM）和软组织水平种植体，种植体的三维位置与轴向理想。f8. 将植入窦底的胶原膜反折，覆盖骨窗。f9. 无张力创口关闭。

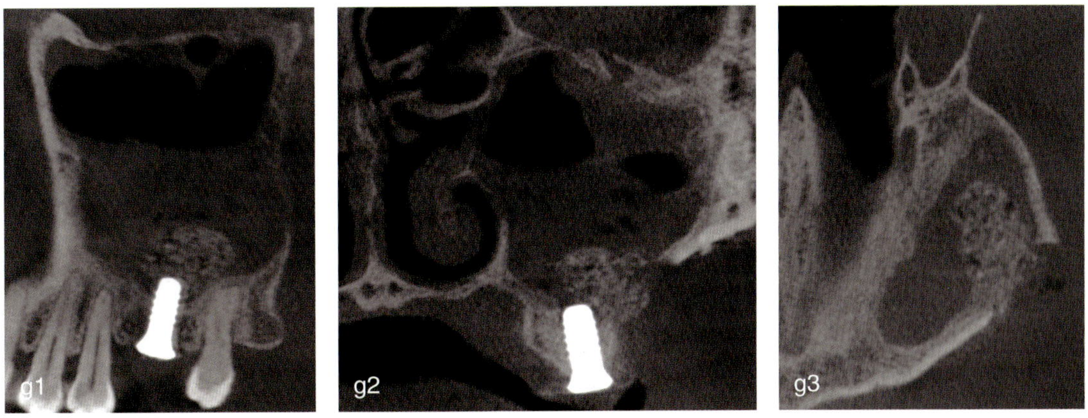

图6–33　侧壁开窗治疗复发性上颌窦黏液外渗症，分阶段上颌窦底提升（续）
g. 上颌窦底提升后即刻上颌左侧CBCT扫描。依次为沿后牙牙弓的近远中向断层（g1）、第一磨牙位点种植体的颊舌向断层（g2）和种植体根端上方的水平面断层（g3）。骨增量材料向窦内帐篷样隆起，窦底存在大量的密度增高影像。

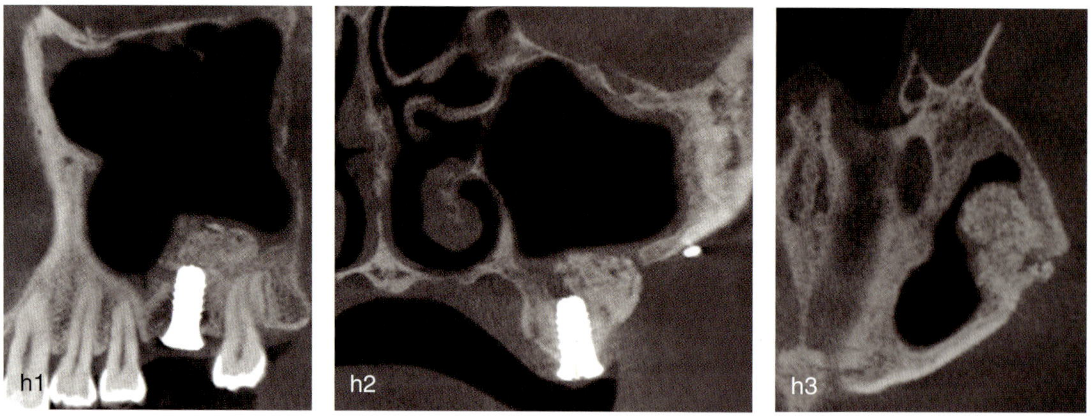

图6-33 侧壁开窗治疗复发性上颌窦黏液外渗症，分阶段上颌窦底提升（续）

h. 上颌窦底提升6个月后的上颌左侧CBCT扫描。依次为沿后牙牙弓的近远中向断层（h1）、第一磨牙位点种植体的颊舌向断层（h2）和种植体根端上方的水平面断层（h3）。骨增量材料向窦内帐篷样隆起，新骨质量尚可，窦底密度增高影像显著降低。

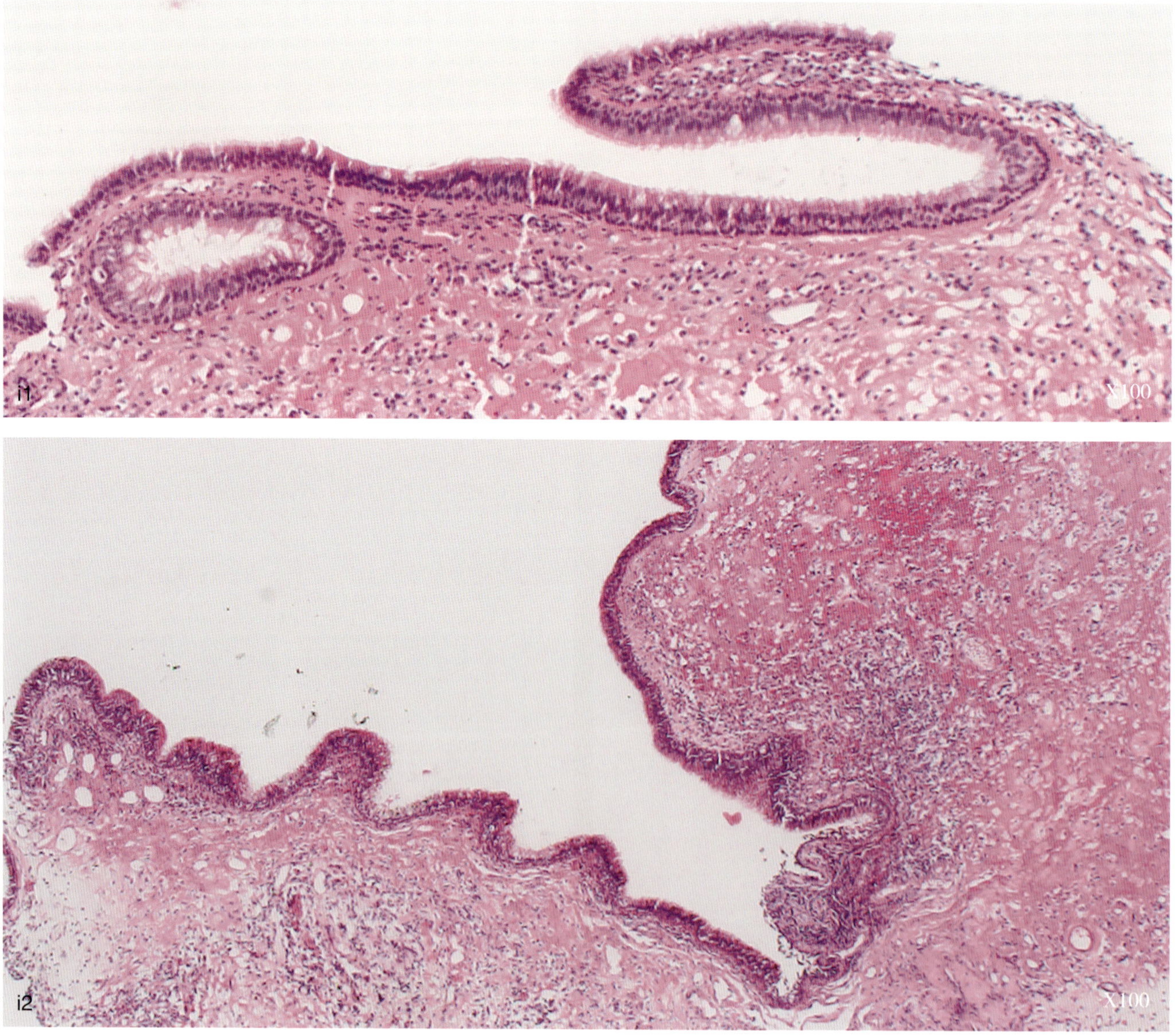

图6-33 侧壁开窗治疗复发性上颌窦黏液外渗症，分阶段上颌窦底提升（续）

i. 组织学检查。i1，i2. 上颌窦黏膜的上皮层表面呈波纹状突起，局部上皮增生，固有层内显著的玻璃样变性和大量炎症细胞浸润。

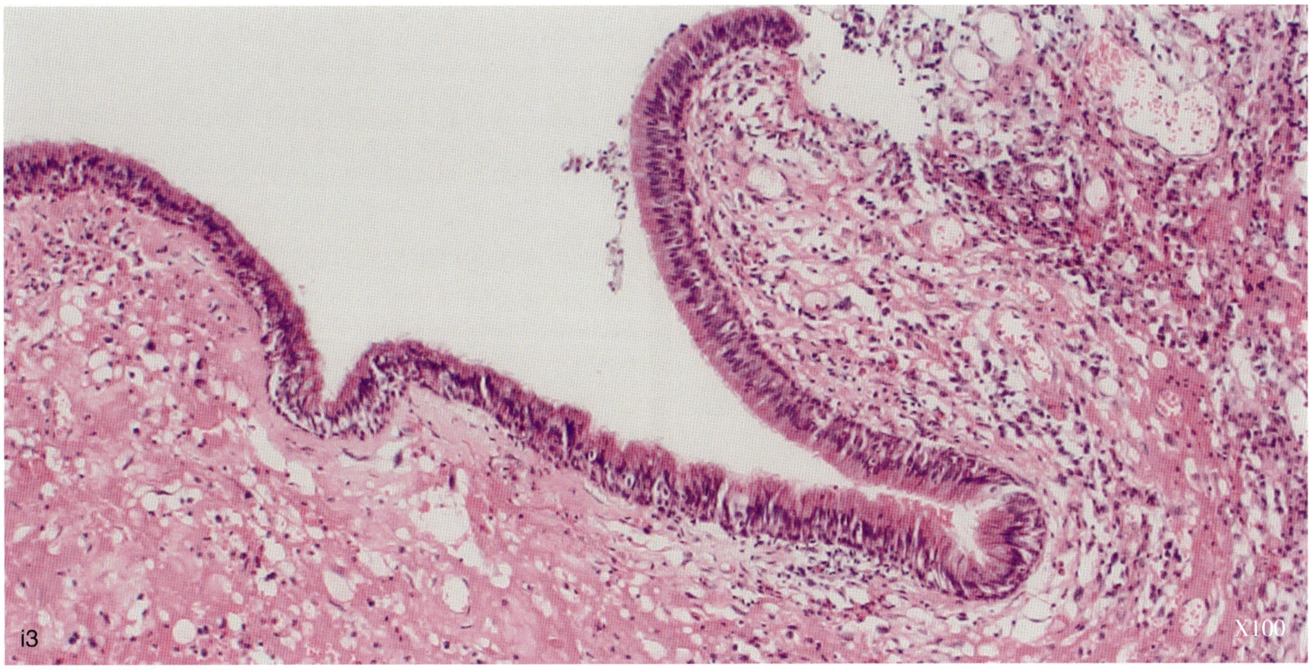

图6–33　侧壁开窗治疗复发性上颌窦黏液外渗症，分阶段上颌窦底提升（续）

i. 组织学检查。i3. 上颌窦黏膜的上皮层表面呈波纹状突起，固有层内纤维结缔组织显著的玻璃样变性和大量炎症细胞浸润。

讨论

本病例，在拔牙时发现上颌窦内充满密度增高影像，窦口–鼻道复合体肿胀，疑似上颌窦黏液外渗症，将患者转诊至专科医院治疗。在电子内镜的辅助下，扩大上颌窦开口，经鼻腔入路进行上颌窦清创。

患者在1.5年后复诊，CBCT检查可见已经扩大的上颌窦开口“通畅”，但上颌窦内仍然充满密度增高影像（图6–33b）。因此，笔者为患者进行了经口腔入路的囊肿摘除手术。侧壁开窗的位置与上颌窦底提升相同。术中可见大量黏稠、致密的浓缩黏液位于窦腔内，与上颌窦黏膜表面黏着紧密，并被伪膜样结构所包绕。通过加压冲洗的方法清除伪膜和致密的浓缩黏液。将堵塞上颌窦开口的黏液冲洗干净之后，发现上次扩大的上颌窦开口“通畅”，周围黏膜无水肿。此现象证实笔者的推断：疾病开始时并未发生上颌窦开口堵塞，而是黏液的不断积聚导致上颌窦黏膜黏合，黏液无法排出，当发展到后期时，积聚的浓缩黏液堵塞了上颌窦开口。此时，水肿的上颌窦黏膜和积聚的黏液已经完全充满了上颌窦腔，上颌窦黏膜继续分泌的黏液和引发更加严重的黏膜水肿导致窦腔压力急剧增加，引起一系列的相关临床症状。

外科程序：宿玉成、潘红；修复程序：唐素霞；术中摄像和照相：陶丹；手术配合：陶丹、刘敏、杨清；放射线诊断程序：苑秋华、王倩；组织学读片：李翠英（北京大学口腔医学院中心实验室）；病例完成时间：2021年

病例之二十：穿牙槽嵴治疗上颌窦黏液外渗症

66岁男性患者，因上颌左侧磨牙松动和面部胀痛转入我院。

患者主诉左侧面颊部和眶周经常胀痛已有数年的病史，近2周较为剧烈，咳嗽、口臭及左侧外耳道流脓已有数年的病史，经过专科治疗未见好转。在外院拔牙前的放射线检查时，医生发现左侧上颌窦内充满密度增高影像，抗感染治疗无效后将其转入我院。患者无意种植治疗，只希望通过拔除患牙来缓解症状。

患者无发热，无全身系统性疾病史，实验室检查无异常，大量吸烟与饮酒。口腔检查可见口腔卫生一般，上颌左侧第一磨牙Ⅲ度松动，叩诊中度钝痛，探诊无出血，牙周无溢脓。第二磨牙残根，第三磨牙残冠。口腔黏膜无异常，面颊部轻度触压痛。鼻腔检查可见鼻中隔无偏曲，下鼻甲无肥大，无异常分泌物。

CBCT扫描显示左侧上颌窦内为均匀一致的密度增高影像，占满了整个窦腔。第一磨牙根周严重骨破

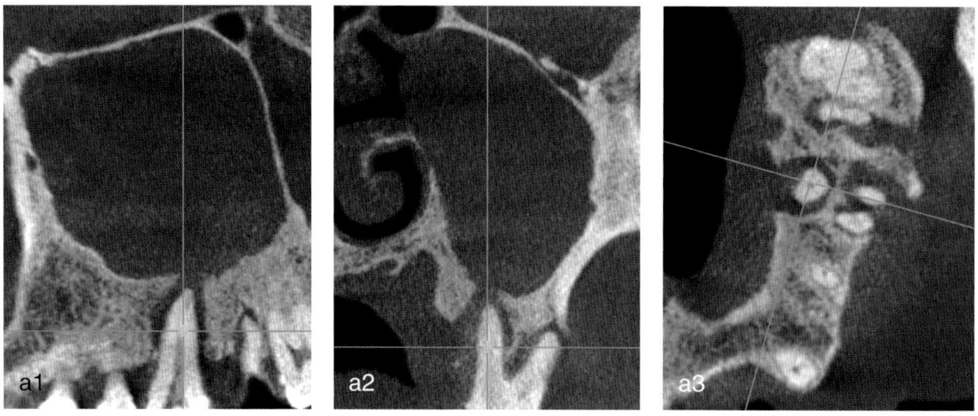

图6-34　穿牙槽嵴治疗上颌窦黏液外渗症

a. 术前左侧上颌窦CBCT扫描。a1. 沿后牙牙弓的近远中向断层。a2. 沿上颌窦开口的颊舌向断层。a3. 沿上颌窦中部的水平面断层。左侧上颌窦内为均匀一致的密度增高影像，占满了整个窦腔。第一磨牙腭根周围的骨破坏已经穿通窦底，与上颌窦相通。

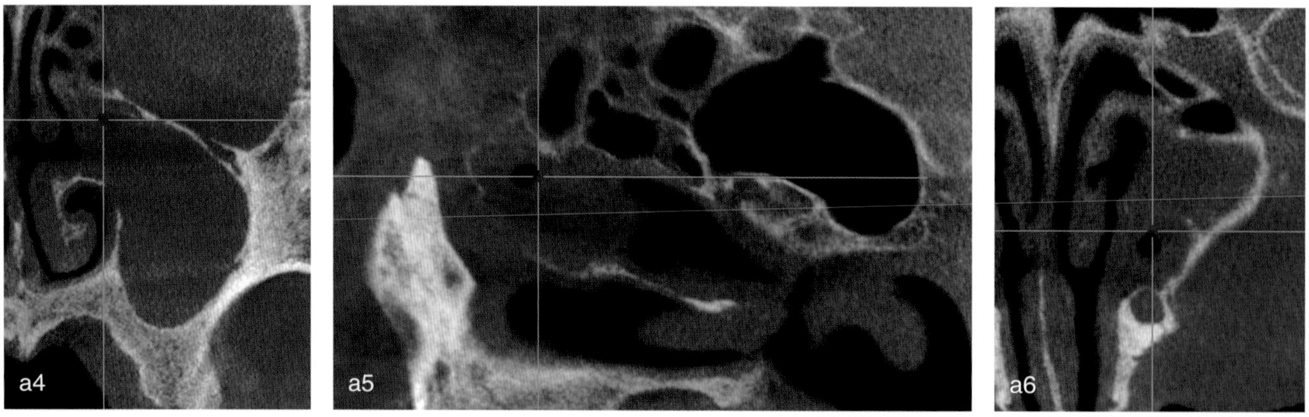

图6-34　穿牙槽嵴治疗上颌窦黏液外渗症（续）

a. 术前左侧上颌窦CBCT扫描。以左侧上颌窦开口（十字线交叉点）为兴趣区的冠状面断层（a4）、矢状面断层（a5）和水平面断层（a6）。左侧上颌窦开口基本处于堵塞状态，窦口-鼻道复合体影像模糊不清；筛窦黏膜增厚，蝶窦影像清晰、黏膜无增厚。

坏，腭根周围的骨破坏已经穿通窦底，与上颌窦内的密度增高影像相联通。左侧上颌窦开口处于堵塞状态，以筛漏斗为中心的窦口-鼻道复合体影像模糊不清，筛窦黏膜增厚，蝶窦黏膜无增厚（图6-34a）。

鉴于临床表现和放射线检查，诊断为上颌窦黏液外渗症，治疗方案为口腔洁治之后，拔除无保留价值的上颌左侧3颗磨牙，从与上颌窦相通的第一磨牙腭根的骨缺损进入上颌窦，进行上颌窦清创术。

行盐酸阿替卡因骨膜上浸润麻醉，拔除上颌左侧3颗磨牙。将带有注水功能的电子内镜插入第一磨牙腭根的牙槽窝，可见牙槽窝内充满炎性肉芽组织（图6-34b1，b2）。用直径4.2mm的麻花钻扩大腭根牙槽窝，将电子内镜插入上颌窦内，可见由伪膜包绕浓缩黏液的囊样团块（图6-34b3，b4）。“囊样团块”数目很多，大小不一（图6-34b5，b6）。在电子内镜强大的注水压力的冲击下，窦腔内的浓缩黏液被冲走，可见伪膜样“囊壁”层层套叠（图6-34b7，

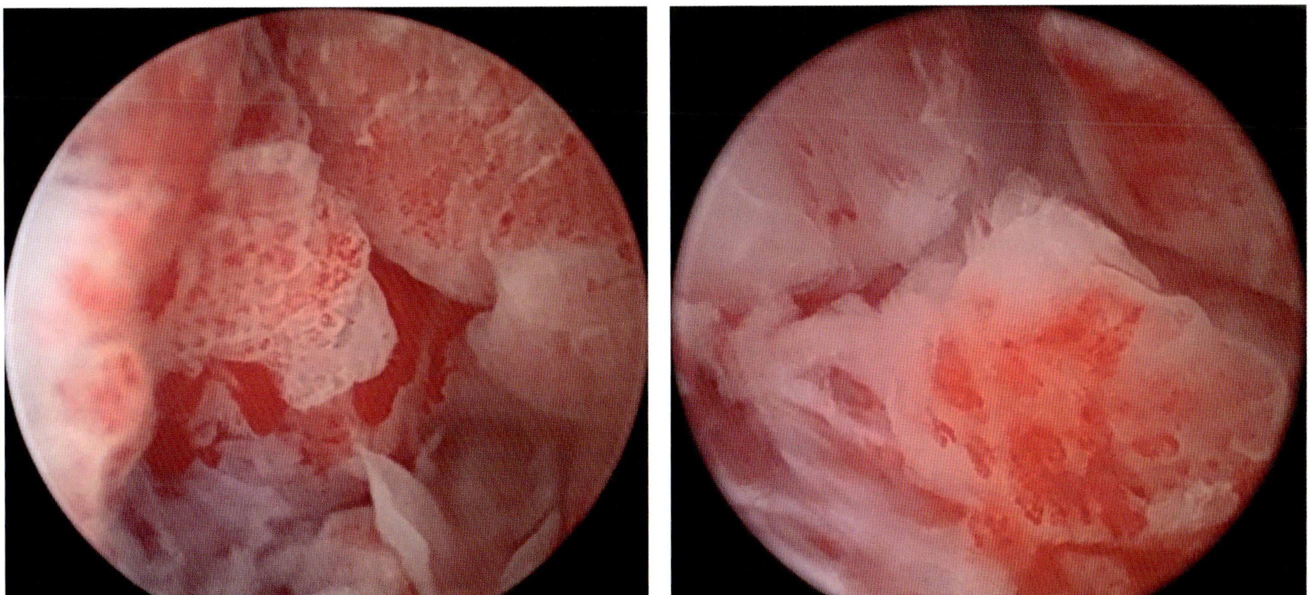

图6-34　穿牙槽嵴治疗上颌窦黏液外渗症（续）

b. 术中的电子内镜照片。b1，b2. 拔除3颗磨牙之后，用电子内镜探查每个牙根的拔牙窝，在与窦底相通的第一磨牙腭根牙槽窝内充满松软的炎性肉芽组织。

b8）。伪膜样“囊壁”被冲破之后（图6-34b9），浓缩囊液被冲出（图6-34b10）。伪膜样“囊壁”很薄，其表现多种多样，并分布有成熟的血管，有的血管已经生成，有的尚未生成或正在生成过程中（图6-34b11，b12）。在伪膜样“囊壁”内形成许多膜状“飘带”，缠绕囊肿，或直接包裹浓缩的黏液（图6-34b13～b20）。“囊样团块”数目较多，要逐个冲击，将其清除，并尽量摘除增生的伪膜样“囊壁”。

术后静脉滴注克林霉素5天，每天1次，每次0.6g；静脉滴注地塞米松注射液3天，每天1次，每次10mg；呋麻滴鼻液滴鼻5天，每天2次；复方葡萄糖酸氯己定含漱液含漱，每天3次，直至7天后拆线。

术后即刻CBCT扫描显示，左侧上颌窦内仍然为占满了窦腔的密度增高影像，只是出现了一些散在的空隙，窦口-鼻道复合体影像模糊不清（图6-34c）。

术后10天患者复诊时自诉术后无不适，左侧面部经常性胀痛及多年来的外耳道流脓等病症全部消失。

术后6个月患者复诊，术后未发生面颊部和眶周胀痛以及左侧外耳道流脓等症状，患者精神状态良好。CBCT扫描显示窦内的密度增高影像已经消失，只在窦底存在轻度的黏骨膜增厚。左侧上颌窦开口通畅，窦口-鼻道复合体影像清晰，额窦、筛窦和蝶窦黏膜无增厚（图6-34d）。

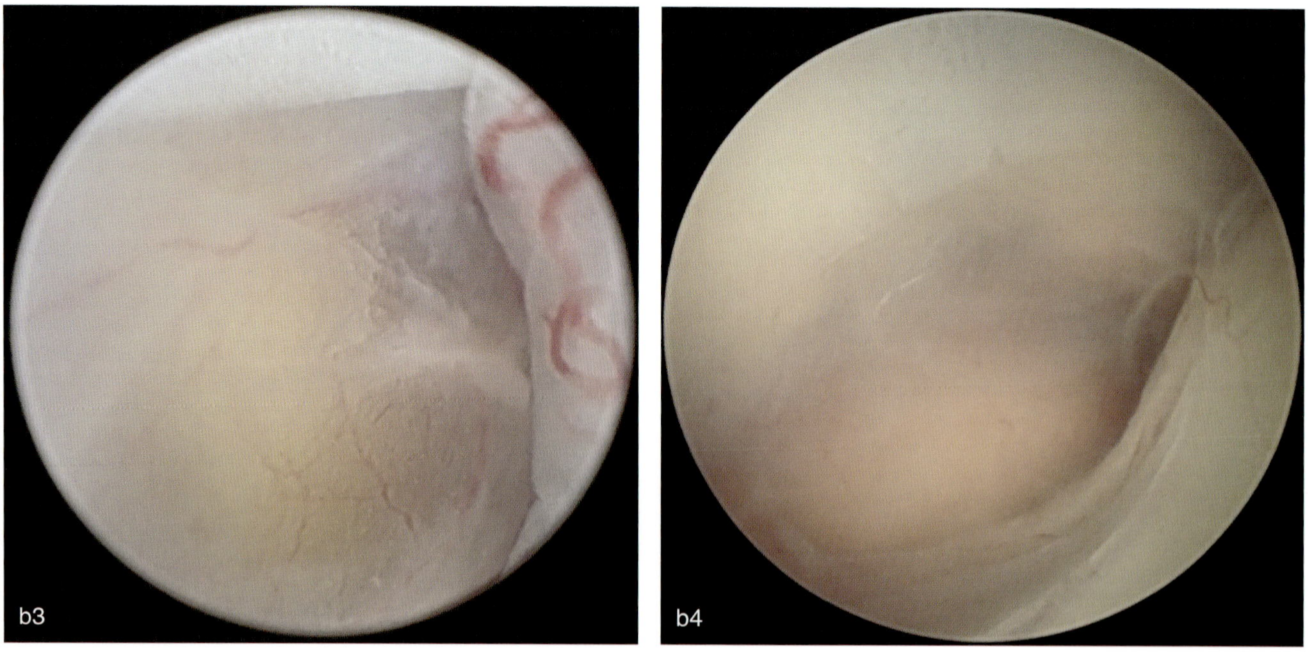

图6-34 穿牙槽嵴治疗上颌窦黏液外渗症（续）

b. 术中的电子内镜照片。b3，b4. 用直径4.2mm的麻花钻略微扩大已经与上颌窦相通的第一磨牙腭根的牙槽窝，以此为入路插入注水电子内镜，伪膜样“囊壁”包绕淡黄色的浓缩黏液，而伪膜样“囊壁”又被黏稠的黏液所包裹。

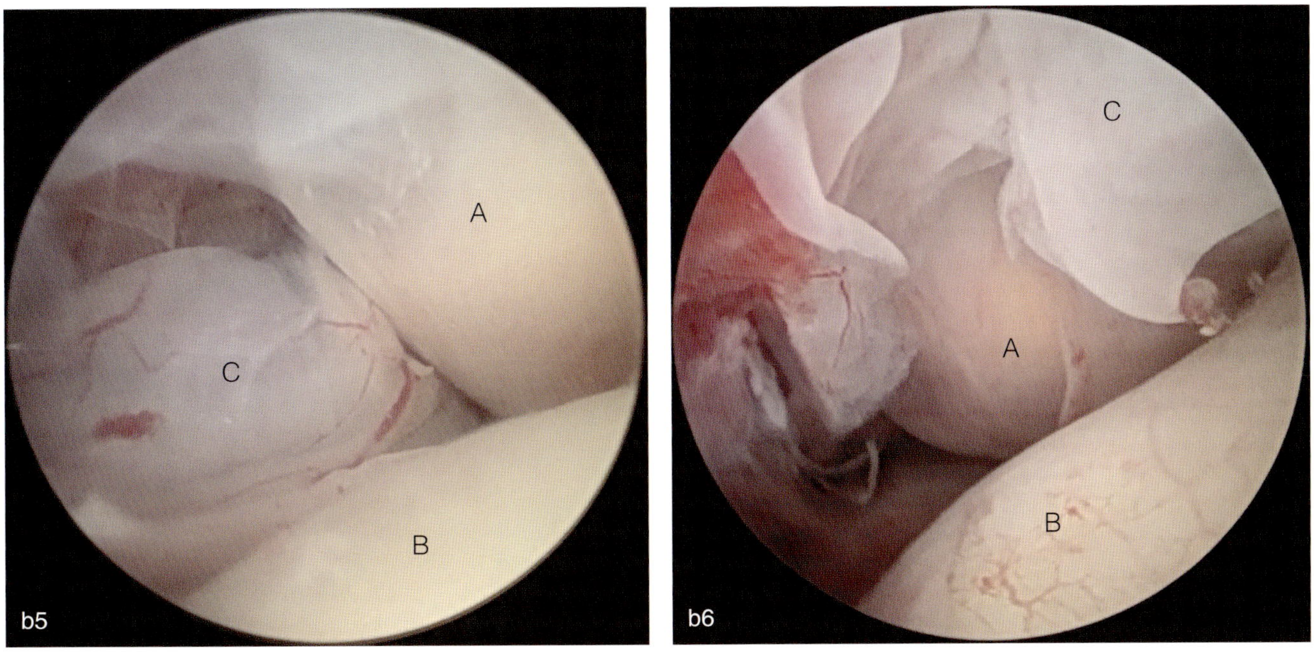

图6-34　穿牙槽嵴治疗上颌窦黏液外渗症（续）
b．术中的电子内镜照片。b5，b6．“囊样团块”的数目很多，大小不一。标示的A、B和C为不同的“囊样团块”，其中标示C为“囊样团块”的黏液被冲出之后遗留的伪膜样“囊壁”空腔。

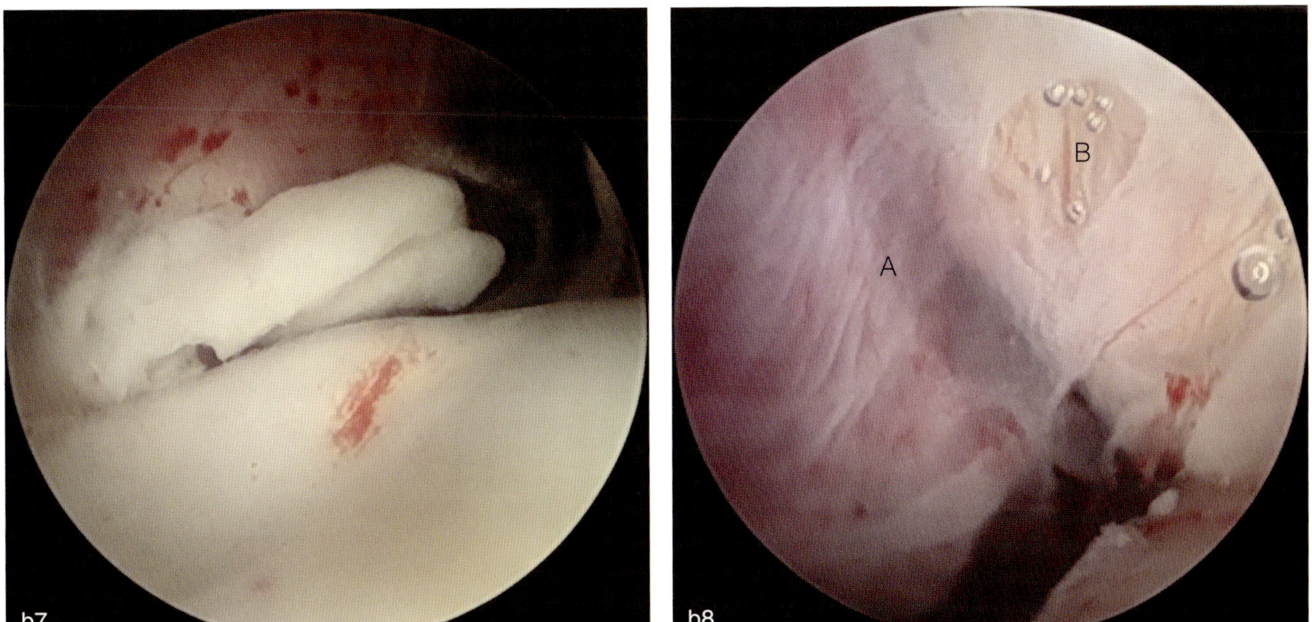

图6-34　穿牙槽嵴治疗上颌窦黏液外渗症（续）
b．术中的电子内镜照片。b7．在高压水流的冲击下，伪膜样“囊壁”破裂，暴露“囊壁”所包裹的浓缩黏液。b8．将浓缩黏液冲出之后，可见残留的膜状薄片（标示A），标示B为通过破裂的“囊壁”所看到的又一个“囊壁”。

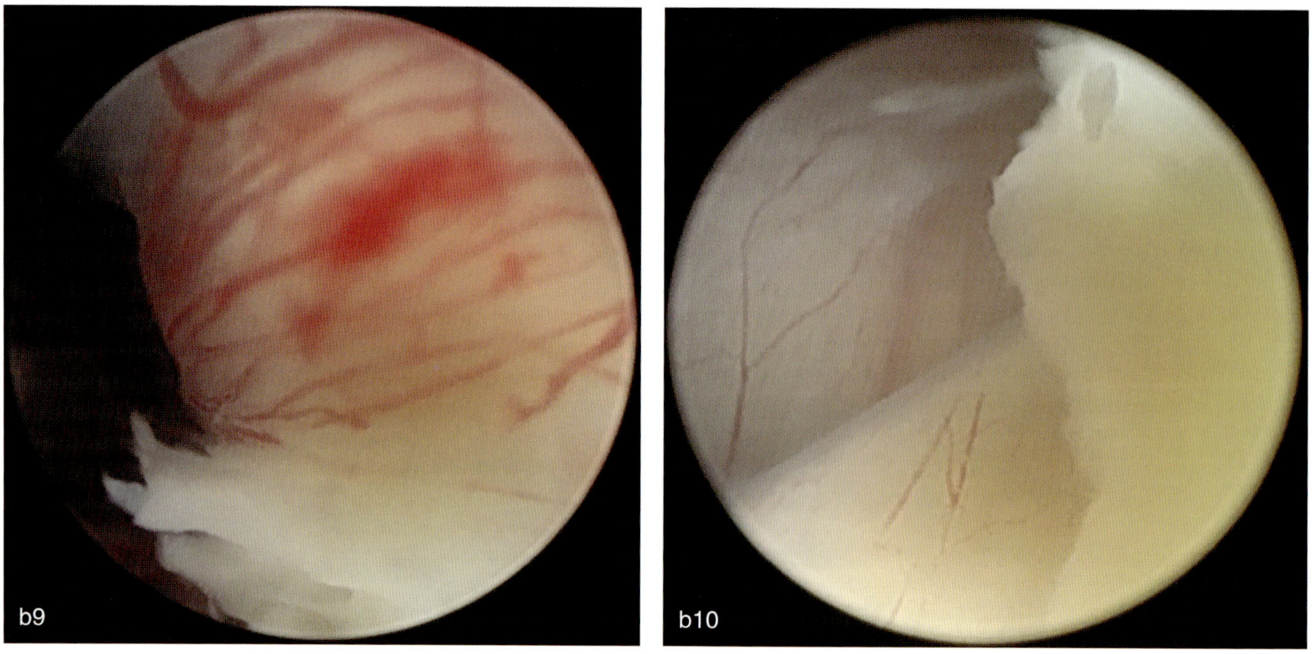

图6-34 穿牙槽嵴治疗上颌窦黏液外渗症（续）

b. 术中的电子内镜照片。b9. 在强大的水压冲击下，窦腔内黏液被冲走、伪膜样“囊壁”被冲破，其表面有成熟的血管系统。b10. 冲破“囊壁”之后，将浓缩黏液从破裂的“囊壁”中冲出。

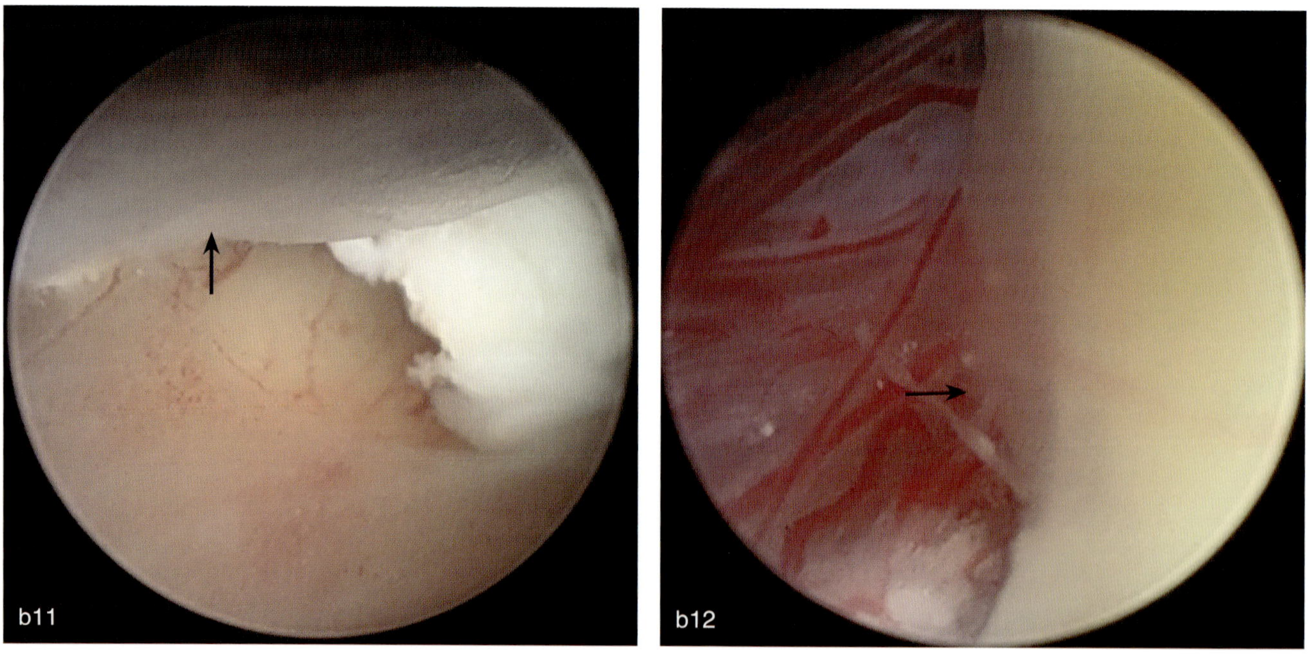

图6-34 穿牙槽嵴治疗上颌窦黏液外渗症（续）

b. 术中的电子内镜照片。b11. 有些浓缩的黏稠囊液只是被成片的黏液（箭头所示）所包裹，尚未形成真正的囊壁血管。b12. 有些有小血管生成，正在形成真正的囊壁。

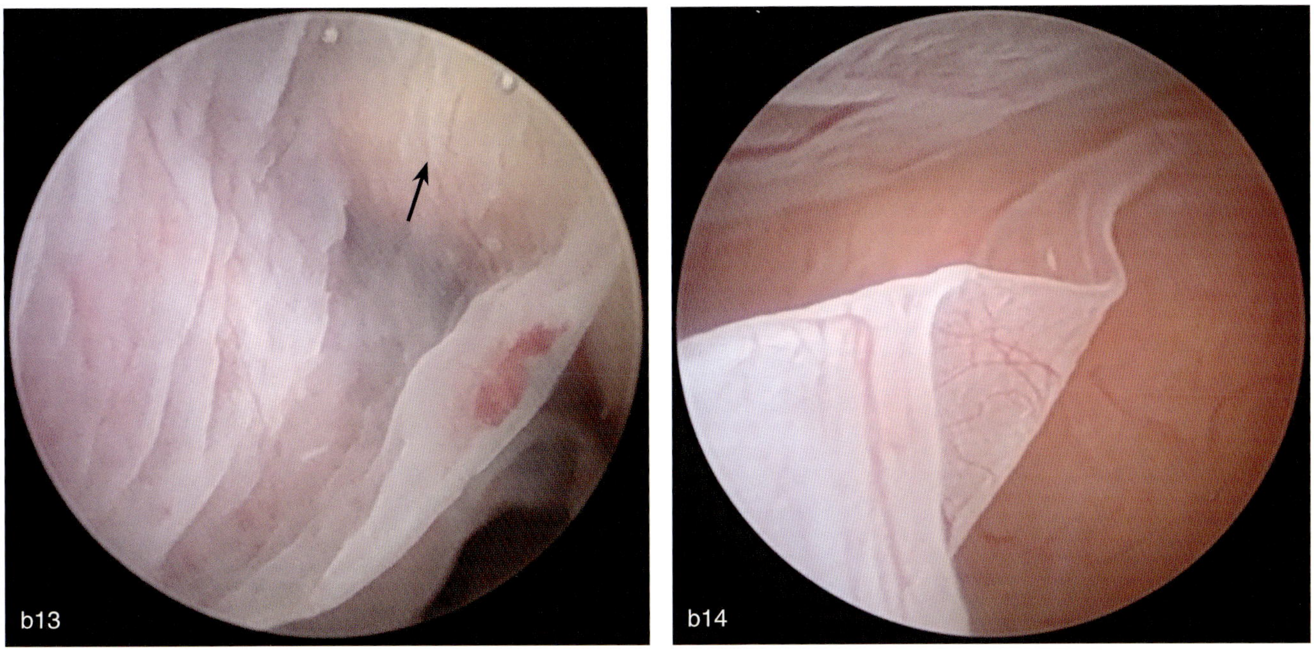

图6-34　穿牙槽嵴治疗上颌窦黏液外渗症（续）
b. 术中的电子内镜照片。b13. 没有血管分布的薄层伪膜样“囊壁”，在其下方可有另外“囊壁”包绕的淡黄色浓缩黏液（箭头所示）。b14. 冲去“囊壁”表面黏液和“囊样团块”内浓缩黏液之后的菲薄伪膜样“囊壁”，蒂部起始于上颌窦黏膜。

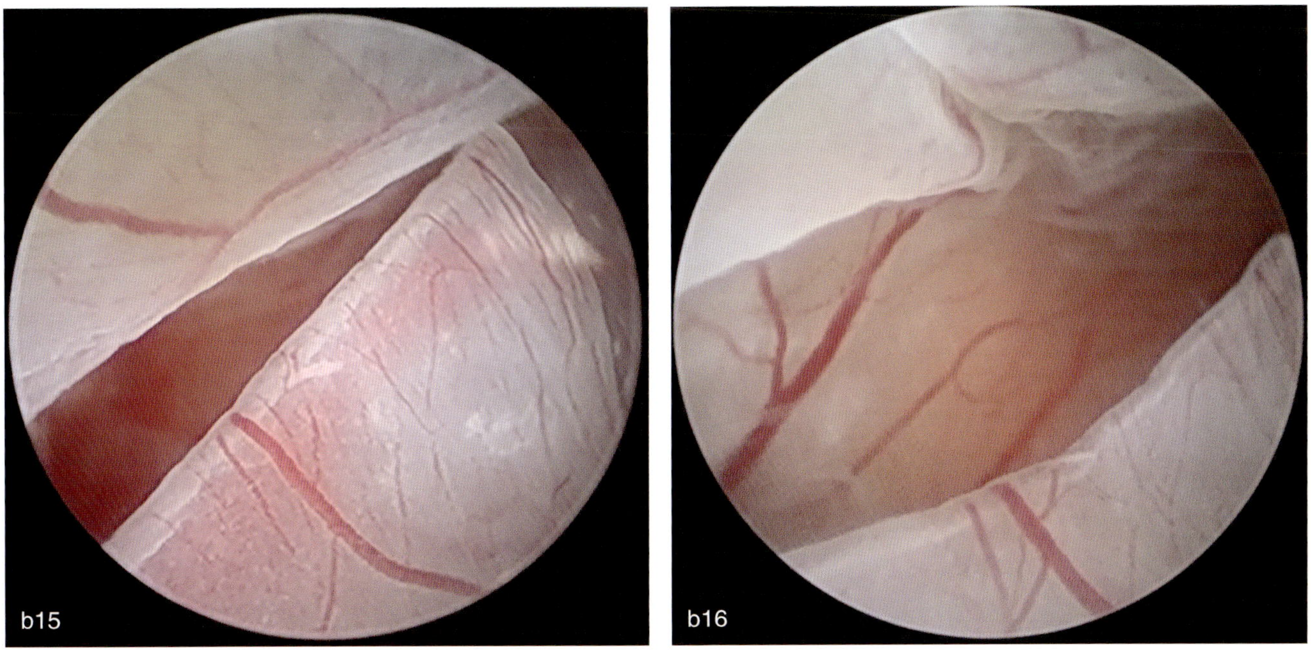

图6-34　穿牙槽嵴治疗上颌窦黏液外渗症（续）
b. 术中的电子内镜照片。b15，b16. 通过大压力的注水冲洗，去除相邻“囊样团块”的浓缩黏液样物质之后，遗留薄层“囊壁”，呈透明状，分布有成熟的血管。

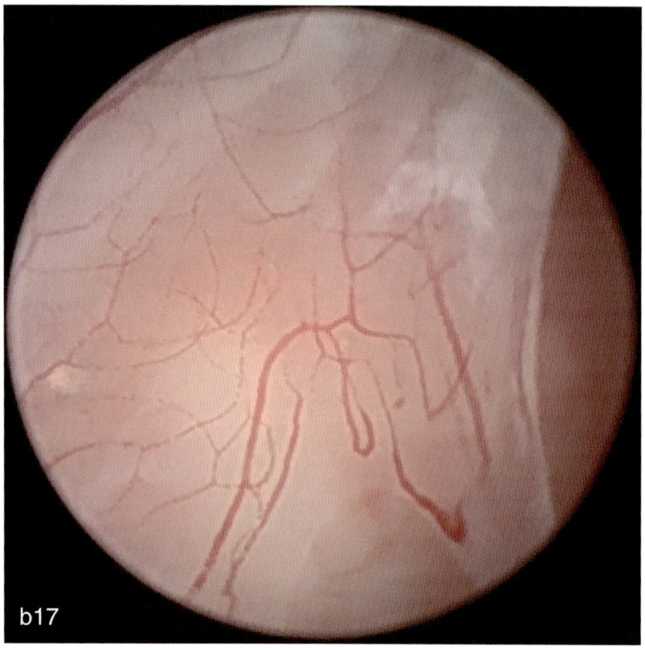

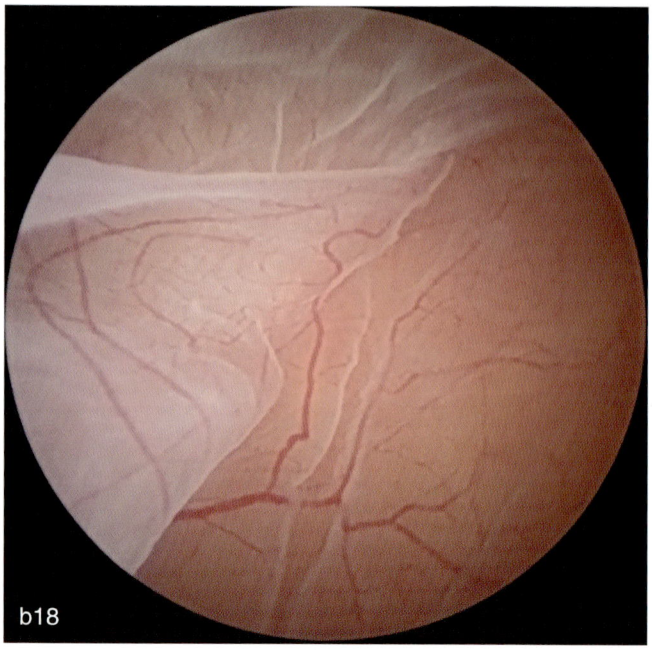

图6–34　穿牙槽嵴治疗上颌窦黏液外渗症（续）

b. 术中的电子内镜照片。b17. 冲除伪膜表面黏液和包裹的浓缩黏液之后，可见伪膜样“囊壁”菲薄，表面分布有成熟的血管。b18. 通过冲洗的水流，将上图的囊壁掀起，其下方依然为薄层的伪膜样“囊壁”，依然分布有成熟的血管。

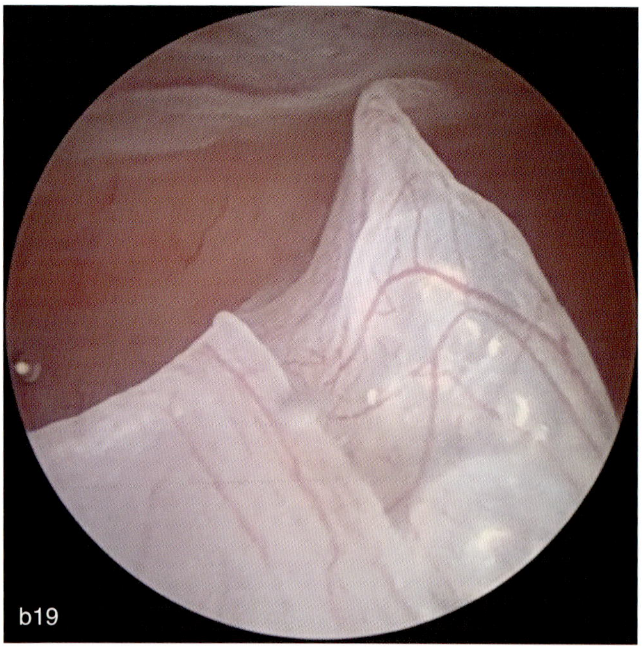

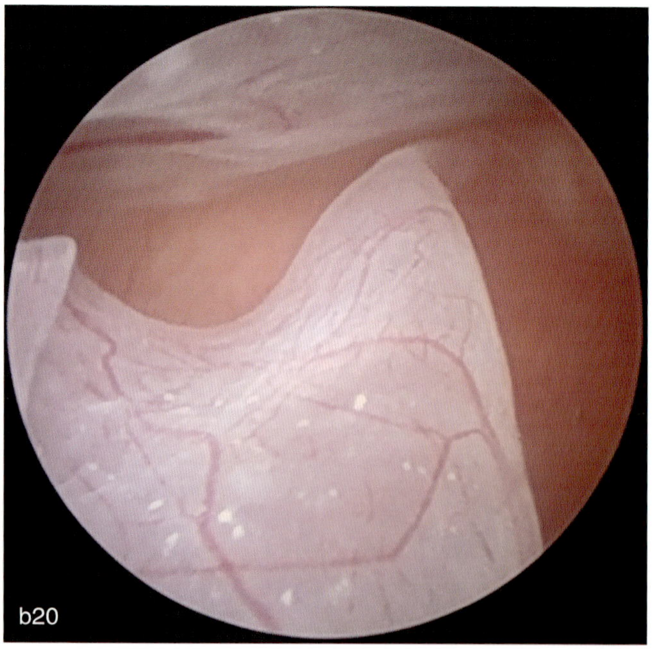

图6–34　穿牙槽嵴治疗上颌窦黏液外渗症（续）

b. 术中的电子内镜照片。b19，b20. 通过加压冲洗的水流，可见伪膜样“囊壁”摆动，“囊壁”菲薄、面积较大、血管分布丰富，只有蒂部与上颌窦黏膜紧密相连。

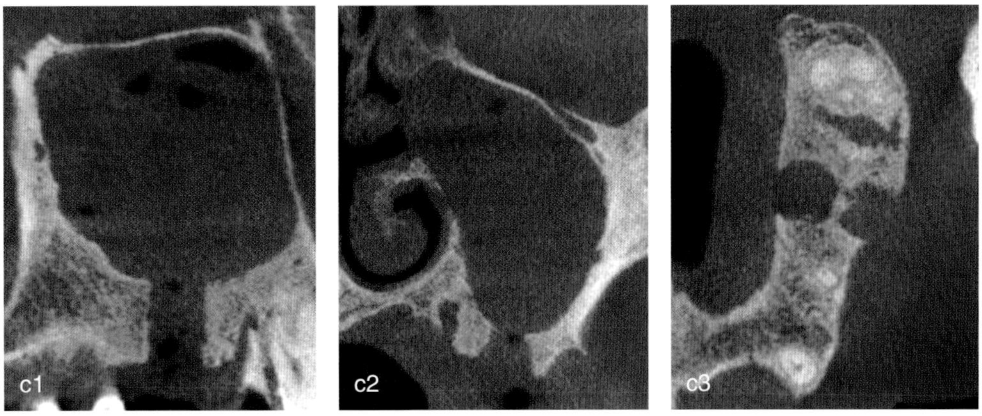

图6-34　穿牙槽嵴治疗上颌窦黏液外渗症（续）

c. 术后即刻左侧上颌窦CBCT扫描。c1. 沿后牙牙弓的近远中向断层。c2. 沿上颌窦开口的颊舌向断层。c3. 沿上颌窦中部的水平面断层。左侧上颌窦内仍为占满整个窦腔的密度增高影像，只是出现散在的空隙。

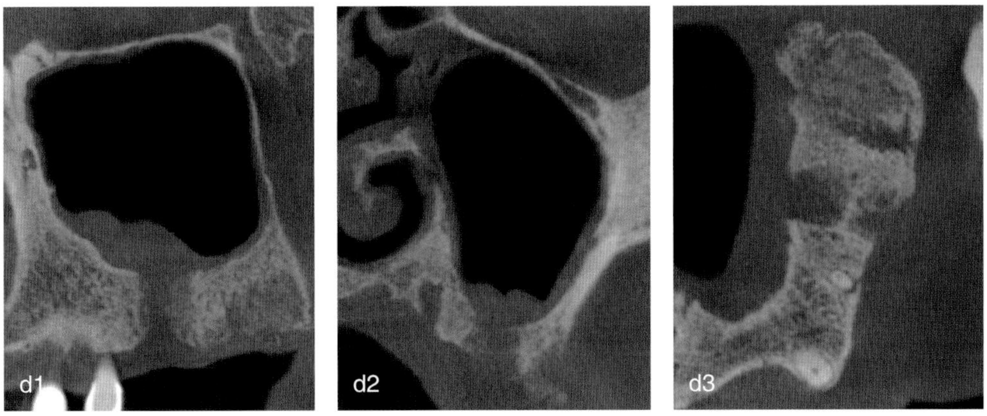

图6-34　穿牙槽嵴治疗上颌窦黏液外渗症（续）

d. 术后6个月的左侧上颌窦CBCT扫描。d1. 沿后牙牙弓的近远中向断层。d2. 沿上颌窦开口的颊舌向断层。d3. 沿上颌窦中部的水平面断层。左侧上颌窦内的密度增高影像已经消失，只有轻度的黏骨膜增厚。

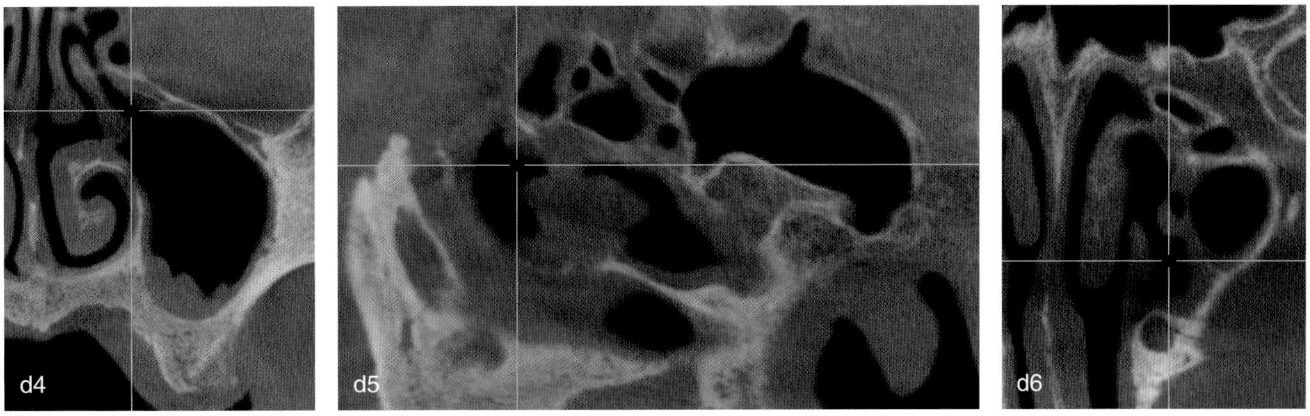

图6-34　穿牙槽嵴治疗上颌窦黏液外渗症（续）

d. 术后6个月的左侧上颌窦CBCT扫描。以左侧上颌窦开口（十字线交叉点）为兴趣区的冠状面断层（d4）、矢状面断层（d5）和水平面断层（d6）。上颌窦开口通畅，窦口-鼻道复合体影像清晰，额窦、筛窦及蝶窦影像清晰，黏膜无增厚。

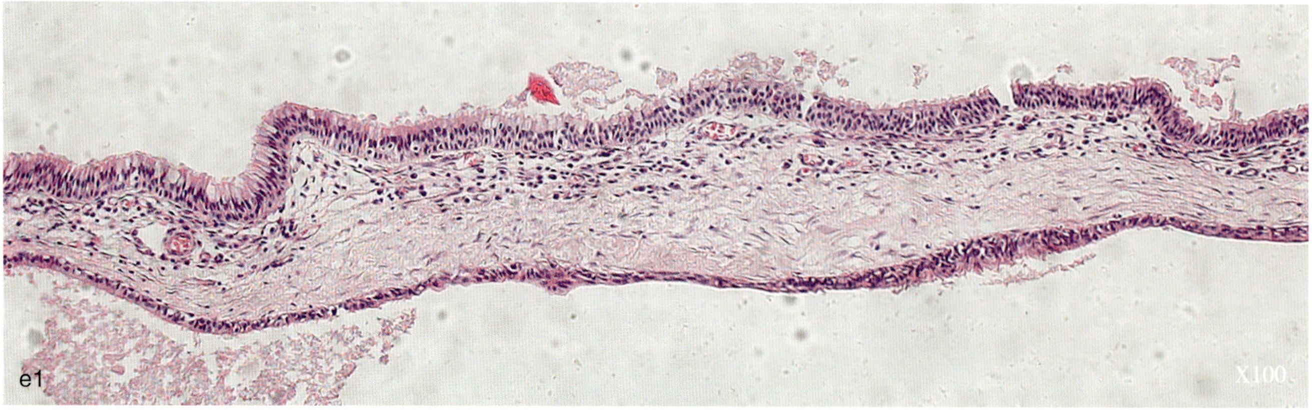

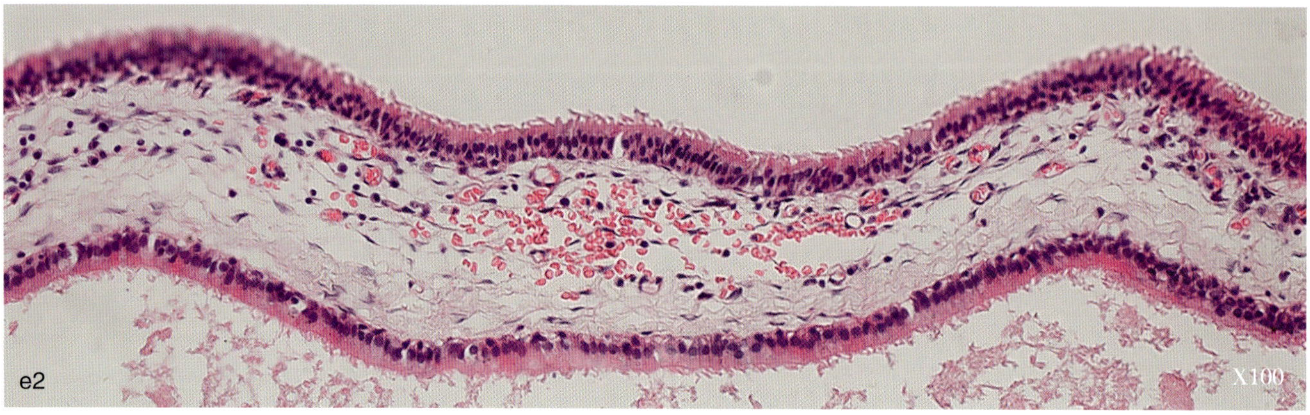

图6-34　穿牙槽嵴治疗上颌窦黏液外渗症（续）

e. 组织学检查。e1，e2. 术中所见的膜状“飘带”的表现之一，一侧为成熟的假复层纤毛柱状上皮，另一侧为不成熟的假复层纤毛柱状上皮，其间为富有新生血管的疏松结缔组织。

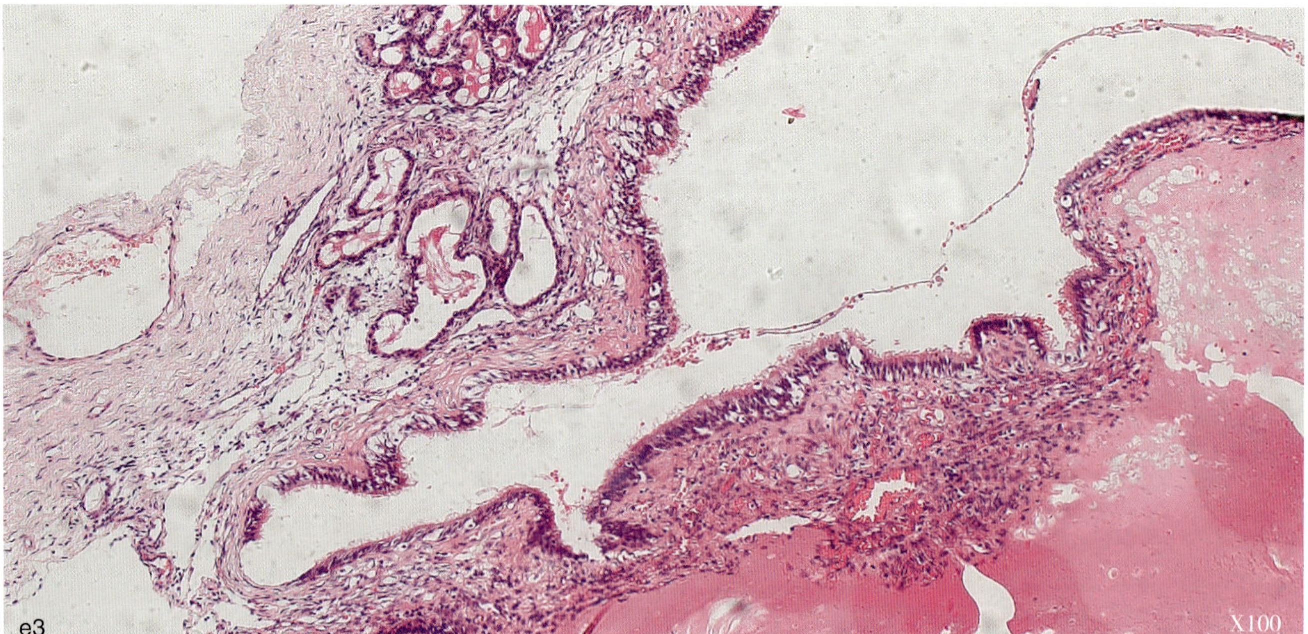

图6-34　穿牙槽嵴治疗上颌窦黏液外渗症（续）

e. 组织学检查。e3. 伪膜样“囊壁”内有大量黏液外渗后再局部潴留，可见黏液池样物质，无上皮衬里，伪膜样“囊壁”内有大量的炎症细胞浸润，局部可见残留的腺导管扩张增生。

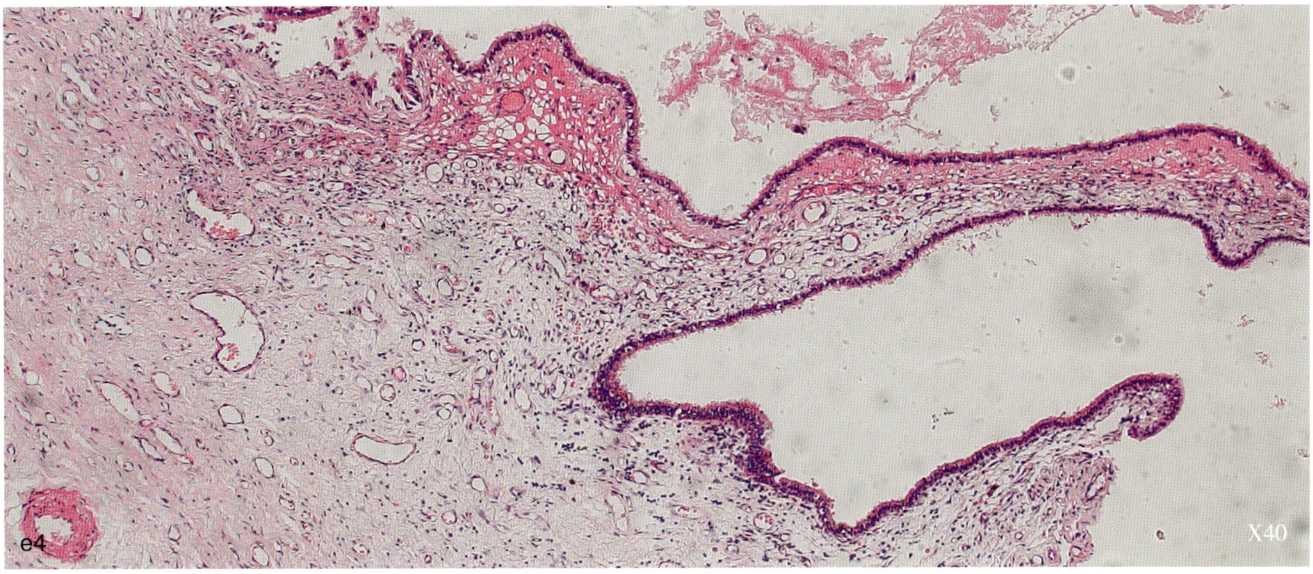

图6-34　穿牙槽嵴治疗上颌窦黏液外渗症（续）
e. 组织学检查。e4. 疏松的固有层水肿。伪膜样“囊壁”表面覆盖上皮层，其下方固有层为充满了新生的和不规则扩张的血管及不同程度炎症细胞浸润的水肿组织。

讨论

本病例，由许多伪膜样“囊壁”包裹大量浓缩黏液，形成数以十计的既各自独立、又相互关联的“囊样团块”，实属罕见，目前尚未见文献报道。

关于其他临床症状

患者主诉咳嗽、口臭及外耳道流脓已有数年的病史，术后6天复诊时患者主诉在术后这些症状均已消失，在1年内的复诊过程中均无发作。目前，尚不清楚上颌窦黏液外渗症与这些疾病或症状之间的关系。

关于膜状“飘带”

有许多产生于上颌窦黏膜的膜状“飘带”（图6-34b13～b20），缠绕或直接包绕浓缩的黏液。膜状“飘带”通常为双层成熟的假复层纤毛柱状上皮，其间为疏松的固有层。某些病例也可表现为一侧为假复层纤毛柱状上皮，另一侧为单层纤毛柱状上皮或薄层复层鳞状上皮（图6-34e）。显然，这些膜状“飘带”产生于窦腔内团块状浓缩黏液的长期刺激。

关于黏液产生的机制

组织学检查可见，产生于上颌窦黏膜的膜状“飘带”包绕浓缩的黏液，造成黏液积聚于上颌窦黏骨膜固有层的假象（图6-34e3），会被误解为是上颌窦潴留囊肿。显然，积聚于上颌窦腔内的黏液被伪膜样“囊壁”包裹，形成独立的囊肿样结构，由于存在时间长，黏液不断浓缩、聚集，则形成数以十计的既独立、又相互关联的“囊样团块”。换言之，如果是固有层的黏液腺腺泡或导管破裂，不会产生如此之多的独立囊肿，这也是位于上颌窦腔的上颌窦黏液外渗症和位于上颌窦黏骨膜固有层的上颌窦潴留囊肿的发生机制的区别之一。

外科程序：宿玉成、皮雪敏；术中摄像和照相：陶丹；手术配合：陶丹、刘敏、杨清；放射线诊断程序：苑秋华、王倩；组织学读片：李翠英（北京大学口腔医学院中心实验室）；病例完成时间：2021年

Chapter 7

Maxillary Sinus Mucoperiosteum Perforation and Secondary Window Opening Technique

Su Yucheng, Pan Hong, Lin Runtai

第7章

上颌窦底提升黏骨膜穿孔与二次开窗

宿玉成　潘　红　林润台

7.1 上颌窦底提升的黏骨膜穿孔

黏骨膜穿孔（mucoperiosteum perforation）是上颌窦底提升的常见术中并发症[1]。穿牙槽嵴上颌窦底提升的黏骨膜穿孔已在本书第3章进行了详细的讨论，在本章只讨论侧壁开窗上颌窦底提升的黏骨膜穿孔。

侧壁开窗上颌窦底提升的黏骨膜穿孔分为两种情况：①摘除上颌窦囊肿时切开黏骨膜，制作进入窦腔内的入路；②剥离窦底黏骨膜时的黏骨膜意外穿孔。

剥离窦底黏骨膜时的黏骨膜意外穿孔主要源自复杂的解剖结构，如黏骨膜菲薄、窦底狭窄、存在间隔和囊肿等。我们必须意识到，许多并发症可能源自术前对全身状态评估的忽视、对局部解剖条件了解的偏差、选择了难以预期的外科方案和术者的操作失误。

上颌窦底提升的临床目标：

- 上颌窦底黏骨膜提升高度的可操控性。
- 骨增量材料充分包绕种植体的可操控性。
- 对黏骨膜穿孔的预防与修复的可操控性。
- 种植体周围新骨形成与稳定的可预期性。

7.1.1 侧壁开窗上颌窦底提升的黏骨膜状态

在本书的第1章，已经描述上颌窦黏骨膜的构成，黏骨膜分为3层：以假复层纤毛柱状细胞为主的上皮层、疏松的固有层和菲薄的骨膜层（图7-1）。在本书第4章，已经描述了侧壁开窗上颌窦底提升的黏骨膜状态，在此略加赘述的目的是便于读者阅读。

电子内镜被引入上颌窦底提升之后，对侧壁开窗上颌窦底提升的黏骨膜状态开始逐渐明晰。2020年，皮雪敏等[3]的一项临床研究，纳入侧壁开窗上颌窦底提升66位患者，共72个上颌窦。纳入标准包括术中使用电子内镜，术前CBCT评估无窦底黏骨膜增厚和窦内黏膜囊肿。将术中上颌窦底黏骨膜状态分为4类：Ⅰ类占比25%（18例），Ⅱ类占比39%（28例），Ⅲ类占比5%（4例），Ⅵ类占比31%（22例）。

- **Ⅰ类黏骨膜状态** 骨膜完整，黏骨膜无损伤。从窦底骨面完整剥离骨膜，黏骨膜随患者呼吸上下扇动，弹性良好，Valsalva试验阴性。
- **Ⅱ类黏骨膜状态** 骨膜损伤，固有层未暴露。从窦底骨面剥离骨膜，可见骨膜损伤，但无破裂。黏骨膜随患者呼吸上下扇动，弹性良好，Valsalva试验阴性。
- **Ⅲ类黏骨膜状态** 骨膜破裂，固有层暴露。未从窦底骨面完整剥离骨膜，部分骨膜破裂，暴露黏骨膜固有层甚至上皮层，黏骨膜未穿孔。骨膜破裂之后的“黏骨膜”随患者呼吸上下扇动幅度降低，弹性降低，Valsalva试验阴性。

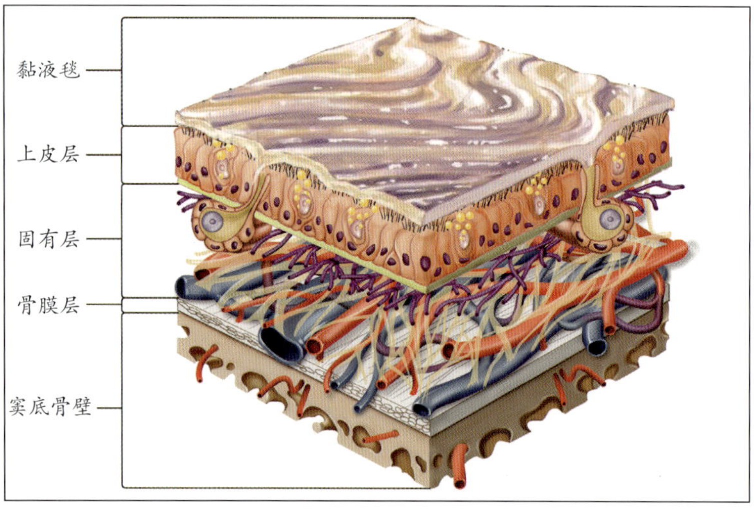

图7-1 上颌窦黏骨膜模式图

基于Norton[2]重新绘制的上颌窦黏骨膜模式图。上皮层由假复层纤毛柱状上皮的柱状细胞、杯状细胞、基底细胞和基底膜所构成；固有层由疏松结缔组织所构成，内含小动脉、小静脉、末梢神经、淋巴管、纤维结缔组织（包括纤维、细胞和间质等）和黏液腺等；骨膜层为菲薄的致密纤维结缔组织。

- **Ⅳ类黏骨膜状态**　黏骨膜穿孔，骨膜层、固有层和上皮层均破裂。穿孔后的“黏骨膜”不能随患者呼吸上下扇动，Valsalva试验阳性或阴性。

其中：Ⅱ类和Ⅲ类黏骨膜状态，需要用生物可吸收性胶原膜或膜片状浓缩生长因子（CGF）保护窦底黏骨膜，防止进一步发展为黏骨膜穿孔；Ⅳ类黏骨膜状态，需要缝合黏骨膜穿孔，再用生物可吸收性胶原膜修补，或同时用膜片状浓缩生长因子（CGF）辅助性修补。如果穿孔过大或位置过深而无法修补时，将终止手术，3个月后再进行二次开窗上颌窦底提升。

7.1.2 术中黏骨膜穿孔

尽管黏骨膜穿孔分为两种情况：摘除囊肿时形成的进入窦腔内的入路和剥离窦底黏骨膜时的意外穿孔，但文献中所讨论黏骨膜穿孔发生率等均指后者。

黏骨膜剥离时的意外穿孔主要源自复杂的解剖结构，如黏骨膜菲薄、窦底倾斜或狭窄、存在间隔和囊肿等。我们必须意识到，许多黏骨膜穿孔可能源自术前对全身状态评估的忽视、对局部解剖条件了解的偏差、选择了难以预期的外科方案和术者的操作失误。

关于侧壁开窗上颌窦底提升术中黏骨膜穿孔的文献较多，所报道的发生率波动范围较大。一些系统性评述报道了黏骨膜穿孔的发生率：2008年，Pjetursson等[4]报道其平均发生率为19.5%（范围为0～58.3%）；2009年，Chiapasco等[5]报道其平均发生率为10%（范围为4.8%～56%）；2020年，皮雪敏等[3]报道其发生率为30%（66位患者，共72个上颌窦手术，均用电子内镜和CBCT诊断）；2020年，Krennmair等[6]报道的发生率为23.8%（355位患者，共434个上颌窦手术）。

目前，许多文献中研究了黏骨膜穿孔和穿孔大小对种植体留存率的影响，不同文献的研究结果之间存在较大差异，仍然存在争议。

诊断

与穿牙槽嵴上颌窦底提升相比，侧壁开窗上颌窦底提升是在直视下剥离和提升窦底黏骨膜，术野较为清晰，易于判断是否发生了黏骨膜穿孔。

- **肉眼检查**　通过术中直视术区可以观察到黏骨膜穿孔，但对窦底深部的判断较为困难。
- **电子内镜检查**　术中电子内镜检查是最为直观和准确的检查手段，尤其对窦底深部和腭鼻隐窝等肉眼难以直视的部位。
- **Valsalva试验**　术中Valsalva试验阳性。但应当注意，有些病例会出现Valsalva试验假阴性或假阳性。

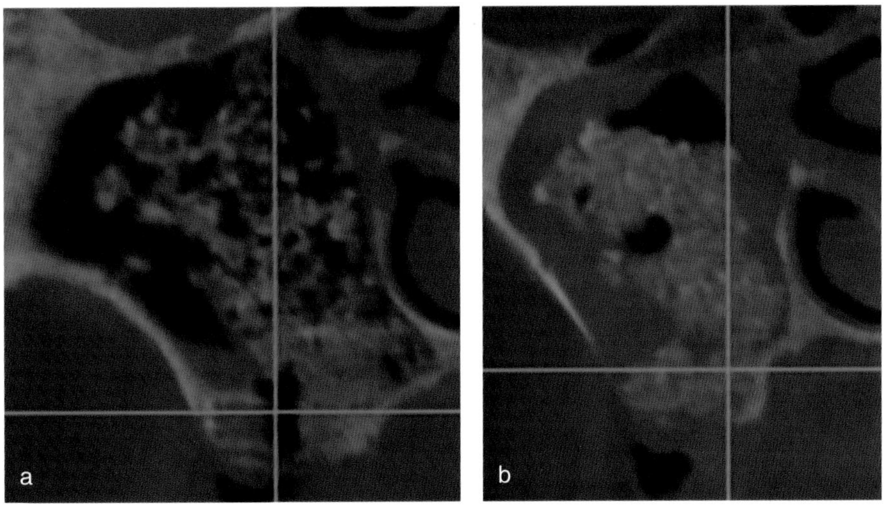

图7-2　CBCT扫描确诊黏骨膜穿孔
a. 病例一，术后即刻CBCT扫描发现骨增量材料“漂浮”于窦腔内，术中发生黏骨膜穿孔。b. 病例二，术后CBCT扫描发现骨增量材料进入窦腔并存在明显的黏骨膜增厚，术中发生黏骨膜穿孔。（感谢院外专家为本书提供此病例）

- **液体进入鼻腔** 术中患者主诉鼻腔内出现液体，说明种植窝预备过程中的生理盐水或水–血混合物通过黏骨膜穿孔进入上颌窦，再通过上颌窦开口进入了中鼻道。
- **CBCT检查** CBCT检查可见上颌窦内出现液平面和/或“漂浮”的骨增量材料（图7–2）。
- **鼻腔出血** 术后或术后几天内，患者主诉鼻腔出现出血或血凝块。
- **术后感染** 发生急性上颌窦炎时（包括临床表现和CBCT诊断），则怀疑是否发生了黏骨膜穿孔。

病因

黏骨膜穿孔可以发生于上颌窦底提升的各个阶段：①侧壁开窗过程中；②窦底黏骨膜剥离过程中；③植入骨增量材料或种植体的过程中。发生于窦底黏骨膜剥离过程中者最为常见。通常，发生于侧壁开窗时穿孔的位置较为表浅，易于修补；发生于黏骨膜剥离时穿孔的位置较深，修补则较为困难。发生黏骨膜穿孔的原因较多，应当考虑到如下因素。

- **黏骨膜厚度** 黏骨膜穿孔率与膜厚度相关。2019年，在Testori等[7]的报道中，黏骨膜厚度＜1.5mm时穿孔率为41%，≥1.5mm时穿孔率为16.6%。2020年，Krennmair等[6]的报道中，黏骨膜厚度＜1.5mm时穿孔率为62.1%，≥1.5mm时穿孔率为29%。
- **窦底间隔** 黏骨膜穿孔率与窦底间隔相关，但不同文献报道的波动范围较大。文献报道窦底存在间隔的黏骨膜穿孔率为10%～79%，显著高于窦底不存在间隔者[8-11]。2019年，在Testori等[7]的报道中，存在间隔时的黏骨膜穿孔率为44.2%，不存在间隔时的穿孔率为35.7%。2020年，Krennmair等[6]的报道中，存在间隔时的黏骨膜穿孔率为75.7%，不存在间隔时的穿孔率为14.2%。
- **窦底宽度** 黏骨膜穿孔率与窦底宽度相关。2001年，Cho等[12]的回顾性研究显示，窦底前部狭窄（角度＜30°），穿孔率为62.5%；窦底中部较宽（角度30°～60°），穿孔率为28.6%；窦底后部最宽（角度＞60°），穿孔率为0。Chan等[13]认为成锐角的腭鼻隐窝会增加黏骨膜穿孔的风险。
- **窦底剩余骨高度** 窦底剩余骨高度越低，提升的空间越大，需要剥离窦底黏骨膜的范围越大，黏骨膜穿孔的风险会越高。
- **黏膜囊肿摘除** 摘除窦内囊肿时的黏骨膜穿孔。
- **窦既往手术史** 如果窦底提升位点曾经发生过口腔上颌窦瘘、根尖周病和拔牙破坏较大所导致的窦底黏骨膜与骨壁粘连，甚至在窦底剩余骨板部分缺失时与牙龈粘连，都会增加黏骨膜穿孔风险。
- **医源性因素** 术者的术前诊断和术中操作不当也是导致窦底黏骨膜穿孔的因素之一，其中包括：①术前的CBCT诊断不准确；②侧壁骨窗设计不当，包括骨窗的位置和大小等；③侧壁开窗和窦底黏骨膜剥离的器械选择不当或操作失误；④植入的骨增量材料过多。
- **全身因素** 患者年龄、风湿病和糖尿病等相关风险因素，与黏骨膜穿孔率无显著性相关[8]。吸烟已经被列为影响种植体留存率和并发术后上颌窦感染的高风险因素，但文献中对其是否增加黏骨膜穿孔的风险存在争议。在性别方面，女性上颌窦黏骨膜明显变薄，黏骨膜穿孔风险高于男性[9,14]。

关于侧壁开窗上颌窦底提升术中黏骨膜穿孔的研究文献非常丰富，但均为单一风险因素分析，缺乏多因素以及与患者相关因素的详细研究。

预防

尽管黏骨膜穿孔可以修补，但是会带来术中和术后许多不确定因素，延长手术时间、增加术后用药、并发上颌窦感染和患者不愉快感等，应当尽量避免。

- **术前检查** 术前必须进行CBCT检查，清楚地了解上颌窦外侧壁的厚度和形态、窦底高度和窦底形态、腭鼻隐窝以及是否存在间隔和间隔的位置与走行等信息，术前即做出应对策略。
- **侧壁骨窗设计** 合理设计骨窗，包括骨窗的位置、大小和形状等，为窦底黏骨膜剥离创造条件。
- **专用器械** 合理选择侧壁开窗和窦底黏骨膜剥离的设备与器械。
- **窦底黏骨膜剥离** 必须将专用的黏骨膜剥离子的

工作端紧贴骨面滑行和推进。

- **电子内镜检查**　电子内镜是检查和判断窦底黏骨膜状态的有效手段。
- **窦底黏骨膜保护**　窦底黏骨膜剥离完成之后，在提升的空间内置入明胶海绵，在种植窝预备过程中保护黏骨膜，防止钻针损伤和刺破黏骨膜。

7.1.3 黏骨膜穿孔位置与穿孔大小的分类

黏骨膜穿孔位置与大小和修补方式及效果相关。

- **穿孔的位置**　1999年，Vlassis和Fugazzotto[15]将黏骨膜穿孔的位置分为5个区，并在2003年将其进一步简化为3个区[16]。对黏骨膜穿孔处理包括黏骨膜“自身折叠”来密封穿孔、生物可吸收性胶原膜修补穿孔、将生物可吸收性胶原膜插入窦内来容纳骨增量材料，胶原膜的末端伸出骨窗外，并用固位钉将其固定在周围骨壁。
- **穿孔的大小**　文献中，通常将＜5mm、5～10mm和＞10mm的穿孔分别定义为小、中和大穿孔[1,7,17]。2008年，Hernández-Alfaro等[17]的一项临床研究中，纳入2005—2009年间的338位患者，共计实施了474个上颌窦底提升手术，植入了1166颗种植体。发生了104个上颌窦的黏骨膜穿孔。基于黏骨膜穿孔的大小分为3组：＜5mm的占比53.9%，5～10mm的占比26.9%，＞10mm的占比19.23%，修补方法包括缝合穿孔、覆盖胶原膜、移植自体骨骨块或骨片以及颊脂垫等，种植体留存率分别为97.14%、91.89%和74.14%。该项研究中，所有失败的种植体均发生于黏骨膜穿孔的病例。

7.1.4 黏骨膜穿孔的BITC分类

将上颌窦底提升发生的黏骨膜破裂统称为“上颌窦黏骨膜穿孔”或“上颌窦底黏骨膜穿孔”，也简称为“黏骨膜穿孔”，可以发生于窦底、外侧壁和内壁等任何黏骨膜剥离的部位。依据穿孔的位置，BITC将黏骨膜穿孔分为3种类型（图7-3～图7-6）。Ⅰ类黏骨膜穿孔：穿孔位于骨窗边缘上方，穿孔上方的黏骨膜无法充分剥离；Ⅱ类黏骨膜穿孔：穿孔位于侧壁骨窗中间，穿孔周围的黏骨膜可以从骨壁上充分剥离；Ⅲ类黏骨膜穿孔：穿孔位于骨窗边缘近中、远中、下方或窦底深部，穿孔周围的黏骨膜无法充分剥离。

7.1.5 黏骨膜穿孔的治疗

在BITC的黏骨膜穿孔分类中，Ⅰ类、Ⅱ类和Ⅲ类黏骨膜穿孔的修补难度依次增高，方法也略有不同。

黏骨膜穿孔的修补

黏骨膜穿孔的类型和大小不同，处理方法也不相同。目前，用生物可吸收性胶原膜，或联合膜片状浓缩生长因子（CGF）是封闭穿孔的常规手段。操作方法为前述的“胶原膜反折”覆盖法，覆盖范围应当尽量广泛，至少要超出穿孔四周5mm以上。生物可吸收性胶原膜浸润水和血液之后立即与穿孔周围的黏骨膜贴合，起到封闭穿孔的作用，是首选材料。

- **Ⅰ类黏骨膜穿孔**　发生Ⅰ类黏骨膜穿孔的主要原因是侧壁开窗骨切割过程中球钻和超声骨刀对黏骨膜的损伤。穿孔位于侧壁骨窗上缘，不需继续剥离穿孔周围黏骨膜，可以直接用生物可吸收性胶原膜或膜片状浓缩生长因子（CGF）覆盖穿孔。
- **Ⅱ类黏骨膜穿孔**　发生Ⅱ类黏骨膜穿孔的主要原因包括：①摘除上颌窦囊肿时所开放的窦腔入路；②去除骨窗时，骨片对黏骨膜的损伤等。当发现穿孔时，先找到穿孔周围易于将剥离子插入黏骨膜与骨壁之间的突破点，然后将剥离子紧抵骨面，从骨壁表面仔细地分离黏骨膜，尽量多地剥离穿孔周围黏骨膜。如果穿孔＜5mm，直接用胶原膜覆盖穿孔；如果穿孔为＞5mm，先用6-0可吸收缝线缝合穿孔（图7-7a），然后覆盖胶原膜，或直接覆盖胶原膜。有些病例，缝合可能无法完全关闭创口，但缝线可以为胶原膜的稳定提供支架。
- **Ⅲ类黏骨膜穿孔**　发生Ⅲ类黏骨膜穿孔除以上原因外，还包括下列因素：①上颌窦黏骨膜菲薄；②窦底存在小间隔或窦底表面粗糙；③窦底黏骨膜存在感染性病变；④骨窗太小，剥离子难以顺应窦壁的解剖形态；⑤摘除上颌窦囊肿时开放窦腔入路的穿孔。可以尝试用“胶原膜反折”覆盖法封闭穿孔，或先通过缝合关闭或缩小穿孔。穿孔较大时，应当用膜钉将胶原膜固定于周边骨壁，防止胶原膜滑入窦腔内（图7-7b）。当黏骨膜穿孔＞10mm时可以考虑用双层胶原膜修补，并用膜钉将其固定，增加骨增量材料的稳定性和延长屏障时间。如果无法实现黏骨膜穿孔的封闭，放弃本次手术，经过3个月的愈合之后再次手术。

2003年，以美国Loma Linda大学命名的“洛马琳达盲袋（Loma Linda pouch）”技术[18]，是紧贴穿孔的部位，用胶原膜沿侧壁窗口折叠，创造“袋状”空间，包裹骨增量材料，并用膜钉将袋口的胶原膜固定于侧壁窗口周围的骨壁。笔者认为这种技术存在两个问题：①胶原膜完全包裹骨增量材料，使骨增量材料无法与窦底骨壁直接接触，可能会延迟骨增量材料的血管化，影响新骨形成；②无法同期植入种植体。

大量文献证实，用生物可吸收性胶原膜或联合膜片状浓缩生长因子（CGF）封闭穿孔完全可以获得预期效果。笔者不推荐使用自体骨片或带蒂颊脂垫修复穿孔，因为这些技术本身就存在相应的并发症风险。

术后用药

建议发生黏骨膜穿孔的患者术后尽量不要擤鼻、打喷嚏和剧烈运动等。为了预防发生术后感染，用药建议如下：静脉滴注克林霉素5天，每天1次，每次0.6g；静脉滴注地塞米松注射液3天，每天1次，每次

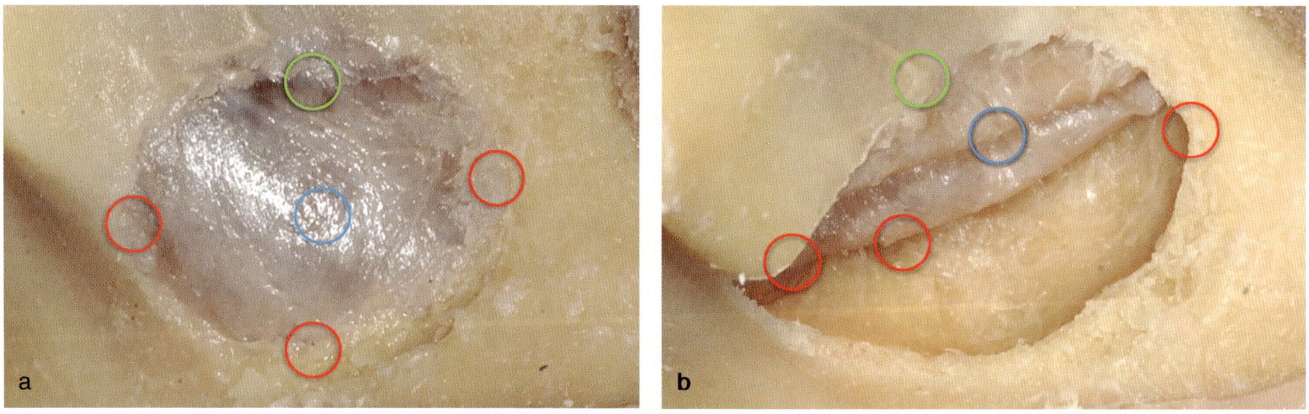

图7-3　黏骨膜穿孔的BITC分类示意图

a. 侧壁开窗之后，形成揭盖式骨窗。b. 窦底黏骨膜剥离之后。绿色线圈代表Ⅰ类黏骨膜穿孔，穿孔位于骨窗边缘；蓝色线圈代表Ⅱ类黏骨膜穿孔，穿孔靠近骨窗中间；红色线圈代表Ⅲ类黏骨膜穿孔，穿孔靠近窦底的深部。

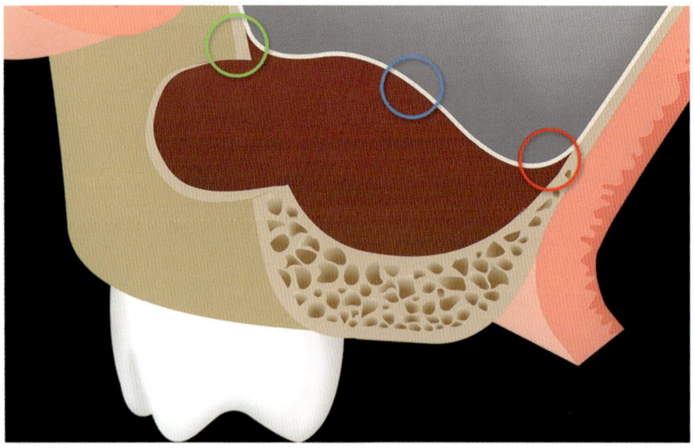

图7-4　黏骨膜穿孔的BITC分类模式图

窦底黏骨膜剥离之后。绿色线圈代表Ⅰ类黏骨膜穿孔；蓝色线圈代表Ⅱ类黏骨膜穿孔；红色线圈代表Ⅲ类黏骨膜穿孔。

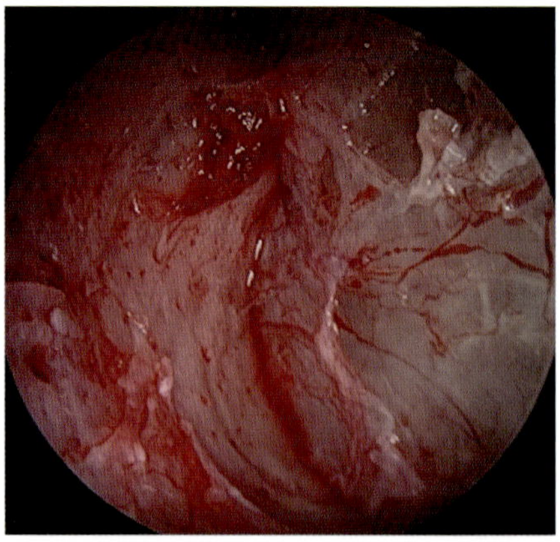

图7-5　骨膜破裂

窦底黏骨膜剥离之后，可见骨膜破裂，但固有层完整，未发生黏骨膜穿孔。

10mg；呋麻滴鼻液滴鼻5天，每天2次；复方葡萄糖酸氯己定含漱液含漱，每天3次，直至10天后拆线。

对于术中发现黏骨膜穿孔的患者，应密切监控与上颌窦感染相关的症状和体征，包括CBCT检查。如果在术后发现黏骨膜穿孔，骨增量材料进入窦内，无论是否并发上颌窦感染，均应给予抗感染治疗。一旦确认发生术后急性上颌窦炎，应该积极应对。

7.2 二次开窗上颌窦底提升

术中穿孔无法修补而终止手术的病例很少。如无法有效修补，则需要二次开窗上颌窦底提升。

7.2.1 手术时机

为保证穿孔或撕裂的上颌窦黏骨膜充分愈合，应在手术3个月之后进行二次开窗上颌窦底提升。

7.2.2 侧壁开窗要点

①翻黏骨膜瓣：二次开窗时，原骨窗处的骨壁缺损导致相应的上颌窦黏骨膜与颊部骨膜形成瘢痕样粘连。因此，翻黏骨膜瓣至原骨窗处时应进行锐性分离，尽量避免再次发生黏骨膜穿孔；②侧壁开窗：应在原骨窗边界2.0mm之外用超声骨刀或球钻切割侧壁，然后剥离新骨窗周围的窦底黏骨膜并向上抬起；③再次穿孔：上次手术所形成的结构破坏可能导致黏骨膜再次穿孔，此时依据前述的方法进行处理。

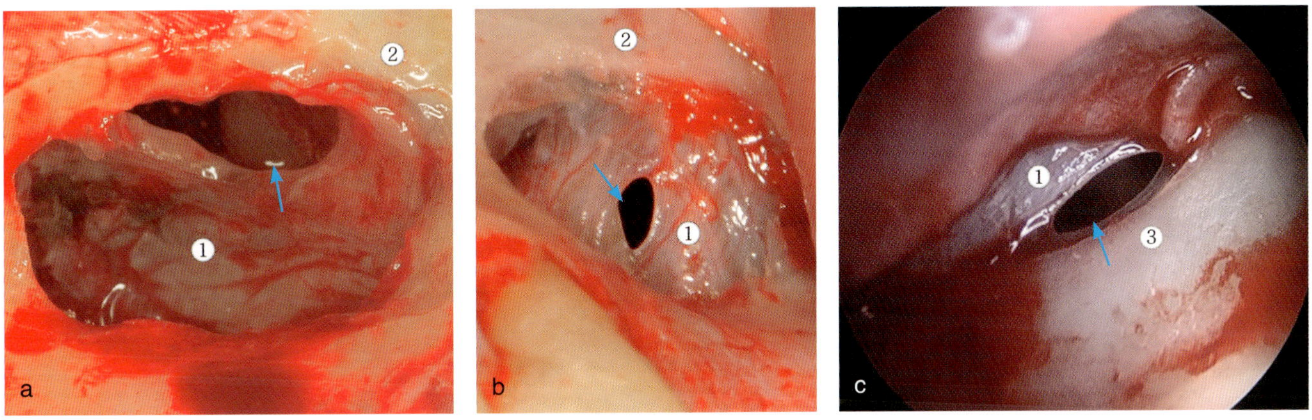

图7–6 黏骨膜穿孔的BITC分类
a. Ⅰ类黏骨膜穿孔（箭头所示），穿孔位于骨窗的上缘。b. Ⅱ类黏骨膜穿孔（箭头所示），穿孔靠近骨窗中间。c. Ⅲ类黏骨膜穿孔（箭头所示），穿孔靠近窦底的深部。1. 窦底黏骨膜；2. 上颌窦外侧壁；3. 窦底骨壁。

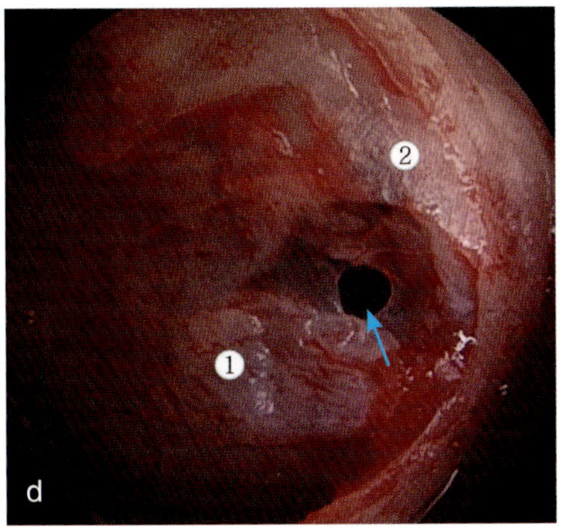

图7–6 黏骨膜穿孔的BITC分类（续）
d. Ⅲ类黏骨膜穿孔（箭头所示），穿孔靠近骨窗前缘。1. 窦底黏骨膜；2. 上颌窦外侧壁。

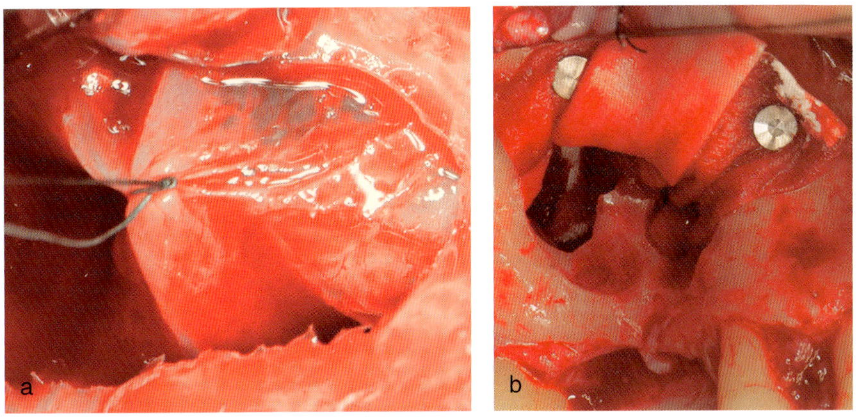

图7–7 黏骨膜穿孔的处理
a. Ⅱ类黏骨膜穿孔，有利于缝合穿孔。b. Ⅲ类黏骨膜穿孔，无法通过缝合来关闭或缩小穿孔。用胶原膜覆盖穿孔和周围的黏骨膜，并用膜钉将其固定于骨窗周围骨壁。

7.3 侧壁开窗上颌窦底提升黏骨膜穿孔的病例报告

病例之一：上颌窦底提升，Ⅲ类黏骨膜穿孔

54岁男性患者，上颌左侧第二前磨牙和磨牙拔除7年余，现要求种植修复。

患者一般状态良好，无全身系统性疾病史，大量吸烟、大量饮酒，有紧咬牙习惯。口腔检查可见全口的剩余牙牙龈不同程度退缩，口腔卫生尚可。上颌左侧第二前磨牙和磨牙缺失，缺牙位点的附着龈、殆龈距离及颌位关系良好（图7-8a）。

CBCT扫描显示窦底相对位置降低，牙槽嵴顶相对位置尚可，第二前磨牙、第一磨牙和第二磨牙位点的窦底剩余骨高度分别约为0.5mm、6.0mm和4.5mm。在近远中向为倾斜型窦底、颊舌向为平坦型窦底，平直型牙槽嵴顶，上颌窦黏骨膜无增厚（图7-8b）。

综上所述，治疗方案为侧壁开窗上颌窦底提升，同期植入种植体，潜入式愈合，6个月后修复。

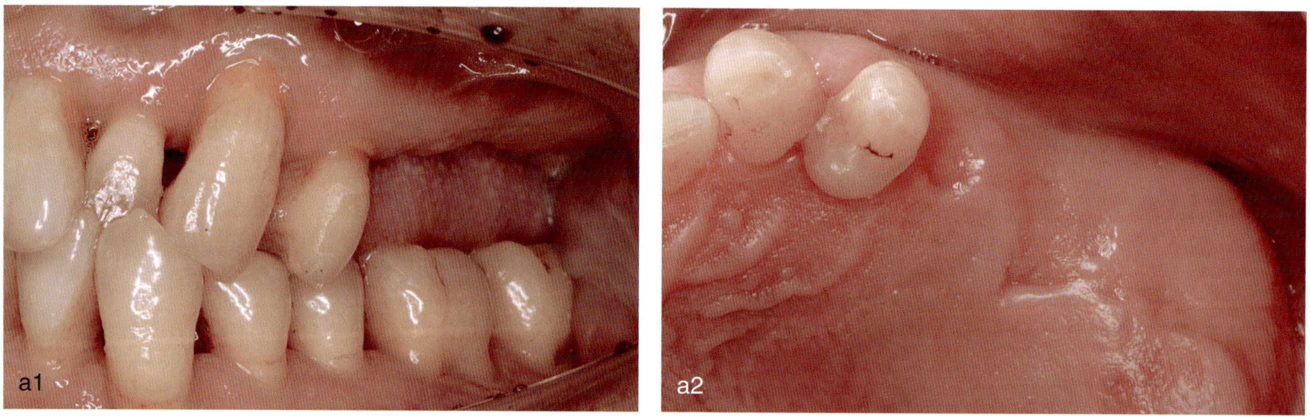

图7-8　左侧上颌窦底提升，Ⅲ类黏骨膜穿孔

a. 术前检查。a1. 侧面观。a2. 殆面观。上颌左侧第二前磨牙和磨牙缺失，殆龈距离及颌位关系尚可。余留牙龈缘不同程度的退缩，缺牙区牙槽嵴宽度充足，附着龈宽度充足、质量理想。

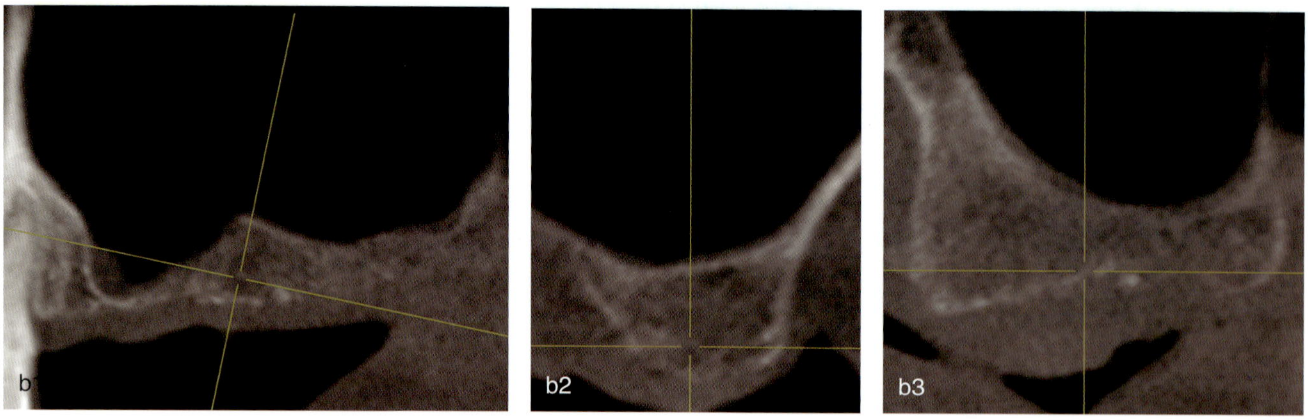

图7-8　左侧上颌窦底提升，Ⅲ类黏骨膜穿孔（续）

b. 术前CBCT扫描。b1. 后牙牙弓的近远中向断层。b2. 第一磨牙的颊舌向断层。b3. 第二磨牙的颊舌向断层。在近远中向为倾斜型窦底、颊舌向为平坦型窦底，平直型牙槽嵴顶，窦底黏骨膜无增厚。

行盐酸阿替卡因骨膜上浸润麻醉，在缺牙位点做牙槽嵴顶略偏腭侧的水平向切口以及第一前磨牙近中和第二磨牙位点远中的两个垂直向松弛切口。翻黏骨膜瓣暴露骨壁，用刮骨刀从侧壁开窗处刮取自体骨骨屑。分别用钨钢球钻、金刚砂球钻开窗，形成薄片式岛状骨窗。黏骨膜菲薄，在黏骨膜剥离至骨窗前缘和下缘交角处时发生黏骨膜穿孔（Ⅲ类黏骨膜穿孔）。小心剥离穿孔周围的黏骨膜，用双层生物可吸收性胶原膜覆盖穿孔和周围黏骨膜（Bio-Gide，Geistlich，瑞士）。将从侧壁骨窗刮取的自体骨骨屑与1.0g粗细颗粒混合的去蛋白牛骨矿物质（Bio-Oss，Geistlich，瑞士）1：1混合，并用从术区收集的血液调拌，进行两步法骨增量。初次骨增量之后，在第一磨牙和第二磨牙位点分别植入直径4.1mm（平台直径4.8mm、长度8mm、光滑颈部高度1.8mm）和直径4.8mm（平台直径6.5mm、

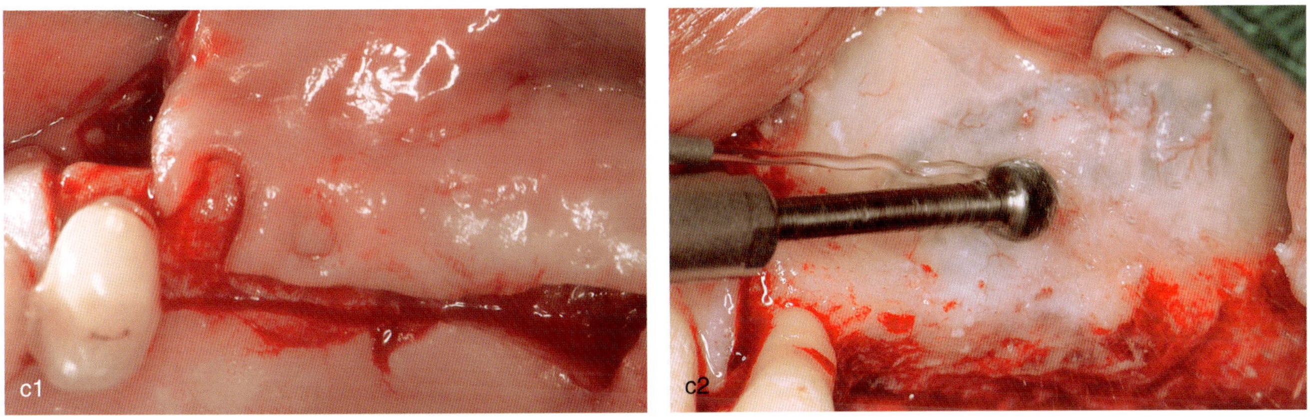

图7-8　左侧上颌窦底提升，Ⅲ类黏骨膜穿孔（续）
c. 术中照片。c1. 翻黏骨膜瓣。c2. 从侧壁开窗处刮取自体骨骨屑之后，用直径4.5mm的钨钢球钻和金刚砂球钻制备揭盖式骨窗。首先用钨钢球钻切割侧壁，将侧壁研磨至薄片状态。

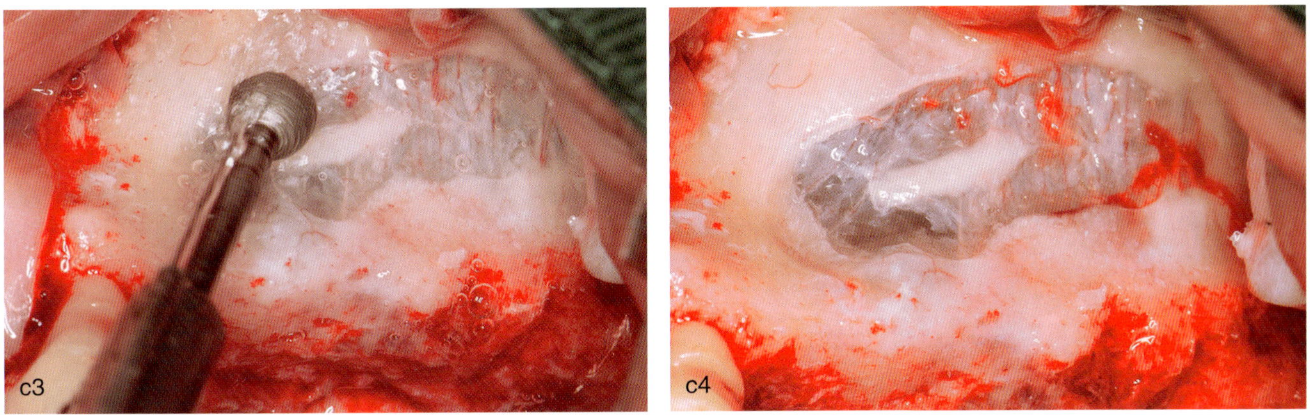

图7-8　左侧上颌窦底提升，Ⅲ类黏骨膜穿孔（续）
c. 术中照片。c3. 用直径4.5mm的钨钢球钻和金刚砂球钻制备揭盖式骨窗。钨钢球钻研磨接近窦腔黏骨膜时，用金刚砂球钻继续进行骨切割。c4. 完成骨切割，形成薄片式岛状骨窗。

长度10mm、光滑颈部高度1.8mm）的软组织水平亲水表面锥柱状种植体（TL，TE，SLActive，Ti，Straumann，瑞士），种植体的部分光滑颈部均位于骨内，最终植入扭矩＞15Ncm。将修补窦底黏骨膜穿孔的生物可吸收性胶原膜（Bio-Gide，Geistlich，瑞士）向骨窗外反折，覆盖骨窗和骨增量材料，复位黏骨膜瓣，创口初期关闭，潜入式愈合（图7-8c）。

术后静脉滴注克林霉素5天，每天1次，每次0.6g；静脉滴注地塞米松注射液3天，每天1次，每次10mg；呋麻滴鼻液滴鼻5天，每天2次；复方葡萄糖酸氯己定含漱液含漱，每天3次，直至10天后拆线。

术后即刻CBCT扫描显示窦底呈理想状态的帐篷样隆起，骨增量材料充分包绕种植体，黏骨膜无增厚、窦腔内无积液（图7-8d），说明黏骨膜穿孔的封堵非常成功。10天后拆线时可见创口愈合欠佳，可能与其大量吸烟和饮酒有关（图7-8e）。

术后6个月时做二期手术。CBCT扫描显示提升后的窦底骨高度和骨轮廓稳定，新骨充分包绕种植体、骨密度略低，黏骨膜轻度增厚（图7-8f）。种植体平台和封闭螺钉部分暴露，通过软组织环切去除仍然覆盖于种植体平台表面的软组织。第一磨牙和第二磨牙位点种植体的ISQ平均值分别为74和70。制取印模，2周后戴入两颗种植体支持式三单位粘接固位的全瓷修复体（分别为八角直基台和八角角度基台），修复体被动就位。戴入修复体后的根尖放射线片显示，种植体周骨高度理想，修复体与种植体密合（图7-8g）。

戴入修复体1年后（图7-8h）和3年后（图7-8j）的CBCT扫描显示，窦底骨高度和骨轮廓稳定，新骨质量理想、充分包绕种植体，黏骨膜无增厚，窦腔内无渗出物。戴入修复体3年后，第一磨牙位点种植体基台折断，为其更换了新基台（图7-8i）。戴入修复体5年的根尖放射线片显示，种植体周围骨高度理想，修复体与种植体密合（图7-8k）。

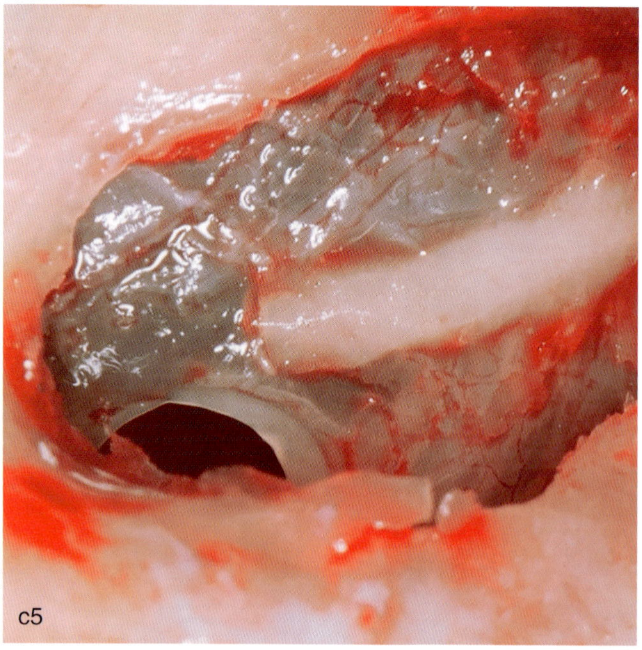

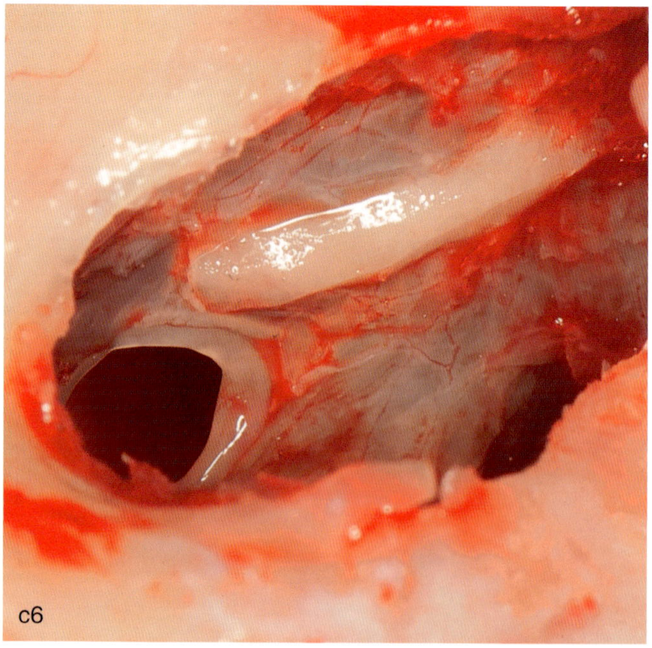

图7-8　左侧上颌窦底提升，Ⅲ类黏骨膜穿孔（续）
c. 术中照片。c5，c6. 骨切割完成之后，剥离窦底黏骨膜，在骨窗前缘和下缘的交角处黏骨膜撕裂、发生穿孔。黏骨膜剥离完成之后，可见黏骨膜和骨窗随呼吸上下扇动的能力减弱。

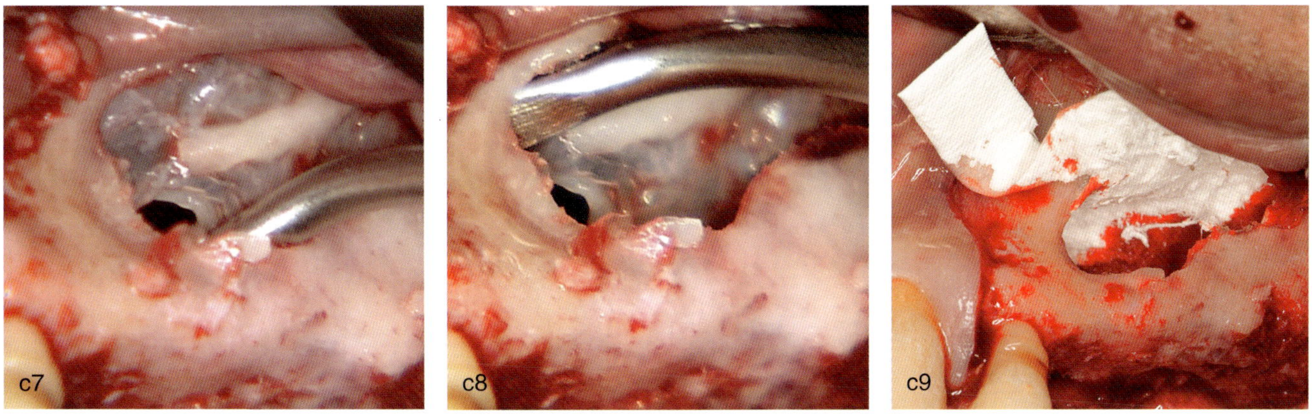

图7-8　左侧上颌窦底提升，Ⅲ类黏骨膜穿孔（续）
c. 术中照片。c7，c8. 仔细剥离穿孔周围菲薄的黏骨膜，确保将其从骨面分离。c9. 将双层生物可吸收性胶原膜植入窦底，覆盖穿孔和周围的黏骨膜。

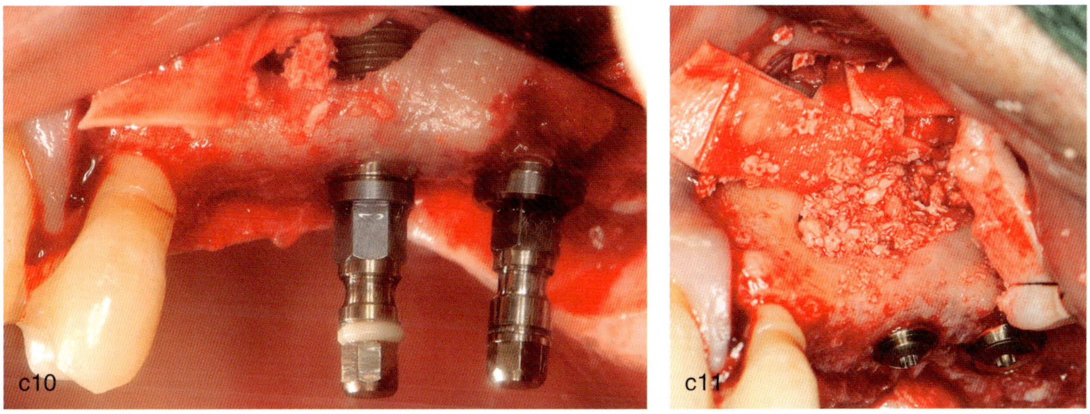

图7-8　左侧上颌窦底提升，Ⅲ类黏骨膜穿孔（续）
c. 术中照片。c10. 完成种植窝预备之后，在窦内初步植入骨增量材料，然后在第一磨牙和第二磨牙位点植入两颗软组织水平亲水表面锥柱状种植体。c11. 再次植入骨增量材料。

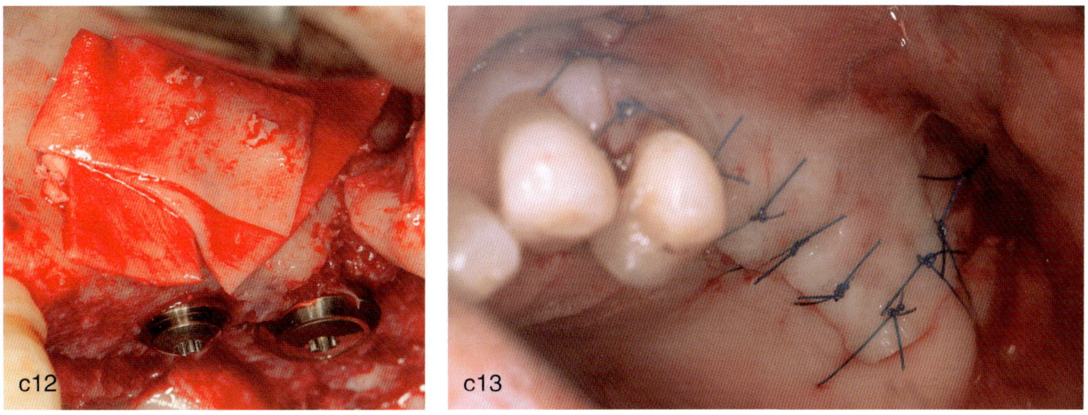

图7-8　左侧上颌窦底提升，Ⅲ类黏骨膜穿孔（续）
c. 术中照片。c12. 将植入窦底覆盖穿孔及其周围黏骨膜的胶原膜反折，覆盖骨窗和骨增量材料。c13. 复位黏骨膜瓣，无张力创口初期关闭，种植体潜入式愈合。

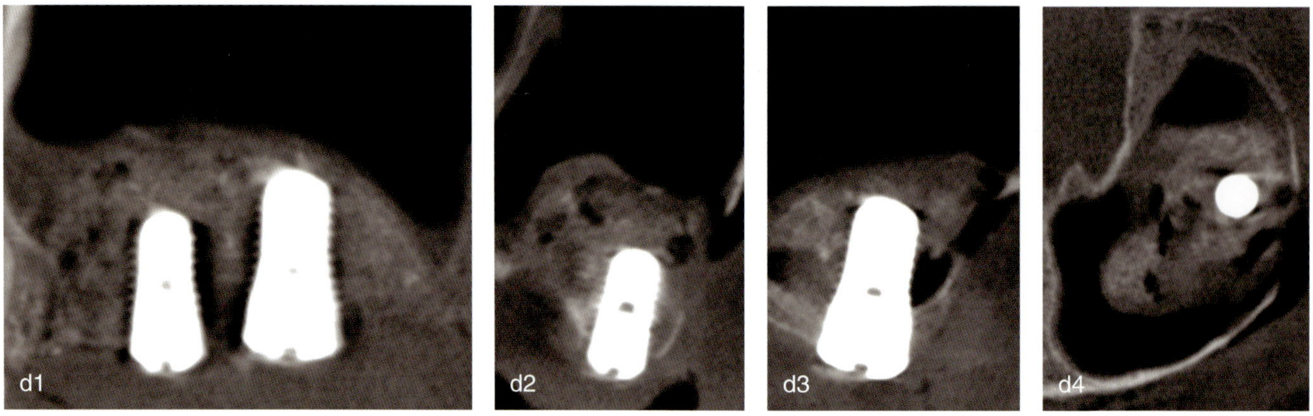

图7-8 左侧上颌窦底提升，Ⅲ类黏骨膜穿孔（续）

d. 术前即刻CBCT扫描。d1. 后牙牙弓的近远中向断层。d2. 第一磨牙位点的颊舌向断层。d3. 第二磨牙位点的颊舌向断层。d4. 第二磨牙位点种植体根尖的水平面断层。窦底呈帐篷样隆起，骨增量材料充分包绕种植体，窦腔内无积液，黏骨膜无增厚。

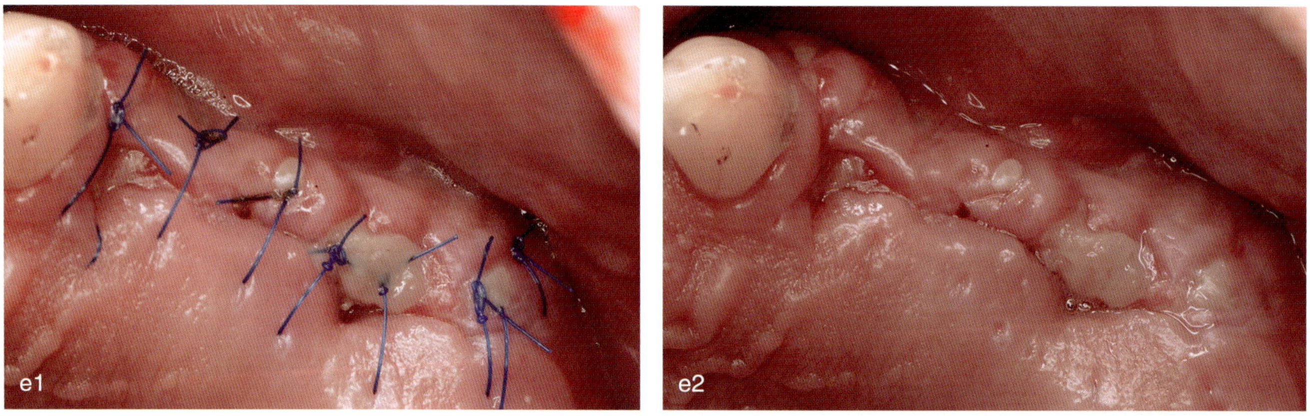

图7-8 左侧上颌窦底提升，Ⅲ类黏骨膜穿孔（续）

e. 10天后拆线时的口内照片。e1. 拆线之前的照片。e2. 拆线之后的照片。在第二磨牙位点表面的黏膜愈合不良，但其下方已经生长出新鲜软组织，覆盖于种植体表面。

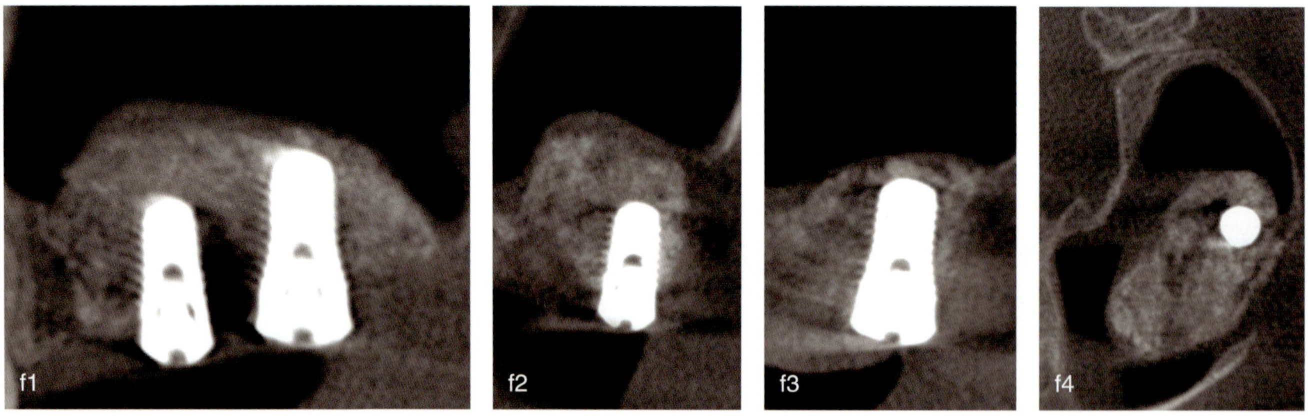

图7-8 左侧上颌窦底提升，Ⅲ类黏骨膜穿孔（续）

f. 6个月后的CBCT扫描。f1. 后牙牙弓的近远中向断层。f2. 第一磨牙位点种植体的颊舌向断层。f3. 第二磨牙位点种植体的颊舌向断层。f4. 第二磨牙位点种植体根尖的水平面断层。窦底呈帐篷样隆起，新骨充分包绕种植体，但骨密度较低，黏骨膜轻度增厚。

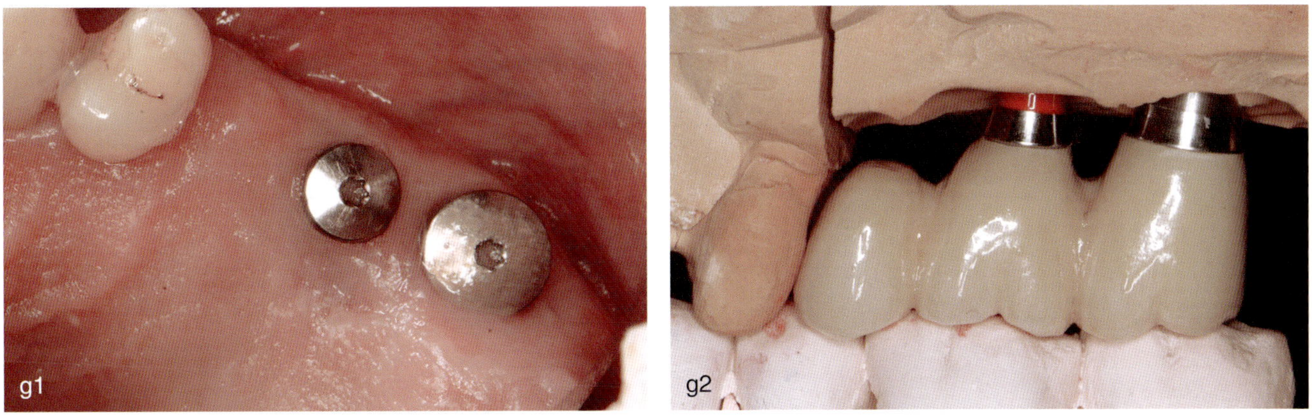

图7-8　左侧上颌窦底提升，Ⅲ类黏骨膜穿孔（续）

g. 术后6个月进入修复程序。g1. 通过软组织环切暴露种植体平台，更换愈合帽。2周后，种植体周围软组织健康、稳定。g2. 在模型上试戴两颗种植体支持式三单位粘接固位的全瓷修复体。

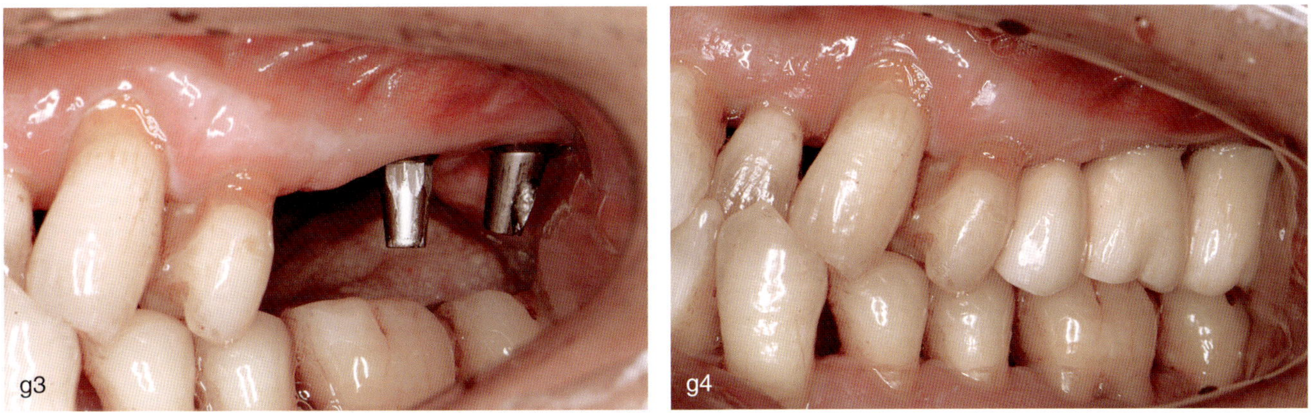

图7-8　左侧上颌窦底提升，Ⅲ类黏骨膜穿孔（续）

g. 术后6个月进入修复程序。g3. 侧面观，在第一磨牙位点安装八角直基台，在第二磨牙位点安装八角角度基台。g4. 侧面观，在口内戴入两颗种植体支持式三单位粘接固位的全瓷修复体，种植体周围软组织健康、稳定，殆关系良好。

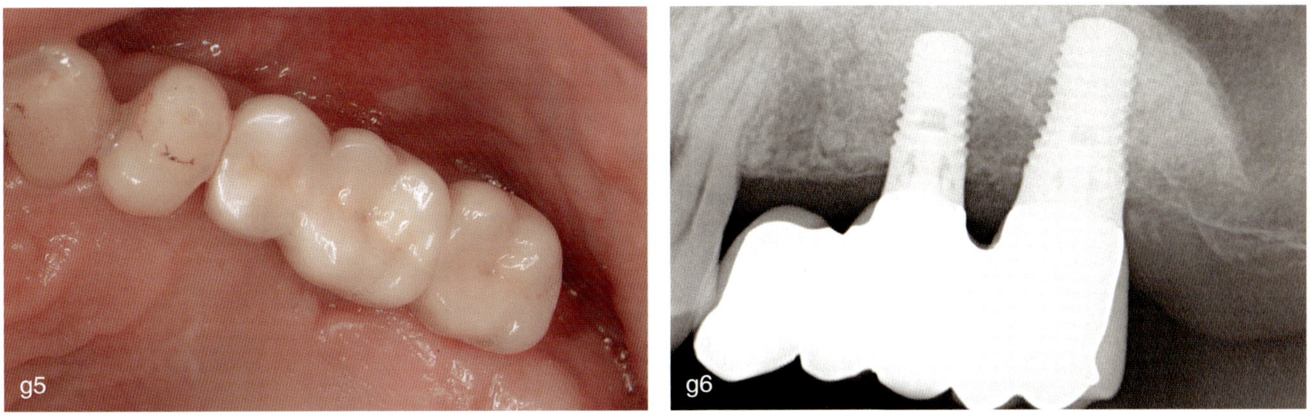

图7-8　左侧上颌窦底提升，Ⅲ类黏骨膜穿孔（续）

g. 术后6个月进入修复程序。戴入修复体。g5. 殆面观。在口内戴入两颗种植体支持式三单位粘接固位的全瓷修复体。g6. 戴入修复体即刻拍摄的根尖放射线片显示，种植体周围骨高度理想，修复体与种植体密合。

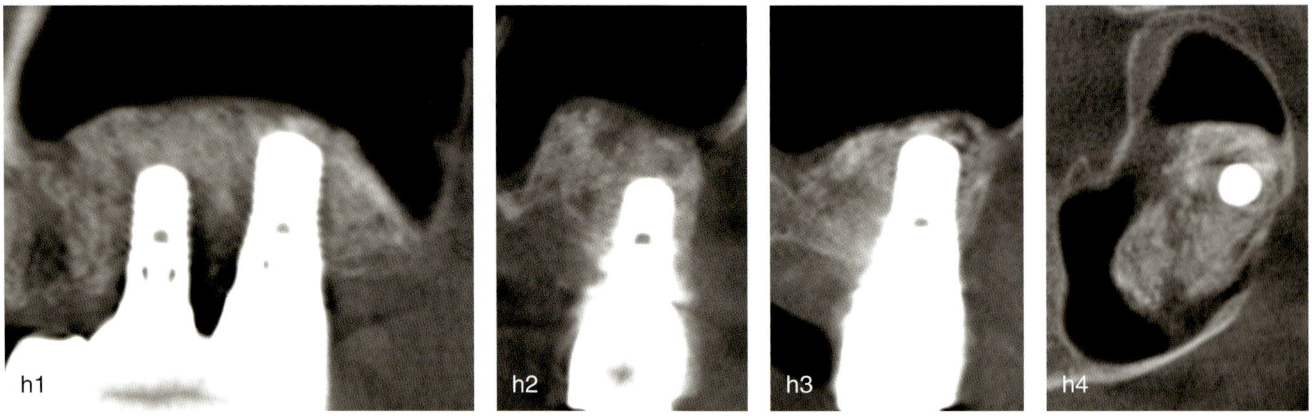

图7-8　左侧上颌窦底提升，Ⅲ类黏骨膜穿孔（续）
h. 戴入修复体1年后的CBCT扫描。h1. 后牙牙弓的近远中向断层。h2. 第一磨牙位点种植体的颊舌向断层。h3. 第二磨牙位点种植体的颊舌向断层。h4. 第二磨牙位点种植体根尖的水平面断层。窦底呈帐篷样隆起，新骨充分包绕种植体，骨密度理想。

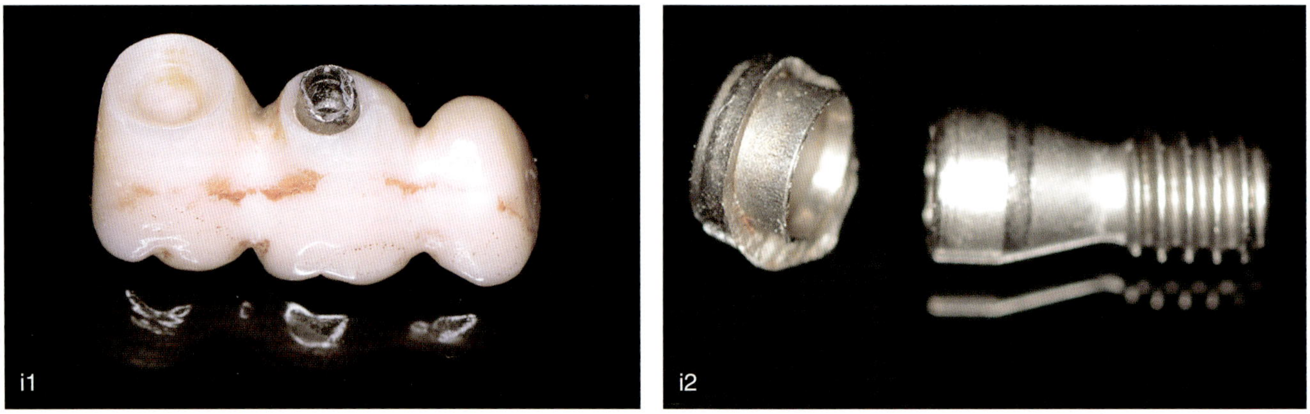

图7-8　左侧上颌窦底提升，Ⅲ类黏骨膜穿孔（续）
i. 戴入修复体3年后，第一磨牙位点种植体基台（八角直基台）折断，为其更换了新基台。i1. 取出修复体，折断的基台位于种植体内。i2. 折断的八角直基台。

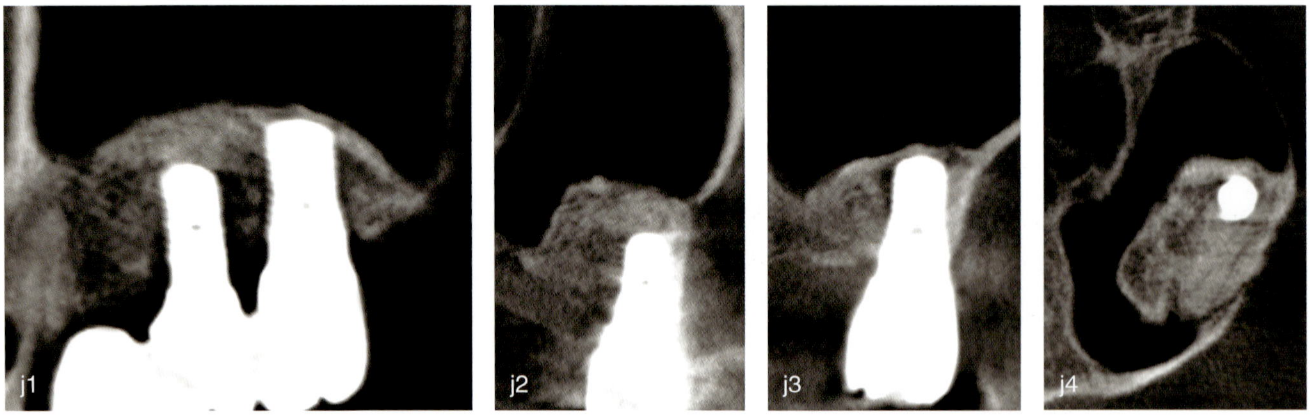

图7-8　左侧上颌窦底提升，Ⅲ类黏骨膜穿孔（续）
j. 戴入修复体3年后的CBCT扫描。j1. 后牙牙弓的近远中向断层。j2. 第一磨牙位点种植体的颊舌向断层。j3. 第二磨牙位点种植体的颊舌向断层。j4. 第二磨牙位点种植体根尖的水平面断层。窦底呈帐篷样隆起，新骨充分包绕种植体，窦底黏骨膜无增厚。

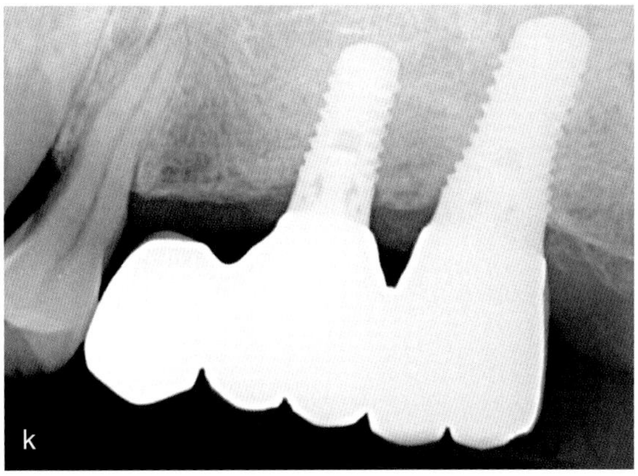

图7-8　左侧上颌窦底提升，Ⅲ类黏骨膜穿孔（续）
k. 戴入修复体5年拍摄的根尖放射线片显示，种植体周围骨高度稳定，修复体与种植体密合。

讨论

本病例，在术中发生了Ⅲ类黏骨膜穿孔，在穿孔修补之后，继续完成了上颌窦底提升和种植体植入，并获得了理想的治疗效果。

关于黏骨膜穿孔

本病例的黏骨膜穿孔是发生于窦底黏骨膜剥离过程之中。

- **穿孔的位置**　穿孔位于骨窗前缘与下缘的交角处，为Ⅲ类黏骨膜穿孔。
- **穿孔的原因**　发生穿孔的可能性原因包括：①黏骨膜菲薄；②骨窗切割时发生骨膜损伤；③在骨窗边缘交角处的黏骨膜剥离，容易发生黏骨膜的损伤与穿孔。
- **穿孔的处理**　由于穿孔位于骨窗边缘的黏骨膜，并且黏骨膜菲薄，无法通过缝合黏骨膜来缩小或关闭穿孔。所幸的是，顺利地剥离了穿孔周围的黏骨膜，使胶原膜能够覆盖穿孔周围黏骨膜，并确保胶原膜的稳定，规避了胶原膜滑入窦内的风险。由此，继续完成了骨增量和种植体植入。

由于在预备种植窝之前，胶原膜有效地封堵了穿孔，避免了种植窝预备时生理盐水和出血进入窦腔，术后CBCT检查未见窦腔积液和黏骨膜增厚。

关于骨增量效果

尽管术中发生了黏骨膜穿孔，但依然获得了较为理想的骨增量效果，除去与有效的黏骨膜穿孔修复相关之外，也与所使用的骨增量材料有关。本病例从侧壁开窗的位置刮取自体骨骨屑，与骨代用品混合，获得了良好的窦底骨增量轮廓和新骨质量，但骨密度略微降低（第一磨牙和第二磨牙位点种植体的ISQ平均值分别为74和70），目前尚不清楚骨密度较低的原因。

本病例第一磨牙位点种植体的基台折断，说明该种植体的受力较大，可能与修复体前段为悬臂桥体和存在副功能相关。由于种植体骨结合未受到影响，也反证新骨质量处于理想状态。

外科程序：宿玉成、赵阳；修复程序：汪霞、唐素霞；术中摄像和照相：胡翩翩；手术配合：胡翩翩、刘敏、陶丹；放射线诊断程序：苑秋华、王倩；病例完成时间：2016年

病例之二：上颌窦底提升，Ⅲ类黏骨膜穿孔

28岁男性患者，上颌右侧第二前磨牙残根拔除6个月余，现要求种植修复。

患者一般状态良好，无全身系统性疾病史，不吸烟、不饮酒，无副功能习惯。上颌右侧第二前磨牙缺失，口腔卫生良好，缺牙位点的附着龈、殆龈距离及颌位关系良好（图7–9a1）。

CBCT扫描显示窦底相对位置降低，窦底剩余骨高度约为3.7mm，窦底骨宽度约为10mm，Ⅳ类骨密度。在近远中向为倾斜型窦底、颊舌向为狭窄型窦底；近远中向为倾斜型牙槽嵴顶、颊舌向为平直型牙槽嵴顶；上颌窦侧壁厚度约1.1mm（图7–9a2，a3）。

综上所述，治疗方案为侧壁开窗上颌窦底提升，同期植入种植体，潜入式愈合，6个月后修复。

行盐酸阿替卡因骨膜上浸润麻醉，在缺牙位点

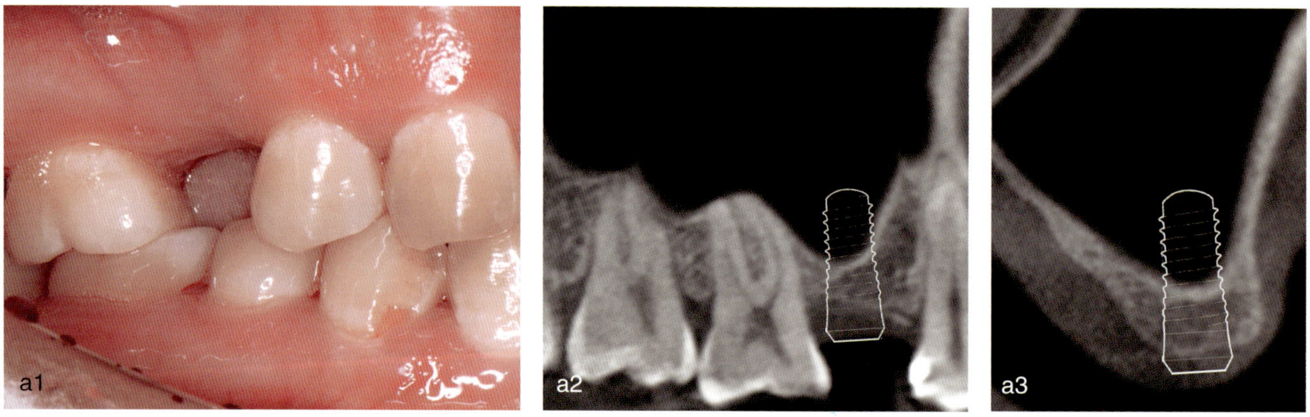

图7–9　右侧上颌窦底提升，Ⅲ类黏骨膜穿孔

a. 术前检查。a1. 术前照片。上颌右侧第二前磨牙缺失，殆龈距离及颌位关系尚可。a2，a3. 术前的近远中向和第二前磨牙颊舌向CBCT断层。窦底剩余骨高度＜5mm，近远中向为倾斜型窦底、颊舌向为狭窄型窦底，窦底骨高度差约为4mm。

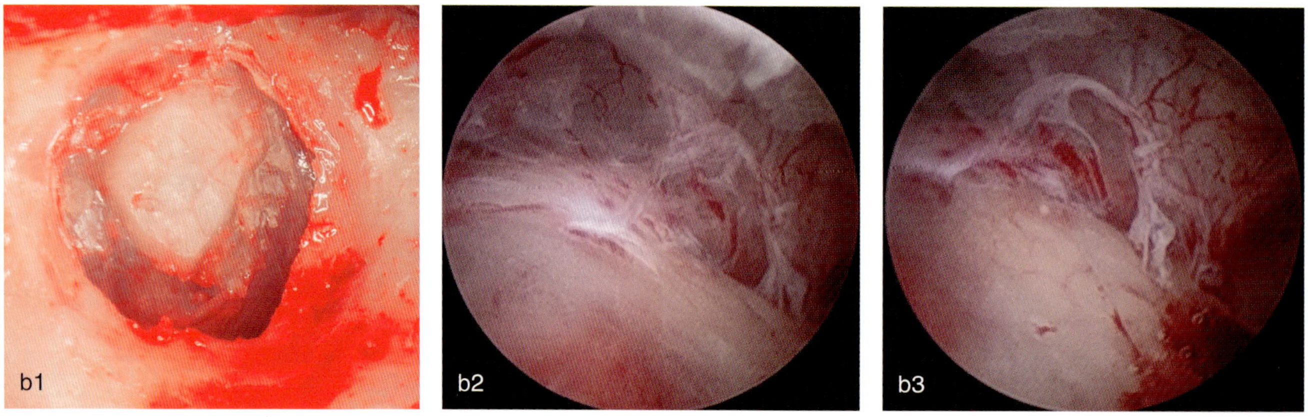

图7–9　右侧上颌窦底提升，Ⅲ类黏骨膜穿孔（续）

b. 术中照片。b1. 用钨钢球钻和金刚砂球钻制作岛状骨窗，骨窗周围的黏骨膜完整。b2. 剥离窦底黏骨膜，第一磨牙位点腭根处窦底的黏骨膜附着紧密，并且发生明显的损伤。b3. 仔细剥离附着紧密的黏骨膜，损伤严重的骨膜尚未穿孔。

做牙槽嵴顶略偏腭侧的水平向切口以及第一前磨牙近中和第一磨牙远中的两个垂直向松弛切口。翻黏骨膜瓣，暴露骨壁，用刮骨刀从侧壁开窗处刮取自体骨骨屑。分别用钨钢球钻、金刚砂球钻开窗，形成岛状骨窗（图7-9b1）。剥离窦底黏骨膜，至第一磨牙腭根顶端位置时，黏骨膜与骨壁附着紧密，发生明显的骨膜损伤（图7-9b2，b3）。在用电子内镜检查过程中，发现与窦底骨壁附着处的受损伤黏骨膜突然发生穿孔，近远中向约10mm、垂直向约2mm（图7-9b4～b6）。先用膜片状浓缩生长因子（CGF）覆盖黏骨膜穿孔，然后再覆盖生物可吸收性胶原膜（Bio-Gide，Geistlich，瑞士）（图7-9b7，b8）。将从侧壁骨窗刮取的自体骨骨屑与1.0g粗细颗粒混合的去蛋白牛骨矿物质（Bio-Oss，Geistlich，瑞士）1∶1混合，并用从术区收集的血液调拌，进行两步法骨增量。预备种植窝，植入直径4.1mm、平台直径4.8mm、长度10mm、光滑颈部高度1.8mm的钛锆合金软组织水平亲水表面锥柱状种植体（TL，TE，

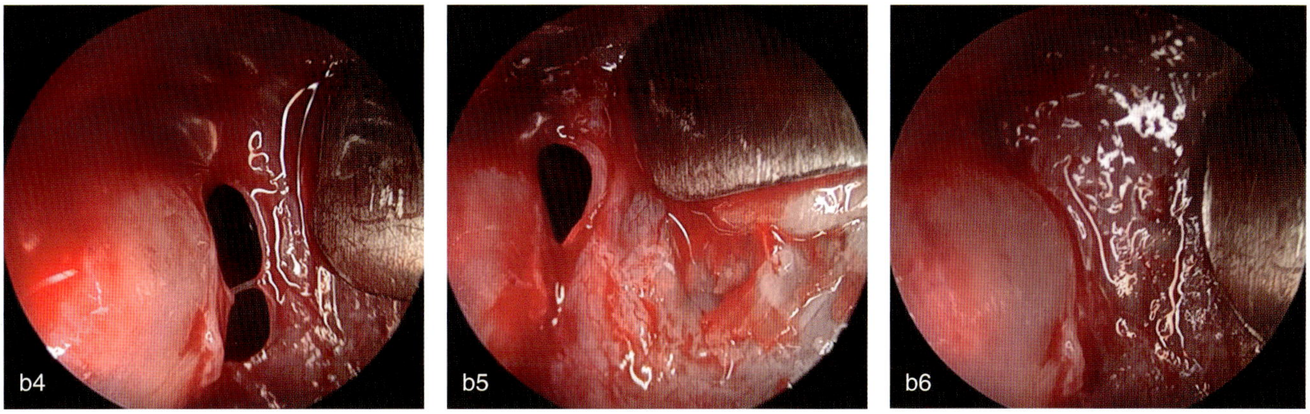

图7-9　右侧上颌窦底提升，Ⅲ类黏骨膜穿孔（续）
b. 术中照片。b4. 在呼吸时窦内气体的“拉扯”下，窦底黏骨膜突然发生穿孔。通过穿孔的边缘，可见黏骨膜菲薄。b5，b6. 黏骨膜穿孔还可以随呼吸闭合。

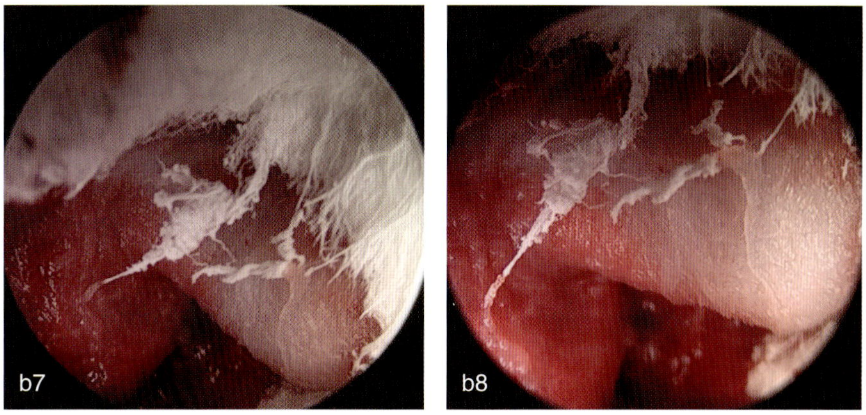

图7-9　右侧上颌窦底提升，Ⅲ类黏骨膜穿孔（续）
b. 术中照片。b7，b8. 先用膜片状浓缩生长因子（CGF）覆盖黏骨膜穿孔，然后再在浓缩生长因子表面覆盖生物可吸收性胶原膜，确保提升空间与窦腔隔绝。

SLActive，TiZr，Straumann，瑞士），种植体的部分光滑颈部位于骨内，与对颌牙呈尖窝相对的理想位置关系，种植体最终植入扭矩＞35Ncm。将修补窦底黏骨膜穿孔的胶原膜（Bio-Gide，Geistlich，瑞士）向骨窗外反折，覆盖骨窗和骨增量材料，复位黏骨膜瓣，创口初期关闭，潜入式愈合（图7-9b9～b11）。

基于术中电子内镜的检查所见，在术前CBCT扫描的断层上，还原窦底黏骨膜穿孔位置。显然，突入到窦内的牙根处是黏骨膜分离较为困难的位置（图7-9c）。

术后静脉滴注克林霉素5天，每天1次，每次0.6g；静脉滴注地塞米松注射液3天，每天1次，每次10mg；呋麻滴鼻液滴鼻5天，每天2次；复方葡萄糖酸氯己定含漱液含漱，每天3次，直至10天后拆线。

术后即刻CBCT扫描显示提升后的窦底骨高度理想，呈不规则的帐篷样隆起，窦底内可有少量积液。在CBCT断层图像中，还原了术中黏骨膜穿孔的位置，可见胶原膜修复后的黏骨膜穿孔处充满骨增量材料，窦底提升高度明显超出穿孔的位置（图7-9d）。

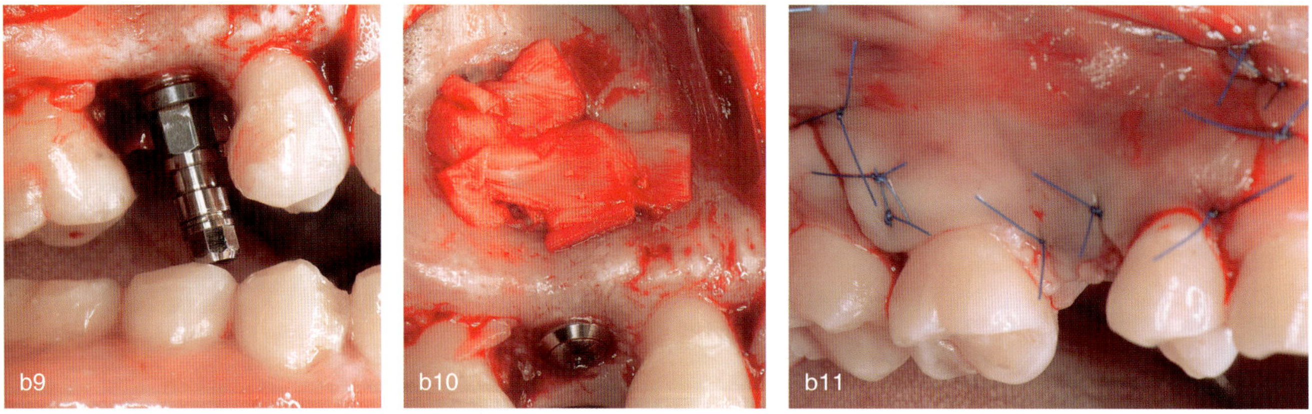

图7-9　右侧上颌窦底提升，Ⅲ类黏骨膜穿孔（续）

b. 术中照片。b9. 初步骨增量之后，植入软组织水平亲水表面锥柱状种植体，与对颌牙的三维位置理想。b10. 再次骨增量之后，将修补窦底黏骨膜穿孔的生物可吸收性胶原膜向骨窗外反折，覆盖骨窗。b11. 复位黏骨膜瓣，创口初期关闭，潜入式愈合。

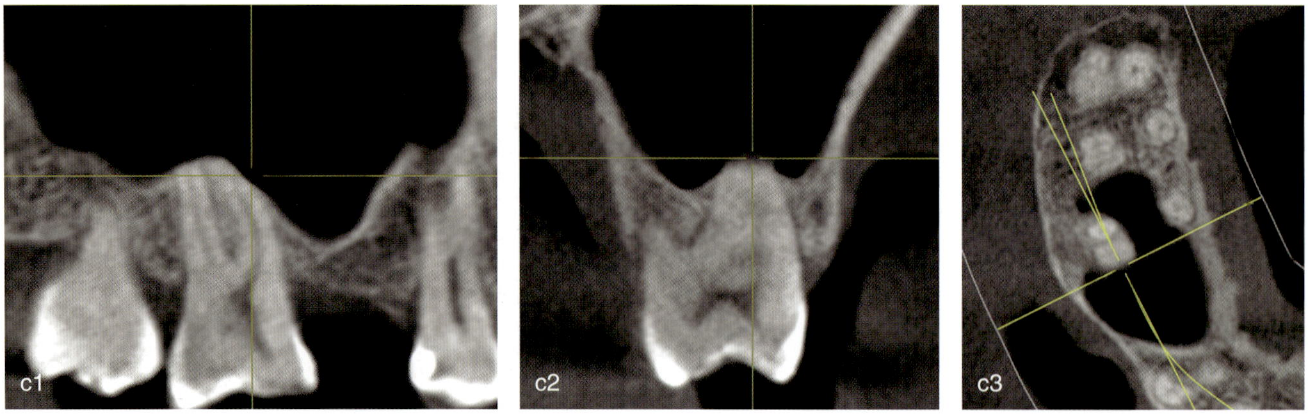

图7-9　右侧上颌窦底提升，Ⅲ类黏骨膜穿孔（续）

c. 用术前拍摄的CBCT扫描复盘黏骨膜穿孔的位置。依次为上颌右侧后牙的近远中向断层（c1）、第一磨牙位点根端的颊舌向（c2）和水平向断层（c3）。十字线交叉点为黏骨膜穿孔的位置，3个平面的交叉点为同一位置。

术后10天拆线时再次进行CBCT检查，可见提升后的窦底高度和轮廓稳定，窦底的积液消失，但上颌窦底黏骨膜呈显著的水肿状态（图7–9e）。

术后6个月时做二期手术。CBCT扫描显示提升后的窦底骨高度稳定，呈不规则的帐篷样隆起。新骨质量理想、充分包绕种植体，黏骨膜水肿已经完全消失，黏骨膜无增厚，窦腔内无渗出物。在侧壁开窗的位置，新骨为完美的皮质骨骨板（图7–9f1，f2）。重建术中黏骨膜穿孔的位置，可见完美的新骨形成质量，黏骨膜穿孔对新骨形成无影响（图7–9f3～f5）。

种植体平台和封闭螺钉部分暴露，通过软组织环切去除仍覆盖于种植体平台表面的软组织。种植体的ISQ平均值为83。戴入种植体支持式螺钉固位的全瓷修复体，种植体周围软组织状态良好（图7–9g1）。

戴入修复体后拍摄的根尖放射线片显示种植体周围骨高度理想，新骨骨密度理想，骨结合良好，修复体与种植体密合（图7–9g2）。

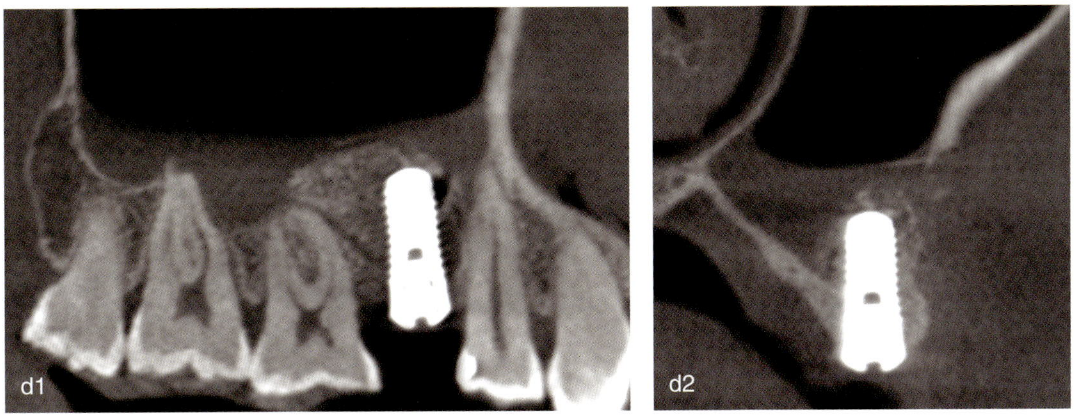

图7–9　右侧上颌窦底提升，Ⅲ类黏骨膜穿孔（续）
d. 术后即刻CBCT扫描。依次为上颌右侧后牙的近远中向断层（d1）和第一磨牙位点的颊舌向断层（d2）。骨增量材料充分包绕种植体，上颌窦底有少量积液。

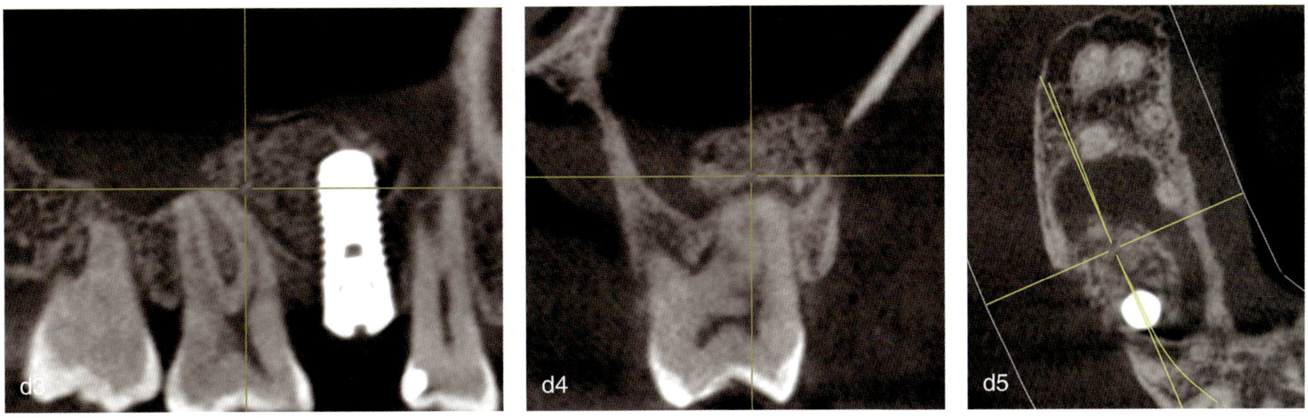

图7–9　右侧上颌窦底提升，Ⅲ类黏骨膜穿孔（续）
d. 术后即刻CBCT扫描。十字线交叉点为黏骨膜穿孔的位置，3个平面的交叉点为同一位置。依次为上颌右侧后牙的近远中向断层（d3）、第一磨牙位点根端的颊舌向（d4）和水平向（d5）断层。胶原膜完整包绕骨增量材料，窦底提升高度明显高于穿孔位置。

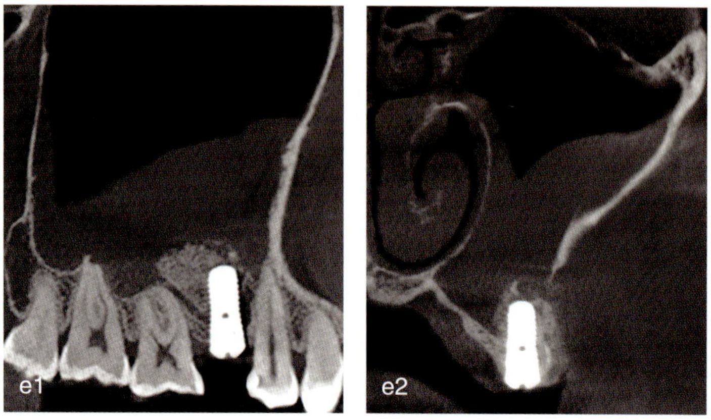

图7-9　右侧上颌窦底提升，Ⅲ类黏骨膜穿孔（续）

e. 10天后拆线时的CBCT扫描。依次为上颌右侧后牙的近远中向断层（e1）和第一磨牙位点的颊舌向断层（e2）。骨增量材料充分包绕种植体，窦底积液消失，但有显著的黏骨膜水肿。

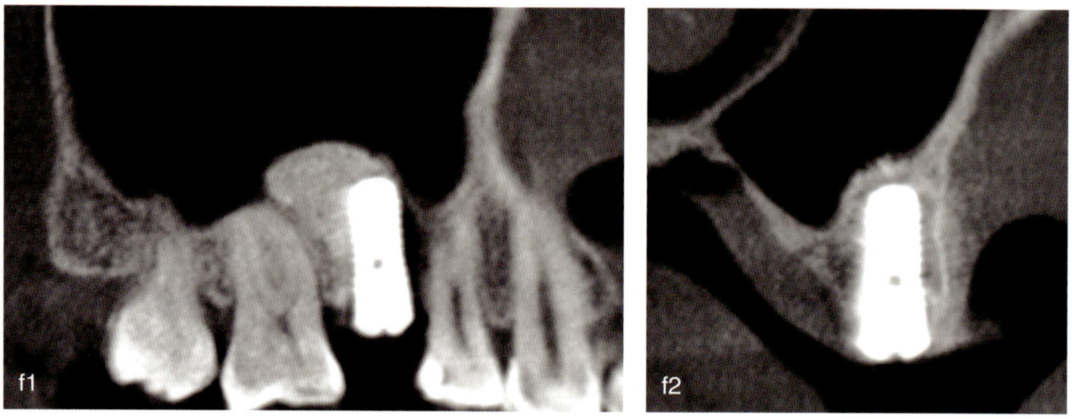

图7-9　右侧上颌窦底提升，Ⅲ类黏骨膜穿孔（续）

f. 术后6个月时的CBCT扫描。依次为上颌右侧后牙的近远中向断层（f1）和第一磨牙位点的颊舌向断层（f2）。新骨质量良好，骨增量材料充分包绕种植体，窦底骨高度理想，呈不规则状的帐篷样隆起，窦底黏骨膜无增厚。

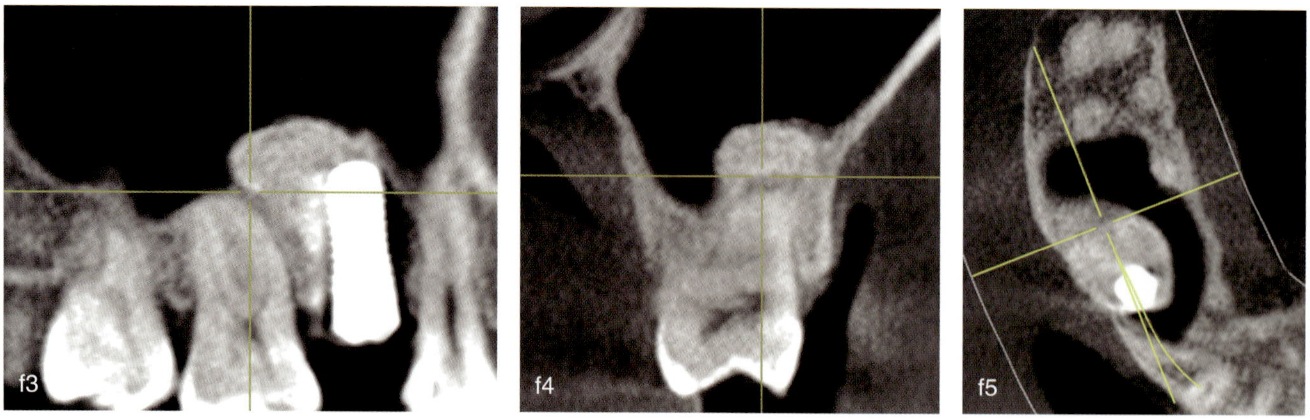

图7-9　右侧上颌窦底提升，Ⅲ类黏骨膜穿孔（续）

f. 术后6个月时的CBCT扫描。十字线交叉点为黏骨膜穿孔的位置，3个平面的交叉点为同一位置。依次为上颌右侧后牙的近远中向断层（f3）、第一磨牙位点根端的颊舌向（f4）和水平向（f5）断层。提升的窦底空间和轮廓稳定。

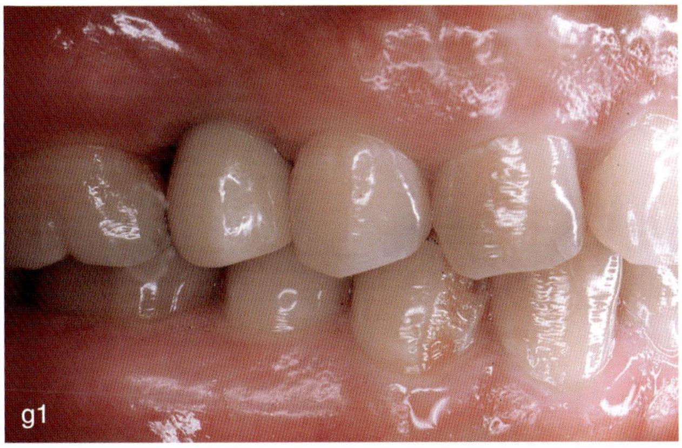

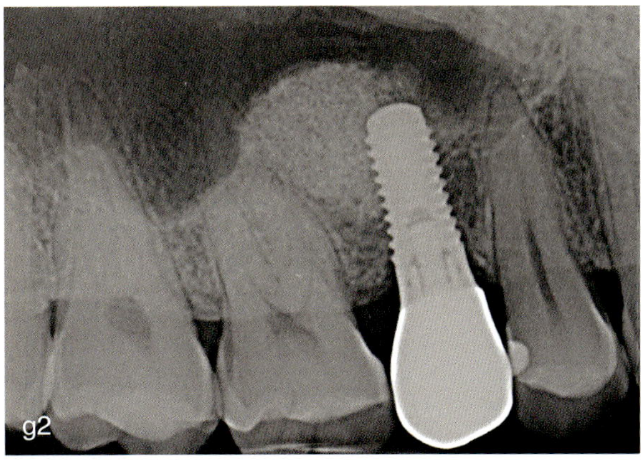

图7-9　右侧上颌窦底提升，Ⅲ类黏骨膜穿孔（续）
g. 修复程序。g1. 戴入修复体后的颊侧观。种植体周围软组织质量尚可，颊侧的骨弓轮廓略欠丰满，龈缘位置正常。g2. 戴入修复体后的根尖放射线片显示种植体周围骨高度理想，修复体与种植体密合。

讨论

本病例在近远中向为倾斜型窦底，窦底黏骨膜剥离时发生了穿孔，在穿孔修补之后，继续完成了上颌窦底提升和种植体植入，并获得了理想的治疗效果。

关于黏骨膜穿孔

本病例的黏骨膜穿孔是发生于窦底黏骨膜剥离过程之中。

- **穿孔的位置**　穿孔位于远中第一磨牙牙根向窦内突出的位置，属于Ⅲ类黏骨膜穿孔。
- **穿孔的原因**　发生穿孔的可能性原因包括：①剥离窦底黏骨膜时，骨膜损伤导致黏骨膜穿孔；②窦底牙根向腭侧过度突起所产生的弧度，不利于黏骨膜剥离；③骨膜损伤导致菲薄的窦底黏骨膜更加脆弱，随呼吸所产生的窦内气流压力将黏骨膜“撕裂”。由此也提示我们，菲薄黏骨膜的骨膜层发生损伤时，应当覆盖生物可吸收性胶原膜，以降低黏骨膜继发穿孔的风险。
- **穿孔的处理**　由于穿孔的位置较深、黏骨膜菲薄以及无法剥离穿孔处附着于骨壁的黏骨膜，无法通过缝合黏骨膜来缩小或关闭穿孔。所幸的是，尽管黏骨膜穿孔长达10mm，但高度只有2mm，形成了一个长条的裂隙状穿孔。同时，穿孔的位置又远离种植窝，所以只使用胶原膜便实现了穿孔的有效修复。当然，本病例也使用了膜片状浓缩生长因子（CGF），但笔者认为这只是辅助手段。

关于骨增量效果

尽管术中发生了黏骨膜穿孔，但依然获得了理想的骨增量效果，除去与有效的黏骨膜穿孔修补相关之外，可能也与所使用的骨增量材料有关。本病例从侧壁开窗的位置刮取了自体骨骨屑，与去蛋白牛骨矿物质（DBBM）混合，获得了稳定的窦底骨增量轮廓和新骨质量，种植体的ISQ平均值为83，说明种植体骨结合理想，侧壁开窗部位形成了理想的皮质骨骨板。

关于术后黏骨膜反应

术后10天时拍摄的CBCT显示黏骨膜显著水肿，但在术后6个月再次拍摄的CBCT发现，黏骨膜无增厚，与术前的黏骨膜状态一致。目前，尚无法解释黏骨膜穿孔与水肿之间的关联机制。

外科程序：宿玉成、潘红；修复程序：武明彤；术中摄像和照相：陶丹；手术配合：陶丹、刘敏、吴利利、杨清；放射线诊断程序：苑秋华、王倩；病例完成时间：2020年

病例之三：上颌窦底提升，Ⅲ类黏骨膜穿孔

63岁女性患者，上颌右侧磨牙拔除6个月余，现要求种植修复。

患者一般状态良好，无全身系统性疾病史，不吸烟、不饮酒，无副功能习惯，口腔卫生良好。在其他医院，6个月前拔除牙周病所导致的Ⅲ度松动的上颌右侧磨牙，同期进行了拔牙位点保存（骨代用品品牌不详）。黏膜质地良好，第一磨牙位点的殆龈距离尚可，颊舌向宽度充足。CBCT显示窦底相对位置降低，牙槽嵴顶倾斜，剩余窦底骨高度不足，在第一磨牙位点约为3mm。拔牙位点保存时所植入的骨增量材料愈合良好，窦底黏骨膜轻度增厚（图7-10a）。

本病例为上颌后部Ⅱ型骨缺损，治疗方案为侧壁开窗上颌窦底提升同期在第一磨牙位点植入种植体。

行盐酸阿替卡因骨膜上浸润麻醉，在缺牙位点做牙槽嵴顶略偏腭侧的水平向切口以及第二前磨牙

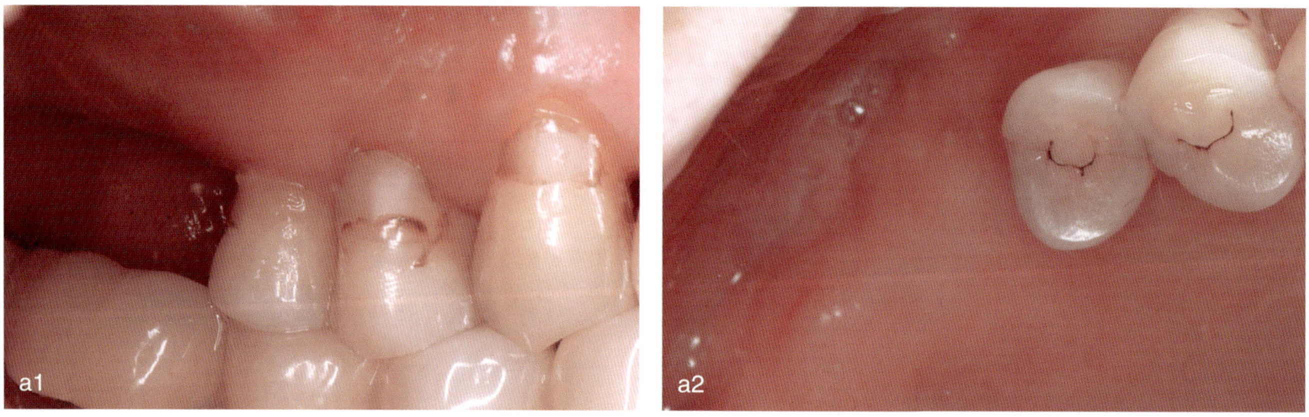

图7-10 右侧上颌窦底提升，Ⅲ类黏骨膜穿孔
a. 初诊时的口内照片。a1. 颊侧观。a2. 殆面观。上颌右侧磨牙缺失，殆龈距离尚可，黏膜质量正常，牙槽嵴宽度良好。

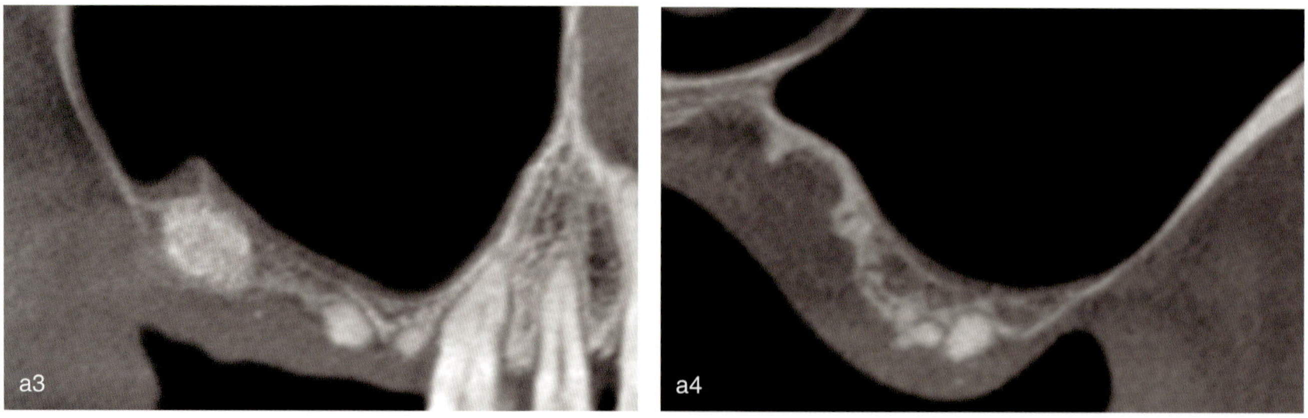

图7-10 右侧上颌窦底提升，Ⅲ类黏骨膜穿孔（续）
a. 术前的上颌右侧CBCT扫描。依次为沿后牙牙弓的近远中向断层（a3）和第二前磨牙位点和第一磨牙位点的颊舌向断层（a4）。窦底与牙槽嵴顶均呈倾斜形态，窦底黏骨膜轻度增厚，在牙槽嵴内可见拔牙位点保存的骨增量材料。

近中和第二磨牙远中的两个垂直向松弛切口，翻黏骨膜瓣，暴露骨壁，刮取自体骨骨屑，用钨钢球钻和金刚砂球钻制备薄片式岛状骨窗。剥离窦底黏骨膜过程中，在腭鼻隐窝下方的窦底腭侧黏骨膜发生穿孔（Ⅲ类黏骨膜穿孔）。用电子内镜观察窦底，可见窦底黏骨膜菲薄，穿孔呈梭形、长度约为12mm，黏骨膜穿孔的位置较深、接近窦底的腭侧骨板，已经无法将穿孔下方的黏骨膜剥离。但所幸的是，黏骨膜穿孔的位置离种植窝较远，在修补黏骨膜穿孔时不会影响种植窝。先用生物可吸收性胶原膜（Bio-Gide，Geistlich，瑞士）覆盖穿孔和周围的黏骨膜，再将膜片状浓缩生长因子（CGF）覆盖在胶原膜表面，增加胶原膜的稳定性。植入用术区出血调拌的1.0g粗细颗粒混合的去蛋白牛骨矿物质（Bio-Oss，Geistlich，瑞士）与自体骨骨屑的混合物，在第一磨牙位点植入直径4.8mm、平台直径6.5mm、长度10mm、光滑颈部高度1.8mm的软组织水平锥柱状种植体（TL，TE，SLA，TiZr，WN，Straumann，瑞士），部分光滑颈部

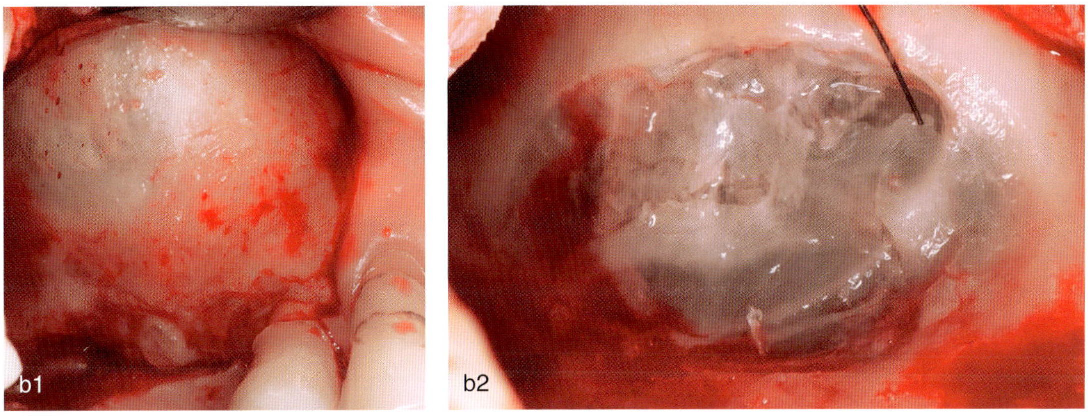

图7-10　右侧上颌窦底提升，Ⅲ类黏骨膜穿孔（续）
b. 术中照片。b1. 翻黏骨膜瓣，暴露术区。b2. 刮取骨屑之后，用钨钢球钻和金刚砂球钻制备薄片式岛状骨窗。

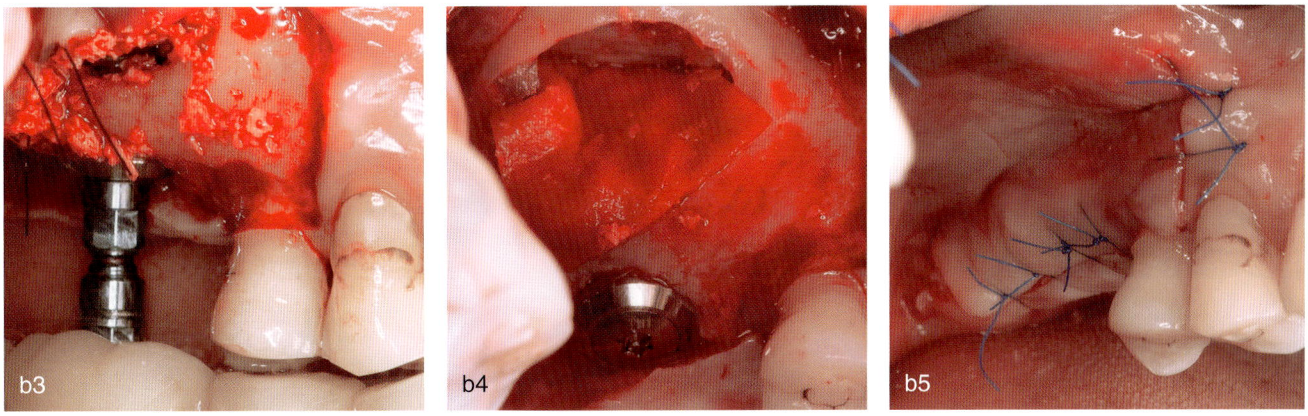

图7-10　右侧上颌窦底提升，Ⅲ类黏骨膜穿孔（续）
b. 术中照片。b3. 用生物可吸收性胶原膜和膜片状浓缩生长因子（CGF）修补黏骨膜穿孔之后，植入骨增量材料和软组织水平锥柱状种植体。b4. 反折胶原膜，覆盖骨窗。b5. 无张力创口关闭。

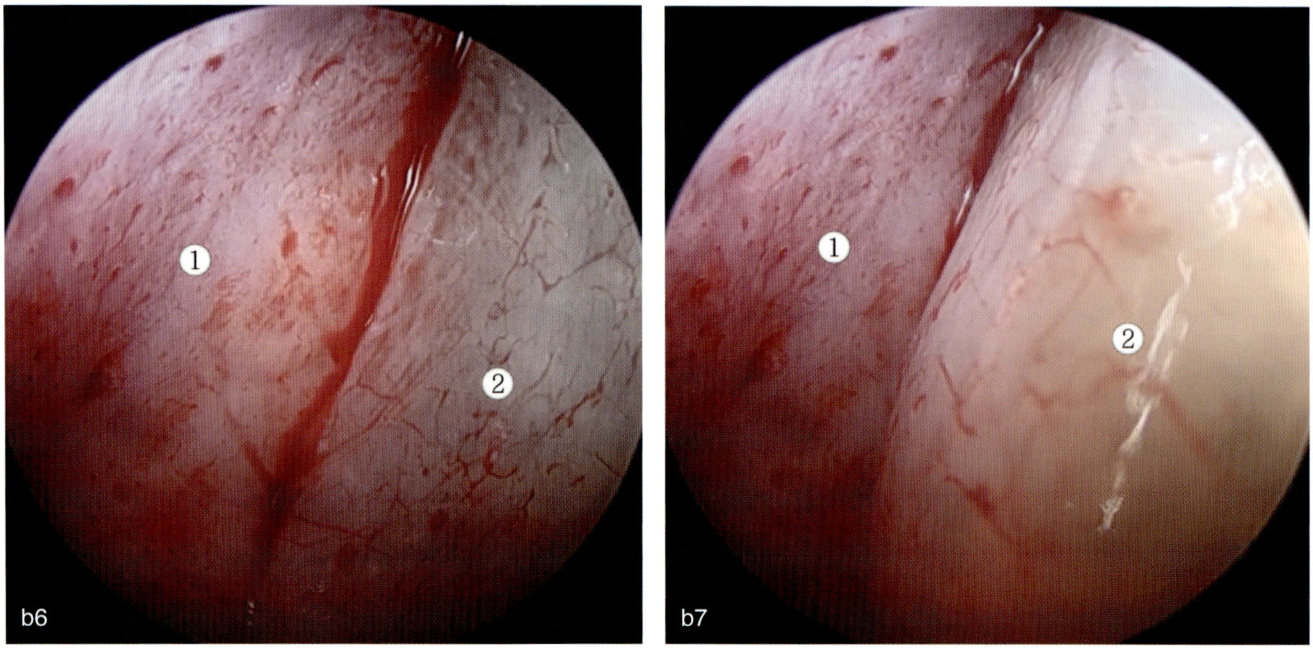

图7-10　右侧上颌窦底提升，Ⅲ类黏骨膜穿孔（续）
b．术中照片，电子内镜检查。b6．窦底黏骨膜剥离顺利，骨膜完整，伴随呼吸上下扇动。吸气时，黏骨膜上提。b7．呼气时，黏骨膜下降。1. 窦底骨壁；2. 窦底黏骨膜。

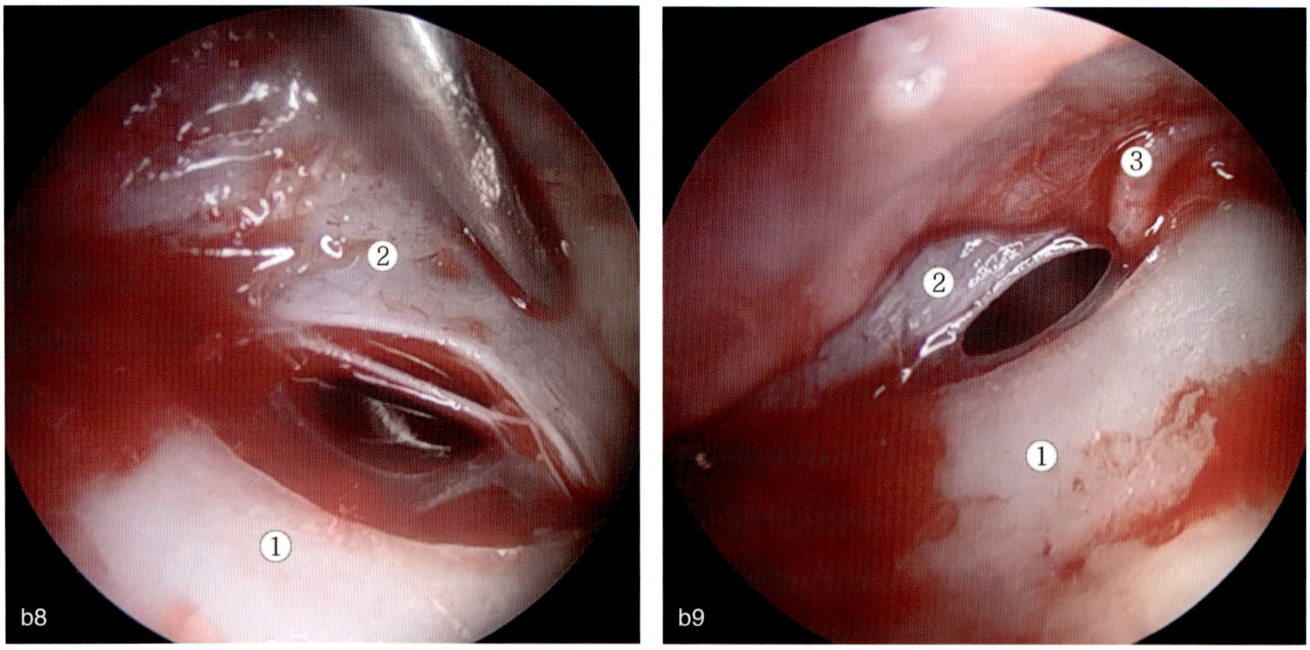

图7-10　右侧上颌窦底提升，Ⅲ类黏骨膜穿孔（续）
b．术中照片，电子内镜检查。b8．剥离深部（窦底腭侧）黏骨膜时，突然发生黏骨膜破裂。用剥离子顶起黏骨膜，可见呈椭圆形的裂口。b9．将生物可吸收性胶原膜置于窦底。1. 窦底骨壁；2. 窦底黏骨膜；3. 胶原膜。

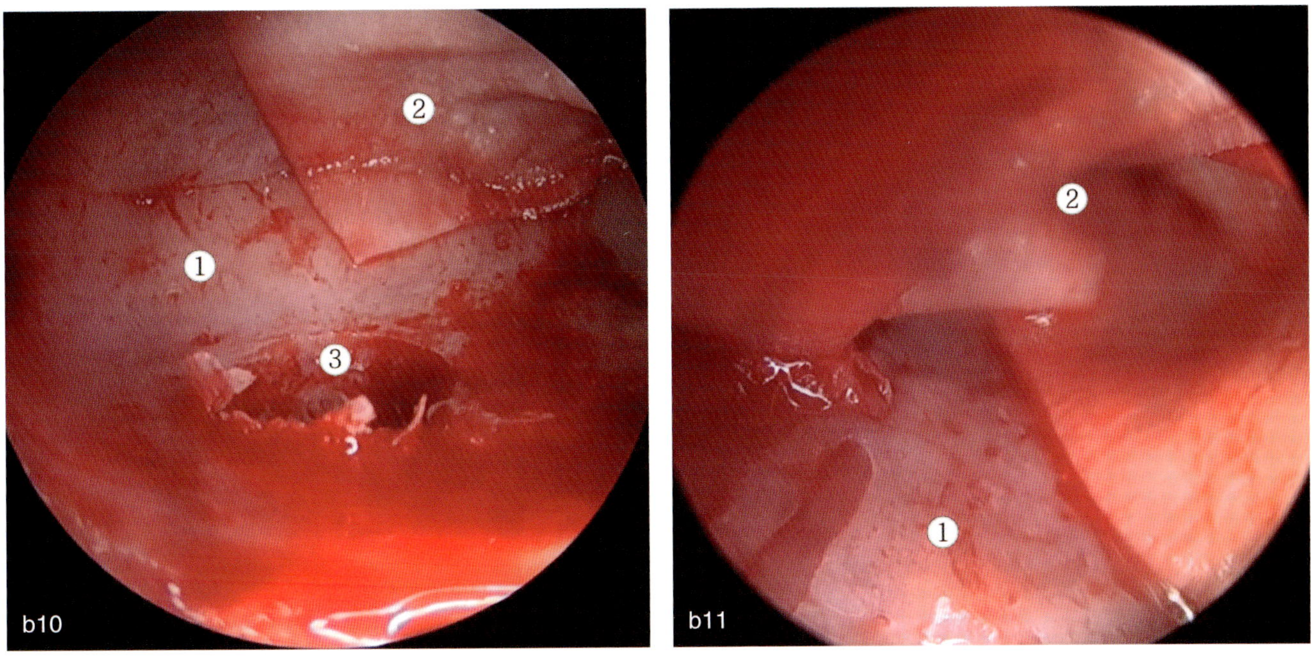

图7-10　右侧上颌窦底提升，Ⅲ类黏骨膜穿孔（续）
b. 术中照片，电子内镜检查。b10. 将置于窦底的生物可吸收性胶原膜向下延伸，覆盖黏骨膜穿孔。b11. 再植入第二层胶原膜，加强对穿孔的封堵。1. 窦底骨壁；2. 胶原膜；3. 种植窝。

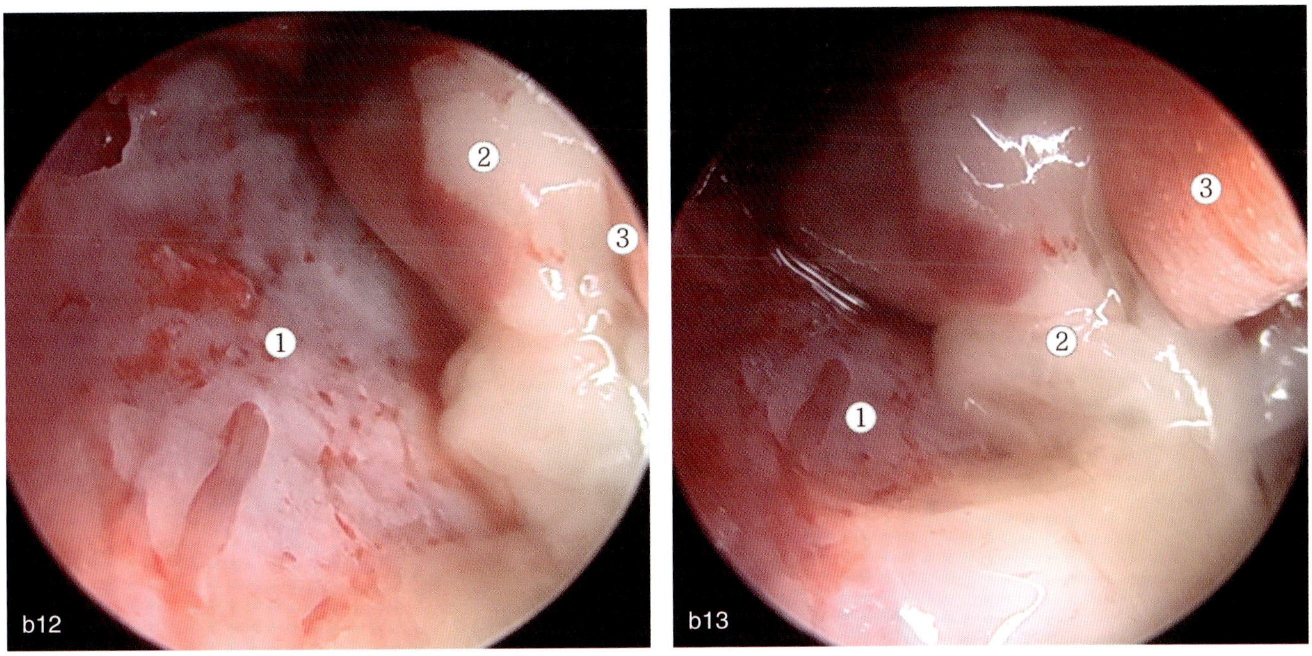

图7-10　右侧上颌窦底提升，Ⅲ类黏骨膜穿孔（续）
b. 术中照片，电子内镜检查。b12，b13. 近距离观察窦底，窦底并不平坦。在生物可吸收性胶原膜与窦底的交界处，植入膜片状浓缩生长因子（CGF），加强胶原膜的稳定性。1. 窦底骨壁；2. 膜片状浓缩生长因子（CGF）；3. 胶原膜。

位于骨内，最终植入扭矩 > 35Ncm。将植入窦底的生物可吸收性胶原膜反折，覆盖骨窗和骨增量材料，复位黏骨膜瓣，无张力创口初期关闭（图7-10b）。

术后静脉滴注克林霉素5天，每天1次，每次0.6g；静脉滴注地塞米松注射液3天，每天1次，每次10mg；呋麻滴鼻液滴鼻5天，每天2次；复方葡萄糖酸氯己定含漱液含漱，每天3次，直至10天后拆线。

术后即刻CBCT检查可见骨增量材料充分包绕种植体，窦腔内无积液。窦底黏骨膜轻度增厚，可能源于黏骨膜水肿或植入的膜片状浓缩生长因子（CGF）及胶原膜所形成的影像学表现（图7-10c）。

6个月后进入修复程序。CBCT检查可见新骨充分包绕种植体，窦底帐篷样隆起，黏骨膜无增厚（图7-10d）。通过软组织环切暴露种植体，种植体的ISQ平均值为84。戴入螺钉固位的全瓷修复体（Variobase基台）后的口内照片及根尖放射线片显示修复体与种植体密合，种植体周围骨高度稳定（图7-10e）。

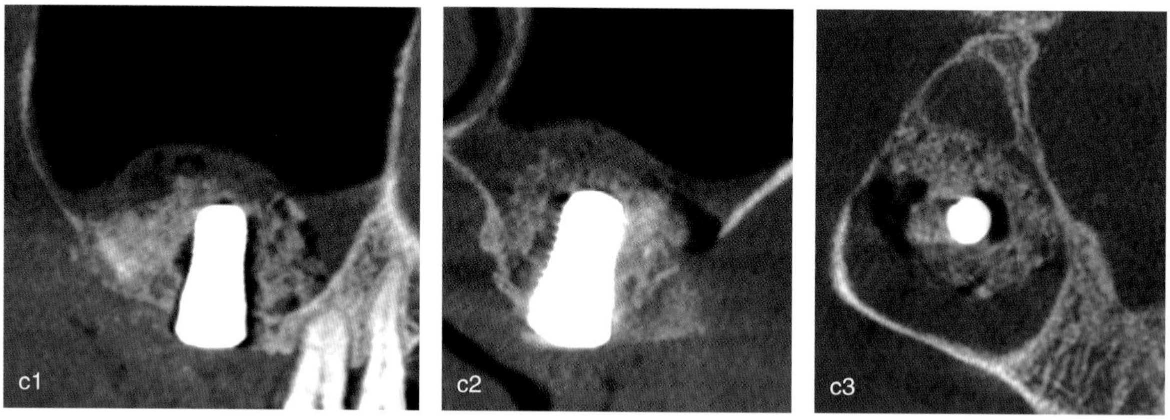

图7-10　右侧上颌窦底提升，Ⅲ类黏骨膜穿孔（续）
c. 术后即刻上颌右侧CBCT扫描。依次为沿后牙牙弓的近远中向断层（c1）、第一磨牙位点种植体的颊舌向断层（c2）和种植体根端的水平向断层（c3）。骨增量材料向窦内帐篷样隆起，窦底黏骨膜增厚约为4mm。

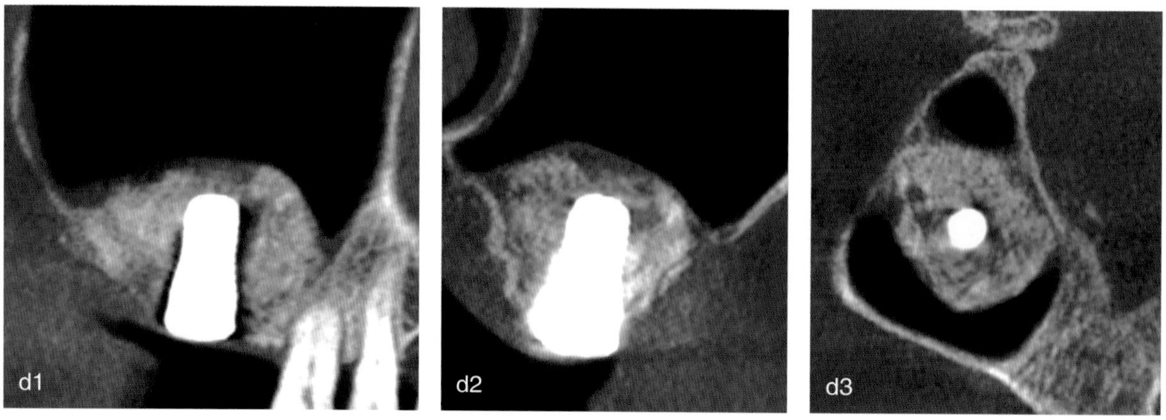

图7-10　右侧上颌窦底提升，Ⅲ类黏骨膜穿孔（续）
d. 术后6个月的上颌右侧CBCT扫描。依次为沿后牙牙弓的近远中向断层（d1）、第一磨牙位点种植体的颊舌向断层（d2）和种植体根端的水平向断层（d3）。窦底呈帐篷样隆起，新骨充分包绕种植体，侧壁开窗处也已经皮质骨化，黏骨膜无增厚。

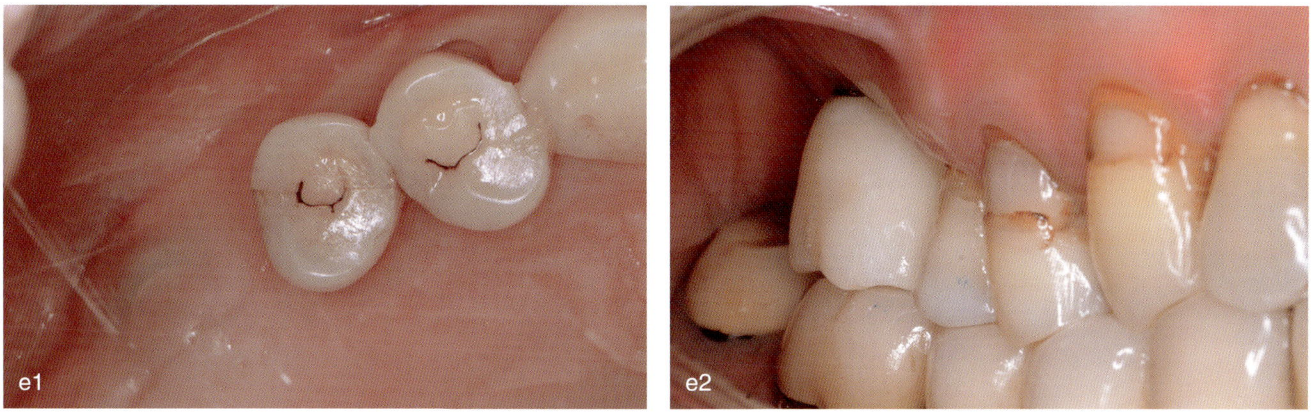

图7-10　右侧上颌窦底提升，Ⅲ类黏骨膜穿孔（续）
e. 种植体植入6个月后，进入修复程序。e1. 二期术前的𬌗面观，软组织愈合良好。e2. 戴入螺钉固位的全瓷修复体的颊侧观，与对颌牙之间的𬌗关系良好。

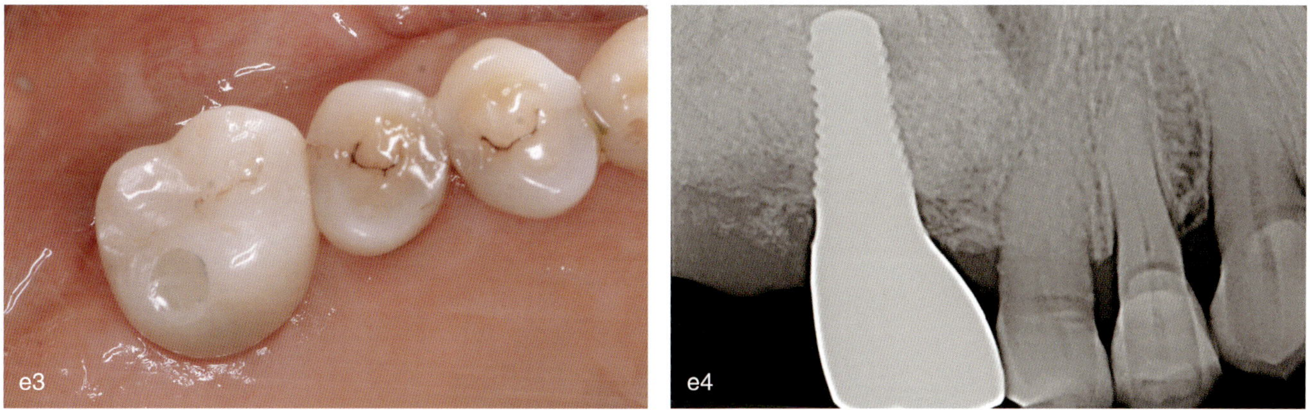

图7-10　右侧上颌窦底提升，Ⅲ类黏骨膜穿孔（续）
e. 种植体植入6个月后，进入修复程序。e3. 戴入螺钉固位的全瓷修复体的𬌗面观，螺钉通道位置欠佳，位于远中的腭侧。e4. 戴入修复体后即刻拍摄的根尖放射线片显示修复体与种植体密合。

讨论

本病例的黏骨膜穿孔发生于窦底黏骨膜剥离过程之中，位于腭鼻隐窝下方窦底的腭侧，为Ⅲ类黏骨膜穿孔。由于穿孔的位置较深、并且黏骨膜菲薄，无法将穿孔下方的黏骨膜从窦底骨壁剥离，因而不可能通过缝合黏骨膜来缩小或关闭穿孔。所幸的是，尽管黏骨膜穿孔长达12mm，但穿孔的位置远离种植窝，所以用胶原膜覆盖穿孔及其周围的黏骨膜时不会影响到种植窝（图7-10b10）。本病例也使用了膜片状浓缩生长因子（CGF），但笔者认为这只是辅助手段。

尽管术中发生了黏骨膜穿孔，但依然获得了理想的骨增量效果，除去与有效的黏骨膜穿孔修复相关之外，也与所使用混合性骨增量材料（自体骨骨屑与去蛋白牛骨矿物质的混合物）有关，获得了稳定的窦底骨增量轮廓和新骨质量，种植体的ISQ平均值为84。

外科程序：宿玉成、田佳；修复程序：田佳；术中摄像和照相：陶丹；手术配合：陶丹、刘敏、吴利利；放射线诊断程序：苑秋华、王倩；病例完成时间：2019年

病例之四：上颌窦底提升，Ⅲ类黏骨膜穿孔

68岁女性患者，上颌右侧第二前磨牙和第一磨牙缺失1年余，现要求种植修复。

患者一般状态良好，无全身系统性疾病史，不吸烟、不饮酒，无口腔副功能习惯，有青霉素过敏史。1年前因上颌右侧第一前磨牙和第一磨牙支持式三单位金属烤瓷修复体松动，拔除了Ⅲ度松动的第一磨牙。拔牙前的CBCT扫描显示第一磨牙腭根根方的窦底骨板已经完全被破坏，与上颌窦底贯通，上颌窦底周围的黏骨膜显著增厚（图7-11a）。拔牙后复诊显示，拔牙窝愈合良好，未发生口腔上颌窦瘘。

本次就诊的CBCT扫描显示窦底相对位置降低，牙槽嵴顶相对位置尚可，平坦型窦底、倾斜型牙槽嵴顶，Ⅳ类骨密度，窦底剩余骨高度不足，均<3.0mm，拔牙之前黏骨膜的显著增厚已经完全消失，窦腔内无渗出物。在第一磨牙位点腭根位置可见贯通牙龈与窦底的“瘘管样”骨缺损，直径约为1.7mm。上颌窦侧

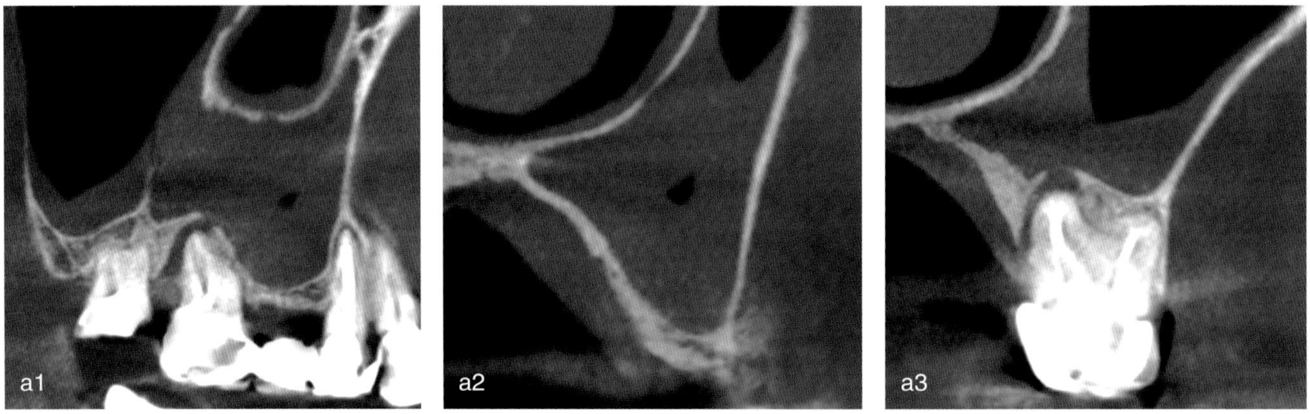

图7-11　右侧上颌窦底提升，Ⅲ类黏骨膜穿孔
a. 1年前拔牙时的CBCT扫描。依次为上颌右侧后牙的近远中向断层（a1）、第二前磨牙（a2）和第一磨牙（a3）位点的颊舌向断层。第一磨牙腭根根方的窦底骨板已经完全被破坏，与上颌窦底贯通，上颌窦底周围的黏骨膜显著增厚。

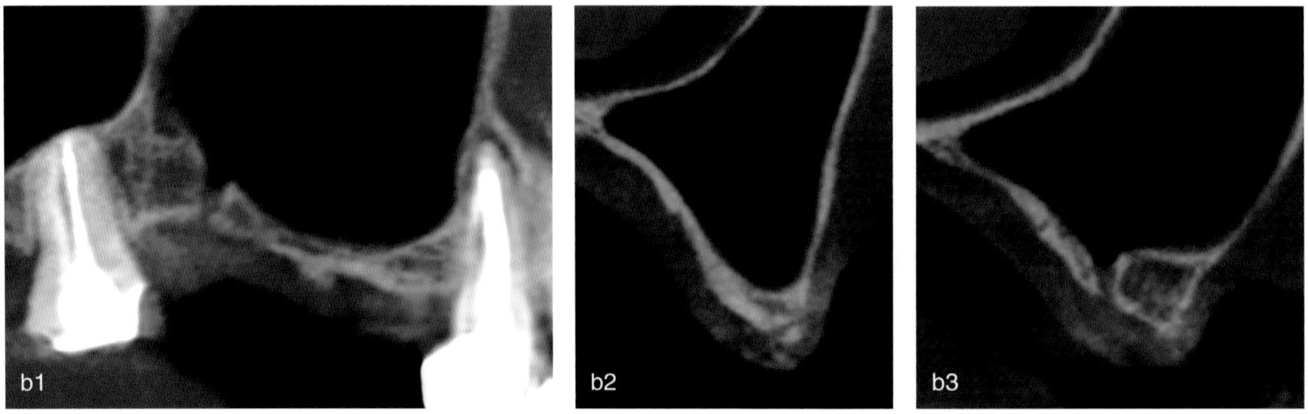

图7-11　右侧上颌窦底提升，Ⅲ类黏骨膜穿孔（续）
b. 术前检查。CBCT扫描。依次为上颌右侧后牙的近远中向断层（b1）、第二前磨牙（b2）和第一磨牙（b3）位点的颊舌向断层。窦底剩余骨高度<3.0mm，窦底黏骨膜无增厚。在第一磨牙位点腭根位置可见贯通牙龈与窦底的骨缺损，直径约为1.7mm。

壁菲薄，厚度＜0.5mm（图7–11b1～b3）。口腔检查可见上颌右侧第二前磨牙和第一磨牙缺失，第一前磨牙和第二磨牙为金属烤瓷冠修复体，口腔卫生良好，附着龈、𬌗龈距离及颌位关系尚可（图7–11b4）。

综上所述，本病例为上颌后部Ⅲ型骨缺损，治疗方案为侧壁开窗上颌窦底提升联合牙槽嵴侧壁水平向骨增量，同期种植，9个月后修复。因为窦底存在“瘘管样”骨缺损，预计将发生Ⅲ类黏骨膜穿孔。

行盐酸阿替卡因骨膜上浸润麻醉，在缺牙位点做牙槽嵴顶略偏腭侧的水平向切口以及第一前磨牙近中和第二磨牙远中的两个垂直向松弛切口。翻黏骨膜瓣，暴露骨壁。用钨钢球钻、金刚砂球钻开窗，形成薄片式岛状骨窗。剥离窦底黏骨膜，至第一磨牙位点腭根位置时，可见黏骨膜穿孔和窦底骨壁的圆孔状骨缺损。先用膜片状浓缩生长因子（CGF）覆盖黏骨膜穿孔，覆盖范围要超过黏骨膜穿孔边缘3.0mm以上。然后再覆盖生物可吸收性胶原膜（Bio–Gide，

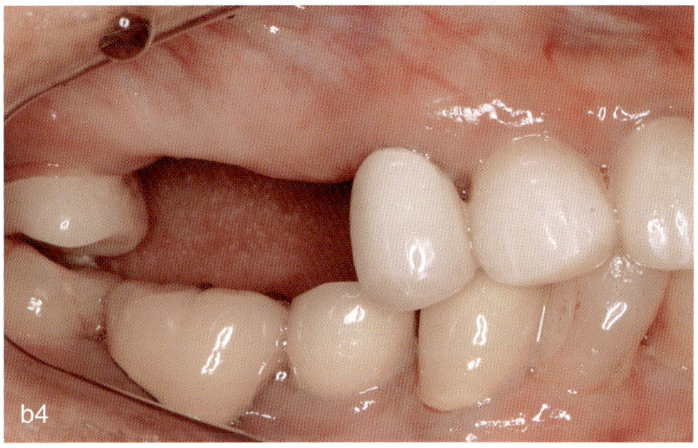

图7–11 右侧上颌窦底提升，Ⅲ类黏骨膜穿孔（续）
b. 术前检查。b4. 口内照片，颊侧观。上颌右侧第二前磨牙和第一磨牙缺失，𬌗龈距离及颌位关系尚可。

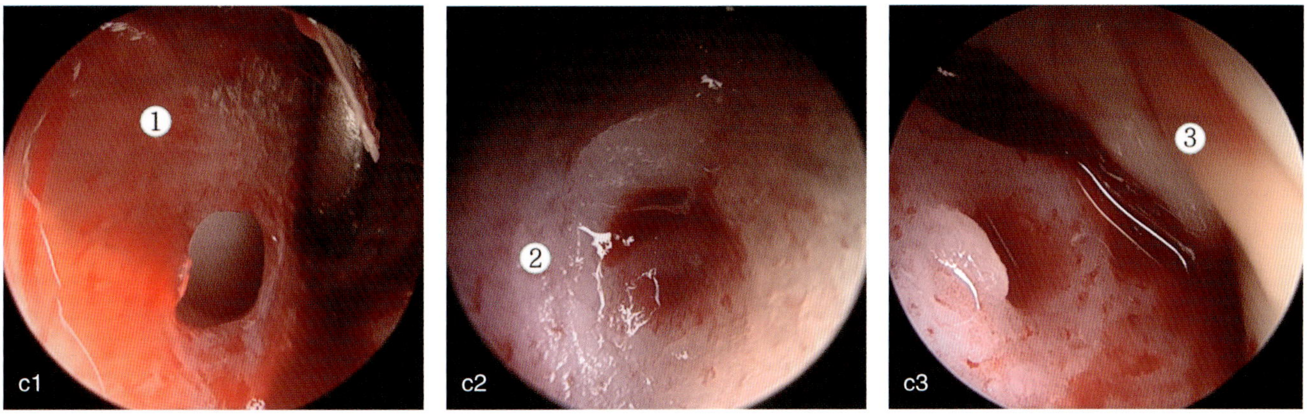

图7–11 右侧上颌窦底提升，Ⅲ类黏骨膜穿孔（续）
c. 术中照片，电子内镜检查。c1. 剥离窦底黏骨膜，在第一磨牙位点腭根处的黏骨膜穿孔，穿孔周围的黏骨膜从窦底充分剥离。c2. 第一磨牙位点腭根处窦底骨壁的圆孔状骨缺损。c3. 用膜片状CGF覆盖黏骨膜穿孔。1. 黏骨膜；2. 窦底骨壁；3. 膜片状CGF。

Geistlich，瑞士）。用术区收集的血液调拌2.0g粗细颗粒混合的去蛋白牛骨矿物质（Bio-Oss，Geistlich，瑞士），两步法骨增量。在第二前磨牙和第一磨牙位点预备种植窝，在第二前磨牙位点种植窝发生开窗式和裂开式骨缺损、在第一磨牙位点发生开窗式骨缺损。在提升空间内初次植入骨增量材料。在两个种植窝内分别植入直径4.1mm、平台直径4.8mm、长度10mm、光滑颈部高度1.8mm的软组织水平锥柱状种植体（TL，TE，SLActive，TiZr，Straumann，瑞士），部分光滑颈部均位于骨内，种植体相互平行，与对颌牙呈尖窝相对的理想位置关系。第二前磨牙和第一磨牙位点种植体的最终植入扭矩分别为10Ncm和20Ncm。在窦底骨增量完成之后，在牙槽嵴侧壁进行水平向骨增量，先用修补窦底黏骨膜穿孔的胶原膜向骨窗外反折，覆盖骨窗和骨增量材料，并用膜钉固定。再覆盖另一层胶原膜，同样用膜钉固定。复位黏骨膜瓣，无张力创口初期关闭，潜入式愈合（图7-11c）。

术后即刻CBCT扫描显示提升后的窦底骨高度在第二前磨牙位点略高于种植体根尖、第一磨牙位点与种植体根尖平齐，颊侧的骨增量厚度＞2mm，窦腔内可见大量的积液（图7-11d）。

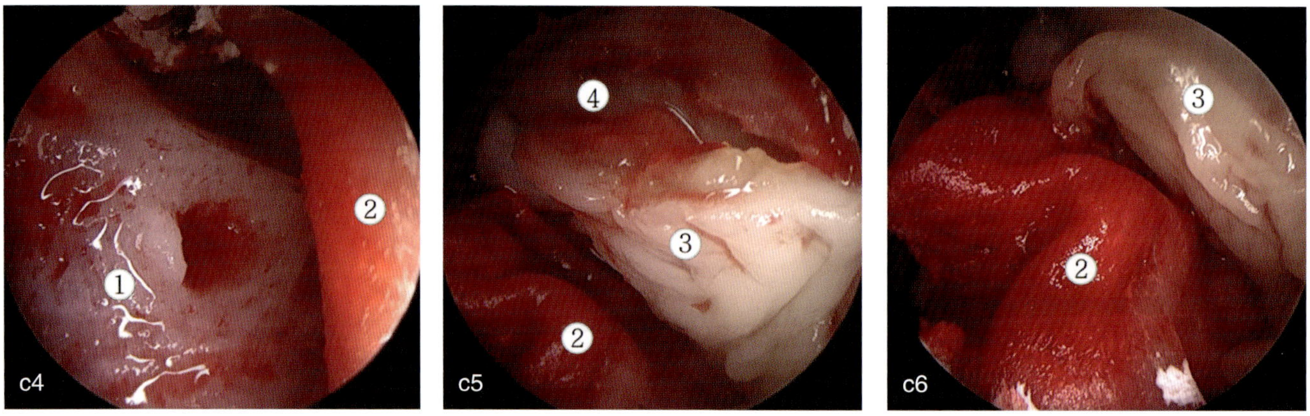

图7-11　右侧上颌窦底提升，Ⅲ类黏骨膜穿孔（续）

c. 术中照片，电子内镜检查。c4. 再用胶原膜覆盖膜片状CGF，形成了窦底提升空间。c5，c6. 种植窝预备完成之后、在植入种植体之前，将胶原膜翻开，可见膜片状CGF的位置无变化。1. 窦底骨壁；2. 胶原膜；3. 膜片状CGF；4. 提升之后的窦底黏骨膜。

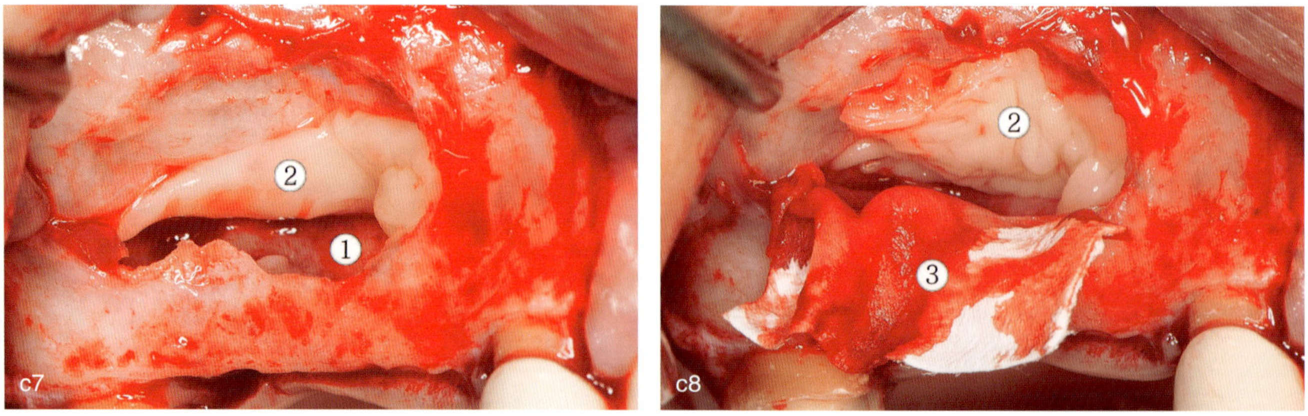

图7-11　右侧上颌窦底提升，Ⅲ类黏骨膜穿孔（续）

c. 术中照片。c7. 用膜片状CGF覆盖黏骨膜穿孔。c8. 种植窝预备完成之后、在植入种植体之前，将胶原膜翻开，可见膜片状CGF的位置无变化。1. 窦底骨壁；2. 膜片状CGF；3. 胶原膜。

术后静脉滴注克林霉素5天，每天1次，每次0.6g；静脉滴注地塞米松注射液3天，每天1次，每次10mg；复方葡萄糖酸氯己定含漱液含漱，每天3次。

术后9个月时做二期手术。CBCT扫描显示提升后的窦底骨高度稳定，黏骨膜无增厚，窦腔内无渗出物（图7-11e）。通过软组织环切暴露种植体，两颗种植体的ISQ平均值均为67。制作两颗种植体独立支持式螺钉固位的全瓷修复体（图7-11f1～f3）。戴入修复体后的根尖放射线片显示种植体周围骨高度理想，修复体与种植体密合（图7-11f4）。

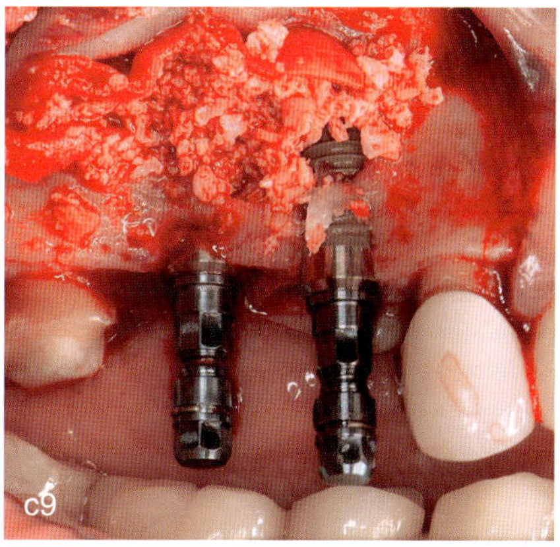

图7-11　右侧上颌窦底提升，Ⅲ类黏骨膜穿孔（续）
c．术中照片。c9．颊侧观。初步骨增量之后，植入两颗软组织水平锥柱状种植体，三维位置理想，种植体颊侧骨缺损。

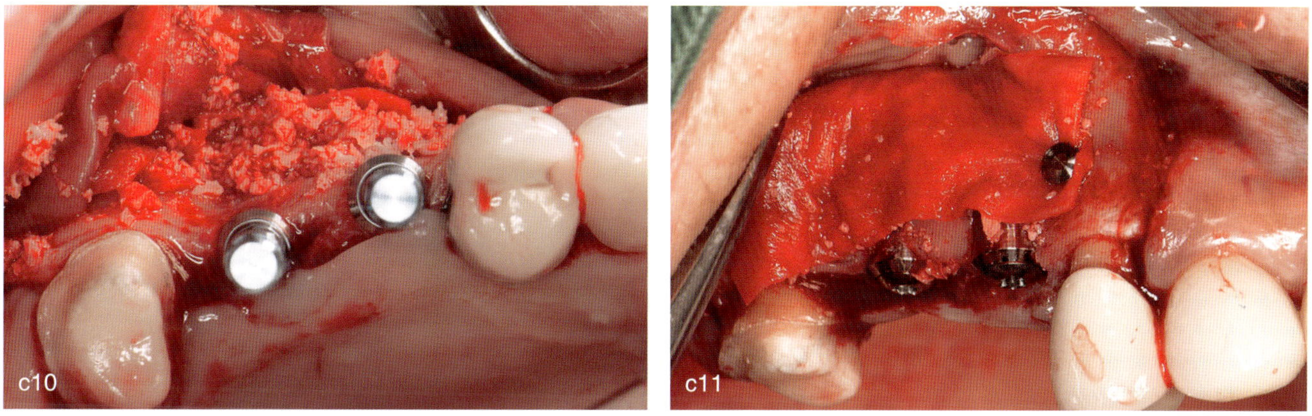

图7-11　右侧上颌窦底提升，Ⅲ类黏骨膜穿孔（续）
c．术中照片。c10．殆面观，再次骨增量。种植体颊侧进一步植入骨代用品，完成水平向骨增量。c11．将修补窦底黏骨膜穿孔的胶原膜反折，覆盖骨窗和骨增量材料，用膜钉固定。

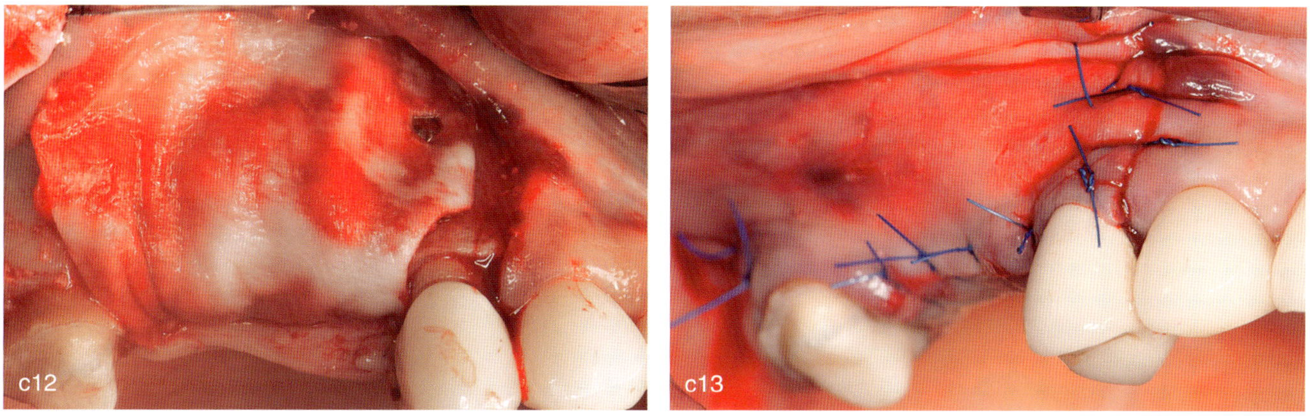

图7-11　右侧上颌窦底提升，Ⅲ类黏骨膜穿孔（续）
c．术中照片。c12．覆盖另一层生物可吸收性胶原膜，用膜钉固定。c13．切断黏骨膜瓣蒂部的骨膜层，对黏骨膜瓣充分减张，复位黏骨膜瓣，无张力创口初期关闭，种植体潜入式愈合。

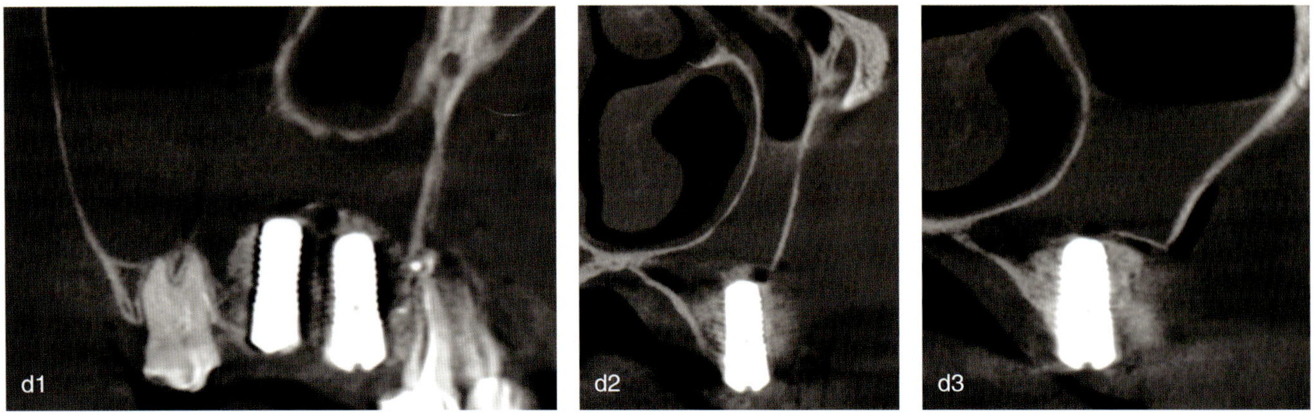

图7-11 右侧上颌窦底提升，Ⅲ类黏骨膜穿孔（续）
d. 术后即刻CBCT扫描。依次为上颌右侧后牙的近远中向断层（d1）、第二前磨牙（d2）和第一磨牙（d3）位点的颊舌向断层。骨增量材料充分包绕种植体，颊侧骨增量宽度＞2mm，上颌窦底有大量积液。

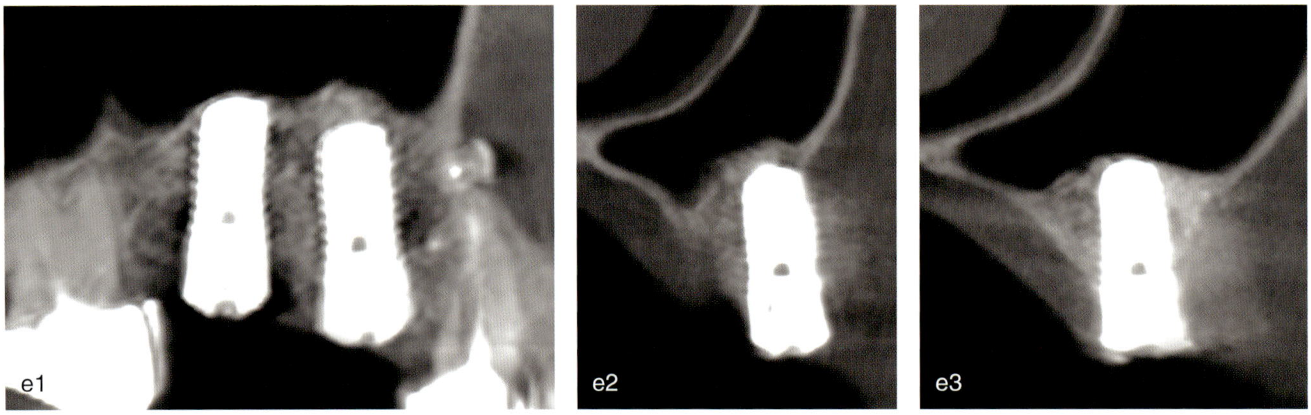

图7-11 右侧上颌窦底提升，Ⅲ类黏骨膜穿孔（续）
e. 术后9个月时的CBCT扫描。依次为上颌右侧后牙的近远中向断层（e1）、第二前磨牙（e2）和第一磨牙（e3）位点的颊舌向断层。窦底骨高度无变化，新骨质量良好，骨增量材料充分包绕种植体，颊侧骨增量宽度略有下降，窦底黏骨膜无增厚。

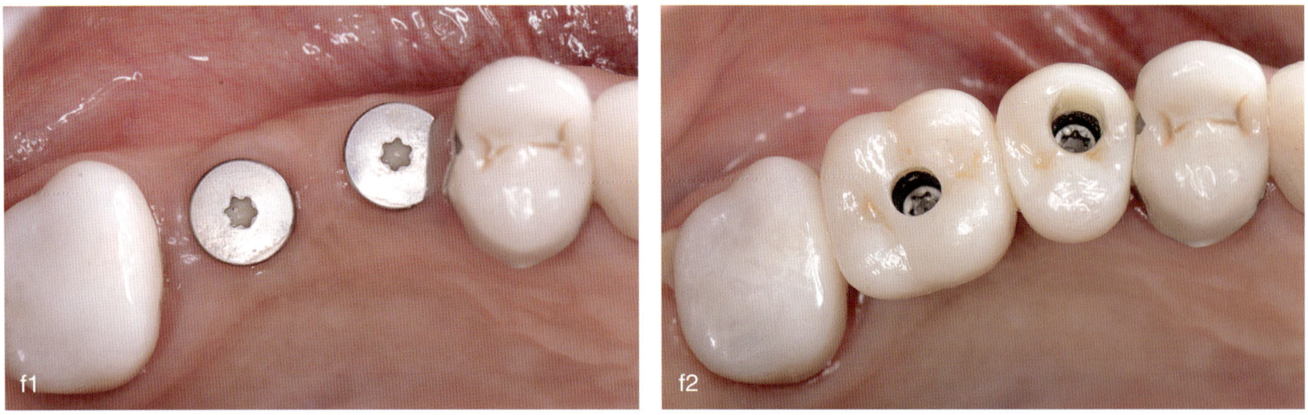

图7-11 右侧上颌窦底提升，Ⅲ类黏骨膜穿孔（续）
f. 修复程序。f1. 殆面观。术后9个月时进行二期手术，戴入2mm高的愈合帽。2周后，种植体周围软组织良好。f2. 殆面观。戴入两颗种植体独立支持式螺钉固位的全瓷修复体。

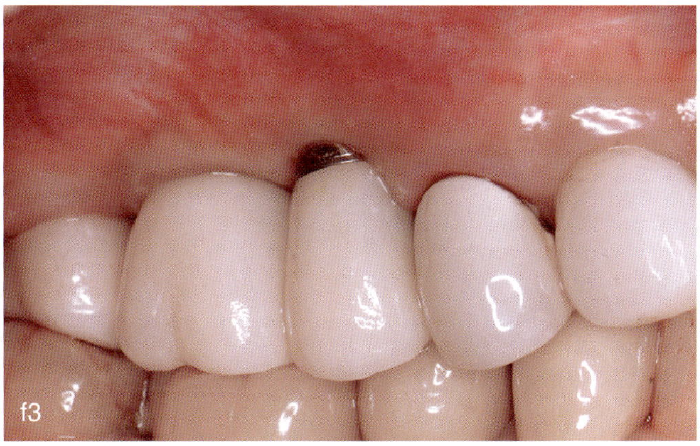

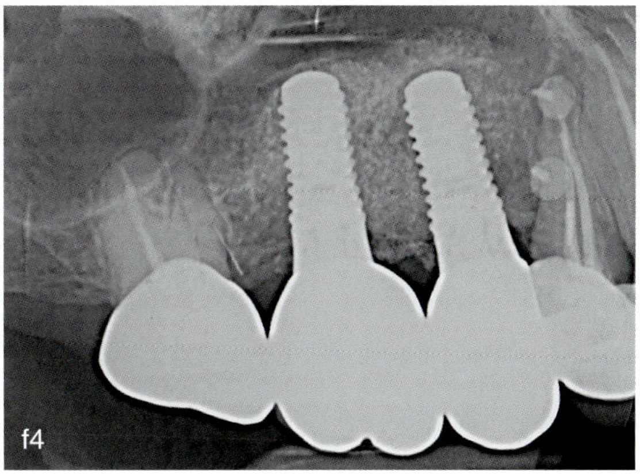

图7-11　右侧上颌窦底提升，Ⅲ类黏骨膜穿孔（续）

f. 修复程序。f3. 颊侧观。种植体周围软组织质量尚可，但第二前磨牙位点种植体颊侧的骨弓轮廓欠丰满，龈缘位于种植体平台根方。f4. 戴入修复体后的根尖放射线片。种植体周围骨高度理想，修复体与种植体密合。

讨论

本病例为上颌后部Ⅲ型骨缺损，治疗程序为侧壁开窗上颌窦底提升联合牙槽嵴侧壁水平向骨增量，同期植入种植体，笔者认为本病例存在如下可商榷之处。

关于黏骨膜穿孔的处理

因为术前存在窦底皮质骨贯通性缺损，意味着窦底黏骨膜穿过骨缺损与牙龈“粘连”，窦底黏骨膜穿孔不可避免。黏骨膜穿孔在5～10mm之间，生物可吸收性胶原膜联合膜片状浓缩生长因子（CGF）或单独使用胶原膜均可获得黏骨膜穿孔的理想修复效果。本病例，采用了前者，在术后9个月二期手术时，可见窦底骨高度稳定，窦底黏骨膜无增厚，获得了理想的窦底骨增量效果。但是，因为植入窦内的骨增量材料量不足，未形成更加完美的帐篷样隆起。

关于骨增量材料与骨增量效果

本病例上颌窦侧壁的厚度＜0.5mm，无法刮取自体骨骨屑，也未从其他部位获取自体骨，只是单纯地植入了骨代用品，可能导致了如下问题：①两颗种植体的ISQ平均值均为67。尽管种植体继发稳定性尚可，但在笔者团队的类似病例中ISQ平均值依然偏低。②尽管种植体近远中向骨高度稳定，但水平向骨增量材料存在部分吸收，导致颊侧骨弓轮廓欠佳，第二前磨牙龈缘退缩。无疑，这种水平向的不利型骨缺损，使血管原细胞和骨原细胞的长入受到影响。在愈合阶段，由于未能混合含血的自体骨骨屑，骨代用品缺乏自体骨的骨生成和骨诱导机制，既影响了新骨形成质量，也导致种植体颊侧部分骨代用品吸收。由此，提示此类病例应当重视骨代用品与自体骨的联合应用。

外科程序：宿玉成、皮雪敏；修复程序：汪霞；术中摄像和照相：陶丹；手术配合：陶丹、刘敏、吴利利；放射线诊断程序：苑秋华、王倩；病例完成时间：2020年

病例之五：上颌窦底提升，Ⅲ类黏骨膜穿孔

42岁男性患者，在严重牙周病序列治疗之后转诊我院，寻求松动牙的种植治疗。

患者一般状态良好，无全身系统性疾病史，不吸烟、不饮酒，实验室检查无异常。CBCT检查可见上颌左侧尖牙、前磨牙和磨牙的牙槽嵴广泛吸收，上颌窦存在显著的黏骨膜增厚（图7-12a1～a3）。口腔内检查可见左侧尖牙、前磨牙和磨牙Ⅲ度松动，探诊深度深达根尖，探诊有少量溢脓。在尖牙根尖近中及第二前磨牙根尖远中分别存在瘘管，探诊远中瘘管时可见大量黏稠的脓液溢出（图7-12a4，a5）。

拔除上颌左侧尖牙、前磨牙和磨牙6个月后进行左侧上颌窦底骨增量。口腔内检查可见侧切牙无松动，但牙龈退缩，磨牙区殆龈距离明显增大。CBCT检查可见上颌窦黏骨膜的增厚影像已经完全消失，窦

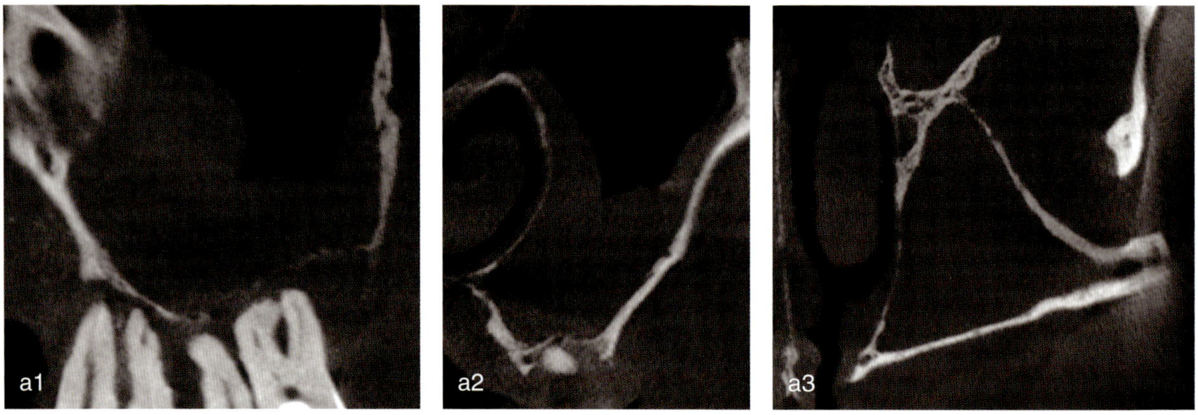

图7-12　左侧上颌窦底提升，Ⅲ类黏骨膜穿孔

a. 拔牙之前的检查，上颌左侧CBCT扫描。a1. 沿后牙牙弓的近远中向断层。a2. 沿前磨牙区的颊舌向断层。a3. 沿上颌窦腭鼻隐窝的水平面断层。尖牙至第一磨牙周围牙槽骨完全丧失，窦底存在大量的密度增高影像，形状不规则，窦底剩余骨菲薄。

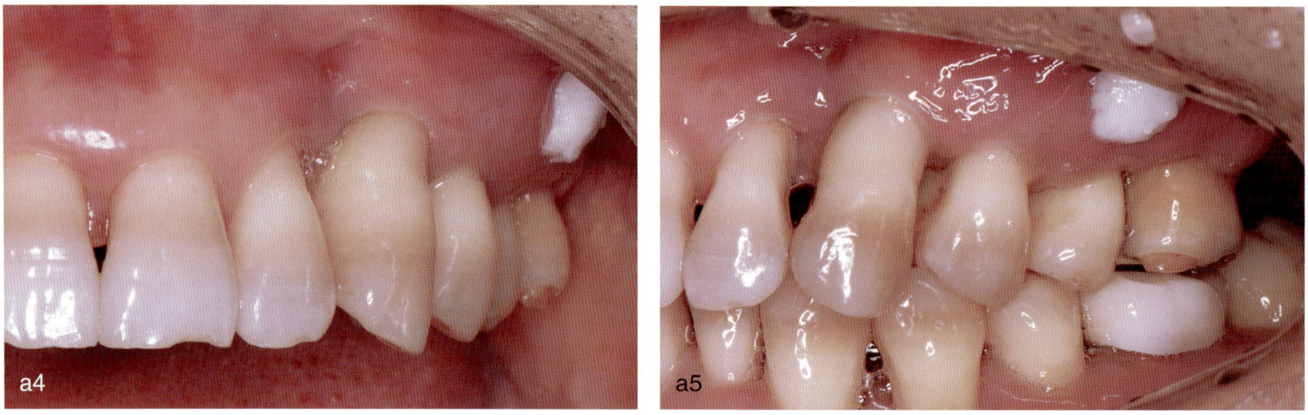

图7-12　左侧上颌窦底提升，Ⅲ类黏骨膜穿孔（续）

a. 拔牙之前的检查，口内照片。a4. 正面观。a5. 侧面观。侧切牙和尖牙的龈缘、龈乳头退缩，在尖牙根尖近中、第二前磨牙根尖远中存在两个瘘管，探诊远中瘘管后可见大量黏稠的脓液溢出。

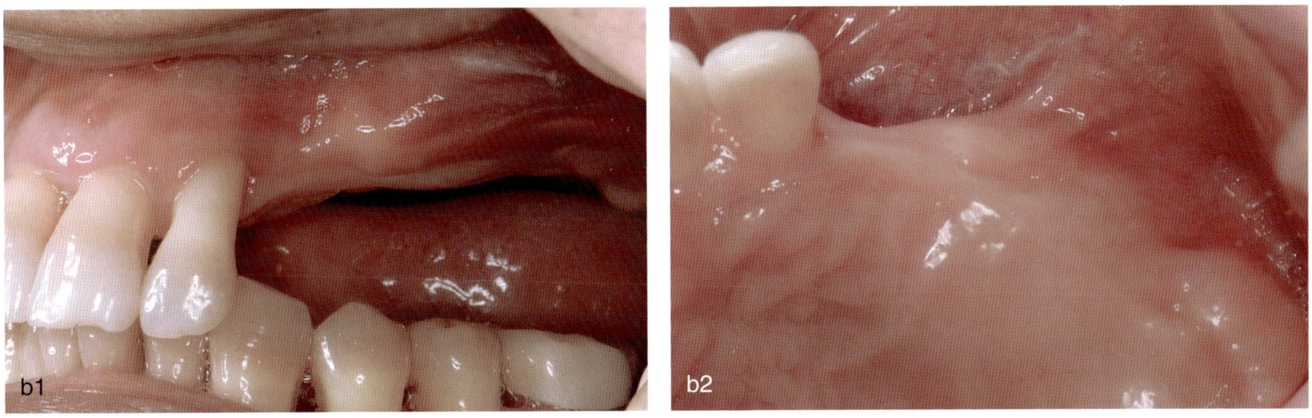

图7–12　左侧上颌窦底提升，Ⅲ类黏骨膜穿孔（续）
b. 上颌窦底提升的术前检查，口内照片。b1. 侧面观。b2. 殆面观。牙槽窝愈合良好，黏膜质量尚可。侧切牙牙龈退缩，第一前磨牙位点颊侧凹陷，磨牙区殆龈距离显著加大。

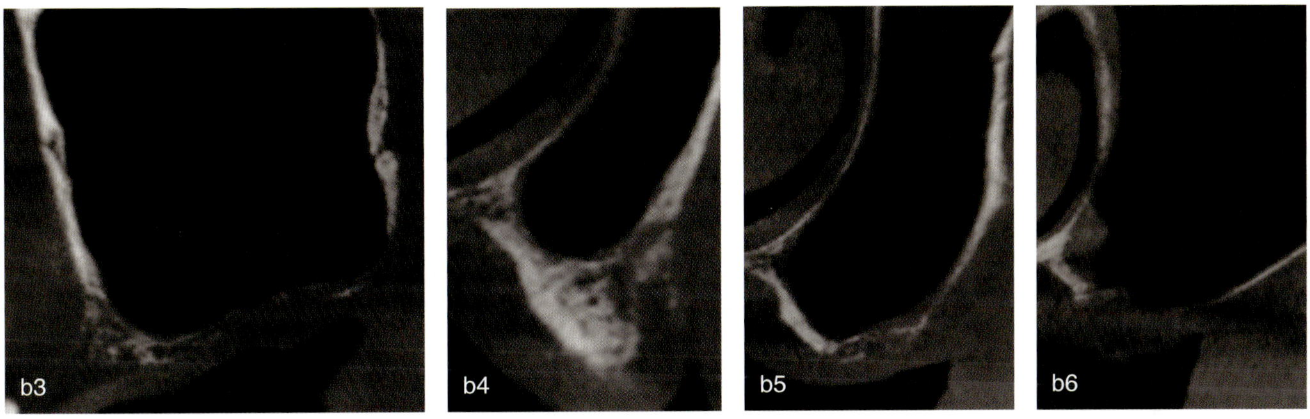

图7–12　左侧上颌窦底提升，Ⅲ类黏骨膜穿孔（续）
b. 上颌窦底提升的术前检查，CBCT扫描。依次为沿后牙牙弓的近远中向断层（b3）以及尖牙位点（b4）、第二前磨牙位点（b5）和第一磨牙位点（b6）的颊舌向断层。菲薄的窦底剩余骨、骨密度极低，在磨牙区牙槽嵴顶似乎存在骨缺损。

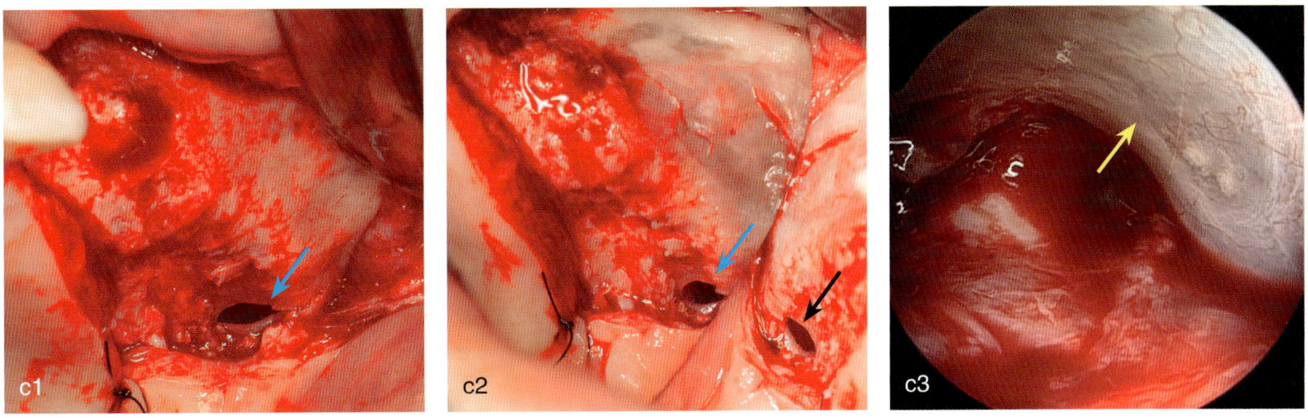

图7–12　左侧上颌窦底提升，Ⅲ类黏骨膜穿孔（续）
c. 上颌窦底提升的术中照片。c1. 翻黏骨膜瓣，可见磨牙区垂直向骨高度降低，远中窦底骨缺损，翻瓣时发生黏骨膜穿孔（蓝色箭头所示）。c2. 镜像照片。镜像中的黏骨膜穿孔（黑色箭头所示）。c3. 窦底黏骨膜菲薄（黄色箭头所示）。

底骨密度极低，窦底及外侧壁菲薄，磨牙位点窦底几乎没有骨存在（图7-12b）。

行盐酸阿替卡因骨膜上浸润麻醉，在缺牙位点做牙槽嵴顶略偏腭侧的水平向切口、侧切牙近中和第一磨牙远中的两个垂直向松弛切口。翻黏骨膜瓣时，发现磨牙位点的牙槽嵴顶存在骨缺损，发生了黏骨膜穿孔。用钨钢球钻和金刚砂球钻开窗，剥离穿孔周围和窦底黏骨膜，黏骨膜菲薄、呈淡蓝色。用25mm×25mm的生物可吸收性胶原膜（Bio-Gide，Geistlich，瑞士）覆盖穿孔及其周围的黏骨膜，在窦底、牙槽嵴顶和侧壁植入用从术区收集的血液调拌的2.5g粗细颗粒1：1混合的去蛋白牛骨矿物质（Bio-Oss，Geistlich，瑞士）。将植入窦底的生物可吸收性胶原膜向外反折，覆盖骨窗和骨增量材料，并用膜钉固定。精确切断黏骨膜瓣蒂部的骨膜层，对黏骨膜瓣充分减张，无张力创口关闭（图7-12c）。

术后静脉滴注克林霉素5天，每天1次，每次0.6g；静脉滴注地塞米松注射液3天，每天1次，每次

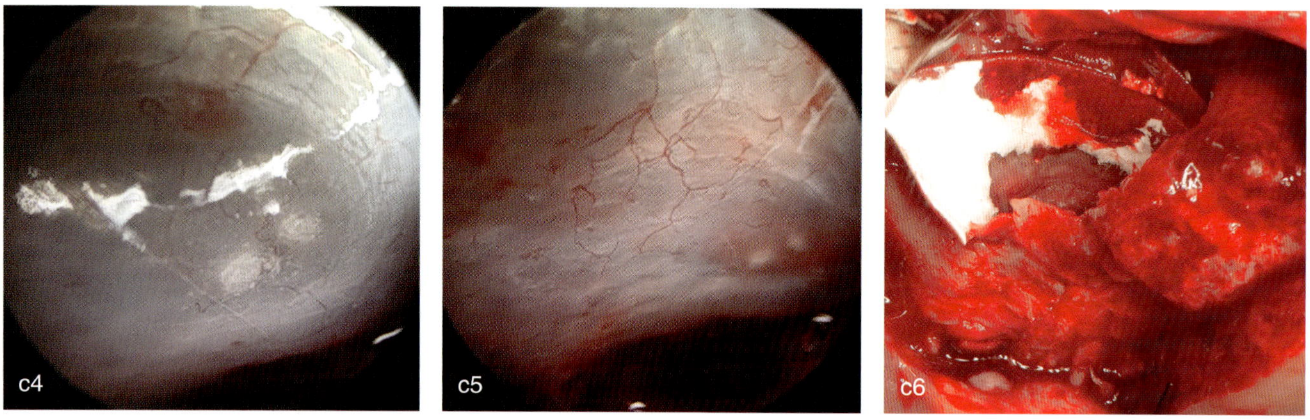

图7-12 左侧上颌窦底提升，Ⅲ类黏骨膜穿孔（续）
c. 上颌窦底提升的术中照片。c4，c5. 电子内镜检查，翻黏骨膜瓣，可见窦底黏骨膜菲薄、呈淡蓝色。c6. 窦底黏骨膜剥离完成之后，用生物可吸收性胶原膜覆盖窦底黏骨膜和黏骨膜穿孔。

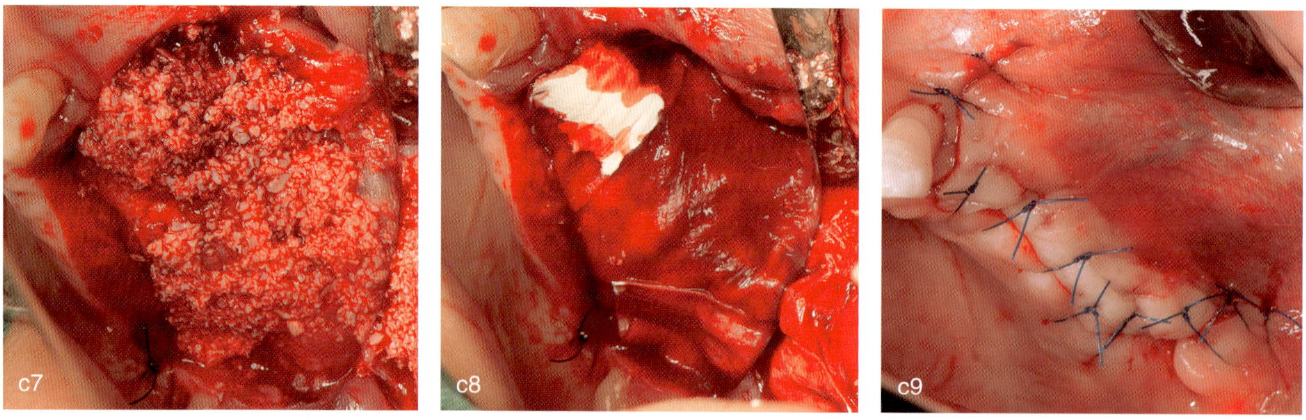

图7-12 左侧上颌窦底提升，Ⅲ类黏骨膜穿孔（续）
c. 上颌窦底提升的术中照片。c7. 在提升的窦底空腔内、牙槽嵴顶和侧壁植入粗细颗粒1：1混合的去蛋白牛骨矿物质。c8. 覆盖双层生物可吸收性胶原膜，并用膜钉固定。c9. 切断黏骨膜瓣基底的骨膜层，松弛黏骨膜瓣，无张力创口关闭。

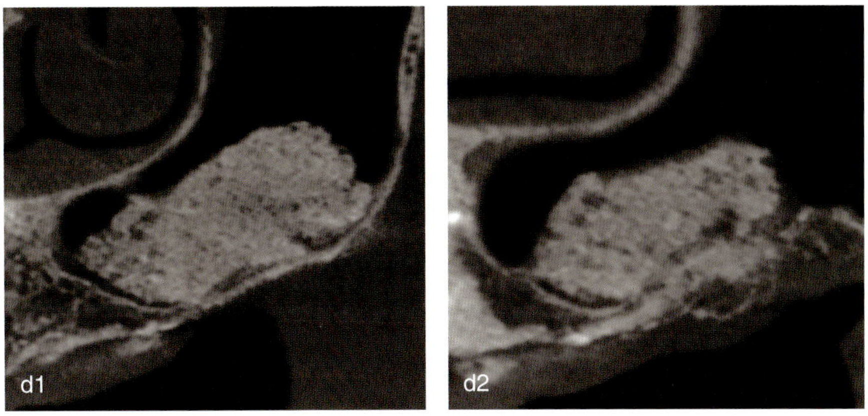

图7-12　左侧上颌窦底提升，Ⅲ类黏骨膜穿孔（续）

d. 上颌窦底提升12个月后的CBCT扫描。依次为沿后牙牙弓的近远中向断层（d1）和后牙牙弓的近远中向略偏腭侧的断层（d2）。窦底呈完美的帐篷样隆起，骨密度理想，牙槽嵴顶为皮质骨，窦底黏膜无增厚，窦腔内无渗出物。

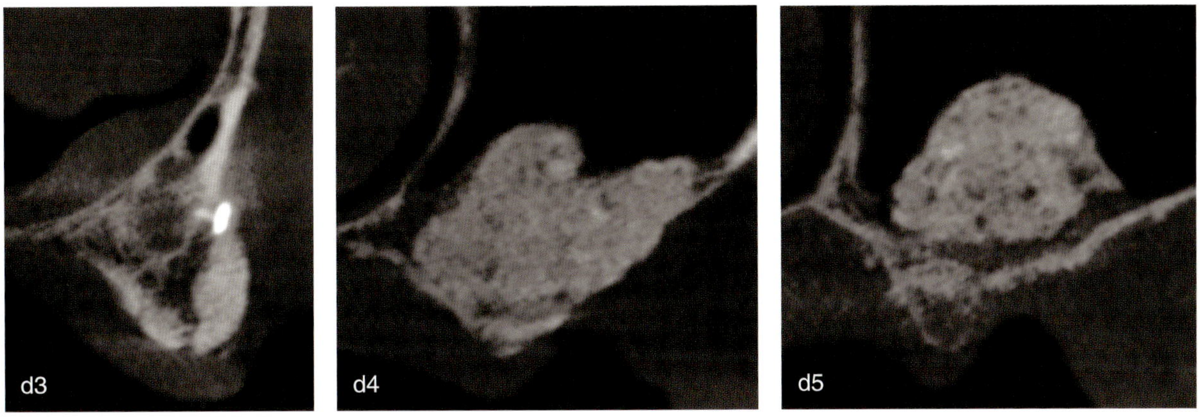

图7-12　左侧上颌窦底提升，Ⅲ类黏骨膜穿孔（续）

d. 上颌窦底提升12个月后的CBCT扫描。依次为沿尖牙位点（d3）、第二前磨牙位点（d4）和第一磨牙位点（d5）的颊舌向断层。窦底呈完美的帐篷样隆起。骨密度理想，窦底黏膜无增厚，窦腔内无渗出物。在第一磨牙位点，窦底存在黏骨膜样低密度带。

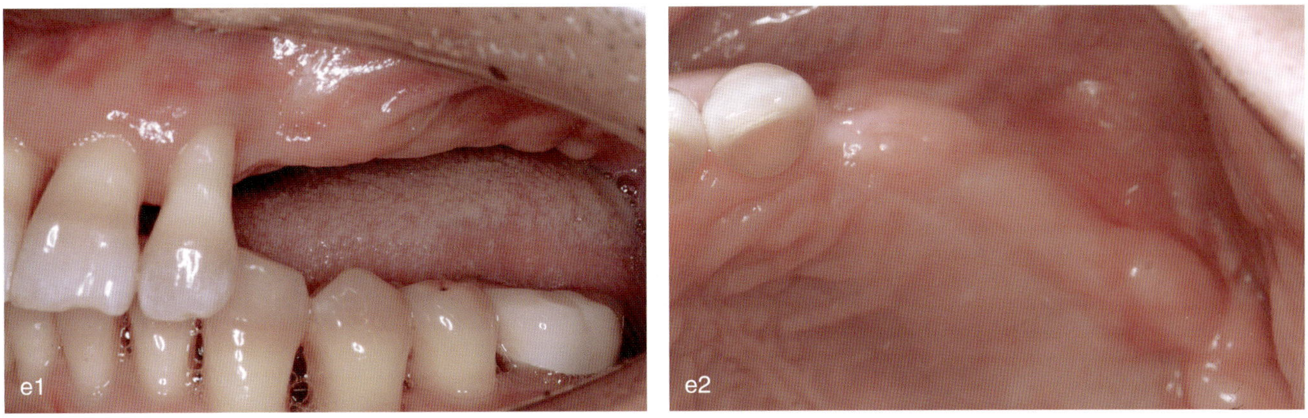

图7-12　左侧上颌窦底提升，Ⅲ类黏骨膜穿孔（续）

e. 术后12个月时植入种植体，术前检查的口内照片。e1. 侧面观。e2. 殆面观。创口愈合良好，黏膜质量尚可。磨牙区殆龈距离依然较大，但与骨增量之前相比还是有所改善。

10mg；呋麻滴鼻液滴鼻5天，每天2次；复方葡萄糖酸氯己定含漱液含漱，每天3次，直至10天后拆线。

12个月后复诊的CBCT扫描显示窦底黏膜无增厚、窦腔内无渗出物，窦底呈帐篷样隆起，骨宽度理想，尖牙位点颊侧骨增量效果显著（图7-12d）。

术后12个月植入种植体。口腔内检查可见骨弓轮廓及上颌窦黏骨膜状态良好。翻黏骨膜瓣，在牙支持式外科导板的引导下在尖牙、第二前磨牙和第一磨牙位点预备种植窝。用电子内镜检查第二前磨牙和第一磨牙位点种植窝，窦底骨膜完整，在种植窝仍然可见去蛋白牛骨矿物质（DBBM）颗粒。在尖牙、第二前磨牙和第一磨牙位点分别植入直径4.1mm（平台直径4.8mm、长度12mm、光滑颈部高度1.8mm）、直径4.1mm（平台直径4.8mm、长度10mm、光滑颈部高度1.8mm）和直径4.8mm（平台直径6.5mm、长度10mm、光滑颈部高度1.8mm）的软组织水平种植体

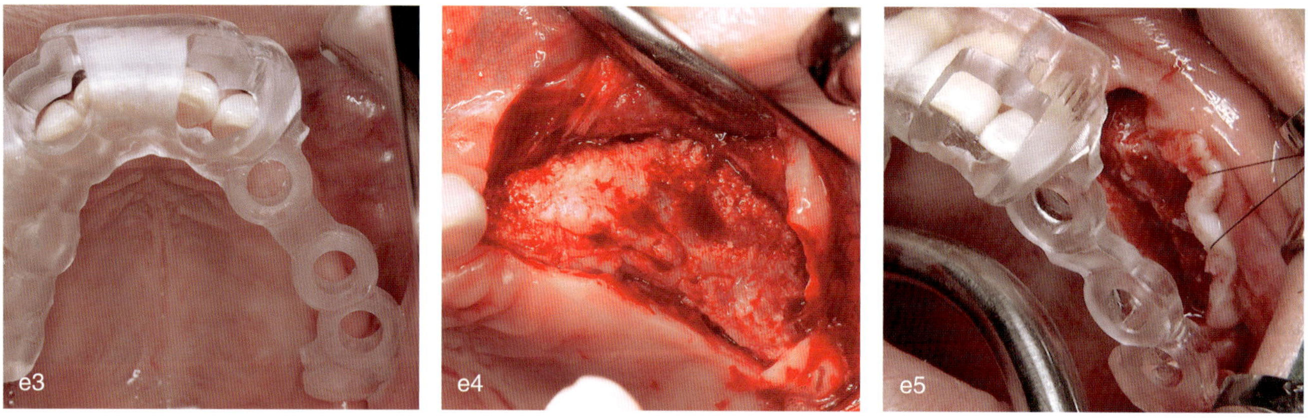

图7-12　左侧上颌窦底提升，Ⅲ类黏骨膜穿孔（续）
e. 术后9个月时植入种植体，术中照片。e3. 翻黏骨膜瓣之前试戴牙支持式外科导板。e4. 翻黏骨膜瓣，可见充分的牙槽嵴顶的骨宽度。e5. 在外科导板的引导下预备种植窝。

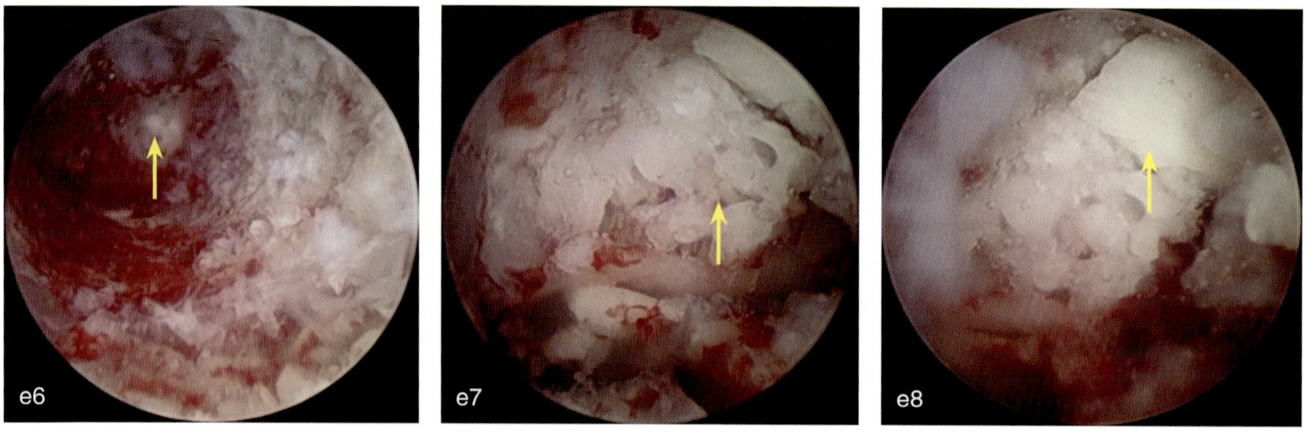

图7-12　左侧上颌窦底提升，Ⅲ类黏骨膜穿孔（续）
e. 术后9个月时植入种植体，第一磨牙位点的电子内镜照片。e6. 种植窝血供丰富，骨密度良好。e7，e8. 局部放大照片，依然可见去蛋白牛骨矿物质（DBBM）骨粉颗粒（箭头所示）。

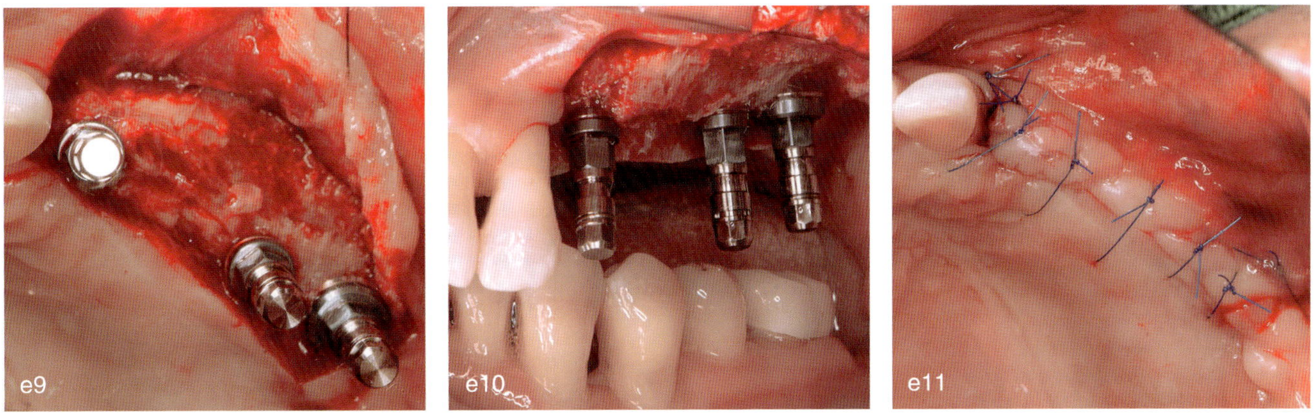

图7-12　左侧上颌窦底提升，Ⅲ类黏骨膜穿孔（续）
e. 术后9个月时植入种植体，术中照片。e9. 在尖牙位点、第二前磨牙位点和第一磨牙位点植入3颗软组织水平种植体，种植体分布良好。e10. 种植体与对颌牙之间的位置关系正常。e11. 间断缝合，关闭创口。

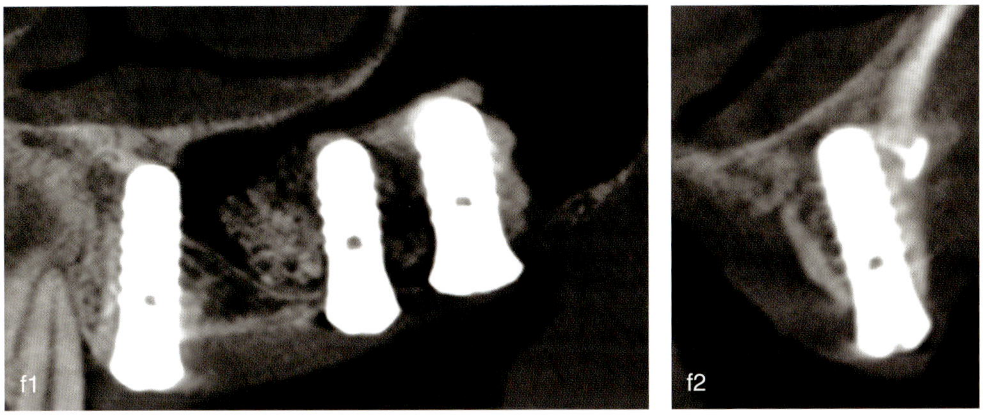

图7-12　左侧上颌窦底提升，Ⅲ类黏骨膜穿孔（续）
f. 种植体植入3个月时CBCT扫描。依次为沿后牙牙弓的近远中向断层（f1）和尖牙位点的颊舌向断层（f2）。种植体位置分布理想，新骨充分包绕种植体，窦底黏膜无增厚，窦腔内无渗出物。

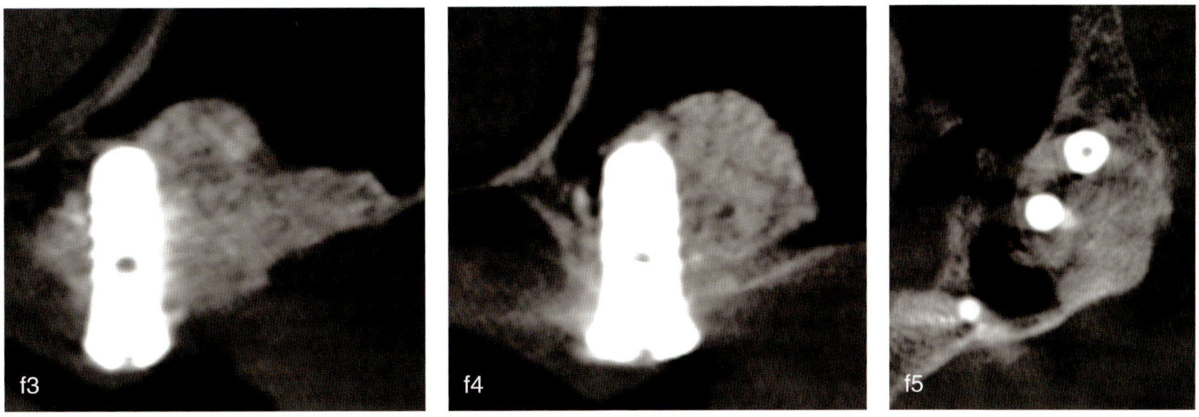

图7-12　左侧上颌窦底提升，Ⅲ类黏骨膜穿孔（续）
f. 种植体植入3个月时CBCT扫描。依次为沿第二前磨牙位点（f3）、第一磨牙位点的颊舌向（f4）和水平向（f5）断层。骨密度理想，新骨充分包绕种植体，窦底黏膜无增厚，窦腔内无渗出物。

（TL，SP，SLActive，TiZr，Straumann，瑞士），最终植入扭矩分别为35Ncm、35Ncm和15Ncm。3颗种植体的部分光滑颈部均位于骨内，种植体的三维位置以及与对颌牙的位置关系理想。复位黏骨膜瓣、关闭创口，种植体潜入式愈合（图7-12e）。

种植体植入3个月时CBCT扫描可见窦底呈完美的帐篷样隆起，黏骨膜无增厚，种植体的三维位置与轴向理想，新骨充分包绕种植体（图7-12f）。

种植体植入3个月后进入修复程序。种植体潜入式愈合，创口愈合理想，软组织质量良好。翻黏骨膜瓣，取出封闭螺钉，戴入愈合帽，关闭创口。2周后复诊，种植体周围软组织状态尚可（图7-12g）。制取印模，制作3颗种植体支持式四单位金属烤瓷修复体（八角直基台），螺钉固位。戴入修复体后，可见满意的种植体周围软组织状态。精细调殆，获得修复体与对颌牙的理想颌位关系。戴入修复体即刻拍摄的口内照片及根尖放射线片显示种植体周围软组织良

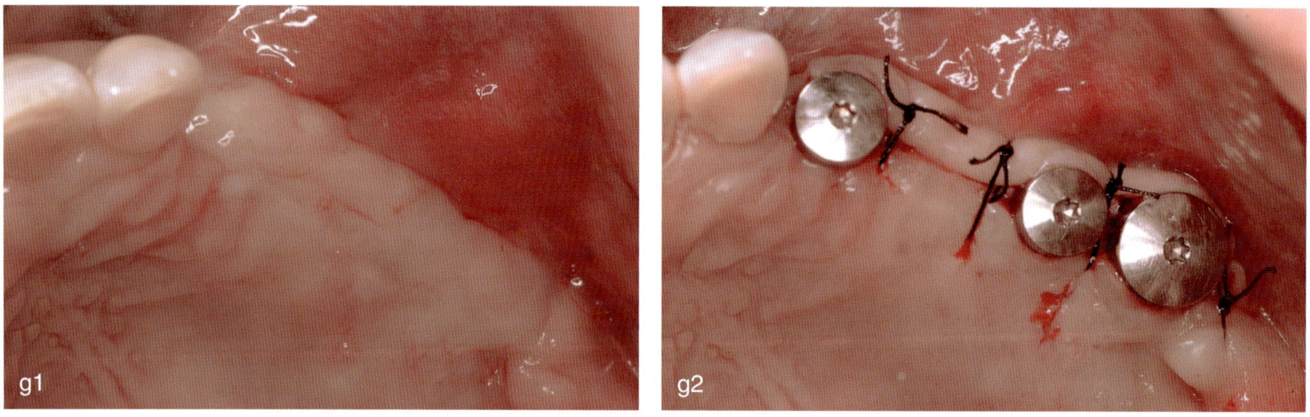

图7-12　左侧上颌窦底提升，Ⅲ类黏骨膜穿孔（续）
g．种植体植入3个月后进行二期手术。g1．术前检查的口内照片，创口愈合良好，黏膜质量尚可。g2．翻黏骨膜瓣，暴露种植体平台，取出封闭螺钉，戴入愈合帽，关闭创口。

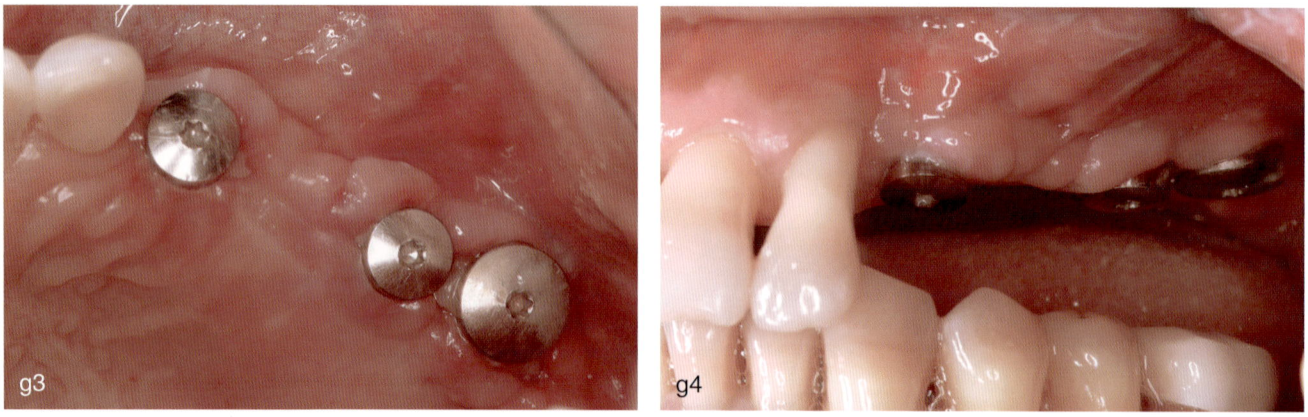

图7-12　左侧上颌窦底提升，Ⅲ类黏骨膜穿孔（续）
g．种植体植入3个月后进行二期手术，2周后的口内照片。g3．殆面观。g4．侧面观。种植体周围软组织愈合良好，黏膜质量尚可，附着龈宽度＞2mm。

好、殆关系理想；种植体周围骨高度稳定，骨密度理想，修复体与种植体密合（图7–12h）。

戴入修复体1年复诊时，可见种植体周围软组织健康，龈缘位置无明显变化、龈乳头略微降低，修复体无崩瓷（图7–12i1）。拍摄的根尖放射线片显示，种植体周围骨高度稳定，未见牙槽嵴顶骨吸收，修复体与种植体密合（图7–12i2）。

戴入修复体2年复诊时，可见种植体周围卫生维护良好，软组织健康，龈缘与龈乳头位置稳定。CBCT扫描显示窦底骨高度、骨轮廓以及种植体周围骨高度稳定，未见牙槽嵴顶骨吸收，新骨充分包绕种植体，修复体与种植体密合（图7–12j）。

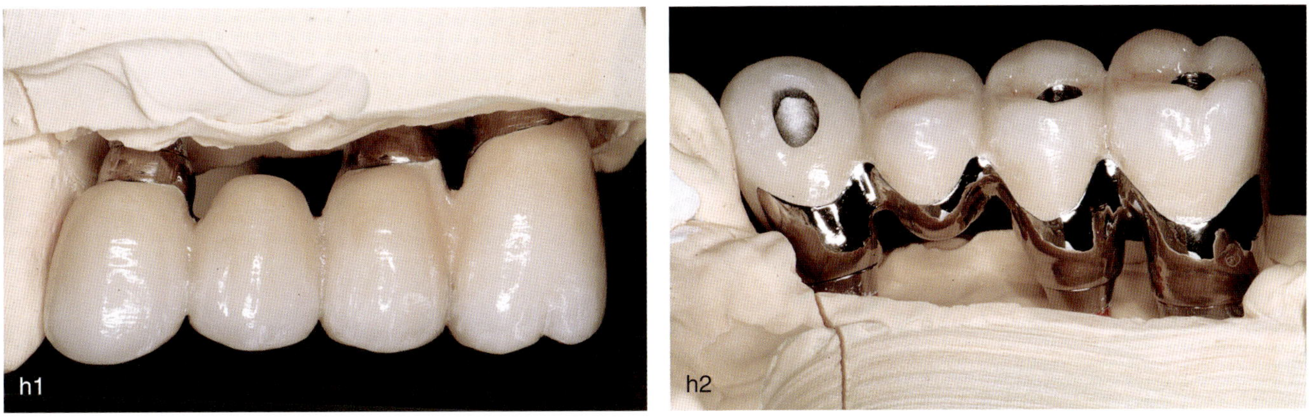

图7–12 左侧上颌窦底提升，Ⅲ类黏骨膜穿孔（续）

h. 种植修复程序，修复体就位于模型的照片。h1. 颊侧面观。h2. 腭侧面观。3颗种植体支持式螺钉固位金属烤瓷修复体，3颗种植体的螺钉通道均处于殆面的理想位置。

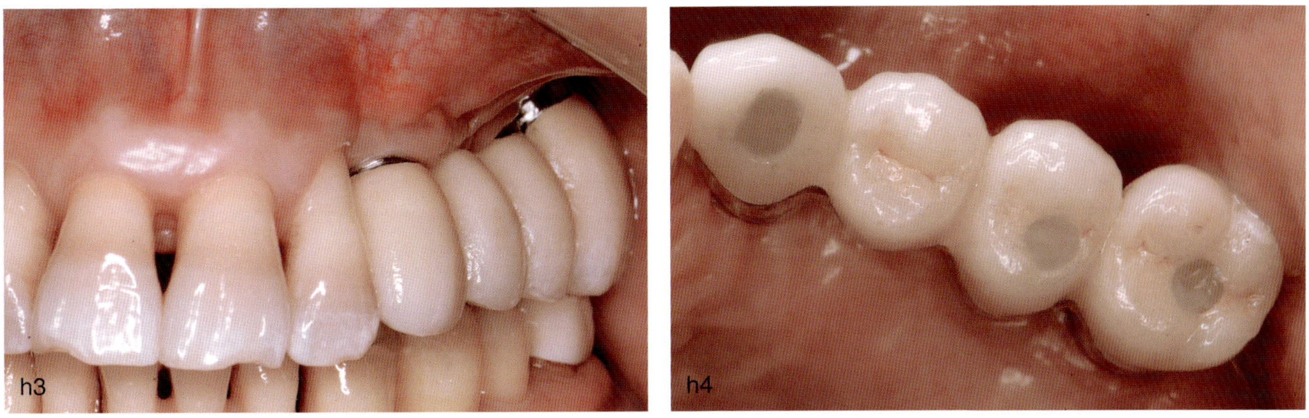

图7–12 左侧上颌窦底提升，Ⅲ类黏骨膜穿孔（续）

h. 种植修复程序，修复体就位于口内的照片。h3. 正面观。h4. 殆面观。在口内戴入螺钉固位金属烤瓷修复体，3颗种植体的螺钉通道均处于殆面的理想位置。

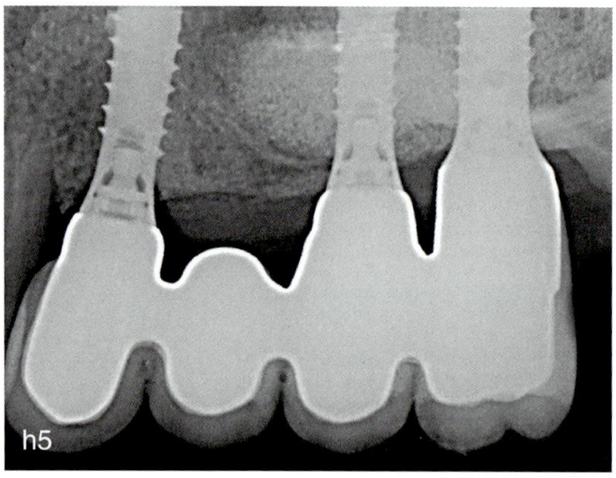

图7-12　左侧上颌窦底提升，Ⅲ类黏骨膜穿孔（续）
h. 种植修复程序。h5. 戴入修复体即刻拍摄的根尖放射线片显示种植体周围骨高度理想，修复体与种植体密合。

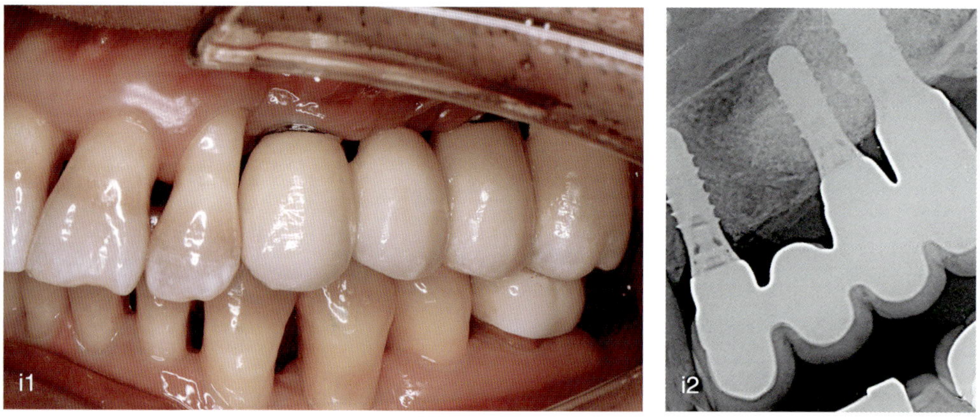

图7-12　左侧上颌窦底提升，Ⅲ类黏骨膜穿孔（续）
i. 戴入修复体1年后复诊。i1. 侧面观。种植体周围软组织健康，龈缘位置稳定、龈乳头轻微降低，修复体无崩瓷。i2. 根尖放射线片显示种植体周围骨高度稳定，修复体与种植体密合。

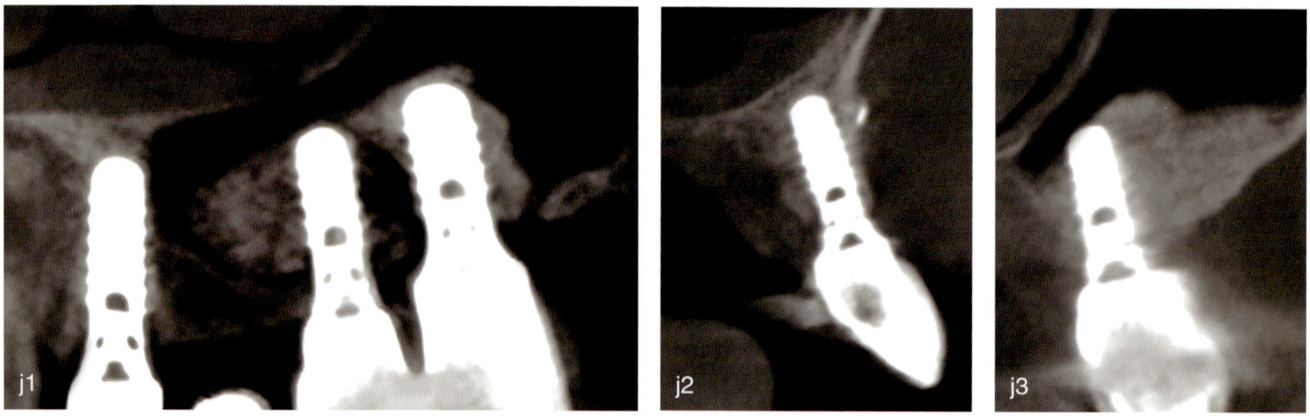

图7-12　左侧上颌窦底提升，Ⅲ类黏骨膜穿孔（续）
j. 戴入修复体2年后复诊，上颌左侧CBCT扫描。依次为后牙牙弓的近远中向断层（j1）、尖牙（j2）和第二前磨牙（j3）位点的颊舌向断层。种植体周围骨高度稳定，新骨充分包绕种植体，窦底黏骨膜无增厚，窦腔内无渗出物。

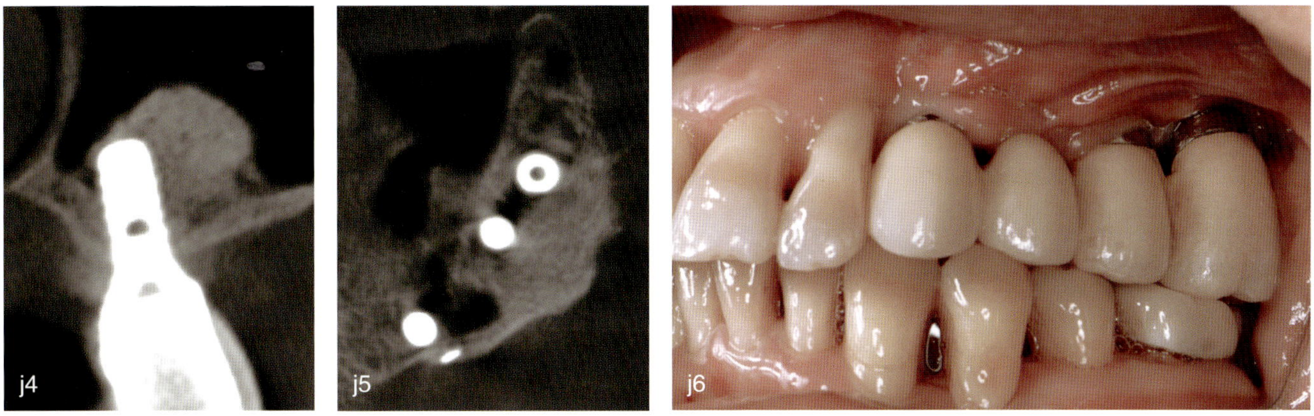

图7-12　左侧上颌窦底提升，Ⅲ类黏骨膜穿孔（续）

j. 戴入修复体2年后复诊，上颌左侧CBCT扫描。依次为第一磨牙位点的颊舌向断层（j4）和水平向断层（j5）。种植体周围骨高度稳定，新骨充分包绕种植体。j6. 口内照片，侧面观。种植体周围软组织健康，与1年前复诊相比，龈缘与龈乳头高度稳定。

讨论

本病例，在术中发生了黏骨膜穿孔，在穿孔修补之后，继续完成了上颌窦底提升和种植体植入，并获得了理想的治疗效果。

关于黏骨膜穿孔

本病例的黏骨膜穿孔是发生于切开黏骨膜之后翻黏骨膜瓣过程之中。

- **穿孔的位置**　穿孔位于窦底紧邻牙槽嵴顶的位置，属于Ⅲ类黏骨膜穿孔。
- **穿孔的原因**　发生穿孔的可能性原因为病理性窦底的吸收导致窦底黏骨膜与牙槽嵴顶黏骨膜粘连，在翻黏骨膜瓣的过程中撕裂窦底黏骨膜。
- **穿孔的处理**　由于穿孔的位置表浅，易于将穿孔周围的黏骨膜从窦底骨壁分离，用生物可吸收性胶原膜便实现了黏骨膜穿孔的有效修复。

关于骨增量效果

本病例属于上颌后部Ⅲ型骨缺损，进行了上颌窦底提升并联合牙槽嵴的垂直向和水平向骨增量，获得了理想的骨增量效果。由于医生的疏忽，该患者未进行术后即刻CBCT检查。术后12个月的CBCT检查显示骨增量效果非常理想，窦腔内无渗出物、黏骨膜无增厚。尽管如此，笔者认为本次治疗存在一个重大缺陷：对一个窦底和侧壁菲薄且需要大量骨增量的病例，在骨增量材料中未掺入自体骨。在第二次手术，即植入种植体的手术过程中，电子内镜检查时发现去蛋白牛骨矿物质（DBBM）颗粒表面缺乏有活性的骨组织（图7-12e6～e8），与本书第4章病例之八的图4-38h2形成了鲜明的对比。此类病例，应在骨增量材料中1：1地掺入自体骨骨屑或自体骨颗粒，否则有成骨不全和骨增量材料发生无菌性炎症及吸收的风险。

外科程序：宿玉成、皮雪敏；修复程序：武明彤；术中摄像和照相：陶丹；手术配合：陶丹、刘敏、吴利利；病例完成时间：2018年

病例之六：二次开窗上颌窦底提升，Ⅱ类黏骨膜穿孔

54岁男性患者，在10年前因上颌右侧第二前磨牙和磨牙缺失在外院行侧壁开窗上颌窦底提升，因术中发生黏骨膜穿孔而终止当次手术，现来我院要求种植修复。

患者一般状态良好，无全身系统性疾病史，大量吸烟、大量饮酒，有紧咬牙习惯，实验室检查无异常。口腔检查可见全口余留牙牙龈不同程度的退缩，口腔卫生尚可。上颌右侧第二前磨牙和磨牙缺失，第一前磨牙Ⅲ度松动。牙槽嵴宽度理想，附着黏膜宽度正常，第一磨牙位点牙槽嵴顶黏骨膜凹陷。缺牙位点的附着龈、殆龈距离及颌位关系尚可（图7-13a）。

CBCT扫描显示窦底相对位置降低，牙槽嵴顶相对位置尚可，窦底黏骨膜轻度增厚。第一前磨牙牙周重度骨吸收，第二前磨牙、第一磨牙和第二磨牙位点剩余骨高度4～6mm，侧壁存在骨缺损，为10年前上颌窦底提升的侧壁开窗处（图7-13b）。

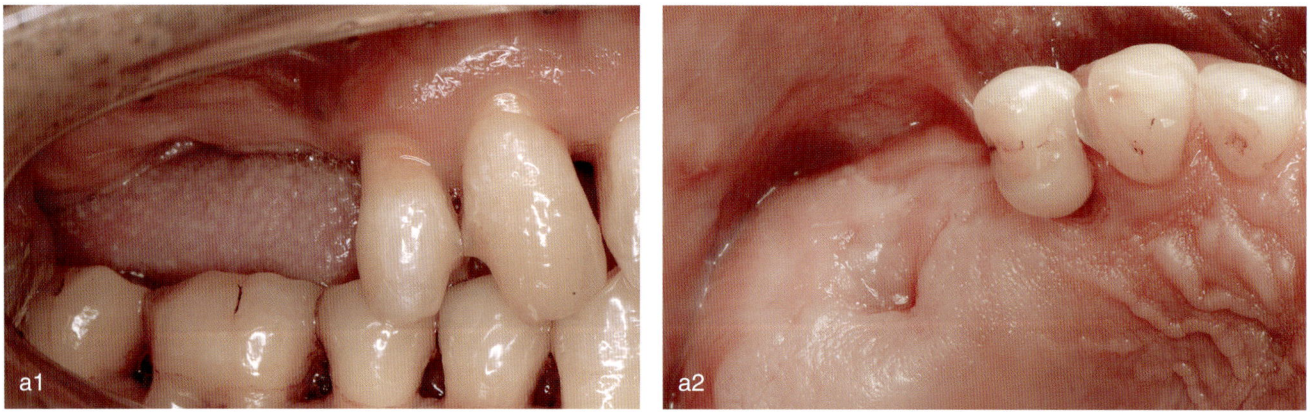

图7-13　二次开窗右侧上颌窦底提升，Ⅱ类黏骨膜穿孔
a. 术前检查。a1. 侧面观。a2. 殆面观。上颌右侧第二前磨牙和磨牙缺失，殆龈距离及颌位关系尚可。余留牙龈缘不同程度的退缩，缺牙区牙槽嵴宽度充足，附着龈宽度充足、质量理想。

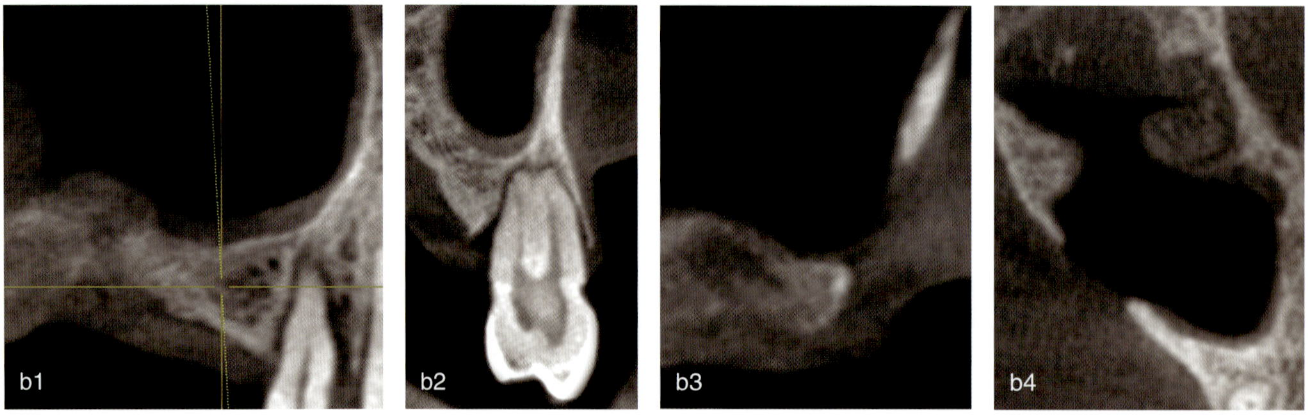

图7-13　二次开窗右侧上颌窦底提升，Ⅱ类黏骨膜穿孔（续）
b. 术前CBCT扫描。b1. 后牙牙弓的近远中向断层。b2. 第二前磨牙的颊舌向断层。b3，b4. 原骨窗的近远中向断层和水平向断层。第一前磨牙严重的牙周骨破坏，窦底黏骨膜轻度增厚，原骨窗清晰。

综上所述，治疗方案为二次开窗上颌窦底提升，同期植入种植体，潜入式愈合，6个月后修复。

行盐酸阿替卡因骨膜上浸润麻醉，在缺牙位点做牙槽嵴顶略偏腭侧的水平向切口以及第一前磨牙近中和第一磨牙远中的两个垂直向松弛切口，翻黏骨膜瓣时在原开窗位置再次发生黏骨膜穿孔（Ⅱ类黏骨膜穿孔）。原骨窗为圆形，直径约为6mm。拔除松动的第一前磨牙，在骨窗周围刮取自体骨骨屑。分别用直径4.5mm的钨钢球钻、金刚砂球钻在原骨窗周围进行骨切割，扩大骨窗，去除骨窗表面的骨片，形成揭盖式骨窗。剥离骨窗周围的黏骨膜，抬起窦底黏骨膜，形成骨增量空间。在窦底植入双层生物可吸收性胶原膜（Bio-Gide，Geistlich，瑞士），覆盖穿孔及其周围的黏骨膜。将明胶海绵放置于提升的窦底空间内，保护生物可吸收性胶原膜，并防止生理盐水和出血进入窦腔，预备种植窝。用从术区收集的血液调拌1.5g粗细颗粒混合的去蛋白牛骨矿物质

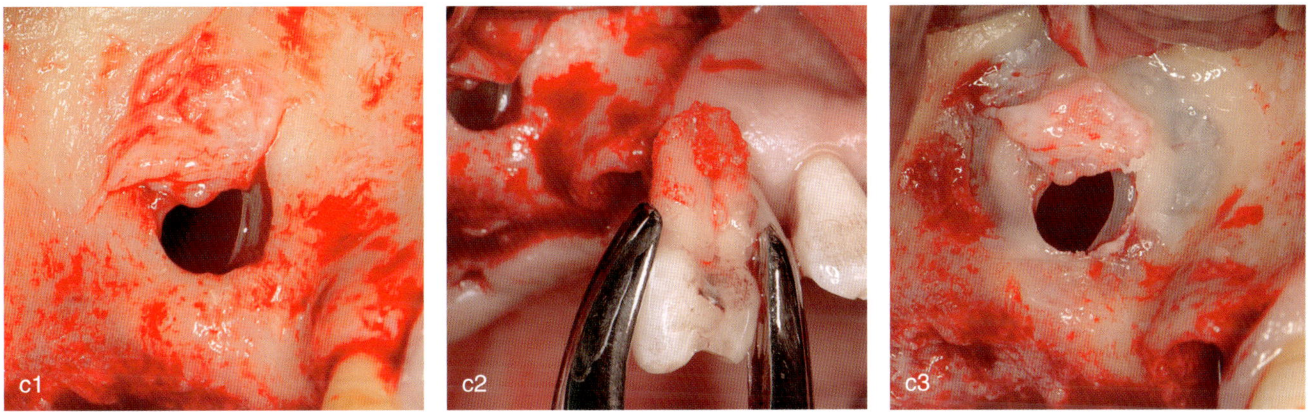

图7-13　二次开窗右侧上颌窦底提升，Ⅱ类黏骨膜穿孔（续）
c. 术中照片。c1. 翻黏骨膜瓣，在原骨窗再次发生黏骨膜穿孔。c2. 拔除松动的第一前磨牙。c3. 从侧壁开窗处刮取自体骨骨屑之后，用直径4.5mm的钨钢球钻和金刚砂球钻切割原骨窗周围的骨壁，扩大骨窗，形成揭盖式骨窗。

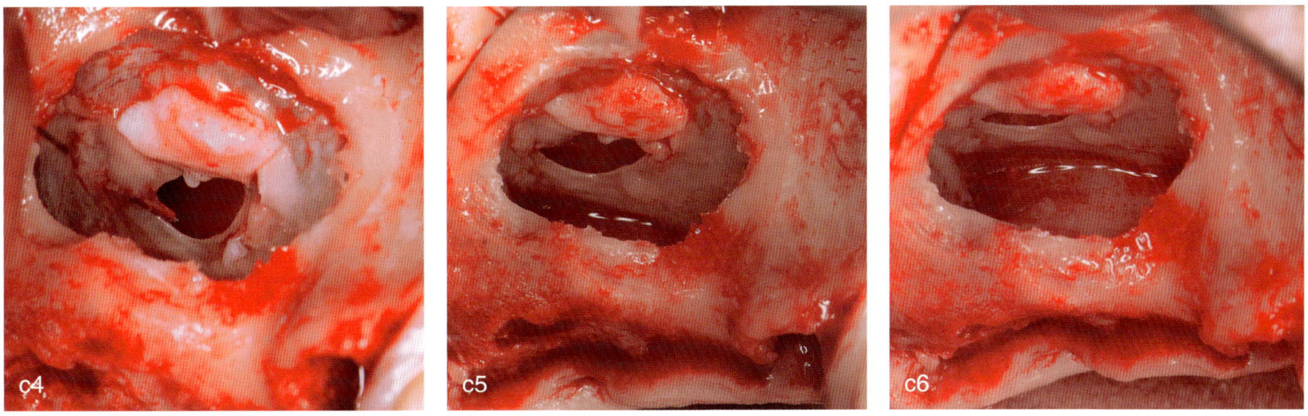

图7-13　二次开窗右侧上颌窦底提升，Ⅱ类黏骨膜穿孔（续）
c. 术中照片。c4～c6. 沿骨窗周围剥离黏骨膜，充分剥离上颌窦底及内壁的黏骨膜，形成窦底骨增量空间，可见穿孔位于黏骨膜靠中间的位置，为Ⅱ类黏骨膜穿孔。尽管存在穿孔，窦底黏骨膜依然可以伴随呼吸上下扇动。

（Bio-Oss，Geistlich，瑞士）和自体骨骨屑，两步法骨增量，初步植入骨增量材料。在第二前磨牙位点植入直径4.1mm（平台直径4.8mm、长度10mm、光滑颈部高度1.8mm）、第一磨牙和第二磨牙位点植入直径4.8mm（平台直径6.5mm、长度10mm、光滑颈部高度1.8mm）的软组织水平亲水表面锥柱状种植体（TL，TE，SLActive，Ti，Straumann，瑞士），部分光滑颈部均位于骨内，最终植入扭矩分别为35Ncm、35Ncm和15Ncm，再次植入骨增量材料。将植入窦底的胶原膜反折，覆盖骨窗和骨增量材料。复位黏骨膜瓣，无张力创口初期关闭，潜入式愈合（图7-13c）。

术后即刻CBCT扫描显示窦底呈理想的帐篷样隆起，第二前磨牙和第一磨牙位点骨增量材料充分，第二磨牙位点种植体根方骨增量材料不足。窦底存在大面积密度增高影像，为种植窝预备时通过穿孔进入窦腔内的液体、出血和黏骨膜水肿征象。其中疑似存在从穿孔溢出的少量骨增量材料影像（图7-13d）。

术后静脉滴注克林霉素5天，每天1次，每次0.6g；静脉滴注地塞米松注射液3天，每天1次，每次10mg；呋麻滴鼻液滴鼻5天，每天2次；复方葡萄糖酸氯己定含漱液含漱，每天3次，直至10天后拆线。

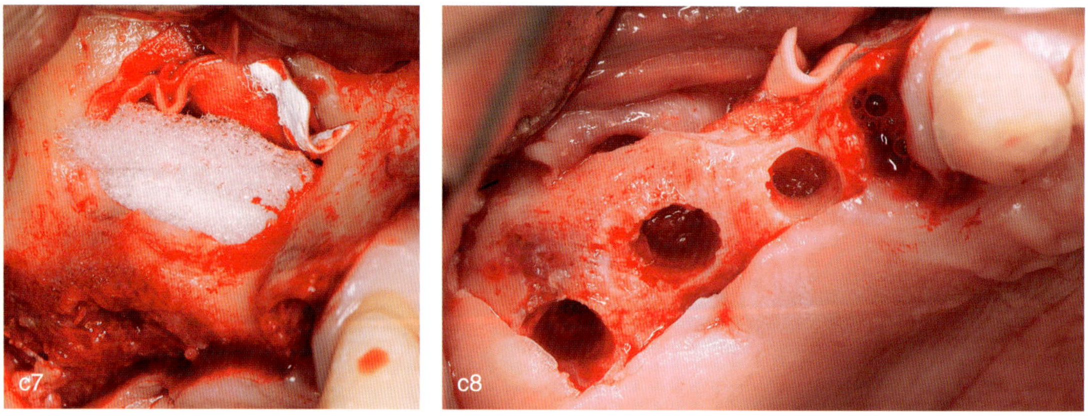

图7-13 二次开窗右侧上颌窦底提升，Ⅱ类黏骨膜穿孔（续）
c. 术中照片。c7. 在窦底植入双层生物可吸收性胶原膜，覆盖穿孔及其周围的黏骨膜。将明胶海绵放置于提升的窦底空间内，在种植窝预备过程中保护胶原膜，并防止生理盐水和出血进入窦腔。c8. 在第二前磨牙、第一磨牙和第二磨牙位点预备种植窝。

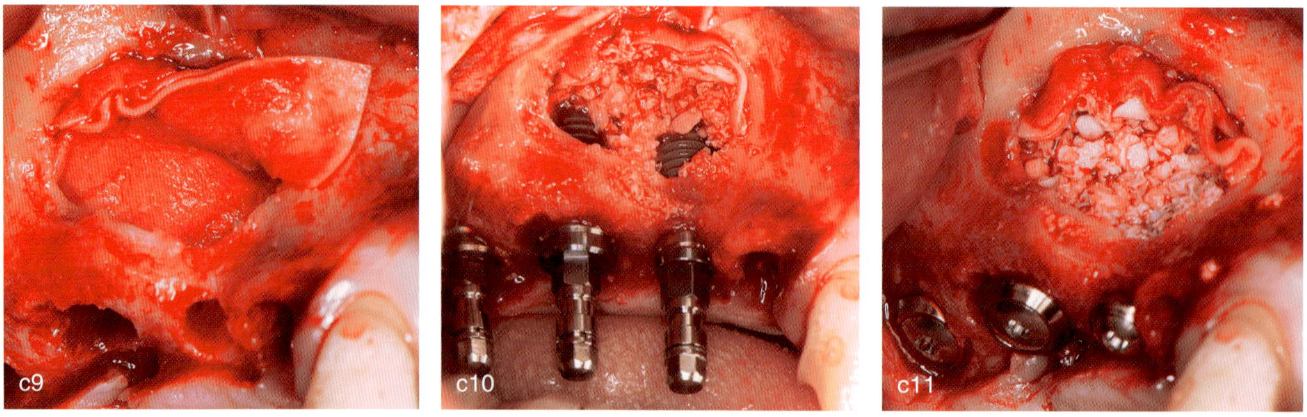

图7-13 二次开窗右侧上颌窦底提升，Ⅱ类黏骨膜穿孔（续）
c. 术中照片。c9. 完成种植窝预备之后，取出明胶海绵。c10. 在窦内初步植入骨增量材料之后，第二前磨牙、第一磨牙和第二磨牙位点植入3颗软组织水平亲水表面锥柱状种植体。c11. 再次植入骨增量材料。

术后6个月时复诊，进入修复程序。CBCT扫描显示在第二前磨牙和第一磨牙位点的窦底呈理想状态的帐篷样隆起，新骨充分包绕种植体。第二磨牙位点种植体根端在颊侧约2.5mm、腭侧1.5mm缺乏骨包绕。窦腔内无渗出物，在第二磨牙位点种植体的颊舌向断层可见黏骨膜中度增厚（图7-13e）。

通过软组织激光暴露种植体平台，第二前磨牙、第一磨牙和第二磨牙位点种植体的ISQ平均值分别为85、70和77。制取印模，2周后戴入3颗种植体支持式四单位粘接固位的全瓷修复体（八角直基台），第一前磨牙位点为悬臂桥体（图7-13f1～f3）。

戴入修复体后即刻拍摄的根尖放射线片显示种植体之间的距离充足，种植体周围骨高度理想，新骨密度理想，修复体与种植体密合（图7-13f4）。

戴入修复体4年后的CBCT扫描显示在第二前磨牙和第一磨牙位点的窦底呈理想状态的帐篷样隆起，新骨质量理想、充分包绕种植体。第二磨牙位点种植体根端在颊侧约1.5mm、腭侧1mm缺乏骨包绕，黏骨膜无增厚，窦腔内无渗出物（图7-13g）。

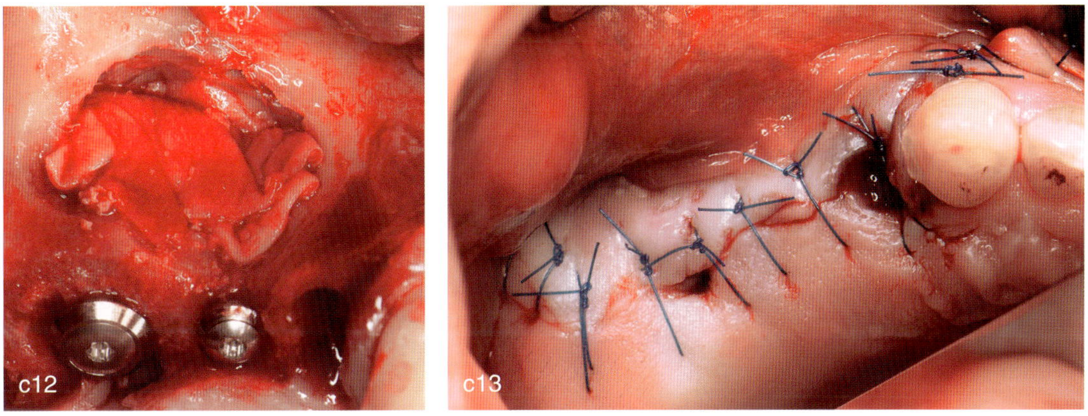

图7-13　二次开窗右侧上颌窦底提升，Ⅱ类黏骨膜穿孔（续）
c. 术中照片。c12. 将植入窦底覆盖穿孔及其周围黏骨膜的胶原膜反折，覆盖骨窗和骨增量材料。c13. 复位黏骨膜瓣，无张力创口初期关闭，种植体潜入式愈合。

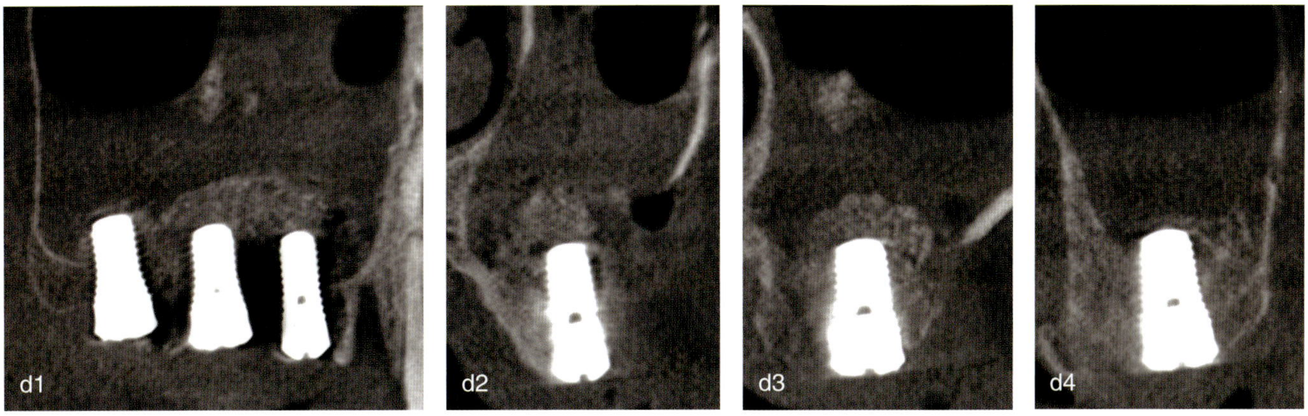

图7-13　二次开窗右侧上颌窦底提升，Ⅱ类黏骨膜穿孔（续）
d. 术后即刻CBCT扫描。d1. 后牙牙弓的近远中向断层。d2. 第二前磨牙的颊舌向断层。d3. 第一磨牙的颊舌向断层。d4. 第二磨牙的颊舌向断层。窦底呈帐篷样隆起，存在大量密度增高影像。其中，“漂浮”疑似少量骨增量材料的高密度影像。

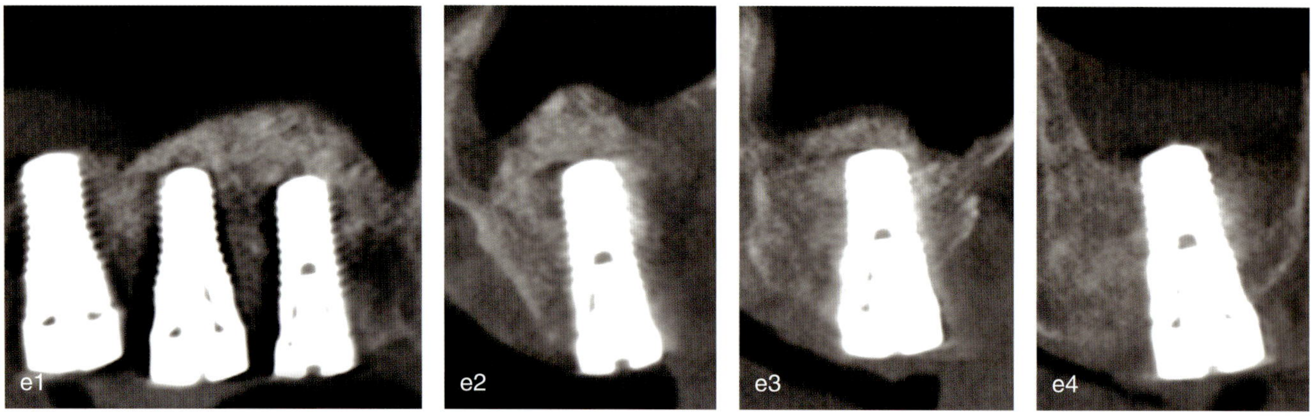

图7-13　二次开窗右侧上颌窦底提升，Ⅱ类黏骨膜穿孔（续）

e. 术后6个月CBCT扫描。e1. 后牙牙弓的近远中向断层。e2. 第二前磨牙的颊舌向断层。e3. 第一磨牙的颊舌向断层。e4. 第二磨牙的颊舌向断层。第二前磨牙和第一磨牙位点的窦底呈理想状态的帐篷样隆起。第二磨牙位点种植体根端缺乏骨包绕。

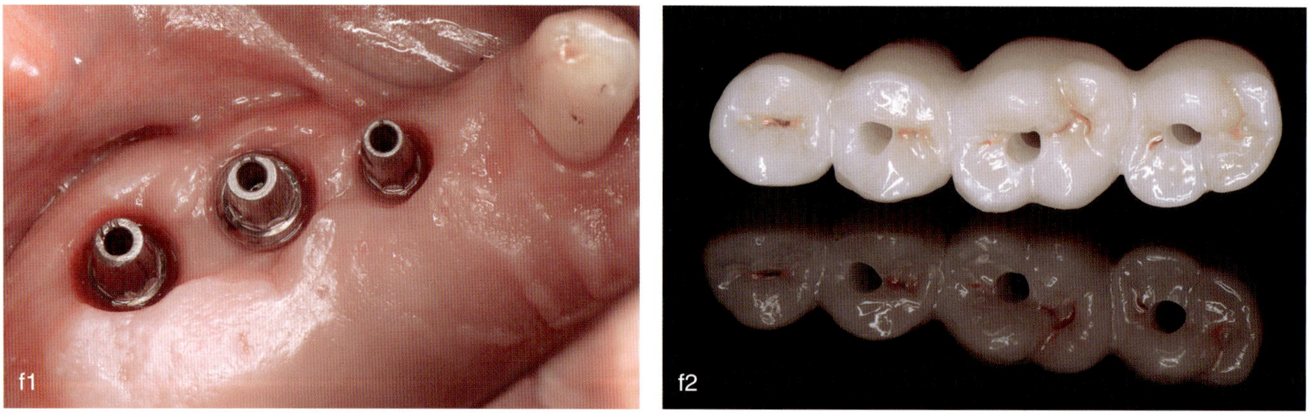

图7-13　二次开窗右侧上颌窦底提升，Ⅱ类黏骨膜穿孔（续）

f. 6个月后进入修复程序。f1. 二期术后，戴入八角直基台，种植体周围软组织健康、稳定，附着黏膜充足。f2. 3颗种植体支持式四单位粘接固位的全瓷修复体。

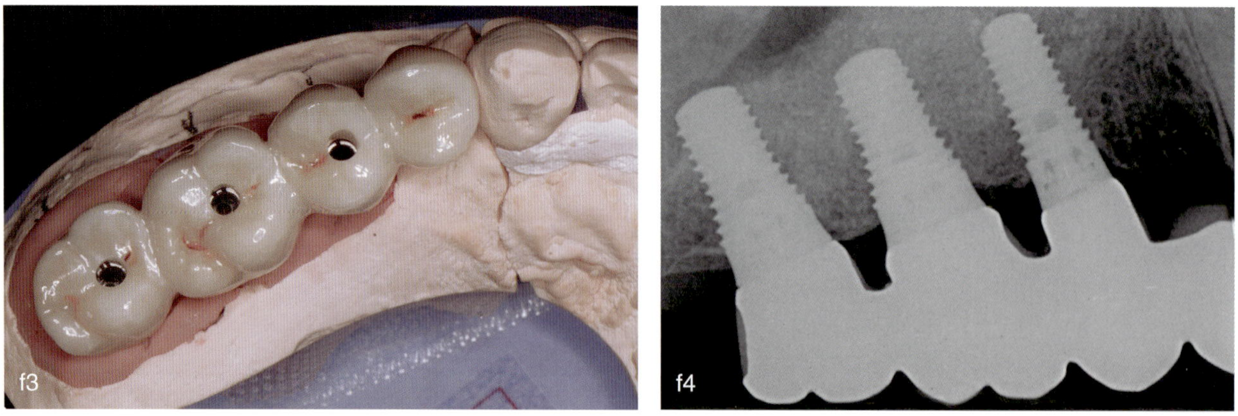

图7-13　二次开窗右侧上颌窦底提升，Ⅱ类黏骨膜穿孔（续）

f. 6个月后进入修复程序。f3. 3颗种植体支持式四单位粘接固位的全瓷修复体就位于研究模型上，粘接剂溢出通道的位置理想，位于修复体殆面的中央窝。f4. 戴入修复体即刻拍摄的根尖放射线片显示种植体周围骨高度理想，修复体与种植体密合。

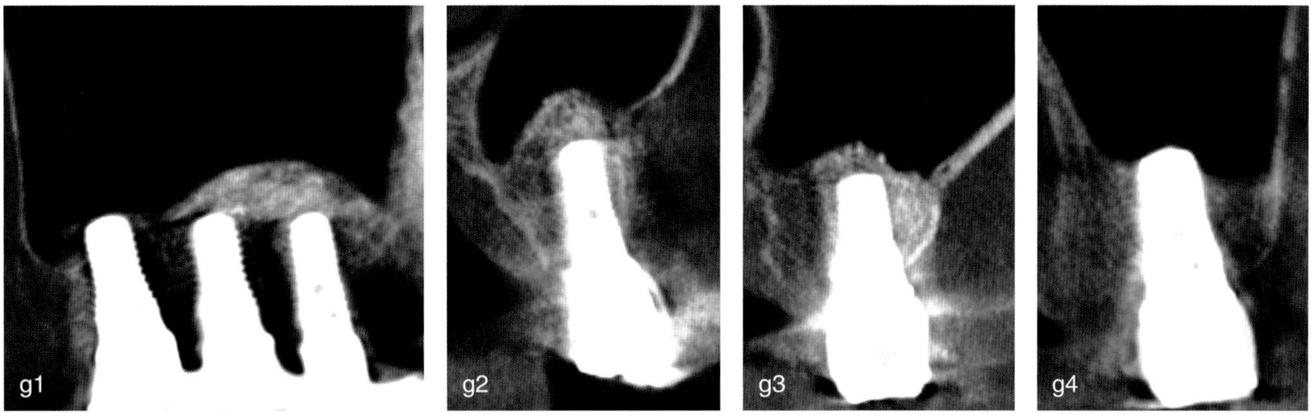

图7-13 二次开窗右侧上颌窦底提升，Ⅱ类黏骨膜穿孔（续）
g. 术后4年CBCT扫描。g1. 后牙牙弓的近远中向断层。g2. 第二前磨牙的颊舌向断层。g3. 第一磨牙的颊舌向断层。g4. 第二磨牙的颊舌向断层。窦底呈理想状态的帐篷样隆起，新骨质量理想，第二磨牙位点种植体根端缺乏骨包绕，窦底黏骨膜无增厚。

讨论

本病例在10年前侧壁开窗上颌窦底提升的术中发生了黏骨膜穿孔，术者终止了当次手术（不清楚是否因为黏骨膜穿孔修补失败而放弃手术）。

关于二次开窗上颌窦底提升

本次手术为二次开窗上颌窦底提升，以下是关于本病例二次开窗的一些思考：

- **翻黏骨膜瓣** 本应该在接近原骨窗时通过锐性剥离的方法防止再次黏骨膜穿孔，但在操作过程中出现失误，再次发生了黏骨膜穿孔。
- **原骨窗的设计** 显然，对需要广泛和大量窦底骨增量的病例而言，原骨窗设计得太小，增加了窦底提升过程中的黏骨膜穿孔风险。
- **二次开窗的骨窗设计** 通常而言，二次开窗时的骨窗设计应该大于原骨窗，有利于窦底黏骨膜的剥离。本病例，因为需要广泛地提升窦底骨高度，必须扩展骨窗的范围才能有效地剥离窦底黏骨膜，形成骨增量的空间。
- **本次开窗的黏骨膜穿孔类型** 窦底黏骨膜剥离之后，黏骨膜穿孔的位置靠近黏骨膜的中间位置（属于Ⅱ类黏骨膜穿孔），有利于用生物可吸收性胶原膜封堵黏骨膜穿孔并覆盖穿孔周围的黏骨膜，可以完成同期骨增量和种植体植入。

关于骨增量效果

尽管是二次开窗手术，依然获得了较为理想的骨增量效果，除去与有效的黏骨膜穿孔修复相关之外，也与所使用的骨增量材料有关。本病例从侧壁开窗的位置刮取自体骨骨屑，与去蛋白牛骨矿物质混合（DBBM），获得了稳定的窦底骨增量轮廓和新骨质量，但遗憾的是，在第二磨牙位点窦底植入的骨增量材料不足，导致根端存在骨增量不足的现象。

关于术后CBCT扫描显示的“高密度影像”

术后即刻CBCT扫描发现窦底存在大量密度增高影像，其中“漂浮”疑似少量骨增量材料的高密度影像。笔者认为可能是少量骨增量材料“漏出”到固有层中，术后6个月时的CBCT扫描发现这些影像完全消失，未发生术后上颌窦感染。

外科程序：宿玉成、赵阳；修复程序：汪霞、唐素霞；术中摄像和照相：胡嗣嗣；手术配合：刘敏、陶丹；放射线诊断程序：苑秋华、王倩；病例完成时间：2016年

病例之七：二次开窗上颌窦底提升，Ⅰ类黏骨膜穿孔

46岁女性患者，上颌左侧连续多颗牙游离缺失10余年。1年前，在外院做侧壁开窗上颌窦底提升时发生术中失败，现要求种植修复。其种植医生告诉笔者，失败的原因是窦底黏骨膜菲薄，术中发生广泛的黏骨膜破裂，因为无法用胶原膜修补黏骨膜穿孔而被迫终止本次手术，术后愈合期无异常。

患者一般状态良好，无全身系统性疾病史，不吸烟、不饮酒，无夜磨牙和紧咬牙等副功能习惯，实验室检查无异常，患者有很好的依从性。口腔检查可见口腔卫生良好，上颌左侧大部分牙缺失：侧切牙为残根，尖牙及其远中的所有牙缺失。上颌的余留天然牙均为牙支持式金属烤瓷冠，下颌左侧为第一前磨牙和第二磨牙支持的四单位桥修复体。患者为薄龈生物型，上颌左侧缺牙位点附着龈质量较差，殆龈距离尚可，颌位关系异常、呈反殆关系（图7-14a）。

CBCT扫描显示窦底相对位置降低，牙槽嵴顶相

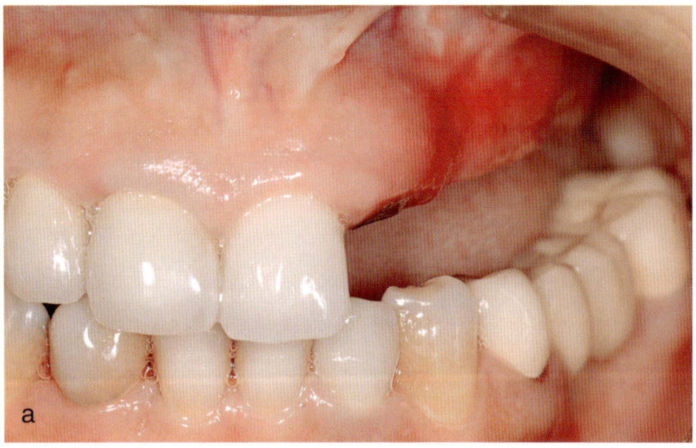

图7-14　二次开窗左侧上颌窦底提升，Ⅰ类黏骨膜穿孔
a. 初诊时的口内正面观。患者上颌左侧侧切牙残根，尖牙之后的所有牙缺失，上颌骨萎缩，呈反殆关系。

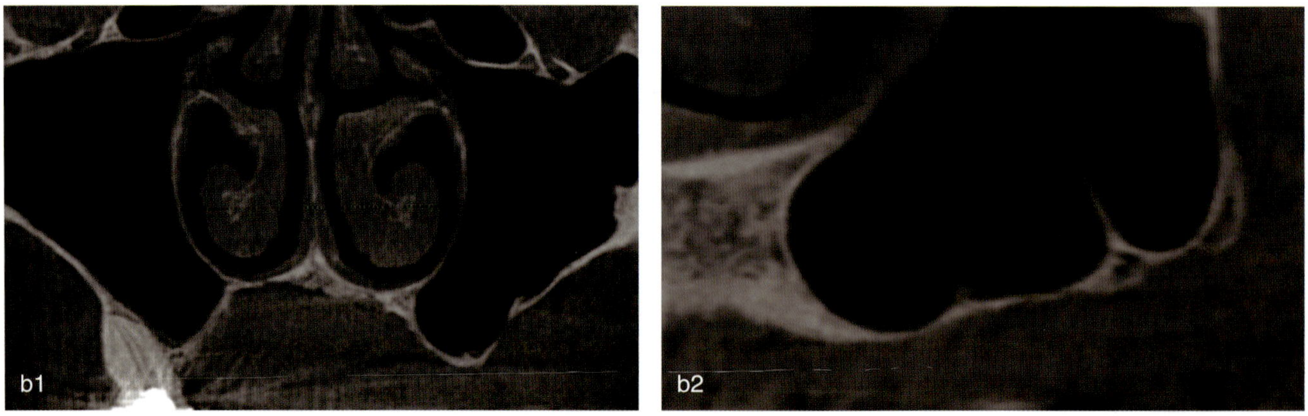

图7-14　二次开窗左侧上颌窦底提升，Ⅰ类黏骨膜穿孔（续）
b. 初诊时的CBCT扫描。b1. 沿上颌窦开口的颊舌向断层。b2. 沿左侧后牙牙弓的近远中向断层。双侧上颌窦开口通畅，上颌窦黏骨膜无增厚。上颌窦底骨壁菲薄，第二磨牙位点存在窦底间隔。

对位置尚可。在近远中向为平坦型窦底、颊舌向为狭窄型窦底，平直型牙槽嵴顶。上颌窦腔向前显著扩大，达到尖牙位点，上颌窦开口通畅。缺牙区存在严重骨吸收：侧切牙牙根周围严重骨吸收；尖牙位点为刃状牙槽嵴；上颌窦底骨壁菲薄、犹如纸状，窦底剩余骨高度不足0.5mm；第二前磨牙和第一磨牙位点的上颌窦侧壁部分缺如，为之前失败的上颌窦底提升侧壁开窗的位置。第二磨牙位点窦底存在颊舌向走行的窦底间隔。窦腔的骨壁表面，不见任何黏骨膜征象，说明黏骨膜菲薄，与1年前为其进行侧壁开窗上颌窦底提升的外科医生所描述的一致（图7-14b）。

综上所述，本病例为上颌后部Ⅲ型骨缺损、曾经发生过侧壁开窗失败的患者，为其制订了如下治疗计划：

- 第一次手术：拔除侧切牙牙根；二次侧壁开窗上颌窦底提升，取块状髂骨，上颌窦底和牙槽嵴水平向骨增量。

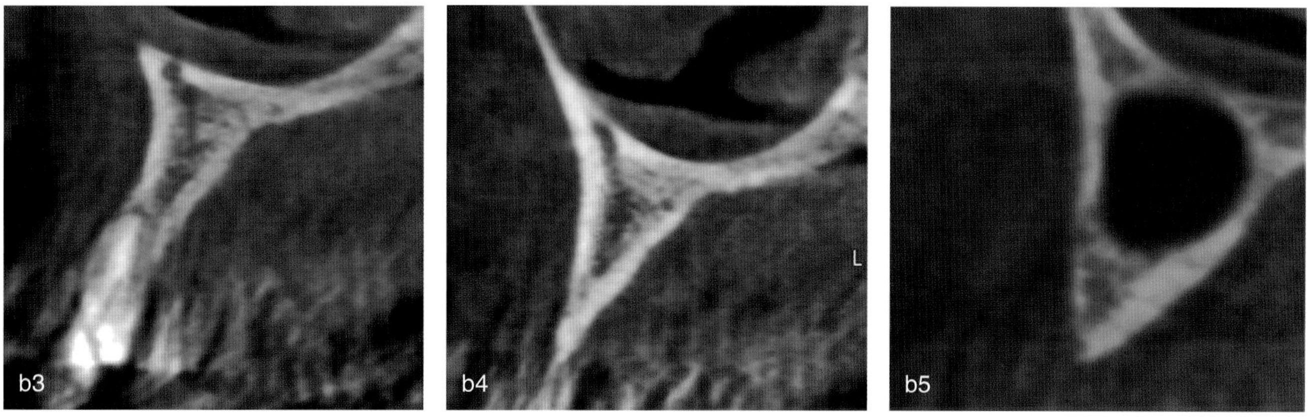

图7-14　二次开窗左侧上颌窦底提升，Ⅰ类黏骨膜穿孔（续）

b. 初诊时的CBCT扫描。依次为侧切牙位点（b3）、尖牙位点（b4）和第一前磨牙位点（b5）的颊舌向断层，可见尖牙位点牙槽嵴呈刃状骨吸收，上颌窦扩张至第一前磨牙位点。

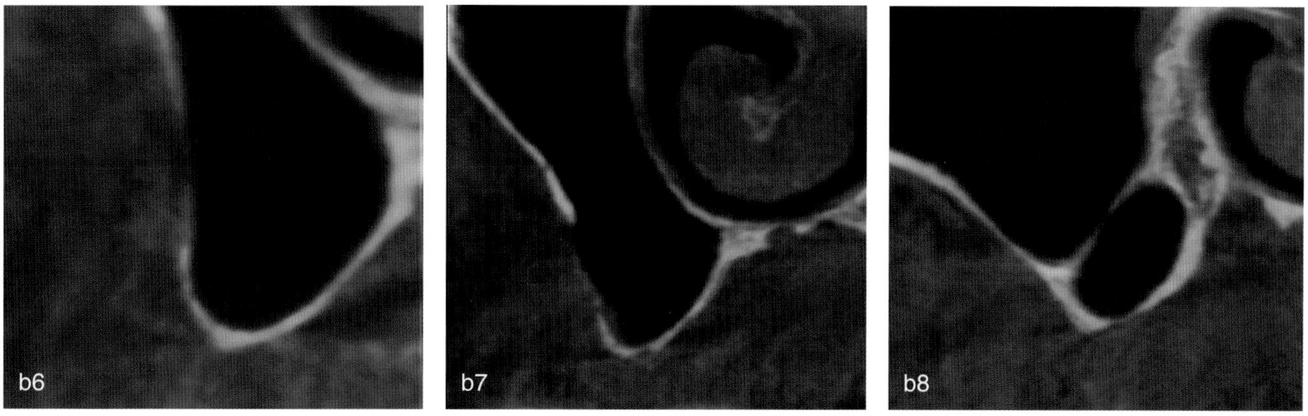

图7-14　二次开窗左侧上颌窦底提升，Ⅰ类黏骨膜穿孔（续）

b. 初诊时的CBCT扫描。依次为第二前磨牙位点（b6）、第一磨牙位点（b7）和第二磨牙位点（b8）的颊舌向断层，可见尖牙位点牙槽嵴刃状骨吸收，上颌窦底骨壁菲薄、犹如纸状，上颌窦侧壁部分缺如（第一次手术开窗的位置），第二磨牙位点存在窦底间隔。

- 第二次手术：6个月后进行延期种植，植入种植体，潜入式愈合。
- 第三次手术：6个月后进行暴露种植体的二期手术。
- 延期负荷，戴入修复体。

二次入路的侧壁开窗上颌窦底提升

行盐酸阿替卡因骨膜上浸润麻醉，在缺牙位点做牙槽嵴顶略偏腭侧的水平向切口以及侧切牙近中和第三磨牙远中的两个垂直向松弛切口，切口直达骨面。仔细翻黏骨膜瓣，在距离牙槽嵴顶根方约4mm处发现上一次手术的骨窗下缘，用手术刀片锐性分离在侧壁骨窗处形成的软组织瘢痕，防止再次发生“黏骨膜穿孔”。锐性分离达到原骨窗的上缘，暴露原骨窗的上、下、前、后边缘。此时可见，原骨窗范围较大，骨壁菲薄，骨窗被分离后的瘢痕组织所占据。用超声骨刀在原骨窗截骨线外2mm处骨切割，制作新骨窗。开窗完成之后，剥离骨窗周围和窦底黏骨膜，在骨窗上缘和后缘的交角处，也是瘢痕组织与正常上颌窦黏骨膜的交界处，发生直径约2mm的黏骨膜穿孔，即Ⅰ类黏骨膜穿孔。一旦黏骨膜穿孔，多数病例的黏骨膜随呼吸而上下扇动的能力减弱。本病例，由于瘢痕组织的存在，只能用器械抬起窦底

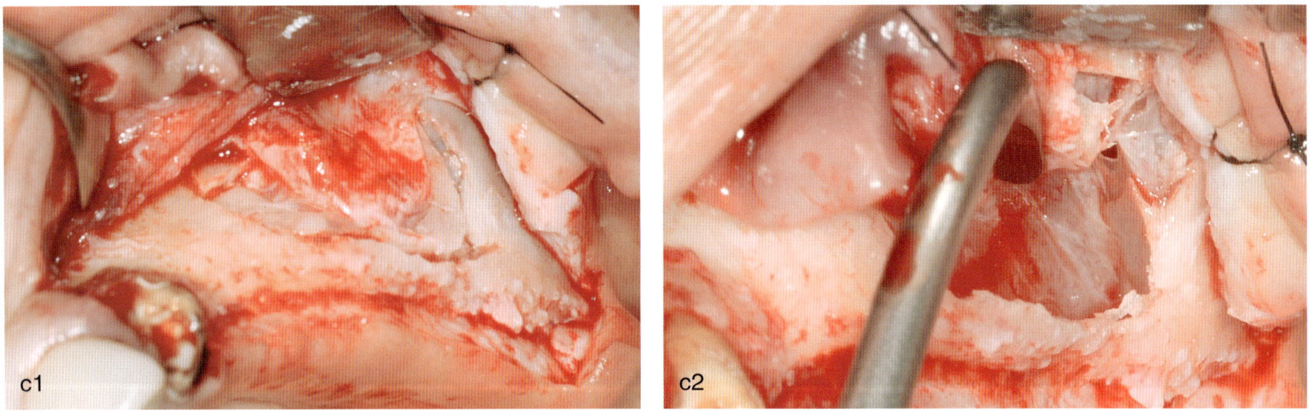

图7-14　二次开窗左侧上颌窦底提升，Ⅰ类黏骨膜穿孔（续）
c. 术中照片，上颌窦底提升。c1. 翻黏骨膜瓣，可见牙槽嵴顶根方约4mm处骨窗表面的瘢痕，在原截骨线外2mm处做新骨窗。c2. 开窗完成之后，剥离上颌窦底黏骨膜，在骨窗的外上方发生直径约2mm穿孔。

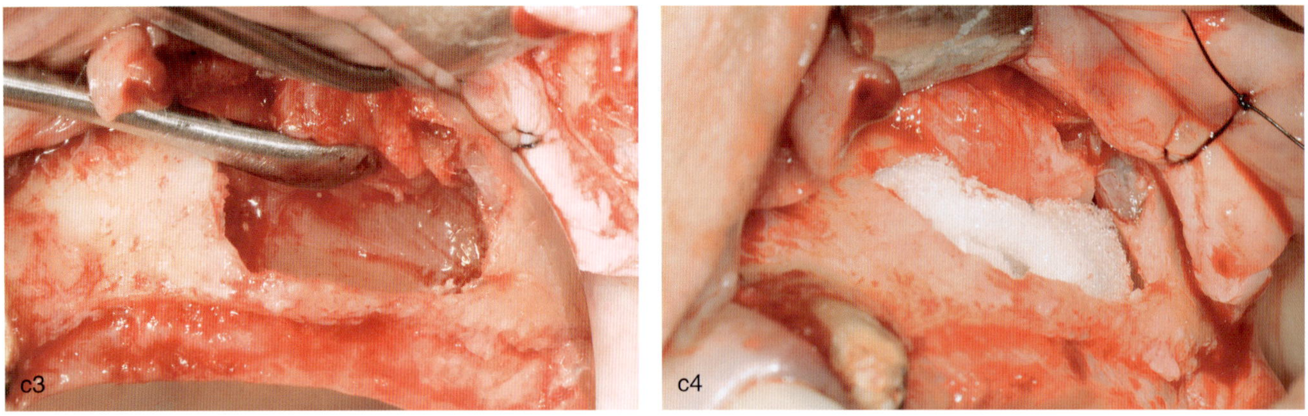

图7-14　二次开窗左侧上颌窦底提升，Ⅰ类黏骨膜穿孔（续）
c. 术中照片，上颌窦底提升。c3. 用骨膜剥离子抬起黏骨膜，检查提升的空间，可见窦底腭侧的黏骨膜未充分剥离。c4. 充分剥离窦底腭侧的黏骨膜之后，在提升的空间内填塞明胶海绵，之后进入取髂骨程序。

黏骨膜来检查提升的空间。充分剥离窦底腭侧黏骨膜，形成充足的骨增量空间，并充填明胶海绵以保护术区（图7-14c1～c4）。至此，顺利完成二次侧壁开窗和窦底提升。之后，进入髂骨取骨的临床程序。

取髂骨

从右侧髂骨取骨。在髂骨嵴周围行盐酸阿替卡因浸润麻醉，将局部皮肤向髂嵴外侧绷紧，沿髂嵴表面的皮纹切开皮肤、皮下、阔筋膜、脂肪层和骨膜，切口起始于髂骨内侧3～4mm处，越过髂嵴向后外止于髂前上棘后3～4mm，切口线长达13mm。用专用的爪形髂嵴拉钩牵拉创口，暴露髂嵴，进一步剥离与髂嵴表面紧密附着的骨膜，暴露骨面。用超声骨刀锯齿形刀头制作大小约20mm×8mm的截骨线，骨块位于髂骨前嵴和后嵴、内嵴和外嵴之间。然后用超声骨刀将骨块断开，将其分为5mm×8mm和15mm×8mm两块骨块，用骨凿撬动，分别将其取出，形成一个位于髂骨内嵴和外嵴之间的槽形骨槽。吸取骨髓腔的出血，一部分用于浸泡取出的骨块，以保存骨块在体外的活性，一部分用于骨增量时调拌骨代用品。用明胶海绵填塞骨髓腔，用可吸收缝线分层对位缝合骨膜、阔筋膜，用尼龙线间断缝合皮肤（图7-14c5～c10）。

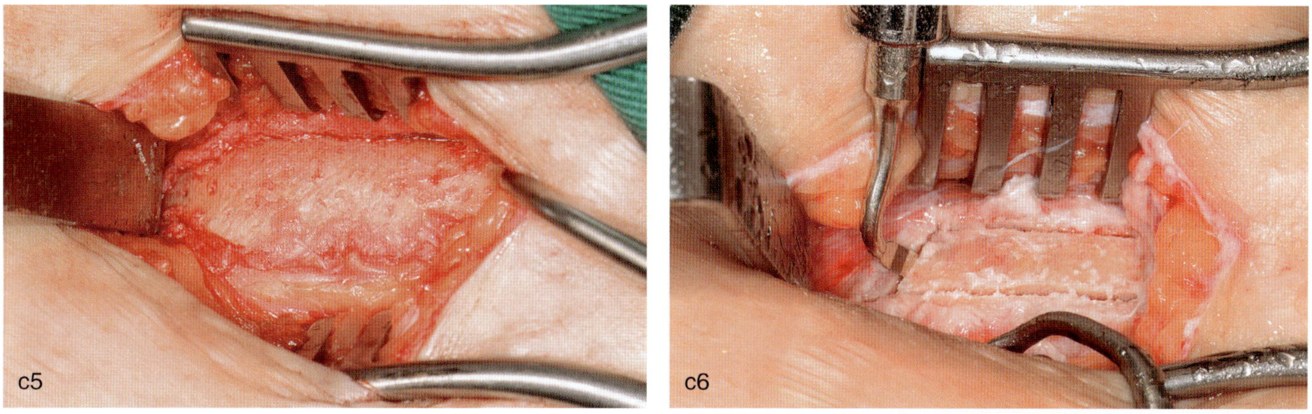

图7-14　二次开窗左侧上颌窦底提升，Ⅰ类黏骨膜穿孔（续）
c. 术中照片，取髂骨。c5. 沿皮纹切开皮肤，切口起始于髂骨内侧3～4mm处，越过髂嵴向后外止于髂前上棘后3～4mm，暴露骨面。c6. 用超声骨刀锯齿形刀头进行骨切割，制作大小约20mm×8mm的截骨线。骨块位于髂骨前嵴、后嵴、内嵴和外嵴之间。

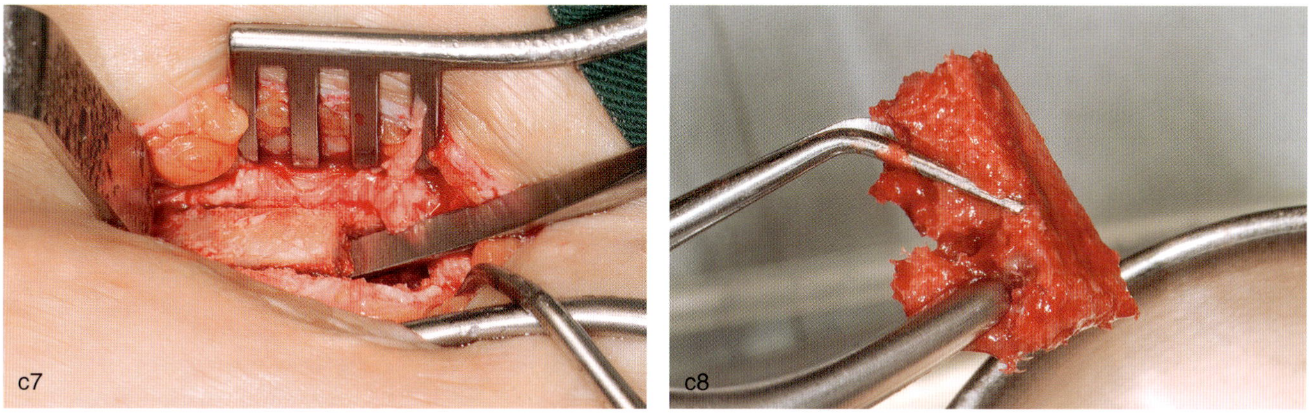

图7-14　二次开窗左侧上颌窦底提升，Ⅰ类黏骨膜穿孔（续）
c. 术中照片，取髂骨。c7. 用超声骨刀将长条状骨块分为两截，然后用骨凿将其分别取出。c8. 分别取出的骨块之一。两块骨块大小分别为5mm×8mm和15mm×8mm。

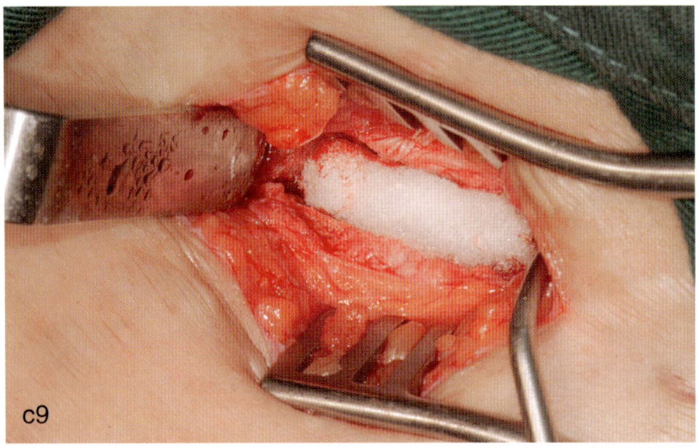

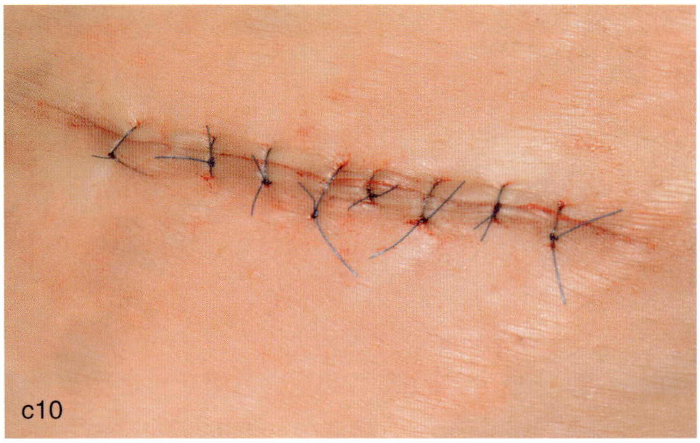

图7-14 二次开窗左侧上颌窦底提升，Ⅰ类黏骨膜穿孔（续）
c. 术中照片，取髂骨。c9. 取出骨块之后，在髂骨的骨髓腔内填塞较为致密的明胶海绵。c10. 分层缝合。依次缝合骨膜、阔筋膜和皮肤，关闭创口，加压包扎。

骨增量

微创拔除上颌左侧侧切牙残根。分别用直径4.5mm的钨钢球钻和金刚砂球钻处理骨面，去除残存牙槽嵴和上颌窦侧壁的骨膜，开放部分骨髓腔，尽可能使骨面渗血以增强水平向骨增量区的血供。取出填塞于上颌窦底的明胶海绵，在上颌窦底黏骨膜下方置入生物可吸收性胶原膜（Bio-Gide，Geistlich，瑞士），覆盖穿孔及其周围的黏骨膜，在窦底深处植入部分去蛋白牛骨矿物质（Bio-Oss，Geistlich，瑞士）。将15mm×8mm的块状骨按照上颌窦底的形态进行修整，植入上颌窦内，用两颗固定骨块的专用微螺钉垂直向穿过牙槽嵴顶，坚固固定于上颌窦内。将5mm×8mm的块状骨修整后置于尖牙位点颊侧骨壁的外侧，用专用微螺钉水平向坚固固定于颊侧骨壁。在整个受植区表面植入用血液调拌的细颗粒的去蛋白牛骨矿物质（DBBM），并覆盖双层生物可吸收性胶原膜，并将胶原膜反折到腭侧黏骨膜下方，起到固位作用。在侧切牙位点，只是拔除残根，未进行充分的骨增量处理。切断黏骨膜瓣蒂部的骨膜层，充分松弛黏骨膜瓣，无张力初期创口关闭（图7-14c11～c18）。

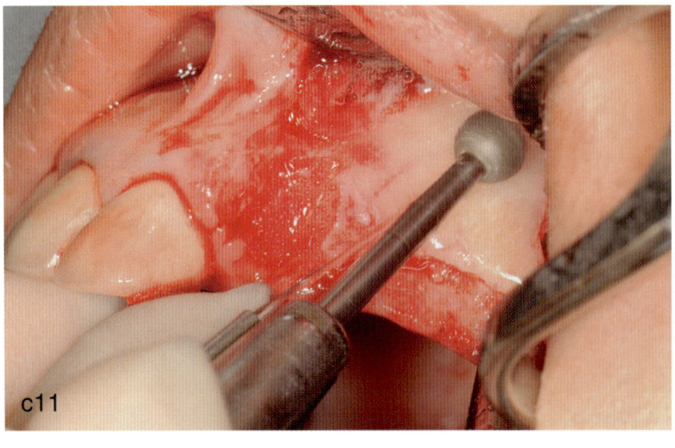

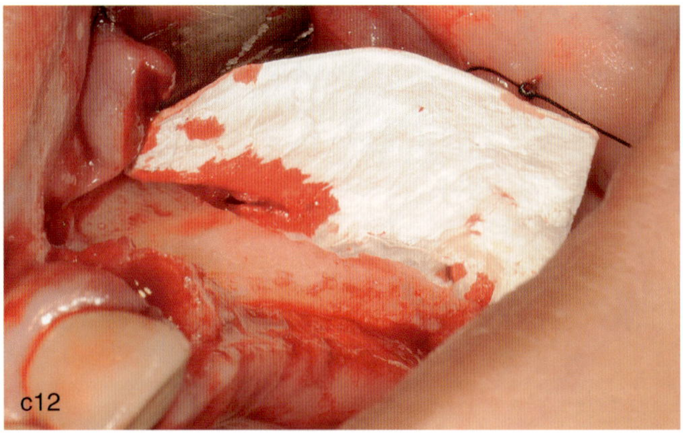

图7-14 二次开窗左侧上颌窦底提升，Ⅰ类黏骨膜穿孔（续）
c. 术中照片，骨增量。c11. 微创拔除上颌左侧侧切牙残根，金刚砂球钻处理骨面，预备水平向骨增量的受骨床。c12. 在上颌窦底黏骨膜下方植入生物可吸收性胶原膜，覆盖窦底黏骨膜穿孔。

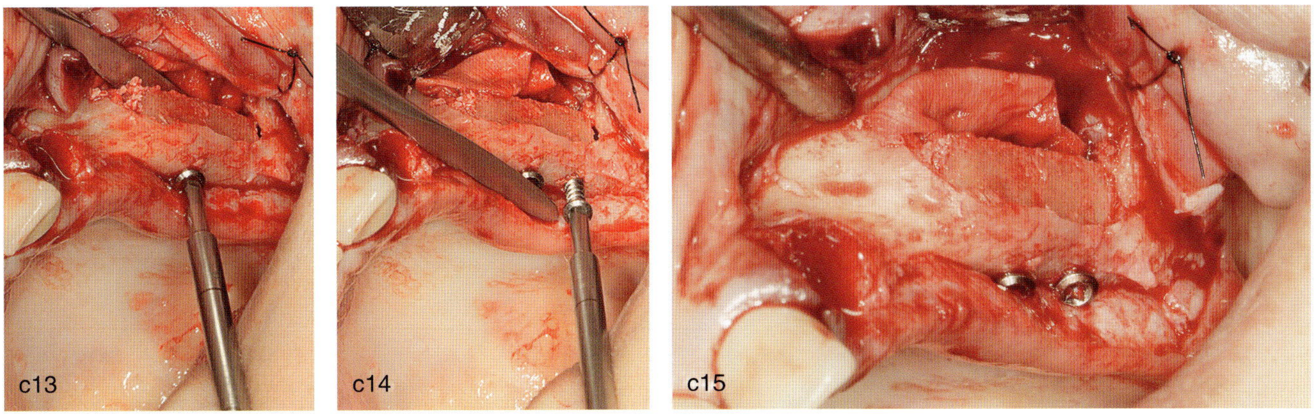

图7-14　二次开窗左侧上颌窦底提升，Ⅰ类黏骨膜穿孔（续）
c. 术中照片，骨增量。c13，c14. 在窦底先植入部分去蛋白牛骨矿物质，再将15mm×8mm的骨块修整后植入上颌窦内，用微螺钉固定。c15. 用两颗固定骨块的专用微螺钉穿过牙槽嵴顶坚固固定骨块。

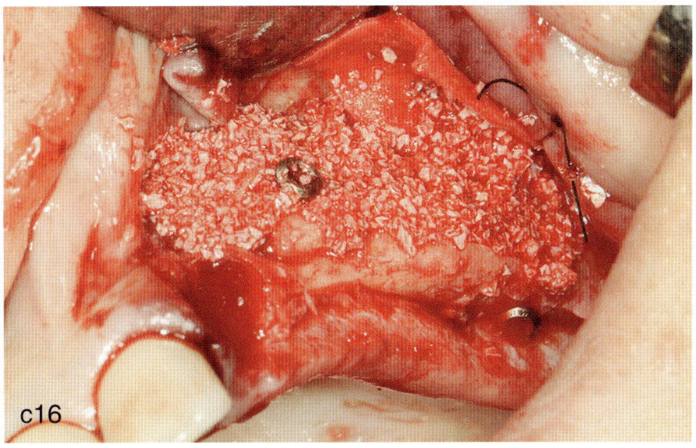

图7-14　二次开窗左侧上颌窦底提升，Ⅰ类黏骨膜穿孔（续）
c. 术中照片，骨增量。c16. 将5mm×8mm的骨块修整后置于尖牙位点颊侧骨壁的外侧，用微螺钉固定，表面覆盖去蛋白牛骨矿物质。

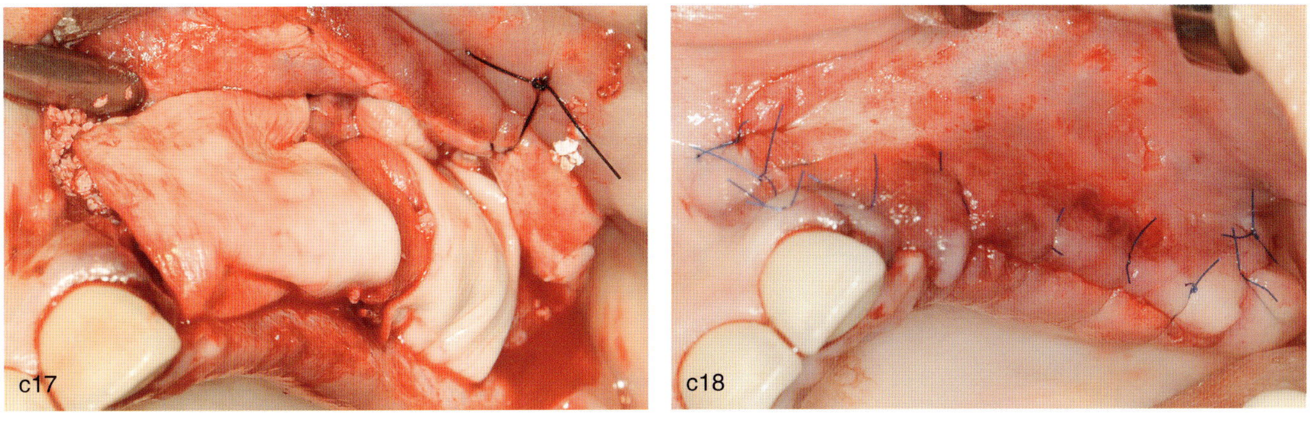

图7-14　二次开窗左侧上颌窦底提升，Ⅰ类黏骨膜穿孔（续）
c. 术中照片，骨增量。c17. 用双层生物可吸收性胶原膜覆盖骨增量材料，并将胶原膜反折到腭侧黏骨膜下方。c18. 切断黏骨膜瓣蒂部的骨膜层，充分松弛黏骨膜瓣，无张力初期创口关闭。

术后即刻CBCT扫描显示窦腔内无渗出物，将来计划植入种植体的尖牙位点水平向骨增量的水平向骨宽度、第一前磨牙和第一磨牙位点垂直向和水平向骨增量的骨高度与骨宽度理想，骨增量范围接近腭鼻隐窝。窦腔内无积液，黏骨膜无增厚（图7–14d）。

术后用药与检查

术后静脉滴注克林霉素5天，每天1次，每次0.6g；静脉滴注地塞米松注射液3天，每天1次，每次10mg；呋麻滴鼻液滴鼻5天，每天2次；复方葡萄糖酸氯己定含漱液含漱，每天3次，直至10天后拆线。右侧髂骨的供骨区术后3天换药、7天后拆线。

术后10天复诊，可见创口愈合良好，黏膜无红肿，无任何感染征象。拆除缝线之后，转诊修复科制作可摘局部义齿作为过渡义齿，嘱其6个月后复诊。

植入种植体

愈合6个月后复诊。CBCT扫描显示增量之后的骨轮廓理想，与骨增量之后的CBCT相比无明显的差异，只是骨密度较低（图7–14e）。口腔内检查可见创口愈合理想，黏膜无红肿，附着龈宽度和质量非常理想，超过了术前的预期效果（图7–14f）。

手术切口与上次手术相同，翻黏骨膜瓣，可见颊

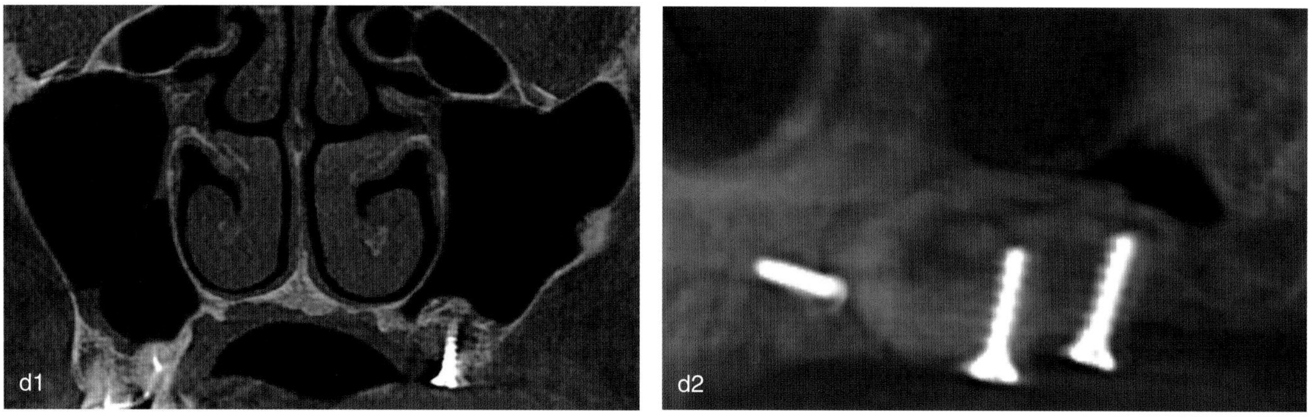

图7–14　二次开窗左侧上颌窦底提升，Ⅰ类黏骨膜穿孔（续）
d. 骨增量后的即刻CBCT扫描。d1. 以上颌窦开口为兴趣区的冠状面断层，可见上颌窦开口通畅，上颌窦黏骨膜无增厚，窦腔内无渗出物。d2. 三维重建图像，可见理想的骨增量轮廓。

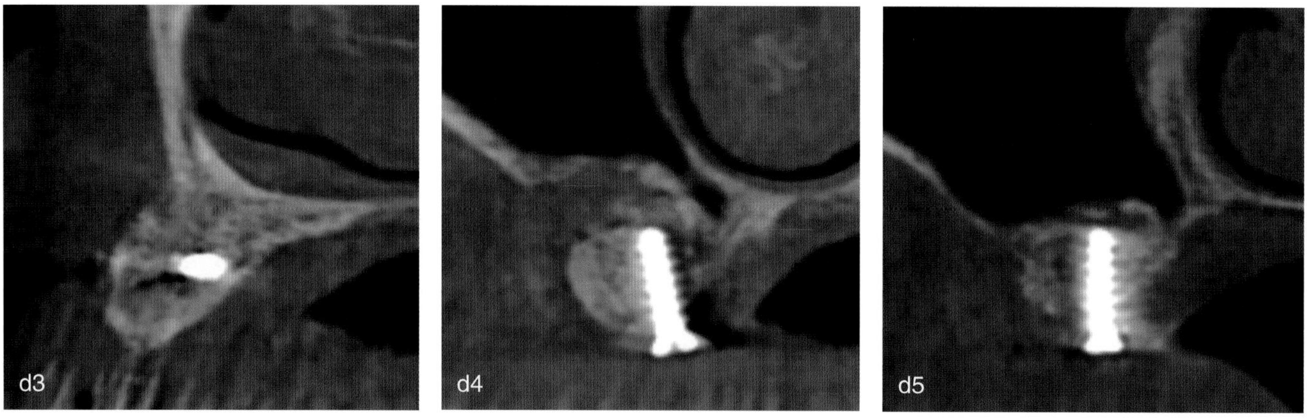

图7–14　二次开窗左侧上颌窦底提升，Ⅰ类黏骨膜穿孔（续）
d. 骨增量后的即刻CBCT扫描。依次为尖牙位点（d3）、第一前磨牙位点（d4）和第二磨牙位点（d5）的颊舌向断层，可见尖牙位点的骨厚度、第一前磨牙和第一磨牙位点的骨高度理想，骨量丰富。

舌向骨宽度充足，皮质骨质量满意，呈现完美的水平向骨再生的临床效果。其中：

- 以固定螺钉钉头为参照标志，骨愈合理想，无任何临床意义的骨吸收。
- 在骨增量区域，包括侧壁开窗的位置，颊舌向骨宽度充足，皮质骨化理想。
- 在前次手术中，未进行骨增量的侧切牙位点（只是拔除残根）的颊舌向骨宽度则明显不足。

取出固定螺钉，在尖牙、第一前磨牙和第一磨牙位点进行种植窝预备，在正确的三维位置上分别植入3颗软组织水平种植体（大颗粒喷砂酸蚀表面种植体，Straumann，瑞士）。其中尖牙位点：种植体直径3.3mm，种植体平台直径4.8mm，长度12mm；第一前磨牙位点：种植体直径3.3mm，种植体平台直径4.8mm，长度10mm；第一磨牙位点：种植体直径4.1mm，种植体平台直径4.8mm，长度10mm。种植体扭矩均>30Ncm。再次覆盖双层30mm×40mm的生物可吸收性胶原膜（Bio-Gide，Geistlich，瑞士），促进新骨进一步成熟。在黏骨膜瓣基底切断骨膜、松弛黏骨膜瓣，无张力初期创口关闭（图7-14g）。切断骨膜时，切割深度不宜过深，避免影响黏骨膜瓣的血供。

术后即刻CBCT扫描显示骨增量的效果并不理

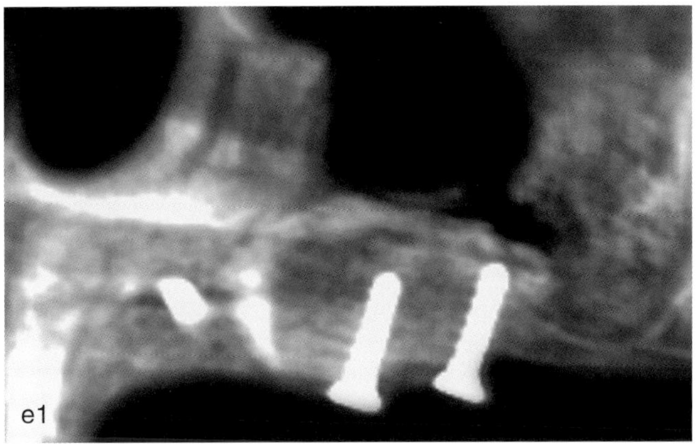

图7-14　二次开窗左侧上颌窦底提升，Ⅰ类黏骨膜穿孔（续）
e. 骨增量6个月后的CBCT扫描。e1. 三维重建图像，可见理想的骨增量轮廓。

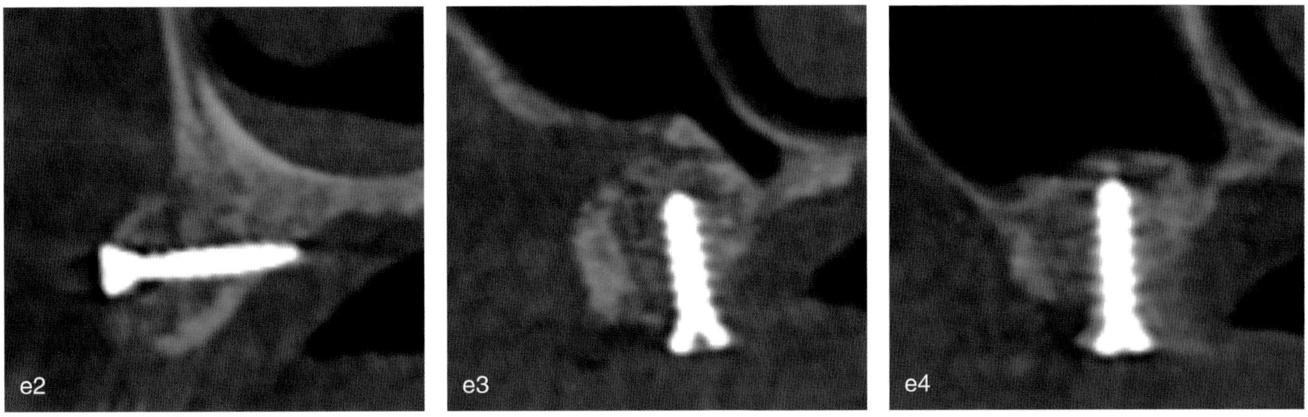

图7-14　二次开窗左侧上颌窦底提升，Ⅰ类黏骨膜穿孔（续）
e. 骨增量6个月后的CBCT扫描。依次为尖牙位点（e2）、第一前磨牙位点（e3）和第二磨牙位点（e4）的颊舌向断层，可见尖牙位点的骨厚度、第一前磨牙位点和第一磨牙位点的骨高度理想，骨量丰富，但新骨骨质较为疏松。

想。骨密度较低，在尖牙和第一前磨牙位点新骨包绕种植体，在第一磨牙位点种植体的根端只是薄层骨包绕。如果种植体位置更偏向腭侧，会有更多的骨包绕种植体，但这受到颌位关系的限制（图7–14h）。

种植修复程序

种植体植入6个月后行二期手术、暴露种植体，开启修复程序。二期手术之前的CBCT扫描显示种植体周围骨量减少程度令人震惊，第一磨牙位点的种植体表面尤为严重（图7–14i）。但在术中发现，3颗种植体的ISQ平均值尚可：尖牙位点种植体为78，第一前磨牙为82，第一磨牙位点为76。考虑到支持种植体的骨量不足，选择金属烤塑修复体（图7–14j），以此减轻种植体的咀嚼应力。修复体为3颗种植体（位于尖牙、第一前磨牙和第一磨牙位点）支持式五单位修复体，其中第二前磨牙位点为桥体，侧切牙位点为悬臂修复体。通过角度基台调整种植体的轴向，实现了螺钉固位，基台从修复体䚡面穿出的位置可以接受，但并不完美。根尖放射线片确认种植修复体被动就位之后，认真调䚡。2周后复诊，临床检查显示固

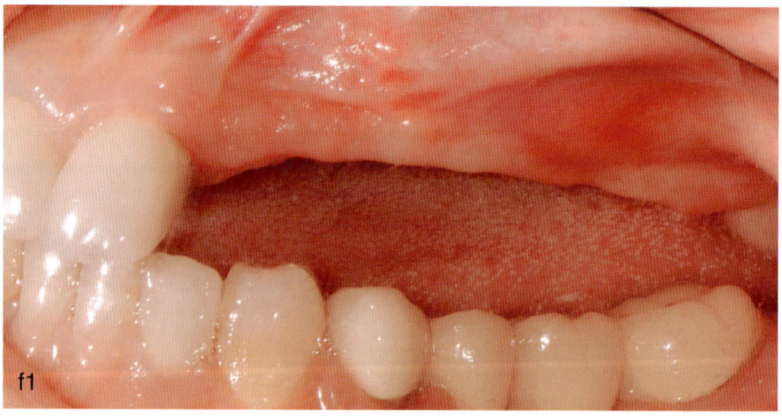

图7–14　二次开窗左侧上颌窦底提升，Ⅰ类黏骨膜穿孔（续）
f. 种植体植入手术，骨增量6个月后的口内照片。f1. 侧面观。创口愈合良好，侧切牙及其远中的所有牙缺失。除上颌左侧中切牙远中牙槽黏膜存在瘢痕外，附着龈的宽度和质量满意，䚡龈距离较大。

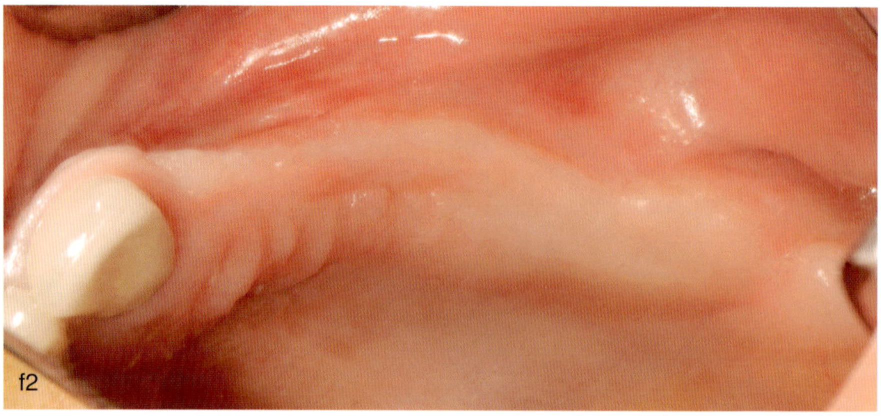

图7–14　二次开窗左侧上颌窦底提升，Ⅰ类黏骨膜穿孔（续）
f. 种植体植入手术，骨增量6个月后的口内照片。f2. 䚡面观。创口愈合良好，附着龈的宽度和质量满意，骨弓轮廓以及水平向牙槽嵴宽度良好。

位螺钉无松动，殆关系良好，患者对咀嚼效率满意。

戴入修复体6个月后的复诊

戴入修复体6个月后复诊。CBCT扫描显示在尖牙和第一前磨牙位点新骨稳定，包绕第一磨牙位点种植体的薄层骨进一步减少。种植体周围口腔卫生的自我维护良好，殆关系良好，种植体周围软组织健康、稳定，修复体无崩裂，但尖牙和第一前磨牙位点修复体的殆面有较为明显的磨耗痕迹（图7–14k）。这是一个非常重要的临床现象，带给我们如下思考：

- 远中游离的牙缺失，丧失了天然牙对修复体生理性和机械性保护机制。
- 此类病例，尽管戴入修复体时进行了完善的调殆，但调殆时的下颌运动及殆接触未必能够代替咀嚼时复杂的下颌运动及复杂的殆接触。
- 本病例，如果修复体为金属殆面、金属烤瓷殆面或氧化锆殆面，难以表现出这种磨耗现象，可能会导致修复体和/或种植体的机械并发症、工艺并发症和生物学并发症，或对颌牙及牙周的损伤。
- 在之后每年一次的定期复诊中发现，磨耗的程度

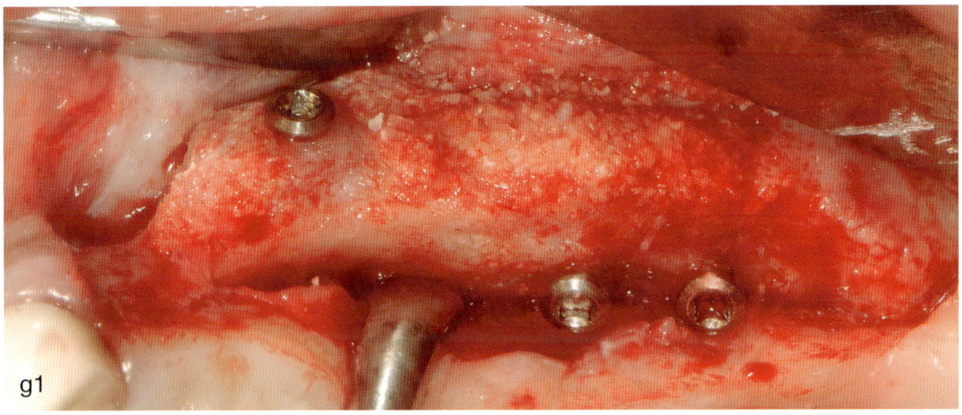

图7–14 二次开窗左侧上颌窦底提升，Ⅰ类黏骨膜穿孔（续）
g. 种植体植入手术。g1. 上颌左侧缺牙区做牙槽嵴顶水平切口、近中和远中垂直向松弛切口，翻黏骨膜瓣，可见完美的骨再生效果，固定螺钉钉头位置显示愈合期间移植的块状自体骨无明显吸收。

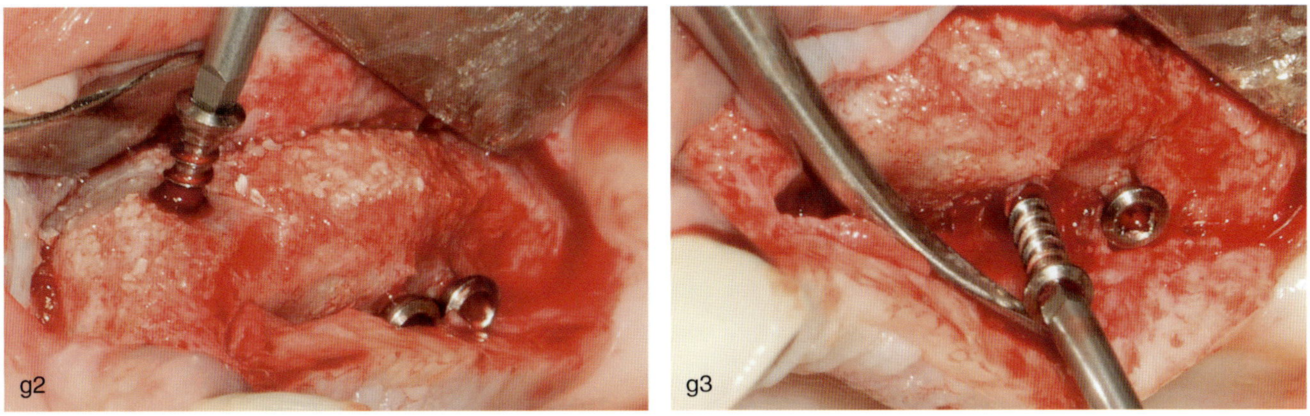

图7–14 二次开窗左侧上颌窦底提升，Ⅰ类黏骨膜穿孔（续）
g. 种植体植入手术。g2. 取出在尖牙位点固定水平向骨增量的块状自体骨的微螺钉。g3. 取出前磨牙和磨牙位点固定上颌窦内移植的块状自体骨的微螺钉。

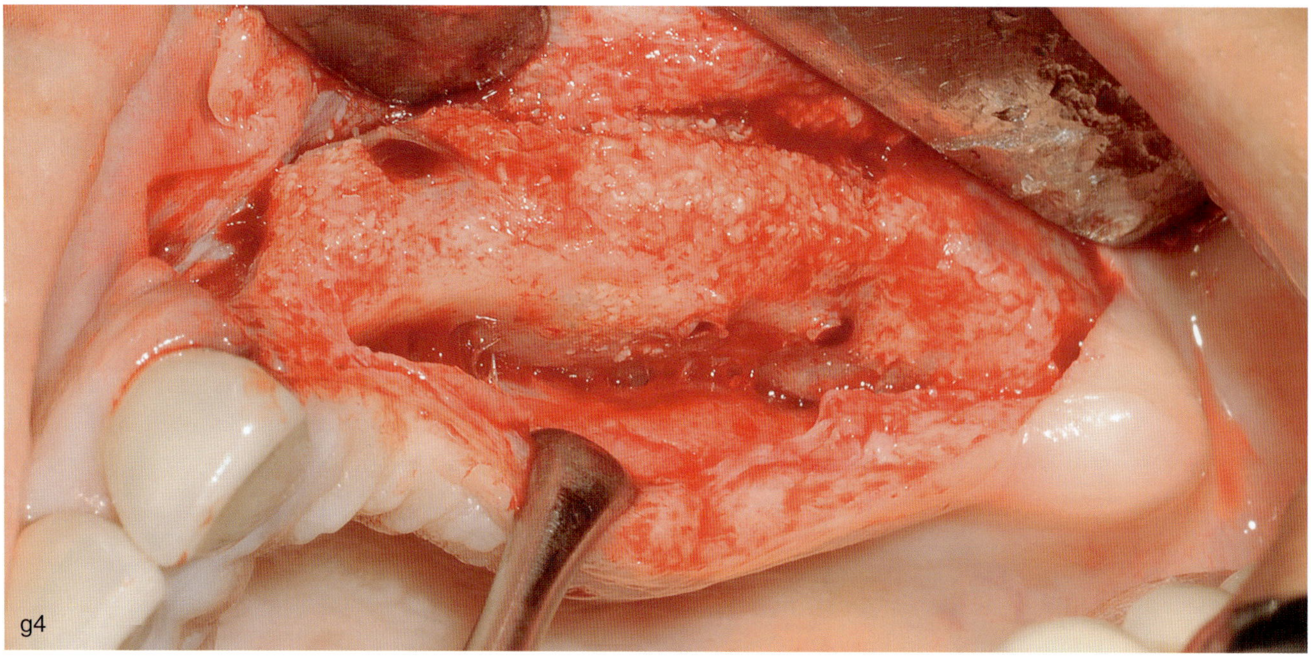

图7-14 二次开窗左侧上颌窦底提升，I类黏骨膜穿孔（续）
g. 种植体植入手术。g4. 取出固定块状自体骨的微螺钉之后的船面观，可见极佳的骨再生效果，骨宽度充足，新骨与周围骨完美整合。

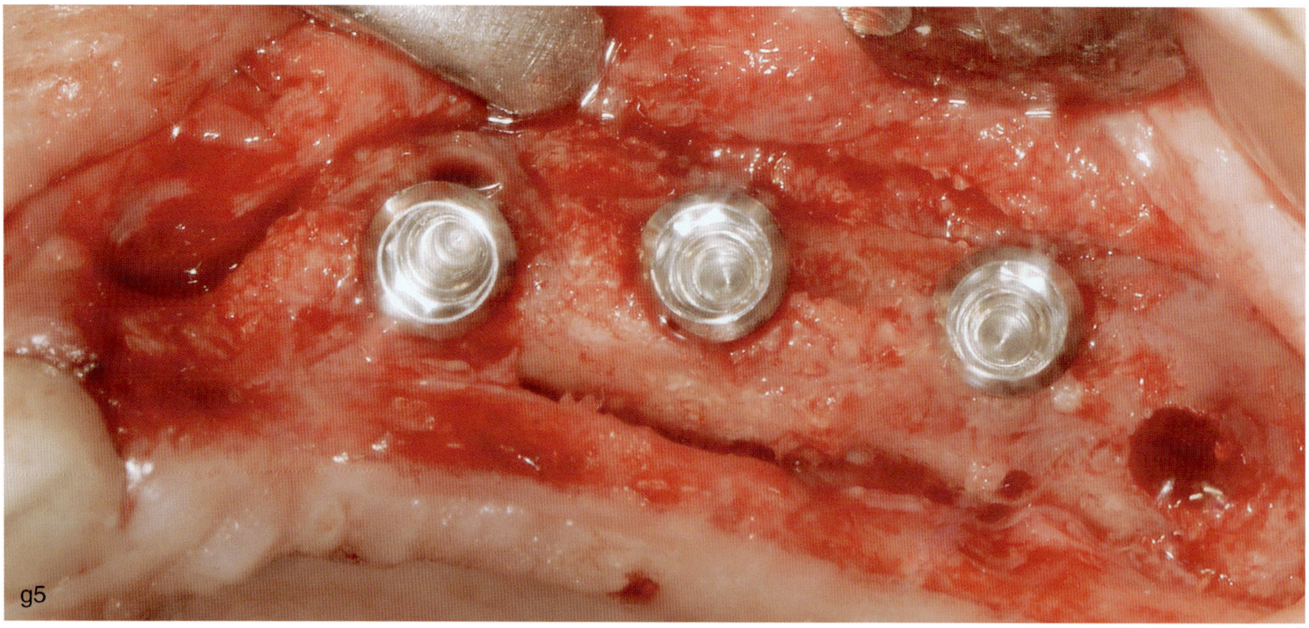

图7-14 二次开窗左侧上颌窦底提升，I类黏骨膜穿孔（续）
g. 种植体植入手术。g5. 分别在尖牙位点、第一前磨牙位点和第一磨牙位点植入3颗软组织水平种植体，种植体的分布略微欠佳。

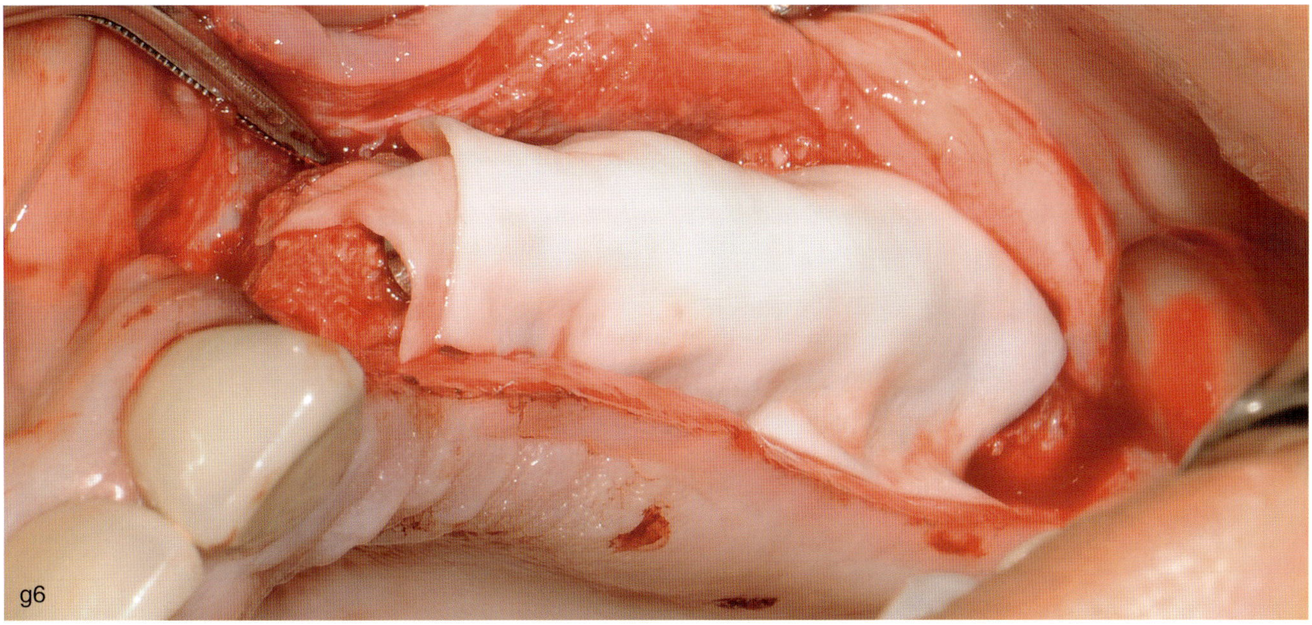

图7-14　二次开窗左侧上颌窦底提升，Ⅰ类黏骨膜穿孔（续）

g. 种植体植入手术。g6. 覆盖双层生物可吸收性胶原膜，希望增强骨的抗吸收能力。

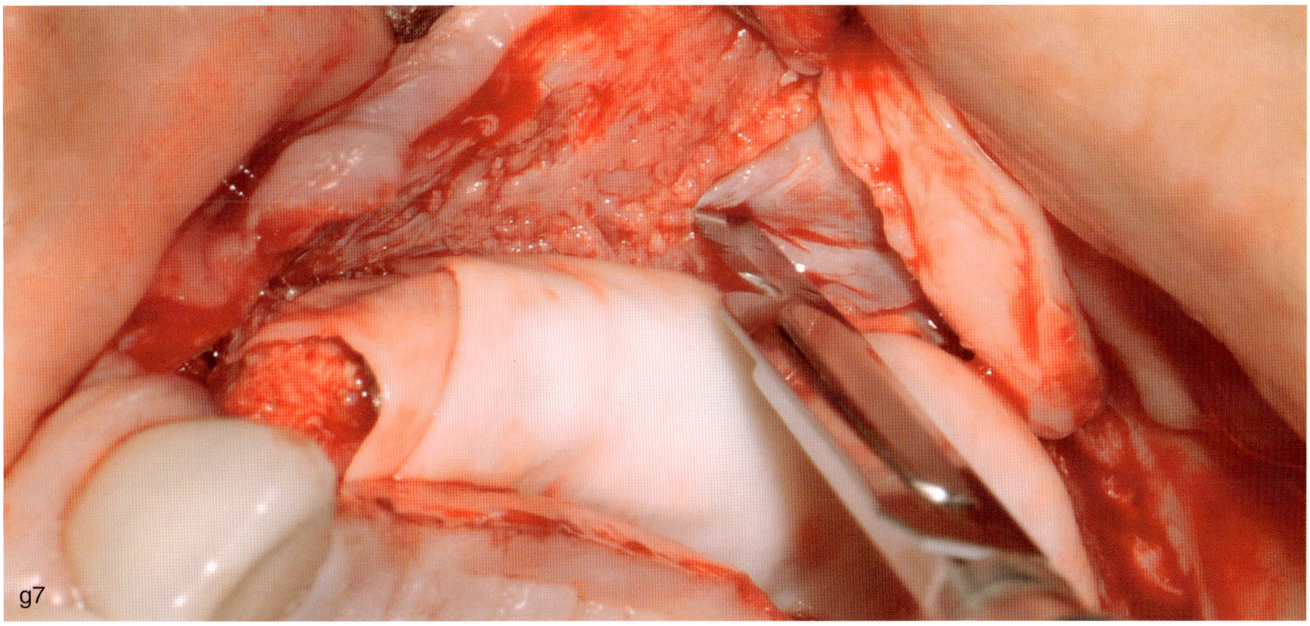

图7-14　二次开窗左侧上颌窦底提升，Ⅰ类黏骨膜穿孔（续）

g. 种植体植入手术。g7. 在黏骨膜瓣的基底切断骨膜，松弛黏骨膜瓣，实现无张力初期创口关闭。

已经非常稳定，没有进一步发展，说明这种磨耗是一种生理性咬合调整和适应现象。

戴入修复体3年后的复诊

取出螺钉固位的修复体，进行种植体周围维护。CBCT检查显示第一磨牙位点种植体腭侧骨进一步吸收，而尖牙位点和第一前磨牙位点种植体周围骨较为稳定，种植体ISQ平均值在72～81之间。种植体周无显著的菌斑生物膜和牙石积聚，探诊深度均＜2mm，探诊无出血，种植体周围黏膜质量尚可。修复体的𬌗面磨耗已经稳定（图7-14l），没有进一步地发展。

戴入修复体6年后的复诊

CBCT检查显示种植体周围骨进一步吸收，尖牙位点和第一前磨牙位点唇侧以及上颌窦内植入的自体骨已经完全被吸收（图7-14m），但种植体ISQ平均值无明显变化，临床检查未见种植体松动，探诊深度均＜3.5mm，探诊无出血。种植体周围未见大量的菌斑生物膜和牙石积聚，说明患者对口腔卫生的自我维护尚可。修复体的𬌗面没有进一步的磨耗现象。

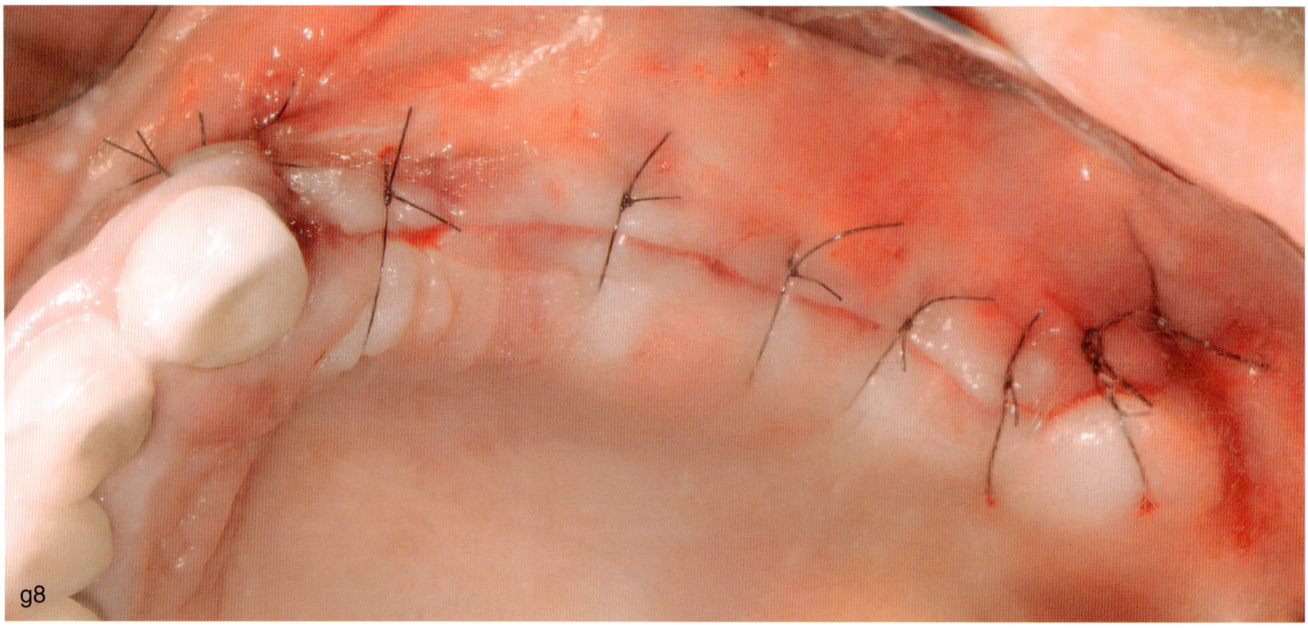

图7-14　二次开窗左侧上颌窦底提升，Ⅰ类黏骨膜穿孔（续）

g. 种植体植入手术。g8. 无张力初期创口关闭，种植体潜入式愈合，完成种植体植入手术。

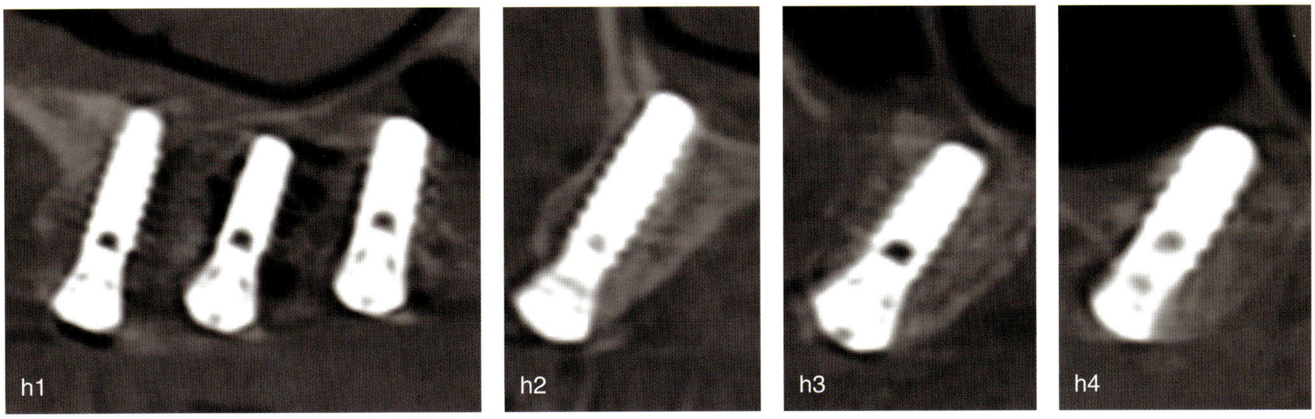

图7-14 二次开窗左侧上颌窦底提升，Ⅰ类黏骨膜穿孔（续）
h. 种植体植入之后的即刻CBCT扫描。依次为后牙牙弓的近远中向断层（h1）及尖牙位点（h2）、第一前磨牙（h3）和第一磨牙（h4）位点的颊舌向断层。骨包绕种植体。

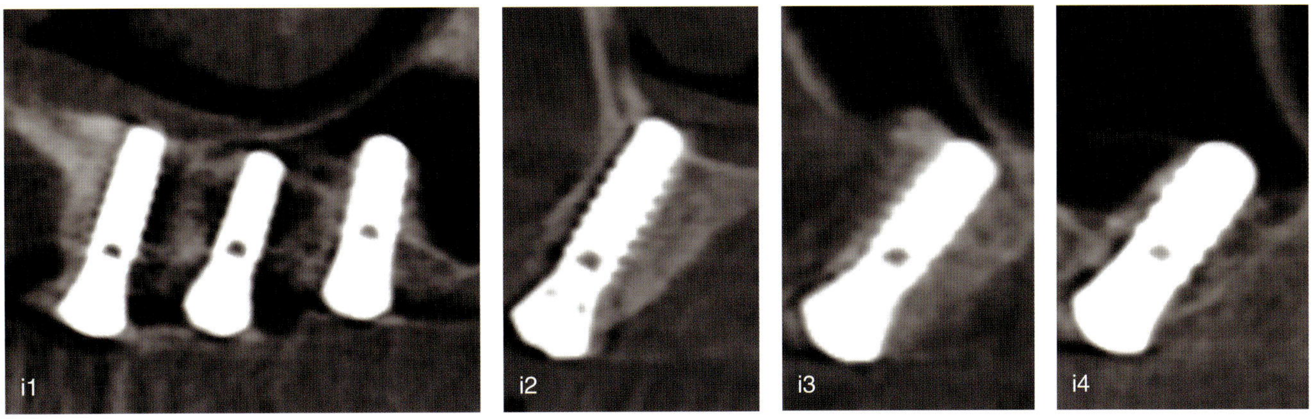

图7-14 二次开窗左侧上颌窦底提升，Ⅰ类黏骨膜穿孔（续）
i. 骨增量6个月后的CBCT扫描。依次为后牙牙弓的近远中向断层（i1）及尖牙位点（i2）、第一前磨牙（i3）和第一磨牙（i4）位点的颊舌向断层。上颌窦内植入的自体骨大量吸收，第一磨牙位点种植体只有少量骨包绕。

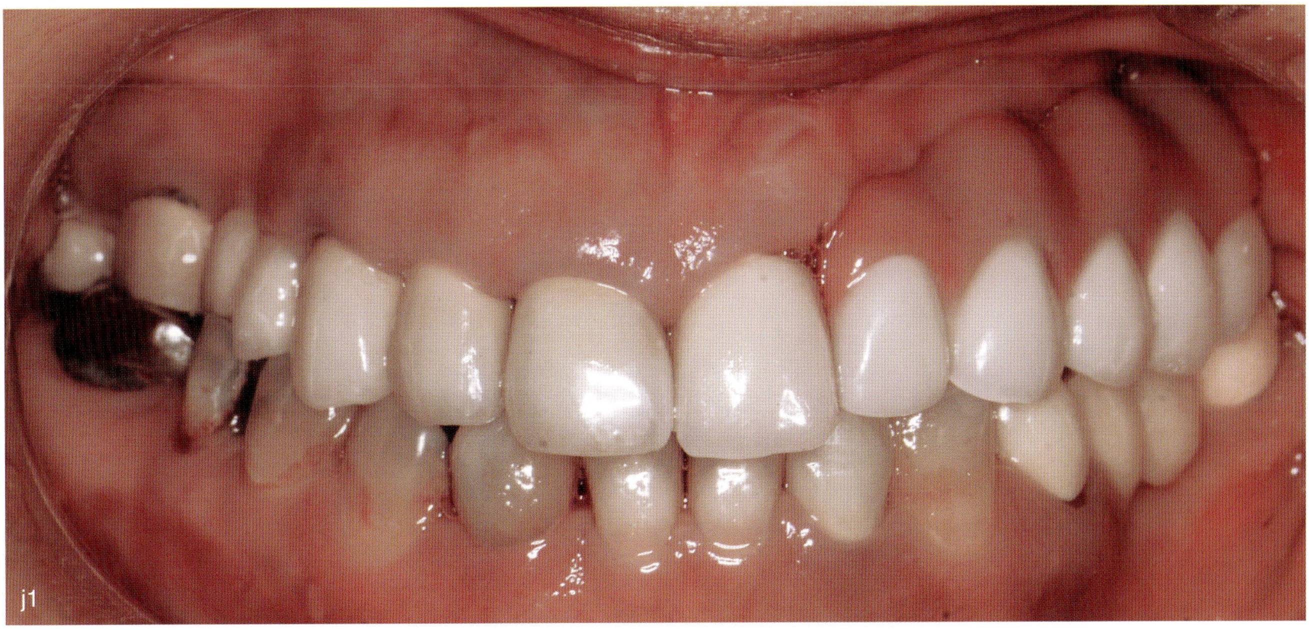

图7-14 二次开窗左侧上颌窦底提升，Ⅰ类黏骨膜穿孔（续）
j. 戴入修复体。j1. 正面观。修复体与对颌之间的殆关系良好。

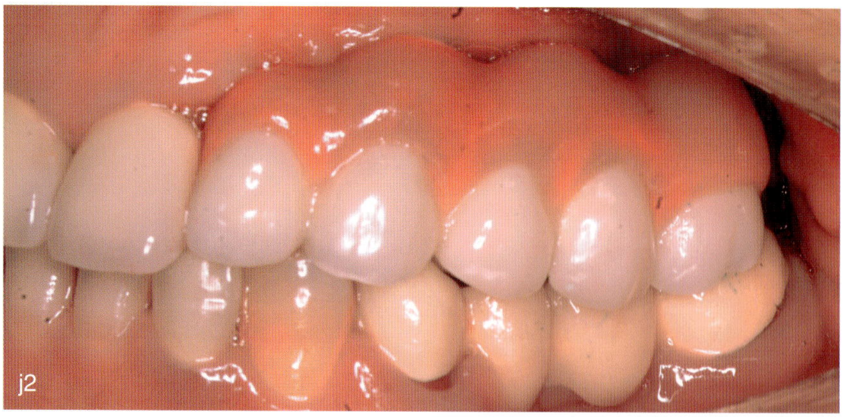

图7-14　二次开窗左侧上颌窦底提升，Ⅰ类黏骨膜穿孔（续）
j. 戴入修复体。j2. 侧面观。修复体与对颌之间的颌位关系良好。

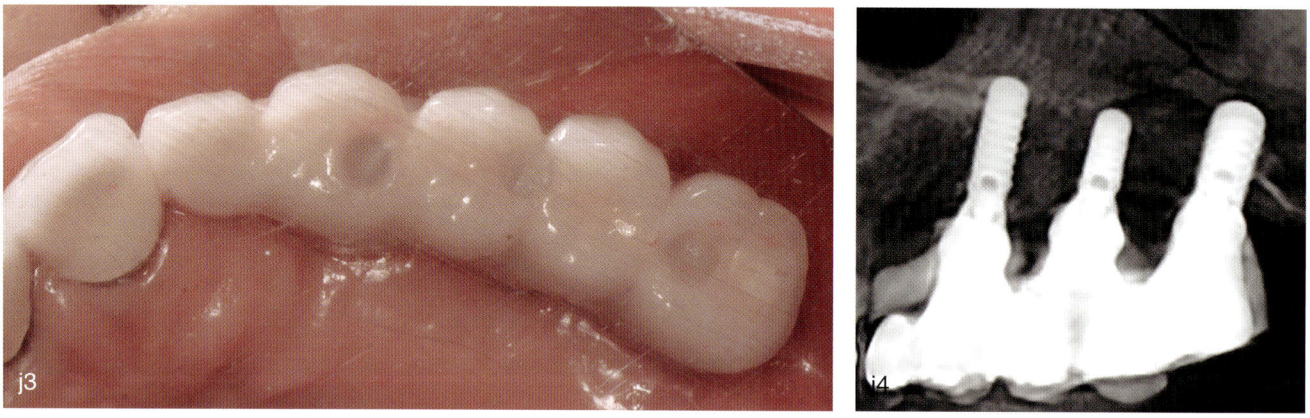

图7-14　二次开窗左侧上颌窦底提升，Ⅰ类黏骨膜穿孔（续）
j. 戴入修复体。j3. 殆面观。戴入3颗种植体支持式五单位螺钉固位的修复体。j4. 戴入修复体的根尖放射线片显示修复体与3颗种植体密合。

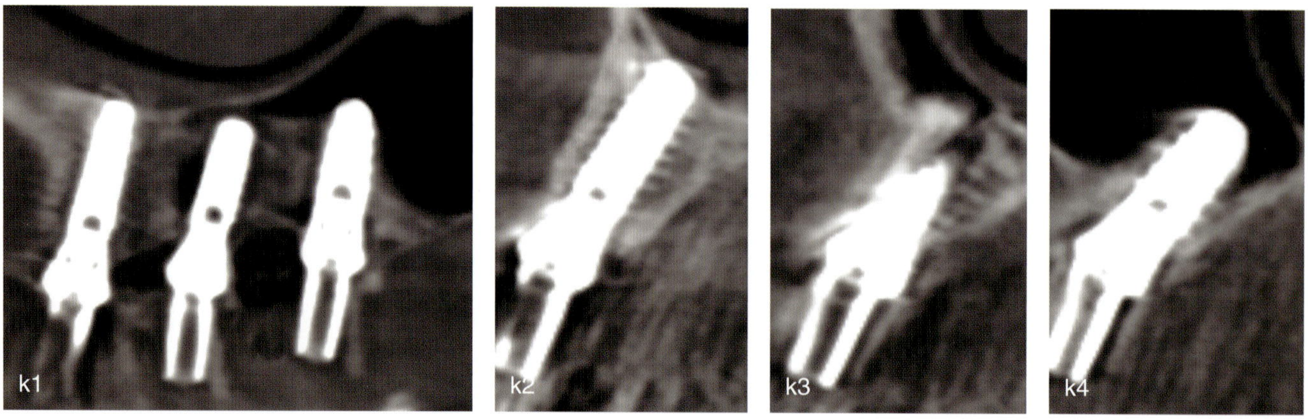

图7-14　二次开窗左侧上颌窦底提升，Ⅰ类黏骨膜穿孔（续）
k. 戴入修复体6个月后的CBCT扫描。依次为后牙牙弓的近远中向断层（k1）及尖牙位点（k2）、第一前磨牙（k3）和第一磨牙（k4）位点的颊舌向断层。第一磨牙位点种植体腭侧骨进一步吸收，其他位点种植体周围骨较为稳定。

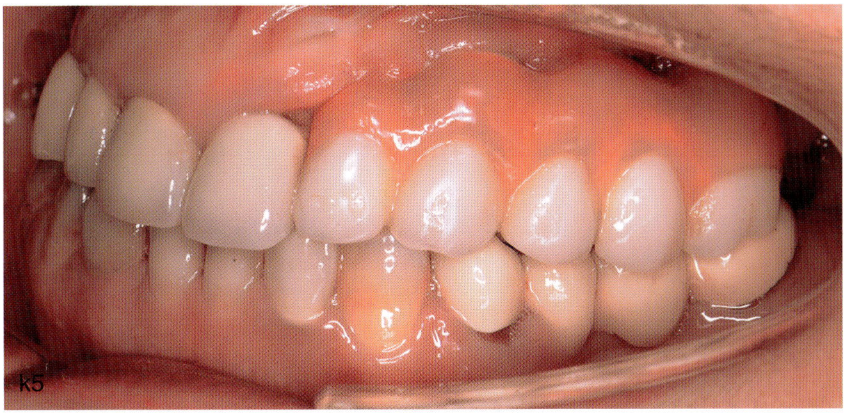

图7-14　二次开窗左侧上颌窦底提升，Ⅰ类黏骨膜穿孔（续）
k. 戴入修复体6个月后。k5. 侧面观。殆关系良好，上颌左侧中切牙远中龈缘有所退缩。

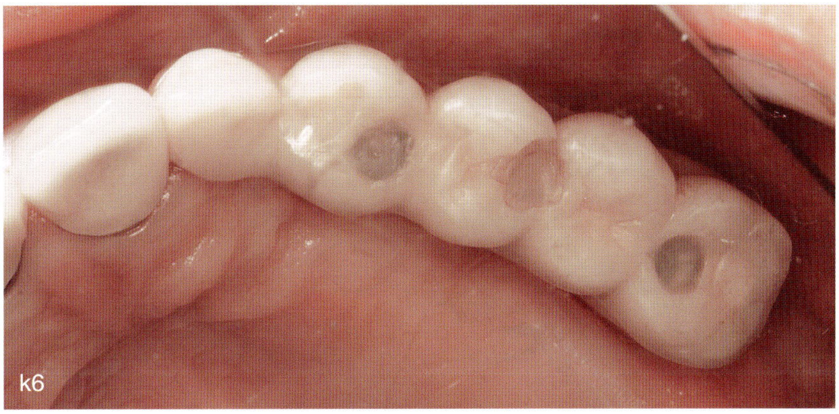

图7-14　二次开窗左侧上颌窦底提升，Ⅰ类黏骨膜穿孔（续）
k. 戴入修复体6个月后。k6. 殆面观。尖牙位点修复体殆面有明显的磨耗痕迹，但无崩裂。

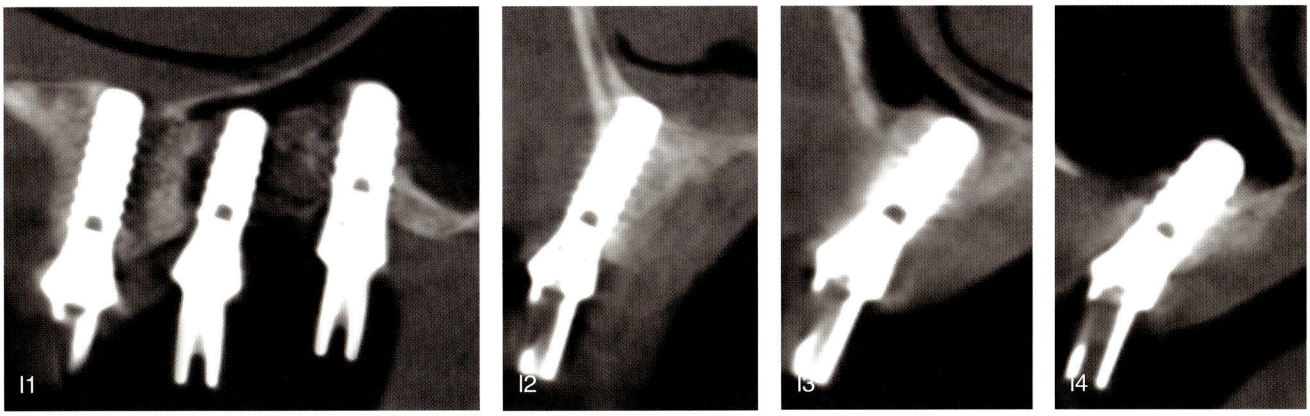

图7-14　二次开窗左侧上颌窦底提升，Ⅰ类黏骨膜穿孔（续）
l. 戴入修复体3年后的CBCT扫描。依次为后牙牙弓的近远中向断层（l1）及尖牙位点（l2）、第一前磨牙（l3）和第一磨牙（l4）位点的颊舌向断层。种植体根端周围移植的骨进一步吸收，上颌窦黏骨膜无增厚。

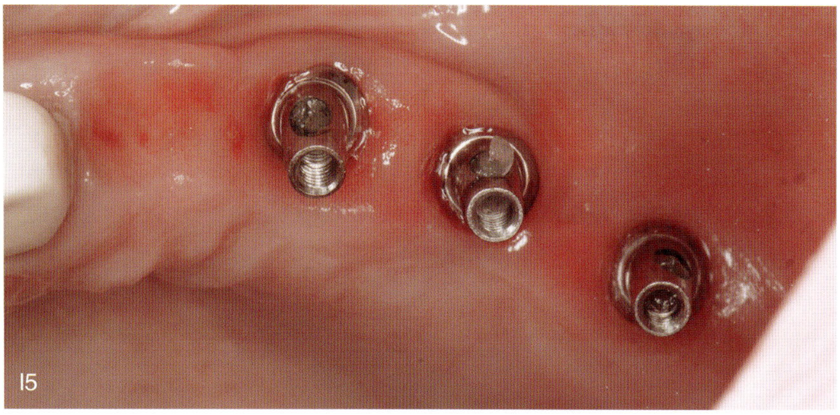

图7-14 二次开窗左侧上颌窦底提升，Ⅰ类黏骨膜穿孔（续）
l．戴入修复体3年后。l5．殆面观。显示支持修复体的角度基台，种植体周围软组织稳定。

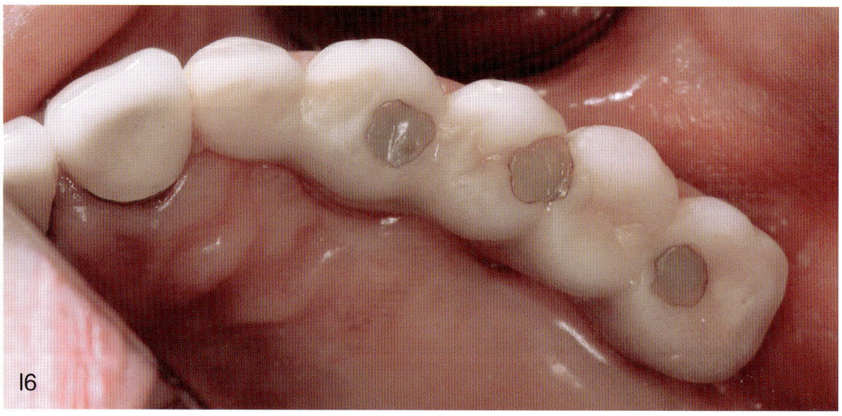

图7-14 二次开窗左侧上颌窦底提升，Ⅰ类黏骨膜穿孔（续）
l．戴入修复体3年后。l6．殆面观。与之前复诊相比修复体殆面磨耗痕迹稳定。

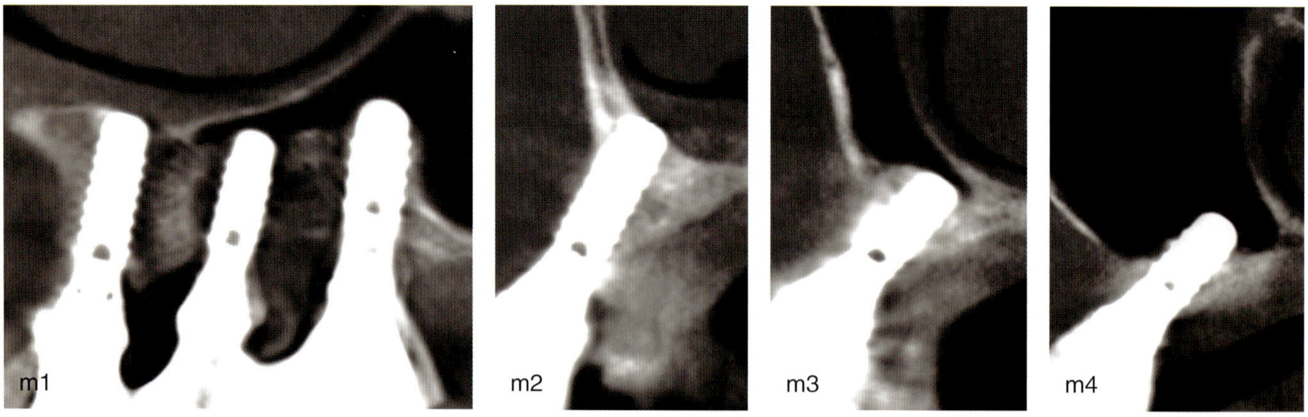

图7-14 二次开窗左侧上颌窦底提升，Ⅰ类黏骨膜穿孔（续）
m．戴入修复体6年后的CBCT扫描。依次为后牙牙弓的近远中向断层（m1）及尖牙位点（m2）、第一前磨牙（m3）和第一磨牙（m4）位点的颊舌向断层。包绕种植体的骨量严重不足，但与戴入修复体3年后的CBCT扫描相比，仍然处于稳定状态。

讨论

本病例为上颌后部Ⅲ型骨缺损，表现为重度上颌窦气化和重度水平向牙槽嵴萎缩，左侧侧切牙及远中的所有牙缺失。患者经历了4次手术：

- 侧壁开窗上颌窦底提升，术中因大面积的上颌窦黏骨膜破裂手术失败。
- 二次开窗上颌窦底提升，同期牙槽嵴水平向骨增量。
- 取出块状骨固位螺钉，植入种植体。
- 二期手术，暴露种植体。之后，进入种植体修复和修复后的复诊阶段（图7-14n）。

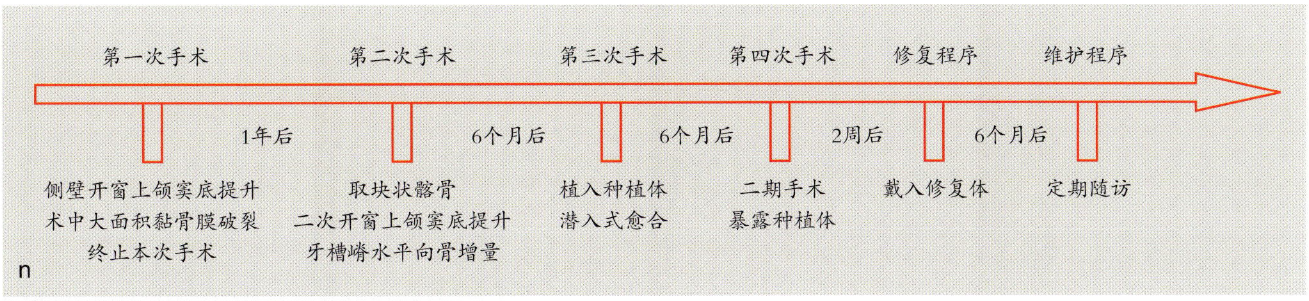

图7-14　二次开窗左侧上颌窦底提升，Ⅰ类黏骨膜穿孔（续）
n. 本病例种植治疗时间轴。

关于本病例的治疗过程与治疗结果，有几个现象值得深入思考。

骨增量效果与骨吸收

本病例上颌窦腔巨大，气化之后的骨壁（包括窦底、前壁和后壁）均为纸样菲薄。对这种极端的病例，笔者担心按照常规在上颌窦内植入颗粒状自体骨与骨代用品混合的骨增量材料存在成骨不全的风险，因此在上颌窦内植入块状髂骨。切取的髂骨主要由松质骨构成，有较强的再血管化能力。骨移植6个月后的CBCT扫描显示增量后的骨轮廓理想，与骨增量后即刻CBCT扫描相比无明显差异，只是骨密度较低。

但是，戴入修复体6个月后的CBCT扫描显示植入上颌窦内的髂骨大部分吸收，只有少量骨包绕种植体。而3年后的CBCT扫描显示在尖牙位点水平向骨增量的块状髂骨和植入上颌窦内的块状髂骨几乎完全吸收，只在窦底留存少量新骨。有趣的是，在6年后显示没有发生进一步的骨吸收。

目前无法解释为什么块状髂骨植入6个月时是完美的骨增量轮廓，在戴入修复体6个月后几乎完全被吸收。本病例提示我们，在窦腔巨大的上颌窦底提升病例，应当将块状髂骨移植视为需要谨慎的方案。

修复体殆面的磨耗

戴入修复体6个月后复诊发现修复体殆面有明显的不均匀磨耗痕迹。这是一个非常重要的临床现象，带给我们如下思考：

- 本病例，尽管戴入修复体时进行了完善的调殆，但调殆时的下颌运动及殆接触未必能够代替咀嚼时复杂的下颌运动及复杂的殆接触。
- 本病例，如果是修复体为金属殆面、金属烤瓷殆面或氧化锆殆面，难以通过这种磨耗现象获得殆稳定，可能会导致缺乏完善骨支持的种植体失败。

外科程序：宿玉成、皮雪敏；修复程序：皮雪敏；术中摄像和照相：胡翩翩；手术配合：胡翩翩、杨艳萍；病例完成时间：2014年

Chapter 8

Postoperative Infection of Sinus Floor Elevation

Su Yucheng, Wang Tong

第8章

上颌窦底提升的术后感染

宿玉成　王　瞳

8.1 鼻-鼻窦炎

无疑，鼻-鼻窦炎的诊治属于耳鼻喉专业。但是，上颌窦底提升已经“跨界”进入到上颌窦内，种植外科医生必须了解，甚至掌握与鼻-鼻窦炎相关的知识。因此，在讨论与上颌窦底提升并发症密切相关的术后急性和慢性上颌窦炎之前，有必要对鼻-鼻窦炎进行一般性概述。由于上颌窦底提升患者主要是成年人，所以本章讨论的重点是成年人上颌窦感染。

8.1.1 鼻-鼻窦炎的一般性概述

本章对鼻-鼻窦炎的一般性概述主要参考如下文献：《Otolaryngology-Head and Neck Surgery》杂志在2007年和2015年发表的两篇指南［Clinical practice guideline: Adult sinusitis[1]，Clinical Practice Guideline (Update)：Adult Sinusitis Executive Summary[2]］、《中华耳鼻咽喉头颈外科杂志》在2013年发表的一篇指南[3]［慢性鼻-鼻窦炎诊断和治疗指南（2012年，昆明）］和第9版人卫教材《耳鼻咽喉头颈外科学》[4]。

因为鼻窦黏膜与鼻腔黏膜相延续，故鼻窦炎几乎总是伴有邻近鼻黏膜的炎症，因此在耳鼻喉专业领域，鼻窦感染的首选术语为“鼻-鼻窦炎（rhinosinusitis，rhino-sinusitis）”，并且将炎症扩展到鼻窦和鼻腔外（如累及神经、眶内或其他软组织）者定义为复杂性鼻-鼻窦炎（complicated rhinosinusitis），否则为单纯性鼻-鼻窦炎（uncomplicated rhinosinusitis）[1]。在所有的鼻窦中，上颌窦发生炎症的概率最大，其次为筛窦、额窦和蝶窦。讨论“鼻-鼻窦炎”是为上颌窦底提升的术前病例筛查和术后上颌窦感染的诊断与治疗提供了参考依据。

鼻-鼻窦炎的一般性分类：

- 急性鼻-鼻窦炎（acute rhinosinusitis，ARS）
- 慢性鼻-鼻窦炎（chronic rhinosinusitis，CRS）
- 复发性急性鼻-鼻窦炎（recurrent ARS）
- 真菌性鼻-鼻窦炎（fungal rhinosinusitis，FRS）

急性鼻-鼻窦炎

急性鼻-鼻窦炎（acute rhinosinusitis，ARS），为病毒性或细菌性感染，通常为长达4周的脓涕并伴有鼻塞和/或面部胀痛。脓性鼻涕浑浊，通常与病毒性上呼吸道感染的透明分泌物不同。面部胀痛可能会涉及面颊和眶周，也会有局部或弥漫性头痛。CBCT检查可见窦腔黏骨膜增厚的密度增高影像。

- **病毒性鼻-鼻窦炎** 病毒性鼻-鼻窦炎（viral rhinosinusitis，VRS）是由病毒感染或推测由病毒感染引起的急性鼻窦炎。通常，急性鼻-鼻窦炎的症状或体征＜10天，且症状无加重。
- **急性细菌性鼻-鼻窦炎** 急性细菌性鼻-鼻窦炎（acute bacterial rhinosinusitis，ABRS）是由细菌或推测由细菌感染引起的急性感染。通常，急性鼻-鼻窦炎的症状或体征在上呼吸道症状发作后10天或更长时间内未改善，或在初步改善后10天内加重。

缓解急性细菌性鼻-鼻窦炎症状的方法包括口服镇痛药、类固醇药物喷鼻和/或鼻腔盐水冲洗，阿莫西林或阿莫西林-克拉维酸和克林霉素作为一线药物治疗5～10天[2]。病毒性鼻窦炎推荐应用镇痛药、局部鼻内类固醇和/或鼻腔盐水冲洗以缓解症状。就急性上颌窦炎而言，窦腔穿刺冲洗也是治疗选项之一。

慢性鼻-鼻窦炎

慢性鼻-鼻窦炎（chronic rhinosinusitis，CRS），为12周或更长时间，并出现以下两种或更多体征和症状：脓涕、鼻塞、面颊部胀痛、压痛和嗅觉减退等。慢性鼻-鼻窦炎也被分类为不伴鼻息肉的慢性鼻-鼻窦炎（chronic rhinosinusitis without nasal polyps，CRSsNP）和伴鼻息肉的慢性鼻-鼻窦炎（chronic rhinosinusitis with nasal polyps，CRSwNP），两者的免疫病理学特征不同，后者的预后差于前者。

缓解慢性鼻-鼻窦炎症状的方法包括口服镇痛药、鼻内类固醇药物喷鼻和/或鼻腔盐水冲洗。鼻内用药和鼻腔冲洗的优点是改善黏膜纤毛功能，减少鼻腔黏膜水肿，机械冲洗感染性碎片和过敏原。慢性鼻-鼻窦炎稳定期不推荐抗菌药物治疗，急性发作时可参考急性鼻-鼻窦炎的用药方案。用药12周以上症状无缓解、窦口-鼻道复合体持续堵塞或出现眶内、颅内并发症时可考虑手术治疗，去除病变组织、恢复鼻窦引流，促使黏膜炎症消退和恢复纤毛清除功能。

复发性急性鼻-鼻窦炎

复发性急性鼻-鼻窦炎（recurrent acute rhino-sinusitis），为每年4次或以上急性细菌性鼻-鼻窦炎发作，平时无任何急性鼻-鼻窦炎的体征或症状，发作期间与急性细菌性鼻-鼻窦炎相同。

复发性急性鼻-鼻窦炎发作期的治疗原则与急性细菌性鼻-鼻窦炎相同。如果复发性急性鼻-鼻窦炎迁延不愈、反复发作，影响窦口-鼻道复合体或鼻窦引流，或出现眶内、颅内并发症时可考虑外科治疗[4]。

真菌性鼻-鼻窦炎

真菌性鼻-鼻窦炎（fungal rhinosinusitis，FRS）是一种特异性感染性疾病，常见的致病菌为曲霉菌（aspergillus），占80%以上。其他致病菌有念珠菌（candida）、Seeberi鼻孢子菌（rhinosporidium Seeberi）和毛霉菌（mucoraceae）等。真菌性鼻-鼻窦炎可分为侵袭性和非侵袭性，两者的临床表现不同。总体而言，真菌性鼻-鼻窦炎通常症状较重，鼻塞、脓涕、血涕和鼻腔恶臭等，并有较严重的面颊和眶周胀痛及头痛等，可以导致窦腔骨壁吸收，甚至侵犯眶内和颅内，出现相应的临床症状。

真菌性鼻-鼻窦炎的治疗包括抗真菌药物治疗和手术治疗。真菌性鼻-鼻窦炎一经诊断就应该早期手术治疗，及早清除鼻腔和鼻窦内病原菌（真菌）以及坏死的病变组织，恢复鼻窦的通畅与引流。

8.1.2 鼻-鼻窦炎的放射线诊断

尽管鼻-鼻窦炎的MSCT或CBCT扫描表现不一定与症状严重程度相关，但能够更好地显示上颌窦黏骨膜异常、窦口-鼻道复合体状态和鼻腔病变等，排除疑似的侵袭性感染或肿瘤性疾病，为诊断和鉴别诊断提供客观依据。相对于放射线平片摄影而言，MSCT或CBCT扫描的优势是可以增强鼻窦和软组织（如眶内容物和脑）的可视化。当存在骨破坏、向窦外扩展和局部浸润等征象时，应进行磁共振（MR）成像检查，以与良性潴留性分泌物和肿瘤相鉴别。

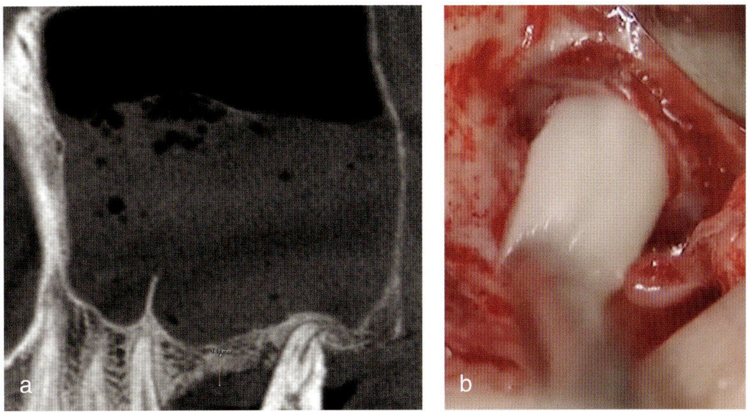

图8-1 气液平面

a. 上颌窦潴留囊肿患者的CBCT扫描，近远中向断层。所谓的“气液平面”是潴留于黏骨膜固有层的黏液发生位移后所产生的气泡表现，并不存在于窦腔内，而是存在于黏骨膜的固有层中。b. 吸引器从骨膜切口抽出大量黏稠黏液。本病例报告见本书的第6章。

鼻-鼻窦炎的MSCT或CBCT扫描存在客观的影像学表现。因此，除前述的临床症状外，MSCT或CBCT扫描是诊断鼻-鼻窦炎不可或缺的检查手段。

急性鼻-鼻窦炎

对急性鼻-鼻窦炎的MSCT或CBCT扫描的影像学表现的传统描述通常为：窦腔完全浑浊（complete opacity）、气液平面（air-fluid level）和中度至重度黏膜增厚（mucosal thickening）[1]。事实上，所谓的“气液平面（air-fluid level）”是在体位变化时，存在于黏骨膜固有层中的潴留囊肿的外渗黏液发生位移后所产生的气泡表现（图8-1），“气液平面”存在于窦腔内是一种假象或错觉。换言之，所谓的“气液平面”并不存在于窦腔内，而是存在于黏骨膜的固有层中，是上颌窦潴留囊肿的特征性影像学表现，并非急性鼻-鼻窦炎的影像学表现。而窦腔充满密度增高影像（窦腔完全浑浊）、上颌窦开口堵塞和窦口-鼻道复合体弥漫性肿胀是急性鼻-鼻窦炎主要影像学表现。

慢性鼻-鼻窦炎

慢性鼻-鼻窦炎MSCT或CBCT扫描中的特征性表现为中、重度黏膜增厚，严重者与急性鼻-鼻窦炎的表现相类似：上颌窦开口堵塞、窦口-鼻道复合体弥漫性肿胀和窦腔充满密度增高影像（窦腔完全浑浊）。

真菌性鼻-鼻窦炎

真菌性鼻-鼻窦炎的CT或CBCT扫描可见窦腔骨壁破坏和密度增高影像中存在真菌球（真菌菌丝排列的高密度球状结构）和钙化斑块等。

与上颌窦囊肿的鉴别诊断

鼻-鼻窦炎与上颌窦囊肿的放射线表现不同。前者通常是黏骨膜固有层水肿所导致的广泛性窦壁表面密度增高影像、窦腔内脓液积聚导致的窦腔浑浊影像，而后者则表现为局限性密度增高影像，并与窦壁未增厚的黏骨膜界限清晰。当然，不同类型的上颌窦囊肿，放射线表现也不同：

- **假性囊肿** 表现为穹隆状密度增高影像，与上颌窦壁成锐角。邻近囊肿的窦壁黏膜通常无增厚，上颌窦开口通畅。囊肿通常位于窦底或侧壁。
- **潴留囊肿** 表现为放射线密度增高影像呈平面状或不规则状，与上颌窦壁接近于直角，某些病例表现为“气液平面”含有数量不等的“空泡”影像。邻近囊肿的窦壁黏膜通常无增厚，上颌窦开口通畅。囊肿通常位于窦底或侧壁。
- **黏液外渗症** 表现为上颌窦开口完全堵塞，放射线密度增高影像充满整个上颌窦腔，或侵犯邻近的筛窦、额窦和蝶窦。严重者，可见骨壁吸收征象。在窦腔完全浑浊时，无法通过放射线检查来

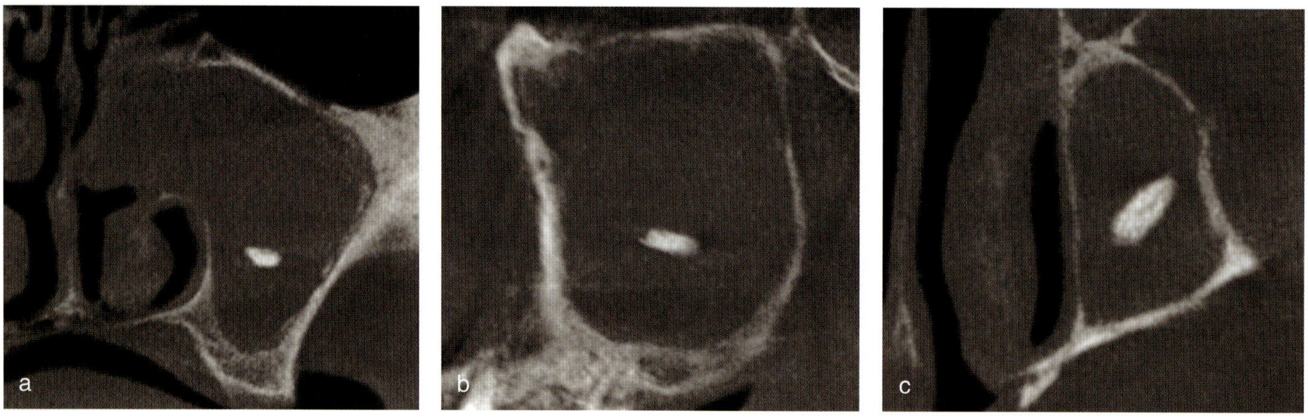

图8-2 急性鼻-鼻窦炎
一例急性鼻-鼻窦炎患者的CBCT扫描。a. 颊舌向断层。b. 近远中向断层。c. 水平向断层。窦腔内充满密度增高影像，在窦腔中间“漂浮”一个性质不明的高密度影像，上颌窦开口堵塞，窦口-鼻道复合体呈弥漫性肿胀。（感谢院外同道为本书提供此病例）

区分鼻-鼻窦炎与黏液外渗症，必须依靠临床症状和病程才能做出正确的诊断。

图8-2为一例上颌左侧急性鼻-鼻窦炎的病例。47岁男性患者，脓涕、面部胀痛和面颊及眶周不适1个月余。CBCT检查可见窦腔内充满密度增高影像，窦腔内存在一个不明性质的条状高密度物质，上颌窦开口堵塞，窦口-鼻道复合体呈弥漫性肿胀。

图8-3为一例上颌左侧慢性鼻-鼻窦炎的病例。35岁女性患者，间歇性脓涕和面颊不适数月。CBCT检查可见窦腔的各个骨壁表面均为密度增高影像，上颌窦开口堵塞，窦口-鼻道复合体肿胀不明显。

图8-4为一例上颌左侧真菌性鼻-鼻窦炎的病例。42岁女性患者，有数年的脓涕、“口臭”和面颊胀痛及牙痛病史，偶尔发生涕血现象，曾多次口服和静脉滴注抗生素，但始终不见好转。转入我院后，进行CBCT检查，可见不规则状密度增高影像几乎充满窦腔，密度不均匀，内有斑片状钙化影像，疑似真菌球（真菌菌丝排列的高密度球状结构）。将其转诊至专科医院诊治。

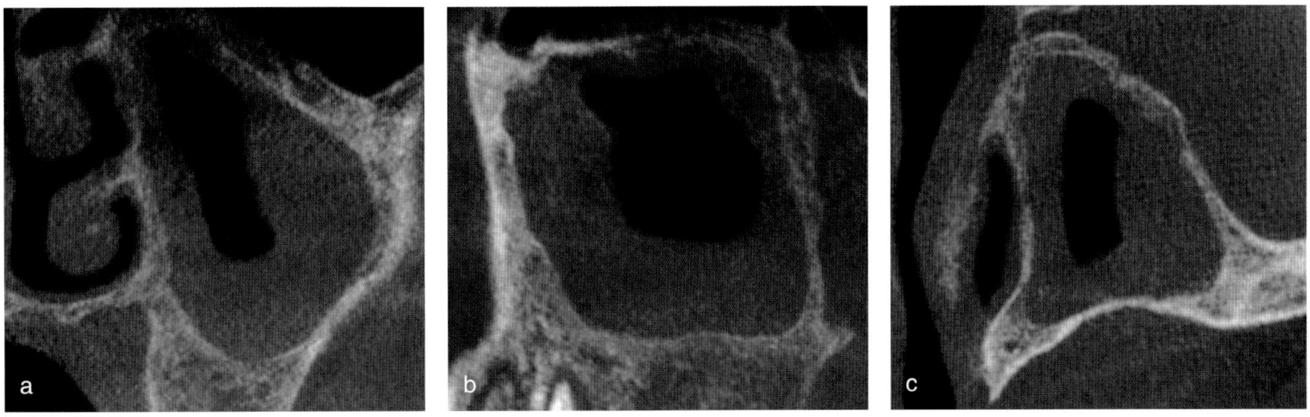

图8-3　慢性鼻-鼻窦炎
一例慢性鼻-鼻窦炎患者的CBCT扫描。a. 颊舌向断层。b. 近远中向断层。c. 水平向断层。窦腔的各个骨壁表面均为增厚的软组织密度影像，上颌窦开口堵塞，窦口-鼻道复合体肿胀不明显。

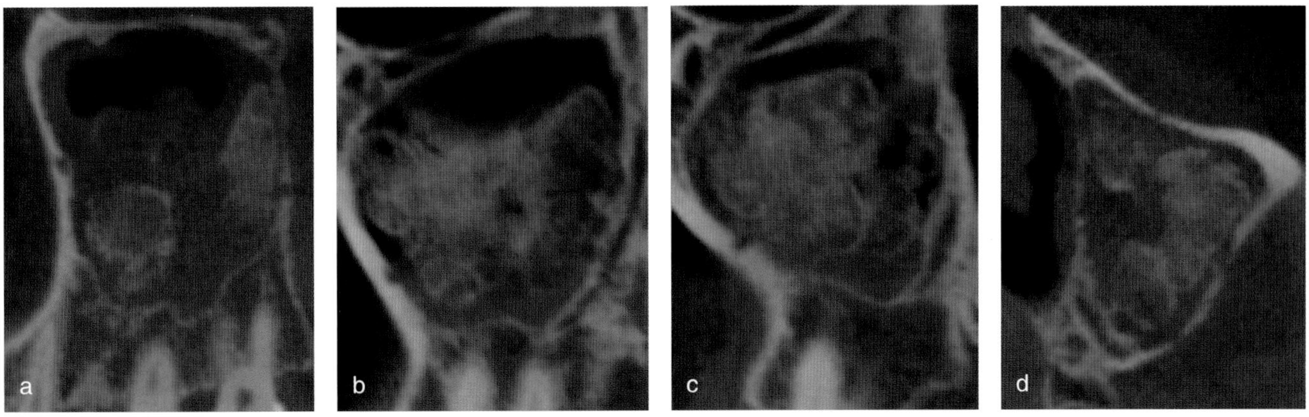

图8-4　真菌性鼻-鼻窦炎
一例疑似左侧真菌性鼻-鼻窦炎患者的CBCT扫描。a～c. 由外向内的后牙牙弓的近远中向断层。d. 上颌窦的水平面断层。窦腔内可见不规则状密度增高影像，有钙化斑片，疑似真菌球（真菌菌丝排列的高密度球状结构），窦腔骨壁可见骨破坏征象。

与上颌窦感染相关的术后并发症：

- 术后上颌窦黏骨膜增厚
- 术后上颌窦感染
  - ◎术后急性上颌窦炎 ◎术后慢性上颌窦炎
  - ◎骨增量材料感染

8.2 术后上颌窦黏骨膜增厚

术后上颌窦黏膜增厚（mucosal thickening）或术后上颌窦黏骨膜增厚（mucoperiosteum thickening），是指术后围手术期或围手术期之后的CBCT扫描中存在轻度至中度黏骨膜局部或弥漫性增厚影像，但不存在任何与术后上颌窦感染相关的临床症状。

理论上，术后上颌窦黏骨膜增厚存在两种可能：

- **黏骨膜的水肿反应** 窦底黏骨膜剥离或损伤、骨增量材料或种植体进入固有层均可导致疏松的固有层水肿反应，引起黏骨膜局部或弥漫性增厚。
- **术后上颌窦感染的早期表现** 上颌窦黏膜是呼吸道黏膜的延续，具备呼吸道黏膜的特点。一旦发生感染，会沿疏松的固有层迅速蔓延，引起上颌窦黏骨膜固有层广泛水肿，黏骨膜弥漫性增厚。

遗憾的是，目前尚无法确定术后黏骨膜增厚是单纯的黏膜水肿反应还是术后上颌窦感染的早期表现。

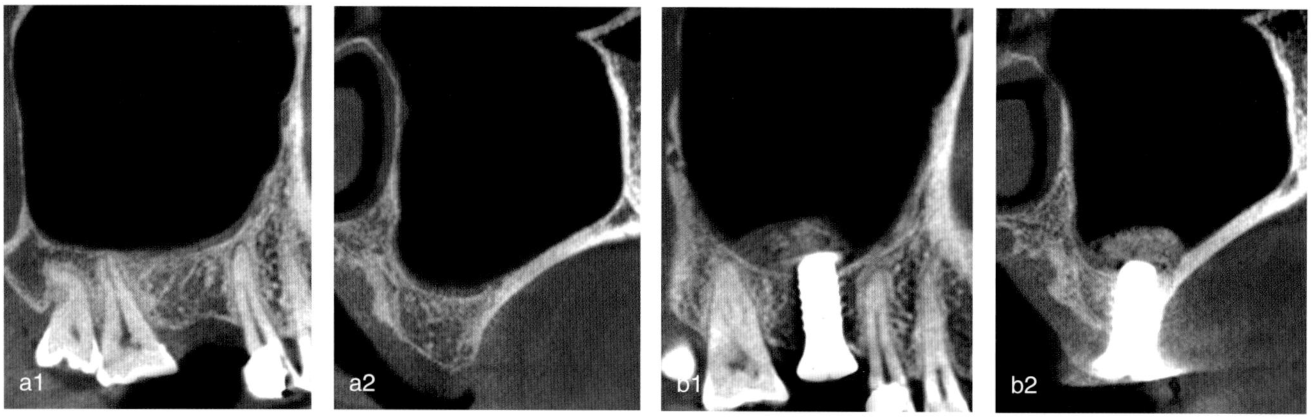

图8-5 穿牙槽嵴上颌窦底提升的术后黏骨膜增厚病例之一

一例术后黏骨膜增厚患者的CBCT扫描。a1，a2. 术前的CBCT近远中向断层和颊舌向断层显示窦底黏骨膜无增厚。b1，b2. 术后即刻CBCT近远中向断层和颊舌向断层显示骨增量材料呈帐篷样隆起，在其远中黏骨膜轻度增厚。

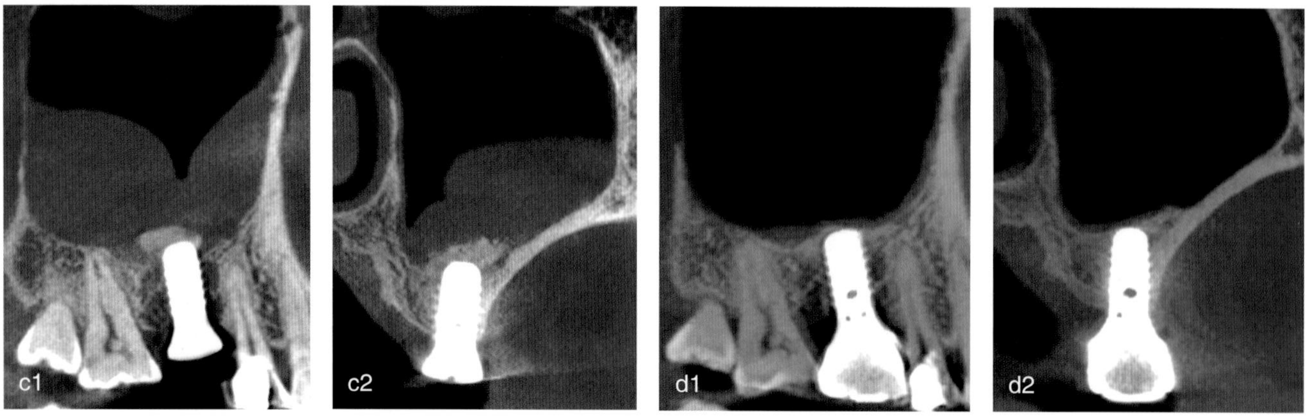

图8-5 穿牙槽嵴上颌窦底提升的术后黏骨膜增厚病例之一（续）

c1，c2. 术后3个月修复之前时的CBCT扫描近远中向断层和颊舌向断层显示窦底的黏骨膜呈不规则性中度增厚。d1，d2. 戴入修复体3年后的CBCT近远中向断层和颊舌向断层显示窦底黏骨膜增厚完全消失，新骨充分包绕种植体，但帐篷样隆起明显降低。

鉴于术后上颌窦感染会导致骨增量材料的感染及骨增量和种植体失败，一旦发生术后上颌窦黏骨膜弥漫性增厚，无论是术后单纯性上颌窦黏骨膜增厚，还是术后上颌窦感染的早期表现，应立即按照术后急性上颌窦炎的抗生素用药原则进行治疗：选择阿莫西林、阿莫西林-克拉维酸或克林霉素作为一线药物治疗5～10天[1]，并密切观察“疾病”的转归。

术后单纯性黏骨膜增厚是否与术前黏骨膜增厚有关，目前尚无结论。术后单纯性黏骨膜增厚是否会影响骨增量效果和种植体留存率，目前尚无文献报道。

图8-5为一例穿牙槽嵴上颌窦底提升的术后黏骨膜增厚的病例。49岁男性患者，窦底剩余骨高度8.3mm，平坦型窦底，黏骨膜无增厚。穿牙槽嵴上颌窦底提升，植入100mg骨胶原（Bio-Oss Collagen，Geistlich，瑞士）和直径4.8mm、长度10mm的软组织水平种植体（TL，SP，SLActive，RN，TiZr，Straumann，瑞士），最终植入扭矩＞35Ncm。术后即刻CBCT扫描显示窦底呈帐篷样隆起，远中黏骨膜轻度增厚。在术后3个月二期术前的CBCT扫描发现骨增量轮廓无明显变化，但窦底黏骨膜中度增厚，疑似骨增量材料并未分布于窦底骨壁表面，而是堆积在种植体根方，在新骨形成过程中血供不足引发黏骨膜反应性增厚。在术后3年时CBCT扫描发现术后黏骨膜增厚完全消失，新骨充分包绕种植体。但是，窦底的帐篷样隆起消失，提升的骨高度降低至种植体根尖水平。

图8-6为一例穿牙槽嵴上颌窦底提升的术后黏骨膜增厚的病例。55岁女性患者，窦底剩余骨高度5.9mm，倾斜型窦底，黏骨膜轻度增厚。穿牙槽嵴上颌窦底提升，植入100mg骨胶原（Bio-Oss Collagen，Geistlich，瑞士）和直径4.1mm、长度10mm的软组织水平种植体（TL，SP，SLActive，RN，TiZr，Straumann，瑞士），最终植入扭矩＞35Ncm。术后即刻CBCT扫描显示窦底为黏骨膜增厚形成的帐篷样隆起，其中“漂浮”骨增量材料，疑似术中骨膜破裂（但未发生黏骨膜穿孔）、种植体根端和骨增量材料进入固有层所引起的水肿反应。在术后3个月二期术前的CBCT扫描发现黏骨膜显著增厚，窦腔内无渗出物，种植体根端周围新骨密度较低，存在环形透射区。分析术中骨膜破裂的原因，疑似倾斜型窦底的种植窝高度差较大，在断裂窦底骨板时发生骨膜破裂。

图8-7为一例穿牙槽嵴上颌窦底提升的术后黏骨膜增厚的病例。57岁女性患者，在术前的CBCT扫描显示窦底存在不规则的密度增高影像，疑似较小的上颌窦潴留囊肿。术后即刻CBCT扫描发现种植体进入窦内，窦底黏骨膜显著增厚，疑似穿入水肿或存在黏液的固有层中。术后按照“术后黏骨膜增厚”的原则

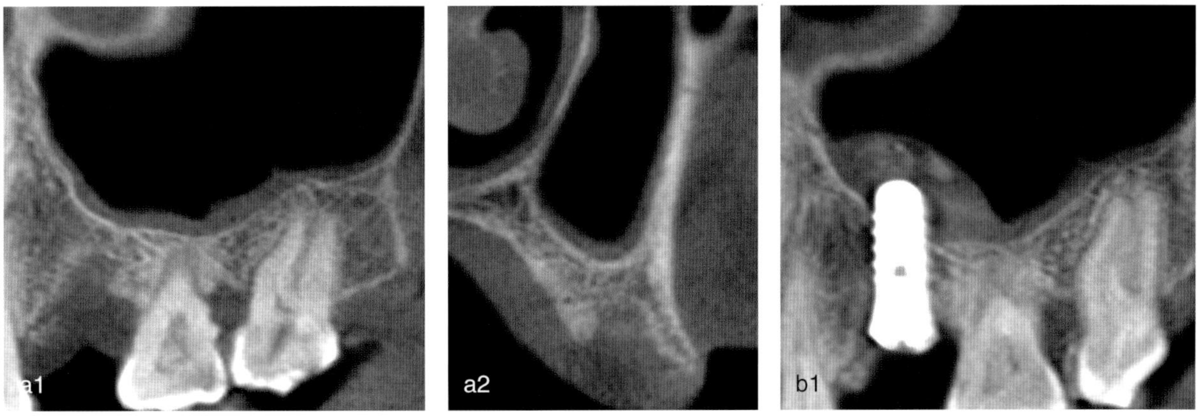

图8-6　穿牙槽嵴上颌窦底提升的术后黏骨膜增厚病例之二

一例穿牙槽嵴上颌窦底提升的术后黏骨膜增厚患者的CBCT扫描。a1，a2. 术前的CBCT近远中向断层和颊舌向断层显示窦底黏骨膜轻度增厚。b1. 术后即刻CBCT近远中向断层显示疑似骨膜破裂后形成的帐篷样隆起，骨增量材料“漂浮”其中。

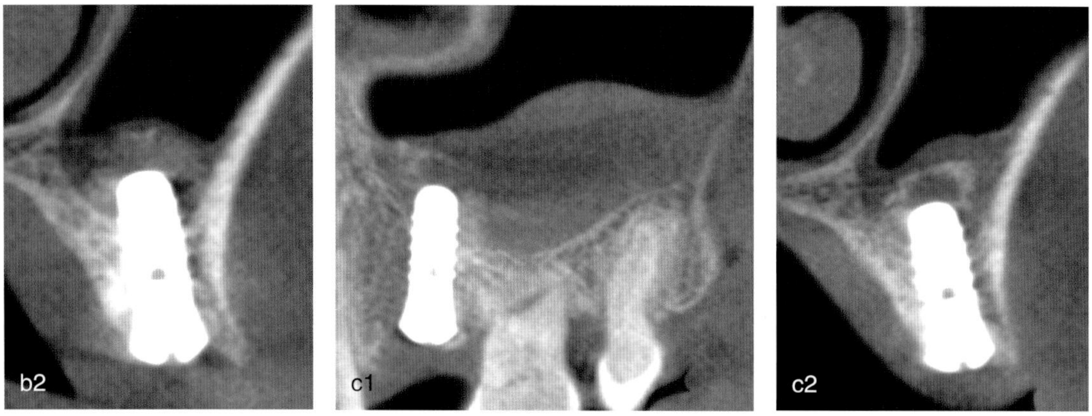

图8-6　穿牙槽嵴上颌窦底提升的术后黏骨膜增厚病例之二（续）
b2. 术后即刻CBCT颊舌向断层显示疑似骨膜破裂后形成的帐篷样隆起，骨增量材料“漂浮”其中。c1，c2. 3个月后的CBCT近远中向断层和颊舌向断层显示窦底的黏骨膜中度增厚，种植体根端周围新骨的密度较低，存在环形透射区。

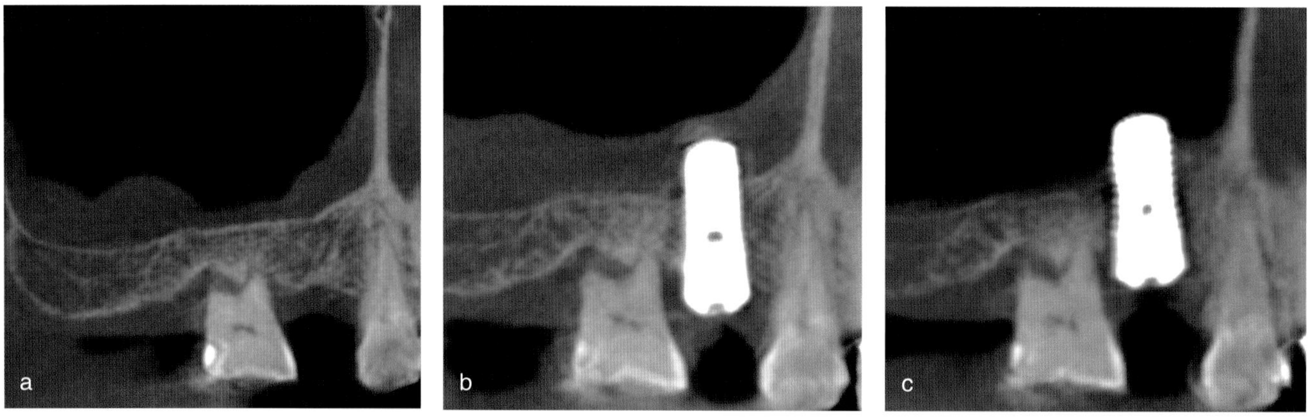

图8-7　穿牙槽嵴上颌窦底提升的术后黏骨膜增厚病例之三
一例穿牙槽嵴上颌窦底提升的术后黏骨膜增厚患者的CBCT扫描。a. 术前，窦底存在不规则密度增高影像，疑似潴留囊肿。b. 术后即刻，种植体穿入水肿或存在黏液的固有层中。c. 术后3个月时，种植体根端位于窦腔内。（感谢院外同道为本书提供此病例）

用药，3个月时CBCT扫描显示增厚的窦底黏骨膜完全消失，但种植体根端位于窦腔内，未实现上颌窦底提升的临床目标。笔者认为，窦底存在不规则的密度增高影像时，应当尽量选择侧壁开窗上颌窦底提升。

8.3 术后上颌窦感染

8.3.1 一般性论述

上颌窦底提升的术后感染包括：①上颌窦感染（或称之为窦内感染）；②未引起窦内炎症的骨增量材料感染（或称之为骨增量材料感染）；③上颌窦和骨增量材料共同存在的感染。与之前所描述的鼻-鼻窦炎不同，由于术后上颌窦感染会导致骨增量和种植体失败，所以不能严格按照鼻-鼻窦炎的诊断标准，如症状存续时间和严重程度等，来确诊术后上颌窦感染，应当早期诊断、早期治疗，及早阻断炎症的进展，以防止危及骨增量和种植体的稳定与成功。由此，不将上颌窦底提升术后感染称之为鼻-鼻窦炎，而是将其称之为术后上颌窦炎（sinusitis，maxillary sinusitis）。换言之，术后上颌窦炎的诊断标准更为宽泛，抗生素用药和外科干预应该更早、更及时。

事实上，在上颌窦底提升的术后上颌窦感染发病的早期，并不能通过CBCT扫描影像来严格区别感染与手术所导致的广泛性黏骨膜水肿。此时，不应该等待症状显现时才进行治疗，而是在及早治疗的同时密切观察疾病的体征变化，及时调整治疗方案。术后上颌窦感染的处理非常棘手，因为可能会发生严重疼痛和不适、多次复诊、增加用药、延长整体治疗时间和需要进行清创手术，甚至导致骨增量失败和种植体失败，给患者带来痛苦、费用损失和精神打击。因此，上颌窦感染可能会产生非常严重的不良后果，远远超出单纯的骨增量材料丧失。在这些情况下，医生可能犯的最大错误是过多地寄希望于保守的药物治疗，等待太久才开始外科清创治疗，或在改变效果不佳的保守治疗之前等待太久，错过了有效的外科清创时机。

发生率

迄今为止，关于上颌窦底提升的术后上颌窦感染的报道较少，并且对诊断标准、治疗方法和预后的描述并不详细。

- 2008年，Pjetursson等[5]基于24项研究的荟萃分析显示，侧壁开窗上颌窦底提升的术后感染发生率为2.9%（0～7.4%），并指出窦底黏骨膜穿孔增加感染风险。
- 2008年，Tan等[6]基于10项研究的荟萃分析显示，穿牙槽嵴上颌窦底提升的术后感染发生率为0.8%（0～2.5%），是较为严重的术后并发症。
- 2013年，Chen等[7]报道了18位侧壁开窗上颌窦底提升的患者发生的20侧种植相关性慢性鼻-鼻窦炎（dental implant-related chronic rhinosinusitis），均通过内镜上颌窦手术（endoscopic sinus surgery，ESS）进行治疗。结论是：内镜上颌窦手术可作为种植相关性慢性鼻-鼻窦炎首选手术方式，预后良好，复发率低；尽管多数病例的病因是种植体穿入窦内，但除非出现严重的种植体周炎或鼻-鼻窦炎复发，否则可以保留种植体。
- 2014年，Moreno Vazquez等[8]报道的127位患者侧壁开窗上颌窦底提升中，有5位发生术后鼻窦炎（postoperative sinusitis），发生率为3.9%。
- 2016年，Chirila等[9]报道了116位患者（151侧上颌窦）的侧壁开窗上颌窦底提升中，有5位发生了急性上颌窦炎（acute maxillary sinusitis），发生率为4.3%，清创术后，均在5～7天所有症状缓解，上颌窦功能和引流恢复正常，未发生种植体失败。

病因

显然，术后上颌窦感染来源于两个经典途径：窦底提升手术激发了术前存在的、无症状的慢性上颌窦感染或炎症；通过黏骨膜穿孔进入窦内的细菌性炎症，骨增量材料的细菌性污染。目前，侧壁开窗上颌窦底提升的术后上颌窦感染的病因研究较少，可能与如下因素有关：

- **纤毛运动障碍**　上颌窦黏骨膜分为3层，由表及里为上皮层、固有层和骨膜层。上皮层含有假复层纤毛柱状上皮和产生黏液的杯状细胞，纤毛以每秒数十次的速度向上颌窦开口和谐地摆动，在窦腔内气流变化的推动下，允许以非重力依赖的方式将黏液及其包裹的细菌和粉尘排出到鼻腔。上颌窦底提升可能会影响到这种生理功能，导致窦腔内细菌和黏液积聚，引发术后上颌窦感染。吸烟或有毒化学物质等环境因素也可能会影响纤毛运动，成为术后上颌窦感染的潜在因素。
- **上颌窦开口堵塞**　窦底黏骨膜穿孔导致骨增量材料进入窦内，堵塞上颌窦开口，导致窦腔内的菌群增殖和黏液分泌物淤滞，引发上颌窦感染。
- **种植体穿入窦内**　种植体意外穿入窦内或将骨增量材料带入窦内，改变了窦腔的内环境，引发上颌窦感染。
- **术前存在窦内感染**　术前忽略了存在的上颌窦黏膜的炎性病变和窦底较小的潴留囊肿，发生术后上颌窦感染。
- **全身因素**　大量吸烟，以及糖尿病、变态反应性疾病和免疫功能低下等全身系统性疾病的患者，本身就存在鼻-鼻窦炎的潜在发病因素。对上颌窦底提升而言，将增加术后上颌窦感染的风险。

因此，上颌窦底提升术前必须全面了解患者的全身病史，进行细致的局部检查，甄别可能会导致窦内感染的所有因素，降低发生术后上颌窦感染的风险。

8.3.2 术后上颌窦感染的分类

术后上颌窦感染是指发生于上颌窦底提升围手术期和之后任何时期的上颌窦感染性疾病，目前文献中尚无确切分类。笔者基于临床经验并参考鼻-鼻窦炎的分类，将术后上颌窦感染分为3类：术后急性上颌窦炎、术后慢性上颌窦炎和术后骨增量材料感染。

术后上颌窦感染的一般性分类：

- 术后急性上颌窦炎（postoperative acute sinusitis）
- 术后慢性上颌窦炎（postoperative chronic sinusitis）
- 术后骨增量材料感染（infection of bone material）

8.3.3 术后急性上颌窦炎

术后急性上颌窦炎的发病时机包括上颌窦底提升围手术期和之后的任何时期，前者是围手术期内最严重的并发症，如果不能有效控制，可能会导致骨增量失败；后者通常不会影响骨增量效果和种植体留存。图8-8为上颌右侧穿牙槽嵴上颌窦底提升同期植入种植体，戴入修复体5年后发生化脓性上颌窦炎，上颌窦清创治疗后不会影响种植治疗效果。

诊断

术后急性上颌窦炎患者的临床与放射线表现，依据发病阶段不同，严重程度会存在一定的差异。

- **全身症状** 脓涕、鼻塞、头痛和发热等。
- **局部症状** 面部胀痛、术区红肿、口内异味、有脓性分泌物、骨增量材料从创口裂开处排出等。
- **实验室检查** 血常规检查出现白细胞和中性粒细胞百分比升高等。
- **放射线检查** CBCT检查可见部分如下征象：中度至重度甚至充满窦腔的密度增高影像、骨增量材料进入上颌窦、上颌窦开口堵塞、窦口-鼻道复合体模糊，筛窦黏膜增厚等。
- **窦腔内变化** 脓液，高度水肿的黏膜层层叠叠、纵横交错、凸凹不平，是特征性表现（图8-8）。

鉴于种植治疗的特点，诊断围手术期的术后急性上颌窦炎不需要拘泥于“急性细菌性鼻-鼻窦炎”中“长达4周的脓涕并伴有鼻塞和/或面部胀痛”这一诊断标准，因为观察和等待的时间过长将错过有效的治疗时机，导致骨增量失败。

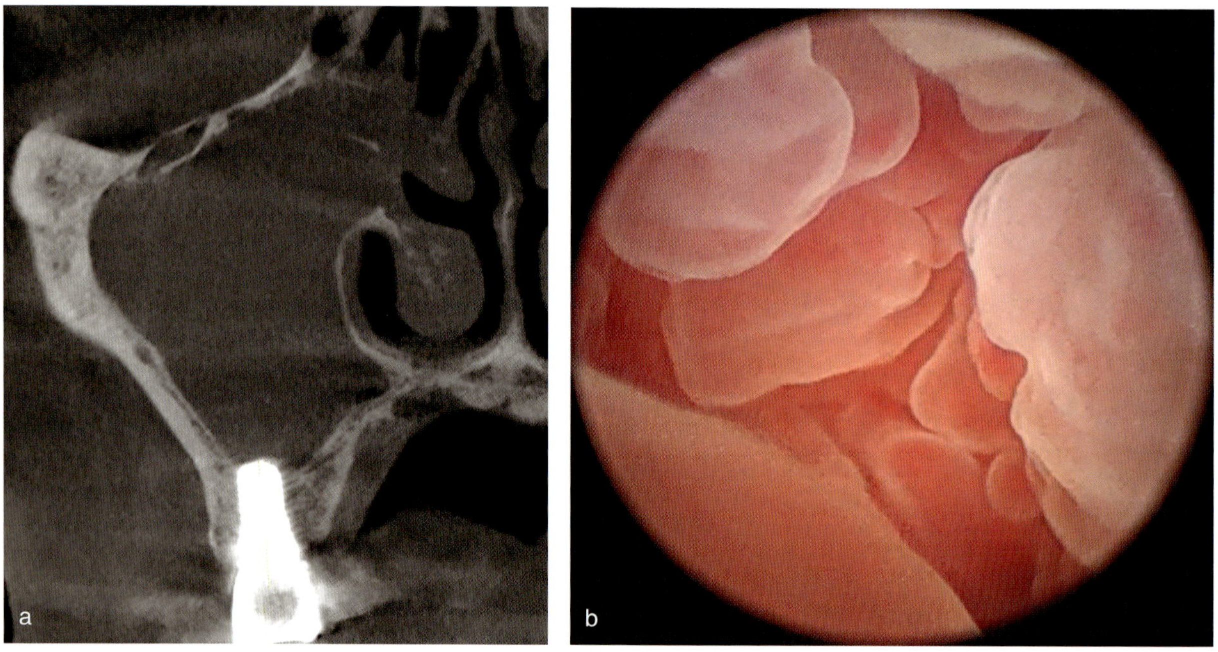

图8-8 穿牙槽嵴上颌窦底提升的术后急性上颌窦炎

63岁穿牙槽嵴上颌窦底提升患者，5年前戴入修复体，此次复诊确诊为术后急性上颌窦炎。a. 上颌窦内充满密度增高影像，窦口-鼻道复合体影像模糊不清。柯-陆术侧壁开窗，抽吸出近15mL的稀薄脓液，彻底清创。b～d. 清创术中的电子内镜照片。

预防

口腔为有菌环境，必须在术前、术中和术后加强对感染的预防。术前进行良好的口腔卫生维护，消除可能导致术区污染的各种因素，包括牙周洁治和病灶牙的治疗。术中无菌操作，避免手术器械和植入材料（包括种植体系统和骨增量材料）的污染。围手术期合理应用抗生素，降低术后上颌窦感染的风险。

- **术前用药**　依据Testori等[10]提出的用药方案（《上颌窦底提升术后感染的防治：临床共识与建议》，2012年），BITC对穿牙槽嵴和侧壁开窗上颌窦底提升的术前用药建议如下：
  - ◎ 青霉素不过敏者，术前24小时口服阿莫西林或阿莫西林-克拉维酸每次1.0g，每天2次。
  - ◎ 青霉素过敏者，术前24小时口服克拉霉素每次0.25g，每天2次；并进行联合用药，同时口服甲硝唑每次0.5g，每天3次。
- **术后预防性用药**　据Testori等[10]提出的用药方案（《上颌窦底提升术后感染的防治：临床共识与建议》，2012年），BITC对穿牙槽嵴和侧壁开窗上颌窦底提升的术后用药建议如下：
  - ◎ 穿牙槽嵴上颌窦底提升：青霉素不过敏者，口服阿莫西林或阿莫西林-克拉维酸每次1.0g，每天3次，持续5天。青霉素过敏者，口服克拉霉素每次0.25g，每天2次；同时口服甲硝唑每次0.5g，每天3次，持续5天。
  - ◎ 侧壁开窗上颌窦底提升：静脉滴注克林霉素磷酸酯注射液0.6g，每天1次，持续3天；静脉滴注地塞米松注射液10mg，每天1次，持续2天。
  - ◎ 黏骨膜穿孔：对穿牙槽嵴或侧壁开窗上颌窦底提升发生术中黏骨膜穿孔的患者，无论是否同期完成骨增量和植入种植体，建议术后静脉滴注克林霉素磷酸酯注射液0.6g，每天1次，持续5天；静脉滴注地塞米松注射液10mg，每天1次，持续3天，降低发生术后上颌窦感染的风险。

治疗

与之前所述的急性细菌性鼻-鼻窦炎相类似，缓解术后急性上颌窦炎临床症状的方法包括口服镇痛药、鼻内类固醇药物喷鼻和/或鼻腔盐水冲洗等。对于抗生素的使用，BITC的建议如下：

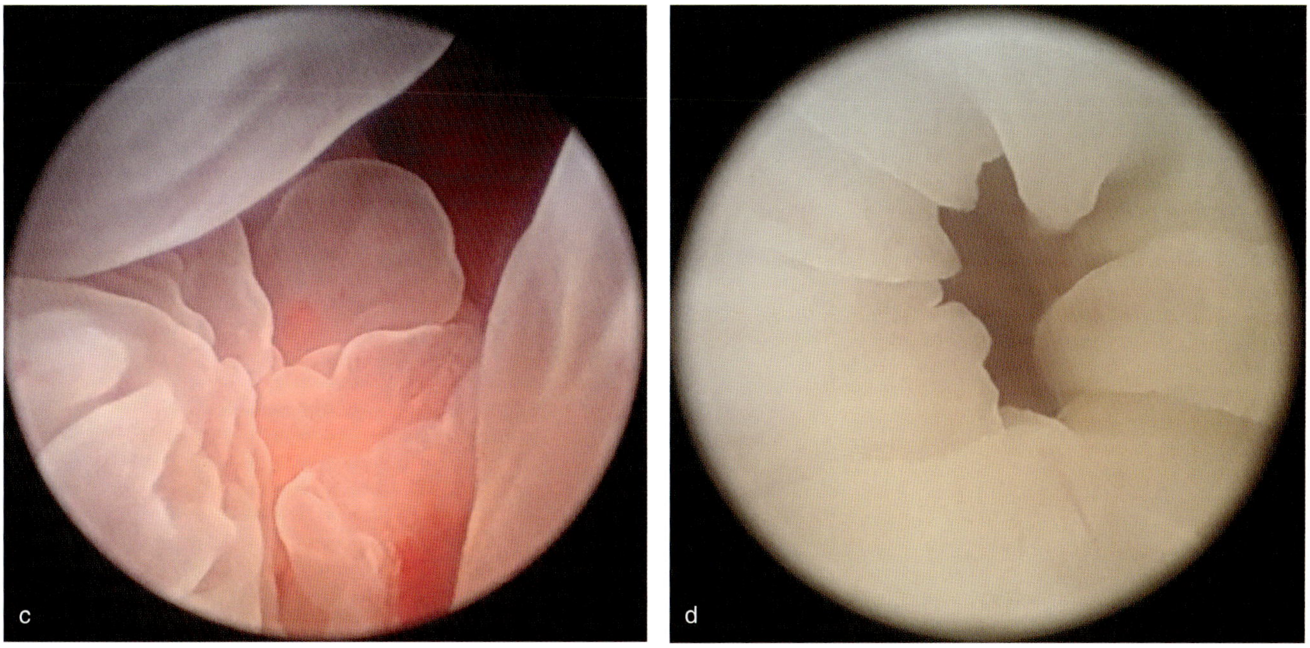

图8-8　穿牙槽嵴上颌窦底提升的术后急性上颌窦炎（续）
b，c. 用生理盐水彻底清洗窦腔，脓液冲洗干净之后，可见上颌窦黏膜显著水肿，水肿的上颌窦黏膜层层叠叠，大小不一。d. 黏骨膜水肿，窦腔极度缩小，只通向堵塞的上颌窦开口。冲洗完成之后，上颌窦开口通畅。

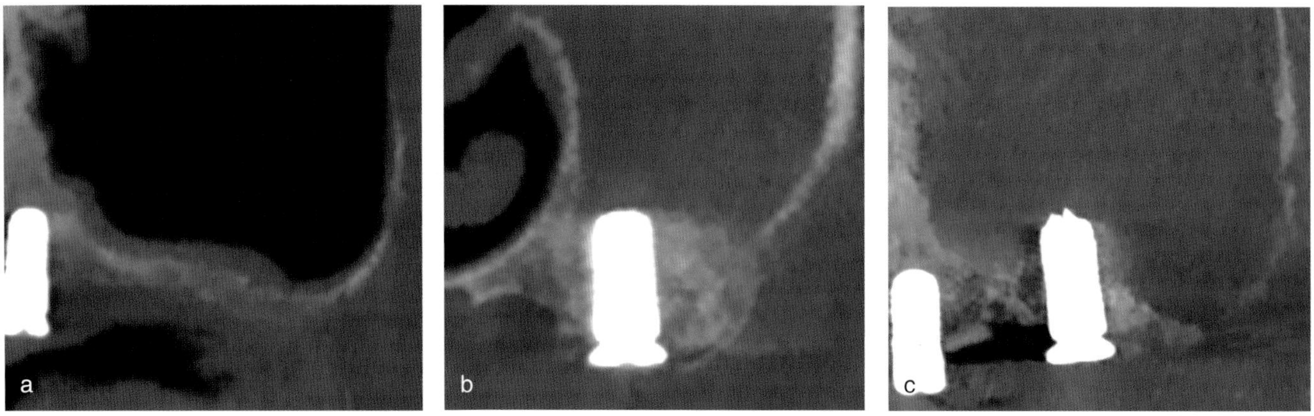

图8-9　侧壁开窗上颌窦底提升的术后急性上颌窦炎
一例左侧侧壁开窗上颌窦底提升的术后急性上颌窦炎患者的CBCT扫描。a. 术前，窦底存在轻度黏骨膜增厚。b. 术后11天，窦腔内充满密度增高影像。c. 术后9个月，窦内仍充满密度增高影像，骨增量材料部分消失。（感谢院外同道为本书提供此病例）

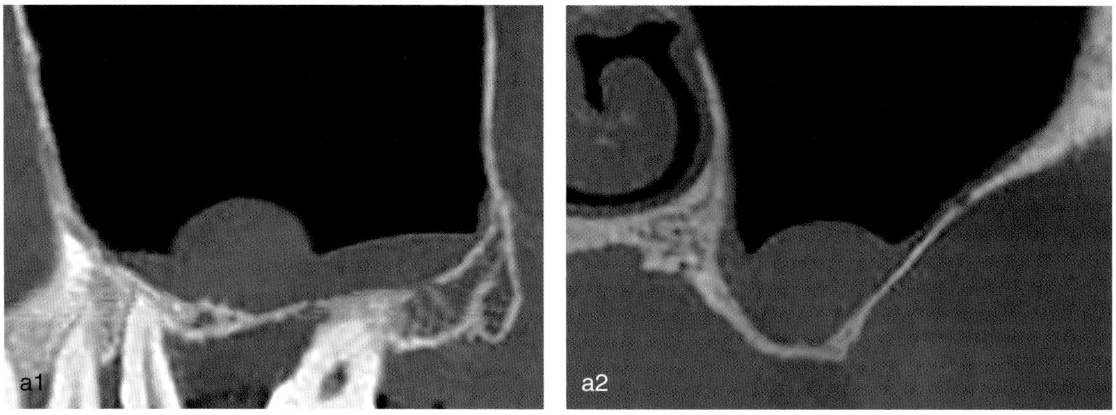

图8-10　侧壁开窗上颌窦底提升的术后骨增量材料感染病例之一
一例术后骨增量材料感染患者的CBCT扫描。a1，a2. 术前的近远中向断层和颊舌向断层。窦底黏骨膜中度增厚，呈“潴留囊肿”样的黏骨膜隆起。

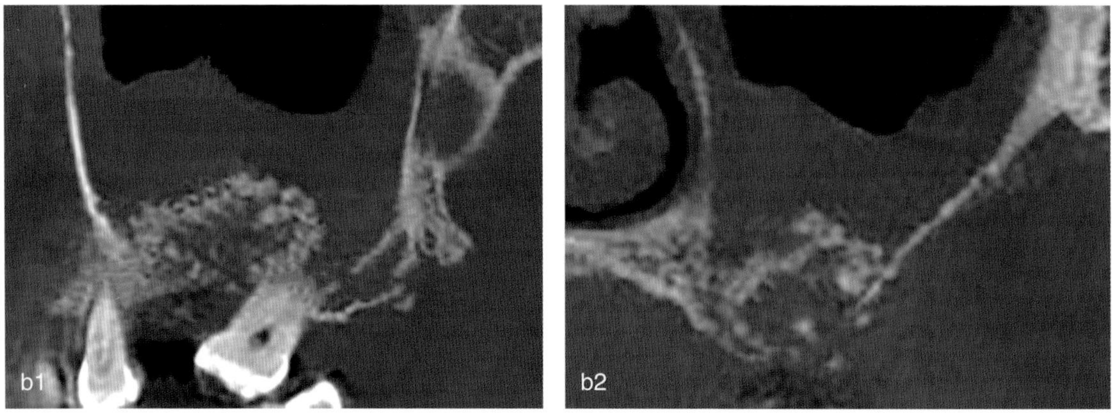

图8-10　侧壁开窗上颌窦底提升的术后骨增量材料感染病例之一（续）
b1，b2. 手术1周后的近远中向断层和颊舌向断层。骨增量材料中出现不典型性的“黑洞”样密度减低影像，窦腔内的黏骨膜呈弥漫性的中度增厚。（感谢院外同道为本书提供此病例）

- 静脉滴注克林霉素磷酸酯注射液每次0.6g，每天2次，持续5天。
- 第6天开始改为口服用药：青霉素不过敏者，口服阿莫西林或阿莫西林–克拉维酸每次1.0g，每天2次，同时应用甲硝唑每次0.5g，每天3次；青霉素过敏者，口服左氧氟沙星每次0.4g，直至症状缓解72小时之后[10]。通常，总计用药时间为7～10天。

如果临床症状未见好转，建议及时与耳鼻喉科医生沟通，及时清创。外科清创的入路包括经鼻腔上颌窦开口入路和经口腔的侧壁开窗入路。如果骨增量材料已经消失，就意味着炎症已经侵犯骨增量材料，需要清创和取出种植体，消灭感染源，防止炎症持续发展。痊愈之后，可以择期再次行上颌窦底提升手术。

图8–9为62岁女性患者，左侧侧壁开窗上颌窦底提升同期植入种植体。术后口服青霉素，并用复方葡萄糖酸氯己定含漱液含漱。术后4天，患者发热38℃、面颊部胀痛。术后9天，左侧鼻腔脓涕伴同侧头痛。术后11天，症状无缓解，CBCT检查显示窦腔内充满密度增高影像，部分骨增量材料被吸收，开始静脉滴注抗生素（用药品种和剂量不详）。术后30天，患者的疼痛症状明显缓解。术后3个月，患者的所有症状消失。CBCT检查显示窦腔内仍充满密度增高影像。术后9个月，CBCT检查显示窦腔内仍充满密度增高影像，种植体周围骨密度较低，种植体无松动。纵观整个治疗过程，治疗过于保守、方案欠妥。

8.3.4 术后慢性上颌窦炎

与通常慢性鼻–鼻窦炎不同，种植治疗相关性慢性上颌窦炎可能出现如下部分症状：脓涕、鼻塞、面部胀痛、嗅觉减退、种植体周溢脓和种植体松动等。CBCT扫描表现为骨增量材料消失或整个窦腔充满密度增高影像。应当及时进行外科清创，尝试保存种植体。如果种植体无法保留，就应将其取出，可以择期再次进行上颌窦底提升手术。我们应当警惕，上颌窦底提升位点种植体周的逆行性感染是术后慢性上颌窦炎的重要原因，会导致骨增量和种植体失败。

8.3.5 术后骨增量材料感染

关于术后骨增量材料感染发生率的文献较少，Testori等[11]推断为2%～5%，但笔者认为这个比例偏于保守。可能包括如下部分症状：局部压痛、胀痛、瘘管、创口裂开和化脓性感染。CBCT扫描的典型征象是在骨增量材料中心部分出现“黑洞”，上方为骨增量材料形成的阻射的圆顶状骨壳或“光环”，在清创时会发现圆顶很坚固，并且不容易去除。该现象提示我们，骨增量材料中心部位血管化的速度慢于骨增量材料的周缘部分，影响骨增量材料中心的抗感染能力。这也是窦底大量骨增量时，需要掺入自体骨骨屑或骨颗粒的原因之一。骨增量材料感染主要原因可能是术区、骨增量材料及手术器械污染，细菌被封闭在骨增量材料的密闭空间中，形成一个理想的培养基。

一旦确诊为骨增量材料感染，应当按照术后上颌窦炎的治疗原则用药，尽量阻断感染扩散，防止进展为术后上颌窦炎。一旦出现瘘道、化脓和创口裂开，应当及早进行外科清创，部分或完全清除骨增量材料。对感染较轻的病例，可以尝试只去除骨增量材料中央受感染部分，保留周围血管化较好的硬壳，避免破坏硬壳周围的黏骨膜。化脓性感染较为严重的病例，可以留置引流条或引流管，但不要接触留下的骨增量材料[1,12]。Testori等[11]建议引流条或引流管留置3天，认为将其取出后，感染会消退。清创后静脉滴注克林霉素磷酸酯注射液0.6g，每天1次，持续3天。

图8–10为侧壁开窗上颌窦底提升的术后骨增量材料感染的病例。术前CBCT扫描显示窦底疑似存在上颌窦潴留囊肿，术中未对囊肿进行任何处理。术后1周时的CBCT扫描显示骨增量材料中出现“黑洞”（骨增量材料品牌不详），窦底黏骨膜显著的弥漫性增厚。因为不了解患者术中的详细信息，无法判断术后骨增量材料感染与上颌窦囊肿是否存在关联性。

图8–11为侧壁开窗上颌窦底提升的术后骨增量材料感染的病例。41岁女性患者，上颌左侧第一前磨牙至第一磨牙缺失，窦底存在轻度黏骨膜增厚。术后1

周时在第二前磨牙位点颊侧出现瘘道，进行窦道内生理盐水冲洗，未见明显脓性分泌物。在1个月内冲洗了3次后，瘘道消失，此时CBCT扫描显示骨增量材料中出现“黑洞”，患者无任何症状。5个月时植入种植体，术中刮除瘘道处的肉芽组织，瘘道周围均为质量良好的新生骨。分析本病例，无法判断术后骨增量材料感染与术前窦底黏骨膜增厚是否存在关联性。

图8-12为一例侧壁开窗上颌窦底提升的术后骨增量材料感染的病例。38岁女性患者，上颌左侧第二前

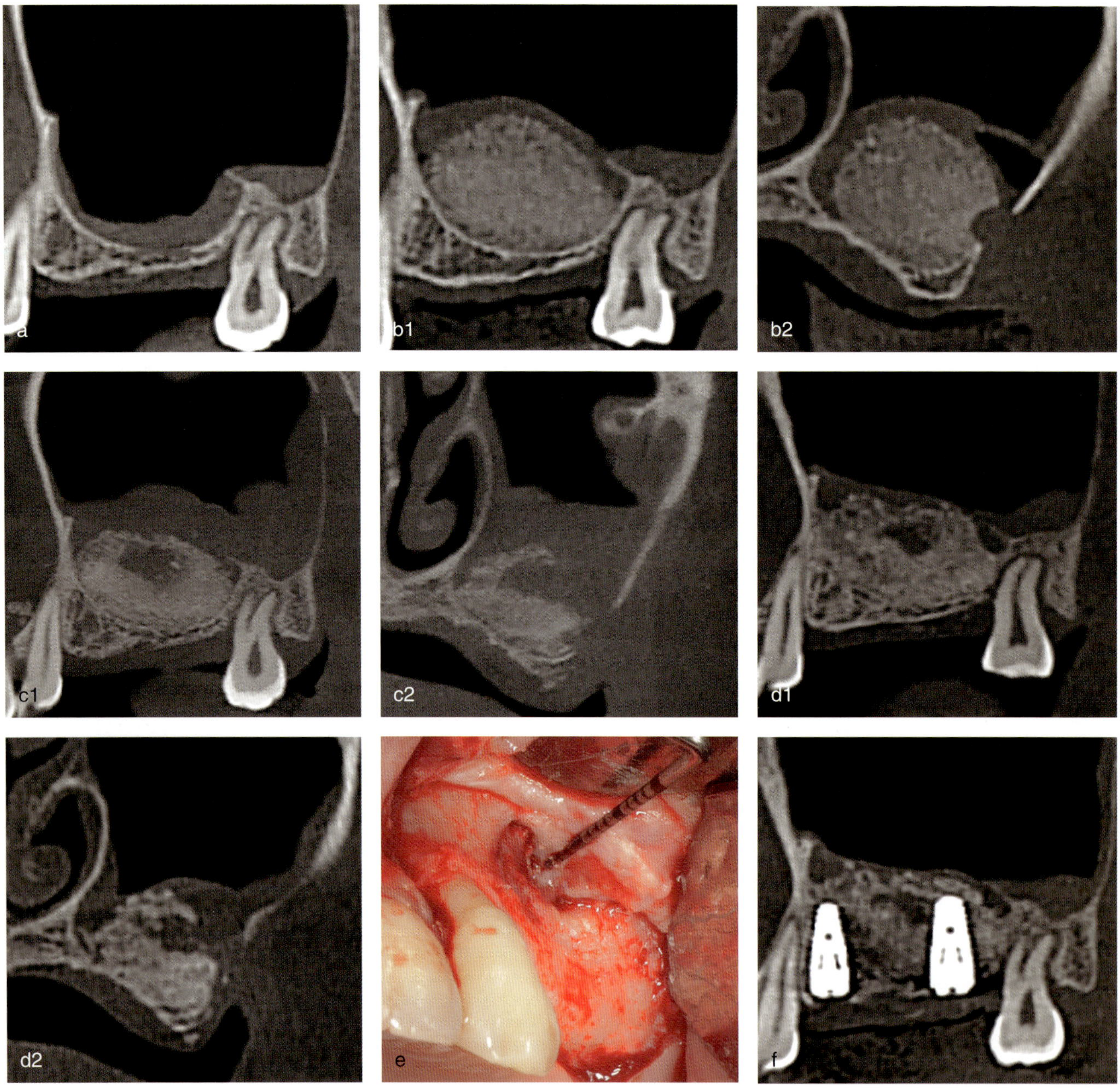

图8-11　侧壁开窗上颌窦底提升的术后骨增量材料感染病例之二

一例侧壁开窗上颌窦底提升的术后骨增量材料感染患者的CBCT扫描，第一前磨牙至第一磨牙缺失。a．术前近远中向断层，窦底存在轻度黏骨膜增厚。b1，b2．术后即刻，依次为近远中向和第一磨牙位点的颊舌向断层，窦底黏骨膜轻度增厚，与术前相类似。c1，c2．术后1个月，依次为近远中向和第一磨牙位点的颊舌向断层，骨增量材料中出现“黑洞”，窦腔内中度黏骨膜增厚。d1，d2．术后5个月，依次为近远中向和第一磨牙位点的颊舌向断层，骨增量材料中的“黑洞”仍然存在，内有肉芽组织，窦底黏骨膜轻度增厚。e．植入种植体。去除瘘道处的部分肉芽组织，瘘道周围的新骨质量良好。f．植入种植体后的近远中向断层。（感谢院外同道为本书提供此病例）

磨牙和磨牙缺失，术前CBCT扫描显示窦底黏骨膜轻度增厚。术后第2天，面颊及眶周明显胀痛。CBCT扫描显示骨增量轮廓明显“膨胀”，骨增量材料中出现巨大的不典型性“黑洞”，窦腔内存在显著的黏骨膜增厚影像。按照急性鼻-鼻窦炎的方案用药，1周后症状消失。4个月时的CBCT扫描可见窦腔内的黏骨膜无增厚，6个月时植入种植体。分析本病例，怀疑牙槽上颌窦动脉走行于窦底，在术后48小时之内发生骨增量区内的严重出血，导致骨增量轮廓的扩大，骨增量材料感染和术后急性上颌窦炎。

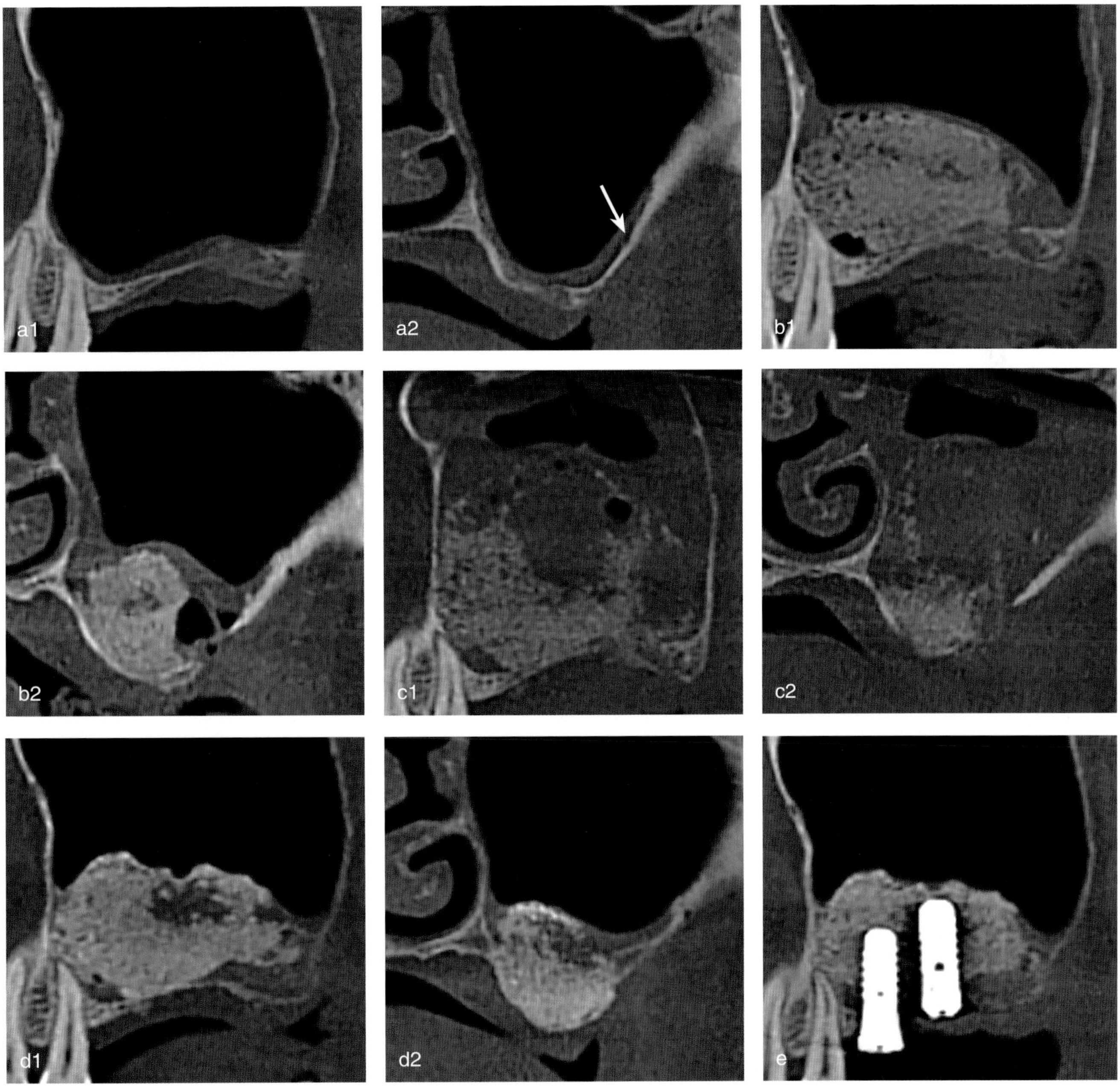

图8-12　侧壁开窗上颌窦底提升的术后骨增量材料感染病例之三

一例左侧侧壁开窗上颌窦底提升的术后骨增量材料感染患者的CBCT扫描，上颌左侧第二前磨牙和磨牙缺失。a1，a2. 术前，依次为近远中向和第一磨牙位点的颊舌向断层。窦底骨膜轻度增厚，在黏骨膜和骨壁之间疑似走行于窦底的Ⅲ型牙槽上颌窦动脉（箭头所示）。b1，b2. 术后即刻，依次为近远中向和第一磨牙位点的颊舌向断层。窦底黏骨膜无明显增厚。c1，c2. 术后第2天，依次为近远中向和第一磨牙位点的颊舌向断层。骨增量轮廓显著“膨胀”，出现巨大的不典型性“黑洞”，窦底黏骨膜显著增厚。d1，d2. 术后4个月，依次为近远中向和第一磨牙位点的颊舌向断层。在骨增量材料中存在较为典型的“黑洞”，窦底黏骨膜无明显增厚。e. 术后6个月，植入种植体后。（感谢院外同道为本书提供此病例）

8.4 术后上颌窦感染的病例报告

病例之一：慢性鼻-鼻窦炎，非种植病例

57岁男性患者，因上颌右侧第一磨牙Ⅲ度松动在外院就诊时怀疑右侧慢性鼻-鼻窦炎而转入我院。

患者主诉近年来右侧面颊部经常有胀痛感，时好时坏，经常发作，感冒时加重，偶尔脓涕，因怀疑为“牙痛”未予以重视，只是进行了几次牙周治疗。患者全身状态良好，无发热，实验室检查无异常。患者不吸烟、大量饮酒。鼻中隔无偏曲，鼻甲无肥大，鼻腔内无异常分泌物。患者面部无肿胀、无压痛，上颌右侧第一磨牙Ⅲ度松动，牙龈无肿胀、探诊无溢脓。

CBCT检查可见右侧上颌窦内为充满窦腔的密度增高影像，上颌窦开口堵塞，窦口-鼻道复合体模糊不清。在颊舌向断层，第一磨牙位点的上颌窦外侧壁

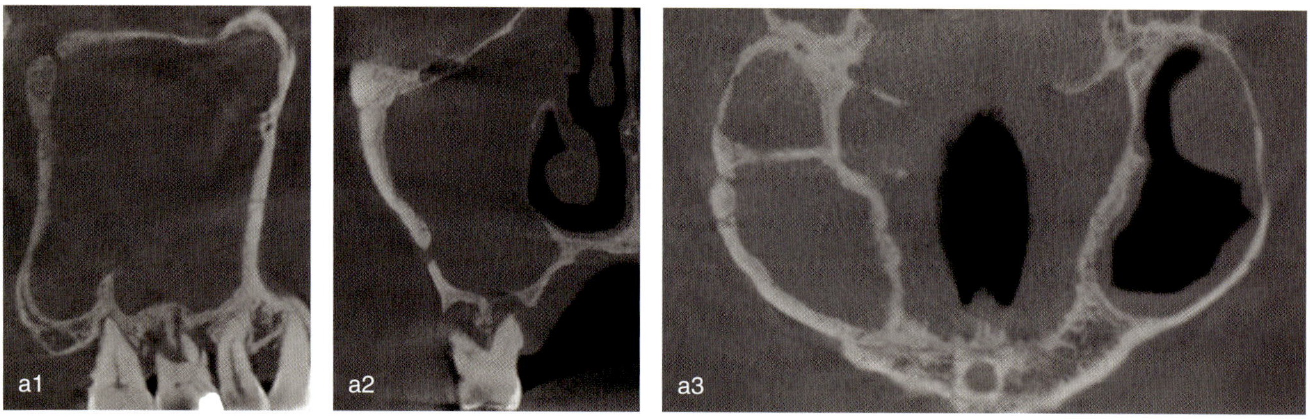

图8-13　右侧慢性鼻-鼻窦炎，非种植病例
a. 术前的CBCT扫描。依次为近远中向（a1）、第一磨牙位点的颊舌向（a2）和水平向（a3）断层。右侧上颌窦内为均匀一致的密度增高影像，完全占满了窦腔，上颌窦开口堵塞，外侧壁连续性中断，第一磨牙根周骨破坏严重、腭根与窦内相通。

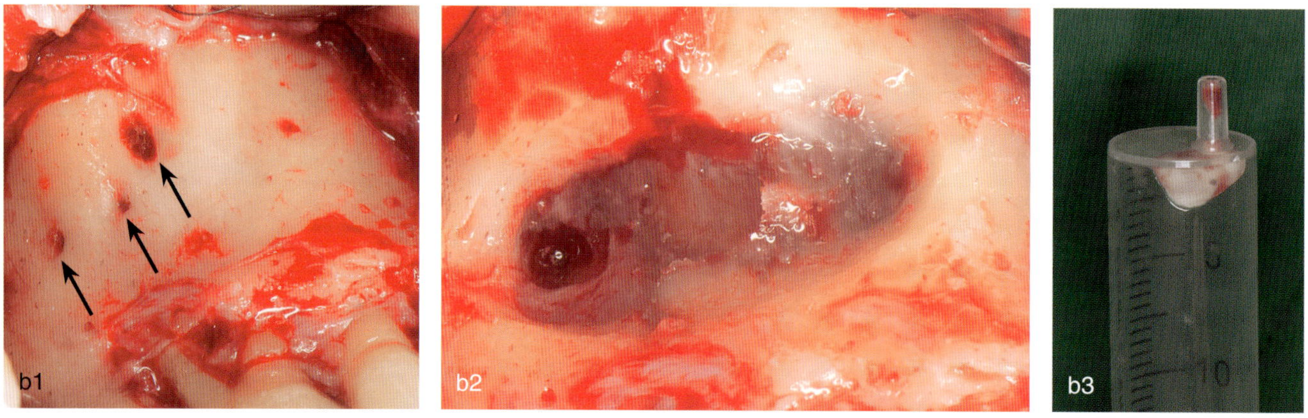

图8-13　右侧慢性鼻-鼻窦炎，非种植病例（续）
b. 术中照片。b1. 翻黏骨膜瓣之后的上颌窦外侧壁，可见3个大小不等的骨孔（箭头所示）。b2. 侧壁开窗之后，可见黏骨膜呈不健康的水肿状态。b3. 用注射器针头穿刺，仅抽出少量的黏稠黏液。

连续性中断，第二磨牙窦底存在间隔。第一磨牙根周和窦底骨破坏严重、腭根与窦内相通（图8-13a）。

基于患者的病史、临床和放射线检查，临床诊断为右侧慢性鼻-鼻窦炎，待排除右侧上颌窦黏液外渗症。因患者并不期待将来进行缺失牙的种植治疗，所确定的治疗方案只是拔除第一磨牙、侧壁开窗清创。

行盐酸阿替卡因骨膜上浸润麻醉，翻黏骨膜瓣，拔除患牙，可见上颌窦外侧壁存在3个大小不等的骨孔。侧壁开窗，可见黏骨膜呈水肿状态。切开黏骨膜，电子内镜检查，可见窦腔内的脓液较为黏稠。加压冲洗窦腔，冲出黏稠的脓液之后（图8-13b1，b2），可见许多“伪膜”包裹着的浓缩的大量黏稠脓液。在注水压力下冲破“伪膜”，冲出黏稠脓液（图8-13b3～b5）。高度水肿的上颌窦黏膜层层叠叠（图8-13b6～b17），有大量黏稠脓液黏附，需要耐心冲洗，才能将其从黏膜表面分离。冲洗至上颌窦开口附近时，需要加大压力，将开口冲开，使其重新开放。

术后静脉滴注克林霉素5天，每天1次，每次0.6g；静脉滴注地塞米松注射液3天，每天1次，每次10mg；呋麻滴鼻液滴鼻5天，每天2次；复方葡萄糖酸氯己定含漱液含漱，每天3次，直至7天后拆线。

术后即刻CBCT检查显示窦腔中心有部分密度增高影像消失（图8-13c）。术后1年时，与上颌窦贯通的窦底已经发生骨性愈合，窦腔的密度增高影像进一步减少（图8-13d）。之后，需要进一步随访观察。

摘除部分水肿的黏骨膜进行组织学检查，可见在固有层有大量的炎症细胞浸润（图8-13e）。

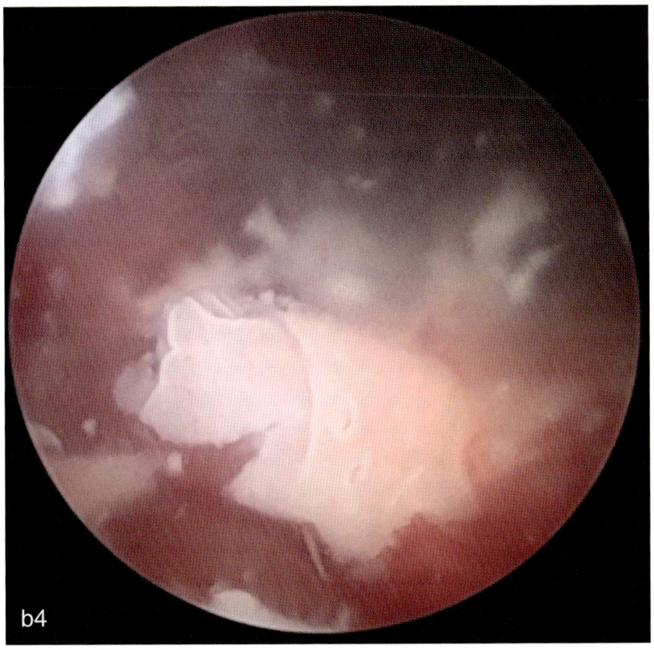

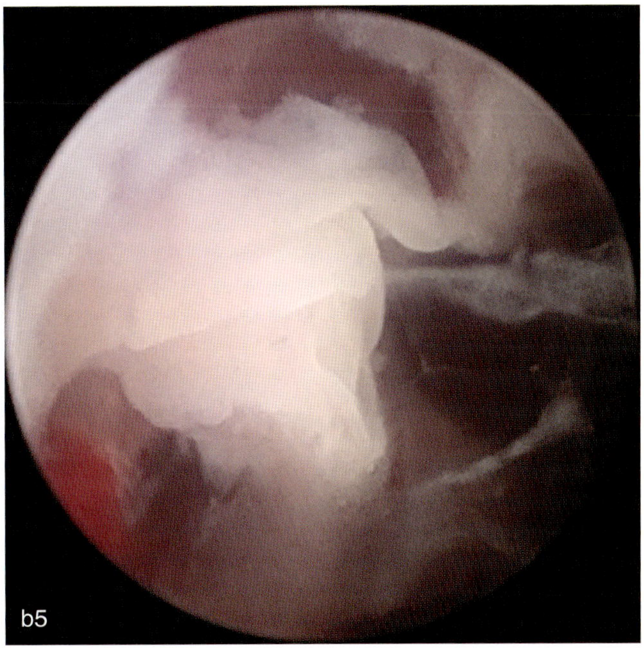

图8-13　右侧慢性鼻-鼻窦炎，非种植病例（续）
b. 术中照片，电子内镜检查。b4，b5. 将电子内镜插入窦腔，可见流动性较差的黏稠脓液，在注水内镜的冲洗冲击力下，将脓液从侧壁开窗处冲出。

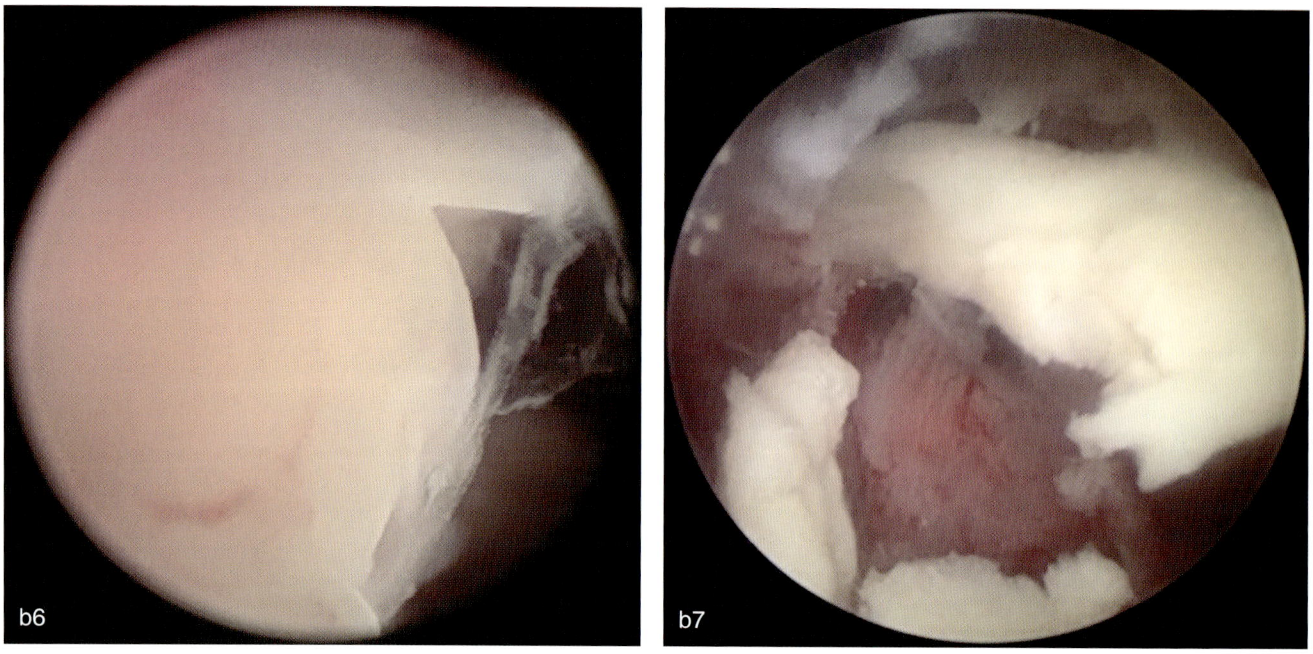

图8-13　右侧慢性鼻-鼻窦炎，非种植病例（续）
b. 术中照片，电子内镜检查。b6，b7. 黏稠、具有韧性的“伪膜”包绕大量成团的黏稠脓液，冲洗时的注水压力将其“撕开”，冲出黏液团块。

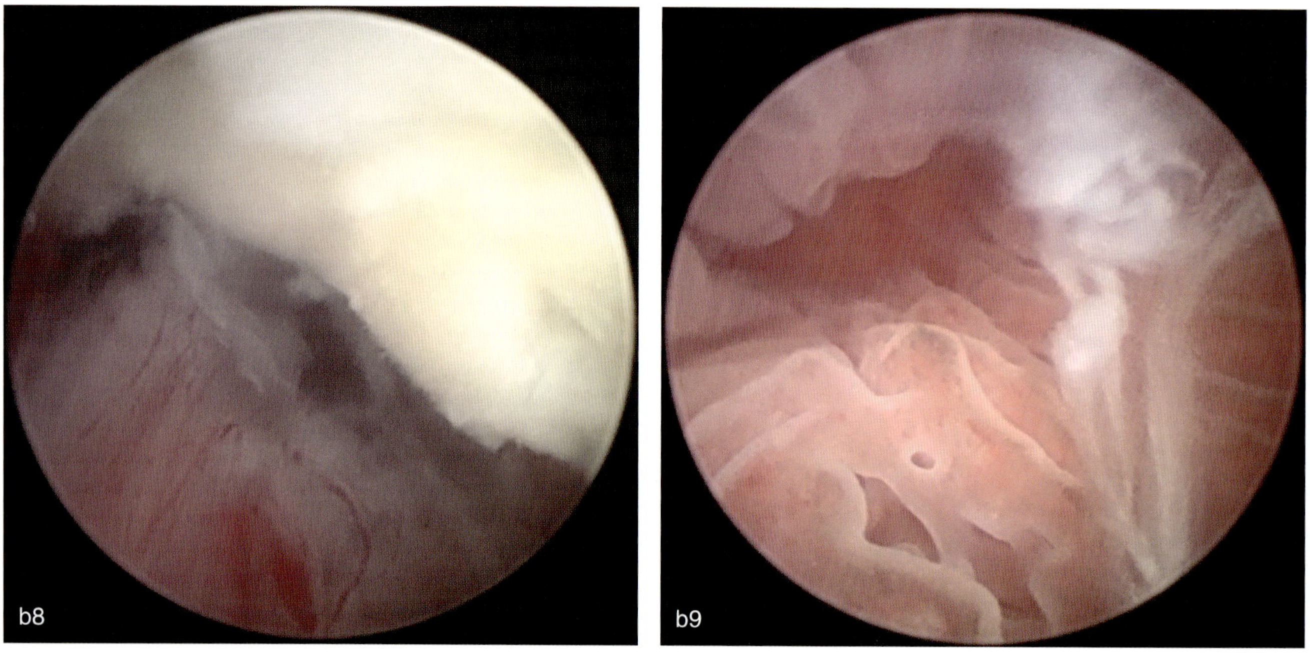

图8-13　右侧慢性鼻-鼻窦炎，非种植病例（续）
b. 术中照片，电子内镜检查。b8，b9. 不断将呈膜片状的黏稠脓液冲出，窦内黏膜状态逐渐清晰。

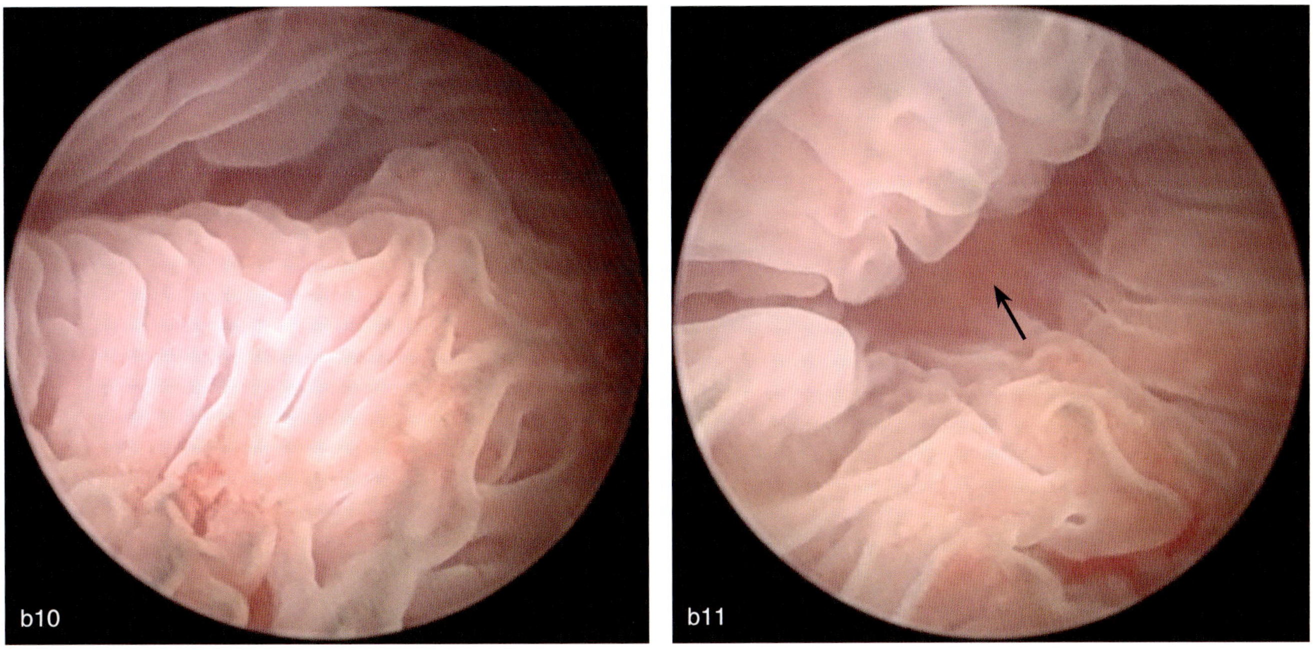

图8-13　右侧慢性鼻-鼻窦炎，非种植病例（续）
b. 术中照片，电子内镜检查。b10，b11. 黏膜水肿，诸多凸凹不平的皱褶形成“崇山峻岭”样结构，箭头所示部位则为水肿较轻的窦腔上壁黏膜。

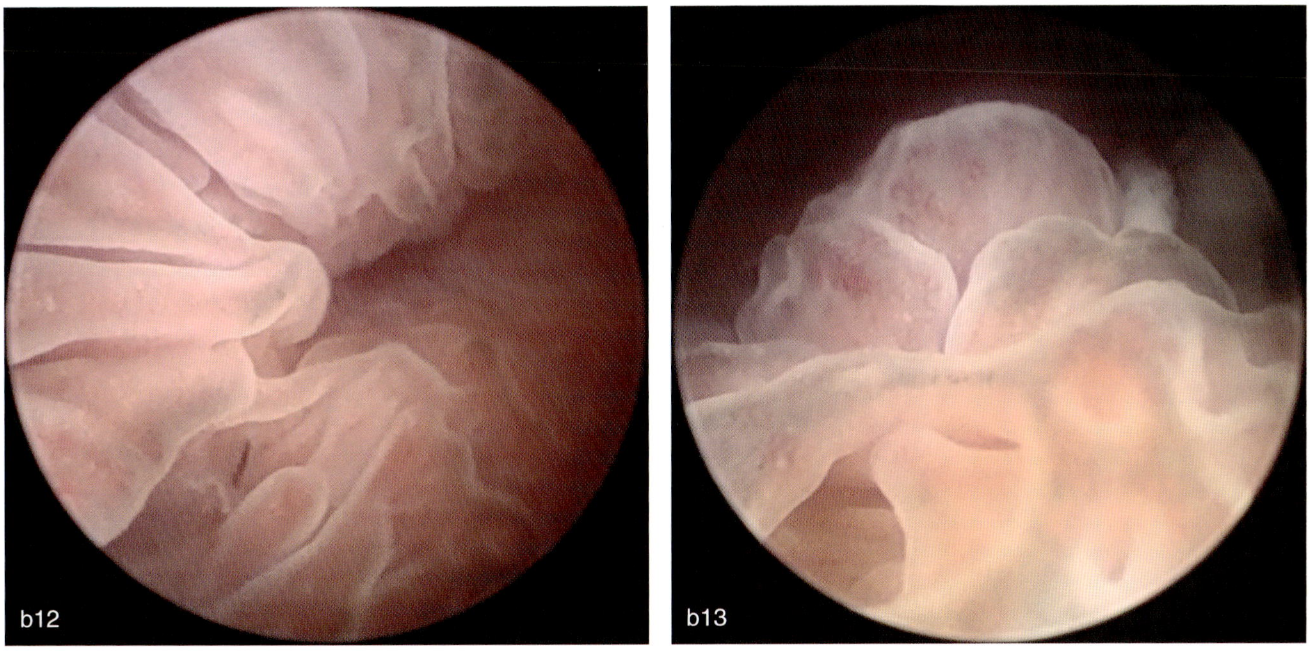

图8-13　右侧慢性鼻-鼻窦炎，非种植病例（续）
b. 术中照片，电子内镜检查。b12，b13. 黏膜水肿，诸多不规则的皱褶形成“鳞片”样结构。

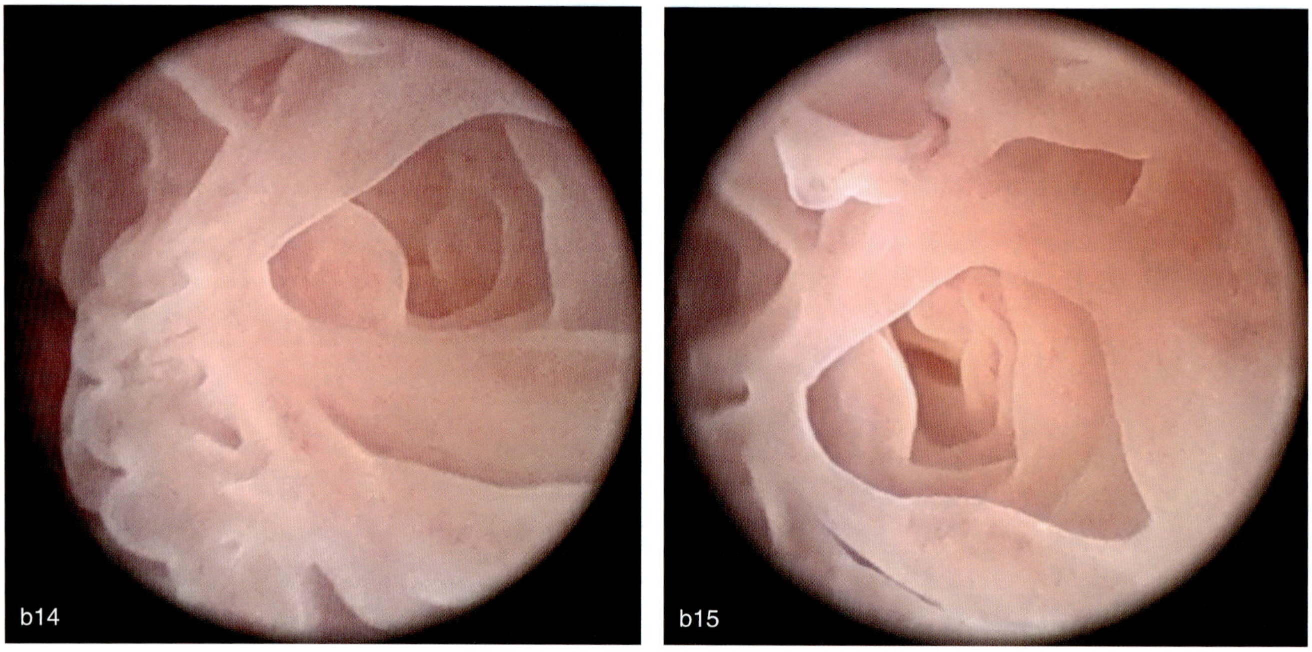

图8-13　右侧慢性鼻-鼻窦炎，非种植病例（续）
b．术中照片，电子内镜检查。b14，b15．“隧道”样的水肿黏膜，形成多层重叠的状态。

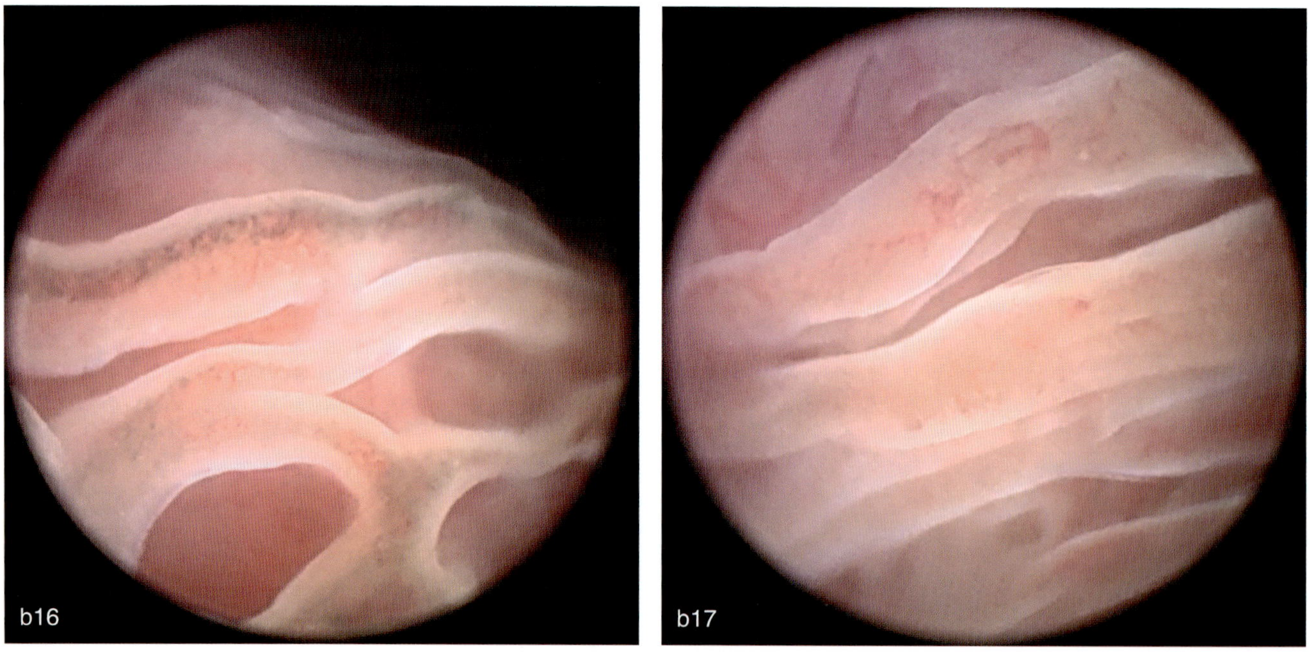

图8-13　右侧慢性鼻-鼻窦炎，非种植病例（续）
b．术中照片，电子内镜检查。b16，b17．水肿黏膜的放大观，黏膜松软，随呼吸扇动。

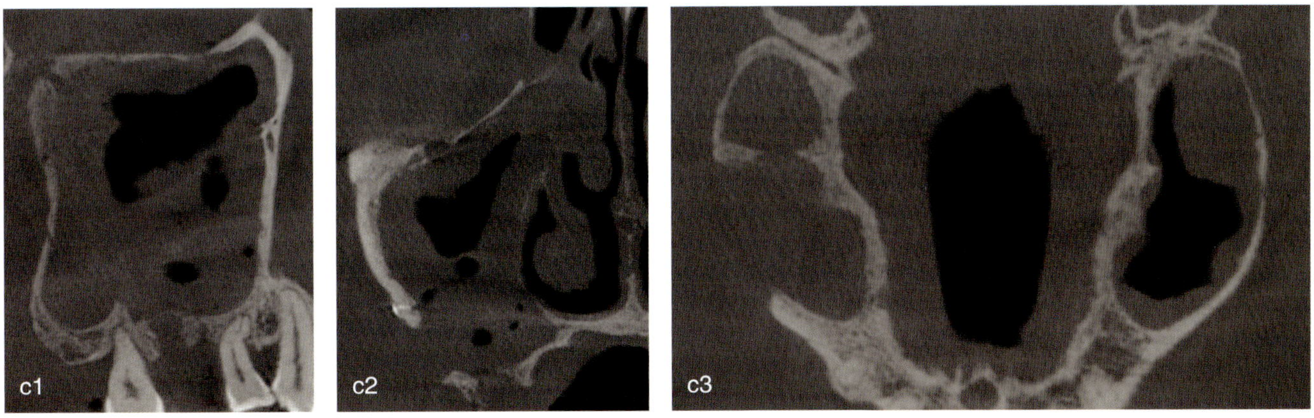

图8-13　右侧慢性鼻-鼻窦炎，非种植病例（续）

c. 术后即刻CBCT扫描。依次为近远中向（c1）、第一磨牙位点的颊舌向（c2）和水平向（c3）断层。窦腔中心部位的部分密度增高影像消失，上颌窦开口堵塞。

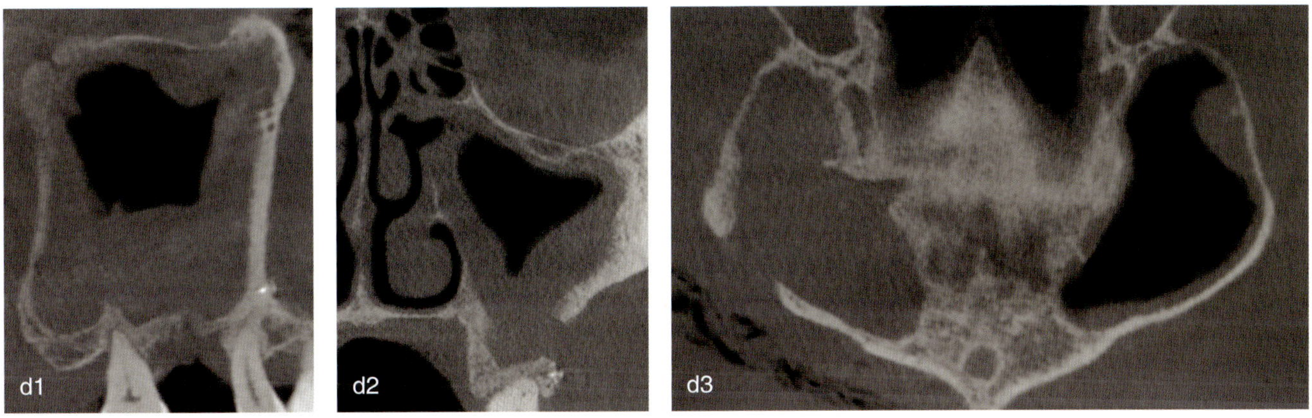

图8-13　右侧慢性鼻-鼻窦炎，非种植病例（续）

d. 术后1年时的CBCT扫描。依次为近远中向（d1）、第一磨牙位点的颊舌向（d2）和水平向（d3）断层。窦腔内的密度增高影像大部分消失，只在窦底有轻微的黏膜增厚，上颌窦开口通畅，窦口-鼻道复合体影像清晰，黏骨膜无增厚。

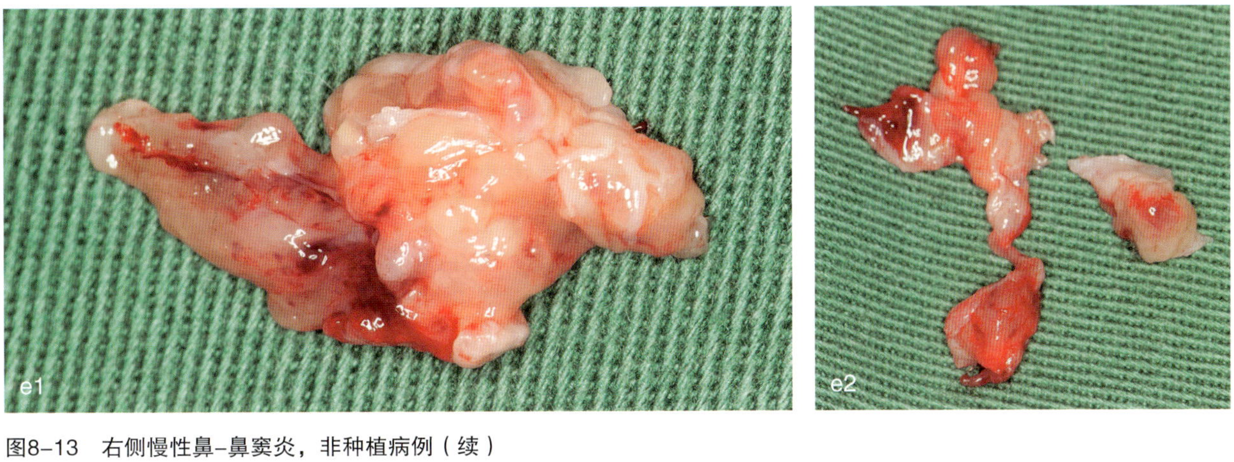

图8-13　右侧慢性鼻-鼻窦炎，非种植病例（续）

e. 组织学检查。e1，e2. 摘除的4块囊肿组织，囊壁组织具有一定的弹性和韧性，较大的标本表面有大小不一的乳头状突起，颜色深浅不等，个别部位高度水肿。

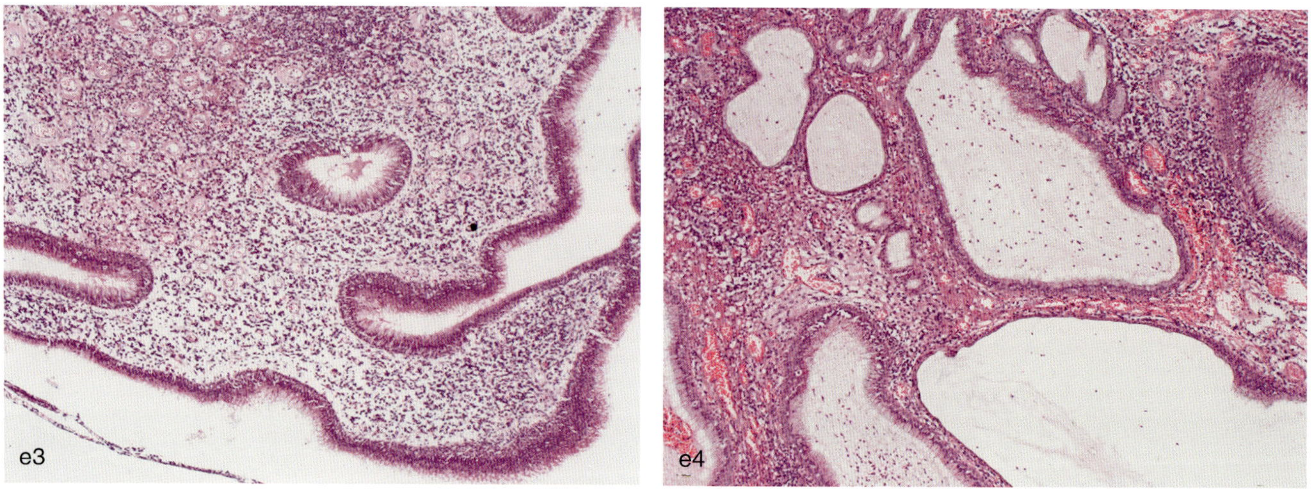

图8-13　右侧慢性鼻-鼻窦炎，非种植病例（续）

e. 组织学检查。e3，e4. 镜下可见，囊腔表面向上呈不规则乳头状外突及向内多囊性增殖，表面被覆柱状、假复层纤毛柱状上皮，内部的囊腔似腺管，大量增殖的管腔扩张、大小不等，上皮下大量炎症细胞浸润，明显水肿，腔内有分泌物。

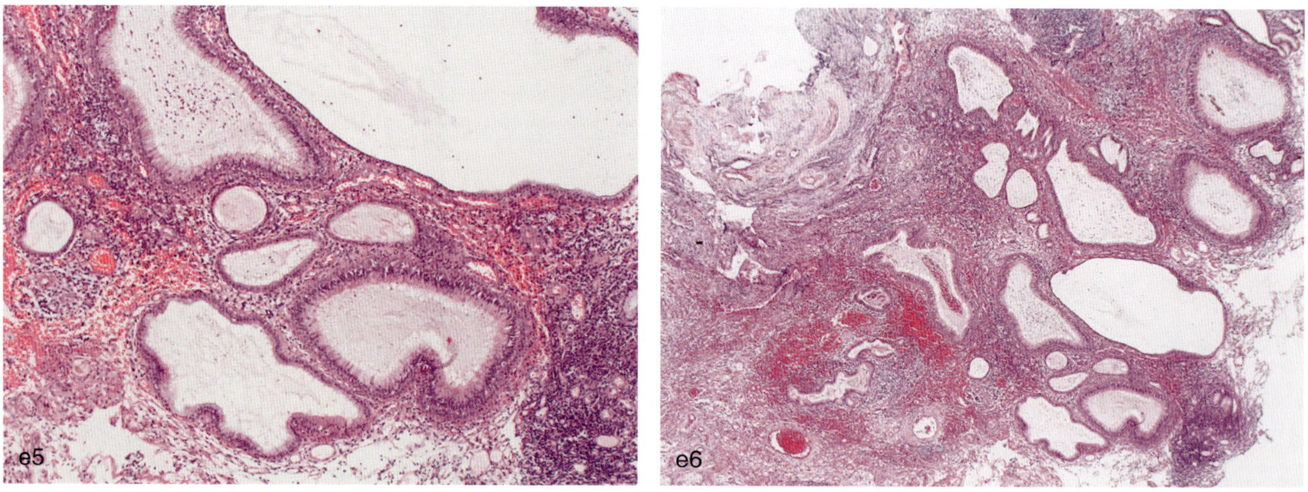

图8-13　右侧慢性鼻-鼻窦炎，非种植病例（续）

e. 组织学检查。e5，e6. 组织学见增厚的囊壁内有大量的扩张的腺管样结构，其管壁上皮呈乳头状增生，周围纤维性囊壁中血管扩张，有大量炎症细胞浸润、水肿，管腔内有黏液积聚，并有“漂浮”的炎症细胞。

讨论

该患者并不打算进行种植治疗，治疗的目的是治疗慢性鼻-鼻窦炎。将本病例纳入此书的目的，是让读者了解慢性鼻-鼻窦炎的窦腔内表现和外科处理方法，为存在鼻-鼻窦炎患者的上颌窦底提升，或上颌窦底提升的术后慢性上颌窦炎的治疗决策提供参考。

关于上颌窦黏膜的表现

在脓液冲洗干净之后，上颌窦黏膜清晰可见。在本病例，电子内镜下可见高度水肿的上颌窦黏膜层层叠叠、纵横交错，凸凹不平的皱褶形成“崇山峻岭”样结构和“鳞片”样结构（图8-13b10～b17）。这几乎是所有慢性鼻-鼻窦炎和复发性急性鼻-鼻窦炎共同的特征性临床表现，是上颌窦黏膜长期感染和脓液浸泡的结果。组织学检查显示，上颌窦黏膜呈显著的乳头状增生、水肿和血管扩张，有大量炎症细胞浸润（图8-13e），与电子内镜下的黏膜表现相互一致。

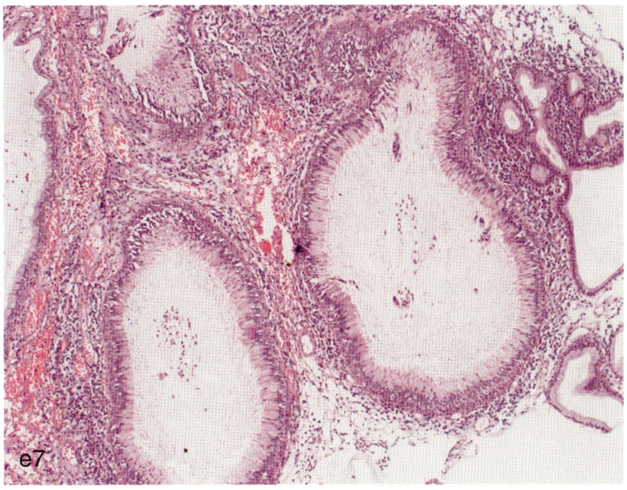

图8-13　右侧慢性鼻-鼻窦炎，非种植病例（续）
e. 组织学检查。e7. 镜下可见送检囊壁组织内含多个扩张增生的腺管样结构，表面被覆假复层纤毛柱状上皮，周围结缔组织中血管充血、炎症细胞浸润，纤维结缔组织增生；视野右侧可见单层细胞被覆的腺上皮不规则扩张形成的小囊腔，周边结缔组织中炎症细胞密集浸润，可见黏液样间质和组织水肿。

关于与上颌窦黏液外渗症的鉴别诊断

在多数病例，慢性鼻-鼻窦炎的临床症状并不明显，甚至无法推测患病的时间。该患者就诊时的CBCT已经表现为整个窦腔内的密度增高影像，必须依靠术前的症状和术中的窦腔内所见才能与上颌黏液外渗症相鉴别。

- **鉴别诊断的要点之一：症状**　通常，慢性鼻-鼻窦炎的病史较长，伴有或不伴有经常性脓涕，其他临床症状并不显著。而上颌窦黏液外渗症一旦发展到上颌窦开口堵塞，临床症状较为剧烈，表现为面颊部、眶周和头部的剧烈疼痛。严重者会发生窦腔的骨壁破坏，累及周边器官和组织。
- **鉴别诊断的要点之二：窦腔内表现**　通常，上颌窦黏液外渗症会在窦腔内聚集大量的黏液，并与窦腔黏骨膜表面的上皮层附着紧密。而慢性鼻-鼻窦炎内有大量脓液，并与黏液相混合。由于病变持续时间长，黏液中的水分析出后形成较为致密的团块，并被黏液所形成的“伪膜”所包绕。在窦腔内感染的长期侵袭下，水肿的黏膜呈息肉样、沟壕样和条索样变化，其中隐匿大量脓液。

关于开放上颌窦开口的作用

上颌窦慢性化脓性感染的脓液与一般性化脓性感染的脓液不同：脓液中混合有大量黏液，形成黏稠脓液，易于黏附和堵塞上颌窦开口。因此，上颌窦腔清创的一个重要临床目标是通过冲洗重新开放上颌窦开口，与耳鼻喉科经鼻腔扩大上颌窦开口为同样道理。

关于本病例的外侧壁骨孔

本病例的上颌窦侧壁存在数个孔径大小不等的骨孔，其中未见血管走行。目前，尚无法解释侧壁骨孔的形成原因，也不清楚是否与慢性鼻-鼻窦炎相关。

本病例，根据初诊时的CBCT检查，推测为牙源性慢性鼻-鼻窦炎。

外科程序：宿玉成、戈怡；术中摄像和照相：陶丹；手术配合：陶丹、刘敏、杨清；放射线诊断程序：苑秋华、王倩；组织学读片：李翠英（北京大学口腔医学院中心实验室）；手术时间：2021年

病例之二：复发性急性鼻-鼻窦炎，非种植病例

49岁女性患者，因长期患有右侧“化脓性鼻-鼻窦炎”而就诊。

患者主诉在10岁时即被诊断为右侧“化脓性鼻-鼻窦炎”。近40年来，每年数次发作，经常有鼻塞和脓涕，偶尔头痛和面颊痛，影响睡眠。发作时口服或静脉滴注抗生素，常年应用麻黄素类萘甲唑啉滴鼻剂滴鼻。基于病史和临床症状，诊断为复发性急性鼻-鼻窦炎。由于久治不愈，患者已经断绝了治愈欲望，决定与其共存，此次治疗的心态只是“试试看”。

患者一般状态良好，无全身系统性疾病史，无发热，实验室检查无异常，重度吸烟（每天约15支）、偶尔饮酒。口腔颌面部检查可见双侧面部对称，口腔卫生良好，牙列完整，口腔黏膜无异常，面颊部无压痛，开口度正常。鼻腔检查可见鼻中隔无明显偏曲，

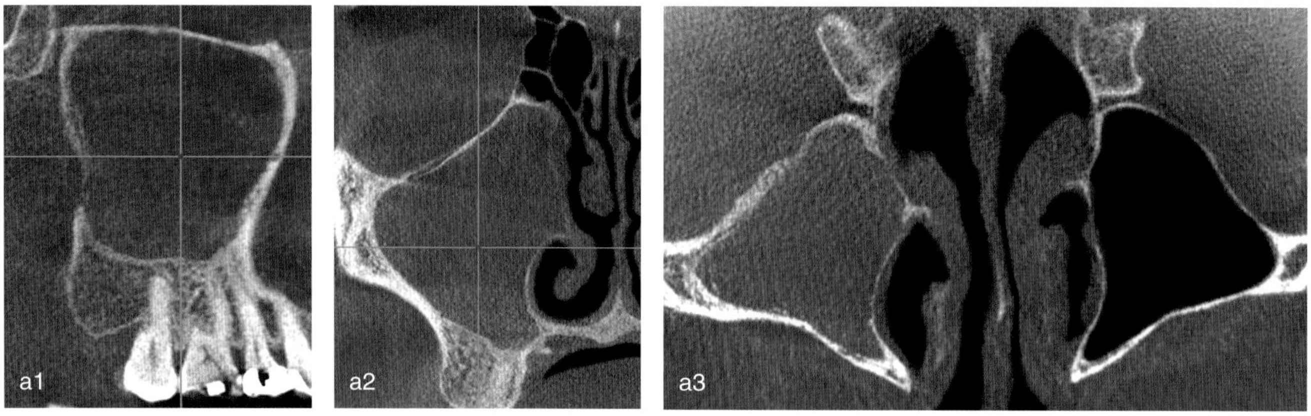

图8-14　右侧复发性急性鼻-鼻窦炎，非种植病例

a. 术前右侧上颌窦CBCT扫描。a1. 后牙牙弓的近远中向断层。a2. 上颌窦开口的颊舌向断层。a3. 上颌窦中部的水平面断层。右侧上颌窦内为均匀一致的密度增高影像，完全占满了上颌窦腔。

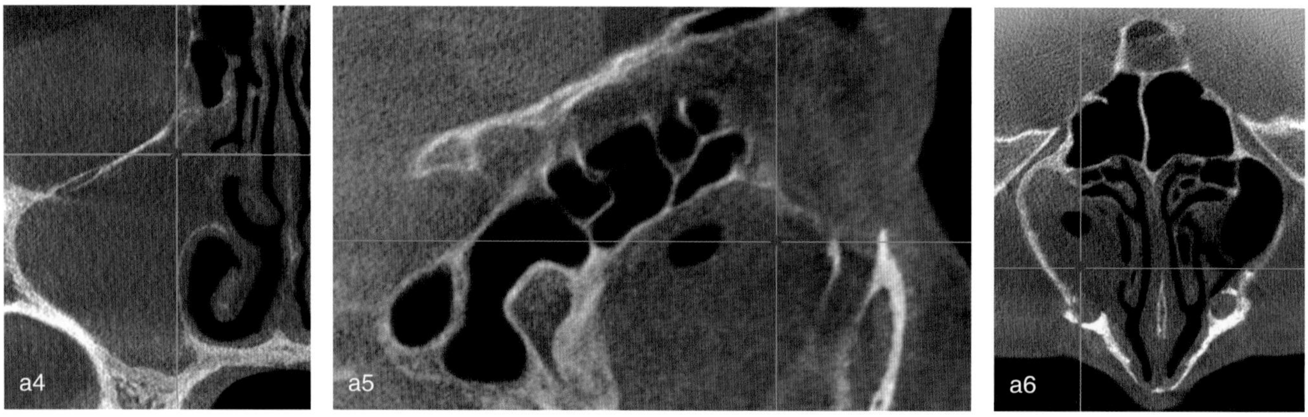

图8-14　右侧复发性急性鼻-鼻窦炎，非种植病例（续）

a. 术前右侧上颌窦CBCT扫描。以右侧上颌窦开口（十字线交叉点）为兴趣区的冠状面断层（a4）、矢状面断层（a5）和水平面断层（a6）。上颌窦开口堵塞、窦口-鼻道复合体影像基本清晰，蝶窦、筛窦及额窦影像清晰，黏膜无增厚。

下鼻甲及中鼻甲无明显肥大，鼻腔内无异常分泌物。

CBCT扫描可见右侧上颌窦腔内几乎充满均匀一致的密度增高影像。右侧上颌窦开口堵塞，以筛漏斗为中心的窦口-鼻道复合体影像模糊不清。蝶窦、筛窦、额窦和左侧上颌窦影像清晰，黏膜无增厚（图8-14a）。

通过该患者反复发作的病史、临床症状、CBCT检查和实验室检查所见，临床诊断右侧复发性急性鼻-鼻窦炎。此外，和患者术前谈话时考虑到，如此长时间的病史不排除并存其他病变，例如上颌窦囊肿，只能在术中确认。术前24小时内静脉滴注克林霉素0.6g一次。之后，经侧壁开窗进行上颌窦腔清创。

本病例为牙列完整的患者，与上颌窦底提升和种植治疗无关。笔者将本病例纳入此书的目的，是让读

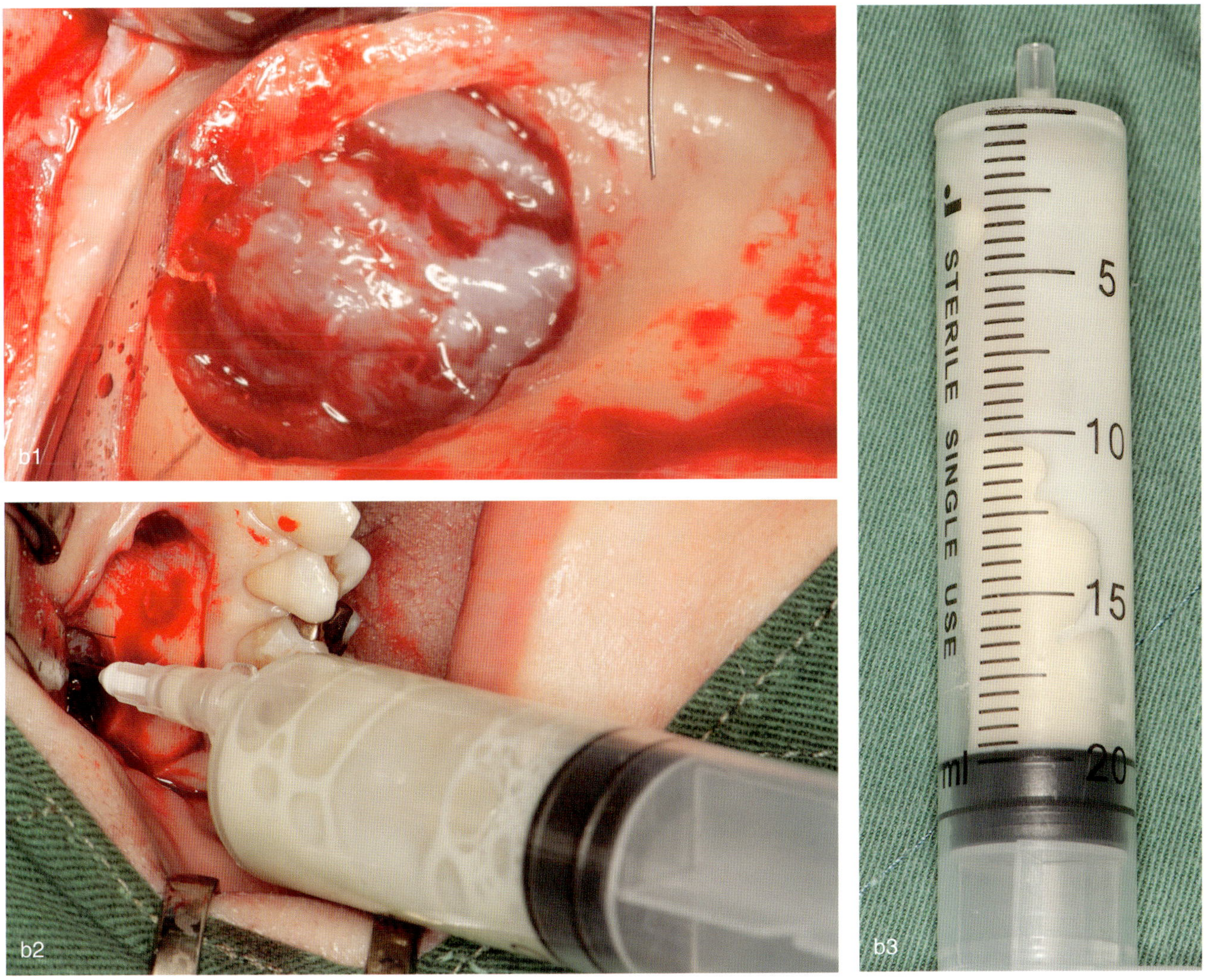

图8-14　右侧复发性急性鼻-鼻窦炎，非种植病例（续）

b. 术中照片。b1. 侧壁开窗的照片。在膜龈联合处做近远中向切口，用钨钢球钻和金刚砂球钻在上颌窦侧壁开窗，可见上颌窦骨膜颜色呈水肿样变化。b2，b3. 在上颌窦内吸出近15mL的脓液。

者了解复发性急性鼻-鼻窦炎窦内黏膜病变特征、临床表现、处理方法以及术后愈合过程，为存在鼻-鼻窦炎患者的上颌窦底提升，或上颌窦底提升发生术后急性或慢性上颌窦炎的治疗决策提供思考与借鉴。

行盐酸阿替卡因骨膜上浸润麻醉，在膜龈联合处按照柯-陆术（Caldwell-Luc operation）做近远中向切口。翻黏骨膜瓣之后，用钨钢球钻和金刚砂球钻在上颌窦侧壁开窗，可见上颌窦骨膜颜色略显苍白、呈水肿样变化。将20mL注射器针头刺入窦腔，吸出近15mL的稀薄脓液。然后切开黏骨膜，在水肿的上颌窦黏膜之间仔细寻找上颌窦黏膜空隙。之后，将带有注水功能的电子内镜插入水肿的黏膜缝隙内，用生理盐水冲洗未吸出稀薄脓液之后，可见大量稀薄脓液黏附于黏膜表面，需要在压力下反复冲洗才能将其去除。高度水肿的上颌窦黏膜层层叠叠，呈息肉样、沟壕样和条索样变化。在这些树丛样的“息肉”群中有大量黏稠脓液黏附，需要耐心地冲洗，才能将其从黏膜表面分离。冲洗至上颌窦开口附近时，需要加大压力，将堵塞开口的黏液冲走之后，患者示意大量的生理盐水顺畅地进入鼻腔，上颌窦开口重新开放。之后，用生理盐水与甲硝唑、庆大霉素以及呋麻滴鼻液的混合液进行窦腔黏膜表面消毒（图8-14b）。用生物可吸收性胶原膜（Bio-Gide，Geistlich，瑞士）覆盖骨窗，并用膜钉固定。黏骨膜瓣复位，关闭创口。

在术中将脓液彻底冲洗干净之后，进行了认真的全面探查，并未发现有上颌窦囊肿存在的任何征象。

术后静脉滴注克林霉素5天，每天1次，每次0.6g；静脉滴注地塞米松注射液3天，每天1次，每次10mg；呋麻滴鼻液滴鼻5天，每天2次；复方葡萄糖酸

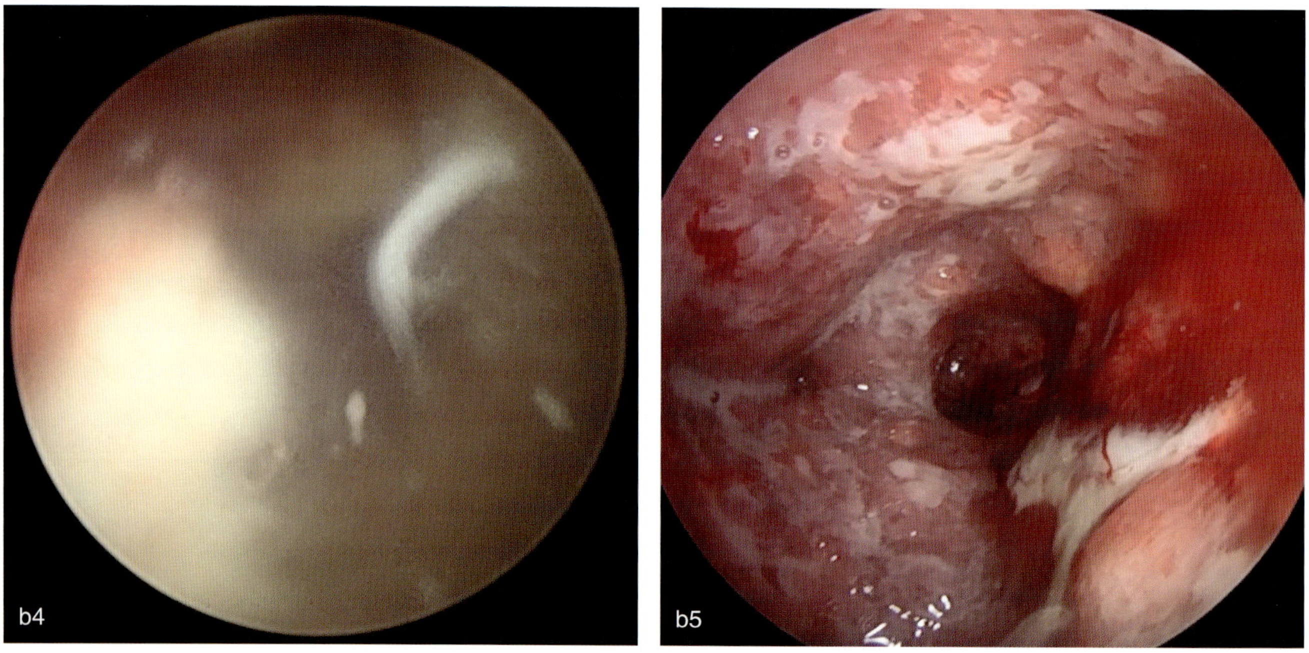

图8-14　右侧复发性急性鼻-鼻窦炎，非种植病例（续）
b. 术中照片，电子内镜检查。b4. 在电子内镜的辅助下，用生理盐水加压冲洗黏附于黏膜表面的稀薄脓液。b5. 在高压水流冲洗下，上颌窦开口重新开放。

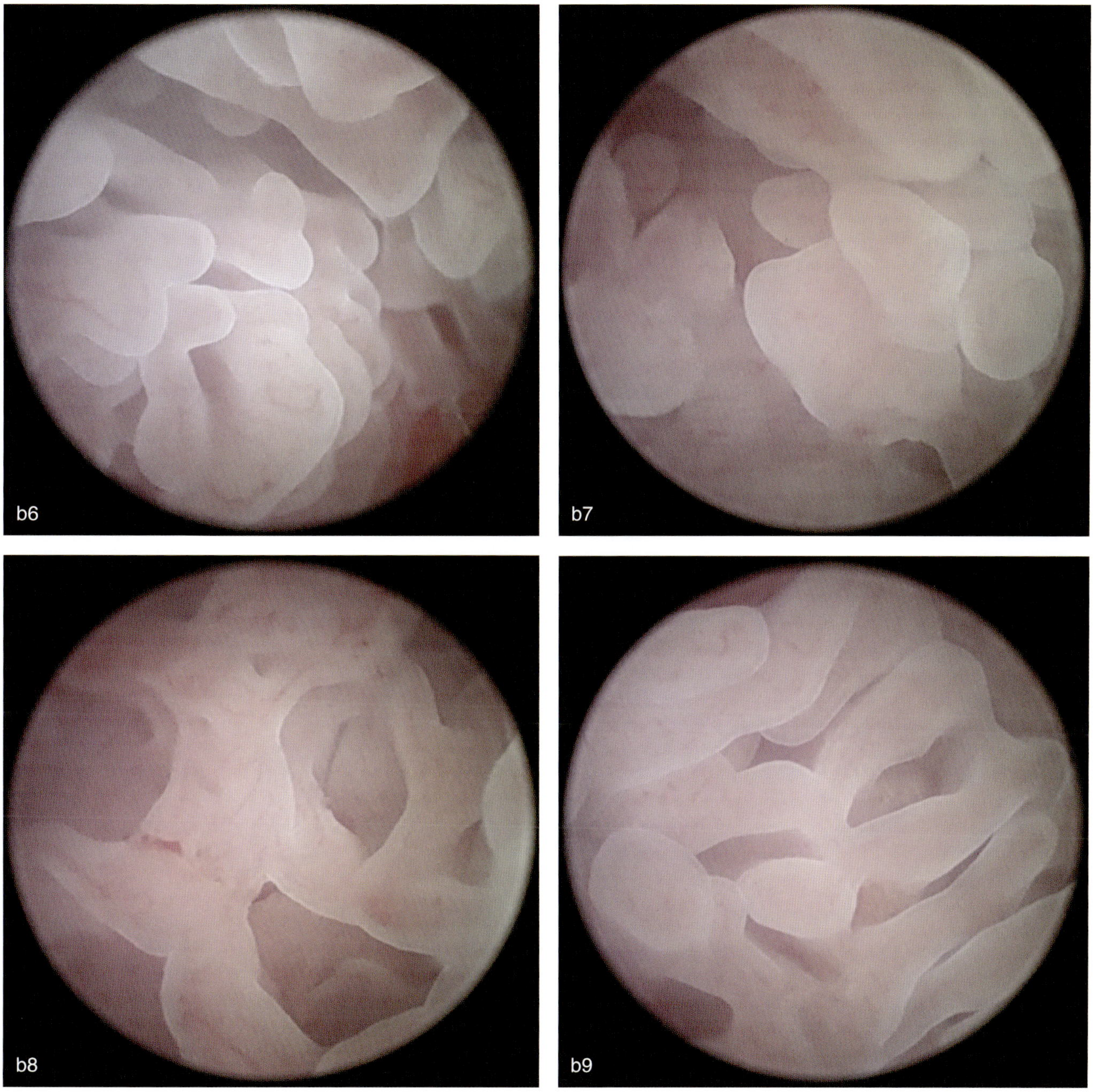

图8-14　右侧复发性急性鼻-鼻窦炎，非种植病例（续）

b. 术中照片，电子内镜检查。b6～b9. 用生理盐水加压冲洗黏附于黏膜表面的脓液，可见高度水肿的上颌窦黏膜层层叠叠，内有大量的脓液黏附，需要耐心地冲洗，尽量将其去除。

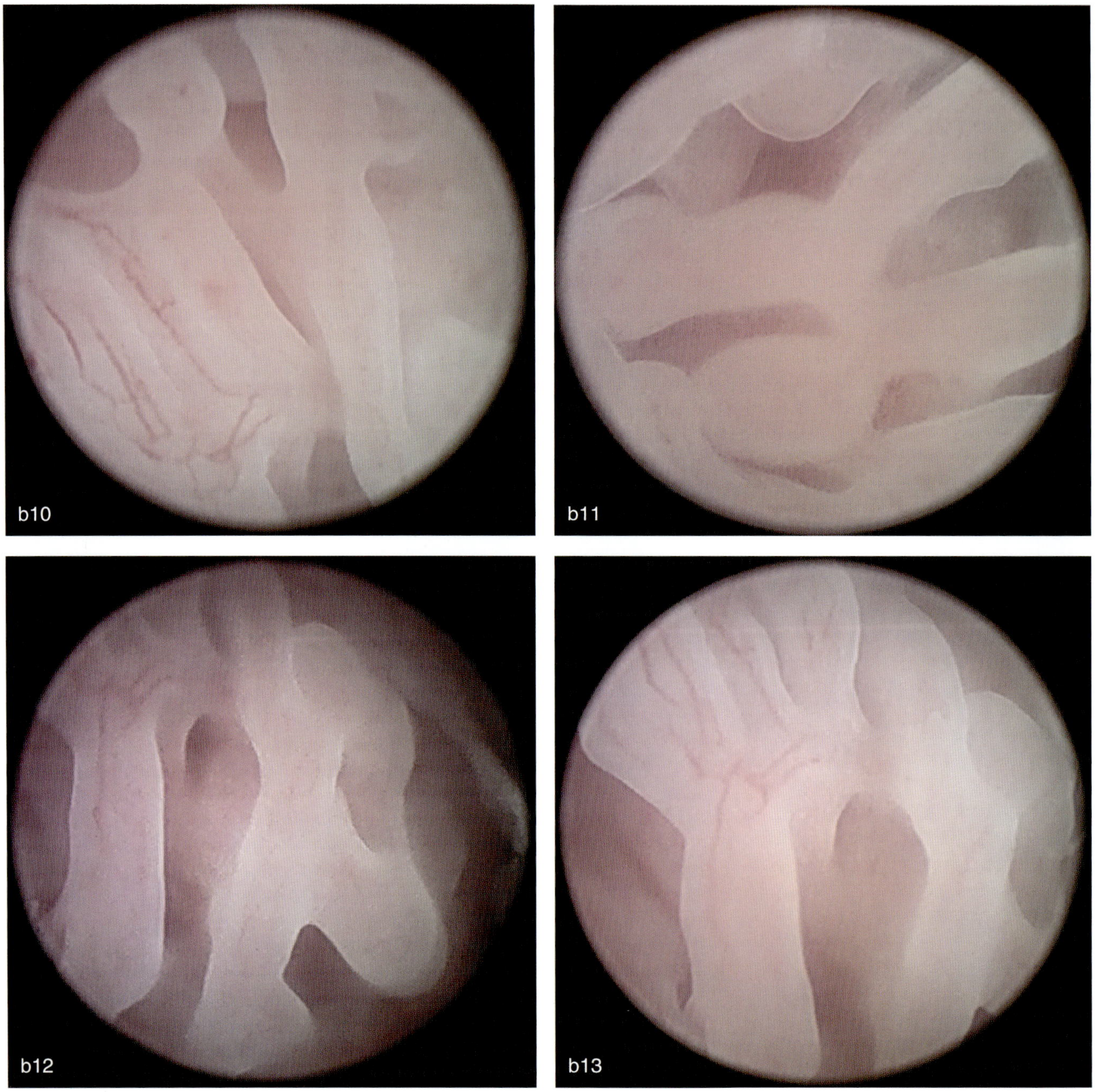

图8-14 右侧复发性急性鼻-鼻窦炎，非种植病例（续）

b. 术中照片，电子内镜检查。b10～b13. 在电子内镜的辅助下，可见高度水肿的上颌窦黏膜层层叠叠的陷窝内的脓液冲洗干净，水肿黏膜表面的血管分布并不丰富，类似于息肉样变化。

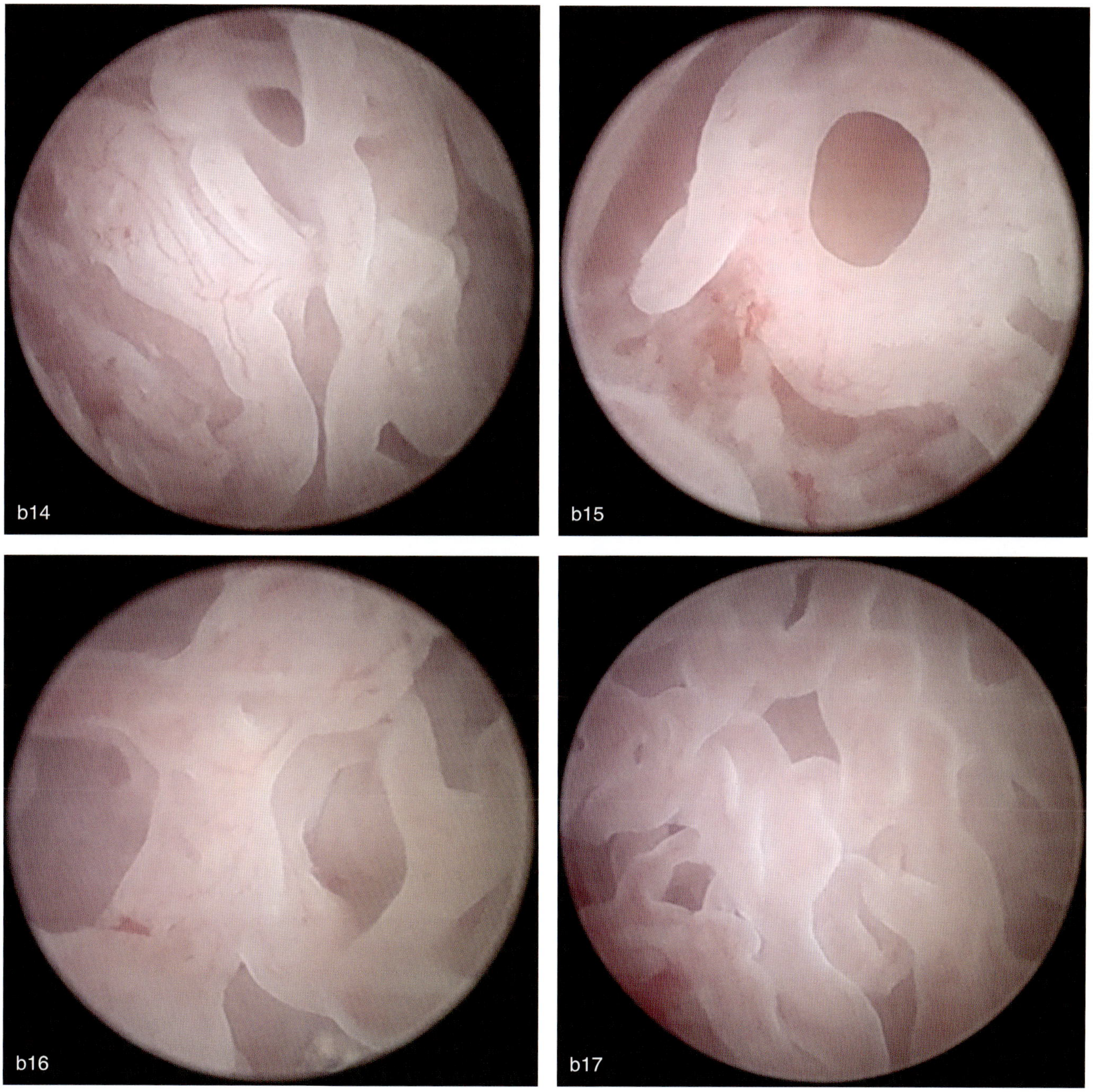

图8-14　右侧复发性急性鼻-鼻窦炎，非种植病例（续）

b. 术中照片，电子内镜检查。b14～b17. 高度水肿的上颌窦黏膜层层叠叠的陷窝内又存在大小不等多级凹陷，通过仔细、耐心地冲洗，将其彻底冲洗干净。

氯己定含漱液含漱，每天3次，直至7天后拆线。右侧面部轻度肿胀，3天后消失，创口愈合良好。

术后即刻CBCT扫描显示窦内的密度增高影像明显减少，约占上颌窦腔的3/5，主要围绕上颌窦腔内壁。显然，密度降低区域的体积，即为清除的脓液量。尽管在术中通畅了上颌窦开口，但术后即刻CBCT扫描的右侧上颌窦开口、蝶窦、筛窦及额窦的放射线表现与术前基本一致，窦口-鼻道复合体黏膜仍增厚，相关结构难以分辨（图8-14c）。

术后3个月时复查，患者主诉在术后无脓涕等任何自觉症状。面部及口腔内检查无异常。CBCT扫描显示在右侧上颌窦中部以上的窦腔黏膜只是轻微增厚，在窦底为平坦的密度增高影像，内含“空泡”，诊断为上颌窦潴留囊肿。右侧上颌窦开口通畅，蝶窦、筛窦及额窦影像清晰，窦口-鼻道复合体影像清晰，黏膜无增厚（图8-14d）。基于以上所见，决定进行第二次手术，摘除囊肿。

重新打开第一次手术的切口。翻黏骨膜瓣、锐

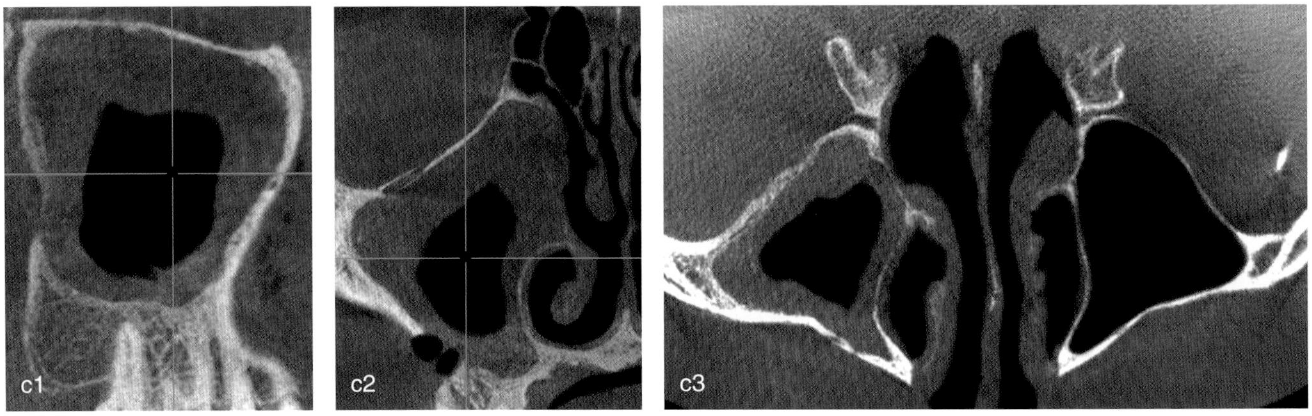

图8-14　右侧复发性急性鼻-鼻窦炎，非种植病例（续）
c. 术后即刻右侧上颌窦CBCT扫描。c1. 后牙牙弓的近远中向断层。c2. 上颌窦开口的颊舌向断层。c3. 上颌窦中部的水平面断层。上颌窦内的密度增高影像明显减少，约占窦腔的3/5。

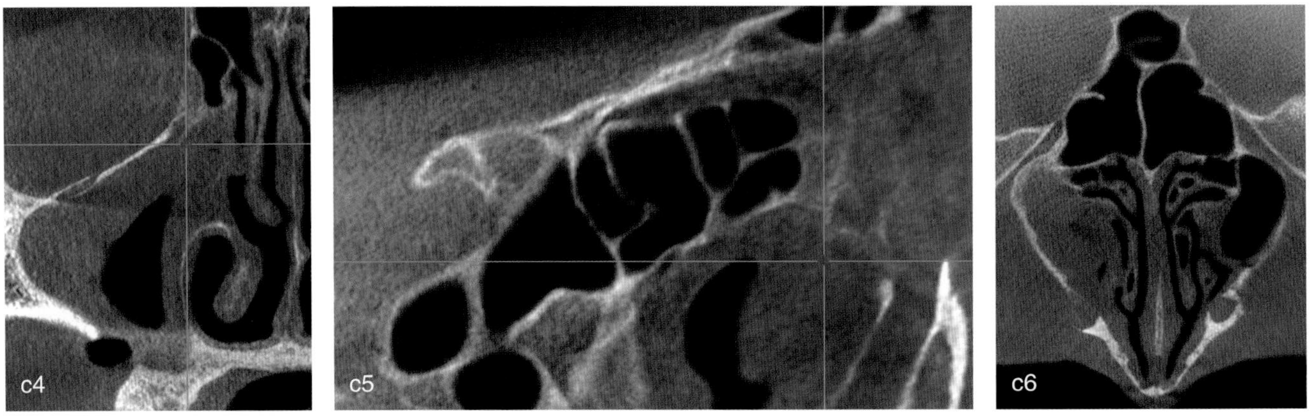

图8-14　右侧复发性急性鼻-鼻窦炎，非种植病例（续）
c. 术后即刻右侧上颌窦CBCT扫描。以右侧上颌窦开口（十字线交叉点）为兴趣区的冠状面断层（c4）、矢状面断层（c5）和水平面断层（c6）。上颌窦开口堵塞、上颌窦黏骨膜增厚和窦口-鼻道复合体影像模糊，蝶窦、筛窦及额窦影像清晰，黏膜无增厚。

性分离骨窗处的瘢痕样结缔组织，暴露原来的骨窗，可见骨窗范围略有缩小。之后，用钨钢球钻和金刚砂球钻扩大上颌窦侧壁骨窗，锐性切除瘢痕样结缔组织及部分窦底骨膜，可见潴留囊肿。切开囊壁，可见大量流动性黏液。囊液非常黏稠，用止血钳即可将其摘出。随后，将电子内镜插入上颌窦腔内，发现在窦底还存在一个小潴留囊肿，囊壁菲薄，血供丰富，切开囊壁，将黏稠的黏液摘除。用电子内镜检查上颌窦，可见上颌窦开口清晰、通畅，在上颌窦开口附近清晰可见数个较小的结节样潴留囊肿。与第一次手术时相比，窦腔内黏膜恢复正常。第一次手术时见到的上颌窦黏膜表面的树丛样息肉群已经基本消失，只是在与囊壁邻近的黏膜表面仍有部分残留，但水肿几乎完全消失。翻开个别残留的树丛样息肉的黏膜上皮层及固有层，可见下方的骨膜正常、血供丰富。用生物可吸收性胶原膜（Bio-Gide，Geistlich，瑞士）覆盖暴露侧壁骨窗，并用膜钉固定，关闭创口（图8-14e）。

第二次手术（囊肿摘除）的术后用药与第一次手术相同。患者无不适，创口愈合良好，7天后拆线。

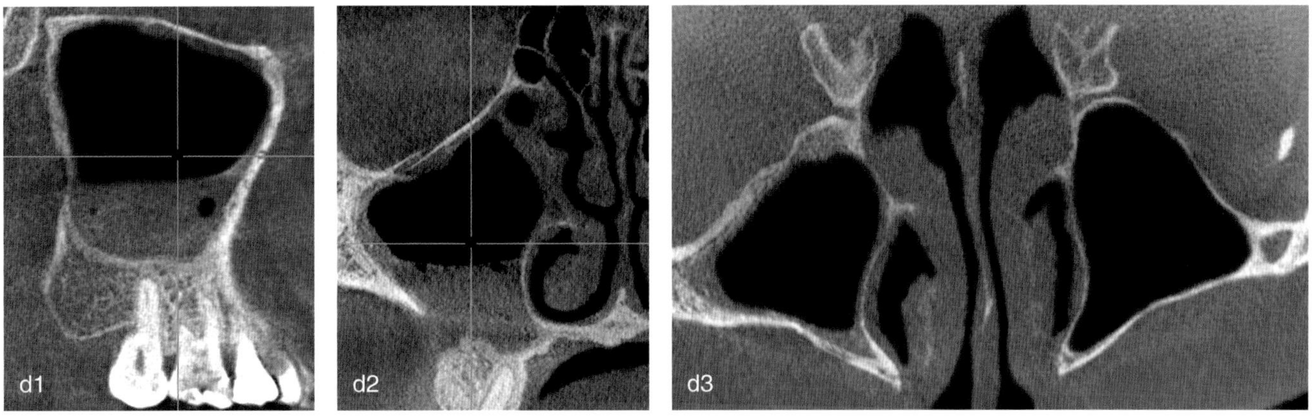

图8-14　右侧复发性急性鼻-鼻窦炎，非种植病例（续）

d. 术后3个月的右侧上颌窦CBCT扫描。d1. 后牙牙弓的近远中向断层。d2. 上颌窦开口的颊舌向断层。d3. 上颌窦中部的水平面断层。窦底为平坦的密度增高影像，内含“空泡”。

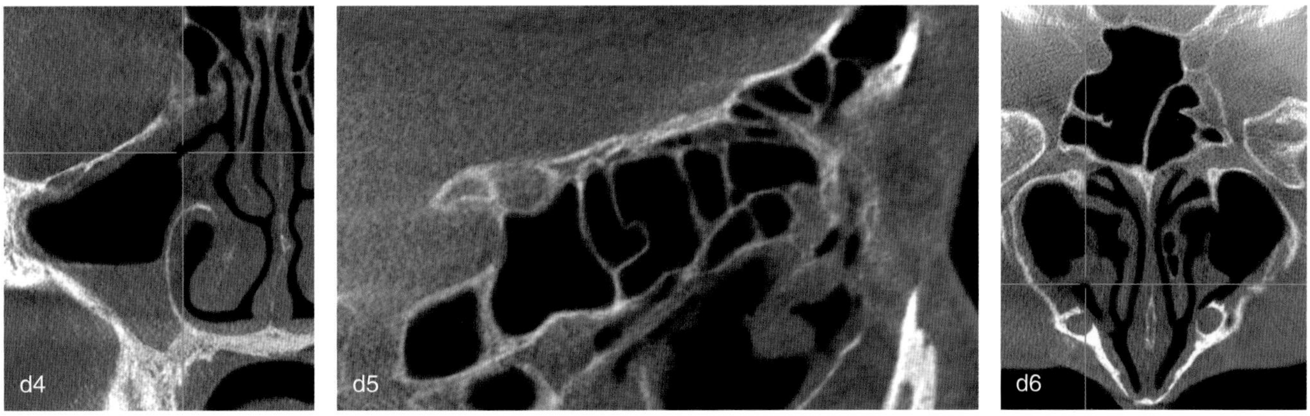

图8-14　右侧复发性急性鼻-鼻窦炎，非种植病例（续）

d. 术后3个月的右侧上颌窦CBCT扫描。以右侧上颌窦开口（十字线交叉点）为兴趣区的冠状面断层（d4）、矢状面断层（d5）和水平面断层（d6）。上颌窦开口通畅，蝶窦、筛窦及额窦影像清晰，窦口-鼻道复合体影像清晰，黏膜无增厚。

第二次手术（囊肿摘除）之后即刻CBCT扫描显示只是在窦腔表面覆盖薄层密度增高影像，窦腔内未见生理盐水和出血混合物，黏骨膜无增厚，右侧上颌窦开口通畅，窦口-鼻道复合体影像清晰。蝶窦、筛窦及额窦影像非常清晰，黏膜无增厚（图8-14f）。

第二次手术（囊肿摘除）之后6个月和1年时复查，患者主诉在术后无任何自觉症状（例如无脓涕，无面颊部胀痛，夜间睡眠质量好），显著地提高了生活质量。面部、鼻腔及口腔检查无异常。两次CBCT扫描显示上颌窦腔黏骨膜只轻微增厚，窦腔内无渗出物，无窦腔内感染和囊肿复发的迹象。右侧上颌窦开口通畅，蝶窦、筛窦及额窦影像清晰，窦口-鼻道复合体影像清晰，黏膜无增厚（图8-14g，h）。

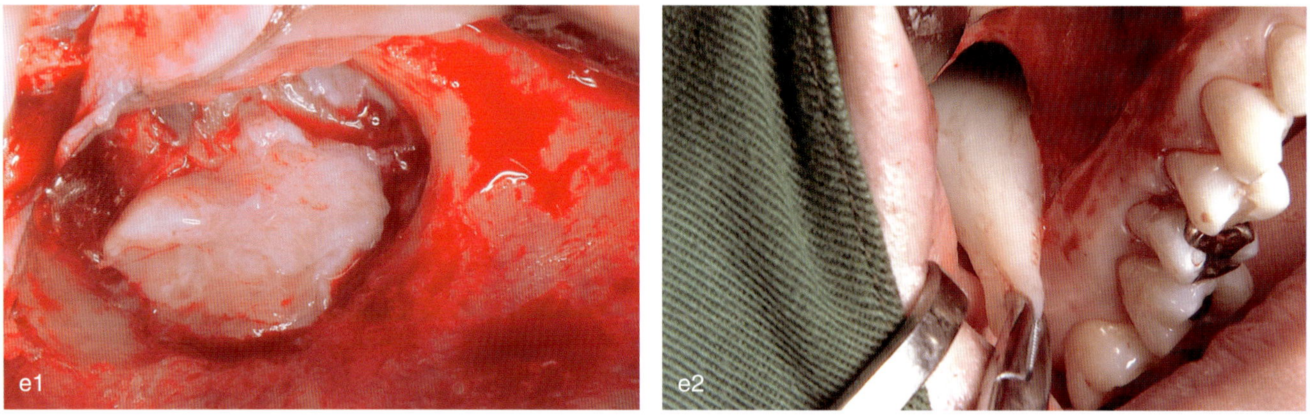

图8-14　右侧复发性急性鼻-鼻窦炎，非种植病例（续）
e. 第二次手术的术中照片。e1. 锐性分离骨窗处的瘢痕样结缔组织，暴露原来的骨窗，骨窗范围略有缩小。e2. 锐性切除瘢痕样结缔组织，切开囊壁，可见流动性黏液。囊液非常黏稠，用止血钳将其摘出。

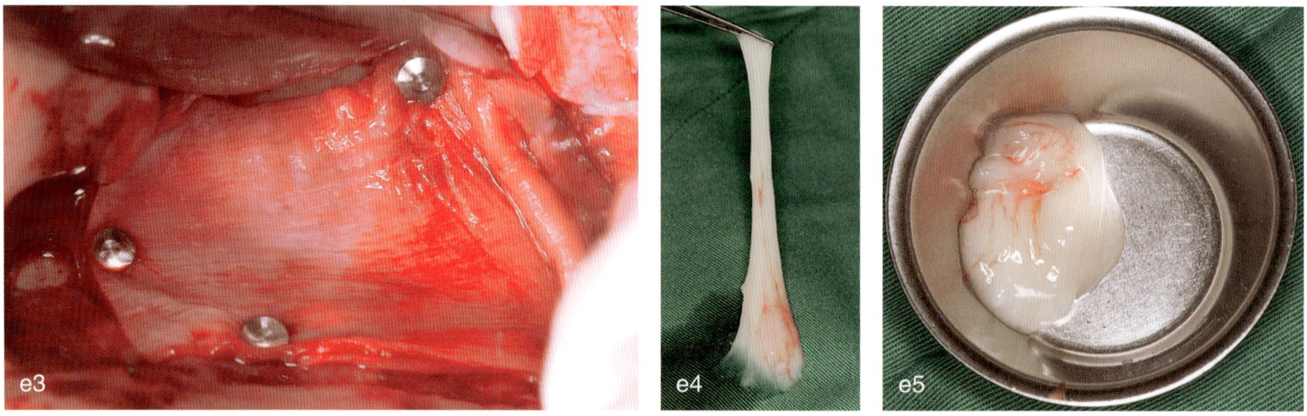

图8-14　右侧复发性急性鼻-鼻窦炎，非种植病例（续）
e. 第二次手术的术中照片。e3. 摘除囊肿之后，用生物可吸收性胶原膜覆盖骨窗，并用膜钉将其固定于上颌窦外侧骨壁。e4，e5. 摘除的囊液非常黏稠。

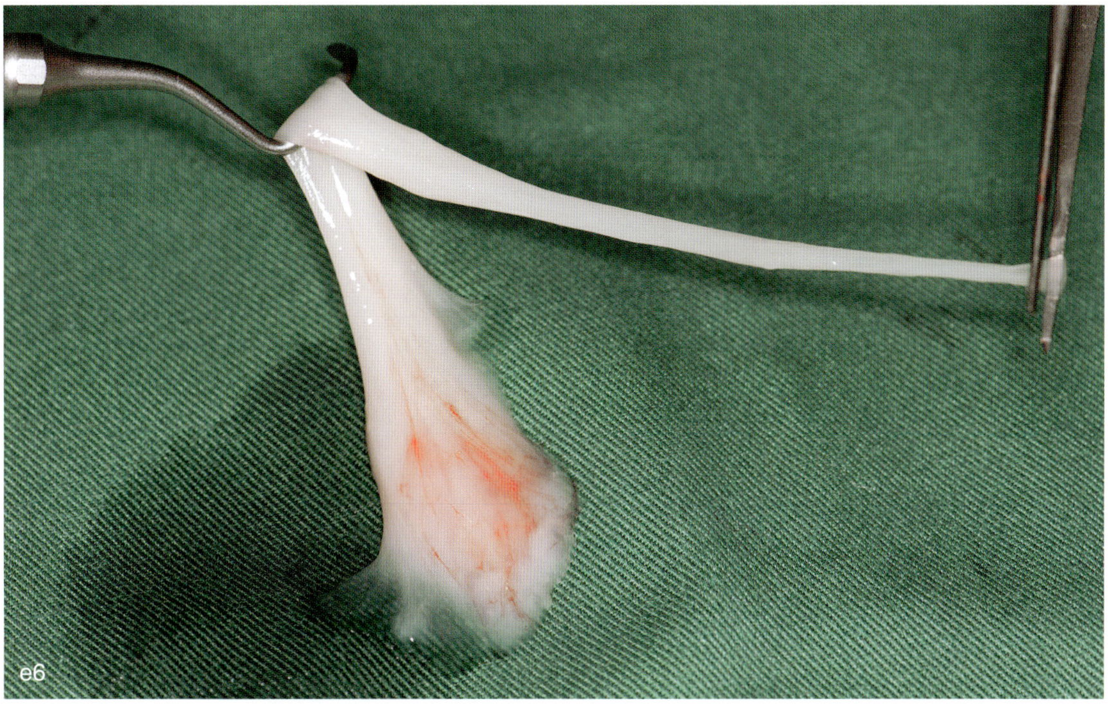

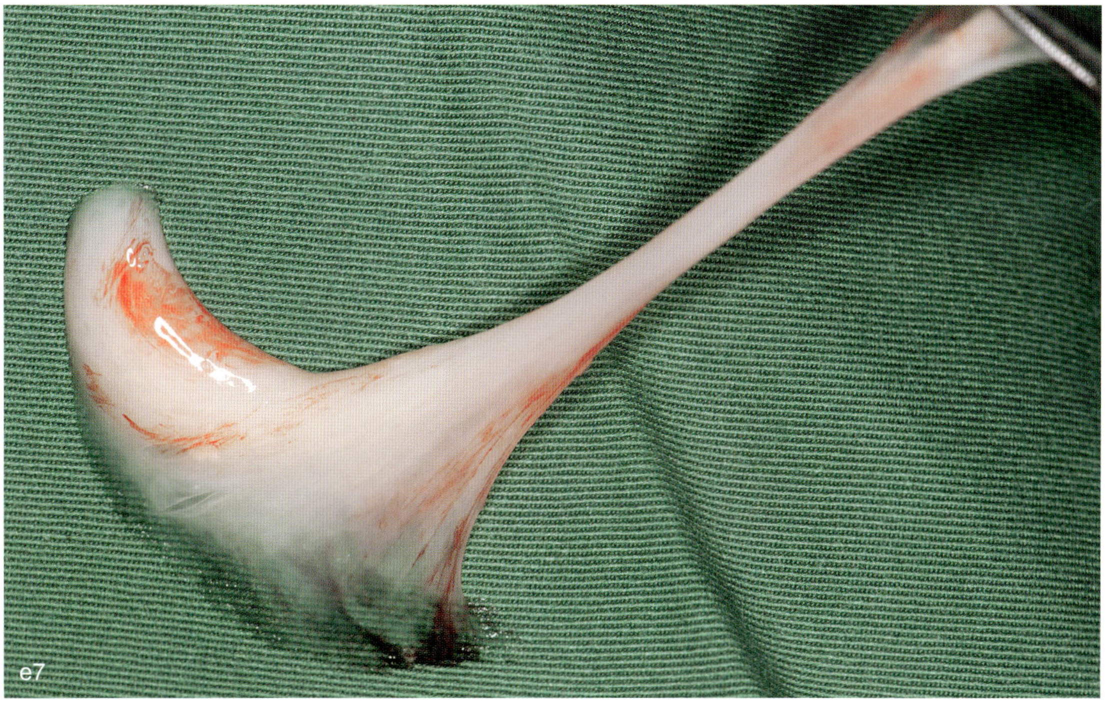

图8-14　右侧复发性急性鼻-鼻窦炎，非种植病例（续）

e. 第二次手术的术中照片。e6，e7. 摘除的囊肿黏液非常黏稠，富有弹性和韧性。黏着力强大，一旦沾到无菌巾上，随意拉扯都难以将其拉断，在黏液内有类似于出血现象。

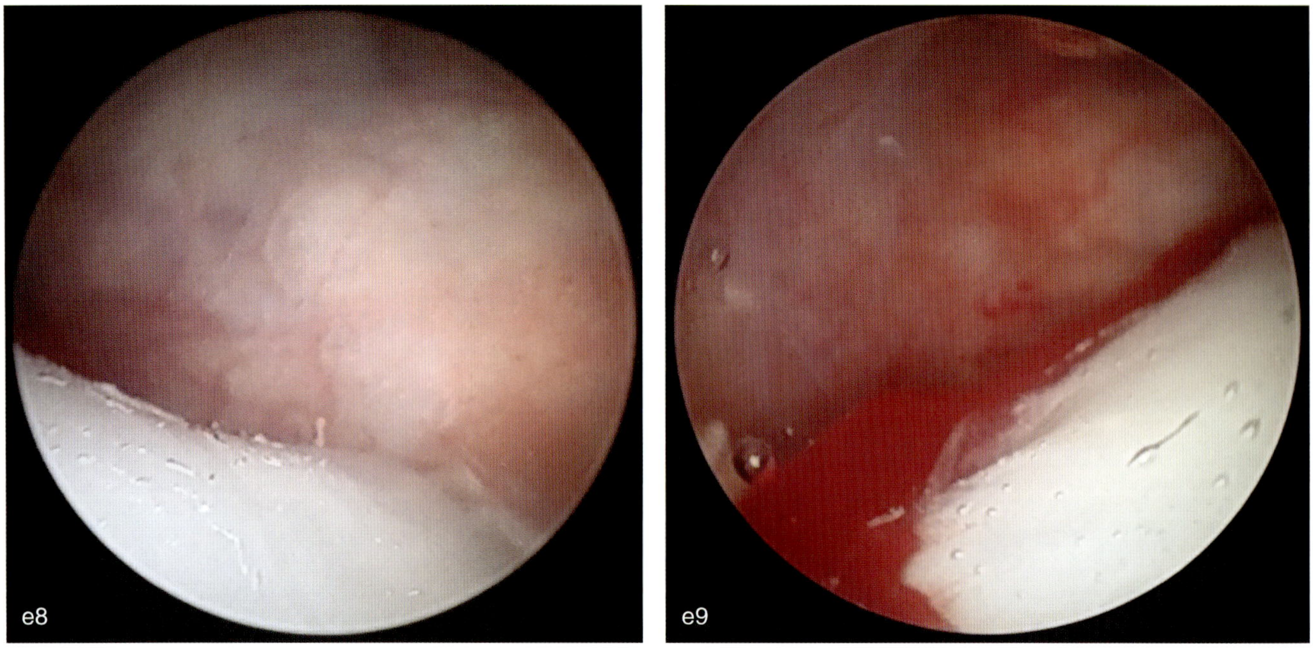

图8-14 右侧复发性急性鼻-鼻窦炎，非种植病例（续）

e. 第二次手术的术中照片，电子内镜检查。e8，e9. 将大部分黏液“摘除”之后，仍然可见有少量黏液黏附于窦底黏膜表面，通过加压冲洗将其全面清除。

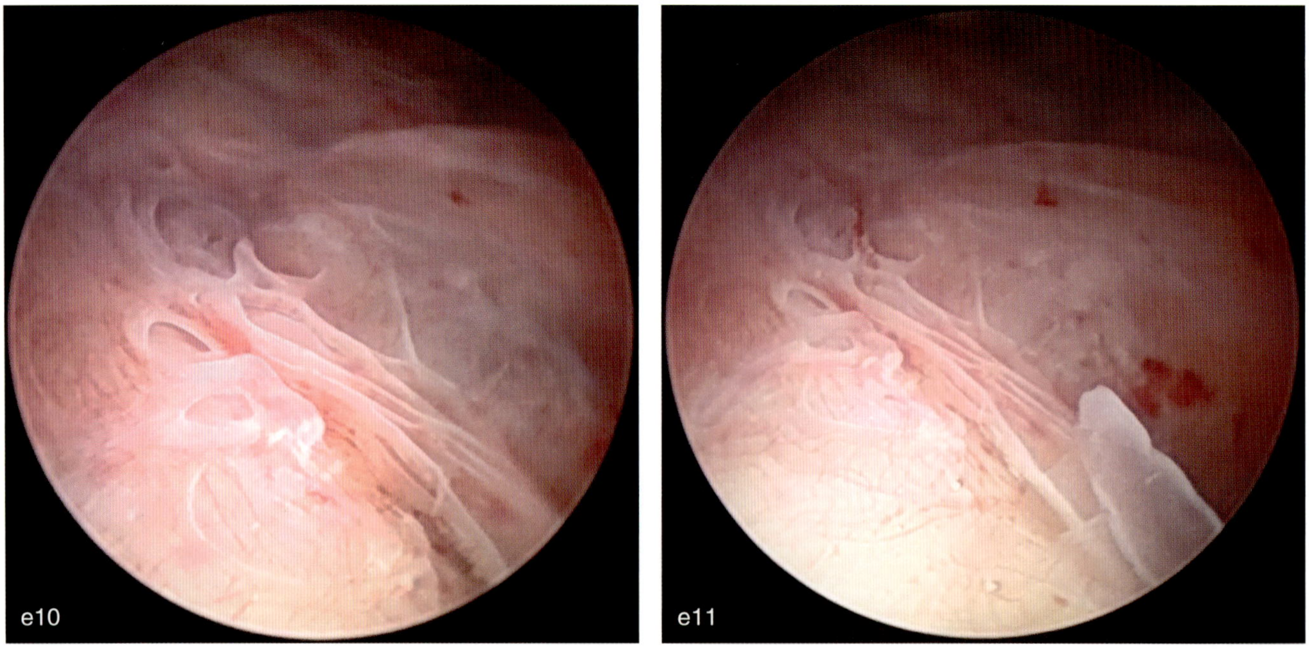

图8-14 右侧复发性急性鼻-鼻窦炎，非种植病例（续）

e. 第二次手术的术中照片，电子内镜检查。e10，e11. 第一次手术中所见的大部分层层叠叠黏膜水肿已经基本恢复正常，只在部分区域还未完全消失。

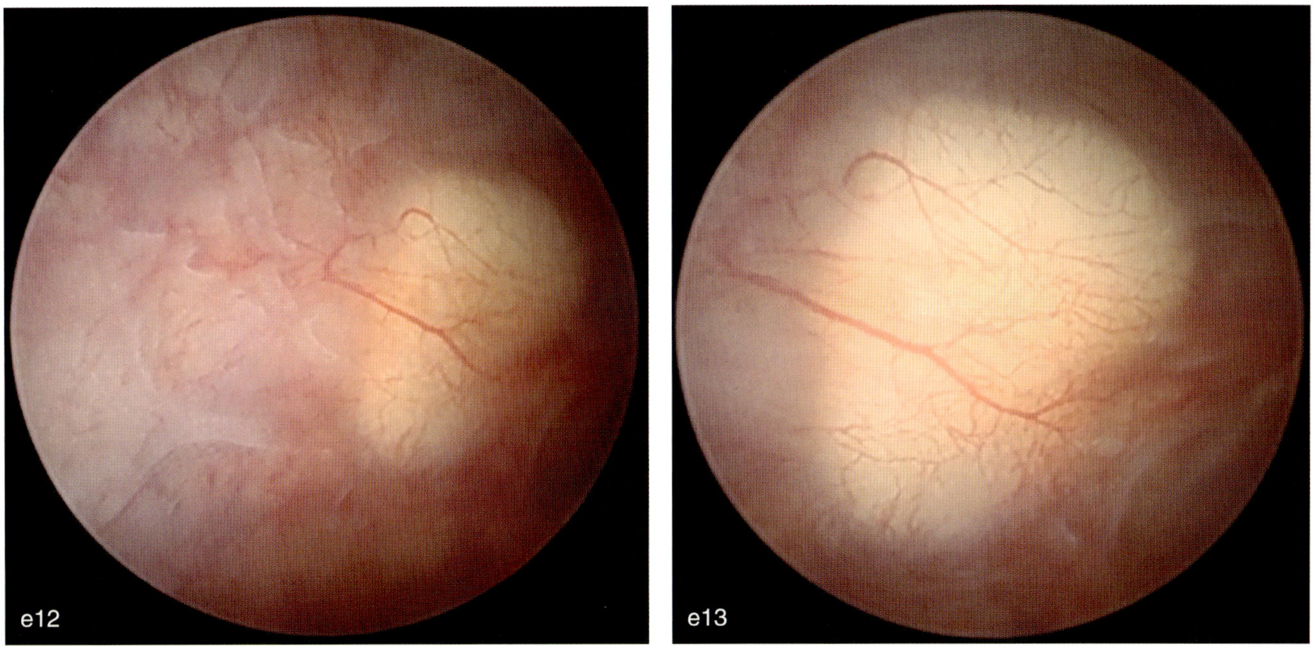

图8–14 右侧复发性急性鼻–鼻窦炎，非种植病例（续）

e. 第二次手术的术中照片，电子内镜检查。e12，e13. 在靠近上颌窦后壁的窦底发现一个较小的潴留囊肿，透过黏膜可见囊肿位于固有层，其表面黏膜的毛细血管扩张。

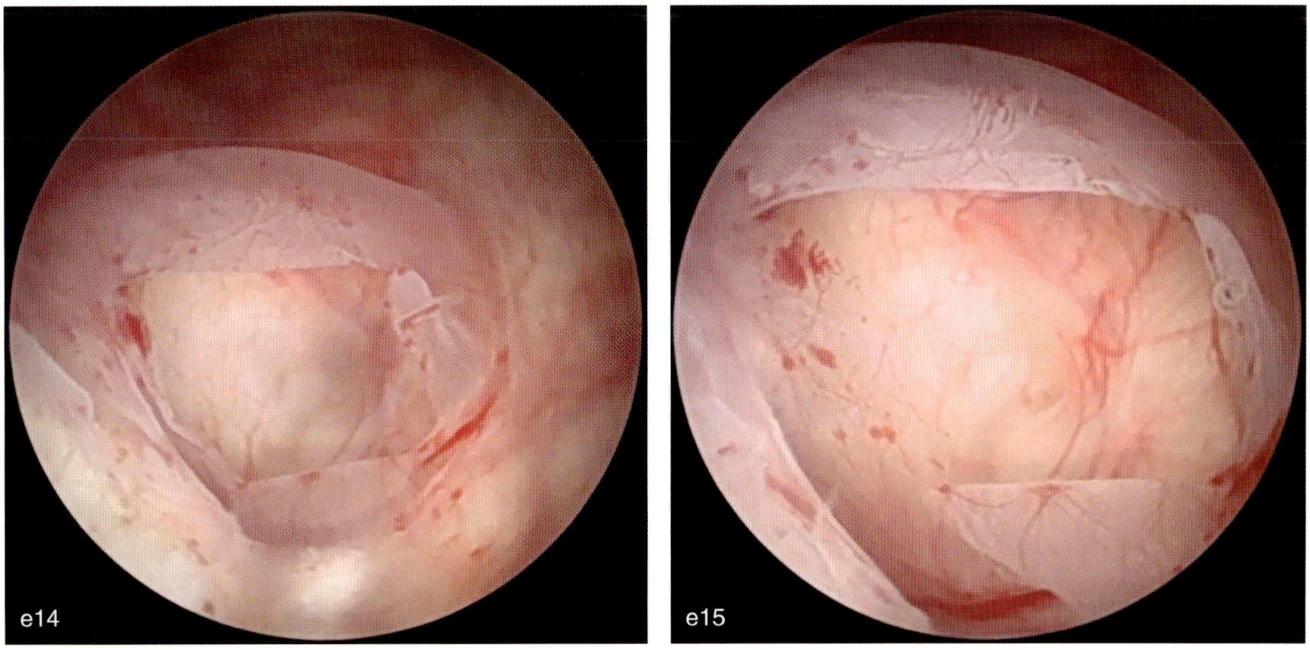

图8–14 右侧复发性急性鼻–鼻窦炎，非种植病例（续）

e. 第二次手术的术中照片，电子内镜检查。e14，e15. 将这个较小的潴留囊肿的囊液清除之后，可见基底的骨膜完整，骨膜表面的毛细血管扩张，黏骨膜的上皮层菲薄。

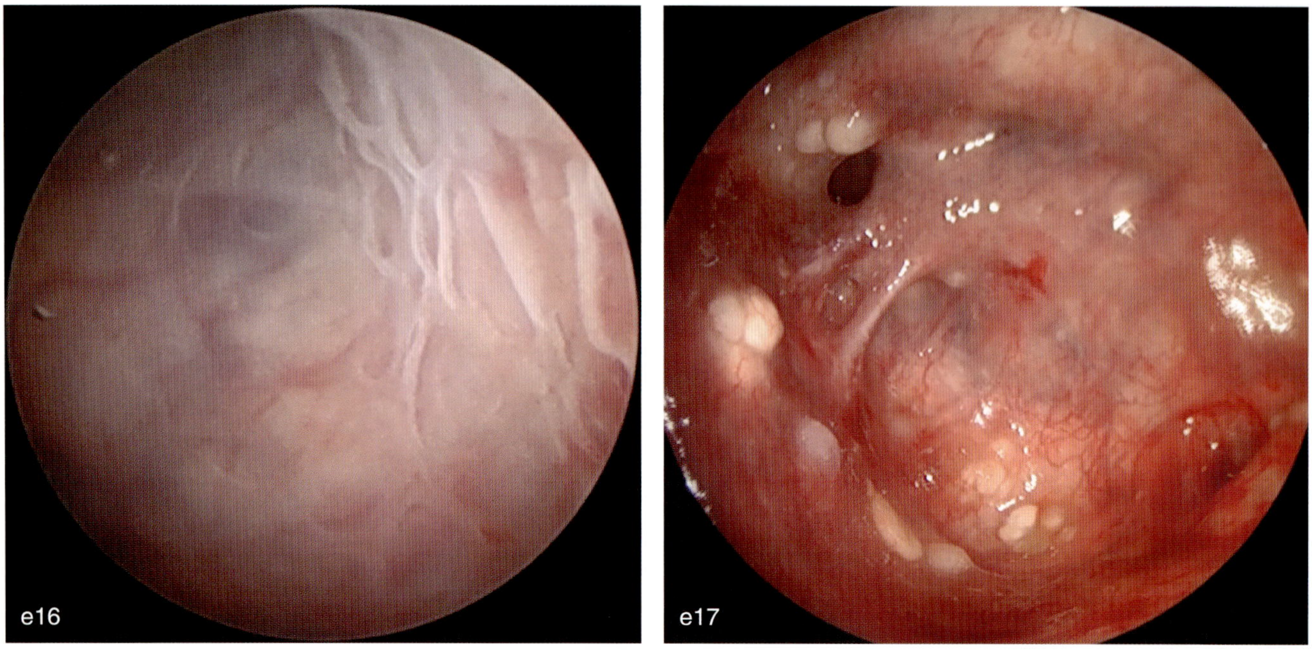

图8-14　右侧复发性急性鼻-鼻窦炎，非种植病例（续）

e. 第二次手术的术中照片，电子内镜检查。e16. 除很小的区域外，大部分层层叠叠的黏膜水肿已经完全消失。e17. 上颌窦上壁和内壁的黏骨膜正常、无水肿，有较多的小囊肿存在。

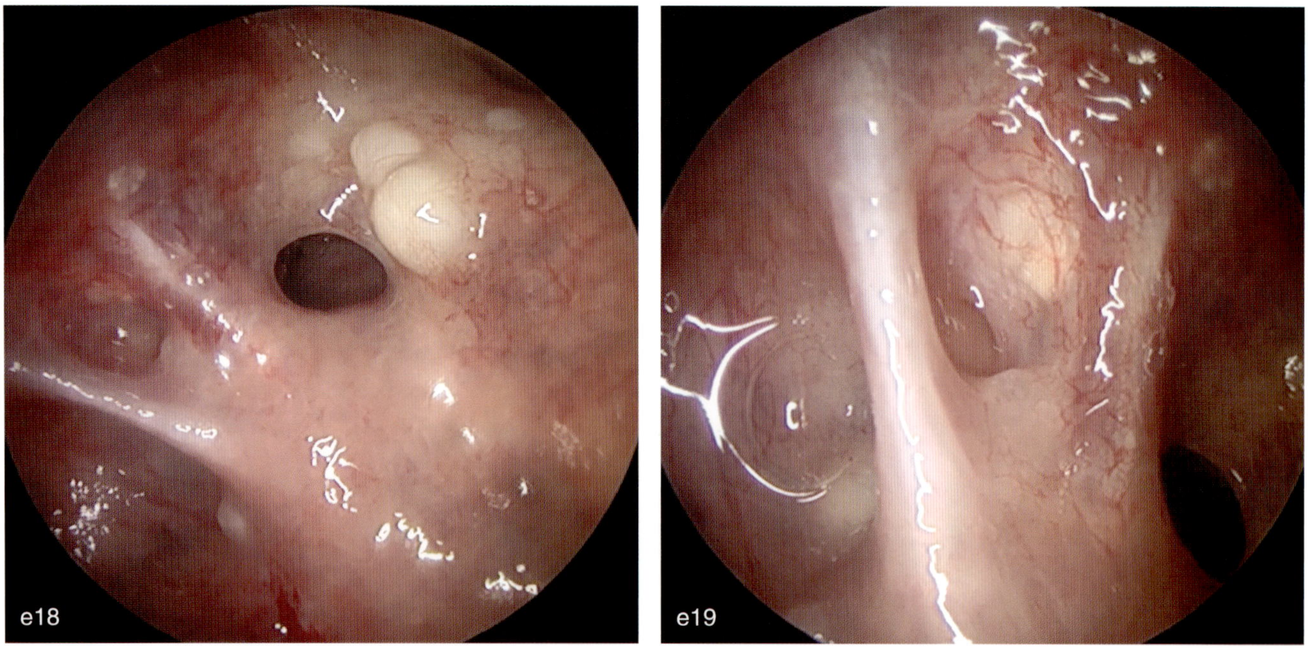

图8-14　右侧复发性急性鼻-鼻窦炎，非种植病例（续）

e. 第二次手术的术中照片，电子内镜检查。e18，e19. 上颌窦内壁黏骨膜健康，上颌窦开口非常通畅、无黏膜水肿，在上颌窦开口的上方存在两个紧紧毗邻的小囊肿。

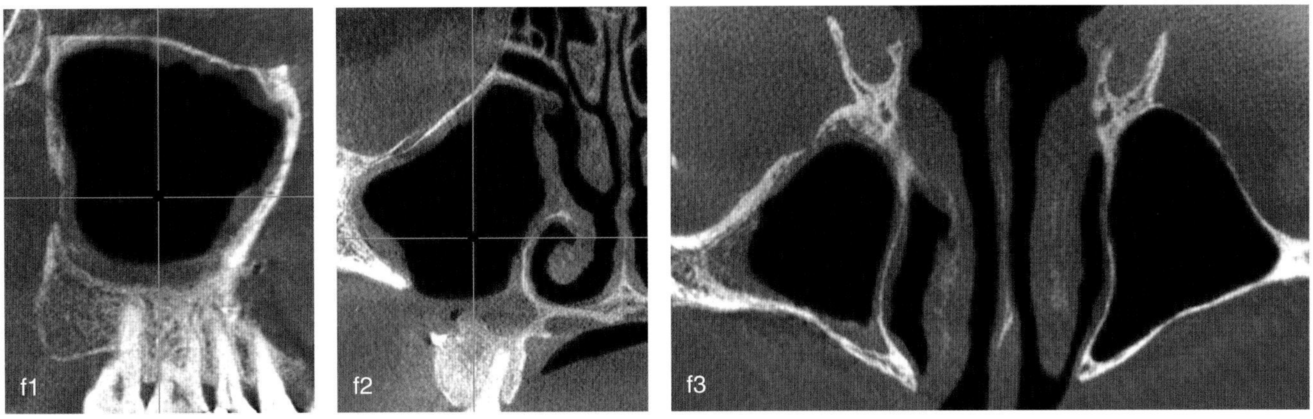

图8-14 右侧复发性急性鼻-鼻窦炎，非种植病例（续）

f. 第二次手术的术后即刻右侧上颌窦CBCT扫描。f1. 后牙牙弓的近远中向断层。f2. 上颌窦开口的颊舌向断层。f3. 上颌窦中部的水平面断层。仅见环绕上颌窦壁的薄层密度增高影像。

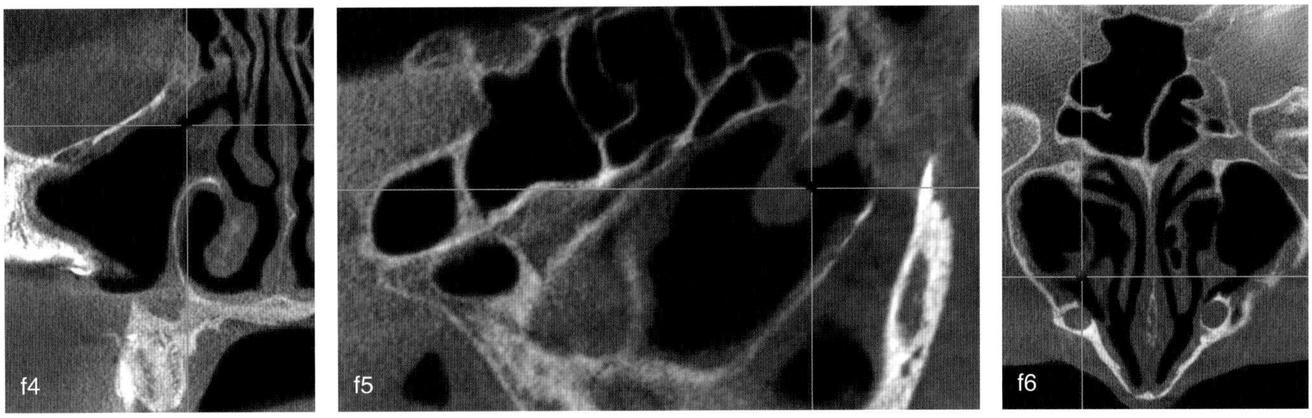

图8-14 右侧复发性急性鼻-鼻窦炎，非种植病例（续）

f. 第二次手术的术后即刻右侧上颌窦CBCT扫描。以右侧上颌窦开口（十字线交叉点）为兴趣区的冠状面断层（f4）、矢状面断层（f5）和水平面断层（f6）。上颌窦开口通畅，蝶窦、筛窦及额窦影像清晰，窦口-鼻道复合体影像清晰，黏膜无增厚。

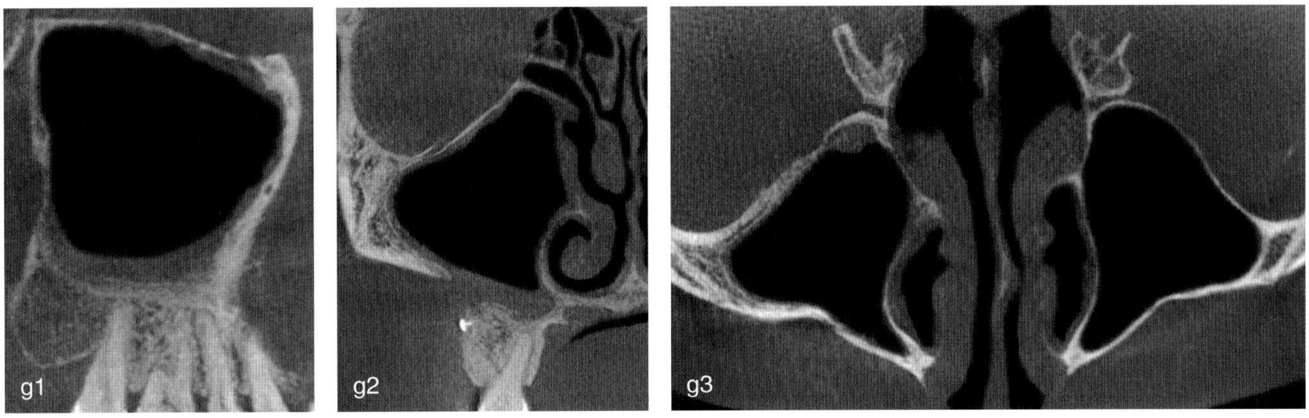

图8-14 右侧复发性急性鼻-鼻窦炎，非种植病例（续）

g. 第二次手术后6个月的右侧上颌窦CBCT扫描。g1. 后牙牙弓的近远中向断层。g2. 上颌窦开口的颊舌向断层。g3. 上颌窦中部的水平面断层。仅在上颌窦底可见薄层密度增高影像。

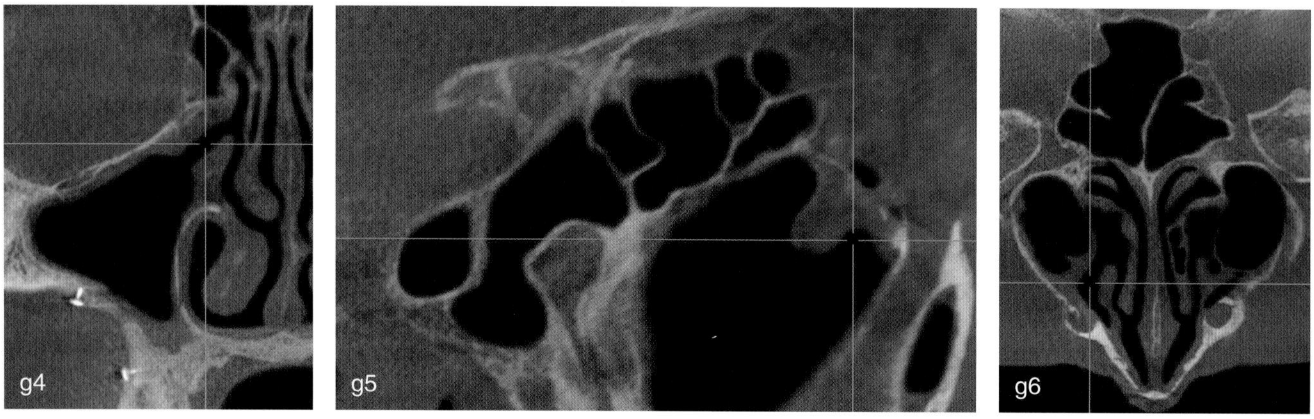

图8-14　右侧复发性急性鼻-鼻窦炎，非种植病例（续）

g. 第二次手术后6个月的右侧上颌窦CBCT扫描。以右侧上颌窦开口（十字线交叉点）为兴趣区的冠状面断层（g4）、矢状面断层（g5）和水平面断层（g6）。上颌窦开口通畅，蝶窦、筛窦及额窦影像清晰，窦口-鼻道复合体影像清晰，黏膜无增厚。

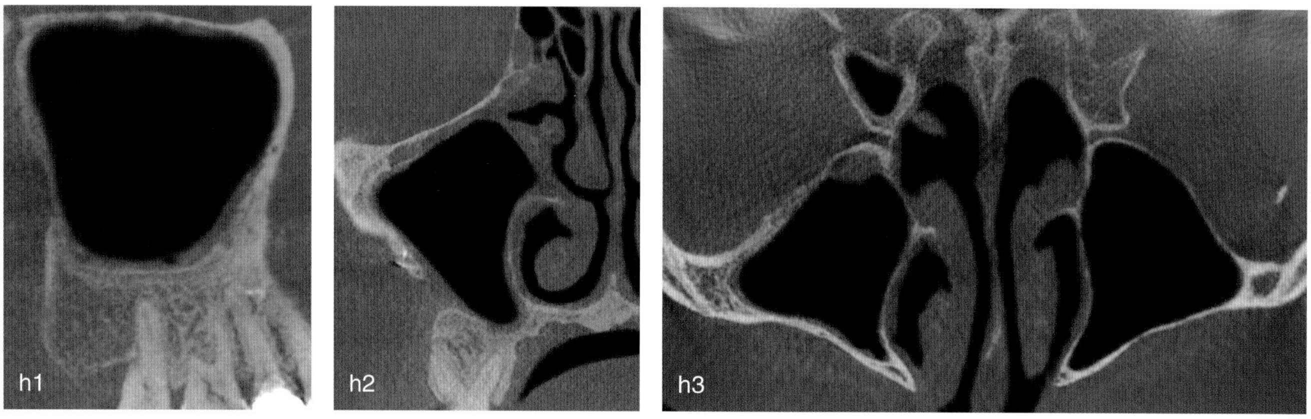

图8-14　右侧复发性急性鼻-鼻窦炎，非种植病例（续）

h. 第二次手术后1年的右侧上颌窦CBCT扫描。h1. 后牙牙弓的近远中向断层。h2. 上颌窦开口的颊舌向断层。h3. 上颌窦中部的水平面断层。仅在上颌窦底可见薄层密度增高影像。

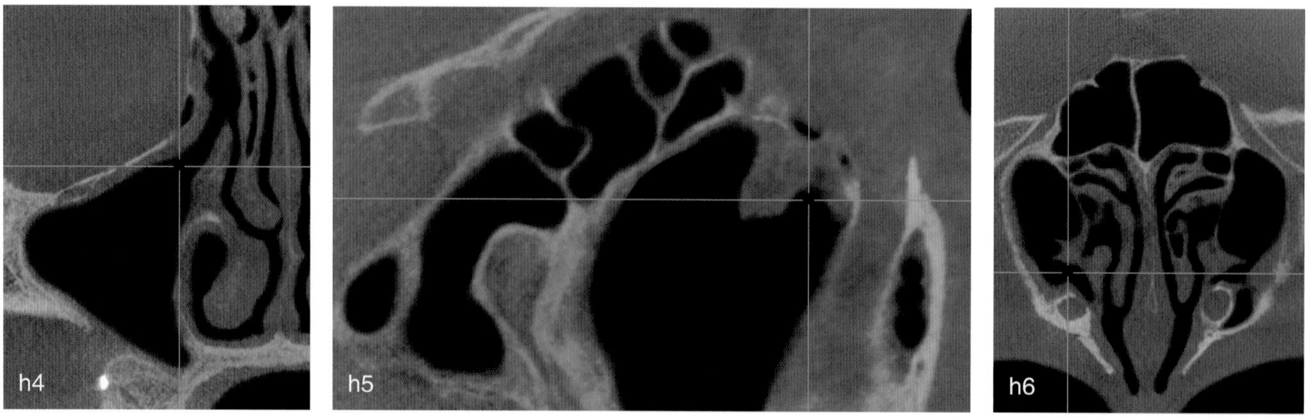

图8-14　右侧复发性急性鼻-鼻窦炎，非种植病例（续）

h. 第二次手术后1年的右侧上颌窦CBCT扫描。以右侧上颌窦开口（十字线交叉点）为兴趣区的冠状面断层（h4）、矢状面断层（h5）和水平面断层（h6）。上颌窦开口通畅，蝶窦、筛窦及额窦影像清晰，窦口-鼻道复合体影像清晰，黏膜无增厚。

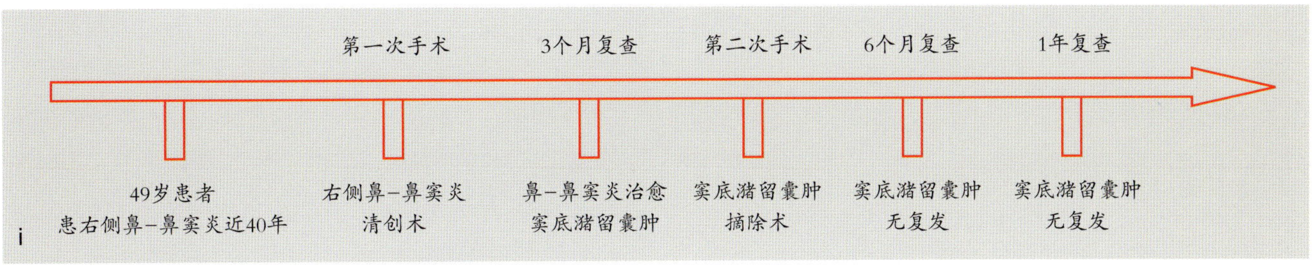

图8-14　右侧复发性急性鼻-鼻窦炎，非种植病例（续）
i. 本病例治疗时间轴。

讨论

该患者的鼻-鼻窦炎有近40年的病史，并合并有潴留囊肿，经过两次手术得以治愈（图8-14i）。

关于本病例诊断

本病例有典型的复发性急性鼻-鼻窦炎的临床症状与放射线表现：①病史时间长（近40年），每年数次发作，经常有鼻塞和脓涕，偶尔有面部胀痛、头痛和发热；②放射线检查可见均匀一致的放射线密度增高影像充满了上颌窦腔，窦腔骨壁无破坏，上颌窦开口堵塞、窦口-鼻道复合体模糊不清；③术中发现窦腔内充满大量稀薄的脓液；④术中可见由于上颌窦黏膜受脓液长期刺激而发生不同程度的水肿和不规则性增生，形成特征性的息肉样、沟壕样和条索样变化。

虽然患者多次到耳鼻喉科就诊，但一直给予保守的药物治疗，疗效不佳，患者几乎放弃了治愈的希望，因为被告知无需外科干预、保守治疗即可。笔者与患者讨论和分析了疾病长期存在的相关问题：①脓液对上颌窦黏骨膜的侵害；②上颌窦内感染对其他鼻窦的侵害，如筛窦、额窦和蝶窦；③长期应用血管收缩剂对鼻腔黏膜的损害；④如果不进行外科清创，无法确定上颌窦内是否存在其他病变。基于以上讨论，决定在静脉滴注抗生素1天后行外科清创。

关于本病例的外科清创方法

外科清创的方法包括从鼻腔入路和从口腔入路两种方法。前者是在电子内镜的辅助下，切除钩突、扩大上颌窦开口，有利于清除窦腔内的脓液、病变组织和术后引流。后者是通过柯-陆术（Caldwell-Luc operation），开放上颌窦腔进行清创手术，其优势是不需要全麻且对鼻腔结构无损伤，也无需住院治疗。

> 柯-陆术（Caldwell-Luc operation）
> 以美国医生乔治·柯德威尔（George Caldwell）和法国医生亨利·陆克（Henry Luc）的名字命名的术式，是通过前磨牙对应的龈颊沟黏骨膜切口，在上颌骨前外侧壁开窗，获得治疗上颌窦病变的入路，改善上颌窦内引流，以缓解慢性鼻窦炎[13]。

关于本病例合并的潴留囊肿

本病例，在术中并未发现潴留囊肿，而是在术后3个月复诊的CBCT检查时发现窦底存在潴留囊肿。因此，笔者认为是侧壁开窗所导致的继发性囊肿。由此，进行了第二次手术，从原手术路径将其摘除。但是，令人疑惑的是，竟然在术后短短的3个月内于上颌窦黏骨膜固有层中产生和聚集了如此之多的黏液。

外科程序：宿玉成、刘倩；术中摄像和照相：陶丹；手术配合：陶丹、刘敏、杨清；放射线诊断程序：苑秋华、王倩；第一次手术时间：2020年；第二次手术时间：2021年

病例之三：穿牙槽嵴上颌窦底提升的术后急性上颌窦炎

62岁女性患者，10个月前拔除冠根折的上颌右侧第一前磨牙，现要求种植修复。

患者一般状态良好，无全身系统性疾病史，不吸烟、不饮酒，无副功能习惯，实验室检查无异常。口腔检查可见口腔卫生良好，上颌右侧第一前磨牙缺失位点附着龈质量良好，殆龈距离与颌位关系正常。

CBCT扫描显示窦底相对位置降低，牙槽嵴顶相对位置正常，窦底黏骨膜中度增厚。窦底剩余骨高度约7mm、骨宽度约8.1mm，缺牙间隙约6.9mm，Ⅲ类骨密度。窦底形态介于倾斜型与平坦型窦底之间，近远中向为倾斜型牙槽嵴顶。模拟植入直径4.1mm的种植体之后，种植窝近中、远中、颊侧与腭侧骨高度分别约为7.5mm、7mm、6.5mm和6mm（图8-15a）。

本病例为上颌后部Ⅱ型骨缺损，治疗方案为穿牙槽嵴上颌窦底提升，同期种植，3个月后进行修复。

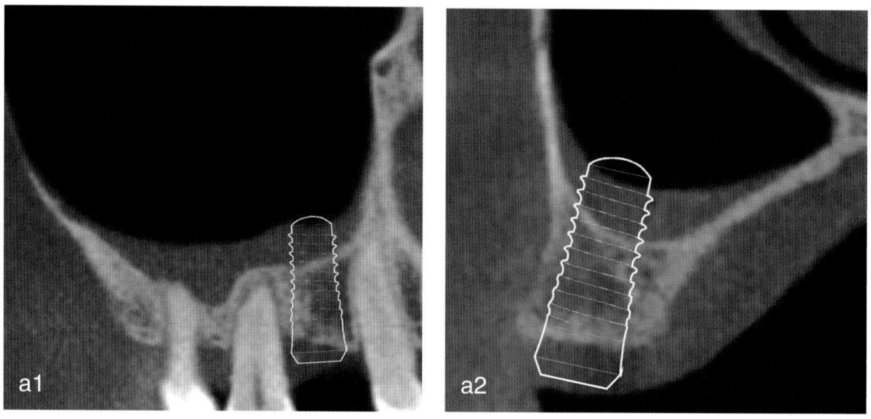

图8-15 右侧穿牙槽嵴上颌窦底提升的术后急性上颌窦炎

a. 术前右侧上颌窦CBCT扫描。a1. 后牙牙弓的近远中向断层。a2. 第一前磨牙位点的颊舌向断层。窦底存在黏骨膜增厚影像，不能确认是潴留囊肿或感染性的黏骨膜增厚。

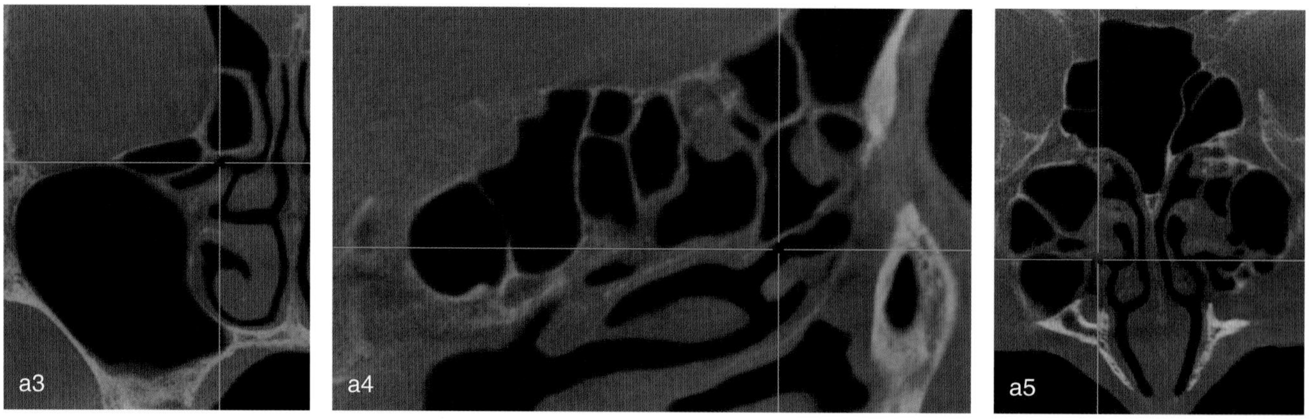

图8-15 右侧穿牙槽嵴上颌窦底提升的术后急性上颌窦炎（续）

a. 术前右侧上颌窦CBCT扫描。以右侧上颌窦开口（十字线交叉点）为兴趣区的冠状面断层（a3）、矢状面断层（a4）和水平面断层（a5）。上颌窦开口通畅，窦口-鼻道复合体、蝶窦、筛窦及额窦影像清晰，黏膜无增厚。

行盐酸阿替卡因骨膜上浸润麻醉之后，通过软组织环切暴露牙槽嵴顶。按照植入直径4.1mm的Straumann软组织水平锥柱状种植体的步骤预备种植窝。将电子内镜插入种植窝，可见种植窝远中的大部分窦底皮质骨骨板已经被磨除。但是，在近中还留有大量松质骨，骨密度较高，并未暴露出皮质骨骨板。此时，如果继续磨除窦底剩余骨，则有损伤骨膜或黏骨膜穿孔的风险。因此，只能用骨凿凿断窦底剩余骨壁。凿断窦底骨板，阻力较大，患者有不适感。首先在窦底植入膜片状浓缩生长因子（CGF）和150mg骨胶原（Bio-Oss Collagen，Geistlich，瑞士）。然后植入直径4.1mm、平台直径4.8mm、长度10mm、光滑颈部高度1.8mm的软组织水平亲水表面种植体（TL，SP，SLActive，RN，TiZr，Straumann，瑞士），部分光滑颈部位于骨内，最终植入扭矩 > 35Ncm。种植体三维位置与轴向理想，非潜入式愈合（图8-15b）。

术后即刻CBCT扫描显示窦腔内存在大量密度增

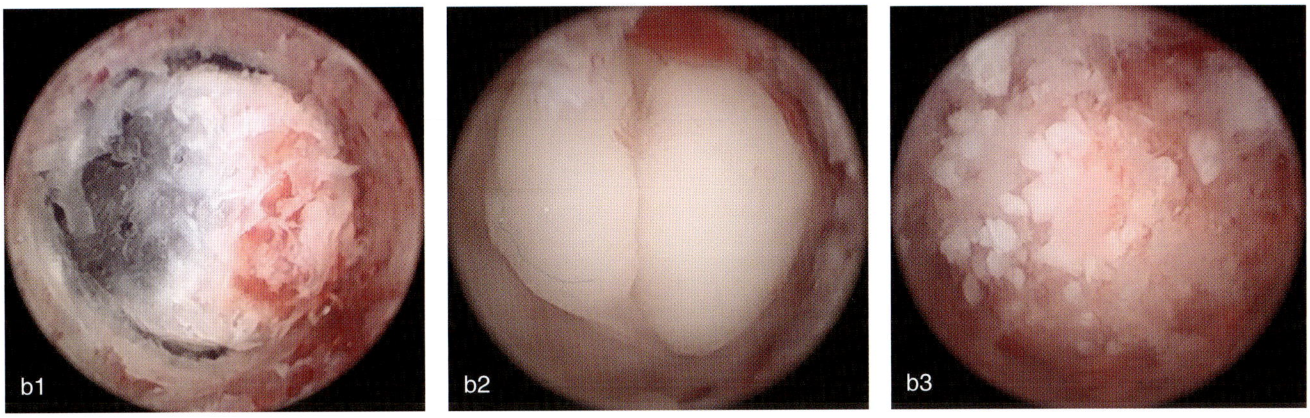

图8-15　右侧穿牙槽嵴上颌窦底提升的术后急性上颌窦炎（续）
b. 术中照片，电子内镜检查。b1. 通过软组织环切暴露牙槽嵴顶，预备种植窝。远中骨板已经基本磨除，但近中还存在较厚的松质骨，用骨凿断裂窦底骨板，未发现有黏骨膜损伤和穿孔的迹象。b2. 在窦底植入膜片状CGF。b3. 植入骨胶原，并向窦底推送。

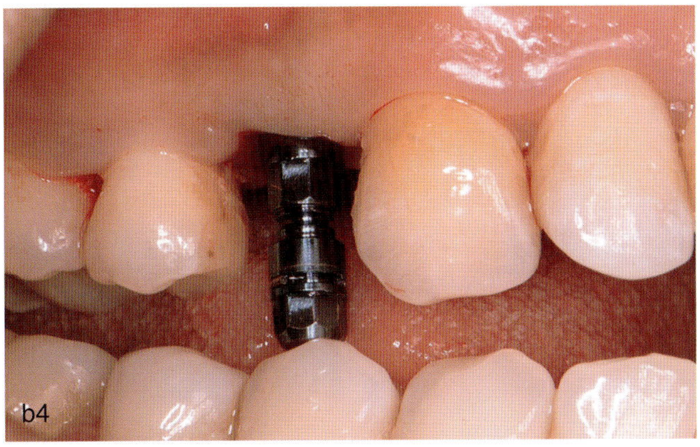

图8-15　右侧穿牙槽嵴上颌窦底提升的术后急性上颌窦炎（续）
b. 术中照片。b4. 植入软组织水平亲水表面锥柱状种植体，获得了理想的种植体三维位置与轴向。

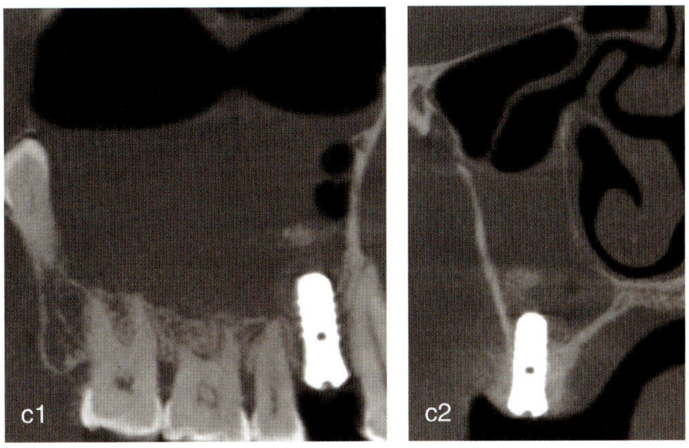

图8-15　右侧穿牙槽嵴上颌窦底提升的术后急性上颌窦炎（续）
c. 术后即刻CBCT扫描。c1. 近远中向断层。c2. 颊舌向断层。窦底存在显著的黏骨膜增厚影像，骨胶原“漂浮”其中。

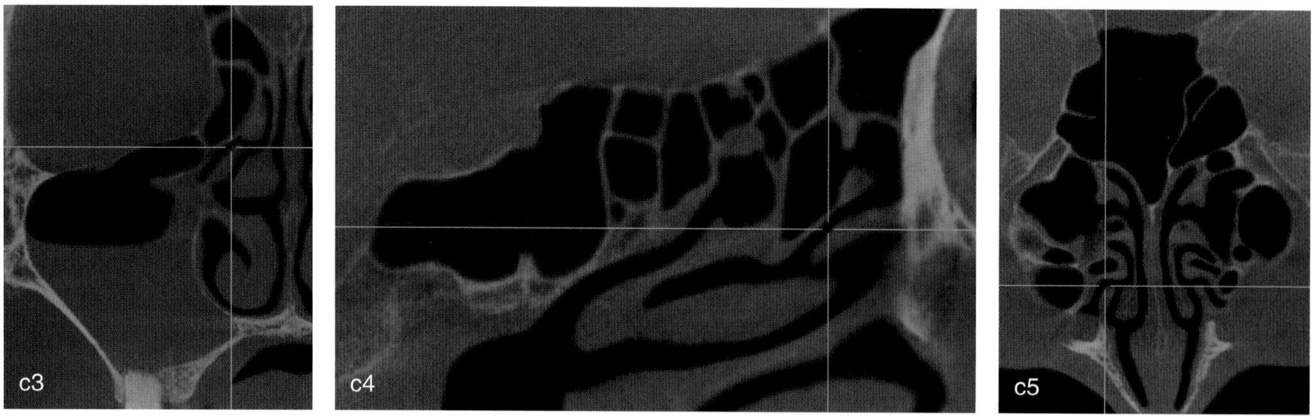

图8-15　右侧穿牙槽嵴上颌窦底提升的术后急性上颌窦炎（续）
c. 术后即刻CBCT扫描。以右侧上颌窦开口（十字线交叉点）为兴趣区的冠状面断层（c3）、矢状面断层（c4）和水平面断层（c5）。上颌窦开口通畅、窦口-鼻道复合体、蝶窦、筛窦及额窦影像清晰，黏膜无增厚。

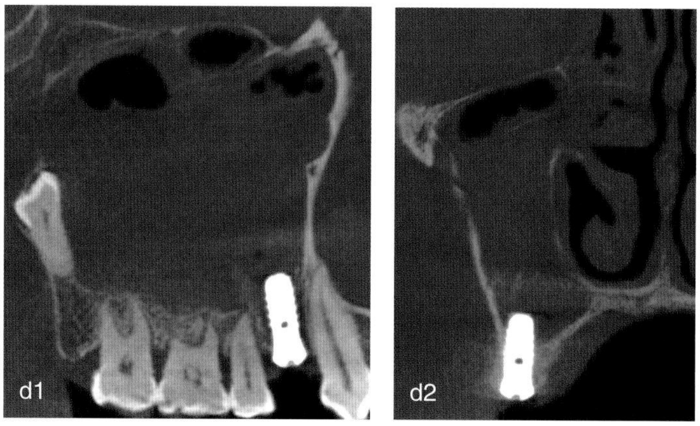

图8-15　右侧穿牙槽嵴上颌窦底提升的术后急性上颌窦炎（续）
d. 术后第6天时的CBCT扫描。d1. 近远中向断层。d2. 颊舌向断层。窦底存在显著的黏骨膜增厚影像，骨胶原“漂浮”其中。

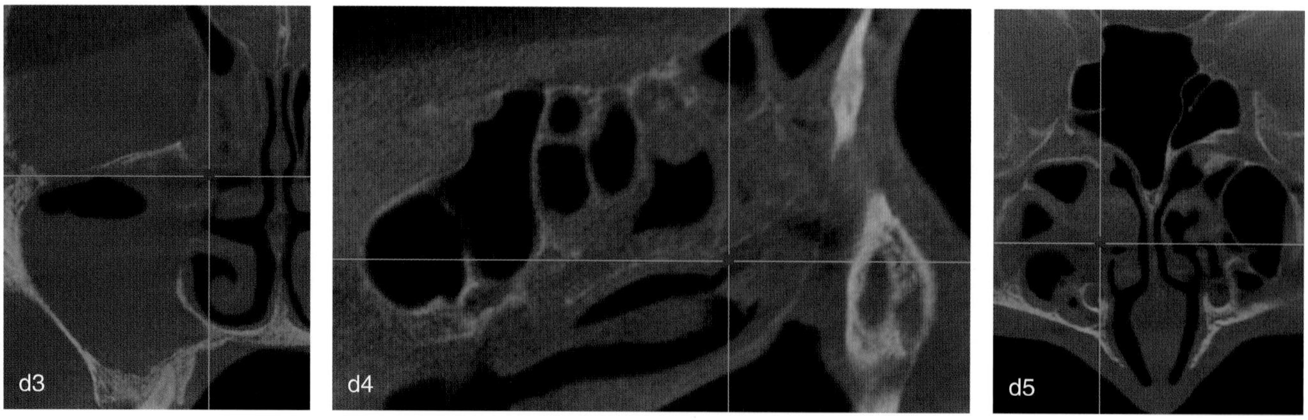

图8-15　右侧穿牙槽嵴上颌窦底提升的术后急性上颌窦炎（续）
d. 术后第6天时的CBCT扫描。以右侧上颌窦开口（十字线交叉点）为兴趣区的冠状面断层（d3）、矢状面断层（d4）和水平面断层（d5）。上颌窦开口堵塞，窦口-鼻道复合体模糊不清，前组蝶窦黏膜增厚，后组筛窦及额窦影像清晰，黏膜无增厚。

高影像，疑为进入窦腔内的出血、生理盐水和黏骨膜水肿，骨胶原“漂浮”于密度增高影像之中。显然，发生了在术中未被发现的黏骨膜穿孔（图8-15c）。

鉴于发生了黏骨膜穿孔，术后静脉滴注克林霉素5天，每天1次，每次0.6g；静脉滴注地塞米松注射液3天，每天1次，每次10mg；呋麻滴鼻液滴鼻5天，每天2次；复方葡萄糖酸氯己定含漱液含漱，每天3次。

术后第1天患者面颊部有不适感，第2天面颊部胀痛，第3天发热38.5℃、脓涕。由于症状持续加剧，术后第6天进行CBCT检查，发现密度增高影像几乎充满了窦腔，上颌窦开口堵塞，窦口-鼻道复合体肿胀，前组筛窦黏膜水肿（图8-15d）。口腔内检查可见创口愈合良好，种植体周探诊无溢脓，但第一前磨牙位点的颊侧附着黏膜有轻度水肿表现（图8-15e）。

临床诊断为术后急性上颌窦炎，在第2天（术后第7天）进行窦腔清创手术。行盐酸阿替卡因骨膜上浸润麻醉，按照柯-陆术进行侧壁开窗。在膜龈联合处做水平切口，翻黏骨膜瓣。侧壁开窗之后发现黏骨膜水肿、呈暗紫色。切开黏骨膜，窦腔内可见较多的脓性分泌物，吸出脓液。用生理盐水冲洗窦腔，开放上颌窦开口。仔细检查窦腔，发现在窦底存在一个由黏液“伪膜”所包裹的囊肿样团块。将其去除，冲洗团块周围的黏液和脓液（图8-15f）。在清洗过程中，未见去蛋白牛骨矿物质（DBBM）颗粒。用生物可吸收性胶原膜（Bio-Gide，Geistlich，瑞士）覆盖骨窗，并用膜钉固定。黏骨膜瓣复位，关闭创口。

术后用药与术前相同。术后当天晚上体温恢复正常，无脓涕，面颊部和眶周胀痛消失。术后第4天面颊部肿胀消失。1周后，患者返回外地，再未复诊。

术中取出的团块为脱入窦腔内的膜片状浓缩生长因子（CGF），组织学检查报告为“送检炎性渗出物及丝状粉染无结构物，其中见散在的炎症细胞，局部中性粒细胞聚集”（图8-15g，h）。

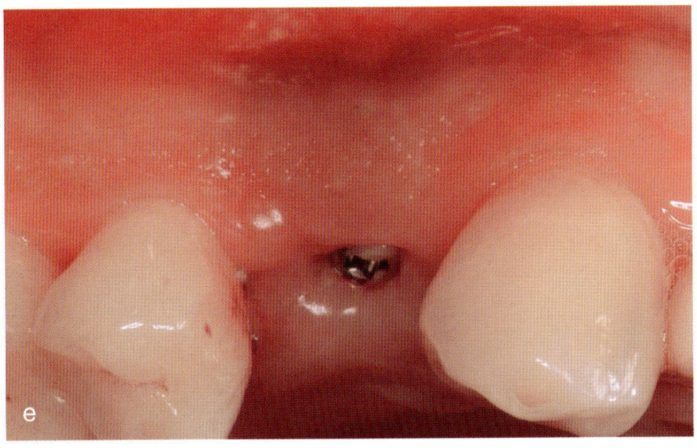

图8-15　右侧穿牙槽嵴上颌窦底提升的术后急性上颌窦炎（续）
e. 上颌窦清创的术前照片。创口愈合良好，种植体周探诊无溢脓，第一前磨牙位点的颊侧黏膜呈轻度水肿状态。

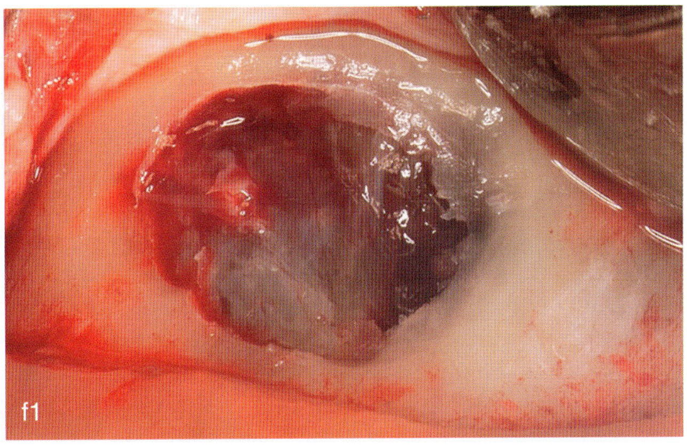

图8-15　右侧穿牙槽嵴上颌窦底提升的术后急性上颌窦炎（续）
f. 上颌窦清创的术中照片。f1. 按照柯-陆术进行侧壁开窗，可见黏骨膜水肿，呈暗紫色。

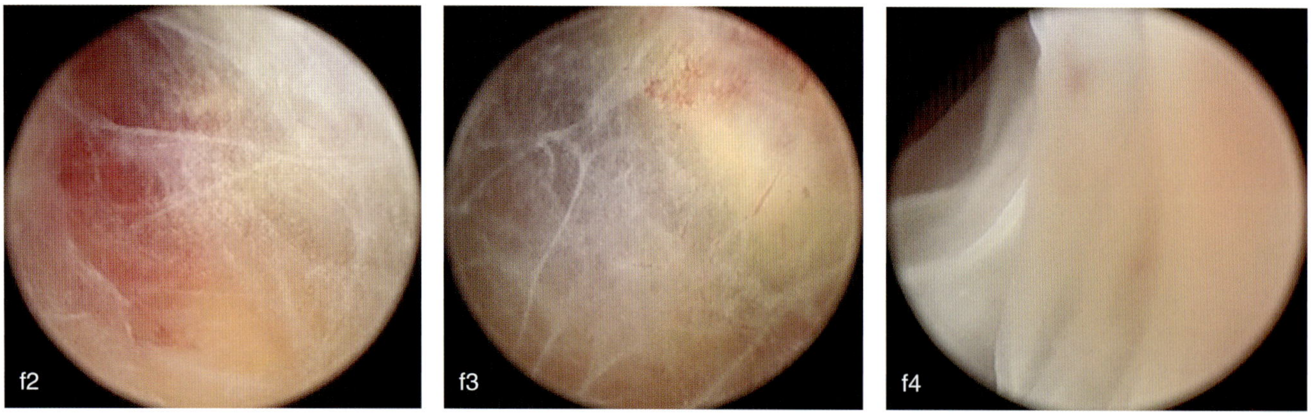

图8-15　右侧穿牙槽嵴上颌窦底提升的术后急性上颌窦炎（续）

f. 上颌窦清创的术中照片，电子内镜检查。f2，f3. 清除脓液、开放上颌窦开口后，在窦底发现由致密黏液所形成的磨砂玻璃样“伪膜”，其下方为潴留囊肿样团块。f4. 将磨砂玻璃样“伪膜”冲洗干净后，可见一个与窦底紧密附着的“黏液样”团块。

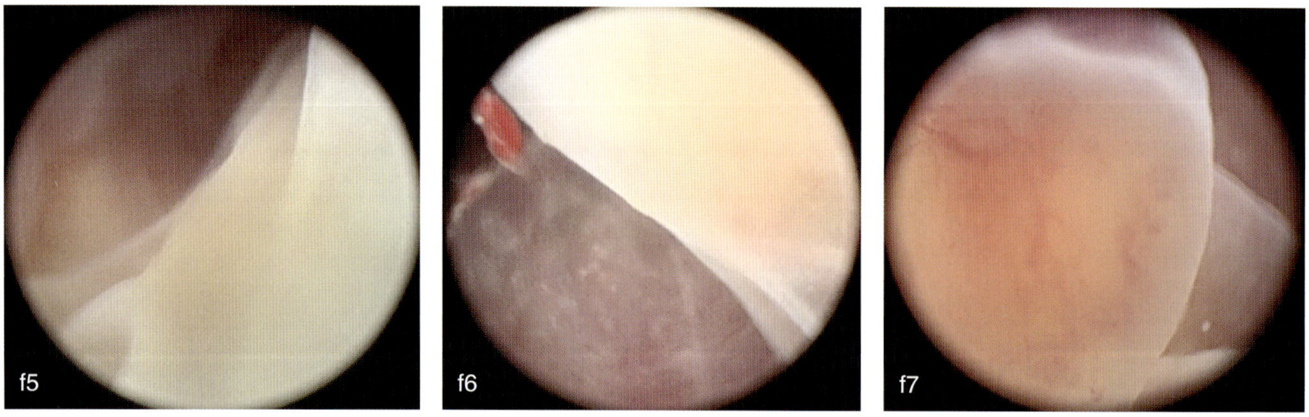

图8-15　右侧穿牙槽嵴上颌窦底提升的术后急性上颌窦炎（续）

f. 上颌窦清创的术中照片，电子内镜检查。f5，f6. 将磨砂玻璃样“伪膜”冲洗干净之后，可见一个与窦底紧密附着的“黏液样”团块。f7. “黏液样”团块周围的黏膜呈水肿状态。

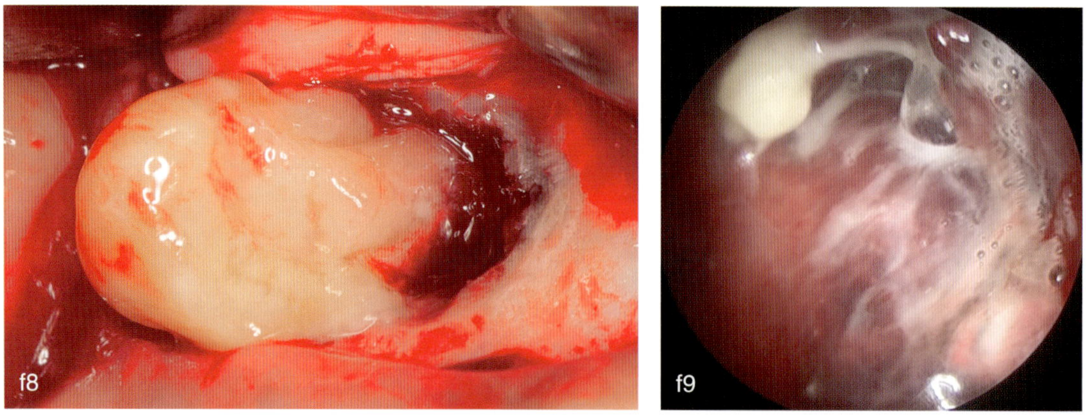

图8-15　右侧穿牙槽嵴上颌窦底提升的术后急性上颌窦炎（续）

f. 上颌窦清创的术中照片。f8. 取出“黏液样”团块，发现是穿牙槽嵴上颌窦底提升术中植入种植窝内的膜片状CGF。f9. 电子内镜检查。取出“黏液样”团块之后，可见窦底存在黏稠的黏液与脓液的混合物。

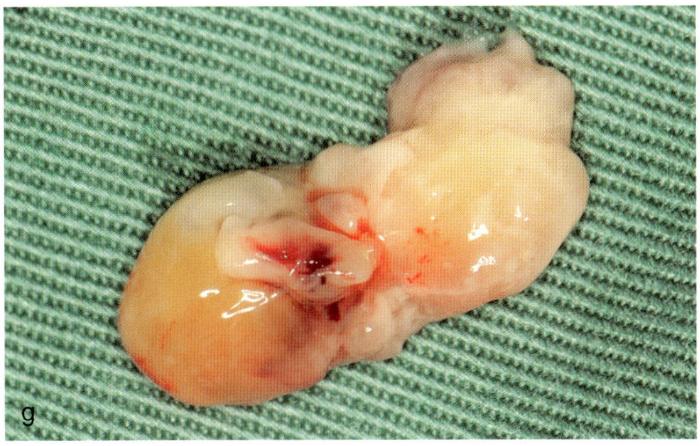

图8-15　右侧穿牙槽嵴上颌窦底提升的术后急性上颌窦炎（续）

g. 取出“黏液样”团块，即植入种植窝内的膜片状CGF。表面黏附了许多黏液和脓汁，团块体积明显大于原来植入时，是内部炎性变化的结果。

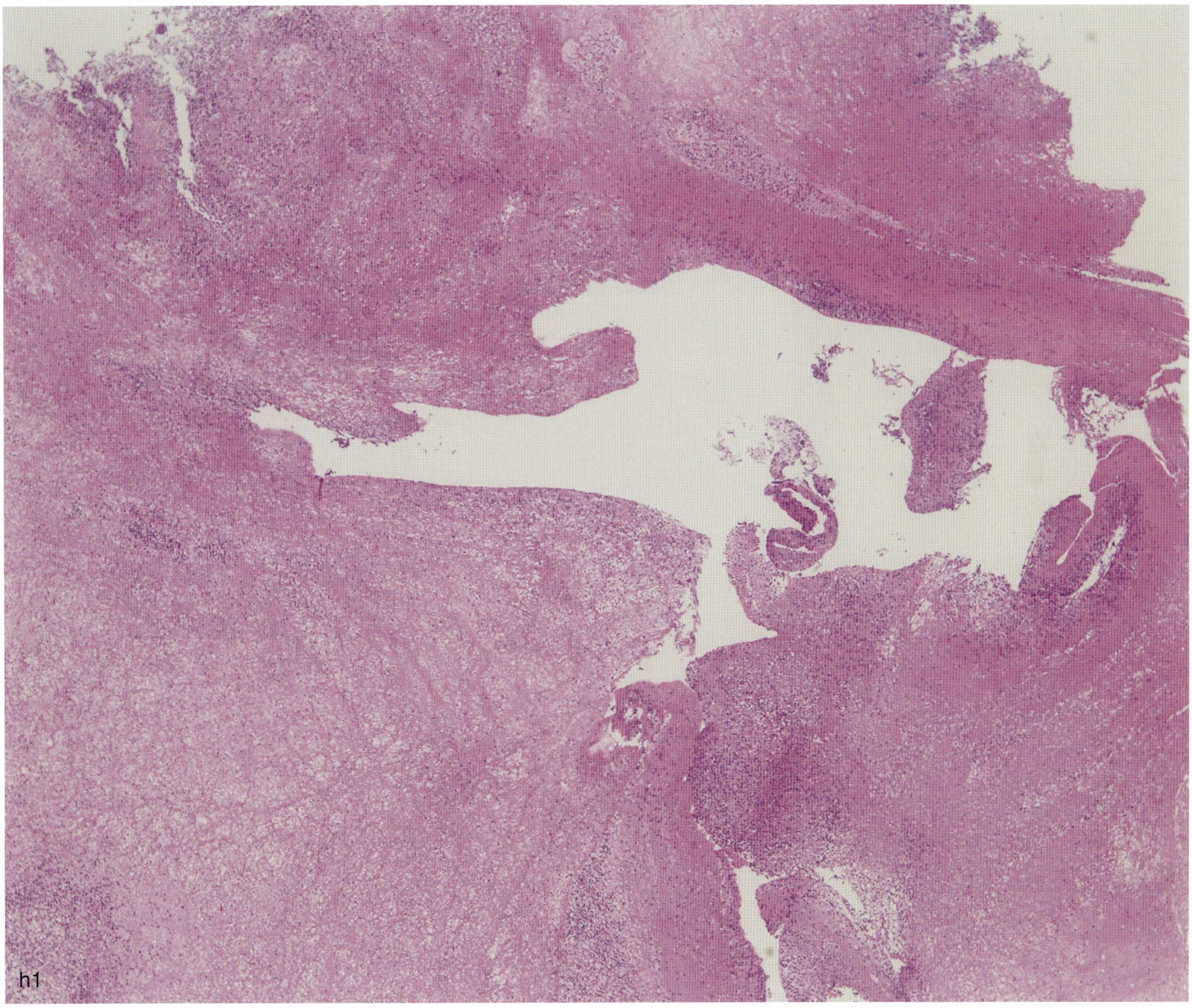

图8-15　右侧穿牙槽嵴上颌窦底提升的术后急性上颌窦炎（续）

h. 组织学切片照片。h1. 可见膜片状CGF由均匀粉染的无结构的纤维蛋白样物构成，隐约可见纤维支架样结构，内有慢性炎症细胞和中性粒细胞大量浸润。

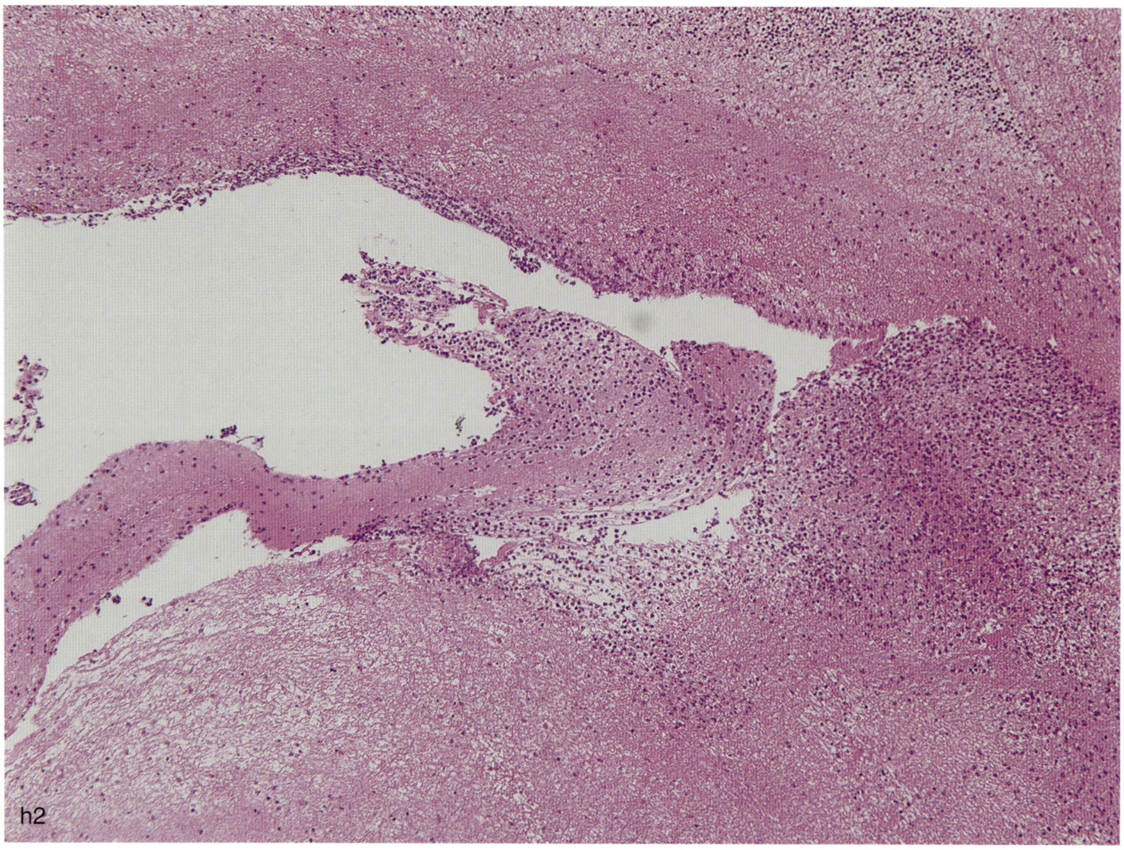

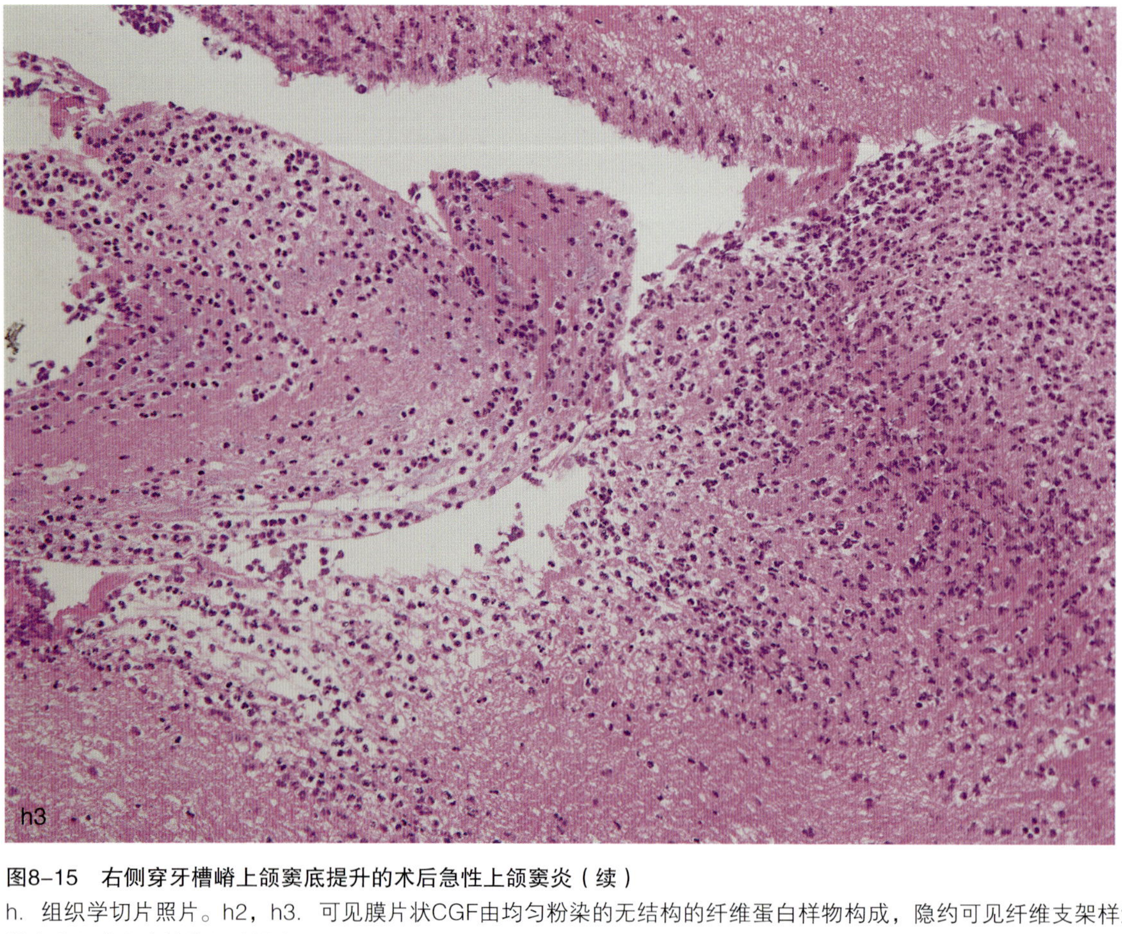

图8-15　右侧穿牙槽嵴上颌窦底提升的术后急性上颌窦炎（续）

h. 组织学切片照片。h2，h3. 可见膜片状CGF由均匀粉染的无结构的纤维蛋白样物构成，隐约可见纤维支架样结构，内有大量慢性炎症细胞和中性粒细胞浸润。

讨论

本病例，在穿牙槽嵴上颌窦底提升术中电子内镜检查时，并未发现黏骨膜穿孔，但术后即刻CBCT扫描显示上颌窦开口堵塞、窦口-鼻道复合体肿胀，窦腔内出现大量密度增高影像，骨增量材料“漂浮”其中。显然，是在术中发生了黏骨膜穿孔，植入的膜片状浓缩生长因子（CGF）和骨增量材料进入窦腔，并发术后急性上颌窦炎，因而出现了较重的感染症状。

关于黏骨膜穿孔的原因

凿断窦底骨板后的窦底电子内镜检查并未发现窦底黏骨膜穿孔，黏骨膜穿孔的时机和原因如下：

- **潴留囊肿**　窦底存在的黏骨膜增厚影像疑似上颌窦潴留囊肿。潴留囊肿的存在，会影响窦底黏骨膜从窦底骨面剥离和抬起的能力，导致骨膜破裂，进而发生黏骨膜穿孔。因此，本病例是否是穿牙槽嵴上颌窦底提升的临床指征值得商榷。
- **窦底剩余骨板较厚**　较厚的窦底剩余骨板在向窦内抬升过程中，导致黏骨膜破裂。
- **骨增量材料过量**　同时植入了膜片状浓缩生长因子（CGF）和150mg的骨胶原，疑似超出了黏骨膜从骨壁剥离的能力和黏骨膜本身的拉伸限度，“撑破”了黏骨膜。
- **综合因素**　以上的单一因素或多因素叠加效应。

关于膜片状生长因子脱入窦腔

术中黏骨膜穿孔是发生术后急性上颌窦炎的主要病因，但并不是必然会引发此结果。因此，本病例发生术后急性上颌窦炎除与术中黏骨膜穿孔相关外，也可能与骨胶原和膜片状生长因子（CGF）脱入窦腔内密切相关。

本病例是笔者团队中唯一一例膜片状浓缩生长因子脱入窦腔的病例，引发如下思考：①本病例症状较为剧烈，为典型的急性鼻-鼻窦炎的临床表现。这可能由于膜片状浓缩生长因子（CGF）存在于窦底，引发或加重了炎症反应，并加剧了黏液和脓液的积聚。②在整个清洗过程中，未见去蛋白牛骨矿物质（DBBM）颗粒，说明已经在短时间内即被完全吸收。而膜片状浓缩生长因子（CGF）在炎症状态下无任何被吸收的征象，只是在局部有大量的炎症细胞浸润。这可能是一个优点，如作为屏障膜可以显著延长屏障的时间、提高屏障效果，创口暴露时本身并无明显的炎症反应；也可能是一个缺点，如与骨代用品调拌在一起形成混合性骨增量材料时，不被吸收或吸收缓慢的膜片状浓缩生长因子（CGF）占据了凝血块中纤维蛋白的空间，可能会影响新骨形成。当然，这些也只是对本病例的个案分析。③本病例提示我们，在穿牙槽嵴上颌窦底提升中所植入的膜片状浓缩生长因子（CGF）应当尽量薄（图8-15i），并且不要过量。

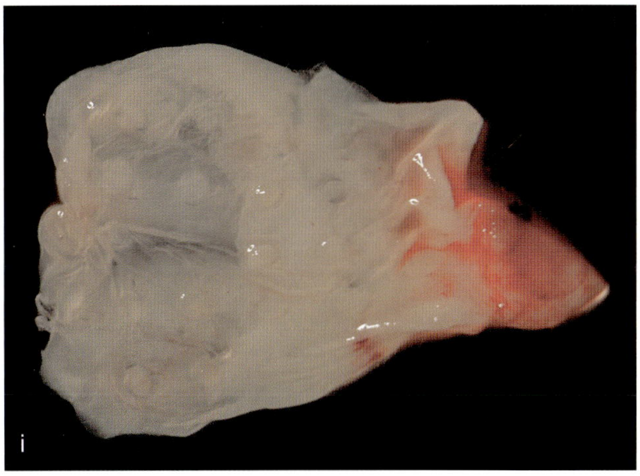

图8-15　右侧穿牙槽嵴上颌窦底提升的术后急性上颌窦炎（续）

i. 特殊压制的薄层膜片状浓缩生长因子（CGF），最薄处<1.0mm。用于穿牙槽嵴上颌窦底提升时，通常剪取最薄处。

外科程序：宿玉成、刘倩；术中摄像和照相：陶丹；手术配合：陶丹、刘敏、张彩平；放射线诊断程序：苑秋华、王倩；组织学读片：李翠英（北京大学口腔医学院中心实验室）；病例完成时间：2022年

病例之四：穿牙槽嵴上颌窦底提升的术后急性上颌窦炎

51岁男性患者，6年前完成上颌右侧中切牙至左侧侧切牙缺失和左侧第一前磨牙至第二磨牙缺失位点的种植修复，其中第二磨牙位点行穿牙槽嵴上颌窦底提升。因为患者在外地，一直未复诊。此次就诊是希望种植修复上次就诊后又缺失的下颌中切牙。

患者有10余年的糖尿病病史，常年应用胰岛素进行控制。吸烟，每天20支以上；饮酒，每天250mL以上。临床检查显示上颌左侧存在第一前磨牙、第一磨牙和第二磨牙位点的3颗种植体支持式四单位螺钉固位桥修复体（图8-16a）。第一磨牙位点颊侧的探诊深度约5mm，探诊少量溢脓；第二磨牙位点近中探诊深度达到8mm，探诊出血和大量溢脓。CBCT扫描显示左侧第二磨牙位点种植体近中骨吸收，接近1/2的种植体位于上颌窦内，上颌窦底黏骨膜不规则性增厚（图8-16b）。取出修复体进一步检查，种植体均无

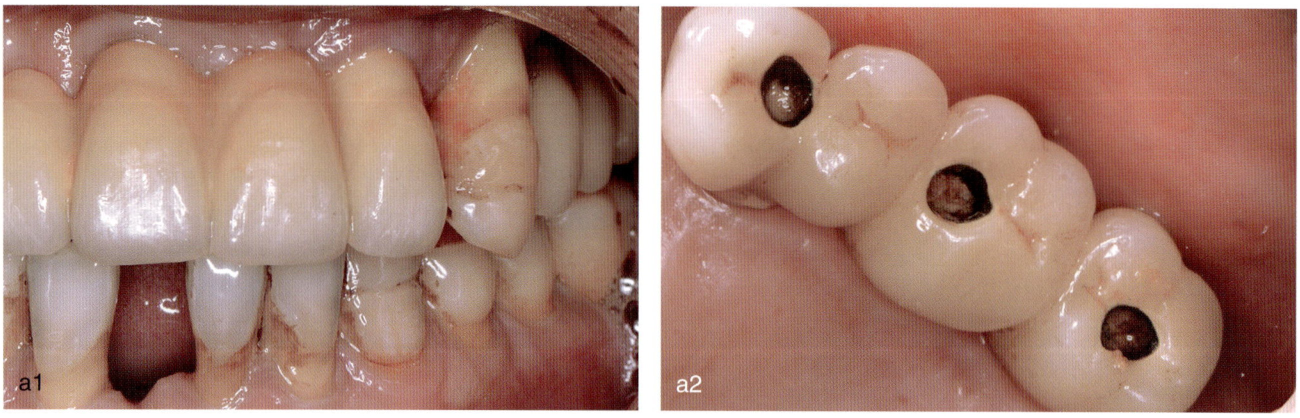

图8-16　左侧穿牙槽嵴上颌窦底提升的术后急性上颌窦炎

a. 6年前戴入修复体后的口内照片。a1. 正面观。a2. 殆面观。在上颌，除双侧尖牙为天然牙以及右侧后牙缺失之外，均为种植修复体，上颌左侧第一前磨牙至第二磨牙位点为3颗种植体支持式四单位螺钉固位桥修复体。

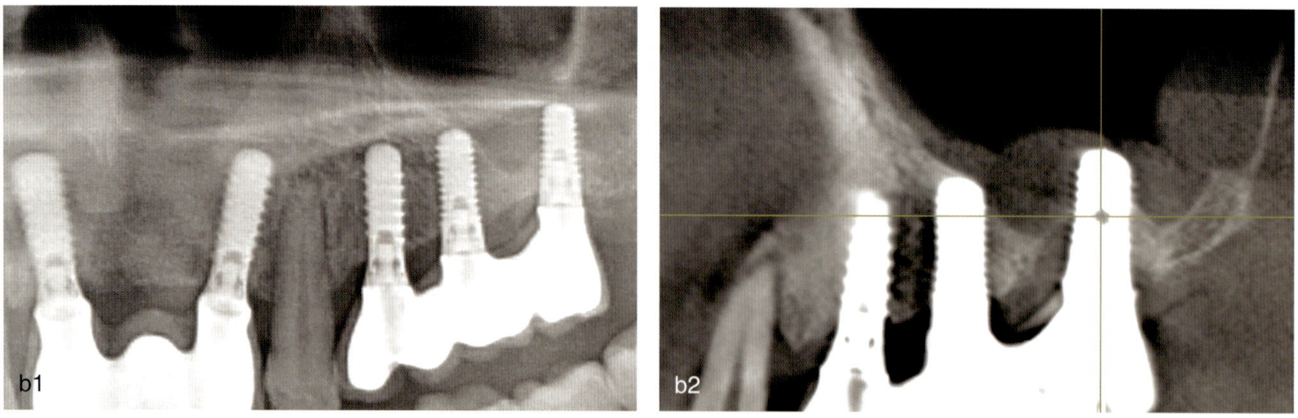

图8-16　左侧穿牙槽嵴上颌窦底提升的术后急性上颌窦炎（续）

b. 放射线检查。b1. 6年前戴入修复体后的曲面体层放射线片，第二磨牙位点穿牙槽嵴上颌窦底提升的效果并不理想。b2. 6年后，即此次复诊时的上颌左侧CBCT扫描。第二磨牙位点种植体近中骨完全吸收，近1/2的种植体位于窦内，窦底黏骨膜增厚。

松动（图8–16c1）。基于如上检查，诊断为：

- 第一磨牙位点及第二磨牙位点种植体周炎。
- 失败中的第二磨牙位点种植体。
- 术后慢性上颌窦炎（局限于上颌窦底）。

对第一磨牙和第二磨牙位点种植体周围进行清创，将第二磨牙位点的修复体切断，种植体安放封闭螺钉，另外3个位点的修复体复位（图8–16c2）。考虑到第二磨牙位点种植体已经无保留价值，建议患者将其取出。因为无明显症状，患者没有采纳该建议。

患者居住在外地，并且无不适感，因此在1年后出现症状后才来复诊。患者主诉近半年来糖尿病加重，近1个月来头晕，偶尔有“失语”或“失衡”感。临床检查可见第二磨牙位点种植体松动，种植体周无溢脓。CBCT扫描显示左侧第二磨牙位点种植体

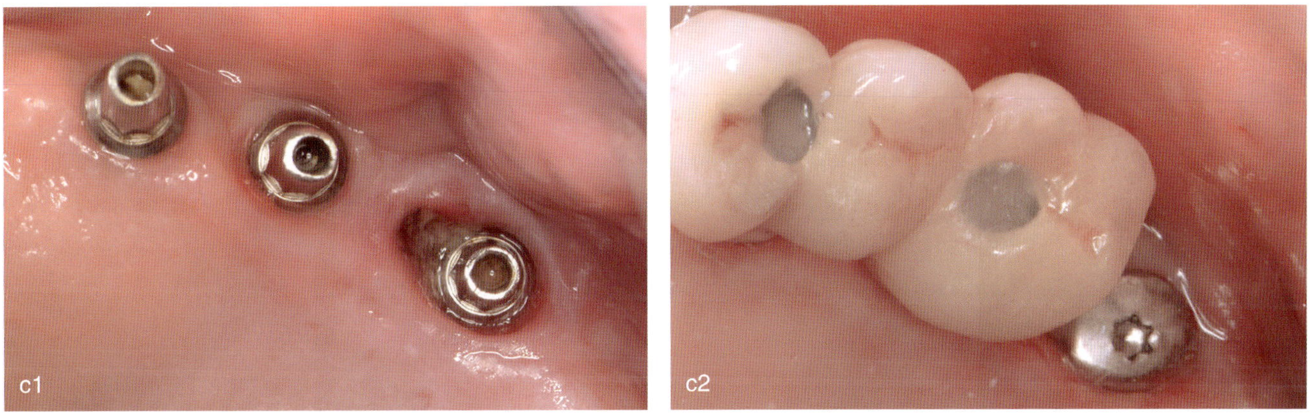

图8–16　左侧穿牙槽嵴上颌窦底提升的术后急性上颌窦炎（续）

c. 口内照片。c1. 取下修复体之后，可见第二磨牙位点种植体近中软组织缺损、骨破坏，种植体无松动。c2. 截断第二磨牙位点的修复体，将剩余的修复体复位，取出第二磨牙位点的种植体基台，戴入4.5mm高的愈合帽。

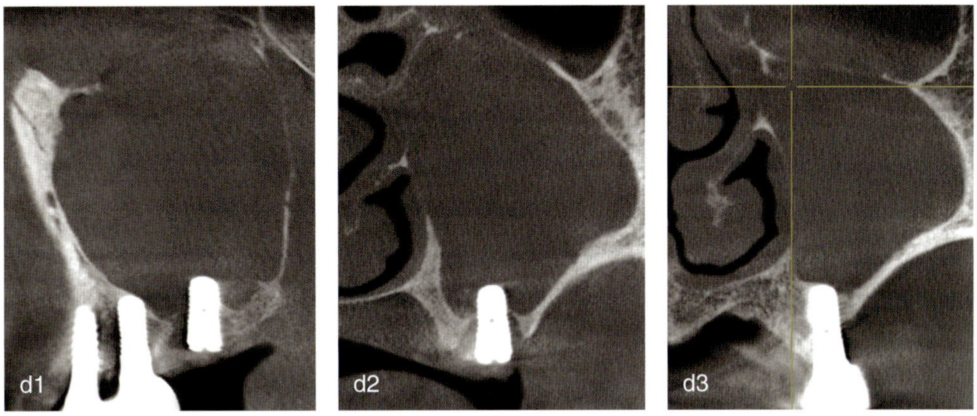

图8–16　左侧穿牙槽嵴上颌窦底提升的术后急性上颌窦炎（续）

d. 术前的左侧上颌窦CBCT扫描。依次为后牙牙弓近远中向断层（d1）、第二磨牙位点种植体的颊舌向断层（d2）和上颌窦开口（十字线交叉点）的冠状面断层（d3）。第二磨牙位点种植体周围严重骨破坏，窦内充满密度增高影像，上颌窦开口堵塞。

周围骨吸收，上颌窦内充满密度增高影像，上颌窦开口堵塞，窦口-鼻道复合体黏膜增厚（图8-16d）。

显然，此次复诊时疾病已经演变为术后急性上颌窦炎，治疗方案是取出失败的种植体、上颌窦清创。

术中拔除松动的种植体，种植体周增生的致密结缔组织形成螺纹样外观。20mL注射器针头从种植体根方的致密结缔组织刺入窦内，抽出约10mL黏稠的脓性分泌物，其中混合了穿刺时的出血。用尖刀切开黏骨膜，扩大穿刺孔，将注水电子内镜插入窦内，用生理盐水加压冲洗，可见大量片状或团块状干酪样黏稠的脓性分泌物从窦腔中漂出。认真冲洗，直至上颌窦所有脓性分泌物被冲出和上颌窦开口开放与通畅，冲洗完成后，可见窦腔干净，黏膜呈水肿状态（图8-16e）。

术后即刻CBCT扫描显示窦内仍然存在大量密度增高影像，但与术前相比已经明显减少，约占窦腔体积的4/5，空隙处为原来脓液占据部分。窦底存在骨缺损。尽管在术中通畅了上颌窦开口，但术后左侧上

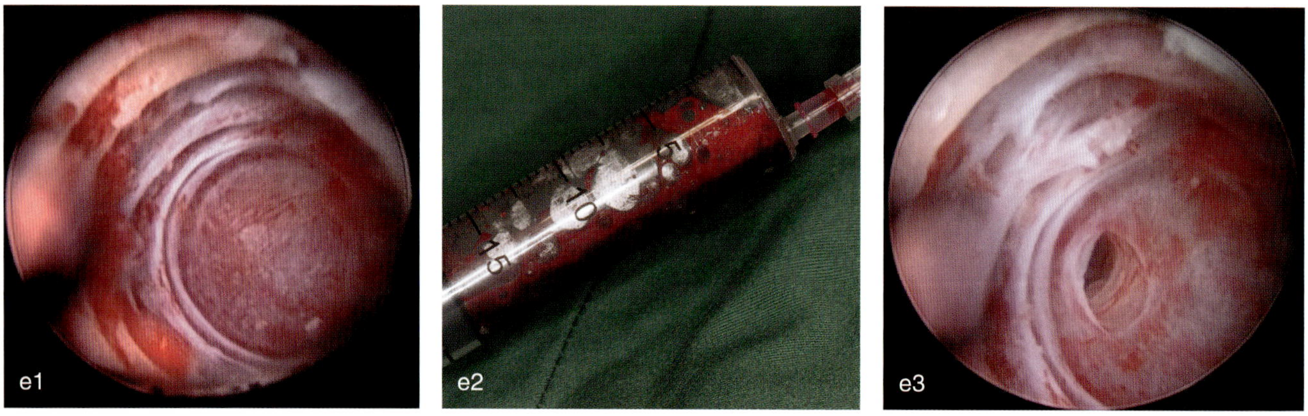

图8-16　左侧穿牙槽嵴上颌窦底提升的术后急性上颌窦炎（续）

e. 术中照片，电子内镜检查。e1. 种植体周围为致密的结缔组织增生，形成螺纹样外观。e2. 用注射器针头穿透种植体根方的致密结缔组织，抽出脓血混合物。e3. 位于种植体根方致密结缔组织的穿刺孔。

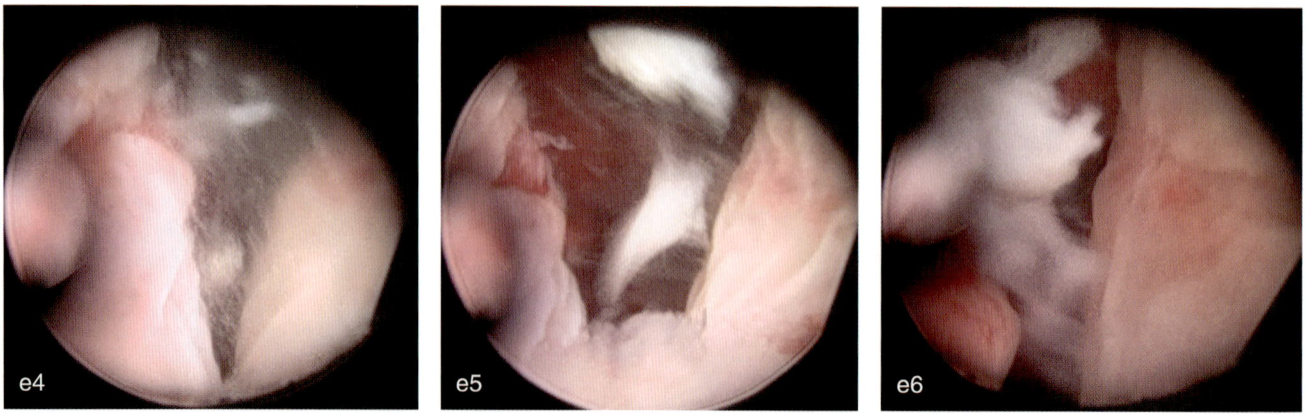

图8-16　左侧穿牙槽嵴上颌窦底提升的术后急性上颌窦炎（续）

e. 术中照片，电子内镜检查。e4～e6. 将注水电子内镜从穿刺孔插入窦内，用生理盐水加压冲洗，成片的干酪样黏稠的脓性分泌物从窦腔中漂出。

颌窦开口的放射线表现与术前基本一致：上颌窦开口堵塞，窦口–鼻道复合体影像模糊不清（图8–16f）。

术后静脉滴注克林霉素5天，每天1次，每次0.6g；静脉滴注地塞米松注射液3天，每天1次，每次10mg；呋麻滴鼻液滴鼻5天，每天2次；复方葡萄糖酸氯己定含漱液含漱，每天3次，直至10天后拆线。

术后患者所有的不适均消失。因为患者要返回家乡，在术后4天时再次CBCT检查，显示上颌窦腔内的密度增高影像进一步减少，约占窦腔体积的1/2，窦底存在种植体周围感染所形成的明显骨缺损。上颌窦开口已经通畅，窦口–鼻道复合体清晰（图8–16g）。

术后2年和4年时复诊，患者主诉一直无任何自觉症状。CBCT扫描显示窦内的放射线密度增高影像全部消失，大部分的窦底骨缺损已自行修复。上颌窦开口通畅，窦口–鼻道复合体清晰，第一磨牙颊侧骨壁处于稳定状态（图8–16h，i）。嘱患者继续治疗糖尿病，控制烟酒，计划择期上颌窦底提升和种植体植入。

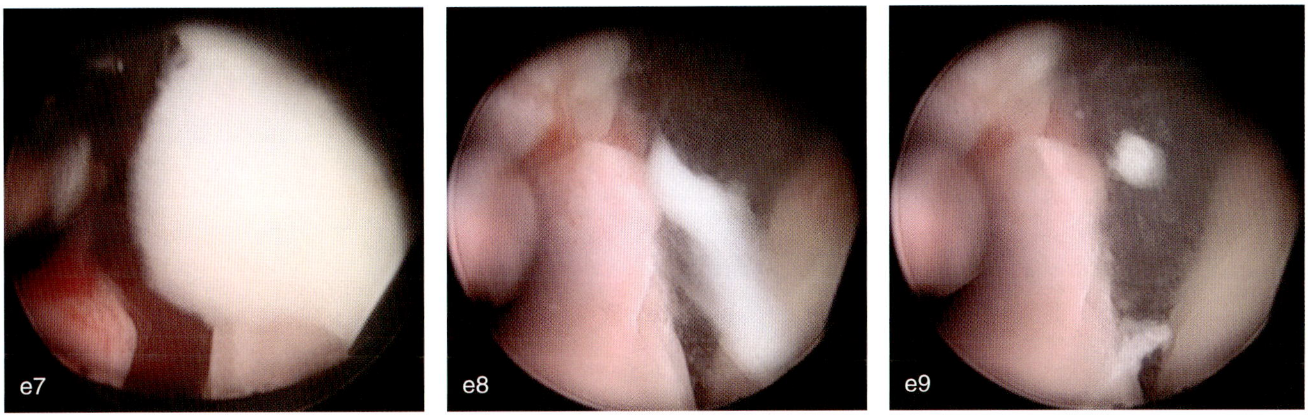

图8–16 左侧穿牙槽嵴上颌窦底提升的术后急性上颌窦炎（续）
e. 术中照片，电子内镜检查。e7～e9. 注水电子内镜不断进入窦腔深处，在生理盐水加压冲洗下，更多成片的干酪样黏稠的脓性分泌物从窦腔中漂出。

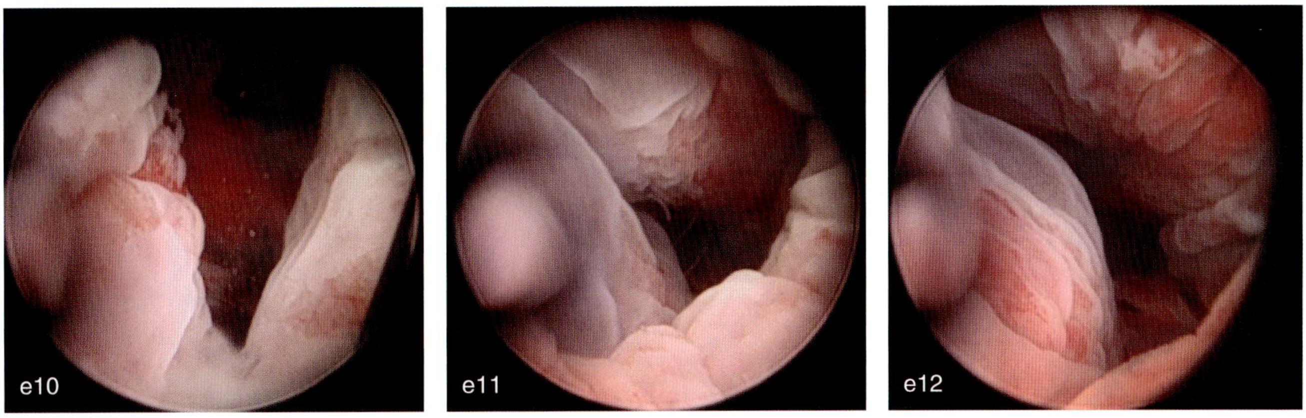

图8–16 左侧穿牙槽嵴上颌窦底提升的术后急性上颌窦炎（续）
e. 术中照片，电子内镜检查。e10～e12. 冲洗完成之后，上颌窦开口已经开放。上颌窦黏膜呈高度水肿状态，黏膜表面干净，没有黏液样物质附着于黏膜表面。

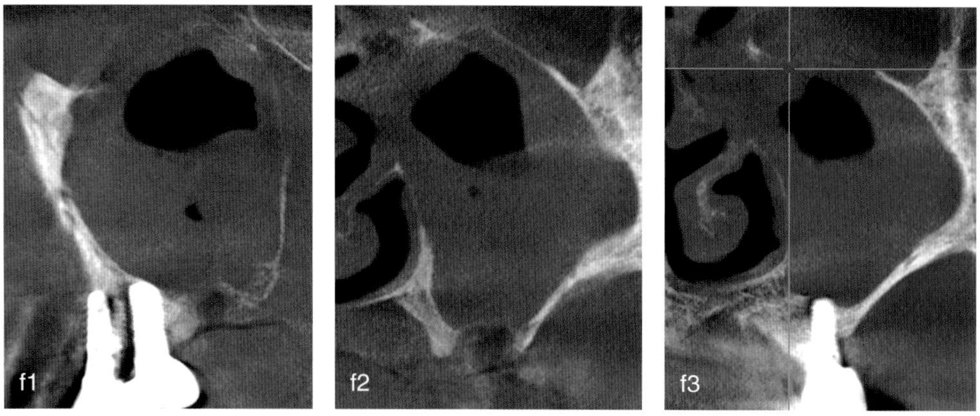

图8-16　左侧穿牙槽嵴上颌窦底提升的术后急性上颌窦炎（续）

f. 术后即刻左侧上颌窦CBCT扫描。依次为后牙牙弓近远中向断层（f1）、第二磨牙位点的颊舌向断层（f2）和上颌窦开口（十字线交叉点）的冠状面断层（f3）。放射线密度增高影像降至约占上颌窦腔的4/5，上颌窦开口堵塞，窦口-鼻道复合体黏膜增厚。

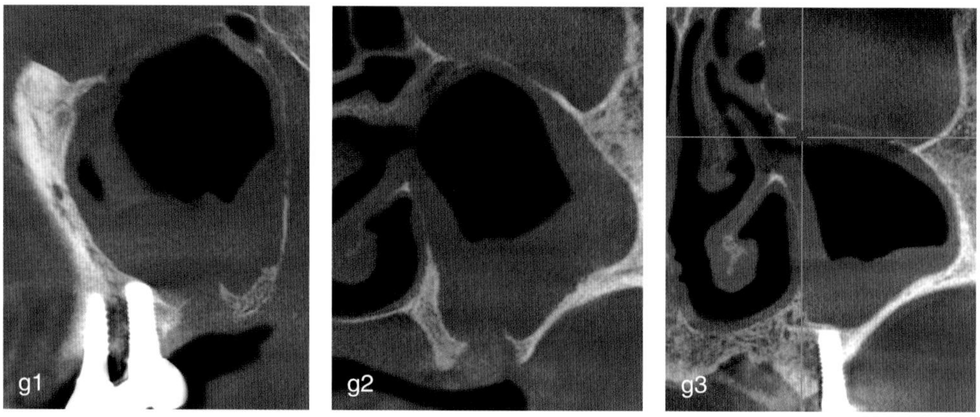

图8-16　左侧穿牙槽嵴上颌窦底提升的术后急性上颌窦炎（续）

g. 术后4天的左侧上颌窦CBCT扫描。依次为后牙牙弓近远中向断层（g1）、第二磨牙位点的颊舌向断层（g2）和上颌窦开口（十字线交叉点）的冠状面断层（g3）。放射线密度增高影像降至约占上颌窦腔的1/2，上颌窦开口通畅，窦口-鼻道复合体清晰。

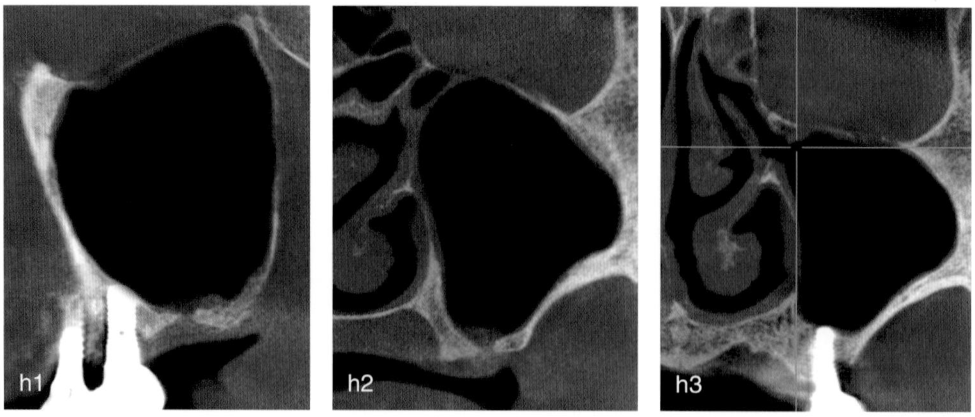

图8-16　左侧穿牙槽嵴上颌窦底提升的术后急性上颌窦炎（续）

h. 2年后的左侧上颌窦CBCT扫描。依次为后牙牙弓近远中向断层（h1）、第二磨牙位点的颊舌向断层（h2）和上颌窦开口（十字线交叉点）的冠状面断层（h3）。窦内的密度增高影像消失，上颌窦开口通畅，窦口-鼻道复合体清晰。

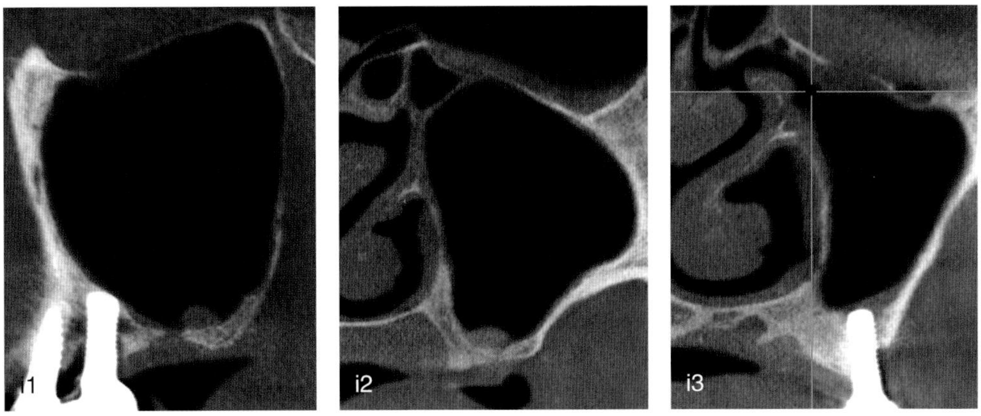

图8–16 左侧穿牙槽嵴上颌窦底提升的术后急性上颌窦炎（续）
i. 4年后的左侧上颌窦CBCT扫描。依次为后牙牙弓近远中向断层（i1）、第二磨牙位点的颊舌向断层（i2）和上颌窦开口（十字线交叉点）的冠状面断层（i3）。上颌窦开口通畅，窦口–鼻道复合体清晰。

讨论

显然，本病例是种植体周炎所导致的逆行性术后急性上颌窦炎[14]。尽管发生于穿牙槽嵴上颌窦底提升7年后，仍然被归类于上颌窦底提升术后感染的范畴。

本病例的病因和病变过程

就第二磨牙位点种植体而言，病理演变过程比较清晰：穿牙槽嵴上颌窦底提升并同期植入种植体，种植体周炎，种植体周围骨吸收，上颌窦底骨吸收，上颌窦底黏骨膜炎症反应，急性化脓性上颌窦炎。根据CBCT扫描显示的窦底形态，可以认为穿牙槽嵴上颌窦底提升的结果并不满意（图8–16b2）。

就本病例而言，种植体周炎是后续病变过程的始动因素。尽管本病例的修复体为螺钉固位，不存在粘接剂存留问题，但笔者认为严重糖尿病病史、重度吸烟、大量饮酒、不完善的上颌窦底提升和未及时进行医疗维护是本病例发展的叠加因素。这些因素同时存在时，应该不是上颌窦底提升的适应证，甚至不是种植治疗的临床指征，本病例就是一个严重的教训。

本病例失败中种植体的治疗时机

就任何病例而言，失败中的种植体应当尽早取出。就本病例而言，种植体周炎的进一步发展，导致了逆行性急性化脓性上颌窦炎，加重了病变的进程。

本病例上颌窦底骨缺损的修复能力

在类似病例，上颌窦底骨缺损所表现出的修复能力“令人痴迷”。本病例中，感染导致严重的骨破坏、种植体取出后遗留严重的骨缺损，在上颌窦清创后只是将创口拉拢缝合，窦底的骨缺损中未植入任何骨增量材料，但在术后2年复诊时，大部分缺失的骨已自行修复，这种修复机制尚不清楚。这种上颌窦底骨修复能力是否与上颌窦底提升的骨增量效果存在机制上的关联也不清晰。

本病例的上颌窦清创处理方法

笔者推荐这种在电子内镜下的清创术：术野清晰，清创彻底，可以有效地开放上颌窦开口，术后不需要放置引流条引流，术后反应轻微。笔者将这种手术称之为“上颌窦清创”，而非“上颌窦引流”。不放置引流条有利于创口愈合以及骨缺损自发性修复。

外科程序：宿玉成、皮雪敏；术中摄像和照相：陶丹；手术配合：陶丹、刘敏、吴利利；修复程序：汪霞；放射线诊断程序：苑秋华、王倩；手术时间：2018年

病例之五：穿牙槽嵴上颌窦底提升的术后慢性上颌窦炎

59岁男性患者，为一名外地患者。2年前在我院行上颌无牙颌的种植治疗，3个月后完成修复，之后无任何复查。此次复诊是患者来北京探亲，顺便进行种植修复体的检查与维护。患者身体健康，无全身系统性疾病史。患者吸烟，每天20支以上；饮酒，每天250mL以上。上颌为种植体支持式全牙列固定修复体，下颌为可摘局部义齿，均有大量菌斑及牙石。种植体分别植入在双侧尖牙、第一前磨牙和第二前磨牙位点（BL，SLActive，TiZr，Straumann，瑞士）。双侧第二前磨牙位点均进行了穿牙槽嵴上颌窦底提升，植入骨胶原。修复体为两侧各带有一个悬臂单位的跨牙弓一体式金属烤瓷修复体（图8-17a1）。

取下修复体，叩诊种植体基台，种植体周围无疼痛与不适。拍摄带有种植体基台的平行投照根尖放射线片，可见种植体的植入位置、种植体的平行度和种植体之间的相对位置良好，但所有种植体周围均存在不同程度的骨吸收，严重者已经接近种植体根尖

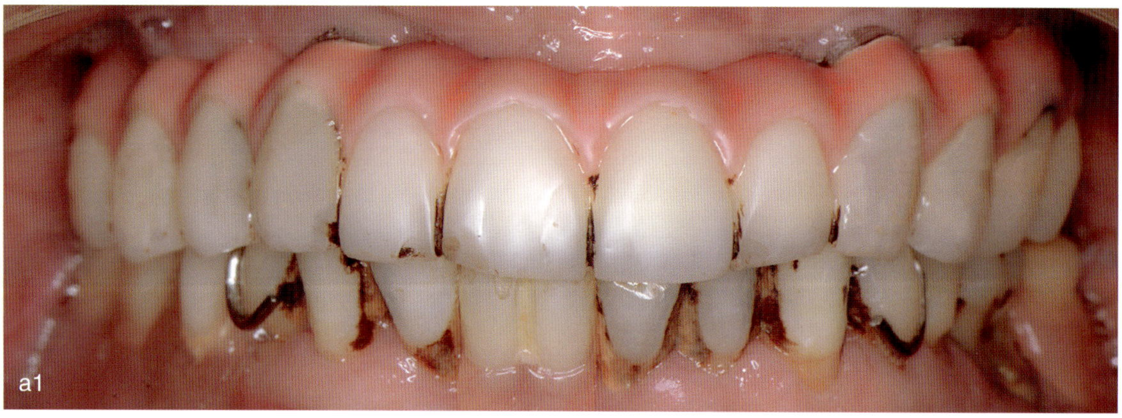

图8-17　左侧穿牙槽嵴上颌窦底提升的术后慢性上颌窦炎
a. 术前检查。a1. 戴入种植体支持式复合修复体2.5年复诊时的口内正面观，在下颌牙列可见大量牙石。

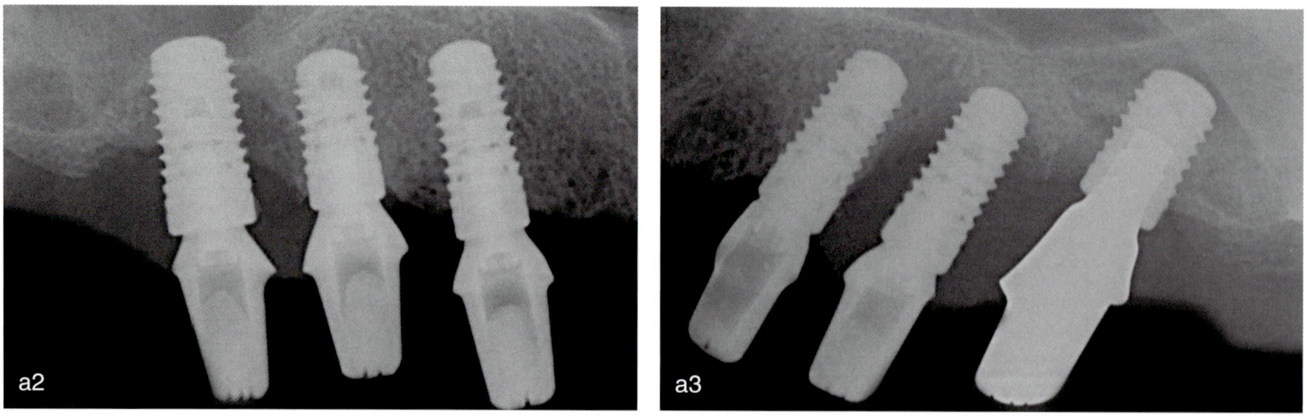

图8-17　左侧穿牙槽嵴上颌窦底提升的术后慢性上颌窦炎（续）
a. 术前检查。a2，a3. 戴入种植体支持式复合修复体2.5年复诊时拍摄的根尖放射线片，分别为右侧和左侧根尖放射线片，可见不同程度的种植体周围骨吸收。

（图8-17a2，a3）。尽管所有种植体均无松动，但右侧第二前磨牙位点种植体和左侧所有种植体均有探诊出血和不同程度的溢脓，右侧第二前磨牙位点种植体、左侧第一前磨牙与第二前磨牙种植体周探诊深度达到10～12mm（图8-17a4）。取出种植体基台，可见在双侧远中种植体基台穿龈部分附着大量脓性软垢（图8-17a5，a6）。种植体平台均位于龈缘根方2～3mm，种植体周围软组织略水肿，附着龈质量尚可，过渡带呈炎症状态，双侧上颌远中种植体（第二前磨牙位点）周围有少量自发性溢脓（图8-17a7）。

取出基台、安放愈合帽，进行CBCT检查以进一步明确诊断。CBCT扫描所显示的种植体周围骨破坏程度与临床检查基本相符，具体状态如下：

- **上颌右侧**　右侧第二前磨牙位点种植体周围骨破坏，只在根端存在骨接触。窦底黏骨膜不规则中度增厚，窦腔内无渗出物。上颌窦开口通畅，窦口-鼻道复合体影像清晰。

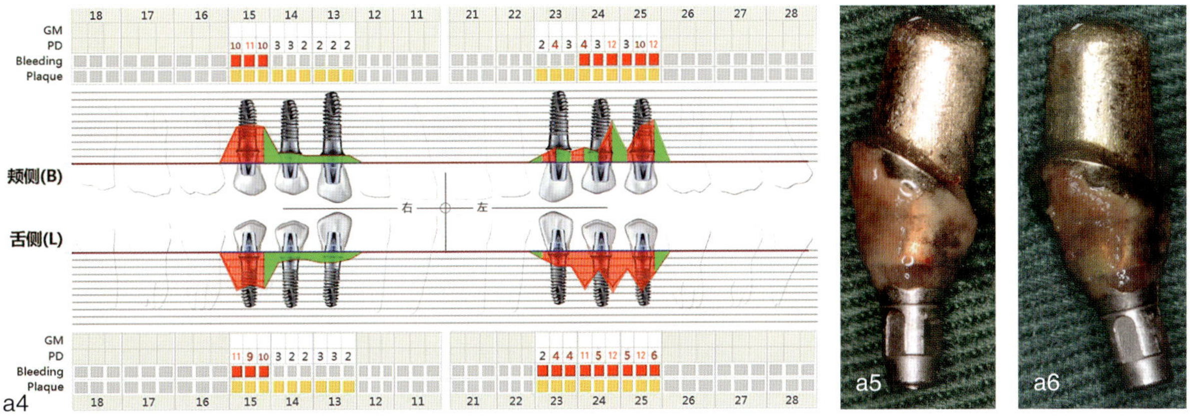

图8-17　左侧穿牙槽嵴上颌窦底提升的术后慢性上颌窦炎（续）
a. 术前检查。a4. 种植体周检查量表。a5，a6. 取出的两侧远中种植体的基台，可见大量脓性软垢黏附。

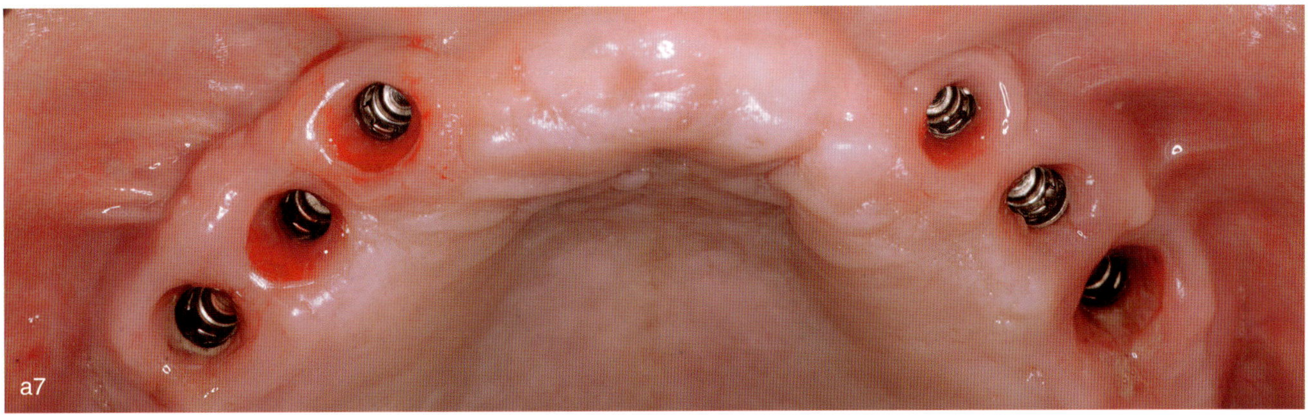

图8-17　左侧穿牙槽嵴上颌窦底提升的术后慢性上颌窦炎（续）
a. 术前检查。a7. 取出基台之后的口内殆面观，种植体周围软组织略水肿、过渡带呈炎症状态，上颌双侧远中种植体的平台周围溢脓，左侧则更为明显。

● **上颌左侧**　左侧第一前磨牙和第二前磨牙位点种植体周围骨破坏。其中，第一前磨牙位点种植体只在根端存在骨接触，窦底骨板存在；第二前磨牙位点种植体的骨接触似乎完全丧失，但临床检查未见该种植体松动，判断在种植体周围还存在少量的骨接触。窦底骨板完全消失，窦腔内充满密度增高影像。上颌窦开口堵塞，窦口-鼻道复合体影像模糊（图8-17a8～a15）。

鉴于以上临床与CBCT检查，临床诊断为：①种植体周炎并发术后慢性上颌窦炎；②上颌右侧第二前磨牙位点种植体和上颌左侧第一前磨牙及第二前磨牙位点种植体为失败中的种植体。治疗方案为：①取出失败中的种植体；②经种植窝进行左侧上颌窦清创。

首先进行系统性的口腔卫生维护治疗。术前为患者制作了非种植体支持的上颌总义齿，术后即刻戴入。术前1天静脉滴注抗生素，之后进行手术治疗。

上颌右侧手术：取出失败中的种植体

围绕右侧第二前磨牙种植位点做梯形切口、翻黏骨膜瓣，可见种植体周围严重骨吸收，充盈松软的炎性肉芽组织，尤其在种植体近中、颊侧和远中的骨破坏非常严重，形成一个倒锥形骨缺损的骨下袋，只有

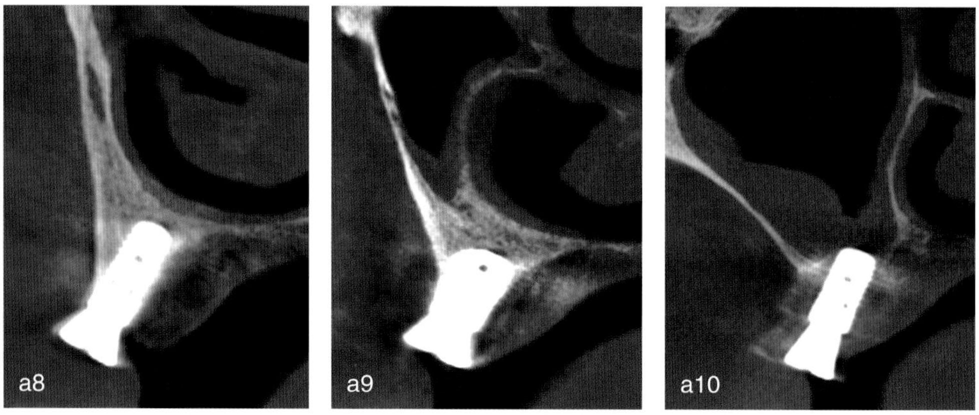

图8-17　左侧穿牙槽嵴上颌窦底提升的术后慢性上颌窦炎（续）
a. 术前检查，右侧种植体位点的CBCT扫描。依次为右侧尖牙位点（a8）、第一前磨牙位点（a9）和第二前磨牙位点（a10）种植体的颊舌向断层。第一前磨牙位点种植体只在根端存在骨接触，上颌窦底及侧壁黏骨膜增厚、形态不规则。

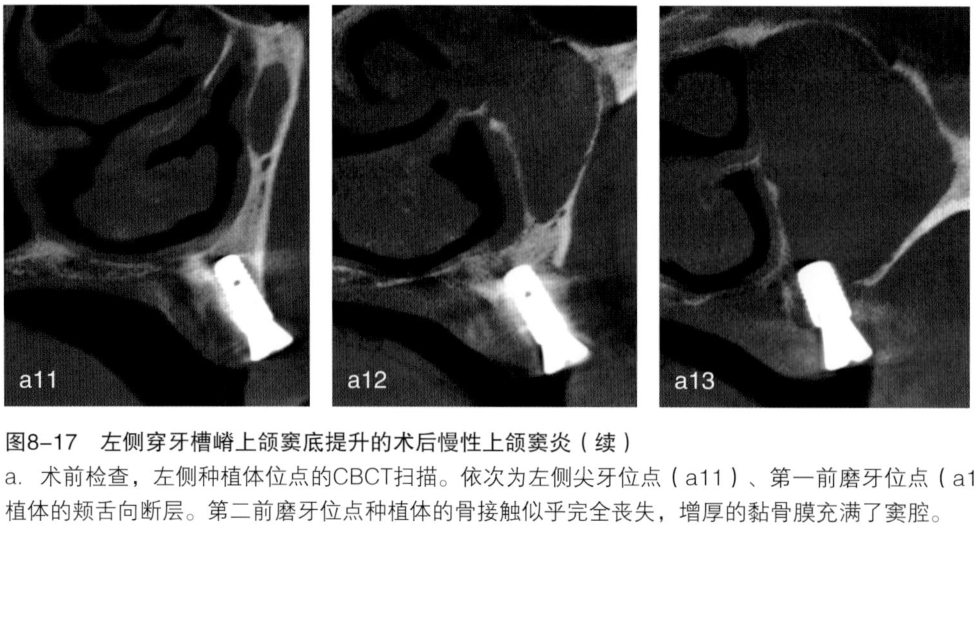

图8-17　左侧穿牙槽嵴上颌窦底提升的术后慢性上颌窦炎（续）
a. 术前检查，左侧种植体位点的CBCT扫描。依次为左侧尖牙位点（a11）、第一前磨牙位点（a12）和第二前磨牙位点（a13）种植体的颊舌向断层。第二前磨牙位点种植体的骨接触似乎完全丧失，增厚的黏骨膜充满了窦腔。

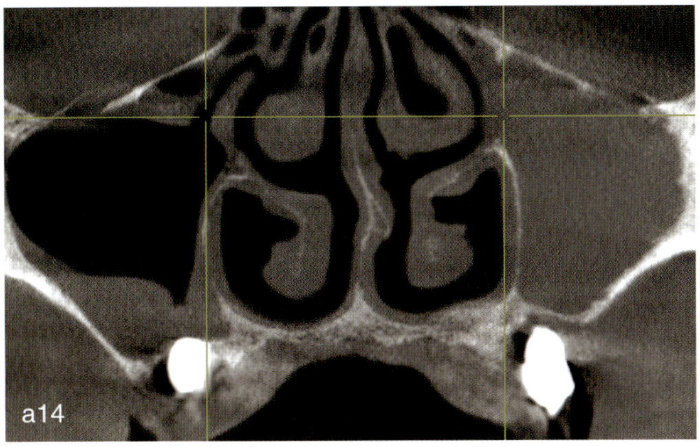

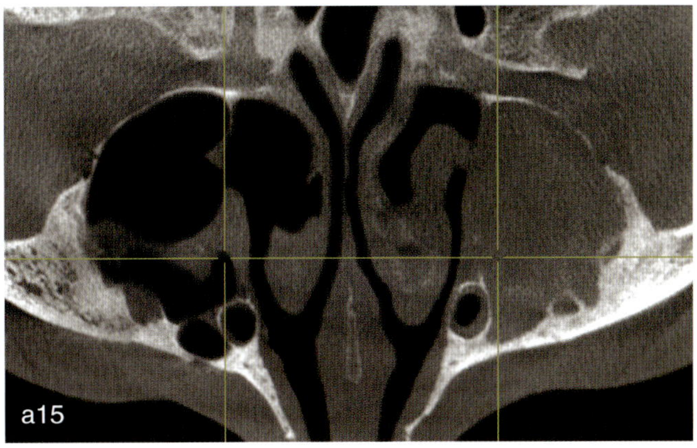

图8-17 左侧穿牙槽嵴上颌窦底提升的术后慢性上颌窦炎（续）
a. 术前检查，右侧种植体位点的CBCT扫描。依次为以上颌窦开口（十字线交叉点）为兴趣区的冠状面断层（a14）和水平面断层（a15）。右侧上颌窦开口通畅，左侧堵塞，窦口-鼻道复合体影像清晰，黏膜无增厚。

少量骨包绕种植体根端。在牙槽嵴水平，种植体颊侧骨缺损宽度超过4.0mm。刮除肉芽组织之后，用略高于35Ncm的反向旋转力旋出种植体。种植体表面附着大量牙石、软垢和脓血样物，只有根端1mm是清洁的表面（图8-17b1～b3）。用电子内镜观察窦底，可见窦底骨板已经缺失，视野下的大部分骨膜完整，但靠近颊侧窦底骨膜破裂，水珠被吸附于黏骨膜固有层表面，这是固有层炎症的早期表现（图8-17b4～b6）。

上颌左侧手术：取出失败中的种植体及上颌窦清创

围绕左侧第一前磨牙和第二前磨牙种植位点做梯形切口、翻黏骨膜瓣。两颗种植体周围严重骨吸收，被大量的炎性肉芽组织所包绕。刮除肉芽组织后，用约25Ncm和10Ncm的反向旋转力分别旋出第一前磨牙和第二前磨牙位点种植体，可见两个漏斗样骨缺损，颊侧骨板高度显著降低，两个种植位点之间只有部分间隔存在。第一前磨牙位点窦底骨板完整、第二前磨牙位点窦底为包绕种植体根端的炎性肉芽组织。种植体表面附着大量牙石和软垢，在第二前磨牙位点种植体的根端可见白色的脓与黏液混合物。在种植体的某些部位，牙石与种植体表面附着非常紧密，呈白色或深褐色外观（图8-17c1～c8）。

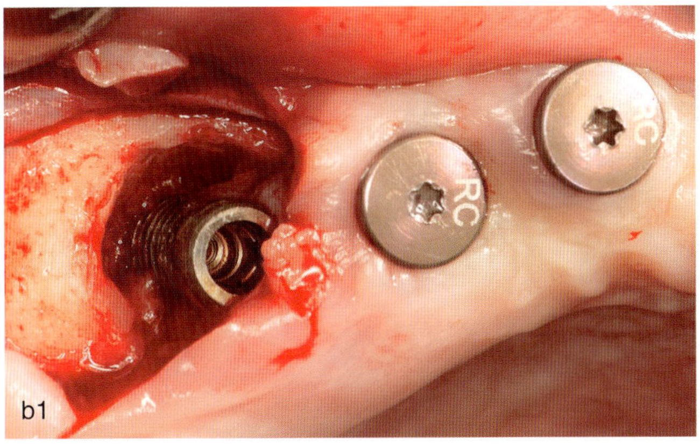

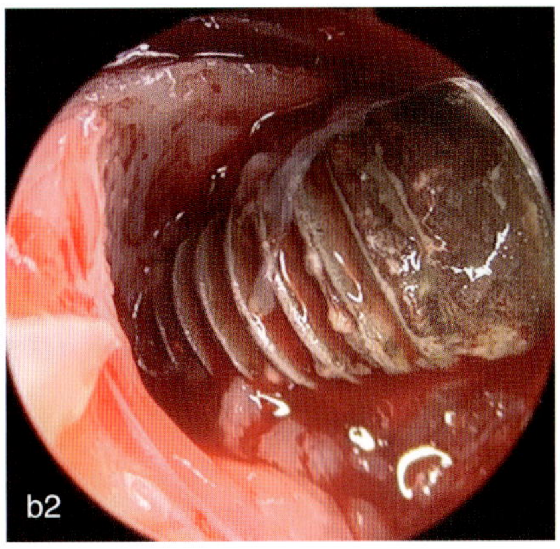

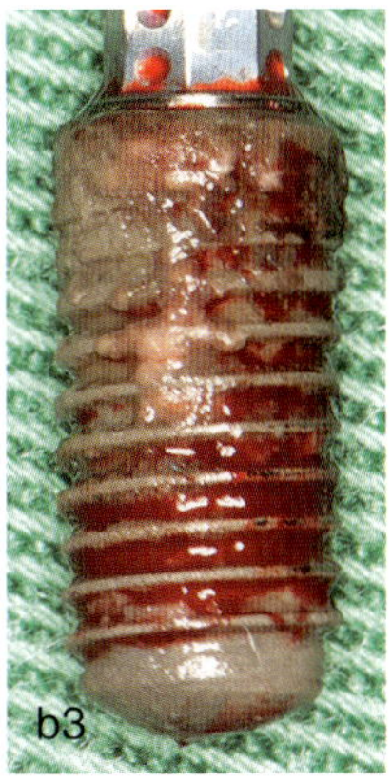

图8-17 左侧穿牙槽嵴上颌窦底提升的术后慢性上颌窦炎（续）
b. 上颌右侧手术，取出失败种植体。b1. 右侧第二前磨牙位点种植体周围严重的骨吸收，充盈松软的肉芽组织。b2. 刮除肉芽组织的种植窝根端，种植体周只有少量骨存在。b3. 取出的种植体，表面附着大量牙石、软垢和脓血样物，只有根端1mm清洁。

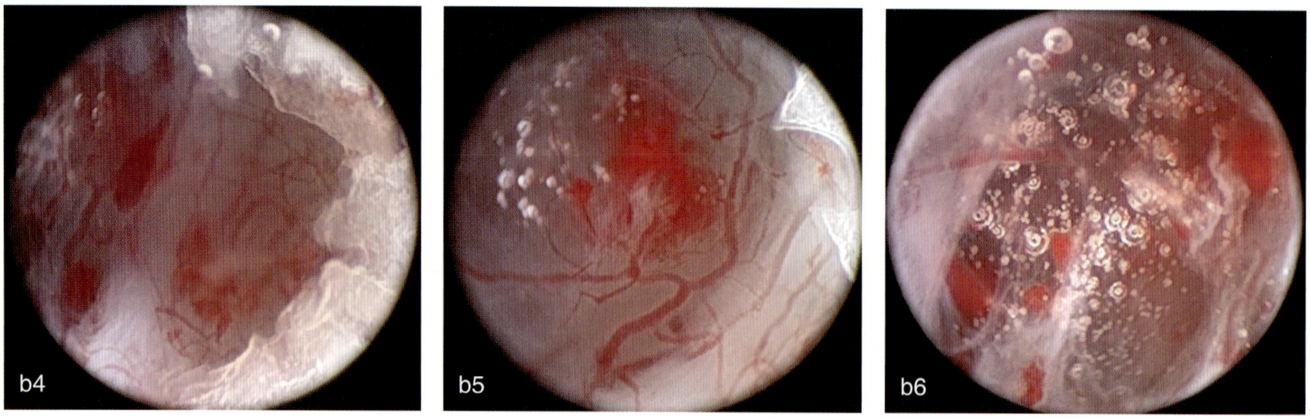

图8-17 左侧穿牙槽嵴上颌窦底提升的术后慢性上颌窦炎（续）

b. 上颌右侧手术，取出失败种植体，电子内镜检查。b4，b5. 窦底骨板已经缺失，视野下的大部分骨膜完整。b6. 将电子内镜向窦底颊侧调整，可见窦底骨膜破裂，水珠被吸附于黏膜固有层表面。

左侧第一前磨牙位点的种植体周围骨破坏已经波及尖牙位点种植体，可见种植体远中表面部分螺纹暴露（图8-17c9），但未见有菌斑和牙石附着。尽管如此，仍然用金刚砂球钻打磨种植体表面（图8-17c10），以杜绝所有可能的术后感染风险因素。

取出第二前磨牙根端炎性肉芽组织之后，可见窦底黏骨膜已经穿孔。穿孔周围的黏骨膜结构紊乱，这通常为黏骨膜对种植体根端的炎性肉芽组织刺激的反应。将电子内镜深入窦腔，可见上颌窦黏骨膜水肿，但窦腔内并无脓性分泌物。接近上颌窦开口时，可见周围黏膜表面有黏液附着，需要仔细清理。上颌窦开口一经开放，即刻可见盐水、出血混合物瞬间被吸入上颌窦开口，进入中鼻道（图8-17c11～c15）。

术后静脉滴注克林霉素5天，每天1次，每次0.6g；静脉滴注地塞米松注射液3天，每天1次，每次10mg；呋麻滴鼻液滴鼻5天，每天2次；复方葡萄糖酸氯己定含漱液含漱，每天3次，直至7天后拆线。

术后即刻CBCT扫描显示窦内仍然为密度增高影像，上颌窦开口堵塞（图8-17d）。10天时窦内的密度增高影像显著下降，上颌窦开口通畅（图8-17e）。2年后的CBCT扫描显示窦腔黏骨膜无增厚，上颌窦开口通畅，窦口-鼻道复合体影像清晰（图8-17f）。

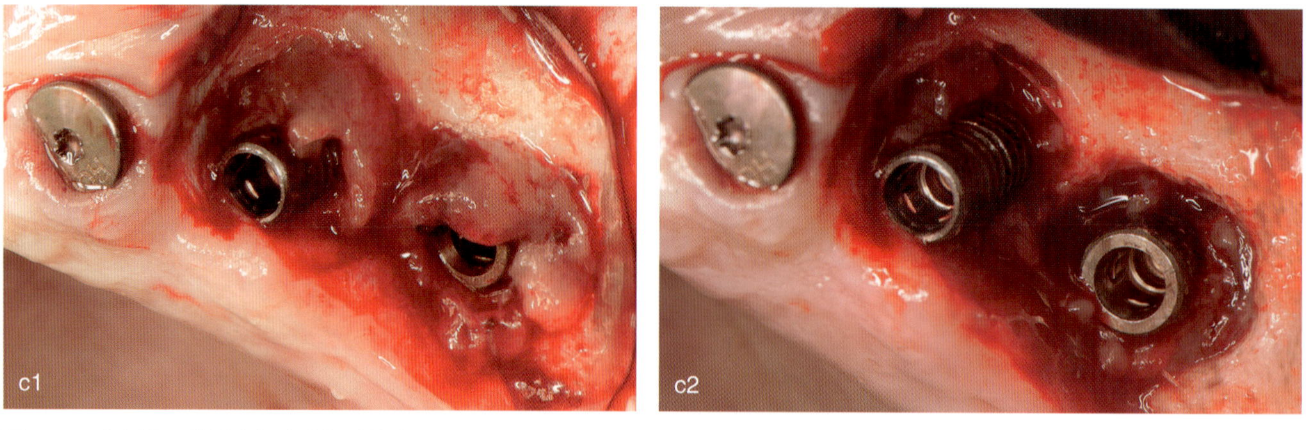

图8-17 左侧穿牙槽嵴上颌窦底提升的术后慢性上颌窦炎（续）

c. 上颌左侧手术，取出失败种植体、上颌窦清创。c1. 第一前磨牙、第二前磨牙位点种植体周围严重的骨吸收，充盈松软的肉芽组织。c2. 刮除大量肉芽组织之后，可见两个漏斗样骨缺损。

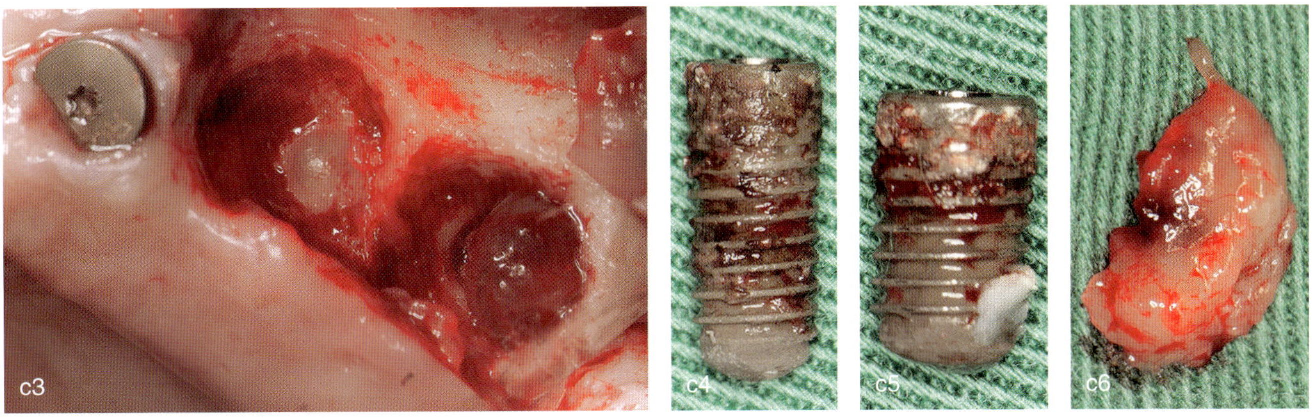

图8-17　左侧穿牙槽嵴上颌窦底提升的术后慢性上颌窦炎（续）

c. 上颌左侧手术，取出失败种植体、上颌窦清创。c3. 第一前磨牙位点窦底骨板完整。第二前磨牙位点窦底骨板缺失，为肉芽组织。c4，c5. 取出的两颗种植体，表面附着大量牙石、软垢与脓液混合物。c6. 包绕第二前磨牙位点种植体的肉芽组织。

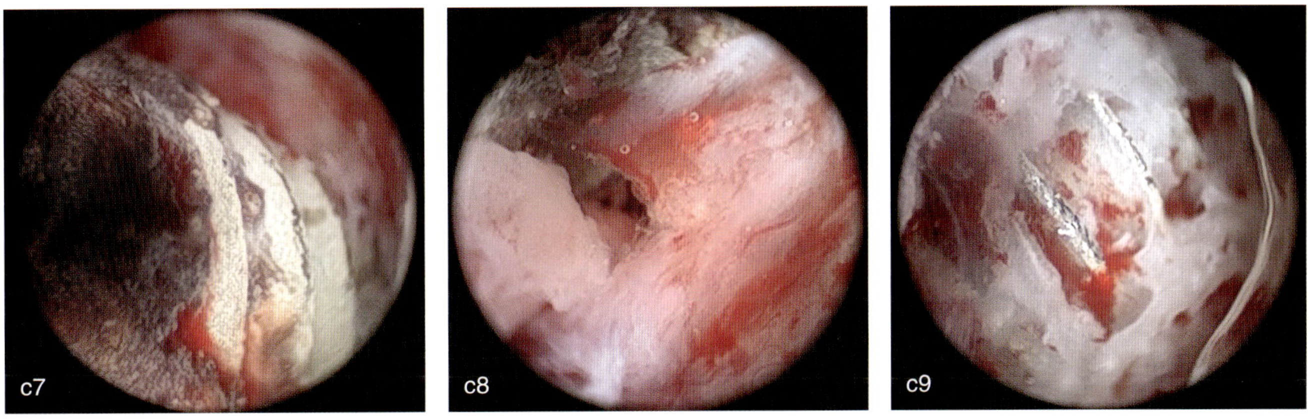

图8-17　左侧穿牙槽嵴上颌窦底提升的术后慢性上颌窦炎（续）

c. 上颌左侧手术，取出失败种植体、上颌窦清创。c7. 第一前磨牙位点种植体表面钙化的牙石，呈褐色和灰白色。c8. 第二前磨牙位点种植体被肉芽组织所包绕。c9. 尖牙位点种植体远中面暴露的螺纹。

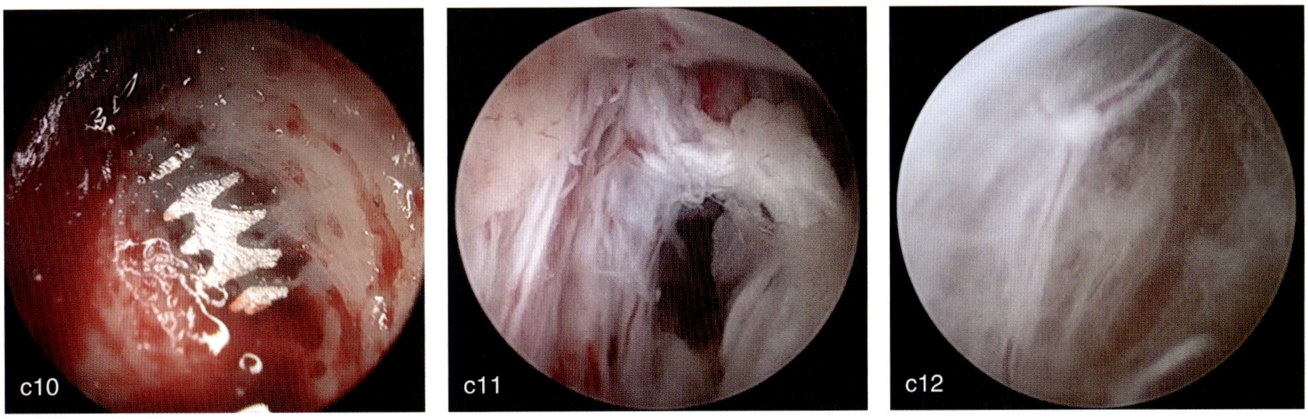

图8-17　左侧穿牙槽嵴上颌窦底提升的术后慢性上颌窦炎（续）

c. 上颌左侧手术，取出失败种植体、上颌窦清创。c10. 打磨尖牙位点种植体远中暴露的螺纹。c11. 刮除第二前磨牙位点种植窝内的肉芽组织之后，可见窦底黏骨膜穿孔，电子内镜由此入路进入上颌窦腔。c12. 窦底黏骨膜水肿、纤维结缔组织走行紊乱。

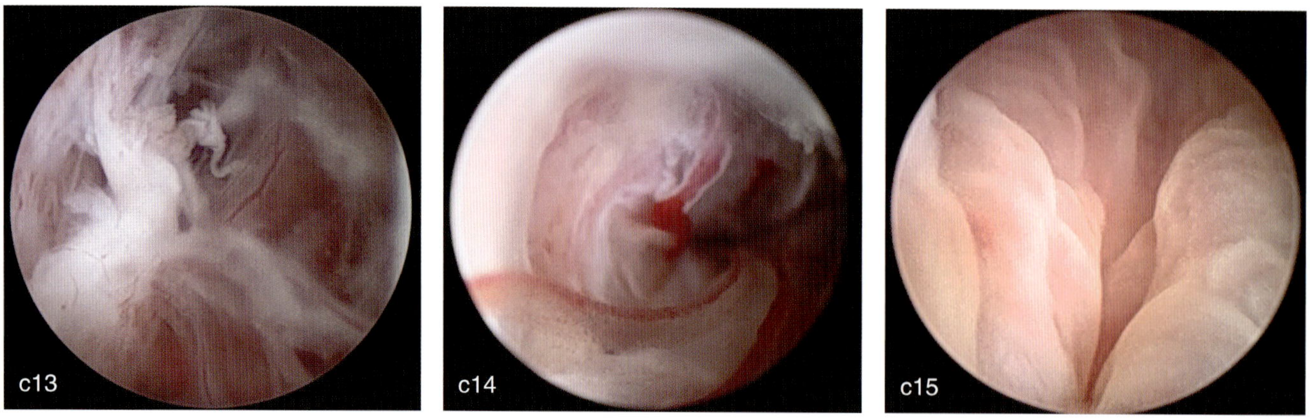

图8-17　左侧穿牙槽嵴上颌窦底提升的术后慢性上颌窦炎（续）

c. 上颌左侧手术，取出失败种植体、上颌窦清创。c13. 水肿、走行紊乱的纤维结缔组织。c14. 上颌窦开口附近的黏膜表面有黏液黏附，冲洗干净、重新开放上颌窦开口，吸气时水、血混合物被吸入中鼻道。c15. 冲洗干净的窦腔黏膜，呈显著的水肿状态。

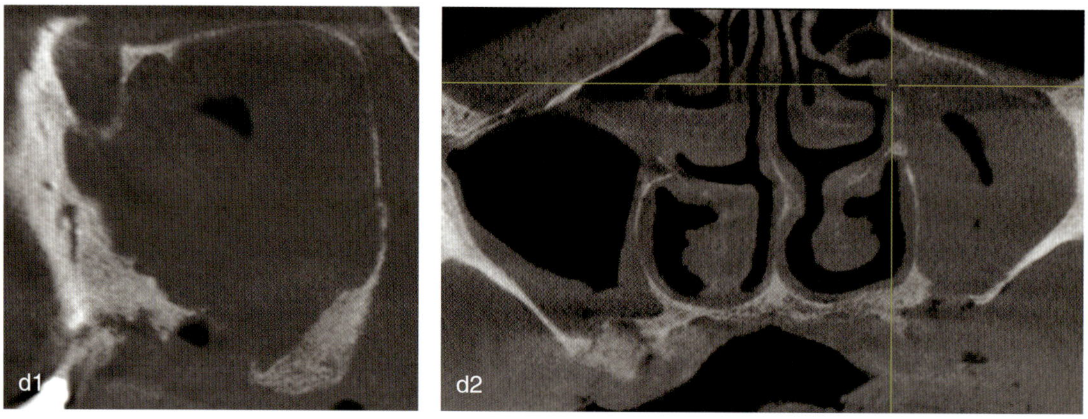

图8-17　左侧穿牙槽嵴上颌窦底提升的术后慢性上颌窦炎（续）

d. 术后即刻CBCT扫描。依次为沿上颌左侧后牙牙弓的近远中向断层（d1）和以上颌窦开口（十字线交叉点）为兴趣区的冠状面断层（d2）。窦腔内仍然为密度增高影像，右侧上颌窦开口通畅、左侧堵塞，窦口-鼻道复合体影像清晰，黏膜无增厚。

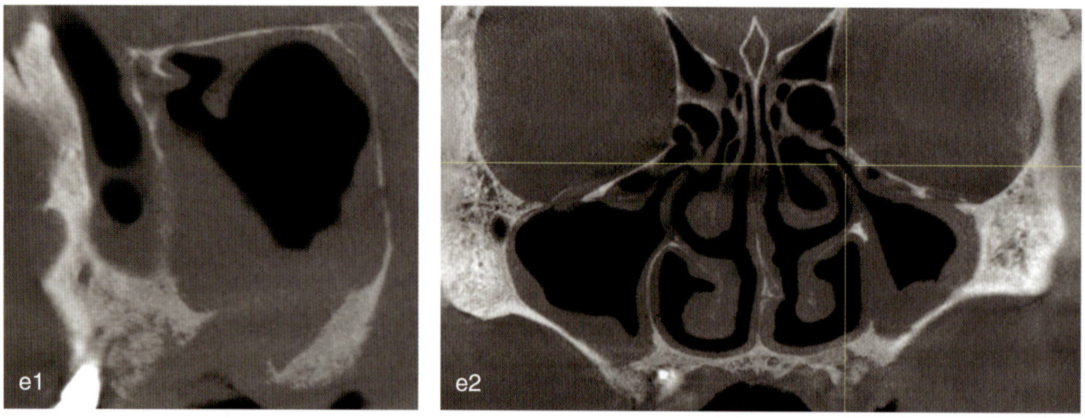

图8-17　左侧穿牙槽嵴上颌窦底提升的术后慢性上颌窦炎（续）

e. 术后10天的CBCT扫描。依次为沿上颌左侧后牙牙弓的近远中向断层（e1）和以上颌窦开口（十字线交叉点）为兴趣区的冠状面断层（e2）。左侧上颌窦腔的密度增高影像减少约为1/2，双侧上颌窦开口通畅，窦口-鼻道复合体影像清晰，黏膜无增厚。

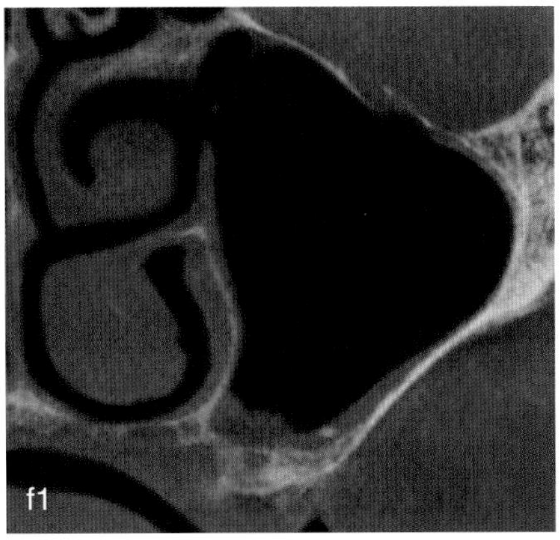

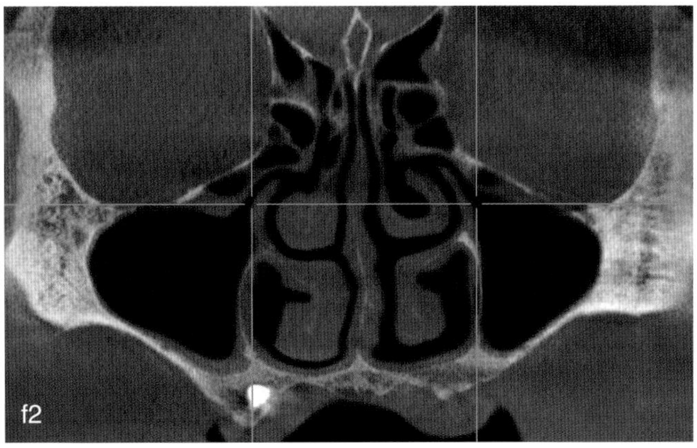

图8-17　左侧穿牙槽嵴上颌窦底提升的术后慢性上颌窦炎（续）

f. 术后2年的CBCT扫描。依次为沿上颌左侧后牙牙弓的冠状面断层（f1）和以上颌窦开口（十字线交叉点）为兴趣区的冠状面断层（f2）。上颌窦底的黏骨膜轻微增厚，双侧上颌窦开口通畅，窦口-鼻道复合体影像清晰，黏膜无增厚。

讨论

位于窦底区域的种植体周炎是发生上颌窦炎的诱因之一[14]。本病例，植入的6颗种植体中有3颗发生了种植体周炎，并导致术后慢性上颌窦炎，术后第一次复诊时发现这3颗种植体均无法保留。本病例，有如下警示性思考。

本病例的种植体周炎

本病例存在发生种植体周炎的两个风险因素：①重度吸烟和大量饮酒。②患者居住在深圳，难以按要求复诊。患者此次复诊并非专门为种植体周维护而来北京，而是来北京探亲时顺便来医院进行种植体周维护。因此，从本病例中得到两点启示：①如果患者不能戒烟或减量，就不应当视为种植治疗适应证。②对于外地患者，尤其是老年患者，往往难以专门为种植治疗复诊进行长途旅行。所以笔者团队经常劝说患者，尽量在所居住的城市接受种植治疗，但经常因患者的信任而妥协，希望读者能从本病例中吸取教训。

尽管种植体周炎与牙周炎的发生机制和进程相类似，但在种植体表面的菌斑积聚和周围骨破坏程度更加严重、治疗也更加困难。当种植体毗邻上颌窦底时，严重的种植体周炎增加了引发上颌窦炎的风险。

本病例患者的症状与治疗

尽管有3颗种植体周围发生了严重骨破坏，多颗种植体探诊出血和溢脓，患者没有任何自觉症状。尽管上颌窦内充满了密度增高影像，但患者无脓涕、面颊部无胀痛。在窦腔内清创时所见就能解释清楚这种现象：窦腔内黏骨膜高度水肿，没有脓液，并非化脓性炎症，在上颌窦开口周围附着于黏膜表面的黏液将上颌窦开口堵塞。因此，清创的主要目的是清除附着于黏膜表面的黏液，开放上颌窦开口。术后10天时的CBCT扫描显示上颌窦开口已经通畅，2年时的CBCT扫描显示上颌窦炎无复发。

外科程序：宿玉成、皮雪敏；术中摄像和照相：陶丹；手术配合：陶丹、刘敏、吴利利；修复程序：汪霞；放射线诊断程序：苑秋华、王倩；手术时间：2018年

病例之六：侧壁开窗上颌窦底提升的术后急性上颌窦炎

40岁女性患者，因上颌左侧后牙缺失和牙松动就诊，要求种植治疗。

患者一般状态良好，无全身系统性疾病史，不吸烟、不饮酒，无副功能习惯，实验室检查无异常。CBCT检查可见上颌左侧第二前磨牙和第一磨牙缺失，窦底骨板破坏。窦底存在局限性密度增高影像，与窦壁成钝角，为潴留囊肿的放射线表现。口腔内检查可见第二磨牙Ⅲ度松动、牙周探诊溢脓。缺牙位点殆龈距离良好，附着黏膜质量尚可（图8-18a）。

拔除Ⅲ度松动的第二磨牙1个月后，CBCT扫描显示窦底相对位置降低，剩余窦底骨高度不足，在磨牙区＜1mm，窦底骨板不完整。窦底密度增高影像明显减少，仅存高度约10mm的半球形密度增高影像，与窦壁成直角，仍然诊断为潴留囊肿（图8-18b）。

综上所述，本病例为上颌后部Ⅱ型骨缺损，治疗

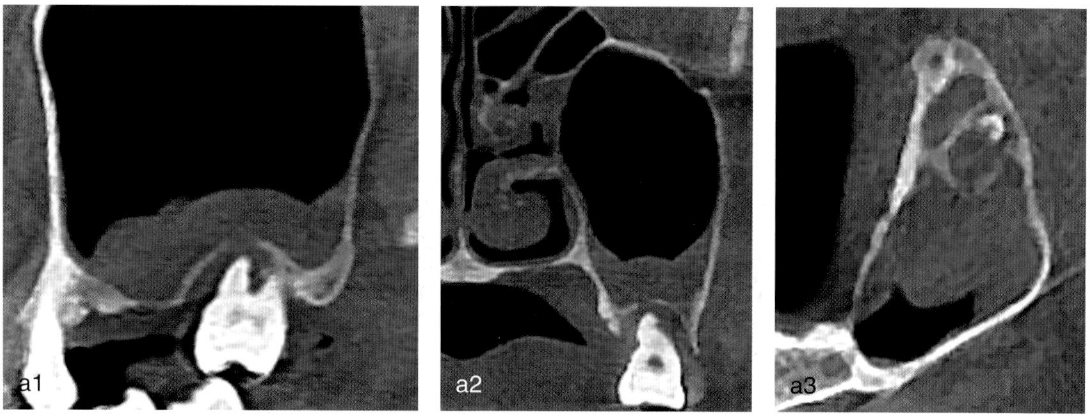

图8-18　左侧侧壁开窗上颌窦底提升的术后急性上颌窦炎

a. 拔牙之前的CBCT扫描。a1. 后牙牙弓的近远中向断层。a2. 第二磨牙位点的颊舌向断层。a3. 窦底的水平面断层。窦底存在局限性密度增高影像，其余窦壁黏骨膜无增厚，窦底剩余骨量不足，骨板破坏明显。

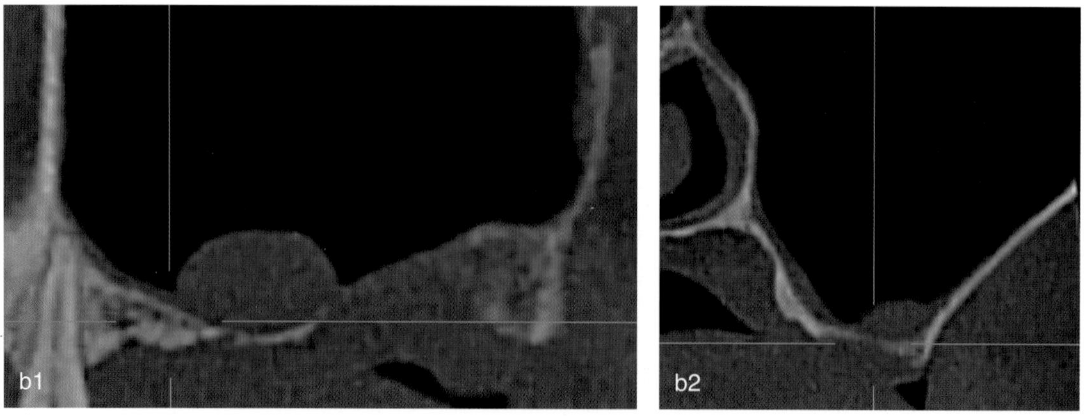

图8-18　左侧侧壁开窗上颌窦底提升的术后急性上颌窦炎（续）

b. 拔牙1个月后，侧壁开窗上颌窦底提升术前的CBCT扫描。b1. 后牙牙弓的近远中向断层。b2. 第二前磨牙位点的颊舌向断层。窦底密度增高影像已经基本消失，只留下一个较小的潴留囊肿样的密度增高影像。

计划为侧壁开窗上颌窦底提升，分阶段植入种植体。

行盐酸阿替卡因骨膜上浸润麻醉，在缺牙位点做牙槽嵴顶略偏腭侧的水平向切口以及第一前磨牙近中和第二磨牙位点远中的两个垂直向松弛切口，翻黏骨膜瓣，暴露骨壁，用钨钢球钻和金刚砂球钻制备岛状骨窗。剥离窦底黏骨膜，因疑似骨窗远中存在微小黏骨膜穿孔，窦底植入膜片状浓缩生长因子（CGF）和脱细胞真皮（B型，海奥口腔修复膜，正海生物，中国）。在窦腔内植入用术区出血调拌的1.5g细颗粒去蛋白牛骨矿物质（Bio-Oss，Geistlich，瑞士）。将植入窦底的脱细胞真皮向外反折，覆盖骨增量材料与骨窗，复位黏骨膜瓣，无张力创口关闭（图8-18c）。

术后即刻CBCT检查可见骨增量轮廓理想，窦底及内壁存在黏骨膜增厚影像，其中在第一磨牙位点的颊侧似乎“漂浮”极少量的骨粉颗粒，上颌窦开口堵塞，窦口-鼻道复合体模糊，蝶窦清晰（图8-18d）。

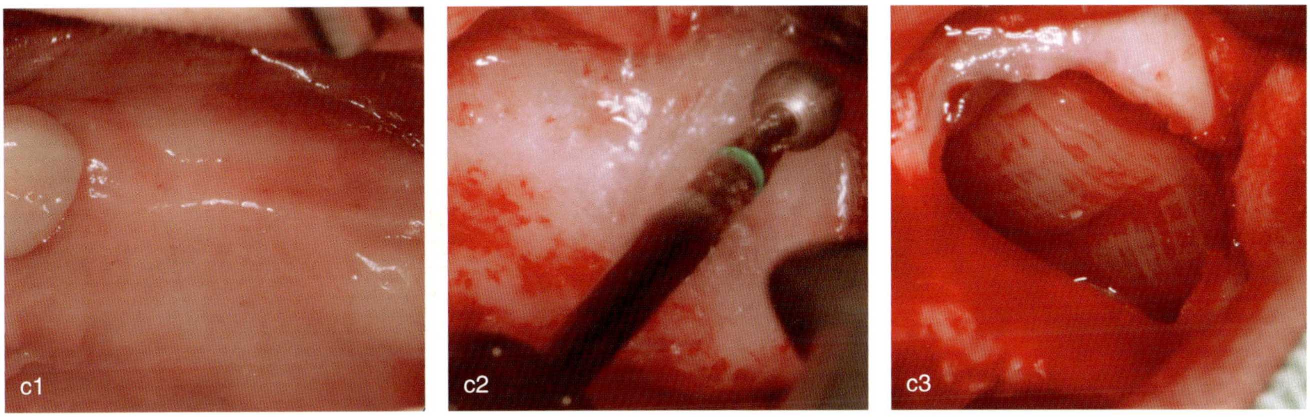

图8-18　左侧侧壁开窗上颌窦底提升的术后急性上颌窦炎（续）
c. 术中照片。c1. 缺牙区的宽度和附着龈质量良好。c2. 用钨钢球钻和金刚砂球钻研磨侧壁骨窗。c3. 形成岛状骨窗之后，剥离窦底黏骨膜。因术者怀疑有微小的黏骨膜穿孔，在窦底植入膜片状浓缩生长因子（CGF）。

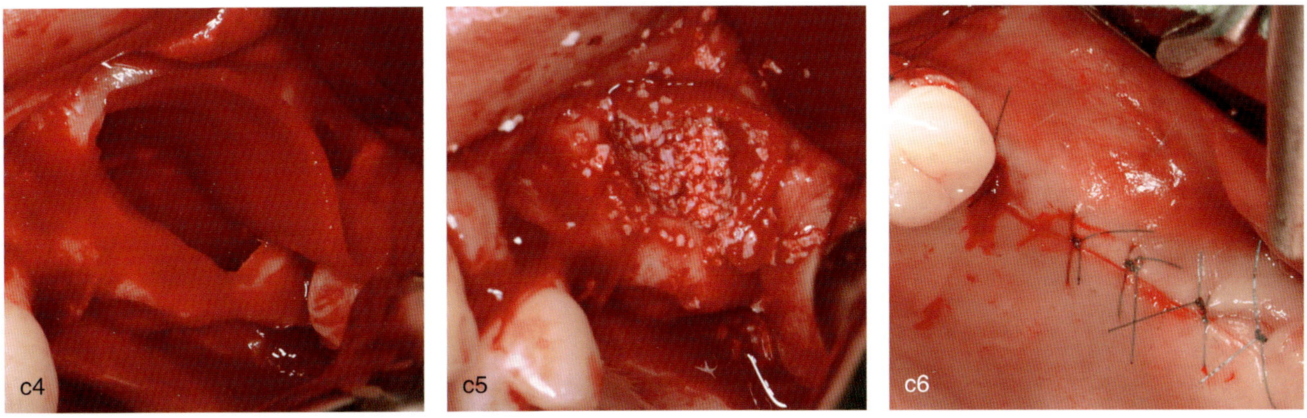

图8-18　左侧侧壁开窗上颌窦底提升的术后急性上颌窦炎（续）
c. 术中照片。c4. 在膜片状浓缩生长因子（CGF）外覆盖脱细胞真皮。c5. 植入用术区出血调拌的细颗粒去蛋白牛骨矿物质。c6. 将脱细胞真皮反折，覆盖骨窗之后，复位黏骨膜瓣，无张力创口初期关闭。

术后口服阿莫西林7天，每天3次，每次1.0g；糠酸莫米松鼻喷雾剂喷鼻，每天1次，复方葡萄糖酸氯己定含漱液含漱，每天3次，直至10天后拆线。术后第4天患者面颊部剧烈疼痛，发热38.5℃，血涕、无脓涕。CBCT检查发现密度增高影像几乎充满了窦腔，其中“漂浮”骨粉颗粒。上颌窦开口堵塞，窦口-鼻道复合体影像模糊不清，下鼻甲和筛窦黏膜明显增厚（图8-18e）。继续给药1周，药物与给药剂量同前。

术后10天、1个月、2个月和4个月时的CBCT检查显示窦腔内的密度增高影像在逐渐降低，窦口-鼻道复合体影像清晰（图8-18f～i）。术后6个月时植入两颗直径4.8mm、长度10mm的骨水平锥柱状种植体（BLT，SLActive，TiZr，Straumann，瑞士），种植体的最终扭矩＞15Ncm（图8-18j～l）。4个月后CBCT检查发现窦底黏骨膜增厚（图8-18m），可能与患者感冒有关。此时，行二期手术，种植体的ISQ平均值均为73，开始渐进性负荷（图8-18n，o）。2个月后戴入最终修复体（图8-18p）。戴入最终修复体1年后及2年后的CBCT检查显示窦底呈理想的帐篷样隆起，新骨充分包绕种植体，窦底黏骨膜无增厚（图8-18q，r）。

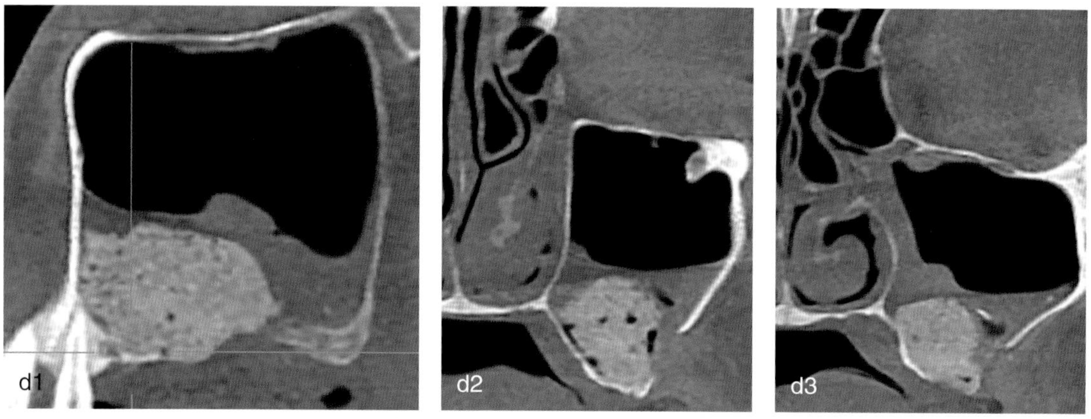

图8-18　左侧侧壁开窗上颌窦底提升的术后急性上颌窦炎（续）
d. 侧壁开窗术后即刻CBCT扫描。d1. 后牙牙弓的近远中向断层。d2. 第二前磨牙位点的颊舌向断层。d3. 第一磨牙位点的颊舌向断层。骨增量材料呈完美的帐篷样隆起，窦底及内壁的黏骨膜增厚，在第一磨牙位点黏骨膜增厚的外侧，似乎存在骨粉颗粒影像。

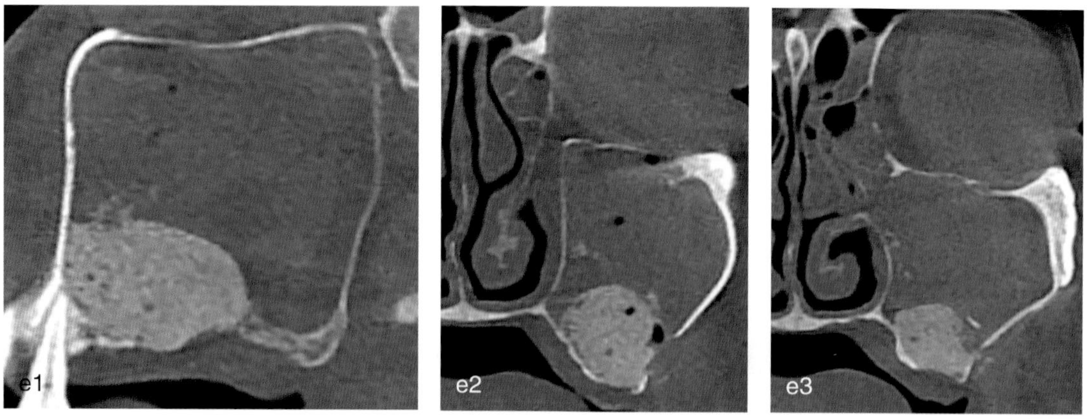

图8-18　左侧侧壁开窗上颌窦底提升的术后急性上颌窦炎（续）
e. 侧壁开窗4天后的CBCT扫描。e1. 后牙牙弓的近远中向断层。e2. 第二前磨牙位点的颊舌向断层。e3. 第一磨牙位点的颊舌向断层。窦底呈帐篷样隆起，窦腔内充满密度增高影像，其中似乎“漂浮”骨粉颗粒。上颌窦开口堵塞，窦口-鼻道复合体肿胀。

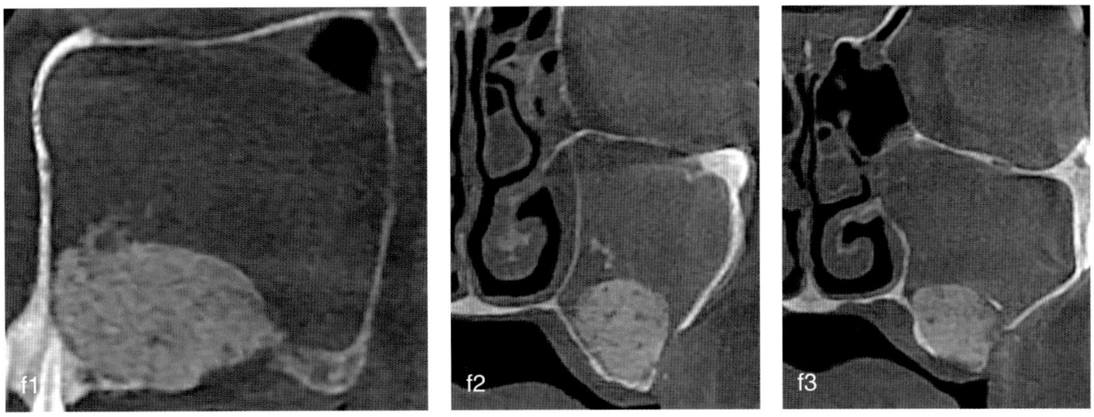

图8-18　左侧侧壁开窗上颌窦底提升的术后急性上颌窦炎（续）
f. 侧壁开窗10天后的CBCT扫描。f1. 后牙牙弓的近远中向断层。f2. 第二前磨牙位点的颊舌向断层。f3. 第一磨牙位点的颊舌向断层。窦底呈完美的帐篷样隆起，窦腔内的密度增高影像略有降低，上颌窦开口堵塞，窦口-鼻道复合体肿胀略有缓解。

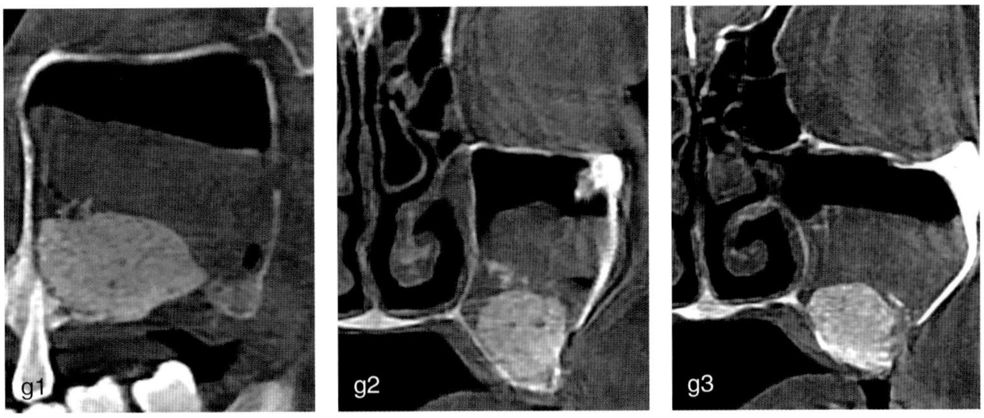

图8-18　左侧侧壁开窗上颌窦底提升的术后急性上颌窦炎（续）
g. 侧壁开窗1个月后的CBCT扫描。g1. 后牙牙弓的近远中向断层。g2. 第二前磨牙位点的颊舌向断层。g3. 第一磨牙位点的颊舌向断层。窦底呈完美的帐篷样隆起，窦腔内的密度增高影像明显降低，上颌窦开口通畅，窦口-鼻道复合体肿胀明显缓解。

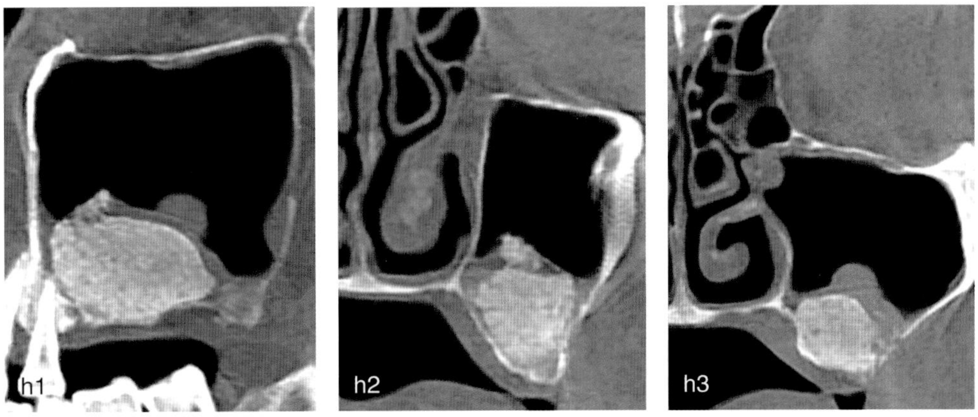

图8-18　左侧侧壁开窗上颌窦底提升的术后急性上颌窦炎（续）
h. 侧壁开窗2个月后的CBCT扫描。h1. 后牙牙弓的近远中向断层。h2. 第二前磨牙位点的颊舌向断层。h3. 第一磨牙位点的颊舌向断层。窦底呈完美的帐篷样隆起，第二前磨牙窦底锥样隆起似乎就是黏骨膜穿孔的位置，第一磨牙位点窦底存在小囊肿样表现。

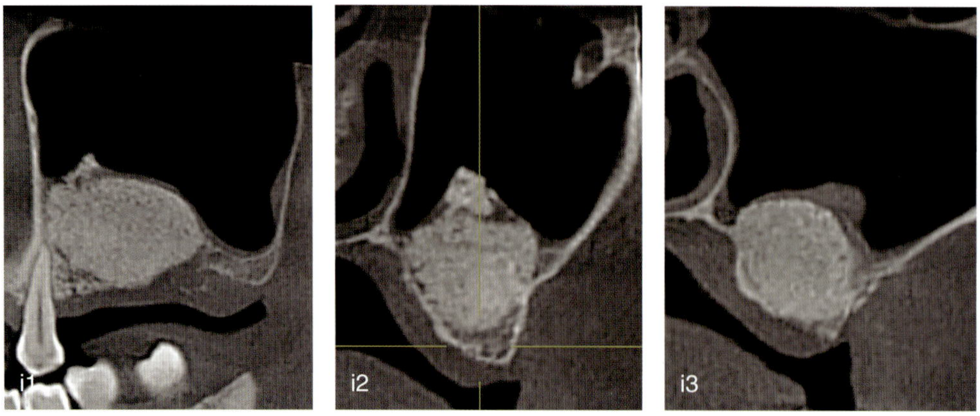

图8-18 左侧侧壁开窗上颌窦底提升的术后急性上颌窦炎（续）

i. 侧壁开窗4个月后的CBCT扫描。i1. 后牙牙弓的近远中向断层。i2. 第二前磨牙位点的颊舌向断层。i3. 第一磨牙位点的颊舌向断层。窦底呈帐篷样隆起，第二前磨牙窦底锥样隆起似乎就是黏骨膜穿孔的位置，第一磨牙位点的窦底存在小囊肿样表现。

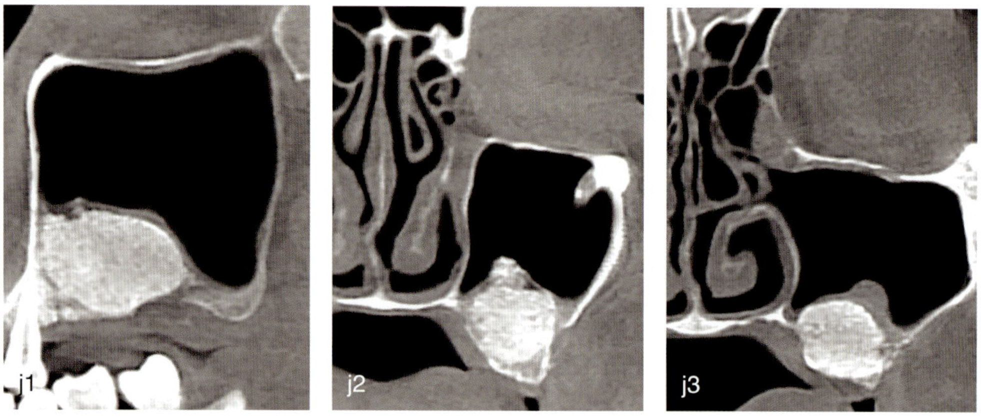

图8-18 左侧侧壁开窗上颌窦底提升的术后急性上颌窦炎（续）

j. 侧壁开窗6个月后的CBCT扫描。j1. 后牙牙弓的近远中向断层。j2. 第二前磨牙位点的颊舌向断层。j3. 第一磨牙位点的颊舌向断层。窦底呈帐篷样隆起，第一磨牙位点的窦底存在小囊肿样表现，其余的窦底黏骨膜无增厚，上颌窦开口通畅。

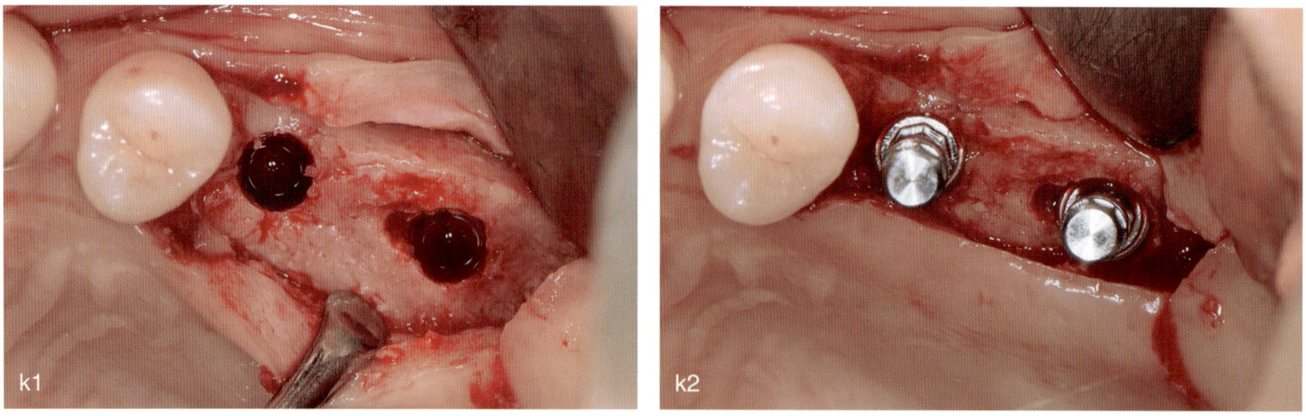

图8-18 左侧侧壁开窗上颌窦底提升的术后急性上颌窦炎（续）

k. 侧壁开窗6个月后植入种植体，术中照片。k1. 翻黏骨膜瓣，预备种植窝。k2. 植入两颗骨水平锥柱状种植体，获得了理想的种植体三维位置与轴向。然后，复位黏骨膜瓣，无张力创口初期关闭。

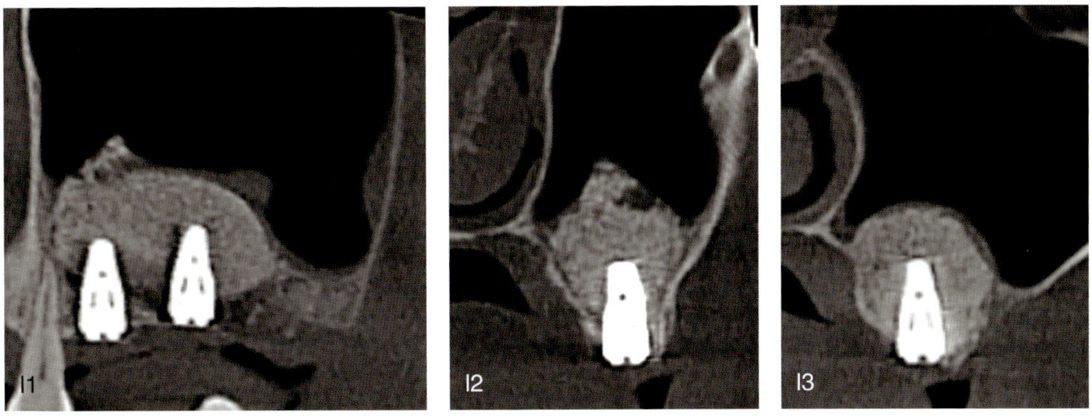

图8-18　左侧侧壁开窗上颌窦底提升的术后急性上颌窦炎（续）

l. 种植体植入后即刻CBCT扫描。l1. 后牙牙弓的近远中向断层。l2. 第二前磨牙位点种植体的颊舌向断层。l3. 第一磨牙位点种植体的颊舌向断层。窦底呈完美的帐篷样隆起，第二前磨牙位点和第一磨牙位点的两颗骨水平锥柱状种植体的三维位置与轴向理想。

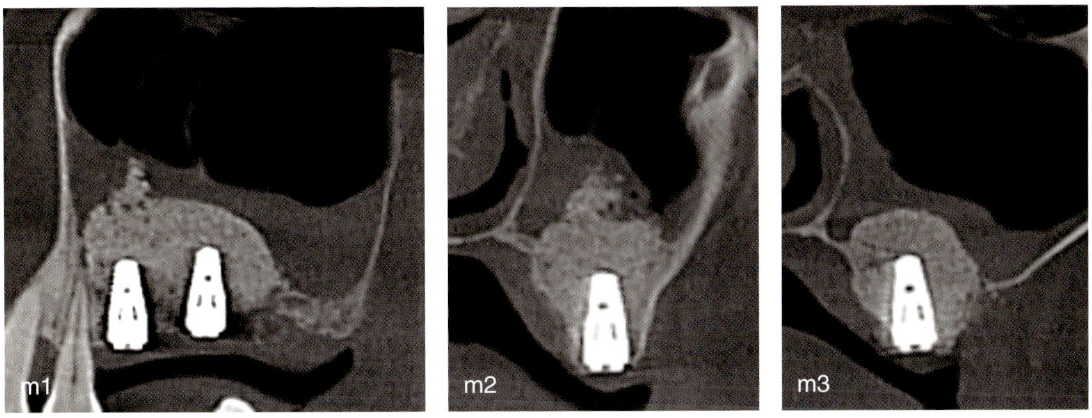

图8-18　左侧侧壁开窗上颌窦底提升的术后急性上颌窦炎（续）

m. 种植体植入4个月后的CBCT扫描。m1. 后牙牙弓的近远中向断层。m2. 第二前磨牙位点种植体的颊舌向断层。m3. 第一磨牙位点种植体的颊舌向断层。窦底呈完美的帐篷样隆起，窦底及内壁的黏骨膜增厚。

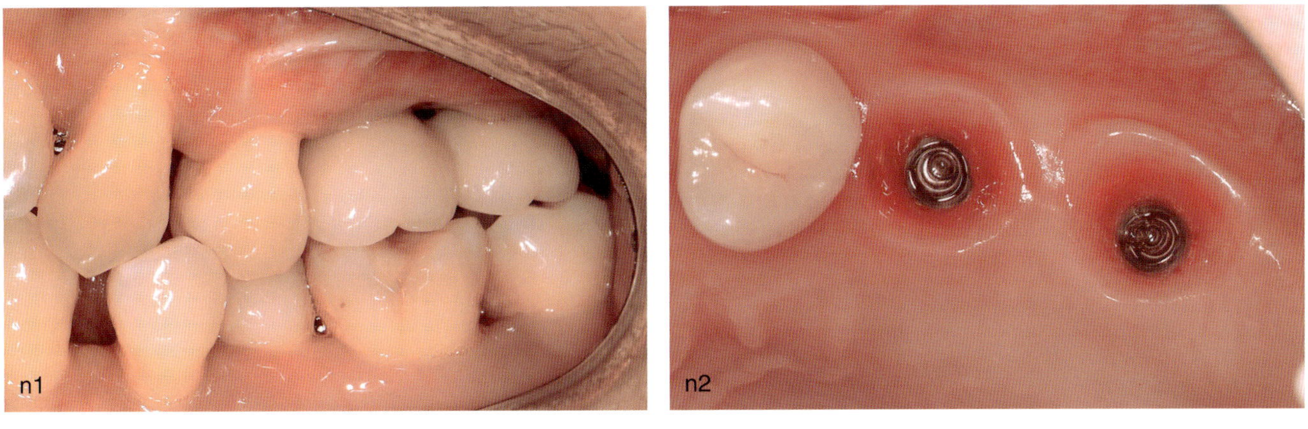

图8-18　左侧侧壁开窗上颌窦底提升的术后急性上颌窦炎（续）

n. 种植体植入4个月后进行渐进性负荷。n1. 戴入临时树脂修复体之后的侧面观，修复体与对颌牙轻接触。n2. 渐进性负荷2个月后的过渡带形态，种植体周围软组织健康。

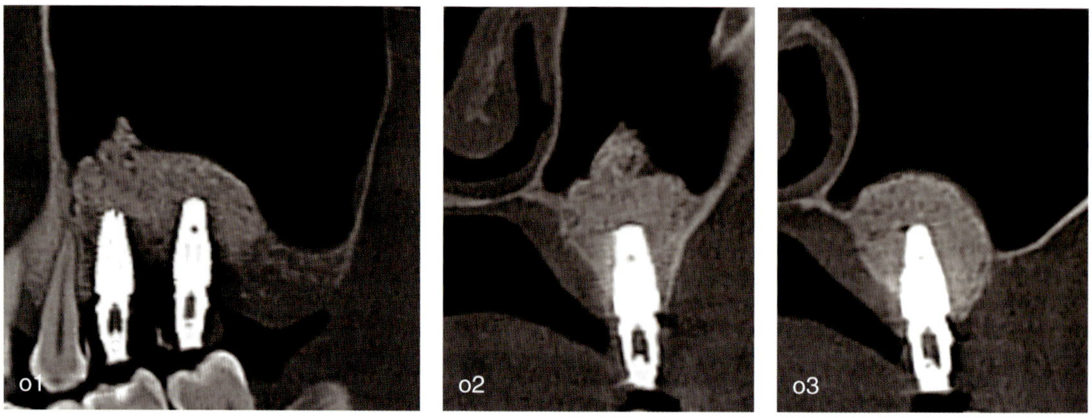

图8-18　左侧侧壁开窗上颌窦底提升的术后急性上颌窦炎（续）

o．戴入渐进性负荷修复体2个月后的CBCT扫描。o1．后牙牙弓的近远中向断层。o2．第二前磨牙位点种植体的颊舌向断层。o3．第一磨牙位点种植体的颊舌向断层。窦底呈完美的帐篷样隆起，窦底黏骨膜无增厚，窦底的小囊肿样表现已经消失。

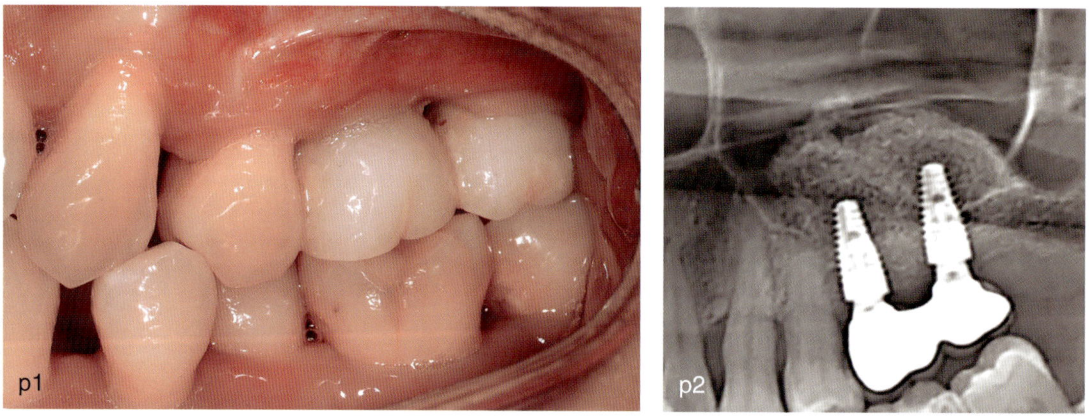

图8-18　左侧侧壁开窗上颌窦底提升的术后急性上颌窦炎（续）

p．佩戴渐进性负荷修复体2个月后戴入最终修复体。p1．戴入金属烤瓷修复体。p2．戴入最终修复体之后拍摄的曲面体层放射线片。种植体周围骨高度理想，修复体与种植体密合。

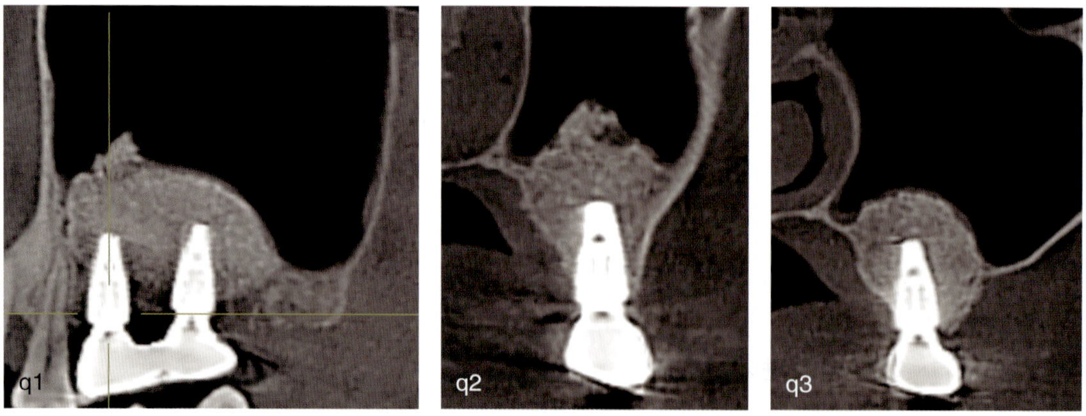

图8-18　左侧侧壁开窗上颌窦底提升的术后急性上颌窦炎（续）

q．戴入最终修复体1年后的CBCT扫描。q1．后牙牙弓的近远中向断层。q2．第二前磨牙位点种植体的颊舌向断层。q3．第一磨牙位点种植体的颊舌向断层。窦底呈完美的帐篷样隆起，新骨充分包绕种植体，窦底黏骨膜无增厚。

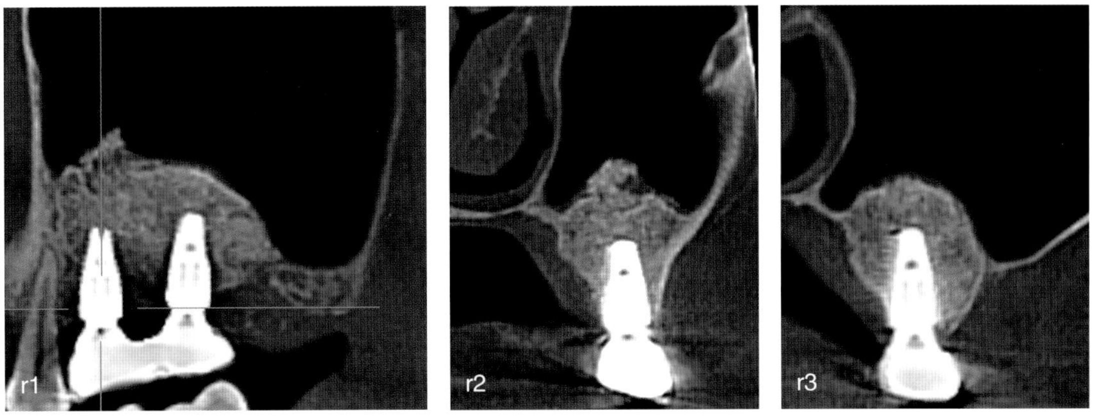

图8-18　左侧侧壁开窗上颌窦底提升的术后急性上颌窦炎（续）
r. 戴入最终修复体2年后的CBCT扫描。r1. 后牙牙弓的近远中向断层。r2. 第二前磨牙位点种植体的颊舌向断层。r3. 第一磨牙位点种植体的颊舌向断层。窦底呈完美的帐篷样隆起，新骨充分包绕种植体，种植体周围骨高度稳定，侧壁已经为完美的皮质骨骨板。

讨论

本病例为侧壁开窗上颌窦底提升、分阶段种植。上颌窦底提升发生了术后急性上颌窦炎，经过药物治疗获得了理想的效果和预后，相关问题讨论如下。

本病例术后急性上颌窦炎的病因

本病例，发生术后急性上颌窦炎病因难以确定，可能如下因素相关：

- **黏骨膜穿孔**　通常，黏骨膜穿孔是发生术后急性上颌窦炎的主要诱因。本病例，术者只是在术中怀疑发生了微小的黏骨膜穿孔，并且用膜片状浓缩生长因子（CGF）和脱细胞真皮进行了封堵，在术后的CBCT断层中并没有液体和骨增量材料进入窦腔的明显征象，只是在第一磨牙位点的外侧有极少骨粉颗粒的迹象。但是，第二前磨牙位点CBCT断层还是提示此处发生了黏骨膜穿孔：在侧壁开窗上颌窦底提升当天、第4天和第10天可见该位点的窦内有骨粉颗粒“漂浮”迹象；在术后2个月时该位点的骨增量轮廓上出现疑似骨增量材料溢出过程中遗留的锥样隆起。这些征象均提示可能发生了黏骨膜穿孔，存在骨增量材料进入窦腔引发术后急性上颌窦炎的可能。
- **窦底潴留囊肿**　以下征象提示术后急性上颌窦炎的发生与窦底潴留囊肿相关：①术前CBCT检查可见窦底存在一个较小的潴留囊肿；②在侧壁开窗上颌窦底提升术后即刻、2个月、4个月、6个月以及种植体植入之后即刻CBCT断层中均可见囊肿存在；③种植体植入术后4个月时窦腔黏骨膜增厚影像与侧壁开窗上颌窦底提升术后的黏骨膜增厚影像极其相似；④在种植体渐进性负荷2个月时的CBCT扫描发现囊肿消失，之后的CBCT扫描均显示黏骨膜无增厚。这些现象均提示术后急性上颌窦炎可能与窦底一直存在的较小的潴留囊肿相关。

本病例术后急性上颌窦炎的治疗

本病例在术后4天即诊断为术后急性上颌窦炎，在药物治疗6天后CBCT扫描显示窦内的密度增高影像开始降低，窦口-鼻道复合体肿胀开始缓解，说明炎症控制有效，在1个月时的CBCT扫描显示炎症消失。

外科程序：任斌、姜珂、王婷；修复程序：任斌、龚文鹏；手术时间：2019年

病例之七：侧壁开窗上颌窦底提升的术后急性上颌窦炎

50岁男性患者，因牙周病拔除松动的上颌右侧磨牙近10年，在本院进行种植治疗。本病例存在上颌窦潴留囊肿，行侧壁开窗上颌窦底提升同期植入种植体后，发生了术后急性上颌窦炎，共经历了3次手术。

第一次手术：囊肿摘除与侧壁开窗上颌窦底提升

初次就诊时患者全身状态良好，无全身系统性疾病史。患者吸烟，每天20支以上；饮酒，每天250mL以上。实验室检查无异常。口腔颌面部检查可见上颌右侧磨牙缺失，口腔卫生良好，口腔黏膜无异常，中等开口度。鼻腔检查可见鼻中隔向右侧偏曲，下鼻甲肥大，无异常分泌物。患者自述有10余年的头痛病史，常年反复发作，每次持续数周，曾多次被诊断为偏头痛。但口服抗感染和抗感冒药物之后可以缓解症状。

CBCT扫描显示窦底相对位置降低，牙槽嵴顶相

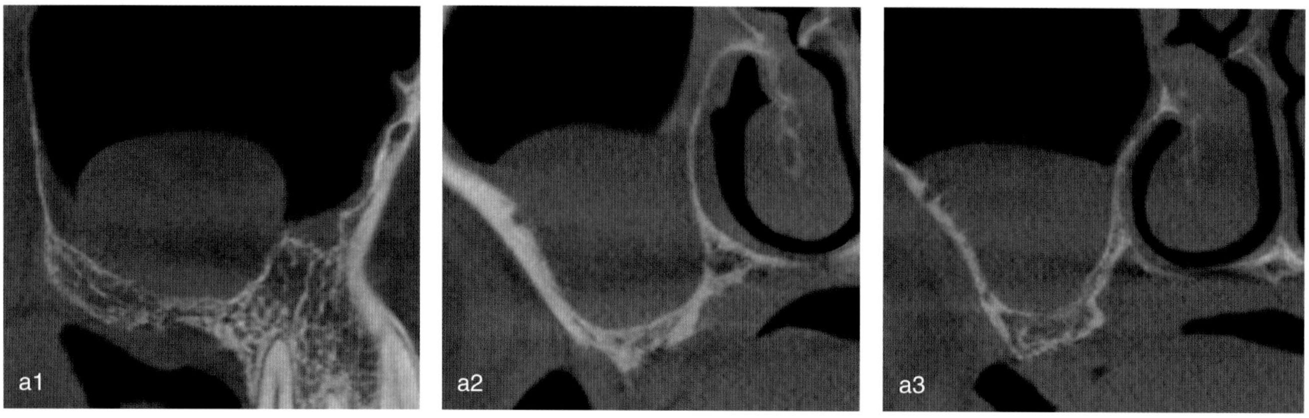

图8-19 侧壁开窗上颌窦底提升的术后急性上颌窦炎
a. 术前检查，右侧上颌窦CBCT扫描。依次为后牙牙弓的近远中向断层（a1）、第一磨牙位点（a2）和第二磨牙位点（a3）的颊舌向断层。窦内为均匀一致的隆起样密度增高影像，距离窦底约16mm处可见牙槽上颌窦动脉切迹。

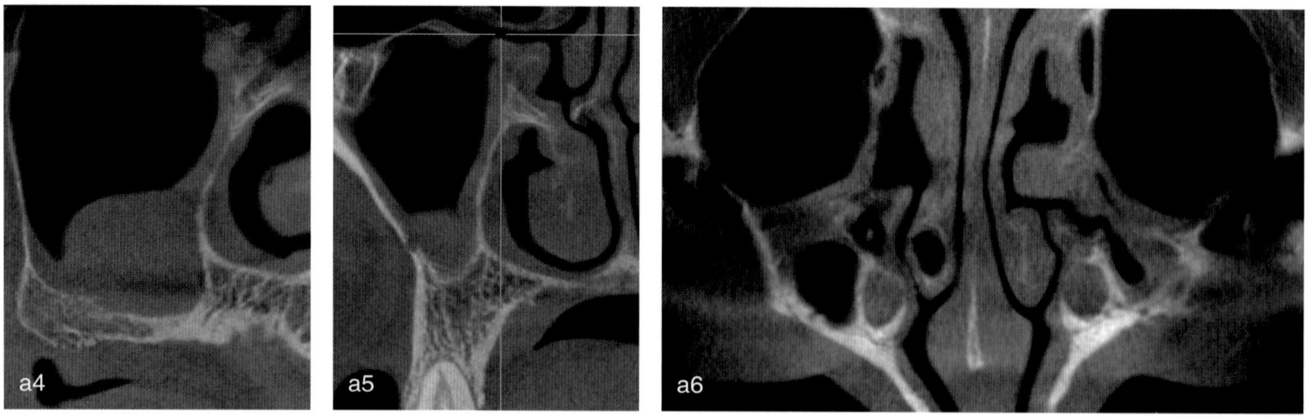

图8-19 侧壁开窗上颌窦底提升的术后急性上颌窦炎（续）
a. 术前检查，右侧上颌窦CBCT扫描。以右侧上颌窦开口（十字线交叉点）为兴趣区的冠状面（a4）、矢状面（a5）和水平面（a6）断层。右侧上颌窦开口通畅，但不如左侧。窦口–鼻道复合体影像基本清晰。

对位置尚可，平坦型窦底、倾斜型牙槽嵴顶，Ⅳ类骨密度。右侧上颌存在放射线密度增高影像，高度约21mm、宽度约24mm，近远中向断层呈穹隆状；颊舌向断层平坦，与窦壁成钝角，其他部位的黏膜有数毫米不等增厚影像。在第一前磨牙对应的窦底存在低钝的小间隔。在上颌窦外侧壁可见牙槽上颌窦动脉切迹，距离上颌窦底约16mm。右侧上颌窦开口通畅，但不如左侧。窦口-鼻道复合体影像基本清晰，鼻中隔向右侧偏曲、下鼻甲肥大（图8-19a）。

基于以上临床和CBCT检查，本病例为上颌后部Ⅱ型骨缺损，上颌窦潴留囊肿。治疗计划为侧壁开窗摘除上颌窦潴留囊肿，同期上颌窦底提升并植入种植体，潜入式愈合，6个月后修复。

行盐酸阿替卡因骨膜上浸润麻醉，在缺牙位点

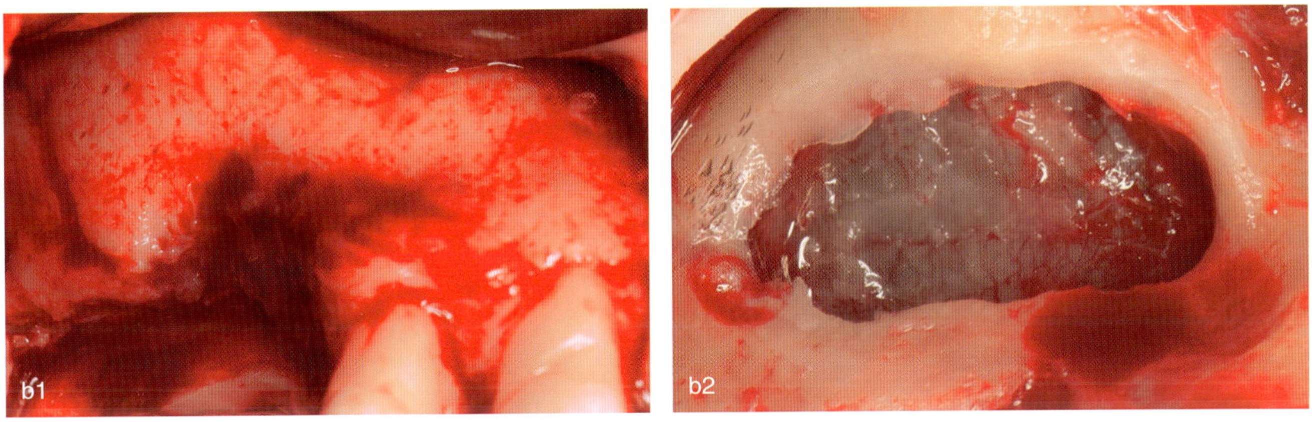

图8-19　侧壁开窗上颌窦底提升的术后急性上颌窦炎（续）
b. 术中照片。b1. 翻黏骨膜瓣，用刮骨刀在侧壁开窗位置刮取大量的自体骨骨屑之后，用钨钢球钻和金刚砂球钻侧壁开窗。b2. 开椭圆形骨窗，黏骨膜完整。

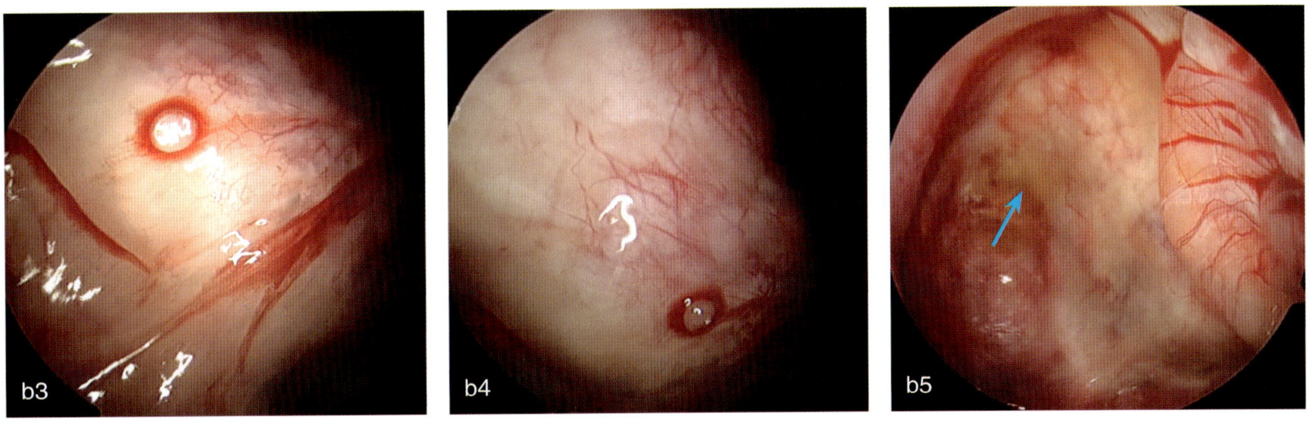

图8-19　侧壁开窗上颌窦底提升的术后急性上颌窦炎（续）
b. 术中照片，电子内镜检查。b3，b4. 侧壁开窗之后可见张力较大的囊肿，完全遮挡了上颌窦开口。b5. 吸出部分黏稠的囊液之后，囊肿缩小，包绕黏液的黏骨膜呈黄褐色的不健康状态（箭头所示）。

做牙槽嵴顶略偏腭侧的水平向切口以及第二前磨牙近中和第二磨牙远中的两个垂直向松弛切口。按照标准的侧壁开窗上颌窦底提升程序翻黏骨膜瓣，在外侧骨壁刮取骨屑，用钨钢球钻和金刚砂球钻研磨上颌窦侧壁，形成揭盖式骨窗。用电子内镜确定囊肿的位置，上颌窦开口被囊肿所遮挡。切开囊壁，释放囊液。由于囊肿的张力较大，囊液快速流出并被吸除，未留下任何痕迹。从透明的吸引管观察，囊液黏稠含有脓液。囊液被吸出之后呈褐黄色囊壁迅速收缩，与骨壁贴附，囊壁的小切口也难以辨别。计划钳取囊壁做组织学检查，可是囊壁完全与骨壁贴合，为减小创伤而放弃取病理计划。此时可见上颌窦开口通畅、开口周围未见潴留囊肿。从窦底及周围骨壁剥离黏骨膜，将生物可吸收性胶原膜（Bio-Gide，Geistlich，瑞士）植入窦底，覆盖窦底黏骨膜和穿孔，种植窝预备后两步法植入去蛋白牛骨矿物质（Bio-Oss，Geistlich，瑞士）与自体骨骨屑混合的骨增量材料，植入两颗软组织水平亲水表面种植体（Straumann，瑞士）：第一磨

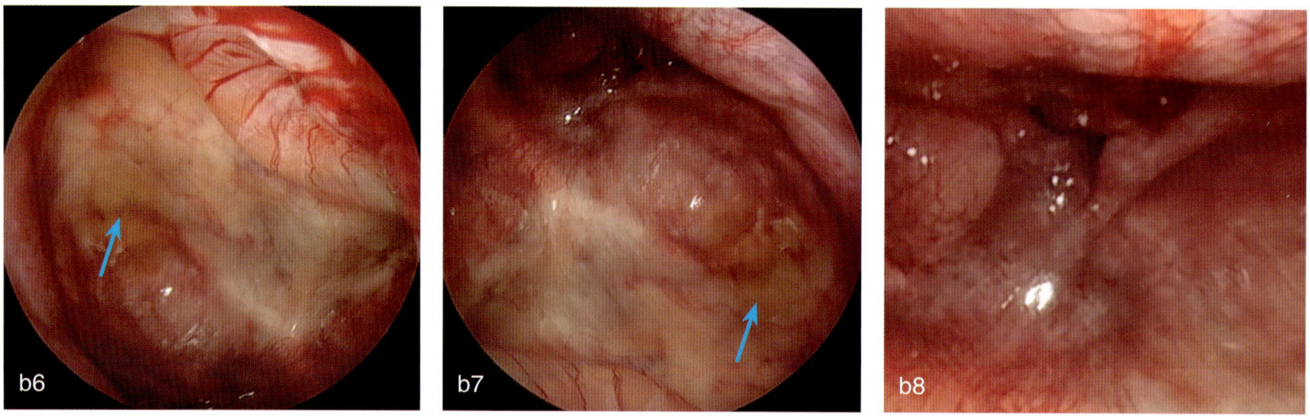

图8-19　侧壁开窗上颌窦底提升的术后急性上颌窦炎（续）
b. 术中照片，电子内镜检查。b6，b7. 将囊肿内的黏液吸出之后，黄褐色的黏膜（囊壁）迅速收缩，贴合于窦壁（箭头所示）。b8. 上颌窦开口通畅。

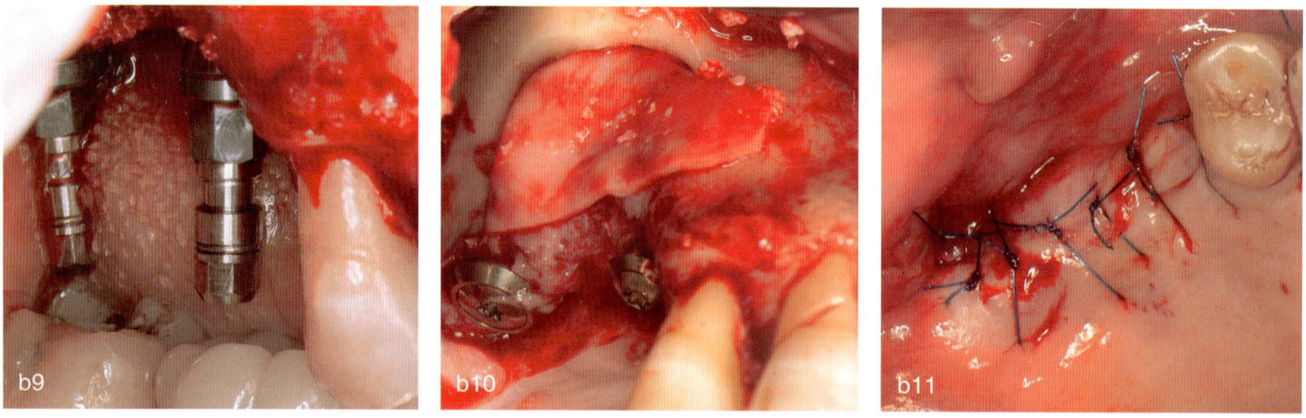

图8-19　侧壁开窗上颌窦底提升的术后急性上颌窦炎（续）
b. 术中照片。b9. 摘除囊肿之后，进行种植窝预备，用生物可吸收性胶原膜修补上颌窦黏骨膜穿孔，植入骨增量材料和两颗软组织水平种植体。b10. 将覆盖窦底黏骨膜的胶原膜向外反折，覆盖侧壁骨窗。b11. 黏骨膜复位，关闭创口。

牙位点为4.1mm × 10mm标准种植体，第二磨牙位点为4.8mm × 10mm种植体。部分光滑颈部位于骨内，种植体初始稳定性均 > 25Ncm。再次植入骨增量材料，将植入窦底的胶原膜向窦外反折，覆盖骨窗。复位黏骨膜瓣，无张力关闭创口（图8-19b）。

术后即刻CBCT扫描显示第二磨牙位点种植体被骨增量材料包绕，形成帐篷样隆起，但在第一磨牙位点种植体根端未见骨增量材料。同时在窦内也存在大量的密度增高影像，为通过黏骨膜穿孔进入窦内的生理盐水与出血混合物在窦底的积聚（图8-19c）。

术后静脉滴注克林霉素5天，每天1次，每次0.6g；静脉滴注地塞米松注射液3天，每天1次，每次10mg；呋麻滴鼻液滴鼻5天，每天2次；复方葡萄糖酸氯己定含漱液含漱，每天3次。术后6天复诊，右侧面颊部胀痛，低热，创口红肿，但无脓性分泌物。嘱患者继续输液。

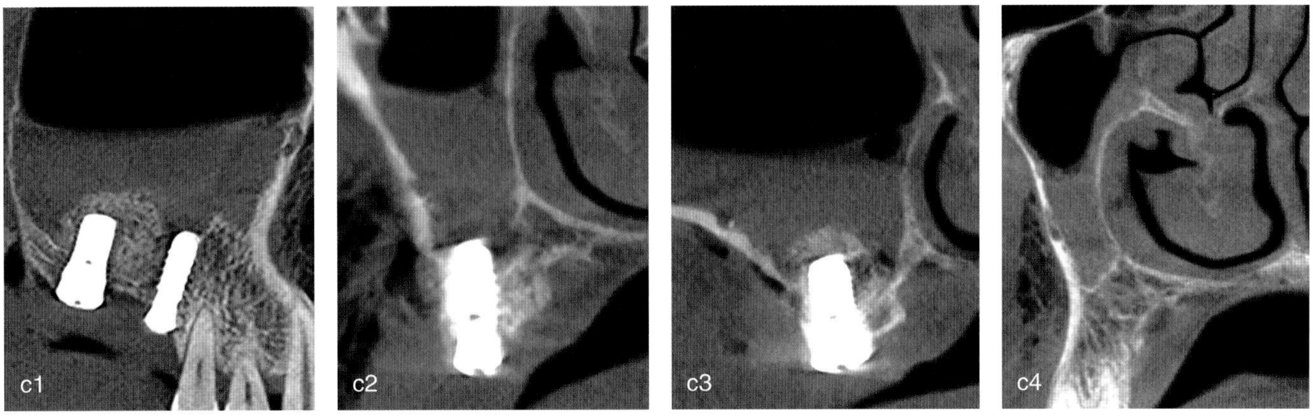

图8-19　侧壁开窗上颌窦底提升的术后急性上颌窦炎（续）

c. 术后即刻右侧上颌窦CBCT扫描。依次为后牙牙弓的近远中向断层（c1）、第一磨牙位点（c2）和第二磨牙位点（c3）的颊舌向断层，以及以右侧上颌窦开口（十字线交叉点）为兴趣区的矢状面断层（c4）。窦底呈帐篷样隆起，窦底积液，上颌窦开口通畅。

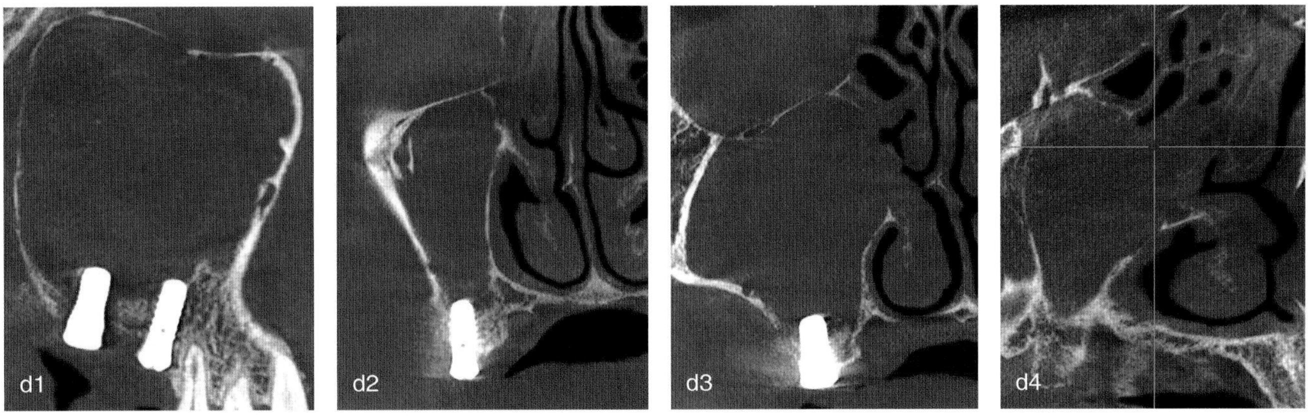

图8-19　侧壁开窗上颌窦底提升的术后急性上颌窦炎（续）

d. 术后10天的右侧上颌窦CBCT扫描。断层部位与上图（图8-19c）相同。窦内充满密度增高影像，帐篷样隆起以及骨增量材料已经消失。上颌窦开口（十字线交叉点）堵塞，并波及窦口-鼻道复合体和筛窦。

第二次手术：上颌窦清创、取出种植体

术后10天复诊拆线，右侧面颊部肿胀明显加重，面颊部和口内术区压痛明显，低热，夜间头痛，晨起有大量脓涕。在第二前磨牙的垂直向松弛切口流出大量脓性分泌物。其中掺杂极少量的骨代用品颗粒。

此次复诊的CBCT扫描显示右侧上颌窦内充满均匀一致的放射线密度增高影像，其中未见去蛋白牛骨矿物质（DBBM）颗粒。与术后即刻CBCT扫描相比，骨增量材料的帐篷样隆起以及包绕第二磨牙的骨增量材料已经完全消失，右侧上颌窦开口完全堵塞并波及筛窦，窦口-鼻道复合体影像模糊不清（图8-19d）。

除全身用药之外，每天进行创口引流和鼻腔冲洗，症状不见好转，脓性渗出持续不断。因为担心波及其他鼻窦，10天后将患者转诊至耳鼻喉专科医院。

在耳鼻喉专科医院手术前的MSCT检查结果与CBCT检查一致（图8-19e）。全麻下进行鼻窦内镜手术。首先切除部分鼻中隔软骨，将鼻中隔向对侧鼻腔

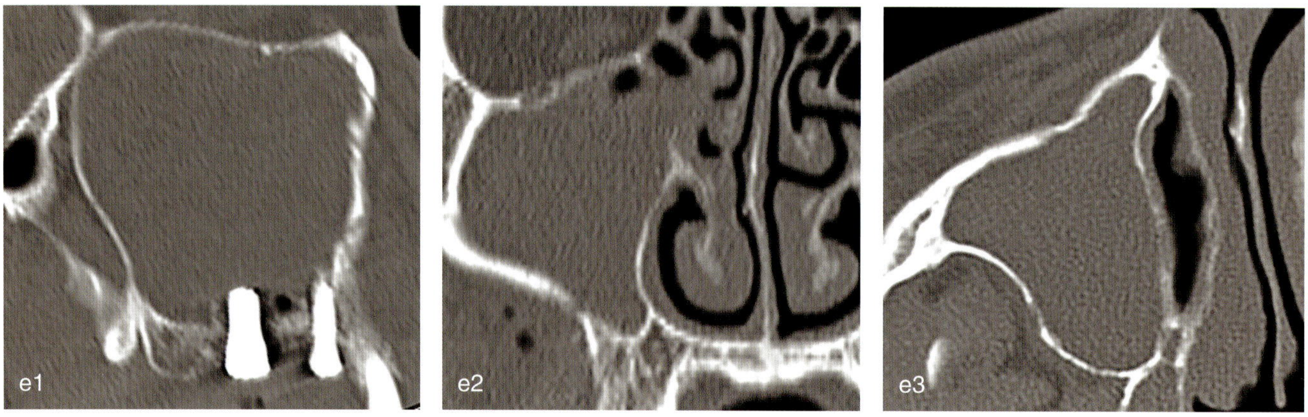

图8-19　侧壁开窗上颌窦底提升的术后急性上颌窦炎（续）
e. 第二次手术前的右侧上颌窦CT扫描。依次为上颌窦的近远中向断层（e1）、冠状面断层（e2）和水平面断层（e3）。窦内充满密度增高影像，帐篷样隆起以及骨增量材料已经消失。上颌窦开口（十字线交叉点）堵塞，窦口-鼻道复合体黏膜肿胀。

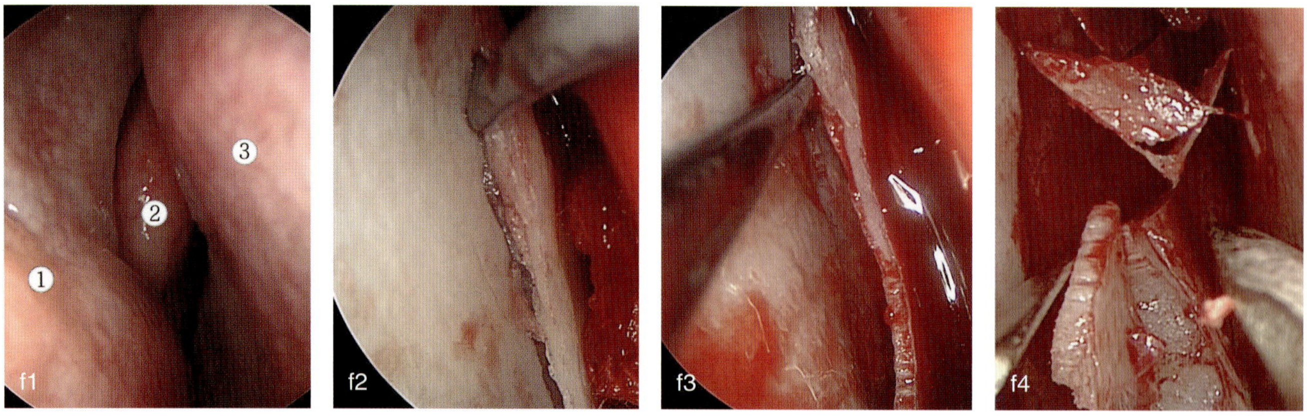

图8-19　侧壁开窗上颌窦底提升的术后急性上颌窦炎（续）
f. 第二次手术的术中照片，电子内镜检查。f1. 右侧鼻腔。1. 鼻腔外侧壁；2. 下鼻甲；3. 鼻中隔。f2～f4. 从左侧鼻腔切开黏骨膜，切除部分鼻中隔软骨。

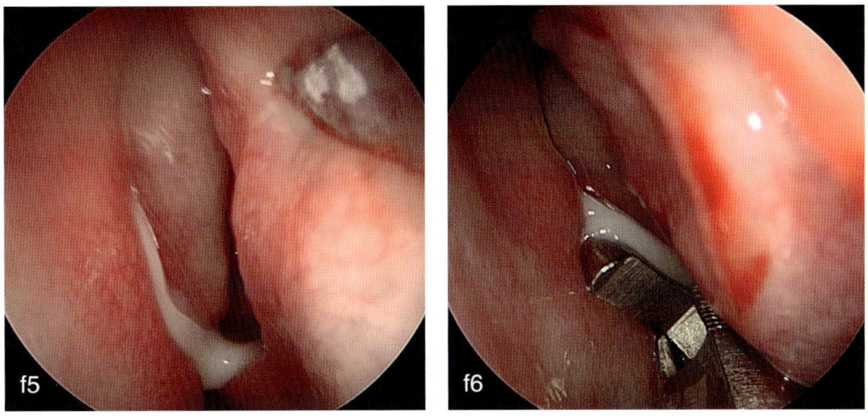

图8–19　侧壁开窗上颌窦底提升的术后急性上颌窦炎（续）
f. 第二次手术的术中照片，电子内镜检查。f5. 将鼻中隔向左侧推移，可见从上颌窦开口方向流出脓液。f6. 将鼻腔咬骨钳向上颌窦开口处推进，以咬除上颌窦开口周围的部分骨及软组织。

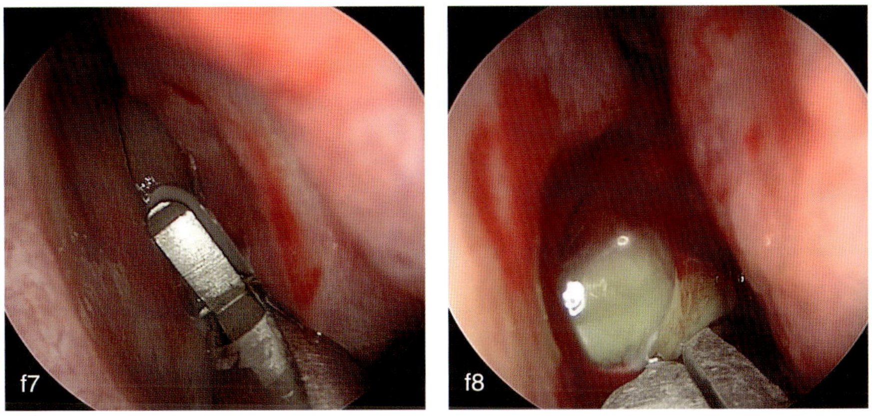

图8–19　侧壁开窗上颌窦底提升的术后急性上颌窦炎（续）
f. 第二次手术的术中照片，电子内镜检查。f7. 用鼻腔咬骨钳咬除上颌窦开口周围的部分骨及软组织，以扩大上颌窦开口。f8. 扩大上颌窦开口之后，涌出大量的脓液。

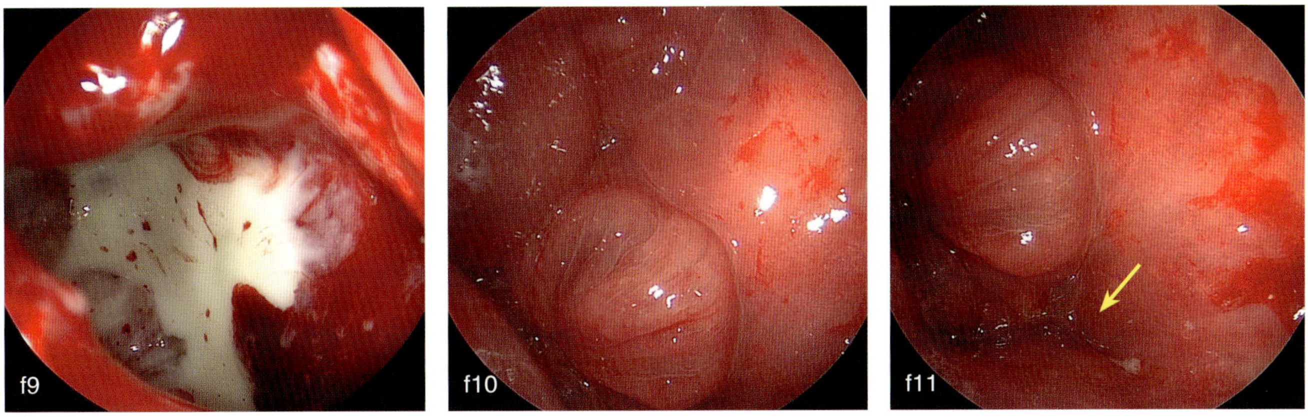

图8–19　侧壁开窗上颌窦底提升的术后急性上颌窦炎（续）
f. 第二次手术的术中照片，电子内镜检查。f9. 将电子内镜深入窦腔内，可见大量的脓液黏附于窦腔的黏膜表面。f10，f11. 用吸引器吸出脓液，并用生理盐水冲洗干净后，可见窦腔黏膜水肿，窦底黏骨膜未见穿孔，在腭鼻隐窝处黏膜颜色暗淡（箭头所示）。

推移，以减少电子内镜下器械扩大上颌窦开口的阻力。推移鼻中隔时见到大量淡黄色的脓液从中鼻道流出。切除钩突、扩大上颌窦开口后，在电子内镜下将吸引器置入窦内抽吸脓液。黏稠的脓液与上颌窦黏膜黏附，经过反复冲洗，清除黏附于窦腔黏膜的脓液后，可见上颌窦底提升时向窦内抬起的窦底黏骨膜完整、未见黏骨膜穿孔（图8–19f）。然后，经口腔入路从创口内取出两颗松动的种植体。

术后静脉滴注克林霉素5天，每天1次。在耳鼻喉专科医院手术20天后来院复诊。患者全身状态和精神良好，无明显自觉症状。右侧面颊部略肿胀，鼻腔无脓性分泌物。患者自述在此次术后头痛症状消失。

CBCT扫描显示右侧上颌窦内为均匀一致的密度增高影像，约占窦腔的4/5。手术扩大的上颌窦开口较大、非常通畅，窦口–鼻道复合体影像清晰。筛窦、蝶窦和额窦清晰、黏膜无增厚。因为术中切除了部分鼻中隔软骨，鼻中隔偏曲消失（图8–19g）。

建议患者随访，视病情恢复情况再决定是否再次进行上颌窦底提升和种植治疗。

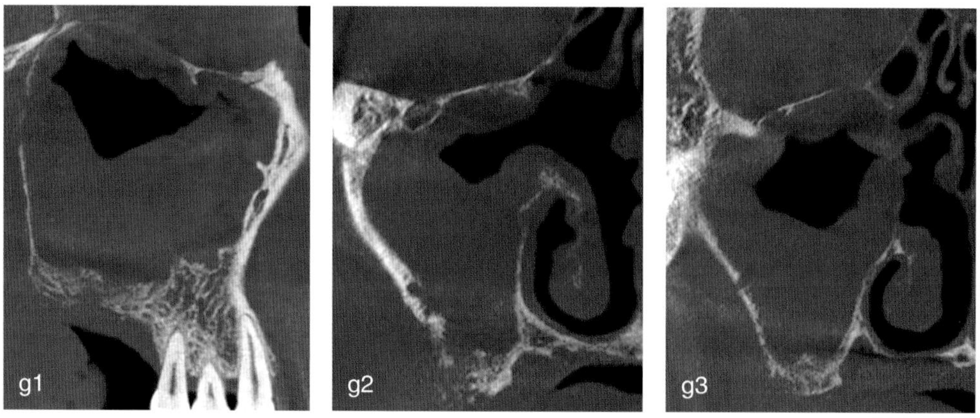

图8–19　侧壁开窗上颌窦底提升的术后急性上颌窦炎（续）
g. 第二次手术后20天的右侧上颌窦CBCT扫描。依次为后牙牙弓的近远中向断层（g1）、第一磨牙位点（g2）和第二磨牙位点（g3）的颊舌向断层。右侧上颌窦腔的密度增高影像约占4/5，扩大的右侧上颌窦开口通畅。

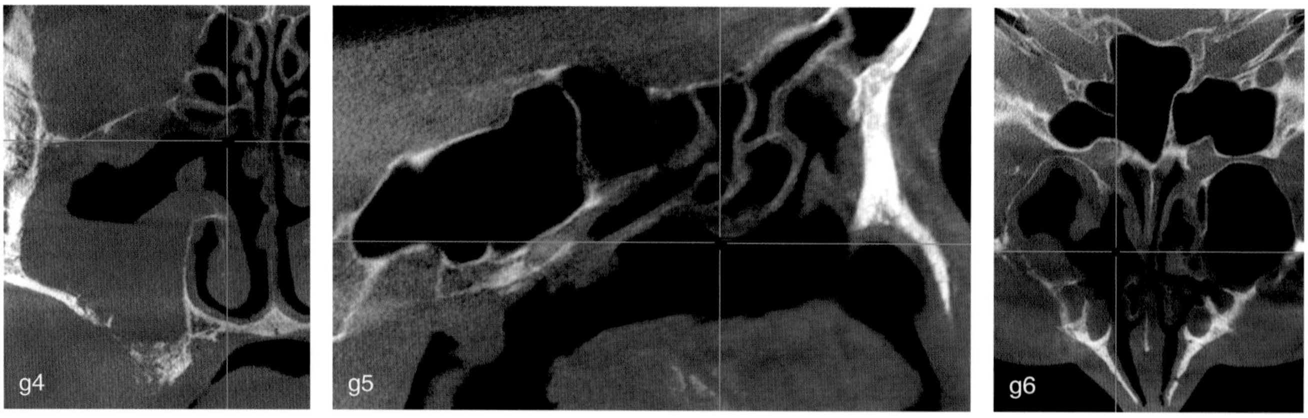

图8–19　侧壁开窗上颌窦底提升的术后急性上颌窦炎（续）
g. 第二次手术后20天的右侧上颌窦CBCT扫描。以右侧上颌窦开口（十字线交叉点）为兴趣区的冠状面（g4）、矢状面（g5）和水平面（g6）断层。扩大的右侧上颌窦开口通畅，窦口–鼻道复合体和筛窦影像清晰。

第三次手术：摘除上颌窦囊肿

2.5年后再次复诊。与前一次复诊（在耳鼻喉专科医院手术后20天复诊）相比，患者一般状态无变化，右侧面部仍然略显肿胀、无压痛，口腔内的创口愈合良好，鼻腔无脓性分泌物。但在1年前头痛又重新发作，每次仍然持续数周。CBCT扫描显示右侧上颌窦内为均匀一致的放射线密度增高影像，充满整个窦腔，手术扩大的上颌窦开口完全堵塞，但窦口-鼻道复合体和筛窦影像清晰（图8-19h）。基于放射线影像，仍然诊断为上颌窦潴留囊肿，决定静脉滴注抗生素5天，3周后进一步检查，决定下一步治疗方案。

3周后的CBCT扫描显示，充满右侧上颌窦腔的密度增高影像显著缩小，局限于上颌窦底，其大小及形状与初诊时CBCT扫描所见惊人的相似（图8-19i）。不同之处在于，上次手术扩大了上颌窦开口。诊断为上颌窦潴留囊肿复发，决定再次手术、摘除囊肿。

行盐酸阿替卡因骨膜上浸润麻醉，重新打开第一次手术的切口。翻黏骨膜瓣、锐性分离骨窗处的瘢痕样结缔组织，暴露原来的骨窗，骨窗范围略有缩小。之后，用直径4.5mm钨钢球钻和金刚砂球钻扩大上颌窦侧壁骨窗，锐性切除瘢痕样结缔组织。用电子

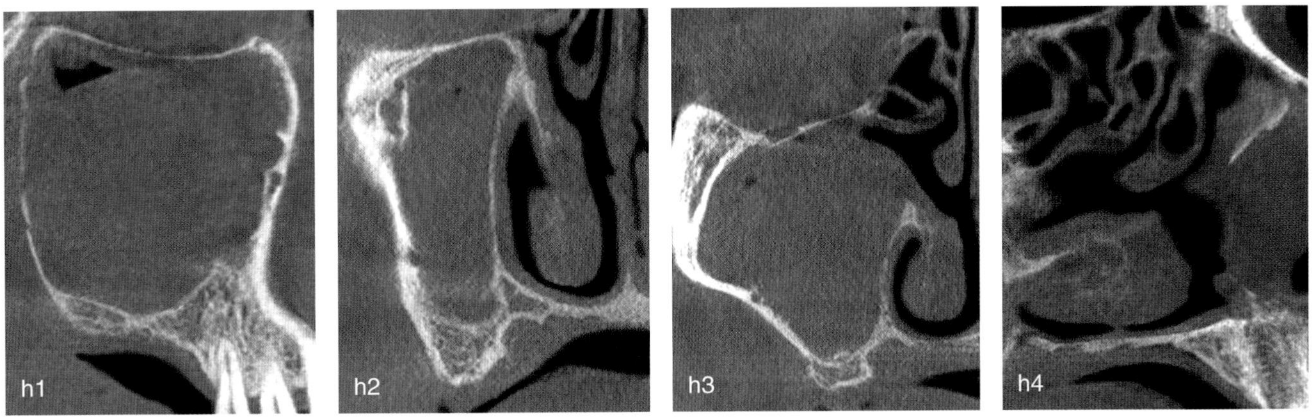

图8-19 侧壁开窗上颌窦底提升的术后急性上颌窦炎（续）
h. 第二次手术后2.5年复查时的右侧上颌窦CBCT扫描。依次为后牙牙弓的近远中向断层（h1）、第一磨牙位点（h2）和第二磨牙位点（h3）的颊舌向断层及上颌窦开口的矢状面断层（h4）。窦腔内充满密度增高影像，上颌窦开口通畅，窦口-鼻道复合体清晰。

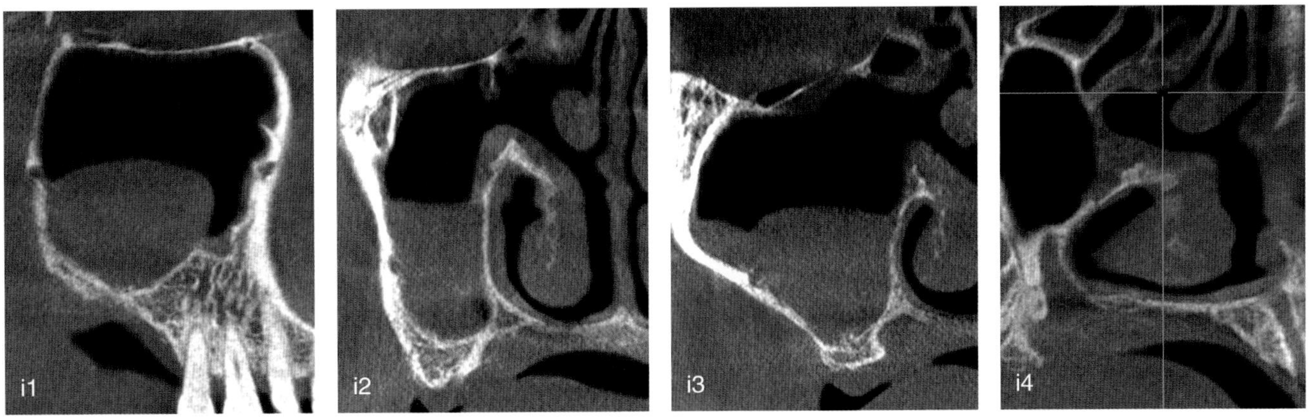

图8-19 侧壁开窗上颌窦底提升的术后急性上颌窦炎（续）
i. 3周后的右侧上颌窦CBCT扫描。依次为后牙牙弓的近远中向断层（i1）、第一磨牙位点（i2）和第二磨牙位点（i3）的颊舌向断层，以及上颌窦开口的矢状面断层（i4）。窦腔内的囊肿影像与初诊时（图8-19a）几乎一致，只是上颌窦开口显著扩大。

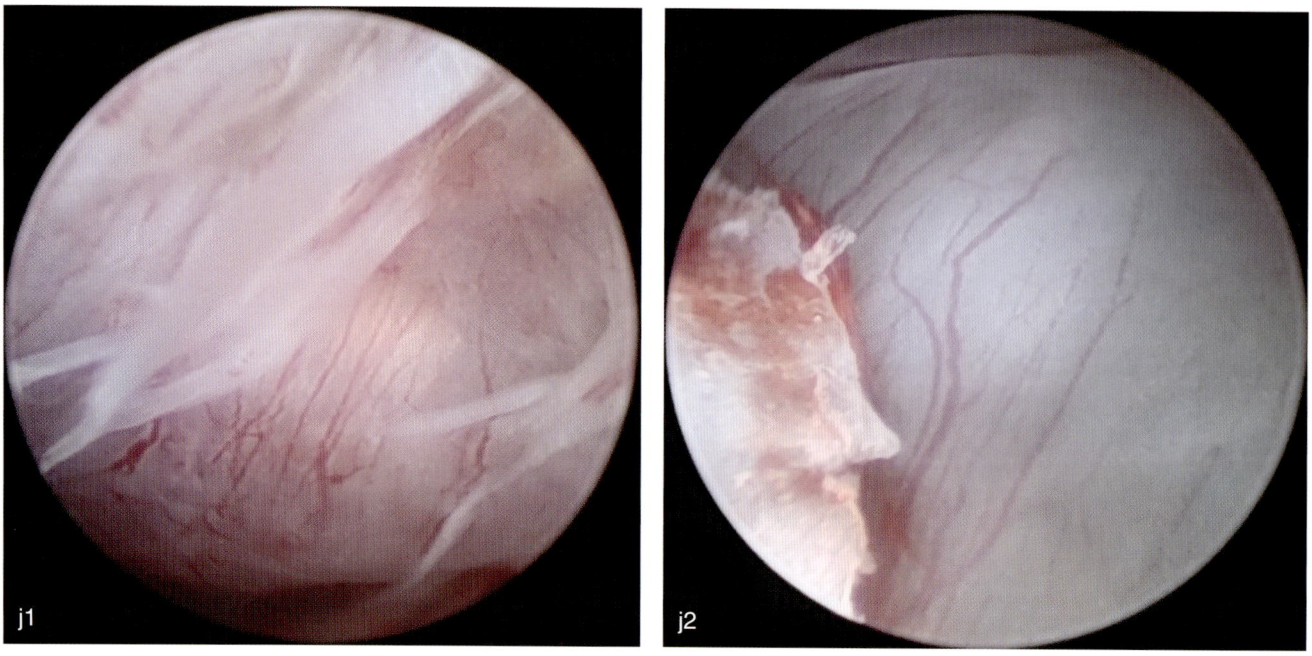

图8-19 侧壁开窗上颌窦底提升的术后急性上颌窦炎（续）
j. 第三次手术的术中照片，电子内镜检查。j1. 窦底骨膜不完整、呈条索状，在黏膜内可见淡黄色的囊肿影像。j2. 囊肿位于窦底并邻近内侧壁，囊壁菲薄，伴随呼吸而飘动，其表面血供丰富。

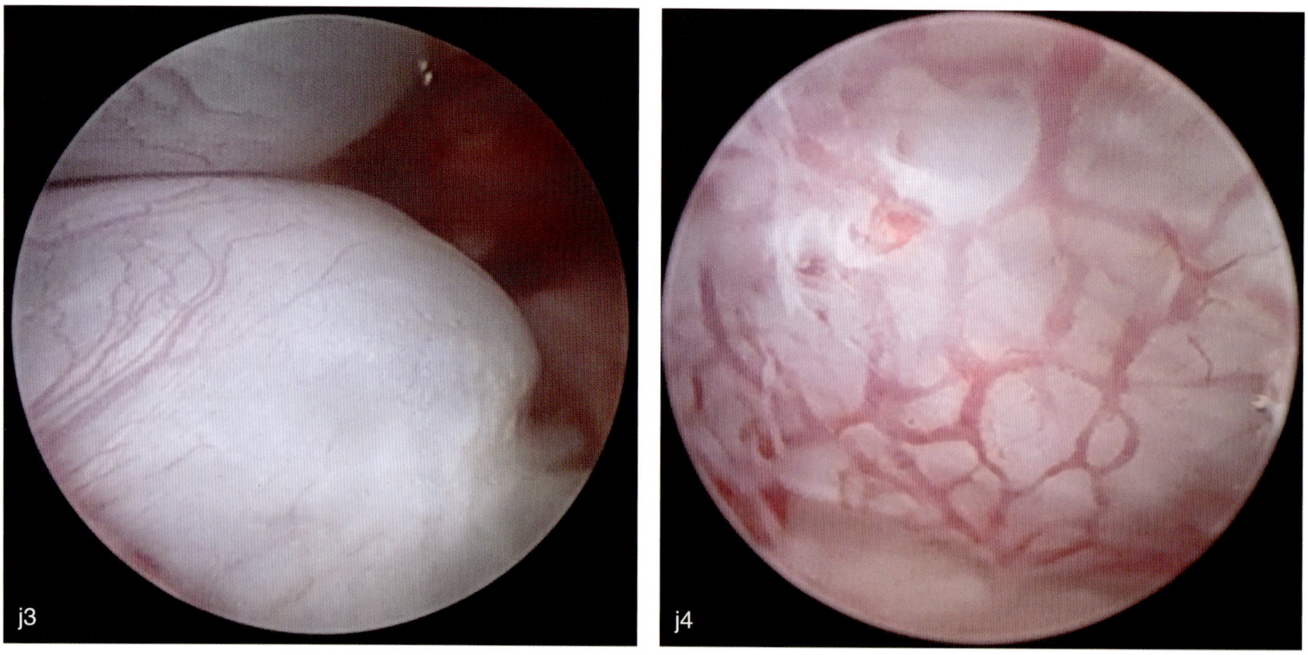

图8-19 侧壁开窗上颌窦底提升的术后急性上颌窦炎（续）
j. 第三次手术的术中照片，电子内镜检查。j3. 囊肿位于窦底并邻近内侧壁，囊壁菲薄，伴随呼吸而飘动，其表面血供丰富。j4. 囊壁表面的近距离观，可见丰富的血管网络。

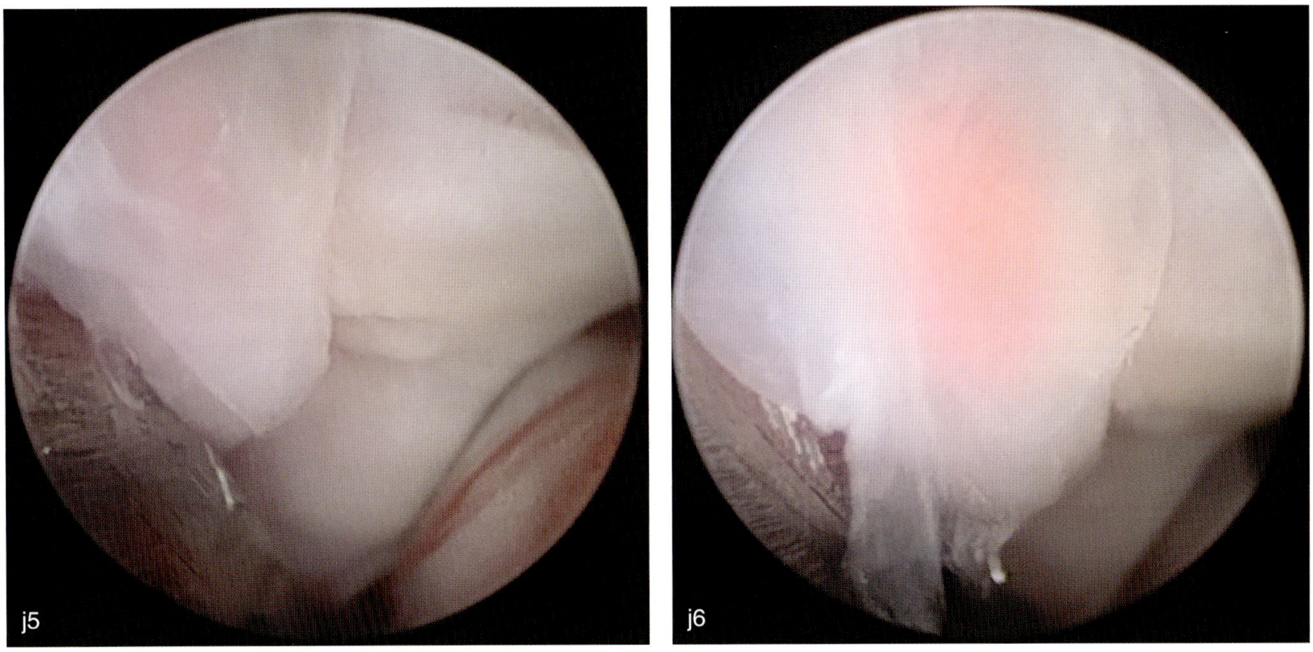

图8-19　侧壁开窗上颌窦底提升的术后急性上颌窦炎（续）
j. 第三次手术的术中照片，电子内镜检查。j5，j6. 切开黏膜（即囊壁）之后，可见成团的非常黏稠的黏液。黏液表面似乎有非常非薄的黏液膜样结构，并把黏液分割成不同的部分。

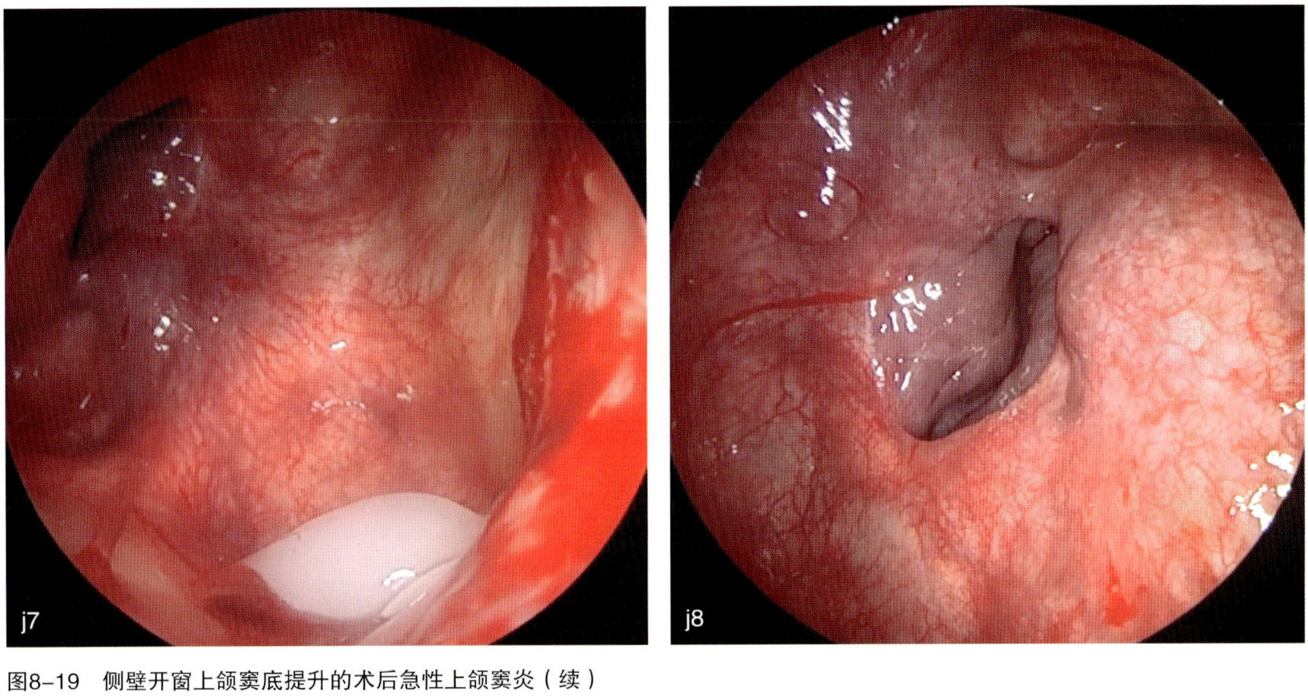

图8-19　侧壁开窗上颌窦底提升的术后急性上颌窦炎（续）
j. 第三次手术的术中照片，电子内镜检查。j7. 吸出囊液之后，可见上颌窦开口通畅和在窦底的囊液残留。j8. 扩大的上颌窦开口非常通畅，上颌窦开口周围未见潴留囊肿。

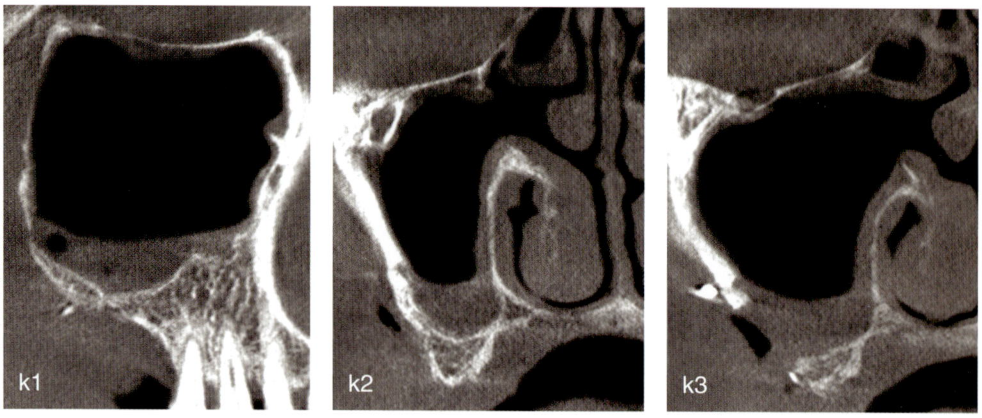

图8-19 侧壁开窗上颌窦底提升的术后急性上颌窦炎（续）

k. 第三次手术后即刻右侧上颌窦CBCT扫描。依次为后牙牙弓的近远中向断层（k1）、第一磨牙位点（k2）和第二磨牙位点（k3）的颊舌向断层。上颌窦开口通畅，在窦底存在少量的黏骨膜增厚影像。

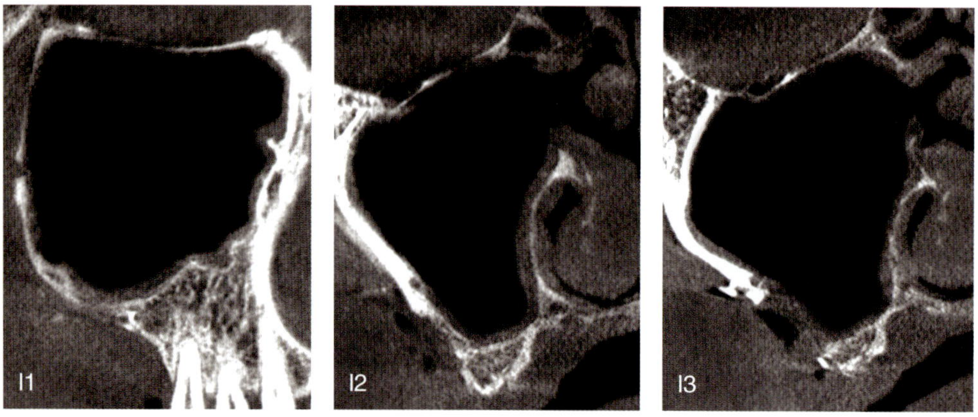

图8-19 侧壁开窗上颌窦底提升的术后急性上颌窦炎（续）

l. 第三次手术后2年时的右侧上颌窦CBCT扫描。依次为沿后牙牙弓的近远中向断层（l1）、第一磨牙位点（l2）和第二磨牙位点（l3）的颊舌向断层。上颌窦开口通畅，在窦底存在少量的黏骨膜增厚影像。

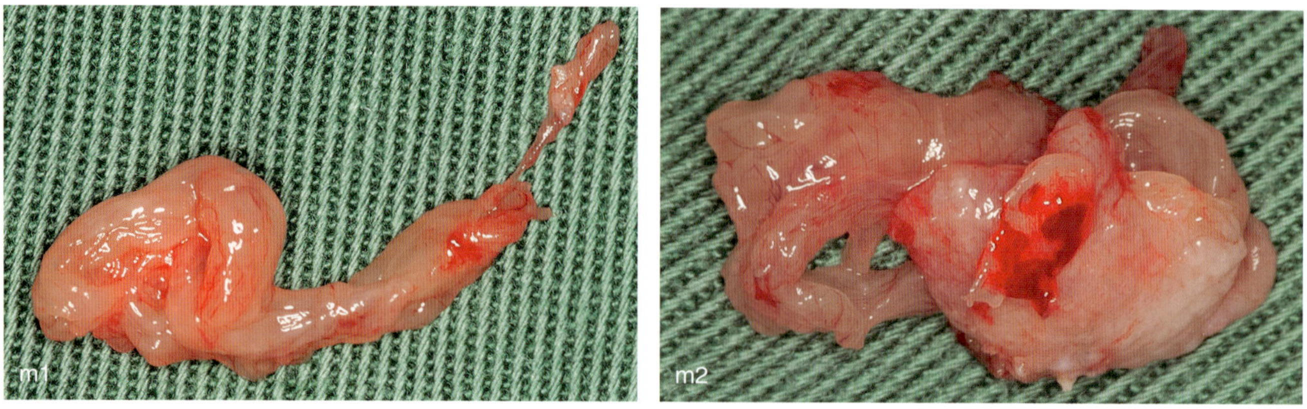

图8-19 侧壁开窗上颌窦底提升的术后急性上颌窦炎（续）

m. 第三次手术摘除的囊肿。m1，m2. 大体标本所见，摘除的囊肿共分为3块，m1为1块标本，m2为2块标本。标本包括了囊壁与上颌窦黏骨膜，具备一定的弹性和韧性。

内镜观察，剥离的窦底骨膜不完整、呈条索状，在黏膜内可见淡黄色囊肿影像。进一步检查可明确囊肿的位置，可见囊壁菲薄，伴随呼吸而飘动，其表面血供丰富。切开囊壁，可见非常黏稠的囊液。将其吸出之后，整个上颌窦腔尽收眼底，可见上次在耳鼻喉手术中扩大的上颌窦开口非常通畅，摘除菲薄的囊壁。骨窗表面覆盖胶原膜（Bio-Gide，Geistlich，瑞士），复位黏骨膜瓣，无张力关闭创口（图8-19j）。

术后静脉滴注克林霉素5天，每天1次，每次0.6g；静脉滴注地塞米松注射液3天，每天1次，每次10mg；呋麻滴鼻液滴鼻5天，每天2次；复方葡萄糖酸氯己定含漱液含漱，每天3次，直至7天后拆线。

术后即刻CBCT扫描显示在窦底仅存在少量生理盐水与出血混合物（图8-19k）。术后2年时的CBCT扫描显示在窦底仅存在轻度的黏骨膜增厚，无囊肿复发的征象，巨大“上颌窦开口”通畅（图8-19l）。

切除的囊壁富有弹性和韧性（图8-19m）。组织学检查显示囊肿壁有薄层上皮衬里，固有层疏松，杯状细胞异常丰富（图8-19n）。

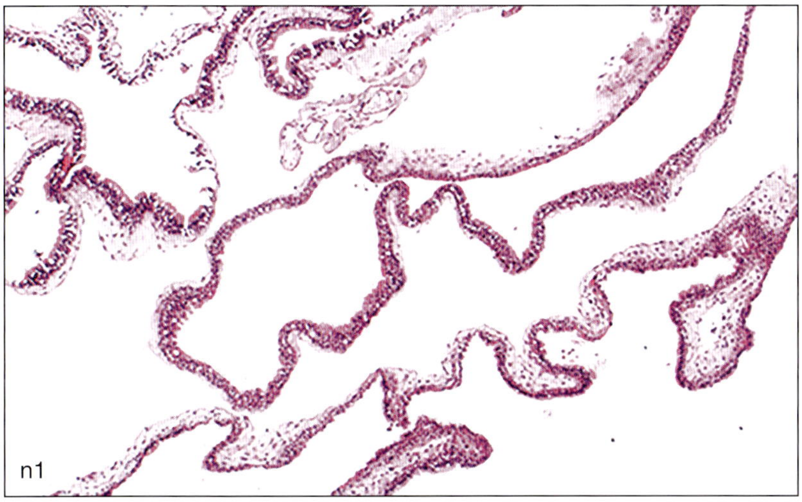

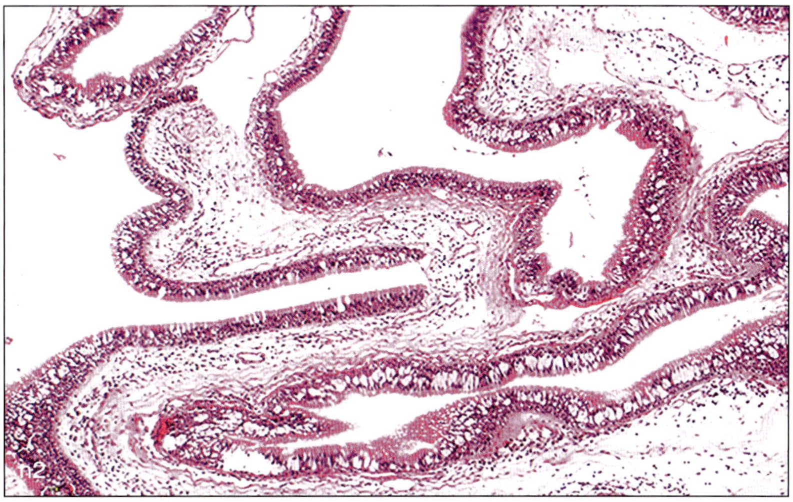

图8-19　侧壁开窗上颌窦底提升的术后急性上颌窦炎（续）

n. 第三次手术摘除的囊肿的组织学切片。n1. 1.25X。囊壁菲薄，表面为假复层纤毛柱状上皮。n2. 20X。向窦腔内突起的上颌窦黏膜，表面为假复层纤毛柱状上皮，固有层疏松，有大量炎症细胞浸润。

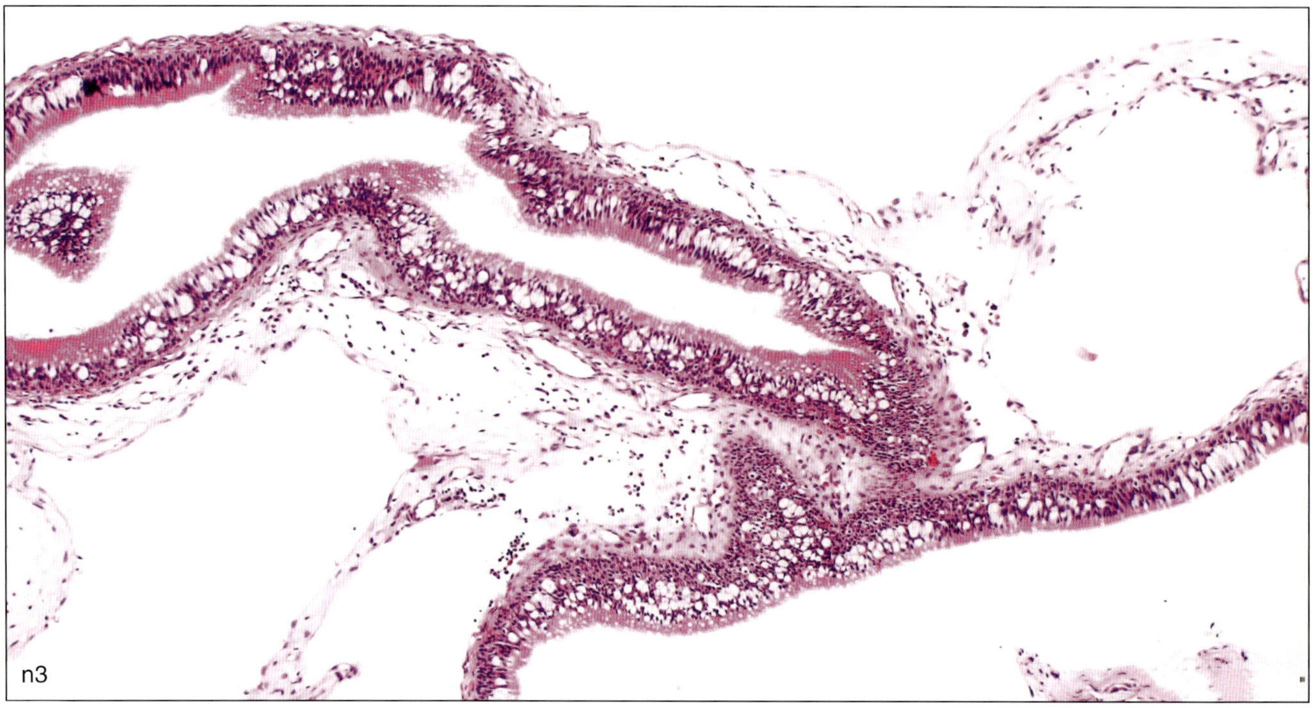

图8-19 侧壁开窗上颌窦底提升的术后急性上颌窦炎（续）

n. 第三次手术摘除的囊肿的组织学切片。n3. 20X。囊壁表面为假复层纤毛柱状上皮，杯状细胞异常丰富，纤维性囊壁非常疏松，含有许多水肿或黏液渗入所形成的空腔。

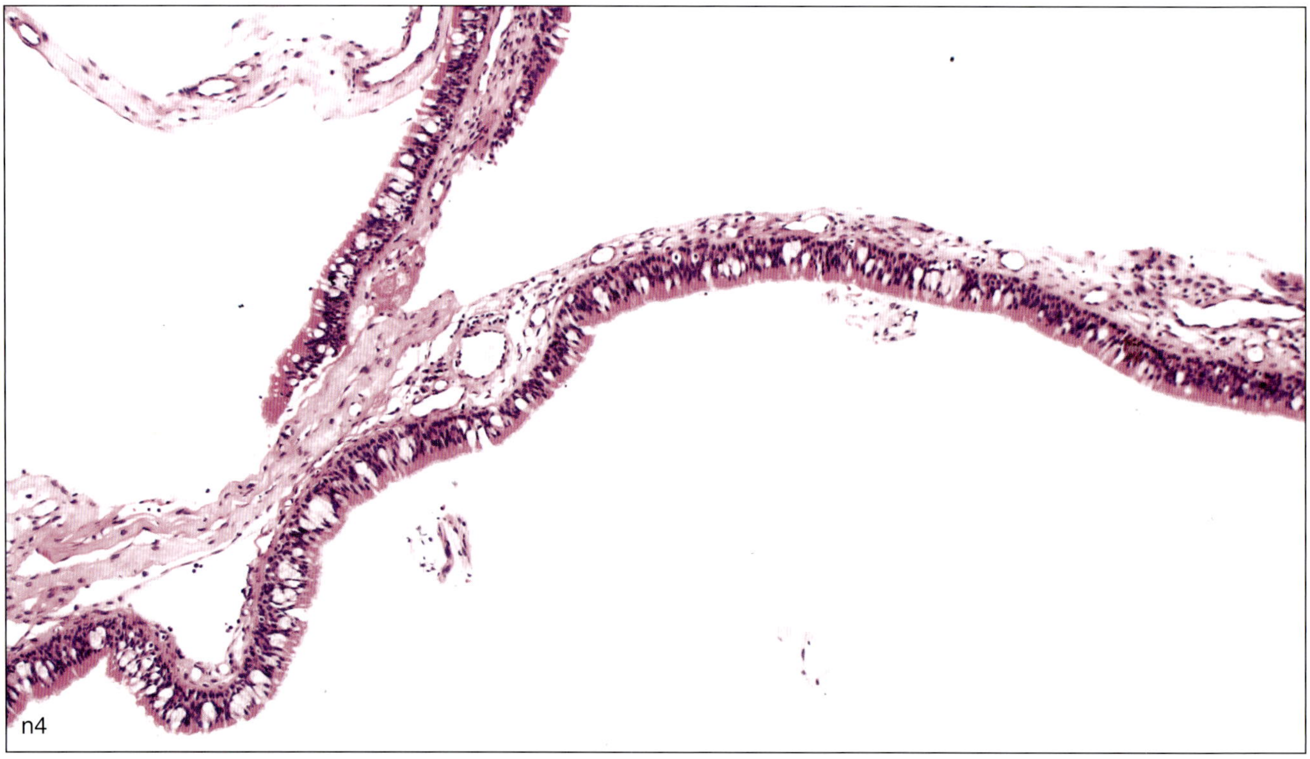

图8-19 侧壁开窗上颌窦底提升的术后急性上颌窦炎（续）

n. 第三次手术摘除的囊肿的组织学切片。n4. 20X。囊壁表面为假复层纤毛柱状上皮，杯状细胞异常丰富，部分纤维囊壁内可见纤维化或有炎症细胞浸润，含有一些蛋白样渗出物。

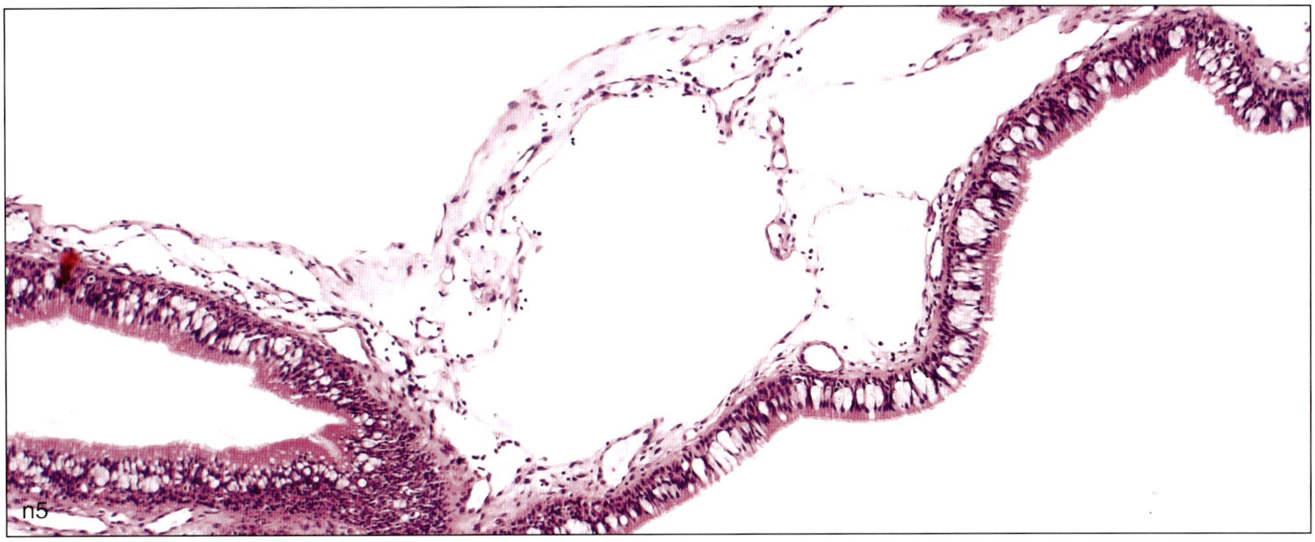

图8–19　侧壁开窗上颌窦底提升的术后急性上颌窦炎（续）
n. 第三次手术摘除的囊肿的组织学切片。n5. 20X。囊壁表面为假复层纤毛柱状上皮，杯状细胞异常丰富，纤维囊壁疏松，含有许多水肿或黏液渗入所形成的空腔。

讨论

本病例，术前存在较大的窦底潴留囊肿，在侧壁开窗摘除囊肿、同期上颌窦底提升并植入种植体后发生了术后急性上颌窦炎，导致骨增量的手术失败。

第一次手术：侧壁开窗上颌窦底提升

本次手术，发生了术后急性上颌窦炎，局部症状十分凶险，在垂直向切口处大量溢脓并混有骨粉颗粒，手术失败。复习术中所见，病因比较明确：囊液的黏液中含有脓液，证明囊肿存在感染，即“脓囊肿”；囊壁呈黄褐色，可能是“脓囊肿”的表征。因为笔者缺乏经验，在术中并未引起注意，继续完成了上颌窦底提升、骨增量和种植体植入手术，显然这是一个错误，为发生术后急性上颌窦炎留下了隐患。

第二次手术：上颌窦清创

由于感染症状较重，将患者转入专科医院，进行了鼻窦内镜手术。术后2.5年时的CBCT扫描显示为术后慢性上颌窦炎的表现，用药5天。3周后的CBCT扫描表现为窦底潴留囊肿，而且与初诊时的表现几乎完全一致，因此进行第三次手术摘除了囊肿。

第三次手术：潴留囊肿摘除

摘除了潴留囊肿后随访2年未见复发，可以再次行上颌窦底提升。但是，“一朝被蛇咬，十年怕井绳”，患者对再次手术心有余悸，对再次手术存在恐慌心理。可是患者又无法耐受局部可摘义齿，进退两难，可见此类并发症对患者的多方面打击。

外科程序：宿玉成、王璐、刘倩；术中摄像和照相：陶丹；手术配合：陶丹、刘敏、吴利利；修复程序：汪霞；放射线诊断程序：苑秋华、王倩；组织学读片：李翠英（北京大学口腔医学院中心实验室）；第一次手术时间：2018年

跋

笔者于2022年8月23日上午10点向辽宁科学技术出版社补交了本书的最后一批稿件。本书成稿于新冠疫情这个特殊的时期。2020年9月17日笔者向人民卫生出版社提交了《口腔种植学词典》的最后一批稿件（该书于2020年12月出版）之后，便开始在郭淼老师所设计的版式上编写本书——《上颌窦底提升》。新冠疫情是一场旷世的全球灾难，人们的日常生活、工作、交流陷入紊乱和间歇性停止，也产生了许多空闲时间，笔者静心思考、复习文献、整理病例资料，终于在抗疫斗争即将迎来曙光之际，完成此书。

上颌窦底可以说为我们展现了一个精彩而神秘的世界。“精彩”在于人类上颌窦解剖、生理和疾病千差万别、变幻莫测，上颌窦底提升骨增量效果犹如神来之笔；“神秘”在于并未完全清晰上颌窦疾病，对上颌窦底提升的成骨机制和术后反应存在许多不确定性；“精彩而神秘”还在于上颌窦为口腔专业与耳鼻喉专业的交集之处，有共识也有分歧，有太多值得我们深入研究和学习的知识。

笔者曾经是一名口腔颌面外科医生，尽管主攻方向是正颌外科学，但也治疗口腔颌面部肿瘤、外伤和感染性疾病，曾做过许多上颌窦清创和肿瘤切除手术。20世纪八九十年代与现在有所不同，许多上颌窦感染和肿瘤的治疗是在口腔颌面外科完成的。在将精力转移到口腔种植领域之后，上颌窦底提升和与之相关疾病的研究依然是笔者的兴趣所在。近些年来，笔者热衷于某些与上颌窦底提升相关的CBCT扫描、电子内镜观察和组织学检查的对照研究，“翱翔”在上颌窦这个“精彩而神秘的世界”中。这些临床实践使笔者对上颌窦底提升临床程序的理解更加深入，对相关疾病的了解日渐清晰。

向出版社交稿之后，笔者放飞自我，在神农架完成了本书的最后部分——“跋”，以下提供些零散记述，或为与口腔种植学相关的重要事件（例如邱蔚六院士和王兴教授的讲话节录），或为本书中某些概念的提炼与总结（这些概念或是由本书提出，或是先前已经存在的），希望可以加深读者对口腔种植学，尤其是对上颌窦底提升的理解。

“口腔种植与上帝粒子”说

牙缺失是口腔临床中发病率很高的疾病之一，近百年来一直是口腔医学临床与研究的热点，促使一代又一代口腔医学工作者持之以恒地努力提高传统修复方法的效果，以满足患者的需求。种植体骨结合理论的诞生、种植体材料的确立、种植体设计的完善以及种植临床技术的提高，使多数牙缺失病例实现了功能和美学的完美修复，获得了可以与天然牙相媲美的修复效果。正如中国工程院院士邱蔚六教授所提出：“牙种植是上帝赐予人类的一颗上帝粒子，解救人类牙缺失之痛苦”（中华口腔医学会2013年年会期间邱蔚六教授与笔者的谈话，2013年8月16日，上海），此话一语中的，也反映出邱蔚六教授等口腔医学界元老对口腔种植事业发展的肯定。

“口腔种植与专业洗牌”说

口腔种植技术在国内迅速发展，既为患者缺失牙带来了“仿真”的修复效果，也激烈震荡和变革了口腔医学的学科布局，2010年口腔种植学被卫生部正式批准为口腔种植专业（卫生部“卫医政发〔2010〕55号”文，2010年6月11日发布）。正如中华口腔医学会会长王兴教授在多次会议讲话中提出“口腔种植学的发展是口腔医学的一次革命，促使口腔医学学科重新大洗牌”［王兴教授在国际口腔种植学会（ITI）第二届中国学术会议开幕式上的讲话，2008年9月6日，广州］，这段话寓意深长，为口腔种植学在口腔医学中的学科布局进行了明确定位。

关于“上颌窦底提升”

如本书前言所述，这种剥离上颌窦底黏骨膜提升窦底的技术，2004年笔者在王兴教授的建议下采用上颌窦底提升（sinus floor elevation，SFE）[1]这一术语。目前，在中文文献和英文文献中均获得了统一。

关于“上颌窦黏骨膜与上颌窦黏膜”

如本书第1章所述，上颌窦黏骨膜与上颌窦黏膜不同。上颌窦骨壁内衬的软组织在英文文献中被称之为施耐德膜（Schneiderian membrane），偶尔被称之为上颌窦膜（maxillary sinus membrane）或上颌窦黏骨膜（maxillary sinus mucoperiosteum）。在中文文献中，习惯性地称之为上颌窦黏骨膜。上颌窦黏骨膜分为3层，由表及里为上皮层、固有层和骨膜层。而上颌窦黏膜（maxillary sinus mucous membrane）是上颌窦黏骨膜的组成部分，由上皮层和固有层所组成。上颌窦底提升时，从窦底剥离的是黏骨膜、提升的是窦底黏骨膜，发生的穿孔是黏骨膜穿孔。上颌窦黏膜则用于对上皮层和固有层的描述，如上颌窦黏膜囊肿和上颌窦黏膜炎症等。在中文文献中，多可见到用上颌窦黏膜代替上颌窦黏骨膜、用上颌窦黏膜穿孔代替上颌窦黏骨膜穿孔，用法较为混乱。在中文文献中，笔者2004年首次使用术语“上颌窦黏骨膜”，2006年邱立新等首次使用术语“上颌窦黏骨膜穿孔”[2]。

关于“上颌窦黏液外渗症”

如本书第6章所述，1984年Gardner[3]明确提出上颌窦黏膜囊肿和囊肿样病变包括假性囊肿（pseudocyst）、潴留囊肿（retention cyst）和黏液外渗症（mucocele），在英文文献中一直延续至今。

但是，在中文文献中一直将“mucocele”翻译为“黏液囊肿”、将“maxillary sinus mucocele”翻译为“上颌窦黏液囊肿”，这是一个概念上的误解，长此以往会导致对这一疾病的认识错误。笔者将“mucocele”翻译为“黏液外渗症”，而不是“黏液囊肿”的原因如下：

- 《Doland's Illustrated Medical Dictionary》中关于“黏液囊肿”的释义[4] mucous cyst：a retention cyst containing mucus.
- 《Doland's Illustrated Medical Dictionary》中关于“黏液潴留囊肿”的释义[4] mucus retention cyst：a mucus-containing retention cyst caused by blockage of a salivary gland duct, visible as a small nodule on the oral mucosa.
- 《Mosby's Dental Dictionary》中关于“黏液外渗症”的释义[5] “mucocele”与“mucous escape reaction”和“mucous extravasation phenomenon”均为同义词。“mucous escape reaction (mucous extravasation phenomenon, mucocele)：n nodular lesions (not cysts) on the oral mucosa caused by the escape of seromucous fluids from damaged minor salivary gland ducts. Such lesions fluctuate in size and can be treated by removing the affected minor salivary gland lobule.”释义中明确提出“mucocele...not cysts”。
- 《Doland's Illustrated Medical Dictionary》中关于“黏液外渗症”的释义[4] “mucocele：1. dilatation of a cavity with accumulated mucous secretion. 2. mucus retention cyst. 3. mucus extravasation phenomenon.”

基于以上词典的释义以及大量的文献，笔者邀请口腔组织病理学专家、北京大学口腔医学院高岩教授、李铁军教授和李翠英教授，对“pseudocyst、retention cyst和mucocele”进行了专题讨论。在专题讨论会上，复习了部分相关文献、笔者病例的术中照片和电子内镜记录以及组织学检查所见，并征求口腔组织病理学专家、北京大学口腔医学院于世风教授的意见，形成如下共识：①对中文文献中将“maxillary sinus pseudocyst”和“maxillary sinus retention cyst”分别翻译为“上颌窦假性囊肿”和“上颌窦潴留囊肿”无异议，囊肿均为无害的良性病变，位于上颌窦黏骨膜的固有层；②鉴于“maxillary sinus mucocele”为上颌窦开口堵塞所导致黏液聚集、潴留，黏液位于上颌窦腔内，并非上颌窦黏膜内，具有特征性的临床表现：窦腔内黏液积聚持续增加，具有侵袭性，可侵犯额窦、筛窦、蝶窦、颅内、眶内或皮下，严重者可以蚕食和破坏骨壁，依据病变程度会出现包括眶周疼痛、头痛、视力障碍和鼻塞等症状。因此，“maxillary sinus mucocele”不是囊肿（cyst），不应将其译为“上颌窦黏液囊肿”，应当将其译为“上颌窦黏液外渗症”，是一种侵袭性病变。

关于“气液平面”

如本书第6章和第8章所述，《Otolaryngology–Head and Neck Surgery》杂志在2007年和2015年发表的两篇指南《Clinical practice guideline: Adult sinusitis[6]》和《Clinical Practice Guideline (Update): Adult Sinusitis Executive Summary[7]》以及其他文献中，将放射线片中含有“空泡”的放射线密度增高影像称之为具有感染特征的上颌窦内“气液平面”是错误的。因为有上颌窦开口存在，根本不可能持续地存在所谓的“气液平面”。“空泡”是因为上颌窦潴留囊肿的黏稠囊液随患者体位变化，在固有层囊腔中形成的一种现象。

关于“上颌窦底提升的术后用药”

目前，关于上颌窦底提升的术前和术后用药原则有些混乱，存在上颌窦底提升术后应用抗生素的顾虑和争议。本书，基于《Otolaryngology–Head and Neck Surgery》杂志在2007年和2015年发表的两篇指南《Clinical practice guideline: Adult sinusitis[6]》和《Clinical Practice Guideline (Update): Adult Sinusitis Executive Summary[7]》以及《International Journal of Dentistry》在2012年发表的一篇指南（Prevention and treatment of postoperative infections after sinus elevation surgery: Clinical consensus and recommendations[8]），提出了上颌窦底提升、摘除上颌窦囊肿、术中黏骨膜穿孔以及术后感染的用药原则，包括药品种类、剂量和用药时长等，希望对预防和治疗术后感染提供帮助。

结束语

本书的“跋”，完成于湖北省的神农架。

与好友周延民教授、施斌教授和宋珂教授等朋友们游历于山水之间，领略神农架的自然胜境，沐浴神

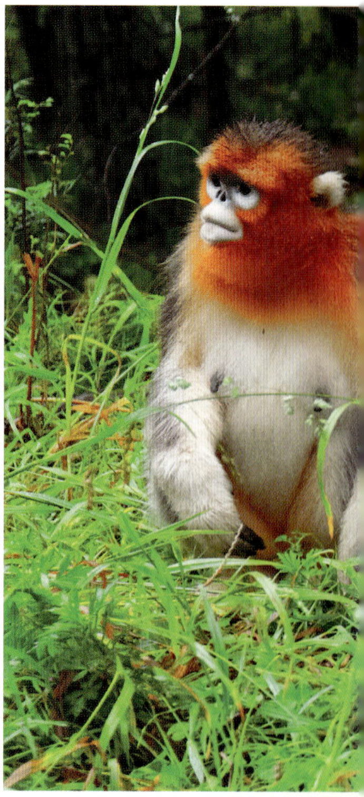

附图：川仰鼻猴

川仰鼻猴，别名金丝猴，该属的模式种。为体型中等猴类。头体长57～76cm，尾长51～72cm，体重10～40kg。鼻孔向上仰，颜面部为蓝色，无颊囊。颊部及颈侧棕红，肩背具长毛，色泽金黄，尾与体等长或更长。是典型的森林树栖动物，常年栖息于海拔1500～3300米的森林中。垂直分布带属亚热带山地常绿、落叶阔叶混交林、亚热带落叶阔叶林和常绿针叶林以及次生性的针阔叶混交林等植被类型。群栖生活，每个大的集群是按家族性的小集群为活动单位。每个小家族集群又由一强健的成年雄体为首领猴和3～5只雌猴及3岁以下的幼猴和哺乳的仔猴所组成。分布于中国四川、甘肃、陕西和湖北。（北京时间2022年9月1日摘自网络文章“金丝猴属/猴科疣猴亚科的动物”和“Rhinopithecus roxellana/golden snub–nosed monkey”）

照片拍摄于神农架，细雨，2022年8月31日上午10时11分

农架的凉爽秋风与绵绵细雨，从租住的山顶民宿眺望窗外，奇峰竞秀，峰峦叠翠，林海深处，云游雾绕。有奇洞险峰，有飞仙流瀑。时而风生雾起，如梦似幻；时而风开雾散，云海苍茫，白鹤翱翔。群山万壑之间，好一幅山水画卷，好一座诗画长廊。

登临神农顶，笔者不禁有所感怀。炎帝神农氏尝百草，一日而遇七十毒；作《神农百草经》而立医道，传后世以疗民疾。中华大地炎黄子孙传承的不仅是几千年血脉，更是先人的勇气、智慧和仁爱，这种精神激励后世每一位奋斗者开拓进取、不断拼搏，鼓励每一位医者探究真理、勇攀高峰！

神农架是国宝级动物金丝猴的繁衍与栖息之地。久仰金丝猴之美丽和灵性，终得一见。满腹经纶的“神农架国家公园科学研究院”杨敬元院长向我们详细介绍了金丝猴的数量、习性、被发现的过程和珍稀之处。随后，笔者在所居住的神农架木屋中通过网络进一步学习相关知识。事实上，金丝猴是仰鼻猴的一种。仰鼻猴属于灵长目-猴科-疣猴亚科，拉丁文为“Rhinopithecus”，是Rhino（鼻）和pithecus（猴）的组合词；英文为“Snub-nosed monkey”，是Snub（短而扁）、nosed（鼻）和monkey（猴）的组合词。仰鼻猴主要有4种，包括川、滇、黔和越南仰鼻猴[9]。其中只有川仰鼻猴的毛色为金黄色，也最为珍贵，英文名为“Rhinopithecus roxellana（Roxellana为一翘鼻金发女郎的名字）”或“Golden snub-nosed monkey”，中文名为“川金丝猴”。而其他3种仰鼻猴毛色均为黑灰色，分别命名为滇仰鼻猴（Rhinopithecus bieti）、黔仰鼻猴（Rhinopithecus brelichi）和越南仰鼻猴（Rhinopithecus avunculus）。由此可见，在某些中文文献中将后3种仰鼻猴称之为滇金丝猴、黔金丝猴和越南金丝猴是一种错误[10-12]。

从仰鼻猴称谓的混乱，笔者联想到我们行业内某些术语的混乱。这些混乱可能会导致我们对某些疾病认知错误，影响诊断和治疗效果。在本书中，笔者竭尽努力的溯本求源、去伪存真，纠正目前上颌窦底提升相关方面所存在的错谬。如果因此产生分歧，敬请谅解，欢迎广大读者批评斧正！

宿玉成，2022年9月1日于神农架

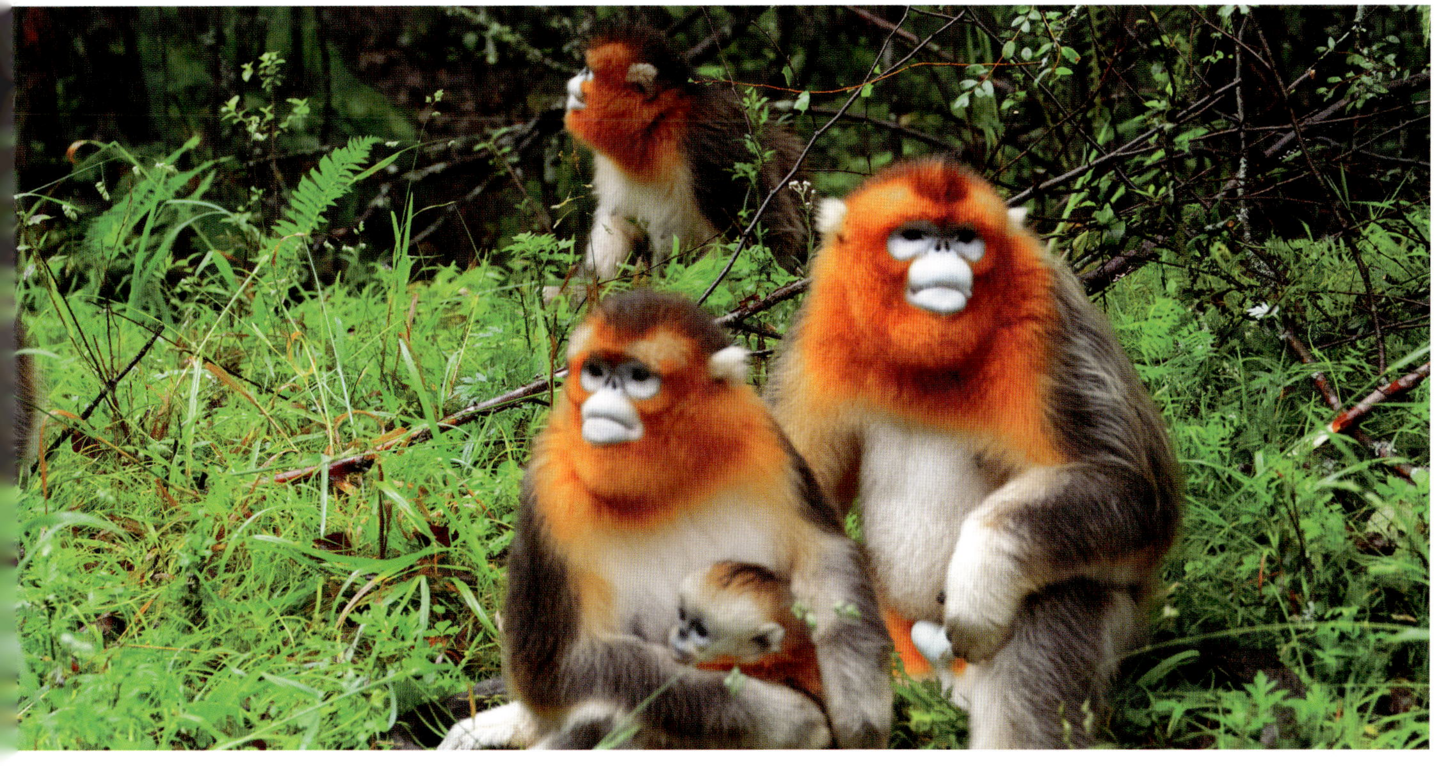

编辑手记

——翱翔于上颌窦这个神秘而精彩的世界中

2022年，是辽宁科学技术出版社建社40周年。经历了最初的10年开疆，之后的10年筑道，到第三个10年破颈，再到最近一个10年远航，辽宁科学技术出版社的发展历程中始终有医学图书出版浓重的一笔。尤其是口腔医学出版中心的建立，十年磨一剑，如今已经成为同类出版单位中的佼佼者。这10年里，我们策划出版了300余种高品质口腔专业图书，其中包括出版的口腔种植类原创著作近20部[1-18]、翻译出版国外口腔种植类经典名著50余部[19-34]，这些均是与国内业界专家精诚合作的结晶。

宿玉成教授就是与辽宁科学技术出版社合作专家团队中的一员。无比欣慰的是，宿玉成教授有一部最具代表性的佳作之一《上颌窦底提升》已经付梓、即将出版！检视这部鸿篇巨制，夜以继日编辑校对的殷欣编辑提议我将与宿玉成教授的此次合作以“编辑手记”加以记述，留作史记。

关于我与宿教授的相识

宿玉成教授无需赘述，他是一位洒脱的行业翘楚，深耕口腔种植领域的著名专家，严谨求真、技艺精湛的行业标杆……再多的赞颂之语在宿教授对中国口腔种植行业发展所做的贡献面前都显得黯然失色。

2007年，我与宿教授相识于北京金融街，烟雾在其指间飘逸，谈吐之间充满了对口腔种植学的无限敬畏与热爱。“口腔种植是科学也是艺术”，宿教授就是将这一理念既践行于临床工作中，也践行于其学术著作中。即将出版的《上颌窦底提升》与其已经出版的每一部著述一样，均在科学性和艺术性相结合上一脉相承，总能在严谨的科学实践中展现出极致美学。

关于我与宿教授的沟通与磨合

细节决定成败。所谓细节，于出版而言，大抵表现在开本大小、字体字号、版心尺寸、页眉页码位置、用纸、印制色调以及编辑与排版等方面。让人啧啧称奇的是，所有这些本属出版领域的技术范畴，宿教授居然可以信手拈来，驾轻就熟。而且，他态度谦恭，给予工作人员最大的尊重与鼓励，让人如沐春风；同时，意见中肯，往往能提出独到的见解，让人拍手称快。沈阳距北京近700公里，快递几乎朝发夕至，所有落实在纸稿上的问题均可实现当日事、当日毕。因此，宿教授每一次与我们碰撞后的灵感迸发，都能即刻落地生花。有时受疫情影响，快递停发，我们便会及时召开视频会议，为了确保能进行同步处理稿件，双方统一了ID软件版本和字库。就这样，在一次次的磨合与尝试后，我们一起敲定开本、确定字体、规划版心、定位页码和统一色调。为保证印刷品质，既要体现本书的质感，又要尽可能控制重量，保证良好的读者体验，我们在内文用纸上先后选择了115g、128g、130g、135g、140g、157g铜版纸，实际印制后装订成册，进行反复对比。最终，我们选择了130g铜版纸，一种最适合本书的纸张。在《上颌窦底提升》的整个编辑出版过程中，最让我感觉不可思议的是，书稿中近3000张图片背后的患者信息以及230余篇参考文献的出处，宿教授都如数家珍，他对细节的把控不光落实在了纸面上，更刻在了脑海里。

关于《上颌窦底提升》的科学性

关于科学性，正如邱蔚六院士为本书作序中所言：“口腔种植的确可以被称为口腔医学中继全身麻醉、氟素防龋之后的第三次技术革命……”这绝非夸大其词。在口腔种植领域，上颌后牙区曾被视为禁区，原因就在于毗邻上颌窦，骨量不足，骨密度偏低，因而种植体失败率高。同时，术中和术后很容易出现感染、窦底黏骨膜穿孔、出血和种植体脱入上颌窦等并发症，直接影响种植效果。而上颌窦底提升技术的发展具有划时代意义，它可以打破禁锢，将口腔种植推向一个新的维度。理论指导实践是融合，而在实践中形成理论则是升华，宿教授的作品内涵一向如此，而《上颌窦底提升》尤甚。与国外的上颌窦底提升专著不同，本书收录了大量的组织学检查图片和内镜下操作的临床照片，揭示了神秘而精彩的上颌窦内的宏观表现和微观世界，这在上颌窦底提升技术的发展和创新中具有里程碑式意义。本书代表了中国乃至国际上口腔种植领域的最高学术水准，是中国学者为世界范围内致力于上颌窦底提升技术发展的专业人员提供的重要学术资料。某种意义而言，《上颌窦底提升》的出版为口腔种植技术快速发展起到了积极的推动作用。我们也可以骄傲地说，通过编辑《上颌窦底提升》这部著作，我和我的团队与宿教授及其团队一起翱翔于上颌窦这个神秘而精彩的世界中。

关于《上颌窦底提升》的艺术性

关于艺术性，我作为耕耘医学出版阵地17年的“老兵”，一直以来的挫败感实在是不吐不快。很多同行都慨叹我们的医学专著在艺术性上落后于欧美发达国家太多，所以总会感觉我们的产品是精细欠佳。如何突破瓶颈，时常让我耿耿于怀。打造一本版式考究、印制精良的精品图书，除了在平面设计、纸张遴选以及印刷色彩管理上面面俱到外，更核心的是书稿中图片的原始质感以及书稿结构框架下文图结合的美学逻辑。通俗点说，如果原始图片像素不够、主题表达不清，或者囿于体例格式制约，图片无法发挥画龙点睛的作用，将直接影响最后的成品效果。而国内的很多医学专家学者更善于雕琢技术，对美学的探究稍显疏浅，这样便造成了我们出版的医学专著技术内容过硬，而艺术性缺失严重，离精品总是欠些火候。但宿教授绝对是例外，谁能想象得出，一位花甲之年的学者，一杯黑咖在桌上冒着热气，十指在键盘上轻舞飞扬，电脑屏幕之上是最新版本ID软件，界面里模式图、病例照片、组织学图片和放射线影像图片的整齐排列，上下高度对称统一的文字，一页一页精心雕琢，呈现出极致美感。我们私下猜想，宿教授一定是将致力于重新打造患者整齐健康牙齿的夙愿扩展到了图书上。正如刘宝林教授在序中所说那样，宿玉成教授亲自一字一字、一图一图地撰写了这部厚达700余页、又有近3000张图片的专业巨著。在本书的创作出版过程中，宿教授是作者，也是设计者，不光把控专业，更驾驭美学。如此专业素养和艺术涵养，让我们深深折服。所以，我们称《上颌窦底提升》实现了中国医学专著在内容及品相上与国际接轨并不为过。

结束语

宿教授勤奋、好学而且专注，其日夜辛劳又笔耕不辍。一方面，作为他的挚友，我希望他能注意休息保重身体；另一方面，作为职业出版人，我又奢望能从他那里获取更多的“知识财富”，这种矛盾心理时常令我无限纠结。但每每看到宿教授的新作问世，都令学界振奋，忍不住慨叹这些著作骨架清晰、内涵殷实和排版精美，对丰富口腔种植学的知识宝库方面尤为重要！为此，这本《上颌窦底提升》的出版，一定会进一步提升我们中国在国际医学界的学术地位，让世界上更多国家和地区的医生听到中国的声音。

当下，中国的口腔种植事业正蓬勃发展，辽宁科学技术出版社口腔医学出版中心也在砥砺奋进，倾力打造国内一流的口腔医学图书出版阵地。可以说，《上颌窦底提升》的出版是40周岁的辽宁科学技术出版社携手宿玉成教授献给中国口腔种植行业的一份厚礼，并激励广大从业人员夯实业务、造福于牙缺失的患者。也期盼和业界的更多专家合作，共同促进口腔种植事业的发展！

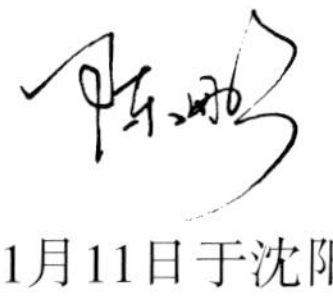

2022年11月11日于沈阳

参考文献

前言

[1] Jensen OT, Shulman LB, Block MS, et al. Report of the Sinus Consensus Conference of 1996[J]. Int J Oral Maxillofac Implants, 1998, 13(suppl):11–45.
[2] Jensen OT. The sinus bone graft[M]. 1st. Berlin: Quintessence, 1999.
[3] Chiapasco M, Casentini P, Zaniboni M. Bone augmentation procedures in implant dentistry[J]. Int J Oral Maxillofac Implants, 2009, 24(Suppl):237–259.
[4] Katsuyama H, Jensen SS. 上颌窦底提升的临床程序[M]. 宿玉成译. 沈阳: 辽宁科学技术出版社, 2019.
[5] 中华口腔医学会口腔种植专业委员会. 上颌窦底提升并发症的专家共识: 黏骨膜穿孔(第一版)[J]. 中国口腔种植学杂志, 2021, 26(5):277–281.
[6] 中华口腔医学会口腔种植专业委员会. 上颌窦底提升并发症的专家共识: 出血(第一版)[J]. 中国口腔种植学杂志, 2021, 26(6):345–348.
[7] 中华口腔医学会口腔种植专业委员会. 上颌窦底提升并发症的专家共识: 成骨量不足(第一版)[J]. 中国口腔种植学杂志, 2022, 27(1):4–8.
[8] 中华口腔医学会口腔种植专业委员会. 上颌窦底提升并发症的专家共识: 上颌窦感染及骨增量材料感染(第一版)[J]. 中国口腔种植学杂志, 2022, 27(2):71–74.
[9] 中华口腔医学会口腔种植专业委员会. 上颌窦底提升并发症的专家共识: 种植体周病(第一版)[J]. 中国口腔种植学杂志, 2022, 27(3):135–139.
[10] 中华口腔医学会口腔种植专业委员会. 上颌窦底提升并发症的专家共识: 良性阵发性位置性眩晕(第一版)[J]. 中国口腔种植学杂志, 2022, 27(4):204–207.
[11] 中华口腔医学会口腔种植专业委员会. 上颌窦底提升并发症的专家共识: 种植体脱入上颌窦(第一版)[J]. 中国口腔种植学杂志, 2022, 27(5):264–268.
[12] Boyne PJ, James RA. Grafting of the maxillary sinus floor with autogenous marrow and bone[J]. J Oral Surg, 1980, 38(8):613–616.
[13] Blomqvist JE, Alberius P, Isaksson S. Retrospective analysis of one-stage maxillary sinus augmentation with endosseous implants[J]. Int J Oral Maxillofac Implants, 1996, 11(4):512–521.
[14] Valentini P, Abensur D. Maxillary sinus floor elevation for implant placement with demineralized freeze-dried bone and bovine bone (Bio-Oss): A clinical study of 20 patients[J]. Int J Periodontics Restorative Dent, 1997, 17(3):232–241.
[15] Fugazzotto PA, De Paoli S. Sinus floor augmentation at the time of maxillary molar extraction: Success and failure rates of 137 implants in function for up to 3 years[J]. J Periodontol, 2002, 73(1):39–44.
[16] Kahnberg KE, Vannas-Löfqvist L. Sinus lift procedure using a 2-stage surgical technique: I. Clinical and radiographic report up to 5 years[J]. Int J Oral Maxillofac Implants, 2008, 23(5):876–884.
[17] 宿玉成. 现代口腔种植学[M]. 北京: 人民卫生出版社, 2004.
[18]《中国口腔种植学杂志》编辑部. 口腔颅颌面种植学——口腔医学中的“上帝粒子”——邱蔚六院士访谈[J]. 中国口腔种植学杂志, 2022, 27(1):1–3.
[19]《中国口腔种植学杂志》编辑部. 口腔种植的未来——提出“生物种植”的理念——王松灵院士访谈[J]. 中国口腔种植学杂志, 2022, 27(2):67–70.
[20]《中国口腔种植学杂志》编辑部. 任重道远 规范远航——王兴教授访谈[J]. 中国口腔种植学杂志, 2022, 27(3):131–134.
[21] 王兴, 刘宝林. 我国口腔种植学的进展[J]. 中华口腔医学杂志, 2001, 36(5):321–323.
[22]《中国口腔种植学杂志》编辑部. 纵览国内口腔种植学发展共同“观沧海”不负韶华再登峰——刘宝林教授访谈[J]. 中国口腔种植学杂志, 2022, 27(4):199–203.

第1章

[1] Norton NS. Netter’s head and neck anatomy or dentistry[M]. ed 3. Philadelphia: Elsevier, 2017.
[2] Bergh JPVD, Bruggenkate CMT, Disch FJ, et al. Anatomical aspects of sinus floor elevations[J]. Clin Oral Implants Res, 2000, 11:256–265.
[3] Libsera C, Laude M, Libsera JC. The pneumatization of the accessory cavities of the nasal fossae during growth[J]. Anat Clin, 1981, 2:265–278.
[4] Mehra P, Murad H. Maxillary sinus disease of odontogenic origin[J]. Otolaryngol Clin North Am, 2004, 37:347–364.
[5] Abubaker A. Applied anatomy of the maxillary sinus[J]. Oral Maxillofac Clin North Am, 1999, 11:1–14.
[6] Al-Faraje L. 口腔种植相关外科及放射线解剖[M]. 林婷, 赵阳译. 沈阳: 辽宁科学技术出版社, 2020.
[7] Arx TV, Lozanoff S. 实用临床口腔解剖精要[M]. 徐宝华, 张晔, 岳嵚译. 沈阳: 辽宁科学技术出版社, 2021.
[8] Sharan A, Madjar D. Maxillary sinus pneumatization following extractions: A radiographic study[J]. Int J Oral Maxillofac Implants, 2008, 23:48–56.
[9] Bolger WE, Woodruff WW, Morehead J, et al. Maxillary sinus hypoplasia: Classification and description of associated uncinate process hypoplasia[J]. Otolaryngol-Head Neck Surg, 1990, 103:759–765.
[10] Geraghty JJ, Dolan KD. Computed tomography of the

hypoplastic maxillary sinus[J]. Ann Otol Rhinol Laryngol, 1989, 98:916–918.

[11] 宿玉成. 口腔种植学词典[M]. 北京: 人民卫生出版社, 2020.

[12] Schaeffer JP. The sinus maxillaris and its relations in the embryo, child, and adult man[J]. Am J Anat, 1910, 10:313–367.

[13] Uchida Y, Goto M, Katsuki T, et al. A cadaveric study of maxillary sinus size as an aid in bone grafting of the maxillary sinus floor[J]. J Oral Maxillofac Surg, 1998, 56:1158–1163.

[14] Gosau M, Rink D, Driemel O, et al. Maxillary sinus anatomy: A cadaveric study with clinical implications[J]. Anat Rec (Hoboken), 2009, 292:352–354.

[15] Moore CC, Bromwich M, Roth K, et al. Endoscopic anatomy of the orbital floor and maxillary sinus[J]. J Craniofac Surg, 2008, 19:271–276.

[16] French D, Nadji N, Liu SX, et al. Trifactorial classification system for osteotome sinus floor elevation based on an observational retrospective analysis of 926 implants followed up to 10 years[J]. Quintessence Int, 2015, 46(6):523–530.

[17] Niu LX, Wang J, Yu HJ, et al. New classification of maxillary sinus contours and its relation to sinus floor elevation surgery[J]. Clin Implant Dent Relat Res, 2018, 20:493–500.

[18] Kang SJ, Shin SI, Herr Y, et al. Anatomical structures in the maxillary sinus related to lateral sinus elevation: A cone beam computed tomographic analysis[J]. Clin Oral Implants Res, 2013, 24(Suppl A100):75–81.

[19] Chan HL, Monje A, Suarez F, et al. Palatonasal recess on medial wall of the maxillary sinus and clinical implications for sinus augmentation by the lateral approach[J]. J Periodontol, 2013, 84:1087–1093.

[20] Danesh-Sani SA, Movahed A, ElChaar ES, et al. Radiographic evaluation of maxillary sinus lateral wall and posterior superior alveolar artery anatomy: A cone-beam computed tomographic study[J]. Clin Implant Dent Relat Res, 2017, 19:151–160.

[21] Solar P, Geyerhofer U, Traxler H, et al. Blood supply to the maxillary sinus relevant to sinus floor elevation procedures[J]. Clin Oral Implants Res, 1999, 10:34–44.

[22] Strong C. The innervation and vascular supply of the antrum: Section of laryngology[J]. Proc R Soc Med, 1934, 27:745–751.

[23] Valente NA. Anatomical considerations on the alveolar antral artery as related to the sinus augmentation surgical procedure[J]. Clin Implant Dent Relat Res, 2016, 18:1042–1050.

[24] Hur MS, Kim JK, Hu KS, et al. Clinical implications of the topography and distribution of the posterior superior alveolar artery[J]. J Craniofac Surg, 2009, 20:551–554.

[25] Kqiku L, Biblekaj R, Weiglein AH, et al. Arterial blood architecture of the maxillary sinus in dentate specimens[J]. Croat Med J, 2013, 54:180–184.

[26] Rosano G, Taschieri S, Gaudy JF, et al. Maxillary sinus vascular anatomy and its relation to sinus lift surgery[J]. Clin Oral Implants Res, 2011, 22:711–715.

[27] Kim JH, Ryu JS, Kim KD, et al. A radiographic study of the posterior superior alveolar artery[J]. Implant Dent, 2011, 20:306–310.

[28] Güncü GN, Yildirim YD, Wang HL, et al. Location of posterior superior alveolar artery and evaluation of maxillary sinus anatomy with computerized tomography: A clinical study[J]. Clin Oral Implants Res, 2011, 22:1164–1167.

[29] Bailey BJ, Johnson JT, Newlands SD. Head and neck surgery-otolaryngology[M]. ed 4. Philadelphia: Lippincott, Williams & Wilkins, 2006.

[30] Derjac-Arama AI, Sarafoleanu C, Rusu MC, et al. Schneiderian membrane adult vasculogenesis evaluated by CD31 and CD34 expression and morphological arrangement[J]. Romanian Journal of Rhinology, 2015, 5:225–228.

[31] Jungner M, Cricchio G, Salata LA, et al. On the early mechanisms of bone formation after maxillary sinus membrane elevation: An experimental histological and immunohistochemical study[J]. Clin Implant Dent Relat Res, 2015, 17:1092–1102.

[32] Srouji S, Kizhner T, David DB, et al. The Schneiderian membrane contains osteoprogenitor cells: In vivo and in vitro study[J]. Calcif Tissue Int, 2009, 84:138–145.

[33] Palma VC, Magro-Filho O, de Oliveira JA, et al. Bone reformation and implant integration following maxillary sinus membrane elevation: An experimental study in primates[J]. Clin Implant Dent Relat Res, 2006, 8:11–24.

[34] Aimetti M, Massei G, Morra M, et al. Correlation between gingival phenotype and Schneiderian membrane thickness[J]. Int J Oral Maxillofac Implants, 2008, 23:1128–1132.

[35] Pommer B, Unger E, Sütö D, et al. Mechanical properties of the Schneiderian membrane in vitro[J]. Clin Oral Implants Res, 2009, 20:633–637.

第2章

[1] Cha HS, Kim JW, Hwang JH, et al. Frequency of bone

graft in implant surgery[J]. Maxillofac Plast Reconstr Surg, 2016, 38:19–22.
[2] Brånemark P-I, Zarb GA, Albreksson T. Tissue integrated prostheses: Osseointegrationin clinical dentistry[M]. Chicago: Quintessence, 1985.
[3] Renouard F, Nisand D. Impact of implant length and diameter on survival rates[J]. Clin Oral Implants Res, 2006, 17(Suppl 2):35–51.
[4] Chen S, Buser D，Wismeijer D. 上颌窦底提升的临床程序[M]. 宿玉成译. 北京: 人民军医出版社, 2011.
[5] Wu YQ, Wang F. Guided and navigation techniques for zygomatic implants[J]. Atlas Oral Maxillofacial Surg Clin N Am, 2021, 29(2):253–269.
[6] 宿玉成. 口腔种植学词典[M]. 北京: 人民卫生出版社, 2020.
[7] Cawood JI, Howell RA. A classification of the edentulous jaws[J]. Int J Oral Maxillofac Surg, 1988, 17(4):232–236.
[8] Bedrossian E, Sullivan RM, Fortin Y, et al. Fixed-prosthetic implant restoration of the edentulous maxilla: A systematic pretreatment evaluation method[J]. J Oral Maxillofac Surg, 2008, 66(1):112–122.
[9] Jensen OT. Complete arch site classification for All-on-4 immediate function[J]. J Prosthet Dent, 2014, 112:741–751.
[10] Caramês J. A Comprehensive classification to full arch implant rehabilitation[J]. Rev Port Estomatol Med Dent Cir Maxilofac, 2019, 60, 175–188.
[11] Caramês JMM, Marques DNDS, Caramês GB, et al. Implant survival in immediately loaded full-arch rehabilitations following an anatomical classification system—A retrospective study in 1200 edentulous jaws[J]. J Clin Med, 2021, 10:5167.
[12] Peleg M, Garg AK, Mazor Z. Healing in smokers versus nonsmokers: Survival rates for sinus floor augmentation with simultaneous implant placement[J]. Int J Oral Maxillofac Implants, 2006, 21(4):551–559.
[13] Pjetursson BE, Tan WC, Zwahlen M, et al. A systematic review of the success of sinus floor elevation and survival of implants inserted in combination with sinus floor elevation. Part I: Lateral approach[J]. J Clin Periodontol, 2008, 35(8 Suppl):216–240.
[14] Jensen OT. The sinus bone graft[M]. 1st. Berlin: Quintessence, 1999.
[15] Chen S, Beagle J, Jensen S, et al. Consensus statements and recommended clinical procedures regarding surgical techniques[J]. Int J Oral Maxillofac Implants, 2009, 24:272–278.
[16] Starch-Jensen T, Jensen JD. Maxillary sinus floor augmentation: A review of selected treatment modalities[J]. J Oral Maxillofac Res, 2017, 8(3):e3.
[17] Emmerich D, Att W, Stappert C. Sinus floor elevation using osteotomes: A systematic review and meta-analysis[J]. J Periodontol, 2005, 76:1237–1251.
[18] Shalabi MM, Manders P, Mulder J, et al. A meta-analysis of clinical studies to estimate the 4.5-year survival rate of implants placed with the osteotome technique[J]. Int J Oral Maxillofac Implants, 2007, 22:110–116.
[19] Tan WC, Lang NP, Zwahlen M, et al. A systematic review of the success of sinus floor elevation and survival of implants inserted in combination with sinus floor elevation. Part II: Transalveolar technique[J]. J Clin Periodontol, 2008, 35(8 Suppl):241–254.
[20] Rosen PD, Summers R, Mellado JR, et al. The bone-added osteotome sinus floor elevation technique: Multicenter retrospective report of consecutively treated patients[J]. Int J Oral Maxillofac Implants, 1999, 14:853–858.
[21] Pjetursson BE, Rast C, Brägger U, et al. Maxillary sinus floor elevation using the osteome technique with or without grafting material. Part I – Implant survival and patient’s perception[J]. Clin Oral Implants Res, 2009, 20:667–676.
[22] Tatum H. Maxillary and sinus implant reconstructions[J]. Dent Clin North Am, 1986, 30:207–229.
[23] Pjetursson BE, Ignjatovic D, Matuliene G, et al. Transalveolar maxillary sinus floor elevation using osteotomes with or without grafting material. Part II: Radiographic tissue remodeling[J]. Clin Oral Implants Res, 2009, 20:677–683.
[24] Nedir R, Nurdin N, Vazquez L, et al. Osteotome sinus floor elevation technique without grafting: A 5-year prospective study[J]. J Clin Periodontol, 2010, 37:1023–1028.
[25] Brägger U, Gerber C, Joss A, et al. Patterns of tissue remodeling after placement of ITI dental implants using an osteotome technique: A longitudinal radiographic case cohort study[J]. Clin Oral Implants Res, 2004, 15:158–166.
[26] Jensen OT, Shulman LB, Block MS, et al. Report of the Sinus Consensus Conference of 1996[J]. Int J Oral Maxillofac Implants, 1998, 13(suppl):11–45.
[27] Wallace SS, Froum SJ. Effect of maxillary sinus augmentation on the survival of endosseous dental implants. A systematic review[J]. Ann Periodontol, 2003, 8:328–343.
[28] Wannfors K, Johansson B, Hallman M, et al. A prospective randomized study of 1- and 2-stage sinus inlay bone grafts: 1 year follow up[J]. Int J Oral Maxillofac Implants, 2000, 15:625–632.
[29] Del Fabbro M, Rosano G, Taschieri S. Implant survival rates after maxillary sinus augmentation[J]. Eur J Oral Sci, 2008, 116(6):497–506.
[30] Peleg M, Mazor Z, Chaushu G, et al. Sinus floor augmentation with simultaneous implant placement in the severely atrophic maxilla[J]. J Periodontol, 1998, 69:1397–1403.
[31] Peleg M, Mazor Z, Garg AK. Augmentation grafting of

the maxillary sinus and simultaneous implant placement in patients with 3 to 5 mm of residual alveolar bone height[J]. Int J Oral Maxillofac Implants, 1999, 14:549–556.

[32] Tarnow DP, Wallace SS, Froum SJ. Histologic and clinical comparison of bilateral sinus floor elevations with and without barrier membrane placement in 12 patients: Part 3 an ongoing prospective study[J]. Int J Periodont Rest Dent, 2000, 20:117–125.

[33] Triplett RG, Nevins M, Marx RE, et al. Pivotal, randomized, parallel evaluation of recombinant human bone morphogenetic protein-2/absorbable collagen sponge and autogenous bone graft for maxillary sinus floor augmentation[J]. J Oral Maxillofac Surg, 2009, 67:1947–1960.

[34] Froum SJ, Wallace S, Cho SC, et al. A histomorphometric comparison of Bio-Oss alone versus Bio-Oss and platelet-derived growth factor for sinus augmentation: A postsurgical assessment[J]. Int J Periodontics Restorative Dent, 2013, 33:269–279.

[35] Gonshor A, McAllister BS, Wallace SS, et al. Histologic and histomorphometric evaluation of an allograft stem cell-based matrix sinus augmentation procedure[J]. Int J Oral Maxillofac Implants, 2011, 26:123–131.

[36] EspositoM, FeliceP, Worthington HV. Interventions for replacing missing teeth: Augmentation procedures of the maxillary sinus[J]. Cochrane Database Syst Rev, 2014(5):CD008397.

[37] Block MS, Kent JN, Kallukaran FU, et al. Bone maintenance 5 to 10 years after sinus grafting[J]. J Oral Maxillofac Surg, 1998, 56:706–714.

[38] Hatano N, Shimizu Y, Ooya K. A clinical long-term radiographic evaluation of graft height changes after maxillary sinus floor augmentation with a 2 : 1 autogenous bone/xenograft mixture and simultaneous placement of dental implants[J]. Clin Oral Implants Res, 2004, 15:339–345.

第3章

[1] Tatum H. Maxillary and sinus implant reconstructions[J]. Dent Clin North Am, 1986, 30:207–229.

[2] Summers RB. The osteotome technique: Part 3–Less invasive methods of elevating the sinus floor[J]. Compendium, 1994, 15(6):698, 700, 702–704 passim.

[3] 宿玉成. 口腔种植学词典[M]. 北京: 人民卫生出版社, 2020.

[4] Kfir E, Kfir V, Mijiritsky E, et al. Minimally invasive antral membrane balloon elevation followed by maxillary bone augmentation and implant fixation[J]. J Oral Implantol, 2006, 32(1):26–33.

[5] Kfir E, Kfir V, Eliav E, et al. Minimally invasive antral membrane balloon elevation: Report of 36 procedures[J]. J Periodontol, 2007, 78(10):2032–2035.

[6] Wainwright MA, Troedhan A, Kurrek A. The Intralift™: A new minimal invasive ultrasonic technique for sinus grafting procedures[J]. Implants Int Mag Implantol, 2007, 8(3):30–34.

[7] Emmerich D, Att W, Stappert C. Sinus floor elevation using osteotomes: A systematic review and meta-analysis[J]. J Periodontol, 2005, 76:1237–1251.

[8] Tan WC, Lang NP, Zwahlen M, et al. A systematic review of the success of sinus floor elevation and survival of implants inserted in combination with sinus floor elevation. Part II: Transalveolar technique[J]. J Clin Periodontol, 2008, 35(8 Suppl):241–254.

[9] Froum SJ. Dental Implant Complications[M]. 1st. New York: Blackwell Publishing, 2010.

[10] Pjetursson BE, Lang NP. Sinus floor elevation utilizing the transalveolar approach[J]. Periodontol 2000, 2014, 66:59–71.

[11] Fugazzotto PA. Immediate implant placement following a modified trephine/osteotome approach: Success rates of 116 implants to 4 years in function[J]. Int J Oral Maxillofac Implants, 2002, 17:113–120.

[12] Nkenke E, Schlebel A, Schultze-Mosgau S, et al. The endoscopically controlled osteotome sinus floor elevation: A preliminary prospective study[J]. Int J Oral Maxillofac Implants, 2002, 17:557–566.

[13] Reiser GM, Rabinowitz Z, Bruno J, et al. Evaluation of the maxillary sinus membrane response following elevation with the crestal osteotome technique in human cadavers[J]. Int J Oral Maxillofac Implants, 2001, 16:833–840.

[14] Safadi A, Ungar OJ, Oz I, et al. Endoscopic sinus surgery for dental implant displacement into the maxillary sinus-a retrospective clinical study[J]. Int J Oral Maxillofac Surg, 2020, 49(7):966–972.

[15] 中华口腔医学会口腔种植专业委员会. 上颌窦底提升并发症的专家共识: 种植体脱入上颌窦(第一版)[J]. 中国口腔种植学杂志, 2022, 27(5):264–268.

[16] Jeong KI, Kim SG, Oh JS, et al. Implants displaced into the maxillary sinus: A systematic review[J]. Implant Dent, 2016, 25(4):547–551.

[17] 何蔓婷, 高文莫, 谭包生, 等. 无牙颌种植修复种植体脱入上颌窦后丢失一例病例报告[J]. 中国口腔种植学杂志, 2021, 26(1):64–66.

[18] Saker M, Ogle O. Benign paroxysmal positional vertigo subsequent to sinus lift via closed technique[J]. J Oral Maxillofac Surg, 2005, 63:1385–1387.

[19] Di Girolamo M, Napolitano B, Arullani CA, et al. Paroxysmal positional vertigo as a complication of osteotome sinus floor elevation[J]. Eur Arch Otorihnolaryngol, 2005, 262:631–633.

[20] Pjetursson BE, Rast C, Brägger U, et al. Maxillary sinus floor elevation using the osteome technique with or without grafting material. Part I – Implant survival and patient' s perception[J]. Clin Oral Implants Res, 2009, 20:667–676.
[21] 孙红, 张罗. 耳鼻咽喉头颈外科学[M]. 9版. 北京: 人民卫生出版社, 2018.
[22] Büchter A, Kleinheinz J, Joos U, et al. Primary implant stability with different bone surgery techniques. An in vitro study of the mandible of the minipig[J]. Mund Kiefer Gesichtshir, 2003, 7:351–355.
[23] Büchter A, Kleinheinz J, Wiesmann HP, et al. Interface reaction at dental implants inserted in condensed bone[J]. Clin Oral Implants Res, 2005, 16:509–517.
[24] Büchter A, Kleinheinz J, Wiesmann HP, et al. Biological and biomechanical evaluation of bone remodeling and implant stability after using an osteotome technique[J]. Clin Oral Implants Res, 2005, 16:1–8.

第4章

[1] Boyne PJ, James RA. Grafting the floor of the maxillary sinus with autogenous marrow and bone[J]. J Oral Surg, 1980, 38:613–616.
[2] Tatum H. Maxillary and sinus implant reconstructions[J]. Dent Clin North Am, 1986, 30:207–229.
[3] Jensen OT, Shulman LB, Block MS, et al. Report of the Sinus Consensus Conference of 1996[J]. Int J Oral Maxillofac Implants, 1998, 13(suppl):11–45.
[4] Katsuyama H, Jensen SS. 上颌窦底提升的临床程序[M]. 宿玉成译. 沈阳: 辽宁科学技术出版社, 2019.
[5] Jensen OT. 上颌窦骨移植技术[M]. 3版. 黄远亮译. 沈阳: 辽宁科学技术出版社, 2022.
[6] Stübinger S, Saldamli B, Seitz O, et al. Palatal versus vestibular piezoelectric window osteotomy for maxillary sinus elevation: A comparative clinical study of two surgical techniques[J]. Oral Surg Oral Med Oral Pathol Oral Radiol Endod, 2009, 107:648–655.
[7] Stübinger S, Saldamli B, Landes CA, et al. Palatal piezosurgical window osteotomy for maxillary sinus augmentation[J]. Int J Oral Maxillofac Surg, 2010, 39:606–609.
[8] Wagner F, Dvorak G, Pillerstorff R, et al. Anatomical preconditions for the palatal sinus floor augmentation–A three-dimensional feasibility study[J]. J Craniomaxillofac Surg, 2015, 43:1303–1308.
[9] Jensen OT, Perkins S, Van de Water FW. Nasal fossa and maxillary sinus grafting of implants from a palatal approach: Report of a case[J]. J Oral Maxillofac Surg, 1992, 50:415–418.
[10] Wood RM, Moore DL. Grafting of the maxillary sinus with intraorally harvested autogenous bone prior to implant placement[J]. Int J Oral Maxillofac Implants, 1988, 3:209–214.
[11] Testori T, Mandelli F, Mantovani M, et al. Tilted trans-sinus implants for the treatment of maxillary atrophy: Case series of 35 consecutive patients[J]. J Oral Maxillofac Surg, 2013, 71:1187–1194.
[12] Cho SC, Wallace SS, Froum SJ, et al. Influence of anatomy on Schneiderian membrane perforations during sinus elevation surgery: Three-dimensional analysis[J]. Pract Proced Aesthet Dent, 2001, 13:160–163.
[13] Avila-Ortiz G, Wang HL, Galindo-Moreno P, et al. Influence of lateral window dimensions on vital bone formation following maxillary sinus augmentation[J]. Int J Oral Maxillofac Implants, 2012, 27:1230–1238.
[14] Vercellotti T. Technological characteristics and clinical indications of piezoelectric bone surgery[J]. Minerva Stomatol, 2004, 53:207–214.
[15] 宿玉成.超声骨切割技术的发展及其在口腔临床中的应用研究[J]. 上海口腔医学, 2007(01):1–7.
[16] Schwarz L, Schiebel V, Hof M, et al. Risk factors of membrane perforation and postoperative complications in sinus floor elevation surgery: Review of 407 augmentation procedures[J]. J Oral Maxillofac Surg, 2015, 73:1275–1282.
[17] Kasabah S, Krug J, Simůnek A, et al. Can we predict maxillary sinus mucosa perforation?[J]. Acta Medica (Hradec Kralove), 2003, 46:19–23.
[18] Wallace SS, Mazor Z, Froum SJ, et al. Schneiderian membrane perforation rate during sinus elevation using Piezosurgery: Clinical results of 100 consecutive cases[J]. Int J Periodont Rest Dent, 2007, 27:413–419.
[19] Blus C, Szmukler-Moncler S, Salama M, et al. Sinus bone grafting procedures using ultrasonic bone surgery: 5-year experience[J]. Int J Periodont Rest Dent, 2008, 28:221–229.
[20] Toscano NJ, Holtzclaw D, Rosen PS. The effect of piezoelectric use on open sinus lift perforation: A retrospective evaluation of 56 consecutively treated cases from private practices[J]. J Periodontol, 2010, 81:167–171.
[21] Barone A, Santini S, Marconcini S, et al. Osteotomy and membrane elevation during the maxillary sinus augmentation procedure. A comparative study: Piezoelectric device vs. conventional rotative instruments[J]. Clin Oral Implants Res, 2008, 19(5):511–515.
[22] Pjetursson BE, Tan WC, Zwahlen M, et al. A systematic review of the success of sinus floor elevation and survival of implants inserted in combination with sinus floor elevation. Part I: Lateral approach[J]. J Clin Periodontol, 2008, 35(8 Suppl):216–240.
[23] Schwartz Z, Mellonig JT, Carnes DL Jr, et al. Ability of commercial demineralized freeze-dried bone allograft to induce new bone formation[J]. J Periodontol, 1996,

67:918–926.

[24] Buser D, Hoffmann B, Bernard JP, et al. Evaluation of filling materials in membrane-protected bone defects. A comparative histomorphometric study in the mandible of miniature pigs[J]. Clin Oral Implants Res, 1998, 9:137–150.

[25] Mellonig JT. Donor selection, testing, and inactivation of the HIV virus in freeze-dried bone allografts[J]. Pract Periodont Aesthet Dent, 1995, 7:13–22.

[26] Piattelli M, Favero GA, Scarano A, et al. Bone reactions to anorganic bovine bone (Bio-Oss) used in sinus augmentation procedures: A histologic long-term report of 20 cases in humans[J]. Int J Oral Maxillofac Implants, 1999, 14:835–840.

[27] 耿威, 宿玉成, 徐刚. Bio-oss 结合 Bio-gide 修复牙种植体周围骨缺损的组织学研究[J].口腔医学研究, 2005, 21:119–122.

[28] Jensen SS, Aaboe M, Pinholt EM, et al. Tissue reaction and material characteristics of four bone substitutes[J]. Int J Oral Maxillofac Implants, 1996, 11:55–66.

[29] Buser D, Hoffmann B, Bernard JP, et al. Evaluation of filling materials in membrane-protected bone defects. A comparative histomorphometric study in the mandible of miniature pigs[J]. Clin Oral Implants Res, 1998, 9:137–150.

[30] Bohner M. Calcium orthophosphates in medicine: From ceramics to calcium phosphate cements[J]. Injury, 2000, 31(suppl 4):37–47.

[31] Burchardt H. The biology of bone graft repair[J]. Clin Orthop Relat Res, 1983:28–42.

[32] 宿玉成. 口腔种植学[M]. 2版, 北京: 人民卫生出版社, 2014.

[33] 皮雪敏, 潘红, 张彩月, 等. 侧壁开窗上颌窦底提升术中黏骨膜状态的光纤内镜观察[J]. 中华口腔医学杂志, 2020, 55(11):897–901.

[34] Zijderveld SA, van den Bergh JP, Schulten EA, et al. Anatomical and surgical findings and complications in 100 consecutive maxillary sinus floor elevation procedures[J]. J Oral Maxillofac Surg, 2008, 66(7):1426–1438.

[35] Kim YK, Yun PY, Kim SG, et al. Evaluation of sinus bone resorption and marginal bone loss after sinus bone grafting and implant placement[J]. Oral Surg Oral Med Oral Pathol Oral Radiol Endod, 2009, 107(2):e21–e28.

[36] 中华口腔医学会口腔种植专业委员会. 上颌窦底提升并发症的专家共识: 出血(第一版)[J].中国口腔种植学杂志, 2021, 26(6):345–348.

[37] van den Bergh JP, ten Bruggenkate CM, Krekeler G, et al. Maxillary sinus floor elevation and grafting with human demineralised freeze dried bone[J]. Clin Oral Implants Res, 2000, 11(5):487–493.

[38] Raghoebar GM, Timmenga NM, Reintsema H, et al. Maxillary bone grafting for insertion of endosseous implants: Results after 12-124 months[J]. Clin Oral Implants Res, 2001, 12(3):279–286.

[39] Chiapasco M, Zaniboni M, Rimondini L. Dental implants placed in grafted maxillary sinuses: A retrospective analysis of clinical outcome according to the initial clinical situation and a proposal of defect classification[J]. Clin Oral Implants Res, 2008, 19(4):416–428.

[40] Schwartz-Arad D, Herzberg R, Dolev E. The prevalence of surgical complications of the sinus graft procedure and their impact on implant survival[J]. J Periodontol, 2004, 75(4):511–516.

[41] Velich N, Nemeth Z, Toth C, et al. Long-term results with different bone substitutes used for sinus floor elevation[J]. J Craniofac Surg, 2004, 15(1):38–41.

[42] Chiapasco M, Casentini P, Zaniboni M. Bone augmentation procedures in implant dentistry[J]. Int J Oral Maxillofac Implants, 2009, 24(Suppl):237–259.

[43] Misch CM, Misch CE, Resnik RR, et al. Post-operative maxillary cyst associated with a maxillary sinus elevation procedure: A case report[J]. J Oral Implantol, 1991, 17:432–437.

[44] Kahn A, Matalon S, Bassam Salem R, et al. Sinus floor augmentation—associated surgical ciliated cysts: Case series and a systematic review of the literature[J]. Appl Sci, 2021, 11:1903.

[45] Ruggiero SL, Dodson TB, Assael LA, et al. American Association of Oral and Maxillofacial Surgeons position paper on bisphosphonate-related osteonecrosis of the jaws—2009 update[J]. J Oral Maxillofac Surg, 2009, 67(5 suppl):2–12.

[46] 王璐, 林海燕, 刘倩, 等. 种植体植入术后双膦酸盐相关性颌骨坏死病例报告及文献回顾[J].中国口腔种植学杂志, 2021, 26(1):35–39.

第5章

[1] Underwood AS. An inquiry into the anatomy and pathology of the maxillary sinus[J]. J Anat Physiol, 1910, 44:354–369.

[2] Malec M, Smektała T, Trybek G, et al. Maxillary sinus septa: Prevalence, morphology, diagnostics and implantological implications. Systematic review[J]. Folia Morphol, 2013, 73(3):259–266.

[3] Hong KL, Wong RCW, Lim AAT, et al. Cone beam computed tomographic evaluation of the maxillary sinus septa and location of blood vessels at the lateral maxillary sinus wall in a sample of the Singaporean population[J]. J Oral Maxillofac Surg Med Pathol, 2017, 29(1):39–44.

[4] Maestre-Ferrín L, Galán-Gil S, Rubio-Serrano M, et al. Maxillary sinus septa: A systematic review[J]. Med Oral Patol Oral Cir Bucal, 2010, 15 (2):e383–e386.

[5] Arx TV, Lozanoff S. Clinical Oral Anatomy[M]. 1st. Berlin: Springer Nature, 2017.

[6] Lee WJ, Lee SJ, Kim HS. Analysis of location and prevalence of maxillary sinus septa[J]. J Periodont Implant Sci, 2010, 40:56–60.

[7] Irinakis T, Dabuleanu V, Aldahlawi S. Complications during maxillary sinus augmentation associated with interfering septa: A new classification of septa[J]. Open Dent J, 2017, 11:140–150.

[8] Krennmair G, Ulm C, Lugmayr H. Maxillary sinus septa: Incidence, morphology and clinical implications[J]. J Craniomaxillofac Surg, 1997, 25:261–265.

[9] Pommer B, Ulm C, Lorenzoni M, et al. Prevalence, location and morphology of maxillary sinus septa: Systematic review and meta-analysis[J]. J Clin Periodontol, 2012, 39:769–773.

[10] Ramakrishnan JB, Pirron JA, Perepletchikov A, et al. Exostoses of the paranasal sinuses[J]. Laryngoscope, 2010, 120(12):2532–2534.

[11] Akay G, Demirel O, Peker I, et al. Idiopathic antral exostoses: Two rare cases in maxillary sinus[J]. J Oral Maxillofac Radiol, 2016, 4(2):40–43.

[12] Alkurt MT, Peker I, Demirel O, et al. The prevalence of antral exostoses in the maxillary sinuses, evaluated by cone-beam computed tomography[J]. J Dent J Dent Scien, 2016, 11(3):225–230.

[13] 宿玉成. 口腔种植学[M]. 2版. 北京: 人民卫生出版社, 2014.

第6章

[1] WHO Classification of Tumours Editorial Board. WHO classification of head and neck tumours[M]. 5th ed. Lyon: IARC Press, 2022.

[2] Kahn A, Matalon S, Bassam Salem R, et al. Sinus floor augmentation—associated surgical ciliated cysts: Case series and a systematic review of the literature[J]. Appl Sci, 2021, 11:1903.

[3] Gates JC, Taub DI, Cherkas E, et al. Surgical ciliated cyst of the maxillofacial region: A systematic review[J]. Bull Nat Res Cent, 2022, 46(1):235.

[4] Vered M, Wright JM. Update from the 5th edition of the World Health Organization classification of head and neck tumors: Odontogenic and maxillofacial bone tumours[J]. Head Neck Pathol, 2022, 16:63–75.

[5] Gardner DG. Pseudocysts and retention cysts of the maxillary sinus[J]. Oral Surg Oral Med Oral Pathol, 1984, 58:561–567.

[6] Harar R, Chadha NK, Rogers G. Are maxillary mucosal cysts a manifestation of inflammatory sinus disease?[J]. J Laryngol Otol, 2007, 121(08):751–754.

[7] Elsevier. Dorland' s Illustrated Medical Dictionary[M]. 32 ed. Philadelphia: Elsevier, 2012.

[8] Nosaka Y, Nosaka H, Nakajima Y, et al. A reliable surgical procedure for sinus floor augmentation with antral pseudocysts[J]. Dent J, 2021, 9(10):122.

[9] Mosby. Mosby' s Dental Dictionary[M]. 2nd. St Louis: Elsevier, 2008.

[10] Chan HL, Wang HL. Sinus pathology and anatomy in relation to complications in lateral window sinus augmentation[J]. Implant Dent, 2011, 20(6):406–412.

[11] Rodrigues CD, Freire GF, Silva LB, et al. Prevalence and risk factors of mucous retention cysts in a Brazilian population[J]. Dentomaxillofac Radiol, 2009, 38:480–483.

[12] Bal M, Berkiten G, Uyanık E. Mucous retention cysts of the paranasal sinuses[J]. Hippokratia, 2014, 18(4):379.

[13] Caylakli F, Yavuz H, Cagici AC, et al. Endoscopic sinus surgery for maxillary sinus mucoceles[J]. Head Face Med, 2006, 2(1):29.

[14] Garg AK, Mugnolo GM, Sasken H. Maxillary antral mucocele and its relevance for maxillary sinus augmentation grafting: A case report[J]. Int J Oral Maxillofac Implants, 2000, 15(2):287–290.

第7章

[1] 中华口腔医学会口腔种植专业委员会. 上颌窦底提升并发症的专家共识: 黏骨膜穿孔(第一版)[J]. 中国口腔种植学杂志, 2021, 26:277–281.

[2] Norton NS. Netter' s head and neck anatomy or dentistry[M]. ed 3. Philadelphia: Elsevier, 2017.

[3] 皮雪敏, 潘红, 张彩月, 等. 侧壁开窗上颌窦底提升术中黏骨膜状态的光纤内镜观察[J]. 中华口腔医学杂志, 2020, 55(11):897–901.

[4] Pjetursson BE, Tan WC, Zwahlen M, et al. A systematic review of the success of sinus floor elevation and survival of implants inserted in combination with sinus floor elevation. Part I: Lateral approach[J]. J Clin Periodontol, 2008, 35(8 Suppl):216–240.

[5] Chiapasco M, Casentini P, Zaniboni M. Bone augmentation procedures in implant dentistry[J]. Int J Oral Maxillofac Implants, 2009, 24(Suppl):237–259.

[6] Krennmair S, Malek M, Forstner T, et al. Factor analysis affecting sinus membrane perforation during lateral window maxillary sinus elevation surgery[J]. Int J Oral Maxillofac Implants, 2020, 35:789–798.

[7] Testori T, Weinstein T, Taschieri S, et al. Risk factors in lateral window sinus elevation surgery[J]. Periodontol 2000, 2019, 81(1):91–123.

[8] Krennmair G, Ulm CW, Lugmayr H, et al. The incidence, location, and height of maxillary sinus septa in the edentulous and dentate maxilla[J]. J Oral Maxillofac Surg, 1999, 57:667–671.

[9] Zijderveld SA, van den Bergh JP, Schulten EA, et al.

Anatomical and surgical findings and complications in 100 consecutive maxillary sinus floor elevation procedures[J]. J Oral Maxillofac Surg, 2008, 66:1426–1438.

[10] Arx TV, Fodich I, Bornstein MM, et al. Perforation of the sinus membrane during sinus floor elevation: A retrospective study of frequency and possible risk factors[J]. Int J Oral Maxillofac Implants, 2014, 29:718–726.

[11] Tükel HC, Tatli U. Risk factors and clinical outcome of sinus membrane perforation during lateral window sinus lifting: Analysis of 120 patients[J]. Int J Oral Maxillofac Surg, 2018, 47:1189–1194.

[12] Cho SC, Wallace SS, Froum SJ, et al. Influence of anatomy on Schneiderian membrane perforations during sinus elevation surgery: Three-dimensional analysis[J]. Pract Proced Aesthet Dent, 2001, 13:160–163.

[13] Chan HL, Monje A, Suarez F, et al. Palatonasal recess on medial wall of the maxillary sinus and clinical implications for sinus augmentation by the lateral approach[J]. J Periodontol, 2013, 84:1087–1093.

[14] Becker ST, Terheyden H, Steinriede A, et al. Prospective observation of 41 perforations of the Schneiderian membrane during sinus floor elevation[J]. Clin Oral Implants Res, 2008, 19:1285–1289.

[15] Vlassis J, Fugazzotto PA. A classification system for sinus membrane perforations during augmentation procedures with options for repair[J]. J Periodontol, 1999, 70:692–699.

[16] Fugazzotto PA, Vlassis J. A simplified classification and repair system for sinus membrane perforations[J]. J Periodontol, 2003, 74:1534–1541.

[17] Hernández-Alfaro F, Torradeflot MM, Marti C. Prevalence and management of Schneiderian membrane perforations during sinus-lift procedures[J]. Clin Oral Implants Res, 2008, 19:91–98.

[18] Proussaefs A, Lozada J. The "Loma Linda pouch": A technique for repairing the perforated sinus membrane[J]. Int J Periodont Rest Dent, 2003, 23:593–597.

第8章

[1] Rosenfeld RM, Andes D, Bhattacharyya N, et al. Clinical practice guideline: Adult sinusitis[J]. Otolaryngol-Head Neck Surg, 2007, 137(3):S1–S31.

[2] Rosenfeld RM, Piccirillo JF, Chandrasekhar SS, et al. Clinical Practice Guideline (Update): Adult Sinusitis Executive Summary[J]. Otolaryngol-Head Neck Surg, 2015, 152(4):598–609.

[3] 中华耳鼻咽喉头颈外科杂志编辑委员会鼻科组，中华医学会耳鼻咽喉头颈外科学分会鼻科学组. 慢性鼻–鼻窦炎诊断和治疗指南[J]. 中华耳鼻咽喉头颈外科杂志, 2013, 48:92–94.

[4] 孙虹，张罗. 耳鼻咽喉头颈外科学[M]. 9版. 北京：人民卫生出版社, 2018.

[5] Pjetursson BE, Tan WC, Zwahlen M, et al. A systematic review of the success of sinus floor elevation and survival of implants inserted in combination with sinus floor elevation[J]. J Clin Periodontol, 2008, 35(Suppl):216–240.

[6] Tan WC, Lang NP, Zwahlen M, et al. A systematic review of the success of sinus floor elevation and survival of implants inserted in combination with sinus floor elevation. Part II: Transalveolar technique[J]. J Clin Periodontol, 2008, 35(8 Suppl):241–254.

[7] Chen YW, Huang CC, Chang PH, et al. The characteristics and new treatment paradigm of dental implant-related chronic rhinosinusitis[J]. Am J Rhinol Allergy, 2013, 27:237–244.

[8] Moreno Vazquez JC, Gonzalez de Rivera AS, Gil HS, et al. Complication rate in 200 consecutive sinus lift procedures: Guidelines for prevention and treatment[J]. J Oral Maxillofac Surg, 2014, 72:892–901.

[9] Chirila L, Rotaru C, Filipov L, et al. Management of acute maxillary sinusitis after sinus bone grafting procedures with simultaneous dental implants placement-A retrospective study[J]. BMC Infectious Diseases, 2016, 16(Suppl 1):94–99.

[10] Testori T, Drago L, Wallace SS, et al. Prevention and treatment of postoperative infections after sinus elevation surgery: Clinical consensus and recommendations[J]. Int J Dent, 2012:1–5.

[11] Testori T, Weinstein T, Taschieri S, et al. Risk factors in lateral window sinus elevation surgery[J]. Periodontol 2000, 2019, 81(1):91–123.

[12] 中华口腔医学会口腔种植专业委员会. 上颌窦底提升并发症的专家共识：上颌窦感染及骨增量材料感染(第一版)[J].中国口腔种植学杂志, 2022, 27(2):71–74.

[13] 宿玉成. 口腔种植学词典[M]. 北京：人民卫生出版社, 2020.

[14] 中华口腔医学会口腔种植专业委员会. 上颌窦底提升并发症的专家共识：种植体周病(第一版)[J].中国口腔种植学杂志, 2022, 27(3):135–139.

跋

[1] 宿玉成. 现代口腔种植学[M]. 北京：人民卫生出版社, 2004.

[2] 邱立新, 胡秀莲, 陈波, 等. 上颌窦底冲压提升法种植修复122例缺牙的临床观察[J]. 中华口腔医学杂志, 2006, 41(3):136–139.

[3] Gardner DG. Pseudocysts and retention cysts of the maxillary sinus[J]. Oral Surg Oral Med Oral Pathol, 1984, 58:561–567.

[4] Elsevier. Dorland's Illustrated Medical Dictionary[M]. 32 ed. Philadelphia: Elsevier, 2012.

[5] Mosby. Mosby’s Dental Dictionary[M]. 2nd. St Louis: Elsevier, 2008.
[6] Rosenfeld RM, Andes D, Bhattacharyya N, et al. Clinical practice guideline: Adult sinusitis[J]. Otolaryngol-Head Neck Surg, 2007, 137(3):S1–S31.
[7] Rosenfeld RM, Piccirillo JF, Chandrasekhar SS, et al. Clinical practice guideline (update): Adult sinusitis executive summary[J]. Otolaryngol-Head Neck Surg, 2015, 152(4):598–609.
[8] Testori T, Drago L, Wallace SS, et al. Prevention and treatment of postoperative infections after sinus elevation surgery: Clinical consensus and recommendations[J]. Int J Dent, 2012:1–5.
[9] 杨士剑, 王政昆, 张峻. 疣猴亚科及仰鼻猴的分类研究进展[J]. 云南师范大学学报(自然科学版), 2003, 23(5):51–54.
[10] 杨敬元, 廖明尧, 余辉亮, 等. 神农架金丝猴保护与研究现状[J]. 世界科技研究与发展, 2008, 30(4):418–421.
[11] 罗芳, 杨敬元, 鲍伟东, 等. 神农架川金丝猴社会单元组成的变化[J]. 自然科学进展, 2009, 19(10):1038–1041.
[12] 杨万吉, 姚辉, 余辉亮, 等. 神农架川金丝猴雄性社会结构研究[J]. 野生动物学报, 2022, 43(2):299–306.

编辑手记

[1] 宿玉成. 中国口腔种植临床精萃(2016年卷)[M]. 沈阳: 辽宁科学技术出版社, 2016.
[2] 陈江. 无牙颌种植临床指南[M]. 沈阳: 辽宁科学技术出版社, 2017.
[3] 张健. 数字化口腔种植外科技术——实现以修复为导向[M]. 沈阳: 辽宁科学技术出版社, 2017.
[4] 王兴, 刘宝林. 中国口腔种植临床精萃(2018年卷)[M]. 沈阳: 辽宁科学技术出版社, 2018.
[5] 王兴, 刘宝林. 中国口腔种植临床精萃(2019年卷)[M]. 沈阳: 辽宁科学技术出版社, 2019.
[6] 王兴, 刘宝林. 中国口腔种植临床精萃(2020年卷)[M]. 沈阳: 辽宁科学技术出版社, 2020.
[7] 胡文杰. 牙周与种植实用临床特色诊疗策略和技巧[M]. 沈阳: 辽宁科学技术出版社, 2020.
[8] 王兴, 刘宝林. 中国口腔种植临床精萃(2021年卷)[M]. 沈阳: 辽宁科学技术出版社, 2021.
[9] 宿玉成, 李德华, 耿威, 等. 牙种植体植入的标准操作流程[M]. 沈阳: 辽宁科学技术出版社, 2021.
[10] 史俊宇, 赖红昌. 翼上颌种植——循证与创新[M]. 沈阳: 辽宁科学技术出版社, 2021.
[11] 撒悦. 美学区单颗牙种植修复ABCD原则[M]. 沈阳: 辽宁科学技术出版社, 2021.
[12] 吴鹏, 刘海林. 蜕变——全牙列种植修复优化方案病例精选[M]. 沈阳: 辽宁科学技术出版社, 2021.
[13] 汤春波, 邹多宏. 口腔种植并发症预防与处理[M]. 沈阳: 辽宁科学技术出版社, 2021.
[14] 孙鹏. 全牙列种植固定修复重建——以终为始[M]. 沈阳: 辽宁科学技术出版社, 2021.
[15] 王兴, 刘宝林. 中国口腔种植临床精萃(2022年卷)[M]. 沈阳: 辽宁科学技术出版社, 2022.
[16] 邹多宏. 牙槽骨重度缺损修复重建案例解析[M]. 沈阳: 辽宁科学技术出版社, 2022.
[17] 满毅. 精准缝合——种植及相关术式中的应用[M]. 沈阳: 辽宁科学技术出版社, 2022.
[18] 王大为. 上颌潜在无牙颌的修复空间[M]. 沈阳: 辽宁科学技术出版社, 2022.
[19] Dawson A, Chen S. 牙种植学的SAC分类[M]. 宿玉成译. 沈阳: 辽宁科学技术出版社, 2019.
[20] Belser U, Martin W, Jung R, et al. 美学区种植治疗: 单颗牙缺失的种植修复[M]. 宿玉成译. 沈阳: 辽宁科学技术出版社, 2019.
[21] Morton D, Ganeles J. 牙种植学的负荷方案: 牙列缺损的负荷方案[M]. 宿玉成译. 沈阳: 辽宁科学技术出版社, 2019.
[22] Chen S, Buser D. 拔牙位点种植: 各种治疗方案[M]. 宿玉成译. 沈阳: 辽宁科学技术出版社, 2019.
[23] Wismeijer D, Casentini P, Gallucci G, et al. 牙种植学的负荷方案: 牙列缺失的负荷方案[M]. 宿玉成译. 沈阳: 辽宁科学技术出版社, 2019.
[24] Katsuyama H, Jensen SS. 上颌窦底提升的临床程序[M]. 宿玉成译. 沈阳: 辽宁科学技术出版社, 2019.
[25] Wittneben JG, Weber HP. 美学区连续多颗牙缺失间隙的种植修复[M]. 宿玉成译. 沈阳: 辽宁科学技术出版社, 2018.
[26] Cordaro L, Terheyden H. 口腔种植的牙槽嵴骨增量程序: 分阶段方案[M]. 宿玉成译. 沈阳: 辽宁科学技术出版社, 2016.
[27] Brägger U, Heitz-Mayfield LJA. 口腔种植生物学和硬件并发症[M]. 宿玉成译. 沈阳: 辽宁科学技术出版社, 2017.
[28] Müller F, Barter S. 老年患者的口腔种植治疗[M]. 宿玉成译. 沈阳: 辽宁科学技术出版社, 2019.
[29] Chappuis V, Martin W. 美学区种植治疗: 单颗牙种植的最新治疗方法与材料[M]. 宿玉成译. 沈阳: 辽宁科学技术出版社, 2021.
[30] Gallucci GO, Evans C, Tahmaseb A. 牙种植学的数字化工作流程[M]. 宿玉成译. 沈阳: 辽宁科学技术出版社, 2022.
[31] Roccuzzo M, Sculean A. 种植体周软组织整合与管理[M]. 宿玉成译. 沈阳: 辽宁科学技术出版社, 2022.
[32] Cimões R, Gusmão ES, Donos N. 实用牙周与种植体周手术操作图谱[M]. 宿玉成译. 沈阳: 辽宁科学技术出版社, 2019.
[33] Cardaropoli D, Casentini P. 牙种植治疗的软组织处理与红色美学[M]. 宿玉成译. 沈阳: 辽宁科学技术出版社, 2020.
[34] Buser D. 引导骨再生——30年的理论与临床[M]. 宿玉成译. 沈阳: 辽宁科学技术出版社, 2022.